Thieme

Innere Medizin – essentials

Intensivkurs zur Weiterbildung

Herausgegeben von
Hendrik Lehnert
Karl Werdan

Mit Beiträgen von

W. E. Aulitzky
D. C. Baumgart
M. Buerke
N. J. Dickgreber
M. Freistühler
G. Gerken
M. Girndt
J. Hensen
F. Jockenhövel
S. Klose
H. Köhler
T. Köhnlein
D. Kopf
R. Lobmann
E. Märker-Hermann
P. Malfertheiner
W.-J. Mayet
J. Meyer
B. Nowak
U.-F. Pape
Ch. Peschel
M. Pletz
O. Przibille
S. Reith
K. Reschke
H.-J. Rupprecht
S. Schellong
J. Schlegel
A. Scholz
M. Schuler
C. H. Schulz
R.-J. Schulz
K. Schütte
A. Schwarting
A. Steinmetz
A. Sturm
N. Treese
P. Walger
E. Wandel
L. S. Weilemann
J. Weigt
T. Welte
B. Wiedenmann

4., völlig neu bearbeitete Auflage

92 Abbildungen
481 Tabellen

Georg Thieme Verlag
Stuttgart · New York

Bibliographische Information -
Der Deutschen Bibliothek

Die Deutsche Bibliothek verzeichnet diese Publikation in der Deutschen Nationalbibliographie; detaillierte bibliographische Daten sind im Internet über http://dnb.ddb.de abrufbar

1. Auflage 1998, Innere Medizin essentials, im Enke Verlag, Stuttgart
2. Auflage 1999, Innere Medizin essentials, im Enke Verlag, Stuttgart
3. Auflage 2001, Innere Medizin essentials, im Georg Thieme Verlag, Stuttgart

Wichtiger Hinweis: Wie jede Wissenschaft ist die Medizin ständigen Entwicklungen unterworfen. Forschung und klinische Erfahrung erweitern unsere Erkenntnisse, insbesondere was Behandlung und medikamentöse Therapie anbelangt. Soweit in diesem Werk eine Dosierung oder eine Applikation erwähnt wird, darf der Leser zwar darauf vertrauen, dass Autoren, Herausgeber und Verlag große Sorgfalt darauf verwandt haben, dass diese Angabe **dem Wissensstand bei Fertigstellung des Werkes** entspricht.

Für Angaben über Dosierungsanweisungen und Applikationsformen kann vom Verlag jedoch keine Gewähr übernommen werden. **Jeder Benutzer ist angehalten**, durch sorgfältige Prüfung der Beipackzettel der verwendeten Präparate und gegebenenfalls nach Konsultation eines Spezialisten festzustellen, ob die dort gegebene Empfehlung für Dosierungen oder die Beachtung von Kontraindikationen gegenüber der Angabe in diesem Buch abweicht. Eine solche Prüfung ist besonders wichtig bei selten verwendeten Präparaten oder solchen, die neu auf den Markt gebracht worden sind. **Jede Dosierung oder Applikation erfolgt auf eigene Gefahr des Benutzers.** Autoren und Verlag appellieren an jeden Benutzer, ihm etwa auffallende Ungenauigkeiten dem Verlag mitzuteilen.

Rüdigerstraße 14
D - 70469 Stuttgart
Telefon: + 49 / 0711 / 8931-0
Unsere Homepage: http://www.thieme.de

Printed in Germany

Zeichnungen: Heike Hübner, Berlin
Umschlaggestaltung: Thieme Verlagsgruppe
Umschlaggrafik: Martina Berge, Erbach
Satz: Medionet AG, Berlin
gesetzt in Adobe InDesign CS2
Druck: Grafisches Centrum Cuno, Calbe

ISBN 3-13-117294-0 1 2 3 4 5 6
ISBN 978-3-13-117294-5

Geleitwort zur 4. Auflage

Die Innere Medizin ist und bleibt das zentrale Fachgebiet der konservativen Medizin. Innere Medizin ist für die ärztliche Versorgung unserer Bevölkerung unabdingbar. Dies zeigen alle Analysen zu Inzidenz und Prävalenz von Morbidität und Multimorbidität: Erkrankungen der inneren Organe bestimmen weitgehend die Krankheitsbilder, die wir als „Volkskrankheiten" klassifizieren.

Innere Medizin bedeutet in diesem Zusammenhang nicht nur die Kenntnis der kardinalen Krankheitsbilder und das Wissen um die in der Regel stets ähnlichen biologischen Grundlagen von Pathogenese und Pathophysiologie der Erkrankungen der einzelnen Organe. Innere Medizin bedeutet zugleich das Wissen um die psychischen und sozialen Elemente in der Entstehung und im Verlauf von Krankheiten, und Innere Medizin bedeutet eine spezifische Form ärztlichen Denkens und Handelns in Diagnostik und Therapie. All dies muss erlernt werden. Zugleich ist Innere Medizin seit über 100 Jahren aber auch gekennzeichnet durch eine stetig zunehmende Subspezialisierung. Nahezu jeder medizinische Fortschritt begründet sich auf Spezialisierung, auch und vor allem der methodische Fortschritt. Diesem Dualismus der Anforderungen an Internistinnen und Internisten müssen wir uns stellen. Das vorliegende Buch ist ein wichtiger und zugleich erfolgreicher Beitrag dazu, wie die Tatsache einer 4. Auflage in wenigen Jahren belegt.

Das Buch ist ursprünglich entstanden aus den praktischen Erfahrungen eines Intensivkurses Innere Medizin in Mainz, der zugleich für junge Ärztinnen und Ärzte zuvor Vorbereitung auf die Facharztprüfung und für erfahrene Internistinnen und Internisten als Refresher-Kurs angeboten wurde. „Ein Repetitorium für Innere Medizin", wie H. G. Lasch es in seinem Geleitwort zur 1. Auflage nannte, „das in keiner Weise die vorhandenen Lehrbücher des Faches Innere Medizin ersetzen will. Es setzt ein gerütteltes Maß von Grundwissen im entsprechenden Fach voraus. Sein Ziel ist die schnelle Vermittlung und vielleicht auch Ordnung bekannter Fakten und die Erinnerung an bereits erlerntes und erarbeitetes Wissen". Dies gilt unverändert auch für die 4. Auflage.

Die Gestaltung des Buches wurde weiter verbessert, wofür den Herausgebern H. Lehnert und K. Werdan sowie in gleicher Weise dem Georg Thieme Verlag Anerkennung und Dank auszusprechen sind. Zweifarbiger Druck, farbige Tabellen und Abbildungen sind hinzu gekommen. Die Kapitelstrukturierung wurde weiter verbessert, die Schwerpunkte noch akzentuierter auf Diagnostik und Therapie gesetzt, die Therapie farblich hervorgehoben, die großen Themenkapitel mit eigenen Zwischenseiten mit Kurzinhaltsverzeichnis und die einzelnen Kapitel mit farbigen, symbolkodierten Griffleisten versehen. Alle Kapitel ebenso wie das Sachverzeichnis am Ende des Buches wurden komplett überarbeitet und aktualisiert.

Mit meinem Glückwunsch für das gelungene Werk verbinde ich die Hoffnung und Erwartung seiner unvermindert weiten Verbreitung und erfolgreichen Wirkung.

Hildesheim, im April 2006 *Prof. Dr. med. Hans-Peter Schuster*

Vorwort zur 4. Auflage

Unverändert bedeutet der kontinuierliche Erkenntniszuwachs in der Inneren Medizin nicht nur eine grundsätzlich potenzielle Verbesserung im Spektrum der diagnostischen und therapeutischen Möglichkeiten, sondern für den in Praxis und Klinik tätigen Internisten auch die Notwendigkeit, sich stets neu und umfassend über sein Fach zu informieren. Trotz zunehmender Spezialisierung und alles andere als unproblematischen Entwicklungen in der Weiterbildungsordnung ist die Einheit des Faches „Innere Medizin“ im Kern unbestritten. Ausgehend von diesen Überlegungen und vor allem auch von der besonderen biographischen Situation des Facharztkandidaten, ist die Idee entstanden, Intensivkurse in Innerer Medizin für die Gruppe von KollegInnen durchzuführen, die kurz vor der Gebietsbezeichnung stehen.

Diese Idee entstand zuerst 1993 an der Mainzer Universitätsklinik und führte sehr bald unter Beteiligung auch zahlreicher Autoren dieses Buches zu der erstmaligen Durchführung eines solchen Intensivkurses für Innere Medizin. Diesen Kursen sind viele weitere gefolgt, mit großem Erfolg nun auch an zahlreichen anderen deutschen Universitätskliniken. Inzwischen werden viele dieser Kurse über die neu gegründete Akademie für Fort- und Weiterbildung in der Inneren Medizin angeboten, darunter auch der einmal jährlich stattfindende zentrale Kurs in Wiesbaden.

Aus unserer Sicht ist ein großer Vorteil und besonderer Aspekt der Mainzer Kurse, dass sich hier ein sehr engagiertes und kompetentes Team von Referenten (und später Buchautoren) gefunden hat, die zum Teil ihre Ausbildung der „Mainzer Schule“ verdanken. Dies bedeutet auf der einen Seite eine weitgehend homogene Ausrichtung und auf der anderen auch ein sehr positives persönliches Miteinander an der Erarbeitung der Richtlinien und Kursgestaltung.

Ausgehend also von dem Erfolg dieser Kurse haben wir uns entschlossen, ein Repetitorium der Inneren Medizin zu schreiben. Geleitet werden wir hierbei unverändert von der Vorstellung, die diagnostischen und therapeutischen Handlungsmöglichkeiten der Inneren Medizin möglichst konkret und praxisnah dem werdenden und natürlich auch gestandenen Internisten zu vermitteln. Dabei sollen nicht nur „Kochrezepte“ vermittelt, sondern auch durch das Rekurriern auf die pathogenetischen Grundlagen die Erkrankungen von ihren Ursprüngen bis hin zur Therapieempfehlung und Prognose beschrieben werden. Schließlich soll die Lektüre dieses Buches auch dem internistischen Spezialisten einen raschen Überblick über die Fortschritte in den anderen Schwerpunkten vermitteln. Damit richtet sich dieses Buch weit über die Zielgruppe der Facharztkandidaten hinaus an alle, die sich einen aktuellen Überblick über die gesamte Innere Medizin verschaffen wollen.

Es freut uns daher ganz besonders, dass dieses Buch nun innerhalb von nur neun Jahren seit der Erstauflage bereits in der vierten Auflage erscheinen kann. Dies ist aus unserer Sicht mehr als nur ein Hinweis auf die hohe Akzeptanz dieses Werkes.

Unserer besonderer Dank gilt allen Autoren für Ihr über die vielen Jahre hinweg geleistetes hohes konstruktives und freundschaftliches Engagement. Durch die intensive Teamarbeit haben alle Mitarbeiter das Buch weit über das eigene Kapitel hinaus geprägt und gestaltet. Sehr großer Dank gilt an dieser Stelle Herrn Professor Hans-Peter Schuster, der bis zur vergangenen Auflage Mitherausgeber war und nun mit einem Geleitwort dieses Buch in die neue Auflage begleitet. Unseren Sekretärinnen Frau Bärbel Day und Frau Steffi Liebert gebührt großer Dank für ihren Einsatz. Und nur an dieser Stelle zum Schluss: besonders dürfen wir Frau Dipl.-Hum. biol. Susanne Ristea, Herrn Dr. med. Alexander Brands und Frau Marion Holzer vom Thieme Verlag danken, die mit größtem Engagement und bewundernswertem Optimismus angesichts des nicht immer einfachen Umganges mit den Autoren letztendlich dieses Buch realisiert haben.

Perspektivisch möchten wir den hoffentlich zahlreichen Lesern für viele wertvolle und kritische Hinweise danken; für sie und ihre Patienten ist dieses Buch geschrieben worden und mit ihren Anregungen und Kommentaren soll es auch in seinen nächsten Auflagen weiter verbessert werden.

Coventry/Magdeburg und Halle, im April 2006

Hendrik Lehnert
Karl Werdan

Anschriften

Prof. Dr. med. Walter E. Aulitzky
Innere Klinik II
Zentrum für Innere Medizin
Robert-Bosch-Krankenhaus
Auerbachstr. 110
70376 Stuttgart

Priv.- Doz. Dr. med. Daniel C. Baumgart
Medizinische Klinik mit Schwerpunkt
Hepatologie und Gastroenterologie
Campus Virchow-Klinikum
Charité – Universitätsmedizin Berlin
13353 Berlin

Priv.-Doz. Dr. med. Michael Buerke
Universitätsklinik und Poliklinik
für Innere Medizin III
Martin Luther Universität Halle-Wittenberg
Ernst-Grube-Str. 40
06097 Halle/Saale

Dr. med. Nicolas J. Dickgreber
Abteilung Pneumologie
Medizinische Hochschule Hannover
Carl-Neuberg-Str. 1
30625 Hannover

Dr. med. Markus Freistühler
Abteilung Innere Medizin
Ev. Krankenhaus Herne
Wiescherstr. 24
44623 Herne

Prof. Dr. med. Guido Gerken
Abteilung Gastroenterologie und Hepatologie
Medizinische Klinik
Universitätsklinikum Essen
Hufelandstr. 55
45122 Essen

Priv.- Doz. Dr. med. Matthias Girndt
Innere Medizin IV
Universitäts-Kliniken des Saarlandes
66421 Homburg/ Saar

Prof. Dr. med. Johannes Hensen
Medizinische Klinik
Klinikum Hannover Nordstadt
Haltenhoffstr. 41
30167 Hannover

Prof. Dr. med. Friedrich Jockenhövel
Abteilung Innere Medizin
Ev. Krankenhaus Herne
Wiescherstr. 24
44623 Herne

Dr. med. Silke Klose
Klinik für Endokrinologie
und Stoffwechselkrankheiten
Zentrum für Innere Medizin
Otto-von-Guericke-Universität
Leipziger Str. 44
39120 Magdeburg

Prof. Dr. med. Hans Köhler
SP Nieren- und Hochdruckkrankheiten
Klinik für Innere Medizin IV
Universitäts-Klinikum des Saarlandes
Kirrbergerstr.
66421 Homburg/Saar

Dr. med. Thomas Köhnlein
Abteilung Pneumologie
Medizinische Hochschule Hannover
Carl-Neuberg-Str. 1
30625 Hannover

Priv.- Doz. Dr. med. Daniel Kopf
Zentralinstitut für Seelische Gesundheit
Internistischer Konsiliardienst
Postfach 12 21 20
68072 Mannheim

Prof. Dr. med. Hendrik Lehnert
Klinik für Endokrinologie
und Stoffwechselkrankheiten
Zentrum für Innere Medizin
Otto-von-Guericke-Universität
Leipziger Str. 44
39120 Magdeburg
und
Chair of Medicine
Warwick Medical School
Coventry University Hospital
Clifford Bridge Road
Coventry CV2 2DX, England

Priv.- Doz. Dr. med. Ralf Lobmann
Klinik für Endokrinologie
und Stoffwechselkrankheiten
Zentrum für Innere Medizin
Otto-von-Guericke-Universität
Leipziger Str. 44
39120 Magdeburg

Prof. Dr. med. Elisabeth Märker-Hermann
SP Rheumatologie, Immunologie, Nephrologie
Innere Medizin IV
Dr. Horst-Schmidt-Kliniken GmbH
Aukammallee 39
65191 Wiesbaden

Prof. Dr. med. Peter Malfertheiner
Klinik für Gastroenterologie,
Hepatologie und Infektiologie
Otto-von-Guericke-Universität
Leipziger Str. 44
39120 Magdeburg

Prof. Dr. med. Jürgen Meyer
Donnersbergstr. 6
55129 Mainz

Prof. Dr. med. Werner J. Mayet
Zentrum für Innere Medizin
Nordwest -Krankenhaus Sanderbusch gGmbH
Hauptstraße
26452 Sande

Priv.- Doz. Dr. med. Bernd Nowak
Cardioangiologisches Centrum
Bethanien
Im Prüfling 23
60389 Frankfurt

Dr. med. Ulrich-Frank Pape
Medizinische Klinik mit Schwerpunkt
Hepatologie und Gastroenterologie
Charité Campus Virchow-Klinikum
Universitätsmedizin Berlin
Augustenburger Platz 1
13353 Berlin

Prof. Dr. med. Christian Peschel
Hämatologie/intern. Onkologie
III. Med. Klinik u. Poliklinik
Klinikum rechts der Isar der TU
Ismaninger Str. 22
81675 München

Dr. med. Mathias Pletz
Abteilung Pneumologie
Medizinische Hochschule Hannover
Carl-Neuberg-Str. 1
30625 Hannover

Dr. med. Oliver Przibille
II. Medizinische Klinik
GPR Klinikum Rüsselsheim
August-Bebel-Str. 59
65428 Rüsselsheim

Dr. med. Sebastian Reith
St. Antonius-Hospital
Abteilung für Innere Medizin und Kardiologie
Dechant-Deckers-Str. 8
52249 Eschweiler

Dr. med. Kirsten Reschke
Klinik für Endokrinologie
und Stoffwechselkrankheiten
Zentrum für Innere Medizin
Otto-von-Guericke-Universität
Leipziger Str. 44
39120 Magdeburg

Prof. Dr. med. Hans-Jürgen Rupprecht
II. Medizinische Klinik
GPR-Klinikum
August-Bebel-Str. 59
65428 Rüsselsheim

Prof. Dr. med. Sebastian Schellong
Medizinische Klinik III
Universitäts-Klinikum Carl Gustav Carus
Fetscherstr. 74
01307 Dresden

Dr. med. Jens Schlegel
Innere Medizin - Pneumologie
Universitäts-Klinikum Mainz
Langenbeckstr. 1
55131 Mainz

Dr. med. Arne Scholz
Medizinische Klinik mit Schwerpunkt
Hepatologie und Gastroenterologie
Charité Campus Virchow-Klinikum
Universitätsmedizin Berlin
Augustenburger Platz 1
13353 Berlin

Priv.- Doz. Dr. med. Martin Schuler
III. Medizinische Klinik und Poliklinik
Klinikum der Johannes-Gutenberg-Universität
Langenbeckstr. 1
55131 Mainz

Dr. rer. nat. Carla H. Schulz
Klinik für Endokrinologie
und Stoffwechselkrankheiten
Zentrum für Innere Medizin
Otto-von-Guericke-Universität
Leipziger Str. 44
39120 Magdeburg

Dr. med. Ralf-Joachim Schulz
Charité
Forschungsbereich Geriatrie am
Ev. Geriatriezentrum Berlin gGmbH
Reinickendorfer Str. 61
13347 Berlin

Dr. med. Kerstin Schütte
Klinik für Gastroenterologie
Hepatologie und Infektiologie
Otto-von-Guericke-Universität
Leipziger Str. 44
39120 Magdeburg

Priv.- Doz. Dr. med. Andreas Schwarting
I. Medizinische Klinik und Poliklinik
Klinikum der Johannes-Gutenberg-Universität
Langenbeckstr. 1
55131 Mainz

Prof. Dr. med. Armin Steinmetz
Abteilung Innere Medizin
St. Nikolaus-Stiftshospital
Hindenburgwall 1
56626 Andernach

Priv.- Doz. Dr. med. Andreas Sturm
Medizinische Klinik mit Schwerpunkt
Hepatologie und Gastroenterologie
Charité Campus Virchow-Klinikum
Universitätsmedizin Berlin
Augustenburger Platz 1
13353 Berlin

Prof. Dr. med. Norbert Treese
Marienhospital Osnabrück
Klinik für Innere Medizin und Kardiologie
Johannisfreiheit 2
49054 Osnabrück

Dr. med. Peter Walger
Medizinische Poliklinik
Universitäts-Klinikum Bonn
Wilhelmstr. 35-37
53111 Bonn

Dr. med. Eveline Wandel
I. Medizinische Klinik und Poliklinik
Klinikum der Johannes-Gutenberg-Universität
Langenbeckstr. 1
55131 Mainz

Univ.-Prof. Dr. med. Sacha Weilemann
Abteilung Klinische Toxikologie
II. Medizinische Klinik
Klinikum der Johannes-Gutenberg-Universität
Langenbeckstr. 1
55131 Mainz

Jochen Weigt
Klinik für Gastroenterologie
Hepatologie und Infektiologie
Otto-von-Guericke-Universität
Leipziger Str. 44
39120 Magdeburg

Prof. Dr. med. Tobias Welte
Abteilung Pneumologie
Medizinische Hochschule Hannover
Carl-Neuberg-Str. 1
30625 Hannover

Prof. Dr. med. Karl Werdan
Universitätsklinik und Poliklinik
für Innere Medizin III
Martin Luther Universität Halle-Wittenberg
Ernst-Grube-Str. 40
06097 Halle/Saale

Prof. Dr. med. Bertram Wiedenmann
Medizinische Klinik mit Schwerpunkt
Hepatologie und Gastroenterologie
Charité Campus Virchow-Klinikum
Universitätsmedizin Berlin
Augustenburger Platz 1
13353 Berlin

Inhaltsverzeichnis

1 Endokrinologie und Stoffwechsel

2 Gastroenterologie und Hepatologie

3 Kardiologie

4 Angiologie

S. Schellong

5 Nephrologie und Hochdruck

M. Girndt, E. Wandel, H. Köhler

6 Pneumologie

7 Hämatologie/Onkologie

W. E. Aulitzky, M. Schuler, Ch. Peschel

8 Rheumatologie/Immunologie

E. Märker-Hermann, W.-J. Mayet, A. Schwarting

9 Infektiologie

P. Walger

10 Intensivmedizin

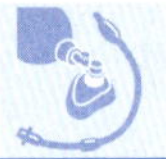

1 Endokrinologie und Stoffwechsel

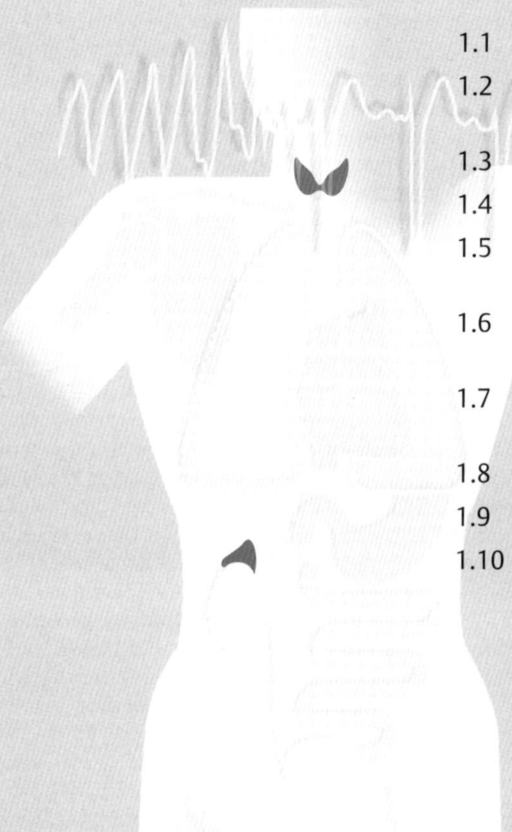

1 Endokrinologie und Stoffwechsel

1.1 Einführung in die Endokrinologie

C. Schulz, H. Lehnert

Gegenstand der Endokrinologie ist die Synthese, Sekretion und Wirkung von Hormonen zur Aufrechterhaltung der Homöostase und Adaptation an sich verändernde innere und äußere Bedingungen. Klassische endokrine Zellen sezernieren ein Hormon in ein Blutgefäß, über das es zu seinem Wirkort transportiert wird (Beispiel: Sekretion von LH aus der Hypophyse und Wirkung an Testes oder Ovar).

Eine parakrine Wirkung bezieht sich auf die Interaktion benachbarter Zellen, eine autokrine auf die einer sezernierten Substanz mit der Zelle, in der sie gebildet wurde. Neuroendokrine Zellen sezernieren Hormone (z. B. Noradrenalin) aus Nervenendigungen in ein Blutgefäß mit einer hieraus resultierenden endokrinen Wirkung.

Bildungsorte von Hormonen sind dabei sowohl klassische endokrine Organe (z. B. Hypophyse, Schilddrüse, Nebennieren, Hoden), wie nahezu jedes andere Organ des menschlichen Körpers auch (z. B. Herz, Niere, Magen, Haut). Eine Übersicht hierzu gibt die Tabelle 1.**1**.

Aus biochemischer Sicht können **drei Arten von Hormonen** unterschieden werden:

- Peptidhormone,
- Steroidhormone,
- biogene Amine.

Nicht berücksichtigt sind bei dieser Einordnung die Schilddrüsenhormone T_4 und T_3, die als Tyrosin-Derivate (nicht Metabolite!) aus der Verbindung von zwei Tyrosinmolekülen entstehen.

Die **Synthese von Peptidhormonen** beginnt mit der Transkription der in der DNA enthaltenen genetischen Informationen. Auf beiden Seiten des kodierenden Genabschnitts befinden sich regulatorische Sequenzen, die letztlich für die Transkription verantwortlich sind. Upstream, am 5'-Ende des kodierenden Genabschnitts, liegt die Promotorregion, die die Bindung der RNA-Polymerase steuert. Zahlreiche Transkriptionsfaktoren (Enhancer) befinden sich in der Nachbarschaft dieses Genabschnitts und kontrollieren den Zeitpunkt der Transkription und häufig auch die Gewebespezifität der Genexpression. Ein Beispiel für einen solchen Transkriptionsfaktor sind hormonresponsive Elemente (HRE). Als Folge der Gentranskription entsteht zunächst heteronukleäre RNA, die im Zellkern durch RNA-Prozessierung zu reifer m-RNA wird. Nach dem Transport in das Zytoplasma erfolgt im endoplasmatischen Retikulum die Translation zum Pro-Hormon. Durch die Einwirkung von Peptidasen (bzw. N-Glykosylierung bei Glykoproteinen) und die anschließende weitere post-translationale Prozessierung entsteht im Golgi-Apparat das zellspezifische Hormon. Aus dem Golgi-Apparat erfolgt der Transport in sekretorische Vesikel, die mit der Zellmembran fusionieren können und so nach Einfluss bestimmter Stimuli (z. B. Ca^{++}) zur Freisetzung des Hormons führen (Exozytose). Diese Vorgänge sind in Abb. 1.**1** dargestellt.

Steroidhormone entstehen dagegen intrazellulär in einer Reihe von enzymatischen Schritten aus Cholesterol, der Ausgangssubstanz für die Steroidbiosynthese. Nach seinem Transport in die Mitochondrien entsteht dort Pregnenolon und hieraus das zellspezifische Steroidhormon. Die weiteren Schritte sind im Kapitel „Nebenniere" dargestellt.

Sowohl Peptid- wie Steroidhormone zirkulieren im Blut gebunden an **Bindungsproteine**. Dabei befinden sich gebundenes und biologisch aktives, freies Hormon in einem Bindungsgleichgewicht. Situationen, die zu einer Veränderung der Konzentration der gebundenen Hormone führen (z. B. Erhöhung durch Schwangerschaft oder Einnahme von Kontrazeptiva, Erniedrigung durch Hypalbuminämie) bewirken keine Veränderung der Hormonaktivität und -wirkung, da die Menge freien Hormons im Wesentlichen konstant bleibt.

Biogene Amine sind Metabolite essenzieller Aminosäuren und besitzen eine duale Bedeutung als lokal wirkende Neurotransmitter des zentralen und peripheren Nervensystems auf der einen und als systemisch wirkendes Hormon auf der anderen Seite. Die wichtigsten Beispiele hierfür sind die Katecholamine, die über das geschwindigkeitsbestimmende Enzym Tyrosinhydroxylase aus Tyrosin entstehen (s. Kapitel „Nebenniere"), und Serotonin, das durch Hydroxylierung und anschließende Decarboxylierung aus Tryptophan entsteht. Abhängig von der Enzymkinetik beeinflusst eine veränderte Verfüg-

Tabelle 1.**1** Relevante endokrine Organsysteme und Hormone

„Drüse“	Hormon	Art des Hormons
Hypothalamus	Thyreotropin-releasing-Hormon (TRH) Corticotropin-releasing-Faktor (CRF) Gonadotropin-releasing-Hormon (GnRH, LHRH) Wachstumshormon-releasing-Hormon (GHRH) Somatostatin	Peptidhormone
	Dopamin (= prolaktininhibierender Faktor)	Biogenes Amin
Hypophyse (Vorderlappen)	Thyreoideastimulierendes Hormon (TSH) Luteinisierungshormon (LH) Follikelstimulierendes Hormon (FSH) Wachstumshormon Adrenokortikotropes Hormon (ACTH) Prolaktin	Peptidhormone
Hypophyse (Hinterlappen)	Vasopressin (= ADH) Oxytocin	Peptidhormone
Schilddrüse	Thyroxin (T_4) Trijodthyronin (T_3)	Tyrosin-Derivate
	Calcitonin	Peptidhormon
Nebenschilddrüse	Parathormon	Peptidhormon
Nebennierenrinde	Aldosteron Cortisol Dehydroepiandrosteronsulfat (DHEAS) Testosteron	Steroidhormone
Nebennierenmark	Dopamin Noradrenalin Adrenalin	Katecholamine (Biogene Amine)
Ovarien Hoden	Östrogen Progesteron Testosteron	Steroidhormone
Endokrines Pankreas	Insulin Glukagon Somatostatin	Peptidhormone
Magen	Gastrin Ghrelin	Peptidhormone
Duodenum Jejunum	Sekretin Cholecystokinin	Peptidhormone
	Serotonin	Biogenes Amin
Fettgewebe	Leptin	Peptidhormon

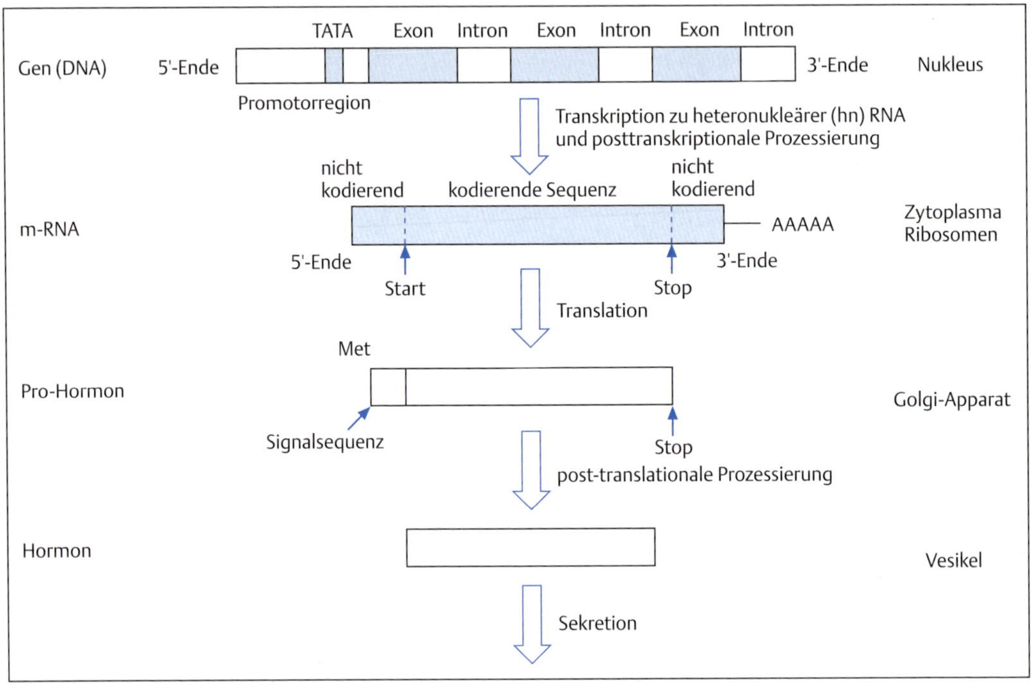

Abb. 1.1 Synthese von Peptidhormonen.

barkeit dieser Aminosäuren auch die Bildung und Freisetzung ihrer Hormonmetabolite.

Die Wirkung von Hormonen auf ihre Zielzellen wird über **Rezeptoren** ausgeübt, die im Wesentlichen in membranständige und zytoplasmatische oder nukleäre eingeteilt werden können. Aufgrund ihrer hydrophilen Struktur sind Peptidhormone (z. B. die Hypophysenhormone) nicht in der Lage, die Zellmembran zu durchqueren (daher hier: membranständige Rezeptoren), während die lipophilen Steroid- und Schilddrüsenhormone hierzu in der Lage sind und an zytoplasmatische bzw. nukleäre Rezeptoren binden.

Die Gruppe der membranständigen Rezeptoren wird grundsätzlich unterteilt in Rezeptoren mit sieben transmembranösen Schleifen und solche mit nur einem transmembranösen Abschnitt. Liganden der ersten Gruppe sind z. B. die Hypophysenhormone LH, FSH, TSH oder ACTH, hypothalamische Releasing-Hormone oder auch biogene Amine (Neurotransmitter) wie z. B. Adrenalin, Serotonin oder Acetylcholin. Diese Rezeptoren sind an ein anderes Membranprotein, G-Protein, gekoppelt. Dies kann ein die Adenylatzyklase aktivierendes (G_s) oder inhibierendes (G_i) oder ein Phospholipase C aktivierendes (G_q) G-Protein sein, das dann durch eine Beeinflussung der intrazellulären Signaltransduktion über Second-messenger-Systeme zur Zellantwort führt (Abb. 1.2).

Veränderungen in der Bildung von G-Proteinen können zu typischen endokrinen Krankheitsbildern führen; Zellmutationen mit Bildung von stimulatorischem G-Protein liegen zahlreichen Fällen von Akromegalie zugrunde, eine verminderte Bildung z. B. dem Pseudohypoparathyreoidismus.

Rezeptoren mit einem transmembranösen Segment sind dagegen nicht G-Protein-gekoppelt und lassen sich in solche mit und ohne intrinsische Aktivität einteilen. Intrinsische Aktivität besitzen beispielsweise die Rezeptoren für Insulin oder auch Insulin-like growth factor (IGF-I), die als Tyrosinkinase eine Autophosphorylierung und damit eine Aktivierung der Signaltransduktion bewirken können. Hormone wie Wachstumshormon oder Prolaktin wirken ebenfalls über Rezeptoren mit einem transmembranösen Segment, sie gehören jedoch einer Multisubunit-Rezeptor-Familie an und besitzen keine intrinsische Tyrosinkinase-Aktivität.

Steroidhormone dagegen wirken über intrazellulär gelegene Rezeptoren, die durch diese Bindung aktiviert werden und hierdurch wiederum die Bindung an bestimmte DNA-Abschnitte (HRE, s.o.) ermöglichen. Daher gelten diese Rezeptoren auch als Transkriptionsfaktoren, bei denen Mutationen typischerweise zu Hormonresistenz-Syndromen führen können.

Eines der wesentlichen Prinzipien endokriner Regulation ist die **Feed-back-Kontrolle der Hor-**

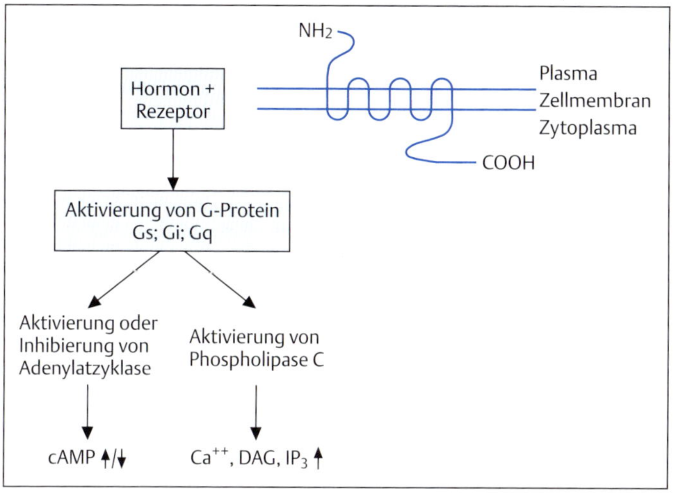

Abb. 1.2 Wirkung von Hormonen über Rezeptoren mit sieben transmembranösen Schleifen (oben rechts). Abkürzungen für G-Protein s. Text, DAG: Diacylglycerol, IP_3: Inositoltriphosphat.

monsekretion. Der wichtigste Kontrollmechanismus hierbei ist das negative feed-back. Typisches Beispiel ist die Steuerung der Sekretion hypophysärer Hormone durch die Hormone ihrer Zielorgane (z. B. Nebenniere → Hypophyse) im Sinne eines long feed-back. Der Begriff ultra-long feed-back bezieht sich auf die Kontrolle hypothalamischer durch periphere Hormone (z. B. Cortisol → CRF), der Begriff short feed-back auf die Kontrolle hypothalamischer durch hypophysäre Hormone (z. B. ACTH → CRF). Durch diese Mechanismen wird unter Ruhebedingungen und in nicht pathologischen Zuständen die endokrine Homöostase gewährleistet.

Positive Feed-back-Mechanismen sind dagegen seltener; ein Beispiel ist die präovulatorische Freisetzung von LH als Folge eines Östrogenanstieges. Diese Feed-back-Kontrolle ist damit auch für die Rhythmik der Hormonsekretion verantwortlich; diese Rhythmik kann sehr unterschiedlich sein und bewegt sich beispielsweise von ultradianen Rhythmen (z. B. 90-Minuten-Perioden der Gonadotropin-Sekretion), zirkadianen Rhythmen (z. B. täglicher Rhythmus der Cortisolsekretion) bis hin zu monatlichen (Reproduktion) und jährlichen Rhythmen.

Die wesentliche methodische Basis zur Beschreibung dieser physiologischen Prinzipien und der endokrinen Krankheitsbilder ist eine zuverlässige Hormonanalytik. Hormone werden i.d.R. durch **Immunoassays** gemessen, die auf der Reaktion zwischen Antikörper und Antigen (Hormon) beruhen. Diese Assays können radioaktiv sein (RIA: Radioimmunoassay, IRMA: immunoradiometrischer Assay) oder aber, wie dies in zunehmendem Maß geschieht, auch nichtradioaktiv (Beispiel: Lumineszenzassay). Bioassays, die die biologische Aktivität eines Hormons mit der einer Referenzpräparation vergleichen, sind im Wesentlichen experimentellen Fragestellungen vorbehalten. Unverändert haben Rezeptorassays eine große klinische Bedeutung, z. B. in der Charakterisierung der Rezeptordichte hormonabhängiger Tumoren.

Schließlich sind **molekulargenetische Techniken** von größter Bedeutung bei der Diagnostik endokriner Erkrankungen. Die spezielle klinische Anwendung wird bei den einzelnen Krankheitsbildern besprochen. Tab. 1.**2** gibt einen Überblick.

1.2 Erkrankungen des Hypothalamus und der Hypophyse

J. Hensen, H. Lehnert

1.2.1 Grundlagen

Raumfordernde Prozesse im Hypothalamus

Dem Hypothalamus kommt eine zentrale Stellung in der endokrinen Regulation zu. Er setzt die so genannten „releasing"- und „release"inhibierenden Hormone frei, die auf den Hypophysenvorderlappen über das portalvenöse Gefäßsystem wirken. Er ist an der Regulation des Wasser- und Elektrolythaushaltes, an der zirkadianen Rhythmik, aber auch an der Regulation von Körpertemperatur, Appetit und Nahrungsaufnahme wesentlich beteiligt.

Störungen und Tumoren im Bereich des Hypothalamus (Tab. 1.**3**) können eine Pubertas praecox durch gesteigerte Gonadotropinsekretion oder auch durch Sekretion von β-HCG bei Germinomen bewirken. Daneben können Störungen der kalorischen Balance ein so genanntes „dienzephalisches Syndrom" verursachen (extreme Abmagerung, Hyperkinesie, Blässe). Auf der anderen Seite kann auch eine Adipositas auftreten, z. B. die Dystrophia adiposogeni-

Tabelle 1.2 Molekulargenetische Techniken in Klinik und Forschung

Methode	Diagnostische Anwendung
Polymerase-Kettenreaktion (PCR) und Sequenzierung	Diagnostik von erblichen Erkrankungen mit Punktmutationen und kleinen Deletionen
Restriktionsfragment-Längenpolymorphismus (RFLP), Single-strand conformational polymorphism (SSCP), Denaturating gradient gel electrophoresis (DGGE)	Diagnostik von erblichen Erkrankungen mit Punktmutationen an bekannter Stelle (z. B. bei bekannter Mutation eines betroffenen Familienangehörigen)
Zytogenetik, Southern Blot, FISH (Fluorescence in situ hybridization)	Diagnostik von komplexeren genetischen Syndromen mit Chromosomenaberrationen, „größeren" Deletionen oder Rearrangements
Methode	**Ziele in der Forschung**
Klinische und pathophysiologische Beschreibung von Phänotypen und ihrer Heterogenität	Präzise klinische Charakterisierung von Krankheiten mit genetischer Komponente, Identifizierung von Kandidatengenen
Linkage-Analyse	Ungezielte genomweite Suche nach einem Gen, das für eine Krankheit mit erblicher Komponente verantwortlich ist
Subtraktive Hybridisierung, Differential display, Microarray Hybridisierung (Gen Chip)	Suche nach Expressionsmustern von Kandidatengenen
Assoziationsstudie	Untersuchung des Zusammenhangs einer Erkrankung mit einem bekannten Kandidatengen
In-vitro- (Transfektion) und In-vivo-Analyse (transgene oder Knock-out-Tiere) mutierter Gene	Pathophysiologische Bedeutung von Genmutationen

Tabelle 1.3 Hypothalamische Raumforderungen

- Supraselläre Hypophysenadenome (s. auch Tab. 1.4)
- Meningeome
- Aneurysmen
- Kraniopharyngiome
- Optiko-hypothalamische Gliome
- Lymphome
- Hypothalamische Hamartome
- Germinome
- Sardkoidose
- Histiozytose
- Chordome

talis Fröhlich, d. h. eine Kombination aus schwerer Adipositas und Hypogonadismus. Auch Störungen des Schlaf-wach-Rhythmus sowie psychische Veränderungen und Störungen der Temperaturregulation können vorkommen.

Charakteristika einzelner Raumforderungen

Das **Kraniopharyngiom** ist die häufigste hypothalamisch-supraselläre Raumforderung. Sie zeigt sich häufig schon im Kindesalter, wobei klinisch ein Wachstumsrückstand und eine verzögerte Pubertätsentwicklung oder auch ein Diabetes insipidus auffallen. Bedingt durch die Raumforderung treten häufig Sehstörungen und Kopfschmerzen auf. Die Tumoren weisen in ca. 40% zystische Anteile und Verkalkungen auf. Langfristige Konsequenzen bei Kindern und Erwachsenen sind vor allem metabolische Störungen (Adipositas, Diabetes, NASH = Non alcoholic steatosis hepatis) und entsprechend kardiovaskuläre Ereignisse.

Optiko-hypothalamische **Gliome** treten gelegentlich in Verbindung mit der Neurofibromatose Typ I (Recklinghausen-Erkrankung) auf.

Germinome sind extragonadale Keimzelltumoren, typischerweise kommt es zu einem Diabetes insipidus und einer Hypophysenvorderlappeninsuffizienz, die sich häufig als Entwicklungsverzögerung und Minderwuchs äußert. Klinisch besteht häufig

Tabelle 1.**4** Wichtige selläre und supraselläre Raumforderungen

- Hypophysenadenome
  - Hormonaktiv
    Akromegalie (eosinophiles Adenom)
    Morbus Cushing (basophiles Adenom)
    Prolaktinom
    TSH-om, GnRH-om (extrem selten)
  - Hormoninaktiv (chromophobes Adenom)
- Entzündungen und Granulome
  - Hypophysitis/Hypophysenabzesse
  - Sarkoidose
- Zysten und Fehlbildungen
- Metastasen

eine Pubertas praecox. Die Tumoren sind sehr strahlensensibel. β-HCG ist ein Tumormarker.

Auch hypothalamische **Hamartome** können mit einer Pubertas praecox einhergehen.

Tumoren der Pinealisregion sind sehr selten, wobei sich am häufigsten Keimzelltumoren wie Germinome in dieser Region finden, Tumormarker sind α-Fetoprotein oder β-HCG. Melatonin, das Sekretionsprodukt der Epiphyse (Corpus pineale), ist dagegen kein geeigneter Tumormarker.

Raumfordernde Prozesse im Bereich der Sella turcica

Raumforderungen im Bereich der Sella turcica (Tab. 1.**4**) können durch Kompression der Sehnerven, des Chiasma opticum oder des Tractus opticus Sehstörungen hervorrufen (homonyme Hemianopsie, Visusverlust). Große Tumoren können auch eine Störung der Liquorzirkulation durch Kompression der Foramina Monroi bewirken (Tab. 1.**5**). Häufig induzieren Hypophysenadenome aufgrund ihrer Hormonproduktion charakteristische Krankheitsbilder (s. unten).

1.2.2 Akromegalie

Definition und Epidemiologie

Die Akromegalie ist durch eine pathologische Überproduktion von Wachstumshormon im Erwachsenenalter bedingt. Die Überproduktion resultiert in mehr als 99 % der Fälle aus einem Hypophysenvorderlappenadenom, meist einem Makroadenom (> 1 cm im Durchmesser). Sehr selten ist eine vermehrte Bildung von GHRH (growth hormone releasing hormone), z. B. durch ein Pankreaskarzinoid. Bei Kindern und Jugendlichen verursacht eine vermehrte autonome Sekretion von Wachstumshormon einen **Gigantismus**.

Tabelle 1.**5** Allgemeine Symptome bei Raumforderungen im Sellabereich

- Visusstörungen (Chiasma-Syndrom)
  - Sehschärfe: Abnahme der zentralen Sehschärfe, da 90 % der 2 Millionen Axone des Chiasma opticum aus den beiden Makulä stammen: Nebelsehen, Schleiersehen, Amaurosis
  - Gesichtsfeld: bitemporale Hemianopsie oder Quadrantenanopsie, Skotome
- Kopfschmerzen
- Rhinoliquorrhö
- Hirnnervenlähmungen bei Sinus-cavernosum-Syndrom
  III (N. oculomotorius): Ptosis, Mydriasis, Augapfel außen – unten
  IV (N. trochlearis): Doppelbilder bei Ausfall des M. obliquus sup.)
  V (N. trigeminus): Überwiegend ist der sensible Ophthalmikus-Ast betroffen mit Ausfall des Kornealreflexes, selten der N. maxillaris
  VI (N. abducens): Einwärtsschielen

Die Inzidenz beträgt 3 Fälle pro 1 Million Einwohner/Jahr, die Prävalenz 40–70 Fälle pro 1 Million Einwohner.

Klinik

Die Symptome der Akromegalie können auf die Wirkung des erhöhten hGH sowie des „insulinähnlichen Wachstumsfaktors I (IGF-I)" zurückgeführt werden (Tab. 1.**6**). Neben den körperlichen Veränderungen, insbesondere an den Akren und den inneren Organen sowie den metabolischen Veränderungen stehen lokale, durch die Raumforderung des Hypophysentumors bedingte Symptome im Vordergrund. Obwohl Wachstumshormonproduzierende Tumoren fast immer benigne sind, d. h. nicht metastasieren, zeigen diese doch häufig lokal ein aggressives invasives Wachstum, z. B. in Richtung des Sinus cavernosus (Störungen der Augenmuskelnerven) oder des Chiasma opticum (Leitsymptom: Scheuklappen aufgrund der bitemporalen Hemianopsie, Visusverlust).

Tipp: Patienten mit aktiver Akromegalie haben häufig Kopfschmerzen, schwitzen sehr häufig und haben nicht selten ein Karpaltunnel- und ein Schlafapnoe-Syndrom.

Das Wachstumshormon hat eine anabole Wirkung auf die Proteinbiosynthese und bewirkt eine vermehrte Lipolyse, dadurch kommt es zum Anstieg der Fettsäuren.

Tabelle 1.**6** Häufigkeit der Symptome der Akromegalie

Akrenvergrößerung	100 %
Sellavergrößerung	93–100 %
Kopfschmerz	58–87 %
Hyperhydrosis	49–51 %
Regelstörungen	43–87 %
Abnahme der Libido	38–59 %
Hypertonie	37–50 %
Karpaltunnelsyndrom	31–44 %
Hypertrichosis	27–53 %
Sehstörungen	25–72 %
Pathologische Glucosetoleranz	25–28 %
Gelenkbeschwerden	22–72 %
Manifester Diabetes mellitus	2–12 %

Kardiovaskuläre Erkrankungen sind die häufigste Todesursache bei Akromegalie.

Gehäuft ist auch das Vorkommen von Kolonpolypen und Adenokarzinomen.

Wachstumshormonproduzierende Adenome sezernieren in einem Drittel der Fälle auch Prolaktin.

Bei 40 % der Adenome kann eine Mutation des G-Proteins (Gsp) nachgewiesen werden, die zu einer Aktivierung des Signalwegs und damit zu einer kontinuierlichen (konstitutiven) Stimulation der GH-produzierenden Zelle führt.

Endokrinologische Diagnostik

Die Regulierung des Wachstumshormons erfolgt durch die beiden hypothalamischen Hormone GHRH und Somatostatin. Hier greifen auch die verschiedenen Tests zur Stimulation von Wachstumshormon an.

Ausschluss einer Akromegalie

- Nicht geeignet ist die basale Bestimmung des Wachstumshormonspiegels, da Wachstumshormon pulsatil ausgeschüttet wird (Anstiege vor allem in der Nacht).
- Ein einfacher Test für den Ausschluss bzw. für den Nachweis der Akromegalie ist der **orale Glucosetoleranztest**. Nach Glucosegabe kommt es zu einer vollständigen Suppression von Wachstumshormon (< 1 µg/l). Bei der autonomen Wachstumshormonproduktion sind die Wachstumshormonwerte nicht supprimierbar oder gar pathologisch stimulierbar.
- Der IGF-I-Spiegel im Serum (Somatomedin C) ist bei einer floriden Akromegalie ebenfalls regelmäßig erhöht.

Bildgebende Diagnostik

Erst wenn durch die Laboruntersuchungen eine Akromegalie nachgewiesen ist, sollte ein MRT der Hypophyse durchgeführt werden, dieses ist besser zum Nachweis von Raumforderungen geeignet als das CT.

Da es sich bei Wachstumshormonproduzierenden Hypophysenadenomen meist um Makroadenome handelt, ist häufig auch in der Röntgenuntersuchung der Sella (seitlich) ein auffälliger Befund nachweisbar. Keinesfalls aber ist diese zur Primärdiagnostik geeignet.

Therapie

1. Transnasal-transsphenoidale Operation

- Sie ist die Therapie der ersten Wahl zur Behandlung der Akromegalie.
- Eine dreimonatige Vorbehandlung mit einem Somatostatin-Analog (z. B. Octreotid) kann bis zur Operation sinnvoll sein, um die Beschwerden der Patienten zu lindern und ggf. den Tumor zu verkleinern. Allerdings besteht hier noch kein evidenzbasierter Konsens.
- Bei einer Adenomgröße von mehr als 1 cm kann nur etwa ein Drittel der Patienten primär durch den operativen Eingriff vollständig geheilt werden. Bei etwa einem Fünftel der Patienten entsteht postoperativ eine partielle oder komplette Hypophysenvorderlappeninsuffizienz. Die Operation sollte unbedingt von einem erfahrenen Neurochirurgen in einem spezialisierten Zentrum durchgeführt werden.

2. Strahlentherapie

Bei unzureichendem postoperativem Therapieerfolg kommt die Strahlentherapie der Akromegalie in Betracht. Die konventionelle mehrzeitige **Radiotherapie** mit 40–50 Gy fraktioniert über ca. 6 Wochen in Einzeldosen von maxi- ▶

mal 2 Gy wird heute zunehmend durch mehrfeldrige stereotaktische Verfahren mittels Linearbeschleuniger (LINAC) abgelöst. Diese werden heute auch immer häufiger als einzeitige **Radiochirurgie** mittels LINAC oder dem Gamma-knife durchgeführt, bei der die Strahlendosis in einer einzigen Sitzung verabreicht wird.

- Nach einer Strahlentherapie kommt es jedoch erst nach Monaten bis mehreren Jahren zu einer Normalisierung des Wachstumshormonspiegels. Bei ca. 50% der Patienten entwickelt sich eine substitutionspflichtige Hypophysenvorderlappeninsuffizienz. Regelmäßige endokrinologische Kontrollen sind wichtig, da es auch Jahre später noch zu einer Hypophyseninsuffizienz kommen kann.

3. Medikamentöse Therapie

Etwa 50% der akromegalen Patienten zeigen unter einer **dopaminagonistischen Therapie** (Tab. 1.**8**) einen Abfall des Wachstumshormonspiegels, der aber meist nicht ausreichend ist. Bei knapp einem Fünftel der Patienten konnte auch eine Tumorverkleinerung beobachtet werden. Die dopaminagonistische Therapie mit Bromocriptin, Lisurid, Quinagolid oder Cabergolin muss einschleichend begonnen werden, da sonst Hypotension, Übelkeit und Erbrechen auftreten kann.

- Wesentlich effektiver als die Dopamin-Agonisten in der Behandlung der Akromegalie sind die **lang wirkenden Somatostatin-Analoga** (Octreotid, Lanreotid), welche direkt am Tumor wirken und neben der Abnahme des GH-Spiegels auch eine Abnahme der Tumorgröße bewirken können. Früher üblich waren 2–3 subkutane Injektionen von 100 µg/d, gelegentlich wurde die Dosis auf 1500 µg/d gesteigert. Heute üblich sind **Depotformen** von Somatostatin-Analoga, z. B. Sandostatin LAR-Monatsdepot, welches in einer Dosis von (10) 20–30 mg 1× im Monat intramuskulär injiziert wird.
  - Bei ca. 90% von Patienten mit Akromegalie kommt es zu einer Senkung, bei der Hälfte der Patienten sogar zu einer Suppression des Wachstumshormonspiegels unter 5 ng/l. Eine altersbezogene Normalisierung von IGF-1 wird in 60–70% erreicht. Eine Tumorverkleinerung gelingt in 80–90%.
  - **Nebenwirkungen** können sein: Flatulenz, Durchfall. Langfristig kann sich ein Vitamin-B_{12}-Mangel, Gallenblasengries, Gallensteine, sowie eine Cholezystitis/Cholangiolithiasis entwickeln.
  - Selten sind schwerwiegende Nebenwirkungen auf den Glucosestoffwechsel. Bei insulinpflichtigen Diabetikern kann es durch Hemmung von gegenregulatorischen Hormonen (GH, Glukagon) zu einer Verminderung des Insulinbedarfs kommen. Bei Typ-2-Diabetes kann es durch Hemmung der Insulinsekretion auch zu einer leichten Erhöhung der Blutzuckerwerte kommen.

Eine neue Erfolg versprechende Therapiemöglichkeit, besonders bei Therapieversagen, ergibt sich durch den **Wachstumshormonantagonisten** Pegvisomant, der einmal täglich in einer Dosis von meist 10–20 mg s.c. injiziert wird. Pegvisomant (Somavert) hat seinen Ansatzpunkt nicht am Tumor, sondern am peripheren GH-Rezeptor, dessen Wirkung dosisabhängig blockiert wird. Mit 15 mg Pegvisomant gelingt eine IGF-1-Normalisierung in 75%, mit 20 mg in 82% der Patienten.

Verlaufskontrolle

Nach der Operation sollte zur Abklärung der Vollremission bzw. Restaktivität immer ein oraler Glucosetoleranztest mit Wachstumshormonbestimmung durchgeführt werden.

Da nach einer Bestrahlung eine Hypophysenvorderlappeninsuffizienz auftreten kann, sind regelmäßige endokrinologische Kontrollen mit Durchführung eines Hypophysenvorderlappentests notwendig.

1.2.3 Hyperprolaktinämie und Prolaktinome

Ätiologie/Pathogenese

Prolaktinwerte über etwa 20 µg/l werden als pathologisch angesehen.

Häufige Ursachen einer Hyperprolaktinämie sind neben sellären oder suprasellären Prozessen Schwangerschaft, Medikamente, Stress, eine Hypothyreose und die chronische Leber- und Niereninsuffizienz (Tab. 1.**7**).

Tabelle 1.7 Ursachen der Hyperprolaktinämie

- Mikroadenom (typisch bei Frauen)
- Makroadenom (> 1 cm)
- Entzügelungshyperprolaktinämie: Der prolaktininhibierende Faktor (Dopamin) erreicht die Hypophyse nicht, z. B. bei Hypophysenstieldurchschneidung
- Dopaminantagonistische Medikamente: Neuroleptika haben durch ihre dopaminantagonistische Wirkung einen stimulatorischen Einfluss auf Prolaktin, dies lässt sich auch zur Therapiekontrolle benutzen
- Hypothyreose: Es kommt reaktiv zu einem Anstieg von TRH und TSH. TRH ist ein „Releasing"-Faktor für Prolaktin
- Östrogene: In der Schwangerschaft/ Laktation kommt es zu einem Anstieg der Prolaktinkonzentrationen auf etwa 200 µg/l

Die Sekretion von Prolaktin wird durch TRH stimuliert und durch Dopamin inhibiert. Häufig entstehen Hyperprolaktinämien aufgrund einer Interferenz mit diesen Systemen. Beispiel: Erhöhte Prolaktinwerte bei Hypothyreose oder Kompression des Hypophysenstiels.

Klinik

Die Hyperprolaktinämie induziert einen hypogonadotropen Hypogonadismus. **Leitsymptome** der Hyperprolaktinämie sind somit bei Männern Libidoverlust und Potenzstörungen, bei Frauen eine sekundäre Amenorrhö.

Eine Galaktorrhö kommt bei etwa 50 % der Frauen vor. Eine Gynäkomastie entsteht als Folge der Hyperprolaktinämie nur indirekt über den Hypogonadismus.

Neben der endokrinologischen Symptomatik können prolaktinproduzierende Hypophysenadenome zu einer Gesichtsfeldeinschränkung, zu Kopfschmerzen und auch zu allgemeiner Leistungsschwäche führen.

Diagnostik

Eine **Hyperprolaktinämie** ist häufig funktionell bedingt, insbesondere bei milden Hyperprolaktinämien zwischen 20 und 60 µg/l. Deshalb müssen bei milden Hyperprolaktinämien zunächst Ursachen wie Stress, falsche Blutentnahme, Schwangerschaft, Medikamente, Hypothyreose usw. ausgeschlossen werden. Erst ab einer Hyperprolaktinämie von mehr als 150 µg/l ist das Vorhandensein eines Prolaktinoms sicher.

Prolaktinome lassen sich nach der Größe und ihrem biologischen Verhalten in zwei Entitäten einteilen, das Mikroprolaktinom und das Makroprolaktinom.

- Mikroprolaktinome sind meist sehr klein und problemloser zu behandeln. Frauen sind häufiger betroffen und die Wachstumstendenz ist gering. Bei Mikroprolaktinomen treten meist auch keine Kopfschmerzen oder Sehstörungen auf.
- Makroprolaktinome (größer 1 cm im Durchmesser) treten bei Männern und Frauen gleich häufig auf. Sie zeigen häufig ein lokal invasives Wachstum und verursachen Gesichtfeldeinschränkungen und andere Komplikationen. Wegen des lokal-invasiven Wachstums lassen sich Makroprolaktinome operativ praktisch nie vollständig entfernen.

Prolaktinome können auch im Rahmen der multiplen endokrinen Neoplasie Typ I (MEN I) zusammen mit Hyperparathyreoidismus und Inselzelltumoren auftreten.

Ein häufiger Fehler ist die Diagnosestellung eines Prolaktinoms, obwohl kein Prolaktinom, sondern ein hormoninaktiver Tumor mit einer so genannten Begleithyperprolaktinämie vorliegt. Auch wird häufig bei der Diagnostik zu früh ein MRT der Hypophyse durchgeführt und daraus ein falscher Schluss gezogen: Etwa 10–20 % der Normalbevölkerung zeigen radiologisch hormoninaktive Mikroläsionen (Inzidentalome) im Bereich der Sella.

Therapie

Indikationen zur Behandlung der Hyperprolaktinämie bei Mikroprolaktinom sind die durch Prolaktin induzierte sekundäre Ovarialinsuffizienz/ Amenorrhö, der männliche Hypogonadismus sowie die Galaktorrhö und ein unerfüllter Kinderwunsch. Geht es beim Mikroprolaktinom nur um die Behandlung der Symptome des Sexualhormonmangels, kann auch primär eine Hormonersatztherapie in Betracht gezogen werden. In anderen Fällen, und insbesondere bei Makroprolaktinom, ist eine Therapie mit einem **Dopamin-Agonisten** indiziert.

1. Dopaminagonistische Therapie
Prolaktinome reagieren sehr gut und schnell auf eine **dopaminagonistische Therapie**. Das Standardpräparat ist Bromocriptin, neuere Dopamin- ▶

Agonisten (Quinagolid, Cabergolin) sind häufig besser verträglich (Tab. 1.**8**).

Über Bromocriptin liegen während der Gravidität ausreichend Erfahrungen vor. Unter der medikamentösen Therapie kommt es nicht nur zu einer Normalisierung des Prolaktinspiegels, sondern auch zu einer Größenabnahme des Tumors. Die Größenabnahme erfolgt in den meisten Fällen bereits nach wenigen Stunden bis Tagen, was bei Patienten mit Gesichtsfeldausfällen wichtig ist. Nicht alle Tumoren nehmen jedoch an Größe ab, es wird jedoch in fast allen Fällen wenigstens ein Wachstumsstillstand erreicht. Nach Absetzen des **Dopamin-Agonisten** nimmt der Tumor wieder an Größe zu.

2. Operation

Durch eine Operation lassen sich **Makroprolaktinome** wegen ihrer Invasivität nur sehr ungenügend behandeln. Fast immer ist nach einer Operation weiter eine dopaminagonistische Therapie erforderlich. Eine Radiotherapie oder Radiochirurgie kann bei Ineffektivität von Dopamin-Agonisten indiziert sein.

Ein **Mikroprolaktinom** kann, anders als ein Makroprolaktinom, von einem geübten Neurochirurgen häufig vollständig transsphenoidal entfernt werden. Die Indikation ist gegeben, wenn eine Dopamin-Agonisten-Unverträglichkeit besteht und eine reine Hormonersatztherapie nicht ausreicht oder gewährleistet ist. Die Patienten müssen jedoch darauf hingewiesen werden, dass auch bei Mikroprolaktinom-Operationen Rezidive oder eine residuale Prolaktinproduktion eine weitergehende dopaminagonistische Therapie nötig machen bzw. u. U. auch postoperative Komplikationen (Hyponatriämie) sowie Ausfälle anderer Hypophysenhormone auftreten können.

Tabelle 1.**8** Dopamin-Agonisten in der Behandlung von Prolaktinomen

Präparat	Dosierung (mg) einschleichend!	Einnahmeintervall	Bemerkungen
Bromocriptin	1,25–20	1–3×/Tag	Goldstandard
Lisurid	0,2–2,6	2–3×/Tag	Alternative zu Bromocriptin
Quinagolid	0,075–0,75	1× z. Nacht	DA-Agonist der „2. Generation“
Cabergolin	0,5–2,0	2–4× /Woche	DA-Agonist der „2. Generation“

Komplikationen

Der **Hypophysenapoplex** ist eine seltene Komplikation des Makroprolaktinoms mit ausgedehnter hämorrhagischer Nekrose. Akut einsetzende stärkste Kopfschmerzen, Erbrechen und Sehstörungen bis zum Visusverlust sind in diesem Fall eine **neurochirurgische Notfallsituation**. Beim **Simmonds-Sheehan-Syndrom** kommt es peripartal ebenfalls zu einem – allerdings klinisch oft unbemerkten – Hypophyseninfarkt mit postpartaler Agalaktie und sekundärer Amenorrhö und weiteren Ausfällen.

1.2.4 Thyreotropinom (TSH-om)

Leitsymptome sind Struma, Hyperthyreose und ein nicht adäquat supprimiertes TSH (DD: periphere Thyroxinresistenz).

1.2.5 Hypophyseninsuffizienz (Hypopituitarismus, Morbus Simmonds)

Ätiologie/Pathogenese

Zu einem Ausfall der Hypophysenvorderlappenhormone kommt es, wenn der größte Anteil der Hypophyse (> 80%) zerstört ist, z. B. durch eine Raumforderung im Sella-Bereich oder durch eine entzündliche Infiltration (Tab. 1.**9**). Aber auch nach Traumata (Schädel-Hirn-Trauma) kann eine HVL-Insuffizienz verzögert mit einer Prävalenz von über 30% häufig auftreten. Die Symptome werden jedoch aufgrund der unspezifischen Symptomatik und Verschleierung durch Folgeerscheinungen des SHT oft nicht erkannt.

Tabelle 1.9 Ursachen der Hypophyseninsuffizienz

Hypothalamisch • Kraniopharyngeom • Radiatio • granulomatöse Entzündungen
Hypophysär • hormoninaktive Hypophysenadenome • Z.n. Operation bei Hypophysenadenom • Z.n. Radiatio • Empty-sella-Syndrom • Traumata (Schädel-Hirn-Trauma) • Metastasen • paraselläre Tumoren (Meningeome, Gliome) • Infiltration oder Infektion – lymphozytäre Hypophysitis – Sarkoidose – Histiocytosis X – Hämochromatose (Gonadotropin-Mangel) – Tuberkulose – Syphilis – septische Sinus-cavernosus-Thrombose – Meningitis, Enzephalitis • genetisch (z. B. Pit-1-Defekt)

Klinik

Chronischer progredienter Ausfall

Die Partialfunktionen fallen häufig in typischer Reihenfolge aus:

1. Wachstumshormon (bei Kindern proportionierter Kleinwuchs, bei Erwachsenen individuell unterschiedlich, meist diskrete Symptome wie Erhöhung der Fett/Muskelrelaxation, Erniedrigung der Muskelkraft, Erhöhung von Fettstoffwechselparametern, Arteriosklerose, eingeschränkte körperliche und psychische Leistungsfähigkeit).
2. Prolaktin (postpartale Agalaktie).
3. Gonadotropine (sekundärer Hypogonadismus, sekundäre Amenorrhö, Libido- und Potenzverlust, Schwinden der Sekundärbehaarung, Mammaatrophie, Hodenatrophie, Kleinfältelung der Haut, insbesondere perioral).
4. TSH-Mangel, sekundäre Hypothyreose (Kälteintoleranz, Bradykardie, Müdigkeit, trockene, raue Haut, Obstipation, etc.).
5. ACTH-Mangel (Schwäche, Müdigkeit, Gewichtsabnahme, Übelkeit, Erbrechen, Hypotension, wächserne Blässe durch Depigmentierung aufgrund des MSH-Mangels, Hyponatriämie).

Akuter Ausfall, z. B. bei Traumen

Hier steht klinisch die sekundäre NNR-Insuffizienz im Vordergrund (evtl. kombiniert mit Diabetes insipidus).

Hinweis: Oft fallen beim Panhypopituitarismus die lateralen Augenbrauen aus.

Hypophysäres Koma

Unter Belastung kann bei unsubstituierten bzw. nicht ausreichend substituierten Patienten ein hypophysäres Koma auftreten: Wächserne Blässe, Fehlen der Sekundärbehaarung, Hypotonie, Bradykardie, Hypothermie, Hypoglykämie, Hypoventilation (pCO_2 erhöht), Hyponatriämie.

Patienten mit chronischem ACTH-Mangel (z. B. aufgrund einer postpartalen Hypophysennekrose) können untergewichtig sein.

Rezidivierende Hyponatriämien können durch die fehlende suppressive Wirkung von Cortisol auf die ADH-Freisetzung vorkommen.

Endokrinologische Diagnostik

Tests zum Nachweis einer Insuffizienz der **CRH-ACTH-Cortisol-Achse:**

- **Insulinhypoglykämietest** (Goldstandard, testet auch GH und Prolaktin mit)
- Metopiron-Test (Test zur Messung der ACTH-Reserve)
- CRH-Test (wenig sensitiv bei hypothalamischen Störungen)
- ACTH-Kurztest (Synacthen-Test – wenig sensitiv bei partiellen hypothalamischen und hypophysären Störungen)

Für den Nachweis einer Insuffizienz der Schilddrüsenhormon- oder Sexualhormonachse ist zumeist die Bestimmung der peripheren Hormone (fT_4, fT_3, Testosteron bzw. freies Testosteron, Östradiol) unter Beachtung von Tagesrhythmik, Nüchternstatus und ggf. Zyklus ausreichend.

Nachweis einer **Wachstumshormoninsuffizienz** bei Erwachsenen:

- Bester Test ist der **Insulin-Hypoglykämie-Test**. Der Blutzucker muss auf < 40 mg/dl sinken und die Patienten müssen Symptome der Hypoglykämie zeigen (Schwitzen, Müdigkeit). Dieser Stresstest stimuliert GH, Prolaktin und ACTH/Cortisol. Vorteil: Er stimuliert die gesamte hypothalamo-pituitär-adrenale Achse.
- Nach der Gabe von ca. 30 g der Aminosäure Arginin (als Chlorid) kommt es durch Suppression

von Somatostatin ebenfalls zur Stimulation des Wachstumshormons.

- GHRH-Test: Nach der Injektion von GHRH kommt es zur Stimulation von Wachstumshormon (die Aussagekraft dieses Tests ist allerdings eingeschränkt, da der Anstieg gelegentlich auch bei Gesunden ausbleibt).
- Ein starker Anstieg von GH hingegen resultiert nach Gabe eines „Growth hormone secretagogue" (GHS), welches über den Ghrelin-Rezeptor wirkt. Ghrelin ist der endogene GHS und wird im Magen gebildet. Ein GHS allein oder in Kombination mit GHRH führt zu einem sehr starken Anstieg von GH und ist damit sehr gut zur Detektion eines GH-Mangels geeignet.

Therapie

Therapie der Hypophysenvorderlappeninsuffizienz

Substitution mit Hydrocortison, Testosteron bzw. Östrogen/Gestagen und Thyroxin, evtl. auch Wachstumshormon (Wachstumshormon kann besonders bei einem im Erwachsenenalter erworbenen GH-Mangel die körperliche und auch geistige Leistungsfähigkeit verbessern). Erst Substitution von Hydrocortison, dann Gabe von Schilddrüsenhormonen. Ein Diabetes insipidus kann sich durch die Hydrocortisongabe verschlimmern.

Dem Patienten einen **Notfallausweis** aushändigen. Aufklärung des Patienten über die erforderliche Dosisanpassung bei außergewöhnlichen Belastungen (Operationen und fieberhaften Infekten).

Selbsthilfegruppe: Netzwerk Hypophysen- und Nebennierenerkrankungen, Waldstraße 34, 91054 Erlangen.

Andere zentrale Hormonstörungen

- **Kallmann-Syndrom:** Hypothalamische Fehlbildung mit Kombination aus Riechstörung und hypothalamischem Hypogonadismus (Kal-Zelladhäsionsgen)
- **Prader-Willi-Syndrom:** Hypogonadismus, Adipositas (Translokation 15q11-q13)
- **Laurence-Moon-Bardet-Biedl-Syndrom:** wie Prader-Willi-Syndrom, zusätzlich Retinitis pigmentosa, Polydaktylie.

Corticosteroidinduzierte Nebennierenrindeninsuffizienz

Sie tritt nach längerer Behandlung mit synthetischen **Corticosteroiden** auf.

Eine länger bestehende Insuffizienz der CRF-ACTH-Achse kann mit dem ACTH-Kurztest ausgeschlossen werden (Morgens nüchtern Injektion von 0,25 mg Synacthen i.v., Messung von Cortisol 30 Minuten später, Anstieg normalerweise > 20 µg/dl).

„Empty sella"

Die „leere Sella" ist eine radiologische Diagnose. Ursache kann eine hypophysäre Störung während der Wachstumsphase oder eine Liquor-Druckerhöhung sein. Die Hypophyse wird dabei langsam an den Boden und die Hinterwand der Sella turcica gedrückt.

Häufig sind bei dieser **primären** leeren Sella nur geringe endokrine Störungen vorhanden, da die Reservekapazität der Hypophyse hoch ist.

Bei der **sekundären** leeren Sella, z. B. nach postpartaler Nekrose der Hypophyse (Simmonds-Sheehan-Syndrom: Agalaktie, sekundäre Amenorrhö, fehlendes Nachwachsen der rasierten Schambehaarung), nach Traumata oder Operationen ist die Rate an Hormonausfällen wesentlich höher.

1.2.6 Diabetes insipidus und SIADH

Definition

Eine Störung der Synthese oder Sekretion des antidiuretischen Hormons (ADH) führt zum **Diabetes insipidus centralis**.

Beim selteneren nephrogenen Diabetes insipidus **(Diabetes insipidus renalis)** liegt ein Nichtansprechen der renalen Sammelrohre auf ADH vor.

Das völlige Fehlen von ADH führt zum Unvermögen, den Urin zu konzentrieren und damit zu einer Polyurie von bis zu 20 l/d (Aquarese) mit entsprechender Polydipsie. Falls Patienten mit Diabetes insipidus am Trinken gehindert werden, entwickelt sich schnell eine bedrohliche Hypernatriämie (hypertone Dehydratation).

Tabelle 1.**10** Häufig benutzte Präparate zur Substitution einer Hypophyseninsuffizienz

Präparat	Dosis	Einnahmeintervall	Bemerkungen
Hydrocortison	10 mg	Tagesdosis bei HVL-Insuffizienz zwischen 5 und 20 mg, 1–2-mal pro Tag	⅔ der Dosis morgens, bei Fieber/Op/Stress Dosis 2–3fach erhöhen
Cortisonacetat	25 mg	Tagesdosis bei HVL-Insuffizienz zwischen 12,5 und 37,5 mg, 1–2-mal pro Tag,	⅔ der Dosis morgens, bei Fieber/Op/Stress Dosis 2–3fach erhöhen
Testosteronenanthat (Testoviron-Depot-250 mg)	250 mg	Alle 2 (–3) Wochen i.m.	Unregelmäßige Plasmaspiegel
Testosteronundecanoat (Nebido)	1000 mg	Alle 3 Monate i.m., initial einmalig nach 6 Wochen zusätzlich injizieren	Gleichmäßigere Hormonspiegel im Vergleich zu Enanthat
Testosteron Gel (Androtop oder Testogel)	25 mg; 50 mg in 2,5 oder 5 g Gel	1× d morgens, auf trockene Haut beider Schultern, Arme oder Bauch, max. 100 mg	Testosteron-Kontrolle zur Dosisfindung morgens vor dem Auftragen
Transdermales Testosteron-Pflaster (Androderm)	2,5 mg/24 h pro Pflaster	2 (1–3) Pflaster abends	Aufkleben auf Rücken, Bauch, Oberarm oder Oberschenkel
Östradiol oder transdermales Östradiol (z. B. Estraderm TTS)	2 mg Östradiol; 25 µg, 50 µg, 100 µg/24 h pro Pflaster	1×/d	Zusätzlich bei vorhandenem Uterus 14 Tage pro Zyklus ein Gestagen, z. B. 10 mg MPA (Medroxyprogesteronacetat)
Konj. Östrogene	0,6–1,2 mg	1×/d	
L-Thyroxin	75-125 µg	1× morgens ½ h nüchtern vor dem Frühstück	„Nüchtern"-FT_4 ist bester Parameter zur Therapiekontrolle
Desmopressin-Spray (Minirin)	10 µg	1–2×/d	Für eine feinere Dosierung ist die Rhinyle besser geeignet
Desmopressin-Tabletten (Minirin)	0,1 mg 0,2 mg	1–3×/d	
Wachstumshormon	1–3 U/d (= 0,3 bis 1 mg)	1×/d zur Nacht s.c.	Einschleichend dosieren
DHEA	25–50 mg	1×/d	Kann als individueller Heilversuch in begründeten Einzelfällen erwogen werden
Fludrocortison (Astonin H)	0,1 mg	½–2×/d	Bei HVL-Insuffizienz nicht erforderlich, da Renin-Angiotensin-Aldosteron-System weitgehend intakt

Ätiologie/Pathogenese

Störungen des Durstgefühls können organisch, psychogen oder auch medikamentös bedingt sein.

- Eine Störung im Bereich des Osmorezeptors, bzw. im Bereich osmosensitiver Neurone geht mit einem Unvermögen einher, auf eine Hypernatriämie mit ADH-Freisetzung und Durstgefühl zu reagieren. Bei adiptischen Patienten mit Diabetes insipidus kann sich sehr schnell eine lebensbedrohliche Hypernatriämie entwickeln (Diabetes insipidus hypersalaemicus). Dies kommt nicht selten bei Patienten mit kompliziertem Kraniopharyngeom vor.
- Auf der anderen Seite können hypothalamische Infiltrationen, z. B. bei Sarkoidose, eine **organische Hyperdipsie** bewirken, auch ohne begleitende ADH-Sekretionsstörung. Betroffene Patienten haben immer Durst.
- Die **psychogene Polydipsie** (Potomanie, Dispomanie) ist eine Erkrankung, die manchmal bei neurotischen oder psychiatrischen Patienten auftritt. Die Patienten trinken oft aus einem besonderen Grund heraus, z. B. um den Körper zu reinigen.
- Das **Syndrom der inappropriaten (inadäquaten) ADH-Sekretion (SIADH)** wurde von Schwartz und Bartter beschrieben. Hierbei handelt es sich um eine Überproduktion von ADH, die zur Antiaquarese führt. Bei positiver Flüssigkeitsbilanz kommt es zu einer Verdünnung des Plasmas (Wasserintoxikation), charakteristisch ist eine Hyponatriämie mit Hypervolämie und einem relativ natriumreichen Harn (> 20 mmol/l).
- Das **zerebrale Salzverlustsyndrom** (cerebral salt wasting syndrome, CSWS) beschreibt das gemeinsame Vorkommen von Hyponatriämie und Natriurese bei Patienten mit Hirnerkrankungen. Es wird zum Beispiel bei Subarachnoidalblutungen beobachtet. Im Gegensatz zum SIADH sind Patienten mit CSWS hypovolämisch. Natriuretische Hormone sind vermutlich beteiligt.

Tabelle 1.**11** Klassifikation wichtiger Störungen der Osmoregulation

Störungen der ADH-Bildung oder -Sekretion
- Diabetes insipidus centralis
  - erworben
    mit normalem Durstempfinden
    mit Hypo- oder Adipsie (Diabetes insipidus hypersalaemicus)
  - familiär (meist Mutationen im Neurophysin-II-Gen)

Syndrom der inappropriaten ADH-Sekretion
- ektop
- orthotop

Störungen der ADH-Degradation
- Diabetes insipidus gravidarum

Störungen der ADH-Wirkung
- Diabetes insipidus renalis
  - familiär (Mutationen im V_2-ADH-Rezeptor- oder Aquaporin-2-Gen)
  - erworben (z. B. Medikamente)

Störungen des Durstempfindens
- Hypodipsie, Adipsie
  - organisch (meist mit Diabetes insipidus centralis kombiniert)
  - andere (z. B. Sedativa)
- Hyperdipsie (Polydipsie)
  - psychogen (neurotisch)
  - organisch

Diabetes insipidus

Klinik

Leitsymptome des ADH-Mangels bzw. der ADH-Resistenz sind die Polyurie, Nykturie und die zwanghafte Polydipsie. Die erheblichen Wasserverluste (oft 10–20 l/d) insbesondere beim Diabetes insipidus centralis, führen über eine Stimulation des Durstgefühles (Polydipsie) zu einer kompensatorischen Steigerung der Wasseraufnahme. Deshalb ist das Serum-Na^+ meist normal oder nur diskret zu höheren Konzentrationen verschoben.

Anamnestisch und bei der körperlichen Untersuchung ist nach möglichen Ursachen zu suchen: z. B. Traumata, Tumoren, Blutungen, Metastasen, vorangegangene neurochirurgische Eingriffe, entzündliche oder infiltrative Erkrankungen des Hypothalamus, Hautläsionen bei Histiozytosis usw. (Tab. 1.**12**).

Nach **transsphenoidalen Operationen** von Hypophysenadenomen tritt in etwa 5–10% der Fälle vorübergehend für Stunden bis Tage ein Diabetes insipidus auf. Als Ursache für die passagere ADH-Sekretionsstörung werden Manipulationen am Hypophysenhinterlappen oder eine Irritation des Hypophysenstiels verantwortlich gemacht. Ein persistierender Diabetes insipidus ist jedoch selten. Der polyurischen Phase nach Operationen im Bereich der Sella turcica kann nach einigen Tagen die so genannte **„Interphase“** mit Oligurie und Ausscheidung eines hoch konzentrierten natriumreichen Harns folgen. In dieser Phase kann es gelegentlich zu einer schweren, plötzlich auftretenden **Hyponatriämie** und unbehandelt zu einer entsprechenden klinischen Symptomatik mit Krampfanfällen und sel-

Tabelle 1.**12** Ursachen des Diabetes insipidus centralis

Erworben
• idiopathisch (30 %)
• Traumata (16 %)
• neurochirurgische Eingriffe (20 %)
• maligne oder benigne Tumoren (25 %)
– primär (Kraniopharyngeom, Dysgerminom, Meningiom, Adenom, Gliom, Astrozytom)
– Sekundär (metastasierendes Bronchial-, Lungen- oder Mammakarzinom, Lymphome)
– Granulome Sarkoidose Histiozytose (eosinophiles Granulom, Hand-Schüller-Christian)
• infektiös
– Enzephalitis
– Meningitis
• immunologisch (?)
– Bildung von Antikörpern gegen die ADH-bildenden Neurone
• vaskulär
– Aneurysmata, v.a. der A. communicans anterior
– Sheehan-Syndrom
– aortokoronar-venöser Bypass
– Aortenstenose (?)
– Hämatom
– Hirntod
Familiär
• autosomaldominant (meist Mutationen im Neurophysin-Gen)
• DIDMOAD-(Wolfram-)Syndrom (Diabetes insipidus, Diabetes mellitus, N.-opticus-Atrophie, Taubheit)

ten nach zu schneller Korrektur der Hyponatriämie zur **zentralen pontinen Myelinolyse** (CPM) kommen. Die oligurische Phase kann jedoch auch ohne vorangehende polyurische Phase auftreten. Die Häufigkeit von oligurischen Phasen bzw. nicht symptomatischen Hyponatriämien nach Eingriffen im Sella-Bereich wird mit bis zu 20 % angegeben.

Im distalen Sammelrohr der Niere öffnet ADH Wasserkanäle (Aquaporin-2) der sonst wasserundurchlässigen apikalen (luminalen) Zellmembran. Wasser kann in Anwesenheit von ADH entlang des osmotischen Gradienten vom Sammelrohr in das hypertone interstitielle Nierenmark zurückfließen. Das bekannteste Beispiel für eine **ADH-Resistenz** (V_2-ADH-Rezeptordefekt) ist der seltene kongenitale **nephrogene Diabetes insipidus**, der X-chromosomal gebunden vererbt wird (nur Jungen sind manifest erkrankt).

Tabelle 1.**13** Ätiologie des erworbenen nephrogenen Diabetes insipidus

Chronische Nierenerkrankungen
• Pyelonephritis
• fortgeschrittene Niereninsuffizienz
• Zystennieren
Elektrolytstörungen
• Hypokaliämie
• Hyperkalzämie
Diätstörungen
• exzessive Wasseraufnahme
• niedrige Kochsalzaufnahme
• niedrige Proteinaufnahme
Verschiedenes
• Amyloidose
• Sarkoidose
• multiples Myelom
• Morbus Sjögren
• Schwangerschaft
Medikamente
• Lithium, Phenytoin
• Alkohol
• Demeclocyclin, Colchicin, Gentamicin, Amphotericin
• Noradrenalin
• Röntgenkontrastmittel
• osmotische Diuretika, Furosemid

Viel häufiger als die angeborene ADH-Resistenz ist aber die **erworbene ADH-Resistenz**, z. B. bei Hypokaliämie, Hyperkalzämie, Lithiumtherapie (welche durch verminderte Expression von Aquaporin-2 bedingt ist) oder bei der renalen tubulären Dysfunktion (akute oder chronische Nierenerkrankungen, Tab. 1.**13**). Demeclocyclin schwächt die Wirkung von ADH am Sammelrohr ebenfalls ab.

Diagnostik

Als Such- bzw. Ausschlussdiagnostik wird die **Messung des Harnvolumens und der Trinkmenge** über zwei 24-Stunden-Perioden nach dem Absetzen diuretischer oder antidiuretischer Medikamente für mindestens zwei Tage, sowie die 2-malige Bestimmung von S-Osmolalität und S-Na^+ empfohlen. Besteht eine Polyurie (Harnvolumen > 2,5 l/24 h) und keine Hyperglykämie (siehe Differenzialdiagnose), dann wird in unklaren Fällen die nachfolgende Diagnostik empfohlen.

Durstversuch: Dursten stimuliert ADH durch die kombinierten Stimuli von Hyperosmolalität und Volumendepletion. Die ADH-Freisetzung führt normalerweise zu einer Abnahme der Urinmenge und zu einem Anstieg der Urin-Osmolalität. Üblicherweise beginnt man den Durstversuch unter stationären Bedingungen morgens um 6 Uhr. Während des Tests müssen in 2-stündigem Abstand Urinmenge, Urin-Osmolalität, Körpergewicht, Blutdruck und Puls gemessen werden, sowie zu Beginn und gegen Ende des Testes die S-Osmolalität, S-Na^+ und wenn möglich S-ADH. Eine ständige Überwachung des Patienten während des Durstversuches ist erforderlich, da insbesondere Patienten mit einem Diabetes insipidus oft sehr schnell ein bedrohliches Flüssigkeitsdefizit entwickeln können. Der Test muss spätestens dann abgebrochen werden, wenn der Patient mehr als 3–4% seines Körpergewichtes verliert und/oder wenn er hypotensiv wird. Urin-Osmolalitäten bei Patienten mit primärer Polydipsie und Diabetes insipidus centralis können nach Flüssigkeitsentzug gleich sein, aber nur Patienten mit einem Diabetes insipidus centralis zeigen nach der Gabe von Desmopressin (4 µg DDAVP i.v.) einen weiteren Anstieg der Urin-Osmolalität. Dies zeigt indirekt an, dass der Patient mit Diabetes insipidus noch nicht maximale Mengen von endogenem ADH sezerniert hat.

Lokalisationsdiagnostik: Das Kernspintomogramm ist am besten zur Darstellung der Hypophysen- und Hypothalamusregion geeignet. Der intakte HHL stellt sich in der T_1-gewichteten Spin-Echo-Sequenz stets hyperintens dar.

Therapie

Therapie

Mittel der Wahl zur Behandlung des **Diabetes insipidus centralis** ist Desmopressin (DDAVP: 1-Desamino-8-D-Arginin-Vasopressin). Im Allgemeinen setzt man bei Erwachsenen initial DDAVP-Dosierspray in einer Dosis von 1 Hub (10 µg) zur Nacht ein. Eine zweite Dosis sollte erst dann gegeben werden, wenn erneut ein wasserklarer Urin auftritt und die Polyurie als störend empfunden wird. Übelkeit und Kopfschmerzen sind ein Hinweis auf eine Erniedrigung von S-Natrium unter Therapie (Wasserintoxikation, z. B. bei DDAVP-Überdosierung und primärer Polydipsie) und sollten Anlass geben, die Diagnose des Diabetes insipidus noch einmal zu überprüfen.

Der **Diabetes insipidus renalis** wird mit Saluretika vom Thiazidtyp (50–100 mg Hydrochlorothiazid), Indometacin und Kochsalzrestriktion (insuffizient) behandelt. Dadurch kommt es zur Hypovolämie mit Abfall des Glomerulumfiltrats, zu einer erhöhten proximalen Rückresorption von Salzen und Wasser und damit letztendlich auch zu einer Abnahme der Urin-Verdünnungskapazität im aufsteigenden Teil der Henle-Schleife

SIADH

Klinik

Das SIADH wird klinisch allein durch **Symptome der Hyponatriämie** auffällig. Die **akute Hyponatriämie** (ab ca. < 125 mmol/l) kann zu einem Hirnödem mit zunehmender neurologischer Symptomatik (Somnolenz, Verwirrtheit, Muskelkrämpfe) bis hin zum Koma führen (**hyponatriämische Enzephalopathie**).

Im Gegensatz zu fast allen anderen Formen der Hyponatriämie fehlen beim SIADH jegliche klinische Zeichen der Dehydratation: Hautturgor und Blutdruck im Liegen und Stehen sind normal. S-Kreatinin, S-Harnsäure und S-Harnstoff sind niedrig-normal oder erniedrigt (statt, wie bei der viel häufigeren hypotonen Dehydratation, hoch-normal oder erhöht). Die Urin-Natriumexkretion ist trotz der Hyponatriämie meist erhöht (> 20 mmol/l), die Urin-Osmolalität meist größer als die S-Osmolalität und der ZVD liegt im oberen Normbereich oder ist erhöht.

Ätiologie/Pathogenese

Die inadäquate ADH-Sekretion (IADH) ist praktisch immer **sekundär** bedingt, das heißt, sie tritt als Konsequenz einer anderen Erkrankung oder einer medikamentösen Therapie auf (Tab. 1.**14**). Eine primäre orthotope Überproduktion, z. B. als Folge eines genetischen Defekts, ist nicht bekannt.

Relativ häufig tritt eine **ektope** Überproduktion von ADH beim kleinzelligen Bronchialkarzinom auf. Ein SIADH kann auch Frühsymptom eines Bronchialkarzinoms sein, weshalb in unklaren Fällen eine entsprechende Tumorsuche durchgeführt werden muss.

Nach einer Operation im Sellabereich kann es in der **Interphase** zu einer ungezügelten Freisetzung von ADH mit Gewichtszunahme und Entwicklung einer Hyponatriämie kommen.

Eine Hyponatriämie kann auch postoperativ auftreten. Als eine Ursache wird ein durch Narkose, Schmerz etc. erhöhtes ADH in Verbindung mit der perioperativen Infusion von freiem Wasser angesehen. Betroffen sind besonders Frauen.

Tabelle 1.**14** In Normalschrift sind die Ursachen des SIADH (im engeren Sinne) nach Schwartz und Bartter angegeben. In *kursiv* sind die SIADH-Formen im weiteren Sinn angegeben, die auch das klinische Bild eines SIADH bewirken, die aber nicht primär durch Wasserrestriktion, sondern durch Weglassen von Medikamenten oder z. B. durch Cortisolsubstitution behandelt werden

Orthotope ADH-Synthese	Ektope ADH-Synthese	Orthotop oder ektop
• Zerebrale Ursachen, z. B. – Schädelfraktur – Subacharanoidalblutung – Hydrozephalus – Zentralvenenthrombose – Hirnatrophie – Enzephalitis, Meningitis • Medikamenteninduziert, z. B. – *Carbamazepin* – *Neuroleptika* – *Antidepressiva* – *Vincristin* • Sonstige – *Stress* – *Schmerzen* – *Übelkeit* – *akute Psychosen* – *sek. Nebenniereninsuffizienz* – *Hypothyreose* – *PEEP-Beatmung*	• Maligne Erkrankungen, z. B. – kleinzelliges Bronchialkarzinom – Pankreaskarzinom – Lymphosarkom – Morbus Hodgkin – Thymom – Duodenalkarzinom	• Nichtmaligne Lungenerkrankungen, z. B. – Lungentuberkulose – Lungensarkoidose – Lungenabzesse – Kavernenbildung (Aspergillose) – Staphylokokkenpneumonie

Diagnostik

Die Diagnose des SIADH wird primär durch **Ausschluss anderer Ursachen** der Hyponatriämie gestellt.

Ein **SIADH im engeren Sinne** kann diagnostiziert werden, wenn

1. keine Hypovolämie,
2. keine mit Ödemen einhergehende Erkrankung,
3. keine endokrine Dysfunktion, einschließlich einer primären oder sekundären Nebenniereninsuffizienz und Hypothyreose,
4. kein Nierenversagen besteht,
5. wenn keine Medikamente, welche die Wasserausscheidung beeinflussen können, genommen wurden.

Urin-Na^+ beträgt meist > 20 mmol/l. Wenn SIADH-Patienten jedoch natriumarm ernährt worden oder volumendepletiert sind, kann die Urin-Natriumexkretion auch deutlich niedriger sein.

Therapie

Therapie

In wenigen Fällen ist eine **kausale Therapie** (z. B. Chemotherapie bei kleinzelligen Bronchialkarzinomen oder bei entzündlichen Erkrankungen des zentralen Nervensystems) möglich.

Da das Ausmaß der Hyponatriämie bei SIADH von der Trinkmenge abhängt, ist die **Basistherapie** der Hyponatriämie bei SIADH die **Trinkmengenbegrenzung**, z. B. auf 0,5–1 l/d.

Die Hyponatriämie bei SIADH ist meist chronisch und aufgrund der Hirnvolumenregulation nur mild bis mäßig symptomatisch. Wenn jedoch eine **akut symptomatische Hyponatriämie** mit **Hirnödem** und neurologischen **Herniationszeichen**, wie rascher Verschlechterung der Vigilanz und Krampfanfällen auftritt, muss das stark erniedrigte S-Na^+ durch intravenöse Infusion 3 %iger Kochsalzlösung (z. B. 1 ml/kg KG initial) schnell angehoben werden, bis die akute Symptomatik (z. B. der Krampfanfall) sistiert. Ein Anheben des Serum-Natrium auf mäßig subnormale Werte (120–125 mmol/l) reicht zur Behebung der akuten Symptomatik meist aus. Die Behandlung der akut symptoma- ▶

tischen Hyponatriämie erfolgt am besten auf der Intensivstation unter Kontrolle der Ein- und Ausfuhr und der Elektrolyte im Serum und Urin (initial 2- bis 4-stündlich).

Bei Patienten mit einer **chronischen oder rezidivierenden Form** des Syndroms kann neben der Trinkmengenbegrenzung gelegentlich eine zusätzliche medikamentöse Therapie sinnvoll sein. Eingesetzt werden: Lithiumcarbonat (in „antide pressiven" Dosen (3–4 × 300 mg/d), Fludrocortison (Astonin H) (0,05–0,2 mg 2×/d) und Demeclocyclin (2–4 × 300 mg/d). ADH-Antagonisten werden zzt. klinisch erprobt.

Zentrale pontine Myelinolyse (CPM)

Bei einer zu schnellen iatrogenen Korrektur einer schweren **chronischen Hyponatriämie** (> 48 h bestehend) oder bei schnellen nicht ausgeglichenen Flüssigkeitsverlusten (z. B. Polyurie mit hypotonem Urin) kann es zu einer zentralen pontinen Myelinolyse (CPM) mit verzögerter Entwicklung einer schlaffen Para- oder Tetraplegie, Dysphagie, Dysarthrie und Koma kommen. Die Diagnose lässt sich mittels Kernspintomographie sichern.

Besonders gefährdet sind unterernährte hypovolämische Alkoholiker mit kombinierten Elektrolytstörungen (Hypokaliämie, Hyponatriämie).

! Deshalb: Korrektur der chronischen Hyponatriämie nicht überstürzen, wenn keine klinischen Herniationszeichen bestehen! Keine hypertone Kochsalzlösung bei der mäßig symptomatischen chronischen Hyponatriämie! Bilanzierung! Geschwindigkeit der Anhebung von S-Natrium um 0,5 mmol/l/h möglichst nicht überschreiten.

1.3 Erkrankungen der Schilddrüse

K. Reschke, H. Lehnert

1.3.1 Grundlagen

Schilddrüsenhormone regulieren eine Vielzahl zellulärer Funktionen, z. B. Wachstums- und Stoffwechselprozesse sowie die Myokardfunktion, und sind für Entwicklungsvorgänge wie die Differenzierung des zentralen Nervensystems von entscheidender Bedeutung.

Ihre Synthese steht unter der Kontrolle des Hypothalamushormons TRH (Thyreotropin-releasing-Hormon) und des TSH (**Thyreoideastimulierendes Hormon**) der Hypophyse. Thyreozyten bilden Funktionseinheiten, so genannte Follikel. Der von den Follikeln umschlossene Raum dient der Synthese und Speicherung der Schilddrüsenhormone im Kolloid. Das Follikellumen enthält Schilddrüsenhormonvorstufen und die Schilddrüsenhormone Thyroxin (T_4) und Trijodthyronin (T_3) im jodierten Thyreoglobulinverband. Die bedarfsweise Freisetzung der Schilddrüsenhormone aus dem Kolloid wird durch TSH über **Feedback-Mechanismen** reguliert. In der Follikelzelle werden durch Spaltung des Thyreoglobulins T_4 und T_3 freigesetzt und in das Blut abgegeben. Die für die Synthese und Freisetzung der Schilddrüsenhormone erforderlichen Enzyme sind Dejodasen. Neben der Schilddrüse sind Leber, Muskulatur, Niere und ZNS (Hypophyse) wesentliche Organe für die periphere Metabolisierung von Schilddrüsenhormonen, insbesondere für die Umwandlung in das biologisch aktive Hormon T_3. Über die Dejodaseaktivität wird in bestimmten Grenzen eine bedarfsgerechte Versorgung des Organismus durch periphere Umwandlung in aktives T_3 erreicht.

Wesentlich für eine normale Funktion der Schilddrüse ist die ausreichende Versorgung des Organismus mit **Jod**. Das mit der Nahrung aufgenommene Jod wird im Dünndarm als Jodid resorbiert. Die hohe Prävalenz an Schilddrüsenerkrankungen in Deutschland wird durch den Jodmangel in Trinkwasser und Nahrungsmitteln verursacht. Dies gilt für die euthyreote Struma ebenso wie für die Neugeborenenhypothyreose und für funktionelle Autonomien im höheren Lebensalter. Die Jodversorgung in Deutschland erreicht nur etwa 50 % der von der WHO empfohlenen Jodaufnahme (Tab. 1.**15**). Im Mittelpunkt gesundheitspolitischer Bemühungen muss daher eine Verbesserung der Jodversorgung der Bevölkerung stehen.

Funktionsstörungen der Schilddrüse können durch unterschiedliche Erkrankungen verursacht werden. Andererseits ist nicht jede Erkrankung der Schilddrüse mit einer Funktionsstörung verbun-

Tabelle 1.**15** Empfehlungen zur täglichen Jodzufuhr (WHO)

	µg Jod/Tag
Kinder	100
Jugendliche und Erwachsene	180–200
Schwangere	230
Stillende	260

den. So stellt z. B. die Struma nur ein Symptom unterschiedlicher Erkrankungen dar, sie kann sowohl bei normaler Stoffwechsellage als auch bei der Hypo- oder Hyperthyreose sowie bei entzündlichen Schilddrüsenerkrankungen vorkommen.

1.3.2 Euthyreote Struma

Definition und Epidemiologie

Jede Vergrößerung der Schilddrüse wird als Struma bezeichnet; man unterscheidet diffuse Strumen von knotigen Veränderungen. Eine ätiologische Zuordnung bleibt dabei unberücksichtigt. Letztlich kann jede Schilddrüsenerkrankung mit einer Strumaentwicklung einhergehen (Tab. 1.**16**).

Die häufigste Schilddrüsenerkrankung in Deutschland ist die euthyreote Jodmangelstruma. Die Inzidenz wird auf ca. 30 % geschätzt.

Ätiologie/Pathogenese

Hauptursache für die Strumaentwicklung ist der **intrathyreoidale Jodmangel**, auf den die Schilddrüse mit einer Hyperplasie der Thyreozyten reagiert. Dabei werden durch den alimentären Jodmangel lokale Regulationsmechanismen aktiviert, die zur Freisetzung von Wachstumsfaktoren wie EGF (epidermal growth factor) und IGF-I (Insulin-like growth factor I) und damit zum Schilddrüsenzellwachstum führen. In Phasen hormoneller Umstellung wie Pubertät, Schwangerschaft und Menopause reagiert die Schilddrüse besonders empfindlich auf den Jodmangel.

TSH hat keine eigene wachstumsstimulierende Aktivität, sondern wirkt im Jodmangelzustand indirekt durch eine TSH- bzw. cAMP-vermittelte Expression von IGF-1 (Abb. 1.**3**).

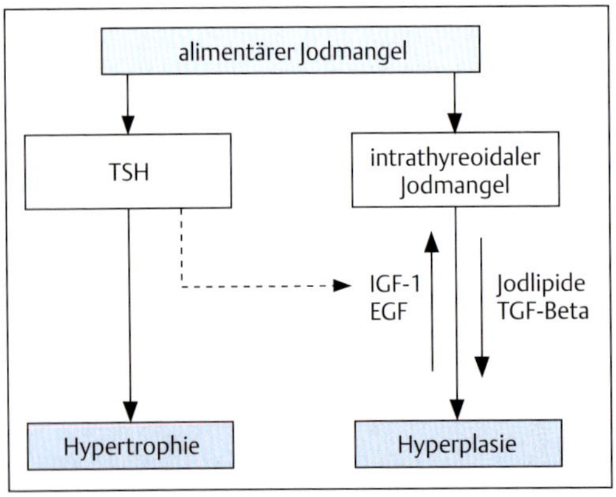

Abb. 1.3 Pathogenese der euthyreoten Struma (mod. nach Gärtner).

Tabelle 1.**16** Erkrankungen, die mit einer Struma assoziiert sind

- euthyreote Jodmangelstruma
- Hyperthyreose
- Hypothyreose
- Thyreoiditis
- Schilddrüsenkarzinome
- Schilddrüsenhormonresistenz
- Einnahme strumigener Substanzen
- Akromegalie
- systemische Erkrankungen (Metastasen, Lymphom, Sarkoidose)

Klinik und Diagnostik

Eine Struma wird aufgrund lokaler Beschwerden wie Druck- oder Kloßgefühl, Schluckbeschwerden, Luftnot oder Missempfindungen beim Tragen enger Kleidung am Hals diagnostiziert. Häufig wird sie auch zufällig bei der klinischen Untersuchung oder bei einer Ultraschalluntersuchung des Halses entdeckt.

Erst bei einer ausgeprägten Schilddrüsenvergrößerung treten mechanische Beschwerden wie Stridor, Heiserkeit oder Halsveneneinflussstauung auf.

Bei der Anamneseerhebung müssen insbesondere eine familiäre Häufung von Erkrankungen der Schilddrüse, bereits erfolgte Therapien wegen einer Schilddrüsenerkrankung und die Einnahme strumigener Medikamente (Lithium, Thyreostatika) erfragt werden.

Der **Palpationsbefund** einer vergrößerten Schilddrüse kann nach den WHO-Kriterien eingeteilt werden (Tab. 1.**17**), bedarf aber immer einer **sonographischen Sicherung** und Volumenbestimmung. Gleichzeitig können die Echostruktur und knotige Veränderungen, die einer Palpation nicht zugänglich waren, erfasst werden. Nach sonographischen Kriterien ist ein Volumen größer als 18 ml bei Frauen und 24 ml bei Männern als Struma definiert. Die Berechnung des Volumens erfolgt nach der Formel

Tabelle 1.**17** WHO-Klassifikation der Struma

Grad 0	**a**	keine Struma
	b	tastbare, aber nicht sichtbare Struma
Grad I		tastbare und bei zurückgebeugtem Kopf eben sichtbare Struma
Grad II		sichtbare Struma
Grad III		große sichtbare Struma

für das Rotationsellipsoid (vereinfacht: Länge × Breite × Tiefe × 0,5).

Die weitere Diagnostik umfasst die Abklärung der Schilddrüsenfunktion. Bei fehlenden anamnestischen und klinischen Hinweisen einer Schilddrüsenfunktionsstörung kann auf eine laborchemische Sicherung der Euthyreose verzichtet werden, ansonsten empfiehlt sich eine **TSH-Bestimmung** zur Abklärung der Stoffwechsellage. Über das weitere Vorgehen bei nachgewiesener Knotenstruma wird später berichtet.

Therapie

- Für eine kausale Therapie der euthyreoten Struma muss eine ausreichende Jodversorgung erreicht werden.
- Trotz Verwendung jodierten Speisesalzes wird täglich nur etwa die Hälfte der von der WHO empfohlenen Jodidmenge aufgenommen.
- In der Pubertät und bei jungen Erwachsenen ist eine Therapie mit 200 µg **Jodid**/d zu bevorzugen.
- Eine **Kombinationstherapie** von Jodid mit L-Thyroxin ist möglich, dabei hat sich ein Konzentrationverhältnis von 2:1 als besonders effektiv in der Strumaverkleinerung gezeigt. Die Kombinationstherapie bietet weiterhin die Möglichkeit einer individuell am TSH-Wert angepassten L-Thyroxinmenge. Das TSH sollte unter der Therapie im unteren Normbereich liegen (0,5–1 mU/l) und eine TSH-Suppression vermieden werden.
- Eine Strumatherapie sollte möglichst früh begonnen werden, wahrscheinlich ist lebenslang auf eine ausreichende Jodzufuhr zu achten.
- Eine ausschließlich mit L-Thyroxin behandelte Struma verarmt weiterhin an Jod und erreicht innerhalb kurzer Zeit nach Beendigung der Hormoneinnahme wieder die Größe vor Therapiebeginn. Daher ist diese Therapieform heute nicht mehr zu empfehlen.
- Je länger eine Struma besteht, desto größer ist die Wahrscheinlichkeit autonomer Follikelareale in der Schilddrüse, sodass durch die Therapie eine Hyperthyreose ausgelöst werden kann.
- Entschließt man sich im höheren Lebensalter (> 60. Lebensjahr) zur Therapie, sollten ein Schilddrüsenwachstum dokumentiert und eine relevante Autonomie (TSH, ggf. Szintigraphie unter Suppressionsbedingungen) ausgeschlossen sein.
- Für die Verlaufsuntersuchungen sind zunächst jährliche klinische und sonographische Kontrollen empfehlenswert.

Therapie

1.3.3 Struma nodosa

Definition und Epidemiologie

Knotenbildung kann sowohl in einer diffusen Struma als auch in einer normal großen Schilddrüse ausgelöst werden. Für ein Jodmangelgebiet wie Deutschland beträgt die Häufigkeit knotiger Schilddrüsenveränderungen ca. 30 %. Im Laufe des Alters ist eine Zunahme der Knotenbildung zu beobachten, sodass sich für über Fünfzigjährige eine Häufigkeit von 40 bis 50 % ergibt.

Aber auch in einer normal großen Schilddrüse ist eine Knotenbildung möglich. Sie kann durch Thyreozytensubpopulationen mit verschiedenen Proliferationseigenschaften und unterschiedlichem funktionellen Potenzial erklärt werden und wird durch den Begriff der **thyreoidalen Heterogenität** charakterisiert. Dabei führt eine fokale Hyperplasie schließlich zur Knotenbildung.

Pathogenese

Benigne Knoten entstehen in der Schilddrüse infolge eines lange bestehenden Jodmangels mit Freisetzung lokaler Wachstumsfaktoren und infolge von Mutationen.

Follikelzellen besitzen unterschiedliche Proliferations- und funktionelle Eigenschaften, dies wird durch den Begriff „**thyreoidale Heterogenität**“ erklärt.

Einem Teil von Schilddrüsenknoten liegen somatische Mutationen zugrunde. Für Deutschland wird bei der Entstehung autonomer Adenome eine Mutationsrate von 40 bis 50 % vermutet. Somatische Mutationen haben monoklonale oder auch polyklonale Knoten zur Folge. Auch das gemeinsame Vorkommen von Knoten sowohl mono- als auch polyklonalen Ursprungs in einer Schilddrüse ist möglich.

Mutationen im TSH-Rezeptor oder nachgeschalteter Proteine führen zu einer funktionellen Aktivierung (funktionelle Autonomie), wogegen Knoten mit alleiniger Proliferationstendenz unter Verlust einer aktiven Jodaufnahme szintigraphisch als „kalte" Knoten identifiziert werden können.

In der wachsenden Schilddrüse müssen letztlich auch narbige Veränderungen infolge von Blutungen als Ursache für die Knotenentstehung angenommen werden.

Klinik und Diagnostik

Bei der **Anamneseerhebung** sind vor allem vorausgegangene Therapien einer Schilddrüsenerkrankung, Bestrahlungen im Halsbereich und Schilddrüsenerkrankungen der Familie zu berücksichtigen.

Symptome eines schnellen lokalen Wachstums, wie Druck- oder Schluckbeschwerden sollten erfragt werden. Auf Heiserkeit, Schluckverschieblichkeit eventuell tastbarer Knoten und Lymphknotenschwellungen muss bei der klinischen Untersuchung besonders geachtet werden.

Zur diagnostischen Abklärung gehört die **Bestimmung der Stoffwechsellage**. Bei Euthyreose muss eher an das Vorliegen kalter Knoten oder kleinerer fokaler Autonomien gedacht werden, die aufgrund ihrer Größe noch keine funktionelle Relevanz erlangt haben. Ein supprimiertes TSH oder eine Hyperthyreose lassen hyperfunktionelle Knoten annehmen.

Die **sonographische Untersuchung** der Schilddrüse dient der morphologischen Beurteilung fokaler Veränderungen (Knoten, Zysten, Verkalkungen) und der Bestimmung des Schilddrüsen- sowie des Knotenvolumens. Sonographisch lassen sich solide, zystische und gemischt zystisch-solide Knoten unterscheiden. Knoten mit echofreiem, echogleichem oder echoreicherem Muster haben ein sehr geringes Karzinomrisiko.

Sonographische Kriterien für Malignität sind echoarme Knoten (Karzinomhäufigkeit 5 bis 10%), ein inkompletter peripherer Randsaum und eine irreguläre Abgrenzbarkeit von der Umgebung sowie eine intranoduläre Vaskularisation. Auch fein verteilte oder schollige Mikroverkalkungen finden sich insbesondere bei papillären oder medullären Karzinomen. Als suspekter Befund muss auch ein solitärer echoarmer Knoten beim Mann angesehen werden, er bedarf in jedem Fall einer Abklärung durch eine Punktionszytologie.

Auch kalte Knoten in einer Basedow-Struma und multinodöse Strumen nach einer Bestrahlung der Halsregion sind suspekt hinsichtlich maligner Veränderungen, sodass unbedingt eine Abklärung durch eine Punktionszytologie erfolgen sollte. Sind bei Patienten mit Autoimmunthyreoiditis in der Schilddrüsensonographie echoarme Knoten nachweisbar, muss eine weitere Abklärung erfolgen, insbesondere sollte ein Lymphom ausgeschlossen werden.

Die **Feinnadelpunktion** erreicht in den Händen eines in der Technik Geübten eine hohe Sensitivität (75 bis 95%) und auch Spezifität (ca. 95%) in der Abklärung knotiger Schilddrüsenveränderungen. Etwa 15 bis 17% der Befunde der Feinnadelpunktion sind nicht aussagefähig für eine korrekte Diagnose. Hauptursache ist hierbei eine zu geringe Zellzahl. Wird ein Knotenwachstum dokumentiert, sollte eine Kontrollpunktion erfolgen. Falsch positive Befunde ergeben sich in 1%. Knoten, die einen Durchmesser unter 1,5 cm haben, können gezielt ultraschallgestützt punktiert werden, da die Nadelspitze im Knoten geortet werden kann.

Zu den **benignen Schilddrüsenknoten** gehören die noduläre adenomatöse Hyperplasie, follikuläre Adenome und Kolloidknoten. In seltenen Fällen kann sich auch eine lymphozytäre Thyreoiditis in einem Knotenbefund manifestieren. Etwa 20% der Knoten sind nach sonographischen Kriterien als Zysten zu identifizieren. Bei Zysten mit mehr als 3 cm Durchmesser und mit gemischt zystisch-soliden Anteilen besteht ein erhöhtes Karzinomrisiko, sodass bei der Feinnadelpunktion möglichst solide Zystenanteile erfasst und zytologisch beurteilt werden sollten.

Eine **Sonderstellung** nimmt der zytologische Befund einer **follikulären Neoplasie** ein. Hier kann nur eine **histologische Untersuchung** zwischen einer benignen Veränderung (follikuläres Adenom) und einem follikulären Karzinom unterscheiden, sodass diese Patienten eine operative Therapie benötigen. Bei der follikulären Neoplasie entwickeln sich in einer Häufigkeit von 15 bis 30% Karzinome.

Die Indikation zur Durchführung einer **Szintigraphie mit ^{99m}Technetium** besteht in der differenzialdiagnostischen Abklärung fokaler Autonomien und kalter Knoten. Eine Differenzierung zwischen benignen und malignen Schilddrüsenveränderungen ist nicht möglich. Knoten unter 10 mm Durchmesser stellen sich szintigraphisch häufig nicht dar. Die Abgrenzung autonomer Adenome gelingt bei kleineren Knoten mit der so genannten Suppressionsszintigraphie durch quantitative Auswertung des ^{99m}Tc-Uptakes vor und nach der Gabe von Schilddrüsenhormon.

Therapie

Nach den Ergebnissen der Feinnadelbiopsie müssen etwa 5% der Patienten wegen eines Malignomverdachtes operiert werden. Bei 5% der Patienten kann die Zytologie ein Karzinom nicht sicher ausschließen, bei weiteren 5% besteht ein klinischer Malignomverdacht (derber Tastbefund, Infiltration der Umgebung mit fehlender Verschieblichkeit des Knotens, Lymphknotenschwellung), sodass in diesen Fällen eine **Operation** empfehlenswert ist.

Ob eine Operation oder eine sonographische Verlaufskontrolle empfohlen wird, ist immer eine **individuelle Entscheidung**. Knoten treten mit zunehmendem Alter häufiger auf und zeigen im Laufe der Jahre meist eine Wachstumstendenz. Eine abwartende Haltung ist gerechtfertigt bei einem sonomorphologisch unauffälligen Knoten mit einer Größe kleiner als 1,5 cm, bei negativer Familienanamnese hinsichtlich maligner Schilddrüsenerkrankungen und wenn keine Bestrahlung in der Halsregion erfolgte.

Eine **medikamentöse Therapie** ist vermutlich nur in den ersten Jahren nach Strumaentstehung sinnvoll. Immer sollte überlegt werden, ob durch eine **Jodidtherapie** (oder kombinierte Jodid/L-Thyroxintherapie) ein weiteres Schilddrüsen- und Knotenwachstum oder zumindest die Neubildung von Knoten verhindert werden können. Dies gilt besonders für Patienten **nach einer Schilddrüsenoperation** aufgrund einer Knotenstruma, hier gilt eine medikamentöse Therapie zur Rezidivprophylaxe heute als obligat. Das Volumen des verbliebenen Restgewebes entscheidet über die Art der Behandlung, bei Resten < 6 ml ist eine alleinige L-Thyroxinbehandlung, bei größeren Resten die kombinierte Therapie mit L-Thyroxin und Jodid und im Einzelfall nach Entfernung eines singulären Knotens auch eine Jodidtherapie zu empfehlen. Kontrollen der Stoffwechsellage (TSH) und Sonographien sollten alle 6 bis 12 Monate erfolgen.

1.3.4 Hyperthyreose

Morbus Basedow

Definition

In einem Strumaendemiegebiet werden nur etwa 30% der Hyperthyreosen durch eine Autoimmunerkrankung, den Morbus Basedow, verursacht. Der Merseburger Arzt Karl-Adolf von Basedow beschrieb 1840 erstmals die nach ihm benannte **Trias** aus Struma, Tachykardie und Exophthalmus, die klassische Symptome einer Autoimmunhyperthyreose beschreibt.

Ätiologie/Pathogenese

Die Pathogenese dieser Erkrankung ist sehr komplex und bis heute noch nicht in allen Einzelheiten bekannt. Die Manifestation der **Autoimmunerkrankung** an der Schilddrüse führt zur Hyperthyreose und am Retroorbitalgewebe zur endokrinen Orbitopathie, sehr selten können die Prätibialregion mit einem prätibialen Myxödem und die Fingerendglieder mit der Akropachie beteiligt sein.

Wahrscheinlich infolge einer veränderten Immunabwehr (gestörte T-Zell-Toleranz) wird vor dem Hintergrund genetischer Veränderungen (u. a. Assoziation mit bestimmten MHC-Allelen und Polymorphismen im Gen, welches das zytotoxische T-Lymphozyten-Antigen 4, CTLA-4, kodiert) ein Autoimmunprozess ausgelöst. Es resultiert eine Infiltration der Schilddrüse mit Lymphozyten und mononukleären Zellen und eine Antikörperproduktion. TSH-Rezeptor-Antikörper (TRAK) führen zu einer dauerhaften Stimulation des Rezeptors und nachfolgenden Stimulation der Schilddrüsenhormonsynthese. Durch eine T-Zell-vermittelte intrathyreoidale Zytokinproduktion wird der Autoimmunprozess perpetuiert.

Neben der genetischen Prädisposition gelten als **mögliche Auslösemechanismen** für den Autoimmunprozess Virusinfekte, bakterielle Epitope mit Strukturähnlichkeiten zum TSH-Rezeptor, Umweltfaktoren wie Stress, ein erhöhtes alimentäres Jodangebot, Rauchen und die Therapie mit immunmodulierenden Sustanzen wie Interferon-α. Für Kaukasier ist eine erhöhte Assoziation der Erkrankung mit den Gewebsantigenen HLA-DR 3 und B 8 gefunden worden.

Klinik und Diagnostik

Hauptsymptome der Hyperthyreose sind ein verstärktes Schwitzen mit feuchtwarmer und samtiger Haut, tachykarde Herzrhythmusstörungen, Gewichtsverlust, Dyspnoe, Muskelschwäche und Leistungsinsuffizienz. An psychischen Symptomen dominieren verstärkte Reizbarkeit, Unruhe, Tremor und Schlafstörungen. Eine Diarrhö ist häufig zu finden.

In der **Labordiagnostik** finden sich neben einer hyperthyreoten Stoffwechsellage (supprimiertes TSH und erhöhte periphere Schilddrüsenhormonwerte) erhöhte Antikörper gegen den TSH-Rezeptor (TRAK) und gegen die Thyreozytenperoxidase (TPO-Antikörper). Der neue **humane TRAK-Assay** hat eine Sensitivität von nahezu 99 %, TPO-Antikörper sind bei 90 % der Patienten positiv. Thyreoglobulin-Antikörper sind von untergeordneter Bedeutung. Bisher ist noch unklar, ob sich für den humanen TRAK-Assay eine Bedeutung als Prognosefaktor ableiten lässt. Auf die Antikörperbestimmung allein zur Diagnosesicherung kann bei Vorhandensein einer endokrinen Orbitopathie verzichtet werden.

Im **Sonogramm** sind eine Struma, ein vergrößerter Tiefendurchmesser und eine Echoarmut charakteristisch (diffus oder kleine echoarme Areale). In der Remission normalisiert sich die Echogenität.

Im **szintigraphischen Befund** ist eine diffuse Nuklidverteilung mit erhöhtem ^{99m}Tc-Uptake zu erwarten, diese Untersuchung ist zur Diagnosestellung allerdings nicht erforderlich.

Therapie

Therapie

Medikamentöse Therapie

Eine Autoimmunhyperthyreose wird primär **thyreostatisch** behandelt. In Deutschland stehen Thiamazol (Methimazol), Carbimazol und Propylthiouracil (PTU) zur Verfügung. Thiamazol, Carbimazol und PTU gehören zu den Thiocarbamiden und leiten sich strukturell vom Thioharnstoff ab. Sie blockieren die Synthese der Schilddrüsenhormone, indem die Jodisation und die Kondensation (Hemmung der Schilddrüsenperoxidase) beeinflusst werden. PTU hemmt zusätzlich die Konversion von T_4 zu T_3. Am häufigsten wird Thiamazol eingesetzt. Carbimazol wird in Thiamazol umgewandelt, dabei entsprechen 10 mg Carbimazol 6 mg Thiamazol.

Die **anfängliche Dosis** richtet sich nach der Schwere der Hyperthyreose, die sich an klinischen Gesichtspunkten orientiert und die Höhe der Schilddrüsenhormonwerte berücksichtigen sollte. Durch die Verbesserung der Jodversorgung in Deutschland vermindert sich das Ansprechen auf Thionamide, sodass beim Morbus Basedow eine Anfangsdosis von 20 mg gewählt werden kann. Bei höherer Thiamazoldosis muss mit einer größeren Nebenwirkungsrate in Form von allergischen Hautreaktionen, Arthralgien und auch Blutbildveränderungen gerechnet werden. Da vergleichende Studien mit 10 und 40 mg Thiamazol/d zeigen konnten, dass die Zeit bis zum Erreichen einer euthyreoten Stoffwechsellage nur wenig unterschiedlich war, die Nebenwirkungsrate sich aber signifikant unterschied, sollte eine niedrigere Anfangsdosis gewählt werden.

Treten infolge der Hyperthyreose **tachykarde Herzrhythmusstörungen** auf, kann eine symptomatische Therapie erfolgen. Bei einer Sinustachykardie ist die Gabe von Beta-Blockern empfehlenswert. Propranolol ist dabei am vorteilhaftesten, weil unter diesem Präparat eine Hemmung der Konversion von T_4 in T_3 gezeigt werden konnte. Bei Patienten mit tachykardem Vorhofflimmern kann Verapamil zur Frequenzverlangsamung eingesetzt werden. Digitalispräparate sollten aufgrund der höheren Glykosidempfindlichkeit des Herzmuskels während der Hyperthyreose eher vermieden werden.

Bei **Unruhezuständen** und **Schlafstörungen** hilft eine vorübergehende Gabe von Tranquilizern.

Liegt eine **jodinduzierte Hyperthyreose** vor, muss mit höheren Thyreostatikadosen gearbeitet werden, da ein hoher intrathyreoidaler Jodgehalt die Wirkung der Thionamide vermindert. Außerdem ist die Kombination mit Kaliumperchlorat (Irenat) zu empfehlen, insbesondere bei einer scheinbaren Therapieresistenz trotz hoher Thiamazoldosen. Kaliumperchlorat hemmt kompetitiv die Jodaufnahme in die Schilddrüse und schwemmt nicht organifiziertes Jod aus der Schilddrüse aus. Dosis: 3 × 10–30 Tropfen/d.

Tritt unter einer Thiamazoltherapie eine **allergische Hautreaktion** auf, kann auf eine PTU-Behandlung gewechselt werden. Die allgemein übliche Dosis liegt bei 50–150 mg/d.

Wenn es zum **Transaminasenanstieg** kommt, sollte versucht werden, mit einer niedrigen Dosis Thiamazol weiterzubehandeln. Da das Risiko der Entwicklung einer Hepatitis mit fulminantem Leberversagen unter PTU höher ist als unter Thiamazol, bleibt als therapeutische Alternative lediglich die Behandlung mit Kaliumperchlorat.

Die **Kontrolle der peripheren Hormonwerte** empfiehlt sich zu Beginn der thyreostatischen Therapie alle drei bis vier Wochen. Schwerwiegende Nebenwirkungen wie Knochenmarkdepression bis zur aplastischen Anämie oder toxisches Leberversagen treten häufiger in den ersten Behandlungswochen auf, sodass Blutbild und Transaminasen überprüft werden sollten.

▶

Cave: Patienten unter einer Thiamazoltherapie sind auf die Gefahr dieser Nebenwirkungen und die Notwendigkeit einer sofortigen Therapiepause beim Auftreten einer Angina, eines hoch fieberhaften Infektes, von Läsionen der Mundschleimhaut oder gehäuften Hämatomen zu unterrichten. In diesen Fällen sollte das Thyreostatikum abgesetzt und umgehend eine Blutbildkontrolle veranlasst werden.

Nach Normalisierung der peripheren Hormone wird mit der niedrigst möglichen **Erhaltungsdosis** behandelt (z. B. 2,5–10 mg Thiamazol). TSH kann bei einigen Patienten mit Morbus Basedow supprimiert bleiben, hier sollte die Dosis auf eine dauerhafte Normalisierung der peripheren Schilddrüsenhormonwerte ausgerichtet sein.

Stellen sich trotz einer niedrigen Thiamazoldosis **Hypothyreosezeichen** ein (insbesondere Gewichtszunahme und Schilddrüsenwachstum) oder sind Kontrolluntersuchungen nur in größeren Abständen möglich, kann eine Kombinationstherapie mit L-Thyroxin erfolgen. Hier genügt im Allgemeinen eine Dosis von 25–50 /my;g/d.

Nach der empfohlenen **Therapiedauer** für Patienten mit Morbus Basedow von ein bis eineinhalb Jahren tritt eine Remission bei 50% der Patienten ein. Rezidive treten bevorzugt in den ersten zwei Jahren nach Therapieende auf. Höhere Thyreostatikadosen oder längere Therapiezeiten haben keinen Einfluss auf die Remission. Bisher existieren keine sicheren Prädiktoren für eine dauerhafte Remission.

Beim **Rezidiv** ist nach Wiedereinleitung der thyreostatischen Therapie eine rasche definitive Therapie (Operation oder Radiojodtherapie) zu empfehlen.

Operative Therapie

Bei der Operation wird eine **subtotale Schilddrüsenentfernung** mit einem Schilddrüsenrest von ca. 3 ml angestrebt. Unter dieser Behandlung treten Rezidive äußerst selten auf. Es stehen zwei gleichwertige Operationsverfahren zur Verfügung: die subtotal beidseitige Resektion und die Hemithyreoidektomie mit Belassen eines einseitigen kleinen Schilddrüsenrestes. Für die Operationsstrategie sind die regelmäßige Darstellung des Nervus recurrens und der Epithelkörperchen erforderlich. In der Hand eines erfahrenen Chirurgen liegt das Risiko einer persistierenden Rekurrensparese mit bleibender Stimmbandlähmung ebenso wie das eines persistierenden Hypoparathyreoidismus bei unter 1%.

Ca. 80% der Patienten benötigen eine **lebenslange T_4-Substitution**, die bereits einige Tage postoperativ beginnen sollte (z. B. 75 µg L-Thyroxin/d).

Bei Patienten mit einer endokrinen Orbitopathie konnte nach der subtotalen Schilddrüsenoperation und einer postoperativen L-Thyroxingabe keine Verschlechterung des Augenbefundes beobachtet werden.

Radiojodtherapie

Auch die Radiojodtherapie hat die Ausschaltung des Schilddrüsengewebes und damit die Beendigung des Autoimmunprozesses zum Ziel. Als nachteilig ist die in vielen Regionen Deutschlands geringe Anzahl von Therapieplätzen zu nennen, sodass Wartezeiten von bis zu einem Jahr in die Therapieplanung einbezogen werden müssen. Im höheren Lebensalter oder beim Vorliegen weiterer schwerwiegender Erkrankungen ist der Radiojodtherapie als dem „schonenderen" Verfahren der Vorzug zu geben. Für die Radiojodtherapie des M. Basedow sind höhere ^{131}J-Dosen von 150 bis 200 Gy erforderlich.

Ein erhöhtes Risiko für genetische Störungen oder Krebserkrankungen ließ sich nicht beobachten, trotzdem ist eine primäre Radiojodtherapie bei jungen Frauen nicht empfehlenswert.

Eine Radiojodtherapie kann zur Verschlechterung einer endokrinen Orbitopathie führen. Bei Patienten mit bekannter Orbitopathie sollte daher auf eine Radiojodtherapie verzichtet oder diese nur unter einer Cortisonbehandlung durchgeführt werden.

Endokrine Orbitopathie

Definition und Epidemiologie

Die endokrine Orbitopathie ist die häufigste extrathyreoidale Manifestation der Autoimmunthyreopathie. Sie wird bei mehr als 50% aller Basedow-Patienten beobachtet. Zeichen der Augenbeteiligung findet man bei bis zu 90%, die schwere Erkrankung entwickelt sich bei 3–5% der Patienten. Selten tritt sie auch ohne gleichzeitige Hyperthyreose auf.

Ätiologie/Pathogenese

Auch an der Pathogenese der Orbitopathie sind autoreaktive T-Lymphozyten beteiligt. Nach dem Einwandern der gegen ein Schilddrüsenantigen gerichteten Zellen erkennen sie gemeinsam mit HLA-Antigenen präsentierte Epitope auf retroorbitalem Gewebe. Dabei stellt der TSH-Rezeptor offenbar ein Antigen dar, da seine Expression in Binde- und Fettgewebe des Retroorbitalraumes nachgewiesen werden konnte. Auch hier modulieren und verstärken Adhäsionsmoleküle, Zytokine und Wachstumsfaktoren den Entzündungsprozess. Neben den T-Lymphozyten sind B-Zellen, Makrophagen und dendritische Zellen an den Immunreaktionen beteiligt.

Infolge der Entzündungsreaktion im retroorbitalen Muskel-, Binde- und Fettgewebe kommt es zu Protrusio, Diplopie und periorbitaler Schwellung. Die Akkumulation von Glykosaminoglykanen ruft aufgrund ihrer hydrophilen Eigenschaften eine Volumenzunahme des Gewebes hervor. Im eng begrenzten knöchernen Orbitalraum führt dies zu einer Protrusio bulbi sowie zu Lidschwellungen. Wachstumsfördernde Faktoren und Proteasen verstärken diesen Prozess.

Das **Rauchen** trägt vermutlich durch eine Beeinflussung des Immunsystems zur Verschlechterung der Orbitopathie bei.

Klinik

Die klinische Einteilung erfolgt nach Schweregraden, z. B. in sechs Stadien (Tab. 1.**18**) oder nach dem klinischen Aktivitätsscore (CAS, Tab. 1.**19**).

Augenmuskelparesen verursachen Doppelbilder, bei stärkerem Druckanstieg muss an die Entwicklung einer Optikusneuropathie mit drohendem Visusverlust gedacht werden.

Außerdem stellt die endokrine Orbitopathie eine erhebliche psychische Belastungssituation für den Patienten dar und führt daher zu einer deutlichen Beeinträchtigung der Lebensqualität.

Therapie

Therapie

Die Therapie der Orbitopathie erfordert die gute Zusammenarbeit von Ophthalmologen, Endokrinologen und Radiologen. Sie ist vom Stadium der Erkrankung abhängig.

Vor Beginn einer speziellen Therapie sollte die **Schilddrüsenstoffwechsellage** überprüft werden. Hyper- oder auch Hypothyreosen beeinflussen die Orbitopathie negativ, sodass die **Euthyreose** erstes Therapieziel sein muss.

Bei einer **leichten Protrusio** ist zunächst nur eine **symptomatische Therapie** (z. B. Tränenersatzmittel, Schlafen mit erhöhtem Kopfende) erforderlich. Bei **stärker ausgeprägten Befunden** müssen eine Glucocorticoidtherapie und/oder eine Retrobulbärbestrahlung erwogen werden.

Glucocorticoide und die Retrobulbärbestrahlung sind als gleichwertige Verfahren in der Behandlung des Entzündungsprozesses anzusehen, wobei die Retrobulbärbestrahlung insbesondere bei neu aufgetretenen Augenmuskelparesen wirksam ist.

- Die Anfangsdosis einer Prednisolontherapie sollte 60 bis 80 mg/d betragen, die Dosis wird schrittweise z. B. um 10 mg/Woche reduziert.
- Die Retrobulbärbestrahlung kann z. B. mit einer Gesamtdosis von 16–20 Gy über 10 Einzeldosen verteilt durchgeführt werden. Dabei muss beachtet werden, dass eine Latenz zwischen applizierter Dosis und Wirkungsbeginn besteht.

Sollten trotz der genannten Therapieoptionen die Protrusio bulbi, Augenmuskelparesen oder eine Oberlidretraktion persistieren, sind **kosmetische Korrekturen** möglich (Entfernung retroorbitalen Fettgewebes, Augenmuskelkorrektur, Lidverlängerung). Dazu ist allerdings ein Stillstand des floriden Entzündungsprozesses über mindestens sechs Monate zu fordern.

Bei einem **drohenden Visusverlust** muss neben der hoch dosierten Glucocorticoidgabe (z. B. 1 g Prednisolon/d in den ersten Tagen oder Methylprednisolon zu Beginn 500 mg/Woche) eine Orbitadekompressions-Operation in die therapeutischen Überlegungen einbezogen werden.

Bei allen die Schilddrüsenerkrankung betreffenden Therapiemaßnahmen wie Operation oder Radiojodtherapie muss an die **Einhaltung der Euthyreose** gedacht werden, um eine erneute Verschlechterung der Orbitopathie zu vermeiden.

Tabelle 1.**18** Stadieneinteilung der endokrinen Orbitopathie (nach Werner)

Stadium I	Beschwerden (Fremdkörpergefühl, Tränen, Lichtscheu, retrobulbäres Druckgefühl) a) leicht ausgeprägt b) mittelgradig c) stark ausgeprägt
Stadium II	Lidretraktion und Bindegewebsbeteiligung (Konjunktivitis, Chemosis, periorbitale Schwellungen) a) leicht ausgeprägt b) mittelgradig c) stark ausgeprägt
Stadium III	Protrusio a) leicht ausgeprägt b) mittelgradig c) stark ausgeprägt
Stadium IV	Augenmuskelblockaden (Doppelbilder) a) Doppelbilder in eine Blickrichtung, keine Muskelblockaden b) Muskelblockaden mit oder ohne Doppelbilder c) deutliche Einschränkung der Bulbusmotilität in mehrere Richtungen, fixierter Bulbus
Stadium V	Hornhautaffektion a) Stippung b) Ulzeration c) Nekrose, Perforation
Stadium VI	Sehnervbeteiligung a) leicht (Visus 0,8–0,3) b) mittel (Visus 0,3–0,1) c) schwer (Visus 0,1)

Tabelle 1.**19** Klinischer Aktivitätsscore (CAS) bei der endokrinen Orbitopathie (nach Mourits)

- spontaner retrobulbärer Schmerz
- Schmerz bei Augenbewegungen
- Liderythem
- konjunktivale Injektion
- Chemosis
- Karunkelschwellung
- Lidödem oder -füllung

Bewertung: pro Manifestation 1 Punkt
Aktive EO > 3 Punkte

Funktionelle Autonomie

Pathogenese

Strumawachstum und die Neubildung von Follikeln führen zu einer (poly-)klonalen Autonomie. Wachsen Follikel mit „funktionsautonomen" Eigenschaften, die der normalen TSH-Kontrolle nicht mehr unterliegen, entsteht eine Hyperthyreose. Autonomes Gewebe kann als Knoten auftreten (uni- oder multifokale Autonomie) oder die gesamte Schilddrüse betreffen (disseminierte Autonomie).

Hauptursache der funktionellen Autonomie ist in einem Strumaendemiegebiet wie Deutschland der Jodmangel.

Die Prävalenz der Autonomie beträgt in Deutschland ca. 40%. Zwei Drittel aller Autonomien sind multifokal oder disseminiert. Autonomes Schilddrüsengewebe nimmt im Laufe des Lebens zu, dies erklärt die wesentlich größere Anzahl von Hyperthyreosen mit zunehmendem Alter. Untersuchungen an euthyreoten Probanden haben gezeigt, dass im Laufe des Lebens ein Abfall des TSH und ein Anstieg von T_3 und T_4 zu verzeichnen ist. Das „kritische" Volumen, bei dem mit dem Auftreten einer Hyperthyreose zu rechnen ist, wurde mit ca. 8 ml berechnet und entspricht etwa einem Knotendurchmesser von 2,5 bis 3 cm.

Das Auftreten einer Hyperthyreose korreliert oberhalb des kritischen Knotenvolumens eng mit dem vorhandenen Jodangebot. Es konnte nachgewiesen werden, dass der tägliche Verzehr jodhaltigen Speisesalzes dabei ohne Relevanz war. Erst ein größeres Jodangebot, z. B. durch Kontrastmittelapplikation oder die Einnahme jodhaltiger Medikamente, kann eine Hyperthyreose auslösen.

Klinik und Diagnostik

Das klinische Erscheinungsbild der Hyperthyreose infolge einer Autonomie ist von dem der immunogenen Form bei fehlender Ophthalmopathie nicht zu unterscheiden.

Diagnostisch steht die Bestimmung eines supprimierten TSH und erhöhter peripherer Schilddrüsenhormone (z. B. T_3 und fT_4) an erster Stelle. Schilddrüsenantikörper (vor allem TRAK) sind negativ.

Eine **sonographische** Untersuchung der Schilddrüse mit dem Nachweis einer Knotenstruma schließt sich an. 75 % der Adenome imponieren als echoarme Knoten, 25 % sind infolge regressiver Veränderungen und Narbenbildungen echoreich. Bei der disseminierten Autonomie fehlen Knoten, sonographisch lassen sich jedoch meist regressive Veränderungen (inhomogenes Echomuster, Verkalkungen) nachweisen.

Beweisend für die Autonomie ist eine **Szintigraphie mit ^{99m}Technetium**, in der sich „heiße" (hyperfunktionelle) Knoten als umschriebene Bezirke einer Mehranreicherung darstellen lassen. Im Einzelfall ist eine so genannte Suppressionsszintigraphie nach Vorbehandlung mit T_4 erforderlich, um bei fehlender Suppression Autonomien von gesundem Schilddrüsengewebe zu unterscheiden. Diagnostische Probleme bestehen bei der szintigraphischen Unterscheidung einer immunogenen Hyperthyreose von einer disseminierten Autonomie, hier müssen die Schilddrüsenantikörperbefunde die richtige Diagnose liefern. Kleine Adenome unter einem Zentimeter Durchmesser können in der Szintigraphie nicht immer erkannt werden. Für die Beurteilung des Funktionszustandes der Schilddrüse kann der Tc-Uptake genutzt werden (funktionell relevante Autonomien sind erst bei einem Uptake unter Suppressionsbedingungen von > 2 % zu erwarten), hierbei sind jedoch regionale Unterschiede der Jodversorgung und Medikamenteneinflüsse zu berücksichtigen.

Therapie

Bei der funktionellen Autonomie gelten die gleichen medikamentösen Richtlinien wie für den Morbus Basedow. Da eine von der normalen Kontrolle durch den Hypophysenregelkreis losgelöste Erkrankung vorliegt, ist mit einer Remission nicht zu rechnen. Daher muss eine so genannte **definitive Therapie** angestrebt werden. Alternativ kommen eine Operation oder eine Radiojodtherapie infrage.

Vor der Einleitung der Therapie erfolgt eine **thyreostatische Behandlung**, um eine euthyreote Stoffwechsellage zu erreichen.

Die **Radiojodtherapie** ist ein schonenderes Verfahren, es ist in Deutschland jedoch mit einer Wartezeit bis zur Durchführung der Therapie zu rechnen. Um gesundes Schilddrüsengewebe vor der radiogenen Zerstörung zu schützen, ist zum Zeitpunkt der Radiojodtherapie ein supprimiertes TSH zu fordern. Die Volumenverkleinerung nach der Therapie beträgt ca. 20–50 %, kalte Knoten bleiben in ihrer Größe unverändert und sind eine relative Kontraindikation für die Therapie. Die Gefahr einer trachealen Kompression infolge der lokalen Strahlenwirkung ist relativ gering, sollte aber bei lange bestehenden großen Strumen mit hochgradiger Einengung der Trachea vor der Therapie beachtet werden. Nach der Radiojodtherapie ist mit einer Latenz von drei bis vier Wochen bis zum Wirkungseintritt zu rechnen. Der Therapieerfolg wird im Allgemeinen nach einem halben Jahr durch eine Szintigraphie überprüft. Je nach der gewählten Dosis des Radiopharmakons wird eine Euthyreose oder eine Hypothyreose angestrebt, in Abhängigkeit davon kann eine Substitution mit L-Thyroxin erforderlich sein.

Eine **Schilddrüsenoperation** sollte als so genannte funktionskritische Resektion geplant werden. Dabei wird unter Erhaltung gesunder Organanteile nur knotiges Schilddrüsengewebe entfernt, dies ermöglicht eine rasche und individuelle Therapieplanung (z. B. gleichzeitige Entfernung kalter Knoten möglich). In Abhängigkeit vom Resektionsausmaß muss eine Hypothyreose bei Restgewebe unter 6 bis 8 ml erwartet werden. Eine **Rezidivprophylaxe** mit Jodid und/oder L-Thyroxin ist in jedem Fall empfehlenswert (s.o.).

Hyperthyreose und Jodkontamination

Jodhaltige Medikamente, insbesondere **Röntgenkontrastmittel** und das Antiarrhythmikum **Amiodaron** können bei vorbestehender Autonomie oder Autoimmunerkrankung der Schilddrüse eine Hyperthyreose auslösen. Deshalb ist vor jeder Kontrastmittelgabe eine **Anamnese** bezüglich vorbestehender Schilddrüsenerkrankungen und eine Palpation, gegebenenfalls eine sonographische Untersuchung der Schilddrüse und möglichst eine TSH-Bestimmung zu fordern.

Ist eine latente oder manifeste **Hyperthyreose bekannt**, sollte nur bei unbedingt notwendiger Diagnostik und unter der Behandlung mit Perchlorat und Thiamazol eine Kontrastmittelapplikation erfolgen. Die Dosierung und Dauer der Therapie sind in Tab. **1.20** zusammengestellt. Klinische und Laborkontrollen müssen einige Wochen nach der Jodkon-

Tabelle 1.**20** Prophylaxe jodinduzierter Hyperthyreosen/thyreotoxischer Krisen (bei Kontrastmittelgaben)

	Perchlorat (mg/d)	Thiamazol (mg/d)	Therapiebeginn	Dauer der Therapie
Verdacht auf/ subklinische Hyperthyreose	3 × 400 mg p.o. (400 mg = 20 gtt.)	2 × 10 mg	1 Tag vor Jodexposition	2 Wochen*
gesicherte Hyperthyreose	3 × 400 mg p.o. (400 mg = 20 gtt.)	2 × 80 mg initial i.v. später p.o.	1 Tag vor Jodexposition	8–12 Wochen*

* wöchentlich bis 12 Wochen nach der Jodexposition: Kontrolle der Schilddrüsenfunktion und der Leukozyten-/Thrombozytenwerte.

tamination in wöchentlichem Abstand durchgeführt werden, um die Entwicklung einer schweren Hyperthyreose oder einer thyreotoxischen Krise rechtzeitig zu erkennen und zu behandeln.

Amiodaroninduzierte Hyperthyreosen sind in einem Jodmangelgebiet wie Deutschland bei 12 bis 15 % der hiermit behandelten Patienten zu erwarten. Das Präparat kann durch seinen hohen Jodgehalt (75 mg pro 200-mg-Tablette) eine Hyperthyreose bei vorhandener Autonomie oder Autoimmunerkrankung auslösen (Typ I). Außerdem kann eine Jod- oder amiodaroninduzierte Thyreoiditis mit Untergang von Schilddrüsengewebe ohne vorher bekannte Schilddrüsenerkrankung und bei einer im sonographischen Befund unauffälligen Schilddrüse ausgelöst werden (Typ II).

- Während die jodinduzierte Hyperthyreose nach dem Absetzen des Präparates wie oben beschrieben thyreostatisch behandelt wird (Kombination aus Thiamazol und Perchlorat), ist für die destruktive Thyreoiditis eine zusätzliche Prednisolontherapie erforderlich.
- Vor Beginn einer Amiodarontherapie und dann in ca. halbjährlichem Abstand ist eine Schilddrüsenhormonbestimmung (TSH und FT_3) auch bei scheinbar „Schilddrüsengesunden" zu empfehlen.

Seltene Ursachen einer Hyperthyreose

Es gibt zwei klinische Situationen, die durch eine Hyperthyreose gekennzeichnet sind, mit erhöhten peripheren Schilddrüsenhormonwerten einhergehen, bei denen jedoch kein supprimiertes TSH gefunden wird. Diese seltenen Hyperthyreoseformen sollten bei einem inappropriat erhöhten TSH immer als Differenzialdiagnosen erwogen werden.

TSH-produzierendes Hypophysenadenom (Thyreotropinom)

Etwa 3 % aller Hypophysentumoren sind TSH-sezernierende Adenome.

An **klinischen Befunden** sind eine leichte bis mäßig ausgeprägte Hyperthyreose, eine Struma bei fehlender Orbitopathie sowie negative Antikörperbefunde zu nennen. Viele Patienten werden zunächst unter der Annahme einer primären Schilddrüsenerkrankung mit einer Radiojodtherapie oder operativ behandelt. Gelegentlich führen klinische Zeichen eines sellären Tumorwachstums wie Kopfschmerzen, Gesichtsfeldeinschränkungen oder der Ausfall hypophysärer Hormone zur richtigen Diagnose.

Therapie

TSH-produzierende Adenome sollten nach endokrinologischer Diagnostik (Feststellung weiterer Hormonsekretionen oder Ausfällen hypophysärer Hormone) **primär operiert** werden. Sie sind durch ein infiltratives Wachstum gekennzeichnet, bei der Diagnosestellung findet man häufig Makroadenome.

Bei Persistenz des Tumors können postoperativ eine Radiatio oder eine Therapie mit Octreotid, das zu einer Hemmung der TSH-Sekretion führt, angeschlossen werden.

Schilddrüsenhormonresistenz

Die Schilddrüsenhormonresistenz ist eine dominant vererbbare Erkrankung, die durch erhöhte Schilddrüsenhormonwerte und ein nicht supprimiertes TSH gekennzeichnet ist. Der Erkrankung liegen Mutationen des Beta-Gens vom Schilddrüsenhormonrezeptor zugrunde.

Klinisch können **zwei Formen** unterschieden werden: asymptomatische Betroffene mit euthyreoter Stoffwechsellage, bei denen eine generalisierte Resistenz vorliegt und Patienten mit Hyperthyreose, bei denen vorwiegend eine hypophysäre Resistenz gegenüber der Schilddrüsenhormonwirkung angenommen wird. Die Übergänge der beiden Formen sind fließend, auch innerhalb einer Familie werden unterschiedliche Ausprägungen nachgewiesen.

Die Laborkonstellation erhöhter freier Schilddrüsenhormone bei normwertigem oder leicht erhöhtem TSH und normalem SHBG ist für die Schilddrüsenhormonresistenz charakteristisch.

Die Patienten entwickeln gewöhnlich eine Struma, weitere Befunde sind Hyperaktivitäts-Aufmerksamkeitsdefizit, Kleinwuchs, niedriges Körpergewicht, Tachykardien oder Vorhofflimmern und Hörverlust.

Therapie

Therapeutisch ist bei Hyperthyreosezeichen die Gabe von Beta-Blockern zu empfehlen.

1.3.5 Hypothyreose

Die Hypothyreose ist Folge einer verminderten Produktion und Freisetzung von Schilddrüsenhormonen. Viele Stoffwechselprozesse sind von normalen Schilddrüsenhormonspiegeln abhängig. Ein Hormondefizit während der Schwangerschaft führt zu neurologischen Defekten beim Neugeborenen. Dies unterstreicht die Bedeutung der Schilddrüsenhormone in der frühen Fetalperiode, insbesondere für die Hirnentwicklung. Mit zunehmendem Alter steigt die Prävalenz an Autoimmunhypothyreosen.

Man unterscheidet **angeborene** und **erworbene** Hypothyreosen (Tab. 1.**21**). Ursache der **primären** Hypothyreose sind Schilddrüsenerkrankungen. Bei den selteneren **sekundären** Hypothyreosen sind Erkrankungen der Hypophyse und übergeordneter Hirnareale abzuklären.

Tabelle 1.**21** Einteilung der Hypothyreosen

Erworbene Hypothyreose
1. Primäre Schilddrüsenerkrankungen • spontan (z.B. Autoimmunerkrankungen) – permanent – transient • iatrogen (Z.n. Strumektomie, Radiojodtherapie) – permanent – transient **2. Sekundäre Formen** • Hypophysenerkrankung
Konnatale Hypothyreose
• permanent • transient

Hauptursache der erworbenen primären Hypothyreose sind Autoimmunerkrankungen der Schilddrüse. Daneben muss an die Entwicklung einer Hypothyreose nach Schilddrüsenoperation, Radiojodtherapie, infolge einer Thyreoiditis oder z. B. iatrogen bei Überdosierung von Thyreostatika gedacht werden.

Autoimmunthyreoiditis

Die chronische Autoimmunthyreoiditis ist die Hauptursache der primären Hypothyreose.

Die Schilddrüsenunterfunktion geht mit zwei unterschiedlichen morphologischen Veränderungen des Organs einher: Bei der **Hashimoto-Thyreoiditis** entwickelt sich eine derbe Struma, davon ist die **chronisch-atrophische Form** mit Zelluntergang und daraus folgendem Funktionsverlust abzugrenzen.

Der postpartalen Thyreoiditis liegen ebenfalls Autoimmunmechanismen zugrunde, aus ihr entwickelt sich in ca. 30% eine bleibende Hypothyreose.

Pathogenese

Die Autoimmunthyreoiditis wird durch eine Infiltration der Schilddrüse mit Lymphozyten, Plasmazellen und anderen inflammatorischen Zellen verursacht.

Aus diesen Zellen freigesetzte Entzündungsmediatoren, z. B. Zytokine wie Interleukin (IL-)6, IL-1, Interferon (IFN-)γ und Tumornekrosefaktor (TNF), führen zur Zerstörung von thyreoidalem Gewebe. Zusätzliche zellvermittelte Reaktionen autoreaktiver zytolytischer T-Zellen sowie humorale Immunmechanismen, insbesondere die Freisetzung von Antikörpern gegen die Thyreozytenperoxidase sind wesentlich am Zelluntergang durch Apoptose und Nekrose beteiligt. Die Überexpression von Adhäsionsmolekülen und HLA-Klasse-I- und -II-Molekülen auf Thyreozyten trägt zur Potenzierung und Perpetuierung der destruktiven Prozesse bei.

Klinik

Die Entwicklung einer Hypothyreose ist ein **langsamer Prozess**, der anfangs klinisch inapparent verlaufen kann und daher mitunter spät erkannt wird. Insbesondere mit zunehmendem Lebensalter „verbergen" sich Hypothyreosen hinter depressiven Verstimmungen und einem dem normalen Alterungsprozess zugeschriebenen Leistungsverlust. Das Einbeziehen der Hypothyreose in differenzialdiagnostische Überlegungen scheinbar ungeklärter körperlicher oder geistiger Abbauprozesse beim alten Patienten ist deshalb wichtig.

Die **klassischen Symptome** der Hypothyreose sind eine allgemeine Verlangsamung, Kälteintoleranz und Bradykardie. Die Haut ist trocken, schuppig und fahlgelb, Lidödeme, Gesichts- und Handschwellungen sind charakteristisch. Als klassisches **Myxödem** entsteht prätibial eine teigige Hautveränderung. Es fallen eine heisere und raue Stimme, eine vergrößerte Zunge und träge Eigenreflexe auf. Eine Myxödem-Myopathie ist möglich.

Das Vollbild des so genannten Myxödems und Übergänge zum hypothyreoten Koma sind seltene Erkrankungen.

Diagnostik

Zur Sicherung der Diagnose ist die Bestimmung des **TSH** als sensitivstem Parameter für primäre Hypothyreosen und des freien T_4 erforderlich.

Autoantikörper gegen die Schilddrüsenperoxidase (TPO-Ak) und (weniger bedeutsam) Antikörper gegen Thyreoglobulin finden sich bei 80 bis 90% aller Patienten mit einer Autoimmunhypothyreose. Mit zunehmendem Alter steigt die Prävalenz erhöhter Schilddrüsenantikörper, ohne dass sich in jedem Fall eine Autoimmunhypothyreose entwickeln muss.

Als **latente Hypothyreose** wird die Laborkonstellation eines erhöhten TSH-Wertes bei noch normalen peripheren Hormonwerten bezeichnet. Bei nur leicht erhöhten TSH-Werten ist eine individuelle Entscheidung bezüglich der Therapie zu treffen. Bei einem TSH-Wert > 10 mU/l sollte vor allem bei bekannter Schilddrüsenerkrankung (z. B. nach Operation oder Radiojodtherapie) eine Substitution mit L-Thyroxin eingeleitet werden.

Der **sonomorphologische** Befund einer echoarmen Schilddrüse unterstützt die Diagnose einer Autoimmunthyreoiditis. Bei „ausgebrannten" chronisch-atrophischen Thyreoiditisformen kann das meist verkleinerte Organ nur schwer von den umgebenden Weichteilen abgegrenzt werden.

Die Hypothyreose bei der chronisch-lymphozytären Thyreoiditis kann im Rahmen eines **autoimmunen polyglandulären Syndroms** (APS) mit anderen Endokrinopathien assoziiert sein (Tab. 1.**21**). Der Typ 1 dieser Erkrankung tritt autosomal dominant auf und manifestiert sich bereits im Kindesalter. Ein Gendefekt konnte auf dem Chromosom 21 (APECED oder AIRE-Gen) nachgewiesen werden. Das häufigere APS 2 manifestiert sich meist im Erwachsenenalter. Patienten mit Autoimmunerkrankungen der Schilddrüse oder Typ-1-Diabetes sind regelmäßig auf klinische Zeichen dieser Erkrankung (insbesondere der **Nebennierenrindeninsuffizienz**) zu untersuchen.

Therapie

Die Therapie besteht in der Substitution von **L-Thyroxin**. Der Zielbereich des TSH von 0,5–1,5 mU/l wird meist mit einer Dosis von 100–200 µg/d (ca. 1,5 µg/kg KG) erreicht. Bei wesentlich höheren Dosierungen sind die Einnahmemodalität (½ Std. vor dem Frühstück) und die Compliance zu hinterfragen.

Je ausgeprägter die Hypothyreose und je älter der Patient, desto vorsichtiger sollte die Anfangsdosis gewählt werden (z. B. 12,5–50 µg/d, Steigerung alle 4 Wochen um 25 µg).

Die Gabe von L-Thyroxin kann bei einer vorbestehenden Koronarinsuffizienz aufgrund der kardialen Wirkungen von Schilddrüsenhormon die Herzdurchblutung verschlechtern.

Bei Patientinnen mit Hypothyreose sollte in der **Schwangerschaft** eine am fT_4 orientierte Dosisanpassung erfolgen (physiologischer Mehrbedarf ca. 40%).

Als **Verlaufskontrolle** nach Erreichen der Euthyreose sind jährliche TSH-Bestimmungen ausreichend. Bei erforderlicher Dosisänderung empfiehlt sich sechs Wochen später eine Kontrolle des TSH.

Tabelle 1.**22** Polyglanduläre Autoimmunerkrankungen

Typ I	Typ II
• Morbus Addison • Hypoparathyreoidismus • mukokutane Candidiasis	• Morbus Addison • Diabetes mellitus Typ 1 (IDDM) • Morbus Basedow • primäre Hypothyreose
Assoziierte Erkrankungen • Alopezie • atrophische Gastritis/perniziöse Anämie • chronisch aktive Hepatitis • primäre Hypothyreose • Vitiligo • Sprue	

Hypothyreosen nach Operation, Radiojodtherapie oder Bestrahlung im Halsbereich

Eine Hypothyreose kann sich viele Jahre nach schilddrüsenablativer Therapie (Operation oder Radiojodtherapie) oder nach einer Bestrahlung im Halsbereich entwickeln. Bei einem Restvolumen der Schilddrüse unter 6 bis 8 ml ist dies besonders wahrscheinlich. Jährliche TSH-Kontrollen sind empfehlenswert.

Neugeborenenhypothyreose

Bei der Neugeborenenhypothyreose sind eine **transiente Form** (Adaptationsstörung), die **Hypothyroxinämie** (z. B. Mangel an thyroxinbindendem Globulin, TBG, bei Frühgeborenen) und eine permanente Form zu unterscheiden.

Die kongenitale Hypothyreose kann durch eine Schilddrüsenaplasie oder -hypoplasie verursacht sein, selten führt eine Ektopie der Schilddrüse zu erhöhten TSH-Werten.

Bei einer Struma muss an eine Dyshormongenese (häufig Kopplungsstörung der Schilddrüsenhormone) gedacht werden.

Bei Immunthyreopathien der Mutter kann durch transplazentare Übertragung von Antikörpern eine passagere Hypothyreose ausgelöst werden.

Durch das **TSH-Screeningprogramm** können Hypothyreosen bereits kurz nach der Geburt erkannt werden. In Deutschland wird eine TSH-Bestimmung am 5. Lebenstag durchgeführt. Als Grenzwert gilt ein TSH von 20 mU/l. Bei Werten > 50 mU/l werden die TSH- und T_4-Bestimmung im Serum angeschlossen.

Therapie

Wenn die Diagnostik eine Hypothyreose sichert, ist schnellstmöglich eine L-Thyroxintherapie einzuleiten.

Sekundäre Hypothyreosen

Hypophysenerkrankungen

Sekundäre Hypothyreosen, deren Ursache in einer gestörten TSH-Synthese liegt, findet man bei Patienten mit Hypophysenerkrankungen (Tumoren, Hypophyseninsuffizienz, Hypophysitis) oder bei einer Hypophyseninsuffizienz nach Bestrahlung im Kopf- oder Halsbereich (z. B. im Rahmen einer Lymphomtherapie).

Die Diagnose kann bei niedrigen und im TRH-Test nicht stimulierbaren TSH-Werten und gleichzeitig erniedrigten peripheren Schilddrüsenhormonwerten (fT_4) gestellt werden.

Therapie

Auch bei diesen Hypothyreoseformen wird eine **Substitutionstherapie mit L-Thyroxin** durchgeführt. Die Substitutionsdosis richtet sich nach den klinischen Befunden einer Hypothyreose und nach dem fT_4-Wert, der im mittleren Normbereich liegen sollte.

Passagere Hypothyreosen

Passagere Hypothyreosen können z. B. nach Jodexzess, kurz nach dem Absetzen einer L-Thyroxintherapie, unter Medikamenteneinfluss (Amiodarontherapie, Überdosierung von Thyreostatika) oder bei einer subakuten Thyreoiditis beobachtet werden.

Therapie

Nach Beseitigung der möglichen Ursache (Reduktion oder Beendigung der medikamentösen Therapie) ist eine (vorübergehende) L-Thyroxintherapie vom klinischen Befund abhängig zu machen.

„Low-T_3-Syndrom"

Im Rahmen schwerer **Allgemeinerkrankungen** (Sepsis, Intensivpatienten) können erniedrigte Schilddrüsenhormonwerte gemessen werden.

Je nach Schwere des Krankheitsbildes findet man zunächst erniedrigte T_3-Werte, später einen TSH- und zuletzt einen T_4-Abfall. Auch die medikamentöse Therapie mit z. B. Dopamin führt zu niedrigen TSH-Spiegeln. Dies ist bei der Beurteilung von Schilddrüsenhormonwerten bei Intensivpatienten unbedingt zu berücksichtigen. Es konnte gezeigt werden, dass eine Behandlung dieser Patienten mit Schilddrüsenhormonen nicht zu einer Verbesserung der Prognose führte.

1.3.6 Thyreoiditis

Schilddrüsenentzündungen stellen eine heterogene Krankheitsgruppe dar und können ihrer Ursache entsprechend eingeteilt werden (Tab. 1.**23**).

Die chronische Autoimmunthyreoiditis führt meist zu einer Hypothyreose und wurde deshalb schon in Kap. 1.3.5 beschrieben.

Subakute Thyreoiditis de Quervain

Klinik und Diagnostik

Die Thyreoiditis de Quervain beginnt akut bis subakut und ist mit einem schweren Krankheitsgefühl verbunden. Die Beschwerden ähneln denen einer akuten Entzündung, sind aber zusätzlich durch die wechselnde Lokalisation der Schmerzen in beiden Schilddrüsenlappen gekennzeichnet.

Fieberhafte Temperaturen sind möglich. Häufig geht der Erkrankung ein Infekt der oberen Luftwege einige Wochen voraus.

! Frauen sind etwa fünfmal häufiger betroffen als Männer.

Neben positiven Entzündungsparametern findet man im Anfangsstadium der Erkrankung durch den ausgeprägten Zellzerfall die klinischen und laborchemischen Zeichen einer Hyperthyreose. Schilddrüsenantikörper können leicht erhöht sein. Werden große Anteile der Schilddrüse durch den

Tabelle 1.**23** Einteilung der Schilddrüsenentzündungen

1. Akute Thyreoiditis
- eitrig
- nicht eitrig (z.B. strahlenbedingt)

2. Subakute Thyreoiditis de Quervain

3. Chronische Thyreoiditis
- Immunthyreopathie
  - Hashimoto-Thyreoiditis
  - atrophische Thyreoiditis
  - Morbus Basedow
- invasiv-sklerosierend (Riedel-Struma)
- spezifische Infektionen (z.B. Tuberkulose, Sarkoidose)

4. Andere Thyreoiditiden (z.B. postpartal)

Entzündungsprozess zerstört, entwickelt sich eine Hypothyreose. Gelegentlich können auch passagere Hyperthyreosen auftreten.

Sonographisch ist die Schilddrüse in den betroffenen Arealen echoarm mit z.T. konfluierenden Entzündungsherden.

Der Nachweis von Epitheloid- und Riesenzellen in der Feinnadelpunktion sichert die Diagnose.

Therapie

Therapie

1. Die Therapie hat die **Rückbildung des Entzündungsprozesses** zum Ziel: Neben nichtsteroidalen Antiphlogistika sollte bei schwerer Krankheitsausprägung mit Prednisolon (beginnend ca. 0,5 mg/kg KG/d, langsame Dosisreduktion über Wochen) behandelt werden. Die Diagnose ist auch durch ein promptes Ansprechen der Therapie und Symptomfreiheit 24 bis 48 Stunden nach Beginn der Cortisonbehandlung gesichert.
2. Bei der möglichen **Hyperthyreose** ist nur eine symptomatische Behandlung, z. B. mit einem Beta-Blocker, erforderlich. Sie entsteht durch Freisetzung präformierter Schilddrüsenhormone infolge des entzündlichen Zellzerfalls. Die Gabe von Thyreostatika ist daher nicht sinnvoll.
3. Eine **Hypothyreose** erfordert die Gabe von L-Thyroxin.

Riedel-Struma (invasive fibrosierende Thyreoiditis)

Die invasive fibrosierende Thyreoiditis oder Riedel-Struma ist eine seltene Erkrankung, deren Inzidenz ca. 1 auf 100 000 Einwohner beträgt.

Charakteristisch für diese Erkrankung ist die bindegewebige Infiltration und Zerstörung der normalen Schilddrüsenstruktur. Der Entzündungsprozess wird von einer Infiltration mit Lymphozyten, Plasmazellen und Eosinophilen begleitet und kann sich nach dem Überschreiten der Schilddrüsenkapsel invasiv in benachbarte Halsweichteile fortsetzen.

Ätiologie/Pathogenese

Die Ätiologie ist bisher nicht geklärt. Das Vorhandensein mononukleärer Zellen im fibrosklerotischen Prozess sowie der Nachweis von schilddrüsenspezifischen Autoantigenen bei einer Vielzahl von Patienten lassen den Zusammenhang mit einer Autoimmunerkrankung der Schilddrüse vermuten.

Die Riedel-Struma konnte auch gemeinsam mit anderen Autoimmunerkrankungen, z. B. der perniziösen Anämie, beobachtet werden. Gelegentlich geht der fibrosierenden Erkrankung der Schilddrüse eine Autoimmunhyper- oder -hypothyreose voraus.

Neben der fibrosierenden Thyreoiditis kommen gehäuft andere Lokalisationen einer Fibrose vor, z. B. retroorbital, im Mediastinum, abdominell oder retroperitoneal.

Klinik

Durch die palpatorisch eisenharte und oft vergrößerte Schilddrüse können lokale Symptome mit Druckbeschwerden und Engegefühl, Dyspnoe, Husten, Stridor durch Tracheaeinengung und Sprachstörungen infolge einer Rekurrensläsion ausgelöst werden.

Therapie

Therapie

Therapeutisch kann unter der Einnahme von Glucocorticoiden eine Remission der Erkrankung erreicht werden. Für die Dosierung gelten die gleichen Richtlinien wie für die subakute Thyreoiditis de Quervain.

Bei nachgewiesener Hypothyreose durch ausgedehnte Zerstörung des Schilddrüsengewebes ist eine Substitution mit L-Thyroxin notwendig.

Akute eitrige Thyreoiditis

Die akute eitrige Thyreoiditis ist eine sehr seltene Erkrankung. Sie tritt vorwiegend im zweiten bis vierten Lebensjahrzehnt auf.

Die Erreger können hämatogen bei septischen Krankheitsbildern oder kontinuierlich, z. B. bei einer Mundbodenphlegmone, in die Schilddrüse gelangt sein.

Klinik und Diagnostik

Akute Entzündungen gehen mit einer schmerzhaft geschwollenen Schilddrüse einher. Charakteristischerweise strahlen die Schmerzen in den Kieferwinkel, die Ohren oder den oberen Thoraxbereich aus. Es bestehen Druckschmerzhaftigkeit der Schilddrüse, Schluckbeschwerden und ein allgemeines Krankheitsgefühl.

Die Schilddrüsenstoffwechselsituation ist meist unbeeinträchtigt, in seltenen Fällen kommt es durch eine Zerstörung größerer Gewebsanteile zu einer passageren Hyperthyreose. Die Entzündungszeichen (BSR, Leukozyten, CRP, Elektrophorese) fallen pathologisch aus.

Der sonographische Befund zeigt in den entzündlichen Regionen Echoarmut und eine unscharfe Begrenzung.

Durch eine Feinnadelpunktion kann die Diagnose gesichert werden, ein Erregernachweis ist möglich.

Therapie

Therapeutisch ist eine gezielte **Antibiotikagabe** erforderlich.

Bei eitriger Einschmelzung müssen eine Entlastungspunktion oder Drainage diskutiert werden.

Therapie

1.3.7 Schilddrüsenkarzinome

Epidemiologie und Einteilung

Bei einer Häufigkeit von 0,5 bis 1 % aller Karzinome stellen Schilddrüsentumoren seltene Erkrankungen dar. Frauen sind zwei- bis dreimal häufiger betroffen, die Anzahl der Neuerkrankungen beträgt 1–3/100 000 Einwohner pro Jahr.

In Sektionsbefunden werden in 10 bis 30 % der Fälle Mikrokarzinome (< 10 mm), insbesondere papilläre Karzinome, gefunden, deren biologische und klinische Bedeutung bisher noch ungeklärt ist.

Histologisch lassen sich die Schilddrüsenkarzinome nach der WHO-Klassifikation unterscheiden (Tab. 1.**24**), außerdem kann je nach TNM-Klassifikation eine Stadieneinteilung der differenzierten Karzinome erfolgen.

Pathogenese

Die Beeinflussung von Wachstum und Differenzierung der Zellen unterliegt in der Schilddrüse mehreren Faktoren, zu deren wichtigsten TSH, IGF-I (Insulin-like growth factor) und EGF (Epidermal growth factor) als stimulierende und TGF-β (transforming growth factor) als inhibierende zählen. Im Einzelnen ist die Bedeutung dieser Faktoren bei der Tumorgenese nicht geklärt.

Offenbar läuft die Karzinogenese der Schilddrüse in einer bestimmten Abfolge genetisch determinierter Veränderungen ab, die zu einer neoplastischen Transformation des Thyreozyten führt. Dabei spielen verschiedene Mutationen, z. B. im ras-Onkogen, Rearrangement des ret-Protoonkogens und p53-Mutationen, eine Rolle.

Für follikuläre Karzinome ist eine Entstehung aus einem follikulären Adenom gesichert; ob auch an-

Tabelle 1.**24** Histologische Klassifikation der Schilddrüsenkarzinome

WHO	Häufigkeit
papilläres Karzinom • papilläres Mikrokarzinom • gekapselte Variante • follikuläre Variante • diffus sklerosierende Variante • oxyphile Variante	56 %
follikuläres Karzinom • minimal invasiv (gekapselt) • grob invasiv • oxyphile Variante • hellzellige Variante	35 %
medulläres Karzinom • vererbbare Form • sporadische Form	5 %
undifferenziertes (anaplastisches) Karzinom	4 %
andere Karzinome	2 %

dere Karzinomarten in einer sequenziellen Entwicklung aus einem benignen Knoten entstehen können, ist unklar.

Mutationen der ras-Protoonkogenfamilie sind an der Entstehung follikulärer Karzinome beteiligt. Bei papillären Karzinomen finden sich häufig ret/PTC-Rearrangements auf dem langen Arm des Chromosoms 10, anaplastische Karzinome gehen mit Mutationen des p53-Tumorsuppressorgens einher. Derzeit lassen sich aus diesen molekulargenetischen Erkenntnissen jedoch noch keine therapeutischen Konsequenzen ableiten.

Bei der Diagnosestellung eines medullären Schilddrüsenkarzinoms sind die Abklärung einer familiären Form und der Ausschluss einer multiplen endokrinen Neoplasie Typ 2 erforderlich. Dazu muss eine molekulargenetische Untersuchung erfolgen. Den Erkrankungen liegen verschiedene Punktmutationen im ret-Protoonkogen zugrunde.

Die **Prognose** der einzelnen Schilddrüsenkarzinome ist vom histologischen Typ, natürlich auch vom Tumorstadium und dem Grad der Entdifferenzierung zum Zeitpunkt der Diagnosestellung abhängig.

Klinik und Diagnostik

Der **klinische Verdacht** auf eine maligne Schilddrüsenerkrankung muss bei allen schnell wachsenden, derben Knoten, bei der Entwicklung einer Rekurrensparese, einer Halsveneneinflussstauung oder bei Lymphknotenschwellungen gestellt werden.

Sonographische Befunde eines echoarmen solitären Knotens, insbesondere beim Mann, müssen als malignomverdächtig gelten. Weitere sonographische Kriterien sind ein unregelmäßiger Randsaum und eventuell vorhandene Mikroverkalkungen.

! Derartige Knoten sollten unverzüglich durch eine **Punktionszytologie** abgeklärt werden.

Nach aktuellen Untersuchungen ist eine **einmalige Calcitoninbestimmung als Screeningmethode** eines medullären Schildrüsenkarzinoms sinnvoll. Bei erhöhten Werten (> 10 pg/ml) und gegebenenfalls nach Durchführung eines Pentagastrintests (pathologisch sind stimulierte Calcitoninwerte > 100 pg/ml) muss der Verdacht auf ein medulläres Karzinom erhoben werden. Daraufhin kann die Operationsplanung entsprechend dieses Verdachts erfolgen.

Therapie

Therapie

Ist ein Schilddrüsenmalignom zytologisch gesichert, ist eine **sofortige Operation** angezeigt.

Bei **differenzierten Karzinomen** ist eine **Thyreoidektomie**, ggf. mit Entfernung der parathyreoidalen, paratrachealen und paralaryngealen Lymphknoten (so genanntes zentrales Kompartiment), erforderlich. Bei einer Metastasierung weiterer Lymphknotenstationen ist der Eingriff entsprechend auf weitere Regionen auszudehnen (modifizierte Neck dissection).

Einzige Ausnahme stellt ein (meist Zufallsbefund) papilläres gekapseltes **Mikrokarzinom** unter einem Zentimeter Durchmesser dar, hier kann man sich mit einer Hemithyreoidektomie begnügen.

Postoperativ muss der **szintigraphische Ausschluss von Metastasen** (Jodganzkörperszintigraphie) erfolgen. Im positiven Fall schließt sich eine erneute Operation oder die Behandlung mit **^{131}Jod** an. Dabei entscheidet auch die individuelle Situation des Patienten über Nutzen und Risiko einer Reoperation (höhere peri- und postoperative Morbidität und Mortalität beim Zweiteingriff).

Im **Tumorstadium T_4** kann eine externe **Bestrahlung** der Halsregion als zusätzliche Maßnahme erwogen werden.

Das Wachstum differenzierter Schilddrüsenkarzinome ist TSH-abhängig. Nach der Radiojodbehandlung muss daher eine **TSH-suppressive L-Thyroxintherapie** eingeleitet werden, die oftmals eine klinische Situation nahe der Hyperthyreose erfordert. Auch in Laborkontrollen kann eine Erhöhung der peripheren Hormonparameter erwartet werden und sollte nicht Anlass einer Dosisreduktion sein, sofern der Patient diese Situation toleriert.

! **Cave:** Vor Ausschluss von Jod speicherndem Schilddrüsenrestgewebe/Metastasen darf eine Behandlung mit L-Thyroxin auf keinen Fall begonnen werden, um die Jodspeicherung differenzierten Schilddrüsengewebes zu erhalten.

Nachbehandlung

Metastasen sind bei papillären Karzinomen vor allem in den Lymphknoten der Halsregion zu erwarten. Follikuläre Karzinome metastasieren hämatogen (Knochen, Leber, Lunge).

Neben der klinischen und sonographischen Kontrolle (Halsregion, Lymphknoten, Leberfiliae) ▶

sowie einer jährlichen Thorax-Röntgenuntersuchung dient die Bestimmung von Thyreoglobulin (Tg) als Tumormarker. Es sollte unterhalb der Nachweisgrenze liegen. Ein Thyreoglobulin-Anstieg ist immer metastasenverdächtig.

Weitere Kontrollen sollten gemäß Tab. 1.**25** vorgenommen werden.

Die 5-Jahres-Überlebensrate eines differenzierten Schilddrüsenkarzinoms beträgt generell 80–95%.

Tabelle 1.**25** Kontrolluntersuchungen nach der Operation eines Schilddrüsenkarzinoms (halbjährlich/jährlich)

	papillär/follikulär	medullär/anaplastisch
1. Anamnese, Lokalbefund	+	+
2. Sonographie der Halsregion	+	+
3. Schilddrüsenhormonbestimmung	TSH < 0,01 mU/l	TSH im Normbereich
4. Tumormarker	Thyreoglobulin (Tg)	Calcitonin + CEA (medulläres Karzinom)
5. Röntgen-Thorax jährlich	+	+
6. Radiojodszintigraphie bei erhöhten Thyreoglobulin-Werten (> 5 ng/ml)	+	

Besonderheiten des medullären Schilddrüsenkarzinoms

Das medulläre Schilddrüsenkarzinom unterscheidet sich durch seine Tumorbiologie (u.a. multilokuläres Wachstum) aufgrund seiner Entstehung aus den **parafollikulären Zellen** der Schilddrüse von den thyreozytären Karzinomen.

Patienten mit medullärem Schilddrüsenkarzinom (MTC, 5–10% aller Schilddrüsenkarzinome) benötigen zusätzlich zur Thyreoidektomie eine **kompartmentbezogene Lymphadenektomie**.

Verlaufsparameter für die Beurteilung einer Rezidivfreiheit ist neben dem Calcitonin die Bestimmung von CEA (karzinoembryonalem Antigen) als **Tumormarker**. Dabei korreliert die Höhe der Parameter mit der Masse des vorhandenen Tumorgewebes. Neben lokoregionären finden sich häufig Metastasen in Leber und Knochen.

Zur Feststellung der **lokalen Ausdehnung** (Lymphknotenbefall, infiltratives Wachstum, mediastinale Tumorausbreitung) und der **Diagnostik von Fernmetastasen** stehen neben Sonographie, CT und MRT szintigraphische Verfahren mit ^{In}Octreotid und MIBG zur Verfügung.

Die radikale operative Entfernung von Tumorgewebe ist immer zu bevorzugen. Erst bei Inoperabilität und bei positivem Octreotidszintigramm kann eine Behandlung mit dem Somatostatinanalogon Octreotid erfolgen. Chemotherapieverfahren haben sich bislang als wenig erfolgreich erwiesen.

Bei allen Patienten mit einem medullären Schilddrüsenkarzinom sollte an das Vorliegen einer **familiären Erkrankung** (FMTC, ca. 25%) und an eine **Erstmanifestation einer MEN Typ 2** (multiplen endokrinen Neoplasie, etwa 90% aller FMTC) gedacht werden und eine molekulargenetische Untersuchung erfolgen. Der MEN-2a-Erkrankung liegen aktivierende Punktmutationen im RET-Protoonkogen auf dem Chromosom 10 zugrunde (in 97% der Fälle Exon 10 und 11, weitere „hot spots" wurden auf dem Exon 13 und 14 nachgewiesen). Für die MEN-2b werden 95% der Mutationen auf dem Exon 16 gefunden (häufig Neumutationen). Die DNA-Sequenzierung sollte bei Mutationsnachweis durch eine zweite unabhängige Probe in einem für diese Erkrankung autorisierten Labor bestätigt werden. Eine genetische Beratung und die Untersuchung von Familienmitgliedern sind zu empfehlen, bei Genträgern muss eine prophylaktische Thyreoidektomie diskutiert werden (bei Kindern von Familien mit MEN-2a/FMTC etwa im 5. Lebensjahr, bei der MEN-2b bereits im Säuglingsalter).

Das medulläre Schilddrüsenkarzinom ist sowohl für die Erkrankung der **MEN 2a** als auch für **MEN 2b Leittumor.** Mit MEN 2a ist ein Phäochromozytom in 40–50% assoziiert, zusätzlich findet man bei 20–60% der Patienten einen primären Hyperparathyreoidismus. Bei 60–80% der Patienten mit MEN 2b kann ein Phäochromozytom nachgewiesen werden, charakteristisch sind außerdem gastrointestinale Neurome (100%) und Skelettveränderungen, z. B. marfanoider

Habitus und Pectus excavatum. Die Phäochromozytome sind bei 70% der Patienten mit einer MEN-2-Erkrankung bilateral lokalisiert.

1.3.8 Schilddrüsenerkrankungen in der Schwangerschaft und nach der Geburt

Physiologie

Während der Schwangerschaft besteht ein physiologischer Mehrbedarf an Schilddrüsenhormonen. Bei gleichzeitig reduziertem Jodangebot ist eine Funktionsanpassung der Schilddrüse erforderlich.

In der Schwangerschaft wird ca. 40–60% mehr L-Thyroxin produziert. Neben der hypothalamisch-hypophysären Regulation des Schilddrüsenstoffwechsels sind plazentare Hormone, insbesondere das humane Choriongonadotropin (hCG), an der Stimulation der Hormonproduktion beteiligt.

Die Schilddrüse reagiert mit einer Volumenzunahme, verstärkter Durchblutung und Erhöhung der Jodaufnahme auf diese Veränderungen. Wenn das verfügbare Jod infolge der vermehrten renalen Clearance, des erhöhten Bedarfs bei Mutter und Fetus unter einen kritischen Wert sinkt, entsteht eine Jodmangelsituation.

Aus diesem Grund ist eine generelle **Jodprophylaxe** in der Schwangerschaft durch die Gabe von 100 bis 200 µg Jodid zu empfehlen. Relative Kontraindikation ist eine Hyperthyreose in der Anamnese. Die bereitgestellte Jodidmenge steht dem fetalen Schilddrüsenstoffwechsel direkt zur Verfügung.

Struma

Entwickelt oder vergrößert sich eine Struma in der Schwangerschaft, sollte eine Therapie mit L-Thyroxin eingeleitet oder die Dosis einer vorbestehenden Therapie erhöht werden. Die Thyroxindosis orientiert sich am fT_4-Wert (oberes Drittel des Normbereichs anstreben).

Hypothyreose

Bei Schwangeren mit einer bekannten Hypothyreose ist ebenfalls ein physiologischer Mehrbedarf an L-Thyroxin zu beachten. Im Allgemeinen ist eine Dosissteigerung um 25–50 µg/d erforderlich, anhand der basalen fT_4-Werte muss im Einzelfall die Dosis weiter angepasst werden.

Hyperthyreose

Schwangerschaften von Müttern mit einer Hyperthyreose sind als **Risikoschwangerschaften** einzuschätzen. Für die Behandlung ist die interdisziplinäre Zusammenarbeit von Gynäkologen, Endokrinologen und Neonatologen unbedingt erforderlich und Voraussetzung für einen komplikationslosen Schwangerschafts- und Geburtsverlauf.

Epidemiologie und Pathogenese

Durch Strukturhomologien der Rezeptoren kann Beta-HCG den TSH-Rezeptor besetzen und eine vermehrte Schilddrüsenhormonsynthese auslösen. Im ersten Trimenon finden sich die höchsten Beta-HCG-Spiegel. Latente Hyperthyreosen treten bei 5–20%, manifeste Hyperthyreosen bei ca. 2% der Schwangeren auf. Das **schwangerschaftsinduzierte Erbrechen** kann mit einer Hyperthyreose assoziiert sein. 50% der Schwangeren mit einer **Hyperemesis gravidarum** sind hyperthyreot.

Diagnostik und Differenzialdiagnostik

Bei der Diagnostik der Hyperthyreose müssen schwangerschaftsbedingte Veränderungen der Bindungsproteine beachtet werden. So findet man unter den erhöhten Östrogenspiegeln in der Schwangerschaft erhöhte Gesamthormone. Eine Hyperthyreose ist bei klinisch eindeutigen Hyperthyreosezeichen, einem supprimierten TSH und z. B. erhöhtem fT_4 gesichert.

Die differenzialdiagnostische Abklärung einer transienten Schwangerschaftshyperthyreose, die keine Therapie erfordert, von einem **Morbus Basedow** ist wesentlich (Bestimmung von TRAK). Eine Hyperthyreose infolge einer Autonomie entwickelt sich in der Schwangerschaft selten. Da TSH-Rezeptorantikörper diaplazentar übertragen werden, ist bei Persistenz der Antikörper am Ende der Schwangerschaft eine neonatale Hyperthyreose möglich. Daher sollten Neugeborene einer Mutter mit einer Autoimmunhyperthyreose in den ersten Lebenswochen engmaschig überwacht werden. Die infolge Übertragung von Antikörpern erworbene Hyperthyreose ist transient und dauert entsprechend der Halbwertszeit der Antikörper maximal einige Monate.

Therapie

Therapie

Da eine Hyperthyreose während der Schwangerschaft zu einer **erhöhten Abort- und Missbildungsrate** führt und gehäuft Geburtskomplikationen zu beobachten sind, muss eine manifeste Hyperthyreose behandelt werden.

Für die **thyreostatische Therapie während der Schwangerschaft** sollten folgende Besonderheiten beachtet werden:

- Propylthiouracil gegenüber Thiamazol bevorzugen, da unter Thiamazol eine kongenitale Fehlbildung, die Aplasia cutis congenita, möglich ist,
- Dosis möglichst niedrig (plazentarer Übertritt), daher keine Kombination mit L-Thyroxin,
- leicht hyperthyreote Werte der Mutter anstreben, ggf. abwartende Haltung,
- engmaschige Kontrollen, evtl. Auslassversuch in 2. Schwangerschaftshälfte,
- nach Entbindung Überwachung des Neugeborenen (Hyperthyreose, Struma).

Kann die Hyperthyreose durch eine thyreostatische Behandlung nicht gebessert werden, muss im Einzelfall eine Schilddrüsenoperation im 3. Trimenon in Betracht gezogen werden.

Für die **Stillzeit** ist nachgewiesen, dass eine Therapie mit 10 bis maximal 20 mg Thiamazol/d und bis 150 mg Propylthiouracil ohne Einfluss auf den Schilddrüsenstoffwechsel des Neugeborenen bleibt. Für eine höher dosierte thyreostatische Therapie ist Propylthiouracil vorzuziehen, da bei diesem Präparat nur ein sehr geringer Übertritt in die Muttermilch erfolgt.

Postpartale Thyreoiditis

Die postpartale Thyreoiditis ist als eine transiente Hyper- und/oder Hypothyreose während der ersten 6 Monate postpartal definiert. Sie führt bei etwa 25 bis 30 % der Frauen zu einer permanenten Hypothyreose.

Epidemiologie

Weltweit wird eine Inzidenz von ca. 3 bis 17 % beschrieben. Frauen mit einem Typ-1-Diabetes entwickeln die Erkrankung dreimal häufiger. Bei bekannter Autoimmunthyreopathie mit positiven Schilddrüsenantikörpern ist ebenfalls mit einer höheren Erkrankungshäufigkeit zu rechnen.

Pathogenese

Die **Pathogenese** ähnelt einer chronischen Autoimmunthyreoiditis. Dabei können zelluläre und humorale Abwehrmechanismen nachgewiesen werden. Der Anstieg von Autoantikörpern wird durch die Restauration der Immunsuppression am Ende der Schwangerschaft erklärt. Daneben führen zytotoxische und komplementvermittelte Reaktionen zur Zerstörung von Thyreozyten.

Die transiente Hyperthyreose entwickelt sich ca. 14 Tage nach der Entbindung, gefolgt von einer Hypothyreose. Die Schilddrüsenantikörper, insbesondere TPO-Antikörper, sind erhöht.

Klinik und Diagnostik

Der klinische Verlauf der Hyperthyreose ist leicht, Hauptsymptome sind Leistungsinsuffizienz und Reizbarkeit. Die Hypothyreose kann schwerer ausgeprägt sein und ist vor allem durch eine depressive Symptomatik gekennzeichnet. Sie beginnt meist etwa 6 Wochen postpartal.

In der Sonographie stellen sich die typischen Befunde der Autoimmunthyreopathie mit echoarmem Organ (diffus oder multifokal) dar.

Eine szintigraphische Untersuchung zeigt eine verminderte Aufnahme des Nuklids in die Schilddrüse (erniedrigter Tc-Uptake), ist aber für die Diagnosestellung nicht erforderlich.

Therapie

Therapie

Die **Behandlung** richtet sich nach der Ausprägung der Symptome und sollte symptomatisch erfolgen (z. B. Beta-Blocker-Gabe in der hyperthyreoten Phase unter Beachtung der Besonderheiten einer Medikamenteneinnahme in der Stillzeit).

Regelmäßige Kontrollen der Schilddrüsenhormone und der Antikörpertiter sind im ersten Jahr erforderlich, um transiente Formen von der Entwicklung einer permanenten Hypothyreose zu unterscheiden, welche eine L-Thyroxintherapie erfordert.

1.3.9 Notfallsituationen

Thyreotoxische Krise

Die Notfallsituation einer thyreotoxischen Krise kann sich aus einer schweren Hyperthyreose entwickeln. Die Definition orientiert sich am Schweregrad der Symptome, die Übergänge sind fließend.

Klinik

- Charakteristische Symptome sind Tachykardien mit Frequenzen über 150/min, die in Form einer Sinustachykardie oder als Vorhofflimmern auftreten, andere Herzrhythmusstörungen sind möglich.
- Durch die exzessive Stoffwechselsteigerung entwickelt sich Fieber, es kommt zum progredienten Gewichtsverlust. Infolge der Katabolie mit Eiweißverlust entwickelt sich eine proximal betonte Atrophie der Muskulatur.
- Die Haut ist warm, feucht, weich, die Schweißsekretion gesteigert.
- Übelkeit, Erbrechen und Durchfälle können die Dehydratation verstärken.
- Psychische Beeinträchtigungen finden sich in Form gesteigerter Erregbarkeit, Schlafstörungen, Tremor, Agitiertheit, Hyperkinesien, bis zu Verwirrtheit und akuten psychotischen Symptomen. Daraus leitet sich auch eine Stadieneinteilung der thyreotoxischen Krise ab (Tab. 1.**26**).

Die Diagnosestellung kann durch eine gleichzeitig bestehende kritische Erkrankung erschwert werden.

Tabelle 1.**26** Stadieneinteilung der thyreotoxischen Krise

Stadium	Symptome
I	• Tachykardie (> 150/min), Herzrhythmusstörungen, • Hyperthermie, • Adynamie, • profuse Durchfälle, Dehydratation, • verstärkter Tremor, Unruhe, Agitiertheit, • Hyperkinese, • evtl. stark erhöhte Schilddrüsenhormonspiegel
II	• Symptome des Stadiums I • zusätzlich Bewusstseinsstörungen, Stupor, Somnolenz • psychotische Zeichen • örtliche und zeitliche Desorientierung
III	• Symptome des Stadiums II • zusätzlich Koma

Als auslösende Ursache sollten fieberhafte Infektionen, Stresssituationen oder ein entgleister Diabetes mellitus bedacht werden.

Anamnestisch muss unbedingt eine Jodkontamination erfragt werden, da jodinduzierte Thyreotoxikosen im Allgemeinen schwerer verlaufen und die Prognose verschlechtern.

Therapie

Therapie

Wenn die Verdachtsdiagnose durch ein supprimiertes TSH und erhöhte periphere Schilddrüsenhormonwerte bestätigt wurde, ist die **Therapie unverzüglich** einzuleiten.

Je nach Schwere der (Begleit-)Erkrankung ist auch ein so genanntes „Low-T_3-Syndrom" zu bedenken, bei dem die T_4- und/oder T_3-Werte normal oder auch erniedrigt sein können. In diesem Fall sollte man allein aufgrund des klinischen Verdachtes therapieren.

Durch eine **kombinierte Gabe von Substanzen**, die die Jodaufnahme in die Schilddrüse sowie die Hormonsynthese und -freisetzung hemmen, soll möglichst rasch eine Stabilisierung der Hormonsituation erreicht werden (Tab. 1.**27**).

Kann eine thyreotoxische Krise innerhalb von ein bis zwei Tagen klinisch nicht gebessert werden, muss eine **notfallmäßige Schilddrüsenoperation** erwogen werden. Diese ist unter intravenöser Gabe eines Beta-Blockers durchzuführen. Erstaunlicherweise ist die Letalität dieser Operation sehr gering, der Erfolg tritt dagegen sehr rasch durch eine dramatische Besserung der Hyperthyreosesymptomatik ein.

Trotz umfangreicher Therapiemaßnahmen ist die **Letalität** der thyreotoxischen Krise immer noch hoch. Die Angaben der Literatur liegen bei 18–45 %.

Tabelle 1.**27** Therapieprinzipien der thyreotoxischen Krise

1. Hemmung der Jodaufnahme	Perchlorat 3 × 30 gtt.
2. Hemmung der Schilddrüsenhormonsynthese	Thiamazol 160–320 mg i.v.
3. Hemmung der Freisetzung der Schilddrüsenhormone	Lithium, z.B. Lithiumacetat 2 × 1 Tbl. p.o.
4. Hemmung der peripheren Konversion $T_4 \rightarrow T_3$	Propranolol 2 × 80 mg i.v. Prednisolon 100 mg i.v.
5. **Symptomatische Therapie:** • Glucoselösung zur Energiebereitstellung, ausreichende Flüssigkeitsbilanz • ggf. antibiotische Therapie von Begleitinfektionen • Beta-Blocker-Dosis in Abhängigkeit von der Herzfrequenz	

Hypothyreote Krise (Myxödemkoma)

Die Entwicklung einer Notfallsituation als Endbefund einer schweren Hypothyreose ist sehr selten. Aufgrund der langsam progredienten Entwicklung einer Hypothyreose sollte sie in die differenzialdiagnostischen Überlegungen einer Komasituation einbezogen werden, besonders wenn Schilddrüsenoperationen oder Radiojodtherapien in der Anamnese erfragt werden können.

Auslösende Faktoren sind häufig, hier müssen vor allem Kälteexposition, Infektionen, Stresssituationen (Operationen, Trauma) und die Gabe von Medikamenten mit atemdepressiver Wirkung genannt werden. Durch diese Faktoren wird der Sauerstoffbedarf erhöht oder eine zentrale Hypoxie ausgelöst, was ein Koma zur Folge haben können.

Klinik und Diagnostik

- **Leitsymptom** der Erkrankung ist eine Bewusstseinstrübung, die sich langsam über Somnolenz, Stupor bis zum Koma entwickelt.
- Infolge der Stoffwechselverlangsamung treten Hypothermien (Körpertemperatur < 35 °C), Bradykardien mit Überleitungsstörungen, Hypotonien, Obstipation, Meteorismus bis zu Subileuszuständen auf.
- Die Herzvergrößerung (Myxödemherz) kann eine kardiale Insuffizienz verursachen.
- Die Haut ist trocken, kühl und teigig, infolge der verminderten Hautdurchblutung und der Verdickung der Epidermis blass. Lidödeme und prätibiale Schwellungen, die als Myxödem bezeichnet werden, sind vorhanden.
- Eine Einschränkung der Nierenfunktion sowie erhöhte Werte für CK und LDH werden häufig gefunden. Zur Komaauslösung tragen Hypoglykämien und Elektrolytverschiebungen (Hyponatriämien) bei.
- Die Hypoxie verstärkende Erkrankungen wie Pneumonien oder eine Herzinsuffizienz komplizieren den Verlauf.

Differenzialdiagnostisch ist eine Abgrenzung zum Hirnstamminsult oder einem hypophysären Koma erforderlich.

Die **Sicherung der Diagnose** gelingt mit einem erhöhten TSH-Wert. Zur Differenzierung der Hypothyreoseursache sollten die Schilddrüsenantikörper bestimmt werden. Nach der Blutentnahme für den TSH-Spiegel kann unverzüglich eine Substitutionstherapie eingeleitet werden (Tab. 1.**28**).

Auch das Myxödemkoma ist mit einer hohen **Letalität** um 50 % verbunden. An dieses Krankheitsbild muss man vor allem bei den Symptomen Koma und Hypothermie denken, gegebenenfalls sollte unverzüglich eine Therapie begonnen werden.

1.3.10 Einflüsse von Medikamenten auf die Hormonbestimmung

Zahlreiche Medikamente können die Schilddrüsenhormone in unterschiedlicher Weise beeinflussen. Dies sollte bei Situationen, die mit den klinischen Befunden nicht zu korrelieren sind, beachtet werden. Einige Beispiele für mögliche Einflüsse zeigt Tab. 1.**29**.

Tabelle 1.**28** Therapie des hypothyreoten Komas

1. Hormonsubstitution	500 µg L-Thyroxin i.v. oder über Magensonde, danach 100 µg L-Thyroxin/d
2. Cortisol	100 mg Hydrocortison i.v./d
3. Adjuvante Maßnahmen	• evtl. Beatmung (Blutgasanalysen) • Flüssigkeitszufuhr (physiol. NaCl-Lösung) • Glucoseinfusion (in Abhängigkeit vom BZ) • Aufwärmen (nur langsam, Decken) • Kreislaufkontrollen, Monitor (Herzrhythmusstörungen) • Bilanzierung (ZVD, Mineralien, Kreatinin) • Antibiotikum
CAVE:	• Sedativa/Hypnotika (Ateminsuffizienz) • hypertone NaCl-Lösung (zentrale pontine Myelinolyse) • Vorsicht bei Katecholamingabe (Rhythmusstörungen)

Tabelle 1.**29** Medikamenteneinfluss auf die Schilddrüsenhormonbestimmung

Medikament	T_4	T_3	FT_4	TSH
Beeinflussung der TSH-Sekretion				
• Dopamin				↓
• Metoclopramid				↑
• Haloperidol, Chlorpromazin				
Beeinflussung der Eiweißbindung				
• Östrogene	↑	↑		
• nichtsteroidale Antiphlogistika	↓	↓	↑	
• Heparin			↑	
Enzyminduktion				
• Antikonvulsiva	↓	↓	(↓)	
Konversionshemmung $T_4 \rightarrow T_3$				
• Propranolol		↓		
• Glucocorticoide	↓	↓	(↓)	↓

1.4 Erkrankungen der Nebenniere

H. Lehnert, J. Hensen

1.4.1 Grundlagen

Die Nebenniere ist ein lebenswichtiges Organ, das aus einer äußeren Rinden- und einer inneren Markzone besteht.

Die **Nebennierenrinde** weist drei unterschiedliche Zonen mit unterschiedlichen Zelltypen auf, die auch unterschiedlichen physiologischen Funktionen dienen (Abb. 1.**4**). Die äußerste Schicht, die Zona glomerulosa, ist verantwortlich für die Synthese der Mineralocorticoide, die Zona fasciculata für die Synthese der Glucocorticoide und die Zona reticularis für die Synthese der Sexualhormone.

Das **Nebennierenmark** ist Bildungsort der Katecholamine, deren Sekretion unter cholinerger, präganglionärer sympathischer Stimulation steht. Embryogenetisch sind Rinde und Mark unterschiedlichen Ursprungs.

In der **Biosynthese der Steroidhormone** der Nebennierenrinde ist Cholesterin, das im Wesentlichen aus zirkulierenden LDL stammt, die Ausgangssubstanz. Die Biosynthese der relevanten Hormone Aldosteron, Cortisol, DHEA und Androstendion ist in Abb. 1.**5** dargestellt. Testosteron wird sowohl intra-

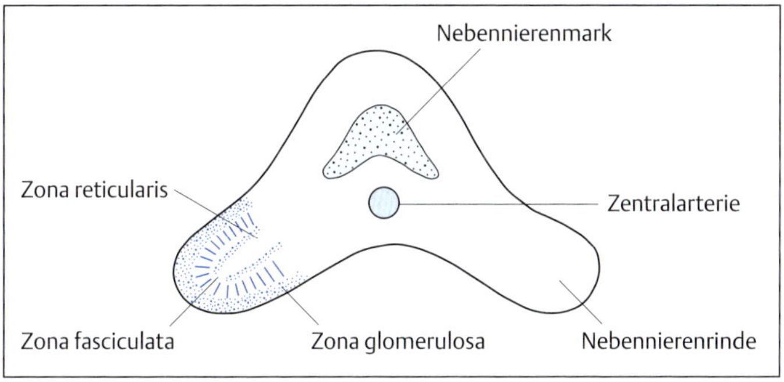

Abb. 1.4 Struktur der Nebenniere.

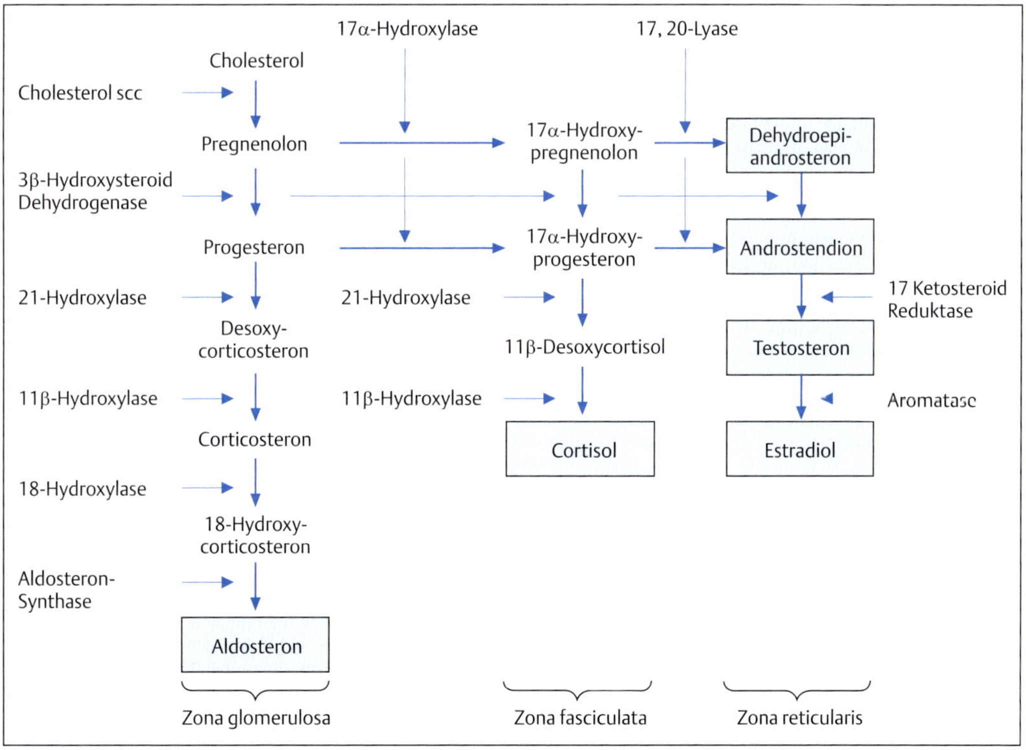

Abb. 1.5 Biosynthese der Steroidhormone der Nebennierenrinde.

wie extraadrenal synthetisiert; Hauptproduktionsort ist beim Mann der Hoden. Daneben findet auch eine Synthese von Testosteron in den Ovarien statt, hier wird es zu Estradiol metabolisiert.

Cortisol

Die Produktion von Cortisol steht unter der Kontrolle des Hypophysenhormons **ACTH**, wobei Cortisol eine negative Feedback-Hemmung auf die Sekretion von ACTH und auch die des hypothalamischen Hormons Corticotropin-releasing-Faktor **(CRF)** ausübt. Es besteht eine ausgeprägte zirkadiane Rhythmik der Aktivität der Hypothalamus-Hypophysen-Nebennierenachse mit einem Maximum in den frühen Morgenstunden und einem allmählichen Abfall bis zum Abend.

Im Plasma wird Cortisol an ein corticosteroidbindendes Globulin **(Transcortin)** gebunden. Etwa 80% des zirkulierenden Cortisols sind an Transcortin und etwa weitere 15% an Serum-Albumin gebunden. Dies ist von großer Bedeutung für die Laboranalytik in Situationen wie Schwangerschaft oder bei der Einnahme von Östrogenen; unter diesen Bedingungen kommt es aufgrund der erhöhten Synthese von Transcortin zu einer Erhöhung des Gesamtcortisols im Plasma.

Die entscheidenden biologischen Wirkungen von Cortisol lassen sich im Wesentlichen als **insulinantagonistisch** und **antiinflammatorisch** charakterisieren; darüber hinaus besteht eine schwache mineralocorticoide Wirkung. Die insulinantagonistische Wirkung bezieht sich auf die Stimulierung der Glukoneogenese und die Verminderung der Glucoseutilisierung in Adipozyten und Muskelzellen. Gleichzeitig wird aber auch die Glykogensynthese erhöht. Darüber hinaus besteht eine ausgeprägte proteinkatabole Wirkung. Die antiinflammatorischen Effekte werden therapeutisch genutzt (z. B. Glucocorticoid-Therapie der rheumatoiden Arthritis); zelluläre und humorale Immunität werden durch Glucocorticoide beeinflusst.

Aldosteron

Aldosteron ist das potenteste mineralocorticoide Hormon der Nebenniere und besitzt eine zentrale Bedeutung in der **Regulation des Elektrolyt- und Wasserhaushaltes**.

Die **Regulation der Aldosteron-Sekretion** erfolgt nur partiell ACTH-abhängig; wesentlich ist hier die Aktivität des Renin-Angiotensin-Systems. Das proteolytische Enzym Renin metabolisiert Reninsubstrat (Angiotensinogen der Leber) zu Angiotensin I. Angiotensin I wird durch das Angiotensin converting enzyme (ACE) zu Angiotensin II umgewandelt, welches direkt die Zellen der Zona glomerulosa stimuliert und zur erhöhten Aldosteron-Sekretion führt. Die Renin-Sekretion selber wird stimuliert durch die Aktivität der renalen sympathischen Nervenaktivität, durch eine verminderte Natriumkonzentration in der Macula densa und einen verminderten renalen Perfusionsdruck. So entwickelt sich beispielsweise unter veränderten hämodynamischen Bedingungen (Herzinsuffizienz, Leberzirrhose, Nierenarterienstenose) ein sekundärer Hyperaldosteronismus infolge der erhöhten Renin-Freisetzung.

Die wesentlichen physiologischen Effekte von Aldosteron bestehen in der erhöhten Natrium-Reabsorption im Bereich des distalen Tubulus und der Sammelrohre und parallel hierzu in der erhöhten Exkretion von Kalium und Wasserstoffionen. Die blutdruckerhöhende Wirkung der Mineralocorticoide ist damit initial Ausdruck des erhöhten Plasmavolumens und beruht später als Ausdruck einer erhöhten Sensitivität des Endothels gegenüber vasopressorischen Substanzen auf einem erhöhten peripheren Widerstand.

Katecholamine

Produkte des Nebennierenmarkes sind in erster Linie die Katecholamine **Noradrenalin** und **Adrenalin.** Die Bildung von Noradrenalin erfolgt sowohl in präsynaptischen Nervenendigungen wie im Nebennierenmark, die Synthese von Adrenalin erfolgt ausschließlich im Mark über das Enzym Phenylethanolamin-N-Methyltransferase (PNMT). Die Aktivität dieses Enzyms wird in erster Linie durch Glucocorticoide reguliert.

Der **Abbau** der Katecholamine erfolgt über Monoaminooxidasen (MAO) und Methyltransferasen zu den Hauptmetaboliten Normetanephrin, Metanephrin und Vanillinmandelsäure (Abb. 1.**6**). Diese genannten Katecholamine und ihre Metabolite besitzen damit auch diagnostisch die größte Bedeutung.

Die Katecholamine üben ihre physiologische Wirkung über **adrenerge Rezeptoren** aus, nämlich α_1- und α_2- sowie β_1- und β_2-Rezeptoren. α_1- und β_1-adrenerge Rezeptoren finden sich in Geweben mit hoher sympathischer Innervation (z. B. Herz und Darm), α_2- und β_2-adrenerge Rezeptoren vor allem an Strukturen mit eher niedriger sympathischer Innervierung (z. B. Skelettmuskulatur, Uterus). Im Einzelnen werden α_1-adrenerge Rezeptoren vor allem an der glatten Gefäßmuskulatur, der Leber, im GI-Trakt und Myokard gefunden, α_2-Rezeptoren vor allem in Betazellen des Pankreas, sympathischen Nervenendigungen und ebenfalls glatter Gefäßmuskulatur. β_1-adrenerge Rezeptoren kommen vor allem im Myokard und juxtaglomerulär, die β_2-adrenergen Rezeptoren ebenfalls im Pankreas und in

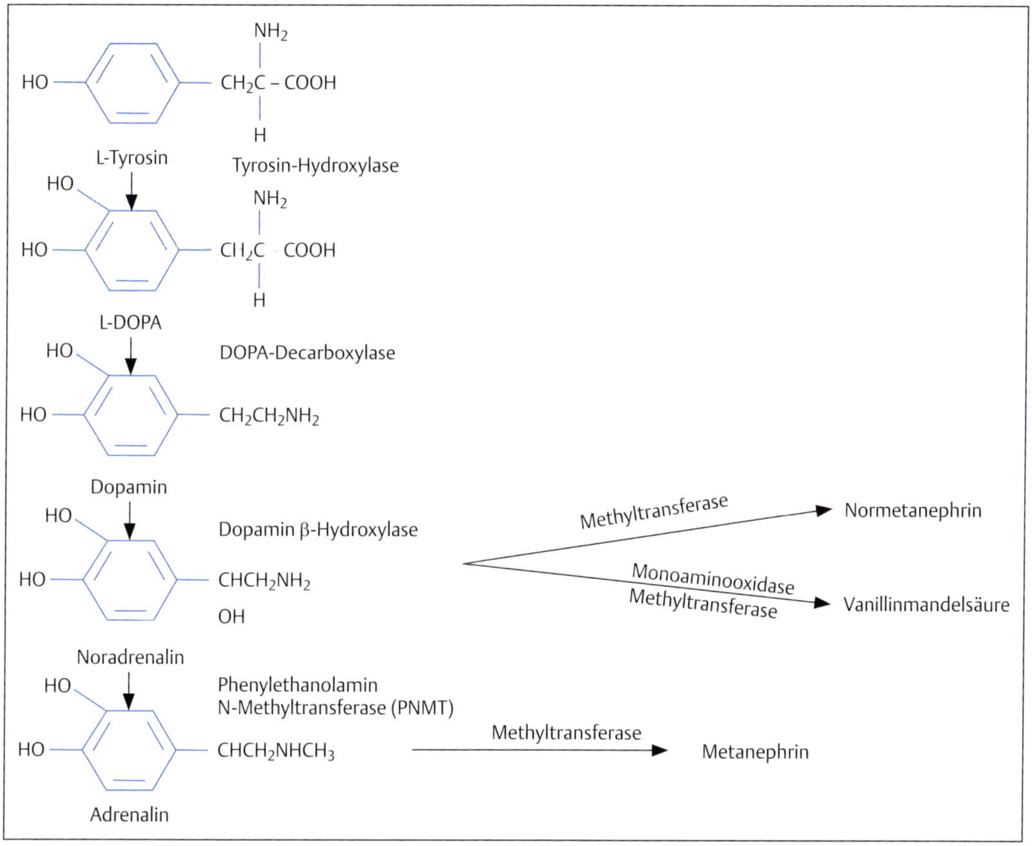

Abb. 1.6 Biosynthese und Metabolismus der Katecholamine.

glatten Muskelzellen (Gefäßen, Bronchien, GI-Trakt) vor.

Die wesentlichen Wirkungen der Katecholamine sind sowohl metabolischer wie kardiovaskulärer Natur; **metabolische Wirkungen** sind beispielsweise eine gesteigerte Glykogenolyse und Glukoneogenese über α_1-Rezeptoren, eine erhöhte Fettmobilisierung oder auch eine verminderte Insulinsekretion. Die **kardiovaskulären Effekte** beruhen (überwiegend β_1-vermittelt) auf einer erhöhten Inotropie und Kontraktilität am Myokard sowie einer Erhöhung der AV-Knotenüberleitungsgeschwindigkeit. Die Stimulation von β_2-Rezeptoren bewirkt eine Relaxation der glatten Muskulatur im Bereich der Gefäße, der Bronchien und des GI-Traktes. Prinzipiell besitzen das sympathische Nervensystem und das Nebennierenmark eine erhebliche Bedeutung für stressvermittelte „Notfallreaktionen".

1.4.2 Hypercortisolismus

Definition

Der Begriff Hypercortisolismus bezeichnet die pathologische Mehrsekretion von Cortisol mit dem hierdurch bedingten typischen klinischen Erscheinungsbild.

Mit dem **Morbus Cushing** wird typischerweise das ACTH produzierende Adenom der Hypophyse bezeichnet.

Cushing-Syndrom wird als Oberbegriff für sämtliche anderen Formen eines Glucocorticoidexzesses benutzt.

Grundsätzlich muss zwischen einem endogenen und exogenen Hypercortisolismus unterschieden werden; letzterer ist Ausdruck eines iatrogenen Cushing-Syndroms bei lang dauernder Glucocorticoid-Therapie.

Ätiologie/Pathogenese

Grundsätzlich können die unterschiedlichen Formen des Hypercortisolismus in ACTH-abhängig und -unabhängig eingeteilt werden (Tab. 1.**30**).

Die mit Abstand häufigste Form ist das **ACTH-produzierende Hypophysenadenom** mit etwa 70% der Fälle. Die Ursachen dieser Erkrankung sind noch weitgehend unklar, grundsätzlich besteht aber Konsens, dass dieses Adenom primär hypophysären Ursprungs und damit letztlich Ausdruck eines monoklonalen Wachstums ist. Am Anfang steht eine spontane oder auch exogen induzierte Mutation, die z. B. in einer Veränderung der Regulation von Wachstumsfaktoren ebenso bestehen kann wie in Mutationen der Gene, die letztendlich für normales Wachstums kodieren (z. B. zellreplikationsfördernde Proteine, Faktoren der Signaltransduktionskette). Eine vermehrte Expression von CRF-Rezeptoren an der Oberfläche der Adenomzellen mag ebenfalls eine Rolle spielen.

Ebenfalls ACTH-abhängig ist das **Cushing-Syndrom bei ACTH-Mehrsekretion**, z. B. im Rahmen eines Karzinoids, eines kleinzelligen Bronchialkarzinoms, eines medullären Schilddrüsenkarzinoms oder Phäochromozytoms.

Die ektope CRF-Mehrsekretion ist außerordentlich selten.

Unter den ACTH-unabhängigen Formen ist das **Nebennierenrindenadenom** die häufigste Erkrankung; hier kommt es im Rahmen der pathologischen Glucocorticoidsekretion über negatives Feedback zu einer Hemmung der ACTH-Sekretion. Die Sekretion von Androgenvorstufen wie Dehydroepiandrosteron (DHEA) ist bei gutartigen Cortisol produzierenden Nebennierenadenomen meist erniedrigt; nur in Einzelfällen erfolgt eine gleichzeitige Sekretion von Cortisol und DHEA. Eine primär adrenale bilaterale Hyperplasie ist außerordentlich selten, ebenso das Nebennierenrindenkarzinom.

Bei der **Differenzialdiagnose** letztlich sehr wichtig, da gelegentlich mit klinischen und oft mit den typischen laborchemischen Veränderungen des Hypercortisolismus einhergehend, sind eine schwere Depression oder auch ein Alkoholismus. Bei einer Depression liegt typischerweise eine Überaktivität der Hypothalamus-Hypophysen-Nebennierenachse mit nicht supprimierbarem Cortisol im Dexamethason-Test vor. Nach erfolgreicher Therapie kommt es oft zu einer Normalisierung im Dexamethason-Hemmtest. Eine ähnliche Problematik liegt beim Alkoholismus vor.

Das **iatrogene Cushing-Syndrom** als Folge einer chronischen Glucocorticoid-Therapie stellt letztlich die **häufigste Ursache** eines Hypercortisolismus dar.

Epidemiologie

Die Prävalenz eines endogenen Hypercortisolismus liegt etwa bei 3–5 Fällen auf 100 000 Einwohner, die Inzidenz beträgt etwa 2–3 auf 100 000 Einwohner und Jahr.

Die Anzahl der diagnostizierten Patienten mit Hypercortisolismus wird vermutlich mit zunehmender Diagnostik der Inzidentalome (Nebennierenzufallstumoren) und Erfassung auch von Prä-Cushing-Syndromen steigen.

Tabelle 1.**30** Ursachen des Hypercortisolismus

• **ACTH-abhängig**	
– ACTH produzierendes Hypophysenadenom	ca. 70 %
– ektope ACTH-Sekretion	ca. 10 %
– ektope CRF-Mehrsekretion	
• **ACTH-unabhängig**	
– NR-Adenom	ca. 20 %
– NNR-Karzinom	
– bilaterale mikronoduläre NNR-Hyperplasie	
• **„Pseudo-Cushing“**	
– schwere depressive Erkrankung	
– Alkoholismus	
• **iatrogenes Cushing-Syndrom** (Glucocorticoid-Therapie) → häufigste Form!	

Klinik

Die typischen Symptome des Hypercortisolismus sind in der Tab. 1.**31** dargestellt. Die rapide Entwicklung einer stammbetonten Adipositas ist meist das **Leitsymptom** des Cushing-Syndroms, weiterhin gehören Hypertonie und Diabetes sowie eine Amenorrhö und Virilisierung bei der Frau zu den wesentlichen Leitsymptomen.

Ein ausgeprägter Proteinkatabolismus liegt der häufig berichteten muskulären Schwäche zugrunde, die sich beispielsweise mit erschwertem Treppensteigen und Aufstehen aus dem Sitzen manifestiert.

Ein **fulminanter Verlauf**, der dann auch nicht immer von einer Stammfettsucht begleitet sein muss, bei dem dagegen eine ausgeprägte Hypokaliämie und zunehmende Virilisierung im Vordergrund stehen, weist auf ein Nebennierenkarzinom oder auch eine ektope ACTH-Sekretion hin.

Insbesondere bei älteren Patienten muss immer auch sorgfältig auf das Vorliegen einer Osteoporose geachtet werden.

Tabelle 1.**31** Hypercortisolismus

Typische Symptome des Hypercortisolismus	Häufigkeit in % (ca.)
Facies lunata	95
Hypertonie	90
stammbetonte Adipositas	85
Virilisierung (der Frau)	85
Diabetes mellitus	85
Plethora	80
Amenorrhö	70
Kapillarfragilität	70
Osteoporose	60
Stria rubrae	50
Psychosyndrom	50
„Büffelnacken“	40

Diagnostik

Wegweisender Laborbefund und von großer Bedeutung für das Screening beim Verdacht auf ein Cushing-Syndrom ist die **fehlende Suppression im Dexamethason-Kurztest**. Typischerweise werden bei diesem Test 1–2 mg Dexamethason zwischen 23.00 und 24.00 Uhr eingenommen und nachfolgend um 8.00 Uhr Serumcortisol bestimmt. Eine Suppression des Serumcortisols unter 3 µg/dl (etwa 80 nmol/l) schließt mit einer Sensitivität von nahezu 100 % das Vorliegen eines Cushing-Syndroms aus.

Bei einem pathologischen Ausfall dieses Tests sind weitere Verfahren obligat, die in erster Linie dann der **biochemischen Lokalisationsdiagnostik** dienen (Abb. 1.**7**). Die Bestimmung des intakten Plasma-ACTH hat ihre grundsätzliche Bedeutung in der Differenzierung zwischen einem adrenalen und

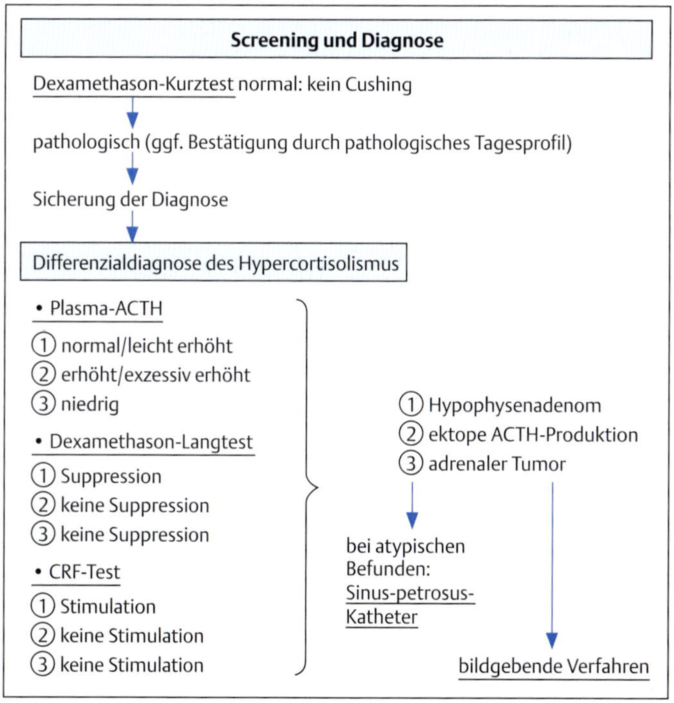

Abb. 1.7 Synopsis der Diagnostik des Hypercortisolismus.

nichtadrenalen Morbus Cushing; bei einem Cortisol produzierenden Nebennierenrindenadenom oder auch -karzinom ist die ACTH-Sekretion supprimiert, erhöht bzw. exzessiv erhöht dagegen bei Hypophysenadenomen oder ektoper ACTH-Sekretion.

Im **Dexamethason-Langtest** (z. B. 4 × 0,5 mg Dexamethason über zwei Tage, 4 × 2 mg über die folgenden zwei Tage) kommt es beim Vorliegen eines Hypophysenadenoms zu einer Suppression des Cortisols nach drei bis vier Tagen, während diese bei einem Nebennierentumor oder ektoper ACTH-Sekretion ausbleibt. Alternativ zu dem Dexamethason-Langtest nach Liddle kann auch der hoch dosierte („über Nacht") Dexamethason-Test mit einer Einmalgabe von 8 mg eingesetzt werden.

Im **CRF-Stimulationstest** (100 µg CRF als Bolus gegeben) kommt es bei einem Hypophysenadenom zu einem deutlichen Anstieg der ACTH- und nachfolgend der Cortisol-Sekretion, während diese bei einem ektopen ACTH produzierenden Prozess ebenso ausbleibt wie die Stimulation der Cortisol-Sekretion bei einem Nebennierenadenom.

In 90 bis 95 % aller Fälle lässt sich mit diesen Methoden nicht nur der Nachweis, sondern auch die Zuordnung des Cushing-Syndroms führen, sodass nur eine Restindikation dann zur Durchführung einer selektiven Blutentnahme aus dem Sinus petrosus inferior mit der ACTH-Bestimmung verbleibt.

Die **bildgebenden Verfahren** der Wahl nach erfolgter biochemischer Diagnostik sind neben der Sonographie der Nebennieren beim Hypophysenadenom das Kernspintomogramm und zur Beurteilung der Nebennierenregion die Computertomographie. Zu beachten ist, dass aufgrund der häufig kleinen Hypophysenadenome (Mikroadenome) die Sensitivität des MRT nur etwa 60–80 % beträgt. Der typische CT-Befund der Nebennieren bei einem Morbus Cushing (Hypophysenadenom) ist die bilaterale Nebennierenhyperplasie.

Neben den genannten typischen endokrinologischen Befunden sind bei einem Hypercortisolismus **weitere Laborbefunde** zu erheben, die Ausdruck des Glucocorticoidexzesses sind: Hypokaliämie, Leukozytose, Lymphopenie, erhöhte Nüchternglucosewerte bzw. pathologischer oraler Glucosetoleranztest. Außerdem ist als Ausdruck der Cortisol-Mehrsekretion die Sekretion von Gonadotropinen und TSH vermindert.

Differenzialdiagnostik

Häufig imponieren bei Patienten mit einer nicht endokrin bedingten Adipositas einzelne Symptome eines Cushing-Syndroms. Hier liegen aber eine regelrechte Suppression im Dexamethason-Kurztest und auch Normwerte für die Ausscheidung von freiem Cortisol im Urin vor. Auf das alkoholinduzierte Pseudo-Cushing-Syndrom und schwere depressive Störungen wurde bereits oben hingewiesen.

Bei der familiären Glucocorticoidresistenz findet man erhöhte Cortisol- und ACTH-Werte und eine fehlende Suppression im Dexamethason-Kurztest ohne typische klinische Zeichen. Hier liegt eine Mutation des Glucocorticoid-Rezeptors vor.

Therapie

Therapie

Die Therapie der Wahl bei einem **Hypophysenadenom** besteht in der transsphenoidalen **Operation** des Mikroadenoms; hier kommt es in etwa 80 % der Fälle zu einer Heilung. Bei fehlendem Erfolg dieser Operation sollte heute eine Bestrahlung der Hypophyse mit einem Linearbeschleuniger (4000 bis 4500 cGy) durchgeführt werden, in dritter Linie die bilaterale Adrenalektomie. Das Problem des letztgenannten Vorgehens besteht neben der obligat resultierenden Nebenniereninsuffizienz auch in dem möglichen Entstehen eines ACTH produzierenden Nelson-Tumors der Hypophyse (in etwa 20 % der Fälle).

Bei einem **Nebennierentumor** besteht ebenso wie bei der ektopen ACTH-Sekretion die Therapie der Wahl in dem chirurgischen Eingriff.

Bei **schwerstem Cushing-Syndrom** kann präoperativ ebenso wie bei **inoperablen Tumoren** eine **medikamentöse Therapie** mit dem Ziel der Blockade der Cortisolbiosynthese durchgeführt werden. Hier sollten Enzyminhibitoren wie Ketokonazol (600–1200 mg/d), Metopiron (30 mg/kg KG) oder Mitotane (o,p-DDD; 2–10 g/d) eingesetzt werden. Die Kombination von Mitotane und Ketokonazol ist derzeit auch eine Therapie der Wahl des metastasierenden Nebennierenrindenkarzinoms. Die Behandlung des metastasierten Nebennierenrindenkarzinoms sollte allerdings ausschließlich spezialisierten Zentren vorbehalten sein; dies gilt in jedem Fall auch für die Indikationsstellung zur und Durchführung der Chemotherapie (Protokoll mit Cisplatin, Doxorubicin und Etoposid). Im FIRM-ACT-Protokoll wird derzeit die Therapie des Nebennierenrindenkarzinoms evaluiert.

▶

Nachbehandlung

Bereits intraoperativ sollte zum Zeitpunkt der Adenomentfernung die **Gabe von Hydrocortison** (100 mg als Infusion) erfolgen: am ersten postoperativen Tag Gabe von etwa 80 mg in 24 Stunden, dann allmähliche Dosisreduktion über die nächsten 5–6 Tage auf z. B. 30 mg Hydrocortison am Tag. Zu beachten ist, dass eine Hydrocortison-Substitution über viele Monate nach dem Entfernen des Hypophysen- oder auch Nebennierenadenoms notwendig sein kann. Zur Vermeidung postoperativer Knochenschmerzen liegt die Substitutionsdosis in den ersten Wochen häufig über der Erhaltungsdosis.

6–8 Wochen nach der Operation sollte durch einen erneuten **Dexamethason-Test** und bei einem Hypophysenadenom durch einen **Hypophysenfunktionstest** der Therapieerfolg überprüft werden.

Eine **lebenslange Kontrolle** ist wegen der dauerhaft bestehenden Rezidivgefahr (10–20 % der Fälle) notwendig. Dies kann durch die jährliche Messung des freien Cortisols im Urin oder auch durch einen Dexamethason-Kurztest erfolgen.

Komplikationen

Nach einer transsphenoidalen Operation muss grundsätzlich mit der Möglichkeit einer **Hypophyseninsuffizienz** gerechnet werden, die im Hypophysenfunktionstest erfasst werden kann. Eine hormonelle Substitutionstherapie wird dann notwendig.

Nach der bilateralen Adrenalektomie kann ein **Nelson-Syndrom** entstehen; dieser ACTH produzierende Hypophysentumor muss dann neurochirurgisch angegangen werden.

Prognose

Grundsätzlich ist die Prognose des Hypophysenadenoms gut, nach dem oben geschilderten therapeutischen Stufenplan kommt es bei nahezu 100 % der Patienten zu einer Heilung.

Der unbehandelte Morbus Cushing dagegen hat aufgrund der erhöhten kardiovaskulären Mortalität und des Psychosyndroms mit Suizidgefährdung eine sehr schlechte Prognose.

Ebenso ist die Prognose bei den malignen Tumoren (ektope ACTH-Produktion bei Bronchialkarzinomen oder auch Nebennierenkarzinomen) sehr ungünstig.

1.4.3 Mineralocorticoidhypertonie

Definition und Epidemiologie

Unter der Mineralocorticoidhypertonie versteht man eine Mehrsekretion von Aldosteron, die nicht durch Angiotensin II bedingt ist. In seltenen Fällen übernehmen andere Steroidhormone die Funktion von Aldosteron; hier resultiert ein Hypoaldosteronismus.

Diese Hochdruckform tritt bei etwa 4–6 % aller Patienten mit einem Bluthochdruck auf. Der Altersgipfel liegt etwa in der 4.–5. Dekade, Frauen sind etwas häufiger betroffen als Männer.

Ätiologie/Pathogenese

Mehrere **Formen des Hyperaldosteronismus** werden unterschieden (Tab. 1.**32**). Am häufigsten liegt ein einseitiges Aldosteron produzierendes Nebennierenadenom vor (Morbus Conn), gefolgt von der bilateralen mikro- oder auch makronodulären Hyperplasie (idiopathischer Hyperaldosteronismus). Die weiteren Formen des Hyperaldosteronismus sind selten.

Beim **Adenom** ist in der Mehrzahl der Fälle die Aldosteron-Sekretion autonom, also Angiotensin-II-unabhängig und nicht stimulierbar.

Beim **idiopathischen Hyperaldosteronismus** (Hyperplasie) besteht noch eine Stimulation durch Angiotensin II; bei diesen Patienten kann häufig auch keine scharfe Trennlinie zu den Patienten mit einer essenziellen Hypertonie und niedrigen Reninwerten gezogen werden.

Die seltene, aber wegen des familiären Auftretens sehr bedeutsame Unterform, nämlich der **dexamethasonsupprimierbare Hyperaldosteronismus**, ist die Folge eines definierten genetischen Defektes. Hier entstehen aufgrund einer Fusion der Gene für 11-β-Hydroxylase und die Aldosteronsynthase charakteristische und einzigartige Hybridsteroide. Die Aldosteronsynthese und die Hybridsteroide sind somit ACTH-abhängig, sodass hier die therapeutische Option der Dexamethason-Gabe besteht.

Die Formen der Mineralocorticoidhypertonie mit niedrigem Plasmaaldosteron werden auch als **Pseudohyperaldosteronismus** bezeichnet; hier stehen adrenale Enzymdefekte im Vordergrund.

Beim seltenen 11-β-Hydroxylase-Mangel und 17-α-Hydroxylase-Mangel wird überwiegend Desoxycorticosteron als Mineralocorticoid gebildet, beim so genannten apparenten Mineralocorticoidexzess

Tabelle 1.**32** Formen der Mineralocorticoidhypertonie

Erhöhtes Plasma-Aldosteron	
• unilaterales Aldosteron produzierendes Adenom	50–70 %
– Angiotensin-II-unabhängig	
– Angiotensin-II-abhängig (selten)	
• bilaterale NNR-Hyperplasie	20–40 %
• ein- oder doppelseitige primäre makronoduläre Hyperplasie	5 %
• dexamethasonsupprimierbarer Hyperaldosteronismus	5 %
• Aldosteron produzierendes Karzinom	1 %
Erniedrigtes Plasma-Aldosteron (seltene Formen)	
• 11β-Hydroxylase-Mangel	
• 17α-Hydroxylase-Mangel (bei beiden Enzymdefekten Desoxycorticosteron ↑)	
• „apparenter Mineralokortikoidexzess" (11β-OH-Steroiddehydrogenase-Mangel)	
– familiär	
– erworben (Lakritze, Carbenoxolon)	

liegt ein Defekt der 11-β-Hydroxy-Steroiddehydrogenase vor, die in der Niere Cortisol zu Cortison abbaut. Dabei kann Cortisol vermehrt am Mineralocorticoid-Rezeptor wie Aldosteron wirken. Erworben wird dieser Enzymdefekt beispielsweise durch den Konsum von Lakritze oder Carbenoxolon.

Klinik und Diagnostik

Die klassischen **Leitsymptome** der Mineralocorticoidhypertonie sind die arterielle Hypertonie mit gleichzeitiger Hypokaliämie und metabolischer Alkalose (Abb. 1.**8**).

Der Blutdruck ist häufig nur mäßig mit systolischen Werten von 160–180 mmHg erhöht.

Die weiteren Symptome (Tab. 1.**33**) sind überwiegend Ausdruck der Hypertonie bzw. der Hypokaliämie. So bestehen häufig Müdigkeit, Muskelschwäche, Paresen einzelner Muskelgruppen, Tetanien, Rhythmusstörungen sowie eine Polyurie/Polydipsie. Eine gestörte Glucosetoleranz tritt auch als Folge der Hypokaliämie auf, da die Insulinsekretion ein kaliumabhängiger Prozess ist.

Hinsichtlich der **Laborbefunde** ist das **Serumkalium** in Grenzen als **Suchtest** geeignet. Hierzu wird bei jedem Hypertoniker zwei- bis dreimal das Serumkalium unbeeinflusst von Diuretika (auch von so genannten Kalium sparenden Diuretika) zum Ausschluss eines Hyperaldosteronismus bestimmt. Liegt das Serumkalium unter diesen Bedingungen bei < 4 mmol/l, muss ein Hyperaldosteronismus durch eine weitere Diagnostik ausgeschlossen werden. Ein Problem liegt jedoch darin, dass bis zu ca. 30% der Patienten mit idiopathischem Hyperaldo-

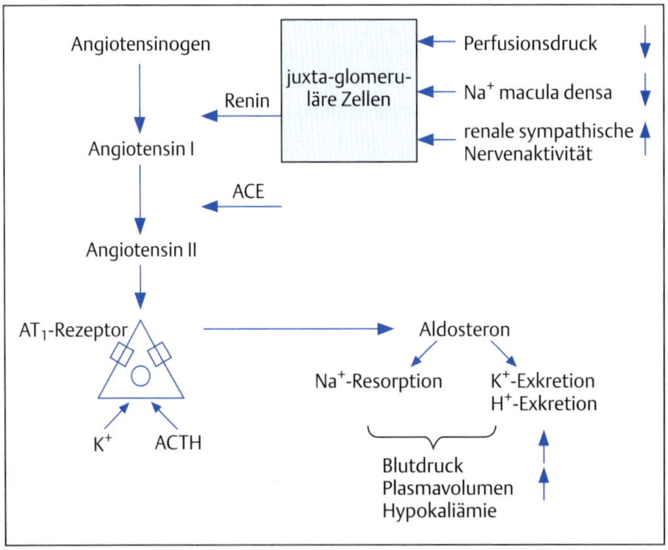

Abb. 1.8 Renin-Angiotensin-Aldosteron-System.

Tabelle 1.**33** Symptome der Mineralocorticoidhypertonie

Symptome	Häufigkeit in % (ca.)
Leitsymptome	
• Hypertonie	100
• Hypokaliämie	90
• metabolische Alkalose	90
Weitere Symptome	
• Muskelschwäche	75
• Polyuria	70
• Kopfschmerzen	55
• gestörte Glucosetoleranz	50
• Polydipsie	45
• Parästhesien	30
• intermittierende Lähmungen	25
• Tetanien	25
• Müdigkeit	20
• Muskelschmerzen	15
• Ödeme	5

steronismus, ein kleinerer Prozentsatz der Patienten mit einem Adenom und die Mehrzahl der Patienten mit dem (allerdings sehr seltenen) Glucocorticoid-supprimierbaren Hyperaldosteronismus nicht oder nicht immer hypokaliämisch sind. Hieraus wird heute zunehmend abgeleitet, als sensitiveren Suchtest bei allen Hypertonikern unabhängig vom Serumkalium Aldosteron und Renin zu bestimmen.

Aldosteron/Plasmareninquotient (ARR). Hierzu wird als Screening unter ambulanten Bedingungen Aldosteron im Serum und als Parameter für Renin vorzugsweise die Plasmarenin*konzentration* bestimmt. Die Bestimmung der Plasmareninkonzentration (PRC) ist wesentlich einfacher als die Bestimmung der Plasmarenin*aktivität* (PRA) im ungekühlten Plasma möglich. Die Bildung des Aldosteron/Plasmareninquotienten (ARR) erleichtert die Erkennung von Patienten mit primärem Hyperaldosteronismus. Bei einer Erhöhung des Quotienten auf **> 50** (bei Benutzung der Einheiten **ng/l** für Reninkonzentration und Aldosteron bzw. eines Quotienten von **> 30** bei einer Angabe der Reninkonzentration in **mU/l**) liegt die Sensitivität des Quotienten bei 90 %, die Spezifität liegt bei 95 %. Wenn zusätzlich die Aldosteronkonzentration über 200 ng/l liegt, wird eine Spezifität von 100 % erreicht.

Der Vorteil des erweiterten Screening-Tests mit ARR ist seine gegenüber dem Kalium-Screening erhöhte Sensitivität und Spezifität sowie geringere Störfaktoren, nachteilig ist der Preis. Diuretika, Calcium-Antagonisten, AT-1-Blocker, ACE-Hemmer sowie Alpha-Blocker beeinflussen den Quotienten nur unwesentlich. β-Blocker, welche die PRC supprimieren, müssen einige Tage und Aldosteronantagonisten (Spironolacton, Eplerenone) bis zu 6 Wochen vor dem Test abgesetzt werden.

Die **Verdachtsdiagnose** eines primären Hyperaldosteronismus wird durch die folgende Konstellation bestätigt:

- pathologischer ARR,
- Serum-Aldosteron in Ruhe erhöht,
- fehlende Suppression von Serum-Aldosteron nach Kochsalzinfusion bzw. nach oraler Gabe des Mineralocorticoids Fludrocortison („**Bestätigungstest**").

Insbesondere wegen der grundsätzlich unterschiedlichen therapeutischen Konsequenzen ist eine sichere Differenzierung insbesondere zwischen dem Adenom und der bilateralen Hyperplasie notwendig. Hierzu dient neben den bildgebenden Verfahren das Verhalten von **Aldosteron im Orthostase-Test** (Blutentnahme vor und nach dreistündigem Stehen). Hier steigt bei der Hyperplasie, nicht aber beim Adenom, die Aldosteron-Sekretion deutlicher an; dieser Test besitzt eine Genauigkeit von etwa 80–85 %.

Das wichtigste bildgebende Verfahren ist die axiale **Computertomographie** der Nebennieren in Dünnschichttechnik. Hier werden in etwa 90 % der Fälle die Adenome sichtbar gemacht. In der Regel sind diese Knoten, da es sich um cholesterinreiche Adenome handelt, hypodens.

Zusätzlich bestehen bei diagnostischer Unsicherheit die Möglichkeit der **Nebennierenrindenszintigraphie** mithilfe von ^{131}Jod-Norcholesterin und die Bestimmung des Quotienten aus **Aldosteron und Cortisol im Nebennierenvenenblut** nach selektiver Blutentnahme.

Differenzialdiagnostik

Die klinisch relevanten Differenzialdiagnosen sind die anderen Formen der hypokaliämischen Hypertonie; hierzu zählt natürlich in erster Linie die Einnahme von Diuretika respektive auch der Laxanzienabusus bei Patienten mit gleichzeitig bestehender arterieller Hypertonie. Hier hilft gegebenenfalls auch zur Differenzierung die Kaliumbestimmung im Urin weiter.

Die Formen des **sekundären Hyperaldosteronismus** lassen sich von denen der primären Form durch die Messung der Plasmarenin-Konzentration unterscheiden; bei ersteren ist die Plasmarenin-Konzentration deutlich erhöht. Wesentliche klinische Situationen hierfür sind z. B. die Nierenarterienstenose, schwere („maligne") Hochdruckformen oder auch Erkrankungen mit renalem Natriumverlust (Diuretika-Einnahme, renale tubuläre Azidose), Herzinsuffizienz, Leberzirrhose oder nephrotisches Syndrom.

Therapie

Therapie

Die Therapie der Wahl des **Aldosteron produzierenden Adenoms** ist die einseitige **Adrenalektomie**. Eine präoperative Behandlung mit Spironolacton mit 2 × 50–200 mg über vier Wochen ist sinnvoll und indiziert, da hierbei der postoperative Hypoaldosteronismus aufgrund einer Suppression der kontralateralen Nebenniere vermieden wird.

Patienten mit einer **bilateralen Hyperplasie** werden nicht operiert; zum einen wäre die bilaterale Adrenalektomie ein zu gravierender Eingriff, zum anderen profitieren diese Patienten hinsichtlich der Hochdruckeinstellung nicht von der Adrenalektomie. Hier wird dauerhaft mit **Spironolacton** behandelt; wegen der Nebenwirkungen dieser Therapie (insbesondere Gynäkomastie und Mastodynie, Libidoabnahme, Zyklusstörungen) beträgt die Tagesdosis meist nur 2 × 25–50 mg. Bei Unverträglichkeit sollte der Einsatz des neuen Aldosteron-Antagonisten Eplerenone erwogen werden. Es können zusätzlich nichtkompetitive Aldosteron-Antagonisten hinzugegeben werden, insbesondere Amilorid in einer Tagesdosis von 25 mg oder Triamteren in einer Tagesdosis von 50–200 mg. Daneben können zur Normalisierung des Blutdruckes auch andere Antihypertensiva wie insbesondere Calciumantagonisten eingesetzt werden.

Der seltene **dexamethasonsupprimierbare Hyperaldosteronismus** wird dauerhaft mit Dexamethason behandelt, beispielsweise mit 0,5 mg zur Nacht.

Verlauf und Prognose

In der Mehrzahl der Fälle, insbesondere wenn die Hypertonie erst wenige Jahre bestanden hat, kommt es zu einer Blutdrucknormalisierung.

Die Verlaufsuntersuchungen sollten regelmäßig erfolgen. Bei einer medikamentösen Therapie aufgrund einer bilateralen Hyperplasie müssen alle vier bis sechs Wochen Blutdruck und Serumkalium kontrolliert werden.

Nach einer Adrenalektomie sollten in den ersten sechs bis acht Monaten Blutdruck, Kalium und Plasmarenin-Aktivität alle vier bis sechs Wochen überprüft werden. Bei einem problemlosen postoperativen Verlauf und Blutdrucknormalisierung nach diesem Zeitraum können dann die Kontrollen jährlich erfolgen.

1.4.4 Unterfunktion der Nebennierenrinde

Definition und Epidemiologie

Bei der primären Nebennierenrindeninsuffizienz **(Morbus Addison)** liegt ein ausgeprägter Cortisol- und Aldosteronmangel aufgrund einer Störung der Nebennierenrindenfunktion vor. Klinisch kann aus dieser Problematik eine lebensbedrohliche Situation (Addison-Krise) resultieren.

Jährlich treten etwa 0,2–0,5 Fälle auf 100 000 Einwohner neu auf; die Prävalenz beträgt etwa 10 auf 100 000. Der Erkrankungsgipfel liegt zwischen der 3. und 5. Dekade, die Autoimmunadrenalitis tritt insgesamt bei Frauen häufiger auf als bei Männern.

Ätiologie/Pathogenese

Die wesentlichen Ursachen der Nebennierenrindeninsuffizienz sind in Tab. 1.**34** zusammengefasst. Weitaus im Vordergrund steht die autoimmune Genese, an zweiter Stelle folgt die Tuberkulose als Ursache.

Tabelle 1.**34** Ursachen der NNR-Insuffizienz

- Autoimmunadrenalitis
- Seltene Ursachen:
  - Tuberkulose
  - vaskulär (z.B. Hämorrhagie)
  - Metastasen (Bronchialkarzinom)
  - HIV-Infektion
  - Lymphom
  - Sarkoidose
  - Z.n. Adrenalektomie
  - medikamentöse Adrenalektomie

Die **Autoimmunadrenalitis** ist häufig begleitet von dem Syndrom der polyglandulären Autoimmunität vom Typ I wie auch vom Typ II. Das adrenale Autoantigen wird in erster Linie durch das Cytochrom-P450-Enzym 21-Hydroxylase repräsentiert. Die Diagnose einer Autoimmunadrenalitis lässt sich durch die Bestimmung der Autoantikörper gegen die 21-Hydroxylase sichern.

Klinik und Diagnostik

Die klinischen Symptome sind häufig wegweisend und erlauben gerade in der Addison-Krise ein rasches Handeln. Grundsätzlich muss differenziert werden zwischen Symptomen einer chronischen, schleichend verlaufenden Erkrankung und denen einer akuten Addison-Krise.

Im **chronischen Verlauf**, insbesondere bei Erkrankungsbeginn, stehen Schwäche, Müdigkeit, niedrige Blutdruckwerte, zunehmende Pigmentierung der Haut und Schleimhäute, Gewichtsverlust, gastrointestinale Beschwerden und Salzhunger im Vordergrund.

In der **akuten Krise** stehen ein ausgesprochen reduzierter Allgemeinzustand, schwere gastrointestinale Beschwerden (Übelkeit, Erbrechen, Durchfälle, auch Pseudoperitonitis), Hypotonie bis zum Schock, Unruhe und Somnolenz im Vordergrund (Tab. 1.**35**).

Die Autoimmunadrenalitis wird im Rahmen der **Syndrome polyglandulärer Autoimmunität** (PGAS 1 und 2) beobachtet (s. auch u. Autoimmunthyreoiditis). Beim **PGAS 1** kommt ein Morbus Addison in 60–100% der Fälle gemeinsam mit einem Hypoparathyreoidismus, einer Ovarialinsuffizienz, Autoimmunthyreoiditis und einer chronischen mukokutanen Candidiasis vor. Im Rahmen eines **PGAS 2** stellt die Autoimmunadrenalitis das Leitsymptom dar und tritt hier in 100% der Fälle auf. Die weiteren begleitenden Erkrankungen sind ihrer Häufigkeit nach eine Autoimmunthyreoiditis, ein insulinabhängiger Diabetes mellitus und eine Ovarialinsuffizienz.

Tabelle 1.**35** Symptome des Morbus Addison

Symptome	Häufigkeit in %
Schwäche, Müdigkeit	95–100
Hyperpigmentierung	95–100
Gewichtsverlust	95–100
Übelkeit	90
Hypotonie	90
Erbrechen	85
Spontanhypoglykämie	60
Abdominalschmerz	35
Salzhunger	20
Muskelschmerzen	15
Vitiligo	5–10

Unter dem so genannten **Schmidt-Syndrom** wird dabei die Kombination von Morbus Addison und Hypothyreose, unter dem **Carpenter-Syndrom** das zusätzliche Vorliegen eines Diabetes verstanden. Hier besteht eine familiäre Häufung, die autosomal-dominant mit variabler Penetranz vererbt wird. Eine HLA-Assoziation besteht ausweislich der HLA-Antigene B8, DR3 und DR4.

Im Rahmen eines PGAS 1 wird geschätzt, dass ein Risiko von 25% besteht, eine zweite Autoimmunerkrankung nach der Manifestation der ersten zu entwickeln. 50% der Patienten, die als Erstsymptom eine Autoimmunadrenalitis aufweisen, entwickeln eine oder weitere Störungen im Rahmen der PGAS 2. Dies ist für die Langzeitbeobachtung der Patienten von größter Bedeutung.

Die **laborchemische Nachweisdiagnostik** beruht in erster Linie auf dem **ACTH-Kurztest**, bei dem 250 µg Synacthen i.v. injiziert werden und eine Blutentnahme bei 0, 30 und 60 Minuten erfolgt. Bei einer Nebennierenrinden-Insuffizienz stellt man bei erniedrigten Basalwerten des Serum-Cortisols keinen Anstieg nach der Synacthen-Gabe fest. Die Plasma-ACTH-Werte sind bei der primären Insuffizienz immer erhöht. Als Ausdruck der Mindersekretion von Aldosteron sind die Werte dieses Hormons erniedrigt, die Plasma-Renin-Aktivität ist erhöht.

Elektrolytstörungen finden sich bei der Mehrzahl der Patienten, z. B. eine Hyperkaliämie und Hyponatriämie bei etwa 70–80%. Aufgrund der verminderten Cortisol-Produktion bestehen eine Hypoglykämie-Neigung, eine Eosinophilie und Lymphozytose.

In der **akuten Krisensituation** liegt typischerweise eine Hyperkaliämie mit Kalium-Werten zwischen 6 und 8 mol/l, eine Hyponatriämie, eine Hypoglykämie, eine metabolische Azidose, sowie eine Harnstoff- und Kreatininerhöhung als Ausdruck des prärenalen Nierenversagens vor. Ebenso sind in der Krisensituation die Blutzuckerwerte nahezu obligat erniedrigt.

Im Rahmen der **erweiterten Diagnostik einer polyglandulären Autoimmunität** sollten zum Ausschluss eines Hypoparathyreoidismus bei PGAS 1 Calcium, Phosphat und ggf. **Parathormon** bestimmt werden, darüber hinaus die Schilddrüsenfunktion, TPO-Antikörper, bei klinischem Verdacht auf einen Diabetes ein oraler Glucosetoleranztest, Inselzell- sowie GAD-Antikörper und, ebenfalls bei klinischem Verdacht, die Gonadenhormone. In 10% der Fälle im Rahmen einer PGAS 1 liegt eine Hepatitis vor, ANA und mitochondriale Antikörper werden in diesen Fällen bestimmt. Eine perniziöse Anämie findet sich in etwa 15% der Fälle bei PGAS 1, sodass

Tabelle 1.**36** Differenzialdiagnose primäre und sekundäre NNR-Insuffizienz

	primär	sekundär
Hautfarbe	pigmentiert	blass
Beschwerden	ausgeprägt	häufig diskret
Plasma-ACTH	stark erhöht	niedrig normal
Serum-Cortisol	erniedrigt	erniedrigt
Cortisol im ACTH-Test	kein Anstieg	deutlicher Anstieg
assoziierte Erkrankung	Autoimmunerkrankungen	HVL-Insuffizienz

hier Parietalzellkörper bestimmt werden sollten; im Rahmen eines PGAS 2 liegt diese Erkrankung nur sehr selten vor.

Differenzialdiagnostik

Neben der Vielzahl der Patienten, die über letztlich uncharakteristische Symptome wie Hypotonie und Müdigkeit klagen, und bei denen nur bei wirklich begründetem Verdacht eine Cortisolbestimmung (ggf. nach Synacthen) durchgeführt werden sollte, ist die endokrinologisch bedeutsamste Differenzialdiagnose die **sekundäre Nebennierenrinden-Insuffizienz** als Ausdruck einer Hypophysen-Insuffizienz. In Tab. 1.**36** sind die wesentlichen Unterschiede zwischen einer primären und sekundären Nebennierenrinden-Insuffizienz aufgelistet. Einer Hypophyseninsuffizienz liegt meist ein Hypophysentumor bzw. der Zustand nach Hypophysenoperation zugrunde.

Seltene weitere Differenzialdiagnosen sind die Glucocorticoid-Resistenz, wobei hier allerdings Cortisol und ACTH im Plasma erhöht sind, sowie die Adrenoleukodystrophie, die mit neurologischen Störungen einhergeht und über den Nachweis von langkettigen Fettsäuren im Plasma diagnostiziert wird. Weiter ist hinsichtlich der Hypotonie differenzialdiagnostisch an ein Bartter-Syndrom zu denken; hier handelt es sich um ein angeborenes renales Kaliumverlust-Syndrom mit allerdings typischerweise hohen Renin- und Aldosteronwerten (Kombination mit verringerter Calciumausscheidung: Gitelman-Syndrom). Durch Enzymdefekte bedingte Formen des Hypoaldosteronismus siehe Kap. „Adrenogenitale Syndrome".

Therapie

Therapie

Das wesentliche Therapieprinzip ist die **Dauersubstitution mit natürlichen Glucocorticoiden**, insbesondere Cortisol (= Hydrocortison) oder Cortisonacetat. Hydrocortison wird in einer Dosis von 20–10–0 mg, Cortisonacetat in der Dosis von 25–12,5–0 mg gegeben. Die zweite Dosis sollte gegen Mittag bis zum frühen Nachmittag eingenommen werden, um den zirkadianen Rhythmus der Cortisol-Sekretionen nachzuahmen. Evtl. ist noch eine niedrige Dosis gegen Abend notwendig. Wegen der mineralocorticoiden Wirkung dieser Präparate sollten diese den synthetischen Glucocorticoiden (etwa Prednisolon) in dieser Situation vorgezogen werden.

Als **Mineralocorticoid** kann darüber hinaus Fludrocortison in einer Dosis zwischen 0,05 und 0,2 mg täglich (in der Regel morgendliche Einmaldosis) gegeben werden. Indikationen hierfür sind insbesondere erniedrigte Blutdruckwerte, erhöhte Serum-Kalium- oder auch erhöhte Plasma-Renin-Aktivität.

Eine salzreiche Ernährung des Patienten ist grundsätzlich möglich, wenn kein Fludrocortison eingenommen wird.

Bei einer **tuberkulös bedingten Nebennierenrinden-Insuffizienz** ist grundsätzlich zu beachten, dass die im Rahmen einer tuberkulostatischen Therapie gegebenen Präparate Rifampicin und INH zu einem beschleunigten Cortisolabbau führen, sodass hier die Dosis angepasst werden muss.

Obligat ist die Erstellung eines **Notfallausweises** für jeden Patienten.

Bei **Operationen** und **anderen schweren Begleiterkrankungen** wird die Cortison-Dosis deutlich erhöht; beispielsweise werden am Operationstag 200 mg Hydrocortison über 24 Stunden i.v. gegeben, am ersten und zweiten postoperativen Tag 150 und 100 mg über 24 Stunden und dann allmähliche Reduktion auf die orale Erhaltungsdosis.

Bei **kurzfristigen Belastungen** (z. B. anstrengende Wanderungen, Zahnextraktion, lange Flugreisen, Prüfungen) kann für den jeweiligen Tag die Cortison-Dosis verdoppelt werden.

▶

Therapie der Addison-Krise

Die Addison-Krise stellt eine **vital bedrohliche Situation** dar, die bei einem bis dato unerkannten Morbus Addison, nach einer schweren Belastung, durch das abrupte Absetzen einer lang dauernden Glucocorticoid-Therapie oder (seltener) im Rahmen eines hämorrhagischen Nebenniereninfarktes oder einer Meningokokkensepsis (Waterhouse-Friderichsen-Syndrom) auftreten kann. In dieser Situation erfolgt **notfallmäßig**

- die Gabe von 200 mg Hydrocortison i.v. als Kurzinfusion,
- gefolgt von 6-stündlich 100 mg i.v. in den ersten 24 Stunden,
- anschließend allmähliche Dosisreduktion auf die orale Erhaltungsdosis über vier bis fünf Tage,
- mindestens 3–4 Liter 5%ige Glucose/NaCl im Wechsel in den ersten 24 Stunden,
- bei ausgeprägter Hypoglykämie zusätzlich Ausgleich durch 20–40%ige Glucose,
- Ulkusprophylaxe durch Protonenpumpenhemmer.

Eine engmaschige Überwachung von ZVD, Blutdruck, Urinausscheidung, Elektrolyten, Blutzucker und Blutgasen ist in dieser Situation obligat.

Verlauf und Prognose

Im Rahmen der Verlaufsuntersuchungen sind regelmäßige Kontrollen von Blutdruck, Elektrolyten, Retentionswerten notwendig, gelegentlich auch die Messung der Plasma-Renin-Aktivität bei konstant niedrigen Blutdruckwerten und erhöhtem Kalium zur Festlegung der Minerolocorticoid-Substitution. Unter der Substitutionstherapie ist die Bestimmung von Cortisol und ACTH meist nicht sinnvoll.

Auf die Verlaufsuntersuchungen zur Erfassung einer Störung der polyglandulären Autoimmunität wurde bereits hingewiesen; in diesem Zusammenhang sei vor allem auch an die Entwicklung eines insulinpflichtigen Diabetes mellitus erinnert, der bei einer klinisch ausgeprägten Erstmanifestation (Gewichtsverlust, Polyurie, Polydypsie) nicht mit einer Addison-Krise verwechselt werden darf.

Die Prognose der Patienten ist bei ausreichender Substitutionstherapie, regelmäßiger Überwachung, Erstellung des Notfallausweises und guter Aufklärung der Patienten hinsichtlich der Dosisanpassungen in Stresssituationen sehr gut.

Die Prognose der Addison-Krise ist ohne ausreichende Therapie sehr schlecht, unter Einleitung der korrekten Maßnahmen erfolgt dagegen nahezu immer eine komplette Restitution.

1.4.5 Adrenogenitale Syndrome

Definition

Bei den adrenogenitalen Syndromen handelt es sich um homozygot oder heterozygot angeborene **Störungen der Cortisol- und/oder Aldosteron-Synthese der Nebenniere**. Es werden klassische (homozygot) von nichtklassischen (late onset, heterozygot) Formen unterschieden.

Mit Abstand die häufigste Form ist der **21-Hydroxylase-Mangel,** der etwa 90% aller klassischen AGS-Formen und etwa 3–6% aller Hirsutisformen ausmacht.

Weitere, seltene Formen sind

- 3β-Hydroxysteroid-Dehydrogenase-Mangel mit verminderter Bildung von Cortisol und Aldosteron,
- 17α-Hydroxylase-Mangel mit verminderter Bildung von Cortisol, nicht aber von Aldosteron,
- 11β-Hydroxylase-Mangel mit verminderter Bildung von Cortisol und Aldosteron.
- Sehr seltene Formen sind der 20,22-Desmolase-Mangel, der 17,20-Desmolase-Mangel und der 18-Hydroxysteroid-Dehydrogenase-Mangel, der zu einem isolierten Hypoaldosteronismus führt.

Ätiologie/Pathogenese

Beim **21-Hydroxylase-Mangel**, wie auch bei den anderen autosomalrezessiv vererbten Enzymdefekten, kommt es insbesondere zu einer Störung der Cortisolbiosynthese. Aufgrund der konsekutiven Stimulierung durch ACTH resultiert hieraus eine Hyperplasie der Nebennierenrinde und eine gesteigerte Produktion der Steroide und Metabolite, deren Produktion durch den Enzymblock nicht beeinträchtigt ist.

Das Ergebnis sind abnorme Verteilungsmuster von Glucocorticoiden, Mineralocorticoiden und Androgenen, die die verschiedenen klinischen Bilder charakterisieren. Der Präkursor 17-Hydroxyprogesteron (17-OHP) wird vermehrt gebildet und in die Androgensynthese eingeschleust, woraus erhöhte Serumspiegel von Androstendion und Testosteron resultieren.

Das 21-Hydroxylase-Gen ist eng an den HLA-Komplex auf dem kurzen Arm des Chromosom 6 gekoppelt. Das Gen ist dabei zwischen dem HLA-B- und dem HLA-DR-Locus lokalisiert. Zahlreiche defekte Allele des aktiven 21-Hydroxylase-Gens (CYP-21-B-Gens) wurden identifiziert, die überwiegend Ausdruck einer Genkonversion oder eines ungleichen Crossing-over während der Meiose sind. Auf diese Weise wurden Mutationen des so genannten CYP-21-A-Pseudogens auf das CYP-21-B-Gen übertragen. Diese Mutationen ermöglichen auch eine zielgerichtete molekulargenetische Diagnostik dieser Störung.

Epidemiologie

Beim 21-Hydroxylase-Mangel besteht für die homozygoten Merkmalsträger eine Frequenz von etwa 1 : 5000 bis 1 : 15 000. Das Geschlechtsverhältnis liegt hier bei 1 : 1. Die heterozygote Frequenz für 21-Hydroxylase-Mangel liegt bei ungefähr 2% in der weißen Bevölkerung.

Der 11-Hydroxylase-Mangel tritt etwa mit einer Häufigkeit von 1 : 100 000 Geburten auf; für die anderen Formen lässt sich aufgrund ihres seltenen Auftretens keine eindeutige Häufigkeit angeben.

Klinik und Diagnostik

Die klinische Ausprägung der Erkrankung ist abhängig davon, ob der Enzymdefekt komplett ist oder sogar ganz kompensiert werden kann. In Abhängigkeit hiervon tritt eine der beiden klassischen Formen auf, nämlich das AGS mit Salzverlust-Syndrom oder das unkomplizierte AGS sowie eine nichtklassische Form, die im späteren Lebensalter auftritt (Late-onset-AGS).

Beim **AGS mit Salzverlust** sind sowohl die Cortisol- als auch die Aldosteron-Synthese stark vermindert und es kommt zu einer Mehrproduktion von Androgenpräkursoren, in erster Linie 17-Hydroxyprogesteron (17-OHP). Klinisch stellt sich diese Erkrankung als Nebennieren-Unterfunktion mit Salzverlustkrise meist in der zweiten bis dritten Lebenswoche sowie mit prä- und postnataler Virilisierung beim Mädchen, beim Jungen mit Hypogonadismus und Pseudopubertas praecox dar. Bei der unkomplizierten oder auch einfach virilisierenden Form ist vor allem die Cortisol-Synthese vermindert, die Aldosteron-Synthese normal bis leicht erhöht. Hier steht die Virilisierung im Vordergrund, wogegen die Nebennieren-Unterfunktion nicht von wesentlicher Bedeutung ist.

Bei den im späteren Lebensalter (2. bis 4. Dekade) auftretenden **nichtklassischen Formen** besteht nur ein leichter Defekt in der Cortisol-Synthese, die Aldosteron-Synthese ist normal und auch die Androgenpräkursoren sind nur mäßiggradig erhöht. Diese Patienten sind definitionsgemäß symptomfrei und fallen oft erst durch eine zufällig entdeckte Hyperplasie der Nebennieren oder durch endokrine Laborveränderungen auf. Bei Frauen steht in der Symptomatik noch der Hirsutismus im Vordergrund sowie andere Zeichen der Hyperandrogenämie, nämlich Akne oder Seborrhö. Bei Jungen führt dies bei früher Manifestation lediglich zu dem Bild einer Pubertas praecox.

Insgesamt lassen sich diese Klassifikationen aber nicht eindeutig abgrenzen, die Übergänge sind in der klinischen Realität fließend.

Biochemisch beweist eine deutliche Erhöhung der Serumkonzentration von 17-OHP die Verdachtsdiagnose im Fall der klassischen AGS-Form. Bei den nichtklassischen Formen kann die Diagnose nur aufgrund von leicht erhöhten basalen Konzentrationen erst im **ACTH-Stimulationstest** anhand eines exzessiven Anstiegs von 17-OHP gestellt werden. Nach der Gabe von 250 µg Synacthen zeigt sich bei heterozygoten Anlageträgern in 80% der Fälle ein Anstieg des 17-OHP nach 60 Minuten auf über 260 ng/dl. Die Treffsicherheit kann durch gemeinsame Bestimmung von 17-OHP und 11-Desoxycorticosteron noch erhöht werden.

Die molekulargenetische Diagnostik beruht auf dem Nachweis der Mutationen im CYP-21-B-Gen, z. B. mithilfe der direkten Sequenzanalyse durch PCR.

Therapie

Therapie

Die Therapie des 21-Hydroxylase-Mangels besteht in der **lebenslangen Substitution physiologischer Mengen eines Glucocorticoids**, analog zur Therapie der Nebennierenrinden-Insuffizienz. Hier wird also entweder Hydrocortison 20–0–10 mg oder Cortisonacetat 25–0–12,5 mg gegeben, um den Cortisol-Mangel auszugleichen, die ACTH-Überproduktion zu reduzieren und damit die adrenale Androgen-Produktion zu unterdrücken.

Bei Kinderwunsch oder bei persistierendem Hirsutismus sind lang wirksame synthetische Glucocorticoide in niedriger Dosierung (0,25–0,5 mg Dexamethason oder 2,5–5 mg Prednisolon, zur Nacht eingenommen) zur Suppression des morgendlichen ACTH/17-OH-P-Anstiegs sinnvoll. Hyd- ▶

rocortison bzw. Cortisonacetat haben eine kurze Halbwertszeit, sodass selbst bei Gabe zur Nacht die ACTH-suppressive Wirkung am nächsten Morgen nicht mehr gewährleistet ist und die Androgene dementsprechend erhöht sind.

Bei gleichzeitigem Vorliegen eines **Salzverlust-Syndroms** wird zusätzlich ein **Mineralocorticoid** (Fludrocortison 0,05–0,2 mg) gegeben.

Zur **Therapiekontrolle** wird der Hauptmetabolit von 17-OHP im Harn, Pregnantriol, bestimmt und hinsichtlich der Mineralocorticoid-Substitution die Plasmareninaktivität. Hierdurch kann bei adäquater Therapie eine Virilisierung verhindert, eine Pseudopubertas praecox aufgehalten, das Längenwachstum normalisiert und eine normale Geschlechtsfunktion und Fertilität erreicht werden.

Die **Hyperandrogenämie der Frau** als Ausdruck eines heterozygoten 21-Hydroxylase-Mangels kann mit niedrigen Dosen Dexamethason zur Nacht (0,25–0,5 mg) behandelt werden, eine Alternative stellt die zyklusgerechte Einnahme eines Kontrazeptivums mit antiandrogener Komponente (Cyproteronacetat) dar.

Verlauf und Prognose

Die Prognose ist bei adäquater Behandlung sehr gut. Es kann auch von einer Fertilität ausgegangen werden, wobei diese beim unkomplizierten AGS besser ist als beim Salzverlust-Syndrom.

Eine wichtige Verlaufskontrolle ist die sonographische Beurteilung der Nebennieren, da möglicherweise Nebennieren-Adenome bei einem AGS häufiger auftreten.

Ein **Cortison-Ausweis** muss für sämtliche Patienten ausgestellt werden.

Eine Kontaktaufnahme mit der **AGS-Eltern- und Patienten-Initiative** ist unbedingt empfehlenswert.

1.4.6 Phäochromozytom

Definition

Das Phäochromozytom ist ein Katecholaminproduzierender Tumor, der von intra- aber auch extraadrenalen chromaffinen Zellen ausgeht. Das Paragangliom bezeichnet die Untergruppe der von den extraadrenalen Zellen ausgehenden Tumoren.

Die Zellen sind neuroektodermalen Ursprungs und damit prinzipiell Teil des so genannten **diffusen neuroendokrinen Systems**. So wird verständlich, dass Phäochromozytome auch mit anderen Erkrankungen assoziiert sein können, die ebenfalls ihren Ursprung im neuroektodermalen Gewebe haben. Dies betrifft beispielsweise das medulläre Schilddrüsenkarzinom im Rahmen einer multiplen endokrinen Neoplasie Typ II, die Neurofibromatose oder auch morphologische Veränderungen im Rahmen einer von Hippel-Lindau-Erkrankung.

Ätiologie/Pathogenese

Von großer Bedeutung für die unterschiedlichen pathogenetischen Aspekte ist die Klassifikation des Phäochromozytoms. Zum einen kann dieser Tumor sporadisch oder familiär auftreten, zum anderen aber auch in unterschiedlicher Lokalisation (intraadrenal oder extraadrenal). Schließlich muss weiterhin differenziert werden in benigne und maligne Phäochromozytome.

Die Mehrzahl der Phäochromozytome (ca. 90%) sind sporadischer Natur; eine familiäre Häufung besteht vor allem im Rahmen folgender Erkrankungen:

- multiple endokrine Neoplasie (MEN) Typ 2a/b,
- von Hippel-Lindau-Erkrankung (VHL),
- Neurofibromatose (NF-1),
- Mutationen des Succinatdehydrogenase- (SDH-) Gens; insbesondere SDHB und SDHD.

Weiterhin sind folgende Phakomatosen und Erkrankungen neuroektodermalen Ursprungs (neben der Neurofibromatose) mit dem Phäochromozytom assoziiert:

- tuberöse Sklerose (Bourneville-Pringle),
- Sturge-Weber-Erkrankung.

Die Pathogenese der **sporadischen Tumoren** ist letztlich noch weitgehend unklar. Phäochromozytome besitzen Rezeptoren für zahlreiche Wachstumsfaktoren, unter anderem für IGF-1 und IGF-2; darüber hinaus werden Somatostatin-Rezeptoren vom Phäochromozytom exprimiert, wobei bei einigen dieser Tumoren mutierte Allele auf Chromosom 1p gefunden wurden. Denkbar ist, dass solche Allel-Verluste eine Rolle bei der malignen Entartung des Tumors spielen.

Beim **Von-Hippel-Lindau-Syndrom** liegt eine hereditäre Erkrankung vor, die sich durch das Auftreten einer Vielzahl benigner und maligner Tumoren auszeichnet. Charakteristisch sind die zerebellären Tumoren (Lindau-Tumoren), daneben Hämangioblastome, eine retinale Angiomatosis, Nierenzellkarzinome, Zysten in verschiedenen parenchymatösen Organen und Phäochromozytome in einer Häufigkeit von etwa 15–25 %. Das VHL-Tumorsuppressor-Gen ist auf dem Chromosom 3p lokalisiert; damit ist eine genetische Diagnostik möglich.

Bei der NF-1, dem klassischen **Morbus Recklinghausen**, entwickelt sich ein Phäochromozytom in etwa 5 % der Fälle. Umgekehrt findet man bei einem Phäochromozytom eine NF-1 in etwa 1–2 % der Fälle. Auch hier ist die Ursache der Erkrankung in einer Mutation des NF-1-Gens zu sehen, das auf dem Chromosom 17 lokalisiert und als ein Tumorsuppressor-Gen anzusehen ist.

Zur MEN 2 a/b siehe Kapitel Schilddrüsenkarzinome.

Insbesondere Paragangliome finden sich bei SDHB/SDHD-Mutationen. Bei SDHB-Mutationen besteht eine hohe Malignitätsrate.

Epidemiologie

Beim Phäochromozytom geht man von einer jährlichen Inzidenz von etwa 2 auf 100 000 aus. Die Prävalenz wird zwischen 0,1 und 0,3 % aller Patienten mit einer diastolischen Hypertonie geschätzt.

Die Inzidenz des Von-Hippel-Lindau-Syndroms liegt bei etwa 1 : 30 000, wobei erhebliche regionale Unterschiede bestehen.

Klinik und Diagnostik

Das **Leitsymptom** des Phäochromozytoms ist der häufig sehr schwere **Hochdruck**; dabei handelt es sich in etwa jeweils 50 % der Fälle um einen Dauerhochdruck oder auch eine intermittierende Hypertonie. Die weiteren relevanten Symptome sind vor allem Kopfschmerzen, Schwitzen, Tachykardien, Temperaturerhöhung und Tremor (Tab. 1.**37**).

Gerade bei den Verläufen mit nur intermittierender Hypertonie kann es auch zu langen symptomfreien Intervallen kommen. Hier besitzt die **24-Stunden-Blutdruckmessung** eine außerordentlich große Bedeutung. Verläufe ohne Hypertonie werden sehr selten beobachtet; dies ist dann meistens Ausdruck einer katecholamininduzierten Kardiomyopathie.

Bei der biochemischen Diagnostik des Phäochromozytoms steht die **Messung der Katecholamine** im Plasma und Urin im Vordergrund.

Eine **Screening-Diagnostik** sollte aus unserer Sicht prinzipiell bei jedem Hochdruckpatienten durchgeführt werden, insbesondere aber wenn

- es sich um einen jungen Patienten handelt,
- erstmalig krisenhafte Blutdruckanstiege aufgetreten sind,
- eine ungewöhnlich schwere Retinopathie bei Hypertonie vorliegt,
- ein Gewichtsverlust mit Hypertonie besteht,
- der Hochdruck unter der Therapie therapierefraktär ist,
- der Patient symptomatisch hypoton auf eine Therapie mit Alpha-Blockern reagiert.

Die beste Screening-Methode mit einer Sensitivität bis zu 100 % ist die Bestimmung der Metanephrine im Serum (alternativ im Urin). Ist dies nicht verfügbar, wird die **Bestimmung von Adrenalin und Noradrenalin im 24-Stunden-Urin** unter Ruhebedingungen eingesetzt. Diese Untersuchung sollte nach Möglichkeit zweimal durchgeführt werden. Da zwar die Sensitivität dieser Methode zwischen 90 und 95 %, die Spezifität aber niedriger liegt, kann zur Bestätigung der Diagnose der **Clonidin-Test** als Suppressionstest durchgeführt werden. Hier werden 300 µg Clonidin oral appliziert und vor der Gabe und nach 180 Minuten eine Blutentnahme durchgeführt. Bei Patienten mit einem Phäochromozytom kommt es nicht zu einer Abnahme der Katecholamin-Sekretion im Plasma, während dies bei Normalpersonen regelhaft der Fall ist. Die Bestimmung der Vanillinmandelsäure ist obsolet.

Tabelle 1.**37** Häufigkeit objektiver und subjektiver Symptome beim Phäochromozytom

Symptome	Häufigkeit in %
Arterielle Hypertonie	90
• davon Dauerhypertonie	50–60
• davon intermittierende Hypertonie	40–50
Kopfschmerzen	70–90
Fieber	60–70
Schwitzen	60–70
Tachykardien	50–70
Tremor	40–50
Nervosität	35–40
Gewichtsverlust	30–60
Blässe	30–60
pektanginöse Beschwerden	20–50
Übelkeit	15–40
Schwäche	5–20
Obstipation	5–15
Cholezystolithiasis	5–10

Cave: Keine Diagnostik unter α-Blockern; die anderen Antihypertensiva interferieren nicht. Auch trizyklische Antidepressiva führen zu falsch positiven Werten.

Nach den klinischen und biochemischen Verfahren folgen die bildgebenden Untersuchungen; hier steht sowohl ein **Computertomogramm** der Nebennieren als auch eine für das Phäochromozytom weitgehend spezifische ^{131}Jod-Methyliodobenzylguanidin-**Szintigraphie** (MIBG) im Vordergrund. Die Szintigraphie muss obligat durchgeführt werden, da etwa 10% aller Phäochromozytome des Erwachsenen primär extraadrenal liegen. Bei Kindern sind es etwa 35%. Etwa 10% aller Tumoren sind bilateral lokalisiert. Darüber hinaus kann mit der szintigraphischen Untersuchung auch ein primär malignes Phäochromozytom mit Metastasen erfasst werden.

Im Rahmen eines familiär vorliegenden Phäochromozytoms muss noch an die dargestellte molekulargenetische Diagnostik im Rahmen einer MEN 2, eines Von-Hippel-Lindau-Syndroms und einer Neurofibromatose gedacht werden.

Das diagnostische Vorgehen ist in der Abb. 1.**9** zusammengefasst.

Differenzialdiagnostik

Eine Reihe von Differenzialdiagnosen müssen neben der Verdachtsdiagnose auf ein Phäochromozytom abgegrenzt werden. Dies sind die Hyperthyreose, Angsterkrankungen wie in erster Linie Panikattacken, eine Therapie mit MAO-Hemmern (Tyramin-Effekt), unterschiedliche Kopfschmerzformen, eine Alkoholentzugssymptomatik sowie auch das abrupte Absetzen einer Clonidin-Therapie.

Daneben müssen differenzialdiagnostisch alle Hochdruckkrisen im Rahmen einer essenziellen Hypertonie oder einer anderen sekundären Hypertonieform, z. B. Nierenarterienstenose, in Betracht gezogen werden.

Therapie

Die Therapie der Wahl ist, soweit möglich, die **chirurgische Entfernung des Tumors**. Hier muss allerdings beachtet werden, dass diese Operation erst dann erfolgen kann, wenn eine ausreichend lange und adäquat gesteuerte medikamentöse Therapie durchgeführt wurde (Tab. 1.**38**). Ebenfalls muss präoperativ geklärt sein, ob es sich um ein sporadisches oder hereditäres Phäochromozytom handelt. Ziel der OP sollte möglichst immer eine partielle Adrenalektomie („adrenal-sparing") sein.

Zur **präoperativen Behandlung** wird überwiegend **Phenoxybenzamin** eingesetzt. Diese Substanz ist ein nicht spezifischer Alpharezeptor-Antagonist und führt über die Blockade insbesondere α_1-adrenerger Rezeptoren zu einer Aufhebung der katecholamininduzierten Vasokonstriktion und zur Vasodilatation auf der Ebene der Arteriolen und Venen. Die Therapie muss wenigstens über 12 bis 14 Tage präoperativ durchgeführt werden. Die Initialdosis liegt bei 2 × 10 mg am Tag und wird sukzessive auf eine Maximaldosis, die meistens zwischen 100 und 200 mg am Tag liegt, aufgeteilt auf drei bis vier Dosen, erhöht. Nebenwirkungen sind eine Tachykardie, orthostatische Hypotonie, Miosis und verstopfte Nase. Die Nebenwirkung der Anschwellung der Nasenschleimhaut gilt dabei als Hinweis auf eine effektiv durchgeführte Rezeptor-Blockade.

Neben Phenoxybenzamin kann auch **Prazosin** eingesetzt werden, die Dosierung liegt bei einer anfänglichen Gabe von 0,5 mg abends und endet ebenfalls nach 12 bis 14 Tagen mit einer Dosis zwischen 6 und 10 mg am Tag, verteilt auf drei bis vier Dosen. Nebenwirkungen sind eine ausgeprägte orthostatische Hypotonie und synkopale Zustände etwa 30–90 Minuten nach Einnahme der Initialdosis.

Auch diese Therapie kann durchaus mit **Calciumantagonisten** kombiniert werden, die Blutdruckspitzen gut kontrollieren können.

Ein therapeutisches Problem stellen **hypertensive Krisen** im Rahmen eines Phäochromozytoms dar; hier ist **Phentolamin** das Medikament der Wahl (Bezug allerdings nur noch über Auslandsapotheke). Diese Substanz wird i.v. appliziert, zunächst 5 mg als Bolus, anschließend 1 mg pro Minute. Die Maximaldosis liegt bei 120 mg pro Stunde. Alternativ kann in der hypertensiven Krisensituation **Nitroprussidnatrium**, beginnend mit 0,5–1,5 mg/kg KG/min, alternativ Urapidil (10–30 mg/h) eingesetzt werden.

Therapie

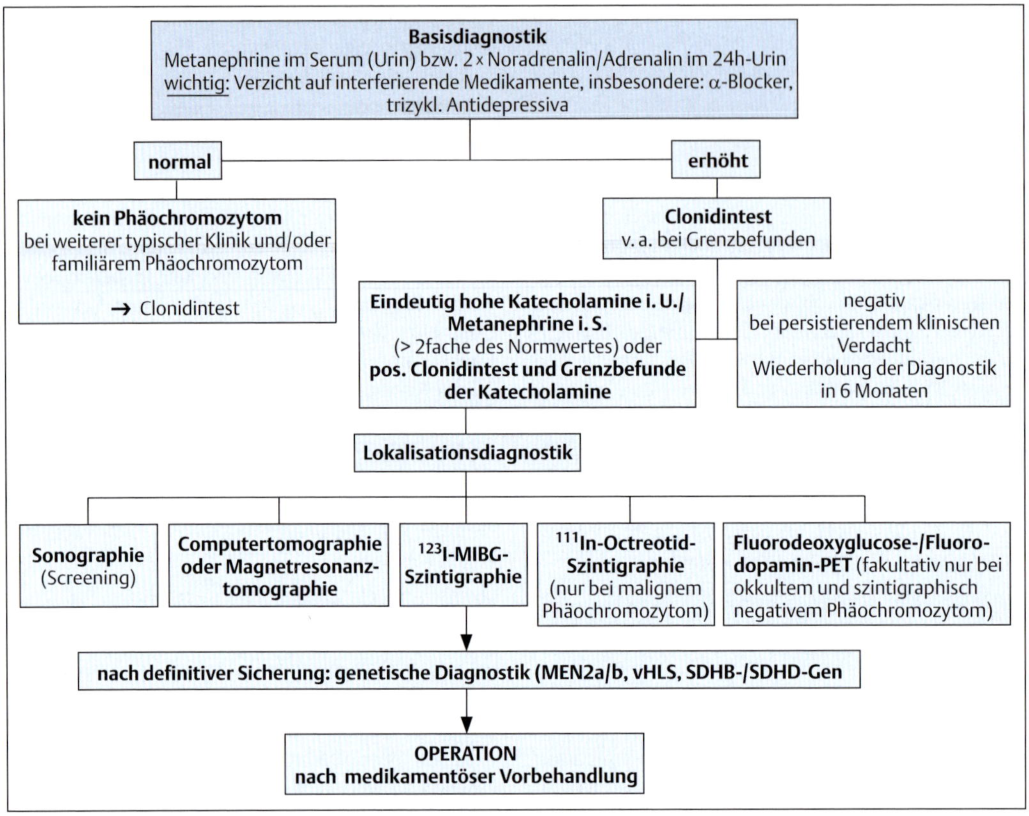

Abb. 1.9 Flussdiagramm der Phäochromozytomdiagnostik.

Tabelle 1.**38** Präoperative medikamentöse Behandlung des Phäochromozytoms

Behandlungsziel	medikamentöse Maßnahme
präoperative Blutzuckerkontrolle	Phenoxybenzamin, Prazosin, Labetolol, α-Methylparatyrosin, Calciumantagonisten, ACE-Hemmer
Behandlung und Prävention hypertensiver Krisen	Phentolamin, Natriumnitroprussid, Calciumantagonisten
Behandlung und Prävention von Arrhythmien	Betarezeptoren-Blocker (nur nach effektiver Alpha-Blockade), Lidocain, Amiodaron

Komplikationen

Die wichtigste Komplikation ist das Auftreten eines **malignen Phäochromozytoms**. Man kann davon ausgehen, dass bis zu drei Jahren nach der Erstmanifestation etwa 10% aller Phäochromozytome maligne entarten. Das wesentliche Kriterium hierfür ist das Auftreten von Metastasen in Organen, die sonst keine chromaffinen Zellen besitzen. Häufigster Metastasierungsort ist das Skelettsystem, in absteigender Reihenfolge dann Leber, Lymphknoten, ZNS, Pleura und Nieren.

Die Therapie muss in Abstimmung mit einem erfahrenen Zentrum festgelegt werden; soweit möglich, steht die Behandlung mit ^{131}Jod-MIBG im Vordergrund, bei fehlender Speicherung muss die Indikation für den Einsatz einer zytostatischen Behandlung gestellt werden.

Die Therapie dieser Tumoren kann nur im Rahmen von Studien in spezialisierten Zentren erfolgen; eine Multicenter-Studie wird hier durch die Klinik in Magdeburg koordiniert.

Nachbehandlung und Prognose

Eine systematische **Nachsorge** ist postoperativ dringend notwendig, da eine Rezidivgefahr des sporadischen Phäochromozytoms besteht, sich ein malignes Phäochromozytom entwickeln und auch der Blutdruck nicht normalisieren kann. Nachsorgeuntersuchungen müssen postoperativ zunächst in einem Abstand von drei bis sechs Monaten und dann einmal jährlich erfolgen; als Basisprogramm werden dabei eine Blutdruckkontrolle, die Bestimmung der Metanephrine im Serum/Urin bzw. der Katecholamine im Urin und die Abdomen-Sonographie durchgeführt.

Die **5-Jahres-Überlebensrate** beträgt bei einem benignen Phäochromozytom ungefähr 95 % und bei einem malignen etwa 45 %. Entscheidend sind vor allem die Klassifikation des Phäochromozytoms und das postoperative Blutdruckverhalten. Hinsichtlich des Blutdrucks kann von einer Normalisierung bei etwa 70 % der Fälle ausgegangen werden, wobei die Patienten mit einer präoperativen intermittierenden Hypertonie eine bessere Prognose besitzen.

1.5 Endokrin aktive Tumoren des Gastrointestinaltraktes

U.-F. Pape, A. Sturm, B. Wiedenmann
(Frühere Bearbeitung: F. Jockenhövel)

Einleitung, Epidemiologie und Einteilung

Endokrin aktive Tumoren des gastroenteropankreatischen Systems (GEP-System) stammen von endokrinen Zellen des Endoderms ab, die – mit Ausnahme der Langerhans-Inseln des Pankreas – nicht als parenchymatöse endokrine Organe sondern als **diffuses endokrines System** (DES) des GEP-Systems zusammengefasst werden (früher u. a. als APUD-System bezeichnet; „**a**mine **p**recursor **u**ptake and **d**ecarboxylation"). Die Zellen des DES stellen insgesamt das größte endokrin aktive System des menschlichen Organismus dar. Die davon abgeleiteten Tumoren des GEP-Systems zeigen Charakteristika endokriner Organe wie regulierte Exozytose von Peptidhormonen (z. B. Gastrin, Insulin) und Neurotransmittern (z. B. Serotonin). Sie teilen diese zellbiologischen Eigenschaften mit Neuronen, worauf der Begriff der **neuroendokrinen Tumoren (NET)** beruht, ohne pathogenetische Assoziation zu Tumoren neuronalen Ursprungs.

Die jährliche Inzidenz liegt bei 1–2/100 000 unabhängig von der Primärlokalisation oder Funktionalität (Tab. 1.**39**) sowie dem Metastasierungsmuster (Tab. 1.**40**). Ein hormonell bedingtes, klinisch manifestes **Hypersekretionssyndrom** (= **Funktionalität**; Tab. 1.**41**) kommt in etwa 25–50 % der Fälle vor, d. h. ca. 50 % der NET sind klinisch nonfunktionell. Zweitneoplasien treten mit einer Häufigkeit von bis zu 10 % auf.

Pathophysiologie und histopathologische Klassifikation

Neuroendokrine Tumoren des GEP-Systems exprimieren exozytoseassoziierte Moleküle ihrer normalen endokrinen Vorläuferzellen wie **Chromogranin A**, das auch als Tumormarker im Serum eine Rolle spielt, und **Synpatophysin**. Die bislang beschriebenen Pathomechanismen (Wachstumsfaktoren, veränderte Signal-

Tabelle 1.**39** Einteilungskriterien der GEP-NET

Merkmal	Einteilungskriterium
1. Primärtumorlokalisation	*Vorderdarm:* Thymus, Bronchialsystem, Ösophagus, Magen, Duodenum, Pankreas *Mitteldarm:* Jejunum, Ileum, Zökum, Appendix, Colon ascendens *Hinterdarm:* Colon transversum, descendens, sigmoideum, Rektum
2. Primärtumorgröße	< 1 cm, 1–2 cm, > 2 cm
3. Metastasierungsmuster	Lymphknotenmetastasen (regionär, Fernmetastasen) Organmetastasen (v.a. Leber, Peritoneum usw.)
4. Differenzierungsgrad	hoch differenziert niedrig differenziert
5. Hormonproduktion	nonfunktionell (klinisch nicht manifest) funktionell: Karzinoidsyndrom, Gastrinom, Insulinom usw.
zusätzlich: **Genetik**	sporadisch hereditär: MEN-1-Syndrom

Tabelle 1.**40** Primärtumorlokalisation und Metastasierungshäufigkeit bei NET im Gastrointestinaltrakt

Lokalisation	**Häufigkeit**
Primärtumoren	
Dünndarm (v.a. Ileum)	20–35%
Appendix	5–30%
Bronchialsystem	8–30%
Pankreas	3–28%
Rektum	4–20%
Magen	5–10%
unklarer Primärtumor	≈ 10%
Metastasen	
Lymphknoten	≈ 80%
Leber	≈ 70%
Peritoneum	≈ 20%
Knochen	≈ 10%
weitere intraabdominelle Organe	bis 7%
Lunge	bis 10%
ZNS	bis 3%

transduktion, Angiogenese), die zur neoplastischen Entartung neuroendokriner Zellen führen, sind vielfältig und ihr Stellenwert insbesondere bei den häufigen sporadischen NET im Einzelfall nicht gesichert.

Bei entsprechender klinischer Symptomatik (Tab. 1.**41**) sollten neben diesen allgemeinen und unspezifischen neuroendokrinen Markermolekülen auch die **spezifischen Hormonprodukte** der NET sowohl immunhistologisch (in gespeicherter Form, z. B. als Präproinsulin) als auch als aktives Hormon im Serum (z. B. Gastrin, Insulin) oder als Abbauprodukt im Urin (z. B. 5-HIES als Abbauprodukt von Serotonin) nachgewiesen werden. Da die Zellen des DES als terminal differenziert gelten und daher normalerweise nicht mehr proliferieren, fehlt bei ihnen immunhistologisch z. B. der **Proliferationsmarker Ki67**. In neuroendokrinen Tumoren hingegen kann Ki67 zur Charakterisierung der proliferativen Kapazität des Tumors herangezogen werden. Seit 2000 liegt eine aktualisierte, prognostisch relevante **histopathologische Klassifikation** von neuroendokrinen Tumoren vor (Tab. 1.**42**); eine TNM-Klassifikation gibt es nicht.

Hereditäre GEP-NET

Bei der autosomalrezessiv vererbten **multiplen endokrinen Neoplasie Typ-1 (MEN-1)** liegt eine inaktivierende Mutation des MEN-1-Gens auf Chromosom 11q13 vor. Das MEN-1-Gen ist ein Tumorsuppressorgen, das für das Zellkernprotein Menin kodiert, dessen genaue Funktion allerdings bislang unbekannt ist. Heterozygote Merkmalsträger haben ein erhöhtes Risiko bereits in der späten Adoleszenz oder im jungen Erwachsenenalter bei spontanem Verlust des zweiten gesunden Allels an

- Nebenschilddrüsenadenomen (~ 90%; siehe Kap. 1.7),
- NET des Vorderdarms (V. a. Pankreas; ~ 80%),
- Hypophysenvorderlappenadenomen (~ 40%; siehe Kap. 1.7) sowie
- an Angiofibromen und Lipomen der Haut (~ 85%) zu erkranken.

Weitere Manifestationen z. B. in der Nebennierenrinde (~ 25%) oder als Meningiome (~ 5%) können auftreten.

! Ein MEN-1-Syndrom muss in folgenden Konstellationen mittels molekulargenetischer Untersuchung ausgeschlossen werden:

- Multizentrizität eines Vorderdarm-NET,
- typische Zweitneoplasie (siehe oben),
- Alter unter 40 Jahren bei Erstdiagnose,
- positive Familienanamnese oder
- rasch rekurrenter Tumor (< 3 Monate) nach kurativer Resektion.

Liegt eine MEN-1-Mutation vor, so müssen sich die betroffenen Angehörigen regelmäßigen Screeninguntersuchungen unterziehen.

Klinik

Die Symptomatik, mit der sich Patienten mit NET vorstellen, umfasst asymptomatische Patienten, deren Tumorerkrankung „zufällig" (häufig in Form von Lebermetastasen z. B. bei sog. Routineuntersuchungen) aufgefallen ist, unspezifische Symptome und spezifische Symptome bei **Funktionalität**. Im Fall des Karzinoidsyndroms ist z. B. eine Lebermetastasierung fast immer Voraussetzung für die klinischen Manifestationen, da erst die von Lebermetastasen abgegebenen Sekretionsprodukte der hepatischen Clearance entgehen und ihre Wirkung entfalten können. In Tab. 1.**41** werden die bislang bekannten endokrinen Hypersekretionssyndrome aufgeführt. Allerdings verhalten sich mindestens 50% der NET klinisch **nonfunktionell**.

Tabelle 1.**41** Hormonelle Hypersekretionssyndrome bei GEP-NET einschließlich Diagnostik

Syndrom/Tumor	sezernierte(s) Hormon(e)	Primärtumor	Klinik	spezifische Labordiagnostik
klassisches Karzinoid-Syndrom	Serotonin (Substanz P, Neuropeptid K, Kinine)	Dünndarm Bronchialsystem Pankreas Rektum	• Flush (85%), • sekretorische Diarrhöen (75%) • Karzinoidherz (25%) • Bronchospasmus (<10%)	5-HIES im 24-h-Sammelurin
atypisches Karzinoid-Syndrom	Histamin	Magen	• Flush • Bronchospasmus	Methylimidazolessigsäure im 24-h-Sammelurin
Zollinger-Ellison-Syndrom (ZES)	Gastrin	Duodenum (30%) Pankreas (70%)	• rezidivierende Magen-Darm-Ulzera (v.a. in atypischer Lokalisation und multipel) • sekretorische Diarrhöen • Steatorrhö und Maldigestion	• Gastrin i.S. • Sekretin-Test • pH-Metrie des Magens
Insulinom	Insulin	Pankreas (99%)	Whipple-Trias: • Nüchternhypoglykämie • Neuroglykopenie mit Symptomen der adrenergen Gegenregulation • Reversibilität nach Glucosegabe	• Glucose i.S. • Proinsulin, Insulin und C-Peptid i.S. • 72-h-Fasten-Test Keine Sulfonylharnstoffe!
Glukagonom	Glukagon	Pankreas (99%)	• Diabetes mellitus • nekrolytisches migratorisches Erythem • Anämie	• Glucose i.S. • Glukagon i.S.
Verner-Morrison-Syndrom (WDHA)	VIP	Pankreas (90%)	• wässrige Diarrhöen • Hypokaliämie • Achlorhydrie (WDHA)	VIP i.S.
Somatostatinom	Somatostatin	Pankreas Duodenum	• Steatorrhöen • Diarrhöen • Cholelithiasis • Diabetes mellitus	Somatostatin i.S.
GRHom	GRH	Pankreas Dünndarm	Akromegalie	GRH i.S. IGF-1 i.S. oGTT mit GH-Bestimmung

Tabelle 1.**41** Fortsetzung

Syndrom/Tumor	sezernierte(s) Hormon(e)	Primärtumor	Klinik	spezifische Labordiagnostik
ACTHom	ACTH	Bronchialsystem	Cushing-Syndrom	ACTH i.S. Dexamethason-Hemmtest Cortisol im 24-h-Sammelurin
PPom	PP	Pankreas Dünndarm	keine spezifische Klinik	CgA i.S. (PP i.S.)
nonfunktionelle NET	keine	gesamtes GEP-System	keine spezifische Klinik	CgA i.S.

Tabelle 1.**42** Histopathologische WHO-Klassifikation von GEP-NET

biologisches Verhalten	Metastasen	Muscularis-propria-Infiltration	Differenzierungsgrad	Größe	Angioinvasion	Ki67	Funktionalität	Prognoseeinschätzung
benigne	–	–	gut differenziert	≤ 1 cm	–	< 2%	–	nicht eingeschränkt
benigne oder niedriggradig maligne	–	–	gut differenziert	≤ 2cm	–/+	< 2%	–	vermutl. nicht eingeschränkt
niedriggradig maligne (WDEC)[1]	+	+	gut differenziert	> 2cm	+	> 2%	+	5-JÜR: ≈ 80% 10-JÜR: ≈ 60%
hochgradig maligne (PDEC)[2]	+	+	schlecht differenziert	jede	+	> 30%	–	5-JÜR: 0% mittl. Überleben: ≈ 12–18 Monate

[1] WDEC = well differentiated endocrine carcinoma, [2] PDEC = poorly differentiated endocrine carcinoma

Tabelle 1.**43** Apparative diagnostische Verfahren bei NET

Verfahren	Indikation
transabdomineller Ultraschall	Lebermetastasen, Primärtumorsuche
endoskopischer Ultraschall (EUS)	Vorderdarm-NET
Endoskopie	Vorderdarm-NET, terminales Ileum, Hinterdarm-NET
CT	alle NET (außer Magen Typ 1)
MRT	alle NET (außer Magen Typ 1)
PET	Ausbreitungsdiagnostik (Stellenwert nicht gesichert)
Somatostatinrezeptorszintigraphie	alle NET
Knochenszintigraphie	Knochenmetastasen
Echokardiographie	V.a. Karzinoidherz

Die häufigsten **unspezifischen Symptome** der GEP-NET sind

- abdominelle Beschwerden (~ 60 %),
- Gewichtsverlust (~ 25 %),
- Subileus und Ileus (~ 11 %),
- Müdigkeit (~ 10 %),
- gastrointestinale Blutungen (~ 6 %),
- Nachtschweiß (~ 4 %) sowie
- palpable Resistenzen, Ikterus und Fieber (je ~ 1 %).

Das Auftreten der jeweiligen Symptome steht u. a. in engem Zusammenhang mit der genauen Lokalisation innerhalb des GEP-Systems und folgt den anatomisch-pathologischen Strukturen.

Diagnostik

Die Diagnostik eines GEP-NET muss folgende Fragen beantworten:

- **Primärtumorlokalisation,**
- **Funktionalität,**
- **Dignität,**
- **Metastasierungsmuster** und
- **Resektabilität.**

Während beim Staging zur Klärung der Primärtumorlokalisation und der Resektabilität bildgebende Verfahren im Vordergrund stehen (Tab. 1.**43**), wird die Funktionalität mittels klinischer Beobachtung und Labordiagnostik (Tab. 1.**41**) eingeordnet. Neben der in Tab. 1.**41** aufgeführten und in Tab. 1.**43** spezifizierten Hormondiagnostik hat das **CgA (Chromogranin A) im Serum** einen hohen Stellenwert als Tumormarker, insbesondere im Rahmen der Erstdiagnostik. Die Gewinnung einer Gewebeprobe stellt die Voraussetzung für eine „morpho-funktionelle", prognostisch relevante pathologisch-anatomische Einschätzung der Dignität dar (Tab. 1.**42**). Die Zusammenführung der Daten sollte in jedem Fall eine Klärung der Operationsindikation (kurativ, palliativ) nach sich ziehen.

Therapie

Obwohl NET eine heterogene Tumorgruppe darstellen wiederholen sich die therapeutischen Prinzipien und werden hier deshalb in erster Linie anhand des therapeutischen Prinzips und nicht des individuellen Tumors dargestellt. Generell gelten jedoch für alle NET folgende Grundsätze:

1. Eine Heilung im onkologischen Sinn wird nur durch eine **kurative Resektion** erzielt.
2. Präoperativ oder bei fehlender kurativer Resektabilität erfolgt immer eine symptomatische Therapie hormoneller Hypersekretionssyndrome (sofern sie klinisch relevant, d. h. funktionell, sind) oder anderer Beschwerden unabhängig von Wachstumsverhalten und Prognose des NET.
3. Eine antiproliferative Therapie oder lokal ablative Verfahren sollten immer in Anpassung an die individuelle Situation der Patienten in Erwägung gezogen werden.

Einen Überblick über die Therapiestrategie gibt Abb. 1.**10**.

▶

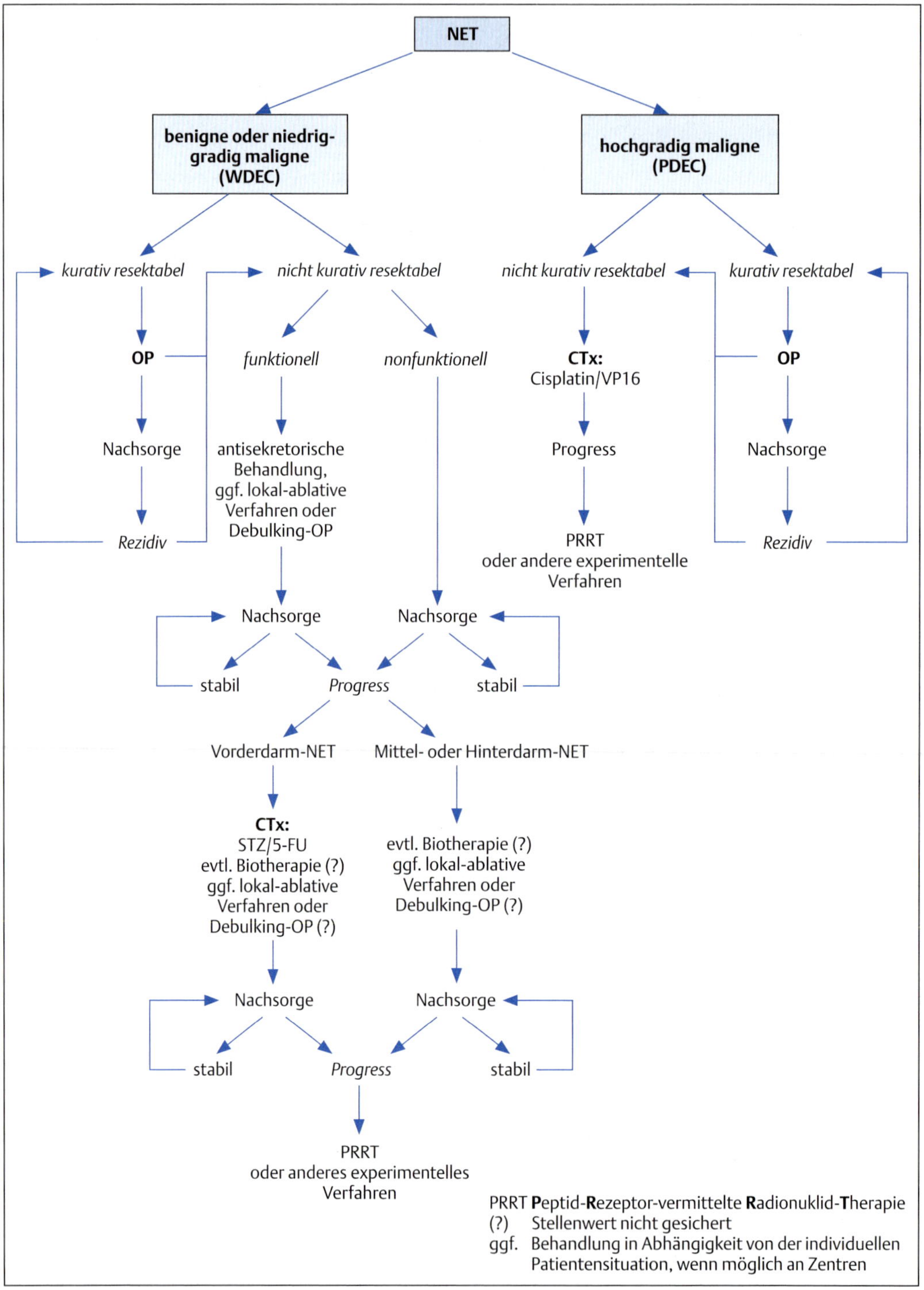

Abb. 1.10 Therapiestrategie bei GEP-NET

Chirurgische Therapie

Da die chirurgische Resektion den einzigen wirklich kurativen Therapieansatz darstellt, sollte bei allen NET die vollständige Resektion der Tumormanifestationen Ziel sein. Hinsichtlich der genauen operativen Strategien sei auf die chirurgische Literatur verwiesen, aber generell gilt sowohl für **niedriggradig (WDEC)** als auch **hochgradig maligne NET (PDEC)** ein Vorgehen nach den **Kriterien der onkologischen Chirurgie** mit ausgedehnter Resektion des betroffenen Organ(teil)s, der zugehörigen Lymphknotenstationen und ggf. von Fernmetatasen. Auch in Situationen mit **Metastasierung** sollte, wenn die präoperative Diagnostik ein solches Vorgehen operationstechnisch Erfolg versprechend erscheinen lässt, eine kurative onkologische Resektion angestrebt werden. **Palliative Operationen,** z. B. zur Ileusvermeidung, zum Erhalt der Magendarmpassage oder zum Tumordebulking bei unzureichender medikamentöser oder lokal ablativer Kontrolle eines funktionellen Syndroms, können anhand individueller Indikationsstellung und ggf. auch wiederholt durchgeführt werden. Auf die dringliche OP-Indikation bei einem paraneoplastischen Cushing-Syndrom bei ACTHom sei hier explizit hingewiesen.

Es gibt bei NET eine Reihe von besonderen Situationen, die im Einzelfall berücksichtigt werden sollten.

1. **Benigne NET** oder **NET mit unsicherem Verhalten** von Magen, Duodenum und Rektum: Die **endoskopische Resektion** kann als kurativ betrachtet werden, wenn sie den Kriterien der Polypenabtragung folgt.
2. **NET des Pankreas** (V. a. Gastrinome) und **Dünndarms**: Hier muss eine ausführliche **intraoperative Diagnostik** durch den Operateur mittels Palpation und ggf. intraoperativen Ultraschall oder Transillumination der betroffenen Darmabschnitte erfolgen, da bei NET dieser Primärlokalisationen **Multizentrizität** in bis zu 10 % der Fälle auftreten kann.
3. **Insulinome:** Trotz erheblicher Größe des Primärtumors genügt häufig eine Enukleation oder ausschließliche Pankreassegmentresektion aufgrund geringer Metastasierungstendenz.
4. **NET der Appendix:** Die überwiegende Mehrzahl fällt als postoperativer Zufallsbefund im Rahmen einer Appendektomie auf. Meist sind diese NET sehr klein und befinden sich an der Spitze der Appendix; sie sind dann bereits kurativ reseziert. Eine Nachresektion nach bereits erfolgter Appendektomie kommt nur in Betracht
   - bei Tumoren, die größer 2 cm sind,
   - bei Infiltration der Mesoappendix oder
   - bei Lokalisation an der Appendixbasis.

   In diesen Fällen sollte ebenso wie bei Vorliegen des sog. Becherzellkarzinoids eine Hemikolektomie rechts mit Lymphknotenexploration durchgeführt werden.
5. **MEN-1:** Die Pankreaschirurgie ist hingegen gerade wegen der regelhaften Multizentrizität, die bei konsequenter operativer Radikalität und dennoch unzureichender Kuration die oft jungen Patienten frühzeitig invalidisieren würde, eher zurückhaltend und sollte nur an erfahrenen Zentren durchgeführt werden.

Symptomatische Therapie

Die symptomatische Therapie unterscheidet zwischen der spezifischen medikamentösen Therapie der funktionellen Hormonhypersekretionssyndrome und den allgemeinen Prinzipien der „best supportive care" wie suffiziente Analgesie, ausreichende Ernährung usw., auf die hier nicht im Einzelnen eingegangen werden soll.

Antisekretorische Therapie: Die medikamentöse antisekretorische Therapie ist ein fester Bestandteil der Therapie bei NET und trägt erheblich zur Verbesserung der Lebensqualität der Patienten bei. Die indizierten Medikamente sind in Tab. 1.**44** in Verbindung mit dem jeweiligen funktionellen Syndrom dargestellt.

Antiproliferative Therapie

Die antiproliferative Therapie besteht aus zwei unterschiedlichen Therapieansätzen, der **Biotherapie** und der **Chemotherapie**.

Biotherapie

Unter Biotherapie versteht man die Behandlung mit biologisch vorkommenden Substanzen wie **Interferon-α** oder **Somatostatinanaloga**. Für beide sind antiproliferative Effektormechanismen in Zellkultur und Tiermodellen beschrieben worden. Auch der Einsatz an Patienten legt antiproliferative Potenz nahe, allerdings sind die objektiven Erfolgsraten im Hinblick auf partielle Remissionen mit max. 10–20 % sehr gering, komplette Remissionen sind Einzellfälle. Allerdings scheinen beide Substanzen alleine oder in Kombination eine Stabilisierung vorher progredienter Erkrankungsverläufe in ca. 30–60 % erreichen zu können. Als Ziel-

▶

Tabelle 1.**44** Antisekretorische Therapie bei funktionellen GEP-NET

Syndrom/Tumor	spezifische Therapie	Dosierungen
Karzinoid-Syndrom	Somatostatinanaloga	Octreotid: 50–500 µg 3×/d s.c. Octreotid Monatsdepot: 20–30 mg 1×/Monat i.m.
	IFN-α	Interferon-α2b: 3–5 Mio. IE 3×/Woche s.c.
	Loperamid	mehrfach tgl. 2 mg, bis max. 16 mg p.o.
	5-HT-Antagonisten	z.B. Tropisetron: 1× tgl. 5 mg p.o. (off-label-use!)
atyp. Karzinoid-Syndrom	Somatostatinanaloga	Octreotid: 50–500 µg 3×/d s.c. Octreotid Monatsdepot: 20–30 mg 1×/Monat i.m.
Zollinger-Ellison-Syndrom (ZES)	PPI (individuell hoch dosiert)	z.B. Omeprazol: initial 1× 40 mg/d, bis 2× 60 mg/d p.o. Pantoprazol: initial 2× tgl. 40 mg/d, bis max. 160 mg/d
Insulinom	K_{ATP}-Öffner (Diazoxid)	2–3x tgl. beginnend mit 5 mg/kg KG
	ggf. Somatostatinanaloga	Octreotid: 50–500 µg 3×/d s.c. Octreotid Monatsdepot: 20–30 mg 1×/Monat i.m.
Glukagonom	Somatostatinanaloga	Octreotid: 50–500 µg 3×/d s.c. Octreotid Monatsdepot: 20–30 mg 1×/Monat i.m.
	Diabeteseinstellung	orale Antidiabetika und/oder Insulintherapie
Verner-Morrison-Syndrom (WDHA)	Somatostatinanaloga	Octreotid: 50–500 µg 3×/d s.c. Octreotid Monatsdepot: 20–30 mg 1×/Monat i.m.
	Loperamid	mehrfach tgl. 2 mg, bis max. 16 mg p.o.
Somatostatinom	Diabeteseinstellung	orale Antidiabetika und/oder Insulintherapie
ektopes GHom	Somatostatinanaloga	Octreotid: 50–500 µg 3×/d s.c. Octreotid Monatsdepot: 20–30 mg 1×/Monat i.m.
ektopes ACTHom	11β-Hydroxylase-Inhibitoren	Ketoconazol: 1× tgl. 400–1200 mg (nur kurzfristig bis OP; off-label-use!)

Tabelle 1.**45** Kombinationschemotherapie mit STZ/5-FU bei Vorderdarm-NET (WDEC)

Dosierungsschema	Vorbereitung	UAW
Streptozotocin (STZ): 500 mg/m²/d i.v. über 1h, Tag 1–5 Wiederholung Tag 43–47 **5-Fluorouracil (5-FU):** 400 mg/m²/d i.v. Bolus, Tag 1–5 Wiederholung Tag 43–47	• Antiemese • Vor- und Begleitbewässerung (2000 ml 0,9%-ige NaCl-Lösung) • Ausschluss einer Proteinurie oder Albuminurie vor Therapiebeginn	• Übelkeit, Erbrechen • Phlebitis • Nephrotoxizität (Kreatininanstieg) • Diarrhöen, Stomatitis • Anämie, Leukopenie, Thrombozytopenie

Dauer: Bis CR oder bis PD oder bei SD bis zu 9 Zyklen (12 Monate)

gruppe kommen aber nur funktionelle und mit Einschränkung (keine Zulassung!) auch nonfunktionelle **niedriggradig maligne NET** v. a. des Vorderdarms in Betracht. Die Dosierungen und die unerwünschten Arzneimittelwirkungen unterscheiden sich nicht von der antisekretorischen Anwendung.

Chemotherapie

Bei den chemotherapeutischen Therapieprotokollen werden bei **niedriggradig malignen NET (WDEC)** derzeit zwei unterschiedliche Protokolle angewandt.

So findet die Kombination von **Streptozotocin** (500 mg/m²) mit **5-Fluorouracil** (400 mg/m²; Tab. 1.**45**) oder **Doxorubicin** (50 mg/m²; Tab. 1.**46**) Anwendung bei metastasierten **niedriggradig malignen NET (WDEC)** mit Primärtumorlokalisation im **Bronchialsystem, Magen, Duodenum und Pankreas**. Dabei liegen die objektiven Ansprechraten zwischen 30 und 40%, die Dauer des Ansprechens bei ca. 15–18 Monaten. Bei Kombination mit Doxorubicin ist eine Ansprechrate von bis zu 50–60% unter Inkaufnahme deutlich gesteigerter Toxizität beschrieben. Deshalb wird derzeit die Kombination aus STZ und 5-FU empfohlen. Bei niedriggradig malignen NET mit Primärlokalisationen in anderen Abschnitten des Gastrointestinaltraktes ist eine Wirksamkeit dieser Chemotherapie nicht belegt. Die wesentlichen unerwünschten Arzneimittelwirkungen bestehen in Übelkeit, Erbrechen, Phlebitis, Diarrhöen, Nephro- und Knochenmarkstoxizität. Sie sind jedoch selten und in der Regel wird dieses Protokoll sehr gut von den Patienten vertragen. Im Falle von Doxorubicin ist die dosislimitierende kumulative Kardiotoxizität ab insgesamt 550 mg/m² zu berücksichtigen.

Hochgradig maligne NEC werden mit einer Kombination aus **Cisplatin** (130 mg/m²) und **Etoposid** (45 mg/m²; Tab. 1.**47**) behandelt.

Unter diesem Protokoll konnten bei diesen schnell wachsenden NET mit sehr ungünstiger Prognose objektive Ansprechraten bis ca. 65% beobachtet werden. Allerdings ist dabei mit einer nicht unerheblichen Toxizität zu rechnen. Neben Übelkeit, Erbrechen, Diarrhöen, Stomatitis, Fieber und Alopezie stehen Nephrotoxizität, Knochenmarkstoxizität und periphere Polyneuropathie als unerwünschte Arzneimittelwirkungen (UAW) im Vordergrund.

Lokal ablative Therapie

Bei **hepatisch metastasierten**, inoperablen NET mit nicht beherrschbaren funktionellen Syndromen oder großer Tumormasse („bulky disease") kommen sowohl zur Symptom- als auch zur Wachstumskontrolle lokal ablative Verfahren zur Nekroseinduktion von Lebermanifestationen in Betracht. Hier kann zwischen modernen vaskulär okkludierenden Strategien wie der transarteriellen Embolisation (**TAE**) oder Chemoembolisation (**TACE**) und in situ ablativen Techniken wie der Radiofrequenzthermoablation (**RFTA**) und der Kryotherapie in Zusammenhang mit einem operativen Eingriff unterschieden werden. Allen Verfahren gemeinsam ist die lokale Wachstums- und ggf. Sekretionskontrolle durch Zerstörung von Lebermetastasen.

In mehreren unabhängigen Studien belegte Erfolge lassen sich aber nur mit TAE und TACE erzielen, die eine Symptomenkontrolle in 70–100% erreichen können, während die objektiven Ansprechraten lediglich bei 30–60% liegen. Die anderen Verfahren sind bei NET nur wenig evaluiert und im Einzelfall hängt die Wahl der Methode von der Erfahrung am jeweiligen Behandlungszentrum ab.

Prognose und Nachsorge

Die Prognose von NET hängt von der Zuordnung zur histopathologischen Klassifikation ab (siehe oben). Während benigne NET und NET mit unsicherem Verhalten ein **5- und 10-Jahresüberleben** von nahezu 100% haben, liegt das 5- und 10-Jahresüberleben niedriggradig maligner NEC bei ca. 80 und 50%; das 5-Jahresüberleben von hochgradig malignen NEC bei 0%. Neben der histopathologischen Klassifikation haben sich auch kurative Operation und ein Ki67-Index < 2% als prognostisch günstige Faktoren etabliert. Der Einfluss palliativer Therapiestrategien auf das Gesamtüberleben der Patienten ist bislang nicht differenziert untersucht worden.

Eine **langfristige regelmäßige Nachsorge** bei stabilem Erkrankungsstadium in 6-monatigen Abständen bei hoch differenzierten NEC und in 3-monatigen Abständen bei niedrig differenzierten NEC haben sich als praktikabel erwiesen. Lediglich die durch Appendektomie kurativ resezierten Patienten mit benignen NET der Appendix können im Allgemeinen als geheilt betrachtet werden und bedürfen keiner regelmäßigen Nachsorge.

Tabelle 1.**46** Kombinationschemotherapie mit STZ/Doxorubicin bei Vorderdarm-NET (WDEC)

Dosierungsschema	Vorbereitung	UAW
Streptozotocin (STZ): 500 mg/m²/d i.v. über 1h, Tag 1–5 Wiederholung Tag 43–47 **Doxorubicin:** 50 mg/m²/d i.v. über 1h, Tag 1 & 22 Wiederholung Tag 43	• Antiemese • Vor- und Begleitbewässerung (2000 ml 0,9%ige NaCl-Lösung) • Ausschluss einer Proteinurie oder Albuminurie vor Therapiebeginn • EKG und Echokardiographie vor Therapiebeginn • ggf. Dosisanpassung bei Niereninsuffizienz oder Toxizität • kumulative Gesamtdosis Doxorubicin: 550 mg/m²	• Übelkeit, Erbrechen • Phlebitis • Alopezie • Nephrotoxizität (Kreatininanstieg) • Diarrhöen, Stomatitis • Anämie, Leukopenie, • Thrombozytopenie • Kardiotoxizität (Kardiomyopathie)

Dauer: Maximal 5 Zyklen (**cave:** kumulative Doxorubicindosis)

Tabelle 1.**47** Kombinationschemotherapie mit Etoposid/Cisplatin bei hochgradig malignen NET (PDEC)

Dosierungsschema	Vorbereitung	UAW
Etoposid (VP16): 130 mg/m²/d i.v., Tag 1–3 Wiederholung Tag 29–31 **Cisplatin:** 45 mg/m²/d i.v., Tag 2–3 Wiederholung Tag 30–31	• Antiemese • Vor-, Begleit- und Nachbewässerung (mind. 3000 ml 0,9%ige NaCl-Lösung) • ggf. 20 mg Furosemid i.v. vor Cisplatingabe • Bestimmung der Kreatininclearance sowie Ausschluss einer Proteinurie oder Albuminurie vor Therapiebeginn	• Alopezie • Übelkeit, Erbrechen • Fieber, Schüttelfrost • Phlebitis • Nephrotoxizität (Kreatininanstieg) • Stomatitis, Diarrhöen • Neuropathie • Anämie, Leukopenie, Thrombozytopenie

1.6 Hypogonadismus des Mannes und Gynäkomastie

F. Jockenhövel, M. Freistühler

1.6.1 Hypogonadismus des Mannes

Jede Beeinträchtigung der Hodenfunktion wird als Hypogonadismus bezeichnet. Dies betrifft Störungen der Hormon- als auch der Samenproduktion, deren klinischer Ausdruck **Androgenmangel** und **Infertilität** sind.

Etwa 5–8% aller Männer weisen Fertilitätsstörungen auf. Ein Androgenmangel infolge eines primären oder sekundären Hypogonadismus (klassische Formen des Hypogonadismus) ist wesentlich seltener (< 0,5%). Da im Alter bei vielen Männern die Testosteron-Produktion nachlässt, wird vom klassischen Hypogonadismus der altersassoziierte („late-onset“) Hypogonadismus abgegrenzt. Hiervon sind etwa 20–30% aller Männer betroffen. Der Krankheitswert und die Behandlungsbedürftigkeit des Late-onset-Hypogonadismus wird kontrovers diskutiert. Dagegen besteht bei allen Patienten mit klassischem Hypogonadismus regelhaft die Indikation zur Therapie.

Ätiologie/Pathogenese

Primärer (hypergonadotroper) Hypogonadismus

Die Ursache der Störung liegt in den Hoden selbst.

- Klinefelter-Syndrom: häufige (1 auf 1000 Männer) numerische Chromosomen-Aberration (meist 47,XXY; selten 48,XXXY oder mehr X) mit sehr kleinen Hoden (< 6 ml), Gynäkomastie und Azoospermie; bei klinischem Verdacht immer Chromosomenanalyse; deutlich erhöhtes Risiko eines Mammakarzinoms, daher bei einseitig verstärkter Gynäkomastie immer radiologische und sonographische Diagnostik.
- Hodenhochstand: intrauteriner Maldescensus eines oder beider Hoden mit konsekutiver Überwärmung des Hodens und dadurch bedingter Schädigung der Spermatogenese und Infertilität, selten auch Androgenmangel. Patienten mit Ho-

denhochstand weisen ein deutlich erhöhtes Hodentumorrisiko auf.
- Varikozele: variköse Erweiterung des Plexus pampiniformis, meist des linken Samenstranges; führt zur Überwärmung des Hodens mit Fertilitätsstörung.
- Seltene Ursachen: virale Orchitis (z. B. Mumps), angeborene Störungen des LH-Rezeptors (Leydig-Zell-Aplasie), der Testosteron-Biosynthese (Pseudohermaphroditismus masculinus), der Spermatogenese (Sertoli-cell-only-Syndrom, Globozoospermie, Syndrom der immotilen Zilien). Typischerweise resultieren Androgenmangel und/oder Infertilität unterschiedlicher Ausprägung.
- Idiopathisch: bei etwa 35 % aller Männer mit Fertilitätsstörungen ist keine Ursache erkennbar.
- Allgemeinerkrankungen und exogene Noxen: zahlreiche schwere Allgemeinerkrankungen (u. a. Leberzirrhose, terminale Niereninsuffizienz, HIV, Hämochromatose) verursachen ebenso wie exogene Noxen (u. a. Zytostatika, Radiatio, Umweltgifte) Hodenfunktionsstörungen.

Sekundärer (hypogonadotroper) Hypogonadismus

Mangelnde Stimulation der eigentlich intakten Hodenfunktion infolge einer Funktionsstörung von Hypophyse oder Hypothalamus mit unzureichender Produktion der Gonadotropine LH und FSH.
- Hypophysäre Störung: u. a. Hypophysenadenome, Kraniopharyngiom, Empty-Sella-Syndrom, selläre Meningiome, Hypophysitis. Sehr selten Sekretion biologisch inaktiver Gonadotropine infolge Genmutationen.
- Hypothalamische Störung: idiopathischer hypogonadotroper Hypogonadismus (Sekretionsstörung des Releasing-Hormons GnRH), gelegentlich kombiniert mit An- oder Hyposmie (dann als Kallmann-Syndrom bezeichnet, Mutation im Kal-Gen); Hirntumoren, seltene Syndrome (Prader-Labhart-Willi-Syndrom, Laurence-Moon-Bardet-Biedl-Syndrom), Raumforderungen.

Altersassoziierter Hypogonadismus (late-onset)

Funktionelle Störung mit verminderter Produktion der Gonadotropine infolge reduzierter hypothalamischer Stimulation. Häufiger bei älteren Männern mit Allgemeinerkrankungen.

Klinik

Während Androgenmangel regelhaft Infertilität bedingt, verursachen primäre Störungen der Fertilität keinen Androgenmangel. Das klinische Bild des Androgenmangels ist abhängig vom Zeitpunkt des Auftretens des Androgenmangels und dem Ausmaß des Androgendefizits.

Androgenmangel (endokrine Hodeninsuffizienz):
- Androgenmangel vor oder in der **Pubertät (= Pubertas tarda)**: ausbleibende Virilisierung (keine Sekundärbehaarung, fehlender Stimmbruch, kein Wachstum von Penis und Hoden, spärliche Muskulatur, reduzierte Knochenmineralisation, Infertilität, keine Libido, kaum Potenz, oft Androgenmangelanämie); eunuchoidaler Hochwuchs durch vermehrtes Längenwachstum infolge fehlendem Epiphysenschluss (Unterlänge > Oberlänge).
- Androgenmangel beim **Erwachsenen** und alternden Mann (postpubertär erworben): Osteoporose, Leistungsschwäche durch Muskelatrophie und Androgenmangelanämie, Infertilität, Schwund der Sekundärbehaarung, Verlust von Libido und Potenz, trockene, fein gefältelte Haut, oft reduziertes Hodenvolumen.

Fertilitätsstörung (exokrine Hodeninsuffizienz):
- Verminderte Spermienzahl, -motilität oder reduzierte Zahl morphologisch normaler Spermien.
- Leitsymptom: unerfüllter Kinderwunsch; **Infertilität** ist definiert als ungewollte Kinderlosigkeit eines Paares trotz ungeschützten, regelmäßigen Geschlechtsverkehrs über ein Jahr.
- Pathologischer Ejakulatbefund.

Diagnostik

Wichtig ist die Differenzierung zwischen primärem und sekundärem Hypogonadismus, da sich direkt weitere diagnostische und therapeutische Konsequenzen ergeben:

Primärer Hypogonadismus: Testosteron ↓, FSH ↑, LH ↑; weitere Diagnostik in Abhängigkeit vom Leitsymptom und Untersuchungsbefund: u. a. Chromosomenanalyse, Ejakulatanalyse.

Sekundärer Hypogonadismus: Testosteron ↓, FSH ↓, LH ↓; weitere Diagnostik zur Abklärung der Hypophysen- und Hypothalamusfunktion (u. a. NMR, Funktionstests, siehe Kap. 1.2).

Altersassoziierter Hypogonadismus: Testosteron ↓, FSH normal, LH normal; Prolaktin zum Ausschluss eines Prolaktinoms; PSA zum Ausschluss eines Prostatakarzinoms.

Ejakulat-Analyse (WHO-Kriterien der Analyse anwenden!):
- zu wenig Spermien = Oligozoospermie,
- keine Spermien = Azoospermie,
- zu geringe Motilität = Asthenozoospermie,
- zu wenig morphologisch normale Spermien = Teratozoospermie,
- Kombination aller Störungen = Oligoasthenoteratozoospermie.

Therapie

Grundsätzlich gilt: keine Therapie ohne adäquate Diagnosesicherung. Patienten mit seltenen Syndromen sollten ebenso wie Jungen mit Pubertas tarda, Patienten mit sekundärem Hypogonadismus und Fertilitätsstörungen dem internistischen Endokrinologen vorgestellt werden!

Die Mehrzahl primär testikulärer Funktionsstörungen ist nicht kausal angehbar. Hier verbleiben nur symptomatische Maßnahmen wie die Substitution des Androgendefizits und bei Fertilitätsstörungen der Einsatz reproduktionsmedizinischer Maßnahmen zur assistierten Fertilisation. Patienten mit sekundärem Hypogonadismus sollten dem Spezialisten (Endokrinologen) zur Beurteilung kausaler Therapiemaßnahmen zugeführt werden.

Kausale Therapieoptionen:

- Hodenhochstand: Beim Neugeborenen sollte innerhalb des 1. Lebensjahres die skrotale Position des Hodens erreicht werden. Initial Versuch der Stimulation des Descensus mit hCG, bei Versagen Orchidopexie. Beim Erwachsenen kommt die Orchidopexie in Hinblick auf den Erhalt der Fertilität zu spät; zur besseren palpatorischen und sonographischen Beurteilung des Hodens bei erhöhtem Tumorrisiko kann dennoch die Orchidopexie sinnvoll sein.
- Varikozele: Bei pathologischen Ejakulatbefunden und unerfülltem Kinderwunsch ist eine Ligatur oder Embolisation des Plexus pampiniformis sinnvoll.

Symptomatische Therapieoptionen:

Testosteron-Substitution: Jeder unphysiologisch erniedrigte Testosteronmangel sollte substituiert werden. Bei altersassoziiertem Testosteronmangel ist die Indikation umstritten. Bei diesen Patienten sollte nur bei gesichertem Testosterondefizit und potenziell durch Testosteron zu korrigierenden Symptomen ein Therapieversuch unternommen werden. Nebenwirkungen (selten): Akne, Polyglobulie. Kontraindikationen: Prostatakarzinom, Polyglobulie.

Cave: Ausschluss eines Prostatakarzinoms durch PSA und rektale Untersuchung.

Präparate:

- Testosteron-Enanthat 250 mg alle 3 Wochen intramuskulär
- Testosteron-Undecanoat 1000 mg alle 3 Monate intramuskulär (gut geeignet für klassische Formen des Hypogonadismus)
- Testosteron-Gel 50–100 mg/d (gut geeignet für Late-onset-Hypogonadismus).

Bei **sekundärem Hypogonadismus** *und nur* bei gleichzeitigem Kinderwunsch zur Stimulation der Spermatogenese symptomatischer Ersatz der Hypophysenhormone LH und FSH mit gentechnologisch hergestellten rekombinanten Analoga. Bei hypothalamischer Ursache alternativ GnRH pulsatil über eine Pumpe.

Bei **Fertilitätsstörungen ohne endokrine Störung:** Eine medikamentöse Therapie zur Verbesserung der Ejakulatparameter ist nicht bekannt. Daher verbleiben nur reproduktionsmedizinische Methoden: intrauterine Insemination, In-vitro-Fertilisation (ivF), intrazytoplasmatische Spermieninjektion (ICSI).

1.6.2 Gynäkomastie

Definition und Epidemiologie

Ein- oder beidseitige Vergrößerung der Brustdrüse beim Mann. Man unterscheidet eine physiologische Gynäkomastie (Neugeborene, Adoleszenten, fortgeschrittenes Lebensalter) von einer pathologischen Gynäkomastie.

Eine physiologische Gynäkomastie tritt bei 30% aller Männer im Verlauf des Lebens auf, eine pathologische Gynäkomastie betrifft etwa 1% aller Männer.

Ätiologie/Pathogenese

Eine Gynäkomastie kann immer dann entstehen, wenn ein relatives Missverhältnis von Androgenen (inhibierende Wirkung auf Brustdrüsenwachstum) zu Östrogenen (stimulierende Wirkung auf Brustdrüsenwachstum) besteht.

- **Physiologische Gynäkomastie:**
  - Bei Neugeborenen durch die Wirkung der plazentaren Östrogene.
  - In der Pubertät durch, in Relation zu den noch niedrigen Androgenen, hohe Östrogene. Etwa 50% aller Jungen in der Pubertät weisen eine Gynäkomastie auf.

- Im höheren Lebensalter; aufgrund der nachlassenden Androgenproduktion.
- **Verminderte Androgenwirkung:**
  - Jede Form des Hypogonadismus: Androgenmangel.
  - Hyperthyreose: vermehrte SHBG-Produktion führt zu reduzierten Konzentrationen an freiem Testosteron.
  - Androgen-Rezeptordefekt (testikuläre Feminisierung): Androgene wirken nicht ausreichend, da der Androgen-Rezeptor aufgrund einer Mutation defekt ist.
- **Vermehrte Östrogenwirkung**
  - Verstärkte Konversion von Androgenen zu Östrogenen: bei Leberzirrhose oder ausgeprägter Adipositas (Fettgewebe verfügt über viel Aromatase-Aktivität, welche für die Konversion verantwortlich ist).
  - hCG produzierende Tumoren (Hodentumoren, Bronchialkarzinom): Überstimulation der Leydig-Zellen mit gesteigerter Östrogenproduktion (selten).
  - Östrogen produzierende Tumoren des Hodens oder der Nebennieren (sehr selten)
- **Medikamente:** sehr viele Medikamente können als Nebenwirkung eine Gynäkomastie verursachen (unvollständige Auswahl):
  - Kardiaka: Digitalis, Amiodaron.
  - Hormone: Östrogene, Anabolika, hCG, Anti-Androgene.
  - Antihypertensiva: Reserpin, Methyldopa, ACE-Hemmer, Calcium-Antagonisten.
  - Diuretika: Spironolacton (sehr häufig).
  - Zytostatika: Busulfan, Procarbazin, Methotrexat, Vincristin, u. a.
  - H_2-Rezeptorblocker: Cimetidin (häufig), Ranitidin (sehr selten).
  - Tuberkulostatika: Isoniazid, Ethionamid.
  - Drogen: Alkohol, Marihuana, Heroin, Methadon, Amphetamin.

Klinik

Meist schmerzlose bilaterale Schwellung der Brustdrüse.

! Schmerzen, Sekretion, schnelles Wachstum und Einseitigkeit lassen an ein Malignom denken.

Differenzialdiagnose

- Lipomastie: Fettansammlung bei allgemeiner Adipositas.
- Mammakarzinom: Etwa jedes 1000. Mammakarzinom findet sich bei einem Mann!

Diagnostik

- Auftreten, Dauer und Symptome der Gynäkomastie, Medikamentenanamnese.
- Untersuchung (Zeichen eines Hypogonadismus? Hodengröße?), genaue Dokumentation der Gynäkomastie (Durchmesser in cm); Hinweise für allgemein-internistische Erkrankung?
- Laborparameter: Leberfunktion, Schilddrüsenfunktion (TSH basal), Testosteron, Östradiol, β-HCG, LH, FSH, Prolaktin.
- Sonographie: Hoden (Tumor?), Gynäkomastie (Größe, Malignitätskriterien).
- Xeroradiographie: bei Malignitätsverdacht und idiopathischer Gynäkomastie.

! Bei Hyperöstrogenämie ohne erklärbare Ursache Suche nach einem Östrogen produzierenden Tumor (Hoden, Nebenniere).

Therapie

1. **Physiologische Gynäkomastie:** In der Regel ist keine Therapie erforderlich; in der Pubertät kommt es meist zu einer spontanen Rückbildung; bei Persistenz einer kosmetisch störenden Pubertätsgynäkomastie mit psychischem Leidensdruck kann eine Mastektomie erfolgen.

2. **Pathologische Gynäkomastie:** möglichst kausale Therapie

- Auslösende Medikamente absetzen.
- Hormonaktive Tumoren entfernen.
- Bei Hypogonadismus und Testosteronmangel Testosteron substituieren (s. o.).
- Bei schmerzhafter Spannung lindert meist eine 3-monatige Therapie mit einem Anti-Östrogen (z. B. 20 mg Tamoxifen/d).
- Operationsindikationen: Malignomverdacht, kosmetisch störende Gynäkomastie mit psychischem Leidensdruck.

1.7 Calcium- und Phosphatstoffwechsel

F. Jockenhövel, M. Freistühler

1.7.1 Regulation des Calcium- und Phosphathaushaltes

Die Calcium- und Phosphathomöostase wird von Vitamin D_3, Parathormon (PTH) und Calcitonin durch die Steuerung der intestinalen Resorption, renalen Rückresorption aus dem Primärharn und Speicherung von Calcium und Phosphat im Knochen reguliert.

Der **Normwert** des Serum-**Gesamtcalciums** beträgt 2,20–2,65 mmol/l. Davon sind im Serum 50% frei (ionisiert) verfügbar und 45% an Eiweiß gebunden (40% an Albumin, 5% an Globuline). Der Rest liegt komplexgebunden an Anionen (Phosphat, Citrat, Bikarbonat) vor. Nur das freie Calcium ist biologisch aktiv. Der Anteil des **freien Calciums** hängt vom Eiweißgehalt des Serums und dem pH-Wert des Blutes ab:

- hoher Eiweißgehalt → freies Calcium sinkt,
- niedriger Eiweißgehalt → freies Calcium steigt,
- Azidose → freies Calcium steigt,
- Alkalose → freies Calcium sinkt (z. B. bei Hyperventilation).

Bei **Hyper-** oder **Hypoproteinämie** gilt als Faustregel, pro Gramm Albumin über oder unter 4 g/dl das Serum-Gesamtcalcium um 0,2 mmol/l entsprechend zu korrigieren.

Das **anorganische Phosphat** liegt im Serum zwischen 0,84 und 1,45 mmol/l, wovon 20% eiweißgebunden sind.

Vitamin D_3 (Cholecalciferol) entsteht in der Haut durch eine UV-Licht vermittelte Photolyse aus Vitamin D_2, einem fettlöslichen Steran, das zu seiner Resorption im oberen Dünndarm Gallensäuren benötigt. 85% des Cholecalciferols entstammen der Photolyse, 15% werden mit der Nahrung zugeführt.

Vitamin D_3 wird mit einem spezifischem Transportprotein (Vit.-D-bindendes Protein) zur Leber transportiert und dort zu 25-Hydroxy-Vitamin D_3 (25-OH-D_3) umgewandelt. 25-OH-D_3 ist der wichtigste zirkulierende Bestandteil der Vitamin-D-Gruppe, verfügt über die längste HWZ (15 Tage) und reflektiert die alimentäre Versorgung mit Vitamin D_2 und D_3.

Aus 25-OH-D_3 entsteht in der Niere durch das Enzym 1α-Hydroxylase **1,25-Dihydroxy-Vitamin D_3** (Calcitriol, HWZ 15 Stunden), das biologisch aktive Vitamin D_3. Die 1α-Hydroxylierung wird durch Parathormon sowie niedrige Spiegel des Serum-Calciums und anorganischen Phosphats stimuliert. Calcitriol übt seine Wirkungen an Darmepithel, Niere und Knochen über spezifische Rezeptoren im Zellkern aus.

Parathormon (PTH, Polypeptid mit 84 Aminosäuren) wird in den 4 Epithelkörperchen (Nebenschilddrüsen) produziert. Die n-terminalen Aminosäuren 1–34 tragen die biologische Aktivität. Zwischen der PTH-Produktion und dem Serum-Calcium wie auch Calcitriol besteht ein negatives Feedback (Abb. 1.**11**). Hypokalzämie und Calcitriol-Mangel fördern, Hyperkalzämie und erhöhte Calcitriol-Spiegel hemmen die Sekretion von Parathormon.

Calcitonin entstammt den C-Zellen der Schilddrüse, die wie Inseln zwischen den Schilddrüsenfollikeln liegen. Calcitonin hemmt die Aktivität der Osteoklasten und senkt so die Freisetzung von Calcium und Phosphat aus dem Knochen.

Spezifische **Calcium-Rezeptoren** („Calcium-Sensor") auf den Zelloberflächen der Nebenschilddrüse, der C-Zellen und in den Nieren signalisieren die aktuelle Calcium-Serumkonzentration und beeinflussen über intrazelluläre „Second messenger" die Sek-

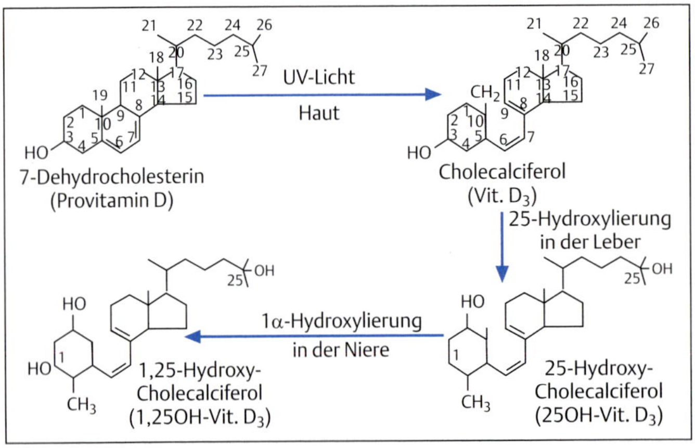

Abb. 1.11 Synthese von Calcitriol aus alimentär zugeführtem 7-Dehydrocholesterin

retion von Parathormon, Calcitonin und die renale tubuläre Reabsorption von Calcium aus dem Primärharn. Hohe Calcium-Serumkonzentrationen senken die Parathormon-Sekretion, stimulieren die Calcitonin-Sekretion und mindern die tubuläre Reabsorption von Calcium.

Nur etwa 50% des alimentär zugeführten Calciums (meist 500–1000 mg/d) werden im Duodenum und Jejunum resorbiert. Für eine ausreichende enterale Resorption von Calcium und anorganischem Phosphat ist Calcitriol erforderlich. Der stimulierende Einfluss von PTH auf die enterale Resorption tritt nur in Verbindung mit Calcitriol auf. In den Nierentubuli fördern Calcitriol und PTH gleichermaßen die Rückresorption von Calcium aus dem Primärharn. Pro Tag werden etwa 10 g Calcium glomerulär filtriert, wovon 98% rückresorbiert werden.

Auf die **renale Phosphatresorption** haben PTH und Calcitriol gegensätzliche Wirkungen. PTH senkt die Rückresorption, Calcitriol steigert sie. PTH steigert die Osteoklastenaktivität im Knochen, stimuliert so den Knochenabbau und die Freisetzung von Calcium und Phosphat aus dem Knochen.

Die Wirkung von Calcitriol auf den Knochen ist weniger gesichert. Bei niedrigen Calcium-Spiegeln scheint Calcitriol die Freisetzung von Calcium aus dem Knochen zu fördern, wohingegen bei normwertigen Calcium-Spiegeln der Calcium-Einbau in den Knochen gefördert wird.

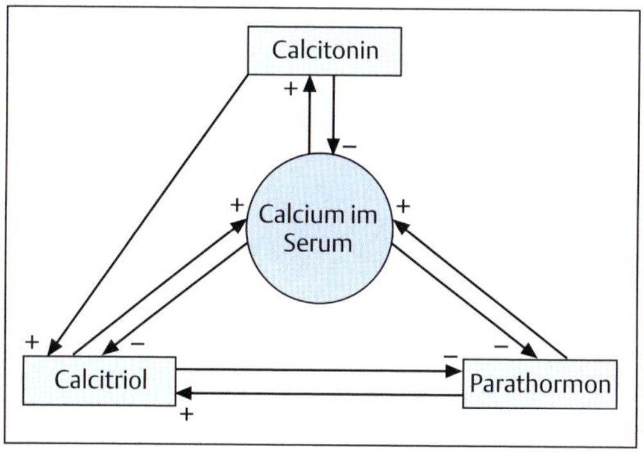

Abb. 1.12 Regulation des Calciumhaushaltes durch Calcitonin, Calcitriol und Parathormon.

1.7.2 Hyperkalzämie

Definitionen

Hyperkalzämie: Überschreiten des Normbereiches für Calcium, meist über 2,65 mmol/l bzw. 10,5 mg/dl (Häufigkeit: etwa 0,6–1% aller Krankenhauspatienten).

Hyperparathyreoidismus (HPT) bezeichnet eine vermehrte Produktion von Parathormon. Man unterscheidet 3 Formen des Hyperparathyreoidismus:

- **Primärer HPT:** autonome Mehrsekretion von Parathormon (PTH).
- **Sekundärer HPT:** funktionelle PTH-Überproduktion zur Gegenregulation einer Hypokalzämie infolge anderer Erkrankungen (z. B. Niereninsuffizienz, Malabsorption, Maldigestion).
- **Tertiärer HPT:** Die infolge eines seit Jahren bestehenden sekundären HPT hyperplasierten Epithelkörperchen entwickeln eine Autonomie, die zu einer inadäquaten, autonomen Überproduktion von PTH führt.

Ätiologie der Hyperkalzämie

- Malignome (50%)
  - Bei Knochenmetastasen erfolgt lokal eine Aktivierung von Osteoklasten mit konsekutiv gesteigertem Knochenabbau und Mobilisation von Calcium.
  - Paraneoplastische Produktion von PTH-related (ähnlichem) Peptid (PTHrP) führt zur generalisierten Aktivierung von Osteoklasten und einer gesteigerten Calciumreabsorption in der Niere mit konsekutiver Hyperkalzämie.
- Endokrine Ursachen
  - Primärer Hyperparathyreoidismus (40%).
  - Seltene Ursachen: Hyperthyreose, Phäochromozytom, NNR-Insuffizienz, VIPom.

Tabelle 1.**48** Wirkungen von PTH, Calcitonin und Calcitriol auf die Calcium- und Phosphathomöostase

	Blutspiegel		Renale Resorption		Freisetzung aus Knochen		Enterale Absorption	
	Ca	Phos	Ca	Phos	Ca	Phos	Ca	Phos
PTH	↑	↓	↑	↓	↑	↑	↑	↑
Calcitonin	⇄	⇄	↓		↓	↓	↓	
Calcitriol	↑	↑	↑	↑	↑↓		↑	↑

Tabelle 1.49 Differenzierung des Hyperparathyreoidismus anhand charakteristischer Laborbefunde (n. = normal)

	PTH	Ca i. S.	Phos. i. S.
Primärer HPT	↑	↑	n. – ↓
Sekundärer HPT	↑	n. – ↓	n. – ↑
Tertiärer HPT	↑	↑	meist ↑

- Familiäre benigne (hypokalzurische) Hyperkalzämie: Aktivitätsmindernde Mutation des Calcium-Rezeptors mit Verstellung des „Set-Points". Erst erhöhte Calcium-Serumkonzentrationen bewirken ein ausreichendes Feedback auf die Nebenschilddrüse; mitunter schwierige Differenzialdiagnose zum milden primären Hyperparathyreoidismus.

- Medikamente: Thiazid-Diuretika, Vitamin-D- und -A-Intoxikation, Calciumcarbonat, Lithium.
- Sonstige
  - Immobilisation (vermehrter Knochenabbau).
  - Granulomatöse Erkrankungen: Sarkoidose, Lymphome, Tuberkulose (Produktion von Calcitriol in den aktivierten Lymphozyten).
  - Infektionen: generalisierter CMV-Infekt, HIV-Infektion.

Klinik und Diagnostik

Die Symptome entsprechen einem primären Hyperparathyreoidismus (s. unten).

! Eine Hyperkalzämie muss immer differenzialdiagnostisch abgeklärt werden! Zu 90 % liegt entweder ein Malignom oder ein primärer Hyperparathyreoidismus vor; je älter der Patient, desto wahrscheinlicher ist ein Malignom.

- Medikamentenanamnese (s. o.).
- Bestimmung des intakten PTH: falls PTH ↑ besteht ein primärer oder tertiärer Hyperparathyreoidismus (Unterscheidung anhand der Nierenwerte); wenn PTH ↓ liegt eine andere Genese vor, wahrscheinlich ein Malignom.
- Bestimmung von Calcitriol: wenn Calcitriol ↑ ist, handelt es sich um eine granulomatöse Systemerkrankung (s. o.) oder um eine Vitamin-D_3-Intoxikation.
- Ausschluss von Hyperthyreose, Phäochromozytom, NN-Insuffizienz, VIPom.
- Malignom-Suche: insbesondere nach Lymphomen (z. B. Plasmozytom) und soliden Karzinomen fahnden.

Therapie

Therapie

Kausal: entsprechend der Grundkrankheit.

Symptomatisch: siehe primärer Hyperparathyreoidismus.

Primärer Hyperparathyreoidismus (pHPT)

Definition und Epidemiologie

- Autonome Mehrsekretion von Parathormon (PTH).
- Inzidenz 27 auf 100 000 Einwohner, Prävalenz 1:100 000.
- Altersgipfel 5.–6. Lebensdekade, Frauen : Männer = 2 : 1.

Ätiologie/Pathogenese

- Solitäre (85 %) oder multiple (4 %) Adenome der Epithelkörperchen.
- Hyperplasie aller 4 Epithelkörperchen (10 %), entweder spontan oder im Rahmen einer Multiplen endokrinen Neoplasie (MEN); histologisch Hyperplasie der Hauptzellen oder wasserhellen Zellen.
  - MEN Typ I: Adenome der Nebenschilddrüse und Hypophyse, Inselzelltumoren.
  - MEN Typ II: Nebenschilddrüsenadenom, Phäochromozytom, medulläres Schilddrüsenkarzinom.
- Karzinome der Epithelkörperchen (< 1 %).

Klinik

Heute sind 30–40% der Patienten klinisch asymptomatisch (Hyperkalzämie als einziges Symptom).

- **Neuromuskulär:** Hyperkalzämie senkt die neuromuskuläre Erregbarkeit: Muskelschwäche bis zur Pseudoparalyse, Muskelatrophie, Verwirrtheit, Psychosen (depressive Verstimmung).
- **Gastrointestinal** (20%): Appetitlosigkeit, Gewichtsabnahme, Übelkeit, Erbrechen, peptische Ulzera (< 5%), Obstipation, Meteorismus, paralytischer Ileus, Cholelithiasis, Pankreatitis (selten).
- **Kardiovaskulär:** QT-Verkürzung im EKG, arterielle Hypertonie.
- **Renal** (30%; häufigste Organmanifestation)
  - Polyurie mit Dehydratation: Hyperkalzämie führt zur Steigerung der glomerulären Filtrationsrate (GFR) (Polyurie), um die Kalzurie zu erhöhen; dies verursacht einen Volumen- und Elektrolytverlust (besonders NaCl). Ist der Volumenverlust zu groß, nimmt die Diurese ab (prärenales Nierenversagen) und die Hyperkalzämie kann nicht mehr gegenreguliert werden. Dies führt zu einer raschen Zunahme der Hyperkalzämie.
  - Nephrolithiasis: Calciumoxalat oder -phosphatsteine.
  - Nephrokalzinose: schlechte Prognose für die Nierenfunktion.
  - Niereninsuffizienz: durch Volumendefizit und in Folge der Nephrolithiasis/Nephrokalzinose.
- **Ossär**
  - Osteopenie: Vermehrung der Osteoklasten und Steigerung der Osteoklastenaktivität, reaktiv auch der Osteoblasten → Knochenstoffwechsel gesteigert mit negativer Bilanz; daher Marker des Knochenaufbaus (AP, Osteocalcin) und -abbaus (Hydroxyprolin i. U., Pyridinolin i. U.) erhöht.
  - Radiologische Befunde: diffuse Osteopenie (WS, Hände), subperiostale Resorptionslakunen (Usuren), Akroosteolysen (V. a. Hände), sehr selten braune Tumoren (eingeblutete Resorptionszysten, Osteodystrophica cystica generalisata).
  - Bei ausgeprägter Osteopenie erhöhte Frakturrate.

Hyperkalzämische Krise: Entweder langsame Entwicklung bei pHPT oder plötzlich, wenn die Hyperkalzämie durch weitere Faktoren verstärkt wird (z. B. Immobilisation, Thiazid-Diuretika, Exsikkose, Vitamin D oder A, Calcium-Präparate).

! Die hyperkalzämische Krise ist ein **intensivmedizinischer Notfall**, der zu tödlichen Herzrhythmusstörungen führen kann. Symptome sind: Polyurie mit Exsikkose oder bereits Oligurie, Übelkeit, Erbrechen, Lethargie, Adynamie, Verwirrtheit, Somnolenz, Koma, Arrhythmien.

Diagnostik

Labor: intaktes PTH ↑, Ca. i. S. ↑, Ca. i. U. ↑, anorg. Phos. i. S. ↓ (60%), Phosphat i. U. ↑; bei wiederholter Bestätigung der Befunde ist die Diagnose gesichert. Die Bestimmung von cAMP i. U. ist obsolet.

Bei V. a. Tumor-Hyperkalzämie differenziert meist der **Hydrocortison-Test:** 100 mg Hydrocortison über 10 Tage führen bei granulomatös oder malignombedingter Hyperkalzämie zum Abfall des Serum-Calciums, nicht jedoch beim pHPT.

Die Hyperkalzurie differenziert den pHPT von der normo- bis hypokalzurischen familiären benignen Hyperkalzämie.

Ergänzende Labordiagnostik (zur Diagnosestellung entbehrlich):

- Nierenfunktion: Kreatinin, Kreatinin-Clearance, Kalium i. S.
- Aktivierung des Knochenstoffwechsels: AP ↑, Osteocalcin ↑, Ausscheidung von Markern des Knochenabbaus ↑ (Hydroxyprolin i. U., Pyridinolin i. U., Deoxypyridinolin i. U.).

Diagnostik zur Beurteilung von Sekundärfolgen:

- Sonographie: Nephrolithiasis, Nephrokalzinose, Cholelithiasis?
- Röntgen der Hände und Wirbelsäule: Ausmaß der Skelettbeteiligung, periostale Usuren?
- Osteodensitometrie: Ausmaß der Osteopenie.
- Beckenkammknochenhistologie: nur bei V. a. Zweiterkrankung (Tumor).

Lokalisation des Nebenschilddrüsenadenoms: Beim Ersteingriff wird nur eine Halssonographie durchgeführt. Ein erfahrener Chirurg ist jedem bildgebendem Verfahren in der Lokalisation überlegen. Bei persistierendem oder rezidivierendem pHPT erfolgt präoperativ eine Lokalisation des Adenoms mittels Halssonographie, Computertomographie und Kernspintomographie, ggf. selektive Halsvenenkatheterisierung mit multiplen PTH-Entnahmen (nur in einem erfahrenem Zentrum).

Präoperativ muss immer eine komplette **Schilddrüsendiagnostik** erfolgen, damit operationswürdige Befunde (z. B. Knoten, Adenom, große Struma) im Rahmen der Nebenschilddrüsenentfernung angegangen werden können (Vermeidung eines späteren Zweiteingriffes).

Therapie

Therapie

1. Kausale Therapie

Operation des Adenoms bzw. der hyperplastischen Epithelkörperchen.

- Bei Mehrdrüsenerkrankung subtotale Parathyreoidektomie (3 ½ Drüsen) mit Autotransplantation einer halben Drüse in den Unterarm und zervikale Thymektomie.
- Zu über 95% erfolgreiche Operation, ca. 3% persistierender pHPT, permanente Stimmbandlähmung < 1%, postoperativer Hypoparathyreoidismus ca. 2%, Letalität < 0,2% (in der hyperkalzämischen Krise 20%).

Indikationen zur Operation: Calcium i. S. über 3 mmol/l, Nephrolithiasis, Nephrokalzinose, Kreatininclearance unter 70% des altersentsprechenden Normwertes, Knochendichte mehr als zwei Standardabweichungen unter dem altersentsprechenden Normwert, durchgemachte hyperkalzämische Krise, Lebensalter unter 60 Jahre.

2. Symptomatische Therapie

- **Rehydratation** (Ausgleich der Dehydratation mit 0,9% NaCl-Infusionen, viel calciumarme Flüssigkeit trinken lassen, 3–10 l/d). NW: Volumenüberlastung, Hypokaliämie.
- **Forcierte Diurese** mit 2–6 l NaCl 0,9% + 40–100 mg Furosemid pro Tag mit Kontrolle des Wasser- und Elektrolythaushaltes (Kaliumsubstitution, **cave:** Herzinsuffizienz mit Überwässerung).
- **Bisphosphonate** (z. B. Clodronat, Pamidronat, Ibandronat): Hemmung der Osteoklastenaktivität; besonders indiziert bei Tumorosteolysen (schmerzsenkend) und zur präoperativen Therapie bei pHPT; 300 mg Clodronat oder 30 mg Pamidronat in 500 ml NaCl 0,9% über 4 h i. v. für mehrere Tage, dann oral fortführen (**cave:** Verstärkung einer Niereninsuffizienz!).
- **Calcitonin** (4–6 × 100 IE s. c./d): durch eine Hemmung der Osteoklastenaktivität wird die Calcium-Freisetzung aus dem Knochen gesenkt und die renale Exkretion gefördert. NW: Übelkeit, Flush.
- **Glucocorticoide** (z. B. Prednison 50–100 mg/d): wirkt bei Vit.-D_3-vermittelter Hyperkalzämie (Sarkoidose, Lymphomen, Vit.-D-Intox.) und Malignomen, nicht aber bei pHPT (antagonisiert die Vit.-D-Wirkung am Darm).
- **Mithramycin** (25 µg/kg KG über 6 h i. v.): als Zytostatikum nur bei Malignomen indiziert. Hemmt Osteoklasten, Wirkbeginn nach 12 Stunden, Maximum nach 2–3 Tagen, bei Bedarf nach 3–6 Tagen wiederholen; maximale Therapiedauer 2–3 Wochen. NW: Thrombozytopenie, Leukozytopenie, Leber-, Nierentoxizität.
- **Hämodialyse** gegen calciumfreies Dialysat.

Sekundärer Hyperparathyreoidismus (sHPT)

Definition und Epidemiologie

Gegenregulatorische (sekundäre) PTH-Überproduktion zur Korrektur einer Hypokalzämie bei Störungen des Calcium-Phosphatstoffwechsels infolge anderer Erkrankungen.

Fast alle Patienten mit langjähriger Niereninsuffizienz, seltener bei gastrointestinalen Erkrankungen.

Ätiologie

Renaler sHPT: Bei Niereninsuffizienz sinkt die Phosphat-Clearance mit konsekutiver Entwicklung einer Hyperphosphatämie. Zur Konstanthaltung des Calcium-Phosphat-Produktes i. S. entsteht eine Hypokalzämie. Gegenregulatorisch steigt die PTH-Produktion. Weiterhin sinkt frühzeitig (oft schon im kreatinin„blinden" Bereich) die renale Produktion von Calcitriol und verstärkt die Hypokalzämie. Calcitriol wirkt antiproliferativ auf die Epithelkörperchen, sodass bei Calcitriol-Mangel die Nebenschilddrüsen hyperplasieren.

Nichtrenaler sHPT: Gemeinsamer Mechanismus aller Ursachen des nichtrenalen sHPT ist ein Mangel an Calcium und/oder Calcitriol.

- Maldigestion (Gallensäureverlust, exokrine Pankreasinsuffizienz): Mangel an Gallensäuren oder Lipase vermindert die Resorption des fettlöslichen Vitamin D.
- Malabsorption (Sprue, Morbus Crohn, Kurzdarmsyndrom, Morbus Whipple): verminderte Resorption von Calcium und/oder Vitamin D.
- Leberzirrhose: reduzierte Synthese von 25-OH-D_3.
- Cholestase verursacht eine verminderte Resorption von Vitamin D_2 und D_3.
- Medikamente (Phenobarbital, Hydantoin): Steigerung des hepatischen Abbaues von Vitamin D_3.
- Mangelhafte alimentäre Zufuhr von Vit.D (selten). Täglicher Bedarf etwa 400 IE.
- Mangelhafte UV-Bestrahlung: unzureichende Konversion von Vit. D_2 (inaktives Prohormon) zu Vit. D_3. Besonders bei dunkelhäutigen Einwande-

rern und älteren Menschen mit fehlender Sonnenlichtexposition (Altersheimbewohner).

Klinik

Meist dominiert die Grunderkrankung (Niereninsuffizienz, Leberzirrhose, Malabsorption) die Symptomatik.

Diffuse Knochenschmerzen, Frakturen und proximale Muskelschwäche sind Ausdruck der Osteomalazie.

Extraossäre Weichteilverkalkungen bei renalem sHPT treten ab einem Calcium-Phosphat-Produkt (Ca × Phos.) > 6 mmol/l (oder 70 mg/dl) auf.

Diagnostik

Labordiagnostik: die Konstellation PTH ↑ und Calcium ↓ oder normal definiert die Diagnose sHPT.

Zur differenzialdiagnostischen Klärung: Kreatinin, ggf. Kreatininclearance, Harnstoff, anorg. Phosphat i. S., 25-Hydroxy-Vitamin D_3 und Calcitriol.

Nach Ausschluss einer renalen Genese des sHPT erfolgt die gastroenterologische Diagnostik: Leberfunktion? Maldigestion? Malabsorption?

Beckenkammknochenhistologie (zur Diagnosestellung regelmäßig entbehrlich): Mischbild aus Osteomalazie (gestörte Mineralisation mit Osteoidvermehrung) und Hyperparathyreoidismus (gesteigerte Osteoklastenaktivität, Fibroosteoklasie).

Therapie

1. Renaler sHPT

Sobald das anorg. Phosphat i. S. infolge der Niereninsuffizienz ansteigt, ist eine **symptomatische Therapie** zur Prophylaxe des sHPT und der renalen Osteopathie indiziert. Sie besteht in einer Verminderung der intestinalen Phosphatzufuhr und -resorption, Ziel ist die Normalisierung des Phosphat i. S.

- Phosphatrestriktion: Eiweißrestriktion, Meiden von phosphatreichen Nahrungsmitteln (Fleisch- und Milchprodukte).
- Hemmung der Phosphatresorption: Phosphatbinder, z. B. Calciumkarbonat (6–10 g/d) oder Calciumacetat (Einnahme mit und während der Mahlzeit!). NW: initial bei hohem Phosphat Gefahr der Überschreitung des Calcium-Phosphat-Produktes i. S. mit Ausfällung und Bildung von Weichteilverkalkungen.
- Normalisierung des Serum-Calciums (erst nach Normalisierung des Phosphat-Spiegels): zusätzliche Gabe von 1 g Calcium/d.
- Gabe von Vit. D_3: bei renalem sHPT ist nur die Gabe von 1,25-Dihydroxy-Vit. D_3 (Calcitriol, z. B. Rocaltrol) sinnvoll. Zur Prophylaxe der renalen Osteopathie reichen 0,25–0,5 µg/d, zur Therapie werden 0,5–2,0 µg/d eingesetzt. Bei Dialysepatienten Bestandteil der Standardtherapie. NW: bei Überdosierung Gefahr der Hyperkalzämie.

2. Nichtrenaler sHPT

- Therapie der Grundkrankheit.
- Symptomatisch: siehe Therapie der Osteomalazie.

Therapie

Tertiärer Hyperparathyreoidismus (tHPT)

Verselbstständigung eines sHPT durch Hyperplasie der Nebenschilddrüsen mit konsekutiver Entwicklung einer Autonomie, sodass wie beim pHPT das Calcium **und** PTH erhöht sind (Tab. 1.**48**). Die PTH-Produktion unterliegt nicht mehr dem negativen Feedback durch Calcium und Calcitriol.

Fast nur bei Dialysepatienten. Oft asymptomatisch; sonst klinisch wie die Hyperkalzämie bei pHPT.

Therapie: Bei symptomatischem tHPT oder histologisch nachgewiesener schwerer Fibroosteoklasie kann eine 3 ½-Drüsen-Resektion der hyperplasierten Epithelkörperchen mit Autotransplantation einer halben Drüse in den shuntfreien Unterarm erfolgen.

Therapie

1.7.3 Hypokalzämie

Definition

Unterschreiten des Normbereiches für Calcium, meist unter 2,20 mmol/l bzw. 8,5 mg/dl.

Die häufigsten Ursachen sind ein Mangel an Calcitriol oder Parathormon (PTH).

Pathogenese

- Verminderte intestinale Calcium-Absorption: Vitamin-D-Mangel, Malabsorption, Maldigestion, Hypoparathyreoidismus.
- Verminderte Calcium-Mobilisation aus dem Knochen: Hypoparathyreoidismus, Pseudohypoparathyreoidismus.
- Vermehrter renaler Calcium-Verlust: renale tubuläre Azidose, Schleifendiuretika, Hypoparathyreoidismus.
- Vermehrter Calcium-„Verbrauch" (Calcium-Ablagerungen): Pankreatitis, Rhabdomyolyse, Phosphatinfusionen, Tumorlyse-Syndrom, Calcium-Bindung an EDTA oder Citrat (Transfusionen).

Klinik

- Neuromuskuläre Symptome: Hypokalzämie erhöht die neuromuskuläre Erregbarkeit: Tetanien, periorale Parästhesien, Karpopedalspasmen („Pfötchenstellung"), Stimmritzenkrampf mit Dyspnoe, Krampfanfälle, Verwirrtheit, Psychosen mit Depressionen.
- Kardiovaskuläre Symptome: QT-Verlängerung, arterielle Hypotonie, Arrhythmien.
- Intestinale Symptome: Durchfälle, Schmerzen durch Darmspasmen, Obstipation.
- Dermatologische Symptome: trockene Haut, Alopezie, brüchige Nägel.
- Gesteigerte Reflexe.
- Zeichen nach Chvostek: Beklopfen des N. facialis auf der Wange verursacht Zucken des Mundwinkels.
- Zeichen nach Trousseau: Induktion der Pfötchenstellung durch Blutdruckmessung am Oberarm.

Komplikationen (Spätfolgen)

- Katarakt.
- Morbus Fahr: Stammganglienverkalkungen mit extrapyramidalen Symptomen (im CT nachweisbar).
- Demineralisation des Skeletts.

Diagnostik

- Calcium i. S. zum Nachweis der Hypokalzämie,
- anorganisches Phosphat, intaktes PTH, Nierenretentionsparameter (Kreatinin, Kreatininclearance), ggf. 25-OH-D_3 und Calcitriol,
- Blutgasanalyse und Mg i. S. zum Ausschluss einer Hyperventilationstetanie, der renalen tubulären Azidose und Hypomagnesiämie.

Differenzialdiagnosen

Normokalzämische Tetanie: Hyperventilationstetanie (häufigste Ursache einer Tetanie!), Hypomagnesiämie.

Therapie

Therapie

1. Akute Therapie bei symptomatischer Hypokalzämie (z. B. Laryngospasmus, schmerzhafte Muskelkrämpfe, Krampfanfall):

- 10–40 ml Calciumglukonat 10 % i. v. über 10–15 Minuten (**cave:** nicht bei digitalisierten Patienten!).
- Bei digitalisierten Patienten Calcium oral. Vorher Blutabnahme zur späteren differenzialdiagnostischen Abklärung.

2. Dauertherapie: Therapieziel ist die Normalisierung des Serum-Calciums und der Kalzurie (100–150 mg/24 h). Zu Beginn der Therapie engmaschige Kontrollen zur Vermeidung einer Überdosierung mit Hyperkalzämie.

- **Calcium oral:** 0,5–2,5 g/d (z. B. Calcium-Brausetabl.); Dosen über 3 g/d steigern nicht die Wirkung sondern die Nebenwirkungen (z. B. Durchfall).
- **Vitamin D_3 oder Analoga:** Die gebräuchliche Dosis beträgt etwa 20 000–80 000 IE Vit.-D_3-Aktivität pro Tag (z. B. Vigantol); in Abhängigkeit der zugrunde liegenden Störung und der individuellen Empfindlichkeit gegenüber Vitamin D_3 ist anhand des Serum-Calciums und der Kalzurie die Dosis individuell anzupassen. Hyperkalzämie und Hyperkalzurie bedeuten Überdosierung und Hypokalzämie bzw. Hypokalzurie Unterdosierung. Zur schnelleren Wirkung und bei therapieresistenten Verläufen können auch die biologisch aktiveren hydroxylierten Meta-

▶

bolite des Vit. D_3 eingesetzt werden. Die therapeutische Breite aller Vit.-D-Präparate ist sehr gering, sodass schnell auch Hyperkalzämien entstehen, die durch die Kumulation von Vit. D oft lang anhalten. Dosisänderungen wirken sich oft erst nach Tagen aus. Vor einer geplanten Schwangerschaft und während der Gestationsphase muss die Vitamin-D-Dosis so niedrig wie möglich sein, um Fehlbildungen und Hyperkalzämie beim Kind zu vermeiden.

Tabelle 1.**50** Die charakteristischen Laborkonstellationen differenzieren zwischen den möglichen Ursachen der Hypokalzämie

	Calcium	anorg. Phos.	PTH	Kreatinin
renaler sHPT	↓	↑	↑	↑
intestinaler sHPT	↓	↓	↑	normal
Hypoparathyreoidismus	↓	↑	↓	normal
Pseudohypoparathyreoidismus	↓	↑	↑	normal

1.7.4 Unterfunktion der Nebenschilddrüsen

Man unterscheidet eine verminderte Bildung von Parathormon (Hypoparathyreoidismus), die Bildung eines defekten, wirkungslosen Parathormons (Pseudoidiopathischer Hypoparathyreoidismus) und Defekte des PTH-Rezeptors in den Zielorganen (Pseudohypoparathyreoidismus).

Hypoparathyreoidismus

Ätiologie

- Postoperativ (> 90%), z. B. nach Schilddrüsen- oder Nebenschilddrüsenoperation (falls transient – Erholung innerhalb von 6 Monaten).
- Idiopathisch: meist autoimmun; isoliert oder im Rahmen eines polyglandulären Autoimmunsyndroms (z. B. mit Hypothyreose, Hypothyreose Typ Hashimoto, Morbus Addison, Vitiligo, Autoimmun-Hypophysitis, Autoimmun-Hepatitis, Typ-A-Gastritis, Diabetes mellitus Typ 1).
- Angeborene Aplasie von Nebenschilddrüse und Thymus (DiGeorge-Syndrom).
- Familiärer Hypoparathyreoidismus (autosomal dominant): Mutation des Calcium-Rezeptors, die zur Aktivierung auch ohne Bindung von Calcium führt, so den Nebenschilddrüsen hohe Calcium-Serumkonzentrationen vortäuscht und dadurch die PTH-Produktion supprimiert.
- Selten nach zervikaler Radiatio oder durch Infiltration bei Malignomen.
- Hämochromatose (pathol. Eisenspeicherung in parenchymatösen Organen).

Pathogenese

Der PTH-Mangel führt über 3 Mechanismen zur Hypokalzämie:

- verminderte renale Rückresorption von Calcium, dadurch gesteigerter renaler Calciumverlust,
- bei PTH-Mangel wird vermindert Calcitriol gebildet, dadurch reduzierte intestinale Calciumabsorption,
- verminderte Mobilisation von Calcium aus dem Knochen; PTH-Mangel führt zu einer reduzierten Osteoklastenaktivität.

Klinik, Diagnostik und Therapie

Siehe Kap. 1.7.3 „Hypokalzämie“.

Pseudohypoparathyreoidismus und Pseudoidiopathischer Hypoparathyreoidismus

Definition

Sehr seltene Erkrankungen mit fehlender PTH-Wirkung trotz erhöhter PTH-Serumkonzentrationen.

Ätiologie

Pseudoidiopathischer Hypoparathyreoidismus: Produktion eines biologisch unwirksamen PTH. Exogenes PTH wirkt völlig normal.

Pseudohypoparathyreoidismus: Zielorgandefekt mit einer Resistenz gegen die PTH-Wirkung aufgrund eines defekten PTH-Rezeptors oder Post-Rezeptor-Defektes. Beim Typ I führt exogenes PTH nicht zu einem Anstieg der cAMP-Konzentration im Urin, beim Typ II kann exogenes PTH die cAMP-Exkretion steigern. Die genaue Unterscheidung der Subtypen ist für die Therapie ohne Bedeutung.

- Typ Ia (häufigste Form): Defekt im Adenylatzyklase-Komplex mit Mangel des Guanin-Nukleotid-Bindungsprotein (G-Protein); oft familiär als hereditäres Syndrom (Albright-Osteodystrophie) mit Minderwuchs, Adipositas, mentaler Retardierung, Knochenanomalien (Brachydaktylie, Rundschädel), primärer Hypothyreose und primärem Hypogonadismus.
- Typ Ib: Defekt im Adenylatzyklase-Komplex ohne Mangel des G-Proteins.
- Typ Ic: Defekt im PTH-Rezeptor mit Mangel des G-Proteins; Klinik wie bei Typ Ia.
- Typ II: Defekt der cAMP-abhängigen Proteinkinase A.
- Pseudopseudohypoparathyreoidismus: G-Protein-Mangel mit Albright-Osteodystrophie, aber ohne Hypokalzämie.

Klinik und Diagnostik

Siehe Kap. 1.7.3 „Hypokalzämie„

Laborbefunde: Bei allen Formen des Pseudohypoparathyreoidismus sind im Serum Ca ↓, Phos ↑, Mg ↓ und intaktes PTH ↑. Die gleiche Konstellation der Laborparameter besteht bei der Niereninsuffizienz mit sHPT. Die Differenzierung erfolgt mittels der Retentionswerte, die beim Pseudohypoparathyreoidismus im Gegensatz zur Niereninsuffizienz normal sind (Tab. 1.**50**). In spezialisierten Zentren ist auch eine Gendiagnostik des entsprechenden Defektes möglich.

Therapie

Therapie

Siehe Kap. 1.7.3 „Hypokalzämie“.

1.7.5 Osteomalazie, Rachitis, Phosphatdiabetes

Definition und Epidemiologie

Osteomalazie bezeichnet eine mangelhafte Mineralisation der unverkalkten, organischen Grundsubstanz des Knochens (Osteoid).

Beim Kind kommt zusätzlich die unzureichende Mineralisation der Wachstumsfuge hinzu **(Rachitis)**. Osteomalazie und Rachitis sind keine Diagnosen, sondern Symptome, die differenzialdiagnostisch abgeklärt werden müssen.

Mit der generellen Vitamin-D-Mangel-Prophylaxe bei Kleinkindern ist die Rachitis in Deutschland selten geworden.

Unter dem Begriff **Phosphatdiabetes** werden Erkrankungen mit Phosphatmangel infolge eines erhöhten Phosphatverlustes im Urin oder einer reduzierten Phosphataufnahme im Darm zusammengefasst.

Ätiologie

1. Mangel an oder ineffektive Wirkung von Calcitriol (calcipenische Osteomalazie/Rachitis)

- Mangelnde Vitamin-D-Zufuhr
  - alimentärer Mangel (selten),
  - Maldigestion (Gallensäurenverlust, exokrine Pankreasinsuffizienz),
  - Malabsorption (Dünndarmerkrankungen, z. B. Sprue, M. Crohn).
- Vitamin-D-Stoffwechselstörungen
  - mangelhafte UV-Bestrahlung: unzureichende Konversion von Vit. D_2 (inaktives Prohormon) zu Vit. D_3. Besonders bei dunkelhäutigen Einwanderern und älteren Menschen mit fehlender Sonnenlichtexposition (Altersheimbewohner),
  - reduzierte Synthese von 25-OH-Vit. D_3: z. B. Leberzirrhose,
  - reduzierte Synthese von Calcitriol: bei Niereninsuffizienz oder angeborenem Mangel des Enzyms 1α-Hydroxylase (= hereditäre Pseudo-Vitamin-D-Mangel-Rachitis Typ I),
  - vermehrter Abbau von Vit. D_3: Induktion von Enzymen in der Leber durch Medikamente (Phenobarbital, Hydantoin).
- Mangelhafte Vit.-D_3-Wirkung
  - Defekt des Vit.-D_3-Rezeptors (Pseudo-Vitamin-D-Mangel-Rachitis Typ II).

2. Phosphatdiabetes (phosphopenische Osteomalazie/Rachitis)

- Angeborene Stoffwechselstörungen
  - Fanconi-Syndrom (Phosphaturie, Aminoazidurie, Glukosurie),
  - X-chromosomale hypophosphatämische Rachitis,
  - renale tubuläre Azidose (distaler Typ).

- Erworbene Störungen
  - langfristige parenterale Ernährung,
  - Antazida-Abusus: Magnesium- und Aluminiumhydroxid binden Phosphat im Darm und verhindern dessen Resorption.

Pathogenese

Zur Mineralisation der organischen Grundsubstanz des Knochens (Osteoid), ist die Wirkung von 1,25-Dihydroxy-Vitamin D_3 in Kombination mit einem ausgewogenem Verhältnis von Calcium und anorganischem Phosphat erforderlich. Ein Mangel an Calcitriol und/oder Phosphat verhindern den Einbau von Hydroxylapatit in das Osteoid (Mineralisation), sodass der Knochen weich und verformbar wird.

Klinik

Erwachsene:

- Diffuse Knochenschmerzen, besonders tragender Abschnitte (Beine, Hüfte, Wirbelsäule), die bei Belastung zunehmen. Belastete Knochen verformen sich allmählich (O-Beine, Kartenherzbecken mit Watschelgang).
- Selten Frakturen (Knochen ist weich und verformt sich, anstatt zu brechen).
- Hypokalzämische Tetanien in fortgeschrittenen Stadien.
- Ausgeprägte Muskelschwäche und -schmerzen (Pathomechanismus unklar).

Kinder:

- Verdickung von Hand- und Fußgelenken, Schädelverformungen (Quadratschädel, Kraniotabes (Erweichungsareale am Hinterkopf)), Zahnschmelzdefekte, Wachstumsverzögerung.
- Bewegungsarmut, psychomotorische Entwicklungsverzögerung, Muskelhypotonie.

Diagnostik

- Röntgen: Demineralisierung (verwaschene Struktur), Looser-Umbauzonen (Pseudofraktur), Knochenverformungen (z. B. Fischwirbel), rachitischer Rosenkranz (= Anschwellungen der Knochen-Knorpel-Grenze der Rippen); beim Kind Auffaserung der Epiphysenfugen.
- Labor: AP ↑ (90%), Hypokalzurie (90%), Ca i. S. normal oder ↓, anorg. Phosphat normal oder ↓, Ca.-Phosphat-Produkt i. S. ↓ (< 24, Berechnung in mg/dl), PTH oft ↑ (= sHPT), Calcitriol oft ↓.
- Knochen-Szintigramm: multilokuläre Mehranreicherungen.
- Osteodensitometrie: ↓ oder normal, hilft differenzialdiagnostisch nicht weiter.
- Histologie: Eine Beckenkammknochenhistologie kann die Diagnose der Mineralisationsstörung sichern, hilft aber oft nicht, die Differenzialdiagnose zu klären.

Die Diagnose entsteht aus der Summe der anamnestischen, klinischen, röntgenologischen und klinisch-chemischen Befunde.

Differenzialdiagnostik

Die Differenzierung zwischen kalzipenischer und phosphopenischer Osteomalazie ist nicht immer einfach. Bei der phosphopenischen Form sind die Calcium- und Vit.-D_3-Stoffwechselparameter meist normal und ein sHPT fehlt. Beim Phosphatdiabetes besteht trotz Phosphopenie eine Hyperphosphaturie.

Oft hilft die Anamnese weiter: familiäre Belastung, Antazida-Abusus?

Therapie

Therapie der kalzipenischen Osteomalazie (Vitamin-D_3-vermittelt)

- Bei mangelhafter Zufuhr: oraler Ersatz, z. B. Cholecalciferol.
- Bei chronischer Maldigestion oder Malabsorption: parenterale Gabe von Vit. D_3; z. B. Cholecalciferol 25 000–100 000 I. E. alle 3 Monate i. m. oder hohe Dosen oral (teilweise bis 200 000 IE/d).
- Bei Leberfunktionsstörung: Gabe von Cholecalciferol oder Calcifediol.
- Bei Niereninsuffizienz: siehe sHPT, Calcitriol (z. B. Rocaltrol).
- Bei 1α-Hydroxylase-Mangel: Calcitriol (Rocaltrol) 0,25–1,0 µg/die.
- Regelmäßig ist die zusätzliche Gabe von 0,5–2,0 g/d Calcium-Brause indiziert.

Die therapeutische Breite aller Vit.-D-Präparate ist gering, daher anfänglich engmaschige Kontrolle des Serum-Calcium und der Calcium-Exkretion im Urin; Ziel ist die Normokalzurie.

Cave: Vitamin D und Analoga wirken teratogen!

Therapie der phosphopenischen Osteomalazie

Bei Phosphatdiabetes: Ersatz des renalen Verlustes durch orale Phosphatsubstitution 1,5–3,0 g/d auf 4–5 Dosen verteilt.

1.7.6 Osteoporose

Definition und Epidemiologie

Osteoporose ist eine durch verminderte Knochenfestigkeit charakterisierte Skeletterkrankung, die Personen für ein erhöhtes Frakturrisiko prädisponiert (neue WHO-Definition). Der Nachweis einer verminderten Knochenmasse wird als **Osteopenie** bezeichnet. Eine **manifeste Osteoporose** ist durch das Vorhandensein von Frakturen ohne adäquates Trauma gekennzeichnet.

Es handelt sich um die **häufigste Knochenerkrankung**, überwiegend sind Patienten jenseits des 50. Lebensjahres betroffen. Etwa 30–40% aller postmenopausalen Frauen weisen eine Osteopenie auf. Etwa 80–90% aller Oberschenkelhals- und Wirbelkörperfrakturen und 70% aller distalen Radiusfrakturen bei Patienten über 65 Jahren sind auf eine Osteoporose zurückzuführen. Mit zunehmenden Alter sind auch Männer von einer Osteoporose betroffen. 25–30% aller Oberschenkelhalsfrakturen betreffen Männer.

Geographische Unterschiede: Menschen kaukasischer und asiatischer Abstammung sind häufiger betroffen als Menschen afrikanischer Herkunft.

Ätiologie

Primäre Osteoporose (95%): keine Ursache erkennbar (Ausschlussdiagnose)

- Typ I (High-turnover-Osteoporose): Postmenopausale Osteoporose; im Mittel verliert eine Frau jährlich 3–5% Knochenmasse in den ersten Jahren nach der Menopause. Dies führt zu einer strukturellen Veränderung des Knochens mit vermehrter Frakturneigung, erkennbar am exponentiellen Anstieg osteoporotischer Frakturen bei Frauen einige Jahre nach der Menopause. Da hiervon besonders der **spongiöse Knochenanteil** betroffen ist, manifestiert sich dies bevorzugt in Frakturen der Wirbelkörper.
- Typ II (Low-turnover-Osteoporose): Senile Osteoporose, betrifft auch Männer; bevorzugt Oberschenkelhalsfrakturen.
- Idiopathische juvenile Osteoporose.

Sekundäre Osteoporose (5%): Folge auslösender Faktoren

- Endokrine Ursachen: Hypercortisolismus, Hyperthyreose, Hyperparathyreoidismus, Hypogonadismus, Akromegalie, Hypophosphatämie, Osteomalazie, Hypokalzämie, Hyperprolaktinämie.
- Malignome mit diffuser Infiltration des Knochens: Plasmozytom, NHL, Mastozytose.
- Malignome mit paraneoplastischer Sekretion von Parathormon related peptide (PTHrP).
- Immobilisation: lang dauernde Bettlägerigkeit, Paraplegie.
- Medikamente: Heparin, Glucocorticoide, Methotrexat.
- Hereditäre Bindegewebserkrankungen: Osteogenesis imperfecta, Homozystinurie, Ehlers-Danlos-Syndrom, Marfan-Syndrom, Menke-Syndrom.
- Rheumatoide Arthritis.
- Übermäßiger Alkoholkonsum.

Pathogenese

Bis zur Mitte/Ende der 3. Lebensdekade erfolgt ein kontinuierlicher Zuwachs an Knochenmasse und -struktur (so genanntes bone modelling). Die maximal erreichte Knochenmasse wird als **peak bone mass** bezeichnet.

Nach dem Erreichen der peak bone mass beginnt das **bone remodelling**, ein lebenslang andauernder Knochenumbau mit einem zyklischen Ablauf von Knochenresorption durch Osteoklasten und nachfolgendem Wiederauffüllen der Resorptionslakune durch Osteoblasten (Abb. 1.**13**).

Da mit zunehmendem Lebensalter die Aktivität der Osteoblasten nachlässt, resultiert ein allmählicher altersassoziierter physiologischer Verlust an Knochenmasse (ca. 1–1,5%/Jahr).

Wird eine kritische untere Grenze der Knochenmasse unterschritten, resultiert eine **Osteopenie** mit Frakturgefahr. Je niedriger die in jungen Jahren aufgebaute peak bone mass ist, desto früher wird im fortgeschrittenen Lebensalter die Frakturschwelle erreicht.

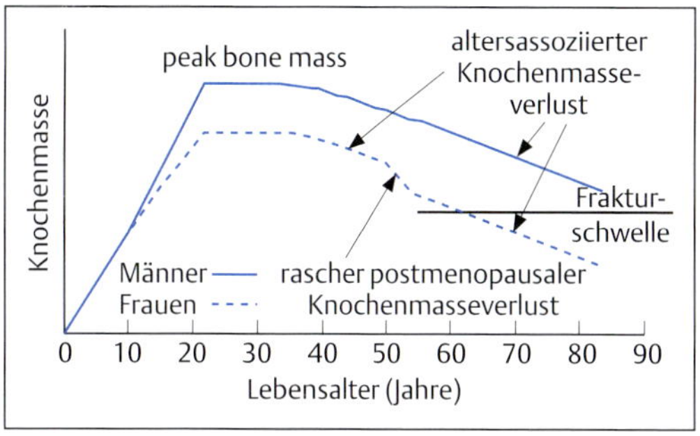

Abb. 1.13 Knochenmasseveränderungen im Lauf des Lebens bei Männern und Frauen

Risikofaktoren für die Entstehung einer Osteopenie/Osteoporose

- Familiäre (genetische) Belastung.
- Calciumarme Ernährung: Calcium-Mangel fördert den Knochenabbau.
- Unzureichende Belastung des Knochens: mechanische Belastung ist ein äußerst wichtiger Reiz für die Knochenbildung:
  - Bewegungsmangel, Immobilisation,
  - starkes Untergewicht, zarter Körperbau.
- Alle Zustände mit verminderter Produktion oder Wirkung von Sexualsteroiden (Östrogene und Androgene hemmen den Knochenabbau):
  - verzögerter Pubertätseintritt,
  - längere Phasen mit Hypogonadismus (z. B. Amenorrhö, Zyklusstörungen, bei Männern Testosteronmangel),
  - überlange Stillphase,
  - frühe Menopause < 45. Lj. (Tab. **1.51**),
  - starkes Untergewicht.
- Rauchen, Alkoholkonsum: Alkohol hemmt die Osteoblastenaktivität.

Klinik

Frakturen bei leichtem oder inadäquatem Trauma: Prädilektionsstellen sind Wirbelkörper (untere BWS, LWS), Oberschenkelhals und distaler Radius (meist Colles-Fraktur).

Knochenschmerzen, besonders im Rücken; oft Ausdruck von Wirbelkörpersinterungen oder Deckplatteneinbrüchen.

Veränderungen der Körperstatur: Abnahme der Körpergröße, damit verbunden tannenbaumartige Hautfalten am Rücken, Rundrücken (Kyphose).

Diagnostik

Radiologische Befunde (Röntgen)

- Bei Patienten mit **akuten Beschwerden** entsprechende Region röntgen.
- Bei **nichtvertebralen Frakturen** ist auch eine Röntgenuntersuchung der Wirbelsäule zu empfehlen, da die Wirbelsäulenosteoporose zeitlich am frühesten in Erscheinung tritt.
- Transparenzminderung beim Röntgen erst ab einem Verlust von etwa 30% der Knochenmasse erkennbar, dann ist die Diagnose Osteoporose gesichert.
- Weitere Kriterien: Betonung der Rahmenstruktur und der vertikalen Trabekel der Wirbelkörper.
- Typische Befunde: Keilwirbel, Fischwirbel, Sinterungen, Deckplatteneinbrüche.
- Die Diagnose osteoporotischer Wirbelfrakturen und der Demineralisation bedarf großer Erfahrung des Beurteilers.

Osteodensitometrie (Knochendichtemessung)

Aus dem Grad der Abschwächung ionisierender Strahlen beim Durchtritt durch Knochen wird anhand einer Eichung an einem Phantom aus Hydroxylapatit der Knochenmineralgehalt quantitativ abgeleitet. Gebräuchliche Verfahren sind die quantitative Computertomographie (qCT) der LWS und die Doppelenergie-Röntgen-Absorptiometrie (DEXA). Die deutschen Leitlinien empfehlen nur den Einsatz des DEXA-Verfahrens, bei Frauen unter 75 Jahren an der Wirbelsäule, bei älteren Frauen am Oberschen-

Tabelle 1.**51** Risikofaktoren als begünstigende Faktoren für die Entstehung einer postmenopausalen Osteoporose

- niedriges Körpergewicht (Body-Mass-Index [BMI] < 20 kg/m^2)
- Abnahme der Körpergröße > 4 cm
- ungewollter Gewichtsverlust (> 10%)
- extreme körperliche Inaktivität (so gut wie keine regelmäßige körperliche Betätigung innerhalb oder außerhalb der Wohnung)
- positive Frakturanamnese (Fraktur ohne adäquates Trauma seit Eintritt der Menopause)
- akut auftretende starke Rückenschmerzen
- ein hohes Sturzrisiko (mindestens 2 Stürze in den letzten 6 Monaten)

kelhals. Der **stärkste Zusammenhang zum Frakturrisiko** wird für die Knochendichte des betroffenen Skelettabschnittes beobachtet (z. B. Knochendichte der LWS und Wirbelfrakturen; Knochendichte am Oberschenkelhals und Schenkelhalsfraktur).

Die Beurteilung des Messergebnisses beruht neben dem Absolutwert entscheidend auf dem Vergleich mit der altersunabhängigen, geschlechtsspezifischen maximalen Knochenmasse (peak bone mass; T-score):

- T-Score größer –1 Normalbefund
- T-Score zwischen –1 und –2,5 Osteopenie
- T-Score kleiner –2,5 Osteoporose

Die Knochendichtemessung ist ein diagnostisches Hilfsmittel im Zusammenspiel mit anderen Untersuchungen (Anamnese, Untersuchung, Labor) und kann niemals allein Grundlage für therapeutische Entscheidungen sein. Anwendung auch zur Verlaufskontrolle einer Therapie.

Skelettszintigraphie

- Differenzierung zwischen frischer und alter Fraktur.
- Differenzialdiagnose zu anderen Osteopathien (Morbus Paget, Osteomalazie).
- Bei der Mehrzahl aller Osteoporose-Patienten entbehrlich.

Beckenkammknochenhistologie

- Zur Differenzialdiagnose bei unklaren Befunden, nicht zu klärendem Verdacht auf eine sekundäre Osteoporose.
- Bei der Mehrzahl aller Osteoporose-Patienten entbehrlich.

Basislabor

Bei jedem Patienten zum Ausschluss einer sekundären Osteoporose (Tab. 1.**52**).

! Die primäre Osteoporose geht nicht mit charakteristischen pathologischen Laborbefunden einher.

Ergeben sich anamnestisch, klinisch oder nach dem Basislabor Verdachtsmomente sekundärer Osteoporosen, erweitert sich die Laboratoriumsdiagnostik gezielt in der entsprechenden Richtung.

Speziallabor

Selten erforderlich, Einsatz nur durch Spezialisten.

- Die Bestimmung der **Knochenumbauparameter** ist nicht relevant zur Diagnosesicherung oder Therapieentscheidung.
- Eventuell sind Knochenumbauparameter geeignet, im individuellen Verlauf, die Beeinflussung des Knochenstoffwechsels durch eine therapeutische Intervention früher anzuzeigen als dies die Knochendichtemessung könnte.
- Zur Abschätzung der Knochenstoffwechselsituation (High-turnover vs. Low-turnover)

Tabelle 1.**52** Basislabor nach der deutschen Leitlinie (DVO) zur postmenopausalen Osteoporose

Blut	**zum Ausschluss von**
Calcium, Phosphat	Hyperkalzämien (Knochenerkrankungen, Knochenmetastasen, primärer Hyperparathyreoidismus), Hypokalzämie bei sekundärem Hyperparathyreoidismus (z. B. durch Niereninsuffizienz)
alkal. Phosphatase, Gamma-GT	Osteomalazie/Hepato- oder Cholezystopathie
Kreatinin	Niereninsuffizienz
BSG, Blutbild	hämatologischen Systemerkrankungen, multiplem Myelom, Skelettmetastasen
Eiweiß-Elektrophorese	multiplem Myelom
TSH	latenter oder manifester Hyperthyreose
Bei Männern ergänzend Testosteron im Serum	
Urin	**zum Ausschluss von**
Eiweiß (Bence-Jones-Proteine)	multiplem Myelom

- Knochenaufbauparameter: knochenspezifische alkalische Phosphatase (wenn AP nicht ausreichend ist).
- Knochenabbauparameter: Pyridinium-Crosslinks im Urin (zur Orientierung: Kalzurie im 24-h-Urin).

Diagnosestellung

Diagnose Osteoporose:

- Bei eindeutigen Röntgenbefunden oder Vorhandensein von Frakturen ohne adäquates Trauma.
- Eine osteodensitometrische festgestellte Knochendichteminderung ohne weitere Symptome berechtigt nicht allein zur Diagnose Osteoporose (bei Vorliegen von weiteren Risikofaktoren wohl aber zu einer Therapie).

Differenzialdiagnose: Osteomalazie; das gemeinsame Vorkommen von Osteomalazie und Osteoporose wird als Poromalazie bezeichnet.

Therapie

Primärprävention

Zur Primärprävention der postmenopausalen Osteoporose werden empfohlen:

- calciumreiche Ernährung (1000–1500 mg/d),
- bei unzureichender Calciumzufuhr ggf. Supplementierung (bis zu 1000 mg/d)
- bei institutionalisierten Frauen oder in der Mobilität eingeschränkten Frauen über 65 Jahren Supplementierung von 1200 mg Calcium und 800 IE Cholecalciferol,
- regelmäßige körperliche Aktivität und täglicher Aufenthalt im Freien (≥ 30 Min.),
- Nikotinkarenz, Alkoholkonsum unter 30 g/d.

Schmerztherapie bei akuter Fraktur

Schmerztherapie nach WHO-Stufenschema

- Stufe I: Nicht-Opioide (z. B. Paracetamol oder Diclofenac).
- Stufe II: Schwache Opioide (z. B. Tilidon-Naloxon, Tramadol, Codein).
- Stufe III: Opiate oral oder transdermal, ggf. zusätzlich Stufe I und Ko-Analgetika (Amitriptylin, Tetrazepam).

Bei multiplen Frakturen Entlastung durch elastisches Stützmieder

Schmerztherapie in der subakuten Phase

- Ziel: Mobilisierung, Krankheitsverarbeitung und Therapieeinstellung.
- Rehabilitation: Physiotherapie, Bewegungstraining, Fortführung einer suffizienten Schmerztherapie.
- Allgemeine Empfehlung: regelmäßige Aktivität, kein Nicotin, kein Alkohol.

Spezielle antiosteoporotische Pharmakotherapie

Deutsche Leitlinien DVO

- Therapie 1. Wahl bei postmenopausaler Osteoporose: Alendronat, Risedronat, Raloxifen, jeweils in Kombination mit 500–1000 mg Calcium und 400–800 IE Cholecalciferol
  - Alendronat 10 mg/d oder 1 × 70 mg/Woche, verfügt auch über die Zulassung zur Osteoporose-Therapie beim Mann,
  - Risedronat 5 mg/d oder 1 × 35 mg/Woche; verfügt auch über die spezielle Zulassung zur Therapie der glucocorticoidinduzierten Osteoporose,
  - Raloxifen 60 mg/d; Wirksamkeit nur für die Verhinderung von Wirbelkörperfrakturen nachgewiesen, nicht für Oberschenkelhalsfrakturen.
- Reservemedikamente bei Unverträglichkeit oder Kontraindikationen der Therapien 1. Wahl: Calcitonin-Spray 200 IE/d; Etidronat zyklisch; Östrogene, Na-Monofluorphosphat 2 × 76 mg/d; Natriumfluorid (slow release) 2 × 25 mg zyklisch; Alfacalcidiol 2 × 0,25 µg/d.

Neue Medikamente, noch nicht in Leitlinien berücksichtigt: Teriparatide (Parathormon-Analogon) 1 × 20 µg s. c. tgl, bei schwersten Formen und Versagen anderer Therapien; Strontium.

Spezielle Pharmakotherapie zunächst 2–3 Jahre, dann Reevaluation. Klinische Therapiekontrollen alle 3–6 Monate (Verträglichkeit, Nebenwirkungen, Schmerzen, neue Frakturen). Verlaufskontrolle der Osteodensitometrie nach 2 Jahren.

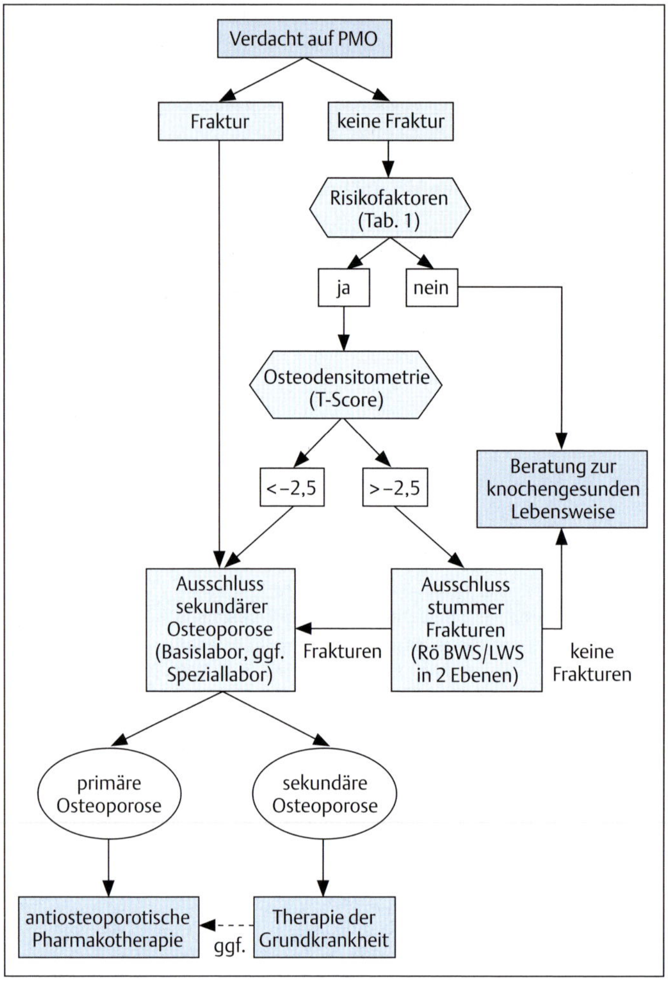

Abb. 1.14 Algorithmus zur Vorgehensweise bei Verdacht auf eine postmenopausale Osteoporose (PMO).

Prognose

Bei adäquater Therapie werden meist ein weiterer Verlust an Knochenmasse und Frakturen verhindert. Bei Therapieversagern Spezialisten hinzuziehen, ggf. Therapieumstellung.

Bei sekundären Osteoporosen ist eine Zunahme der Knochenmasse meist nur durch die Beseitigung der auslösenden Ursache zu erreichen.

Bei der primären Osteoporose ist die Prophylaxe durch calciumreiche Ernährung, Vermeidung eines Vit.-D-Mangels und anderer Risikofaktoren von größter Wichtigkeit.

1.7.7 Morbus Paget (Osteodystrophia deformans)

Definition und Epidemiologie

Lokalisierte Skeletterkrankung mit pathologisch gesteigertem, unkontrolliertem Knochenumbau.

Prävalenz 1–2 %, progrediente Häufigkeitszunahme mit dem Lebensalter, Männer sind häufiger betroffen.

Ätiologie/Pathogenese

Slow-Virus-Disease? (Hunde-Staupe?, Paramyxovirus).

Pathologisch veränderte (viral infizierte?) Osteoklasten lösen einen gesteigerten Knochenabbau aus, der sekundär zu einem unkontrollierten Knochenaufbau mit strukturell insuffizienten, fragilen und leicht verformbaren Knochen führt. In den Umbauzonen ist die Durchblutung extrem gesteigert.

Klinik

Die Mehrzahl der Patienten ist klinisch asymptomatisch.

Insbesondere wenn Verformungen und Frakturen eingetreten sind kommt es zu **Knochenschmerzen**. Am häufigsten ist das Becken betroffen, gefolgt von Femur, Schädel, Tibia, LWS, Schlüsselbeinen und Rippen. Die Haut über betroffenen Arealen ist infolge der gesteigerten Durchblutung der Umbauzonen gerötet und überwärmt (unangenehmes Wärmegefühl). Am Schädel führt die Volumenzunahme des Knochens zur Umfangszunahme des Schädels (Hut passt nicht mehr). Arthrosen bei gelenksnahem Befall (z. B. Coxarthrose).

Kompression von Nerven, z. B. Taubheit bei Befall des Mastoids, radikuläre Ausfälle bei Wirbelsäulenbefall mit Paresen oder Parästhesien. Sehr selten Querschnittssymptomatik.

Komplikationen

- Bei < 1 % der Patienten maligne Transformation zum Osteosarkom.
- Der vermehrte Knochenabbau führt zur Hyperkalziurie und selten zur Nephrolithiasis.
- Immobilisation (z. B. durch Fraktur) kann zur raschen Entwicklung einer Hyperkalzämie führen.
- Bei starkem Befall kann durch die extreme Durchblutung der Umbauzonen das Herzzeitvolumen bis zum High-output failure gesteigert sein und eine Herzinsuffizienz (Vorwärtsversagen) verursachen.

Diagnostik

- Laborbefunde: AP ↑↑ (Knochen-Isoenzym); teurer und ohne Zusatzinformation sind Marker des Knochenaufbaus (Osteocalcin i. S. ↑) und -abbaus (Pyridinolin und Deoxypyridinolin i. U. ↑).
- Röntgen: Das Röntgenbild ist oft pathognomonisch! Verdickung der Kortikalis und verwaschene, grobe Trabekelstruktur; sklerotische und lytische Herde nebeneinander.
- Skelettszintigraphie: Nach der Diagnosestellung sollte mindestens einmal ein Ganzkörper-Skelettszintigramm angefertigt werden, um klinisch inapparente Herde zu identifizieren. Alle Mehranreicherungen dann röntgenologisch abklären.
- Knochenbiopsie nur bei unklarem röntgenologischem Befund oder Malignitätsverdacht.

Differenzialdiagnosen: Osteosarkom, Osteomyelitis.

Therapie

! Die meisten Patienten bedürfen keiner Therapie!

Indikationen zur Therapie sind:
- schwere Knochenschmerzen in betroffenen Arealen,
- Osteolysen in tragenden Skelettabschnitten mit Frakturgefahr,
- drohende Kompression oder neurologische Komplikationen,
- Nephrolithiasis (calciumhaltige Steine) bei nachgewiesener Hyperkalzurie,
- Herzinsuffizienz bei pagetinduziertem Vorwärtsversagen.

Symptomatische Therapie

- Bei leichten Knochen- oder Gelenkschmerzen: Acetylsalicylsäure oder nichtsteroidale Antiphlogistika.
- orthopädische Hilfen bei Fehlstellungen und Verformungen.

Kausale Therapie

Hemmung des Knochenabbaus: Der Therapieerfolg kann mit der Bestimmung der Knochenabbaumarker kontrolliert werden. Die AP spricht erst später an.

- Bisphosphonate (z. B. Etidronat 1–20 mg/kg KG/d oder Pamidronat in äquivalenten Dosen): werden in das Hydroxylapatit des Knochens eingebaut und verzögern den Abbau des Knochens. NW: Niereninsuffizienz.
- Calcitonin (50–100 IE/d): wirkt durch eine direkte Hemmung der Osteoklasten. NW: Flush, Durchfälle.
- Mithramycin 10–25 µg/kg KG/d über 1–2 Wochen jeweils als Infusion über 6 h i. v.: als Zytostatikum letzte Therapiemöglichkeit. NW: Thrombozytopenie, Leukozytopenie, Leber-, Nierentoxizität.

Prognose

Regelmäßig gutes Ansprechen auf die medikamentöse Therapie, sodass ein Progress der Erkrankung verhindert werden kann.

1.8 Diabetes mellitus

D. Kopf, S. Klose, R. Lobmann, H. Lehnert

1.8.1 Definition

Die einfachste Definition erfolgt unabhängig von möglichen klinischen Symptomen und bezieht sich auf **chronisch erhöhte Blutglucosewerte** im unbehandelten Krankheitszustand. Die Hyperglykämie ist dabei Ausdruck eines Insulinmangels oder der Existenz von Bedingungen, die zu einer eingeschränkten Wirkung von Insulin führen.

Mit dem Diabetes mellitus sind zahlreiche andere Stoffwechselveränderungen assoziiert; so insbesondere die Entwicklung einer Ketonämie unter den Bedingungen eines schweren Insulinmangels, Veränderungen im Lipoproteinstoffwechsel und Proteinhaushalt.

Der Diabetes ist grundsätzlich eine dauerhafte, nicht reversible Erkrankung, abgesehen von sehr wenigen Situationen, in denen die Hyperglykämie passager sein kann.

1.8.2 Epidemiologie

Die Häufigkeit des Diabetes mellitus weist große Unterschiede zwischen verschiedenen Populationen auf. In Deutschland ist bei etwa 7% der Gesamtbevölkerung ein Diabetes mellitus bekannt, Stichproben zufolge liegt die Dunkelziffer in der gleichen Größenordnung. Etwa 90% der Diabetiker leiden an einem Typ-2-Diabetes. Die Prävalenz des **Typ-2-Diabetes** zeigte in den letzten Jahren einen kontinuierlichen Anstieg und wurde in Einzelfällen bereits im Kindesalter diagnostiziert. Von den ca. 5 Millionen Typ-2-Diabetikern sind etwa 800 000 insulinpflichtig.

Auch die Inzidenz des **Typ-1-Diabetes** steigt derzeit kontinuierlich über die letzten 20 bis 30 Jahre. Die Jahresinzidenz ist dabei in hohem Maße populations- und länderabhängig; in Japan erkrankt beispielsweise nur eine Person auf 100 000 an einem Typ-1-Diabetes, während dies in skandinavischen Ländern, insbesondere Finnland, bereits nahezu 40 sind. In Deutschland liegt die jährliche Inzidenz bei etwa 15 bis 20 auf 100 000 und die Prävalenz bei etwa 200 000 Fällen.

Diese Zahlen verdeutlichen die außerordentlich große, weltweite gesundheitspolitische Bedeutung des Diabetes; eine konservative Schätzung der WHO geht im Jahr 2030 von etwa 300 Millionen Diabetikern weltweit aus.

1.8.3 Einteilung

Die Einteilung der verschiedenen Diabetesformen erfolgt nach **streng pathogenetischen Prinzipien**. Durch die Klassifikation der American Diabetes Association und der WHO von 1997 und 2003 (Tab. 1.**53**) wurden ältere Klassifikationen abgelöst. Der Typ-1-Diabetes (autoimmunbedingte Betazelldestruktion mit absolutem Insulinmangel) und der Typ-2-Diabetes (Insulinresistenz mit variabel ausgeprägter Insulinsekretionsstörung) werden von sekundären oder monogenetischen Diabetesformen sowie vom Gestationsdiabetes abgegrenzt.

Obsolet ist damit die Einteilung nach dem unscharfen klinischen Merkmal der Insulinabhängigkeit in IDDM und NIDDM („insulin dependent" und „non-insulin dependent diabetes mellitus"). Schon wegen der zunehmenden Verlagerung der Manifestation in das mittlere Lebensalter ist auch die Bezeichnung „Altersdiabetes" für den Typ-2-Diabetes irreführend.

1.8.4 Pathogenese

Typ-1-Diabetes

Pathogenetisch repräsentiert der **Typ-1-Diabetes** eine autoimmunologisch bedingte Störung der pankreatischen B-Zelle bei Patienten mit einem mehr oder weniger definierten (immun)genetischen Hintergrund. Dabei spielt eine Interaktion zwischen exogenen Trigger-Ereignissen (z. B. Infektion) und genetischen Bedingungen (z. B. HLA-System) eine herausragende Rolle.

Das **Risiko** für die Entwicklung eines Typ-1-Diabetes-mellitus bei Kindern mit einem diabetischen Elternteil beträgt etwa 5%; sind beide Eltern betroffen, liegt das Risiko bei annähernd 40%.

Bei Patienten mit einem Typ-1-Diabetes werden überzufällig häufig bestimmte **HLA-DR-Haplotypen** gefunden. Über 90% der Patienten weisen entweder den Lokus DR3, DR4 oder beide zusammen auf. Das relative Risiko, einen Typ-1-Diabetes zu entwickeln, liegt beim Vorhandensein von DR3 bei 5, von DR4 bei 7, von DR3 und DR4 bei 14. Umgekehrt scheint der HLA-Haplotyp DR2 eine protektive Wirkung zu besitzen, hier liegt das relative Risiko bei 0,1. Allerdings sind diese Haplotypen auch in der Allgemeinbevölkerung häufig, 60% aller Personen weisen entweder DR3 oder DR4 auf; daher kann hieraus keine spezifische Prädiktion des Typ-1-Diabetes abgeleitet werden. Dennoch kann heute davon ausgegan-

Tabelle 1.**53** Einteilung der Diabetesformen

I.	Typ-1-Diabetes (β-Zelldestruktion, die gewöhnlich zu absolutem Insulinmangel führt)	
	A.	Autoimmunprozess
	B.	Idiopathisch (in Deutschland sehr selten)
II.	Typ-2-Diabetes (Bandbreite von vorherrschender Insulinresistenz mit relativem Insulinmangel bis zum vorherrschenden Sekretionsdefekt mit Insulinresistenz)	
III.	Andere näher klassifizierte Typen	
	A.	Genetische Defekte der β-Zellfunktion 1. Chromosom 12, HNF-1α (MODY 3) 2. Chromosom 7, Glucokinase (MODY 2) 3. Chromosom 20, HNF 4α (MODY 1) 4. Mitochondriale DNA 5. Andere
	B.	Genetische Defekte der Insulinwirkung (unter anderem Leprochaunismus, Rabson-Mendenhall-Syndrom, Lipodystrophiesyndrome, z.B. Typ Köbberling-Dunnigan)
	C.	Erkrankungen des exokrinen Pankreas (unter anderem Pankreatitis, Trauma, Z.n. Pankreatektomie, Neoplasie, zystische Fibrose, Hämochromatose)
	D.	Endokrinopathien 1. Akromegalie 2. Cushing-Syndrom 3. Glukagonom 4. Phäochromozytom 5. Hyperthyreose 6. Somatostatinom 7. Aldosteronom 8. Andere
	E.	Medikamentös oder toxisch bedingt (unter anderem Glucocorticoide, α-Interferon, antiretrovirale Medikamente, Antipsychotika)
	F.	Infektionen (unter anderem kongenitale Röteln, CMV)
	G.	Seltene Formen des Autoimmundiabetes (z.B. Stiff-Man-Syndrom)
	H.	Andere genetische Syndrome, die mit Diabetes assoziiert sein können (unter anderem Down-Syndrom, Klinefelter-Syndrom, Turner-Syndrom, myotone Dystrophie vom Typ Curschmann-Steinert, Prader-Willi-Syndrom, Laurence-Moon-Biedl-Bardet-Syndrom, Porphyrie)
IV.	Gestationsdiabetes	

gen werden, dass der HLA-Status eines Individuums etwa 50% des genetischen Risikos für die Entwicklung eines Typ-1-Diabetes ausmacht.

Darüber hinaus spielt der HLA-DQ-Lokus eine erhebliche Rolle (DQ-β asp 57). Zahlreiche weitere, so genannte **IDDM-Loci** sind bislang beschrieben worden, so beispielsweise ein Polymorphismus der Insulingenregion auf dem kurzen Arm des Chromosoms 11. Dies unterstützt das Konzept der klinischen Heterogenität beim Typ-1-Diabetes.

Als pathogenetisch relevante Umweltfaktoren sind insbesondere **virale Infektionen** beschrieben worden (z. B. Coxsackie, Mumps, Zytomegalie). Dafür spricht auch die typische saisonale Häufung von Neuerkrankungen in den Herbst- und Wintermonaten. Interessant ist, dass eine Sequenz-Homologie zwischen dem Inselzellprotein Glutaminsäure-Decarboxylase (GAD) und dem Coxsackie-B-Virus besteht. Dies weist auf die Möglichkeit hin, dass eine Coxsackie-Virusinfektion eine autoimmune Reaktion initiieren kann, die gegen die Inselzellen des Pankreas gerichtet ist. Der eindeutige experimentelle Beweis für eine virale Pathogenese steht allerdings noch aus.

Daneben werden Faktoren der **frühkindlichen Ernährung und Antigenexposition** diskutiert. Neuere Studien deuten auf die Exposition mit Gluten und Getreideprodukten im Säuglingsalter als Risikofaktor. Diskutiert, aber nicht letztlich gesichert wurden auch die Exposition gegenüber Kuhmilch, Impfungen oder ein Mangel an Antigenexposition durch Hygiene.

Deutliche Hinweise auf **autoimmunologische Reaktionen** zeigen die morphologischen Befunde der lymphozytären Infiltration des endokrinen Pankreas und vor allem der Nachweis von Antikörpern gegen Inselzellen und Inselzellproteine. In erster Linie sind dies Inselzellantikörper, Antikörper gegen GAD, gegen Inselzell-Tyrosinphosphatase (IA-2) und Insulinantikörper. Die größte diagnostische Bedeutung, auch in der Prädiktion des Typ-1-Diabetes, kommt dabei der Kombination von GAD und Tyrosinphosphatase-Antikörpern zu. In der Barts-Windsor-Studie wurde gezeigt, dass die Anwesenheit von drei oder mehr Antikörpern ein Risiko von nahezu 90% bedeutet, einen Typ-1-Diabetes zu entwickeln. Neben der Entwicklung von humoralen Antikörpern müssen Mechanismen der zellulären Immunität (zytotoxische T-Zelle, Makrophagen, natürliche Killerzellen) berücksichtigt werden. Diese Zellen produzieren Lymphokine wie Interleukin-1, TNF-α, Interleukin-2 oder Interferon-γ. Damit sind sie in der Lage, auf der einen Seite Makrophagen zu aktivieren und die Expression von HLA-Antigenen auf der Zelloberfläche zu bewirken, auf der anderen Seite zytotoxisch zu wirken.

Während durch genetische Untersuchungen und Bestimmung von Autoantikörpern in der **Früherkennung von gefährdeten Personen** Fortschritte erzielt wurden, haben bisher alle Strategien zur Verhinderung des Autoimmunprozesses versagt. Zukünftige Ansätze könnten in der selektiven Modulation von Zytokinen in frühen Erkrankungsstadien liegen.

Zusammenfassend ist der Typ-1-Diabetes das Ergebnis einer sehr komplexen Interaktion von exogenen und genetischen Bedingungen, die mit Prozessen der humoralen und zellulären Autoimmunität vergesellschaftet sind.

Typ-2-Diabetes

Im Gegensatz zum Typ-1-Diabetes besteht bei der häufigsten Diabetesform, dem Typ-2-Diabetes, kein absoluter Insulinmangel, sondern ein relativer Mangel hinsichtlich der vom Körper benötigten Konzentrationen. Damit ist diese Diabetesform in erster Linie **Ausdruck einer Insulinresistenz**, die als subnormale biologische Antwort auf eine bestimmte Konzentration von Insulin definiert wird. Die entstehende Hyperinsulinämie ist dann Ausdruck einer vermehrten Insulinsekretion der B-Zelle als Folge dieser Resistenz. Hinzu kommt eine unterschiedlich ausgeprägte **Störung der B-Zell-Funktion**, vor allem mit einer Verzögerung der frühen Phase der Insulinsekretion.

Die genauen **Ursachen** dieser Insulinresistenz sind bislang nur unzureichend bekannt; hier spielen Postrezeptordefekte, seltener Defekte der Glucokinase und sehr selten Insulinrezeptordefekte eine Rolle. Diese Insulinresistenz ist dabei Ausdruck genetischer Störungen und anderer Faktoren wie z. B. Bewegungsmangel, Fehlernährung oder Adipositas, die unabhängig von genetischen Bedingungen eine Insulinresistenz verursachen können.

Trotz des größeren Einflusses hereditärer Faktoren ist die Analyse der genetischen Bedingungen hierbei ungleich schwieriger als beim Typ-1-Diabetes, da auch eine erheblich größere **klinische Heterogenität** besteht, mit jeweils unterschiedlichen pathogenetischen Beiträgen des Übergewichtes, einer gestörten Insulinsekretion und Insulinresistenz.

Wesentlich ist weiterhin, dass der Typ-2-Diabetes mit anderen Störungen und Erkrankungen des **metabolischen Syndroms** assoziiert auftritt; hier sind die Adipositas, die Hypertonie und die Dyslipoproteinämie (erhöhte Triglyceride, niedriges HDL-Cholesterin) zu nennen. Jede der genannten Störungen des metabolischen Syndroms ist für die Entwicklung eines Typ-2-Diabetes prädiktiv.

Weitere Diabetesformen

Wissenschaftlich sind die monogenetischen Diabetesformen interessant. Typisch für die als **MODY-Diabetes** (maturity onset diabetes of the young) zusammengefassten monogenetischen Störungen der Betazellfunktion sind:

- das Erkrankungsalter von unter 25 Jahren bei mindestens einem Familienmitglied,
- die Kontrolle der Nüchternhyperglykämie mindestens 2 Jahre ohne Insulin,
- keine Entwicklung einer Ketoazidose.

Allerdings besteht hier auch eine erhebliche klinische Variabilität dieser Erkrankung, die letztlich auch Ausdruck unterschiedlicher betroffener Gene ist. Mutationen folgender Gene sind bekannt:

- MODY Typ 1: Hepatischer nukleärer Faktor 4α (HNF 4α),
- MODY Typ 2: Glucokinase,
- MODY Typ 3: HNF 1α,

- MODY Typ 4: Insulin Promoter Faktor 1
- MODY Typ 5: HNF 1β.

Daneben gibt es seltene, monogenetische Insulinresistenz-Syndrome (Tab. 1.**53**, III B).

Wesentlich häufiger sind Diabetesformen, die infolge anderer Erkrankungen auftreten (z. B. bei chronischer Pankreatitis) oder durch Medikamente bedingt sind. Hierbei sind besonders der steroidinduzierte Diabetes oder der durch antiretrovirale Medikamente induzierte Diabetes hervorzuheben. Auch unter der Therapie mit Antipsychotika ist neueren Studien zufolge das Diabetesrisiko um den Faktor 3 gegenüber der Allgemeinbevölkerung erhöht.

Der Gestationsdiabetes wird gesondert besprochen (Kap. 1.8.9).

1.8.5 Klinik

Die **typischen Symptome** des Diabetes bestehen in erster Linie im Auftreten von Durst, Polyurie, Gewichtsverlust, Pruritus und den Zeichen der verminderten Infektabwehr (Balanitis, Vulvitis, Wundheilungsstörungen). Die Symptome sind dabei beim Typ-1-Diabetes häufig stärker ausgeprägt als bei Patienten mit einem Typ-2-Diabetes.

Zum Zeitpunkt der **Erstmanifestation eines Typ-1-Diabetes** haben diese Symptome typischerweise zwei bis drei Monate bestanden, wobei auch wesentlich kürzere oder längere Zeiträume möglich sind. Einige Patienten weisen zum Zeitpunkt der Erstmanifestation eine Ketoazidose auf.

Patienten mit einem **Typ-2-Diabetes** sind dagegen häufig sehr symptomarm; Müdigkeit, Leistungsverlust und verminderte Infektabwehr stehen hier im Vordergrund. Bei älteren Patienten mit einem Typ-2-Diabetes findet man zum Zeitpunkt der Diagnosestellung bereits in einem signifikanten Anteil diabetesassoziierte Komplikationen, insbesondere eine Neuropathie und beginnende Nephropathie. Auch ein Visusverlust als Ausdruck einer diabetischen Katarakt oder einer Retinopathie kann zur Diagnose des Typ-2-Diabetes führen.

Insbesondere in der Altersgruppe der 25- bis 45jährigen Patienten können **differenzialdiagnostische Probleme** zwischen einem Typ-1- und Typ-2-Diabetes bestehen. Zur Differenzierung sind die in Tab. 1.**54** genannten Kriterien hilfreich.

1.8.6 Diagnostik

Die Diagnose eines Diabetes mellitus kann am einfachsten durch eine einmalige Messung der **Nüchternblutglucose** oder, bei Vorhandensein deutlicher klinischer Symptome, durch eine einmalige Messung der Blutglucose zu einem beliebigen Zeitpunkt **(Gelegenheitsblutzucker)** gestellt werden (Grenzwerte siehe Tab. 1.**55**). Die Messung des Gelegenheitsblutzuckers hat jedoch eine sehr geringe diagnostische Sensitivität und erfasst nicht die prognostisch und therapeutisch besonders wichtigen frühen Stadien. Dies gilt in geringerem Ausmaß auch für die alleinige Messung der Nüchternglucose.

Ein **oraler Glucosetoleranztest (oGTT)** muss daher in allen Zweifelsfällen sowie bei Patienten mit erhöhtem Risiko (z. B. Familienanamnese, Vorliegen von Erkrankungen des metabolischen Syndroms, nach Entbindung eines makrosomen Kindes) durchgeführt werden.

Bei grenzwertigen Befunden der Nüchternglucose spricht man von **gestörter Nüchternglucose**; bei grenzwertigen Befunden im oGTT spricht man von **gestörter Glucosetoleranz**. Patienten mit solchen Befunden haben ein erhöhtes Risiko, später einen manifesten Diabetes mellitus zu entwickeln. Darüber hinaus haben sie ein deutlich erhöhtes Risiko, Komplikationen wie kardiovaskuläre Ereignisse oder eine Neuropathie zu entwickeln. Sie bedürfen engmaschiger Kontrolle und einer intensiven Beratung mit dem Ziel einer veränderten Ernährung und Lebensweise.

Der **oGTT** wird dabei wie folgt durchgeführt:

Tabelle 1.**54** Kriterien, die für das Vorliegen eines Typ-1-Diabetes (versus Typ-2-Diabetes) sprechen

- Auftreten der Erkrankung in frühem Lebensalter
- Vorhandensein einer Ketoseneigung
- nur kurzes insulinfreies Intervall
- Vorliegen typischer HLA-Antigene (s. Text)
- Nachweis von Autoantikörpern (s. Text)
- Vorliegen einer weiteren Autoimmunerkrankung (Typ 1b: Hashimoto-Thyreoiditis, Morbus Basedow, Morbus Addison, Typ-A-Gastritis, Vitiligo)
- Fehlen von Begleiterkrankungen im Rahmen eines metabolischen Syndroms (s. Text)
- niedrige basale oder stimulierte C-Peptid-Sekretion
- entsprechende Familienanamnese

Tabelle 1.55 Diagnostische Kriterien des Diabetes mellitus

	Messung im Plasma				Messung im Vollblut			
	venös		kapillar		venös		kapillar	
	mmol/l	mg/dl	mmol/l	mg/dl	mmol/l	mg/dl	mmol/l	mg/dl
Nüchtern:								
gestörte Nüchternglucose	**> 6,0**	**≥ 110**	> 6,0	≥ 110	> 5,5	≥ 100	> 5,5	≥ 100
Diabetes mellitus	**≥ 7,0**	**> 125**	≥ 7,0	> 125	> 6,0	≥ 110	> 6,0	≥ 110
2-Stunden-Wert im oGTT								
gestörte Glucosetoleranz	**≥ 7,8**	**≥ 140**	≥ 8,9	≥ 160	≥ 6,7	≥ 120	≥ 7,8	≥ 140
Diabetes mellitus	**> 11,0**	**≥ 200**	≥ 12,2	≥ 220	≥ 10,0	≥ 180	> 11,0	≥ 200
Gelegenheitsblutzucker (mit Symptomen)	**> 11,0**	**≥ 200**	≥ 12,2	≥ 220	≥ 10,0	≥ 180	> 11,0	≥ 200

- Gabe von 75 g Glucose in 300 ml Wasser über 3–5 min (Kinder 1,75 g/kg KG, max. 75 g),
- vormittags nach 3 Tagen ohne diätetische Restriktion und mit üblicher körperlicher Aktivität,
- vorausgegangene Fastenperiode von 10 bis 16 Stunden (nur Wasserzufuhr erlaubt),
- Nicotinkarenz,
- keine Testdurchführung während Infekten oder im Postaggressionsstoffwechsel,
- Messung aller Blutzuckerwerte zur Erstdiagnostik mit qualitätsgesicherten Laborgeräten, nicht mit den zur Selbstkontrolle bestimmten Testgeräten.

Bei bereits diagnostiziertem Diabetes mellitus ist die **Bestimmung des HbA_{1c}** notwendig, um die Qualität der Stoffwechselkontrolle zu beurteilen (glykosyliertes Hämoglobin, Marker für die Langzeiteinstellung des Diabetes; Normbereich laborabhängig ca. bei 3,5 bis 6,0 %). Zur Erstdiagnostik des Diabetes ist der HbA_{1c} dagegen weder ausreichend sensitiv noch spezifisch. Das Gleiche gilt für die Durchführung von Blutzuckertagesprofilen, die ihren Platz in der Therapieanpassung haben.

Zur **Erstdiagnostik des Diabetes** gehört ebenso wie zur **Kontrolle des Verlaufes** die Bestimmung der folgenden Parameter:

- Blutdruckwerte (alle zwei bis drei Monate),
- Albumin im Urin (ein- bis zweimal im Jahr),
- Nierenfunktionsparameter,
- Lipidwerte (jährlich),
- Augenhintergrundsdiagnostik (jährlich),
- regelmäßige Kontrollen auf Fußläsionen und klinische Untersuchung auf das Vorliegen einer Neuropathie.

1.8.7 Differenzialdiagnostik

Bei der Differenzialdiagnostik des Diabetes mellitus (präziser: der Hyperglykämie) müssen vor allem die **seltenen renalen Glukosurien** beachtet werden. Dies ist in erster Linie die familiäre Glukosurie, die bei etwa 0,1 bis 0,2 % der Gesamtbevölkerung auftritt und auf einer reduzierten Anzahl von Transportmolekülen der Nierentubuluszellen für Glucose beruht. Weiterhin kommt hier das Fanconi-Syndrom mit Aminoazidurie, Glukosurie und renaler tubulärer Azidose sowie Osteomalazie in Betracht.

Daneben können **nichtglukosurische Melliturien** in Reaktionsproben wie beim Diabetes positiv reagieren, allerdings fallen sie dann beim enzymatischen Glucosenachweis negativ aus. Hier sind beispielsweise die Fructosurie und Galaktosurie zu nennen.

1.8.8 Therapie

Therapieziele und -prinzipien

Die Therapie des Diabetes verfolgt drei **Ziele**, die für den Patienten individuell gewichtet werden:

- Freiheit von Symptomen der Hyperglykämie (z. B. Polyurie und Gewichtsverlust, aber auch z. B. Dysurie bei rezidivierenden Harnwegsinfekten, neuropathische Schmerzen),
- Verhinderung oder Behandlung bedrohlicher akuter Stoffwechselentgleisungen,
- Verhinderung, Progressionshemmung oder Behandlung von chronischen Komplikationen (z. B. Retinopathie, Neuropathie, Myokardinfarkt).

Verschiedene **Maßnahmen** müssen zusammenwirken, um diese Ziele zu erreichen:

- angemessene Ernährung und Lebensweise,
- pharmakologische Maßnahmen,
- Schulung des Patienten, auf akute Symptome zu reagieren (z. B. Hypoglykämiesymptome oder Mikrotraumata an den Füßen) und Selbstkontrolle (z. B. Blutzucker, Harnzucker, Blutdruck etc.)

Bei den Komplikationen unterscheidet man makro- und mikrovaskuläre Komplikationen. Makrovaskuläre Komplikationen spielen sich an den größeren Arterien ab, wie zum Beispiel die koronare Herzkrankheit oder die arterielle Verschlusskrankheit. Zum mikrovaskulären Risiko gehören vor allem Nephropathie, Retinopathie und im weiteren Sinne die Neuropathie.

Zwei große Studien haben überzeugend gezeigt, dass für mikrovaskuläre Ziele die möglichst **normnahe Glucoseeinstellung**, gemessen am HbA_{1c}, in erster Linie entscheidend ist. Für Typ-1-Diabetiker ist dies die DCCT (Diabetes Control and Complications Trial, N Engl J Med 1993), für Typ-2-Diabetiker die UKPDS (United Kingdom Prospective Diabetes Study, Lancet und BMJ 1998). Hierauf basiert die Risikostratifikation der **European Diabetes Policy Group** für Typ-2-Diabetiker (Tab. **1.56**). Diese Grenzwerte gelten ähnlich auch für den Typ 1. Hieraus lassen sich individuelle Ziele der Kontrolle des Glucosestoffwechsels ableiten.

Für die makrovaskulären Komplikationen deutet sich an, dass sie nur bei frühest möglicher Diagnostik vor allem des Typ-2-Diabetes noch im Stadium der gestörten Glucosetoleranz und bei strengster Normalisierung auch der postprandialen Blutzuckerspitzen verhindert werden können. Diese Qualität der Blutzuckereinstellung ist mit den gegenwärtig zur Verfügung stehenden Methoden nur sehr bedingt möglich. Jedoch lässt sich das Risiko deutlich senken durch die strikte Normalisierung begleitender Risikofaktoren wie der Hypertonie und der Hyperlipidämie.

Die Qualität der Behandlung hängt auch von der Initiative und Mitarbeit der Patienten ab. **Strukturierte Schulungsprogramme**, abgestimmt auf Typ-1- und Typ-2-Diabetes, müssen den Patienten in die Lage versetzen, kompetent Entscheidungen über individuelle Therapieziele zu treffen und umzusetzen. Schulung dient dazu, Patienten zu einer positiven Einstellung zu helfen, den Austausch unter Betroffenen zu ermöglichen, über Ursachen und Zusammenhänge der Erkrankung und der Komplikationen zu informieren, diätetische Grundprinzipien praxisnah zu vermitteln und schließlich neue Lebensweisen und Techniken der Selbstkontrolle und Therapie einzuüben.

Strenge Therapieziele können einen beträchtlichen Aufwand erfordern und dadurch als Einschränkungen der **Lebensqualität** empfunden werden. Die Therapieziele müssen daher die individuellen Bedürfnisse berücksichtigen und gegen den Aufwand abgewogen werden. Je jünger die Patienten sind oder je mehr begleitende Risikofaktoren vorliegen, desto wichtiger ist die Verhinderung oder Progressionshemmung langfristiger Komplikationen für die Erhaltung der Lebensqualität. Bei geriatrischen Patienten oder bei anderweitig eingeschränkter Lebenserwartung kann dieses Ziel in den Hintergrund treten.

Der Kommunikation mit anderen betreuenden Ärzten und mit dem Patienten – und damit auch der Compliance – dient die Dokumentation aller Kenngrößen (HbA_{1c}, Lipide, Blutdruck, Komplikationen, aktuelle Therapieziele) im Gesundheitspass Diabetes, der von der Deutschen Diabetes-Gesellschaft herausgegeben wird und bezogen werden kann.

Die Therapiemöglichkeiten werden im Folgenden gemeinsam besprochen. Auf Besonderheiten des speziellen Diabetestyps wird bei der Besprechung der einzelnen Therapiemaßnahmen eingegangen.

Nichtmedikamentöse Maßnahmen

Die diätetischen Maßnahmen bei Patienten mit nicht insulinpflichtigem Diabetes mellitus entsprechen den generellen **Prinzipien der Reduktionskost**, wie sie im Kapitel Adipositas genannt werden.

▶

Tabelle 1.**56** Risikostratifizierung

Glucose:	**niedriges Risiko**	**arterielles Risiko**	**mikrovaskuläres Risiko**
HbA_{1c} [%]	≤6,5	>6,5	>7,5
venöse Plasmaglucose (nüchtern)			
mmol/l	≤6,0	>6,0	≥7,0
mg/dl	<110	≥110	>125
Blutzuckerselbstkontrolle			
nüchtern/präprandial			
mmol/l	≤5,5	>5,5	>6,0
mg/dl	<100	≥100	≥110
postprandial			
mmol/l	<7,5	≥7,5	>9,0
mg/dl	<135	≥135	>160
Blutdruck: niedriges Risiko	<140/85 mmHg		
Blutfette:	**niedriges Risiko**	**mittleres Risiko**	**hohes Risiko**
Gesamtcholesterol			
mmol/l	<4,8	4,8–6,0	>6,0
mg/dl	<185	185–230	>230
LDL-Cholesterol			
mmol/l	<3,0	3,0–4,0	>4,0
mg/dl	<115	115–155	>155
HDL-Cholesterol			
mmol/l	>1,2	1,0–1,2	<1,0
mg/dl	>46	39–46	<39
Triglyceride			
mmol/l	<1,7	1,7–2,2	>2,2
mg/dl	<150	150–200	>200

Grundsätzlich ist eine fettarme Kost anzustreben mit etwa 50–55% des berechneten Energiebedarfes an Kohlenhydraten, 30% an Fetten und 15% an Eiweiß.

Polysaccharide werden bevorzugt. Glucose und Saccharose werden rasch resorbiert, verursachen hohe postprandiale Blutzuckerspitzen und sollten daher sehr sparsam verwendet werden. **Zuckeraustauschstoffe** (z. B. Fructose, Sorbit) werden langsamer resorbiert und verursachen weniger starke, aber länger anhaltende Blutzuckeranstiege. In größeren Mengen verursachen sie eine Diarrhö. Als Süßungsmittel können alternativ kalorienfreie **Süßstoffe** verwendet werden (Saccharin, Cyclamat, Aspartam, Azesulfam).

Von Bedeutung ist die **Brot- oder Kohlenhydrateinheit** (BE oder KE). Sie entspricht einer Lebensmittelmenge von 10–12 g Kohlenhydraten. Als Schätzeinheit spielt sie in der praktischen Diätetik eine große Rolle und dient dem Austausch kohlenhydrathaltiger Nahrungsmittel. Durch diesen Austausch ergibt sich zumindest theoretisch die gleiche Menge an Glucose.

Zu den Besonderheiten der diätetischen Therapie im Rahmen einer Insulintherapie siehe die Abschnitte „Konventionelle Insulintherapie“ und „Intensivierte Insulintherapie“.

Regelmäßiger **Ausdauersport**, aber auch **vermehrte Alltagsaktivität** steigern die insulinunabhängige Glucoseutilisation, verbessern die Insulinresistenz und tragen zur Gewichtsreduktion bei. Patienten unter Insulin oder insulinotropen oralen Antidiabetika müssen dabei Strategien zur Vermeidung von Hypoglykämien erlernen.

▶

Medikamentöse Therapie (orale Antidiabetika)

Orale Antidiabetika kommen in erster Linie beim Diabetes mellitus Typ 2 zum Einsatz, wenn nach guter Schulung und Ausschöpfung der nichtmedikamentösen Maßnahmen die individuellen Therapieziele nicht erreicht werden. Auch für die in der WHO-Klassifikation unter III aufgeführten Diabetesformen können sie anwendbar sein.

Ziel der medikamentösen Therapie ist es, die Folgen der gestörten Insulinwirkung und -sekretion beim Typ-2-Diabetes zu behandeln. Dies sind insbesondere

- die verminderte Utilisierung zugeführter Kohlenhydrate,
- die erhöhte hepatische Glucoseproduktion im Nüchternzustand,
- die unzureichende Insulinproduktion nach einer Mahlzeitenzufuhr,
- die verminderte Utilisierung von Glucose in insulinsensitiven Geweben.

Hierzu stehen mehrere Therapieprinzipien zur Verfügung, die auf einer verminderten Resorption von Di- und Polysacchariden aus dem GI-Trakt beruhen (α-Glucosidasehemmer), die Insulinsekretion erhöhen (Sulfonylharnstoffe und Meglitinid-Derivate), die hepatische Glucoseproduktion supprimieren (Metformin) und die Insulinwirkung und damit die Utilisierung von Glucose verbessern (Metformin, Thiazolidindione).

α-Glucosidasehemmer

Diese Medikamente (Acarbose, Miglitol) bewirken eine kompetitive Hemmung der intestinalen α-Glucosidase und dadurch eine verzögerte Resorption von Di- und Polysacchariden. Es besteht keine hemmende Wirkung auf die Resorption von Glucose und Laktose.

Vorteile bestehen im Fehlen von Hyperinsulinämie und Hypoglykämiegefahr. Eine Reduktion der postprandialen Glucosewerte um 50–60 mg/dl, der Nüchternwerte um 20–25 mg/dl und des HbA_{1c} um 0,5–1% kann erwartet werden. Die Effektivität ist dann deutlich erhöht, wenn die Diät mindestens 50% Kohlenhydrate enthält.

Nachteile sind Complianceprobleme aufgrund häufiger Flatulenz und Meteorismus.

Einzige **Kontraindikation** ist die Gravidität; die Gabe ist nicht sinnvoll bei exokriner Pankreasinsuffizienz und strengster Reduktionskost.

Dosierung: einschleichend, Beginn mit 1 × 25–50 mg/d, Steigerung um 50 mg jeden zweiten Tag bis zur Maximaldosis von 3 × 100 mg.

Cave: Bei gleichzeitiger Therapie mit Sulfonylharnstoffen oder Insulin können Hypoglykämien nur noch mit Glucose (Traubenzucker) behandelt werden (keine Saccharose!)

Biguanide

Der **Wirkungsmechanismus** von Metformin, dem einzigen verfügbaren Biguanid, ist die verzögerte Resorption von Glucose aus dem Darm, die Verminderung der hepatischen Glukoneogenese, die verstärkte Translokation von intrazellulären Glucose-1- und -4-Transportern an die Plasmamembran und damit die gesteigerte insulinstimulierte Glucoseaufnahme in Muskel- und Fettzellen.

Eine gering vermehrte **Lactatbildung** erfolgt obligat aufgrund der verminderten intestinalen Glucoseabsorption über die anaerobe Glykolyse. Allerdings bewirkt dieser Laktatanstieg in der Leber über die Glukoneogenese, dass unter dieser Therapie praktisch keine Hypoglykämien auftreten.

Ein initialer Abfall der Nüchtern- und postprandialen Blutzuckerwerte um 30–50 mg/dl und eine HbA_{1c}-Senkung von etwa 1% sind zu erwarten.

Unter strikter Beachtung der **Kontraindikationen** (Tab. **1.57**) werden bei Metformin Laktatazidosen nur noch selten beobachtet (ca. 1 : 100 000 Patientenjahre).

Dosierung: Beginn mit 1–2 × 500 mg, Maximaldosis 2(–3) × 850 mg.

Insulinotrope orale Antidiabetika

Die Insulinsekretion wird stimuliert durch **Sulfonylharnstoffe** (z. B. Glibenclamid, Glimepirid) und die **Meglitinid-Derivate** Repaglinid und Nateglinid.

Der **Wirkungsmechanismus** beruht auf der Bindung an den so genannten Sulfonylharnstoffrezeptor der B-Zelle. Resultat ist eine Steigerung der glucoseinduzierten Insulinsekretion. Bei Glimepirid wird die Blutzuckersenkung auch über extrapankreatische Wirkungen vermittelt, woraus ein etwas geringeres Hypoglykämierisiko und möglicherweise auch gleichzeitig eine Beeinflussung der Insulinresistenz resultiert. Meglitinid-Derivate wirken wesentlich schneller und nur über wenige

Tabelle 1.**57** Wichtige Kontraindikationen oraler Antidiabetika im Überblick

	Sulfonylharnstoffe	Meglitinid-Derivate („Glinide")	Biguanide	Thiazolidindione („Insulin-Sensitizer")	α-Glukosidasehemmer
Niere: leichte bis mittelschwere Insuffizienz	KI		KI		
Herzinsuffizienz			KI bei Hypoxie	KI bei NYHA I–IV	
Operationen, Kontrastmittelapplikation	KI vor großen OPs	KI vor großen OPs	KI		
Alkoholismus			KI		
Leber: leichte Einschränkung der Leberfunktion			KI	KI	
Leber: schwere Erkrankung	KI	KI	KI	KI	
Kombination mit Insulin				KI	
Darmerkrankungen					KI

Stunden. Sie eignen sich daher vor allem zur prandialen Glucosesenkung.

Grundsätzlich kann bei Sulfonylharnstoffen ein anfänglicher Blutzuckerabfall von 40 bis 50 mg/dl erreicht werden, ähnlich wie bei den Biguaniden liegen die Therapieversager bei jährlich 10%.

Wesentliche **Kontraindikationen** sind neben dem Typ-1-Diabetes auch hier die Niereninsuffizienz, die Schwangerschaft, der pankreoprive Diabetes und diätetisch führbare Diabetes mellitus. Meglitinid-Derivate sind aufgrund der kürzeren Halbwertszeit bei leichter Niereninsuffizienz noch bedingt einsetzbar.

Als **Nebenwirkungen** müssen insbesondere Hypoglykämien beachtet werden, wichtig ist in diesem Zusammenhang, dass die Wirkung von Sulfonylharnstoffen durch Cumarine, Salizylate und Phenylbutazon verstärkt werden kann. Beeinträchtigend ist vor allem die unter den Sulfonylharnstoffen fast regelhaft beobachtete Gewichtszunahme.

Dosierung:

- **Glibenclamid** zu Beginn 1,75 bis 3,5 mg einmal morgens, maximale Tagesdosierung 10,5 mg in einer Verteilung von morgens 7 mg und abends 3,5 mg.
- **Glimepirid:** Eine Tagesdosis von 1 bis maximal 3 mg, morgens eingenommen, ist ausreichend. Eine Dosissteigerung auf 6 mg wirkt nur noch in Ausnahmefällen blutzuckerverbessernd.
- **Repaglinid und Nateglinid** müssen aufgrund ihrer kürzeren Halbwertszeit zu jeder Hauptmahlzeit eingenommen werden, können aber daher bei flexiblerem Tagesablauf variabler eingesetzt werden. Bis zu 4-mal täglich werden 0,5 bis 4 mg Repaglinid oder 3-mal täglich 60 bis 180 mg Nateglinid eingenommen. Nateglinid ist nur in Kombinationstherapie, z. B. mit Metformin zugelassen.

Thiazolidindione

Vertreter dieser auch **Insulin-Sensitizer** genannten Gruppe sind Rosiglitazon und Pioglitazon. Sie üben ihre **Wirkung** über die Bindung an den nukleären Peroxisom-Proliferator-aktivierenden Rezeptor (PPAR-γ) aus. Hierdurch wird eine erhöhte Expression von Glucosetransportern bewirkt.

Unter dieser Medikation ist eine Abnahme der Hyperinsulinämie und eine Verbesserung der Insulinresistenz sowie zusätzlich eine Abnahme der Konzentration von freien Fettsäuren und Triglyceriden sowie des Blutdruckes beobachtet worden. Die Zulassung erfolgte für die orale Kombinationstherapie bei Sekundärversagen und als Monotherapie, wenn Metformin nicht gegeben werden kann.

▶

Ähnlich wie bei den insulinotropen oralen Antidiabetika ist ein Abfall des HbA_{1c} um 1 bis 2% zu erwarten.

Als **Nebenwirkung** müssen vor allem eine anfängliche Gewichtszunahme und Ödembildung beachtet werden. Die Leberfunktion muss streng überwacht werden.

Bei Leberfunktionsstörungen oder Herzinsuffizienz sind Thiazolidindione streng **kontraindiziert**. Thiazolidindione dürfen aber, im Gegensatz zu Sulfonylharnstoffen und Biguaniden, bei leichter Niereninsuffizienz noch eingesetzt werden.

Dosierung: Rosiglitazon 1–2 × täglich 4 mg; Pioglitazon morgens 15–45 mg.

GLP-1-Analoga

In Kürze wird die Zulassung von synthetischen Analoga des intestinalen Hormons Glucagon-like peptide 1 erwartet (Vertreter: Liraglutide). Diese Substanzen müssen als Peptide subkutan appliziert werden. Sie stimulieren, ähnlich den Sulfonylharnstoffen, blutzuckerabhängig die Insulinsekretion.

Aufgrund präklinischer und klinischer Studien erhofft man sich von der adjuvanten Therapie eine Verbesserung der Stoffwechsellage, insbesondere der postprandialen Blutzuckerspitzen, ohne Gewichtszunahme, sowie eine Verzögerung des Sekundärversagen oraler Therapie.

Sequenztherapie und Therapiekontrollen

Eine in der Regel diätetische Intervention ist bereits im Stadium der gestörten Glucosetoleranz sinnvoll. In einzelnen Fällen kann eine medikamentöse Therapie bereits in diesem Stadium erwogen werden. Acarbose hat sich hier als wirksam in der Prävention des Typ-2-Diabetes und der makrovaskulären Komplikationen erwiesen.

Übergewichtigen Typ-2-Diabetikern werden nach erfolglosen nichtmedikamentösen Maßnahmen bei fehlender Kontraindikation primär Biguanide, normgewichtigen Diabetikern primär Sulfonylharnstoffe (z. B. Glimepirid) bevorzugt verordnet.

Acarbose kann zusätzlich zu den genannten oralen Antidiabetika gegeben werden.

Grundsätzlich können Biguanide und insulinotrope Antidiabetika bei Ineffektivität der Monotherapie miteinander kombiniert werden. Jede der beiden Substanzgruppen kann auch durch ein Thiazolidindion ergänzt werden; tritt ein Sekundärversagen auf, kann eine Kombinationstherapie von oralen Antidiabetika mit Insulin oder Insulin in einer Monotherapie (bevorzugt) eingesetzt werden.

Unter der Therapie mit oralen Antidiabetika sind begleitende Therapiekontrollen obligat (Tab. 1.**58**).

Insulintherapie

Prinzipiell stehen mehrere **Strategien der Insulintherapie** zur Verfügung:

- Kombination von Insulin mit oralen Antidiabetika (nur bei Sekundärversagen bei Typ-2-Diabetikern),
- konventionelle Insulintherapie,
- intensivierte Insulintherapie,
- Insulinpumpentherapie

Voraussetzung für eine rationale Insulintherapie ist eine präzise Kenntnis der Pharmakokinetik der unterschiedlichen Insuline. Man unterscheidet:

1. unverzögerte Insuline,
2. Verzögerungsinsuline,
3. fixe Mischungen.

Für die Neueinstellung auf eine **rationale Insulintherapie** werden heute praktisch ausschließlich die synthetisch oder gentechnisch hergestellten **humanen Insuline** und die **Insulinanaloga** verwendet. Insulinanaloga sind in ihrer Aminosäurensequenz gezielt abgewandelte Insuline, die sich in ihrer Pharmakokinetik vom humanen Insulin unterscheiden.

Die subkutane Resorption von Normal-Insulin kann durch Zusatz von verschiedenen Substanzen verzögert und verlängert werden. Am gebräuchlichsten sind die **intermediär wirksamen NPH-Insuline** (Zusatz von neutralem Protamin nach Hagedorn).

Der Einsatz verschiedener **fester Mischungen** von schnell wirksamen Insulinen mit NPH-Insulin ist im Rahmen der konventionellen Insulintherapie sinnvoll. Im Präparatenamen erscheint je nach Hersteller entweder nur der Normal-Anteil oder Alt-/NPH-Anteil in Prozent oder eine römische Zahl (z. B. III für 30% Alt-Insulin).

Die Kenntnis der **Pharmakokinetik** ist eine Voraussetzung für eine rationale Insulintherapie. Einen Überblick gibt Tab. 1.**60**.

Die pharmakokinetischen Angaben sind als grobe Orientierungshilfe für den klinischen Gebrauch gedacht. Die **Kinetik** unterscheidet sich zum Teil erheblich in Abhängigkeit von der injizierten Dosis

▶

Tabelle 1.**58** Fragen zur Kontrolle einer Therapie mit oralen Antidiabetika

1. Wird Insulin benötigt?
- unerklärlicher Gewichtsverlust
- „spontane“ Ketose
- Einschränkung der Nierenfunktion

2. Zusätzliche Medikation?
- Therapieziel nicht erreicht
- therapierefraktäres Übergewicht
- (Sibutramin oder Orlistat erwägen)

3. Für den Therapieerfolg negative Interaktionen?
- diabetogene Medikamente (Steroide, Diuretika)
- trizyklische Antidepressiva, Neuroleptika (Gewichtsanstieg)
- Arzneimittelinteraktionen mit Sulfonylharnstoffen
- Alkoholabusus

Tabelle 1.**59** Indikationen der Insulintherapie

- Typ-1-Diabetes
- Diabetes und Niereninsuffizienz
- Diabetes in der Schwangerschaft (s. Kap. 1.8.9)
- Typ-2-Diabetes bei
  - schlanken Patienten mit Ketoseneigung
  - Sekundärversagen der oralen Therapie
  - BZ-Entgleisung bei Infektionen, Operationen etc.

Tabelle 1.**60** Pharmakokinetik von Insulin und Handelsnamen verschiedener Fertigpräparate

	Rasch wirksame Analoga	Normal-Insulin	NPH-Insulin	Lang wirksame Analoga		Fixe Mischungen
Pharmakokinetik						
Wirkungseintritt	sofort	15–30 min	30–60 min	60 min	90 min	abhängig vom Mischungsverhältnis
Wirkmaximum	1 h	2–4 h	4–8 h	flache Kurve		
Wirkdauer	3 h	4–8 h	8–16 h	24 h	14–20 h	
Hersteller und Handelsnamen gängiger Präparate – eingetr. Warenzeichen (chem. Name) :						
Aventis	Apidra (Glulisin)	Insuman Rapid	Insuman Basal	Lantus (Glargin)		Insuman comb 15; 25; 50
Berlin-Chemie		Berlinsulin H Normal	Berlinsulin H Basal			Berlinsulin H 20/80; 30/70
Braun Melsungen & ratiopharm		B.Braun ratiopharm Rapid	B.Braun ratiopharm Basal			B.Braun ratiopharm Comb 30/70
Lilly	Humalog (Lispro)	Huminsulin Normal	Huminsulin Basal			Huminsulin Profil II; III Humalog Mix 25; 50
Novo Nordisk	NovoRapid (Aspart)	Actrapid HM	Protaphan HM		Levemir (Detemir)	Actraphane HM10/90; 20/80; 30/70;40/60; 50/50; NovoMix 30

und der Injektionsstelle. Normal-Insulin sollte wegen der schnelleren Resorption bevorzugt in den Bauch injiziert werden, die Wirkdauer von NPH-Insulin kann durch Injektion in den Oberschenkel verlängert werden. Wegen unvorhersagbarer, variabler Resorption ist die Injektion in den Oberarm obsolet.

Durch Zinkzusatz verzögerte, **lang wirksame Insuline** kommen wegen ihrer schwankenden Kinetik kaum noch zum Einsatz. Als einziges tierisches Insulin findet noch das verzögerte Insulin Semilente bei Patienten mit ausgeprägtem Dawn-Phänomen (siehe Abschnitt „Intensivierte Insulintherapie") gelegentlich Anwendung.

Für Injektionshilfen (Pens etc.) wird Insulin in einer **Konzentration** von 100 IE/ml angeboten (U100). Dagegen wird in Einmalspritzen in Deutschland – im Gegensatz zu manchen anderen Ländern – meist Insulin in einer Konzentration von 40 U/ml (U40) verwendet.

! **Cave:** Die irrtümliche Verwendung von Insulin aus Patronen für Injektionshilfen in U40-Spritzen führt zur bedrohlichen Überdosierung.

Kombinierte Insulin-Sulfonylharnstoff-Therapie

Eine kombinierte Insulin-Sulfonylharnstoff-Therapie kann bei Sekundärversagen bei Typ-2-Diabetikern durchgeführt werden, wenn aus organisatorischen oder psychologischen Gründen der Übergang zur Insulintherapie einfacher gestaltet werden soll.

Übliche Strategien sehen hier z. B. die Gabe eines Sulfonylharnstoff-Präparates morgens (z. B. Glimepirid 3 mg) und die Gabe eines Basalinsulins (z. B. 8–20 IE NPH-Insulin oder Lantus®) abends vor.

! Es muss an dieser Stelle darauf hingewiesen werden, dass die Sorgen vieler Patienten vor dem Beginn der Insulintherapie in keinem Verhältnis zu dem Nutzen und auch dem Zugewinn an Lebensqualität durch diese Therapie stehen. Dies wird rasch nach dem Beginn der Insulintherapie von den meisten Patienten auch in dieser Form wahrgenommen.

Konventionelle Insulintherapie

Die konventionelle Insulintherapie sieht in der Regel zwei Injektionen am Tag mit nach Menge (Broteinheiten) und Zeit (6 bis 7 Mahlzeiten) genau festgelegter Diät vor. Auch die Insulindosis ist damit meist exakt festgelegt.

Das einfachste Beispiel einer solchen konventionellen Therapie ist die Gabe einer fixen Mischung (Normal-/NPH-Insulin) in einer 30/70%-Verteilung, morgens (ca. ⅔ der Tagesinsulinmenge) und abends (⅓) injiziert.

Von größter Bedeutung für die konventionelle Insulintherapie ist die Einhaltung einer strikten Diät. Hier müssen die Kohlenhydrate, und damit die Broteinheiten, nach Menge und zeitlicher Verteilung passend zur Insulinwirkungskurve festgelegt werden. Der Abstand der Mahlzeiten sollte dabei 2 bis 3 Stunden über den Tag verteilt liegen.

Der Spritz-Ess-Abstand muss genau beachtet werden: Wird ein Normal-Insulinanteil eingesetzt, liegt er bei 15–30 Minuten, bei der Verwendung eines kurz wirksamen Analogons kann er entfallen. Innerhalb dieses diätetischen Konzeptes sind vor allem die strikte Einhaltung des zweiten Frühstücks und die einer Spätmahlzeit (etwa von 21.00 bis 22.00 Uhr) von großer Bedeutung.

Intensivierte Insulintherapie

Dagegen hat die intensivierte Insulintherapie die Kinetik der Insulinsekretion des Nichtdiabetikers zum Vorbild. Die Überlegenheit dieser Therapieform hinsichtlich der Verhinderung bzw. Progressionsverzögerung mikrovaskulärer Folgekomplikationen konnte gezeigt werden.

Grundsätzlich bedeutet die intensivierte Insulintherapie eine Auftrennung der Insulingabe in ein Verzögerungsinsulin als basale Komponente, die den Nüchternbedarf substituiert, und eine mahlzeitenbezogene prandiale Komponente, die den Insulinbedarf zur Nahrungszufuhr ersetzt. Beide Komponenten werden getrennt voneinander berechnet und nach Möglichkeit getrennt appliziert.

Das zweite Grundelement der intensivierten Therapie ist die mehrmals tägliche Blutzuckerselbstkontrolle, mindestens vor jeder Mahlzeit, und die ständige Anpassung der prandialen Insulingabe an den aktuellen Bedarf durch den speziell geschulten Patienten.

Grundsätzlich bestehen die Vorteile der intensivierten Insulintherapie darin, dass eine bessere Blutzuckereinstellung möglich ist und die Essenszeitpunkte und auch die BE in Grenzen frei wählbar sind. Die Anpassung der Insulindosen bei unterschiedlicher körperlicher Belastung (Sport) lässt sich wesentlich flexibler gestalten.

▶

Der **Nüchternbedarf** muss so gewählt werden, dass an einem Tag mit üblicher körperlicher Aktivität bei Auslassen einer Mahlzeit und des zugehörigen prandialen Insulins der Blutzucker auch während dieser Phase im Zielbereich bleibt. Der Nüchternbedarf liegt bei 40–50% des gesamten Tagesinsulinbedarfs. Klassischerweise wird er durch ein NPH-Insulin abgedeckt, und zwar zu etwa gleichen Teilen gesplittet in eine morgendliche und eine spät abendliche Gabe (etwa 22 Uhr). Alternativ kann er durch die einmal tägliche, ebenfalls spät abends verabreichte Injektion des lang wirksamen Insulinanalogons Lantus® oder 1–2× tägliche Injektionen des Analogons Levemir® gedeckt werden.

Der **prandiale Insulinbedarf** wird entweder durch **Normal-Insulin** oder durch ein **schnell wirksames Insulinanalogon** abgedeckt. Normal-Insulin wird zu jeder Hauptmahlzeit, meist dreimal täglich, gespritzt. Der noch relativ zögerliche Wirkungseintritt macht einen Spritz-Ess-Abstand erforderlich, meist 15–30 Minuten. Die lange Wirkungsdauer kann Zwischenmahlzeiten erforderlich machen, um späte postprandiale Hypoglykämien zu vermeiden. Bei der Gabe von schnell wirksamen Insulinanaloga ist ein Spritz-Ess-Abstand nicht erforderlich. Die Mahlzeiten können noch freier gewählt werden; dafür muss oft eine Zwischenmahlzeit, wenn sie gewünscht wird, durch eine zusätzliche Insulinapplikation abgedeckt werden.

Die **Dosis des prandialen Insulins** wird in Abhängigkeit von der Anzahl der zugeführten BE festgelegt; tageszeitliche Schwankungen der Insulinempfindlichkeit sind zu beachten; z. B. morgens 1–3 IE/BE, mittags 0,5–1,5 IE/BE und abends 1,0–2,0 IE/BE.

Zusätzlich wird für jeden Patienten ein **individueller Korrekturfaktor** festgelegt, mit dem je nach der Höhe des aktuellen Blutzuckerspiegels die Menge des prandialen Insulins korrigiert wird. 1 IE Normal-Insulin senkt den Blutzucker um ca. 1–3 mmol/l bzw. 20–50 mg/dl.

Die intensivierte Insulintherapie mit der Aufsplittung des Alt- und Verzögerungsanteiles in den Abendstunden stellt eine sinnvolle Möglichkeit dar, um einem Dawn-Phänomen entgegenzuwirken. Das **Dawn-Phänomen** ist definiert als erhöhter Insulinbedarf in den frühen Morgenstunden (bedingt durch erhöhte Wachstumshormon- und Cortisolsekretion), der beim diabetischen Patienten zu einem Anstieg der Blutzuckerwerte führt. Zur Diagnose und Unterscheidung von nächtlichen Hypoglykämien mit gegenregulatorischer Hyperglykämie als andere Ursache erhöhter Morgen-Blutzuckerwerte ist eine Blutzuckerkontrolle gegen 2–3 Uhr erforderlich. Der Ersatz des spät abendlichen NPH-Insulins durch Lantus®, Levemir® oder Semilente® kann zur Vermeidung nächtlicher Hypoglykämien und Senkung erhöhter Nüchtern-Blutzucker beitragen.

Eine Spätmahlzeit ist oft erforderlich zur Vermeidung nächtlicher Hypoglykämien, insbesondere beim Einsatz von Normal-Insulin zum Abendbrot und NPH-Insulin zur Nacht. Die Spätmahlzeit wird daher nicht durch prandiales Insulin abgedeckt. Die übrigen Mahlzeiten am Tag sind relativ frei wählbar. Im übrigen gilt für die **Ernährung**, dass eine bedarfsgerechte Energiezufuhr erfolgen muss und die Kost kohlenhydratreich unter Bevorzugung schwer resorbierbarer Kohlenhydratanteile sein sollte. Ein erhöhter Fettanteil ist wegen der hohen Kalorienzufuhr zu vermeiden. Eiweiß erhöht wahrscheinlich den Insulinverbrauch. Schließlich sollte der Diätplan die Besonderheiten des verabreichten prandialen Insulins berücksichtigen.

Komplikationen der Insulintherapie

Im Vordergrund steht natürlich die Hypoglykämie, die durch Fehler bei der Nahrungszufuhr, eine zu rasche Insulinabsorption, eine verlängerte Insulinwirkung z. B. bei Niereninsuffizienz, erhöhter körperlicher Aktivität, fehlender Gegenregulation (z. B. bei Vorliegen eines Morbus Addison oder einer Hypophyseninsuffizienz), und durch eine Störung der Glukoneogenese (Alkoholzufuhr) bedingt sein kann.

Eine akute Insulinresistenz mit posthypoglykämischer Hyperglykämie sowie lokale Probleme am Ort der Injektion (Ödeme, Lipoatrophie) sind weitere mögliche Komplikationen.

Insulinpumpentherapie

Bei der Insulinpumpentherapie erfolgt eine subkutane Insulinapplikation mit tragbaren Insulinpumpen, die das Insulin einerseits als Basalrate und andererseits als Bolusgaben (beides als Normalinsulin oder einem rasch wirksamen Analogon) applizieren.

Die Basalrate wird mit nach der Uhrzeit programmierten Infusionsraten angepasst. Die Gabe der Boli erfolgt mahlzeiten- und damit auch BE-abhängig bzw. zur Korrektur.

►

Grundsätzliche Indikationen für eine Pumpentherapie sind bei einer hohen Motivation des Patienten
- der Wunsch nach mehr Flexibilität,
- trotz aller Anstrengung kein Erreichen einer guten Blutzuckereinstellung (z. B. im Rahmen eines Dawn-Phänomens).

Weitere, mögliche spezifische Indikationen sind die Schwangerschaft (auch präkonzeptionell), eine schmerzhafte Neuropathie und ein vorübergehender Einsatz zur Wiederherstellung einer Hypoglykämiewahrnehmung.

Die wesentlichen Voraussetzungen vonseiten des Patienten umfassen vor allem die Bereitschaft zur regelmäßigen, mindestens 4–6-mal täglichen Blutzuckerselbstkontrolle, Verständnis für Technik und Funktion einer Insulinpumpe und ihre fehlerfreie Handhabung, regelmäßige Vorstellungen in einer Pumpenambulanz und zuvor gemachte ausführliche Erfahrungen mit einer intensivierten Insulintherapie ohne Pumpe.

1.8.9 Diabetes in der Schwangerschaft

In der Schwangerschaft sind es drei voneinander unterschiedliche Situationen, in denen ein Diabetes auftritt:
- Schwangerschaft bei bereits bestehendem und bekanntem Typ-1-Diabetes,
- Schwangerschaft bei bereits bestehendem und bekanntem Diabetes anderer Ätiologie,
- Auftreten des Diabetes in der Schwangerschaft (Gestationsdiabetes).

Diese Differenzierung hat therapeutische Konsequenzen (s. u.).

Diagnostik

Die Diagnosekriterien und Screening-Empfehlungen für den Gestationsdiabetes sind leider uneinheitlich. Als **Screening-Test** empfiehlt sich bei allen Schwangeren in der 24. bis 28. Woche ein oraler Belastungstest mit 50 g Glucose, der zu einer beliebigen Tageszeit, auch nach einer Mahlzeit durchgeführt werden kann. Nur ein einziger Glucosewert eine Stunde nach der Glucosegabe wird benötigt. Liegt dieser über 7,8 mmol/l (140 mg/dl), muss eine weitere Diagnostik eingeleitet werden.

Ein **oGTT mit 75 g Glucose** sollte in jedem Fall durchgeführt werden,
- wenn ein Blutzuckerwert über 5,5 mmol/l bzw. 100 mg/dl mehr als 2 Stunden nach einer Mahlzeit erhoben wird,
- Glucose im Urin nachgewiesen wurde,
- bei einer in einer vorausgegangenen Schwangerschaft dokumentierten Glucoseintoleranz,
- bei einer fetalen Makrosomie in der Anamnese,
- bei einem pathologischen Screening-Test,
- bei Risikofaktoren für einen Typ-2-Diabetes.

Nach Empfehlung der Deutschen Diabetes-Gesellschaft gelten folgende **Grenzwerte für den oGTT in der Schwangerschaft! (Kapillar. Vollblut)**:
- 5,0 mmol/l (90 mg/dl) für den Basalwert,
- 10,0 mmol/l (180 mg/dl) nach 1 Stunde,
- 8,6 mmol/l (155 mg/dl) nach 2 Stunden.

Ein Gestationsdiabetes liegt dann vor, wenn mindestens zwei dieser Grenzwerte überschritten werden.

Auswirkungen auf den Fetus

Insgesamt liegt die Häufigkeit von **kongenitalen Fehlbildungen** bei Kindern diabetischer Mütter bei etwa 4–6%. In erster Linie sind dies Skelettmalformationen (z. B. Spina bifida) oder Herzfehler.

Da die kritische Phase der Organogenese zwischen der zweiten und sechsten Woche liegt, ist bereits eine **optimale präkonzeptionelle Einstellung** dringend anzustreben. Bei HbA_{1c}-Werten oberhalb von etwa 8% steigt das Risiko für Fehlbildungen um das 2- bis 4fache.

Zum Geburtszeitpunkt ist das „typische" Kind einer unzureichend eingestellten diabetischen Mutter makrosom (oberhalb der 95. Perzentile für die entsprechende Schwangerschaftswoche). Diese **Makrosomie** ist Ausdruck der wachstumsfördernden Aktivität von Insulin oder insulinähnlichen Wachstumsfaktoren, die auch bei guter Blutzuckereinstellung bei diesen Kindern erhöht sein können. Die Makrosomie bereitet erhebliche Schwierigkeiten für den Geburtsvorgang. Das Neugeborene neigt wegen der kompensatorischen Hyperinsulinämie zu Hypoglykämien.

Therapie

Therapie

Die **Therapieziele** für die Blutzuckereinstellung in der Schwangerschaft sollten wie folgt definiert werden:

- Nüchternblutzuckerwerte zwischen 60 und 100 mg/dl bzw. 3,3–5,5 mmol/l,
- postprandiale Werte unterhalb von 140 mg/dl bzw. 7,5 mmol/l nach 1 Stunde, unter 120 mg/dl bzw. 6,7 mmol/l nach 2 Stunden,
- HbA_{1c} deutlich unterhalb der oberen Normgrenze.

Die wesentlichen **Therapieprinzipien** während der Schwangerschaft umfassen die diätetische Behandlung und Insulingabe. Beim Gestationsdiabetes ist die Primärmaßnahme eine strikte diätetische Therapie; erst beim Versagen dieser Maßnahme erfolgt eine Insulintherapie. Bei einem bereits vor der Schwangerschaft bestehendem und mit Insulin geführten Diabetes wird die Insulintherapie mit entsprechend strengeren Zielwerten fortgesetzt. Sämtliche oralen Antidiabetika sind kontraindiziert. Eine eventuell vorbestehende Therapie mit oralen Antidiabetika muss bereits bei geplanter Schwangerschaft durch Insulin ersetzt werden; eine Ausnahme stellt Metformin dar, wenn es zur Therapie des Syndroms der polyzystischen Ovarien eingesetzt wird.

Der **Kalorienbedarf** ist sehr variabel; ein Richtwert ist 35–40 kcal/kg KG/d. Ein Ketonnachweis im Urinteststreifen kann neben einer Ketoazidose auch eine zu geringe Energiezufuhr anzeigen. Die Selbstkontrolle von Keton im Urin ist daher obligat. Die Ernährung wird auch anhand der Gewichtszunahme beurteilt. Sie ist eiweißreicher als die übliche Diabetesdiät und legt Wert auf viele kleine, möglichst glucose- und saccharosefreie Mahlzeiten zur Vermeidung postprandialer Hyperglykämien.

Die Insulintherapie folgt den Prinzipien der **intensivierten Insulintherapie** oder, falls erforderlich, als Insulinpumpentherapie. Bei der Selbstkontrolle kommt den postprandialen Werten besondere Bedeutung zu. Mit Insulinanaloga bestehen keine ausreichende Erfahrungen.

Die Behandlung am **Tag der Entbindung** entspricht etwa der perioperativen Therapie (Kap. 1.8.10).

Die Betreuung der diabetischen Schwangeren sollte während der gesamten Schwangerschaft in einem entsprechend **ausgewiesenen Zentrum** erfolgen.

1.8.10 Perioperatives Vorgehen bei Diabetikern

Therapie

In der **präoperativen Situation** steht die Optimierung der Diabetesbehandlung im Vordergrund, um perioperative Blutzuckerwerte etwa zwischen 6,7 bis 10 mmol/l (120 und 180 mg/dl) zur Vermeidung sowohl von Hyper- oder Hypoglykämien zu erzielen. Bei diätetisch gut eingestellten Typ-2-Diabetikern ist hierbei meist keine Änderung der Behandlung erforderlich. Erst bei Ausgangswerten von etwa 10 mmol/l bzw. 180 mg/dl sollte eine zusätzliche Insulintherapie erfolgen. Bei kleineren Eingriffen können Patienten, deren Diabetes mit oralen Antidiabetika gut kontrolliert ist, diese Therapie beibehalten.

! Metformin muss 48 h vor einem Eingriff in Allgemeinnarkose wegen der Gefahr der Lactatazidose durch eine hypoxische Situation abgesetzt werden.

Bei Patienten mit **diabetischer Gastroparese** kann als Folge der verzögerten Magenentleerung die übliche präoperative Nahrungskarenz von 12 Stunden nicht ausreichen, sodass hier grundsätzlich eine Aspirationsgefahr besteht. Daher sollte am Vorabend der Operation prophylaktisch Metoclopramid eingenommen werden.

Unmittelbar präoperativ sollte dann bei der Insulintherapie wie folgt vorgegangen werden:

- Der Normalanteil wird am Vorabend regulär subkutan injiziert, ebenso der NPH-Anteil, Lantus® wird ggf. um 20 % reduziert.
- Bei guter Stoffwechseleinstellung wird die Insulintherapie erst am Morgen des Operationstages auf eine i. v. Gabe umgestellt, alternativ kann auch am Morgen des Operationstages das Verzögerungsinsulin noch gespritzt werden (ggf. Dosisreduktion um 20 %) und erst die intraoperative Blutzuckersteuerung über i. v. Gabe von Insulin und Glucose vorgenommen werden. Bei noch nicht ausreichender Stoffwechseleinstellung, aber notwendiger Operation, wird be- ▶

reits am Vorabend eine kontinuierliche Insulininfusion eingeleitet.
- Am Morgen des **Operationstages** wird dann als i. v. Therapie Insulin mit Glucose und Kalium kombiniert (GIK-Schema). Dieses Regime dient insbesondere der Vermeidung von intraoperativen Hypoglykämien. Insulin sollte dabei in jedem Fall zur besseren Steuerung getrennt von Glucose und Kalium infundiert werden. Blutzuckermessungen erfolgen hierbei alle 30 bis 60 Minuten.
- Die **Gabe von Insulin** erfolgt über den Perfusor wie folgt: 40 IE Alt-Insulin (U40) + 39 ml 0,9 %ige NaCl-Lösung = 1 IE Insulin/ml. Die Infusionsrate beträgt dabei etwa 0,5 bis 2 IE/h je nach Blutzuckerwert. Eine weitere Dosiserhöhung ist bei sehr schweren Infektionen, einer Sepsis oder auch einer bestehenden Glucocorticoidtherapie notwendig.
- Die **Glucosezufuhr** erfolgt in Form von 500 ml 5–10 %iger Glucoselösung mit einer Infusionsgeschwindigkeit von 50–100 ml/h.
- Die **Kaliumzufuhr** erfolgt als Gabe von 10–20 mmol KCl in 500 ml Glucoselösung (Steuerung nach Serumkalium 4-stündlich).

Postoperativ wird je nach Situation entweder mahlzeiten-(infusions-)abhängig Normal und Verzögerungsinsulin s. c. appliziert bzw. bei einer protrahierten Aufwachphase und parenteraler Ernährung weiter i. v. über eine Pumpe substituiert.

Die Therapie mit oralen Antidiabetika bzw. der üblichen Insulintherapie kann mit Beginn der regulären Ernährung wieder aufgenommen werden.

1.8.11 Komplikationen

Hypoglykämie

Der hypoglykämische Schock stellt eine der wichtigsten Akutkomplikationen beim diabetischen Patienten dar. Insbesondere bei der Einstellung der intensivierten Insulintherapie muss mit dieser Komplikation gerechnet werden; alle mit einer ICT-behandelten Diabetiker erleiden etwa einmal alle 1,5–3 Jahre eine schwere Hypoglykämie. Bei dem mit oralen Antidiabetika behandelten Patienten ist mit einer Hypoglykämie etwa einmal in drei Jahren zu rechnen.

Rasche Maßnahmen sind lebensnotwendig, da immer noch etwa 3–4 % aller Typ-1-Diabetiker in einer akuten Hypoglykämie versterben.

Definitionen

Definitionsgemäß wird von einer Hypoglykämie gesprochen, wenn die Nüchternblutzuckerwerte unter 50 mg/dl (2,8 mmol/l) liegen. Die Symptome einer Hypoglykämie entwickeln sich dabei stufenweise, so beginnt die neuroendokrine Gegenregulation bereits unterhalb von Blutzuckerwerten von 60 mg/dl (3,3 mmol/l). Die klassischen adrenergen Symptome einer Hypoglykämie treten unterhalb von 50 mg/dl (2,8 mmol/l) auf, die typischen neuroglukopenischen Symptome sind unterhalb von 40 mg/dl (2,2 mmol/l) festzustellen (Tab. 1.**61**).

Pathogenese

Als **Ursache** für eine Hypoglykämie ist prinzipiell ein absoluter oder relativ zu hoher Insulinspiegel im Serum anzusehen; die hierfür relevanten Bedingungen sind unter den Nebenwirkungen der Insulintherapie genannt. Allerdings muss auch bei diabetischen Patienten im Einzelfall nach möglichen endogenen Ursachen gefahndet werden, wenn hier ein begründeter klinischer Verdacht besteht (Tab. 1.**62**). Neben den Hypoglykämien, die in erster Linie mit der Injektion von Insulin, der Einnahme von Sulfonylharnstoffen oder Diätfehlern verknüpft sind, kann auch eine autonome Neuropathie zu einer ausgeprägten Beeinträchtigung der Wahrnehmung und einer hypoglykämischen Symptomatik führen (**hypoglycemia unawareness**). Beim Vorliegen einer diabetischen Nephropathie kann es wegen der verminderten renalen Elimination nicht nur zu

Tabelle 1.**61** Neuroglukopenische Symptome im Rahmen einer Hypoglykämie

- **Allgemeinsymptome:** Gesichtsblässe, Mimik, Benommenheit, Taubheit
- **Psychische Symptome:** Müdigkeit, Apathie, Angst, Aggressivität
- **Motorische Symptome:** Unruhe, gestörte Koordination, Unbeholfenheit
- **Wahrnehmungsstörungen:** Konzentrationsschwäche, Halluzinationen, Verwirrtheit, Doppelbilder
- **Fortgeschrittene neurologische Symptome:** pathologische Reflexe, Bewusstlosigkeit, Koma

Tabelle 1.**62** Ursachen der Hypoglykämie

Endogene Ursachen
1. Endokrin bedingt • Inselzelltumor • Inselzellhyperplasie (Kindesalter) • extrapankreatische Tumoren – mesenchymale Tumoren – Sarkom – hepatozelluläres Karzinom – Karzinoid • Hypophyseninsuffizienz • Nebenniereninsuffizienz **2. Metabolisch bedingt** • Glykogenspeicherkrankheiten (Kindesalter) • Störungen der Glukoneogenese (Kindesalter) • Carnitinmangel (Kindesalter) • Galaktosämie • Fructoseintoleranz **3. Hepatisch bedingt** • Hepatitis • Leberversagen • Reye-Syndrom **4. Autoimmun bedingt** • Antiinsulinantikörper-Syndrom (antiidiotypische AK mit Stimulation von Insulinrezeptoren)
Exogene Ursachen
• Mangelernährung • alkoholinduzierte Hypoglykämie • extreme Muskelarbeit • Medikamente – Insulin – Sulfonylharnstoffe – Acetaminophen – Bisopyramid – Pentamidin – Arzneimittelinteraktionen (s. Text)

einer Kumulation von Sulfonylharnstoffen, sondern auch von Insulin kommen und dadurch eine Hypoglykämie ausgelöst werden.

Klinik und Diagnostik

Neben den in Tab. 1.**61** genannten neuroglukopenischen Symptomen bestehen adrenerge Symptome wie Tachykardie, Zittern, Schweißausbruch, wechselnde Gesichtsfarbe, evtl. auch weite Pupillen und Hyperreflexie.

Die klinische Einteilung kann in eine asymptomatische, milde oder schwere Hypoglykämie erfolgen.

- Asymptomatische Hypoglykämie:
  - klinisch inapparent
  - nur biochemische Sicherung
  - vor allem nachts auftretend
  - mittlere Dauer 2–5 Stunden
  - außerordentlich häufig.
- Milde Hypoglykämie:
  - symptomatisch
  - fremde Hilfe nicht nötig
  - ca. 1,5 bis 2 Episoden/Woche.
- Schwere Hypoglykämie:
  - ausgeprägte Klinik
  - Fremdhilfe notwendig
  - ca. 60 Episoden auf 100 Patientenjahre.

Das **Vollbild des hypoglykämischen Schocks** zeigt einen bewusstlosen Patienten mit einer Tachykardie bei gut fühlbaren Pulsen und normotonen bis hypertonen Blutdruckwerten. Es bestehen meist eine motorische Unruhe, unter Umständen generalisierte tonisch-klonische oder lateralisierte Streckkrämpfe, wie sie beim epileptischen Anfall vorkommen.

Ein großes klinisches Problem ist es, dass etwa die Hälfte der hypoglykämischen Episoden im Schlaf auftritt, und sie daher meist unerkannt bleiben. **Hinweise auf eine nächtliche Hypoglykämie** sind Symptome wie verstärkter Nachtschweiß, Alpträume, Einnässen, morgendliche Kopfschmerzen. Für die Insulinanpassung ist wichtig, dass bereits eine Hypoglykämie die Wahrnehmungsschwelle für eine erneute hypoglykämische Episode erhöht.

Die **Diagnose** wird über die Blutzuckermessung gestellt. Beim Verdacht auf zusätzlichen Alkoholgenuss ist die Ketonkörperbestimmung differenzialdiagnostisch wichtig, da bei der alkoholischen Ketoazidose neben der Hypoglykämie auch eine exzessive Ketonurie auftritt.

Therapie

Therapie

Bei einer **leichten Unterzuckerung** sollte rechtzeitig mit der Therapie in Form einer Kohlenhydratzufuhr (Traubenzuckerwürfel oder auch kohlenhydrathaltige Getränke wie Obstsäfte oder Cola) begonnen werden. Eine besondere Problematik besteht allerdings bei den zusätzlich mit Acarbose behandelten Patienten, bei denen es zu einer Hemmung der α-Glucosidase kommt. Hierdurch ist die Resorption von Oligosacchariden gehemmt, sodass nur noch Traubenzucker direkt aufgenommen werden kann, andere Kohlenhydrate eignen sich wegen der medikamentös bedingten Resorptionsbarriere nicht.

Beim **bewusstlosen Patienten** müssen unverzüglich 40–60 ml einer 40%igen Glucoselösung i. v. injiziert werden. Ist dies nicht möglich (kein Arzt anwesend, unruhiger Patient) muss eine i. m. Gabe von Glukagon (1 × 1 Ampulle à 1 mg) vorgenommen werden, was nach 10 Minuten wiederholt werden kann. In jedem Fall muss anschließend Glucose (i. v. oder oral) zugeführt werden, da die Glykogenspeicher in der Leber durch Glukagon entleert werden und es dadurch zu protrahierten Hypoglykämien kommen kann.

Bei unklaren Ursachen für die Hypoglykämie, insbesondere auch nach protrahierten Hypoglykämien, muss dringend eine weitere stationäre Überwachung erfolgen.

Unter stationären Bedingungen sollte eine intravenöse kontinuierliche Glucoseinfusion über 24 Stunden (1,5–2,5 Liter 10%ige Glucose) erfolgen und gleichzeitig Elektrolyte substituiert werden. Der Blutzucker ist dabei vierstündlich zu messen und sollte bei Werten zwischen 180 und 230 mg/dl (9,9 bis 12,6 mmol/l) gehalten werden.

In den folgenden Tagen müssen insbesondere bei durch Sulfonylharnstoffe induzierte Hypoglykämien alle zwei bis drei Stunden Kohlenhydrate in einer Größenordnung von 2 BE verabreicht werden.

Bei lang anhaltenden Hypoglykämien, die als Folge exzessiver Insulinzufuhr in suizidaler Absicht auftreten, sind bei persistierender Bewusstlosigkeit neben der kontinuierlichen Glucosegabe eine Hirnödemtherapie mit Dexamethason (3 × 8 mg i. v.) und entwässernde Maßnahmen (3 × 20 mg Furosemid, 250 ml Sorbit) einzuleiten. In schwerwiegenden Fällen erweist sich eine Exzision des Insulinreservoirs als einzige Möglichkeit zum Schutz vor lang anhaltenden hypoglykämischen Zuständen.

Diabetische Ketoazidose

Die **Diabeteskomplikation** mit der **höchsten Letalität** ist die diabetische Ketoazidose, die etwa 0,5 bis 1,6% aller Krankenhausaufnahmen ausmacht. Bei diabetischen Patienten besteht eine Inzidenz von etwa 500 Episoden auf 100 000 Patienten. Die Mortalität beträgt 5 bis 10% aller diabetesassoziierten Todesfälle.

Pathogenese

Auslöser sind überwiegend schwere Begleiterkrankungen (Hyperthyreose, Operationen, fieberhafte oder gastrointestinale Infekte; >30%), gefolgt von Behandlungsfehlern (unzureichende Steigerung der Insulintherapie bei erhöhtem Bedarf, irrtümliches Absetzen der Insulintherapie, Unterbrechung der Insulinzufuhr bei der Pumpentherapie; 25%). Neben endokrin/metabolischen Ursachen (5%) und im Rahmen einer Pankreatitis (5%) spielen insbesondere Medikamente und Alkohol eine besondere Rolle (10%). Bedeutsam ist, dass sich die diabetische Ketoazidose als Manifestationskoma eines bis dato unbekannten Typ-1-Diabetes äußern kann.

Die in der Regel vorliegenden schweren Begleiterkrankungen führen zu einem relativen **Überwiegen insulinantagonistischer Hormone** (Wachstums-

Tabelle 1.**63** Klinik der diabetischen Ketoazidose

Klinische Zeichen	**Ursache**
Polyurie, Polydipsie	osmotische Diurese
Gewichtsverlust, Schwäche	Diurese, Katabolie
Übelkeit	Ketose
Abdominalbeschwerden*	K^+-Depletion (?) Flüssigkeitsverlust
Muskelkrämpfe	K^+- und Na^+-Depletion
Dehydratation	osmotische Diurese
Gastroparese	K^+-Depletion, Azidose
warme, gerötete Haut	Vasodilatation
Hypotonie, Tachykardie	Dehydratation, Azidose
Somnolenz, Koma	Hyperosmolarität
acetonischer Foetor ex ore	Anstieg von Acetoacetat

* Häufig schwierige DD zwischen Pseudoperitonitis diabetica und akutem Abdomen. Erstere korreliert mit dem Schweregrad der Azidose

hormon, Steroide, Katecholamine, Glukagon), die über einen relativen Insulinmangel die typischen Folgen Hyperglykämie, Ketose und Dehydrierung bewirken. Die Hyperglykämie entsteht dabei primär durch die hepatische Glucoseproduktion. Der absolute Insulinmangel und die dadurch verminderte Antilipolyse führt zu einer vermehrten Produktion von freien Fettsäuren und nachfolgend von Ketonkörpern. Die Dehydrierung ist eine Folge der osmotischen Diurese (Hyperglykämie) und des zusätzlichen Verlustes von Natrium im Rahmen des Insulinmangels. Durch die Azidose werden die Hyperventilation, Hyperkaliämie und Hypotension bewirkt.

Klinik und Diagnostik

Die beweisenden diagnostischen Kriterien für das Vorliegen einer diabetischen Ketoazidose sind (Tab. 1.**63**):

- Blutzucker > 350 mg/dl (19,4 mmol/l),
- pH < 7,35,
- erniedrigtes HCO_3-,
- hohe Anionenlücke,
- positiver Nachweise von Plasma-Ketonen.

Neben diesen Parametern müssen bei der Initialdiagnostik die Elektrolyte im Serum, Blutbild (nahezu immer Leukozytose!), Urin, EKG und Röntgen-Thorax kontrolliert werden.

Therapie

Therapie

Die Therapie muss rasch und zielgerichtet erfolgen. Die wesentliche Bedrohung des Patienten besteht in der Hyperosmolarität, der metabolischen Azidose und der Dehydratation. Daher steht an erster Stelle aller Maßnahmen der Ausgleich des Flüssigkeitsdefizits, gefolgt von der Blutzuckersenkung, Ausgleich des Elektrolytdefizits, Behandlung der metabolischen Azidose und Stabilisierung der Kreislauffunktion.

1. Obligate Erstmaßnahmen

- Eigen- und Fremdanamnese (Vorerkrankung, Therapie, Auslöser),
- orientierende Untersuchung,
- BZ-Schnelltest,
- Ketostix,
- großvolumiger venöser Zugang und Infusion von physiologischer NaCl-Lösung (1–3 Liter; **Cave:** Herzinsuffizienz!; Tab. 1.**65**),
- rascher Transport in die Klinik,

▶

- bei sicherer Diagnose ggf. 10–20 IE Normal-Insulin i. v.

2. Unmittelbar nach der Klinikeinlieferung muss dann die **Volumensubstitution** gezielt erfolgen:
- zu Beginn ca. 1000 ml physiologische NaCl über ca. 1 h,
- dann Rehydrierung nach ZVD (Tab. 1.**64**)

3. Insulinsubstitution
- Die Insulinsubstitution erfolgt ausschließlich mit **Alt-Insulin** und hier bevorzugt i. v. Eine subkutane Gabe ist obsolet (zunächst wegen der schlechten Resorption bei der Dehydrierung, nach der Rehydrierung erfolgt die Resorption dann unkontrolliert rapide).
- Die kontinuierliche i. v. Insulinapplikation beginnt mit einer Bolusgabe von 8–10 IE (ca. 0,1 IE/kg KG) gefolgt von 4–10 IE über Perfusor.
- Die Anpassung erfolgt je nach Wert, der Zielblutzucker liegt bei 250 mg/dl (14 mmol/l) in den ersten 24 h. Hierzu kann eine Glucosezufuhr mit 10%iger Glucose (500 ml + 10 ml KCl über 4 h) erfolgen. Eine rasche Senkung unter einen Wert von etwa 250 mg/dl (14 mmol/l) ist mit der großen Gefahr des Hirnödems (**Dysäquilibrationssyndrom**, Tab 1.**65**) verbunden; die optimale Abnahmerate liegt bei etwa 50 mg/dl (ca. 3 mmol/l).

4. Elektrolytsubstitution
- Hinsichtlich der Elektrolytsubstitution ist die **kontrollierte Kaliumgabe** von größter Bedeutung, die Prinzipien sind in Tab. 1.**66** enthalten. Wesentlich ist hier, dass Kaliumverluste unter der Therapie antizipiert werden, zum einen als renaler Verlust, zum anderen über den intrazellulären Shift.
- Eine Indikation zur **Phosphatsubstitution** besteht bei Serumwerten von < 1,5 mg/dl, initial kann dies mit 5–10 mmol/l mit Kalium-Phosphatfertiglösung erfolgen.

5. Bikarbonatgabe

Die Bikarbonatgabe in der Therapie des Coma diabeticum ist sehr umstritten; sie sollte erst bei pH-Werten von < 7,0 bis 7,1 durchgeführt werden Die Gefahren sind vor allem eine Linksverschiebung der Hämoglobin-O_2-Dissoziationskurve, eine Hypokaliämie und ein Abfall des Liquor-pH. Die Substitution erfolgt bei den genannten pH-Werten nach folgender **Formel:** Bikarbonat in ml = BE × 0,3 kg Körpergewicht; davon ⅓ über 2–3 h i. v., bis pH > 7,2.

6. Begleitende Maßnahmen
- Die Suche nach und die Behandlung von auslösenden Ursachen.
- Antibiose beim geringsten Verdacht auf eine Infektion als Ursache.
- Heparinisierung vor allem bei älteren Patienten.
- Eine ZVD-Kontrolle muss stündlich erfolgen.

Tabelle 1.**64** Volumensubstitution zur Therapie der diabetischen Ketoazidose

ZVD	Infusionsmenge NaCl (l/h)
<3	1
3–6	0,5–1
6–8	0,5
8–12	0,25
>12	0

Cave:
- Volumengabe in den ersten 12 Stunden maximal 10% des KG
- bei persistierender Hypotonie „Plasmaexpander"
- bei Na^+ >150 mmol/l oder ausgeprägter Hyperosmolalität (>320 mosmol/kg) Wechsel auf halbisotone 0,45% Kochsalzlösung

Tabelle 1.**65** Komplikationen bei der Therapie des hyperglykämischen diabetischen Komas

Symptom	bedingt durch
Hirnödem	zu rasches Absenken der Osmolalität Bikarbonatüberdosierung
Hypernatriämie	exzessive Zufuhr von NaCl (insb. bei gestörter Nierenfunktion)
Hypoglykämie	Insulinüberschuss
Azidose	Bikarbonatüberdosierung
Hypokaliämie	zu schnelle Insulinzufuhr zu geringer Kaliumersatz
Phosphatdepletion	gestörte Nierenfunktion fehlender Phosphatausgleich
Hypokalzämie	zu hohe Phosphatzufuhr
mechanische Ventilation	Azidose bei fehlender Hyperventilation
Thrombose	fehlende Gabe von Heparin

Tabelle 1.**66** Kaliumsubstitution bei der Therapie der diabetischen Ketoazidose

Serum-Kalium mmol/l	bei pH > 7,2 mmol/h	bei pH < 7,2 mmol/h
>6,0	0	0
5,0–5,9	10	20
4,0–4,9	10–20	20–30
3,0–3,9	20–30	30–40
2,0–2,9	30–40	40–60

Tabelle 1.**67** Laborkonstellation bei diabetischer Ketoazidose und hyperosmolarem Coma diabeticum

Laborkriterien	Ketoazidose	hyperosmolares Koma
Serumglucose (mg/dl) (mmol/l)	> 250 > 14	> 600 > 33
pH arteriell	< 7,3	> 7,3
HCO_3^-	< 15	> 20
Harnstoff N (mmol/l)	> 14	> 17
Osmolalität (mosmol/kg)	< 320	> 330
Ketonkörper um Urin	positiv (>+3)	negativ oder gering
Anionenlücke	> 12	< 12

Hyperosmolares diabetisches Koma

Das hyperosmolare Koma entspricht der diabetischen Ketoazidose beim älteren Patienten mit Typ-2-Diabetes, bei dem noch eine Insulinsekretion vorliegt. Aufgrund des relativen Insulinmangels und der damit noch supprimierten Lipolyse entsteht keine Ketoazidose

Pathogenese

Wesentliche **Ursachen** dieser Notfallproblematik sind schwere Begleiterkrankungen (in erster Linie Infektionen, Gastroenteritiden), welche mit einem gestörten Durstempfinden des älteren Patienten einhergehen. Auch Operationen sind typische Auslöser dieser Problematik. Darüber hinaus ist an eine Medikation zu denken, die über eine Verschlechterung der Insulinresistenz den relativen Insulinmangel verstärkt und hierdurch zur Komasituation führt; dies sind in erster Linie Glucocorticoide, Thiazid-Diuretika, selten Diphenylhydantoine.

Klinik und Diagnostik

Die **Blutzuckerwerte** sind im Rahmen eines hyperosmolaren diabetischen Komas typischerweise höher als bei der diabetischen Ketoazidose und liegen meist deutlich oberhalb von 500 mg/dl (28 mmol/l).

Plasmaketone sind negativ, die Dehydratation ist dagegen bei diesen Patienten häufig stärker ausgeprägt.

Therapie

Die Therapierichtlinien entsprechen denen der diabetischen Ketoazidose, eine Bikarbonatgabe kommt hier aufgrund des kaum veränderten Blut-pH nicht infrage.

Simultan mit der Insulingabe muss ebenfalls Kalium substituiert werden! Richtwerte siehe Tab. **1.66**.

Therapie

Diabetische Nephropathie

Siehe Kap. 5.6 „Diabetische Nephropathie“.

Diabetische Retinopathie

Die Retinopathie ist eine langsam progrediente Komplikation, die bei den meisten Patienten mit Diabetes mellitus auftritt. Nach etwa 20 Jahren Diabetesdauer haben mehr als 80% der Patienten mit einem Typ-1-Diabetes Zeichen einer Augenbeteiligung; dies gilt auch für etwa die Hälfte der Patienten mit einem Typ-2-Diabetes nach ca. 15 Jahren.

Bei vielen Patienten bleibt die Erkrankung im Stadium der Hintergrundretinopathie stehen, aber etwa die Hälfte der Patienten mit einem Typ-1-Diabetes weist nach 30 Jahren Krankheitsverlauf eine proliferative Retinopathie auf, dies ist auch bei bis zu 30% der Patienten mit einem Typ-2-Diabetes der Fall.

Pathogenese und Stadieneinteilung

Ausgangspunkt der Entwicklung einer diabetischen Retinopathie sind **Kapillarveränderungen** mit allmählich zunehmender Endothelzellproliferation und Degeneration. Diese Kapillarveränderungen sind möglicherweise Ausdruck einer vermehrten Glykosylierung. Mikroaneurysmen und Mikroblutungen führen zu Netzhautödem und intraretinalen Blutungen (harte Exsudate) sowie fokalen Kapillarverschlüssen (weiche Exsudate). Hieraus resultiert eine retinale Hypoxie, die Stimulus für die Bildung und Freisetzung angiogenetischer Faktoren ist. Dies wiederum bedingt eine epiretinale Gefäßproliferation, schließlich Glaskörperblutungen und weitere Gefäßproliferationen. Letztendlich kommt es zu einer Netzhauttraktion und Traktionsablatio mit dem großen Risiko des Sekundärglaukoms und der Erblindung. Wichtigster Ko-Faktor ist die arterielle Hypertonie, insbesondere bei Patienten mit einem Typ-2-Diabetes. Dabei scheint der systolische Blutdruck ein Risikofaktor für die Entstehung, der diastolische Druck für die Progression der Retinopathie zu sein.

Die **Stadieneinteilung** kann dabei wie folgt vorgenommen werden:

- Nichtproliferativ
  - mild (Mikroaneurysmen),
  - mäßig (Mikroaneurysmen, einzelne intraretinale Blutungen, perlschnurartige Venen).
  - schwer (zahlreiche Mikroaneurysmen und intraretinale Blutungen in 4 Quadranten oder perlschnurartige Venen in 2 Quadranten oder intraretinale mikrovaskuläre Anomalien in 1 Quadrant).

- Proliferativ
  - Papillenproliferation.
  - papillenferne Proliferation,
  - präretinale Blutung,
  - traktionsbedingte Netzhautablösung.

Therapie

Prophylaxe und Therapie

- Entscheidend für den Verlauf sind regelmäßige und standardisierte Kontrolluntersuchungen.
- Eine optimale Stoffwechsellage ist unbedingt anzustreben. Beim Vorliegen einer präproliferativen und/oder proliferativen Retinopathie muss der **Zielblutzucker** auf 150 mg/dl erhöht werden; dies dient der Vermeidung von Hypoglykämien und damit der in diesem Rahmen auftretenden Hämorrhagien. Eine Herabsetzung des Zielblutzuckers ist später eventuell möglich, wenn die retinalen Blutungen rückläufig sind.
- Körperliche Anstrengungen sind zu vermeiden, ebenso Kopf-Tieflagen.
- Von entscheidender Bedeutung ist eine **Blutdruckreduktion** unter Werte von 135/80.
- Therapeutisch kommen die **Laserkoagulation** und ggf. die Vitrektomie infrage.
- Die medikamentösen Maßnahmen sind in ihrer Wirkung zweifelhaft, dies betrifft insbesondere die Gabe von Calcium-Dobesilat. Ggf. kann bei Fehlen von schweren Kontraindikationen Acetylsalicylsäure in einer Dosis von 100 mg gegeben werden.

Diabetische Neuropathie

Die diabetische Neuropathie war lange Zeit ein klinisch unterschätztes Problem des Diabetes; mit zunehmender Anzahl der Patienten, insbesondere mit einer schmerzhaften peripheren Neuropathie, einer autonomen Neuropathie und nachfolgender kardiovaskulärer Gefährdung, tritt dieses Problem nun zunehmend in den Vordergrund (Tab. 1.**68**).

Bei etwa 50% der Diabetiker besteht nach 25 Jahren Diabetesdauer eine symptomatische periphere Neuropathie; die Diabetesgenese besitzt keinen Einfluss, wohl aber besteht eine enge Abhängigkeit von Alter, Diabetesdauer und Qualität der Einstellung.

Die autonome Neuropathie liegt bei ca. 20% der diabetischen Patienten vor, auch dies korreliert mit Lebensalter und Diabetesdauer sowie hier auch mit der Mikroangiopathie. Bei einer manifesten peripheren Neuropathie liegt in 30 bis 50% der Fälle eine autonome Neuropathie vor. Klinisch wichtig ist hier, dass eine Diskordanz zwischen Retinopathie/Nephropathie und Neuropathie bestehen kann.

Unterschiedliche **pathogenetische Konzepte** werden diskutiert; dies sind in erster Linie Störungen des Polyol- und Myoinosit-Stoffwechsels, Reduktion der Na/K-ATPase, endoneurale mikrovaskuläre Defizite mit konsekutiver Ischämie, Bildung freier Sauerstoffradikale, neurotrophe Störungen (IGF-I, NGF), Defekte des axonalen Transportes und

Tabelle 1.**68** Klassifikation der Neuropathie bei Diabetes mellitus

1. Symmetrische Polyneuropathie
- sensible oder sensomotorische Polyneuropathie
- akute oder subakute motorische Neuropathie
- autonome Neuropathie
  - kardiovaskulär
  - respiratorisch
  - gastrointestinal
  - urogenital
  - trophisch

2. Fokale und multifokale Neuropathien
- kraniale Neuropathie
- Mononeuropathie des Stammes und der Extremitäten (Synonyme: trunkale Mononeuropathie, Radikulopathie)
- proximale motorische Neuropathie (Synonym: diabetische Amyotrophie)

schließlich die nichtenzymatische Glykosylierung von neuronalen Struktur- und Transportproteinen.

Periphere sensomotorische Neuropathie

Bei der peripheren sensomotorischen Neuropathie sind zunächst überwiegend lange Nervenfasern betroffen, sodass die Beschwerden typischerweise peripher beginnen.

Die Patienten klagen über brennende und schmerzende Sensationen (Kribbeln, Ameisenlaufen), die symmetrisch (sockenförmig) von distal aufsteigend beginnen.

Klinisch ist es von großer Bedeutung, dass hier eine sehr sorgfältige neurologische Anamnese und Untersuchung durchgeführt wird; erhoben werden Vibrationsempfinden (graduierte Stimmgabel), Warm- und Kalt-Empfinden, Druckempfinden (Monofilament) und ggf. differenzialdiagnostisch die Nervenleitgeschwindigkeit, EMG und evozierte Potenziale.

Differenzialdiagnostisch muss unbedingt an andere Ursachen einer Neuropathie, in erster Linie Alkoholabusus, medikamentös bedingte Neuropathien und auch Paraneoplasien sowie Vaskulitiden gedacht werden.

Therapie

Therapie

Bei der Therapie der peripheren Neuropathie steht zunächst die **optimale Diabetestherapie** (intensivierte Insulintherapie) im Vordergrund.

Eine kausale Therapie steht nicht zur Verfügung. Die Gabe von **α-Liponsäure;** wird kontrovers diskutiert und nicht von den aktuellen Leitlinien empfohlen.

Insbesondere bei abendlichen oder **nächtlichen Schmerzen** empfiehlt sich die Gabe von trizyklischen Antidepressiva mit antinozeptiver Wirkung (z. B. Amitriptylin in einer Dosis von 25 bis maximal 75 mg abends). Ebenfalls gut geeignet zur Bekämpfung der nächtlichen Schmerzen ist Carbamazepin in einer Dosis von 1–3 × 200 mg. Auch Antikonvulsiva, wie beispielsweise Gabapentin (600–1800 mg/d) oder Pregabalin (150–600 mg/d) können mit Erfolg bei sensorischen Störungen eingesetzt werden.

Ergänzend können neben klassischen peripheren Analgetika zur Lokaltherapie capsaicin- oder lidocainhaltige Salben angewandt werden

Als nichtpharmakologischer Ansatz kann die TENS-Methode (transcutaneous electrical nerve stimulation) oder Akupunktur erwogen werden.

Kardiale autonome Neuropathie

Für die Mortalität diabetischer Patienten ist die Prävalenz der autonomen und hier insbesondere der kardialen Neuropathie von größter Bedeutung. Die Überlebensrate nimmt bei Vorliegen einer autonomen Neuropathie drastisch ab.

Neben einer sorgfältigen internistisch-kardiologischen Diagnostik sind insbesondere kardiovaskuläre Reflextests wichtig (Ewing-Batterie). Hier werden Herzfrequenz, Variation, Blutdruck unter Valsalva-Versuch und Orthostasetests sowie die Herzfrequenzveränderung beim Aufstehen als Minimalprogramm überprüft.

Therapie

Die therapeutischen Möglichkeiten sind hier eher begrenzt; neben der Optimierung der Diabetestherapie, der engmaschigen Überwachung, insbesondere auch bei operativen Eingriffen, besteht nur die Möglichkeit der Behandlung einer Orthostasesymptomatik.

Tabelle 1.**69** Symptome der diabetischen kardialen Neuropathie

- Ruhetachykardie
- Abnahme der Herzfrequenzvariabilität
- schmerzlose(r) Koronarischämie / Herzinfarkt
- Orthostatische Dysregulation
- QT-Verlängerung
- (maligne) Arrhythmien

Gastrointestinale Neuropathie

Subjektiv beeinträchtigend und für die Blutzuckereinstellung extrem problematisch ist das Vorliegen einer gastrointestinalen Neuropathie.

Diagnostisch steht hier in erster Linie die Erfassung der gestörten Magenentleerung im Vordergrund; dies kann durch Ultraschallverfahren, Szintigraphie einer nuklidmarkierten Mahlzeit oder den

Tabelle 1.**70** Symptome der diabetischen gastrointestinalen Neuropathie

- Übelkeit und Erbrechen (besonders nach Mahlzeiten und als morgendliches Erbrechen)
- anhaltendes Völlegefühl
- Obstipation
- Diarrhö (überwiegend nächtlich)

→ BZ-Abfall nach Mahlzeit bei verzögerter Magenentleerung

für ein Screening bestens geeigneten Oktansäure-Atemtest geschehen.

Grundsätzlich muss differenzialdiagnostisch natürlich beim Vorliegen einer Obstipation und/oder Diarrhö auch an andere, insbesondere neoplastische Prozesse des Kolons gedacht werden.

Therapie

Therapie

Therapeutisch steht neben der Optimierung der Diabetestherapie beim Vorliegen einer Gastroparese die Gabe Metoclopramid (3–4 × 10 mg) oder Domperidon (3–4 × 30 mg) im Vordergrund. Zusätzlich: Erythromycin.

Bei Vorliegen einer **Diarrhö** kann symptomatisch mit Loperamid behandelt werden, daneben wird ein Therapieversuch mit Doxycyclin über 14 Tage empfohlen. Bei therapierefraktärem Verhalten Versuch mit Clonidin.

Bei Obstipation gibt man Lactulose und die o. g. Prokinetika.

Urogenitale Neuropathie

Die Symptome der urogenitalen Neuropathie (Tab. 1.**71**) sind für den Patienten sehr beeinträchtigend; zum einen resultieren hieraus vermehrte Harnwegsinfekte, zum anderen kommt es zu einer subjektiv sehr beeinträchtigenden erektilen Dysfunktion (bei etwa **50%** der Diabetiker über 50 Jahren).

Therapie

Therapie

- Optimierung der Diabetestherapie.
- Vermeidung der Gabe von Medikamenten mit spezifischen Nebenwirkungen (Beta-Blocker, Antidepressiva, Sedativa).
- Begleitende Therapie durch den Urologen (Differenzierung zwischen neurogener und angiogener Ursache). Hier ist z. B. die SKAT-Methode (Schwellkörperautoinjektionstherapie) sehr erfolgreich. Sie besteht in einer Injektion von Alpharezeptorblockern oder Prostaglandinen in die Corpora cavernosa. Der Einsatz von PDE5-Hemmer (Sildenafil, Tadalafil oder Vardenafil) kann, unter strenger Beachtung der Kontraindikationen, hilfreich sein.

Diabetisches Fußsyndrom

Das diabetische Fußsyndrom ist bei über 30 000 Amputationen pro Jahr und rund 40% der Diabetes-bedingten Liegezeiten eine sozioökonomisch bedeutsame Komplikation.

Pathogenese

Pathogenetisch steht in zwei Drittel der Fälle die diabetische Neuropathie im Vordergrund. In ca. 15% ist ausschließlich eine pAVK, in 25% eine Kombination von Neuro- und Angiopathie nachweisbar. Die Entstehung eines Ulkus, ausgelöst durch eine Neuropathie, ist als Resultat des Verlustes der Schmerzwahr-

Tabelle 1.**71** Symptome der diabetischen urogenitalen Neuropathie

Blase:	verzögerter Miktionsbeginn, Restharnbildung	
Harnwege:	vermehrte Infektionen, erektile Dysfunktion, retrograde Ejakulation	
Niere:	häufige Pyelonephritiden, Harnstau	
Differenzialdiagnose der erektilen Dysfunktion		
	neurogen	psychogen
Beginn der Erektionsschwäche	langsam zunehmend	akut
morgendliche Spontanerektion	nicht vorhanden	vorhanden
Libido	vorhanden	reduziert

nehmung mit nachfolgender, unbemerkter (Mikro-) Traumatisierung, einer Sudomotorenparese (mit Bildung von Rhagaden und Hyperkeratosen) und funktioneller Mikrozirkulationsstörung (Eröffnung arteriovenöser Shunts) anzusehen. Zusätzlich führen die Störungen der motorischen Nerven und der daraus sich entwickelnden Fußdeformierungen (Krallenzehen) zu einer plantaren Druckumverteilung mit Aufbau unphysiologisch hoher Drücke unter dem Metatarsale I und dem Fersenbereich, die typische Prädilektionsstellen für das diabetische Fußsyndrom darstellen.

Klinik und Diagnostik

Das typische diabetische Ulkus ist bereits nur durch seinen äußeren Aspekt von Läsionen anderer Genese abgrenzbar. Es ist häufig durch einen kleinen äußeren Defekt mit erheblich größerer Wundhöhle unter intakter Haut gekennzeichnet; dabei ist es fast kreisrund, scharf demarkiert und häufig von einem hyperkeratotischen Wall begrenzt. Die Haut des Fußes ist aufgrund der autonomen Neuropathie sehr trocken, weist häufig Rhagaden und erhebliche Hyperkeratosen auf. Im Gegensatz zur peripheren arteriellen Verschlusskrankheit, der wichtigsten Differenzialdiagnose, ist der Fuß warm, hat ein rosiges Hautkolorit, die Fußpulse sind tastbar und die Venen gut gefüllt.

Die Klassifikation zur Festlegung des diagnostischen und therapeutischen Procedere, sowie der Prognose erfolgt gemäß der Einteilung nach Wagner/Armstrong (Tab. 1.**72**).

Diagnostisch sind eine gründliche neurologische Abklärung, nach Möglichkeit eine Fußdruckpunktmessung (Pedobarographie) und weitere **bildgebende Verfahren** notwendig: z. B. Röntgenaufnahmen des Fußes in zwei Ebenen, die Durchführung einer Knochenszintigraphie und fakultativ ein MRT (sowohl zur Erfassung des Ausmaßes einer Weichteilbeteiligung wie auch einer Osteomyelitis). Beim Verdacht auf eine Angiopathie muss eine arterielle DSA mit Darstellung der Fußgefäße erfolgen. Beim Sonderfall des **Charcot-Fußes** (der diabetischen Osteoarthopathie neuropathischer Genese) sollte generell ein MRT des Fußes durchgeführt werden.

Tabelle 1.**72** Klassifikation des diabetischen Fußes nach Wagner/Armstrong

Wagner / **Armstrong**	**0**	**1**	**2**	**3**	**4**	**5**
A	prä- oder postulzerative Läsion	oberflächliche Wunde	Wunde bis zu Muskel, Sehne oder Kapsel	Wunde bis zur Ebene von Knochen oder Gelenk	Nekrose von Fußteilen	Nekrose oder Gangrän des gesamten Fußes
B	mit Infektion					
C	mit Ischämie					
D	mit Infektion und Ischämie					

Therapie

Generell ist hier die Behandlung in spezialisierten ambulanten oder stationären Einrichtungen (ab Stadium 2b) zu fordern.

1. Die Basis der therapeutischen Bemühungen ist die **konsequente Druckentlastung der Läsion,** entweder durch eine Immobilisierung des Patienten oder konsequentes Tragen eines Entlastungsschuhes.

2. Nahezu immer ist eine systemische **(möglichst orale) antibiotische Therapie** indiziert, die vor allem die folgenden Kriterien erfüllen muss:

- Knochen- und Weichteilgängigkeit.
- präventiv bei Mischbesiedlung, häufig Staphylococcus aureus,
- effektiv auch bei anaeroben Keimen.

Bewährt hat sich hier vor allem die Kombination eines Gyrasehemmers mit Clindamycin.

Beim Vorliegen eines septischen Krankheitsbildes kommen in erster Linie Cephalosporine der 2. Generation, Clindamycin plus Metronidazol zum Einsatz.

3. Die **lokale Therapie** erfolgt in zwei Phasen:

In der **Akutphase** entscheidend ist ein gründliches Débridement. Dabei sollten Nekrosen tangential abgetragen und der Wundrand angefrischt werden. Zur weiteren Reinigung wird mit Ringer-Lösung oder milden Antiseptika ausreichend gespült, abschließend wird die Wunde mit einer Gaze abgedeckt. Auf Salben, okklusive Verbände oder Desinfektion sollte verzichtet werden.

In einem zweiten Schritt erfolgt die **Granulationsförderung**, neben einer ausreichenden Säuberung und Spülung müssen insbesondere hyperkeratotische Wundränder abgetragen werden. Gegebenenfalls können in dieser Phase Hydrokolloide oder Hyaluronsäure eingesetzt werden. Diese Verbände sollten allerdings nicht okklusiv angewendet werden; daher wird das Verbandsmaterial auf Wundgröße zurechtgeschnitten und der Verbandswechsel muss täglich mit Kontrolle der Wunde und des Infektionsstatus erfolgen.

Beim Verdacht auf stenosierende **Gefäßveränderungen** müssen frühzeitig gefäßrekonstruktive Maßnahmen (PTA, Bypass) eingeleitet werden. Die Therapie erfolgt hier analog den im Kapitel Angiologie geschilderten Verfahren.

Falls eine **Amputation** unumgänglich ist, sollte sie durch einen spezialisierten Chirurgen in Form einer selektiven „Minor-Amputation" (z. B. Strahlresektion) durchgeführt werden. Nach Abschluss der Heilungsphase, die zum Teil über mehrere Monate dauern kann, muss eine konsequente Versorgung mit orthopädischem, druckentlastendem Schuhwerk durchgeführt werden.

Prophylaxe

Von entscheidender Bedeutung aber, und dies haben die Daten der DCCT sehr eindrücklich gezeigt, ist die frühzeitige **Implementierung einer intensivierten Insulintherapie** bei diesen Patienten zur Vermeidung aller dieser sehr beeinträchtigenden und die Lebenserwartung reduzierenden Komplikationen.

Bei langem Diabetesverlauf muss regelmäßig (mindestens einmal jährlich) eine Untersuchung der Patienten hinsichtlich aller genannten Organkomplikationen gezielt klinisch und apparativ erfolgen.

In der Sekundärprävention ist neben der regelmäßigen Inspektion (mind. alle 3 Monate), geeignetes orthopädisches Schuhwerk, regelmäßige und fachgerechte podologische Maßnahmen sowie die Schulung *aller* Beteiligten notwendig.

1.9 Porphyrie

H. Lehnert

Definition

Porphyrien sind Stoffwechselerkrankungen, bei denen die Aktivität der Enzyme der Häm-Biosynthese gestört ist, was zu einer vermehrten Produktion von Porphyrinen oder Porphyrinvorstufen führt, die dann im Gewebe akkumulieren und vermehrt im Urin bzw. Stuhl ausgeschieden werden.

Pathogenese

Die Häm-Biosynthese findet grundsätzlich in jeder menschlichen Zelle statt; etwa 80–90% des Häms wird in erythroiden Zellen produziert, überwiegend für die Bildung von Hämoglobin. Das restliche Häm wird in der Leber hergestellt, überwiegend hierbei für die Synthese unterschiedlicher Cytochrome. Grundsätzlich findet die Häm-Biosynthese im ersten Schritt im Mitochondrium, im nächsten im Zytosol und in den letzten Schritten wieder im Mitochondrium statt. Das erste Enzym der Häm-Bildung (Abb. 1.**15**), die δ-Aminolävulinsäure-Synthase (ALAS), katalysiert die Bildung von δ-Aminolävulin-

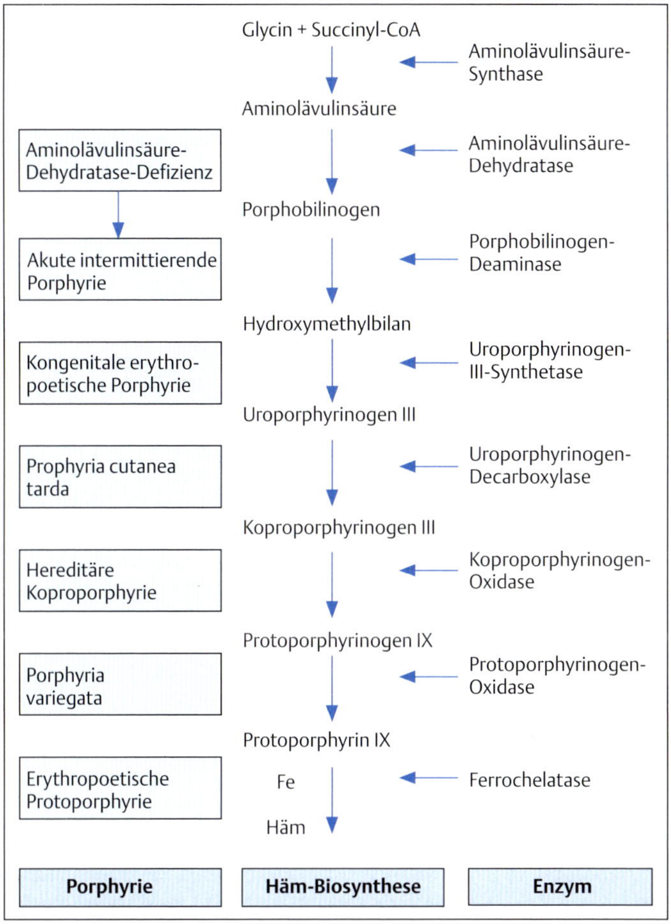

Abb. 1.15 Häm-Biosynthese und Enzymdefekte bei den verschiedenen Porphyrien.

säure (ALA) aus Glycin und Succinyl-Coenzym-A. Anschließend wird über weitere sechs Enzyme Protoporphyrin 9 gebildet, und schließlich katalysiert in einem letzten Schritt die Ferrochelatase die Chelatbildung von Eisen.

Die Biosynthese wird über zwei gewebsspezifische Isoenzyme der ALAS reguliert; in der Leber unterdrückt im Sinne eines Feedback-Mechanismus Häm die Bildung von ALAS – dies kann damit auch in der Behandlung der akuten Attacke eingesetzt werden. Zahlreiche Substanzen (Medikamente, Alkohol) können eine akute Attacke provozieren.

Porphyrien werden überwiegend autosomaldominant und mit inkompletter Penetranz vererbt. Zahlreiche Gene, die für die jeweiligen Enzyme kodieren, sind beschrieben und weit über hundert Mutationen identifiziert worden. Die meisten Mutationen führen zu einem Funktionsverlust eines spezifischen Proteins, wobei allerdings die Enzymaktivität, die von einem normalen Allel kodiert wird, für die unter physiologischen Bedingungen notwendige Hämsynthese ausreicht.

Es bestehen Genotyp-Phänotyp-Korrelationen sowohl bei akuten wie auch bei chronischen Porphyrien, die Penetranz variiert erheblich, was auf die Bedeutung von weiteren modifizierenden Genen und Umweltfaktoren hinweist. Die Tatsache, dass ein normales Allel für die Enzymfunktion ausreicht, bedeutet daher auch, dass weitere Bedingungen (erworbene) eine Rolle spielen müssen.

Einteilung

Es bestehen zahlreiche Einteilungen für die Klassifikation von Porphyrien; eine gebräuchliche ist die Einteilung in hepatische und erythropoetische Porphyrien (Tab. 1.**73**).

Aus klinischer Sicht können die Prophyrien darüber hinaus in akute und chronische Erkrankungen eingeteilt werden. Weiterhin bestehen sekundäre (erworbene, asymptomatische) Porphyrinstoffwechselstörungen:

- sekundäre Koproporphyrinurien (bei Intoxikationen, Lebererkrankungen, Erkrankungen des Blut-

Tabelle 1.**73** Einteilung in hepatische und erythropoetische Porphyrien

hepatische Porphyrien	erythropoetische Porphyrien
• akute intermittierende Porphyrie • Porphyria cutanea tarda • Porphyria variegata • hereditäre Koproporphyrie • Aminolävulinsäure-Dehydratase-Defizienz	• erythropoetische Porphyrie (Morbus Günther) • erythropoetische Protoporphyrie

bildes, Infektionen, Diabetes, Stoffwechselstörungen oder auch Malignomen sowie medikamentös bedingt, z. B. durch Analgetika, Hypnotika, Sulfonylharnstoffe, Antibiotika, Sexualhormone, ferner Schwangerschaft und Hungerzustand),
- sekundäre Protoporphyrinämien (z. B. Bleiintoxikationen, Alkohol, Anämien, Isoniazidtherapie).

Epidemiologie

Abgesehen von der Porphyria cutanea tarda mit einer Prävalenz von 10–20/100 000 Einwohner sind die Porphyrien relativ seltene Krankheitsbilder, sie haben jedoch eine große differenzialdiagnostische Bedeutung. Allerdings muss von einer recht hohen Dunkelziffer ausgegangen werden.

Die Prävalenz der akuten intermittierenden Porphyrie liegt bei etwa 5–10/100 000, während bei der kongenitalen erythropoetischen Porphyrie bislang etwas weniger als 200 Fälle beschrieben wurden.

Die Prävalenz der erythropoetischen Protoporphyrie wird auf etwa 1/100 000 geschätzt.

1.9.1 Akute hepatische Porphyrie

Pathogenese

Vier unterschiedliche Formen der akuten hepatischen Porphyrie sind bekannt und werden charakterisiert durch einen unterschiedlichen Enzymdefekt der Hämbiosynthese (Abb. 1.**15**). Hierbei weist die Aminolävulinsäure-Dehydratasedefizienz-Porphyrie einen autosomalrezessiven Enzymdefekt der Aminolävulinsäure-Dehydratase auf; bislang sind sieben Mutationen im ALAD-Gen beschrieben. Die akute intermittierende Porphyrie wird charakterisiert durch den Defekt der Porphobilinogen-D-Aminase, der Vererbungsmodus ist autosomaldominant; über 200 Mutationen im PBGD-Gen sind beschrieben. Die hereditäre Koproporphyrie wird ebenfalls autosomaldominant vererbt; zahlreiche Mutationen im CPOX-Gen sind identifiziert. Schließlich ist noch die Porphyria variegata zu nennen, die ebenfalls autosomaldominant vererbt wird; weit über 100 Mutationen im PPOX-Gen sind beschrieben.

Bedeutsamstes Krankheitsbild ist die akute intermittierende Porphyrie (AIP), die im Folgenden detaillierter besprochen wird. Hier resultiert als Ausdruck des genannten Enzymdefektes insbesondere eine erhöhte Aktivität der ALAS in der Leber.

Zahlreiche Auslöser der AIP sind beschrieben; die bekannten sind hier Hungerzustände und Alkoholismus sowie zahlreiche Medikamente (siehe Rote Liste). Besonders zu nennen sind Barbiturate, Chloroquin, Clonidin, Diazepam, Ergotamin-Präparate, Halothan, Hydralazin, Methyldopa, Metoclopramid, Phenytoin, Sexualhomone, Spironolacton, Sulfonamide, Valproinsäure. Eine ausführliche Liste der auslösenden Medikamente ist auch über folgende Internetadressen zu erfahren:
- http://www.porphyria-europe.com
- http://www.uct.ac.za/depts/porphyria

Klinik

- Das klinische Bild ist variabel, die Erkrankung manifestiert sich typischerweise im dritten Lebensjahrzehnt,
- Heterozygote häufig asymptomatisch, Symptome nach exogenen Stimuli (Medikamente, Fasten, Operation, Infektionen),
- dauerhafter Abdominalschmerz, Übelkeit, Erbrechen,
- Tachykardie, hypertensive Krise
- Muskelschwäche,
- periphere Neuropathie (motorisch):
  - asymmetrisch,
  - fokal,
  - Hirnnervenbeteiligung,
- psychische Symptome:
  - Insomnie,
  - Depression,
  - Halluzinationen.
- Insgesamt sind Frauen drei- bis viermal häufiger betroffen als Männer.

Diagnostik

Nahezu immer kommt es zu Beginn der akuten Attacke zu einer deutlich erhöhten Ausscheidung von ALA und Porphobilinogen im Urin. Auch die Serumkonzentrationen von ALA, Porphobilinogen und Porphyrin können erhöht sein. In schweren Fällen nimmt der Urin eine rötliche Farbe (Portwein) aufgrund des hohen Gehaltes an Porphobilinogen an. Im Urin können sich ebenfalls erhöhte Spiegel der Porphyrine finden. Während einer Remission können über die Bestimmung von Porphobilinogen im Urin nahezu 90% der Patienten mit einer AIP entdeckt werden.

Als Screening-Test wird der Watson-Schwartz-Test für den Nachweis von Porphobilinogen im Urin eingesetzt; dieser ist allerdings weder ausreichend sensitiv noch spezifisch.

Enzymdefekt bei AIP-Heterozygotie in Erythrozyten nachweisbar (Porphobilinogen-Deaminase).

Obwohl die Genotypen der akuten Porphyrie sehr heterogen sind, sollte ein Mutationsscreening immer dann durchgeführt werden, wenn ein Gendefekt in einer Familie gefunden wurde.

Differenzialdiagnostik

An alle Differenzialdiagnosen des akuten Abdomens (Ileus anderer Genese, Pankreatitis, Cholezystitis, Tubargravidität u. a.) ist zu denken.

Die Differenzialdiagnose der kardiovaskulären Symptome schließt die Hypertonie, Hyperthyreose und auch den Myokardinfarkt mit ein.

Eine Panarteriitis nodosa ist ebenfalls differenzialdiagnostisch auszuschließen.

Hinsichtlich der anderen akuten hepatischen Porphyrien finden sich bei der Porphyria variegata und bei der hereditären Koproporphyrie häufig photokutane Veränderungen.

Therapie

Therapie

Im Vordergrund stehen in dieser Reihenfolge die folgenden Maßnahmen:

1. Absetzen auslösender Noxen (Medikamente!).
2. Hoch dosierte i. v. Glucose-Infusionen von 400–500 g/d über 4–6 Tage (Glucose hemmt die gesteigerte Aktivität der ALAS).
3. Infusionen von Häm (Häm-Arginin) in einer Dosis von etwa 4 mg pro kg KG i. v. über 15 Minuten an 3–4 aufeinander folgenden Tagen.
4. Bei schweren neurologischen Symptomen (insbesondere aufsteigende Lähmungen) hoch dosierte Therapie mit Glucocorticoiden (beginnend mit etwa 1,5 mg/kg KG Prednisolon in absteigender Dosierung über 6–8 Tage).

Kürzlich wurde mitgeteilt, dass die gemeinsame Gabe von Zink-Protoporphyrin, ein Inhibitor der Häm-Oxygenase, mit Häm-Arginin zu einer verlängerten Remission führt.

5. Symptomatische Maßnahmen:
   - Schmerzbekämpfung mit Acetylsalicylsäure, Paracetamol, Pethidin, ggf. Morphinderivate.
   - Zur Sedierung Promethazin.
   - Zur Hochdruckbehandlung Propranolol.
   - Bei ausgeprägter abdomineller Symptomatik mit Ileuszeichen ist die Gabe von Neostigmin (0,25–1,0 mg i. v.) möglich.
   - Zur antibiotischen Therapie können Tetrazykline eingesetzt werden.

Verlauf und Prognose

- Eine Dauerprophylaxe der Patienten mit dem Ziel der Vermeidung sämtlicher auslösender Noxen erlaubt eine gute Prognose der Patienten.
- Nur bei unerkannter akuter Porphyrie ist die Mortalität hoch und kann zwischen 10 und 40% liegen.
- Prophylaktisch ist darüber hinaus vor allem das Familienscreening nach Trägern einer latenten Porphyrie von Bedeutung.
- Insbesondere die schweren neurologischen Komplikationen lassen sich durch diese prophylaktischen Maßnahmen und eine sofort eingeleitete Therapie bei der akuten Attacke vermeiden.

1.9.2 Chronisch hepatische Porphyrie

Die chronisch hepatische Porphyrie bzw. Porphyria cutanea tarda (PCT) ist die weltweit häufigste Porphyrieform und überwiegend eine Erkrankung des Erwachsenenalters mit einem Manifestationsalter nach dem 40. Lebensjahr.

Pathogenese

Ursache der Erkrankung ist ein Enzymdefekt der Uroporphyrinogen-Decarboxylase in der Leber, dieser kann sowohl genetisch wie toxisch bedingt sein. Der genetische Defekt wird autosomaldominant vererbt. Bei dieser Erkrankung sind über 60 Mutationen im UROD-Gen (Chromosom 1p34) beschrieben. Die wesentlichen auslösenden Faktoren sind auch hier Alkohol (in nahezu ¾ der Fälle), Östrogene und darüber hinaus chronische Lebererkrankungen und hier insbesondere eine Hepatitis-C-Infektion. Männer sind etwa zwei- bis dreimal häufiger als Frauen betroffen.

Klinik und Diagnostik

- Die wesentlichen Leitsymptome sind die Zeichen der Photodermatose mit Blasenbildung am Handrücken, erhöhter Hautvulnerabilität, Hyperpigmentierung, Hypertrichose und häufig auch vergröberten Gesichtsfalten.
- Ein dunkler Urin wird aufgrund der vermehrten Ausscheidung von Uroporphyrin N3 im Harn beobachtet.
- Durch die Leberbiopsie kann auch hier die Porphyrin-Einlagerung nachgewiesen werden.
- Wegweisend ist der Nachweis einer erhöhten Porphyrin-Ausscheidung im 24-h-Urin (Normwert < 0,2 µmol in 24 h), wobei typischerweise Uro- und Heptacarboxyporphyrin erhöht sind.
- ALA im Urin ist nur leicht erhöht, Porphobilinogen normal. Isokoproporphyrine sind erhöht. Bei der Typ-II-PCT findet sich eine niedrige Uro-Decarboxylase-Aktivität in den Erythrozyten.
- Weiterhin muss im Rahmen der Diagnostik an die Alkohol- und Medikamentenanamnese gedacht sowie bei pathologischen Leberenzymen eine Leberbiopsie erwogen werden.
- Es besteht eine Assoziation der Porphyrie mit der HCV-Infektion. Wichtig ist auch das viermal häufigere Auftreten einer PCT bei genetisch bedingter Hämochromatose.

Therapie

Therapie

1. Auch hier gilt therapeutisch, dass auslösende Noxen vermieden werden müssen (Alkohol, hormonelle Kontrazeptiva) sowie eine evtl. Grunderkrankung behandelt werden muss (HCV-Infektion).
2. Zur Steigerung der Porphyrin-Ausscheidung stehen die folgenden Verfahren im Vordergrund:
   - Aderlasstherapie mit wöchentlich etwa 0,5 Liter über ca. 2 Monate, danach Reduktion der Aderlässe mit Normalisierung der Porphyrin-Ausscheidung.
   - Gabe von Chloroquin 2 × 125 mg/Woche zur Bildung von Chloroquin-Porphyrin-Komplexen, die renal eliminiert werden. Dieses Verfahren sollte sich an eine Aderlassbehandlung anschließen.
3. Symptomatisch sollte Sonnenlicht insbesondere wegen der Blasenbildung an lichtexponierten Stellen weitgehend gemieden werden.

Verlauf und Prognose

Bei Beseitigung der Ursache ist die Prognose der PCT sehr günstig.

1.9.3 Kongenitale erythropoetische Porphyrie

Epidemiologie und Pathogenese

Diese seltene Erkrankung (Synonym: Morbus Günther) geht mit einer schweren Photodermatose einher. Der zugrunde liegende enzymatische Defekt betrifft die Uroporphyrinogen-III-Synthase. Diese Erkrankung wird autosomalrezessiv vererbt, zahlreiche Mutationen im UROS-Gen sind beschrieben.

Die Erkrankung tritt vorwiegend im Kleinkindesalter auf, aber auch bei älteren Menschen wurde eine Erstmanifestation beobachtet.

Klinik und Diagnostik

Führendes Symptom ist die erhöhte Photosensibilität der Haut, es treten Erytheme, Blasen, Erosionen bis hin zu Ulkusläsionen auf. Weiterhin werden sklerodermiforme Veränderungen, Hyperpigmentierungen und auch eine Hypertrichose beobachtet.

Im Gegensatz zur PCT kommen hier, da es sich um eine erythropoetische Porphyrie handelt, eine teilweise ineffektive Erythropoese und gesteigerte Hämolyse hinzu. Häufig besteht eine Hepatomegalie.

Zur Diagnose führt die deutlich erhöhte Ausscheidung von Porphyrinen der Isomerenreihe I im Stuhl und im Urin.

Therapie

- Als symptomatische Maßnahmen werden Lichtschutz und bei einer schweren hämolytischen Anämie Transfusionen durchgeführt.
- Eine Gabe von β-Carotin in einer Dosierung von 50–150 mg am Tag ist möglich.
- Ultima ratio ist eine Splenektomie bei Patienten mit schwerstem Verlauf einer chronischen hämolytischen Anämie.

1.10 Metabolisches Syndrom, Adipositas, Hyperurikämie und Fettstoffwechselstörungen

A. Steinmetz

1.10.1 Metabolisches Syndrom

Definition

Unter dem Begriff „Metabolisches Syndrom" wird ein Cluster von Stoffwechselstörungen und assoziierten klinischen Erscheinungen verstanden, dessen Bestandteile zum Teil oder gemeinsam bei einem Patienten auftreten können und die als Risikofaktoren für die Entwicklung der Arteriosklerose etabliert sind. Je nach Autor unterschiedlich gewichtet, stehen folgende Eckpfeiler fest: Adipositas, verminderte Glucosetoleranz – Diabetes mellitus Typ 2, Hyperurikämie, Hyperlipoproteinämie, arterielle Hypertonie, zudem Fettleber, obstruktive Schlafapnoe und polyzystisches Ovarsyndrom.

Der Begriff des metabolischen Syndroms stammt von dem französischen Arzt J.P. Camus 1967, der bei seinen Gichtpatienten eine Häufung von Diabetes mellitus und Fettstoffwechselstörungen sah und das „Syndrome Métabolique" formulierte.

Zwischenzeitlich existieren zwei akzeptierte Definitionen des metabolischen Syndroms, wobei die eine von der WHO Ende der 1990er Jahre formuliert, dann noch einmal nachgebessert wurde, speziell in Bezug auf die arterielle Hypertonie und jetzt in der in Tab. 1.**74** dargestellten Form vorliegt. Im Zentrum der WHO-Definition steht der Diabetes mellitus bzw. die gestörte Glucosetoleranz oder auch die Hyperinsulinämie, zu der sich zwei weitere metabolische Abnormitäten gesellen müssen. Ein weiterer Unterschied zur Definition des National-Cholesterol-Education-Programms besteht in der Berücksichtigung der Mikroalbuminurie als weitere Facette.

2001 entstand parallel dazu eine etwas modifizierte Definition des metabolischen Syndroms, formuliert durch das Expert Panel, welches den 3. Report des National-Cholesterol-Education-Programms (NCEP-ATP-III) vorlegte. Die 5 formulierten Facetten sind in Tab. 1.**75** zusammengestellt.

Interessant bleibt zu betonen, dass LDL-Cholesterin nicht Facette des metabolischen Syndroms darstellt und dennoch zwischenzeitlich eine Reihe von Publikationen klar das metabolische Syndrom als Risikokonstellation für die Entwicklung von Arteriosklerose, speziell der koronaren Herzerkrankung findet.

Abb. 1.**16** zeigt die Abhängigkeit der Koronarmortalität (Hazard-Ratio) von verschieden ausgeprägten Parametern des metabolischen Syndroms nach NCEP-Definition. Bereits ein oder zwei zum metabolischen Syndrom gehörende Einzelparameter steigern das Risiko.

Vergleichende Untersuchungen in der Vorhersagekraft der WHO- gegenüber der NECP-Definitionen wurden in der St.-Antonio-Heart-Study untersucht. Grundsätzlich erfasst die NECP-Definition mehr Hypertoniker, mehr Patienten mit Hypertriglyceridämie und niedrigem HDL-Cholesterin sowie solche

Tabelle 1.**74** Definition des metabolischen Syndroms der WHO (Report of a WHO-Consultation: in Alwan A, King H, Eds. Part I Geneva 1999:1–59)

A) Grundvoraussetzung
Diabetes mellitus/gestörte Glucosetoleranz oder Normoglykämie mit Hyperinsulinämie.
B) Zusätzlich zwei weitere Merkmale aus folgenden Facetten:
1. Hypertonie (>140/90 mmHg) oder antihypertensive Therapie
2. HDL < 35 mg/dl für Männer; < 39 mg/dl für Frauen
3. Triglyceride >150 mg/dl
4. BMI über 30 kg/m^2
5. Taillen-/Hüftumfang > 0,9 für Männer; > 0,85 für Frauen
6. Mikroalbuminurie

Tabelle 1.**75** Facetten des metabolischen Syndroms nach NCEP-ATP-III (JAMA 285:2486, 2001)

Ein metabolisches Syndrom liegt vor, wenn ein Patient mindestens 3 der unten aufgeführten 5 Facetten ausprägt: 1. Abdominelle Adipositas (Taillenumfang) • Männer > 102 cm • Frauen > 88 cm 2. Triglyceride ≥ 150 mg/dl 3. HDL-Cholesterin • Männer < 40 mg/dl • Frauen < 50 mg/dl 4. Blutdruck ≥ 130/85 mmHg 5. Nüchternglucose ≥ 110 mg/dl

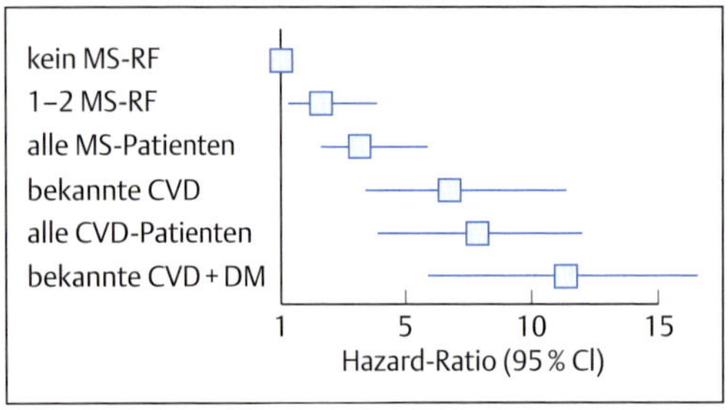

Abb. 1.16 Koronarmortalität (Hazard-Ratio) als Funktion der Facetten des metabolischen Syndroms. (Circulation 110: 1245, 2004)

mit größerem Taillenumfang. Die WHO-Definition zeigt häufiger Risikokonstellation bei jüngeren definitionsgemäß diabetischen Probanden auf. Schließlich zeigte sich in dieser Untersuchung die NECP-Definition prädiktiv sowohl für die Gesamt- als auch für die kardiovaskuläre Mortalität, wobei die WHO-Definition lediglich auf die kardiovaskuläre Mortalität abhob. Schließlich zeigten europäische Untersuchungen, dass beim metabolischen Syndrom im Vergleich zu den Vereinigten Staaten von Nordamerika in Europa der Bluthochdruck dominiert, in den USA mehr die Adipositas.

1.10.2 Adipositas

Definition und Epidemiologie

Übergewicht wird lediglich über Gewichts-Längenindizes definiert, nicht über die Körperzusammensetzung.

Adipositas definiert die Körperfettmasse als ein über das Normalmaß hinausgehender Anteil des Körperfetts an der Körpermasse.

Übergewicht und besonders Adipositas lassen sich rein physikalisch als Folge einer positiven Energiebilanz begreifen, also durch eine den Bedarf an Energie übertreffende Nahrungszufuhr. Der einstige Triumph der Evolution und die überlebenssichernde Möglichkeit des Individuums, in Zeiten reichlichen Nahrungsangebots überschüssige Energie als Fettgewebe zu speichern und für Hungerperioden vorzuhalten, wird in der heutigen Zeit mit konstant überreichlichem Nahrungsangebot zum Problem: Allein in der Bundesrepublik Deutschland sind etwa die Hälfte der Bevölkerung vom medizinischen Betrachtungspunkt aus übergewichtig. 18 % erfüllen die Kriterien für adipös, 1 % sind extrem adipös und bedürfen einer Therapie.

Ähnlich wie in den USA werden auch in der Bundesrepublik 5,5 % (USA: 39 Mrd. Dollar/Jahr) aller Kosten im Gesundheitswesen durch Adipositas und deren Folgeerkrankungen verursacht, für Deutschland belaufen sich die Schätzungen auf jährlich etwa 25 Mrd. Euro.

Ätiologie/Pathogenese

Die Adipositas stellt ätiologisch kein einheitliches Krankheitsbild dar. Sie ist als **multifaktorielles polyätiologisches Phänomen** zu begreifen, für dessen Entstehen kein gemeinsames pathophysiologisches Konzept existiert.

Der **Energieverbrauch des Menschen** setzt sich aus drei hauptsächlichen Komponenten zusammen: dem Grundumsatz (basal metabolic rate), der Thermogenese (Wärmebildung) und der körperlichen Aktivität.

- Der **Grundumsatz** (⅔ bis ¾ des Ruheenergieverbrauchs) ist mit dem Körpergewicht eng und positiv korreliert, ein bei Adipösen oft verminderter (meist genetisch fixierter) Grundumsatz führt langfristig zur Gewichtszunahme. NEAT (Non-exercise associated thermogenesis) scheint eine kritische Rolle langfristig bei Gewichtszunahme zu spielen. Spontanbewegungen (fidgering) sind bei Schlanken mehr ausgeprägt, auch bewegen sich bereits Säuglinge spontan weniger, die lang-

fristig bei gleicher Energiezufuhr mehr Gewicht zulegen.
- Adipöse haben außerdem oft eine verminderte nahrungsinduzierte **Thermogenese**, wahrscheinlich durch Insulinresistenz mitbedingt.
- Sie verbrauchen weniger Energie durch **Bewegung**; dies führt langfristig ebenfalls zur Gewichtszunahme.

Eine verminderte Fettoxidation wird ebenfalls als Determinante für eine Gewichtszunahme angesehen. Adipöse konsumieren bevorzugt Nahrungsmittel mit hoher Energiedichte; so wird u. a. diskutiert, dass Normalgewichtige mehr Kohlenhydrate, Adipöse mehr die Fette bei der Nahrungswahl bevorzugen. Fett sättigt weniger als Kohlenhydrate und Eiweiß! Bei Erhebungen geben Adipöse mengenmäßig oft zu wenig Nahrungsmittel an, daher erwiesen sich Ernährungsprotokolle wegen dieses „underreporting" als wenig zuverlässig. Fest steht andererseits, dass nach dem Erreichen des Normgewichtes zu dessen Erhalt der Ex-Übergewichtige weniger Kalorien benötigt als für seine andropometrischen Parameter zur Isokalorie errechnet wird.

In Tiermodellen sind mindestens 5 monogenetische Defekte beschrieben. Speziell an der ob/ob-Maus mit autosomalrezessivem Erbgang der Adipositas, wurde das ob-Protein (Leptin) kloniert und auch beim Menschen charakterisiert.

Auch beim Menschen sind seltene Leptindefekte und Mutationen des Leptinrezeptors beschrieben, die jedoch nicht für das Massenphänomen Adipositas verantwortlich sind. Leptin wird im Fettgewebe gebildet und entfaltet eine gewichtsreduzierende Funktion, u. a. zentral vermittelt (Neuropeptid Y) durch eine Verminderung der Nahrungsaufnahme und eine Erhöhung der Temperatur sowie des Aktivitätsgrades (Energieverbrauch). Offenbar besteht bei Adipösen eine **Leptinresistenz** auf Rezeptor- oder Postrezeptorebene. Weitere monogenetische seltene Mutanten sind beschrieben, z. B. in den „uncoupling-Proteinen", dem Melanocortin-4-Rezeptor (MC 4-R), den β-3-Rezeptoren u. a.

Hauptursachen der Adipositasentstehung beim Menschen sind Überernährung, Fehlernährung und Bewegungsmangel, allerdings gepaart mit genetischen Faktoren. Familienstudien, insbesondere Zwillings- und Adoptionsstudien, sprechen für die Bedeutung genetischer Faktoren an der Regulation des Körpergewichts und der Körperfettverteilung, wobei die Anlage des subkutanen Fettes zu ca. 40%, die des viszeralen Fettes zu ca. 50% durch Vererbung determiniert scheint. Dieser komplexe Phänotyp wird als das Produkt der miteinander in Wechselwirkung stehenden Komponenten Energieaufnahme, Energieverbrauch, Stoffwechselfaktoren und Verhalten angesehen, wobei der Genotyp über die Ausgestaltung der umweltbedingten Einflüsse entscheidet. So konnte an getrennt lebenden Zwillingen ein Umweltbeitrag von etwa 30% zur Varianz des Körpergewichts errechnet werden. Umgekehrt zeigte sich kein Zusammenhang zwischen BMI von Adoptivkindern und Adoptiveltern, aber eine gute Korrelation zum BMI der leiblichen Eltern.

Pathogenetisch handelt es sich bei der Adipositas letztendlich um ein **inadäquates Essverhalten** im Verhältnis zur Energiebilanz. Hunger, Appetit und Sättigung werden überwiegend im Hypothalamus gesteuert (Hungerzentrum lateral, Sättigungszentrum ventromedial). Serotonin wirkt anorektisch, eine Reihe weiterer Transmittersubstanzen sind identifiziert. Das Essverhalten wird früh geprägt und bleibt dann relativ konstant. Adipöse bevorzugen Fettreichtum, oft gepaart mit Süßem. Dies führt durch hohe Energiedichte und geringe Sättigung zur Gewichtszunahme. Zudem finden sich (geschätzt bis 30%) abnorme Essmuster wie „binge-eating disorders" oder Bulimie. Zudem besitzt Essen psychosoziale Funktionen. Adipöse sehen sich mit Vorurteilen konfrontiert und werden diskriminiert.

Risikofaktor Adipositas/assoziierte Erkrankungen

Laut WHO gilt Adipositas als chronische Erkrankung, die mit erheblichen Komplikationen einhergeht, welche die Lebenserwartung verkürzen (Tab. 1.**76**) und langfristiger Präventions- und Behandlungsstrategien bedarf. Sie gehört in Deutschland zu den sicher am stärksten unterschätzten und vernachlässigten Gesundheitsstörungen. Die metabolischen und kardiovaskulären Komplikationen sind die hauptsächlichen Folgen, die die American Heart Association letztlich dazu bewogen hat, **die Adipositas als einen „major cardiovascular risk factor" für die Entwicklung der koronaren Herzerkrankung zu deklarieren**. Zudem wirkt sich die Adipositas auf die Entwicklung einer Reihe weiterer relevanter Erkrankungen aus, wie in Tab. 1.**77** dargestellt.

Anthropometrische Erfassung der Adipositas

Die **Formel von Broca** wird nicht mehr verwandt.

Andere Messmethoden zielen auf eine bessere Berücksichtigung des Fettanteils am Körpergewicht ab. Die Densitometrie gilt noch immer als der goldene Standard zur Bestimmung der Körperfettmasse. Sie ist aufwändig und verliert daher an Bedeutung. Auch andere Methoden wie Magnetresonanztomographie und Computertomographie, z. B. zur Bestimmung der viszeralen Fettmasse, unter Wasser

Tabelle 1.**76** Körpergewicht und Lebenserwartung. Reduktion der Lebenserwartung in Jahren in Abhängigkeit vom Körpergewicht, Framingham Follow-Up 1948–1990, n = 3457, 30–49 Jahre. (Peeters et al Ann. Intern. Med. 138:24, 2003)

Gewicht-Risikokategorie	Männer	Frauen
Übergewicht, 40-jährig, Nichtraucher	–3,1 Jahre	–3,3 Jahre
Adipositas, 40-jährig Nichtraucher	–5,8 Jahre	–7,1 Jahre
Adipositas, 40-jährig, Raucher	–6,7 Jahre	–7,2 Jahre
Adipositas und Raucher vs. Normalgewicht und Nichtraucher	–13,7 Jahre	–13,3 Jahre

Tabelle 1.**77** Krankheiten, die durch Übergewicht begünstigt werden (modifiziert nach Wirth, Adipositas, Springer Verlag Berlin–Heidelberg 2. Auflage 2000)

1. **Kardiovaskuläre Auswirkungen**
   - Hypertonie
   - linksventrikuläre Hypertrophie
   - koronare Herzerkrankung
   - Herzinsuffizienz
   - venöse Insuffizienz, Thromben
2. **Metabolische und hormonelle Auswirkungen**
   - Insulinresistenz, Typ-2-Diabetes-mellitus
   - Dyslipidämie (Hypertriglyceridämie, niedriges HDL-Cholesterin, erhöhtes, verändertes LDLl-Cholesterin, small-dense-LDL)
   - Hyperurikämie
   - Hyperandrogenämie
3. **Gerinnungsstörungen**
   - Hyperfibrinogenämie
   - erhöhter PAI-1-Spiegel
4. **Pulmonale Erkrankungen**
   - schlafbezogene Atmungsstörungen
   - restriktive Atemwegserkrankungen, Pickwick-Syndrom
5. **Gastrointestinale Erkrankungen**
   - Gallensteine
   - Fettleber, Pankreatitis
   - Refluxösophagitis
6. **Orthopädische Erkrankungen**
   - Arthrosen (Koxarthrosen, Gonarthrosen)
   - Dorsopathien (Osteoporose, Knochenfrakturen)
7. **Tumoren**
   - Endometriumkarzinom
   - Zervixkarzinom
   - wahrscheinlich auch Prostatakarzinom, Gallenblasenkarzinom
8. **Gynäkologische Erkrankungen**
   - verminderte Fertilität
   - vermehrt Schwangerschafts- und Geburtskomplikationen
   - polyzystisches Ovarsyndrom
9. **Weitere Erkrankungen**
   - Hirsutismus, Striae, Intertrigo
   - erhöhtes Operationsrisiko
   - vorzeitige Berentung

wiegen, Isotopen-Vermessungsmethoden etc. können nicht im großen Stil eingesetzt werden.

Deshalb haben sich die Bestimmung des **Queteletsindex** (Körpergewicht geteilt durch das Quadrat der Körperhöhe; kg/m², als Körpermasseindex oder **Body-Mass-Index,** BMI, bezeichnet), das **Messen von Hautfaltendicken** und von **Körperumfängen** sowie die Impedanzanalyse durchgesetzt.

Die Hautfaltendickemessung wird mit einer Messzange (Caliper) über Trizeps, Bizeps, subskapulär oder suprailiakal gemessen. Sie erfasst die subkutane Fettmasse, die ca. 75 % der Gesamtkörperfettmasse ausmacht. Letztere lässt sich schließlich mit den erhobenen Parametern über Tabellen herleiten.

Die Impedanzmessung (Tetrapolare-bioelektrische Impedanz-Analyse – BIA) ist für klinische Zwecke gut geeignet, weil relativ genau reproduzierbar, angenehm und preisgünstig (1000–5000 Euro). Die Fehler bei Wiederholungsmessungen an verschiedenen Tagen liegen zwischen 0,5 und 1 %, der Variationskoeffizient liegt niedrig bei ca. 2 %.

Der **BMI** korreliert gering mit der Körperhöhe, jedoch gut mit dem Körpergewicht. Er schätzt gut den Fettgehalt ab und wird zunehmend für die Definition von Übergewicht und Adipositas herangezogen. In allen westlichen Industrienationen sind die BMI-Verteilungen ähnlich. Vorsicht ist bei betonten Muskelmassen oder bei Ödemen geboten, bei denen der BMI abweichend eine zu hohe Fettmasse angibt. Das **Normalgewicht** liegt zwischen 18,5 und 24,9 kg/m², bei Männern wird gelegentlich 21–24,9 kg/m² angenommen (Tab. 1.**78**).

Der durchschnittliche prozentuale Anteil der Fettmasse am Körpergewicht ändert sich während des Lebens: bei der Geburt beträgt er 12 %, im 6. Lebensmonat steigt er auf 25 %, in der Pubertät geht er zurück auf 15 bis 18 %. Dabei zeigen sich **deutliche Geschlechtsunterschiede**, die der Zunahme des Fettgewebes bei Frauen Rechnung trägt: Mit 18 Jahren weisen Männer 15 bis 18 %, Frauen 20 bis 25 % Fettmasse auf, diese steigt während des weiteren Lebens bei Männern und Frauen kontinuierlich bis ins 6. Lebensjahrzehnt an. Das Gesamtgewicht erhöht sich dabei nur um 10 bis 15 %, das Fettgewebe macht dann jedoch 30 bis 40 % des adulten Körpergewichts aus.

Insgesamt sollte man bei der Beschreibung des Adipösen die verschiedenen Formen der Adipositas differenzieren. Wegen ethnischer Unterschiede im Hüftumfang wird **international nur noch der Taillenumfang (Mitte zwischen Rippenbogen und Beckenkamm) benutzt.** Dieser zeigt ein mäßig erhöhtes Risiko an, wenn bei Frauen über 80 cm und Männern über 94 cm gemessen werden, ein deutlich erhöhtes Risiko, wenn bei Frauen 88 cm und bei Männern 102 cm überschritten werden.

Tabelle 1.**78** Gewichts-Längen-Klassifikationen nach dem Body-Mass-Index

	BMI (kg/m²)
Untergewicht:	< 18,5
Normalgewicht:	18,5–24,9
Übergewicht:	25–29,9
Adipositas I:	30–34,9
Adipositas II:	35–39,9
Adipositas III:	> 40

Formen der Adipositas

Gewicht-Längenmessungen korrelieren nicht gut mit dem Risiko des Übergewichtigen. Die von Vague schon in den 1940er Jahren formulierten Unterschiede in der Fettverteilung eines Individuums wurden erst in den letzten Jahren vermehrt beachtet. Sie haben zur Verbesserung der Einschätzung von **Körpergewicht, Körperfettverteilung und metabolischen Problemen** geführt und den Begriff der **„metabolic fitness"** geprägt, wobei man 4 Verteilungstypen unterscheidet:

- als **Typ I** bezeichnet man eine gleichmäßige Fettverteilung,
- als **Typ II** einen stammbetonten Fettansatz (androider Typ),
- der **Typ III** charakterisiert den viszeral-abdominellen Fettansatz (ebenfalls android),
- der **Typ IV** einen gluteo-femoralen Verteilungstyp (gynoider Typ).

Auch bei der Fettverteilung wirken genetische und entwicklungsphysiologische Faktoren mit. Präpubertär zeigt sie sich überwiegend stammbetont, danach geht sie in eine eher gleichmäßige Verteilung auf Stamm und Extremitäten über. Der weibliche (gluteo-femorale) Fettverteilungstyp wird mit der Östrogenproduktion korreliert, das androide Profil der Fettverteilung bei Knaben mit der Androgenproduktion.

Diagnostik und Differenzialdiagnostik

Die Diagnostik der Adipositas geht von der Ermittlung des **Körpermassen-Index (BMI)** aus, schätzt die Körperfettverteilung ab (Taillenumfang), schließt **Blutdruckmessung, Lipidbestimmung** (Gesamtcholesterin, HDL-Cholesterin, LDL-Cholesterin und Triglyceride), **Nüchternblutzucker** oder oralen **Glucosetoleranztest, Harnsäuremessung** und **basalen TSH-Wert** ein. Fakultativ können Fibrinogen, PAI-1 bestimmt werden.

Tabelle 1.**79** Klassifikation der Adipositas unter Berücksichtigung metabolischer Konsequenzen und des kardiovaskulären Risikos (nach Després et al. Arteriosclerosis, 1990;10:497)

Form der Fettverteilung	metabolische Konsequenz	kardiovaskuläres Risiko
gluteo-femoral	moderate Insulinresistenz; moderate Erhöhung der Plasmatriglyceride durch erhöhte VLDL-Synthese und verminderten VLDL-Katabolismus	niedrig
stammbetont – abdominal	Insulinresistenz mit weiterer Insulin- und Plasmatriglyceriderhöhung, vermehrt Triglyceride in LDL und HDL mit Vermehrung der dichten LDL-Partikel und Verminderung des HDL-Cholesterins	erhöht
viszeral	verstärkte Insulinresistenz mit Glucoseintoleranz; zusätzlich erhöhte Aktivität der hepatischen Triglyceridlipase und weitere Reduktion des HDL-Cholesterins	am höchsten

Tabelle 1.**80** Sekundäre Formen der Adipositas

- Morbus Cushing
- Hypothyreose
- endogener Hyperinsulinismus
- polyzystisches Ovarsyndrom
- Laurence-Moon-Biedl-Syndrom
  - Laurence-Moon-Syndrom
  - Bardet-Biedl-Syndrom
- Prader-Labhart-Willi-Fanconi-Syndrom
- hypothalamischer Symptomenkomplex (Fröhlich-Syndrom)
- multiple symmetrische Lipomatose

Apparativ sind weiterführend: Ruhe-EKG, Ergometrie, 24-h-Blutdruckmessung, Echokardiographie, Schlafapnoescreening und Oberbauchsonographie, die je nach Situation erforderlich werden.

Die **Medikamentenanamnese** fragt insbesondere nach Östrogenen, Glucocorticoiden, Antidepressiva, β-Blockern, Insulin, Sulfonylharnstoffen, Insulinsensitizern etc.

Die obligate **Ernährungs-, Gewichts- und Familienanamnese** wird, je nach dem Schweregrad, fakultativ durch **Psycho-** und **Sozialanamnesen** ergänzt.

Differenzialdiagnostisch sind sekundäre Adipositasformen durch zerebrale Tumoren, Schädel-Hirn-Traumata, endokrine Erkrankungen sowie die syndromale Adipositas auszuschließen.

Tab. 1.**80** fasst **sekundäre Adipositasformen** zusammen. Zu bedenken ist dabei, dass Adipositas per se mit erhöhten Serum-Cortisolspiegeln einhergeht und daher im Zweifelsfall zum Ausschluss eines Morbus Cushing z. B. ein Dexamethason-Hemmtest vorgenommen werden muss.

Die **syndromalen Adipositasformen** sind meist anamnestisch zu eruieren und spielen vor allem in der Kinder- und Jugendpsychiatrie eine Rolle.

Therapie

Therapiegrundsätze

Die mit der Adipositas assoziierten Begleit- und Folgeerkrankungen gehen in Abhängigkeit von der Dauer und dem Ausmaß der Adipositas mit einer **Reduktion der Lebenserwartung** einher (Tab. 1.**76**). Umgekehrt können nahezu alle adipositasbedingten Gesundheitsstörungen durch eine Gewichtsreduktion gebessert oder beseitigt werden.

Grundsätzlich sollte **Adipositas als chronische Erkrankung** aufgefasst werden, die einer **chronischen Therapie** bedarf.

Eine Therapie der Adipositas wird absolut erforderlich bei Patienten mit einem BMI > 30 kg/m², da ab hier die Mortalität zunimmt.

Die Übergewichtigkeit (BMI zwischen 25–30 kg/m²) bedarf einer Behandlung, wenn weitere Risikofaktoren ausgeprägt sind, z. B. Diabetes mellitus, Hyperlipidämie und Hypertonie, für deren Auftreten die Adipositas Schrittmacherfunktion hat oder wenn ein erheblicher psychosozialer Leidensdruck besteht. In diesen Fällen bestimmt also nicht die anthropometrische Größe, sondern der Krankheitswert das Handeln.

►

Entsprechend den pathophysiologischen Vorstellungen sind die Therapieformen der Adipositas vielschichtig: Von Ernährungsempfehlungen über Bewegungs-, Verhaltens- und Psychotherapie bis hin zu Medikamenten und interventionellen, chirurgisch-invasiven Verfahren (Tab. 1.**81**–1.**84**). Invasive Verfahren bleiben Extremformen der Adipositas vorbehalten (BMI > 40) und kommen nur nach Scheitern nichtinvasiver Maßnahmen zum Zuge.

Therapie

Grundsätzlich favorisieren die meisten Therapeuten heute eine Basistherapie der Adipositas, die zunächst eine Lebensstiländerung beinhaltet. Die Intervention erfolgt auf der Basis der Ernährung, des Ernährungs-/Ess-Verhaltens, der körperlichen Aktivität begleitet von einer Verhaltensmodifikation. Im Vordergrund stehen weniger kurzfristige Gründe der Gewichtsreduktion wie präoperativ, vor technischen Eingriffen, bei nicht abheilendem Ulcus venosum oder auch zur Konzeption, als vielmehr langfristig in der Beseitigung von Begleitkrankheiten zur Verminderung des Sterblichkeitsrisikos, zur Steigerung der Lebensqualität durch Reduktion von Beschwerden, hin zur schließlichen Verbesserung der sozialen Akzeptanz.

Wenn die Basistherapie, konsequent durchgehalten, nicht zum gewünschten Erfolg führt, kann eine weitere Behandlung zum Einsatz kommen, die sowohl heute verfügbare Pharmaka appliziert, aber auch insbesondere bei Adipositas Grad III operative Maßnahmen erwägt.

Die Definition realistischer Therapieziele und die konkrete Besprechung ihrer Umsetzung stellen eine Hauptvoraussetzung dar. Diese liegen bei einem BMI bis zu 35 kg/m^2, im Schnitt etwa 100 kg Körpergewicht, in der Reduktion von minimal 5, im Schnitt über 10% des Ausgangsgewichtes. Dieses führt zu einer wesentlichen Verbesserung der Stoffwechselsituation, des Blutdruckes mit Einsparung von Antihypertensiva, Antidiabetika und Lipidsenkern.

Diätetische und begleitende Maßnahmen zur Erzielung einer negativen Energiebilanz

Obwohl seit über 4000 Jahren bekannt, konnte sich das totale Fasten u. a. wegen des unvermeidlichen Proteinverlustes nicht durchsetzen und führte zur Entwicklung des proteinsubstituierten modifizierten Fastens.

Totales Fasten oder Nulldiät sollte nur durch erfahrene Ärzte und zeitlich sehr eingeschränkt eingesetzt werden. Der Verlust an Funktions- und Strukturproteinen ist darunter erheblich.

Extrem hypokalorische Diäten (450–700 kcal/d) bezeichnet man als Very-low-calorie-diets (VLCD). Sie müssen mindestens 50 g Protein, 45 g Kohlenhydrate und 7 g Fett bei Mineralstoff-, Vitamin- und Spurenelement-Substitution, berechnet für den isokalorischen Bedarf, enthalten. Sie sollten Hochrisikopatienten vorbehalten bleiben und nicht länger als 6 Wochen anberaumt werden, wenn eine schnelle Gewichtsreduktion gewünscht ist.

Reduktionsdiäten mit niedrigerem Energiegehalt müssen gemäß EU-Richtlinie 96/8 vom Oktober 1997 mindestens 800 kcal enthalten (800–1200 kcal/d). 25–50% des Brennwertes sollen auf Proteine entfallen, der Fettanteil darf 30% nicht überschreiten mit mindestens 4,5 g Linolsäure. Als Ballaststoffgehalt wird mindestens 10 g gefordert, maximal 30 g. Der Kohlenhydratanteil ist nicht reglementiert. Abweichend zum früheren §14 der Diätverordnung wird nach EU-Richtlinie mit Vitaminen, Mineralien und Spurenelementen supplementiert.

(Auf die unüberschaubare Fülle von Außenseiterdiäten mit zweifelhaften Therapieerfolgen wird hier nicht eingegangen.)

Energiereduzierte Mischkostformen (1200–2000 kcal, 4,2–8,4 MJ) in einer Zusammensetzung von 50–55% Kohlenhydraten, 30–35% Fett und 15–20% Eiweiß (mindestens 50 g hochwertiges Protein täglich) und 2,5 Liter Flüssigkeitszufuhr täglich sind hauptsächlich zu empfehlen und erreichen das Ziel der Adipositastherapie, vorwiegend Fettgewebe zu verbrennen.

Kalorienreduzierte Diäten führen nach *Wechsler* dann zu einer erfolgreichen Gewichtsabnahme, wenn sie in ihrer medizinischen Notwendigkeit ärztlich begründet und nach ausreichender **diätetischer Schulung des Patienten** durch Fachpersonal im Sinne von Fremdkontrolle eingesetzt werden. **Verhaltenstherapie** ist begleitend sinnvoll.

Kurzzeiterfolge sind in der Adipositastherapie mit vielen Verfahren möglich. Gewarnt werden muss ausdrücklich vor dem „weight cycling", **„Jo-Jo-Phänomen"** (ständiges Zu- und Abnehmen), da es mit einer erhöhten Mortalität einhergehen kann.

Langzeiterfolge werden bei enttäuschenden 5% angesiedelt. Sie lassen sich jedoch durch Verhaltenstherapie, flexible Kontrolle des Essverhaltens, welche weniger Störanfälligkeit zeigt, deutlich steigern. Langzeiterfolge von 30% scheinen ▶

dadurch möglich, wobei als Kriterium der Erhalt von mindestens 50% der erzielten Reduktion gilt.

Körperliche Aktivität ist dabei nicht nur ein geeignetes Mittel zur Steigerung des Energieverbrauchs und zur Negativierung der Bilanz, sie dient auch der Gewichtsstabilität und der Verhinderung von Abnahme fettfreier Masse während der Gewichtsreduktion. Außerdem beeinflusst körperliche Aktivität die adipositasassoziierten Erkrankungen positiv. Geeignete Sportarten sind Schwimmen, Rad fahren, Wandern, Rudern, Tanzen, Ski-Langlauf, weniger geeignet sind Ballsportarten, Kraftsportarten, Jogging, ungeeignet sind z. B. Gewichtheben, Boxen, Squash.

Medikamentöse Therapie

Eine medikamentöse Therapie der Adipositas erfolgt adjuvant und nur bei erfolglosen Ernährungsbemühungen (weniger als 5–10% des Körpergewichts, BMI über 30 kg/m^2) zeitlich befristet und in Begleitung durch eine Verhaltenstherapie. Zudem ist der Medikamenteneinsatz möglich ab BMI 27 beim Vorliegen von Komorbiditäten (Tab. 1.**82**).

Antiadipöse Substanzen sollten Gewichtsreduktion durch Verminderung der Fettdepots herbeiführen, langfristig ohne Toleranzentwicklung wirken in Kombination mit Reduktionskost und körperlicher Aktivität. Eine Senkung von Morbidität und Mortalität ohne wesentliche langfristige Nebenwirkungen sind zu fordern. Gerade diese langfristigen Beweise stehen meist noch aus.

Grundsätzlich kommen als Wirkmechanismen eine Reduktion der Energieaufnahme entweder durch Appetithemmung und/oder Verminderung der Nahrungsingestion zustande. Zudem sind Erhöhungen des Energieverbrauches weitere Ansatzpunkte.

Sympathomimetika (z. B. Mefenorex, Ephedrin, Norpseudoephedrin, Amfepramon) führen zwar zur Gewichtsreduktion, können aber weder von Seiten ihres erheblichen Nebenwirkungsprofils in Bezug auf Herz-Kreislauf-Erkrankungen noch von Seiten der Gefahr einer Abhängigkeitsentwicklung empfohlen werden.

Die Zulassung der **Serotoninagonisten** Fenfluramin und Dexfenfluramin ruht zum einen wegen Häufung von Fällen primärer pulmonaler Hypertonie, zum anderen bei letzterer Substanz vor allem wegen Herzklappenveränderungen, die an das Karzinoid-Herz erinnern. Offenbar besitzt Sibutramin, indem es lediglich die Wiederaufnahme von Serotonin hemmt und nicht zu dessen Ausschüttung führt, diese Nebenwirkungen nicht. Fluoxitin wirkt mehr als Antidepressivum.

Die Substanz **Sibutramin** (Reductil) als Serotonin- und Noradrenalin-Reuptake-Inhibitor wirkt dual durch Verstärkung der zentralen Sättigung und Erhöhung des peripheren Energieverbrauchs. Es zeigt kein Sucht- und Missbrauchspotenzial und führt in einer Dosierung von 10 bzw. 15 mg/d zur Gewichtsreduktion von 6–10 kg in 12 Monaten. Dies geht mit einer deutlichen Reduktion adipositasassoziierter Morbiditäten einher. Seit der Zulassung in den USA 3/98 bzw. in der Bundesrepublik Deutschland 2/99 wurden weder pulmonale Hypertonien noch Herzklappenveränderungen beobachtet, bei seltenen Nebenwirkungen wie Mundtrockenheit, Obstipation, Schlaflosigkeit und Schwindel. Aufgrund der sympathomimetisch bewirkten Herzfrequenzsteigerung um etwa 4/min im Mittel sind koronare Herzerkrankungen, Herzinsuffizienz und Tachykardie, zerebrovaskuläre Erkrankungen sowie Blutdruckwerte höher als 145/90 mmHg als Kontraindikation anzusehen.

Der Lipasehemmer **Orlistat** (Xenical) hemmt wirksam und selektiv gastrointestinale Lipasen in der Dosierung von 3 × 120 mg/d, verhindert so die Hydrolyse von Triglyceriden und Phospholipiden, die Resorption von freien Fettsäuren und führt zur Ausscheidung von ca. 30% des mit der Nahrung aufgenommenen Fettes. Mit Orlistat behandelte Patienten verlieren gegenüber Plazebo, z. B. bei einem angesetzten Energiedefizit von 600 kcal 4,2 kg mehr und somit 10,3 kg insgesamt in 1 Jahr. Die Fortführung der Plazebogruppe nach 1 Jahr mit Orlistat führte in dieser Gruppe dann zu einer weiteren Gewichtsreduktion von 3,6 kg. Die Beeinflussung der adipositasassoziierten Morbidität zeigt sich in einem verbesserten Lipoproteinprofil und verbesserten glykämischen Parametern bei Diabetikern sowie in der Einsparung von Antidiabetika. Vorwiegend gastrointestinale Nebenwirkungen wie fettig-ölige Stühle, hohe Stuhlfrequenzen und Flatulenz sind durch die orlistatinduzierte Steatorrhö zu erklären, allerdings kommt es zu nicht signifikanten Abfällen der fettlöslichen Vitamine A, D, E und Beta-Karotin. Jedoch werden unter Orlistat häufig niedrigere Vitaminspiegel als unter Plazebo beobachtet, welche in einigen Fällen die Substitution notwendig werden lässt. Daraus abgeleitet sind Kontraindikationen wie Pankreasinsuffizienz, Maldigestion sowie Malabsorption und chronisch-entzündliche Darmerkrankungen.

In der XENDOS-Studie führte Orlistat über 4 Jahre zu signifkanter Gewichtsreduktion (5,8 vs. 3 kg)

▶

Tabelle 1.**81** Ernährungstherapie der Adipositas

- Nulldiät
- eiweißsubstituierte Reduktionskost
- Very low calorie-diets (450–700 kcal/d)
- Reduktionsdiäten (800–1200 kcal/d)
- energiereduzierte Mischkostformen (1200–2000 kcal/d)
- Außenseiterdiäten

Tabelle 1.**82** Indikation zur medikamentösen Therapie der Adipositas

- nur nach adäquatem Versuch einer Ernährungstherapie
- als adjuvante Therapie bei
  - BMI > 30 kg/m² (wenn Ernährungs-, Bewegungs- und Verhaltensmodifikation keine ausreichende Gewichtsreduktion bewirken)
  - BMI > 27 kg/m² (wenn zusätzlich Komorbiditäten vorhanden und Ernährungs-, Bewegungs- und Verhaltensmodifikation inadäquat wirksam sind)
- zeitlich begrenzter Einsatz
- kürzere Intervalltherapien

Tabelle 1.**83** Medikamentöse Therapie der Adipositas (relevante Produkte)

1. Sympathomimetika
- problematisch wegen Herz-Kreislauf-Nebenwirkungen und Gefahr der Abhängigkeitsentwicklung

2. Serotoninagonisten
- Fenfluramin, Dexfenfluramin
  - wegen Häufung primär pulmonaler Hypertonie bzw. möglicher Herzklappenveränderung ruhen derzeit die Zulassungen
- Fluoxitin
  - geringe Gewichtsreduktionen besonders bei Diabetikern gezeigt
  - eigentlich Antidepressivum

3. Sympathomimetikum/Serotoninagonist
- Sibutramin
  - durch reine Serotonin/Noradrenalin-Reuptake-Hemmung vernachlässigbare Nebenwirkungen aus 1. und 2.
  - Appetithemmung und Steigerung des peripheren Verbrauchs

4. Digestionshemmer
- Orlistat
  - Hemmer von Lipasen im Gastointestinaltrakt, Hemmung der Lipolyse von Triglyceriden und Phospholipiden

5. Weitere Anorektika
- Metformin
  - in Frankreich als Anorektikum zugelassen
- Rimonabant
  - in klinischer Erforschung. Selektiver CB1-Rezeptor-Inhibitor des Endocannabinoidsystems (EC)

und zu weniger Diabetes-Erkrankungen bei einer übergewichtigen, glucoseintoleranten Ausgangspopulation (Diabetes Care 27:155, 2004).

Konservativ- und chirurgisch-interventionelle Maßnahmen

- Magenballon: Der Magenballon als Mittel zur Magenvolumenreduktion hat sich für den generellen Gebrauch nicht empfohlen. Seine Applikation sollte lediglich im Rahmen von Studien erfolgen.
- Operative Maßnahmen: Diese Maßnahmen zielen zum einen auf die Zunahme der Sättigung über Magendehnungsreize oder auf das Ausschalten von resorptionsfähigen Darmabschnitten ab (Tab. 1.**84**). Chirurgische Therapien sind erst ab einem BMI über 40 kg/m² zu rechtfertigen, wenn die Adipositas seit Jahren besteht und konservative Therapiemaßnahmen erfolglos geblieben sind.
- Liposuktion und Dermolipektomien stellen keine Primärtherapieverfahren dar und sind abzulehnen. Sie verändern nachweislich **nicht** die metabolischen Parameter.

Der Erfolg chirurgischer Maßnahmen hängt zum großen Teil von der Auswahl geeigneter Patienten und von der Erfahrung des Operateurs ab. Die etwa 20% Therapieversager sind entweder einer unzureichenden Operationstechnik zuzuordnen oder hängen mit der Umgehung des Wirkungsprinzips durch den Patienten zusammen. Ein Einpendeln des BMI bei etwa 30 kg/m² erfolgt aus noch unklaren Gründen, verbunden mit durchschnittlichen Gewichtsreduktionen von 30–60 kg innerhalb der ersten beiden Jahre, wobei die Effekte auch noch Jahre später nachzuweisen sind. Der biliopankreatische Bypass erfordert die orale Supplementierung mit Calcium, Vitamin A sowie Eisen. Auf ausreichende Eiweißzufuhr ist zu achten. Vitamin D und Vitamin B_{12} müssen regelmäßig parenteral appliziert werden.

Die 10-Jahresauswertung der „Swedish-Obese-Study" (SOS, N Engl J Med 351:2683, 2004) zeigte für Magenoperierte („fixed or variable banding, vertical banded gastroplasty, gastric bypass") eine 16,1 %ige dauerhafte Gewichtsreduktion mit signifikanter Verbesserung der adipositasassoziierten metabolischen Probleme, wobei die Magenbypass-Operation die deutlichste Gewichtsabnahme nach sich zog.

Prognose

Die Gesundheitsgefährdung durch Adipositas ist umso größer, je ausgeprägter das Übergewicht ist und je länger es besteht.

Die vom Adipösen empfundene Belastungsdyspnoe bis hin zur Entwicklung einer obstruktiven Schlafapnoe, die Gelenkbeschwerden, das vermehrte Schwitzen gehen einher mit Depressionen und Minderwertigkeitsgefühlen.

Daneben wurde die Adipositas als eigenständiger Risikofaktor für die koronare Herzerkrankung ermittelt, wichtiger scheint jedoch ihre Schrittmacherfunktion für die Arterioskleroseentwicklung durch Ausprägung weiterer kardiovaskulärer Risikofaktoren wie Dyslipoproteinämie, Diabetes mellitus Typ 2, arterielle Hypertonie, Blutgerinnungs- und Fibrinolysestörungen (metabolisches Syndrom).

Die Entwicklung weiterer Begleit- und Folgeerkrankungen bestimmt zudem die Prognose: Adipöse Kardiomyopathie mit den Endpunkten linksventrikuläre Hypertrophie mit Herzinsuffizienz, erhöhter Pulmonalarteriendruck, Schlafapnoesyndrom, alveoläre Hypoventilation, Störung der gastrointestinalen Motilität, Fettleberentwicklung, Gallensteinleiden, Varikosis und Gelenkbeschwerden und schließlich die Prädisposition für bestimmte Karzinomarten (Prostata, Dickdarm, Mamma und Endometrium).

Praktisch alle metabolischen Störungen sind durch eine Gewichtsreduktion reversibel.

Programme zur Gewichtsreduktion zielen darauf ab, eine Langfristigkeit der Gewichtsabnahme zu stabilisieren und damit die Langzeitprognose der Adipositas zu verbessern.

Erste Langzeitergebnisse liegen für Orlistat (4 Jahre) und operative Eingriffe (10 Jahre) vor (s. o.).

Tabelle 1.**84** Gängige chirurgische Maßnahmen bei Adipositas

- Magenrestriktion
  - vertikale Gastroplastik
  - horizontale Gastroplastik
  - Magenband (Gastric banding)
- Malabsorptionstechniken
  - jejunoilealer Bypass und Ileogastrostomie
- Kombination Magenrestriktion/Malabsorption
  - biliopankreatischer Bypass nach Scopinara
  - ROUX-EN-Y-Bypass

Tabelle 1.**85** Programme zur Gewichtsreduktion (nach Wirth, Adipositas, Springer Verlag, Berlin-Heidelberg, 2. Auflage 2000)

- AOK-Programme
  - Vier Jahreszeiten-Kur
  - „Pfund um Pfund"
- Bundeszentrale für gesundheitliche Aufklärung
- Deutsche Gesellschaft für Ernährung
- Deutsche Gesellschaft für gesundes Leben
- OPTIFAST-Programm
- Treffpunkt-Diät
- tri-fit-Diät
- ReducTeam (Knoll)
- Weight watchers
- Xeni-*cal*kuliertes Abnehmen
- Programme in Rehabilitations- und Kurkliniken sowie Sanatorien

Programme zur Gewichtsreduktion

Aus leidlicher Erfahrung mit Enttäuschungen in der Adipositastherapie und der daraus resultierenden Einsicht, dass Gewichtsreduktion einer Basistherapie mit Änderung der Ernährung und des Essverhaltens, mit Bewegungs- und Verhaltensmodifikation bedarf, erweitert durch Pharmaka und schließlich chirurgische Verfahren, wurden eine Reihe von Programmen in Deutschland etabliert, betrieben von verschiedensten Institutionen, Firmen, Kliniken etc. Einige Programme sind in Tab. 1.**85** zusammengestellt.

1.10.3 Hyperurikämie, Gicht

Ätiologie/Pathogenese

Hyperurikämie ist die Ursache der Gicht. Natriumurat löst sich in physiologischem Milieu bis 6,4 mg/dl und fällt darüber, allerdings variabel, aus. Deshalb ist es auch wenig sinnvoll, unterschiedliche Grenzwerte für Männer und Frauen zu definieren. Die Harnsäure wird zu 75% renal und 25% enteral ausgeschieden. Die renale Ausscheidung mit Filtration, Rückresorption und Sekretion steigt mit dem Plasma-Harnsäurespiegel.

Häufigste Ursache der Hyperurikämie ist eine erbliche Änderung der renalen Elimination in Verbindung mit reichlicher Purinzufuhr.

Gicht als Folge dieser Ausscheidungsschwäche bzw. durch weitere seltene Enzymdefekte bedingt wird als **primär** aufgefasst.

Sekundäre Gicht bezeichnet die Fälle, bei denen die Hyperurikämie durch Krankheiten zustande kommt, die primär nicht den Purinstoffwechsel betreffen (Tab. 1.**86**).

Tabelle 1.**86** Formen der Hyperurikämie/Gicht (modifiziert nach Zöllner und Kamilli, Dtsch. Ärzteblatt 1992, 89:B2260)

Primäre Gicht (ätiologisch uneinheitlich)
- Hyperurikämie durch Störung der tubulären Harnsäuresekretion (~ 99%)
- Hyperurikämie durch vermehrte Harnsäurebildung aufgrund seltener Enzymdefekte (z.B. Hypoxanthin-Guanin-Phosphoribosyltransferase-Mangel: Lesch-Nyhan-Syndrom)

Sekundäre Gicht
- **Hyperurikämie aus exogenen Purinen**
  - Überernährung
  - vermehrte Zufuhr purinreicher Lebensmittel
- **Hyperurikämie aus endogenen Purinen**
  - Polyzythämie
  - akute und chronische Leukämien
  - zytostatische Therapien und Bestrahlungen
  - Remission z.B. der Perniziosa und hämolytischer Anämien
- **Verringerte Ausscheidung bei Nierenfunktionsstörungen**
  - chronische Niereninsuffizienz
  - verminderter renaler Plasmafluss
  - Störungen der Tubulusfunktion (Alkohol, Fasten, diabetische Ketoazidose)
  - arzneimittelbedingt (Salicylate, Saluretika)
- **Pathophysiologisch unklare Hyperurikämien**
  - Down-Syndrom
  - Psoriasis

Das **Stoffwechselendprodukt Harnsäure** wird beim Menschen nicht weiter abgebaut, es muss ausgeschieden werden. Daraus ergeben sich folgende Möglichkeiten, die Höhe des Harnsäurespiegels zu beeinflussen:

- diätetische Reduktion der Purinzufuhr,
- Verminderung der endogenen Bildung durch Hemmung der Xanthinoxidase (Urikostatika),
- Förderung der (renalen) Ausscheidung (Urikosurika).

Die molekularen Mechanismen des **Gichtanfalls** sind noch nicht bekannt. Die lokale Absenkung des pH-Wertes im betroffenen Gelenk und die damit einhergehende Verminderung der Löslichkeit der Harnsäure wird auf der einen Seite angenommen. Auf der anderen Seite handelt es sich nur selten um eine Harnsäureüberproduktion bei metabolischen Defekten (1–10% der Fälle), sondern vielmehr um eine Abhängigkeit von renalen Defekten (90–99% der Fälle).

Epidemiologie

Die Prävalenz der Gicht wird in der westlichen Welt mit 0,1–0,4% angegeben. Sie tritt seltener bei Kindern, Jugendlichen und bei Frauen vor der Menopause auf. Zöllner schätzt die Prävalenz bei Männern über 65 Jahre in der Bundesrepublik auf 1–3%. Es besteht eine klare Abhängigkeit zur Ernährungslage (früher Krankheit der Wohlhabenden, die sich eine Überflussernährung leisten konnten).

Klinik

1. Akute Gicht, Gichtanfall

- Die akute Gicht äußert sich meist als sehr schmerzhafte Arthritis (Monarthritis) mit symptomfreien Intervallen. Sie tritt meist aus voller Gesundheit auf, oft nach einem auslösenden Ereignis (überreichliches fettes Essen, Alkoholexzess, körperliche Anstrengung, lokales Trauma, nasskaltes Wetter, selten parenterale Penicillin-Applikation) mit lokalen Zeichen der akuten Entzündung. Häufig sind allgemeine Entzündungsparameter und Temperatur erhöht.
- Gichtanfälle weisen einen ausgesprochenen Herbstgipfel auf.
- Erneute schmerzhafte Arthritiden können in kürzer werdenden Abständen folgen.
- Unbehandelt kann die Gichtarthritis zu Deformierungen führen, die dem Endzustand der chronischen Polyarthritis ähneln.
- Radiologische Zeichen: Knochentophi, Zysten, Gelenkmutilationen.
- In etwa der Hälfte der Fälle betrifft der erste Gichtanfall das Großzehengrundgelenk (Podagra). Außerdem können betroffen sein (mit abnehmender Häufigkeit): Sprunggelenk, Daumengrundgelenk, Finger-, Knie- und Handwurzelgelenke.

2. Chronische (tophöse) Gicht

- Uratablagerungen (Tophi) führen nicht nur über schmerzhafte Arthritiden zur Gelenkdestruktion, sondern können auch schmerzlos zu Schädigungen führen. Diese heute zunehmende Form wird als chronische Gicht bezeichnet.
- Die Harnsäureablagerungen sind nicht nur auf Gelenke und gelenknahe Strukturen (Sehnen, Schleimbeutel, Ohrmuschel) beschränkt, sondern betreffen auch andere Organe, besonders die Nieren.
- **Urat-Nierensteine** sind bei Gicht-Patienten mehr als 100fach häufiger im Vergleich zur Normalbevölkerung. Die **Uratnephropathie** kann mit einer interstitiellen Nephritis, glomerulären Veränderungen und einer Nephrosklerose einhergehen. Die frühen interstitiellen Reaktionen sind besonders ausgeprägt in Schleifennähe.

Diagnostik

Die Diagnostik wird primär vom klinischen Bild geleitet (Podagra).

Die Hyperurikämie ist in allen Phasen der Gicht bei unbehandelten Patienten nachweisbar. Der Nachweis von Harnsäurekristallen aus Tophi ist unüblich, auch neigen eröffnete Tophi zur Fistelung.

Die Diagnose der chronischen Gicht orientiert sich an Tophi und Nierensonographie und beachtet eher unspezifische Zeichen der Gichtniere wie Proteinurie, Mikrohämaturie, Hypertonie, zunehmende Niereninsuffizienz.

Differenzialdiagnostik der akuten Gicht

Differenzialdiagnostisch ist zu denken an

- gichtige Bursitis, Tendovaginitis,
- Phlegmone,
- akutes rheumatisches Fieber,
- bakterielle Arthritis,
- Reiter-Syndrom,
- Arthritis psoriatica,
- akuter Schub einer chronischen Polyarthritis.

Therapie

1. Akuter Gichtanfall

Hoch dosierte nichtsteroidale Antirheumatika sind die Mittel der Wahl (Tab. 1.**87**), z. B. 200–300 mg Indometacin.

Cave: Bei eingeschränkter Nierenfunktion kann die NSAR-Gabe diese weiter vermindern. Dosisanpassungen sind hier absolut notwendig. Eine möglicherweise dann noch zusätzliche Applikation von Allopurinol kann zum akuten Nierenversagen führen. Daher sollten bei Niereninsuffizienz primär Steroide zum Zuge kommen.

Obwohl weitgehend spezifisch, steht die **Colchicingabe** heute im Hintergrund.

Als **Anfallsprophylaxe**, z. B. zu Beginn einer Dauerbehandlung, eignet sich Colchicin in der Dosierung von 0,5–1 mg/d.

Bei bereits länger dauernden Beschwerden oder bei Therapieversagern mit Colchicin sollte hoch dosiert mit Steroiden behandelt werden (Tab. 1.**87**).

2. Chronische Gicht

Patienten mit Gicht, Gichtniere, familiärer Hyperurikämie sind behandlungsbedürftig. Eine zufällig festgestellte Hyperurikämie über 8 mg/dl sollte therapiert werden.

Bis 8,5 mg/dl Harnsäure besteht die Therapie in erster Linie in einer **purinarmen Kost und ausreichender Flüssigkeitszufuhr**. Es ist auf eine Normalisierung des Körpergewichts zu drängen, ebenso auf eine Einschränkung der täglichen Fleisch- und Fischzufuhr auf etwa 100 g maximal, insbesondere auf den Verzicht kernhaltiger Innereien wie Bries, Niere, Leber, Herz, Zunge, Fleischextrakte. Gesättigte Fettsäuren sollten durch einfach und mehrfach ungesättigte ersetzt werden. Auch purinreiche pflanzliche Nahrungsmittel, wie z. B. Blumenkohl oder schnell wachsender junger Spargel, sind zu meiden. Eiweißquellen können alternativ u. a. aus Milchprodukten stammen. Alkoholreduktion, insbesondere die Einschränkung von Bierkonsum, wirkt sich günstig aus, da Alkohol per se die Harnsäureausscheidung mindert und Bier zudem beträchtliche Mengen an Guanosin enthält, das sich ebenfalls harnsäureerhöhend auswirkt.

Als **Harnsäure-Zielwert** gilt 5,5 mg/dl, dessen Erreichen oft noch **zusätzliche medikamentöse Maßnahmen** erfordert: Das Urikostatikum z. B. Allopurinol (Hemmer der Xanthinoxidase) wird dem Urikosurikum z. B. Benzbromaron vorgezogen (Tab. 1.**88**). Kombinierte Therapie ist möglich mit z. B. 100 mg Allopurinol und 20 mg Benzbromaron.

Die Therapie der Uratnephropathie erfolgt mit Allopurinol und reichlich Flüssigkeitszufuhr, die der Harnsäure-Nephrolithiasis ebenso, mit zusätzlicher Harnneutralisierung (pH 6,4–6,8).

Tabelle 1.**87** Therapie des akuten Gichtanfalls

Nichtsteroidale Antirheumatika (hoch dosieren) (Caveats s. Text) • z.B. Indometacin 200–300 mg/d • ebenso wirksam: Acemetacin, Diclofenac, Ibuprofen, Piroxicam • Etoricoxib bis 120 mg, max. 1 Woche
Colchicin (weitgehend spezifisch und diagnostisch) • 4 mg initial (max. 6 mg/d) • 0,5–1 mg alle 2 h • wenn nach 2 Tagen nicht wirksam: Steroide
Steroide (immer wirksam) • 40 mg Prednisolon-Äquivalent beginnend, täglich um 10 mg reduzieren

Prognose

Unbehandelt kann die Hyperurikämie über das Stadium der akuten Gicht zur interkritischen Gicht hin zum chronisch tophösen Stadium mit Ausprägung einer Gichtniere und deren klinischen Folgen führen. Dabei werden Latenzzeiten zwischen dem Auftreten der Hyperurikämie und deren klinischen Manifestationen von 10–30 Jahren angegeben.

Die (chronische) Behandlung der Hyperurikämie vermeidet weitgehend die klinischen Manifestationen, wobei tückischerweise die Entwicklung der Gichtnephropathie lange klinisch stumm verlaufen kann.

Tabelle 1.**88** Medikamentöse Therapie der chronischen Gicht

Therapieziel: Harnsäure 5,5 mg/dl
Urikostatika: • Allopurinol (und Oxipurinol) 100–300 mg/d – **cave** Niereninsuffizienz (Dosisreduktion) – Hypersensitivität, Vaskulitis
Urikosurika: • Benzbromaron 25–100 mg/d – Alkalisierung des Urins – Kopfschmerz, Durchfall, Übelkeit • Probenecid 1–3 g/d – gastrointestinale Störungen – allergische Reaktionen
Unbekannter Mechanismus: • Fibrate (Fenofibrat, Bezafibrat, Etofibrat) – bei gleichzeitig bestehender Hyperlipidämie sinnvoll

1.10.4 Fettstoffwechselstörungen

Grundlagen

Lipide (Phospholipide, Triglyceride, Cholesterinester und freies Cholesterin) werden im Plasma als **Lipoproteine** transportiert, deren Proteinanteile **Apolipoproteine** oder kurz Apoproteine (Apo) genannt und alphabetisch mit Apoprotein A, B, C etc. bezeichnet werden.

Apolipoproteine nehmen sehr spezifische Funktionen im Lipoproteinstoffwechsel wahr (Kofaktor- oder Aktivatorfunktion für Enzyme im Lipoproteinmetabolismus, spezifische Bindung an Lipoproteinrezeptoren).

Physiologie des Lipoproteinstoffwechsels

Zum Verständnis der Pathologie ist die normale Physiologie mit den Hauptstoffwechselwegen der Lipoproteine (Abb. 1.**17**) schematisch aufgezeigt. In dieser Abbildung werden Details wie Interaktionen der Stoffwechselwege untereinander und Nebenwege außer Acht gelassen.

Die mit der Nahrung aufgenommenen exogenen Lipide (Weg 1 in Abb. 1.**17**) gelangen als Chylomikronen ins Plasma. Dort werden die Triglyceride durch die Lipoproteinlipase hydrolysiert und die so entstandenen Chylomikronen-Remnants irreversibel in die Leber aufgenommen.

Die Leber ihrerseits synthetisiert als Träger der endogenen Lipide VLDL (Weg 2 in Abb. 1.**17**), die ebenfalls durch Einwirken der Lipoproteinlipase zu VLDL-Remnants (Lipoproteine intermediärer Dichte, IDL) metabolisiert und dann auf noch nicht vollständig geklärte Weise zu LDL umgewandelt werden. LDL steht so zum einen der Peripherie als Lieferant von Cholesterin und anderen transportierten Bestandteilen zur Verfügung, wird jedoch zu einem großen Prozentsatz (etwa 75 %) selbst wieder über die Leber metabolisiert (Weg 4 in Abb. 1.**17**).

Die meisten menschlichen Körperzellen können zwar Cholesterin synthetisieren, jedoch nicht abbauen. Sie müssen daher anfallendes Cholesterin zur Ausscheidung als Gallensäuren in die Leber zurücktransportieren (Modell des Cholesterinrücktransports). In diesem Modell (Weg 3 in Abb. 1.**17**) spielt HDL eine zentrale Rolle, indem es Cholesterin von peripheren Zellen aufnimmt und zur Ausscheidung in die Leber transportiert. Ein Teil des Cholesterins wird dabei durch das Cholesterinester-Transferprotein (CETP) auf VLDL und LDL übertragen und gelangt so ebenfalls zur Leber. Andererseits kann HDL auch als Lieferant von Cholesterin und Fettsäuren für bestimmte Gewebe dienen, sodass seine Funktion nicht nur im Cholesterinrücktransport zu sehen ist, sondern u. a. auch im Membranschutz.

Die Höhe der einzelnen Lipoproteinfraktionen bestimmt den Gesamtlipidspiegel im Plasma. Der Lipoproteinstoffwechsel wird maßgeblich durch die Synthese, sowie die Aktivität der im Metabolismus beteiligten Enzyme und der Zelloberflächenrezeptoren bestimmt.

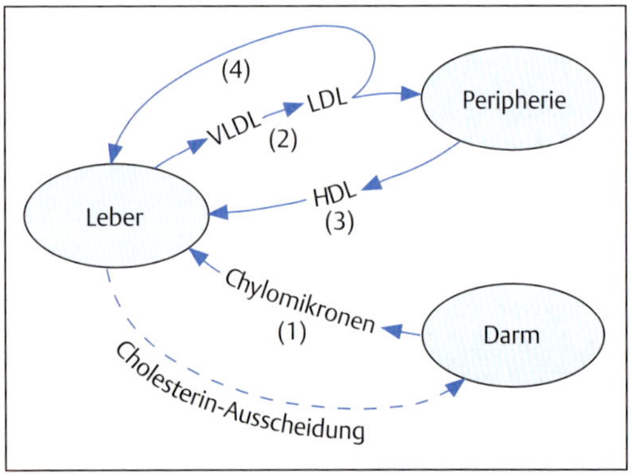

Abb. 1.17 Hauptsächliche Stoffwechselwege im Lipoprotein-Metabolismus. Erklärungen erfolgen ausführlich im Text.

Bedeutung der Fredrickson-Typen und der Lipoprotein-Unterfraktionen

Die Unterteilung der Lipoproteine nach physikochemischen (und größtenteils auch funktionellen) Eigenschaften in Chylomikronen, Very-low-density-Lipoproteine (VLDL), Low-density-Lipoproteine (LDL) und High-density-Lipoproteine (HDL) wird natürlich nicht allen Lipoprotein-Stoffwechselprodukten gerecht: Dazu zählen noch das genetisch bedingte Lipoprotein Lp (a) und Lipoproteine intermediärer Dichte (IDL) sowie Very-high-density-Lipoproteine (VHDL). Während LDL und Lp (a) sowie vermutlich auch den IDL eine atherogene Potenz zukommt, beugt die HDL dem Auftreten der Atherosklerose-Erkrankungen vor.

Die ursprüngliche Klassifikation der Hyperlipoproteinämien von Fredrickson und Kollegen in die Typen I–V ist eine rein **phänomenologische Einteilung** und trägt der zugrunde liegenden Pathophysiologie nicht Rechnung, differenziert auch nicht zwischen primären und sekundären Hyperlipoproteinämien. Außerdem lässt sie keinen Platz für wichtige Veränderungen in den HDL und berücksichtigt auch das Lp (a) nicht.

So besagt z. B. der Typ II a lediglich, dass LDL-Cholesterin erhöht ist, nicht jedoch aus welchem Grund. Dahinter können sich mehrere Erkrankungen verbergen: eine familiäre Hypercholesterinämie, eine polygene Hypercholesterinämie oder ein familiärer Apo-B100-Defekt, jedoch auch eine sekundäre Hypercholesterinämie bei Hypothyreose oder nephrotischem Syndrom.

Tabelle 1.**89** Fredrickson-Typen der Lipoproteinämien

Typ I	Erhöhung von Chylomikronen und großen VLDL
Typ II	a: Reine Hypercholesterinämie durch hohes LDL-Cholesterin b: Gemischte Hyperlipidämie durch LDL- und VLDL-Erhöhung
Typ III	Akkumulation von Lipoproteinen intermediärer Dichte
Typ IV	Erhöhung von VLDL
Typ V	Vermehrung von Chylomikronen und VLDL

Diagnostik

Bestimmung der Gesamt- und Lipoproteinlipide

Die Messung von **Cholesterin** und **Triglyceriden im Plasma** stellt noch immer die Ausgangsdiagnostik der Wahl für sämtliche Störungen im Fettstoffwechsel dar, zusätzlich sollten immer der HDL-Cholesteringehalt (und daraus LDL-Cholesterin berechnet) sowie einmalig Lipoprotein (a) bestimmt werden:

- Gesamtcholesterin und Triglyceride (enzymatisch)
- HDL-Cholesterin (enzymatisch) nach Präzipitation der Apo-B-haltigen Lipoproteine, neuerdings auch direkt, oder durch quantitative Lipoproteinelektrophorese
- LDL-Cholesterin (berechnet nach der Friedewald-Formel), neuerdings auch direkt bestimmt, oder durch quantitative Lipoproteinelektrophorese
- Lipoprotein (a) durch Nephelo- oder Turbidimetrie.

! Friedewald-Formel (anwendbar bis zu Triglyceridwerten von 400 mg/dl oder 4,6 mmol/l):
LDL-Cholesterin (mg/dl) = Gesamtcholesterin (mg/dl) minus HDL-Cholesterin (mg/dl) minus Triglyceride (mg/dl)/5.
LDL-Cholesterin (mmol/l) = Gesamtcholesterin (mmol/l) minus HDL-Cholesterin (mmol/l) minus Triglyceride (mmol/l)/2,2.

Anstelle der Annäherung des VLDL-Cholesterin (Triglyceride/5 bzw. 2,2) und der Berechnung von LDL stehen auch **direkte Bestimmungsmethoden für VLDL und LDL** zur Verfügung (z. B. quantitative Lipoproteinelektrophorese oder direkte Analytik aus Serum ohne Elektrophorese).

Aus dem Verhältnis von LDL-Cholesterin oder Gesamtcholesterin zu HDL-Cholesterin lassen sich **Indizes** bilden, die den atherogenen LDL-Cholesterinwerten und den schützenden HDL-Cholesterinwerten Rechnung tragen und bei Werten von über 3,6 bzw. 5 als pathologisch anzusehen sind.

Die Bestimmung des **genetischen Lipoproteins (a)** sollte heute bei jedem Patienten einmal erfolgen. Bei Abnormitäten von Gesamtcholesterin, Triglyceriden, oder HDL- bzw. LDL-Cholesterin und Lipoprotein (a) sollten dann entsprechend weitergehende Untersuchungen erfolgen.

Tabelle 1.**90** fasst analytische Besonderheiten zusammen.

Tabelle 1.**91** stellt klinisch relevante Störungen des Fettstoffwechsels dar, wie sie sich nach Analyse der Basisparameter Gesamtcholesterin, Triglyceride, HDL-Cholesterin, LDL-Cholesterin, sowie Lp (a) er-

Tabelle 1.**90** Analytische Besonderheiten zur Bestimmung der Lipide

- Nüchternblutentnahme nach 12–14-stündigem Fasten
- erhebliche ernährungsbedingte Variation der Triglyceride, daher Nüchterblutentnahme
- Cholesterinwerte schwanken im Tagesverlauf nur unwesentlich
- am Abend zuvor kein Alkoholgenuss
- konstantes Körpergewicht vor der Blutentnahme
- keine akuten Erkrankungen oder Operationen bis zu 8 Wochen vor Abnahme

geben. Sie sind den Fredrickson-Phänotypen gegenübergestellt. Die ersten 4 der dort aufgeführten Entitäten erlauben, mehr als 95 % aller Patienten sicher einzuordnen.

Aus epidemiologischen Untersuchungen sowie aus Interventionsstudien hat sich eine auf den Patienten zugeschnittene Grenzwertbetrachtung für Lipoproteinparameter herauskristallisiert, die besonderen Wert auf die individuelle Situation des zu Beurteilenden legt. Sie ist in Tab. 1.**92** wiedergegeben (modifiziert nach Steinmetz und Kaffarnik, Der Internist 1992 sowie International Task Force, Nutr Metab Cardiovasc Dis 1998).

Tabelle 1.**91** Praktisch wichtige Lipoprotein-Konstellationen bei der Diagnostik von Störungen des Fettstoffwechsels, ihre Erscheinungsform im Plasma sowie ihre mögliche Phänotypisierung nach Fredrickson. Die einfache Einteilung der linken Spalte ermöglicht Entscheidungen sowohl für die diätetische als auch für die medikamentöse Therapie

Gesamtlipidmuster	**Veränderte Fraktion**	**Fredrickson-Typ**
reine Hypercholesterinämie	LDL erhöht	II a
vorwiegende Hypertriglyceridämie	VLDL, Chylomikronen und deren Remnants erhöht	I, II, IV, V
kombinierte Hypercholesterin- und Hypertriglyceridämie	LDL und VLDL (Chylomikronen) erhöht	II b, II (IV, V)
normale Gesamtlipide	HDL erniedrigt	nicht vorgesehen
normale oder vermehrte Gesamtlipide	Lp (a) erhöht	nicht vorgesehen

Tabelle 1.**92** Aus epidemiologischen sowie Interventionsstudien abgeleitete individuelle Grenzwerte und Interventionsrichtlinien zur Therapie von Fettstoffwechselstörungen. Je nach individuellem Risiko werden auch unterschiedliche Plasmaspiegel angestrebt. (AVK: Arterielle Verschlusskrankheit, Risikofaktoren sind: arterielle Hypertonie, Zigarettenrauchen, Diabetes mellitus etc.)

Patientengruppe	**Gesamt-Cholesterin***	**LDL-Cholesterin (mg/dl)**	**HDL-Cholesterin (mmol/l)**	**Triglyceride**	**LDL-Chol//HDL-Chol**
Koronargesunde, keine AVK (ohne Risikofaktoren, leere Familienanamnese)	bis 240 (6,21)	bis 180 (4,66)	über 40 (1,03)	bis 200 (2,28)	bis 4
Koronargesunde, keine AVK (mit Risikofaktoren, positive Familienanamnese)	bis 200 (5,18)	130–160** (3,88)	über 40 (1,03)	bis 200 (2,28)	bis 3
Koronarkranke oder Patienten mit AVK	bis 180 (4,14)	bis 100*** (2,59)	über 40 (1,03)	bis 150 (1,17)	ca. 2

Die Interventionsgrenzen sind für die Sekundärprävention (Koronarkranke und Patienten mit AVK) klar umrissen. Für die Primärprävention („noch" Koronargesunde) sind Hochrisikopersonen zu therapieren, d.h. solche mit einem mehr als 20%igen Risiko, innerhalb von 10 Jahren manifest zu erkranken (aus Tabellen ablesbar).

* kann auch höher sein, wenn hohes HDL-Cholesterin vorliegt

** je nach Anzahl und Schwere der zusätzlichen Risikofaktoren, für Diabetiker 100 mg/dl zu fordern

*** neuerdings bis 70 mg/dl (1,8 mmol/l) durch die American Heart Association vorgeschlagen. (Circulation 110: 227, 2004)

Apoproteinbestimmungen

Apoproteinbestimmungen (Apo B für LDL-Cholesterin, Apo AI für HDL-Cholesterin) haben sich nicht durchgesetzt.

Lipoprotein (a), Lp (a)

Lipoprotein (a), Lp (a), stellt einen Heterodimer aus einem LDL-ähnlichen Partikel und einem plasminogenhomologen Protein (a) dar (Abb. 1.**18**). Seine Serumspiegel sind genetisch fixiert, in der Höhe interindividuell stark unterschiedlich.

Ein Lp-(a-)Wert über 25–30 mg/dl wird als zusätzlicher Risikofaktor wie Rauchen, Hypertonie etc. eingeschätzt, besonders bei erhöhtem LDL-Cholesterin. Bei Hochrisiko-Patienten mit hohem Lp-(a-) Spiegel sollte die übrige Lipoprotein-Risikokonstellation normalisiert werden, z. B. durch Senkung besonders des LDL-Cholesterins.

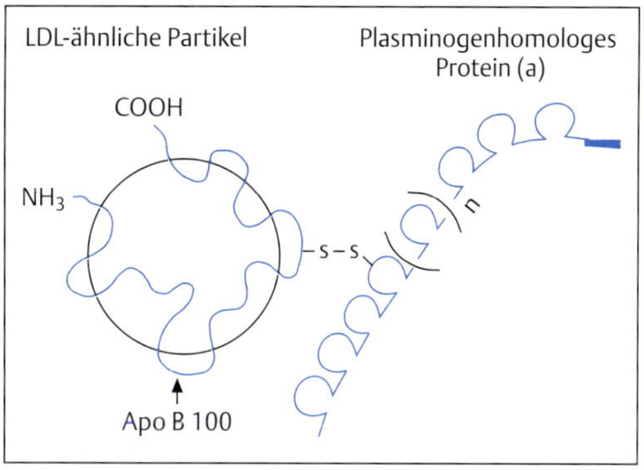

Abb. 1.18 Schematische Darstellung des Lipoprotein Lp (a), das aus einem LDL-ähnlichen Partikel besteht, an die über eine Disulfidbrücke ein plasminogenhomologes Protein (a) gebunden ist. Die Spiegel des Lp (a) werden durch einen Größenpolymorphismus des (a) determiniert, hervorgerufen durch unterschiedlich häufige Replikationen des Kringel 4 (in Klammern)

Apolipoprotein-E-Phänotypisierung oder Genotypisierung, Diagnose der Typ-III-Hyperlipoproteinämie

Die Typ-III-Hyperlipoproteinämie ist eine multifaktorielle Erkrankung mit unterschiedlicher phänotypischer Ausprägung. Patienten mit dieser Stoffwechselstörung können sich hinter den Phänotypen II b, IV und V nach Fredrickson verbergen. Da mehr als 95 % der Patienten mit Typ-III-Hyperlipoproteinämie homozygot für Apo E-2 sind, ist der Nachweis des Phänotyps Apo E-2/2 oder des Genotyps ε2/ε2 zur Diagnosesicherung die Methode der Wahl.

Low-density-Lipoprotein-Rezeptor, Apolipoprotein-B-100-Bindungsdefekt

Hinter schwereren familiären Formen von Hypercholesterinämie verbergen sich heterozygote Defekte im LDL-Rezeptorgen oder Mutationen der Bindungsregion des Apo B für den LDL-Rezeptor (Apo-B-100-Mutation, FDB). Diese beiden Fälle von gestörter LDL-Rezeptorinteraktion sind in Abb. 1.**19** dargestellt.

Im Gegensatz zu den multiplen LDL-Rezeptorgendefekten, deren Nachweis im Einzelfall schwer ist, stellt die Diagnostik der Punktmutation des Apo B-100 meist in der Aminosäureposition 3500 (Arg → Gln) kein Problem dar. Sie lässt sich derzeit einfach durch PC-Reaktion mit geeigneten Primern molekularbiologisch nachweisen. Tab. 1.**93** gibt eine Übersicht über hauptsächliche genetische Fettstoffwechselstörungen.

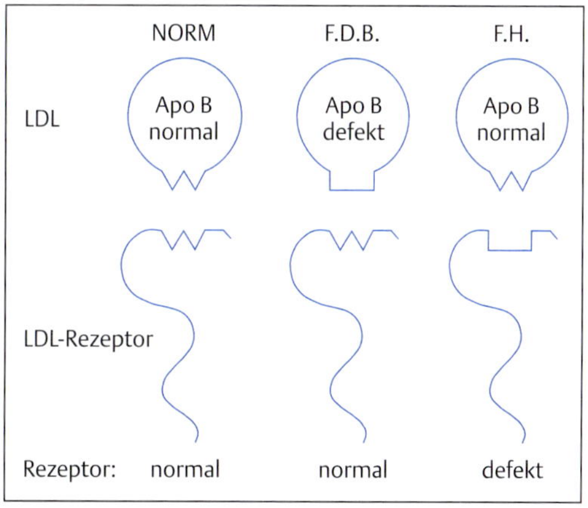

Abb. 1.19 Schematische Darstellung der familiären Hypercholesterinämie (F. H.) sowie des familiären Apo-B-100-Defektes (F.D.B.). Normalerweise (linkes Schema) interagiert der LDL-Rezeptor mit dem Apo-B-100-Protein der LDL ungestört. Im Falle der FDB ist der Ligand Apo B-100, im Falle der F. H. der LDL-Rezeptor gestört. In beiden Fällen akkumuliert LDL im Plasma der Patienten.

Praktisches Vorgehen

Insgesamt ist zu fordern, dass die Diagnose durch mindestens 2–3-malige Nüchternlipidanalysen nach je 12-stündigem Fasten bestätigt ist.

Ebenso soll ausgeschlossen werden, dass es sich um eine **sekundär** im Gefolge anderer Grundkrankheiten aufgetretene Störung des Fettstoffwechsels handelt (s.u). Hierbei steht die Behandlung der Grunderkrankung im Vordergrund.

Tabelle 1.**93** Hauptsächliche genetisch bedingte Störungen im Lipoproteinstoffwechsel

Erkrankung	Mechanismus/ Defekt	im Plasma erhöhte Fraktion	Vererbungsmodus	Fredrickson-Phänotyp	Klinik
Familiärer Lipoprotein-Lipase-Mangel	LPL-Mangel	Chylomikronen, große VLDL	autosomal rezessiv	I	Pankreatitis, Abdominalschmerz
Familiärer Apoprotein-C-II-Mangel	Apo-C-II-Mangel	Chylomikronen, große VLDL	autosomal rezessiv	I	Pankreatitis, Abdominalschmerz
Familiäre Dysbetalipoproteinämie (Typ III HLP)	abnormes Apo E und Auslöser	Remnants, IDL	multifaktoriell	III	vorzeitige Arteriosklerose
Familiäre Hypercholesterinämie (FH)	fehlender oder defekter LDL-Rezeptor	LDL	autosomal dominant	II a (II b)	vorzeitige Arteriosklerose
Familiärer Apo-B-100-Defekt (FDB)	defekter Ligand für den LDL-Rezeptor	LDL	autosomal dominant	II a	vorzeitige Arteriosklerose
Familiäre Hypertriglyceridämie	abnorm hohe Triglyceridsynthese	VLDL	autosomal dominant	IV	Pankreatitis
Familiär kombinierte Hyperlipidämie	abnorm hohe Apo-B-100-Synthese	VLDL, LDL	autosomal dominant (multifaktoriell?)	II a, II b, IV	vorzeitige Arteriosklerose

Weitere wichtige Daten wie **Familienanamnese** in Bezug auf frühe koronare Herzerkrankung, periphere arterielle Verschlusskrankheit und Schlaganfall, andere Risikofaktoren der Arteriosklerose wie arterielle Hypertonie, Zigarettenrauchen etc. müssen bekannt sein, um die anzustrebende Lipidgrenzwerte zu definieren (Tab. 1.**92**).

Schließlich spielen Faktoren wie tatsächliches Alter bzw. biologisches Alter eine wichtige Rolle bei der Indikationsstellung und bei der Entscheidung über die Aggressivität der Behandlung.

Sekundäre Fettstoffwechselstörungen

Sekundäre Fettstoffwechselstörungen treten im Rahmen anderer Grunderkrankungen, Medikamenten-, Umwelt- oder Hormoneinflüssen auf (Tab. 1.**94**). Oftmals ist hierfür zusätzlich eine genetische Disposition ausschlaggebend. Hierdurch wird die Abgrenzung von den primären, rein genetisch determinierten Fettstoffwechselstörungen schwierig. Es gibt also einen fließenden Übergang zwischen primären und sekundären Störungen. Ein einfaches Vorgehen zum Ausschluss sekundärer Fettstoffwechselstörungen gibt Tab. 1.**95**.

Obwohl die Therapie der sekundären Hyperlipidämien zunächst die Behandlung der Grundkrankheit voraussetzt, kann bei manchen sekundären Hyperlipidämien, z. B. bei Diabetes mellitus oder Niereninsuffizienz, das Grundproblem nicht bis zum völligen Verschwinden der Hyperlipidämie therapiert werden. In diesen Fällen ist die sekundäre Form eigenständig zu behandeln.

Diabetes mellitus

Hyperlipoproteinämien und Dyslipoproteinämien (Fehlverteilungen kennzeichnen die Erscheinungsbilder sowohl des Typ-1- als auch des Typ-2-Diabetikers. Hyperlipoproteinämien finden sich dreimal häufiger bei Diabetikern im Vergleich zur Normalbevölkerung, gehen der Manifestation des Typ-2-

Tabelle 1.**94** Häufige und seltenere Erkrankungen, die sekundär mit einer Fettstoffwechselstörung einhergehen

Häufige Ursachen	Seltene Ursachen
• Fehlernährung • Alkohol- und Nicotinabusus • Adipositas • Diabetes mellitus • Nierenerkrankungen • Hypothyreose • Lebererkrankungen • Medikamente (Diuretika, Beta-Blocker ohne ISA, Steroide, Cimetidin, Tamoxifen, orale Kontrazeptiva, Immunsuppressiva, Retinoide)	• Anorexia nervosa • Cushing-Syndrom • Akromegalie • Hypopituitarismus, speziell Wachstumshormonmangel • Akut-intermittierende Porphyrie • Typ-I-Glykogenspeicherkrankheit • Autoimmunerkrankungen, speziell Lupus erythematodes • Monoklonale Gammopathie • Werner-Syndrom • AIDS

Tabelle 1.**95** Einfache Maßnahmen zum Ausschluss sekundärer Fettstoffwechselstörungen

- Anamnese in Bezug auf
  - Diabetes mellitus
  - Schilddrüsenfunktionsstörungen
- Nieren- und Lebererkrankungen
- Medikamentenanamnese
- Blutzuckerbestimmung, evtl. oraler Glucosetoleranztest
- Schilddrüsen(TSH)-, Nieren- und Leberwerte

Tabelle 1.**96** Lipoproteinveränderungen bei Diabetes mellitus

- Hypertriglyceridämie
- niedriges LDL-Cholesterin
- erhöhtes und/oder modifiziertes LDL-Cholesterin (Small-dense LDL)
- glykierte Apoproteine: verminderte LDL- und HDL-Rezeptorinteraktion
- erhöhte freie Fettsäuren

Diabetes häufig voraus und sind als Hauptrisikofaktoren der Makroangiopathie zu sehen. Speziell zeigen die Triglyceride eine enge Korrelation zum Auftreten ischämischer EKG-Veränderungen. In der UKPDS-Studie zeigten sich schwere kardiovaskuläre Komplikationen mit Todesfolge ungleich häufiger als fatale mikrovaskuläre Probleme. Die Mortalität an Herz-Kreislauf-Erkrankungen liegt bei Typ-2-Diabetikern um das 3–4fache über der Sterblichkeit von Nichtdiabetikern.

Erscheinungsform

Die Dyslipoproteinämie beim Typ-2-Diabetiker ist gekennzeichnet durch eine deutliche Triglyceriderhöhung sowie eine Erniedrigung des HDL-Cholesterins. Dabei kommt es zu einer Triglyceridanreicherung der LDL mit Ausbildung einer atherogenen LDL-Subpopulation (kleine dichte Partikel) mit veränderten Rezeptor-Bindungseigenschaften und erhöhter Anfälligkeit für oxidative Modifikation. Der LDL-Cholesterinanstieg erscheint eher weniger im Vordergrund. Dies und weitere Lipoproteinveränderungen beim Diabetes zeigt Tab. 1.**96**.

Die Prävalenz der Lipid- und Lipoproteinveränderung hängt in erheblichem Maße von der Qualität der Stoffwechselkontrolle sowie von den Komplikationen des Diabetes mellitus, insbesondere von Nierenfunktionsstörungen, ab. Etwa ein Drittel aller Typ-2-Diabetiker ohne Nephropathie weist eine Hyperlipidämie auf, etwa doppelt so viele nach Entwicklung einer Nierenfunktionsstörung. Die Inzidenz von sehr niedrigem HDL-Cholesterin (unter 35 mg/dl oder 0,9 mmol/l) wird zwischen 13 und 30% angegeben.

Therapie

Therapie der diabetischen Dyslipidämie

Die Sinnhaftigkeit der Korrektur der diabetischen Fettstoffwechselveränderungen konnte zwischenzeitlich in mehreren Studien belegt werden. Dabei sind sowohl die Gruppe der Statine als auch der Fibrate eingesetzt worden. In Subgruppenanalysen großer Statinstudien haben jeweils die ebenfalls mitbehandelten Diabetiker durch LDL-Senkung mit Statinen profitiert, in den beiden Sekundärinterventionsstudien VA-HIT und DAIS sind bei niedrigem HDL-Cholesterin und erhöhten Triglyceriden sowohl Gemfibrozil als auch Fenofibrat wirksam gewesen. Eine neuere Studie (CARDS) bei Typ-2-Diabetikern als Primärintervention mit Atorvastatin ausgelegt, zeigte einen deutlichen Vorteil zugunsten des Statins, wobei die Hochrisikokonstellation der rekrutierten Typ-2-Diabetiker in vielen Fällen eher die Kriterien der Sekundärintervention erfüllten. Als Zielwerte werden zwischenzeitlich international, besonders für Typ-2-Diabetiker, folgende Grenzwerte definiert:

- LDL-Cholesterin <100 mg/dl (<2,6 mmol/l)
- HDL-Cholesterin > 45 mg/dl (1,2 mmol/l) (Männer); > 55 mg/dl (1,4 mmol/l) (Frauen)
- Triglyceride < 150 mg/dl (1,7 mmol/l).

Adipositas

Eine Vermehrung der abdominellen Fettmasse ist mit Dyslipoproteinämie, Insulinresistenz und daraus resultierender Hyperinsulinämie, Glucoseintoleranz und Typ-2-Diabetes mellitus und schließlich arterieller Hypertonie assoziiert. Die gluteal-femorale Fettsucht stellt dagegen mehr ein kosmetisches Problem dar.

Die Gründe für die deutlichen Lipoproteinveränderungen bei der abdominal-viszeralen Fettsucht werden in einem vermehrten Strom freier Fettsäuren aus dem abdominellen Fettgewebe via Pfortader zur Leber gesehen. Fettsäuren führen dort zu einer vermehrten VLDL-Synthese und -Sekretion. Die damit einhergehende Erhöhung der Plasmatriglyceridspiegel ist mitverantwortlich für die Entstehung atherogener, dichter LDL-Partikel (small-dense-LDL). In Bezug auf den Lipidstoffwechsel und das kardiovaskuläre Risiko muss also bei der Beurteilung einer übergewichtigen Person unbedingt das Muster der Körperfettverteilung berücksichtigt werden. Gewichtsreduktion normalisiert meist die Dyslipidämie.

Arterieller Bluthochdruck

Hypertonie und Hyperlipidämie, insbesondere die Hypercholesterinämie, aber auch Hypertriglyceridämien und niedriges HDL-Cholesterin, kommen häufig gemeinsam vor. Umgekehrt findet man bei einem Drittel der männlichen und weiblichen Hypercholesterinämiker eine Hypertonie. In Lipidsenker-Studien entwickelten in den Verum-Armen deutlich weniger Patienten innerhalb der Studiendauer eine Hypertonie als in den Plazebo-Armen.

Metaanalysen der Hypertoniestudien zeigten, dass besonders solche Patienten von einer Blutdrucksenkung profitierten, bei denen es gleichzeitig mit der Blutdrucksenkung auch zu einer Senkung des Cholesterinspiegels gekommen war. Aus diesem Grunde ist zu fordern, dass die Blutdruckbehandlung sich nicht allein auf die Senkung des Blutdruckes konzentriert, sondern gleichzeitig bestehende Fettstoffwechselstörungen mit berücksichtigt.

Hormonelle Einflüsse auf den Lipidstoffwechsel

Schilddrüsenhormone: Ein Schilddrüsenhormonmangel führt zur Hypercholesterinämie vom Typ II a oder II b, er kann jedoch auch stark zur Hypertriglyceridämie prädisponieren, die sich dann in einer Typ-III- oder Typ-IV-Hyperlipoproteinämie äußert. Zur Differenzialdiagnose einer Hyperlipidämie gehört die Kenntnis der Schilddrüsenfunktion, da z. B. in einer schottischen Studie etwa ⅕ aller Frauen über 40 Jahre mit Hypercholesterinämie eine Schilddrüsenunterfunktion zeigten.

Eine **Östrogengabe** führt häufig zu einem Anstieg der Triglyceride (auch in den mit oralen Kontrazeptiva verabreichten geringen Dosen) und kann somit bei prädisponierten Personen zu einer schweren Hypertriglyceridämie mit Pankreatitis führen. Andererseits stimulieren Östrogene die Expression des LDL-Rezeptors in der Leber und mindern so in hohen Dosen LDL-Cholesterin im Plasma, wogegen Androgene LDL-Cholesterin erhöhen. Bis zur Pubertät haben Knaben höhere HDL-Cholesterinspiegel als Mädchen, dies kehrt sich nach der Pubertät ins Gegenteil. Der Östrogenverlust nach der Menopause ist für den Anstieg des LDL-Cholesterins bei Frauen im höheren Alter mit verantwortlich. Eine Östrogensubstitution nach der Menopause führt zu einer Verbesserung der Dyslipidämie im Alter.

Während der Schwangerschaft kommt es physiologischerweise zu einer moderaten Erhöhung von Cholesterin und Triglyceriden, die sich nach der Geburt wieder normalisiert. Eine Schwangerschaft kann jedoch auch eine bestehende Hypertriglyceridämie erheblich verstärken, besonders wenn diese durch einen Lipoproteinlipasemangel bedingt ist. Eine Indikation zur medikamentösen Therapie besteht dabei nicht. Strenge fettarme Ernährung mit Supplementierung der fettlöslichen Vitamine ist notwendig.

Der Missbrauch **anaboler Steroide** führt zu einer deutlichen, oft gemischten Hyperlipidämie und zusätzlich zu einem fast völligen Verschwinden des HDL-Cholesterins durch eine enorme Aktivitätssteigerung der hepatischen Triglyceridlipase. Hier sind Todesfälle durch schwere koronare Herzerkrankungen bei jungen Bodybuildern beschrieben.

Nierenfunktion und Lipidstoffwechsel

Beim **nephrotischen Syndrom** werden oft schwere Hyperlipoproteinämien beobachtet. Es können sowohl Typ-II-a- als auch Typ-II-b-Hyperlipoproteinämien auftreten, aber auch Typ-IV- und Typ-V-Phänotypen wurden beobachtet. Durch die Hypalbuminämie erreichen erhöhte freie Fettsäurespiegel die Leber und stimulieren die Lipoproteinsynthese. Weitere Gründe für die deutliche Hyperlipoproteinämie beim nephrotischen Syndrom sind ein gestörter Abbau von triglyceridreichen Lipoproteinen durch eine verminderte LPL- oder hepatische Triglyceridlipase.

Die **chronische Niereninsuffizienz** ohne nephrotisches Syndrom zeigt ebenfalls häufig Dyslipoproteinämien, die unter der chronischen Hämodialyse und oft auch nach einer erfolgreichen Nierentransplantation persistieren. Außerdem steigt das atherogene Lipoprotein (a) bei einigen Patienten mit chronischer Niereninsuffizienz deutlich an und erhöht damit zusätzlich das atherogene Risiko. Zudem fördert die Hyperlipoproteinämie in einem Circulus vitiosus selbst die Progression der Niereninsuffizienz.

Die **Nierentransplantation** hebt zwar meist erfolgreich die urämischen Veränderungen auf, allerdings persistieren häufig die Anomalien im Lipidstoffwechsel oder sind sogar noch verstärkt: erhöhte Cholesterinspiegel werden bei bis zu 90%, erhöhte Triglyceridspiegel in etwa 65% der Patienten beobachtet. Hier spielen offensichtlich dann verabreichte Medikamente selbst wie Corticosteroide sowie Ciclosporin A eine bedeutende pathogenetische Rolle.

Lebererkrankungen

Die Leber stellt sowohl den Hauptsynthese- als auch den zentralen Abbauort der Lipoproteine. Der gestörte Lipidstoffwechsel bei Lebererkrankungen ist mit Rekonvaleszenz reversibel.

Die zum Teil massive Erhöhung des unveresterten Cholesterins zeichnet obstruktive cholestatische Lebererkrankungen aus. Das abnorme Lipoprotein Lp-X akkumuliert und wird leicht in der Elektrophorese entdeckt. Klinisch kommt es zum Auftreten kutaner Xanthome, welche häufig bei Patienten mit primär biliärer Zirrhose zu beobachten sind.

Die Auswirkungen akuter hepatozellulärer Schädigungen auf den Lipidstoffwechsel sind im Allgemeinen ausgeprägter als bei der chronischen Hepatitis. Letztere zeigt eine abnorme LDL mit erhöhtem Triglyceridgehalt als möglicher Ausdruck der Akkumulation von Lipoproteinremnants. Außerdem kommt es zu einem erheblichen Absinken des HDL-Spiegels im Plasma, der sich mit Regeneration der Leber wieder erholt.

Alkohol, Nicotin und Medikamente

Alkohol ist besonders bei Männern ein häufiger Grund sekundärer Hypertriglyceridämien. Auch weil moderater Alkoholgenuss zu einer Absenkung der Serumtriglyceride führen kann, steigt offensichtlich auch der HDL-Cholesterinspiegel an. Insbesondere diese Erhöhung des HDL-Cholesterinspiegels wird als einer der Gründe dafür gesehen, dass Probanden mit regelmäßig moderatem Alkoholgenuss eine günstigere Prognose in Bezug auf koronare Herzerkrankungen zeigen als Alkoholabstinente. Selten führt exzessiv schweres Trinken zum Zieve-Syndrom mit massiver Hypertriglyceridämie und Hämolyse.

Das Arterioskleroserisiko der **Zigarettenraucher** ist stark erhöht. Unter anderem wird eine dadurch induzierte oxidative Modifikation der Lipoproteine dafür verantwortlich gemacht. Zusätzlich kommt es durch Rauchen zu einer Dyslipidämie mit Erhöhung des Cholesterins und der Triglyceride sowie zu Senkungen des HDL-Cholesterins.

Diuretika vom Typ der Thiazide in früher eingesetzten hohen Dosen und **Beta-Blocker**, insbesondere ohne ISA, können zur Anhebung von Gesamtcholesterin, Triglyceriden und LDL-Cholesterin sowie zu einem Absinken von HDL-Cholesterin und damit zu einer atherogenen Stoffwechselsituation führen.

Prazosin, Clonidin, ACE-Hemmer, AT_1-Rezeptorantagonisten und Calciumantagonisten sind in Bezug auf den Fettstoffwechsel als eher indifferent einzustufen.

Unter **Cimetidin** wurden schwere Chylomikronämien berichtet.

Therapie der sekundären Hyperlipidämien

Im Vordergrund sämtlicher Bemühungen zur Normalisierung sekundärer Hyper- und Dyslipoproteinämien – insbesondere in Assoziation mit dem metabolischen Syndrom, speziell dem Übergewicht, Bluthochdruck und Diabetes mellitus – stehen Maßnahmen zur **Behandlung der Grunderkrankung**.

„Erweiterte diätetische Maßnahmen“ in Form von Fischölen konnten insbesondere Triglyceride senken als auch bei Hypertonikern den systolischen und diastolischen Blutdruck günstig beeinflussen.

Die nahe euglykämische Stoffwechsellage **als Behandlungsziel des Diabetes** mit den geforderten HbA_1-Grenzwerten führt bereits zu einer Besserung der Lipidparameter. In mehr als 30 % persistiert jedoch nach Erreichen der euglykämischen Stoffwechsellage und der HbA_1-Zielwerte eine Hyper-/Dyslipidämie, vorwiegend mit Hypertriglyceridämie und niedrigem HDL-Cholesterin, auch bleibt oft LDL-Cholesterin oberhalb der Normen.

Persistiert trotz nahe euglykämischer Stoffwechsellage die Dyslipidämie, sollte eine zusätzliche Verminderung der Gesamtfettzufuhr auf etwa 30 Kalorienprozent vorgenommen werden unter Einhaltung der Fettmodifikation, die eine Verminderung gesättigter Fettsäuren z. T. durch Ersatz mit ein- und mehrfach ungesättigten Fettsäuren vorsieht, wie in Tab. 1.**98** aufgeführt.

Die frühzeitige Behandlung der diabetischen Dyslipoproteinämie, insbesondere die drastische Reduktion der Triglyceride auf Zielwerte unter 150 mg/dl (1,7 mmol/l), begünstigen zusätzlich die Diabeteseinstellung.

Lipidsenkende **Medikamente** der ersten Wahl bei der typischen diabetischen Dyslipidämie stellen die Fibrate dar. Sie sind sehr potente Triglyceridsenker, verbessern zusätzlich die Glucosetoleranz und vermindern in vielen Fällen eine gleichzeitig bestehende Hyperurikämie.

Hemmer der Cholesterinbiosynthese (HMG-CoA-Reduktasehemmer, „Statine“, CSE-Hemmer) werden ebenfalls bei der diabetischen Dyslipoproteinämie, wenn LDL-Cholesterinerhöhungen und nicht eine Hypertriglyceridämie im Vordergrund stehen, eingesetzt. Sie führen zu einer deutlichen LDL-Cholesterinsenkung und Prognoseverbesserung.

Nicotinsäure: In der jetzt verfügbaren, prolongiert freigesetzten Galenik (Niaspan®) besitzt Nicotinsäure nicht mehr die den Diabetes mellitus ungünstig beeinträchtigenden Eigenschaften der mehrfach am Tag zu applizierenden schnell freigesetzten Nicotinsäure und kann daher, insbesondere bei Hypertriglyceridämie und niedrigem HDL-Cholesterin, wenn durch eine Statin-Therapie initial nicht ausreichend zu therapieren, eingesetzt werden. Bis 1000 mg/d ist eine signifikante Beeinflussung des Diabetes mellitus nicht zu verzeichnen. Bei darüber liegenden Dosen sind Anpassungen der antidiabetischen Therapie gelegentlich notwendig.

Die Therapie der **niereninsuffizienzassoziierten Dyslipidämie** gestaltet sich besonders schwierig, ebenso die Behandlung der nach einer **Transplantation** persistierenden Fettstoffwechselstörungen. Hier sind Interaktionen zwischen Immunsuppressiva und Lipidsenkern zu beachten. Da es sich hauptsächlich um eine kombinierte Hyperlipoproteinämie handelt, sind Hemmer der Cholesterinbiosynthese sowie Fibrate als Mittel einzusetzen. Da die Hemmer der Cholesterinbiosynthese (HMG-CoA-Reduktase-Inhibitoren, CSE-Hemmer) hauptsächlich über die Leber verstoffwechselt werden, ist eine Dosisanpassung bei Niereninsuffizienz in der Regel nicht notwendig. Fibrate werden renal eliminiert und erfordern daher eine deutliche Dosisanpassung abhängig vom Ausmaß der Niereninsuffizienz. Bei Erfolglosigkeit der medikamentösen Therapie ist die **extrakorporale LDL-Elimination** eine weitere Option.

Therapie der primären Hyperlipoproteinämien

In Untersuchungen zur Primär- und Sekundärintervention atherosklerotischer Erkrankungen, insbesondere der koronaren Herzerkrankung, wurde die Wirksamkeit einer diätetischen und medikamentösen Korrektur pathologisch veränderter Serumlipide nachgewiesen. Dabei spielen Ernährungsmaßnahmen durch kalorische Restriktion und Fettmodifikation eine herausragende Rolle. Der zusätzliche gezielte und differenzialtherapeutisch ordnungsgemäße Einsatz der zurzeit zur Verfügung stehenden Pharmaka führt zu einer deutlichen Reduktion der Atheroskleroseinzidenz in der Primärprävention. Zusätzlich wurde durch eine Senkung des Gesamt- und LDL-Cholesterins sowie der Triglyceride und durch eine Anhebung des HDL-Cholesterins in Studien zur Sekundärprävention bei Männern und Frauen in einem hohen Prozentsatz sowohl ein Stillstand der Atherosklerose als auch ein teilweiser Rückgang gesichert, der mit einer Reduktion der Koronar- und der Gesamtmortalität einherging.

▶

1. Ernährungsmaßnahmen

Die Ernährungstherapie stellt die **Basis der Behandlung** von Fettstoffwechselstörungen dar. Grundsätzlich muss bei übergewichtigen Patienten eine Reduktion des Körpergewichts angestrebt werden. Bereits hierdurch lassen sich Fettstoffwechselstörungen günstig beeinflussen. Die diätetischen Maßnahmen sollten zunächst 2–4 Monate lang, bei Gewichtsreduktion entsprechend länger, erfolgen. Bei Erfolglosigkeit oder bei weiterer Behandlungsbedürftigkeit kommen zusätzliche Medikamente zum Einsatz. Hypertriglyceridämien lassen sich durch eine Reduktion des Körpergewichts, eine Minderung der Alkoholzufuhr sowie des Konsums von Mono- und Disacchariden besser beeinflussen als Hypercholesterinämien. Die triglyceridsenkende Wirkung von Fischölen in hoher Konzentration (im Gramm-Bereich) ist mittlerweile belegt.

Der plasmacholesterinsteigernde Einfluss langkettig gesättigter Fettsäuren ist etabliert. Einfach und mehrfach **ungesättigte Fettsäuren** können die Plasmacholesterinspiegel nur senken, wenn sie langkettige gesättigte Fettsäuren in der Nahrung ersetzen.

Interindividuell unterschiedlich führt die Einschränkung der Cholesterinzufuhr auf 300 mg/d zu einer LDL-Cholesterinsenkung um etwa 10 mg/dl, wobei die Einschränkung der Cholesterinzufuhr, da lediglich in Nahrungsmitteln tierischer Herkunft vorhanden, automatisch auch eine Reduktion der Zufuhr gesättigter Fettsäuren bedeutet, der eigentlich wirksamen Maßnahme.

Auch eine **ballaststoffreiche** (30–35 g/d) **Ernährung** hat zusätzlich günstige Einflüsse auf das Plasma- und LDL-Cholesterin.

Insgesamt lässt sich die lipidsenkende Ernährung folgendermaßen realisieren:

- erhöhte Aufnahme von Nahrungsmitteln mit komplexen Kohlenhydraten,
- Fettmodifikation (Reduktion der Gesamtfettzufuhr sowie der gesättigten Fettsäuren, Austausch gegen ungesättigte Fettsäuren),
- Cholesterinzufuhr von weniger als 300 mg/d.

Besteht bereits eine koronare Herzerkrankung, sollten zügig mit gleichzeitigem Medikamenteneinsatz die Zielwerte erreicht werden. Langfristig kann dann eine Reduktion der Medikamentendosis erfolgen, wenn der Patient durch Ernährungsumstellung und Gewichtsreduktion zusätzlich zur Lipidsenkung beigetragen hat.

Tabelle 1.**97** enthält die Grundsätze einer lipidsenkenden Ernährung, Tab. 1.**98** (nach Wolfram) gibt praktische Beispiele für Nahrungsmittel bei Hypercholesterinämie, Tab. 1.**99** zeigt ein praktisches Beispiel für die Anreicherung mit Ballaststoffen.

2. Medikamentöse Therapie

Ähnlich wie bei der Ernährungsbehandlung muss bei der Wahl eines Medikaments grundsätzlich unterschieden werden zwischen:

- reinen Hypercholesterinämien,
- Hypertriglyceridämien oder kombinierten Hyperlipidämien und
- niedrigem HDL-Cholesterin bei normalen Gesamtlipiden.

Außerdem sollte auf die Höhe des Lp (a) geachtet werden.

Reine Hypercholesterinämie durch hohes LDL-Cholesterin

Die Hypercholesterinämie stellte die Domäne für den Einsatz der HMG-CoA-Reduktase-Hemmer (CSE-Hemmer, Statine), durch deren Einsatz in der Monotherapie Absenkungen des LDL-Cholesterins bis zu 50 % erreichbar sind.

Zu wenig wird oft bedacht, dass auch nicht resorbierbare Lipidsenker vom Typ der gallesäurebindenden Harze, der Hemmer der Cholesterinresorption Ezetimib, oder auch die pflanzlichen Sterine auf der einen Seite und Fibrate und Nicotinsäurederivate auf der anderen Seite LDL-Cholesterin-Senkungen um 20 % erreichen. Diese Substanzen sind also bei milder Hypercholesterinämie oder bei Unverträglichkeit der CSE-Hemmer indiziert.

Die LDL-Cholesterinsenkung durch Statine lässt sich in Kombination mit dem Cholesterinresorptionshemmer Ezetimib deutlich steigern (bis 60 %), wodurch zudem Einsparungen der CSE-Hemmer-Dosis möglich sind: Der CSE-Hemmer in niedriger Dosierung erreicht in Kombination mit Ezetimib Cholesterinsenkungen, die über die Maximaldosis des Statins hinaus gehen. Ein Kombinationspräparat aus Simvastatin und Ezetimib ist jetzt im Handel (Inegy®).

Für den Fall, dass unter Statintherapie noch ein niedriges HDL-Cholesterin, eine Hypertriglyceridämie oder noch nicht ausreichende LDL-Senkungen vorliegen, bietet das Nicotinsäurepräparat Niaspan® als Einmaldosierung abends in Kombination mit dem Statin eine gute Therapiemöglich- ▶

Tabelle 1.**97** Grundsätze lipidsenkender Ernährung

Fettgehalt	**weniger als 35 Kalorien-%** (etwa 1 g/kg, derzeit 2 g/kg)
gesättigte Fettsäuren	8–10%
einfach ungesättigte Fettsäuren	10–20%
mehrfach ungesättigte Fettsäuren	bis 10%
Cholesterin	**weniger als 300 mg/d**
Protein	**10–20 Kalorien-%**
Kohlenhydrate	**50–60 Kalorien-%**
Ballaststoffe	**mehr als 30 g**
Alkohol meiden	**bei Hypertriglyceridämie**

Tabelle 1.**98** Praktische Beispiele von für die Ernährung bei Hypercholesterinämie ungeeigneten Lebensmitteln mit ihrem prozentualen Anteil an der Zufuhr gesättigter Fettsäuren (FS) sowie Alternativen (nach Prof. Wolfram)

Gesättigte FS	%	**ungeeignet**	**Alternative**
Fleisch	36	fettes Fleisch Hackfleisch Gans Innereien Hummer Austern	mageres Fleisch Tatar Mager-Fisch
Fleischwaren	22	fette Wurst Streichwurst	Schinken ohne Fettrand kalter Braten
Butter	13	Butter Koch- und Backfette Mayonnaise	Margarine Pflanzenöle Spezial-Mayonnaise
Käse	8	fetter Käse fette Milchprodukte Milchschokolade Buttercremetorte Eier	Mager-Käse (<30% Fett) fettarme Süßspeisen Obstkuchen ohne Schlagrahm
! teure Wurst – billiger Käse !			

Tabelle 1.**99** Praktisches Beispiel zur Anreicherung der Nahrung mit Ballaststoffen in sowohl von der Deutschen Gesellschaft für Ernährung (DGE) als auch von der Atherosklerose-Gesellschaft empfohlene Mengen (30–35 g/d)

Beispiel:					
200 g	Vollkornbrot	14 g	160 g	Brötchen	5 g
200 g	Obst (Äpfel)	4 g	200 ml	Saft	(+)
30 g	Gemüse	9 g	50 g	Kartoffelsalat	1 g
200 g	Kartoffeln	5 g	100 g	Tomaten	2 g
			40 g	polierter Reis	1 g
Ballaststoffgehalt:		32 g			9 g
Bei gleichem Energieanteil erheblicher Ballaststoffunterschied zwischen diesen beiden Angaben.					

keit. Hier sind HDL-Anhebungen bis 35%, Triglyceridsenkungen in ähnlichen Dimensionen und zusätzlich LDL-Cholesterinabsenkungen um 20% additiv möglich.

Die früher zurückhaltend praktizierte Kombination von CSE-Hemmern und Fibraten (CPK-Erhöhungen, Myositis) wird mehr und mehr gelockert zugunsten der Kombination von Fibraten (außer Gemfibrozil) mit vorzugsweise Fluvastatin und Pravastatin.

In besonders therapierefraktären Fällen kann zu dieser Kombination noch ein dritter Lipidsenker gegeben und bei weiterer Erfolglosigkeit eine extrakorporale LDL-Elimination angewendet werden (Tab. 1.**100**).

Nicotinsäure senkt zudem Lp (a) signifikant im Mittel um 25%.

Hypertriglyceridämie und kombinierte Hyperlipidämie

Die Gruppe der Hypertriglyceridämien bzw. kombinierten Hyperlipidämien stellt das Gros der fettstoffwechselgestörten Patienten. Ihre Differenzialtherapie ist in Tab. 1.**101** dargestellt.

CSE-Hemmer sind bei Hypertriglyceridämie kontraindiziert, kommen jedoch zum Einsatz bei kombinierter Hyperlipidämie, wenn hier das Cholesterin im Vordergrund steht.

Häufiger kann hier auch eine Kombination aus einem CSE-Hemmer und einem Fibrat zum Einsatz kommen. Zum einen ist dies denkbar bei Triglyceridsenkung durch ein Fibrat, bei dem eine Resthypercholesterinämie bleibt: hier käme zusätzlich ein CSE-Hemmer zum Einsatz. Auf der anderen Seite bleibt häufig eine Resthypertriglyceridämie bei ausreichender LDL-Cholesterinsenkung durch einen CSE-Hemmer bestehen: hier könnten Nicotinsäure oder ein Fibrat (außer Gemfibrozil) zusätzlich eingesetzt werden.

Eine CPK-Kontrolle 3 Wochen nach Therapiebeginn und eine weitere nach 2 Monaten reicht erfahrungsgemäß aus, um eine sich entwickelnde CPK-Erhöhung zu erfassen.

Niedriges HDL-Cholesterin bei normalen Gesamtlipiden

Ein Anheben des HDL-Cholesterins ist durch Nicotinsäure und Fibrate möglich.

Nicotinsäure in Form von Niaspan® ist allerdings derzeit lediglich in Kombination mit einem Statin zugelassen, in Monotherapie nur bei Statinunverträglichkeit.

Ein durch niedriges HDL-Cholesterin bedingtes Koronarrisiko kann nicht völlig durch drastische LDL-Senkung ausgeglichen werden. Spätestens bei Werten < 40 mg/dl (1 mmol/l) ist daher HDL-Cholesterin anzuheben.

Lipidsenkende Medikamente

Nicht resorbierbare Präparate und Cholesterinresorptionshemmer (Tab. 1.102)

Unter nicht resorbierbaren Lipidsenkern werden die Substanzen verstanden, die im Darm verbleiben, dort ihre Wirkung entfalten und mit dem Stuhl wieder ausgeschieden werden.

Nach der Markteinführung des Cholesterinresorptionshemmers Ezetimib sind die nicht resorbierbaren Gallensäurebinder (Anionenaustauscher) und die pflanzlichen Sterine in den Hintergrund getreten. Sie werden in Ausnahmefällen sicher noch benötigt und sind in Tab. 1.**102** mit aufgeführt.

Die **Anionenaustauscher Cholestyramin** und **Colestipol** bestehen aus hochmolekularen Harzen, deren Wirkung im Austausch von Chloridionen gegen Gallensäuren besteht. Hierdurch wird in den enterohepatischen Kreislauf eingegriffen, es kommt zu einer erhöhten Ausscheidung von Gallensäure, Cholsäure und Chenodesoxycholsäure.

Ähnliche LDL-Cholesterinsenkungen (ca. 20%) sind durch den **Cholesterinresorptionshemmer** Ezetimib möglich.

Das **pflanzliche β-Sitosterin** scheint im Darm die Mizellenbildung zu stören und somit mit der Cholesterinabsorption zu interferieren.

Clofibratderivate und Substanzen vom Fibrattyp (Fibrate, Tab. 1.103)

Fibrate entfalten ihre Hauptwirkung über die Stimulation nukleärer Rezeptoren, PPAR (Peroxysomal Proliferator Activated Receptors) der Subgruppe Alpha, hauptsächlich in der Leber, und greifen so ähnlich in den Fettsäurenmetabolismus ein wie die Insulinsensitizer (Glitazone), die über PPAR-Gamma-Rezeptoren hauptsächlich im Fettgewebe wirken. Insgesamt bewirken die Fibrate eine Verminderung der VLDL-Produktion sowie deren gesteigerten Abbau (triglyceridreiche Lipoproteine). In Abhängigkeit vom Ausgangswert sind Cholesterinsenkungen zwischen 15–25%, Senkungen des LDL-Cholesterinspiegels von etwa 20% beschrieben, bei gleichzeitiger Senkung der Trigly-

▶

Tabelle 1.**100** Stufenschema zur medikamentösen Therapie der Hypercholesterinämie (bedingt durch hohes LDL-Cholesterin)

1. Hemmer der Cholesterinbiosynthese (HMG-CoA-Reduktaseinhibitor, CSE-Hemmer, Statin). Bei Unverträglichkeit Fibrat oder Nicotinsäure oder Cholesterinresorptionshemmer Ezetimib
2. Statin + Ezetimib
3. Statin + Nicotinsäure, wenn HDL-Cholesterin niedrig bleibt oder Triglyceride erhöht (ebenso Kombination mit Fibrat – außer Gemfibrozil – möglich)
4. Experimentell: Statin in Dreifach-Kombination mit Nicotinsäure/Ezetimib oder Fibrat/Ezetimib
5. Extrakorporale LDL-Elimination

Tabelle 1.**101** Stufenpläne zur medikamentösen Therapie sowohl der Hypertriglyceridämie als auch der kombinierten Hyperlipidämie

Medikamenteneinsatz zur Lipidsenkung bei Hypertriglyceridämie
1. Fibrate **oder** Nicotinsäure oder ω-3-Fettsäuren 2. Fibrate **und** Nicotinsäure und ω-3-Fettsäuren
Medikamenteneinsatz zur Lipidsenkung bei kombinierter Hyperlipidämie
1. Bei vorherrschender Hypertriglyceridämie Fibrate und/oder ω-3-Fettsäuren. Wenn LDL-Cholesterin weiterhin erhöht bleibt, zusätzlich ein Statin, präferenziell Pravastatin und Fluvastatin. 2. Bei dominierendem Cholesterinanteil und bei Typ-III-HLP Statin. Wenn niedriges HDL-Cholesterin oder Hypertriglyceridämie persistiert, zusätzlich Nicotinsäure (oder Fibrat, außer Gemfibrozil). 3. Statin und Nicotinsäure in Kombination, evtl. mit Ezetimib

Tabelle 1.**102** Liste der Cholesterin- oder Gallensäureresorption hemmenden Lipidsenker, ihre Dosierung sowie deren hauptsächliche Nebenwirkungen

Lipidsenker	**Dosis**	**wichtige Nebenwirkungen**
Cholesterin-Resorptionshemmer		
Ezetimib (Ezetrol)	10 mg	Kopfschmerzen, Bauchschmerzen, Diarrhö, Transaminasenanstiege, gelegentlich CPK-Erhöhung
Ezetimib + (Simvastatin) (Inegy)	10 mg (+10/20/40/80 mg)	Myopathien und CPK-Erhöhung, Schwindel, Kopfschmerzen, Bauchschmerzen, Diarrhö, Überempfindlichkeitsreaktionen
Anionenaustauscher		
Colestipol (Cholestabyl, Colestid)	4–32 g	Völlegefühl, Obstipation, Steatorrhö, Bindung von Antikoagulanzien u.a. Substanzen
Colestyramin (Quantalan, Vasosan P/-S, Lipocol-Merz)	5–30 g	
Pflanzliche Sterine		
Sitosterin (Sitolande, Liposit Merz, Sitosterin Delalande)	2–6 g	sehr vereinzelt Völlegefühl; Obstipation, Durchfall

ceride um 20–40%. Bei kombinierten Störungen, Typ-II-a- und -II-b-Hyperlipidämien nach Fredrickson wurden Triglyceride noch deutlicher um 35–65% als Gesamtcholesterin (10–20%) gesenkt, und bei reinen Hypertriglyceridämien zeigten sich Abfälle der Triglyceridspiegel um über 70%. Fenofibrat und Etofyllinclofibrat senken zusätzlich den Harnsäurespiegel durch eine urikosurische Wirkung (15–20%). Für Fenofibrat, Bezafibrat und Etofibrat sind Abnahmen der Serumfibrinogenspiegel beschrieben, mit einer deutlichen Besserung der Plasmaviskosität und Mikrozirkulation.

Nicotinsäure (Tab. 1.104)

Die 2004 in Deutschland eingeführte „Prolonged-Release"-Form Niaspan® führt in der Dosierung von 1000–2000 mg zu HDL-Cholesterinanhebungen im Mittel um 24%, LDL-Senkungen um 16%, Triglyceridsenkungen um 32% und Lp-(a-) Verminderungen um 25%. Die derzeitige Zulassung empfiehlt die Kombination mit einem Statin besonders dann, wenn durch das Statin keine ausreichende HDL-Cholesterinanhebung erfolgt. Die Applikation erfolgt spätabends in einer Einmalgabe, wobei die initiale Dosierung in Intervallen von maximal 500 mg Dosissteigerung erfolgen sollte. Die Dosisanpassung kann etwas abweichend von der offiziellen Empfehlung in 500-mg-Schritten erfolgen, da einfacher zu handhaben und ebenfalls sicher. Hierbei wird mit einer Dosierung von 500 mg begonnen, 4 Wochen auf dieser Dosierung verblieben und dann die Dosis erneut um 500 mg angehoben, bis der gewünschte therapeutische Effekt erreicht ist. Der HDL-Anstieg erfolgt kontinuierlich bis zu 1 Jahr weiter.

Gegenüber der bisherigen, schnell verfügbaren, nicht retardierten Form sind die nicotinsäureeigenen Hautrötungen (Flush-Symptomatiken) jetzt um mehr als ¾ reduziert, außerdem lassen sie sich zudem vermindern, wenn keine stark gewürzten Speisen, keine heißen oder alkoholischen Getränke gleichzeitig zur Tabletteneinnahme aufgenommen werden. Die Flush-Symptomatik wird zudem unwahrscheinlicher, wenn die häufig von Patienten zusätzlich eingenommene Acetylsalicylsäure in abendlicher Applikation erfolgt.

Nicotinsäure hemmt die Lipolyse in Adipozyten und damit die Lipoproteinsynthese, außerdem fördert sie den Metabolismus von VLDL und LDL und hebt HDL-Cholesterin deutlich durch Wirkung am Nicotinsäurerezeptor mit vermindertem Katabolismus der HDL.

Hemmer der Cholesterinbiosynthese (Statine; Tab. 1.105)

Für die Substanzgruppe der Statine liegt bzgl. Lipidsenkerapplikation die beste Evidenz sowohl in der Primär- als auch in der Sekundärprävention arteriosklerotischer Erkrankungen, besonders der koronaren Herzerkrankung vor. Besonders mit Pravastatin und Simvastatin und zwischenzeitlich auch Atorvastatin wurden die größten Patientenzahlen in kontrollierten Untersuchungen therapiert. Primäre Endpunkte wie kardiovaskuläre Ereignisse konnten im Mittel zwischen 25 und 30% gesenkt werden, auch erreichten einige Studien, besonders in der Sekundärprävention, eine Reduktion der Gesamtmortalität. Die Diskussion um weitere biologische Effekte der Statine, pleiotrope Effekte, und mögliche Unterschiede zwischen den einzelnen Statinen diesbezüglich konnte noch nicht abschließend geführt werden, wobei auch Versuche, diese pleiotropen Effekte als primäre Indikation hochzusetzen, nach derzeitigem Studienstand nicht gerechtfertigt sind.

Diese Substanzklasse wirkt über eine kompetitive Hemmung der HMG-CoA-Reduktase, einem Schlüsselenzym der Cholesterinbiosynthese. Alle derzeit zur Verfügung stehenden Präparate senken dosisabhängig deutlich das Gesamtcholesterin um etwa 30–40% und LDL-Cholesterin um etwa 35–50%. Beim Menschen wurden sehr selten reversible Abduzenslähmungen beschrieben. Auf die mögliche Entstehung von Hyperglykämien wurde ebenfalls hingewiesen.

Da Patienten mit koronarer Herzerkrankung, Hauptzielgruppe für die Therapie mit CSE-Hemmern, oft eine Anzahl weiterer Medikamente einnehmen, sind Arzneimittelinteraktionen zu berücksichtigen. Medikamente, die hauptsächlich über das Isoenzym Cytochrom P3A4 abgebaut werden, können zu einer Akkumulation führen. Praktisch wird jedes zweite durch Cytochrom-P450-Enzym metabolisierte Arzneimittel über CYP 3A verstoffwechselt, welches etwa 70% der CYP-Menge des Darmes und 30% in der Leber ausmacht, wobei quantitativ bedeutend CYP 3A4 ist. Mit Ausnahme von Fluvastatin sind alle HMG-CoA-Reduktasehemmer wesentlich in ihrem Metabolismus vom CYP-3A4-Isoenzym beeinflusst. Daher kann eine Kombination von Fluvastatin als unbedenklich angesehen werden, ebenso wie Pravastatin, welches als einziges Präparat dieser Substanzgruppe zu etwa ⅔ unverändert ausgeschieden wird und der substanzielle Anteil des Metabolismus nicht über CYP 3A4 geschieht. Tabelle 1.**106**

▶

Tabelle 1.**103** Liste gebräuchlicher Lipidsenker vom Fibrattyp mit Dosierung und hauptsächlichen Nebenwirkungen

Präparat	Dosierung	wichtige Nebenwirkungen
Fenofibrat (Lipidil Ter 160 Filmtablette*; Lipidil, Normalip Pro**)	160–200 mg	• Myositis • Gallensteinbildung • Verstärkung der Antikoagulanzienwirkung • Verbesserung der Glucosetoleranz • Kumulationsgefahr bei Niereninsuffizienz • Potenzstörungen
Bezafibrat (u. a. Cedur)	200–600 mg	
Gemfibrozil (Gevilon)	900–1350 mg	
Etofibrat (Lipo-Merz-retard)	500–1000 mg	

* suprabioverfügbar, ** mikronisiert

Tabelle 1.**104** Nicotinsäure in der Therapie von Fettstoffwechselstörungen mit Dosierung und hauptsächlichen Nebenwirkungen

Präparat	Dosierung	wichtige Nebenwirkungen
Nicotinsäure – prolongierte Freisetzung (Niaspan)	1–2 g	• Hautrötung (in der prolongierten Freisetzung mit 1× Spätabend-Applikation deutlich geringere Flush-Symptomatik) • Transaminasenanstieg • gastrointestinale Beschwerden • harnsaure Diathese • Verringerung der Glucosetoleranz, bei Dosierungen > 1 g kann es zum Korrekturbedarf der Diabeteseinstellung kommen
Acipimox (Olbemox)	0,5–0,75 g	in der angegebenen Dosierung geringere Nebeneffekte

Tabelle 1.**105** Liste heute verfügbarer Hemmer der Cholesterinbiosynthese auf der Stufe der Mevalonsäure (Hydroxy-methyl-glutaryl-Coenzym-A-Reduktase-Hemmer „CSE-Hemmer“, „Statine“) mit Dosierung und bisher bekannten hauptsächlichen Nebenwirkungen

Statine	Dosis	wichtige Nebenwirkungen
Atorvastatin (Sortis)	10–80 mg	Für alle genannten Medikamente: • gastrointestinale Störungen • Mundtrockenheit • Transaminasenerhöhung • Myolyse • reversible Abduzenslähmung • Müdigkeit • Schlafstörungen • Hyperglykämien
Fluvastatin (Cranoc, Locol)	40–80 mg	
Lovastatin (Mevinacor)	10–80 mg	
Pravastatin (Pravasin, Mevalotin)	5–40 mg	
Simvastatin (Zocor)	20–40 mg	

zeigt die Cytochrom-P450-Stoffwechselwege und mögliche Arzneimittelinteraktionen auf.

Kombinationsmöglichkeiten der Lipidsenker

Nach differenzierter Lipidanalytik erfolgt eine differenzierte Therapie, die in Zukunft deutlich häufiger als in der Vergangenheit auch Kombinationen von Lipidsenkern Raum einräumt.

Kombination Statin – Ezetrol: Zur deutlicheren LDL-Cholesterinsenkung als durch ein Statin allein möglich und zur Reduktion der Statindosis wird derzeit Ezetrol zusammen mit einer eher niedrigen Dosis eines Statins eingesetzt. Durch dieses duale Wirkprinzip werden LDL-Cholesterinsenkungen möglich, die auch durch Höchstdosen eines Statins nicht erreichbar sind, zudem wird die Toxizität deutlich herabgesetzt. Eine fixe Kombination zwischen Ezetrol und Simvastatin ist in dem Präparat Inegy realisiert, indem zu je 10 mg Ezetimib 10, 20, 40 oder 80 mg Simvastatin kombiniert sind. Auch jede freie Kombination zwischen 10 mg Ezetrol und jedem der auf dem Markt befindlichen Statine ist möglich.

Kombination Statin – Nicotinsäure: Seit 2004 in Deutschland zugelassen ist eine retardierte Form der Nicotinsäure (Prolonged-Release-Niaspan), deren primäre Zulassung sich auf die Kombination mit Statinen erstreckt. Dabei würde typischerweise eine Hyperlipidämie mit einem Statin anbehandelt und dann bei persistierend niedrigem HDL-Cholesterin primär, aber auch bei persistierenden Triglyceriden oder nicht ausreichend gesenktem LDL-Cholesterin abends vor dem Zubettgehen Niaspan in der Dosierung von 1–2 g additiv geben. Die günstige additive Wirkung der HDL-Anhebung durch Niaspan zur LDL-Senkung hauptsächlich durch das Statin konnte zwischenzeitlich belegt werden.

In mehreren Studien sind Statine/Nicotinsäure und Gallensäurebinder gleichzeitig eingesetzt, mit LDL-Cholesterinreduktionen bis 50 % und HDL-Cholesterinanhebungen bis 45 % beschrieben, mit deutlich klinisch günstigem Effekt. Inwieweit die hier beschriebene Gallensäurebinder-Wirkung durch den Cholesterinabsorptionshemmer Ezetrol ebenfalls erreicht werden kann, ist weiteren Studien vorbehalten.

Kombination Statin – Fibrat: Auf keinen Fall sollte Gemfibrozil für diese Kombinationsbehandlung verwandt werden, sodass lediglich Fenofibrat, Bezafibrat und Etofibrat sich anbieten. Von den Statinen sind Fluvastatin und auch Pravastatin am wenigsten bedenklich. Die Indikation wäre besonders dann zu stellen, wenn nach Triglyceridsenkung und HDL-Cholesterinanhebung primär durch das Fibrat eine LDL-Hypercholesterinämie bestehen bleibt, die dann die Indikation für das Statin darstellt. Die morgendliche Gabe des Fibrats, die abendliche Gabe des Statins sind günstige Applikationsarten.

Kombination Ezetimib – Fibrat: Mit dieser Kombination wären Patienten zu behandeln, bei denen nach Fibratgabe eine milde LDL-Hypercholesterinämie bestehen bleibt, die mit einer ca. 20 %igen LDL-Absenkung korrigierbar ist. Hier sind erste Untersuchungen mit Ezetimib und Fenofibrat publiziert, die die Sicherheit dieser Kombination zeigen. Längerfristige Studien sind abzuwarten.

Differenzialtherapeutische Überlegungen (Tab. 1.107)

- **Statine** stellen die primären Mittel der Wahl bei der reinen **Hypercholesterinämie** dar; bei besonders schwerer Ausprägung in Kombination mit Ezetimib oder Nicotinsäure.
- Bei **Hypertriglyceridämien** kommen Fibrate und Nicotinsäure(-derivate) zum Einsatz. HMG-CoA-Reduktase-Inhibitoren (Statine) sind kontraindiziert.
- Bei der Gabe von **Nicotinsäurepräparaten** der neuen Nicotinsäuregalenik Niaspan wird die diabetische Stoffwechsellage lediglich noch in Dosierungen ab 1 g beeinträchtigt und erfordert dort in manchen Fällen eine Korrektur der Diabetestherapie. Harnsäurespiegel können ansteigen.
- Bei **eingeschränkter Glucosetoleranz** und auch zur Therapie einer Diabetes-mellitus-assoziierten Hyperlipidämie sind Fibratderivate primär zu überlegen wegen ihrer günstigen Beeinflussung der Glucosetoleranz.
- Bei **gleichzeitiger Erhöhung der Harnsäure** kann auf die zusätzlich noch harnsäuresenkende Wirkung von Fenofibrat oder Etofibrat zurückgegriffen werden.
- Die **Reduktion der Dosis bei Niereninsuffizienz** ist besonders bei den Fibraten wichtig. Hier besteht die Gefahr der Überdosierung mit Myositis und Rhabdomyolyse.
- Es besteht Rhabdomyolysegefahr beim Einsatz von Statinen bei mit z. B. Ciclosporin A immunsupprimierten Patienten oder bei Gabe anderer Medikamente, die den gleichen CYP 3A4-Abbauweg nutzen (z. B. Carbamazepin, Calciumantagonisten, Diazepam, Ethinylestradiol, Makrolide; siehe auch Martin-Facklam et al. Dtsch. med. Wschr. 125: 63 [2000] und Tab. 1.**106**).

Tabelle 1.**106** Arzneimittelinteraktionen der HMG-CoA-Reduktase-Inhibitoren („CSE-Hemmer", „Statine") im Hinblick auf das Cytochrom-P450-System und ihre Kombination mit CYP 3A4-Substraten (nach Pauli-Magnus und Eichelbaum, Arzneimitteltherapie 16:343; 1998)

Präparat	Metabolisierendes Enzym	Aktiver Metabolit	Kombinationen mit CYP 3A4-Substraten
Atorvastatin	CYP 3A4	ja	Nach derzeit verfügbaren Daten bis etwa 10 mg Tagesdosis möglich
Fluvastatin	CYP 2C9 (CYP 2D6) (CYP 3A4)	nein	Kombination unbedenklich
Lovastatin	CYP 3A4 (CYP 2C9) (CYP 2D6)	ja	Kombination meiden oder Dosierung anpassen
Pravastatin	CYP 3A4 (CYP 2C9) (CYP 2D6)	nein	Wegen größtenteils unveränderter Ausscheidung Situation unklar. Bisher unter Kombination keine relevanten Probleme berichtet
Simvastatin	CYP 3A4 (CYP 2C9) (CYP 2D6)	ja	Kombination meiden oder Dosierung anpassen

Tabelle 1.**107** Medikamentöse Differenzialtherapie der Dyslipidämien

Lipidstörung	Medikation
1. Hypertriglyceridämie	• Fibrate, Nicotinsäure, Fischöle
2. Gemischte Hyperlipoproteinämie	• Fibrate, Nicotinsäure (wenn Triglyceride im Vordergrund) • Statine (wenn Cholesterin im Vordergrund) • Statine und Nicotinsäure (wenn HDL niedrig) • evtl. Fibrate und Statine in Kombination
3. Hypercholesterinämie	• Statine (+Nicotinsäure, wenn HDL niedrig), (+ Ezetimib, wenn weitere LDL-Senkung nötig)
4. Niedriges HDL-Cholesterin	• Fibrate, wenn LDL-Cholesterin normal oder leicht erhöht • Statine und Nicotinsäure, wenn LDL zusätzlich erhöht

2 Gastroenterologie und Hepatologie

2 Gastroenterologie und Hepatologie

2.1 Erkrankungen des Ösophagus

P. Malfertheiner, J. Weigt
(Frühere Bearbeitung: N. Börner)

2.1.1 Ösophagusdivertikel

Definition und Pathogenese

Divertikel sind Aussackungen der Ösophaguswand, wobei echte Divertikel, mit Ausstülpung aller Wandschichten, von falschen Divertikeln, bei denen sich lediglich die Mukosa durch eine Muskellücke vorwölbt, unterschieden werden. Weiter wird nach der Art der Entstehung unterschieden. **Traktionsdivertikel** entstehen durch narbige Veränderungen des umgebenden Gewebes. Das Divertikel wird durch Zug von außen gebildet. **Pulsionsdivertikel** entstehen durch erhöhten Druck im Ösophaguslumen. Diese sind meist direkt über dem Zwerchfell lokalisiert (z. B. durch hypertonen unteren Ösophagussphinkter) oder als Zenker-Divertikel im Kilian-Dreieck, einem muskelfreien Dreieck zwischen M. cricopharyngeus und M. constrictor pharyngis.

Klinik

Es gibt keine einheitliche Klinik für Ösophagusdivertikel. Die Beschwerden sind vielmehr abhängig von der Motilitätsstörung die sie verursachen, oder die sie verursacht haben. Große Divertikel führen häufig zu Dysphagie und Regurgitation von unverdauten Speiseresten. Bei bakterieller Überwucherung kann eine Halitosis auftreten. Durch Aspiration kann es zu bronchopulmonalen Symptomen kommen.

Diagnostik

Divertikel lassen sich zwar durch Endoskopie gut darstellen, werden jedoch während der Endoskopie aufgrund ihrer sehr kleinen Öffnungen häufig übersehen. Hier hilft die Röntgenuntersuchung mit Kontrastmittelschluck weiter. So können auch kleinere Divertikel dargestellt werden. Mittels Manometrie lassen sich Divertikel nicht diagnostizieren, häufig aber eine assoziierte Motilitätsstörung.

Therapie

Therapie

Die Therapieindikation bezieht sich auf symptomatische Divertikel. Es gibt für Zenker-Divertikel die Möglichkeit der endoskopischen Behandlung. Hier wird mit Argonplasma der Steg zwischen Divertikel und Ösophaguslumen durchtrennt. Divertikel aller anderen Lokalisationen sollten operativ angegangen werden, wobei laparoskopische bzw. thorakoskopische Techniken bevorzugt werden.

2.1.2 Membrane und Ringe

Ätiologie

Membrane treten überall im Ösophagus auf. Eine eigenständige Erkrankung unbekannten Ursprungs, bei der Membrane auftreten, ist das **Plummer-Vinson-Syndrom** mit der Trias Eisenmangelanämie, Dysphagie und Schleimhautläsionen in Mund und Pharynx. Eine andere seltenere Ursache ist z. B. das Schleimhautpemphigoid.

Ringe können ebenfalls überall im Ösophagus auftreten, stellen sich jedoch meist im unteren Ösophagus als Schatzki-Ring dar. Dieser liegt am Oberrand einer Hiatushernie. Die Ätiologie ist unklar.

Klinik

Häufig treten Membrane und Ringe klinisch nicht in Erscheinung sondern werden als Zufallsbefund während einer endoskopischen Untersuchung diagnostiziert. Häufigstes Symptom ist die Dysphagie.

Diagnostik

Bestes Mittel zur Diagnostik stellt die Endoskopie dar. Eine Röntgenuntersuchung mit Kontrastmittelschluck kann bei guter Durchführung ebenfalls die Diagnose sichern.

Therapie

Mittel der Wahl ist die endoskopische Durchtrennung mittels Argonplasmakoagulation oder die pneumatische Dilatation, sofern Symptome vorliegen.

Therapie

2.1.3 Zwerchfellhernien

Einteilung

- Axiale Hernie: Verlagerung des ösophagogastralen Übergangs in den Thorax in axialer Richtung (häufigste Form).
- Paraösophageale Hernie: Verlagerung von Magenanteilen in den Thorax bei fixierter Kardia (Extremform „Upside-down-Magen").
- Mischformen.

Klinik

Häufiger Zufallsbefund bei uneinheitlicher Ätiologie. Assoziation zur gastroösophagealen Refluxkrankheit. Große Hernien und „Upside-down-Magen" können schwere Dysphagie und kardiozirkulatorische Beschwerden hervorrufen. Ein akutes Abdomen kann durch Strangulation und Inkarzeration vor allem bei paraösophagealen Hernien hervorgerufen werden.

Diagnostik

Endoskopisch sind vor allem axiale Hernien gut zu diagnostizieren (Geräteinversion). Große Hernien und „Upside-down-Magen" sollten wegen der teilweise komplizierten anatomischen Lagebeziehungen einer bildgebenden Diagnostik zugeführt werden.

Therapie

Sie richtet sich nach der Klinik und dem Ausmaß des Befundes. Paraösophageale Hernien stellen wegen der drohenden Organkomplikationen eine Operationsindikation dar. Axiale Hernien können bei Assoziation zu Refluxbeschwerden operativ saniert werden. Methode der Wahl ist die laparoskopische Fundoplikatio und Hiatoplastik. Vorher sollte jedoch ein intensiver, konservativ medikamentöser Therapieversuch unternommen werden.

Therapie

2.1.4 Motilitätsstörungen

Häufige Ursachen für Schluckbeschwerden sind Motilitätsstörungen des Ösophagus. Sie können Ursache sowie Folge anderer Erkrankungen der Speiseröhre sein.

! Bei Beschwerden und „unauffälligem" Endoskopiebefund sollte an eine solche Störung gedacht werden.

Diagnostik

Mittel der Wahl ist die Ösophagusmanometrie. Sie ist ein verlässliches Instrument, um die Funktion der Schließmuskeln sowie der Muskulatur des tubulären Ösophagus zu quantifizieren.

Auch Röntgenuntersuchungen können Motilitätsstörungen aufdecken indem sie indirekte Zeichen wie z. B. eine verzögerte Passage oder korkenzieherartige Windungen des Organs abbilden (Abb. 2.**1**, Farbtafel I). Eine genaue Diagnose gelingt jedoch meist nicht.

Achalasie

Definition und Pathogenese

- Neuromuskuläre Erkrankung der Speiseröhre, die durch eine fehlende schluckreflektorische Erschlaffung des unteren Ösophagussphinkters (LES) gekennzeichnet ist.
- Durch einen Untergang an inhibitorischen Neuronen im Auerbach-Plexus (Plexus myentericus) wird der LES in eine Art Dauerkontraktion versetzt.
- Meist einhergehend mit sekundärer Motilitätsstörung in Form von gleichzeitigen Kontraktionen (fehlende Propagation) im tubulären Ösophagus.
- Danach unterscheiden sich je nach Kontraktionsamplitude 3 Formen, eine amotile, eine hypomotile und eine hypermotile Form. Eine Sonderform stellt die **„vigorous achalasia"** dar, bei der der krampfartige Charakter im Vordergrund steht.
- Die Achalasie geht mit einem erhöhten Karzinomrisiko einher.

Epidemiologie

Insgesamt ist die Achalasie mit einer Inzidenz von 1/100 000 pro Jahr sehr selten. Sie kann in jedem Alter auftreten. Selten manifestiert sie sich jedoch vor dem 14. Lebensjahr. Der Häufigkeitsgipfel liegt zwischen dem 40. und 50. Lebensjahr.

Klinik

Das Leitsymptom ist die Dysphagie. Ebenfalls berichten die Patienten über Regurgitationen und Aufstoßen von *nicht sauren* Speiseresten. Die Dysphagie bezieht sich auf Flüssigkeiten und feste Nahrung, was sie von der Dysphagie bei Ösophaguskarzinom unterscheidet. Bei langer Manifestation kommt es zu Gewichtsverlust. Einige Formen der Achalasie, wie die „vigorous achalasia", präsentieren sich durch thorakale Schmerzen.

Diagnostik

Goldstandard in der Diagnostik der Achalasie ist die Manometrie. Sie kann mit hoher Sensitivität die Achalasie von anderen Motilitätsstörungen abgrenzen.

Kriterien für eine Achalasie sind dabei die fehlende Relaxation des LES mit hohem Residualdruck. Der LES-Druck ist dabei meistens erhöht, kann aber auch normal sein. Weiteres Kriterium stellt das vermehrte Auftreten von gleichzeitigen Kontraktionen im tubulären Ösophagus dar.

Durch Endoskopie und Endosonographie können andere Erkrankungen wie das distale Ösophaguskarzinom ausgeschlossen werden.

Röntgenkontrastdarstellungen können typische Veränderungen wie die sektkelchartige Aufweitung des Ösophagus vor dem stenosierten gastroösophagealen Übergang zeigen. Bei lange bestehender Achalasie kann es zu einer korkenzieherartigen Deformierung des Organs mit sog. tertiären Kontraktionen kommen (Abb. 2.**1**, s. Farbtafel I).

Differenzialdiagnosen

Karzinome des gastroösophagealen Übergangs, hypermotiler Ösophagus, Ösophagusspasmus, Megaösophagus im Rahmen der Chagas-Krankheit.

Therapie

Therapie

Alle Therapieansätze haben das Ziel, den Druck im LES zu verringern. Unabhängig von der Methode hat sich ein LES-Druck von unter 10 mmHg als vorteilhaft erwiesen. So soll gewährleistet werden, dass ein Speisebolus ungehindert in den Magen übertreten kann.

Von kurzer Wirksamkeit sind Calciumantagonisten vom Nifedipintyp und die Gabe von Nitropräparaten. Diese sollen zu einer Erschlaffung der glatten Muskulatur im Bereich des LES führen. Ihre Wirksamkeit lässt sich während einer Manometrie evaluieren.

Mittel der Wahl ist die Operation. Bei der Heller-Myotomie wird die Ösophagusmuskulatur im Bereich des gastroösophagealen Übergangs durchtrennt. Häufigste Nebenwirkung ist eine schwere Refluxösophagitis.

Eine Alternative stellt die pneumatische Dilatation dar. Mit einem Ballon wird der LES schlagartig auf einen Durchmesser von 2,5–3,5 cm aufgedehnt, sodass es zu einer Zerreißung seiner Fasern kommt. Die Dilatationstherapie kann auch wiederholt werden. Eine mögliche Komplikation ist die Ösophagusruptur. Bei Patienten, die zum Zeitpunkt der Diagnose unter 40 Jahre sind, hat die Dilatationsbehandlung einen schlechteren Erfolg als bei älteren Patienten. Deshalb ist bei älteren Patienten mit ohnehin höherem Operationsrisiko die Durchführung eines ersten Therapieversuchs mit pneumatischer Dilatation immer indiziert.

▶

Eine weitere Möglichkeit stellt die endoskopische Injektion von Botulinumtoxin in den LES dar. Die Wirkung ist allerdings nur von kurzer Dauer und muss deshalb häufig wiederholt werden. Häufig führt die wiederholte Injektion zu Narbenbildung im Ösophagus, die eine eventuelle spätere Dilatation risikoreicher gestaltet.

Hypermotile Störungen des Ösophagus

Definition

- Hypertone und meist verlängerte Kontraktionen der Ösophagusmuskulatur.

Läuft der Schluckakt dabei koordiniert ab, so spricht man von einem hyperkontraktilen Ösophagus. Sobald die Peristaltik nicht propagiert, sondern größtenteils aus gleichzeitigen Kontraktionen besteht, spricht man von einem Ösophagusspasmus.

Die Ätiologie und Pathogenese ist unbekannt. Der Ösophagusspasmus ist oft mit saurem Reflux assoziiert.

Klinik

Anfallsweise, heftige, retrosternale Schmerzen und Odynophagie stehen im Vordergrund. Der Dysphagie kommt weniger Bedeutung zu.

Diagnostik

Mit der Ösophagusmanometrie können die hohen Amplituden und die verlängerten Kontraktionen nachgewiesen werden. Eine eindeutige Differenzierung ist zumeist möglich.

Bei V. a. Assoziation zu einer Refluxerkrankung empfiehlt sich die Durchführung einer 24-h-pH-Metrie.

In der Röntgendarstellung mit Kontrastmittel fällt beim Ösophagusspasmus das typische korkenzieherartige Aussehen auf.

Differenzialdiagnosen

Die wichtigste Differenzialdiagnose stellt das akute Koronarsyndrom (ACS) dar. Meist wird die Diagnose einer Ösophagusmotilitätsstörung erst nach ergebnisloser kardialer Diagnostik in Erwägung gezogen (nichtkardialer Brustschmerz).

Therapie

- Calciumantagonisten vom Nifdipintyp und Nitroverbindungen können Linderung bringen. Dies gilt vor allem für die Anwendung im Anfall (wie beim akuten Koronarsyndrom).
- Bei Assoziation zur Refluxerkrankung ist die Gabe von Protonenpumpeninhibitoren indiziert.
- Bei frustaner konservativer Therapie besteht die Möglichkeit einer Operation. Hier wird die Ösophagusmuskulatur langstreckig durchtrennt.

Therapie

2.1.5 Gastroösophageale Refluxerkrankung

Definition und Epidemiologie

- Refluxtypische Beschwerden (Sodbrennen, Regurgitation) und Organveränderungen, die durch pathologischen gastroösophagealen Säurereflux hervorgerufen werden.
- Ösophageale Manifestationen mit erosiver und nichterosiver Ösophagitis und Barrett-Metaplasie.
- Extraösophageale Manifestation in Form einer Laryngitis posterior, Asthma bronchiale, Zahnschmelzdefekte u. v. a.

Die Prävalenz in den USA beträgt ca. 10–20% der Bevölkerung, die jährliche Inzidenz liegt bei etwa 5/1000. Die Prävalenz in Westeuropa und Asien liegt bei ca. 5%. Keine Geschlechtsunterschiede.

Ätiologie und Pathogenese

- Vermehrter Rückfluss von saurem Mageninhalt aus dem Magen in die Speiseröhre. Begünstigt durch vermehrte transiente Relaxationen (TLESR) des unteren Ösophagussphinkters (LES), Hiatushernien, Veränderungen im His-Winkel (natürliche Refluxbarrieren). Dadurch vermehrter Kontakt der Ösophagusschleimhaut mit Magensäure, Gallensäuren und Verdauungsenzymen.

- Die Hiatushernie geht häufig mit einer Störung des LES einher. Jedoch nur ein kleiner Teil der Patienten mit einer Hernie entwickelt eine Refluxerkrankung .
- Ungleichgewicht zwischen schädigendem Säureeinfluss und Schutzmechanismen der Mukosa des Ösophagus (Mukus, Säureclearance, natürliche Refluxbarrieren).
- Risikofaktoren sind z. B. Übergewicht, Rauchen, Alkoholgenuss sowie eine positive Familienanamnese.
- Entwicklung einer Barrett-Metaplasie mit dem Risiko für ein späteres Ösophaguskarzinom.

Klinik

- Häufigstes Symptom ist das Sodbrennen mit retrosternalen, häufig aus dem Epigastrium aufsteigenden Schmerzen. Viele Patienten berichten über häufiges Aufstoßen und Völlegefühl.
- Seltener wird über Dysphagie und Odynophagie sowie über Übelkeit und Erbrechen berichtet.
- Nächtlicher Husten und unklare asthmatische Beschwerden können oft durch eine Refluxerkrankung erklärt werden.
- Einige Patienten schildern eindrucksvoll das Gefühl von Regurgitationen.
- Die Beschwerdeintensität korreliert dabei nicht eindeutig mit den objektivierbaren Befunden. Nicht selten sind starke Entzündungen der Schleimhaut beim älteren Patienten ohne typische Refluxsymptome.

Diagnostik

Mithilfe der ambulanten Langzeit-pH-Metrie kann der pathologische Reflux am sichersten festgestellt werden. Er ist auch geeignet, bei Fortbestehen der Beschwerden unter Therapie die gewünschte Säuresuppression zu quantifizieren. Nicht jeder Patient mit Refluxsymptomen muss zwingend einer pH-Metrie zugeführt werden. Jedoch sollten Patienten mit ausgeprägter Symptomatik, Patienten vor Refluxoperationen, Patienten mit endoskopisch negativen Befunden und Patienten mit nichtkardialen Thoraxschmerzen untersucht werden.

Tabelle 2.**1** Gradeinteilung der Refluxösophagitis

Grad A	Erosionen < 5mm auf den Faltenkämmen
Grad B	Erosionen > 5 mm auf den Faltenkämmen
Grad C	Erosionen konfluierend < 75 % der Zirkumferenz
Grad D	Erosionen > 75 % der Zirkumferenz

Die Endoskopie stellt die beste Möglichkeit dar, das Ausmaß der Entzündung der Speiseröhre festzustellen. Die endoskopische Einteilung der Refluxösophagitis erfolgt nach der Los-Angeles-Klassifikation (Tab. 2.**1**).

Anderen diagnostischen Verfahren kommen praktisch keinerlei Bedeutung zu.

Differenzialdiagnose

- Eine häufige Differenzialdiagnose ist die Dyspepsie, die mit nahezu gleicher Beschwerdesymptomatik imponieren kann. Es lässt sich jedoch kein pathologischer Reflux nachweisen. Ähnlich verhält es sich mit dem hypersensitiven Ösophagus, bei dem die Beschwerden zwar durch einzelne Episoden von Säurereflux hervorgerufen werden, die Menge an Säurereflux das „Normalmaß" jedoch nicht überschreitet.
- Stehen starke Schmerzen im Vordergrund, muss ein akutes Koronarsyndrom ausgeschlossen werden.
- Eine Ösophagitis kann infektiösen Ursprungs sein (am häufigsten Soorösophagitis).
- Bei rheumatischen Erkrankungen wie dem CREST-Syndrom, progressiv systemischer Sklerose, anderen Mischkollagenosen sowie bei neurologischen Krankheiten wie Myopathie kann es durch Motilitätsstörungen zur Refluxkrankheit kommen.
- Weitere Differenzialdiagnosen sind: Ulkuskrankheit, Gastritis, Cholelithiasis, Ösophagustumoren.

Therapie

Therapie

An erster Stelle steht die Modifikation der Lebensgewohnheiten. So können Gewichtsverlust, Verzicht auf Kaffee, Alkohol- und Nicotinkonsum den pathologischen Reflux vermindern. Häufigstes Problem stellt sicher die Compliance des Patienten dar.

Mittel der Wahl zur medikamentösen Therapie der Refluxerkrankung sind Protonenpumpenhemmer (PPI). Sie hemmen die Säureproduktion im Magen schon nach einmaliger Einnahme. PPI sind allen anderen Pharmaka, die gegen Reflux eingesetzt werden können, in der Rate der Abheilung und Beschwerdebesserung überlegen.

▶

H_2-Rezeptorantagonisten haben eine positive Wirkung auf die Refluxerkrankung und hemmen die Magensäuresekretion. Jedoch fällt diese Hemmung deutlich geringer aus als bei der Gabe von PPI. Zusätzlich haben die H_2-Antagonisten den Nachteil, durch hepatische Hemmung der Cytochrom-P450-Enzyme mit zahlreichen anderen Pharmaka zu interagieren.

Der Nutzen von Prokinetika ist noch nicht endgültig geklärt. In der Regel spielen sie eine untergeordnete Rolle, können aber bei Patienten mit Regurgitationen und gleichzeitigen Magenentleerungsstörungen hilfreich eingesetzt werden.

Antazida können rasche Besserung bringen, sind für eine Daueranwendung jedoch ungeeignet. Bei nachgewiesenem Gallensäurereflux können Antazida erfolgreich verabreicht werden.

Bei therapierefraktären Verläufen ist die Überprüfung der Medikation und deren Dosis indiziert. Hilfreich kann eine erneute pH-Metrie unter Therapie sein. Diese sollte im Ösophagus und Magen vorgenommen werden, um den säuresupprimierenden Effekt zu quantifizieren.

Eine Operation ist indiziert, wenn die medikamentöse Therapie nicht zur Beschwerdefreiheit führt oder ausdrücklicher Patientenwunsch besteht. Es sind zahlreiche Operationsverfahren entwickelt worden, von denen die endoskopische Fundoplicatio das meistangewandte ist. Die Gefahr besteht in einer Überkorrektur, sodass die Patienten die geschluckte Luft nicht mehr aufstoßen können und so ein erneuter, langer Leidensweg beginnt.

Komplikationen der gastroösophagealen Refluxerkrankung

Typische Komplikation eines pathologischen Refluxes ist die **erosive Ösophagitis**.

Bei lange bestehendem Reflux reagiert die Ösophagusschleimhaut physiologisch mit der Ausbildung einer spezialisierten Metaplasie (Barrett-Metaplasie). Aus einer **Barrett-Metaplasie** kann sich im Laufe der Zeit ein Karzinom entwickeln. Bei Auftreten einer Barrett-Metaplasie sind regelmäßige endoskopische Untersuchungen (falls vorhanden mit endoskopischen Färbemethoden und Magnifikationsendoskopie) indiziert. Bei Nachweis von Dysplasien (intraepitheliale Neoplasie) ist eine Therapie durchzuführen. Je nach Ausdehnung des dysplastischen Epithels und dem Dysplasiegrad kommen verschiedene Verfahren zum Einsatz. Endoskopische Mukosaresektion, Argonplasma-Koagulation und photodynamische Therapie sind Alternativen zur operativen Resektion.

Peptische Stenosen fallen durch Symptome wie Dysphagie und Odynophagie auf. Sie entstehen durch narbige Abheilung im Bereich von Entzündungen. Bei Auftreten von Stenosen muss eine tumorbedingte Stenose dringend ausgeschlossen werden. Stenosen können endoskopisch mittels Dilatation und Bougierung behandelt werden. Die chirurgische Therapie wird in Form einer Strikturoplastik mit Durchtrennung oder Entfernen der narbigen Bereiche durchgeführt.

Extraintestinale Komplikationen umfassen Asthma bronchiale, Laryngitis, COPD, Schlafstörungen, Zahnschmelzdefekte u. a.

2.1.6 Infektiöse Erkrankungen der Speiseröhre

Die **Soorösophagitis** stellt die häufigste Infektion der Speiseröhre dar. Sie tritt häufig bei immunsupprimierten Patienten und bei Asthmatikern auf, die unsachgemäß ein Cortisonspray benutzen. Die Beschwerden sind uneinheitlich. Es kann zu brennenden Schmerzen und Dysphagie kommen, aber auch asymptomatische Verläufe kommen häufig vor. Endoskopisch finden sich an der Schleimhaut haftende weißliche Beläge. Eine Therapie kann mit Amphotericin oder Fluconazol durchgeführt werden.

Bei den viralen Entzündungen spielen die Infektion mit **Zytomegalieviren** und **Herpesviren** die größte Rolle. Sie treten meist nur bei immungeschwächten Patienten als Komplikation anderer Grundkrankheiten in Erscheinung. Häufig betroffen sind HIV-infizierte Patienten. Die Durchführung einer Therapie richtet sich nach der Grunderkrankung.

2.1.7 Tumoren der Speiseröhre

Ösophaguskarzinom

Epidemiologie/Ätiologie

Insgesamt seltener Tumor. In Asien häufiger als in Europa. Bei Schwarzen häufiger als bei Weißen. Häufiger Männer als Frauen betroffen. Die Häufigkeit steigt ab dem 50. Lebensjahr stark an.

Hauptrisikofaktoren sind Rauchen und Alkoholkonsum. Dabei ist der Konsum von hochprozentigem Alkohol mit einem höheren Risiko assoziiert. Ebenso wird der chronische Genuss von heißen und scharfen Speisen und Getränken angeschuldigt, das Krebsrisiko zu erhöhen. Einige Erkrankungen wie die Achalasie und das Plummer-Vinson-Syndrom gehen mit einem erhöhten Karzinomrisiko einher. Ebenso stellen chemische Irritationen z. B. durch Laugen oder Säuren eine Gefahr dar. Das Vorhandensein einer Barrett-Metaplasie stellt eine durch gastroösophageale Refluxkrankheit verursachte Risikosituation dar.

Zurzeit ist eine Zunahme der Adenokarzinomrate bei gleichzeitiger Abnahme der Plattenepithelkarzinom-Inzidenz zu verzeichnen.

Klinik

Etwa 15 % der Ösophaguskarzinome befinden sich im oberen Drittel der Speiseröhre, 40 % im mittleren Drittel und 45 % im distalen Ösophagus.

Hauptsymptom der Patienten ist die Dysphagie. Sie betrifft zunächst feste Nahrung, bei weit fortgeschrittenem Tumorleiden auch Flüssigkeiten. Meist kommt es zu einem rasch fortschreitenden Gewichtsverlust. Weiterhin kann es zur Odynophagie und zur Regurgitation von Speiseresten mit Aspiration kommen. Bei Infiltration in das Bronchialsystem tritt häufig, aber nicht zwingend, ein Reizhusten auf.

Bei den Tumoren handelt es sich zumeist um Plattenepithelkarzinome. Die Häufigkeit der Adenokarzinome nimmt nach distal hin zu.

Diagnostik

Mittel der Wahl zur Diagnostik ist die Endoskopie. Mit ihr ist es möglich, den Tumor mit histologischer Sicherung genau zu lokalisieren. Mithilfe von Färbemethoden und Magnifikationsendoskopie lassen sich die Tumorausbreitung genauer und Präkanzerosen früher erkennen.

Mithilfe der Endosonographie kann die Eindringtiefe des Tumors und der Befall von Lymphknoten festgestellt werden.

Mit einer Computertomographie können Fernmetastasen diagnostiziert oder ausgeschlossen werden. Ebenso können weiter entfernt gelegene Lymphknotenstationen besser beurteilt werden, als mit der Endosonographie.

! Beim Staging des Ösophaguskarzinoms stellt ein Befall der Lymphknoten am Truncus coeliacus eine Fernmetastasierung dar.

Mittels Kontrastmitteldarstellung des Ösophagus lassen sich unregelmäßig geformte Aussparungen und Einengungen des Lumens detektieren. Bei auffälligem Befund muss jedoch ohnehin eine Endoskopie erfolgen. Ein unauffällig erscheinendes Röntgenbild schließt das Vorhandensein eines Tumors nicht aus.

Eine Bronchoskopie sollte nach gestellter Diagnose eines Ösophaguskarzinoms zum Ausschluss einer möglichen Tracheal- und Bronchialinfiltration erfolgen.

Differenzialdiagnosen

Bei kleinzelligen Tumoren und Adenokarzinomen ist eine Abgrenzung zu Tumoren aus dem Bronchialsystem wichtig. Ihre Prognose, die Therapie und auch das Tumorstaging unterscheiden sich von dem des Ösophaguskarzinoms.

Wichtigste Differenzialdiagnose einer ausgeprägten Dysphagie ist die Achalasie.

Außer dem Ösophaguskarzinom treten andere Tumoren, wie Leiomyome und Myosarkome, in der Speiseröhre auf. Sie fallen als submuköser Tumor bei erhaltener, glatter Schleimhautoberfläche auf. Sie werden in der Regel thorakoskopisch enukleiert. Die Nachbehandlung richtet sich nach der Dignität.

Die wichtigste Differenzialdiagnose des distal gelegenen Adenokarzinoms der Speiseröhre ist das Magenkarzinom. Proximale Magenkarzinome wachsen nicht selten bis in den distalen Ösophagus vor und verursachen eine Stenosierung.

Therapie

Therapie

Die Prognose von Patienten mit Ösophaguskarzinom ist ungünstig. Bei Diagnosestellung ist in den meisten Fällen eine kurative Therapie nicht mehr möglich. Weniger als 5 % der Patienten leben nach 5 Jahren noch.

Etwa 40 % der Fälle können primär reseziert werden. Von diesen Patienten überleben jedoch nur ca. 20 % die nächsten 5 Jahre.

Frühstadien können mittels endoskopischer Verfahren reseziert werden oder mit photodynamischer Therapie behandelt werden.

Eine neoadjuvante Chemotherapie oder Radiochemotherapie, nicht aber eine alleinige Bestrahlung erhöht die Überlebensrate. Eine adjuvante Therapie ist bislang nicht etabliert.

▶

Therapie der Wahl beim inoperablen Ösophaguskarzinom ist die kombinierte Radiochemotherapie mit 5-Fluorouracil und Cisplatin.

Bei weit fortgeschrittenem Tumorleiden und Kontraindikationen für die genannten Therapieformen erfolgt eine palliative Therapie. Diese beinhaltet die Anlage einer PEG-Sonde zur enteralen Ernährung, das endoskopische Einbringen eines Ösophagusstents zur Vermeidung von Speichelaspiration und regelmäßige Dilatationen von Stenosen.

2.2 Erkrankungen des Magens

P. Malfertheiner, K. Schütte
(Frühere Bearbeitung: N. Börner)

2.2.1 Gastritis

Einteilung und Klassifikation

Die Entdeckung von Helicobacter pylori hat 1990 ein neues System der Gastritis-Klassifikation (Sydney-System, Abb. 2.**2** und 2.**3**) zur verbindlichen Empfehlung für klinische Pathologen und Gastroenterologen entstehen lassen. Diese Einteilung der Gastritisformen stellt die Grundlage für eine ursachenorientierte spezifische Klassifikation und Therapie der Gastritis dar. Allerdings müssen für die Therapieentscheidung bei Gastritis auch die begleitenden klinischen Manifestationen miteinbezogen werden.

Die heute gültige **Sydney-Klassifikation**, die sich auf die erweiterte Ausarbeitung von 1996 stützt, berücksichtigt Morphologie, Atrophie und Topographie anhand dezidiert vorgegebener Variabeln. Die histopathologische Beurteilung berücksichtigt dabei in ihrer Beschreibung den Aktivitätsgrad der Entzündung (akut, chronisch), den Grad der Atrophie, das Vorliegen intestinaler Metaplasie, den Nachweis von H. pylori und weitere ätiologische Besonderheiten. Der Ausbreitungsgrad der Gastritis wird ebenfalls mitberücksichtigt und nach dem prädominanten Entzündungsgrad in antrumbetonte Gastritis, korpusbetone Gastritis oder Pangastritis klassifiziert.

Die aktuelle Konsequenz und Relevanz, die sich aus den wissenschaftlichen Erkenntnissen über die H.-pylori-Infektion entwickelt hat, hat dazu geführt, dass in der nosologischen Zuordnung der Gastritisformen als auch der damit verbundenen zielgerichteten Behandlung eine Unterteilung in H.-pylori-induzierte/assoziierte Formen und H.-pylori-infektionsunabhängige Formen der Gastritis und peptischen Ulkuskrankheit vorgenommen wird.

Ätiologie und Diagnostik

Da akute Oberbauchbeschwerden durch exogene Noxen (übermäßiger Genuss von Alkohol, Nahrungsmitteltoxine, Infektionen, Medikamente) ausgelöst werden können und in aller Regel nicht durch Endoskopie mit Histologie abgeklärt werden, wird dafür die Diagnose **akute Gastritis** weitläufig gebraucht, aber wegen der raschen Selbstlimitierung als solche selten histologisch festgemacht. Das endoskopische Bild der akuten Gastritis zeigt eine hochrote ödematöse Schleimhaut (bei Alkohol) und Hämorrhagien auf Schleimhautniveau (bei Aspirin). Der histologische Befund beschreibt Ödeme mit kapillaren Transsudationen von Leukozyten.

Die verschiedenen Formen der **chronischen Gastritis** können in die beiden Hauptkategorien

a) **H.-pylori-assoziierte Formen der Gastritis** und
b) **nicht H.-pylori-assoziierte Formen**

unterteilt werden. Dabei muss beachtet werden, dass für eine Reihe der in Kategorie b) erfassten Gastritisformen H. pylori zum Zeitpunkt der Diagnose zwar nicht mehr nachweisbar ist, aber durchaus als initiierendes Agens infrage kommt.

Etwa 90 % aller Gastritiden sind mit H. pylori assoziiert.

Zur korrekten Befundung einer Gastritis muss – nach entsprechender klinischer Indikationsstellung – eine endoskopische Untersuchung mit Entnahme von jeweils zwei Biopsien aus dem Magenantrum und -korpus erfolgen.

Die Diagnose einer Gastritis beruht ausschließlich auf dem histologischen Befund.

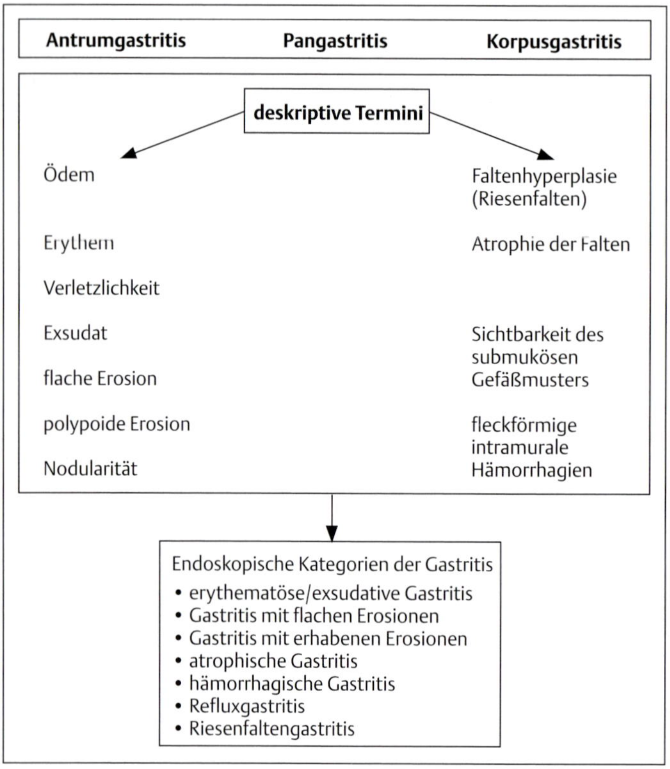

Abb. 2.2 Das „Sydney-System". Endoskopische Beschreibung. Topographie.

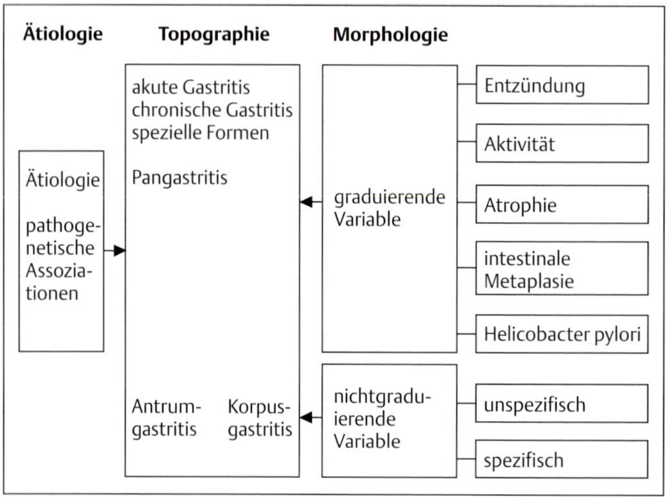

Abb. 2.3 Das „Sydney-System". Histologische Beschreibung.

H.-pylori-positive Gastritis

Ätiologie und Pathogenese

Die H. pylori-Infektion wird in der Regel bereits in der Kindheit erworben und fäkal-oral oder oral-oral (auch gastral-oral) übertragen. Der Mensch stellt die natürliche Quelle für diese Infektion dar. Die Diagnose Gastritis wird meist erst im späteren Leben festgestellt, wenn aus klinischen Gründen (Dyspepsie, Tumorsuche, Abklärung von Anämie) eine Gastroduodenoskopie mit Biopsieentnahme durchgeführt wird.

Die unterschiedliche Ausprägung der durch H. pylori hervorgerufenen chronisch aktiven Gastritis prädisponiert in sehr differenzierter Weise für

Tabelle 2.2 Gastritisformen nach ätiologischer Zuordnung

1. **H.-pylori-Gastritis mit verschiedenen Phänotypen**
2. **Gastritisformen ohne jegliche Assoziation zur H.-pylori-Infektion**
   - chemisch-induzierte/reaktive Gastritis
   - granulomatöse Gastritis
   - Crohn-Gastritis
   - eosinophile Gastritis
   - kollagene Gastritis
3. **Gastritisformen mit möglicher Assoziation zur H.-pylori-Infektion**
   - Autoimmungastritis
   - Riesenfaltengastritis
   - lymphozytäre Gastritis
4. **Seltene spezielle Formen der Gastritis**

die Entstehung peptischer Ulzera oder von Magenneoplasien. Der Schweregrad der Entzündung wird durch unterschiedliche stammspezifische Virulenzfaktoren des Erregers sowie durch wirtbedingte genetische Prädisposition und Umweltfaktoren und Ernährungsfaktoren beeinflusst.

Klinik und Diagnostik

Weltweit sind ca. 50 % aller Menschen mit H. plyori infiziert, in Deutschland über 40 % der Menschen im Alter über 50 Jahren, aber nur etwa 10 % bis 15 % unter 20 Jahren. Bei nahezu 80 % der H.-pylori-Infizierten verläuft die chronisch aktive Gastritis völlig symptomlos. Bei etwa 20 % der Patienten treten entweder Symptome auf oder es stellen sich im Verlauf der chronischen Gastritis mit persistierender Infektion organische Erkrankungen des Magens ein. Es ist nach wie vor unklar, unter welchen Bedingungen die Gastritis allein Beschwerden im Sinne einer „Funktionellen Dyspepsie" (FD) auslöst.

Das endoskopische Bild ist sehr variabel: häufig ohne jegliche makroskopische Veränderungen mit fleckig gerötetem oder streifigem Muster im Antrum oder chronischen Erosionen. Floride fibrinbedeckte Erosionen finden sich selten bei der H.-pylori-Gastritis.

Die Diagnose Gastritis wird histologisch gestellt und kann in die erwähnten Subtypen unter Berücksichtigung der Aktivität, Chronizität und Atrophiegrad differenziert werden. Die Besonderheit der H.-pylori-positiven Gastritis liegt darin, dass sie auch durch eine Vielzahl nichtinvasiver Tests nachgewiesen werden kann (^{13}C-Harnstoff-Atemtest, Stuhltest, Serologie, wobei der Nachweis von Antikörpern im Blut nicht zwischen einer noch bestehenden und einer durchgemachten Infektion unterscheiden kann).

Therapie

Indikationen für die Therapie der H.-pylori-positiven Gastritis werden unterteilt in „streng empfohlene" und in „ratsame" Indikationen. Dringend zu empfehlen ist die Eradikationstherapie zur Prävention bei fortgeschrittenen Veränderungen, atrophischen Veränderungen der Gastritis sowie als Prävention bei Familienangehörigen ersten Grades von Patienten mit Magenkarzinom. Die Eradikationstherapie besteht aus der Gabe eines Protonenpumpeninhibitors (PPI) in Standarddosierung zweimal täglich in Kombination mit zwei Antibiotika über 7 bis 10 Tage.

Therapie

Nicht H.-pylori-assoziierte Formen der Gastritis

Allen Formen der Gastritis liegt ein charakteristisches histologisches Bild zugrunde, klinische Manifestationen sind bis auf Ausnahmen variabel und reichen von Symptomlosigkeit bis zu epigastrischen Schmerzen.

Chemisch-induzierte/reaktive Gastritis

Hierzu zählen die durch nichtsteroidale Antirheumatika (NSAR) oder Aspirin sowie durch einen pathologisch erhöhten Gallereflux induzierten Formen. Das endoskopische Charakteristikum bei NSAR sind flache fibrinbedeckte Erosionen, die bei Aspirin auch hämorrhagisch tingiert sein können. Komplikationen können erosive oder ulzerative Läsionen sein. Eine Therapie erfolgt bei gleichzeitig bestehenden Symptomen oder zur Prävention NSAR-induzierter Ulzera durch Säuresekretionshemmung, die am wirksamsten durch PPI (einmal täglich in Standarddosierung) erfolgt. Die durch pathologischen Gallereflux induzierte Gastritis (klassisch nach subtotaler Magenresektion) ist nur selten symptomatisch und sollte auch nur dann therapiert werden. Dabei können neben Säuresekretionshemmern auch Antazida oder Cholestyramin zur Bindung der Gallensäuren oder Prokinetika (Domperidon, Metoclopramid) zum Einsatz kommen.

Granulomatöse Gastritis

Diese Form der Gastritis, durch Epitheloidzellgranulome in der Magenschleimhaut ausgewiesen, zwingt hinsichtlich der Ätiologie zu folgenden Differenzialdiagnosen:

a) infektiöse Genese (z. B. Tuberkulose, parasitär),
b) nichtinfektiöse Genese infolge Sarkoidose, Morbus Crohn, allergische Granulomatose oder granulomatöse Vaskulitis,
c) durch Fremdkörper induziert, nach Eindringen von Fremdkörpern aus der Nahrung, Medikamente, auch Nahtmaterial,
d) idiopathisch, d. h. ohne eruierbare Ursache,
e) (zu beachten in seltenen Fällen) als Begleitreaktion im Randgebiet von Karzinomen.

Therapie

Die Therapie der Gastritis ist bei diesen unterschiedlichen Ursachen auf die Grundkrankheit ausgerichtet. Bei assoziierten dyspeptischen Beschwerden erfolgt als erster Schutz eine säurehemmende Therapie (PPI in Standarddosierung).

Crohn-Gastritis

Außer den erwähnten granulomatösen Veränderungen, die sehr selten gefunden werden, gibt es ein sehr charakteristisches Bild der Crohn-Gastritis, das auch in Abwesenheit von makroskopischen Läsionen, wie Aphthen, Ulzera, ödematösen Veränderungen, die Diagnose erlaubt. Ein fokales periglanduläres Lymphozyteninfiltrat mit herdförmig diskontinuierlichem Muster ist das histologische Charakteristikum. Diese Veränderungen erlauben einen wichtigen differenzialdiagnostischen Beitrag gegenüber der Colitis ulcerosa, die nicht von einer Gastritis begleitet wird.

Therapie

Die Therapie der Crohn-Gastritis mit makroskopisch sichtbaren Läsionen erfolgt heute mit Protonenpumpenhemmern zusätzlich zur speziellen Crohntherapie. Bei Nachweis einer Crohn-Gastritis ohne makroskopisch endoskopische Veränderungen ist die allein auf den Morbus Crohn ausgerichtete Therapie ausreichend.

Eosinophile Gastritis

Das histologische Bild ist durch eine unterschiedlich stark ausgeprägte Durchsetzung mit Eosinophilen, die von der Mukosa ausgehend sich bisweilen auch in tiefere Schichten ablagern, charakterisiert. Das Befallsmuster ist sehr unterschiedlich. Häufig ist die eosinophile Gastritis nur ein Teilaspekt einer diffusen eosinophilen Enterokolitis oder mit einer eosinophilen Ösophagitis assoziiert. Klinisch handelt es sich oft um einen Zufallsbefund, der im Rahmen einer Dyspepsieabklärung erhoben wird. Bei manchen Patienten, abhängig vom Ausprägungsgrad der Gastritis, treten auch heftige Schmerzen, Diarrhöen oder sogar Erbrechen auf.

Im Zusammenhang mit einem allergischen Asthma bronchiale muss auch an das seltene Churg-Strauss-Syndrom gedacht werden.

Therapie

Bei entsprechender Klinik ist die Therapie der eosinophilen Gastritis durch Corticosteroidbehandlung zusammen mit der Einnahme eines Protonenpumpenhemmers indiziert.

Kollagene Gastritis

Dies ist eine sehr seltene Form der chronischen Magenschleimhautentzündung, die auch in Zusammenhang mit einer kollagenen Kolitis auftreten kann. Charakteristisch ist die bandartige Ablagerung von Kollagenen unter der Basalmembran des Epithels. Die Ätiopathogenese ist unklar, und eine Therapie ist nur bei gleichzeitig bestehender Symptomatik empfohlen. Auch hier ist vor allem die Therapie mit Corticosteroiden und PPI indiziert.

Nicht H.-pylori-positive Gastritis mit möglicher Assoziation zur H.-pylori-Infektion

Autoimmungastritis

Die Autoimmungastritis ist durch die Atrophie des Drüsenkörpers in der Korpusschleimhaut charakterisiert, dabei müssen 2 Aktivitätsstadien unterschieden werden:

- die aktive Form, charakterisiert durch diffuse Lymphozyteninfiltrationen in der Mukosa mit lokaler Zerstörung der Korpusdrüsen und Hypertrophie der verbleibenden Parietalzellen und
- die so genannte „ausgebrannte" Form mit komplettem Verlust der Drüsenkörper, einschließlich Parietalzellen und nur geringfügigen Lymphozyteninfiltraten. Die Antrumschleimhaut ist bei dieser Form der Gastritis häufig normal oder weist leicht- bis mäßiggradigen Lymphozytenbesatz auf.

Serologisch ist die Form der autoimmunen Gastritis durch den Nachweis von Parietalzellantikörpern und, abhängig vom Schweregrad der Atrophie, durch massive Erhöhung der Serumgastrinwerte gekennzeichnet. Die Magenfunktion weist eine ausgeprägte Hypo- bis Achlorhydrie begleitet von fehlender Bildung und Sekretion des Intrinsic-Faktors auf, der für die Vitamin-B_{12}-Resorption essenziell ist. Ätiologisch wird zumindest bei einem Teil der Patienten mit Autoimmungastritis H. pylori als auslösendes Agens angenommen, da in Seren von Patienten H.-pylori-Antikörper lange vor Auftreten der Atrophie nachgewiesen wurden. In der beginnenden „aktiven Phase" der autoimmunen Gastritis kann H. pylori ebenfalls noch serologisch nachgewiesen werden. Nur bei dieser Form ist eine H.-pylori-Therapie noch sinnvoll. Bei der voll ausgeprägten Autoimmungastritis ist in erster Linie eine parenterale Substitution mit Vitamin B_{12} notwendig. Auch diese Form der Gastritis stellt ein erhöhtes Risiko für die Neoplasieentwicklung dar, und Kontrollgastroskopien in 2-jährigen Abständen werden empfohlen.

Riesenfaltengastritis

Siehe Kap. 2.2.3 (gutartige Neubildungen des Magens).

Lymphozytäre Gastritis

Die lymphozytäre Gastritis ist eine seltene Sonderform, die durch die Vermehrung von intraepithelialen Lymphozyten in der Magenschleimhaut charakterisiert ist. Man findet diese Form häufig im Zusammenhang mit einer Zöliakie. Endoskopisch kann das Bild durch multiple noduläre Erhabenheiten mit punktuellen Fibrinbelägen in den zentralen Einsenkungen einhergehen.

Therapie

Mehrere Fälle von lymphozytärer Gastritis ohne direkten H.-pylori-Nachweis, jedoch mit hohen Antikörpertitern gegen H. pylori konnten zur Normalisierung der Schleimhaut nach Eradikation geführt werden. Zur Behandlung der Sprue-assoziierten Gastritis ist die glutenfreie Ernährung im Rahmen der Behandlung der Grunderkrankung entscheidend. Bei serologisch nachgewiesenen H.-pylori-Antikörpern sollte der Versuch einer H.-pylori-Eradikationstherapie unternommen werden.

Seltene und spezielle Formen der Gastritis

Hierzu zählen eine Reihe von Virus- und Parasiten-induzierten Gastritiden, die durch spezifischen histologischen Nachweis erkannt werden. Bei Immunsupprimierten, insbesondere bei HIV-Patienten, ist am häufigsten die CMV-Infektion der Magenschleimhaut nachzuweisen.

! Die Evidenz für die verschiedenen Behandlungsvorschläge bei chronischer Gastritis ist insgesamt, bis auf die H.-pylori-positive Gastritis, nahezu ausschließlich auf persönliche Erfahrungen und vereinzelten Mitteilungen von Fallbeobachtungen gegründet.

2.2.2 Gastroduodenale Ulkuskrankheit

Epidemiologie

In den letzten 20 Jahren ist die Ulkuslebenszeitprävalenz von etwa 10% auf etwa 2,5% zurückgegangen. Dies ist auf die verbesserten Lebensbedingungen, abnehmenden Zigarettenkonsum und Änderung im Ernährungsverhalten zurückzuführen.

Ein weiterer wichtiger Faktor für die sinkende Inzidenz ist die seit 1974 weit verfügbare und breit eingesetzte Behandlung mit H_2-Blockern, die seit 1989 mit Einführung des ersten PPI (Omeprazol) ergänzt und abgelöst wurden.

Der entscheidende Faktor für die Reduktion der Ulkuskrankheit ist die abnehmende Durchseuchung der Bevölkerung mit H. pylori, die ihrerseits an die verbesserten hygienischen Bedingungen gebunden ist.

Ätiologie

Die Ulkusentstehung ist das Resultat einer mutlifaktoriellen pathogenetischen Kaskade, hat aber 2 Hauptfaktoren, von denen der eine, die H.-pylori-Infektion, die entscheidende Grundbedingung darstellt. Das klassische Postulat *„ohne Säure kein Ulkus"* hat alle neueren Entwicklungen überdauert und in sich aufgenommen, ist aber durch ein zweites Postulat *„ohne H. pylori kein Ulkus"* komplettiert worden. Es bleibt die Vorstellung gewahrt, dass das Zusammentreffen von Veränderungen der Säuresekretion, Schwächung der gastroduodenalen Mukosabarriere sowie die begünstigende Wirkung verschiedener Risikofaktoren für die Entstehung eines Ulkus verantwortlich ist.

Schließt man die seltenen und anderweitig definierten Ursachen des Ulkus aus, so entstehen etwa 95% der Duodenalulzera auf dem Boden einer H.-pylori-Infektion. Wegen der häufigen NSAR-bedingten Induktion von Magenulzera ist die H.-pylori-Infektion beim Magengeschwür mit ca. 70% seltener als das primäre Grundleiden anzusehen.

Weitere Ursachen der Ulkuserkrankung sind die Einnahme von nichtsteroidalen Antirheumatika (NSAR) und Aspirin, die sowohl durch direkten Kontakt als auch über den systemischen Weg zu einer Mukosaschädigung im gesamten Gastrointestinaltrakt führen können, das Zollinger-Ellison-Syndrom sowie weitere seltene Ursachen (Tab. 2.**3**).

Klinik

Häufigstes Symptom bei Ulcera ventriculi und duodeni sind Oberbauchschmerzen in vielfältiger Ausprägung. Schmerzintensität, Zeitpunkt des Auftretens der Schmerzen in Beziehung zur Nahrungsaufnahme, Ausstrahlung der Schmerzen in den Rücken, Übelkeit, Erbrechen stellen das Spektrum der Symptome dar ohne Differenzierung zwischen Ulkus, Reizmagen oder sogar Karzinom. Letzteres macht häufig erst durch Alarmsymptome auf sich aufmerksam. Für ein Ulcus duodeni sprechen eher Nüchternschmerzen und nächtliche epigastrische Schmerzen mit Besserung nach Nahrungsaufnahme. Das NSAR bzw. aspirininduzierte Ulkus ist in vielen Fällen symptomfrei und wird häufig erst im Rahmen lebensbedrohlicher Komplikationen wie eine Blutung oder selten Perforation diagnostiziert.

Diagnostik

Grundsätzlich müssen Beschwerden abgeklärt werden, die 4 Wochen oder länger anhalten.

Die Diagnose „Ulcus duodeni" bzw. „Ulcus ventriculi"„ wird endoskopisch gestellt. Röntgenuntersuchungen zur Primärdiagnostik sind heute obsolet. Bei der Endoskopie werden Größe, Lokalisation und morphologischer Charakter des Ulkus beschrieben. Bei einer Ulkusblutung wird diese nach der Forrest-Klassifikation graduiert. Wichtig ist, die Dignität des Ulkus mittels Biopsie zu klären.

„Test and Treat" hat sich als neue diagnostische Strategie bei Patienten mit Oberbauchschmerzen ohne Alarmsymptome oder Teerstuhl bewährt. Bei Patienten unter 45 Jahren ist bei negativer H.-pylori-Testung zunächst eine symptomatische Therapie etabliert. Bei positivem H.-pylori-Befund wird eine primäre Eradikationstherapie durchgeführt. Gründe für eine sofortige Endoskopie bleiben:

- Ausschlussdiagnostik einer funktionellen Dyspepsie bei rezidivierenden bzw. anhaltenden Symptomen,

Tabelle 2.**3** Ursachen der Ulkuskrankheit

- H.-pylori-Infektion
- Medikation (z.B. NSAR)
- H. pylori und NSAR
- idiopathisches Ulkus (keine bekannte Ätiologie)
- Hypersekretion der Magensäure (z.B. Gastrinom, Zollinger-Ellison-Syndrom)
- Anastomosenulkus nach Magenoperation
- Tumoren
- systemische Erkrankungen (z.B. Morbus Crohn)
- seltene Ursachen (z.B. CMV bei Immunsuppression)

- Verdacht auf gastroösophageale Refluxkrankheit (GERD).

Die **Histologie** ist zwingend, um zwischen benignem oder malignem Ulkus zu unterscheiden. Hierzu sind ausreichende (6–12) Biopsien aus Ulkusgrund und -rand sowie Antrum und Korpus notwendig. Weiterhin ist die Überprüfung des H.-pylori-Status mittels Histologie, Kultur und/oder Urease-Schnelltest hilfreich.

Eine Wiederholung der Gastroskopie ist bei klinisch unkompliziertem Verlauf nach 6–8 Wochen (mindestens 4 Wochen nach H.-pylori-Eradikation) beim Ulcus ventriculi zwingend, um auch nach der Ulkusausheilung einen sicheren Ausschluss der Malignität zu erhalten. Hierbei sind Biopsien auch beim narbig abgeheilten Ulkus zu entnehmen, denn auch bei narbiger Abheilung muss ein Karzinom ausgeschlossen werden. Bei kompliziertem Ulkus, z. B. Blutung oder fehlendem Ansprechen der Symptome auf die Therapie, sind engmaschigere Kontrollen empfohlen.

Spezielle Diagnostik. Bei multiplen Ulzerationen oder auch bei Ulzera in Verbindung mit Diarrhö ist ein **Gastrinom** als Ursache des Ulkusleidens in Betracht zu ziehen. In der Regel sind beim Gastrinom die Serum-Gastrinspiegel mindestens um das 5fache erhöht. Bei normalen bis leicht erhöhten Gastrinwerten bei Patienten mit H.-pylori-negativem Ulkus sollte zum sicheren Ausschluss eines Gastrinoms ein **Sekretin**-Test durchgeführt werden. Während im Normalfall der Gastrinspiegel nach Sekretin unverändert bleibt oder nur leicht ansteigt oder abfällt, ist ein 50%iger Anstieg des Gastrinspiegels nach i. v. Injektion von 1–2 E Sekretin/kg KG ein sensitives Indiz für das Vorliegen eines Gastrinoms.

Therapie

Therapie des peptischen Ulkus

Die Therapie des peptischen Ulkus richtet sich heute streng gegen die Ursachen des Ulkusleidens und basiert auf den zwei wesentlichen Prinzipien Säurereduktion und H.-pylori-Eradikation.

Säurereduktion durch Protonenpumpenhemmer

Auf Grundlage von Therapiestudien konnte in einem analytischen Modell das Axiom begründet werden, dass die Geschwindigkeit der Ulkusheilung abhängig vom Grad der Säuresuppression ist. Dabei ist es entscheidend, wie lang über den Zeitraum von 24 Stunden der pH-Wert im Magen über 3,5 angehoben wird. Die wirksamsten Medikamente in diesem Bereich sind die sog. Protonenpumpeninhibitoren (PPI), die seit 1989 zur Verfügung stehen und zu einer weiteren Anhebung der Heilungsrate im Vergleich zu den bis dahin zur Verfügung stehenden H_2-Rezeptor-Antagonisten geführt haben.

Als Monotherapie werden PPI nur bei H.-pylori-negativen bzw. NSAR-induzierten Ulzera angewandt.

Mukosaprotektoren

Weder für die Abheilung des floriden peptischen Ulkus noch zur Langzeitbehandlung wird heute noch auf Wirkprinzipien zurückgegriffen, die ihren primären Effekt über eine Stärkung der Mukosaresistenz bzw. über die Reparatur von Mukosaläsionen ausüben. Zu diesen Wirkprinzipien zählen Prostaglandinanaloga, Sucralfat und Wismutsalze, die noch verfügbar gehalten werden, aber in der Therapie der Ulkuskrankheit in der Regel kaum oder keine Berücksichtigung mehr finden.

H.-pylori-Eradikation

Die Heilung der H.-pylori-Infektion stellt die primäre Therapie bei Ulkuskrankheit dar.

Durch die effektive H.-pylori-Eradikation ist eine permanente Heilung des Ulkus mit einer Rezidivrate von weniger als 5% möglich und eine Dauertherapie mit Säuresekretionshemmern heute in der Regel überflüssig geworden. Die derzeit gültige Therapieempfehlung zur H.-pylori-Eradikation ist eine kurzzeitige Tripel-Therapie über mindestens 7 Tage (bis max. 10 Tage) mit PPI und als Antibiotika Clarithromycin in Kombination mit Amoxicillin oder Metronidazol (Tab. 2.**4**). Beide PPI-basierende Kombinationstherapien führen zu Heilungsraten von mehr als 80% unter Zugrundelegung einer Intention-to-treat-Analyse. Hierbei hat sich in der Kombination Clarithromycin/Metronidazol eine Therapieoptimierung in der höheren Clarithromycindosis mit 2 × 500 mg gezeigt.

Für die Entscheidung zwischen Clarithromycin/Amoxicillin (C/A) vs Clarithromycin/ Metronidazol (C/M) sind zwei Gesichtspunkte maßgeblich: C/M verursacht seltener (10%) weichen Stuhl oder Diarrhö als C/A (20%), ist jedoch ungünstiger als Primärtherapie im Fall eines Therapieversagens, da fast immer eine Metronidazol-Resistenz von H. pylori verursacht wird.

▶

Für ein Therapieversagen sind vor allem eine schlechte Compliance bei der Medikamenteneinnahme, vorbestehende mikrobielle Resistenz gegen die verwendeten Antibiotika und unzureichende Säuresuppression verantwortlich.

Prätherapeutisch sind in Deutschland beim Erwachsenen vor der ersten Therapie Resistenzen von 2–4% gegen Clarithromycin und 15–30% gegen Metronidazol bekannt. Eine Metronidazol-Resistenz reduziert den Therapieerfolg der C/M-Kombination auf etwa 60–70%, eine Clarithromycin-Resistenz vermindert die Erfolgsrate sogar auf 30–50%. Posttherapeutisch betragen die Resistenz-Raten gegen Metronidazol ca. 80%, gegen Clarithromycin ca. 50%.

Bei erstmaligem Therapieversagen kann ohne Antibiotikaresistenz auch auf ein festes „Second-Line"-Schema zurückgegriffen werden.

Auch das Reserveschema der Quadrupel-Therapie (Tab. 2.**5**) wird durch eine Metronidazol-Resistenz belastet, allerdings erhält man auch darunter noch Eradikationsraten um 70–80%. Eine fehlgeschlagene Therapie sollte nicht wiederholt werden.

Wenn die bislang empfohlene Zweitlinientherapie den gewünschten Heilungserfolg nicht erzielen kann, wird eine Isolierung von H.-pylori-Keimen aus dem Magen mit Antibiotikaresistenztestung empfohlen. Dies ist entweder über eine Biopsieentnahme aus dem Magen oder die Durchführung des nichtinvasiven Fadentests möglich. Die dann geplante Therapie sollte sich nach dem Resistogramm des Keims richten und durch einen Spezialisten erfolgen. Es stehen für diesen Fall Kombinationstherapien aus PPI mit Amoxicillin (dann 3 × 1 g über 14 Tage) oder aus PPI mit Rifabutin (2 × 150 mg) und Amoxicillin (2 × 1 g) über 10 Tage oder aus PPI mit Levofloxacin (1 × 500 mg) und Amoxicillin (2 × 1 g) über 10 Tage zur Verfügung.

Das unkomplizierte Ulcus duodeni bedarf keiner über die 7 Tage hinausgehenden säurereduzierenden Therapie. Beim Ulcus ventriculi, beim komplizierten Ulkus mit stattgehabter Blutung und beim Ulcus duodeni mit einem Durchmesser von mehr als 2 cm ist über die H-pylori-Therapie hinaus eine Säuresuppression mit PPI bis zur endoskopisch dokumentierten Abheilung der Läsion notwendig. Die Kontrolle des Eradikationserfolges sollte auch bei unkompliziertem Ulkus in jedem Fall 4 Wochen nach Therapieende erfolgen. Ein H.-pylori-negativer ^{13}C-Harnstoff-Atemtest (oder H.-pylori-Stuhl-Antigen-Test) nach Therapie ist ein guter und ausreichender Parameter für die Ulkusheilung im Duodenum, sodass, Beschwerdefreiheit vorausgesetzt, auf eine Kontroll-Endoskopie verzichtet werden kann.

Therapie des NSAR-assoziierten Ulkus

NSAR-assoziierte Ulzera sind häufiger im Magen als im Duodenum lokalisiert und neigen häufiger zu Komplikationen wie Blutung und Perforation als Ulzera anderer Genese. Sie haben ein etwa 4fach erhöhtes Risiko für schwerwiegende Komplikationen. Erste therapeutische Strategie ist der Verzicht auf NSAR. Analgetische Eratztherapeutika wie Paracetamol oder Opiatanaloga sind ohne ulzerogenes Potenzial. Die Wahl von NSAR mit niedrigerem Schädigungspotenzial an der Magenschleimhaut stellt eine weitere Option dar.

Bei erforderlicher Fortsetzung der NSAR-Therapie wird die Abheilung durch PPI gefördert und entsprechend wird mit einem PPI in Standarddosierung behandelt (Tab. 2.**6**).

Zur Sekundärprophylaxe, das heißt nach Abheilung der NSAR-assoziierten Ulzera und unter Fortsetzung der NSAR-Therapie, ist die Gabe von PPI als Langzeittherapie etabliert.

Für die Primärprophylaxe zur Vermeidung von NSAR-induzierten Ulzera sind ebenfalls PPI am effektivsten und sollten bei Patienten mit erhöhtem Risiko zum Einsatz kommen.

Ebenso wird eine H.-pylori-Eradikationstherapie als Primärprophylaxe einer gastrointestinalen Komplikation bei geplanter NSAR-Einnahme empfohlen.

Therapie seltener Ursachen der Ulkuskrankheit

Neben der säuresuppressiven und H.-pylori-Therapie muss bei Identifizierung einer anderweitigen seltenen Ursache der Ulkuskrankheit diese der jeweiligen spezifischen Therapie zugeführt werden. Dies schließt die Kombination von PPI mit immunsuppressiver Therapie bei Morbus-Crohn-induzierten Magen- und Duodenalulzera ebenso wie die kontinuierliche Säurehemmung als Monotherapie bei Gastrinom ein.

Therapierefraktäres Ulkus

Nur selten kommt es zur Therapieresistenz. Gründe hierfür können in einer inadäquaten Säuresuppression unter vorgegebener Dosierung oder in einer mangelnden Compliance bei der Medikamenteneinnahme liegen. Weitere Kofaktoren sind ▶

Tabelle 2.**4** First-line-Eradikationstherapie

	PPI	1. Antibiotikum	2. Antibiotikum
Option 1	2 × Standarddosis	Clarithromycin 2 × 500 mg	Amoxicillin 2 × 1000 mg
Option 2	2 × Standarddosis	Clarithromycin 2 × 250 mg	Metronidazol 2 × 400 mg

(Standarddosis der PPI: Omeprazol 20 mg, Lansoprazol 30 mg, Pantoprazol 40 mg, Rabeprazol 20 mg, Esomeprazol 20 mg).

Tabelle 2.**5** Second-line-Eradikationstherapie (Quadruple-Therapie)

Second-line-Eradikationstherapie (Quadruple-Therapie)			
PPI	1. Antibiotikum	2. Antibiotikum	Bismut
2 × Standarddosis	Tetracyclin 4 × 500mg	Metronidazol 3 × 400 mg	Bismutsubcitrat 4 × 120 mg oder Bismutsubsalicylat 4 × 600 mg

Tabelle 2.**6** Indikationen zur Primärprophylaxe gastroduodenaler NSAR-Komplikationen mit PPI

- Anamnese für peptisches Ulkus
- vorangegangene gastrointestinale Blutung
- Alter > 60 bzw. 70 (Studienlage unterschiedlich)
- hohe NSAR-Dosis
- begleitende Therapie mit Antikoagulanzien oder Steroiden
- schwere Komorbidität
- hoher Alkoholkonsum

fortgesetztes Rauchen oder Einnahme von NSAR ohne Magenschutztherapie. Seltenere Gründe sind genetische Variationen, die zu einer fehlenden Wirkung der PPI führen können. Gegebenenfalls ist die säuresuppressive Therapie mittels pH-Metrie des Magens zu überprüfen. Bei Therapieresistenz ist eine erneute Überprüfung der Ätiologie des Ulkus notwendig.

Im seltenen Fall nach Ausschöpfung aller konservativen Möglichkeiten sollte die Magenoperation erwogen werden. Insbesondere bei therapierefraktärem Ulcus ventriculi muss immer an die Möglichkeit einer zugrunde liegenden Neoplasie gedacht werden.

Therapie bei Ulkuskomplikationen

Unter den Komplikationen der Ulkuskrankheit nimmt die Ulkusblutung nach wie vor eine zentrale Rolle in der Notfallmedizin ein. Ulkusperforation und Ulkuspenetration ebenso wie die Magenausgangsstenose bei chronischem, nicht ausreichend behandeltem Verlauf sind heute rar geworden.

Ulkusblutung. Die Jahresinzidenz der Ulkusblutung ist trotz der insgesamt rückläufigen Inzidenz der Ulkuskrankheit nach wie vor gleich bleibend hoch mit 0,3–0,8/1000. Unter allen akuten gastrointestinalen Blutungen nimmt die peptische Ulkuskrankheit mit 55 % den ersten Stellenwert ein. 75 % der Ulkusblutungen sistieren spontan, 25 % bluten erneut. Die klinischen Manifestationen können sich als Erbrechen von frischem Blut (Hämatemesis), Erbrechen von Kaffeesatz (Ausdruck der stattgehabten Blutung), als perianale Abgänge von altem Blut (Meläna) und bei besonders massiven Blutungen sogar als frische Blutabgänge präsentieren.

Die Behandlung der akuten Ulkusblutung muss nach folgendem Ablauf erfolgen:

- Kreislaufstabilisierung (falls erforderlich),
- endoskopische Untersuchung zur Ursachenfindung,
- endoskopische Blutstillung und Risikoabschätzung für Blutungsrezidive,
- nach Blutstillung kausale Therapie im akuten Stadium durch Infusion von Protonenpumpen-

▶

hemmer (z. B. Omeprazol i. v. in einer Tagesdosierung von 240 mg: 80 mg als Kurzinfusion gefolgt von 8 mg/h).

Die endoskopische Beurteilung der Ulkusblutung bedient sich der Forrest-Kriterien, anhand derer die Entscheidung über die endoskopische Blutstillung, die prognostische Einschätzung für eine Rezidivblutung und Entscheidung über Art der Überwachung einschließlich der Notwendigkeit und Zeitpunkt der endoskopischen Kontrollen, getroffen wird. Abhängig von den endoskopischen Stigmata ist das Risiko für die Rezidivblutung zwischen 4% (keine aktiven Blutungszeichen mehr) bis 80% bei Nachweis einer aktuellen Blutung aus einem Gefäß oder bei noch sichtbarem Gefäßstiel.

Die **Therapie der Ulkusblutung** erfolgt endoskopisch bei noch aktiver Blutung oder endoskopischer Einschätzung einer hohen Gefährdung für die Rezidivblutung. Die Therapie erfolgt entweder mittels einer Unterspritzung mit Suprarenin in Kochsalzlösung (1:10 000), mittels Fibrinkleber oder über eine mechanische Applikation von Clips. Diffus flächige Blutungen sind auch für die Plasmakoagulation mittels Argonbeamer zugänglich. Unmittelbar an die Endoskopiemaßnahmen wird eine hoch dosierte Protonenpumpenhemmertherapie angeschlossen. Die Indikation zur Bluttransfusion ist abhängig vom hämodynamischen Status, der Blutungsrate und Komorbidität. Als Faustregel gilt die Notwendigkeit einer Bluttransfusion bei Abfall des Hb-Wertes unter 8 g/dl, bei Patienten mit Komorbidität, insbesondere Herzerkrankungen, bereits bei einem Abfall des Hb unter 10 g/dl. Gleichzeitig ist die Korrektur von Koagulationsstörungen (Vitamin K, PPSB, FFP, Thrombozytenkonzentrate) notwendig. Der chirurgische Eingriff ist heute nur noch in seltenen Fällen (in weniger als 5% der Fälle) erforderlich, wenn die endoskopische Blutstillung versagt bzw. wenn aufgrund der Schwere und Lokalisation der Ulkusblutung (Bulbushinterwand) die endoskopische Versorgung als nicht ausreichend einzuschätzen ist. Die Behandlung der akuten Ulkusblutung erfordert das harmonische Zusammenspiel von Gastroenterologen (Endoskopie) und Chirurgen (Indikation und Zeitpunkt sowie Durchführung der Operation). Chirurgisch sollte nach Möglichkeit auf eine lokale Maßnahme in Form der Umstechung zurückgegriffen werden. Von vordergründiger Bedeutung ist, dass die Ursache der Ulkuskrankheit beseitigt wird. Bei H.-pylori-Positivität muss bei Wiederaufnahme der oralen Ernährung die H.-pylori-Eradikation nach Standarddosierung erfolgen. Bei medikamenten(NSAR-)induzierter Ulkusblutung ist die kontinuierliche Weiterführung einer Protonenpumpenhemmertherapie notwendig. Bei gleichzeitig bestehender H.-pylori-Infektion und Einnahme von NSAR sind die Eradikationstherapie und Weiterführung der PPI-Behandlung erforderlich. Diesbezüglich nimmt das aspirininduzierte Ulkus eine Sonderstellung ein, da durch alleinige H.-pylori-Eradikation das Risiko einer erneuten Ulkusblutung sehr gering ist und sich von einer PPI-Dauerbehandlung nicht unterscheidet.

Die **Ulkusperforation** und Ulkuspenetration werden heute selten beobachtet und sind eine Domäne der Chirurgie.

Die Therapie des **Narbenbulbus** mit Bildung einer Stenose kann durch endoskopische Ballondilatation erfolgen, allerdings ist auch hier der chirurgische Eingriff in den meisten Fällen effektiver.

2.2.3 Gutartige Neubildungen des Magens

Die gutartigen Neubildungen des Magens werden heute in Anlehnung an die WHO in neoplastische und tumorähnliche Veränderungen eingeteilt (Tab. 2.**7**). Dabei kommen tumorähnliche Läsionen weitaus häufiger vor als Neoplasien.

Einige der wichtigsten gutartigen Neubildungen im Magen sollen im Folgenden wegen ihrer klinischen Relevanz kurz erläutert werden.

Adenome. Adenome sind präkanzeröse Läsionen, die vom Schleimhautepithel ausgehen und sich makroskopisch als Polypen oder polypoide Läsionen präsentieren. Wie beim Kolonadenom geht man heute vom Vorliegen einer Adenom-Karzinom-Sequenz aus. Dabei gibt es jedoch keine verlässlichen Angaben über die Häufigkeit einer malignen Entartung. Das Risiko der Karzinomentwicklung scheint jedoch mit der Größe des Polypen zuzunehmen.

Mesenchymale Tumoren. Ein Großteil der mesenchymalen Tumoren des Verdauungstraktes geht vom Magen aus. Durch die Einführung des Begriffs der gastrointestinalen Stromatumoren (GIST), die eine Sonderform innerhalb der mesenchymalen Tumoren darstellen, hat es in den letzten Jahren bei der Einteilung der mesenchymalen Tumoren große Veränderungen gegeben. Der Ursprung dieser Veränderungen liegt in den submukösen Wandschichten des Magens. Sie wachsen im Allgemeinen langsam und

Tabelle 2.7 Einteilung gutartiger Neubildungen des Magens (in Anlehnung an WHO)

Neoplastisch	Tumorähnlich
1. Epithelial (Polypen) • Adenome vom intestinalen Typ – tubuläres Adenom – tubulopapilläres Adenom – papilläres Adenom • Adenome vom gastralen Typ – gastrales Adenom	**1. Nichtneoplastische Polypen** • Korpusdrüsenzysten • hyperplastischer Polyp • entzündlich-fibromatöser Polyp • heterotope Brunner-Drüsen • heterotopes Pankreasgewebe • Peutz-Jeghers-Polyp • Cronkhite-Canada-Polyp • juveniler Polyp
2. Endokrin (Polypen) • Karzinoidtumoren	**2. Sonderformen** • fokale Hyperplasie • Lymphfollikelbildung • Riesenfalten – Morbus Ménétrier • Gastritis cystica profunda • Gastritis varioliformis
3. Mesenchymal • Leiomyom • neurogene Tumoren (Neurinom, Neurofibrom) • Granularzelltumor • Lipom • sehr seltene (eosinophiles Granulom, vaskuläre Tumoren, Hämangiom, Lymphangiom, Glomustumor, Osteom, Osteochondrom)	

verursachen meist erst ab einer bestimmten Größe Symptome, die durch Verdrängung, Passagebehinderung oder Blutung entstehen. Die häufigsten mesenchymalen Tumoren sind die Leiomyome, die von der Muscularis mucosae und der Muscularis propria ausgehen. Eine maligne Entartung dieser Tumoren ist sehr selten.

Korpusdrüsenzysten. Sie stellen die häufigsten polypösen Läsionen der Magenschleimhaut dar. Dabei treten sie ausschließlich in gesunder Magenkorpusschleimhaut als wenige Millimeter große, glatte Vorwölbungen auf, die spontan entstehen und sich auch spontan wieder zurückbilden können. Erstmals wurden sie von Elster und Mitarbeitern als harmlose Veränderungen der Magenschleimhaut beschrieben.

Hyperplastischer Polyp. Hierbei handelt es sich um die zweithäufigste Polypenform im Magen. Hyperplastische Polypen können eine Größe von mehreren Zentimetern erreichen und finden sich bei Frauen mehr als doppelt so häufig wie bei Männern. Wegen der Gefahr einer malignen Entartung, die jedoch nur in seltenen Fällen beschrieben ist, werden sie heute als präkanzeröse Läsion eingeschätzt.

Riesenfaltengastritis. Als Riesenfalten bezeichnet man das Auftreten grober Falten im Bereich des Fundus und des Korpus, die bei Luftinsufflation im Rahmen der endoskopischen Untersuchung nicht verstreichen. Sie können im Rahmen der Riesenfaltengastritis (Morbus Ménétrier) mit histologisch nachweisbarer foveolärer Hypertrophie als Folge einer schweren und sehr aktiven Helicobacter-pylori-Gastritis entstehen. In diesem Falle verschwinden die Falten meist nach erfolgreicher Eradikationstherapie. Andere Ursachen für das Auftreten von Riesenfalten können jedoch auch Lymphome, Karzinome oder Gastritiden anderer Ursache (z. B. granulomatöse oder virusinduzierte Entzündung) sein, sodass ihr Auftreten eine sorgfältige Abklärung erfordert.

Diagnostik

Meist werden gutartige Neubildungen des Magens als Zufallsbefunde im Rahmen einer endoskopischen Untersuchung aus anderer Indikation entdeckt. Häufig werden dabei im Magen multiple polypoide Läsionen beobachtet. Makroskopische Hinweise auf die Dignität der Veränderung geben neben der Größe, der Lokalisation, der Schleimhautstruktur der Umgebung auch die Oberflächenstruktur und die Konsistenz bei Berührung mit der Endoskopiezange. Jedoch reichen diese Aspekte zur exakten

Einordnung der Veränderung nicht aus, sodass eine histologische Sicherung mittels Biopsie oder Schlinge erfolgen sollte. Optimalerweise sollte dabei die komplette Läsion abgetragen werden. Bei Auftreten multipler Läsionen wird die Abtragung von 3 bis 4 Polypen empfohlen. Mesenchymale Tumoren sind wegen ihrer submukösen Entstehung einer histologischen Sicherung oft schlecht zugänglich.

Therapie

Therapie

Das weitere Vorgehen wird durch das Ergebnis der histologischen Untersuchung bestimmt. Weitere Faktoren, die die Entscheidung zu einer endoskopischen oder chirurgischen Resektion beeinflussen, sind die Größe der Veränderung, evtl. durch sie verursachte Komplikationen wie Blutung oder Passagehindernis sowie das Risiko der Entartung. Im Falle großer, endoskopisch nicht sicher in toto entfernbarer Neoplasien sollte eine chirurgische Resektion erfolgen. An endoskopischen Verfahren steht neben der Abtragung mit der Schlinge auch die Laserkoagulation zur Verfügung, die besonders bei rasenförmigen Veränderungen eingesetzt wird.

Nachsorge

Nach jeder endoskopischen oder chirurgischen Abtragung benigner oder maligner Läsionen im Magen sollten regelmäßige endoskopisch-bioptische Kontrolluntersuchungen erfolgen. Nach anfänglichen halbjährlichen Kontrolluntersuchungen können die Überwachungsintervalle später auf jährliche Untersuchungen gestreckt werden.

2.2.4 Bösartige Neubildungen des Magens

Magenkarzinom

Epidemiologie

Trotz rückläufiger Neuerkrankungsraten gehören bösartige Erkrankungen des Magens noch immer zu den häufigsten tumorbedingten Todesursachen. Ca. 21 000 Neuerkrankungen treten jährlich in Deutschland auf. Bei beiden Geschlechtern handelt es sich derzeit in Deutschland um die fünfhäufigste Krebserkrankung. Derzeit liegt die jährliche Inzidenz bei 27,7 Fällen/100 000 Einwohner für Männer und bei 23,4 Fällen/100 000 Einwohner für Frauen. Für Männer liegt das mittlere Erkrankungsalter bei 69 Jahren, Frauen erkranken durchschnittlich im Alter von 73 Jahren an Magenkrebs. Bei beiden Geschlechtern handelt es um eine Erkrankung mit zunehmender Inzidenz im höheren Lebensalter. Weltweit bestehen erhebliche Unterschiede in der geographischen Häufigkeitsverteilung. Japan ist das Land mit der weitaus höchsten Magenkarzinominzidenz. Deutschland liegt mit Mortalitätsraten von 17,2 Männern und 14,8 Frauen pro 100 000 Einwohner etwa im mittleren Durchschnitt der Industrienationen. Die Mortalitätsraten zeigen innerhalb Europas ein deutliches Süd-Nord-Gefälle.

Die Inzidenz der Adenokarzinome des gastroösophagealen Übergangs nimmt im Vergleich zur Inzidenz der distalen Magenkarzinome in den letzten Jahren deutlich zu.

Die Prognose der Erkrankung ist, in Abhängigkeit vom Tumorstadium bei Diagnosestellung, schlecht. In Deutschland beträgt die relative 5-Jahres-Überlebensrate 30 % bei Männern und 31 % bei Frauen.

Ätiologie

Die Genese des Magenkarzinoms ist multifaktoriell. Große Fortschritte hat es in den letzten 15 Jahren auf dem Gebiet der molekularen Diagnostik zum Verständnis der Pathophysiologie des Magenkarzinoms gegeben. Die Karzinogenese des Magenkarzinoms wird heute als komplizierter mehrschrittiger Prozess verstanden, der verschiedene genetische und epigenetische Veränderungen einschließt. Ein Zusammenspiel zwischen Umweltfaktoren und genetischen Faktoren beeinflusst die Genese des Magenkarzinoms. Eine familiäre Häufung von Karzinomen des Magens, eine häufigere Inzidenz bei Patienten der Blutgruppe A sowie bei Patienten mit familiärer Hypogammaglobulinämie sind bekannt. Die chronisch-atrophische Gastritis und die Riesenfaltengastritis (Morbus Ménétrier) gehen mit einer höheren Karzinominzidenz einher. Auch entstehen Magenkarzinome gehäuft im operierten Magen. H. pylori gilt – belegt durch große prospektive Studien – als Karzinogen für das Magenkarzinom. Bei mehr als 70 % der Magenkarzinome kann ein Zusammenhang zu einer H.-pylori-induzierten chronischen Gastritis hergestellt werden. Besonders für die Entwicklung von Karzinomen des intestinalen Typs scheinen Umweltfaktoren eine große Rolle zu spielen. Als spezifische Karzinogene sind vor allem die Nitrosamine bekannt geworden. Ebenso werden Zigarettenrauchen und übermäßiger Alkoholgenuss als Risikofaktoren angesehen.

Auch bei den Adenomen des Magens wurde eine Adenom-Karzinom-Sequenz beschrieben. Die intestinale Metaplasie des Magens wird als Präkanzerose diskutiert.

Einteilung

Der lange gebräuchlichen Einteilung der Magenkarzinome nach makroskopischen Wachstumsformen (nach Borrmann 1926) kommt heute klinisch keine relevante Bedeutung mehr zu. Nach der Lokalisation des Tumors werden Karzinome des gastroösophagealen Überganges und der proximalen Magenanteile von Karzinomen des Korpus und des distalen Magendrittels abgegrenzt. Fortgeschrittene Magenkarzinome treten meist im mittleren Magendrittel (ca. 40 %) auf, gefolgt vom proximalen Drittel (30 %). Heute treten – im Gegensatz zur Situation vor noch 20 Jahren – lediglich 20 % der fortgeschrittenen Magenkarzinome im distalen Magendrittel auf. Fortgeschrittene Magenkarzinome betreffen häufiger die kleine als die große Kurvatur des Magens.

Magenfrühkarzinome, die definitionsgemäß nur die Mukosa bzw. die Mukosa und die Submukosa infiltriert haben, sind unverändert überwiegend im distalen Magenabschnitt gelegen.

Eine histologische Einteilung der Magenkarzinome erfolgt nach der WHO-Klassifikation (Tab. 2.**8**).

Für das praktische Vorgehen ist die Einteilung nach Laurén in einen intestinalen und einen diffusen Typ des Magenkarzinoms bedeutsam. Da beim diffusen Typ des Magenkarzinoms die makroskopisch feststellbare Tumorgrenze nicht der mikroskopischen entspricht, sollte eine operative Resektion des Tumors hier mit einem größeren Sicherheitsabstand erfolgen. Die lokale Tumorausbreitung beim diffusen Magenkarzinom und das Ausmaß der lymphogenen Metastasierung werden häufig unterschätzt.

Die Stadieneinteilung des Magenkarzinoms erfolgt nach der UICC-Klassifikation von 1997 auf dem Boden der TNM-Klassifikation (Tab. 2.**9**).

Die japanische Gesellschaft für gastroenterologische Endoskopie hat für die Klassifikation der Magenfrühkarzinome ein eigenes System entwickelt, das sich am makroskopischen Aspekt des Tumors orientiert (Tab. 2.**10**).

Tabelle 2.**8** Histologische Einteilung der Magenkarzinome (WHO)

- Adenokarzinom
  - papilläres
  - tubuläres
  - muzinöses
- Siegelringzellkarzinom
- adenosquamöses Karzinom
- Plattenepithelkarzinom
- kleinzelliges Karzinom
- undifferenziertes Karzinom
- andere

Tabelle 2.**9** TNM-Klassifikation und UICC-Stadien des Magenkarzinoms

TNM-Klassifikation	
Primärtumor (T)	
T1	T. auf Mukosa/Submukosa beschränkt
T2	T. bis zur Serosa reichend
T3	T. durchbricht Serosa, Nachbarorgane frei
T4	Nachbarorgane befallen
Lymphknotenbeteiligung (N)	
N0	regionale Lymphknoten frei
N1	Metastasen in 1–6 regionären Lymphknoten
N2	Metastasen in 7–15 regionären Lymphknoten
N3	Metastasen in mehr als 15 regionären Lymphknoten
Fernmetastasen (M)	
M0	keine Fernmetastasen
M1	Fernmetastasen gesichert

UICC-Stadien

	pM0			pM1
	pN0	pN1	pN2	
pT1	IA	IB	II	IV
pT2	IB	II	IIIA	
pT3	II	IIIA	IIIB	
pT4	IIIA	IIIB	IV	

Metastasierungswege

Die Ausbreitung der Tumorzellen kann per continuitatem (Leber, Pankreas, Milz, Kolon, Omentum, Peritoneum), lymphogen und/oder hämatogen erfolgen. Der lymphogene Metastasierungsweg hängt dabei von der Lokalisation des Primärtumors ab. Lymphknotenmetastasen bestehen bereits bei 60–80 % der resezierten Magenkarzinome. Für den dif-

Tabelle 2.10 Klassifikation des Magenfrühkarzinoms anhand des makroskopischen Befundes

vorgewölbte Form	Typ I
oberflächliche Form	
• erhaben	Typ IIa
• eben	Typ IIb
• eingesenkt	Typ IIc
exkavierte Form	Typ III

fusen Typ des Magenkarzinoms nach Laurén wird eine frühere Tendenz zur lymphogenen Metastasierung beobachtet. Aus operationstechnischen Gründen erfolgte eine Einteilung der verschiedenen Lymphabflusswege in Kompartimente. Kompartiment I umfasst alle direkt an der großen und kleinen Kurvatur des Magens lokalisierten Lymphknoten, unter Kompartiment II werden die Lymphabflussstationen am Oberrand des Pankreas, insbesondere im Bereich des Truncus coeliacus bis in den Milzhilus zusammengefasst. Die retroperitonealen Lymphknotenstationen paraaortal hinter dem Pankreas, bis zum linken Nierenstiel reichend sowie retroduodenal hinter dem Pankreaskopf gelegene Lymphknoten und die Lymphknoten im Bereich der Mesenterialwurzel werden als Kompartiment III bezeichnet. Selbst bei frühen Tumorstadien wird eine hämatogene Dissemination von Tumorzellen beobachtet. Tumoren des intestinalen Typs nach Laurén metastasieren häufig primär in die Leber, während bei Tumoren des diffusen Typs früh Lungenmetastasen beobachtet werden. Für beide Tumorentitäten wird eine häufige intraperitoneale Aussaat beobachtet. Das Skelett und das Gehirn sind weitere Organe, in denen eine hämatogene Metastasierung von Magenkarzinomen beobachtet werden kann.

Klinische Symptome

Frühsymptome des Magenkarzinoms sind uncharakteristisch und werden daher häufig ignoriert. Häufig werden diffuse abdominelle Beschwerden, Übelkeit, Inappetenz, Abneigung gegen Fleisch, Sodbrennen, Aufstoßen, übler Geschmack und Erbrechen beschrieben. Allgemeine Symptome können Leistungsknick, Gewichtsabnahme und subfebrile Temperaturen sein. Bedingt durch Sickerblutungen aus dem Tumor können Zeichen einer Anämie auftreten. Fortgeschrittene Tumoren können als tastbarer Oberbauchtumor evident werden; als Zeichen der Fernmetastasierung können Aszites, Hepatomegalie und Lymphknotenschwellungen auftreten (links supraklavikulär sog. Virchow-Lymphknoten). Bei Infiltration in Nachbarorgane wie das Kolon können Zeichen der Obstruktion auftreten. Ovarialmetastasen (Krukenberg-Tumor) imitieren das Bild eines primär gynäkologischen Tumors. Wegen der Unspezifität der Beschwerden werden Magenkarzinome häufig erst im fortgeschrittenen Tumorstadium diagnostiziert. Als Alarmsymptome, die eine baldige endoskopische Diagnostik erfordern, werden Dysphagie, Gewichtsverlust, wiederkehrendes Erbrechen und Zeichen der Blutung oder Anämie durch die Amerikanische Gesellschaft für Gastroenterologie eingeschätzt.

Diagnostik

Als unbedingt notwendige Diagnostik wird von der Deutschen Krebsgesellschaft neben der klinischen Untersuchung die Durchführung einer Ösophago-Gastro-Duodenoskopie mit multiplen (5–10) Biopsien empfohlen. Dabei muss besonders beim ulzerösen Karzinom darauf geachtet werden, dass Biopsien nicht nur aus dem Ulkusgrund, sondern auch aus dem Ulkusrand entnommen werden. Aufgrund des gelegentlichen multilokulären Auftretens von Magenfrühkarzinomen (bis zu 10%) sollte der gesamte Magen besonders gründlich inspiziert werden. Die bis vor wenigen Jahren übliche Röntgen-Kontrastmittel-Untersuchung des Magens ist durch die Entwicklungen der Endoskopie in den meisten Fällen überflüssig geworden. Als unverzichtbare Staginguntersuchungen werden die Sonographie des Abdomens und des kleinen Beckens sowie die Röntgen-Thorax-Aufnahme in zwei Ebenen eingeschätzt. Für das lokale Tumorstaging ist die Endosonographie essenziell. Alle weiteren Staginguntersuchungen, die Computertomographie des Abdomens oder des Thorax sowie die diagnostische Laparoskopie werden als im Einzelfall nützlich eingeschätzt. Die Bestimmung von Tumormarkern wie CA72-4, CA19-9 oder CEA eignet sich wegen ihrer geringen Spezifität nicht zur primären Tumordiagnostik, nur selten zur Verlaufsbeurteilung. Ziel des primären Tumorstagings muss eine möglichst exakte Einschätzung der Tumorausbreitung sein, um keinen resektablen Tumor fälschlich als inoperabel einzuschätzen, aber auch, um den Patienten mit einem fortgeschrittenen Tumorleiden, wie es bei Erstdiagnosestellung in mehr als der Hälfte der Fälle der Fall ist, einen operativen Eingriff zu ersparen.

Therapie

Operative Therapie. Therapie der Wahl ist die operative Resektion des Magenkarzinoms in den Fällen, in denen das Tumorstadium dies zulässt (T1- und T2-Tumoren), da dies die bisher einzige kurative Therapieoption ist. Wenn Aussicht auf eine komplette Tumorresektion (R0) besteht, sollte diese daher angestrebt werden. Dabei sollte nicht nur der Primärtumor mit ausreichendem Sicherheitsabstand (empfohlen werden nach oral ein Sicherheitsabstand von 4–5 cm beim intestinalen Typ nach Laurén, 4–8 cm beim diffusen Typ) reseziert werden, sondern auch der Lymphabflussweg in Abhängigkeit von der Tumorlokalisation einschließlich der Omenta. Nach distal sollte eine Duodenalmanschette von 2–3 cm mitentfernt werden. Standardoperationsverfahren sind dabei die totale Gastrektomie und die ⅘-Magenresektion. Eine Rekonstruktion der Passage nach subtotaler Gastrektomie erfolgt nach den gleichen Prinzipien wie bei der klassischen Billroth-II-Resektion (antekolische Gastroenterostomie mit Braun-Fußpunktanastomose oder mit Roux-Y-Schlinge). Einer Gastrektomie schließt sich im Allgemeinen entweder die direkte Ösophagojejunostomie (End-zu-Seit-Verbindung, sog. Krückstock-Anastomose oder Bildung eines Ersatzmagens durch Ösophagojejunoplicatio) oder eine Rekonstruktion mittels einer ösophagoduodenalen Interposition einer Jejunumschlinge an. Ein alkalischer Reflux in den Ösophagus soll dabei sicher vermieden werden. Die Lymphknoten der Kompartimente I und II werden immer reseziert. Ob eine erweiterte radikale Lymphadenektomie Vorteile für das postoperative Überleben hat, wird kontrovers diskutiert. In den seltenen Fällen eines auf die Mukosa beschränkten Magenfrühkarzinoms (Lymphknotenmetastasen nur in 2–10 % der Fälle) kann eine endoskopische Entfernung des Tumors mittels Mukosektomie, einem Verfahren, das derzeit hoch spezialisierten Zentren vorbehalten ist, ausreichend sein. Bei Patienten mit hohem operativen Risiko sollte diese Methode in Erwägung gezogen werden, wenn das Risiko des Eingriffs das Risiko, Lymphknotenmetastasen zurückzulassen, übersteigt.

Chemotherapie. Eine präoperative neoadjuvante Chemotherapie kann bei Patienten mit lokal fortgeschrittenem und bei Diagnosestellung nicht resektablem Tumor eine sekundäre R0-Resektion ermöglichen. Im Rahmen von kontrollierten Studien sind dabei bislang u. a. Kombinationen von 5-FU, Adriamycin und Mitomycin (FAM-Schema), Etoposid, Doxorubicin und Cisplatin (EAP) und von Methotrexat und 5-FU zur Anwendung gekommen. Die bislang vorliegenden Studienergebnisse zeigen, dass eine sekundäre R0-Resektion mit kurativer Intention bei bis zu 40 % der Patienten erreicht werden kann. Ob ein multimodales Vorgehen mit einer Kombination einer Chemotherapie mit einer Strahlentherapie bei lokal fortgeschrittenen Karzinomen ohne Nachweis von Fernmetastasen einen weiteren Überlebensvorteil bietet, wird im Rahmen kontrollierter Studien geprüft.

Die 5-Jahres-Überlebensrate nach erfolgter R0-Resektion beträgt derzeit etwa 45 %.

Für den Nutzen einer adjuvanten postoperativen Chemotherapie nach erfolgter R0-Resektion gibt es bislang keine ausreichende Evidenz.

Die Möglichkeiten der palliativen Chemotherapie des fortgeschrittenen, inoperablen Magenkarzinoms sind begrenzt. Große Studien konnten jedoch nicht nur eine signifikante Verlängerung der Überlebenszeit sondern auch eine Verbesserung der Lebensqualität verglichen mit einer „best-supportive-care"-Therapie aufzeigen. Insbesondere die neueren Kombinationen mit Taxanen oder Irinotecan (CPT-11) scheinen bessere Ergebnisse zu liefern als die bislang häufig zur Anwendung kommenden Kombinationen aus einem Platinderivat, 5-FU und Folinsäure (als Kombination mit Cisplatin sog. PLF-Schema) oder die lange als Standardchemotherapie angesehene Kombination aus 5-FU, Doxorubicin und Mitomycin (FAM-Schema). Ebenfalls in Phase-II-Studien werden derzeit Kombinationsbehandlungen aus Irinotecan und Capecitabine, einem oralen 5-FU-Prodrug, getestet. Als relativ gut verträgliche, jedoch weniger aggressive Therapie hat sich das ELF-Schema (Etoposid, Folinsäure und 5-FU) bewährt. Wegen der komplexen Studienlage und den aktuellen Weiterentwicklungen von Therapieschemata ist die Empfehlung einer Standardtherapie derzeit schwierig. Die Entscheidung für eine palliative Chemotherapie und die Auswahl eines Therapieprotokolls wird sich im Einzelfall nicht nur an der Tumorausdehnung, sondern auch am Allgemeinzustand des Patienten und seinem Therapiewunsch orientieren müssen.

Palliative Maßnahmen haben neben einer adäquaten Schmerzbekämpfung auch das Ziel, möglichst lange eine enterale Ernährung zu ermöglichen. Neben endoskopischen Verfahren, die besonders im Bereich der proximalen Tumoren durch Laserablation, Argon-Beamer-Koagulation oder Einlage von Stents gute Ergebnisse zeigen, kann in Einzelfällen auch eine palliative Tumorresektion in Erwägung gezogen werden. Dieser Option kommt vor allem bei der Behandlung von en-

▶

doskopisch nicht therapierbaren Komplikationen wie Tumorblutungen, Perforationen oder Stenosen eine Bedeutung zu.

Nachsorge

Der Wert einer strukturierten Tumornachsorge für die Verbesserung der Prognose ist bislang nicht belegt. Die Deutsche Krebsgesellschaft empfiehlt ein symptomorientiertes Vorgehen, durch das insbesondere die Organverluste nach Tumorresektion (u. a. also Substitution von Vitamin B_{12}, Gabe von Pankreasenzympräparaten zu den Mahlzeiten) behandelt werden sollten.

Prognose

Die Prognose von Magenkarzinomen hängt entscheidend von der lokalen Tumorausdehnung sowie dem Metastasierungsgrad ab. Für Magenfrühkarzinome ist sie relativ günstig. Liegen keine Lymphknotenmetastasen vor, beträgt die 5-Jahres-Überlebensrate über 90 %. In fortgeschrittenen Tumorstadien, in denen die meisten Magenkarzinome entdeckt werden, ist die Prognose deutlich schlechter. Für das Stadium II beträgt die 5-Jahres-Überlebensrate 54 %, für das Stadium IIIA 37 %, für das Stadium IIIB 11 %. Weniger als 7 % aller Patienten mit einem Magenkarzinom im Stadium IV überleben 5 Jahre.

Sarkome

Epidemiologie

Generell werden als Sarkome Tumoren mesenchymaler Herkunft bezeichnet. Insgesamt handelt es sich um eine im Gastrointestinaltrakt seltene Tumorentität. Gerade deswegen liegen exakte Daten über die Inzidenz nicht vor. In Westdeutschland wird eine Inzidenz von 35/100 000 Einwohner angenommen. Mehr als die Hälfte der gastrointestinalen Sarkome entwickelt sich jedoch im Magen. Als Sonderform wurde vor wenigen Jahren erstmals die Gruppe der gastrointestinalen Stromatumoren (GIST) definiert, die sich durch die Expression von c-KIT (CD 117) als spezifischem immunhistochemischen Marker auszeichnet. Ihr Anteil an den malignen Tumoren des Verdauungstraktes liegt bei nur 0,2 %. Auch sie treten am häufigsten im Magen (65 %) auf. Epidemiologisch zeigt sich ein Altersgipfel zwischen dem 5. und 6. Lebensjahrzehnt, eine geschlechtsspezifische Prädisposition scheint es nicht zu geben. Die Beurteilung des biologischen Verhaltens gastrointestinaler Stromatumoren erscheint schwierig. So wird von einer Einteilung in benigne oder maligne zunehmend Abstand genommen. Vielmehr wurden Risikokriterien wie Tumorgröße und Mitosenzahl definiert, um auf diesen basierend eine Risikobeurteilung auszusprechen.

Klinik

Sarkome des Magens verursachen häufig erst sehr spät Beschwerden. Sie wachsen insgesamt eher langsam und können eine enorme Größe erreichen. Die häufigsten klinischen Zeichen sind unklare abdominelle Schmerzen und Blutungen.

Diagnostik

Endoskopisch imponieren diese Tumoren – wenn sie in das Lumen hineinwachsen – als eine glattwandige rundliche Vorwölbung. Die Schleimhaut ist meist intakt, kann jedoch auch ulzeriert sein. Da der Tumor meist unterhalb der Mukosa liegt, ist eine bioptische Sicherung der Läsion häufig nicht möglich. Eine endosonographische Diagnostik ist zur weiteren Abklärung hilfreich, da durch sie nicht nur die lokale Ausbreitung des Tumors und ggf. eine Infiltration in Nachbarorgane gesichert werden kann, sondern auch eine Beurteilung des lokalen Lymphknotenstatus möglich ist.

Therapie

Therapie

Große Therapiestudien zur Behandlung gastrointestinaler Sarkome existieren bislang nicht. Therapie der Wahl ist die vollständige chirurgische Resektion des Tumors.

Auf eine systemische Chemotherapie sprechen gastrointestinale Sarkome schlecht an. Erfolge wurden jedoch unter Therapie mit anthrazyklin- und/oder ifosfamidhaltigen Chemotherapieprotokollen beobachtet. Auch hier stellen die GIST eine

▶

Ausnahme dar. Diese sind effektiv mit dem spezifischen Tyrosinkinaseinhibitor STI571 (Glivec) behandelbar. Primär sollte aber auch hier eine chirurgische R0-Resektion angestrebt werden. Größere Therapiestudien liegen jedoch noch nicht vor.

Prognose

Die bedeutendsten prognostischen Faktoren für das Überleben sind der Malignitätsgrad der Sarkome sowie die Tumorgröße. 30–60% der Patienten erleiden nach primärer R0-Resektion ein Rezidiv. Auch wird eine metachrone Metastasierung in Leber, Lunge oder Knochen beobachtet. Insbesondere bei Sarkomen von niedrigem Malignitätsgrad wird hier der Versuch einer operativen Resektion auch der Metastasen empfohlen.

Primäres Magenlymphom

Definition

Durch maligne Transformation des lymphatischen Gewebes der Magenschleimhaut entstehen primäre Magenlymphome. Durch die Etablierung des MALT-(mucosa associated lymphoid tissue-)Konzeptes werden diese heute als eigene Tumorentität innerhalb der nach der REAL-Klassifikation eingeteilten Non-Hodgkin-Lymphome betrachtet. Sie entstehen meist (belegt ist eine Helicobacter-Infektion in über 90% der Fälle) infolge einer chronischen Helicobacter-pylori-induzierten Gastritis in der Magenschleimhaut, die primär frei ist von lymphatischem Gewebe. Jedes einzelne Kompartiment des MALT (Keimzentrum, Mantel- oder Marginalzone) kann dabei den Ursprungsort einer speziellen Lymphomentität darstellen.

Epidemiologie und Klassifikation

Insgesamt sind primäre Magenlymphome eher selten, sind jedoch die zweithäufigste maligne Erkrankung des Magens. Es handelt sich um eine Erkrankung, die gehäuft zwischen dem 6. und 7. Lebensjahrzehnt auftritt und Männer ungefähr doppelt so häufig betrifft wie Frauen. Die Inzidenz ist in Ländern mit hoher H.-pylori-Infektionsrate deutlich höher als in Ländern mit einer niedrigen. Bei der Mehrzahl der primären Magenlymphome handelt es sich um B-Zell-Lymphome.

Ätiologie

Die Rolle der chronischen H.-pylori-Infektion in der Genese gastraler B-Zell-Lymphome ist mittlerweile weltweit wissenschaftlich akzeptiert, jedoch sind die verantwortlichen pathogenetischen Mechanismen bislang unbekannt. Derzeit geht man von einem mehrstufigen Prozess aus, in dem neben molekularen und zytogenetischen Veränderungen auch immunulogische Veränderungen eine Rolle spielen. Numerische Chromosomenaberrationen wie Trisomie 3, 7, 12 oder 18 werden beobachtet, sind jedoch unspezifisch. Die häufigste zytogenetische Veränderung bei Marginalzelllymphomen des MALT-Typs ist die Translokation t(11;18).

Klinik

Die Symptomatik, mit der sich Patienten mit primärem Magenlymphom präsentieren, ist eher un-

Tabelle 2.**11** Klassifikation primärer gastrointestinaler Non-Hodgkin-Lymphome nach WHO

T-Zell-Lymphome	enteropathieassoziiertes T-Zell-Lymphom
	peripheres T-Zell-Lymphom
B-Zell-Lymphome	Marginalzonen-B-Zell-Lymphom vom MALT-Typ
	immunproliferative Dünndarmerkrankung
	follikuläres Lymphom
	Mantelzelllymphom
	diffuses großzelliges B-Zell-Lymphom mit/ohne MALT-Typ-Komponente
	Burkitt-Lymphom
	immundefizienzassoziierte Lymphome

Tabelle 2.**12** Stadieneinteilung der Magen-MALT-Lymphome nach Musshoff

Stadium EI1	Uni- oder multilokulärer Befall der Magenmukosa und -submukosa ohne Lymphknotenbeteiligung und ohne Organinfiltration per continuitatem
Stadium EI2	Wie EI1, jedoch überschreitet das Lymphom die Submukosa und infiltriert die Muscularis propria bis zur Serosa oder per continuitatem ein Organ
Stadium EII1	Uni- oder multifokaler Magenbefall jeglicher Infiltrationstiefe einschl. eines weiteren Organbefalls per continuitatem, zusätzlich Befall regionärer Lymphknoten
Stadium EII2	Wie EII1, jedoch Befall überregionärer und nichtregionärer infradiaphragmatischer Lymphknoten
Stadium III	Uni- oder multilokulärer Magenbefall jeglicher Infiltrationstiefe. Zusätzlich Befall regionärer und nichtregionärer infra- und supradiaphragmaler Lymphknoten, einschl. eines weiteren lokalisierten Organbefalls im Gastrointestinaltrakt, einschl. eines weiteren lokalisierten Befalls eines extralymphatischen Gewebes (IIIE) oder der Milz (IIIS)
Stadium IV	Uni- oder multilokulärer Magenbefall mit oder ohne Beteiligung aller zugehörigen Lymphknoten und diffuser oder disseminierter Befall extragastraler Organe

spezifisch. Beschwerden reichen von untypischen Oberbauchbeschwerden mit Druck- und Völlegefühl bis hin zur klassischen B-Symptomatik mit Fieber, Nachtschweiß und Gewichtsverlust.

Diagnostik

Neben einer ausführlichen Anamnese und gründlichen körperlichen Untersuchung mit Erhebung des Lymphknotenstatus, optimalerweise auch mit HNO-ärztlicher Beurteilung des Waldeyer-Rachenrings, kommt der endoskopischen Diagnostik eine zentrale Rolle zu. Das Bild, mit dem sich primäre Magenlymphome präsentieren können, ist mannigfaltig und reicht von Ulzerationen und polypoiden Massen oder Faltenvergrößerungen bis hin zur diffusen Infiltration. Daher sind multiple Biopsien aus verdächtigen und nicht verdächtigen Arealen der Magenschleimhaut mit dem Ziel eines „Mapping" sowie zur Gastritis- und H.-pylori-Diagnostik zu entnehmen. Die Durchführung einer Endosonographie zur Beurteilung der exakten Tiefenausdehnung des Lymphoms ist obligat. Die Methode erlaubt nicht nur eine Vorhersage der therapeutischen Ansprechbarkeit sondern auch die Beurteilung der perigastralen Lymphknoten. Neben der Endoskopie sind die Bestimmung des Differenzialblutbildes, der LDH, der Transaminasen, der Cholestaseparameter und der Nierenretentionsparameter sowie die Durchführung einer Knochenmarkbiopsie zum Ausschluss eines disseminierten Lymphombefalls wichtig. Ergänzt werden sollte diese Diagnostik um den Einsatz bildgebender Verfahren (Röntgen-Thorax in zwei Ebenen, CT des Abdomens und ggf. des Thorax, Sonographie des Abdomens und des Halses).

Die Stadieneinteilung der Magen-MALT-Lymphome erfolgt nach einer von Musshoff modifizierten und von Radszkiewicz ergänzten Ann-Arbor-Klassifikation (Tab. 2.**12**).

Therapie

Therapie

Die Therapie der primären Magenlymphome richtet sich nach dem Tumorstadium und dem Malignitätsgrad des Tumors. Die Möglichkeit einer Transformation eines niedrig malignen gastralen MALT-Lymphoms in ein hoch malignes ist bekannt und tritt in bis zu 30% der Fälle auf. Die Helicobacter-Eradikationstherapie ist die Therapie der Wahl bei niedrig malignen gastralen MALT-Lymphomen im Stadium I und führt in 80% der Fälle zu einem Ansprechen. Der Lymphomregress kann dabei zeitlich versetzt einsetzen. Erst nach 12 Monaten kann bei persistierendem Lymphom von einem Therapieversagen ausgegangen werden. Für niedrig maligne gastrale MALT-Lymphome in einem fortgeschrittenen Stadium (EII–IV) kann die Eradikationstherapie nur als ergänzende Maßnahme zur primären Tumortherapie mittels Resektion oder (Radio-)Chemotherapie empfohlen werden. Aktuelle große Studien zeigen, dass eine operative Behandlung mit ergänzender Radio-Chemothera- ▶

pie keinen therapeutischen Vorteil gegenüber einer alleinigen Radio-Chemotherapie hat, sodass die chirurgische Resektion heute lediglich zur Behandlung von Komplikationen wie Blutung oder Perforation empfohlen werden kann. Für hoch maligne Lymphome kommen heute primär das CHOP-Protokoll oder seine Modifikationen zum Einsatz, während niedrig maligne Lymphome meist nach dem COP-Schema therapiert werden. Der Wert einer ergänzenden Helicobacter-Eradikationstherapie in der Behandlung hoch maligner gastraler MALT-Lymphome ist nicht eindeutig geklärt.

Prognose

Derzeit beträgt die 5-Jahres-Überlebensrate für niedrig maligne gastrale MALT-Lymphome ca. 91 %, für die primär hoch malignen 56 % und für sekundär hoch malignen MALT-Lymphome des Magens 73 %.

Neuroendokrine Tumoren des Magens

In der Vergangenheit wurden die Tumoren des neuroendokrinen Systems des Gastrointestinaltraktes und des Pankreas unter dem Begriff „Karzinoid" bzw. „Inselzelltumor" zusammengefasst. In der aktuellen Klassifikation der WHO werden sie generell als neuroendokrine Tumoren (NET) bezeichnet. Es wird dabei zwischen gut differenzierten NET, gut differenzierten neuroendokrinen Karzinomen (NEK) und schlecht differenzierten NEK unterschieden. Durch die großen Fortschritte in den letzten zwei Jahrzehnten in der klinischen und morphologischen Diagnostik sowie der molekularbiologischen Forschung hat sich unser Wissen über die Entwicklung und das biologische Verhalten der gastroenteropankreatischen neuroendokrinen Tumoren (GEP-NET) so deutlich erweitert, dass es heute einer differenzierten Betrachtung dieser Tumoren bedarf.

Die Zellen der GEP-NET sind dem System der disseminierten neuroendokrinen Zellen zuzuordnen. Derzeit sind mindestens 12 verschiedene endokrine Zelltypen bekannt, deren Hormone als spezifische Marker für die normalen sowie die neoplastischen NE-Zellen des GEP-Systems verwandt werden können. Als generelle Marker für neuroendokrine Zellen werden in der Praxis Synaptophysin, das Bestandteil der in allen neuroendokrinen Zellen vorkommenden kleinen vesikulären Granula ist, und Chromogranin A, das Bestandteil der Membran der meisten neurosekretorischen Granula ist, benutzt.

Einteilung

Im Magen werden vier Typen der NET unterschieden, von denen Typ 1 der weitaus häufigste ist (70–80 % der Fälle). Typ 2 und Typ 4 sind sehr selten vorkommende Tumoren.

Die Typen 1 und 2 werden den hoch differenzierten neuroendokrinen Tumoren zugeordnet. Synonym wird auch heute noch vereinzelt der Begriff „Karzinoid" angewandt.

Der **Typ-1-NET** des Magens ist meist klein und multifokal auftretend. Typischerweise werden endoskopisch im Magenkorpus mehrere polypöse Schleimhauttumoren gefunden, die in den meisten Fällen keine klinischen Beschwerden hervorrufen. Frauen sind deutlich häufiger als Männer betroffen. Dieser Tumor tritt immer im Zusammenhang mit einer autoimmunen chronisch-atrophischen Korpusgastritis auf. Hier kommt es durch die Achlorhydrie des Magens zu einer anhaltenden Stimulation der antralen G-Zellen des Magens und durch die daraus resultierende Hypergastrinämie zum Wachstum der endokrinen ECL-(enterochromaffin-like-)Zellen der Korpusschleimhaut mit diffuser oder mikronodulärer ECL-Zell-Hyperplasie, aus der sich nach langer Zeit multiple kleine NET entwickeln können, die kein hormonelles Syndrom verursachen. Histologisch sind diese Tumoren hoch differenziert und liegen in der Mukosa und Submukosa. Sie sind nicht angioinvasiv und meist nicht größer als 1 cm im Durchmesser, sodass sie endoskopisch gut abgetragen werden können.

In Verbindung mit der vererbten multiplen endokrinen Neoplasie Typ 1 (MEN-1) tritt der **Typ-2-NET** des Magens auf, in deren Verlauf sich ein Zollinger-Ellison-Syndrom entwickelt hat. Ebenfalls auf dem Boden einer ECL-Zell-Hyperplasie treten auch hier meist multifokal im Magenkorpus gelegene Tumoren einer Größe von 1–2 cm auf, die biologisch ein benignes oder niedrig malignes Verhalten zeigen. Auch sie sind funktionell inaktiv, histologisch hoch differenziert, auf die Mukosa und Submukosa beschränkt, können jedoch eine Angioinvasion zeigen und metastasieren.

Die **Typ-3-NET** des Magens, die die zweithäufigsten NET dieser Lokalisation sind, treten solitär, ohne bevorzugte Lokalisation im Magen und sporadisch auf. Ab einer Größe von 2 cm ist er als potenziell maligne einzuordnen. Er betrifft Männer häufiger als Frauen. Meist besteht er aus ECL-Zellen. Außerdem ist keine Hypergastrinämie dabei, was diesen Typ von den beiden anderen differenziert.

Einem undifferenzierten Magenkarzinom entsprechen die **Typ-4-NET** des Magens. Meist zeigen sie bereits bei Diagnosestellung eine ausgedehnte Metastasierung.

Zur prognostischen Einschätzung von GEP-NET wurden verschiedene Kriterien erarbeitet, die neben der Tumorgröße, der histologischen Differenzierung, der möglichen Infiltration der Muscularis propria, dem Vorliegen einer Angioinvasion und/oder Metastasen auch die Proliferationsrate beinhalten, zu deren Abschätzung die Bestimmung des Markers Ki-67 empfohlen wird.

Diagnostik

Nach histologischer Sicherung eines NET des Magens mit adäquater Klassifizierung anhand biochemischer, histopathologischer und molekulargenetischer Marker sollte eine differenzierte bildgebende Diagnostik zum Tumorstaging erfolgen. Zur Beurteilung der lokalen Tumorausbreitung kommt neben der Endoskopie mit Entnahme multipler Biopsien zur Beurteilung der Tumorausdehnung der Endosonographie eine besondere Bedeutung zu. Als laborchemische Marker sollte neben Gastrin und Serotonin auch Chromogranin A bestimmt werden. Bei Vorliegen einer Hypergastrinämie muss ein Zollinger-Ellison-Syndrom durch einen Sekretintest ausgeschlossen werden. Bei Verdacht auf Malignität des Tumors muss ein umfangreiches Staging zum Ausschluss metastatischer Absiedelungen erfolgen. Neben einer transabdominellen Sonographie sollten auch eine Somatostatinrezeptorszintigraphie (SRS) und eine Computertomographie des Abdomens erfolgen.

Therapie

Therapie

Typ-1- und -2-NET sind durch endoskopische Abtragung und engmaschige bioptische (jährliche) Verlaufskontrollen ausreichend therapiert. Niedrig maligne NET des Magens sollten einer chirurgischen Therapie zugeführt werden. Je nach Lokalisation wird eine subtotale Magenresektion bzw. eine Gastrektomie, bei Vorliegen von Lymphknotenmetastasen mit Lymphadenektomie empfohlen. Bei Vorliegen von Lebermetastasen sollten diese nach Möglichkeit ebenfalls reseziert werden. Im Mittel überleben Patienten mit hepatisch metastasiertem NET des Magens vom Typ 3 2 bis 4 Jahre. Hoch maligne NET des Magens (Typ 4) weisen bei Diagnosestellung meist Lymphknotenmetastasen auf. Die Deutsche Gesellschaft für Chirurgie empfiehlt für diese Tumoren ein chirurgisches Vorgehen, das dem bei Adenokarzinomen des Magens entspricht, also eine Gastrektomie mit Lymphadenektomie. Lediglich 25 % aller Patienten mit einem solchen Tumor überleben das erste Jahr nach Diagnosestellung.

Im Falle eines nicht resektablen Tumors sollte eine palliative Therapie mit dem Ziel der Symptomkontrolle und der Verbesserung der Lebensqualität durchgeführt werden. Hier wurden bislang Chemotherapieschemata mit Streptozotocin in Kombination mit 5-FU und Adriamycin oder Kombinationen von Cyclophosphamid und Cisplatin eingesetzt. Aufgrund der geringen Inzidenz von NET des Magens liegen jedoch keine großen randomisierten Studien vor.

Zur Hemmung der durch überschießende Hormonproduktion verursachten Symptomatik wird mit Erfolg das synthetisierte Somatostatin-Analogon Octreotid eingesetzt.

2.2.5 Funktionelle Dyspepsie

Der Begriff der **Dyspepsie** umschreibt ein Symptom bzw. einen Symptomenkomplex aus Einzelsymptomen mit Lokalisation im Oberbauch (Tab. 2.**13**).

Weltweite epidemiologische Studien zeigen, dass etwa 25 % der Bevölkerung während eines Jahres unter dyspeptischen Beschwerden leiden. Nur ein Teil dieser Patienten begibt sich in ärztliche Behandlung. Bis zu 5 % aller Konsultationen einer hausärztlichen Praxis erfolgen wegen einer Dyspepsie.

Wichtig ist eine Unterscheidung zwischen abgeklärten und nicht abgeklärten dyspeptischen Beschwerden. Erst nach Ausschluss einer organischen Ursache der Beschwerden (unbedingt ausgeschlossen werden müssen eine Refluxösophagitis, ein Ulcus ventriculi oder duodeni, eine chronische Pankreatitis und ein Pankreaskarzinom) und bei Persistenz der Beschwerden über 3 Monate kann von einer funktionellen Dyspepsie gesprochen werden. Die funktionelle Dyspepsie ist also eine Ausschlussdiagnose. Bei Patienten, die sich wegen dyspeptischer Beschwerden in ärztliche Behandlung begeben, werden als Ursache für diese Beschwerden in 15–25 % peptische Ulzera, in ca. 25 % Refluxösophagitiden und in 1–2 % Malignome gefunden. Eine histologisch nachgewiesene Gastritis oder das Vorliegen einer Cholezystolithiasis widersprechen nicht der Einordnung der Beschwerden als funktionelle Dyspepsie. Einer gründlichen Anamnese kommt ei-

Tabelle 2.**13** Symptomenkomplex Dyspepsie

- epigastrischer Schmerz
- Druckgefühl
- Völlegefühl
- frühzeitiges Sättigungsgefühl
- geblähter Leib (Meteorismus, Aufgeblähtsein)
- Aufstoßen
- retrosternales Brennen (Sodbrennen)
- Übelkeit
- Erbrechen

ne ganz besondere Bedeutung zu, um z. B. Patienten mit gastroösophagealer Refluxkrankheit oder Patienten mit Reizdarmsyndrom nicht fälschlich einzuordnen.

Definition der funktionellen Dyspepsie

Persistierende oder wiederkehrende dyspeptische Beschwerden über 12 Wochen innerhalb eines Jahres ohne Nachweis einer organischen Ursache und ohne Besserung der Beschwerden durch Stuhlgang und ohne Änderung der Stuhlgewohnheiten (also ohne Hinweise auf das Vorliegen eines Reizdarmsyndroms).

Eine Unterteilung der Dyspepsie in Subtypen hat sich in der Praxis als nicht ausreichend sicher differenzierend erwiesen. Heute wird daher eine Orientierung am Leitsymptom zur Entscheidung über das Therapiemanagement empfohlen.

Patienten, die als Leitsymptom unter Sodbrennen leiden, sollten primär als Patienten mit gastroösophagealer Refluxkrankheit eingeordnet und auch so behandelt werden. Bei Patienten, die führend über Unterbauchbeschwerden oder Stuhlentleerungsstörungen klagen, muss klinisch vom Vorliegen eines Reizdarmsyndroms ausgegangen werden.

Ätiologie

Die **Ursachen** einer funktionellen Dyspepsie sind letztlich unklar. Bei einem Teil der Patienten werden Störungen autonomer Funktionen wie Motilitätsstörungen, viszerale Hyperalgesie oder eine autonome Neuropathie beobachtet. Auch können psychischer Stress oder belastende Lebensereignisse mit dem Auftreten dyspeptischer Beschwerden einhergehen, ohne dass der ätiologische Zusammenhang gesichert ist. Für die Krankheitsverarbeitung sind psychische Faktoren von großer Bedeutung.

Diagnostik

Zur **Abklärung** dyspeptischer Beschwerden sollte in erster Linie neben einer gründlichen Anamnese und einer körperlichen Untersuchung eine Ösophago-Gastro-Duodenoskopie durchgeführt werden, da durch sie in etwa 50 % der Fälle eine strukturelle Läsion als Ursache der Beschwerden diagnostiziert werden kann. Die Abdomensonographie dagegen liefert nur in Ausnahmefällen richtungsweisende Befunde im Rahmen der differenzialdiagnostischen Abklärung der Dyspepsie. Sie sollte dennoch zum Einsatz kommen, um z. B. strukturelle Läsionen des Pankreas als Ursache der Beschwerden auszuschließen.

Die Deutsche Gesellschaft für Verdauungs- und Stoffwechselkrankheiten (DGVS) hat eine **Leitlinie zum praktischen Vorgehen** bei Vorliegen einer Dyspepsie entwickelt.

Neu aufgetretene dyspeptische Beschwerden sollten mit zunehmendem Alter ernster genommen werden. Insbesondere muss hier eine maligne Erkrankung ausgeschlossen werden.

Einige **Alarmsymptome** stellen eine Indikation zur unmittelbaren Diagnostik mittels Endoskopie des oberen Verdauungstraktes dar. Dazu zählen eine signifikante Gewichtsabnahme, Schluckstörungen (Dysphagie), rezidivierendes Erbrechen, Anämie, dauerhafte Appetitlosigkeit, Fieber und klinische Zeichen einer gastrointestinalen Blutung wie Teerstuhl oder Hämatemesis. Ebenfalls sollte die Indikation zur Durchführung einer Ösophago-Gastro-Duodenoskopie bei Patienten gestellt werden, die bei Erstmanifestation ein Alter von 45 Jahren überschritten haben oder die unter einer Medikation mit NSAR (einschließlich ASS) stehen.

Für Patienten unter 45 Jahren ohne Alarmsymptome und ohne Einnahme von NSAR bestehen prinzipiell 3 Möglichkeiten des weiteren Vorgehens, von denen keine als eindeutig überlegen empfohlen wird. Eine probatorische Therapie mit einem Protonenpumpenhemmer kann über einen Zeitraum von max. 4 Wochen durchgeführt werden. Alternativ kann – und diese Methode zeigt in Studien eine höhere Kosteneffektivität – eine Endoskopie mit Biopsieentnahme für die H.-pylori-Diagnostik durchgeführt werden.

Als alternatives nichtinvasives Untersuchungsverfahren wird für diese Patientengruppe die Durchführung eines ^{13}C-Harnstoff-Atemtest, eines immunologischen Stuhltests zum Antigennachweis oder eines serologischen Tests zum Nachweis einer Helicobacter-pylori-(H. p.-)Infektion empfohlen.

Zeigt die nichtinvasive H.-pylori-Diagnostik dabei einen positiven Befund, kommen für das weitere Vorgehen die Durchführung einer Endoskopie („test and scope") oder die Durchführung einer Eradikationstherapie („test and treat") infrage.

Für die Gruppe der Patienten unter 45 Jahren ohne Alarmsymptome werden Laboruntersuchungen und Ultraschall zur weiteren Abklärung nicht empfohlen, wohl aber für Patienten über 45 Jahren. Hier sollte unbedingt auch eine endoskopische Diagnostik durchgeführt werden.

Ebenso sollten diese Untersuchungen durchgeführt werden, falls eine probatorische 4-wöchige PPI-Therapie nicht zum Verschwinden der dyspeptischen Beschwerden geführt haben sollte.

Als sinnvolle Laboruntersuchungen werden dann ein kleines Blutbild, CrP, γ-GT, ALAT, ASAT, Kreatinin und Lipase empfohlen.

Therapie

Therapie

Die **Therapie dyspeptischer Beschwerden** richtet sich nach den erhobenen Befunden. Wichtig ist also auch hier eine Unterscheidung zwischen organischer, funktioneller und nicht abgeklärter Dyspepsie. Bei Vorliegen einer strukturellen Läsion als Ursache der Beschwerden sollte diese behandelt werden.

Die Auswahl der Therapie bei funktioneller Dyspepsie kann von zusätzlich vorliegenden funktionellen Erkrankungen (z. B. Reizdarmsyndrom, chronisches Schmerzsyndrom) beeinflusst werden.

Als generelle Maßnahmen bei funktioneller Dyspepsie werden die Aufklärung des Patienten über die gutartige Natur der Erkrankung („reassurance"), eine allgemeine Beratung zur gesunden Lebensweise sowie eine Diätberatung empfohlen, wobei jedoch keine spezifische wirksame Diät existiert.

Eine medikamentöse säuresupprimierende Therapie führt bei einem Teil der Patienten mit funktioneller Dyspepsie zu Beschwerdefreiheit. Dabei sind Protonenpumpenhemmer den H_2-Rezeptor-Antagonisten überlegen. Antazida sind nicht wirksam und sollten daher auch nicht eingesetzt werden.

Ebenfalls erfolgreich bei einem Teil der Patienten wird eine prokinetische Therapie mit einem Dopaminantagonisten eingesetzt.

Bei funktioneller Dyspepsie und gleichzeitiger H.-pylori-Infektion kann eine Eradikationstherapie in Erwägung gezogen werden, wobei diese nur bei einem Teil der Patienten eine dauerhafte Beschwerdelinderung bewirkt.

Eine Linderung dyspeptischer Beschwerden konnte für einige Patienten durch den Einsatz von Iberogast, einem Phytotherapeutikum, Dimeticon oder trizyklischen Antidepressiva gezeigt werden, wobei Letztere vor allem dann indiziert sein können, wenn zusätzlich eine depressive Komorbidität besteht.

Für den Einsatz von Spasmolytika, Pankreasenzymen, Kappa-Opioid-Rezeptor-Antagonisten, anderen Psychopharmaka, Entspannungstechniken oder naturheilkundlicher/komplementärmedizinischer Techniken liegen keine ausreichenden Daten vor.

Da Patienten mit einer funktionellen Dyspepsie gehäuft gleichzeitig an einer psychiatrischen Störung erkrankt sind, sollten Patienten mit psychischen Auffälligkeiten frühzeitig ergänzend durch einen psychosomatisch orientierten Arzt evaluiert werden. Eine psychotherapeutische Intervention kann bei funktioneller Dyspepsie eine positive Wirkung haben.

2.3 Erkrankungen des Dünndarms

A. Sturm, B. Wiedenmann

(Frühere Bearbeitung: N. Börner)

2.3.1 Einführung

Der Dünndarm besteht aus Duodenum, Jejunum und Ileum und hat eine Gesamtlänge von 4–7 Metern. Durch die fingerförmige Ausbuchtung der Zotten und den dazwischen liegenden Krypten kommt es zu einer 7–14fachen Vergrößerung der Oberfläche mit einer Resorptionsfläche von ca. 75 000 cm^2. Im Duodenum werden bevorzugt Calcium und Eisen, im Jejunum Kohlenhydrate, Fette und Eiweißspaltprodukte resorbiert. Im Ileum werden Gallensäuren rückresorbiert und Vit. B_{12} aufgenommen.

Die wichtigste Aufgabe des Dünndarms ist die Resorption von Nahrungsbestandteilen. Postprandial kommt es nach der Zerkleinerung der Nahrung im Magen durch die Magenbewegung und Säureeinwirkung zu einem Weitertransport des Nahrungsbreies in den Dünndarm. Nach pankreatischer Vorverdauung fördert dann die Eigenmotorik des Dünndarms den Weitertransport des Chymus durch den Darm.

Zu einer unvollständigen Resorption von Nahrungsbestandteilen kommt es bei vielen Erkrankungen, z. B. einer Störung der Dünndarmmotilität (z. B. bei einer diabetischen Gastroparese, einem Fehlen von Magenanteilen nach Resektion), einer Störung in der Vorverdauung (z. B. bei einer Pankreasinsuffizienz), einer morphologischen Veränderung des Dünndarms (z. B. ein Zottenverlust), einem zu kurzen Darm (z. B. nach Darmresektion) oder einem Defekt in spezifischen Transporterproteinen (z. B. ein Lactasemangel).

Die Folge einer unvollständigen Aufnahme von Nahrungsbestandteilen ist ein Malabsorptionssyndrom, die Leitsymptome der meisten Dünndarmerkrankungen sind Durchfälle und Gewichtsverlust.

2.3.2 Angeborene Dünndarmenzymdefekte

In der intestinalen Mukosa werden spezifische Transporterproteine und Enzyme gebildet, die für die Endverdauung und den Transport von Nahrungsbestandteilen über die Bürstensaummembran, den Durchtritt durch die Zelle und den Austritt an der basolateralen Membran verantwortlich sind. Eine Synthesestörung dieser Proteine geht meist mit einer Maldigestion und Malabsorption spezifischer Nahrungsmittel einher (Tab. 2.**14**).

Abgesehen von der Lactoseintoleranz der Erwachsenen, handelt es sich bei den angeborenen Störungen um in der Erwachsenenmedizin seltene Krankheiten.

Lactoseintoleranz

Definition

Angeborener oder erworbener Mangel an Lactase mit konsekutiver Lactose-(Milchzucker-)Unverträglichkeit.

Pathogenese

Durch das Fehlen des Bürstensaumenzyms Lactase kann Lactose nicht in Glucose und Galaktose gespalten werden und führt zu einer osmotischen Diarrhö. Die bakterielle Fermentierung der Lactose im Dickdarm führt zu einer gesteigerten H_2-Bildung mit konsekutivem Völlegefühl, Bauchschmerzen und Flatulenz.

Grundsätzlich kommen als Ursachen der Laktoseintoleranz folgende Störungen infrage:
- angeborener Lactasemangel (kongenitaler Typ, sehr seltene Synthesestörung einer funktionell inaktiven Lactase),
- temporärer Lactasemangel bei Frühgeborenen,
- primärer Lactasemangel des Erwachsenen (adulter Typ) mit verzögertem Einsetzen („Hypolactasie“; häufigste Form),

Tabelle 2.**14** Dünndarmenzymdefekte

Substrat	Krankheit
Kohlenhydrate	• Lactoseintoleranz (kongenitaler Typ) • Saccharose-Isomaltase-Intoleranz • Trehaloseintoleranz • Glucose-Galaktose-Malabsorption • Intoleranz gegenüber Nahrungskohlenhydraten (Fructose, Sorbit, Amylase, Stärke, Lactulose, Lactilol, Stacchyose, Raffinose)
Proteine	• Enterokinasemangel • Aminosäurentransportstörungen (Hartnup-Krankheit, Zystinurie, Blue-Diaper-Syndrom, Oasthouse-Syndrom, Lowe-Syndrom, Joseph-Syndrom)
Lipide	• Abetalipoproteinämie
Elektrolyt- und Mineraltransport	• kongenitale Chloridorrhö • familiäre Hypomagnesiämie • Acrodermatitis enteropathica (Zinkmangel)
Vitamin B_{12}	• Imerslund-Grasbeck-Syndrom • Transcobalamin-II-Mangel
primäre Gallensäuremalabsorption	

- sekundärer Lactasemangel bei Dünndarmerkrankungen (z. B. Sprue, Morbus Crohn),
- relativer Lactasemangel bei verzögerter Kontaktzeit (z. B. nach Darmresektionen oder schweren Diarrhöen).

Prävalenz

Nordeuropa 5–15%; USA, kaukasische Bevölkerung 10–25%; Afro-Amerikaner 45–80%; Afrikaner und Asiaten 80–100%.

Klinik

Die typischen Symptome der Lactoseintoleranz bestehen in **Diarrhöen**, **Bauchschmerzen**, **Flatulenz** und **Meteorismus** nach dem Genuss von lactosehaltigen Nahrungsmitteln wie Milch oder Milchprodukte. Der Schweregrad ist individuell sehr unterschiedlich. Er hängt u. a. davon ab, ob die Lactase völlig fehlt oder ob noch eine Restfunktion vorhanden ist.

Diagnostik/Diffenzialdiagnostik

Neben der häufig wegweisenden Anamnese wird ein H_2-Lactose-Atemtest durchgeführt. Hierbei trinkt der Patient nüchtern 50 g Lactose innerhalb 5 Minuten. Die nicht resorbierte Lactose gelangt in den Dickdarm und wird von den dortigen Bakterien unter Freisetzung von Wasserstoff verstoffwechselt. Der entstehende Wasserstoff wird absorbiert und über die Lunge abgeatmet. Bei einem Wasserstoff-Anstieg von mehr als 20 ppm und einem Blutzuckeranstieg von weniger als 20 mg/dl gilt die Diagnose der Lactoseintoleranz als gesichert. Fehlen jedoch die typischen klinischen Beschwerden wie Diarrhö, Bauchschmerzen, Flatulenz oder Blähungen sollten pathologische H_2-Exhalationswerte nicht als relevantes klinisches Ergebnis interpretiert werden.

Differenzialdiagnostisch sollte neben den sekundären Formen der Lactoseintoleranz (z. B. Zöliakie, Morbus Crohn) eine Milcheiweiß-Allergie gegenüber Casein oder Lactalbumin (Nachweis spezifischer IgE) ausgeschlossen werden. Der Allergiker reagiert im Gegensatz zum Patienten mit Lactasemangel schon bei geringsten Mengen an Milch mit Beschwerden.

Therapie

Therapie

Die Therapie der Lactoseintoleranz hängt vom Schweregrad der Erkrankung ab, also davon, welche Mengen Milchzucker vertragen werden. Dies reicht von einer völligen Unverträglichkeit bis hin zu einer leichten Unverträglichkeit. Nur selten kommt es bereits bei sehr geringen Lactosemengen (unter 3 g) zu Unverträglichkeitsreaktionen und Beschwerden treten oft erst bei Lactosemengen von über 10 g auf, sodass Lebensmittel mit geringen Milchzuckermengen und in kleiner Menge verzehrt meist ohne Probleme vertragen werden.

Obwohl Sauermilchprodukte wie z. B. Joghurt, Dickmilch oder Kefir relativ große Mengen Milchzucker enthalten, werden sie aufgrund der enthaltenen Milchsäurebakterien, die im Darm größere Mengen Milchzucker abbauen können, häufig gut vertragen. Ähnliches gilt für die Verträglichkeit vieler Käsesorten, da der Milchzucker bei der Käseherstellung durch Fermentation weitgehend abgebaut wird. Viele Fertigprodukte und Soßen weisen einen hohen Gehalt an Lactose auf. Lactosefrei sind Fleisch und Fisch, frisches Obst und Gemüse, Nüsse, Kartoffeln, Nudeln, Reis, Hülsenfrüchte, Getreide, Getreideflocken, Gewürze, Fruchtsäfte, Mineralwasser, Tee und Kaffee. Weitere Informationen sind erhältlich unter anderem im Deutschen Ernährungsberatungs- und Informationsnetz (www.ernaehrung.de).

Hilfreich können auch Lactasekapseln als Substitutionstherapie sein, eine Osteoporoseprophylaxe mit Calcium sollte bei absoluter Lactoseintoleranz durchgeführt werden.

2.3.3 Einheimische Sprue, Zöliakie

Definition/Prävalenz

Die Zöliakie, einheimische Sprue oder auch glutensensitive Enteropathie genannt, ist ein chronisches Malabsorptionssyndrom des Dünndarmes, welches durch den Kontakt mit Nahrungsmittelgluten in genetisch prädisponierten Personen entsteht. Es handelt sich hierbei um eine allergische Reaktion gegenüber Gluten, die zu einer Zottenatrophie mit konsekutiver Malabsorption führt.

Die Prävalenz der Erkrankung variiert stark und liegt in den westlichen Ländern zwischen 1:150 und 1:300. Die Zöliakie kann in jedem Lebensalter diagnostiziert werden und das Lebensalter bei Erstdiagnose ist in den letzten Jahren deutlich gestiegen. Bei Spruepatienten findet sich in 5–15% der Verwandten 1. Grades und bei monozygoten Zwillingen in bis zu 75% eine Erkrankungskonkordanz.

Pathogenese

Pathogenetisch kommt es bei einem genetisch prädisponierten Wirt zu einer Aktivierung von glutenempfindlichen T-Zellen, wenn ihnen Gliadin, die alkohollösliche Fraktion des Weizenglutens von B-Lymphozyten, Makrophagen oder dendritischen Zellen des Darmes in Zusammenhang mit HLA-DQ2- oder -DQ8-Molekülen präsentiert wird. Die Antigenpräsentation und darauf folgende T-Zellstimulation wird durch das körpereigene Enzym Gewebetransglutaminase (t-TG) verstärkt. t-TG wird bei Entzündung aus Zellen freigesetzt und modifiziert (deamidiert) insbesondere die Gliadine. Die so veränderten Gliadine führen zu einer starken Aktivierung der T-Lymphozyten der Sprue-Patienten. Die Aktivierung der T-Zellen führt konsekutiv zu einer Vermehrung der intraepithelialen Lymphozyten und Infiltration der Lamina propria mit Entzündungszellen und einer Zottenatrophie. Mehr als 90% der Spruepatienten sind HLA-DQ2-positiv.

Klinik

Die Klinik der Zöliakie ist mannigfaltig, häufig oligosymptomatisch und hängt vom Zeitpunkt der Erstdiagnose und den Begleiterkrankungen ab. Typische Symptome bei der Erstdiagnose im Erwachsenalter sind Gewichtsverlust, Diarrhöen, Adynamie und Anämie. Weitere häufige Beschwerden sind Bauchschmerzen, Übelkeit und Erbrechen, Tetanie, Aszites, Parästhesien, Knochenschmerzen oder Hautveränderungen. Seltenere Symptome sind Anämie, Blutungsneigung, rezidivierende Aborte und Infertilität, Thrombozytose, Depression, eine Polyneuropathie, Ataxien, eine dilatative Kardiomyopathie, Arthralgien oder eine Gingivahypoplasie. Eine Milzatrophie wird häufig bei einer Zöliakie beobachtet. Die bei der Zöliakie beobachteten Zeichen der Malabsorption sind in Tab. 2.**15** zusammengefasst.

Fast immer geht die Zöliakie bei der Erstdiagnose mit einer Lactoseintoleranz einher, welche anamnestisch wegweisend sein kann.

Assoziierte Erkrankungen

Eine gehäufte Assoziation mit der Zöliakie zeigen das Turner-Syndrom (8%), die Trisomie 21 (7%), der IgA-Mangel (7–10%), die primär biliäre Zirrhose (6%), eine Autoimmunhepatitis (5%), die Autoimmunthyreoiditis (3–5%) und der Typ-1-Diabetes (3%). Die Dermatitis herpetiformis Duhring (Erytheme, Plaques, herpetiforme Bläschen) gilt als extraintestinale Manifestation der Zöliakie. Ihre Diagnose wird durch eine Hautbiopsie gestellt.

Diagnose/Einteilung

Die Diagnose der Zöliakie wird durch eine endoskopisch entnommene Dünndarmbiopsie gestellt, die histologisch eine partielle oder komplette Zottenatrophie, Kryptenhyperplasie und einen erhöhten Gehalt an intraepithelialen Lymphozyten oder Plasmazellen zeigt (Abb. 2.**4**, s. Farbtafel I).

Serologische Marker sind endomysiale Antikörper (Sens.: 85–98%, Spez.: 97–100%) und die Gewebetransglutaminase (Sens.: 93–96%, Spez.: 99–100%). Die Bestimmung der unspezifischeren Gliadenantikörper ist aufgrund der hohen Sensitivität und Spezifität der anderen Antikörper heute obsolet. Bei einem IgA-Mangelsyndrom können die IgA-Antikörper falsch negativ sein. Erhöhte Antikörpertiter sind nur verwertbar bei einer glutenhaltigen Diät.

Eingeteilt wird die Zöliakie nach Marsh (Ia: lymphozytäre Enteritis; Ib: intraepitheliale Lymphozytose; II: lymphatische Enteritis mit Kryptenhyperplasie; IIIa: partielle Zottenatrophie; IIIb: subtotale Zottenatrophie; IIIc: totale Zottenatrophie; Abb. 2.**4**, s. Farbtafel I).

Von einer latenten Zöliakie spricht man, wenn in der Kindheit eine Zöliakie diagnostiziert und mit einer glutenfreien Diät behandelt wurde, im Erwachsenalter jedoch eine glutenhaltige Kost toleriert wird.

Eine potenzielle Zöliakie liegt bei Patienten mit einer normalen Duodenalbiopsie aber erhöhten endomysialen Antikörper vor. Bei diesen Patienten findet man gehäuft eine genetische Disposition (HLA-DQ2) und einen Verwandten I. Grades mit Zöliakie. Das

Tabelle 2.**15** Folgen der Malabsorption

Malabsorption von	klinische Symptome	Laborbefunde
H_2O/NaCl	Diarrhö, Gewichtsverlust	
Protein/Aminosäuren	Ödeme, Aszites, Gewichtsverlust	Albumin ↓, Protein ↓
Fett	Steatorrhö, Flatulenz, Gewicht ↓	Stuhlfett > 7 g/d
Zucker	Flatulenz, wässrige Diarrhöen	path. H_2-Atemtest
Eisen und Folsäure	Anämie	makrozytäre Anämie
Eisen und Ferritin	Anämie, Glossitis	mikrozytäre Anämie, Eisen ↓
Calcium, Vitamin D	Parästhesien, Tetanie, Osteomalazie, Knochenfrakturen, Hypokalzämie	AP ↑, Knochendichte ↓
Vitamin B_1	Polyneuritis	
Vitamin B_2	Glossitis, trockene Haut	
Vitamin A	Nachtblindheit	
Vitamin K	Blutungen	
Vitamin C	Skorbut	
Vitamin B_{12}	Anämie, Parästhesien, Ataxie	makrozytäre Anämie

Risiko für die Entwicklung einer manifesten Zöliakie liegt bei diesen Patienten zwischen 6 und 20%.

Differenzialdiagnose

Differenzialdiagnostisch kommt es bei auch bei einer Kuhmilchintoleranz, der tropischen Sprue, Strahlenschäden, einer GvHD, einer Autoimmunenteropathie, der kollagenen Kolitis, einem Morbus Crohn oder einem enteropathieassoziierten T-Zell-Lymphom zu zöliakietypischen histologischen Veränderungen. Bei der tropischen Sprue handelt es sich um ein Malabsorptionssyndrom, das bei Bewohnern bestimmter tropischer Regionen, sowie Personen, die diese Gegenden besucht haben, klinisch manifest wird. Das Agens dieser Erkrankung ist noch unbekannt. Die Klinik der tropischen Sprue entspricht der der Zöliakie, behandelt wird mit Tetrazyklinen und dem Ersatz der fehlenden Stoffe, insbesondere der Folsäure.

Therapie

Therapie

Bei dem Nachweis einer Zöliakie muss eine lebenslange glutenfreie Kost eingehalten werden. Hierbei sind Kartoffeln, Mais, Reis, Hirse und Sojabohnen erlaubt, Weizen, Hafer, Gerste, Roggen, Dinkel und z. B. Grünkern verboten. Bei einem begleitenden Lactasemangel sollten auch Milchprodukte vermieden werden. Die im Rahmen des Malabsorptionssyndroms depletierten Elektrolyte, Vitamine und ggf. Albumin müssen ersetzt werden, die Gabe von mittelkettigen Triglyceriden kann hilfreich sein.

Bei fehlendem Ansprechen auf eine glutenfreie Kost sollten zunächst mit einem Ernährungsprotokoll evaluiert werden, ob eine glutenfreie Kost eingehalten (Compliance) wird und andere Ursachen der Diarrhöen (z. B. bakterielle Fehlbesiedlung, Pankreasinsuffizienz, Lactasemangel, zusätzliche Enteropathien, z. B. Soja, Eier oder Thunfischintoleranz) ausgeschlossen werden. Erst danach liegt eine therapierefraktäre Sprue vor und eine immunmodulatorische Therapie mit Steroiden (1 mg/kg KG, dann Reduktion auf Erhaltungsdosis) und/oder Azathioprin (2 mg/kg KG) sollte begonnen werden. 50–75% der Patienten mit einer therapierefraktären Sprue entwickeln innerhalb von 2 Jahren ein enteropathieassoziiertes T-Zell-Lymphom (EATZL), 14% sterben an dem Lymphom und 43% der refraktären Patienten sterben an den Folgen einer Malabsorption.

2.3.4 M. Whipple (= intestinale Lipodystrophie)

Definition/Epidemiologie

Seltene bakterielle Infektion mit Tropheryma whippelii (grampositiver Actinomyces), die Darm, Gelenke, ZNS, Endokard, seröse Häute, Augen, das lymphoretikuläre System und andere Organe betreffen kann.

Das mittlere Erkrankungsalter ist das 40.–60. Lebensjahr, in 85 % sind Männer betroffen. Prädisponierend sind Arbeiten im Erdreich und mit Tieren. In 30–45 % sind die Patienten HLA-B27-positiv.

Pathogenese

Die Pathogenese der Erkrankung ist unklar. Pathognomonisch findet sich eine massive Infiltration des infizierten Gewebes mit polygonalen Makrophagen, die körnige oder sichelförmige, PAS-positive Plasmaeinschlüsse aufweisen (SPC = „sickle form particles containing cells").

Klinik

Das klinische Bild der intestinalen Lipodystrophie ist sehr variabel und abhängig von der Organmanifestation und dem Krankheitsstadium. Fast immer findet sich eine Diarrhö mit Steatorrhö und ein Malabsorptionssyndrom mit konsekutivem Gewichtsverlust. Die Gelenkbeteiligung mit Arthralgien, Arthritis oder rezidivierenden Gelenkergüssen kann auch Jahre vor den gastrointestinalen Beschwerden beginnen. Weitere Symptome sind eine Anämie (90 %), Eisenmangel, Ödeme, Aszites, periphere und mediastinale Lymphknotenschwellung, Bauchschmerzen, Hepato-Splenomegalie, Fieber, kardiale Symptome (Herzinsuffizienz, Perikarditis, Rhythmusstörungen, Hypotonie), Husten, Dyspnoe (Lungenbefall), neurologische Symptome (Demenz, Ophthalmoplegie, Myoklonus), Hautpigmentierung, Uveitis, Retinitis, Keratitis oder ein Papillenödem.

Diagnose

Die Diagnose wird durch eine Duodenalbiopsie gestellt, die die SPC zeigt. Die PCR-Analyse weist die Tropheryma-whippelii-Infektion nach. Bei Verdacht auf einen ZNS-Befall sollte eine Liquorpunktion durchgeführt werden. Die BSG ist fast immer erhöht, das weitere Labor zeigt häufig eine Anämie, Hypoproteinämie, Erniedrigung von Serumcalcium, Erhöhung der INR (Vitamin-K-Mangel), Leukozytose, aber auch gelegentlich eine Panzytopenie. Die Stuhlfettausscheidung ist erhöht, die bildgebende Diagnostik zeigt meist abdominelle Lymphome sowie eine Hepato- und Splenomegalie. Um weitere Organmanifestationen auszuschließen, sollten eine Echokardiographie und ein Schädel-CT oder MRT durchgeführt werden.

Differenzialdiagnostisch müssen neben den anderen Ursachen eines Malabsorptionssyndroms insbesondere eine AIDS-Enteropathie und eine Infektion durch Mycobacterium avium oder Mycobacterium intracellulare ausgeschlossen werden.

Therapie

Da die Erkrankung unbehandelt letal endet, besteht immer eine Therapieindikation. Bewährt in der Therapie haben sich 2 g Ceftriaxon/d (liquorgängig) über 14 Tage. Da Rezidive auch nach 2 Jahren noch möglich sind, sollte eine antibiotische Therapie mit Co-trimoxazol (z. B. 2 × 800 mg) für 12–24 Monate angeschlossen werden. Eine evidenzbasierte Therapieempfehlung liegt jedoch nicht vor. Eine endoskopische Kontrolle sollte zunächst in Abständen von 6–12 Monaten erfolgen.

Therapie

2.3.5 Bakterielle Fehlbesiedlung

Definition

Die bakterielle Fehlbesiedlung ist charakterisiert durch eine Malabsorption, assoziiert mit einer gesteigerten Anzahl von Bakterien im oberen Gastrointestinaltrakt.

Pathogenese

In einem gesunden Wirt kolonisieren nach der Geburt Bakterien den Gastrointestinaltrakt und die Zusammensetzung der enteralen Mikroflora bleibt während des Lebens weitestgehend konstant. Verschiedene Mechanismen verhindern eine exzessive bakterielle Überwucherung des Darmes mit Bakterien. Diese Schutzmechanismen sind die antegrade Peristaltik, die eine Adhäsion von Bakterien an die Darmwand erschwert, Magensäure und

Gallesäuren, der intestinale Schleimfilm, die Ileozökalklappe, die eine Aszension von Kolonbakterien in den Dünndarm hemmt und ein intaktes Immunsystem. Bei einer Störung dieser Schutzmechanismen (z. B. bei Motilitätsstörungen, chronischer Pankreatitis, nach Darmresektion, bei chronisch-entzündlichen Darmerkrankungen, bei Immundefizienzsyndromen, Leberzirrhose, Steatohepatitis oder einer Therapie mit Protonenpumpen-Inhibitoren) kommt es zu einer Vermehrung der bakteriellen Mikroflora und Veränderung der physiologischen Darmflora.

Klinik

Klinische Symptome sind Durchfall, Bauchschmerzen, Fieber, Blähungen, Gewichtsverlust und Zeichen der Malabsorption (Tab. 2.**15**).

Diagnose

Die bakterielle Fehlbesiedlung sollte bei allen Patienten ausgeschlossen werden, die sich mit Diarrhöen, Gewichtsverlust, Anämie oder Malabsorption vorstellen. Diagnostisch wegweisend ist der pathologische Glucose-H_2-Atemtest (Sensitivität und Spezifität ca. 90 %). Durch die gesteigerte bakterielle Besiedlung des Dünndarms kommt es zu einer raschen Fermentierung der Glucose und konsekutivem exspiratorischen Anstieg des Wasserstoffes. Zusätzliche Diagnostik wie eine Aspiration von Dünndarmsekret und Anlage einer Erregerkultur ist aufwendig und nur selten notwendig.

Therapie

Therapie

Eine antibiotische Therapie sollte nur bei Patienten mit Beschwerden durchgeführt werden. Eine evidenzbasierte Behandlung ist nicht etabliert, typischerweise wird für eine Woche mit einem Tetrazyklin behandelt. Aufgrund der zunehmenden Resistenz der Bakterien sollte die Antibiose mit Metronidazol, Ciprofloxacin oder Amoxicillin ergänzt werden. Probiotika können helfen, die erneute Adhäsion von Keimen zu verhindern und die Kolonisierung von Bakterien zu verhindern.

2.3.6 Malassimilationssyndrom (MAS)

Definition

Fehlen oder Störung der Absorption einzelner oder mehrerer Nahrungsbestandteile durch eine **Maldigestion** und/oder **Malabsorption**.

Ätiologie

Malassimiliation ist die Folge zahlreicher gastrointestinaler und extraintestinaler Erkrankungen. Obwohl Maldigestion und Malabsorption verschiedene Ursachen haben, sind die beiden Prozesse eng miteinander verknüpft und resultieren beide in einer inadäquaten Aufnahme von Nahrungsbestandteilen.

Maldigestion ist eine Störung der Vorverdauung im Magen, der Nahrungsaufspaltung durch Pankreasenzyme oder Fett-Emulgierung durch Galle. Ursächlich hierfür sind eine Magenresektion, eine exokrine Pankreasinsuffizienz oder ein Mangel an konjugierten Gallensäuren bei Cholestase oder einem Gallensäureverlustsyndrom.

Malabsorption ist eine Störung in der Resorption von Nahrungsspaltprodukten aus dem Darmlumen oder dem Weitertransport über Lymph- oder Blutbahnen. Eine Malabsorption entsteht bei einem kongenitalen Defekt von Transportmechanismen des Dünndarmepithels (primäre Form) oder von einem erworbenen Defekt in der absorptiven Oberfläche (sekundäre Form). Malabsorption kann den gesamten Dünndarm (globale Form) oder nur einzelne Darmabschnitte oder Nahrungsmittel (partielle Form) betreffen. Eine globale Malabsorption resultiert aus Erkrankungen mit einem diffusen Mukosaschaden oder einer verminderten resorptiven Oberfläche (z. B. Zöliakie). Eine partielle Malabsorption ist die Folge von Erkrankungen, die die Aufnahme einzelner Nahrungsbestandteile (z. B. Vitamin-B_{12}-Mangel nach Resektion des terminalen Ileums) betrifft.

Ursachen für eine Malabsorption sind vielfältig, die häufigsten Ursachen sind die Zöliakie und Lactoseintoleranz. Seltenere Ursachen sind eine tropische Sprue, ein Morbus Whipple, intestinale Lymphome, intestinale Lymphangiektasien, Amyloidosen, infektiöse Erkrankungen wie eine Darmtuberkulose, parasitäre Infektionen, eine intestinale Ischämie oder primäre Malabsorptionssyndrome. Auch Erkrankungen mit einer Störung in der Digestions- oder Resorptionsphase wie z. B. ein Diabetes mellitus, eine Hyper- oder Hypothyreose, eine Sklerodermie oder ein Lupus erythematodes visceralis, ein Zollinger-Ellison-Syndrom, ein VIPom, ein Karzinoid oder Pharmaka, wie z. B. Zytostatika, Laxanzien, Colestyramin oder Biguanide können eine Maldigestion verursachen.

Klinik

Die klassischen klinischen Beschwerden sind großvolumige, oft übel riechende Stühle und ein Gewichtsverlust trotz ausreichender Nahrungsaufnahme. Diese als typisch angegebenen Symptome sind jedoch eher selten, die Mehrzahl der Patienten hat nur geringe gastrointestinale Symptome wie Blähungen oder ein Völlegefühl. Die weiteren klinischen Symptome sind abhängig von den Ursachen und dem Schweregrad des MAS (Tab. 2.**15**).

Diagnose

Die Verdachtsdiagnose eines MAS wird aus der Anamnese und Klinik (chronische Diarrhöen/Steatorrhö, Gewichtsverlust, Mangelsymptome) gestellt.

Bei der diagnostischen Abklärung muss man feststellen, ob ein MAS vorliegt, das **Ausmaß** des MAS feststellen, die **Ursachen** der Malabsorption suchen und die **kausale Erkrankung** identifizieren.

Hinweise für das Vorliegen und Ausmaß eines MAS finden sich in klinisch-chemischen Parametern, die die Auswirkungen einer länger bestehenden Absorptionsstörung anzeigen. Meist findet sich eine hypochrome, mikrozytäre Anämie, eine Erniedrigung von Calcium, Magnesium, Gesamteiweiß, Albumin, Serumcholesterin, Vitamin B_{12}, Folsäure, Eisen, Ferritin und der Thromboplastinzeit (Tab. 2.**15**).

Bei den Ursachen des MAS muss zwischen einer Maldigestion und Malabsorption unterschieden werden. Die häufigste Ursache einer Maldigestion ist eine exokrine Pankreasinsuffizienz, die funktionell durch eine Erhöhung des Stuhlgewichtes und Stuhlfettes und einer Erniedrigung der Pankreaselastase im Stuhl verifiziert werden kann. Bei einer Malabsorption von Fett sind das Stuhlgewicht und das Stuhlfett erhöht. Da auch bei Patienten ohne Fettmalabsorption deutlich erhöhte Werte für Stuhlgewicht und -fett gefunden werden, setzen sich zunehmend neuere Verfahren wie die Infratrotquantifizierung zur Bestimmung des Fett-, Nitrogen- und Zuckergehaltes des Stuhles (Near infrared reflectance analysis) durch.

Ein Mangel an konjugierter Gallensäure als Ursache einer Maldigestion zeigt sich durch eine Cholestase (Anstieg von Bilirubins, GGT, AP).

Durch Funktionstests des Dünndarms kann man eine Malabsorption feststellen und topographisch einzelnen Darmabschnitten zuordnen. Der D-Xylose-Test mit simultaner Bestimmung der D-Xylose im Serum und Urin ist der wichtigste Test zur Bestimmung der absorptiven Fähigkeit des oberen Dünndarms. Ein H_2-Atemtest mit Lactose kann eine Lactoseintoleranz und eine bakterielle Fehlbesiedlung anzeigen. Mit dem Schillingtest wird die Resorption von Vitamin B_{12} und damit die absorptive Fähigkeit des terminalen Ileums untersucht. Der Test fällt auch bei einem Mangel an Intrinsic-Faktor und einer bakteriellen Fehlbesiedlung pathologisch aus.

Zur Erfassung der kausalen Ursachen eines MAS sollte eine tiefe Dünndarmbiopsie endoskopisch gewonnen werden. Sie kann zwischen einem Morbus Whipple, einer Zöliakie, parasitären Erkrankungen (z. B. Lamblien), einer intestinalen Lymphangiektasie, intestinalen Lymphomen, einer Abetalipoproteinämie, einem Immunmangelsyndrom und einer eosinophilen Enteritis unterscheiden. Endoskopische Untersuchungen können auch makroskopische Veränderungen im Duodenum (Duodenoskopie) oder dem terminalen Ileum (hohe Koloskopie) erkennen. Wird eine Veränderung im Jejunum oder oberen Ileum vermutet (z. B. eine Jejunoileitis oder ein Lymphom) sollte eine Intestinoskopie und/oder Kapselendoskopie durchgeführt werden. Bildgebende Verfahren wie CT, MRT oder Sonographie können hilfreich sein, abdominelle Raumforderungen zu erkennen, eine Röntgenuntersuchung des Dünndarms (klassisches Enteroklysma oder MRT-Enteroklysma) zeigt Schädigungen der Mukosa, Fisteln oder eine beschleunigte Darmpassage.

Therapie

Die Behandlung eines MAS besteht, falls möglich, in einer kausalen Behandlung der ursächlichen Erkrankung und dem Ausgleich der Nahrungsdefizite. Zusätzlich können bei Diarrhöen motilitätshemmende Medikamente wie z. B. Loperamid oder – in ausgewählten Fällen – Tinctura opii eingesetzt werden.

Bei der symptomatischen Therapie muss, je nach Ausmaß des MAS, des Ernährungsstatus des Patienten, der ursächlichen Erkrankung, dem angenommenen Zeitraum der Nahrungsmittelunterversorgung und dem Status des Restdarmes zusammen mit einem Ernährungsteam die Entscheidung über den günstigsten Weg der Nahrungszufuhr getroffenen werden.

▶

Besonderer Wert muss dabei auf die Regulierung des Wasser- und Elektrolythaushaltes und der ausreichenden Gabe von Vitaminen und Mineralien (z. B. Vitamin D und Calcium bei Lactoseintoleranz oder Vitamin B_{12} nach einer Ileumresektion) gelegt werden. Ist der Patient in einem kritischen Ernährungszustand, sollte, z. B. über ein intravenöses Portsystem oder einem Boroviakkatheter, eine heimparenterale Ernährung durchgeführt werden.

2.3.7 Enterales Eiweißverlustsyndrom

Definition

Exzessiver Eiweißverlust in das Darmlumen mit konsekutiver Hypoproteinämie und Ödembildung.

Ätiologie

Normalerweise sezerniert der Dünndarm täglich 10 % des Albumins und der Gammaglobuline in das Darmlumen, wo sie rasch zu Aminosäuren degradiert und wieder aufgenommen werden. Ein enterales Eiweißverlustsyndrom kann verschiedene Ursachen haben.

Pathophysiologisch werden Erkrankungen mit (z. B. chronisch entzündliche Darmerkrankung) oder ohne (z. B. Zöliakie) einem Mukosaschaden (Erosionen oder Ulzerationen) und eine Lymphstauung im Darm unterschieden. Zu einem gesteigerten lymphatischen Druck im Gastrointestinaltrakt kommt es durch granulomatöse oder neoplastische Veränderung der Lymphwege, einer intestinalen Lymphangiektasie oder einer ausgeprägten venösen Stauung, z. B. bei einer Pericarditis constrictiva oder einer Kardiomyopathie.

Im Gegensatz zu einem Eiweißverlust bei renalen Erkrankungen ist bei einem enteralen Eiweißverlustsyndrom der Eiweißverlust unabhängig von der Molekulargröße.

Klinik

Die klinischen Symptome eines Eiweißverlustsyndroms variieren abhängig von der ursächlichen Erkrankung. Der Eiweißverlust führt zu Ödemen meist an den unteren Extremitäten. Da neben dem Verlust von Eiweiß auch häufig andere Serumbestandteile wie Spurenelemente, Fette oder Eisen über den Darm verloren werden, gleichen die Symptome häufig denen bei Malabsorptionssyndrom. Bei einer intestinalen Lymphangiektasie kann es zusätzlich zu Pleuraergüssen, Aszitis und einer Lymphozytopenie kommen.

Diagnostik

Bei einer gesteigerten Eiweißsekretion in das Darmlumen ist das α_1-Antitrypsin im Stuhl und seine Clearance erhöht. Da α_1-Antitrypsin durch Magensäure zerstört wird, sollte bei Patienten mit dem Verdacht auf eine gastrale Hypersekretion oder bei einer normalen α_1-Antitrypsin-Clearance der Test unter einer suffizienten Blockade der Magensäure wiederholt werden.

Untersuchungen zum Ausmaß und zur Ursache des Eiweißverlustes gleichen denen des Malassimilationssyndroms (siehe dort). Beim Verdacht auf eine intestinale Lymphangiektasie sollte eine Lymphangiographie durchgeführt werden.

Laborchemisch findet sich eine verminderte Serumkonzentration von Albumin, Gammaglobulinen, Fibrinogen, Transferrin und Coeruloplasmin.

Therapie

Therapie

Die Behandlung des enteralen Eiweißverlustsyndroms besteht in der Erhaltung des Ernährungsstatus des Patienten und der kausalen Behandlung der ursächlichen Erkrankung.

Die Patienten sollten eine Diät mit einem geringen Anteil an gesättigten Fettsäuren und hohem Proteinanteil einhalten. Langkettige Fettsäuren sollten durch mittelkettige Fettsäuren ersetzt werden. Mittelkettige Triglyceride müssen zur Aufnahme nicht verestert werden. Sie umgehen daher das lymphatische System und werden direkt in das porto-kavale Blutsystem aufgenommen. Durch eine eiweißreiche Kost mit Fleisch, Milch, Käse mit geringem Fettanteil oder Eier können bis zu 200 g Eiweiß pro Tag aufgenommen werden, ein zusätzlicher Eiweißbedarf kann durch kommerziell erhältliche fettfreie Eiweißpräparate gedeckt werden. Abhängig von der Fähigkeit des Darmes Eiweiß aufzunehmen, muss ggf. Albumin parenteral substituiert werden.

2.3.8 Gallensäureverlustsyndrom

Definition

Enteraler Verlust von Gallensäure durch eine Störung des enterohepatischen Kreislaufes der Gallensäure durch eine fehlende Absorption im Ileum und konsekutiver Diarrhö.

Ätiopathogenese/Klinik

Gallensäuren werden exklusiv im terminalen Ileum rückresorbiert. Nach einer Resektion dieses Darmabschnittes kommt es zu einer ungenügenden Rückresorption von Gallensäuren. Diese gelangen dann in den Dickdarm, wo sie bakteriell dekonjugiert werden und wässrige Diarrhöen induzieren. Überschreitet der Gallensäureverlust die Neusyntheserate der Leber, z. B. bei ausgedehnter Ileumresektion von mehr als 1 m, kommt es durch die Unterschreitung der kritischen mizellaren Konzentration im Dünndarm zu einer Fettdigestionsstörung (dekompensierte chologene Diarrhö) mit einer Steatorrhö. Auch eine bakterielle Fehlbesiedlung oder ein Blindsacksyndrom können durch eine bakterielle Dekonjugation der Gallensäure zu einem Gallensäureverlustsyndrom führen.

Durch die verstärkte Lithogenität der Galle kommt es gehäuft zu Cholesterinsteinen in der Gallenblase. Durch die Steatorrhö kommt es zu einer vermehrten Bindung von Calcium an Fett, welches für die Bindung an Oxalat im Darmlumen benötigt würde. Hieraus kommt es zu einer gesteigerten Absorption von Calcium mit einer Hyperoxalurie und der Ausbildung von Oxalatsteinen.

Diagnostik

Wegweisend ist die Anamnese (z. B. Z. n. Darmresektion) und die Klinik des Patienten. Die Steatorrhö kann durch die Bestimmung der Stuhlfettausscheidung verifiziert werden. Der früher gebräuchliche ^{75}SeHCAT-Test, der die Messung der Gallensäureresorption nach oraler Einnahme einer radioaktiv markierten Gallensäure ermöglicht, wird heute meist nicht mehr angeboten da die Produktion der ^{75}SeHCAT-Kapsel in Deutschland eingestellt wurde (Stand 2004). Eine probatorische Therapie mit der Gabe eines Gallensäurebinders kann zwischen einem kompensierten Gallensäureverlustsyndrom (Besserung der Symptomatik) und einem dekompensierten Gallensäureverlustsyndrom (Verschlechterung der Symptomatik und Steatorrhö) unterscheiden.

Therapie

Eine kausale Therapie ist lediglich bei einer bakteriellen Fehlbesiedlung oder einem Blindsacksyndrom möglich. Die symptomatische Therapie chologener Diarrhöen besteht bei einer kompensierten Erkrankung in der Gabe von Gallensäurenbindern (Ionenaustauschharze, z. B. Cholestyramin 3 × 2–3 g). Bei einer dekompensierten Erkrankung sollten Fette reduziert werden und langkettige Fettsäuren durch mittelkettige ersetzt werden, da diese unabhängig von Gallensäuren aufgenommen werden.

Therapie

2.3.9 Akuter Mesenterialinfarkt

Die A. mesenterica superior versorgt das distale Duodenum, Jejunum, Ileum und das Kolon bis zur Mitte des Colon transversum bzw. bis zur linken Flexur. Das distale Kolon wird von der A. mesenterica inferior versorgt.

Definition

Akuter embolischer oder thrombotischer Verschluss eines Mesenterialgefäßes mit konsekutiver Gangrän des infarzierten Darmgewebes.

Epidemiologie

Mehr als 75 % der Patienten sind >75 Jahre, prädisponierend sind arteriosklerotische Veränderungen und ein Vorhofflimmern. Männer überwiegen 3:1.

Ätiopathogenese

In 60 % der Fälle liegt ein arterieller Verschluss vor, überwiegend ist die A. mesenterica superior betroffen. Emboliequelle ist in >90 % das Herz. Eine venöse Okklusion findet sich in 5–10 %, Ursachen können Gerinnungsdefekte (z. B. Protein-C- oder -S-Mangel, Faktor-V-Leiden-Mutation), myeloproliferative Erkrankungen oder eine portale Hypertension (Flussverlangsamung) sein. In ca. 20–30 % der Fälle findet sich eine non-okklusive Ischämie, bei der es aufgrund von Gefäßspasmen bei vorbestehender Arteriosklerose oder Medikamenten zur einer intestinalen Ischämie kommt.

Klinik

Im Initialstadium finden sich akut einsetzender, meist paraumbilikal lokalisierter Schmerz. Begleitend finden sich ein paralytischer Ileus, Übelkeit und Erbrechen. Die Dynamik des Krankheitsbildes hängt von dem Ausmaß des Gefäßverschlusses (langsamere Klinik bei der Mesenterialvenenthrombose), der Kollateralisierung und der Genese des Gefäßverschlusses ab. Nach mehreren Stunden können die Beschwerden regredient sein („fauler Frieden"). Ohne Behandlung geht die Erkrankung in eine Durchwanderungsperitonitis mit hämodynamischen Schockzustand über. Bei einem Verschluss der A. mesenterica inferior finden sich linksseitige Unterbauchschmerzen und blutige Diarrhöen.

Diagnostik

Anamnestisch kann sich eine Angina abdominalis (postprandiale Bauchschmerzen) finden. Am Anfang findet sich bei den Patienten häufig nur eine Leukozytose, später sind eine Erhöhung von LDH, CK und Lactat, sowie eine Azidose typisch. Bei der Mesenterialvenenthrombose findet sich sonographisch früh Aszites. Die Diagnose wird mit der Mesenterikographie gesichert.

Therapie

Therapie

In der Frühphase der Erkrankung kann bei fehlender Peritonitis, Gangrän oder Verdacht auf eine Perforation bei einer Mesenterialvenenthrombose eine Lyse erwogen werden. Fast immer ist jedoch eine umgehende chirurgische Embolektomie und Resektion des gangränösen Darmsegments notwendig. Die Letalität der Erkrankung ist hoch, bei den operierten Patienten besteht die Gefahr eines Kurzdarmsyndroms.

2.3.10 Kurzdarmsyndrom

Definition

Das Kurzdarmsyndrom ist ein Malabsorptionssyndrom aufgrund einer Resektion von quantitativ und/oder funktionell wichtigen Darmabschnitten.

Ätiologie

Beim Erwachsenen sind die häufigsten Ursachen für ein Kurzdarmsyndrom Störungen der intestinalen Durchblutung (z. B. Mesenterialinfarkt), postoperative Briden, der Morbus Crohn und der Darmvolvulus. Ein funktionelles Kurzdarmsyndrom kann z. B. auftreten bei einer therapierefraktären Sprue, einer Strahlenenteritis, einer kongenitalen Zottenatrophie oder einer Autoimmunenteropathie.

Pathophysiologie

Die Resorptionsleistung des verbliebenen Restdarms wird definiert durch Lokalisation und Fläche des verbliebenen Abschnittes und durch die Funktionsfähigkeit pro Fläche. Diese wird determiniert durch die Grunderkrankung (z. B. Rezidiv des Morbus Crohn), durch die Folgeschäden (z. B. bakterielle Fehlbesiedlung) oder durch Sekundäreffekte einer Malabsorption (z. B. Gallensäureverlustsyndrom).

Resektion des Jejunums

Das Jejunum ist mit seiner hohen Resorptionsfläche der primäre Resorptionsort für die meisten Nahrungsbestandteile. Das Ileum hat eine große Kapazität, nach einer Jejunumresektion seine Resorptionsfläche zu vergrößern. Die klinischen Symptome nach einer Jejunumresektion hängen daher von der Fähigkeit des Ileums ab, seine Absorptionsfähigkeit zu steigern.

Ileumresektion

Nach einer Ileumresektion von > 1 m kommt es zu einem Flüssigkeits- und Elektrolytverlust, da die verbleibende Ileumlänge nicht in der Lage ist, die vom Jejunum sezernierten großen Flüssigkeitsmengen zu absorbieren. Diese Patienten klagen häufig über Beschwerden nach der Aufnahme größerer Nahrungsmengen oder schnell aufzuspaltender Nahrung, z. B. Kohlenhydraten.

Vitamin B_{12} und Gallensäuren werden ausschließlich im Ileum aufgenommen, nach seiner Resektion können andere Darmabschnitte diese Funktion nicht übernehmen. Daher führt eine Resektion von mehr als 60 cm Ileum bei Erwachsenen zu einem Vitamin-B_{12}- Mangel und eine Resektion von über 1 m zu einer Störung des enterohepatischen Kreislaufes mit dem Verlust von Gallensäure und einer Störung der Fettaufnahme.

Resektion der Ileozökalklappe

Die Ileozökalklappe verhindert den Reflux von Stuhl und Kolonbakterien in den Dünndarm und reguliert den Übertritt von Flüssigkeit und Nahrungsbestandteilen in den Dickdarm. Die Entfernung der Klappe resultiert daher in einer bakteriellen Überwucherung des Dünndarms (siehe bakterielle Fehlbesiedlung).

Resektion des Kolons

Durch die hohe Fähigkeit des Kolons, Wasser, Elektrolyte und kurzkettige Fettsäuren aufzunehmen, die Darmmotiliät zu verlangsamen und die Absorption zu steigern, ist die Erhaltung des Kolons wichtig zur Vermeidung eines Kurzdarmsyndroms. Daher kann die Erhaltung von mehr als 50 % der Kolonlänge 50 cm Dünndarm kompensieren und Patienten ohne Kolon und weniger als 1 m Dünndarm benötigen fast immer eine parenterale Ernährung.

Hypergastrinämie

Bei den meisten Patienten mit einem Kurzdarmsyndrom kommt es, wahrscheinlich durch einen Wegfall intestinaler Inhibitoren (z. B. VIP und GIP) zu einer gesteigerten Gastrinproduktion. Obwohl die vermehrte Säureproduktion transient ist, sind peptische Geschwüre und Ösophagitiden ein häufiges Problem bei Patienten mit Kurzdarmsyndrom.

Klinik

Das Ausmaß des klinischen Bildes hängt von der Länge des verbliebenen Restdarmes und dem Ort der Resektion ab. Typische klinische Symptome eines Kurzdarmsyndrom sind Diarrhöen mit Gewichtsabnahmen, eine Steatorrhö, Lactoseintoleranz, Anämie, Tetanie, Osteopathie, hämorrhagische Diathese, Cholezystolithiasis, eine Nephrolithiasis oder die Nachtblindheit.

Therapie

Die Therapie des Kurzdarmsyndroms ist abhängig vom Resektionsausmaß und Stadium der Erkrankung.

In der Phase der **Hypersekretion** 1–4 Wochen postoperativ beträgt das Stuhlvolumen häufig mehr als 2,5 l/d und eine total parenterale Ernährung (TPE) ist obligat. Sekretorische Diarrhöen können mit Octreotid (Sandostatin, 2–3 × 50–100 μg s. c. oder 20–30 mg Monatsdepot) behandelt werden. Erst ein ausreichender Ernährungsstatus und das Tolerieren einer oralen Kost ermöglicht die Entwöhnung von der TPE.

In der **Adaptationsphase** 4 Wochen bis zu einen Jahr postoperativ wird überlappend eine orale Ernährung aufgebaut. In dieser Phase kommt es durch die angebotene orale Ernährung zu einer Übernahme von Funktionen des resezierten Darmes durch den Restdarm. Eine überlappende TPE muss den Kalorien- und Flüssigkeitsbedarf decken. Der Nahrungsaufbau erfolgt über Suppen und Elementardiäten, die über eine Pumpe und eine gastrale Sonde kontinuierlich appliziert werden. Medikamentös kann die Nahrungspassage mit Loperamid verlangsamt werden. Eine gastrale Hypersekretion kann Pankreasenzyme inaktivieren, die Magensäureproduktion sollte daher mit Protonenpumpeninhibitoren blockiert werden und ggf. sollten Pankreasenzympräperate appliziert werden.

Nach Abschluss der oft mehrere Monate dauernden Adaptationsphase kommt es zu einer Phase der Stabilisierung (**Erhaltungsphase**). In dieser Phase sollte der Patient eine Mischkost erhalten. Essenzielle Makro- und Mikronährstoffe (Vitamine, Spurenelemente) müssen ggf. intravenös oder intramuskulär ersetzt werden. Weitere Komplikationen des Kurzdarmsyndroms wie z. B. ein Gallensäureverlustsyndrom, eine bakterielle Fehlbesiedlung oder eine Osteoporose müssen entsprechend behandelt werden. Nach einer distalen Dünndarmresektion muss eine oxalatarme Diät zur Verhinderung einer Oxalatnephropathie eingehalten werden.

Operativ stehen mehrere Verfahren zur Verlängerung der Nahrungspassage und Vergrößerung der resorptiven Oberfläche zur Verfügung, z. B. eine Dünndarmverlängerung nach Längsspaltung, das Einsetzen antiperistaltischer Dünndarmsegmente oder ein Koloninterponat. Die klinischen Ergebnisse sind sehr uneinheitlich. Alternativ steht für Patienten mit einem dekompensierten Kurzdarmsyndrom, die Komplikationen einer TPE entwickeln, wie z. B. eine Fettleberzirrhose, die Dünndarmtransplantation zur Verfügung.

2.3.11 Intestinale Lymphome

Epidemiologie

Ca. 1–4% aller malignen Erkrankungen im Gastrointestinaltrakt sind primäre gastrointestinale Lymphome. Etwa 17% der NHL manifestieren sich primär im Gastrointestinaltrakt. Das häufigste Lymphom ist das MALT-Lymphom, welches sich zu 60–80% im Magen, in 15–20% im Dünndarm (terminales Ileum > oberer Dünndarm) und zu 5% im Kolon manifestiert. Das T-Zell-Lymphom macht ca. 10–30% der intestinalen Lymphome aus.

Prädisponierende Faktoren

Der häufigste prädisponierende Faktor für gastrointestinale Lymphome ist die Assoziation von Helicobacter pylori zu MALT-Lymphomen des Magens. Andere prädisponierende Faktoren sind das angeborene oder erworbene Immundefizienzsyndrom oder eine immunsuppressive Medikation, die Zöliakie und eine follikuläre lymphatische Hyperplasie.

Klinik

Gastrointestinale Lymphome manifestieren sich meist mit uncharakteristischen Symptomen. Die Beschwerden sind abhängig von dem Ort der Erkrankung und schließen Schmerzen, Gewichtsverlust, Übelkeit, Erbrechen, Nachtschweiß, manifeste oder okkulte Blutungen ein. Bei einer Obstruktion des gastrointestinalen Lumens kommt es zu Obstipation, Diarrhö (paradoxe Diarrhöen) und einer Ileussymptomatik.

Diagnostik

Die körperliche Untersuchung ist meist nicht weiterführend, im fortgeschrittenen Krankheitsstadium lassen sich selten eine Tumormasse und vergrößerte Lymphknoten tasten.

Laborchemisch finden sich selten wegweisende Veränderungen, bei manchen Patienten findet man eine Anämie oder eine erhöhte Blutkörperchensenkungsgeschwindigkeit.

Die weitere apparative Diagnostik hängt von dem Ort der Lymphommanifestation ab. Bei einem Befall des oberen Gastrointestinaltraktes muss neben der Gastroduodenoskopie mit ausgiebiger Biopsieentnahme eine Endosonographie zur Beurteilung der Infiltrationstiefe und des Lymphknotenbefalls durchgeführt werden. Für den Dünndarm stehen endoskopisch die Intestinoskopie mit und ohne Doppelballon und die Kapselendoskopie zu Verfügung, radiologisch die Dünndarmdoppelkontrastuntersuchung oder ein MRT-Sellink. Eine Koloskopie sollte in jedem Fall durchgeführt werden, da in 10% ein synchrones Lymphom bei einem Magenbefall vorliegen kann. Das weitere Tumorstaging schließt eine CT- oder MRT-Untersuchung von Abdomen und Thorax, eine zervikale und abdominelle Sonographie und eine zytologische und histologische Begutachtung einer Knochenmarkpunktion ein.

Stadieneinteilung

Siehe Tab. 2.**17**.

Therapie

Therapie

Für die niedrig malignen MALT-Lymphome des Magens im Stadium I stellt die Helicobacter-pylori-Eradikation die Therapie der Wahl dar. In fortgeschritteneren Stadien fehlen standardisierte Therapieprotokolle, ein kurativer Absatz besteht nicht. Eingesetzt werden Chemotherapien nach dem CHOP-14- oder -21-Protokoll (Cyclophosphamid, Adriamycin, Vincristin, Prednison). Nach der Chemotherapie wird im Allgemeinen eine „Involved-field"-Bestrahlung angeschlossen. Eine chirurgische Resektion wird nur bei Komplikationen wie Blutungen oder Perforationen durchgeführt.

Für intestinale Lymphome gibt es keine generellen Therapieempfehlungen. Relativ häufig wird ein chirurgischer Ansatz gewählt und das Lymphom bei der Diagnosestellung bereits im Rahmen der diagnostischen Laparoskopie entfernt. B-Zell-Lymphome sind wesentlich chemotherapiesensibler als T-Zell-Lymphome, die daher auch eine deutlich schlechtere Prognose aufweisen.

Tabelle 2.**16** Klassifikation intestinaler Lymphome (nach WHO 2002)

1. Primäres gastrointestinales Lymphom

- B-Zell-Lymphome
  - Marginalzonen-B-Zell-Lymphom vom MALT-Typ (mucosa associated lymphoid tissue)
  - follikuläres Lymphom
  - Mantelzell-Zell-Lymphom (multiple lymphomatöse Polypose)
  - diffuses großzelliges B-Zell-Lymphom mit/ohne MALT-Typ-Komponente
  - Burkitt-Lymphom
  - immundefizienzassoziierte Lymphome
- T-Zell-Lymphome
  - enteropathieassoziiertes T-Zell-Lymphom (EATZL)
  - peripheres T-Zell-Lymphom (nicht EATZL)

2. Gastrointestinaler Befall bei primär nodalen hoch malignen NHL (10%)

Tabelle 2.**17** Stadieneinteilung primärer gastrointestinaler Lymphome

Klassifikation nach			
Ann-Arbor	**Lugano**	**TNM**	**Ausbreitung**
E* I 1	I 1	T1 N0 M0	Mukosa, Submukosa
E I 2	I 2	T2 N0 M0	Muscularis propria, Subserosa
E I 2	I 2	T3 N0 M0	Serosapenetration
E I 2	II E**	T4 N0 M0	Infiltration benachbarter Gewebe (per continuitatem)
E II 1	II 1E	T1–4 N1 M0	regionale Lymphknoteninfiltration
E II 2	II 2 E	T1–4 N2 M0	Lymphknoteninfiltration jenseits der regionalen Stationen
III	–	T1–4 N3 M0	Lymphknoteninfiltration bds.des Zwerchfells
IV	IV	T1–4 N1–3 M1	generalisiertes Lymphom

* E = primär extranodale Lokalisation
** = den Magen überschreitender Befall benachbarter Organe (per continuitatem)

2.4 Chronisch-entzündliche Darmerkrankungen

A. Sturm, B. Wiedenmann
(Frühere Bearbeitung: N. Börner)

2.4.1 Grundlagen

Definition und Geschichte

Unter dem Begriff chronisch-entzündliche Darmerkrankungen (CED) werden chronisch-rezidivierende, unspezifische Entzündungen des Darmes zusammengefasst, deren wichtigste Vertreter die **Colitis ulcerosa** und der **Morbus Crohn** sind.

Während wahrscheinlich die ersten Berichte über einen Patienten mit Colitis ulcerosa auf das Jahr 1793 zurückgehen, stammt der Begriff der „ulzerativen Kolitis“ von Wilks aus dem Jahr 1859. 1893 wurde erstmalig zur Behandlung einer Colitis ulcerosa ein Ileostoma angelegt und die Assoziation einer Colitis ulcerosa mit einem kolorektalen Karzinom 1907 durch Lockart-Mummery erstmalig beschrieben.

Der Begriff Morbus Crohn geht auf den amerikanischen Gastroenterologen B. B. Crohn zurück, der 1932 erstmalig einen Patienten mit einer nicht tuberkulösen Ileitis terminalis mit Fistelbildung beschrieb. Bereits ein Jahr später wurde von Colp über Patienten mit einer über das terminale Ileum hinausgehenden Krankheitsmanifestation berichtet.

Epidemiologie

In der Epidemiologie von chronisch-entzündlichen Darmerkrankungen gibt es erhebliche geographische Unterschiede mit einem Nord-Süd-Gefälle in Europa und den USA, wobei die Inzidenz von Norden nach Süden abnimmt. Frauen sind im Vergleich zu Männern geringfügig häufiger von Morbus Crohn betroffen, bei der Colitis ulcerosa liegt ein umgekehrtes Verhältnis vor.

Beide Erkrankungen manifestieren sich vorwiegend bei jungen Erwachsenen, grundsätzlich ist die Erstdiagnose aber in jedem Alter möglich. Die höchste altersspezifische **Inzidenz** des Morbus Crohn liegt bei den 15–24-Jährigen, bei der Colitis ulcerosa ca. 10 Jahre später. Die Altersverteilung jenseits des 35. Lebensjahres ist bei der Colitis ulcerosa verhältnismäßig ausgeglichen, während beim Morbus Crohn die Inzidenz rasch abfällt.

Die Prävalenz des Morbus Crohn liegt in Deutschland bei 0,3–0,5 %, für die Colitis ulcerosa bei ca. 0,5 %. Die Inzidenz des Morbus Crohn liegt in Deutschland bei etwa 5 auf 100 000 Einwohnern, die der Colitis ulcerosa bei etwa 10,4 auf 100 000 Einwohnern. Diese Zahlen variieren jedoch sehr und sind von dem Ort, der Kohortengröße und dem Erhebungsjahr der Untersuchung abhängig.

Die Prävalenz von Juden in Amerika und Europa ist 3fach höher als die der nicht jüdischen Bevölkerung und ebenso die der Juden in Israel, während die arabische Bevölkerung in Israel nur sehr selten an einer chronisch-entzündlichen Darmerkrankung erkrankt. In den USA haben Afro-Amerikaner und die weiße Bevölkerung eine vergleichbare Häufigkeit, während bei der schwarzen Bevölkerung in Südafrika chronisch-entzündliche Darmerkrankungen im Vergleich zu Asiaten und Weißen wesentlich seltener sind. Unterschiede nach Migration der Bevölkerung sind in der zweiten Generation häufig nicht mehr nachweisbar, welches darauf hinweist, dass der sozioökonomische Status und Umweltfaktoren wichtiger als die ethnische Zugehörigkeit sind.

Ätiologie und Pathogenese

Trotz immenser Bemühungen in den letzten 20 Jahren bleibt die Ätiologie von chronisch-entzündlichen Darmerkrankungen bislang ungeklärt. Fest steht jedoch, dass es bei einem genetisch prädisponierten Wirt durch eine Reihe von Umweltfaktoren zur Krankheitsmanifestation kommt. Hierbei unterscheiden sich die bislang identifizierten pathophysiologischen Faktoren zwischen dem Morbus Crohn und der Colitis ulcerosa erheblich.

In 10 % der Patienten mit chronisch-entzündlichen Darmerkrankungen findet sich eine positive Familienanamnese. Während beim Morbus Crohn die Konkordanz in monozygoten Zwillingen 70 % beträgt, liegt sie bei der Colitis ulcerosa nur bei 20 %. Die Konkordanz liegt bei dizygoten Zwillingen beim Morbus Crohn nur bei 4 %. Das relative Risiko von Geschwisterkindern von Indexpatienten an einer chronisch-entzündlichen Darmerkrankung zu erkranken, liegt bei dem 10–50fachen des Hintergrundrisikos. Bei der Vererbung von chronisch-entzündlichen Darmerkrankungen wird eine polygenetische Ätiologie angenommen und durch genomweite Kopplungsstudien wurden inzwischen 8 Regionen mit hoher statistischer Wahrscheinlichkeit identifiziert. Ein Durchbruch war 2001 die Identifikation des ersten Krankheitsgenes in der Kopplungsregion CARD 15 (IBD1) auf Chromosom 16q12, dessen Mutation mit einem 30–100fach erhöhten Risiko, einen Morbus Crohn zu entwickeln verbunden ist.

Die Bedeutung des Rauchens als Risikofaktor für den Morbus Crohn ist gesichert. Raucher haben ein 2fach erhöhtes Risiko, an einem Morbus Crohn zu erkranken, der Krankheitsverlauf ist schwerer und die Zahl der notwendigen Operationen, Arztbesuche und Krankenhaustage signifikant höher als bei Nicht- oder Ex-Rauchern. Bei der Colitis ulcerosa wurde bislang von einem gegenteiligen Effekt ausgegangen. Es wurde jetzt aber gezeigt, dass zwar die Odds Ratio für Raucher bei 0,4 (95 %, Konfidenzintervall 0,3–0,5 vs. „Nie-Raucher") erniedrigt ist, „Nie-Raucher" jedoch kein erhöhtes Risiko haben und Ex-Raucher ein gegenüber „Nie-Rauchern" erhöhtes Erkrankungsrisiko haben (OR 1,6; 95 % Konfidenzintervall 1,4–2,0).

Neben den genannten genetischen Unterschieden und dem distinkten Einfluss des Rauchens konnte beim Morbus Crohn gezeigt werden, dass gesunde Verwandte eine erhöhte intestinale Permeabilität haben. Beim Morbus Crohn hat die bakterielle Mikroflora eine entscheidende Rolle und eine Assoziation mit einer Infektion mit atypischen Mykobakterien und dem Masernvirus wird diskutiert. Im Gegensatz zum Morbus Crohn kommt es bei der Colitis ulcerosa zu einer ausgeprägten Antikörperbildung als Zeichen einer Aktivierung des humoralen Immunsystems und p-ANCA lassen sich bei bis zu 60 % der Patienten mit Colitis ulcerosa nachweisen. Beim Morbus Crohn kommt es in der intestinalen Mukosa zu einer Infiltration von hyperreaktiven T-Lymphozyten, die durch eine gesteigerte Resistenz gegenüber apoptotischen Signalen gekennzeichnet sind. Im Gegensatz hierzu ist die Mukosa bei Colitis ulcerosa durch eine Infiltration mit neutrophilen Granulozten gekennzeichnet und die mukosalen T-Lymphozyten bei der Colitis ulcerosa sind hypoproliferativ und haben eine gesteigerte Apoptoserate. Während beim Morbus Crohn die immunkompetenten Zellen vermehrt IFN-γ, TNF-α und IL-2 sezernieren (TH_1-Zytokinprofil), werden bei der Colitis ulcerosa vermehrt IL-4 und Il-5 produziert (TH_2-ähnliches Profil). Diese bei Morbus Crohn und Colitis ulcerosa distinkt regulierten Faktoren erklären das unterschiedliche klinische und histologische

Bild der beiden Erkrankungen sowie das unterschiedliche Ansprechen auf die verschiedenen immunsuppressiven Medikamente.

Klinik

Das klinische Bild hängt von der Ausdehnung und Schwere des entzündlichen Schubes ab. Die Colitis ulcerosa ist eine Erkrankung der Kolonmukosa, die durch die Zerstörung der Schleimhaut bedingten blutig-schleimig-eitrigen Diarrhöen sind daher das Leitsymptom der Erkrankung (Tab. 2.**18**). Bei Morbus Crohn sind im Gegensatz zur Colitis ulcerosa abdominelle Schmerzen im rechten unteren Quadranten verbunden mit schleimigen, selten blutigen Diarrhöen oft wegführend (Tab. 2.**18**). In 25% der Fälle manifestieren sich chronisch-entzündliche Darmerkrankungen ohne begleitende Diarrhöen.

Tabelle 2.**18** Klinische Symptome von chronisch-entzündlichen Darmerkrankungen bei Erstmanifestation

	Morbus Crohn	**Colitis ulcerosa**
Bauchschmerzen	70–80%	40–80%
Diarrhöen	70–90%	80–90%
Darmblutungen	20–25%	80–100%
Analfisteln	10–40%	0–5%
Gewichtsverlust	50–60%	20–40%
Fieber	25–40%	10–20%
Anämie	20–30%	20–50%
Arthralgien	10–30%	10–30%
Augenbeteiligung	5–15%	5–15%
Hautbeteiligungen	10–15%	10–15%

Diagnostik

Die diagnostischen Verfahren bei chronisch-entzündlichen Darmerkrankungen dienen verschiedenen Zielen:

- Festlegung der Diagnose und Ausschluss von Differenzialdiagnosen,
- Bestimmung von Krankheitsaktivität und -ausbreitung,
- Erkennung von Komplikationen wie Stenosen, Fisteln, Abzessen, extraintestinalen Manifestationen, Malabsorptionssyndromen etc.,
- Beurteilung der Wirksamkeit therapeutischer Maßnahmen,
- Früherkennung maligner Veränderungen.

Bei der Diagnosestellung von chronisch-entzündliche Darmerkrankungen ist die sorgfältig erhobene **Anamnese** oft wegweisend und die technischen Untersuchungen bestätigen nur noch die Verdachtsdiagnose und zeigen die Ausbreitung der Erkrankung. Hierbei muss gezielt nach Stuhlfrequenz, Blutbeimengungen, Gewichtsverlauf und Symptomen einer extraintestinalen Manifestation, wie z. B. Gelenkbeschwerden, gefragt werden. Die Indikationsstellung zu den verschiedenen diagnostischen Schritten hängt von der Krankheitsgeschichte und der aktuellen Symptomatik des Patienten ab. Bei der Erstmanifestation sollte, um das Ausbreitungsmuster und Komplikationen der Erkrankung abzuschätzen, eine ausführliche endoskopische und bildgebende Diagnostik durchgeführt werden.

Die **körperliche Untersuchung** ist häufig bei leichten und mittelschweren Schüben nicht wegweisend, es sollte auf das Vorliegen extraintestinaler Manifestationen und Fisteln geachtet werden. Bei einem schweren Schub ist das Abdomen häufig druckschmerzhaft, gebläht, die Patienten sind häufig anämisch, exsikkiert und tachykard. Bei Patienten mit Morbus Crohn kann man gelegentlich einen Konglomerattumor im rechten Unterbauch tasten, bei der Colitis ulcerosa findet sich häufig eine druckschmerzhafte Walze im linken Unterbauch.

Labor

Laborchemische Verfahren dienen der Feststellung der entzündlichen Aktivität und Komplikationen der Erkrankung, krankheitsspezifische Parameter fehlen. Der Schweregrad der Entzündung korreliert mit einer Erhöhung des CRP, einer Leukozytose und Thrombozytose. Begleitende Malabsorptionssyndrome, besonders beim Morbus Crohn, zeigen sich in einer Hypalbuminämie, einem Vitaminmangel (Vitamin B_{12}) und Mangel an Spurenelementen, wie z. B. Zink oder Selen. Eine begleitende Anämie wird durch die Bestimmung des Hämoglobins und des Eisenstoffwechsels erfasst. Erhöhte Cholestaseparameter (alkalische Phosphatase und γ-GT) weisen auf eine primär sklerosierende Cholangitis hin. Erhöhte Lipase und Amylasewerte im Serum finden sich in bis zu 25% der Fälle, die Manifestation eines Morbus Crohn im Pankreas wird aber als selten betrachtet.

Bei 40–75% der Morbus-Crohn-Patienten finden sich Antikörper gegen Saccaromyces cervisiae (ASCA) und bei 50–75% der Colitis-ulcerosa-Patienten perinukläre anti-neutrophile zytoplasmatische Antikörper (p-ANCA). Aufgrund ihrer niedrigen Sensitivität hat ihre Bestimmung aber keinen Stellenwert in der Routinediagnostik von chronisch-entzündlichen Darmerkrankungen.

In der Differenzialdiagnose und zum Ausschluss einer bakteriellen Superinfektion sollten bei jedem akuten Schub mikrobiologische Untersuchungen durchgeführt werden, die neben Stuhluntersuchungen auf Yersinien, Campylobacter jejuni, entero-invasiven E. coli, Shigellen und Salmonellen auch das Clostridium-difficile-Toxin einschließen sollten. Bei einer Ileitis terminalis sollte differenzialdiagnostisch zum Ausschluss einer Yersiniose ein Yersinientiter bestimmt werden.

Endoskopie

Zur **Initialdiagnostik** der Colitis ulcerosa und des Morbus Crohn gehört eine komplette Ileokoloskopie mit Stufenbiopsien aus dem terminalen Ileum und jedem Kolonsegment, unabhängig vom Befallsmuster. Bei der akuten schweren Colitis ulcerosa kann eine Sigmoidoskopie zunächst ausreichend sein.

Bei der Colitis ulcerosa findet sich endoskopisch im Kolon bei leichter Entzündungsreaktion eine Rötung und ödematöse Schwellung der Schleimhaut. Mit zunehmender Entzündungsaktivität verschwindet die Gefäßzeichnung, die Schleimhaut wird granuliert und es kommt zu Kontaktblutungen nach Berührung durch das Endoskop. Bei schwerer Entzündung sieht man Fibrinbeläge und flache, konfluierende Ulzerationen (Abb. 2.**5**, s. Farbtafel II). Die Colitis ulcerosa beginnt immer im Rektum (Ausnahme: vorbehandelte Patienten, insbesondere bei Lokaltherapie) und breitet sich diffus kontinuierlich oralwärts aus. Im chronischen Stadium erkennt man einen Verlust der Haustrierung („Fahrradschlauchphänomen") und Pseudopolypen.

Beim Morbus Crohn ist das endoskopische Bild vielfältiger. Initial kommt es zu aphthösen Schleimhautläsionen. Bei stärkerer Entzündung kommt es zu tiefen, häufig längs verlaufenden fissuralen Ulzerationen (Abb. 2.**6**, s. Farbtafel II). Durch längs und quer verlaufende Ulzerationen kann es zu isolierten entzündlichen Schleimhautinseln kommen („Pflastersteinrelief"). Im akuten Schub ist die Schleimhaut meist hyperämisch und die Gefäßzeichnung in den entzündeten Arealen aufgehoben. Typisch sind für den Morbus Crohn das Ausbilden von Strikturen und Fisteln. Die Ausbreitung beim Morbus Crohn ist diskontinuierlich und disseminiert.

Histomorphologisch zeigt sich beim Morbus Crohn und der Colitis ulcerosa ein breites Spektrum von Veränderungen, die im Allgemeinen die klinische Aktivität der Erkrankung widerspiegeln und nur selten wegweisend sind. Besonders in der Initialphase der Erkrankung kann die Abgrenzung zur infektiösen Colitis schwer sein, da es bei chronisch-entzündlichen Darmerkrankungen erst im weiteren Verlauf der Erkrankung zu Architekturstörungen der Darmmukosa kommt. Charakteristisch für die Colitis ulcerosa sind Störung der Kryptenarchitektur, Kryptenatrophie, Plasmozytose im basalen Schleimhautstroma, kontinuierliche und diffuse (= transmukosale) Infiltration der Mukosa durch Lymphozyten und Plasmazellen; kontinuierliche Verteilung der Kryptenatrophie oder Störung der Kryptenarchitektur. Bei der fulminanten Verlaufsform finden sich ausgedehnte Ulzerationen mit Gefäßwandnekrosen.

Beim Morbus Crohn sind die histomorphologischen Veränderungen vielfältig und häufig uncharakteristisch. Frühveränderungen gehen mit fokalen, uncharakteristischen Ansammlungen von Leukozyten im Stroma einher, später zeigen sich transmurale, diskontinuierliche Entzündungszellinfiltrate. Der Nachweis von epitheloidzelligen Granulomen ist pathognomonisch für den Morbus Crohn, sie sind jedoch nur in 30% der Fälle vorhanden, und lassen sich, da sie nur in tieferen Wandschichten vorkommen, in weniger als 20% der Fälle mit der Biopsiezange erfassen.

Beim Morbus Crohn sollte bei der Erstdiagnostik aufgrund des möglichen Befalls proximaler Darmabschnitte die Ösophago-Gastroduodenoskopie durchgeführt werden.

Die Kapselendoskopie ist aufgrund der fehlenden Möglichkeit der Gewebeentnahme, der Gefahr einer Obstruktion in Stenosen und der hohen Kosten in der Diagnostik von chronisch-entzündlichen Darmerkrankungen nicht indiziert.

Bildgebende Verfahren

Die **Darmsonographie** spielt bei der Diagnosestellung, vor allem aber in der nicht invasiven Ausbreitungsdiagnostik und dem Nachweis von Stenosen, Abzessen, Fisteln und der Differenzierung zwischen narbigen und entzündlichen Veränderungen in der Hand des erfahrenen Untersuchers eine wichtige Rolle (Abb. 2.**7**, s. Farbtafel II).

Zur Beurteilung des Dünndarms ist die radiologische Dünndarmpassage nach Sellink Goldstandard. Hier können entzündliche Wandveränderungen, Ulzera, Spiculae, Pflastersteinrelief, Fisteln erkannt werden. Durch die dynamische Darstellung der Peristaltik können auch häufig Stenosen von Strikturen und Briden unterschieden werden. Eine konventionelle Dünndarmpassage kann auch durch eine MRT-Untersuchung mit Enteroklysma ersetzt werden.

Bei Verdacht auf das Vorliegen eines Abszesses oder Fisteln sollte eine Computer- oder Magnetresonanztomographie durchgeführt werden. Bei V. a.

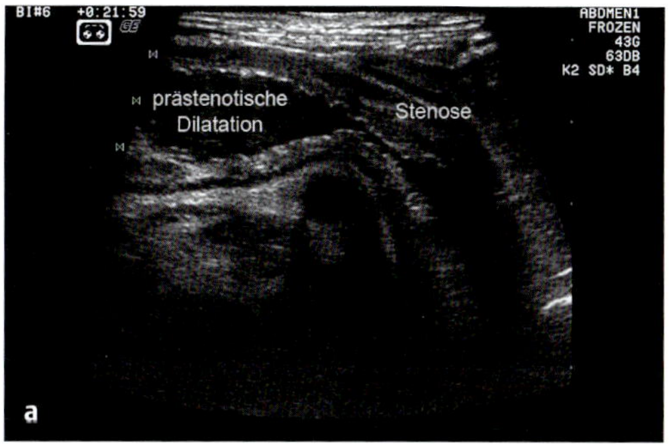

Abb. 2.7 a Hochgradige Stenose des terminalen Ileums mit prästenotischer Dilatation bei Morbus Crohn. (H.-P. Müller, Charité, Campus-Virchow Klinikum, Berlin).

Fisteln im kleinen Becken ist das MRT des Beckens das diagnostische Verfahren der Wahl. Aufgrund der fehlenden Möglichkeit endoluminale Strukturen zu beurteilen, werden CT und MRT bei der Diagnosestellung und Verlaufsbeurteilung von chronisch-entzündlichen Darmerkrankungen nicht eingesetzt.

Differenzialdiagnosen

Tabelle 2.**19** Differenzialdiagnosen chronisch-entzündlicher Darmerkrankungen

- infektiöse Kolitis (Campylobacter jejuni, Tbc, Amöben, Clostridien, Yersinien, Histoplasmose, CMV)
- Medikamente (NSAR, Chemotherapeutika)
- mikroskopische Kolitis
- ischämische Kolitis
- radiogene Kolitis
- Divertikulitis
- Malignome

2.4.2 Colitis ulcerosa

Krankheitsbild

Bei der Colitis ulcerosa handelt es sich um eine chronische Entzündung der Kolonmukosa, die fast immer im Rektum beginnt (>95%) und sich kontinuierlich nach kranial ausbreitet und das gesamte Kolon befallen kann. Im Rahmen einer Pankolitis kann auch das terminale Ileum im Sinne einer „back-wash-Ileitis" befallen sein, andere Darmabschnitte sind jedoch nie betroffen. Ob die „back-wash-Ileitis" als Reaktion eines Refluxes von Koloninhalt in das terminale Ileum verstanden werden muss, oder eine eigenständige Krankheitsentität darstellt, ist zurzeit noch unklar, sie ist jedoch mit dem erhöhten Auftreten von kolorektalen Karzinomen assoziiert. In 50–70% der Fälle bleibt die Erkrankung auf das Rektum und Sigma beschränkt, linksseitige Kolitiden machen ca. 10–20% der Fälle aus, in ca. 25% findet sich eine Pancolitis ulcerosa. Nach 5 Jahren muss in 20%, nach 10 Jahren in 54% der Fälle mit einem Fortschreiten der Erkrankung gerechnet werden.

Komplikationen

Akute Komplikationen einer Colitis ulcerosa können eine massive peranale Blutung, das toxische Megakolon (Erweiterung des Rektosigmoids oder Colon descendens auf 5,5 cm, Colon ascendens auf 8 cm, Zökum auf 12 cm in der Abdomenleeraufnahme), eine Kolonperforation oder -striktur sein. Das toxische Megakolon kann diffus und segmental auftreten und das klinische Erscheinungsbild durch Analgetika maskiert werden.

Patienten mit einer lang bestehenden und ausgedehnten Colitis ulcerosa haben ein erhöhtes Risiko für die Entwicklung eines kolorektalen Karzinoms. Das Risiko steigt ca. 7–10 Jahre nach Diagnosestellung und die kumulative Inzidenz nimmt ab dem 15–20 Krankheitsjahr jährlich um ca. 1% zu. Das kumulative Krebsrisiko beträgt 7,2% nach 20 und 16,5% nach 30 Krankheitsjahren, nimmt aber durch die verbesserte Therapie der Colitis ulcerosa ab. Neben der Dauer der Erkrankung geht auch ein Erkrankungsalter < 18 Jahre bei der Diagnosestellung, das Vorliegen einer Pankolitis oder primär sklerosierenden Cholangitis mit einem gesteigerten Karzinomrisiko einher. Der Häufigkeitsgipfel ist im Sigma und Rektum, eine isolierte Proktitis geht aber interessanterweise nicht mit einem erhöhten Entartungsrisiko einher. Epitheldysplasien („intraepitheliale Neoplasien") werden als präkanzeröse Läsionen betrachtet und ihr Nachweis in makroskopisch auffälliger Schleimhaut („Dysplasie-associated lesion or mass", DALM) ist in 43% bereits mit dem Vorliegen maligner Veränderungen assoziiert. Da akut entzündliche Veränderungen eine histologische Beurteilung erschweren und häufiger mit Dsyplasien assoziiert sind, die in der post-entzündlichen Phase regredient sind, sollten Vorsorgeuntersuchungen außerhalb akuter Schübe durchgeführt werden. Bei eindeutiger, durch einen Referenzpathologen bestätigter hochgradiger intraepithelialer Neoplasie ist dem Patienten als Standardoperation die Proktokolektomie zu empfehlen. Beim Nachweis einer niedriggradigen intraepithelialen Neoplasie und deren Bestätigung durch einen Referenzpathologen scheint eine Proktokolektomie nicht zwingend erforderlich zu sein (relative Operationsindikation), es sollte dann eine engmaschige Nachkontrolle in 3–6 Monaten erfolgen. Bei Patienten mit (sub-)totaler Colitis ulcerosa, die mehr als 8 Jahre besteht, oder linksseitiger Kolitis, die mehr als 15 Jahre besteht, soll eine komplette Koloskopie mit Stufenbiopsien im jährlichen Abstand erfolgen. Nach subtotaler Kolektomie mit verbliebenem Rektumstumpf sollte analog eine jährliche Rektoskopie erfolgen, nach Pouchanlage eine Pouchoskopie.

Aktivitätsindizes

Aktivitätsindizes haben außerhalb klinischer Studien eine untergeordnete Bedeutung, die bedeutendsten sind der Truelove-Index (Stuhlfrequenz, Blut im Stuhl, Fieber, Tachykardie, Anämie, BSG) und der Rachmilewitz-Index, der neben dem klinischen Teil auch endoskopische Veränderungen berücksichtigt (Tab. 2.**20**).

Therapie

Therapie

Neben den in Tab. 2.**21** aufgeführten medikamentösen Therapieoptionen muss rechtzeitig interdisziplinär zusammen mit den Chirurgen die Indikation zur Kolektomie gestellt werden. Die Indikation für eine Notfalloperation stellt eine freie oder gedeckte Perforation und eine vital bedrohliche Blutung trotz maximaler konservativer Therapie dar. Eine dringliche Operationsindikation stellt der medikamentös therapierefraktäre Schub, das therapierefraktäre toxische Megakolon und die therapierefraktäre Blutung dar. Eine absolute Indikation zur elektiven Operation ist das kolorektale Karzinom und der bestätigte Nachweis hochgradiger intraepithelialer Neoplasien sowie der Nachweis einer DALM. Auch ein trotz Einsatz von Immunsuppressiva schwerer, therapierefraktärer Krankheitsverlauf stellt die Indikation zur chirurgischen Therapie dar.

Bei einer durch einen Referenzpathologen bestätigten flachen niedriggradigen intraepithelialen Neoplasie besteht nur eine relative Indikation zur Koloproktektomie. Es sollten regelmäßige Nachkontrollen erfolgen (s. o.).

Verlaufsformen und Prognose

Bei der Colitis ulcerosa werden eine rezidivierende (50–80% der Erkrankten), eine chronisch-aktive (15–30%) und eine fulminante Verlaufsform (5%) unterschieden. Die Häufigkeit der Kolektomieraten sind in den verschiedenen untersuchten Kollektiven sehr unterschiedlich, die kumulative Kolektomie-Wahrscheinlichkeit liegt bei einer Pankolitis in einzelnen Kollektiven nach 5 Jahren bei etwa 40% und nach 20 Jahren bei ca. 60%. Aufgrund der deutlich erhöhten Komplikationsrate während eines akuten Schubes, sollten die Operationen, wenn möglich, im entzündungsarmen Intervall elektiv erfolgen. Wenn ein Erkrankungsschub medikamentös erfolgreich behandelt wurde, tritt ohne weitere Prophylaxe innerhalb von 2 Jahren bei 50% der Patienten ein Rezidiv auf. Bei schweren Schüben liegt die Mortalität bei <2%, die Gesamtlebenserwartung ist daher bei der Colitis ulcerosa gegenüber der Gesamtbevölkerung leicht eingeschränkt.

2.4.3 Morbus Crohn

Krankheitsbild

Beim Morbus Crohn handelt es sich um eine diskontinuierlich auftretende Darmentzündung, die alle Wandschichten involvieren kann. Der Morbus Crohn kann den gesamten Gastrointestinaltrakt befallen, zum Zeitpunkt der Diagnosestellung ist bei 20–30% der Patienten nur das Ileum, bei 40–55% das Ileum und das Kolon und bei 18–27% nur das Kolon betroffen. Ein Befall des oberen Gastrointestinaltraktes findet sich in ca. 5%, eine reiner Rektumbefall (DD zur Colitis ulcerosa) in 15-25%. Im Verlauf der Erkrankung kann sich die Erkrankung sowohl ausbreiten als auch abnehmen, in 80% der Fälle ist jedoch nach 10 Krankheitsjahren das Befallsmuster noch konstant.

Komplikationen

Bei über 40% der Morbus-Crohn-Patienten kommt es zu einer Entwicklung von Fissuren, Fisteln oder Abzessen. Die typische anale Manifestation des Morbus Crohn sind Fissuren, die die Defäkation sehr schmerzhaft behindern. Fisteln können ihren Ausgang von allen Abschnitten des Darmes nehmen und entero-kutan, -enteral, -vaginal oder -vesikal sein, nach retroperitoneal reichen oder blind enden. Die überwiegende Anzahl der Fisteln ist jedoch perianal lokalisiert. Im Bereich von chronischen, ausgedehnten Fisteln können so genannte „fuchsbauartige" Fistelsysteme entstehen, die sich als abzessartige Konglomerate tasten lassen.

Stenosen und Strikturen treten bei 30% der Morbus-Crohn-Patienten auf, die häufigste Lokalisation

Tabelle 2.**20** Rachmilewitz-Index

	klinischer Index	**Punkte**
Anzahl der weichen Stühle/Woche	<18	0
	18–35	1
	36–60	2
	>60	3
Blut im Stuhl	keines	0
	wenig	2
	viel	4
Allgemeinzustand	gut	0
	durchschnittlich	1
	schlecht	2
	sehr schlecht	3
Bauchschmerzen/Krämpfe	keine	0
	leichte	1
	mäßige	2
	schwere	3
Körpertemperatur	37–38 °C	0
	> 38 °C	3
Extraintestinale Manifestationen		3
Hämoglobinwert	< 100 g/l	4
BSG	< 50 mm in der 1. Std.	1
	> 50 mm in der 1. Std	2
	endoskopischer Index	**Punkte**
durch granulierte Schleimhaut reflektiertes Licht	nein	0
	ja	2
Gefäßmuster	normal	0
	reduziert	1
	komplett verschwunden	2
Vulnerabilität der Schleimhaut	keine	0
	kontaktvulnerabel	2
	Spontanblutung	4
Mukosaschaden (Fibrin, Erosionen, Ulzera)	keine	0
	leicht	2
	stark	4

ist die Ileozökalregion. Sie bahnen sich oft klinisch durch postprandiales Erbrechen und abdominelle Schmerzen und den Wechsel zwischen Obstipation und Diarrhö an. Bei einem Befall des oberen Gastrointestinaltraktes können sie auch als Magenausgangsstenose imponieren. Während eines akuten Schubes können diese Stenosen durch ein Wandödem bedingt sein, welches man dopplersonographisch durch eine regionale Hyperämie nachweisen kann. Bei entzündlichen Veränderungen ist häufig ein konservativ-medikamentöser Therapieversuch sinnvoll, während narbige Veränderungen entweder interventionell-endoskopisch oder chirurgisch saniert werden müssen.

Das toxische Megakolon kann, wie auch bei der Colitis ulcerosa, während eines akuten Schubes bei

Tabelle 2.21 Therapie der Colitis ulcerosa

leichter bis mittelschwerer Schub	Proktitis	5-ASA Zäpfchen 1 g
	Proktosigmoiditis	5-ASA Klysmen 1–2 g
	Ausdehnung bis zur linken Flexur	+ 5-ASA 3 g/d p.o.
	Therapieversagen	+ Budenosid Rektalklysma (2 mg) oder Hydrocortisonacetatschaum (100 mg/d)
	Versagen der topischen Therapie	5-ASA Klysmen 1–2 g+ 40–60 mg PÄ/d p.o.
	Pankolitis	5-ASA 3–4,5 g/d p.o.
	Therapieversagen	+ 40–60 mg PÄ/d p.o.
schwerer Schub	distale Kolitis	5-ASA Klysmen 1–2 g + 40–60 mg PÄ/d p.o.
	Pankolitis	60–100 mg PÄ/d p.o.
	Therapieversagen oder KI gegen Steroide	Ciclosporin 2–4 mg/kg KG/d i.v. Tacrolimus 0,01 mg/kg KG/d i.v. Kolektomie erwägen
chronisch aktiver Verlauf		Azathioprin 2,5 mg/kg/d p.o.
	bei Unverträglichkeit[1]	6-Mercaptopurin 1,5 mg/kg/d p.o. Kolektomie erwägen
Remissionserhaltung		5-ASA 1,5–3 g/d p.o. E. coli Nissle 1917 (200 mg/d) Azathioprin 2,5 mg/kg/d p.o.
	bei Unverträglichkeit[1]	6-Mercaptopurin 1,5 mg/kg/d p.o.
akute Pouchitis		Metronidazol (2 × 400 mg/d) oder Ciprofloxacin (2 × 250–500 mg/d) 5-ASA Zäpfchen 1 g oder 5-ASA Klysmen 1–2 g
	Therapieversagen	Budenosid Rektalklysma (2 mg) oder Hydrocortisonacetatschaum (100 mg/d)

PÄ=Prednisonäquivalent

[1]nicht bei azathioprininduzierter Pankreatitis

einem Kolonbefall des Morbus Crohn auftreten, seine Inzidenz ist aber extrem selten.

Während die spontane freie Perforation in die Bauchhöhle beim Morbus Crohn wie auch bei der Colitis ulcerosa eine Seltenheit ist, kann es durch eine initial gedeckte Perforation einer Fistel oder eines Abzesses konsekutiv zu einer Perforation mit dem klinischen Bild eines akuten Abdomens kommen.

Blutbeimengungen zum Stuhl treten beim Morbus Crohn selten auf und nur bei 1–2 % der Patienten kommt es zu stärken peranalen Blutabgängen.

Die Beurteilung des Karzinomrisikos beim Morbus Crohn wird durch die häufiger resezierenden chirurgischen Eingriffe erschwert. Es zeigt sich jedoch, dass bei einem Kolonbefall des Morbus Crohn das Entartungsrisiko mit dem der Colitis ulcerosa vergleichbar ist und auch für die Ileitis terminalis mit Kolonbeteiligung vermehrt das Auftreten kolorektaler Karzinome beschrieben wurde. Bei einem reinen Dünndarmbefall scheint das Risiko von Dünndarmkarzinomen nicht erhöht zu sein, hier liegen jedoch unterschiedliche Aussagen vor.

Aktivitätsindizes

Die Aktivitätsbeurteilung des Morbus Crohn ist wesentlich schwerer als die der Colitis ulcerosa, da hier neben der eigentlichen Krankheitsaktivität eine un-

Tabelle 2.**22** Crohns Disease Activity Index (CDAI)

	Multiplikationskoeffizient
Anzahl der weichen Stühle in der letzten Woche	2
Grad der Bauchschmerzen (Summe über eine Woche) 0=eine, 1=gering, 2=mäßig, 3=schwer bis unerträglich	5
Beeinträchtigung des Allgemeinzustandes 0=keine, 1=gering, 2=mäßig, 3=erheblich, 4=unerträglich	7
Anzahl aktueller mit Morbus Crohn assoziierter Symptome Gelenkschmerzen, Haut/Augenbeteiligung, Fisteln, Fieber, Abzesse	20
Symptomatische Durchfallbehandlung 0=nein, 1=ja	30
Resistenz im Abdomen 0=nein, 2=fraglich, 5=sicher	10
Hämatokrit Frauen: 42-aktueller Hkt, Männer 47-aktueller Hkt	6
Gewicht 1-Gewicht/Standardgewicht	100

Der Aktivitätsindex ergibt sich aus der Summe der 8 Faktoren. Ein Wert < 150 spricht für eine ruhende Erkrankung, > 150 für eine aktive Erkrankung, > 450 für eine hohe Aktivität

terschiedliche Ausbreitung und variierende Komplikationen wie Abzesse, Stenosen oder Fisteln berücksichtigt werden müssen. Der Crohns Disease Activity Index (CDAI) ist der am meisten angewandte und verbreitete Index zur Aktivitätsbeurteilung des Morbus Crohn (Tab. 2.**22**). Andere Indizes sind der auf dem CDAI aufbauende, vereinfachte Harvey-Bradshaw-Index und der Van-Hees-Index. In der Praxis haben Aktiviätindizes jedoch außerhalb klinischer Studien eine untergeordnete Bedeutung.

Therapie

Der Morbus Crohn ist charakterisiert durch chronisch rezidivierende Entzündungen, die den gesamten Gastrointestinaltrakt befallen können. Daher muss die medikamentöse Therapie die aktuelle klinische Situation (akuter Schub, Remissionserhaltung, chronische Aktivität), den Verlauf (stenosierend, fistulierend, steroidrefraktär, steroidabhängig), begleitende extraintestinale Manifestationen und das Befallsmuster berücksichtigen (Befall des oberen GI-Traktes, Ileozökalregion, Crohn-Kolitis; Tab. 2.**23**). Vor Beginn einer immunsuppressiven Therapie sollten ein Röntgen-Thorax und eine Abdomensonographie durchgeführt werden und Urinstatus, Differenzialblutbild, Kreatinin, Nüchternblutzucker, alkalische Phosphatase, γ-GT, GPT, Bilirubin, Lipase untersucht werden.

Neben den in Tab. 2.**23** aufgeführten medikamentösen Therapieoptionen muss rechtzeitig interdisziplinär zusammen mit den Chirurgen die Indikation zur Operation gestellt werden. Absolute Operationsindikationen sind Fisteln, die zu einem funktionellen Bypass führen, blind endende Fisteln und entero-vesikale Fisteln. Operationsindikationen sind auch narbige Stenosen mit postprandialen Schmerzen, die auf konservative Therapie und endoskopische Dilatation nicht ansprechen oder nicht zugänglich sind. Eine Operationsindikation ist auch bei konservativ nicht zu durchbrechenden Blutungen (>2 Erythrozytenkonzentrate pro Tag), einem fehlendem Ansprechen auf eine intensivierte immunsuppressive Therapie und „hohen" enterokutanen Fisteln gegeben. Eine relative Operationsindikation sind anovaginale und distale enterokutane Fisteln.

Intraabdominelle Abzesse müssen perkutan drainiert oder gespalten werden.

Tabelle 2.23 Therapie des Morbus Crohn

leichter bis mittelschwerer Schub	Befall der Ileozökalregion	Budenosid 9 mg/d p.o.
	übriger Befall	Mesalalzin 3–4 g/d p.o.
	Therapieversagen	30–60 mg PÄ/d p.o.
schwerer Schub		60 mg PÄ/d p.o. Reduktion um 5–10 mg/Woche
	Therapieversagen	60 mg oder 1 mg/kg KG/d PÄ i.v.
		Remicade 5 mg/kg KG i.v. + Azathioprin 2,5 mg/kg KG/d p.o
	bei Unverträglichkeit[1]	+ 6-Mercaptopurin 1,5 mg/kg KG/d p.o.
fulminanter Schub		60 mg oder 1 mg/kg KG/d PÄ i.v
		parenterale Ernährung
		evtl. antibiotische Therapie
chronisch aktiver Verlauf[2]		Azathioprin 2,5 mg/kg KG/d p.o.
	bei Unverträglichkeit[1]	6-Mercaptopurin 1,5 mg/kg KG/d p.o.
	bei Wirkungslosigkeit	Methotrexat 25 mg/Woche i.m./s.c.[3] Remicade 5 mg/kg KG i.v.[4]
Remissionserhaltung	unkomplizierter Verlauf	keine generelle Empfehlung
	komplizierter Verlauf oder chronisch aktiver Verlauf	Azathioprin 2,5 mg/kg KG/d p.o. oder 6-Mercaptopurin 1,5 mg/kg KG/d p.o.
	Therapieversagen	Methotrexat 15 mg/Woche i.m./s.c. Remicade 5 mg/kg KG i.v.[4]
fistulierender Verlauf		chirurgische Drainage
		Metronidazol ± Gyrasehemmer
	Therapieversagen	Azathioprin 2,5 mg/kg KG/d p.o
		6-Mercaptopurin 1,5 mg/kg KG/d p.o. Remicade 5 mg/kg KG i.v.[4]

PÄ=Prednisonäquivalent

[1] nicht bei azathioprininduzierter Pankreatitis

[2] Definition: persistierende, bzw. rezidivierende Symptomatik über >6 Monate bei adäquater Therapie
steroidabhängig: stabile Remissionserhaltung nur mit Steroiden möglich
steroidrefraktär: entzündliche Aktivität trotz Steroidgabe über >6 Wochen

[3] nach 16 Wochen Reduktion auf 15 mg/Woche i.m./s.c.

[4] Dosierungsschema noch nicht endgültig geklärt: Gabe Woche 0, 2 ,6 und dann kontinuierliche Abfolge alle 8 Wochen oder episodische Gabe bei klinischer Aktivität.

Verlaufsformen und Prognose

Der Verlauf des Morbus Crohn ist individuell sehr verschieden und kann im Einzelfall nicht vorhergesehen werden. Es werden, wie bei der Colitis ulcerosa, eine rezidivierende (40–50% der Erkrankten), eine chronisch-aktive (20%) und eine fulminante Verlaufsform (selten) unterschieden. Von einer chronisch-aktiven Verlaufsform wird gesprochen, wenn es trotz intensiver Steroidtherapie über > 6 Monate nicht zu einer klinischen Remission kommt (steroidrefraktärer Verlauf, ca. 20%) oder nach initialem Ansprechen unter Dosisreduktion der Steroide zu einem Rezidiv kommt (steroidabhängiger Verlauf, ca. 35%). Die Wien-Klassifikation unterteilt die Verlaufsform des Morbus Crohn in drei Kategorien (A=Alter, L=Lokalisation, B=Behaviour) und verschiedene Untergruppen und berücksichtigt somit auch den penetrierenden und fistulierenden Verlauf der Erkrankung. Über den längerfristigen Verlauf dieser Phänotypen ist bislang wenig bekannt. Etwa 80% der Morbus-Crohn-Patienten werden in ihrem Leben mindestens einmal am Darm operiert, nach einer operativen Remissionsinduktion liegt das kumulative Risiko einer erneuten Operation nach 10–15 Jahren bei 40–50%. Die Mortalitätsrate für Morbus Crohn scheint gegenüber der Normalbevölkerung unverändert zu sein.

2.4.4 Besondere Aspekte chronisch-entzündlicher Darmerkrankungen

Extraintestinale Manifestationen

Gelenkmanifestation

Bei CED-assoziierten Gelenkmanifestationen muss nicht nur zwischen Arthralgien, Arthritiden/Synovialitiden und einer Spondylarthropathie, sondern auch zwischen einer Arthropathie Typ I und II unterschieden werden. 30% der Patienten mit chronisch-entzündlichen Darmerkrankungen klagen über eine entzündliche Beteiligung von Achsenskelett, peripheren Gelenken oder Sehnen. Die Gelenkmanifestation stellt somit die häufigste extraintestinale Manifestation einer chronisch-entzündlichen Darmerkrankung dar. Bei der Typ-I-Arthropathie (pauciartikulär) kommt es zu weniger als 5 Wochen anhaltenden schmerzhaften Schwellungen von weniger als 5 Gelenken (meist ist mindestens ein großes Gelenk betroffen). Dieser Typ ist häufig mit weiteren extraintestinalen Manifestationen und meist mit einer entzündlichen Aktivität der chronisch-entzündlichen Darmerkrankung assoziiert. Die Behandlung besteht in der Therapie des akuten Schubes und schließt Mesalazin, Steroide und Immunsuppressiva ein. Beim Typ II (polyartikulär) sind meist mehr als 5 Gelenke über Monate bis Jahre entzündlich verändert. Die Gelenkschmerzen sind unabhängig von der aktuellen intestinalen Entzündungsreaktion und sind, außer mit einer Uveitis, nicht mit anderen extraintestinalen Manifestationen verbunden. Die Behandlung besteht in der Umstellung von Mesalazin auf Sulfasalazin und der Gabe weiterer Immunsuppressiva wie z. B. Methotrexat, Infliximab oder Etanercept, Letzteres wirkt jedoch nicht auf die entzündliche Aktivität. Nichtsteroidale Antirheumatika können einen akuten Schub auslösen und sollten daher möglichst nicht eingenommen werden. Ein gegenüber unselektiven COX-Inhibitoren vorteilhafter Effekt von COX-2-Inhibitoren konnte bislang nicht gezeigt werden. Krankengymnastik, Bewegungstherapie, physikalische Therapie sollten individuell eingesetzt werden.

Gallenwege und Leber

Eine primär sklerosierende Cholangitis tritt bei 7% der Patienten mit Colitis ulcerosa und 1,2–3,4% der Patienten mit Morbus Crohn auf (9% bei Patienten mit Crohn-Colitis). Die Diagnosestellung erfolgt mit Hilfe einer MRCP (Magnetresonanz-Cholangiopankreatikographie) oder ERCP, in 60–80% der Fälle sind die p-ANCA positiv. Neben der Behandlung mit Ursodesoxycholsäure (10–15 mg/kg KG) werden die intrahepatischen Gallenwege bei dominanten Stenosen der größeren Gallenwege regelmäßig bougiert, ein Progress der Erkrankung kann jedoch dadurch nicht verhindert werden. Bei nicht ausreichendem Ansprechen auf 10–15 mg/kg KG Ursodesoxycholsäure kann die Dosis bis auf 25–30 mg/kg KG gesteigert werden und mit einer immunsuppressiven Therapie (Budenosid, systemische Steroide, Azathioprin) ergänzt werden. Eine regelmäßige Entnahme einer Gallenwegszytologie sollte zur Früherkennung eines cholangiozellulären Karzinoms durchgeführt werden. Im fortgeschrittenen Stadium kann eine Lebertransplantation notwendig sein.

Eine Autoimmunhepatitis stellt eine sehr seltene Begleiterkrankung dar. Sie tritt in <10% der Fälle von primär sklerosierender Cholangitis als ein Overlap-Syndrom auf. Ihre Behandlung besteht in der Kombination von Ursodesoxycholsäure und Immunsuppression.

Haut

Typische Hautmanifestationen der chronisch-entzündlichen Darmerkrankungen sind das Erythema nodosum bei 2–15% und das Pyoderma gangraenosum bei 1–2% der Patienten (Abb. 2.**8**, s. Farbtafel II). Neben der Lokalbehandlung mit Okklusionsverbänden werden die Patienten immunsuppressiv mit Steroiden, Azathioprin oder ggf. Tacrolimus behandelt.

Augen

Als ophthalmologische Manifestation einer chronisch-entzündlichen Darmerkrankung kann eine anteriore Uveitis oder Episkleritis auftreten. Bei Verdacht ist eine augenärztliche Untersuchung erforderlich. Behandelt wird die anteriore Uveitis mit topisch wirksamen Steroiden zusammen mit Pupillenerweiterung.

Pankreatitis

Als extraintestinale Manifestation, extraintestinale Komplikation oder als Medikamentennebenwirkung von Azathioprin, Mesalazin und Salazosulfapyridin tritt bei bis zu 3,5% der Patienten mit Morbus Crohn eine Pankreatitis auf. In bis zu 25% der Morbus-Crohn-Patienten kann die Lipase oder Amylase aber auch ohne Krankheitswert erhöht sein.

Osteoporose und Osteopenie

Osteoporose und Osteopenie treten gehäuft bei Patienten mit chronisch-entzündlichen Darmerkrankungen, insbesondere bei Morbus Crohn auf. Risikofaktoren für die Entstehung einer Osteoporose sind die Applikation systemischer Steroide, ein niedriger Body-Mass-Index, Rauchen, Östrogenmangel, Lactoseintoleranz und vorangegangene Dünndarmresektionen. Eine Osteoporoseprophylaxe mit Calcium und Vitamin D sollte daher bei einer bestehenden Steroidmedikation durchgeführt werden. Bei einer manifesten Osteoporose können Bisphosphonate oder Natriumfluorid eingesetzt werden.

Sonstiges

Die Inzidenz von Thromboembolien und das Auftreten von Gallensteinen ist bei Patienten mit chronisch-entzündlichen Darmerkrankungen, insbesondere mit Kurzdarmsyndrom, erhöht. Das relative Risiko für die Entwicklung einer Beinvenenthrombose gegenüber der Allgemeinbevölkerung liegt bei 4,7, Nierensteine treten bei 8–19% der Morbus-Crohn-Patienten, insbesondere nach Resektion des terminalen Ileums auf (Oxalatsteine). In bis zu 21% der Patienten mit Colitis ulcerosa und 20% der Morbus-Crohn-Patienten finden sich obstruktive oder restriktive Ventilationsstörungen. Ob es sich hierbei um eine pulmonale Manifestation der Erkrankung handelt und die klinische Relevanz dieser Veränderungen ist noch unklar.

Schwangerschaft

Die Fertilität bei Patientinnen mit Colitis ulcerosa ist verglichen zur Normalbevölkerung nicht verändert, nach Proktokolektomie mit ileoanaler Pouchanlage jedoch vermindert. Missbildungen treten bei Patientinnen mit Colitis ulcerosa in der Regel nicht gehäuft auf. Eine erhöhte Fehlbildungsrate ist aber zu beobachten, wenn der Konzeptionszeitpunkt im akuten Schub und nicht in der Remission liegt. Das größte Risiko für einen ungünstigen Schwangerschaftsverlauf ist ein akuter Schub bei Beginn der Schwangerschaft. Daher sollte stets eine sorgfältige, individuelle Nutzen-Risiko-Abwägung bezüglich den Vor- und Nachteilen einer medikamentösen remissionserhaltenden Therapie erfolgen. Dabei muss die Teratogenität von Medikamenten berücksichtigt werden. So sind Methotrexat als eindeutig teratogen, Azathioprin/6-Mercaptopurin als nicht eindeutig teratogen und Aminosalicylate und Steroide als nicht teratogen einzustufen. Eine immunsuppressive Therapie mit Azathioprin muss daher bei medizinischer Indikation nicht grundsätzlich abgesetzt werden, da eine erhöhte entzündliche Aktivität den Verlauf einer Schwangerschaft komplizieren kann. Bei Männern kann die Fertilität auch infolge einer sulfasalazinbedingten reversiblen Störung der Spermiogenese vermindert sein.

2.4.5 Seltene chronisch-entzündliche Darmerkrankungen

Pouchitis

Als Komplikation der Colitis ulcerosa nach Kolektomie entwickeln ca. 50% der Pat. mit Pouchanlage eine akute Pouchitis, in ca. 5% der Fälle geht die Erkrankung in eine chronische Pouchitis über. Die Klinik ist durch eine Zunahme der Stuhlfrequenz mit abdomino-pelvinen Schmerzen und peranalem Schleimabgang gekennzeichnet. Die Diagnose wird durch eine Rektoskopie gestellt. In der Behandlung der Pouchitis haben sich Metronidazol, Ciprofloxacin, Steroidschaum oder -klysmen und/oder Mesalazinzäpfchen bewährt.

Mikroskopische Kolitis

Kollagene Kolitis

Mit einer Frequenz von 0,3–5% der Patienten mit chronischer Diarrhö wird bei makroskopisch-endoskopisch unauffälligem Befund histologisch eine verdickte Schicht von Komponenten der extrazellulären Matrix unterhalb des Darmepithels gefunden. Leitsymptome der kollagenen Kolitis sind wässrige Durchfälle, Meteorismus und abdominelle Krämpfe. Therapeutisch werden Loperamid, Budenosid, Mesalazin oder in schwereren Fällen systemische Steroide oder Azathioprin eingesetzt. NSAR sollten abgesetzt werden, eine Coffeinkarenz kann hilfreich sein.

Lymphozytäre Kolitis

Die Prävalenz der lymphozytären Kolitis wird mit 14,4/100 000 angegeben. Wie bei der kollagenen Kolitis ist der makroskopisch-endoskopische Befund unauffällig, histologisch findet sich eine Vermehrung der intraepithelialen Lymphozyten. Die Klinik und Therapie der Erkrankung entspricht der der kollagenen Kolitis.

2.5 Erkrankungen des Dick- und Enddarms

D.C. Baumgart, B. Wiedenmann
(Frühere Bearbeitung: N. Börner, W. Dippold, J. Voigt)

2.5.1 Funktionsstörungen

Reizdarmsyndrom (Colon irritabile)

Definition

Das Reizdarmsyndrom ist eine funktionelle Darmerkrankung, die durch Stuhlunregelmäßigkeiten und/oder abdominelle Schmerzen in Abwesenheit einer strukturellen Auffälligkeit gekennzeichnet ist.

Epidemiologie

Das Reizdarmsyndrom betrifft vorwiegend jüngere Menschen. Weltweit leiden 6 bis 25 % aller Menschen am Reizdarmsyndrom. Frauen sind dreimal häufiger betroffen.

Pathophysiologie und Pathogenese

Die Pathogenese des Reizdarmsyndroms ist ungeklärt. Es gibt jedoch Hinweise für eine gestörte Darmmotilität und Hypersensitivität des enterischen Nervensystems. Darüber hinaus scheinen psychische Belastungen sowie stattgehabte Darminfektionen einen Einfluss auf die Erkrankung zu haben.

Tabelle 2.**24** Rom-II-Kriterien für das Reizdarmsyndrom

Mindestens (nicht unbedingt zusammenhängende) 12 Wochen lang abdominelle Beschwerden oder Schmerzen in den letzten 12 Monaten vor Diagnosestellung:
1. Erleichterung durch Defäkation
2. Beginn durch Stuhlfrequenzänderungen gekennzeichnet
3. Beginn durch Stuhlkonsistenzveränderungen gekennzeichnet

Klinik

Zwei grundlegende Verlaufsformen werden unterschieden. Einige Patienten haben Bauchschmerzen, die mit Stuhlunregelmäßigkeiten, Verstopfung, Diarrhö oder beidem einhergehen. Die andere große Gruppe leidet an chronischen Durchfällen. Zum Reizdarmsyndrom gehören auch Symptome aus dem oberen Gastrointestinaltrakt, wie Dyspepsie, Sodbrennen, Übelkeit und Erbrechen, die bei bis zu 50 % aller Patienten zusätzlich auftreten.

Diagnostik und Differenzialdiagnostik

Das Reizdarmsyndrom kann nur nach Ausschluss anderer Ursachen der geschilderten Diagnostik gestellt werden. Daher müssen zunächst organische Ursachen für abdominelle Schmerzen, Meteorismus und chronische Diarrhöen und Defäkationsstörungen abgeklärt werden.

Therapie

Die Beratung der Patienten über den funktionellen Charakter ihrer Erkrankung nimmt eine wichtige Rolle ein. Eine spezifische Diät ist in der Regel nicht notwendig, jedoch sollten blähende Speisen gemieden werden. Eine ballaststoffreiche Kost mit hohem Faseranteil wird grundsätzlich empfohlen. Eine symptomatische, medikamentöse Behandlung kann zumindest vorübergehend eine Beschwerdebesserung erreichen. Wenn Diarrhöen im Vordergrund stehen, können Loperamid oder auch andere Opiatderivate zum Einsatz kommen. Antidepressiva zeigen einen substanzklasseunabhängigen positiven Effekt bei einem Teil der Reizdarmsyndrom-Patienten. Insbesondere trizyklische Antidepressiva (Amitriptylin oder Imipramin) oder SSRI, wie Citalopram oder Paroxetin, sind in einigen Studien erfolgreich getestet worden. Neuere Therapien umfassen den 5-HT_3-Rezeptorantagonisten Cilasetron oder 5-HT_4-Rezeptoragonisten. Eine psychotherapeutische Mitbehandlung ist bei dominanten psychosozialen Stressoren angezeigt.

Verlauf/Prognose

Der Verlauf ist grundsätzlich benigne, jedoch werden nur weniger als ein Fünftel der Patienten komplett beschwerdefrei.

Stuhlinkontinenz

Definition

Die Stuhlinkontinenz stellt die unwillkürliche Entleerung von Darminhalt dar.

Epidemiologie

Die Störung findet sich gehäuft bei Frauen, insbesondere bei denen, die Kinder auf natürlichem Wege geboren haben. Diese Patientinnen sind dann meist auch harninkontinent.

Pathophysiologie und Pathogenese

Meist liegt ein Geburtstrauma zugrunde, bei dem der Beckboden verletzt (lazeriert) wurde. Andere Traumen, z. B. im Rahmen von perinealen oder perianalen Operationen, nach Bestrahlungsbehandlungen, bei neuromuskulären Funktionsstörungen z. B. auch im Rahmen von Systemerkrankungen, wie dem Diabetes mellitus, sind weitere Ursachen.

Klinik

Der Inkontinenzgrad reicht von gelegentlichen unwillkürlichen Entleerungen bis zum völlig unkontrollierten Stuhlabgang. Diese Symptomatik verbunden mit den daraus folgenden Sekundärproblemen führt häufiger zu sozialen Einschränkungen.

Diagnostik und Differenzialdiagnostik

Neben einer ausführlichen Anamnese ist eine spezifische apparative Diagnostik zur Differenzierung und Quantifizierung anatomischer und funktioneller Störungen notwendig: Proktoskopie, anorektale Manometrie, EMG des N. pudendus und ggf. auch eine Defäkographie.

Therapie

Therapie

Wenn ein Sphinkterdefekt vorliegt, ist ein chirurgisches Vorgehen mit einer Sphinkterplastik der beste Weg. Neuere Methoden umfassen die Radiofrequenzablation, die transkutane elektrische Nervenstimulation (TENS) sowie die Implantation eines künstlichen Verschlussmechanismus oder als Ultima ratio auch ein Stoma. Konservative, für den Internisten relevante supportive Maßnahmen umfassen die Eindickung des Stuhls mit Quellstoffen (Apfelpektin, Lecicarbon, Plantago ovata), Antidiarrhoika wie Loperamid sowie ein Biofeedbacktraining und Beckenbodengymnastik.

Tabelle 2.**25** Differenzialdiagnose der Stuhlinkontinenz (nach Whitehead WE. Dis Colon Rectum 44:134, 2001)

Kategorie	Pathomechanismus	häufige Ursachen
funktionell	Stuhlimpaktierung, dilatierter innerer Analsphinkter	Beckenbodendyssynergie, Medikamentennebenwirkung, idiopathisch, Rückenmarksverletzung
	Diarrhö, schnelle Transitzeit oder großvolumige Stühle	infektiöse oder metabolische Diarrhö
	kognitive oder psychologische Mechanismen	Demenz oder Psychose
Sphinkter	Muskelschaden	Geburtstrauma, Polytrauma, Fremdkörpertrauma
	N.-pudendus-Schaden	Geburtstrauma, diabetische Polyneuropathie, multiple Sklerose, idiopathisch
	ZNS-Schaden	Spina bifida, traumatische Rückenmarksverletzung, Apoplex, multiple Sklerose
sensorisches Versagen	afferente Nervenschädigung: fehlende Wahrnehmung der rektalen Füllung	diabetische Polyneuropathie, Rückenmarksverletzung, multiple Sklerose

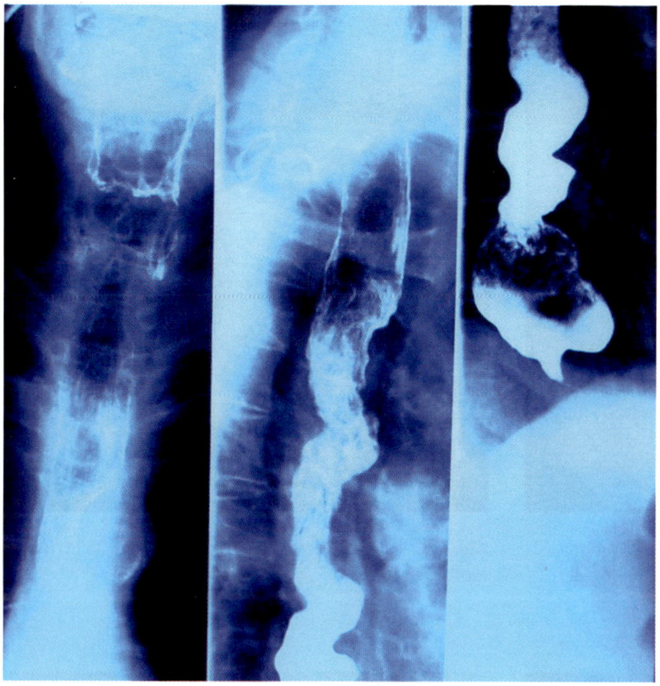

Abb. 2.1 Achalasie. Ausgeprägte korkenzieherartige Deformierung des Ösophagus mit distaler Aufweitung.

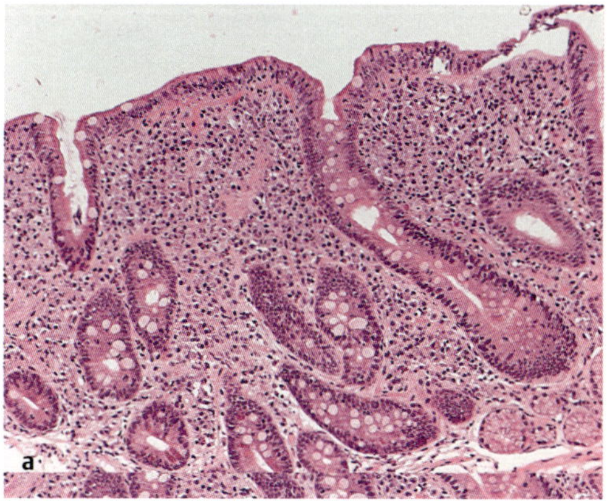

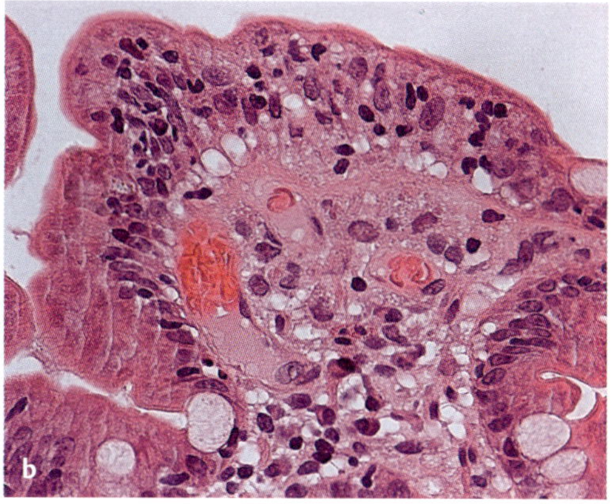

Abb. 2.4

a Totale Zottenatrophie bei Zöliakie (Marsh IIIa; HE-Färbung 1:10)

b Erhöhter Gehalt an intraepithelialen Lymphozyten bei Zöliakie (HE-Färbung 1:40)
(Dr. M. Koch, Pathologisches Institut, Charité, Berlin)

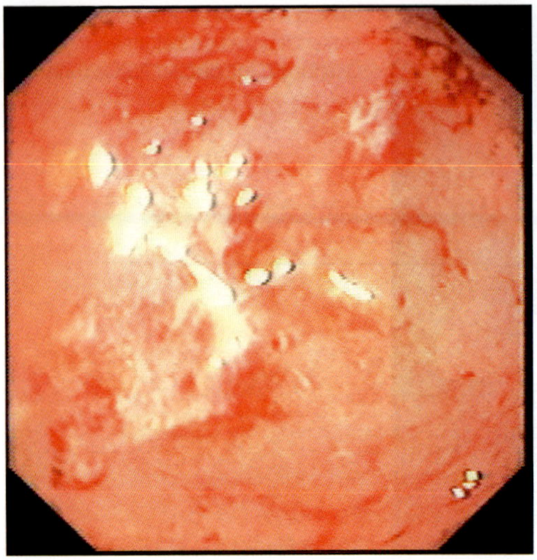

Abb. 2.5 Floride Colitis ulcerosa mit Kontaktblutungen, Rötung, Schwellung und beginnender Granulierung der Schleimhaut.

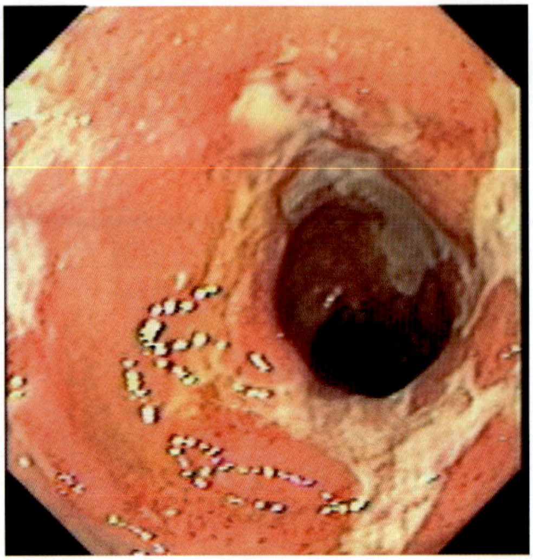

Abb. 2.6 Fissurale Ulzerationen im terminalen Ileum bei Morbus Crohn.

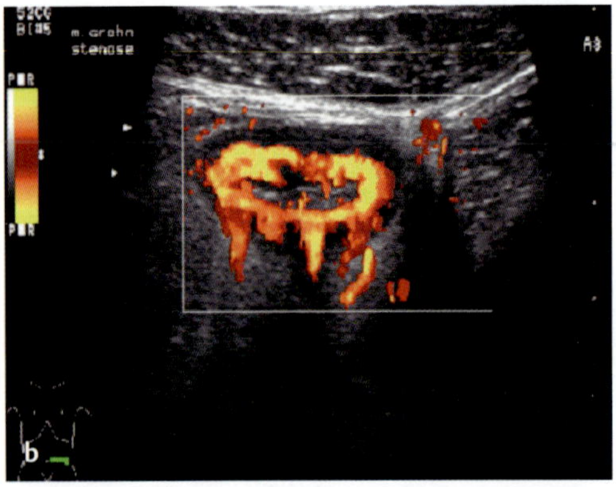

Abb. 2.7 b Nachweis einer ausgeprägten Hyperämie als Zeichen einer entzündlichen Stenose des terminalen Ileums bei Morbus Crohn. (H.-P. Müller, Charité, Campus-Virchow Klinikum, Berlin).

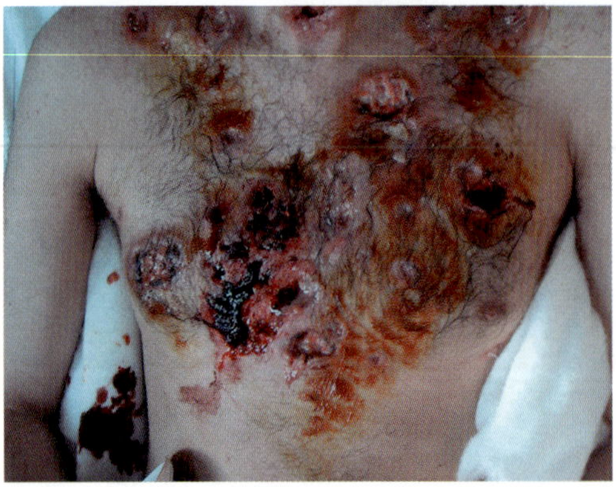

Abb. 2.8 Pyoderma gangraenosum bei Colitis ulcerosa.

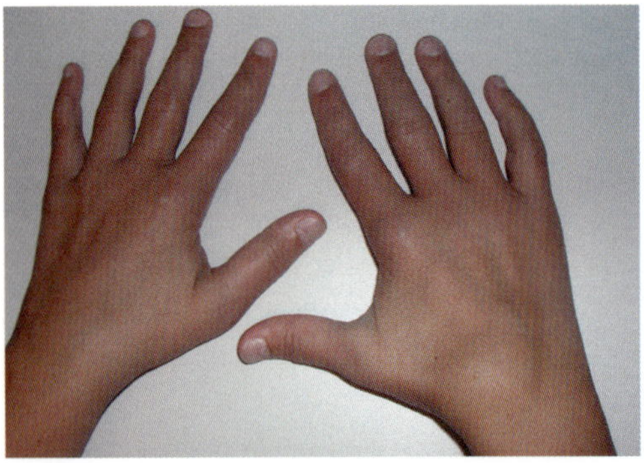

Abb. 8.1 Typisches Bild einer frühen rheumatoiden Arthritis (Symptome wenige Monate): Arthritis und dorsale Tenosynovitis der Handgelenke, Arthritis der Fingergrund- und Mittelgelenke.

Volvulus

Definition

Beim Volvulus verdreht sich das Kolon um die mesenteriale Achse, woraus eine partielle oder vollständige Obstruktion des Lumens und der Blutversorgung resultiert.

Epidemiologie

Der Volvulus macht ca. 5% aller Dickdarmileusursachen aus. Er tritt am häufigsten im Sigma auf.

Pathophysiologie und Pathogenese

Der Volvulus entsteht durch elongierte Darmsegmente mit relativ schmaler mesenterialer Aufhängung, die eine Torsion zulassen. Chronische Obstipation, fortgeschrittenes Alter und Medikation mit motilitätshemmenden Medikamenten begünstigen die Entstehung eines Volvulus.

Klinik

Die Patienten stellen sich mit Symptomen eines akuten Abdomens vor. Bei der körperlichen Untersuchung fallen tympanitischer Klopfschall, eine erhebliche meteoristische Auftreibung des Abdomens sowie hochgestellte bzw. fehlende Darmgeräusche auf.

Diagnostik und Differenzialdiagnostik

Neben der Labordiagnostik mit Nachweis von V. a. erhöhte Entzündungsparameter sollte primär die Diagnose röntgenologisch mit Abdomen-Leeraufnahmen und/oder Abdomen-CT erfolgen. Mittels Bildgebung können häufig die stark dilatierten Schlingen und auch Flüssigkeitsspiegel nachgewiesen werden.

Therapie

Grundsätzlich ist ein konservatives Vorgehen indiziert, mit der eine Dekompression erreicht werden soll. Die endoskopische Anlage einer Darm-Dekompressionssonde kann hilfreich sein. Bei Nekrosezeichen ist die chirurgische Resektion angezeigt.

Therapie

Verlauf/Prognose

Bei einer hohen Rezidivrate von mehr als 50% erfolgt meist eine elektive Sigmaresektion.

Pseudoobstruktion des Kolons (Ogilvie-Syndrom)

Definition

Das nach Sir William Heneage Ogilvie benannte Syndrom beschreibt eine Erkrankungsbild, bei dem es zu einer erheblichen Kolondilatation (Megakolon) in Abwesenheit einer mechanischen Obstruktion kommt.

Pathophysiologie und Pathogenese

Man unterscheidet eine primäre Pseudoobstruktion, die durch eine familiäre viszerale Myopathie oder diffuse autonome Innervationsstörung entsteht. Die sekundäre Form entsteht infolge einer Medikation mit motilitätsbeeinflussenden Substanzen wie Neuroleptika und Opiate, im Zusammenhang mit weiteren Erkrankungen wie Diabetes mellitus, Urämie, Hyperparathyreoidismus, Sklerodermie, Lupus und Hämatome oder bei schwerkranken (häufig organtransplantierten) Patienten in Intensivbetreuung.

Klinik

Die Klinik variiert je nach akuter oder chronischer Verlaufsform. Patienten klagen häufig über einen ausgeprägten Meteorismus. Bei der körperlichen Untersuchung fällt ein tympanitischer Klopfschall bei ausreichend vorhandenen Darmgeräuschen und fehlenden Bauchschmerzen auf.

Diagnostik und Differenzialdiagnostik

Alle Röntgenuntersuchungen zeigen das Bild eines Ileus. Am aussagekräftigsten ist jedoch der Kolonkontrasteinlauf mit wasserlöslichem Kontrastmittel, mit dem sich der Nachweis erbringen lässt, dass keine mechanische Obstruktion vorliegt. Alternativ kann auch eine Koloskopie durchgeführt werden, allerdings mit erhöhtem Komplikationsrisiko (Perforation).

Therapie

Therapie

Zunächst sollten alle motilitätshemmenden Medikamente abgesetzt werden. Eventuelle Flüssigkeits- und Elektrolytdefizite müssen ausgeglichen werden. Eine Magensonde und eine Kolondekompressionssonde sind häufig hilfreich. Schließlich kann eine intravenöse Stimulation mit Prostigmin und Metoclopramid versucht werden.

Verlauf/Prognose

Der Verlauf der Pseudoobstruktion ist gewöhnlich unkompliziert.

2.5.2 Vaskuläre Erkrankungen

Kolonischämie

Definition

Als Kolonischämie wird die akute arterielle Minderversorgung des Kolons (teilweise oder gesamt) bezeichnet, die durch einen Verschluss der A. mesenterica superior oder inferior entsteht.

Epidemiologie

Die Kolonischämie ist die häufigste Form der Darmischämie. Diese wird jedoch häufig nicht erkannt oder fehldiagnostiziert.

Pathophysiologie und Pathogenese

Das Kolon wird von der A. mesenterica superior und A. mesenterica inferior versorgt, die über die Riolan-Arkaden, ein Kollateralnetz, verbunden sind. Arteriosklerose ist die Hauptursache für eine akute Okklusion der Mesenterialgefäße. Die A. mesenterica inferior ist häufiger betroffen als die A. mesenterica superior.

Klinik

Patienten mit akuter Kolonischämie stellen sich meistens mit heftigen abdominellen Schmerzen, Hämatochezie und Fieber vor. Der Charakter der Symptome hängt vom Ausmaß der Ischämie ab, d. h. welches Stromgebiet und welche Segmente betroffen sind.

Diagnostik und Differenzialdiagnostik

Wichtig: die Mesenterialischämie in das differenzialdiagnostische Denken mit einbeziehen, wenn sich Patienten mit der entsprechenden Klinik vorstellen.

In der Abdomenleeraufnahme, die meist initial angefertigt wird, zeigen sich oft nur unspezifische Veränderungen, wie stehende Schlingen oder Hinweise auf ein Darmwandödem („Daumenabdrücke"). Freie Luft weist auf eine gangränbedingte Perforation hin. Barium- und wasserlösliche Kontrastmitteluntersuchungen sollten vermieden werden. Diagnostischer Standard ist die Computertomographie mit Kontrastmittelapplikation, bei der nicht nur die Darmwand, sondern auch die Gefäße suffizient zur Darstellung gelangen. Laborchemisch zeigen sich häufig eine Azidose und Elektrolytverschiebungen.

Therapie

Therapie

Die Therapie umfasst supportive Maßnahmen wie Breitbandantibiotika, parenterale Ernährung und Flüssigkeitssubstitution sowie Überwachung der Vitalzeichen. Wenn eine transmurale Gangrän vorliegt, muss der Patient sofort kolektomiert werden. Eine Gefäßrekonstruktion ist nicht sinnvoll.

Verlauf Prognose

Die Langzeitfolgen der Mesenterialischämie umfassen die Ausbildung von Strikturen und segmentale Kolitiden. Meist ist das Sigma betroffen und muss reseziert werden.

Hämorrhoiden

Definition

Die hämorrhoidalen Venenkissen sind Teil des normalen Verschlussmechanismus, die eine flüssigkeitssichere Abdichtung des Sphinkters gewährleisten. Das Hämorrhoidalleiden umfasst die Hauptsymptome Prolaps und Blutung.

Epidemiologie

Das Hämorrhoidalleiden ist in der westlichen Welt häufiger als in Entwicklungsländern. Die Prävalenz variiert weder nach Geschlecht noch Alter.

Pathophysiologie und Pathogenese

Die typische westliche ballaststoffarme Kost trägt wahrscheinlich indirekt zum Hämorrhoidalleiden bei, indem sie Obstipation begünstigt.

Klinik

Die Patienten suchen den Arzt meist wegen Blutungsereignissen im Stuhl, Analnässen, Juckreiz oder Prolaps auf. Schmerzen fehlen meist. Thrombosierte Hämorrhoidalvenen dagegen verursachen heftige Schmerzen. Blutbeimengungen (hellrot) im Stuhl werden zum Krankheitsbeginn von Patienten häufig als dramatisch beschrieben.

Diagnostik und Differenzialdiagnostik

Die Diagnostik beginnt mit der sorgfältigen Inspektion der Analregion, der rektal-digitalen Untersuchung und dem Pressversuch. Daran schließt sich eine Proktoskopie an.

Therapie

Wiederholte Blutungsereignisse bedürfen einer endoskopischen Behandlung. Diese umfasst in Abhängigkeit vom Schweregrad die Ligatur oder Sklerosierungs-Therapie sowie die Exzision und andere operative Verfahren. Konservative Maßnahmen beinhalten zur Verbesserung der häufig zu harten Stuhlkonsistenz sog. Stuhlweichmacher (Polyethylenglykol), besonders bei analem Pruritus Sitzbäder in antiseptischen Lösungen (Polyvidonjod) und lokal wirksame Analgetika sowie Suppositorien.

Verlauf/Prognose

Der Verlauf ist günstig, jedoch kann es infolge unsachgemäßer (Über-)Therapiemaßnahmen zu Schmerzen, akutem Harnverhalt, Inkontinenz oder Nässen kommen.

Rektalprolaps

Definition

Als Rektalprolaps wird die die Vorwölbung der Rektumwand aus dem Anus bezeichnet.

Epidemiologie

Diese Erkrankung tritt bei Frauen etwas häufiger auf.

Pathophysiologie und Pathogenese

Ursächlich wird eine chronische Invagination vermutet, die sich ultimativ nach kaudal fortsetzt und eine Ablösung der Rektumwand von seiner natürlichen lateralen und sakralen Fixation hervorruft. Die chronische Obstipation begünstigt den Rektalprolaps.

Klinik

Die Symptome sind häufig vage. Meistens klagen die Patienten über das Gefühl einer unvollständigen Entleerung und Blutungen im Analbereich. Häufig wird auch eine Vorwölbung beim Stuhlgang bemerkt.

Diagnostik und Differenzialdiagnostik

Das Ausmaß des Prolapses kann am besten bei einer Proktoskopie evaluiert werden. Eine Manometrie kann Hinweise auf einen Sphinkterschaden ergeben.

Therapie

Therapie

Grundsätzlich ist ein chirurgisches Vorgehen angezeigt. Es kann perineal und transabdominell vorgegangen werden.

Verlauf/Prognose

Perineale Korrekturoperationen haben ein größeres Rezidivrisiko.

2.5.3 Entzündliche Erkrankungen

Kolondivertikel (Divertikulose, Divertikelblutung, Divertikulitis)

Definition

Kolondivertikel sind sackförmige Ausstülpungen der Mukosa durch Wanddefekte der Muscularis propria.

Epidemiologie

Mehr als die Hälfte aller Menschen in der westlichen Welt leiden ab ihrem sechzigsten Lebensjahr an Divertikulose, jedoch erkranken nur zwanzig Prozent an Folgerkrankungen wie Divertikelblutung und Divertikulitis.

Pathophysiologie und Pathogenese

Divertikel treten am häufigsten im Sigma auf. Dort ist die Darmwand aufgrund peristaltischer Abläufe einem vergleichsweise höheren luminalen Druck ausgesetzt, der die Entstehung begünstigt. Eine Divertikulitis entwickelt sich aufgrund der Retention von Darminhalt in den Divertikelöffnungen verbunden mit einer Mikroperforation der Darmwand. Zur Blutung kommt es durch Gefäßkompression oder Arrosion in den Divertikelöffnungen.

Klinik

Bei der Divertikelblutung stellen sich die Patienten mit Hämatochezie in der Klinik vor. Bei der Divertikulitis stehen linksseitige Unterbauchschmerzen häufiger mit Ausstrahlung in den Blasenbereich und Fieber im Vordergrund.

Diagnostik

Bei einer akuten Divertikelblutung kann eine endoskopische Lokalisation und Blutstillung versucht werden. Für fulminante Blutungen ist die Angiographie der endoskopischen Intervention überlegen. Mittels Angiographie ist neben der Lokalisation auch eine selektive Embolisation als Blutstillung möglich. Am häufigsten ist die Blutungsquelle nicht im Sigma, sondern im Colon ascendens lokalisiert. Gelingt weder die endoskopische noch die radiologische Blutstillung bleibt nur die (Hemi-)Kolektomie. Divertikelblutungen treten häufig nur einmalig auf.

Die akute Divertikulitis lässt sich am besten computertomographisch diagnostizieren, mit der sich nicht nur die Divertikel darstellen lassen, sondern auch eine verdickte Darmwand sowie eine Infiltration des parakolischen Fettgewebes als Hinweis auf eine (Mikro-)Perforation. Ein erfahrener Ultraschalluntersucher kann mit einer Darmsonographie ähnlich treffsicher vorgehen. Der Kolonkontrasteinlauf ist den genannten Verfahren deutlich unterlegen.

Verlauf/Prognose

Die meisten Patienten mit Divertikulose bleiben lebenslang beschwerdefrei. Bei ca. 20 % kommt es zu Blutungsereignissen und bei weniger als 1 % werden operative Eingriffe notwendig.

Therapie

Therapie

Wiederholte Divertikelblutungen bedürfen einer chirurgischen Sanierung. Ein operatives Vorgehen bei der Divertikulitis ist angezeigt, wenn im akuten Fall keine Besserung unter Nahrungskarenz und Breitbandantibiose eintritt, oder wenn bereits mehr als ein fulminanter Verlauf dokumentiert ist.

Analfissur

Definition

Analfissuren sind längliche Defekte, die von der Linea dentata bis zur Anokutanlinie reichen.

Epidemiologie

Analfissuren treten am häufigsten zwischen der dritten und fünften Lebensdekade auf. Die Geschlechterverteilung ist gleich.

Pathophysiologie und Pathogenese

Analfissuren entstehen oft posttraumatisch bei der Defäkation, wobei meistens der posteriore Analkanal verletzt wird. Fissuren in anderen Positionen sollten an andere Ätiologien inklusive Malignome denken lassen.

Klinik

Die Patienten stellen sich fast ausschließlich mit heftigen Defäkationsschmerzen vor.

Diagnostik

Die Diagnose lässt sich proktoskopisch sichern.

Therapie

Die meisten Analfissuren können konservativ versorgt werden. In erster Linie kommen lokale Anästhetika und Antiphlogistika zum Einsatz, die mit Stuhlweichmachern ergänzt werden können.

In einigen Fällen ist auch eine Analdilatationsbehandlung notwendig. Topische Botulinumtoxin-Injektion kann ebenfalls zu einer Relaxation und Heilungsbeschleunigung beitragen.

Verlauf/Prognose

Wenn Komplikationen wie Stenosen und Fibrosen eintreten, ist primär eine Fissurektomie oder selten auch eine Sphinkterotomie angezeigt.

Analfistel

Definition

Als Analfistel wird eine in den Analkanal drainierte Abszesshöhle bezeichnet.

Epidemiologie

Analfisteln treten häufiger bei Frauen auf. Eine Häufung besteht in der dritten bis fünften Lebensdekade und bei immunsupprimierten Patienten.

Pathophysiologie und Pathogenese

Analfisteln treten häufig im Zusammenhang mit Abszessen an der Kryptenlinie auf. Andere Ätiologien umfassen Morbus Crohn, Tumoren, Tuberkulose, Trauma und Bestrahlungsfolgen.

Klinik

Die Patienten klagen oft über Schmerzen und Nässen in der Analregion.

Diagnostik und Differenzialdiagnostik

Die Diagnostik beginnt mit einer Inspektion der Perianalregion. Eine Anoskopie und Proktoskopie kann die Lokalisation anal mündender Fisteln unterstützen. Anale Fisteln sind jedoch aufgrund der heftigen Schmerzen oft nur in Narkose zu diagnostizieren Da Fisteln auch in komplexe Gangsysteme bzw. Abszesshöhlen führen können, ist eine Beckenbodenuntersuchung mittels MRT und einer speziellen Rektalspule sinnvoll.

Therapie

Therapie

Jede Fistel sollte gut drainiert sein. Dies lässt sich z. B. durch Einlage von Gazestreifen erreichen. Die definitive Therapie richtet sich nach der Ätiologie. Insbesondere für das Fistelleiden im Rahmen eines Morbus Crohn gibt es spezifische medikamentöse Behandlungsansätze (Kap. 2.4.3). Ein operatives Vorgehen ist bei insuffizienter Drainage, Abszedierung und Versagen der medikamentösen Therapie sinnvoll. Antiseptische Sitzbäder ergänzen die systemische Behandlung.

Verlauf/Prognose

Rekurrente Fisteln mit wiederholten operativen Eingriffen können durch Verletzung des Sphinkterapparates in bis zu 30 % der Fälle zur Inkontinenz führen.

Anorektalabszess

Definition

Ein Anorektalabszess ist eine Ansammlung entzündlichen Sekretes im Anorektalbereich.

Epidemiologie

Anorektalabszesse treten am häufigsten zwischen der dritten und fünften Lebensdekade auf. Frauen sind häufiger als Männer betroffen.

Pathophysiologie und Pathogenese

Ein Anorektalabszess entsteht durch Entzündung der Analdrüsen.

Klinik

Die Patienten stellen sich mit heftigen Schmerzen im Sitzen und der Defäkation vor. Manchmal kommt es auch zu Blutabgängen oder einem Harnverhalt.

Diagnostik und Differenzialdiagnostik

Meist lässt sich die abszedierende Region schon makroskopisch erkennen. Ein Beckenboden-MRT hilft bei der Identifikation von eventuellen Fistelgängen oder anderen Abflussstörungen. Wichtig ist die Differenzialdiagnose der Prostatitis. Ebenso sollte an venerische Erkrankungen und chronisch-entzündliche Darmerkrankungen wie den Morbus Crohn gedacht werden, der über Fistelsysteme zur Abszedierung führen kann.

Therapie

Therapie

Wie bei allen Abszessen steht die suffiziente Drainage im Vordergrund der Therapie. Zusätzlich sollten die Patienten antimikrobiell behandelt werden. Spezifische Infektionen oder ein Morbus Crohn erfordern eine spezifische medikamentöse Therapie bzw. Immunsuppression.

Verlauf/Prognose

Der Verlauf ist gewöhnlich unkompliziert.

Kolitis

Definition

Die Kolitis ist eine Mukosaschädigung verschiedenster Ätiologie, die zu Diarrhöen, Hämatochezie und Schmerzen führt.

Epidemiologie

Die Epidemiologie richtet sich nach der jeweiligen Ätiologie und kann nicht allgemein dargestellt werden. Durchfallerkrankungen gehören zu den häufigsten Erkrankungen auf der Welt.

Pathophysiologie und Pathogenese

Die Pathogenese hängt von der jeweiligen Ätiologie ab (Tab. 2.**26**).

Tabelle 2.26 Ätiologie von Kolitiden

infektiös bakteriell	viral	parasitär	mykotisch
• Salmonella	• CMV	• Isospora	• Histoplasma
• Campylobacter	• HSV	• Microspora	• Candida
• E. coli	• HIV	• Würmer	• Aspergillus
• Yersinia		• Amöben	
• C. difficile			
• Chlamydia			
• Giardia			
• Mykobakterien			

nichtinfektiös entzündlich	toxisch	maligne
• Colitis ulcerosa	• NSAR	• Lymphom
• Morbus Crohn	• Gold	• NET
• ischämisch	• Cocain	• Karzinom
• lymphozytär	• Chemotherapeutika	• Metastasen
• kollagen	• Laxanzien	• Obstruktion
• radiogen		
• eosinophil		
• neutropen		
• GvHD		

Klinik

Kolitiden gehen praktisch immer mit Diarrhöen einher. Schmerzen sind relativ selten und variieren nach Erkrankungsgrad wie auch selten vorhandenen Stenosen. Häufiger sind Kolitiden auch von Hämatochezie begleitet.

Diagnostik und Differenzialdiagnostik

Zur Standarddiagnostik gehören Stuhlkulturen, die je nach Immunstatus des Patienten angepasst werden sollten. Bei immunsupprimierten Patienten spielen opportunistische Erreger (CMV, Candida, Histoplasma, Microspora) eine größere Rolle. Einige Erreger sind nur serologisch (z. B. Yersinien) zu erfassen oder mit Antigentesten (z. B. C. difficile, Giardia lamblia). Aus der Anamnese lassen sich toxische und/oder medikamentöse Ätiologien ableiten. Eine Ileokoloskopie ergänzt die Laboruntersuchungen und erlaubt neben der makroskopischen Inspektion des Kolons auch die Gewinnung von Biopsien, die insbesondere bei den nichtinfektiösen Ätiologien von Bedeutung sind. Da bei der akuten Kolitis das Perforationsrisiko erhöht ist, sollte diese diagnostische Maßnahme gegen den diagnostischen Gewinn abgewogen werden. Die Darmsonographie kann in der Hand des erfahrenen Untersuchers wertvolle Hinweise zu Ätiologie und Schweregrad von Kolitiden geben.

Therapie

Therapie

Infektiöse Ursachen lassen sich durch antimikrobielle Therapie beherrschen. Nichtinfektiöse Ursachen, wie z. B. chronisch-entzündliche Darmerkrankungen (Kap. 2.4) bedürfen ebenso wie maligne Erkrankungen spezifischer Therapien. Supportive Maßnahmen umfassen die Korrektur von Wasser- und Elektrolytverlusten kombiniert in schwereren Fällen mit der vorübergehenden parenteralen Ernährung.

Verlauf/Prognose

Der Verlauf und die Prognose richten sich nach der Ätiologie.

2.5.4 Neubildungen

Kolonpolypen

Definition

Kolonpolypen sind Ausstülpungen der normalerweise flachen Kolonmukosa in das Lumen. Kolonpolypen lassen sich grundsätzlich in neoplastische, nicht neoplastische, fakultativ neoplastische und Hamartome einteilen (Tab. 2.**27**).

Pathophysiologie und Pathogenese

Das Entartungsrisiko von Kolonadenomen hängt stark von ihrer Größe (>1 cm) und ihren histologischen (villöse > tubuläre) Eigenschaften sowie vom Patientenalter ab. Aus hochgradig dysplastischen Adenomen entwickeln sich obligat kolorektale Karzinome.

Klinik

Polypen sind gewöhnlich asymptomatisch, können aber ulzerieren, bluten und das Lumen verlegen. Dann verursachen sie Schmerzen, Hämatochezie, Stuhlgangsunregelmäßigkeiten oder eine Ileussymptomatik.

Diagnostik und Differenzialdiagnostik

Polypen werden gewöhnlich bei Screening-Untersuchungen entdeckt oder wenn sie symptomatisch werden. Eine totale Koloskopie sollte sich jedem positiven Screeningverfahren anschließen, um den entdeckten Polypen zu entfernen und eventuelle synchrone Läsionen zu finden.

Therapie

Therapie

Kleine Polypen sollten komplett abgetragen werden. Wenn ein Polypenrasen vorliegt, sollten repräsentative Biopsien entnommen werden. Nach Abtragung größerer Polypen sollte sich drei Monate später eine Kontrollkoloskopie anschließen. Nach inkompletter Resektion (> 2 cm) sollte eine chirurgische Resektion erfolgen. Ebenso sollte ein chirurgisches Vorgehen gewählt werden, wenn folgende Kriterien vorliegen: keine tumorfreien Resektionsränder, Einbruch in venöse oder Lymphgefäße, Malignom in einem sessilen Polypen, niedrige Differenzierung. Maligne Polypen lassen sich jedoch komplett endoskopisch behandeln, wenn sie die Muscularis mucosae (über der es keine Lymphbahnen gibt) nicht überschreiten.

Verlauf/Prognose

Die Empfehlungen zur Nachbeobachtung von Adenomen variieren nach Fachgesellschaft (Tab. 2.**28**).

Peutz-Jeghers-Syndrom

Definition

Das Peutz-Jeghers-Syndrom ist eine seltene Erkrankung, bei der sich multiple Hamartome im GI-Trakt finden und die mit einer spezifischen mukokutanen Pigmentierung einhergeht.

Epidemiologie

Das Peutz-Jeghers-Syndrom beruht auf einem genetischen Defekt auf Chromosom 19p13.3. Die Polypen beginnen in der ersten Lebensdekade zu wachsen und Symptome treten häufig vor der dritten Lebensdekade auf.

Tabelle 2.**27** Einteilung der Kolonpolypen

Gruppe	Typ	Eigenschaften
nicht oder fakultativ neoplastische Polypen	hyperplastische Polypen	klein (5 mm), sehr häufig, schwer von Adenomen zu unterscheiden, meist im linken Kolon, selten Entartung
	mukosale Polypen	kleiner 5 mm, sehen aus wie Mukosa, keine Entartung
	entzündliche Pseudopolypen	gesunde Gewebeinseln in ulzerierter Mukosa, nicht dysplastisch, keine Entartung
	submuköse Polypen	Lymphzellaggregate, Lipome, Leiomyome, Hämangiome, Karzinoide und andere
Hamartome	juvenile Polypen	bluten oft, selten multipel, wie bei FJP[1], dann auch entartungsgefährdet
	Peutz-Jeghers-Polypen	praktisch immer mit Peutz-Jeghers-Syndrom assoziiert, entartungsgefährdet
maligne Polypen	Adenome	machen ⅔ aller Kolonpolypen aus, liegen häufiger im rechten Kolon, sind immer dysplastisch (leicht, mäßig, hochgradig) und damit immer entartungsgefährdet, besonders mit zunehmendem Alter (> 50) 3 Typen: tubuläre Adenome (80 %), villöse Adenome (5 bis 15 %) und tubulovillöse Adenome (5 bis 15 %), sessil oder gestielt

[1] FJP = familiäre juvenile Polypose

Tabelle 2.**28** Empfehlungen des Autors für die Nachbeobachtung von Adenomen

klinische Situation	Kontrollkoloskopie-intervall
sessiler, < 2 cm großer Polyp oder inkomplette Abtragung oder notwendige chirurgische Abtragung	ca. 2–3 Monate
Hochrisiko-Adenome (high grade dysplasia, invasives Wachstum)	1 Jahr
mehr als drei Adenome oder Adenome > 1 cm Durchmesser oder villöse Adenome	3 Jahre, wenn ohne Befund danach 5 Jahre
1 oder 2 kleine (< 1 cm) Adenome	5 Jahre

Klinik

Patienten mit Peutz-Jeghers-Syndrom haben multiple Pigmentstörungen und zahlreiche gastrointestinale Polypen (Dünndarm und Kolon sind etwa gleich häufig befallen, weniger häufig sind Magen und Rektum betroffen), die verdrängend wachsen oder maligne entarten können. Patienten mit Peutz-Jeghers-Syndrom stellen sich am häufigsten mit obstruktiven Symptomen (Invagination) infolge des exzessiven Polypenwachstums vor. Es besteht nicht nur ein erhöhtes Karzinomrisiko für den GI-Trakt, sondern auch für andere Organsysteme (Lunge, Zervix, Uterus, Ovar, Mamma, Hoden).

Diagnostik und Differenzialdiagnostik

Die Diagnose wird endoskopisch und histologisch gestellt. Genetische Tests sind in Speziallabors verfügbar. Die extraintestinalen Organsysteme sollten in die Diagnostik mit einbezogen werden.

Therapie

Die Patienten sollten in einem Zentrum in ein Screening-Programm eingebunden werden. Alle Polypen sollten abgetragen werden. Familien sollten genetisch beraten werden.

Familiäre adenomatöse Polypose (FAP) – einschließlich Turcot- und Gardner-Syndrom

Definition

Die familiäre adenomatöse Polypose ist eine familiäre Veranlagung zum Kolonkarzinom. Beim Turcot-Syndrom liegen zusätzlich Hirntumoren vor. Beim Gardner-Syndrom wird die familiäre adenomatöse Polypose von extraintestinalen Manifestationen begleitet. Eine abgeschwächte FAP-Variante ist ebenfalls beschrieben.

Genetik

Die familiäre adenomatöse Polypose wird autosomaldominant vererbt. Der Erkrankung liegt eine Mutation im APC-Gen zugrunde.

Klinik

Die Polypose tritt gewöhnlich in der zweiten oder dritten Lebensdekade auf. Bei der familiären adenomatösen Polypose treten zusätzlich extrakolische Malignome auf wie duodenale Karzinome, follikuläre oder papilläre Schilddrüsenkarzinome, Hepatoblastome, Magenkarzinome bzw. Hirntumoren (vorwiegend Medulloblastome oder Gliome). Adenome der Gallenblase, Gallengänge und des Dünndarms sind ebenfalls beschrieben.

Beim Turcot-Syndrom tritt die familiäre adenomatöse Polypose oder das hereditäre nichtpolypöse Kolonkarzinom (HNPCC, s. u.) zusammen mit Medulloblastomen auf. Beim Gardner-Syndrom finden sich neben der familiären adenomatösen Polypose extraintestinale Manifestationen wie Desmoide, Epidermoid-Zysten, Lipome, Osteome, Zahnduplikaturen, Magenpolypen und juvenile nasopharyngeale Angiofibrome.

Diagnostik und Differenzialdiagnostik

Die Diagnose der familiären adenomatösen Polypose erfordert das Vorhandensein von mindestens 100 Polypen (außer bei der abgeschwächten Variante). Die Familienmitglieder müssen ebenfalls auf die Mutation getestet werden.

Hereditäres nichtpolypöses Kolonkarzinom (HNPCC)

Definition

Dem HNPCC liegen Keimbahnmutationen von DNA-Reparaturgenen zugrunde. Es resultiert das so genannte Lynch-I- oder Lynch-II-Syndrom. Beide sind durch ein sehr früh auftretendes Kolonkarzinom gekennzeichnet.

Pathophysiologie und Pathogenese

Die Karzinome bei HNPCC-Patienten entwickeln sich aus flachen, nichtpolypoiden Adenomen. Die meist villösen Tumoren sind oft schlecht differenziert.

Klinik

Die Erkrankung kann schon im 20. Lebensjahr manifest werden. Das mediane Alter liegt in der fünften Lebensdekade. Meistens ist das rechte Kolon betroffen. Beim Lynch-II-Syndrom kommen extrakolische Tumoren hinzu, wie das Endometriumkarzinom oder Malignome in den Ovarien, im Magen, in den Leber- und Gallenwegen, in der Prostata und den Nieren.

Diagnostik und Differenzialdiagnostik

Für die Diagnose eines HNPCC müssen die sog. Amsterdam-II-Kriterien erfüllt sein:

- drei betroffene Verwandte mit HNPCC-assoziiertem Karzinom, von denen einer erstgradig mit dem Betroffenen verwandt sein muss,
- zwei oder mehr betroffene Generationen mit Kolonkarzinomen,
- mindestens eine Erstmanifestation eines HNPCC-Karzinoms vor der fünften Lebensdekade,
- Ausschluss einer familiären adenomatösen Polypose.

Kolorektales Karzinom

Definition

Das kolorektale Karzinom ist eine häufige maligne Tumorerkrankung in der westlichen Welt. Die meisten Kolon- und Rektummalignome sind Adenokarzinome, die von der Mukosa ausgehen.

Epidemiologie

Beim Peutz-Jeghers-Syndrom und beim HNPCC bestehen besondere familiäre Häufungen. Chronisch-entzündliche Darmerkrankungen tragen ebenfalls ein Karzinomrisiko mit sich.

Pathophysiologie und Pathogenese

Kolorektale Karzinome entwickeln sich aus Adenomen (Adenom-Karzinom-Sequenz), außer bei HNPCC.

Klinik

Die Leitsymptome des kolorektalen Karzinoms sind in der Reihenfolge der Häufigkeit unspezifische abdominelle Schmerzen, Stuhlgangsunregelmäßigkeiten, Hämatochezie oder Meläna, körperliche Leistungsminderung, mikrozytäre (Blutungs-)Anämie und Gewichtsverlust.

Diagnostik und Differenzialdiagnostik

Die wichtigste diagnostische Modalität ist die totale Koloskopie. Mit diesem Verfahren erfolgt die makroskopische wie auch gleichzeitig die histologische Sicherung. Zusätzlich lassen sich bei ca. 5% aller Patienten synchrone Karzinome finden. Außer dem Adenokarzinom können auch andere maligne Läsionen gefunden werden. Diese umfassen Lymphome, Sarkome und neuroendokrine Tumoren. Schnittbildgebende Verfahren wie Ultraschall, CT und MRT helfen bei der Erfassung des Ausmaßes der Tumorerkrankung (Staging). Die PET sollte seltenen Fragestellungen vorbehalten sein. Der EUS (endoskopischer Ultraschall) ist bei Feststellung der Darmwandinfiltrationstiefe im Rektalbereich von wesentlicher Bedeutung. Ultimativ erfolgt das Staging intraoperativ. Das kolorekatale Karzinom lässt sich entweder nach der (alten) Duke-Klassifikation oder der aktuellen TNM-Klassifikation einteilen. Die Bestimmung von CEA hat prognostische Bedeutung (> 5 schlechtere Prognose) und ist bei der Verlaufsbeobachtung bei kurativ operierten Patienten hilfreich.

Therapie

Operation

Die primäre Therapie des kolorektalen Karzinoms ist die kurative operative Resektion. Die Resektion kann in bestimmten Fällen auch laparokopisch erfolgen. Palliative chirurgische Verfahren umfassen die Resektion von Obstruktionen, die Stillung von Blutungen und die Resektion von Metastasen.

Postoperative Nachsorge

Die postoperativen Nachsorgeempfehlungen variieren nach Fachgesellschaft. Patienten mit Stadium I (TNM) gelten zu 95% als geheilt und benötigen keine spezifische Nachsorge außer einer Kontrollkoloskopie 3 bis 6 Monate nach der Operation. Um metachrome Tumoren auszuschließen sind regelmäßige Arztbesuche alle 3 bis 6 Monate für das erste Jahr und danach jährlich notwendig. Patienten mit Stadium II und III (TNM) bei Diagnosestellung sollten alle 3 Monate eine CEA-Bestimmung für die ersten 24 postoperativen Monate erhalten. Alle Patienten sollten in dreijährigen Abständen einer koloskopischen Kontrolluntersuchung unterworfen werden. Bei Rektumkarzinomen sollte eine jährliche Rektosigmoidoskopie im Jahresrhythmus und eine totale Koloskopie alle drei Jahre erfolgen.

Systemische Chemotherapie für kolorektale Karzinome

Ca 30 bis 40% aller Patienten sind zum Diagnosezeitpunkt nicht mehr kurativ resektabel. Die Ansprechraten sind für Rektum- und Kolonkarzinome gleich. Durch Chemotherapie lässt sich keine signifikante Verbesserung der 5-Jahresüberlebenswahrscheinlichkeit erreichen, jedoch das progressfreie Überleben und die mediane Überlebenszeit verlängern.

Viele neue Wirkstoffe sind in Entwicklung. Die Therapieprotokolle werden ständig aktualisiert. Die Kombination mit anti-VEGF wird in ihrer Bedeutung noch weiter zunehmen.

Adjuvante Radiochemotherapie für Rektumkarzinome

Patienten mit Rektumkarzinomen im Stadium II und III (TNM) profitieren von einer kombinierten adjuvanten Radiotherapie in Verbindung mit 5-FU. Bei Patienten mit wandüberschreitenden Tumoren im distalen Rektum sollte eine neoadjuvante Radiochemotherapie erfolgen.

Regionale Therapien für metastasierte Kolonkarzinome

Lokal ablative Verfahren mit Instillation von Ethanol, Essigsäure, Kälte, Wärme, Mikrowellen oder Hochfrequenz-Energie sollten – bis zur endgültigen Klärung ihrer Wirksamkeit – nur im Rahmen von Studien zum Einsatz kommen. Die Wirksamkeit einer lokalen Chemotherapie bei Lebermetastasen über die A. hepatica ist nicht geklärt.

Tabelle 2.**29** Aktuelle Chemotherapien für kolorektale Karzinome (nach Meyerhardt JA. NEJM 352:476, 2005)

First-Line:
1. IFL: Irinotecan, 5-FU-Bolus, Leukovorin
2. FOLFOX4: 5-FU-Infusion/LV/Oxaliplatin
3. FOLFIRI: 5-FU-Infusion/LV/Irinotecan
4. XELOX: Capecitabine, Oxaliplatin
5. XELIRI: Capecitabine, Irinotecan
6. 5-FU-Infusion, Bevacizumab (anti-VEGF)
Second-Line:
1. FOLFOX4: 5-FU-Infusion/LV/Oxaliplatin
2. 5-FU-Infusion, Cetuximab (anti-EGFR)*

* für irinotecanrefraktäre Patienten, die immunhistochemisch EGFR-positive Tumoren haben

Verlauf/Prognose

Der beste prognostische Indikator ist nach wie vor das TNM-Stadium bei Diagnosestellung. Geschätzte 5-Jahresüberlebensraten liegen bei: Stadium 0 (100%), Stadium I (T1 97%, T2 90%), Stadium II (T3: 78%, T4 63%), Stadium III (N1 1–3 pos., M0 66%, N2 >4 pos., M0 37%), Stadium IV (M1 4%). Die Überlebensraten für das Rektumkarzinom sind besser.

Analkarzinom

Definition

Analkarzinome sind seltene maligne Tumoren im Analkanal oder am Analrand.

Epidemiologie

Sexuelle Aktivität (z. B. bei homosexuellen Männern), sexuell übertragbare Erkrankungen (HSV-Infektion, HPV-Infektion oder HIV), Immunsuppression (pharmakologisch oder erworben) und Tabakkonsum begünstigen die Entwicklung von Analtumoren.

Pathophysiologie und Pathogenese

Histologisch handelt es sich meist um Plattenepithelkarzinome, Adenokarzinome oder selten Melanome.

Klinik

Das Leitsymptom ist häufig die rektale Hämatochezie, gefolgt von Schmerzen oder raumfordernden Symptomen.

Diagnostik und Differenzialdiagnostik

Die Diagnose erfolgt proktoskopisch.

Therapie

Therapie

Die Behandlung von Zylinderepitheltumoren umfasst die lokale Resektion, Radiotherapie und kombinierte Radio-Chemotherapie. Analrandtumoren können lokal reseziert werden. Bei Analkanaltumoren ist die Radiochemotherapie deutlich der abdominoperitonealen Resektion überlegen und daher die Standardmethode. Als Chemotherapie ist bisher 5-FU plus Mitomycin Mittel der Wahl.

Adenokarzinome sollten immer abdominoperitoneal reseziert werden. Metastasierte Tumoren sollten mit 5-FU und Cisplatin bzw. Carboplatin, Doxorubicin oder Methyl-CCNU-Schemata behandelt werden.

2.6 Nahrungsmittelunverträglichkeiten, Nahrungsmittelallergie

R.-J. Schulz, B. Wiedenmann
(Frühere Bearbeitung: N. Börner)

Die Häufigkeit der Unverträglichkeitsreaktionen auf Lebensmittel nimmt besonders bei Kindern zu. Neuere amerikanische Daten zeigen einen deutlichen Anstieg der Lebensmittelallergien (Verdopplung der Erdnussallergie innerhalb der letzten 15–20 Jahre). Insgesamt treten in den USA derzeit in 2–7% abnormale Immunreaktionen auf Nahrungsmittel auf.

Vergleichende Untersuchungen in Ost- und Westdeutschland zeigen eine geringere Prävalenz allergischer Erkrankungen in den neuen Bundesländern (unterschiedlicher Lebensstil vor der Wiedervereinigung). Seit der Wende ist ein Anstieg der Allergiker zu erkennen. In Deutschland ist eine geringere Inzidenz der Allergien in den unteren sozialen

Schichten zu finden mit einer positiven Korrelation zwischen Wohnortgröße und Häufigkeit von Allergien. Unklar ist, inwieweit diese Unterschiede durch soziale Schichtzugehörigkeit bedingt sind. Bei Erwachsenen liegt eine geringe Prävalenz vor, da einige Allergien (Kuhmilchallergie bei Kindern) nach einigen Jahren gelegentlich in asymptomatischen Verlauf übergehen können.

Als verursachende Faktoren für eine inadäquate Immunreaktion auf Lebensmittelanteile werden einmal eine genetische Prädisposition, das Lebensumfeld, die Art der Exposition von Antigenen an das Immunsystem und die Art der Sensibilisierung beschrieben. Die Ätiologie der Erkrankung ist nicht klar.

Die Reaktionen werden unterteilt in **Nahrungsmittelunverträglichkeiten** (Intoleranz) und **Nahrungsmittelallergien** (Hypersensitivität).

2.6.1 Nahrungsmittelunverträglichkeiten

Definition

Die Nahrungsmittelunverträglichkeit ist eine abnormale physiologische Antwort auf verzehrte Lebensmittel oder Lebensmitteladditiva und beinhaltet nicht notwendigerweise einen immunologischen Mechanismus. Unter dem Terminus Nahrungsmittelintoleranz sind nicht immer nur logisch vermittelte Reaktionen auf Nahrungsmittel zu verstehen.

Die europäische Akademie für Allergologie und klinische Immunologie hat 1995 eine Einteilung der verschiedenen Nahrungsmittelunverträglichkeiten nach pathogenetischen Gesichtspunkten vorgenommen:

Die Unverträglichkeitsreaktionen unterteilen sich in **nichttoxische** und **toxische Reaktionen**. Die nichttoxischen Reaktionen werden zusätzlich in immunologische und in nichtimmunologische Reaktionen unterteilt. Bei der immunologischen Reaktion (Nahrungsmittelallergie) gibt es ebenfalls nicht IgE-verursachte Formen und IgE-vermittelte Formen. Die nichtimmunologischen Reaktionen (klassischen Nahrungsmittelintoleranzen) werden in nicht definierte und pharmakologische Reaktionen sowie Enzymopathien unterteilt.

Epidemiologie

Die Prävalenz der Betroffenen mit Intoleranzen gegenüber Nahrungsmitteladditiva ist weitaus geringer als die Anzahl derer, die in Befragungen angeben, unter solchen zu leiden. Die Prävalenz von Intoleranzen gegenüber Lebensmittelzusatzstoffen liegt in der Gesamtbevölkerung bei ca. 0,01 % bis 0,023 %.

Etwa 20–40 % aller Erwachsenen glauben, dass ihre abdominellen Beschwerden auf Nahrungsmittelunverträglichkeiten zurückzuführen seien. Das Problem ist hierbei, dass die Bestätigung nur in wenigen Fällen mit objektiven diagnostischen Methoden möglich ist.

Ca. 2–3 % der Säuglinge weisen eine Kuhmilch-Protein-Allergie während der ersten 1–2 Lebensjahre auf. Bis zu 6 % der Kinder unter 3 Jahren weisen ein Erlebnis in Form einer Lebensmittelunverträglichkeit auf. Ungefähr 30 % der Kinder mit moderaten bis schweren atopischen Dermatitisfällen und 10 % der Kinder mit Asthma haben ebenfalls Lebensmittelallergien als zusätzliche Begleitsymptomatik.

Pathogenese nichttoxischer, nichtimmunologischer Reaktionen

Pharmakologische Reaktionen

Auslöser pharmakologischer Reaktionen können biogene Amine u. a. Histamine sein. Biogene Amine sind decarboxylierte Aminosäuren mit Transmitterwirkung (z. B. Serotonin, Tyramin), die z. B. für die Auslösung von Migräneattacken verantwortlich sind (Tyramin in Käse und Wein, Phenylethylamin in Käse, Schokolade und Rotwein).

Eine direkte Mediatorwirkung kann exogen mit der Nahrung zugeführtes **Histamin** (in fermentierten Lebensmitteln) ausüben. Histamin wird bei Mastzelldegranulation während allergischer Reaktionen freigesetzt. Über H_1-Rezeptoren verursacht es Spasmen der glatten Muskulatur und Vasodilatation mit erhöhter Gefäßpermeabilität; ein Symptomkomplex, der innerhalb weniger Stunden nach Verzehr einer ostasiatischen Mahlzeit auftreten kann. **Symptome** sind Kopfschmerzen, Brennen im Nacken, Engegefühl und Schmerzen in der Brust, Druckgefühl im Gesicht; gelegentlich Asthma und/oder Blutdruckabfall.

Allergie und pseudoallergische Reaktion (PAR) zeigen gleiche Symptome, da beide Reaktionen durch Histaminfreisetzung aus Gewebsmastzellen ausgelöst werden. Die Degranulation der Mastzellen wird bei Allergie durch IgE-vermittelte Reaktionen an der Mastzellmembran getriggert. Bei PAR wird die Degranulation der Mastzellen direkt (antikörperunabhängig) durch pharmakologische Reaktionen ausgelöst.

a) PAR durch Histaminintoleranz:

Ursache ist ein Mangel des histaminabbauenden Enzyms Diaminoxidase (DAO). Beschwerden können ausgelöst werden durch unspezifische Histaminliberatoren in Nahrungsmitteln und Medikamente, die die DAO hemmen. Der Nachweis gelingt durch eine Bestimmung des verminderten Spiegels von DAO-Enzym, erhöhten Plasmahistaminspiegeln zum Zeitpunkt der Beschwerden und einer dezidierten Nahrungsmittel- und Medikamentenanamnese.

b) PAR durch vasoaktive biogene Amine in Nahrungsmitteln:

Histamin (Sauerkraut, Käse, Rotwein, Thunfischkonserven u. a.), Serotonin (Bananen, Walnüsse u. a.), Tyramin (Käse, Fisch, Wein, Hefe, Bananen, Tomaten, Avocados u. a.), Phenylethylamin (Schokolade u. a.)

c) PAR durch Lebensmittelzusätze:

z. B. Tartrazin (E102), Benzoesäure (E214–219), Sulfit (E220–227), Hydroxyzimtsäure

d) PAR durch natürlich vorkommende Stoffe:

z. B. Sulfite (Bier, Wein), Salicylate (z. B. in Obst)

e) PAR durch Natriumglutamat, E620 (Glutamatintoleranz = Chinagewürz- oder Chinarestaurant-Syndrom. 0,5–2 h nach Genuss von Speisen, die Mononatriumglutamat enthalten (Sojasoße), kann es bei individueller Disposition zu typischen Symptomen kommen. Diese Symptome beinhalten Schwächegefühl, Flush, Schwitzen, Herzklopfen, Kopfschmerzen; bei Asthmatikern evtl. auch Induktion eines Asthmaanfalls.

Enzymopathien

Die Enzymopathien umfassen primäre genetisch determinierte Enzymdefekte sowie sekundäre erworbene Enzymmangelzustände. Hierzu zählen auch jene Malabsorptionssyndrome, die auf einem Enzymdefekt beruhen, der die Resorption von Nahrungsbestandteilen verhindert (Lactasemangel, Saccharasemangel). Dabei ist die Lactosemalabsorption weltweit die häufigste Dünndarmenzymopathie (Kap. 2.3). Andere Krankheitsbilder (einheimische Sprue, entzündliche Darmerkrankung) werden ebenfalls dieser Reaktion zugeordnet, obwohl sie nicht enzymatisch bedingt sind.

Die **Fructose- und Sorbitmalabsorption** beruht auf einer langsamen Resorption aus dem Dünndarm. Bereits der Verzehr von 25–50 g des Monosaccharids Fructose kann selbst bei Gesunden durch die mikrobielle Degradation zur Flatulenz und damit zu abdominellen Beschwerden führen. Der Polyolalkohol Sorbit (E420) – als Süßungsmittel in Diabetikerprodukten eingesetzt; aus Früchten stammend – führt bereits bei Dosen von 20–50 g zu osmotischen Diarrhöen und bei geringeren Mengen zu Meteorismus und Flatulenz.

Bei der **hereditären Fructoseintoleranz** ist die Fructose-1-Phosphat-Aldolase defekt. Auf Fructose sollte verzichtet werden, da es sonst zu einer Akkumulation von Fructose-1-Phosphat in der Leber kommt, wodurch sowohl die Glykolyse als auch die Gluconeogenese gehemmt wird. Eine parenterale Fructosezufuhr kann bei diesen Patienten zum Tode führen, weshalb parenterale Ernährung mit Fructosezusatz in Deutschland verboten wurde.

Die seltene Unverträglichkeitsreaktion von **Saccharose** und **Isomaltose** ist autosomalrezessiv vererbt und beruht auf einem Mangel des Bürstensaumenzyms Saccharase-Isomaltase. Osmotische Diarrhöen sind charakteristisch. Saccharose- und isomaltosehaltige Lebensmittel sollten gemieden werden.

Verantwortlich für die **Glucose-Galaktose-Malabsorption** ist eine Mutation des gemeinsamen Transportsystems SGLT-1. Als Symptome treten osmotische Diarrhöen und Glukosurie auf. Glucose- und galaktosehaltige Zucker (Saccharose, Lactose, Maltose, Trehalose, Isomaltose) können von Geburt an nicht vertragen werden.

Der **Trehalasemangel** ist eine seltene Enzymopathie, bei der das Disaccharid Trehalose nicht gespalten werden kann. In nennenswerten Mengen kommt Trehalose nur in frischen Pilzen vor, die bei dieser Erkrankung gemieden werden sollten.

Intoleranzen mit nicht definierten Ursachen

Zu dieser Gruppe werden auch die **idiosynkratischen Reaktionen** gezählt. Die idiosynkratischen Reaktionen umfassen alle durch Lebensmittelzusatzstoffe hervorgerufenen Mediatorfreisetzungen, die nicht durch das Immunsystem vermittelt werden. Diese Reaktionen werden häufiger als **pseudoallergisch** oder auch als **anaphylaktoid** bezeichnet.

Zu den häufigsten Auslösern idiosynkratischer Reaktionen zählen die **Salicylate**, die zur Erzeugung eines Minzgeschmacks eingesetzt werden und Urtikaria auslösen können. Zu meiden sind Acetylsalicylsäure sowie alle ASS-haltigen Arzneimittelformen. Etwa 1% der mit solchen nichtsteroidalen Antiphlogistika behandelten Patienten entwickeln eine sog. Analgetikaidiosynkrasie mit Urtikaria, Angioödem und sog. Aspirin-Asthma. Der Mechanismus der Aspirinintoleranz ist bisher nicht geklärt. Die natürlicherweise in Lebensmitteln vorhandenen Salicylate werden normalerweise gut vertragen. Häufig findet sich bei Salicylintoleranz auch eine Benzoatintoleranz. Benzoesäurederivate wird zur Konservierung von Nahrungsmitteln und Getränken in Form von Benzoesäure (E210), Benzoaten (E211–213) oder PHB-Estern, sog. Parabenen (E214–219) eingesetzt. In der Natur kommen sie in verschiedenen Früchten (Preiselbeeren, Erdbeeren, Johannisbeeren, Himbeeren, Pflaumen, Zimt) vor, die in dieser Form zumeist gut vertragen werden. Besonders Patienten mit chronischer Urtikaria, Asthma und Quincke-Ödemen scheinen empfindlich auf Benzoate und Parabene zu reagieren.

Die **Sulfitintoleranz** tritt bei Asthmatikern, aber auch bei anderen besonders empfindlichen Personen auf. Die Symptome sind Diarrhö, Schmerzen und Krämpfe im Oberbauch, Übelkeit, Erbrechen, Kopfschmerzen, Bewusstlosigkeit und/oder Asthma. Das sulfitinduzierte Asthma kann lebensbedrohlich verlaufen. Diskutiert wird als Mechanismus ein Mangel des Enzyms Sulfitoxidase.

Azofarbstoffe und andere Lebensmittelfarben lösen ebenfalls gelegentlich Beschwerden aus. Als verdächtig gilt Tartrazin, ein Verursacher von Intoleranzen zu sein.

Neben spezifischen Nahrungsmittelintoleranzen gibt es **unspezifische Unverträglichkeitsreaktionen**, die meist durch gastrointestinale Beschwerden (Völle- und Druckgefühl im Abdomen, Übelkeit, gastroösophagealen Reflux, Durchfälle) gekennzeichnet sind. Bei unspezifischen Nahrungsmittelintoleranzen kann zunächst eine leichte Vollkost empfohlen werden. Zusätzlich kann eine Reduktion des Fettanteils der Nahrung auf unter 30 % der Energiezufuhr eventuell einen positiven Effekt ausüben. Für jeden Patienten muss anschließend individuell ermittelt werden, welche Lebensmittel oder Zubereitungsarten Beschwerden verursachen. Lebensmittel und Speisen, die am häufigsten zu Beschwerden führen, sind: Kaffee, Kakao, Fett, hyperosmolare Lösungen (Limonade), Knoblauch, Paprika, Meerrettich, Senf, scharf gewürzte Speisen, Alkoholika und ballaststoffarme Lebensmittel.

Klinik

Lebensmittelunverträglichkeiten sind gekennzeichnet durch den zeitlichen Zusammenhang (maximal ca. 24 h) zwischen Nahrungszufuhr und dem Auftreten von Symptomen. Als Symptome können gastrointestinale Beschwerden, Kopf- und Gliederschmerzen, Veränderungen des Blutdrucks oder der Pulsfrequenz auftreten. Zu den wichtigsten Manifestationen pseudoallergischer Reaktionen gehören:

- akutes Kreislaufversagen bis zum Schock,
- respiratorische Reaktionen wie Rhinitis oder Asthma,
- gastrointestinale Beschwerden wie Durchfall und Krämpfe,
- Urtikaria oder andere Exantheme der Haut.

Diagnostik

Eine Nahrungsmittelallergie muss ausgeschlossen werden. Bei Histaminüberempfindlichkeit kann sowohl ein erhöhter Histaminserumspiegel bzw. -urinspiegel als auch eine erniedrigte Enzymaktivität der Diaminoxidase messbar sein. Eine zweiwöchige Behandlung mit H_1-Blockern bei gleichzeitiger Einhaltung einer histaminfreien Diät kann die Diagnose untermauern. Eine Indikation für **orale Provokationstests** besteht bei unklaren Fällen chronisch verlaufender Symptomatik (chronische Urtikaria, atopische Dermatitis, gastrointestinale Manifestation). Verdächtige Substanzen werden in vorgegebenen Mengen in Kapseln verabreicht. Dieser Test gilt als Goldstandard und ist eine doppelblinde plazebokontrollierte Provokation. Psychosomatische Faktoren werden weitgehend ausgeschlossen, wenn die Provokation korrekt durchgeführt wird und eindeutig positive Ergebnisse liefert. Die Diagnostik wird dadurch erschwert, dass einige Substanzen nur in Kombination mit anderen Substanzen eine Reaktion hervorrufen.

Differenzialdiagnose

Klinische Manifestation von gastrointestinalen Nahrungsüberempfindlichkeitsreaktionen, IgE-vermittelte Hypersensitivität

Studien an Nagetieren haben wichtige Hinweise auf ein IgE-vermitteltes Nahrungsmittelhypersensitivitätssyndrom gezeigt. Mehrere physiologische Veränderungen folgten auf die Nahrungsmittelaufnahme mit den entsprechenden Allergenen: erhöhte Magensäuresekretion, verzögerte Magenentleerung, Mastzelldegranulation im Magen/Mukosa mit erhöhten intraluminalen Histaminspiegeln, erhöhtes Serumrattenmastzellprotein II, verringerte intestinale Na^+-, Cl^- und Wasserabsorption und erhöhte aborale Kontraktilität des Intestinums und Diarrhöen. Histologisch erscheinen die mukosalen Strukturen größtenteils unverändert und intestinale Mastzellen erscheinen degranuliert, obwohl signifikante Zerstörung der Basalmembran und der darunter liegenden Kollagenmatrix histologisch nachweisbar sind.

Nahrungsmittelinduzierte gastrointestinale Hypersensitivitätserkrankungen

Die nahrungsmittelinduzierte gastrointestinale Hypersensitivitätserkrankung wird nach den wahrscheinlichen Mechanismen für diese Erkrankung eingestuft (Tab. 2.**30**).

Therapie

■ **Therapie**

Eine permanente Karenz des Beschwerden auslösenden Nahrungsmittelbestandteils sollte erfolgen. Voraussetzung ist eine korrekte Diagnostik sowie eine genaue Aufklärung des Patienten über die Beschwerden verursachenden Lebensmittel.

2.6.2 Nahrungsmittelallergie

Die Nahrungsmittelallergie ist eine unkontrollierte Immunantwort auf spezifische Lebensmittelproteine mit spezifischen Symptomen. Allergene sind zumeist komplexe wasserlösliche Glykoproteine, die teilweise hitze- und säurestabil sind. Sie sind dazu in der Lage, allein eine Immunantwort auszulösen. Dagegen können die niedermolekularen Haptene, zu denen auch einige Nahrungsmittelzusatzstoffe gehören, erst nach Kopplung an einen makromolekularen Träger in antigenpräsentierende Zellen aufgenommen werden.

■ **Pathophysiologie**

Die Bedingungen für die Entstehung allergischer Reaktionen am Gastrointestinaltrakt sind weitgehend unbekannt. Voraussetzung für eine orale Sensibilisierung gegen Nahrungsmittel ist die Resorption von immunogenen Makromolekülen durch die Darmschleimhaut. Vermutlich werden die Makromoleküle über hoch spezialisierte Epithelzellen, sog. M-Zellen, aufgenommen und den intestinalen Lymphozyten präsentiert. In der Regel werden überwiegend IgA-Antikörper (ca. 80%) gebildet und in das Darmlumen sezerniert (sekretorisches IgA). Alle gesunden Erwachsenen entwickeln z. T. lebenslang persistierende Antikörper gegen die verschiedensten Nahrungsmittel. Klinisch manifeste Nahrungsmittelintoleranzen entstehen aus der Störung des labilen Gleichgewichtes zwischen Antigenangebot, Antigenneutralisation und Immuntoleranz. Die Sensibilisierung gegen Nahrungsmittel erfolgt üblicherweise durch perorale Antigenaufnahme. Sie kann aber auch auf inhalativem oder kutanem Weg erfolgen. Es gibt strukturelle Ähnlichkeiten zwischen Nahrungsmittel- und Pollenantigenen, die eine Sensibilisierung über sog. Kreuzallergene möglich erscheinen lassen.

Orale Sensibilisierung

Die Resorption von immunogenen Makromolekülen durch die Darmschleimhaut ist die erste Voraussetzung für eine **orale Sensibilisierung** gegen Nahrungsmittel. Die intestinale Resorption von Makromolekülen beginnt beim gestillten Neugeborenen mit der Aufnahme von Immunglobulinen aus der Muttermilch.

Tabelle 2.**30** Nahrungsmittelinduzierte gastrointestinale Hypersensitivitätserkrankungen

Typ der Hypersensibilität	Erkrankungen
Typ I IgE-vermittelt	• gastrointestinale Anaphylaxie (Übelkeit, Koliken, Erbrechen, Diarrhöen) • infantile Koliken • allergische eosinophile Gastroenteritis • nahrungsmittelinduziertes enterokolisches Syndrom
Typ II Antikörperabhängige Zytotoxizität	• Sprue
Typ III Antigen-Antikörper-Komplexe	• nahrungsmittelinduziertes Enterokolitissyndrom • nahrungsmittelinduziertes Kolitissyndrom • nahrungsmittelinduziertes Malabsorptionssyndrom • Sprue • Dermatitis herpetiformis • kuhmilchinduzierter intestinaler Blutverlust
Typ IV Zellvermittelte Hypersensitivität	• Sprue • nahrungsmittelinduziertes Enterokolitissyndrom • nahrungsmittelinduziertes Kolitissyndrom • nahrungsmittelinduziertes Malabsorptionssyndrom • Dermatitis herpetiformis

Die orale Sensibilisierung wird eingeteilt in die Sensibilisierungsphase und die Effektorphase:

1. Sensibilisierungsphase

In der Sensibilisierungsphase (Abb. 2.**9**) erfolgt der Kontakt mit Nahrungsmittelproteinen ohne Symptomauslösung. Hierbei wird eine spezifische Antigenerkennung induziert. Der Kontakt mit Allergenen (AG) über antigenpräsentierende Zellen (APC), die in Form von M-Zellen oder lokal ständigen Makrophagen vorhanden sind, induziert vor allem bei genetisch prädisponierten Individuen (Atopiker) die Produktion von IgE. In der Folge kann es zu einer vermehrten Bildung von antigenspezifischen, anaphylaktogenen Antikörpern (IgE) bzw. T-Lymphozyten (T2-Typ) kommen, die im peripheren Blut oder lokal im Gewebe nachweisbar sind. Das vorwiegend an Mastzellen und basophilen Granulozyten gebundene IgE bzw. die T-Zellrezeptoren der T2-Lymphozyten dienen als antigenerkennende Moleküle, die die entsprechenden Zellen aktivieren und die allergische Entzündungsreaktion auslösen können.

Die Bedingungen, die zu einer monoklonalen IgE-Vermehrung während der Sensibilisierungsphase führen, sind nicht eindeutig geklärt. Diskutiert werden: genetische Dispositionen (nicht definiert), exogene Faktoren (Umweltgifte), Autoimmunvorgänge, Störungen der gastrointestinalen Barriere und psychische Alteration.

2. Effektorphase

Während der Effektorphase löst die erneute Exposition gegenüber dem Allergen eine Entzündungsreaktion aus, die sich in eine Sofortreaktion und in eine Spätreaktion unterscheiden lässt.

Die **Sofortreaktion** tritt wenige Minuten nach Allergenexposition auf und wird durch die ortsständigen Mastzellen der Haut und Schleimhäute ausgelöst. Es werden Entzündungsmediatoren (Histamin, Proteasen) freigesetzt. Der IgE-abhängigen Typ-1-Sofortreaktion (Abb. 2.**10**) kann eine **Spätreaktion** folgen, die durch eine Infiltration des Gewebes mit basophilen und eosinophilen Granulozyten sowie T-Lymphozyten gekennzeichnet ist. Das zelluläre Infil-

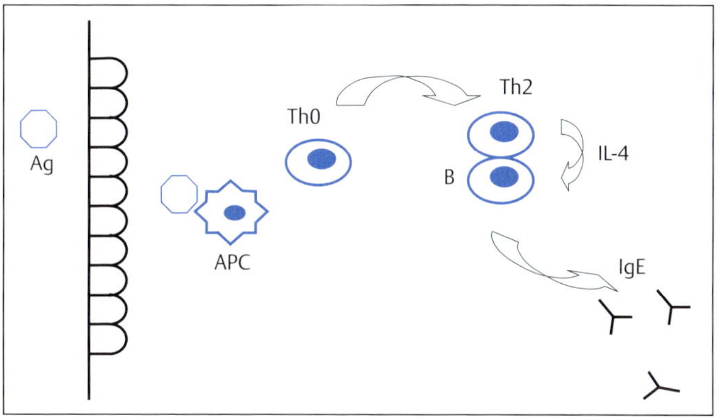

Abb. 2.9 Sensibilisierungsphase.

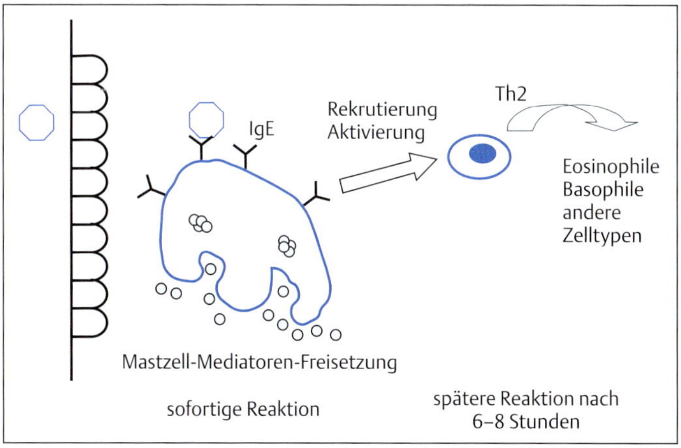

Abb. 2.10 IgE-abhängige Effektorphase.

trat der Spätreaktion zeigt eine typische Zusammensetzung: neutrophile Granulozyten, Lymphozyten und Monozyten, eosinophile und basophile Granulozyten sowie Mastzellen (Vermittlung der allergischen Sofortreaktion).

Der Gastrointestinaltrakt als Immunsystem

Die Schleimhaut des Magen-Darm-Traktes stellt neben Lunge und Haut eine der größten Resorptionsflächen des Körpers dar. Durch ihre Funktion der Nahrungsaufnahme ist sie auch prädestiniert für die Aufnahme von potenziellen Allergenen und anderen pathogenen Substanzen. Dem steht ein ausgedehntes lokales Immunsystem gegenüber, das in der Regel eine effektive Barriere darstellt, aber auch die potenzielle Gefahr für die Auslösung überschießender Reaktionen birgt. Das intestinale Immunsystem ist in besonderer Weise zur Toleranzreaktion befähigt, ohne die der tägliche Kontakt des Körpers mit Nahrungsmitteln und anderen exogenen Proteinen nicht möglich wäre. Der Mechanismus der oralen bzw. intestinalen Toleranz ist weitgehend unklar. Vermutet wird, dass die Art der Antigenpräsentation und das Spektrum der ausgeschütteten Zytokine entscheiden, ob die immunologische Auseinandersetzung des Darmes mit einem Antigen zur Toleranz oder zur krankhaften Entzündung führt. Während die Zytokine IL-4 und IL-5 die allergische Entzündung propagieren, wird IL-10 und TGF-β eine supprimierende bzw. toleranzfördernde Wirkung zugeschrieben. Untersuchungen haben gezeigt, dass die Permeabilität des Darmes für Antigene nach Gastroenteritiden und bei Kindern erhöht ist. Dies könnte im Zusammenhang mit einem bei Kindern häufig unreifen mukosaassoziierten Immunsystem des Gastrointestinaltraktes stehen, was letztlich zu einem Verlust der oralen Toleranz führt und die Entstehung einer Allergie begünstigt. Die erhöhten Raten von Unverträglichkeiten und Allergien bei jungen Säuglingen deuten wahrscheinlich auf die Ursache eines unreifen Immunsystems und des Gastrointestinaltraktes hin.

Der Aufbau einer oralen Toleranz und damit die Prävention von Lebensmittelallergien und der atopischen Dermatitis könnte auf einen protektiven Effekt der Muttermilch beruhen. Durch das Füttern der Muttermilch kommt es auf der einen Seite zu einer verringerten Exposition von Fremdproteinen. Auf der anderen Seite werden über die Muttermilch hohe Anteile an IgA und möglicherweise noch derzeit unbekannte Faktoren auf das Kind übertragen, die das Immunsystem des fetalen Darmes gezielt reifen lassen.

Eine bestimmte definierte gastrointestinale Flora scheint auch einen entsprechend protektiven Effekt zu haben. Probiotische Bakterien sind daher in der Therapie bei möglicherweise gestörter intestinaler Mikroflora sinnvoll. Kinder mit intestinalen Allergien haben eine deutlich gesteigerte Darmpermeabilität, die möglicherweise durch die Administration, also die Gabe von bestimmten probiotischen Bakterien (z. B. E. coli Nissle) verringert werden kann.

Ein weiterer Therapieansatz unter Berücksichtigung der Pathogenese besteht in der Einführung von fester Nahrung bei Säuglingen nach dem 4. Lebensmonat, was eine Lebensmittelallergie und atopische Dermatitis vermeiden helfen soll. Lebensmittelspezifische IgE-Antikörper binden an Rezeptoren auf Mastzellen, Makrophagen und anderen Immunzellen. Im Falle einer Penetration von Lebensmittelallergenen durch die Dünndarmmukosa, erreichen IgE-Antikörper diese Antigene und vermitteln eine Freisetzung von IgE mit Induktion einer sofortigen Hypersensitivitätsreaktion.

Aktivierte Mastzellen scheinen ebenfalls eine Vielzahl von Zytokinen zu produzieren, die in einer IgE-vermittelten Spätreaktion enden. Entzündungszellen werden durch die lokalen Zytokinausschüttungen an den Ort der Reaktion geführt und lösen eine zusätzliche Ausschüttung von Immunmediatoren und Zytokinen aus. Es wurden jedoch auch andere antigenspezifische antikörperabhängige zytotoxische Reaktionen beschrieben. Zellvermittelte Hypersensitivität ist ebenfalls diskutiert, die in einer verzögerten Reaktion über mehrere Stunden nach der Nahrungsmittelaufnahme entsteht. Diese Reaktion ist besonders häufig bei Patienten, die primär eine gastrointestinale Symptomatik aufweisen (Abb. 2.**11**).

Die pollenassoziierte Nahrungsmittelallergie

Die pollenassoziierte Nahrungsmittelallergie beruht auf einer Kreuzreaktion zwischen Nahrungsmittel und Pollen. Epitope, gegen die sich die spezifischen IgE-Antikörper des Pollenallergens richten, können eine Strukturhomologie zu Proteinen anderer Pflanzen aufweisen. Da diese Proteine im Vergleich zu anderen Nahrungsmittelallergenen gegenüber dem Aufbau durch Verdauungsenzyme vielfach empfindlicher sind, lösen sie nur selten Symptome außerhalb des oropharyngealen Bereiches aus.

Die meisten Lebensmittelallergene bestehen aus Glykoproteinen. Eng verwandte Lebensmittel verursachen häufig Kreuzreaktionen bei immunologischen Tests, kreuzreagieren jedoch selten klinisch. Den Patienten sollte nicht vermittelt werden, dass sie allergisch auf spezifische Lebensmittel sind, bis eine Reaktivität durch die Erfassung der Anamnese und durch Lebensmittelallergen-Exposition be-

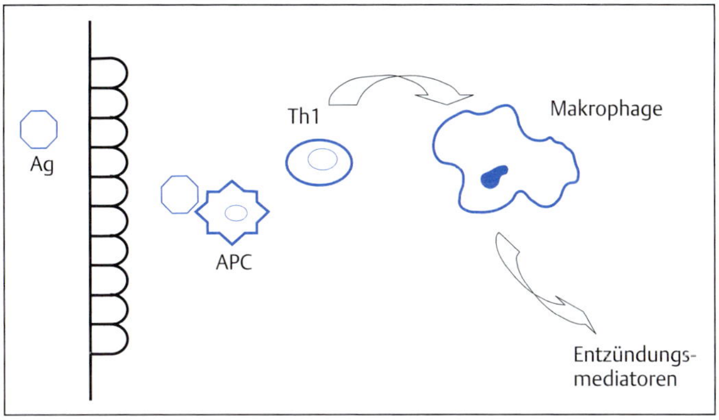

Abb. 2.11 T-Zellen-mediierte Steuerungsphase: „Verzögerungstyp Überempfindlichkeit" nach 48–72 Stunden.

Tabelle 2.**31** Symptome der allergischen Reaktion

Organsystem	Symptome
Gastrointestinaltrakt	
orales Allergiesyndrom	Lippenschwellung, Angioödem, Rachenschleimhautschwellung, Larynxödem
oberer Gastrointestinaltrakt	epigastrische Beschwerden, Übelkeit, Erbrechen
unterer Gastrointestinaltrakt	Flatulenz, Bauchkrämpfe, Diarrhö/Obstipation, Malassimilation, okkulte Blutungen
Hals-Nasen-Ohren-Bereich	Rhinitis, Bronchospasmen, seröse Otitis media, Asthma
Haut	atopisches Ekzem, Urtikaria, Dermatitis
Nervensystem	Kopfschmerzen, Reizbarkeit, Migräne, Depression
Kreislaufsystem	Hypotonie, Tachykardie, anaphylaktischer Schock
Augen	Konjunktivitis
Blut	Anämie, Eosinophilie

stätigt wurde. Eine Vielzahl von Mechanismen, die in die Induktion einer Antigentoleranz führen, wird derzeit diskutiert. Lymphoide Zellen des Gastrointestinaltraktes sind wahrscheinlich notwendig, um eine Toleranz gegen Lebensmittelproteine zu generieren.

Klinik

Das klinische Bild der Nahrungsmittelallergie, die sich am Gastrointestinaltrakt manifestiert, hängt von der Lokalisation des Krankheitsbildes ab. Die Kuhmilch ist bei Kindern und Erwachsenen ein häufiges Nahrungsmittelallergen, gefolgt von Nüssen, Getreide, Ei, Gewürzen, Fisch, Fleisch und Steinobst. Gelegentlich kann es zu Allergien gegenüber Lebensmittelzusatzstoffen kommen, die aus nativem Material (die pflanzlichen Verdickungsmittel Traganth [E413], Guar [E 412]) hergestellt werden. Das Zeitintervall zwischen Nahrungsaufnahme und Beginn der Beschwerden ist variabel und bei gastrointestinalen Allergien in der Regel umso länger, je distaler die befallenen Abschnitte des Magen-Darm-Traktes liegen. Dadurch wird die klinische Zuordnung der Symptome zu bestimmten Mahlzeiten und Nahrungsmitteln in der Praxis sehr schwierig.

Das orale Allergiesyndrom ist eine IgE-vermittelte Sofortreaktion. Diese führt zu Schwellung der Lippen und Jucken der Mund-Rachen-Schleimhaut. Die IgE-vermittelte Spätreaktion in den unteren Darmabschnitten bleibt hingegen nicht selten unerkannt. Erschwerend tritt hinzu, dass die permanente Zufuhr eines Nahrungsmittelallergens zu einer chronischen Entzündungsreaktion der Darmschleimhaut führen kann, deren Symptome mehrere Tage anhalten können. In einigen Fällen entwickeln Patienten nur dann Symptome, wenn sie 2–4 h nach Allergenaufnahme Sport treiben. Die hierfür typischen Symptome umfassen Urtikaria, Angioödeme und den lebensbedrohlichen anaphylaktischen Schock.

Therapie

Therapie

Erstes therapeutisches Ziel ist die Elimination der Allergene, die Beschwerden auslösen. Die medikamentöse und die diätetische Therapie schließen sich nicht aus, da auch eine partielle Elimination von wenigen Hauptallergenen zu einer wesentlichen Einsparung von Medikamenten führen kann. Als antiallergische Medikamente werden DNCG (Cromoglicinsäure) und Steroide (z. B. Prednisolon, Dosierung wie bei der chronisch-entzündlichen Darmerkrankung) neuerdings auch topische Steroide (z. B. Budesonid) für die Behandlung der gastrointestinalen Nahrungsmittelallergie eingesetzt. Über die Wirksamkeit einer systemischen oder oralen Hyposensibilisierung bei Patienten mit gastrointestinalen Nahrungsmittelallergien liegen bisher kaum Erfahrungen vor. Im Gegensatz dazu führt eine Hyposensibilisierung von Baumpollenallergikern in ca. 50 % der Fälle zu einer Reduktion der oralen Symptomatik.

Bei Nahrungsmittelallergien kommt der Prävention eine bedeutende Rolle zu: Insbesondere das vollständige Stillen mit Muttermilch bis zum 4. Monat kann vorbeugend wirken. Liegt eine genetische Prädisposition seitens der Eltern vor, ist es empfehlenswert, allergene Lebensmittel (z. B. Milch) so spät wie möglich in den Speiseplan des Säuglings einzuführen. Derartige diätetische Maßnahmen sollten nur nach ausreichender Aufklärung der Eltern durch geschultes Fachpersonal erfolgen, um der Entstehung von Mangelerscheinungen vorzubeugen. Besonders im Kindesalter, aber auch beim Erwachsenen kann eine Allergenkarenz oder -reduktion zu einer Toleranzentwicklung gegenüber dem Allergen führen. Dies gilt insbesondere für Kuhmilchallergien, während andere Allergien wie z. B. gegen Erdnuss, Nüsse, Fisch und Schalentiere zumeist lebenslang bestehen bleiben. Sowohl Hauttests, aber auch spezifisches IgE weisen bei Patienten mit einer Toleranzentwicklung positive Ergebnisse auf. Von Kindern mit einer früh diagnostizierten Kuhmilchallergie entwickeln ca. 90 % mit einem IgE-Wert <10 kU/l bis zum 5. Lebensjahr eine Toleranz. Aus diesem Grund sollte bei Kindern eine orale Provokation alle 1–2 Jahre und bei den genannten länger aktiven Allergien alle 4–8 Jahre wiederholt werden. Es liegen keine Daten darüber vor, ob Patienten bei einer Toleranzentwicklung nach Wiedereinführung des betreffenden Allergens in die Diät per se dazu neigen, später erneut allergische Symptome zu entwickeln. Zu beachten ist, dass die Allergene, gegen die seltener eine Toleranz entwickelt wird, häufig zu weitaus heftigeren Symptomen, wie bei dem anaphylaktischen Schock, führen können. Daher sollten orale Provokationstests mit diesen Lebensmitteln nur unter äußerster Vorsicht und ärztlicher Aufsicht durchgeführt werden. Aufgrund einer gerade in Deutschland unzureichenden Deklaration von Nahrungsmittelzusätzen werden Diätfehler insbesondere bei Convenienceprodukten gemacht. Eine gastrointestinale Allergie kann auch zur Sensibilisierung der Atemwege führen. So kommt es bei Fischallergikern unter Umständen bereits nach dem Einatmen des Dampfes von gekochtem Fisch zu Rhinitis und Asthma. Einige Hühnereiallergiker reagieren allergisch auf Impfstoffe, die bei der Basis embryonierter Hühnereier oder Hühnerfibroblastenzellkulturen gewonnen wurden. Dies gilt insbesondere für FSME-, PCEC-Tollwut-, Influenza-, Masern-, Mumps- und Gelbfieberimpfstoffe. Sofern hühnereiweißfreie Impfstoffe nicht erhältlich sind und die Impfung unbedingt erforderlich ist, empfiehlt es sich, die Impfung unter stationären Bedingungen durchzuführen.

Therapieindikation

Bei immunologisch vermittelter Nahrungsmittelallergie besteht immer eine Therapieindikation. Entsprechend der Beschwerdeintensität sollte bei nicht immunologisch vermittelter Nahrungsmittelunverträglichkeit eine Therapie erwogen werden.

Therapie der IgE-vermittelten Nahrungsmittelallergie: Bei klarer Allergenidentifikation sollte eine Allergenelimination aus der Nahrung erfolgen. Bei unklarer Allergenidentifikation ist eine Implementierung einer oligoallergenen Basisdiät vorzuschlagen. Falls nach 5–7 Tagen keine Besserung der Symptome auftritt, ist eine Allergie unwahrscheinlich. Falls eine Besserung aufgetreten ist, sollte eine Reintroduktion einzelner Nahrungsmittel erfolgen bis Symptome auftreten; nachfolgend kann eine Allergenelimination erfolgen.

Die nicht IgE-vermittelte Unverträglichkeit bedeutet, dass toxische Auslöser eine Allergieauslö- ▶

sung verursachen. Häufig erfolgt hier nach Elimination eine spontane Besserung. Es ist aber auch eine enzymatische Induktion möglich. Hier sollten z. B. Milchzucker, Sorbit und ähnliche Stoffe eliminiert werden. Sie sind schwierig zu diagnostizieren und daher auch zu therapieren. Pharmakologisch induzierte Beschwerden wie z. B. durch Amine, die in verschiedenen Nahrungsmitteln vorkommen, können hier für die nicht IgE-vermittelte Unverträglichkeit ebenfalls infrage kommen, zusätzlich psychische Komponenten wie Reizdarm und Dyspepsie. Es sollte immer darauf hingewiesen werden, dass längere Eliminationsdiäten die Ausbildung von Mangelerscheinungen ermöglichen.

Allgemeine Diätempfehlungen

Falls eine Allergieidentifikation und -karenz nicht möglich ist, sollte der Verzicht auf Fertigprodukte und damit die eigene Zubereitung der Nahrung empfohlen werden. Eine Positivliste erlaubter Speisen ist hilfreicher als eine reine Negativliste mit verbotenen Speisen. Es sollten keine Allergenüberladungen bei unüberschaubarem Speisenrepertoire erfolgen. Die Nahrung sollte so zusammengestellt sein, dass sie saisonale und heimische Lebensmittel bevorzugt.

Verboten sind:

- Obstsalat mit exotischen Früchten, Rohkost,
- flüchtig erhitzte Speisen (Erhitzen inaktiviert manche Allergene)
- Würzmischung, alkoholische Getränke und Fruchtsäfte, kalte und voluminöse Mahlzeiten, histaminreiche Kost (Rotwein, Käse, Thunfisch, Schokolade).

Erlaubt sind:

- hypoallergene Kostform, z. B. Kartoffel-Reis-Diät und Elementardiäten.

Notwendig sind:

- medikamentöse Stufentherapie bei Versagen einer Allergenkarenz, hier können eingesetzt werden: Mastzellstabilisatoren wie z. B. Cromoglycinsäure, Ketotifen. Antihistaminika, topisch wirksame Corticosteroide (z. B. Budesonid) und Versuch mit 5-Aminosalicylsäure sowie evtl. Leukotrienantagonisten,
- Vitamin B_6 (Koenzym der DAO).

Spezielle Therapiemaßnahmen

Besonders auf dem Gebiet der Erfassung von möglichen Allergenen sollten strikte konsequent durchgeführte Ernährungsprotokolle und die kontrollierte Zusammensetzung des „Nahrungswarenkorbes" erfolgen. Hierzu gehört das Verharren auf einer Stufe für 3–5 Tage, wenn ein neues Nahrungsmittel vertragen wird. Bei nicht vertragenen Nahrungsmitteln sollte dann ein Zurückgehen auf die vorher akzeptierte Stufe erfolgen. Außer z. B. Salat sollten die Nahrungsmittel primär gekocht werden. Bei besonders schweren Formen sollte der Ernährungsaufbau in zwei Stufen erfolgen:

1. Stufe: Kartoffeln, Reis, Wasser, Salz.
2. Lamm, Kopfsalat mit Zitronensaft. Wechselweise Zunahme von:

- Energieträger: Maismehl, ggf. Ersatzmehle (Kastanie, Hirse, Buchweizen, Amarant).
- Gemüse: Karotten, Brokkoli, Blumenkohl, Erbsen.
- Fleisch: Geflügel (Huhn, Pute), Wild (Kaninchen, Reh, Hirsch), Schwein.
- Fisch im Binnenland: Forelle, Rotbarsch, Kabeljau.
- Fruchtkompott: Aprikose, Banane, Birne.
- Zusätzliche Karenz bei Malabsorption oder Intoleranz.

Die Einnahme von Probiotika mit z. B. Lactobazillus (GG, Saccharomyces cervisiae oder E.coli Nissle 1917 [Mutaflor]) wird zunehmend empfohlen. In besonderen schwierigen Situationen können auch noch zusätzlich diätetische Maßnahmen erfolgen wie die Gabe von Energieträgern in Form von Oligopeptiddiäten wie z. B. Nutridrip/Nestlé oder Aminosäurediäten (wie z. B. E028/Fa. Nutricia).

Medikamentöse Therapie

Cromoglycinsäure, z. B. Kolimune oder Pentatop: Hier sollte die Therapie zunächst mit 100 mg zur Nacht schrittweise auf 3 × 200 bis 4 × 400 mg/d bis zu Tagesdosen von über 2 g erfolgen.

Antihistaminika wie Loratadin (Lisino) oder Des-Loratadin (AERIUS) und Ketotifen. In Ausnahmefällen bei stationärer Therapie können Steroide topisch (Budesonid) oder systemisch gegeben werden. Immunmodulatoren wie Azathioprin (Azafalk, Imurek) und andere Therapiemodalitäten wie z. B. TNF-α-Antagonisten, Anabolika stehen als letzte Reservemedikamente zur Verfügung.

Tabelle 2.**32** Häufigkeit von Organmanifestationen der Nahrungsmittelallergien

Organmanifestationen	Häufigkeit
Symptome der Haut (Urtikaria, Quincke-Ödem, Juckreiz, Exanthem)	50 %
Symptome der Atemwege (Larynxödem, Asthma, Rhinitis)	20 %
Symptome des Gastrointestinaltraktes (Juckreiz und pelziges Gefühl an Lippen und Gaumen – besonders bei Kreuzallergie mit Birkenpollen, seltener Bauchkrämpfe, Diarrhö oder Erbrechen)	20 %
Kreislaufsymptome (Tachykardie, Blutdruckabfall, anaphylaktischer Schock)	10 %
andere seltene Symptome (Fieber, Gelenkbeschwerden, passagere Parotisschwellung u.a.)	10 %

2.7 Hepatobiliäre Erkrankungen

G. Gerken

2.7.1 Akute Virushepatitis

Ätiologie/Pathogenese

Als **Erreger** der akuten Virushepatitis kommen heute sechs bekannte Viren infrage (Tab. 2.**33**).

Das Schädigungsmuster der Virushepatitis ist durch einen immunvermittelten Mechanismus zu erklären. Die Viruselimination wird durch zytotoxische T-Zellen bewirkt. Die Zielantigene der spezifischen zytotoxischen T-Zellen stellen die HBV-Kern- und Hüllproteine dar. Die Expression der Zytokine (endogene α- und γ-Interferonproduktion) beeinflusst zusätzlich die zelluläre Immunantwort.

Epidemiologie

Hepatitis A: Die Häufigkeit der HAV-Infektion ist aufgrund des fäkal-oralen Übertragungsweges eng mit mangelnden hygienischen Verhältnissen verbunden. Eine erhöhte Inzidenz findet man besonders bei Risikogruppen wie Drogenabhängigen, geistig Behinderten, Küchenpersonal und Heimbewohnern. Der Genuss von ungekochten Meeresfrüchten – wie Austern – hat in der Vergangenheit Epidemien ausgelöst. Auch der parenterale Übertragungsweg ist möglich, z. B. durch infizierte Blutprodukte.

Hepatitis B: Weltweit werden über 300 Millionen Hepatitis-B-Virusträger geschätzt. In unseren Breiten ist die Hepatitis B auf Risikogruppen beschränkt (Tab. 2.**34**). Die Übertragung erfolgt meist parenteral sowie sexuell und vertikal. Als hoch infektiös haben sich Blut und Blutprodukte erwiesen, das Virus kann jedoch auch in Speichel, Sperma, Muttermilch und Körpersekreten nachgewiesen werden.

Hepatitis C: Die Übertragung der Hepatitis-C-Virusinfektion erfolgt parenteral oder sporadisch. Die Inzidenz ist erhöht bei Patienten mit Zustand nach Polytransfusion, Verabreichung von Blutprodukten, bei Drogenabhängigen, bei Patienten mit z. B. Thalassämie, Hämophilie, HIV-Positivität und bei Dialysepatienten. Der vertikale und der sexuelle Übertragungsweg ist prinzipiell möglich, aber eher selten.

Hepatitis D: In Süditalien, Zentralafrika und im Vorderen Orient sowie bei Drogenabhängigen ist die Infektion weit häufiger als in Mitteleuropa. Der Übertragungsweg ähnelt dem der Hepatitis B. Die

Tabelle 2.**33** Aktuelle Klassifizierung der Virushepatitiden

	HAV	HBV	HCV	HDV	HEV	HGBV/HGV
Genom	RNA	DNA	RNA	RNA	RNA	RNA
Virusfamilie	Picorna	Hepadna	Flavi	Viroid	Calici	Flavi (≈ 30 % Homologie
Inkubation (Tage)	15–45	30–180	15–150	30–180	15–60	?
Übertragung	fäkal, oral	Blut, Saliva	Blut, sporadisch	Blut	fäkal-oral	parenteral
Serologie	Anti-HAV	HBsAg	Anti-HCV	Anti-HDV	Anti-HEV	Anti-GBV/HGV

Tabelle 2.**34** Hepatitis-B-Risikogruppen, die sich einer Impfung gegen Hepatitis B unterziehen sollten

- medizinisches Personal
- Drogenabhängige
- Homosexuelle
- promiskuitive Personen
- Dialysepatienten
- onkologische Patienten
- Personen mit häufigen Reisen in Epidemiegebiete
- Personen in Heimen für geistig Behinderte

HDV-Superinfektion ist von größerer Bedeutung als die HBV-/HDV-Simultaninfektion, da hierbei ursprünglich milde Formen einer chronischen Hepatitis B in eine rasche Progression mit Entwicklung einer Leberzirrhose innerhalb von 3 bis 5 Jahren übergehen können.

Hepatitis E: Das HEV wurde als Erreger von epidemischen Hepatitiden (fäkal-oraler Übertragungsweg) in Entwicklungsländern, vor allen in Indien, Südostasien, Afrika und Südamerika beobachtet. Im Allgemeinen ist die Erkrankung selbstlimitierend, bei Infektionen von Schwangeren im zweiten und dritten Trimenon kann es jedoch zu fulminanten Verläufen mit einer Mortalitätsrate von bis 20% kommen.

Hepatitis G: Bekannt ist bisher der parenterale Übertragungsweg. Auch die vertikale Transmission und eine sexuelle Übertragung sind möglich. Eine besondere Rolle scheint das Virus bei fulminanten Non-A- bis -E-Verläufen zu spielen. Bisher liegen noch zu wenige Daten vor, um eine klare Aussage zur medizinischen Bedeutung der HGV-Infektion zu machen. Eine hohe Prävalenz ist für HCV-/HGV-Koinfektionen besonders bei Drogenabhängigen erkennbar.

Klinik und allgemeine Diagnostik

Das Erscheinungsbild der akuten Virushepatitis reicht von eher subklinischen asymptomatischen Verläufen ohne Gelbsucht über die klassische akute Hepatitis mit Gelbsucht bis zu fulminanten, oft fatalen Verläufen.

Die **Leitsymptome** der akuten Hepatitis sind Ikterus, Juckreiz, Übelkeit, Appetitlosigkeit und Oberbauchdruckschmerz. Klinische Leitbefunde stellen Hepatomegalie, Splenomegalie, Lymphknotenvergrößerung und extrahepatische Manifestationen wie Arthralgien dar. Die vollständige klinische Rekonvaleszenz kann drei bis sechs Monate dauern.

Laborbefunde: Initial können die Transaminasen stark bis sehr stark (> 2000–3000 U/l, SGPT [ALT] > SGOT [AST]) erhöht sein. Beim cholestatischen Verlauf steigen im Folgestadium Bilirubin, alkalische Phosphatase und γ-GT. Im Blutbild findet man eine relative Lymphozytose. Bei schweren Verläufen ist ein Abfall des Quick auf unter 50% zu verzeichnen.

Tabelle 2.**35** Entwicklung eines akuten Leberversagens

	akute Hepatitis	fulminante Hepatitis
Transaminasen	hoch	Abfall
Bilirubin [mg/dl]	< 10	> 15
Cholinesterase (kU/l)	> 1,0	< 1,0
Quick	> 30%	< 20%
Leber	groß	klein
Enzephalopathie	nein	ja
hepatorenales Syndrom	nein	ja

Die **fulminante Virushepatitis** führt nach wenigen Tagen zu einem schweren Ikterus, einem dramatischen Abfall der initial sehr stark erhöhten Transaminasen verbunden mit gleichzeitigem Abfall der Gerinnungsfaktoren und der Syntheseparameter der Leber (Tab. 2.**35**).

Spezifische Diagnostik

Hepatitis A

- Der Erreger der Hepatitis A – das Hepatitis-A-Virus – ist ein einsträngiges RNA-Virus, das zur Gruppe der Picornaviren gehört.
- Die Diagnose der akuten Hepatitis A wird serologisch durch den Nachweis von IgM-Antikörpern gestellt (Tab. 2.**36**).

Tabelle 2.**36** Diagnostik der Virushepatitis

Virus	Serologie	Molekularbiologie
HAV	Anti-HAV IgM/IgG	[RNA]
HBV	HBsAG HBeAG Anti-HBc IgM/IgG Anti-HBe Anti-HBs	[DNA]
HCV	Anti-HCV	[RNA]
HDV	Anti-HDAg IgM/IgG	[RNA]
HEV	Anti-HEV	[RNA]

Tabelle 2.**37** Stufendiagnostik der HBV-Infektion

Diagnose	Hepatitis B	HBsAg, Anti-HBc	
Stadium	akut chronisch anamnestisch Impfung	Anti-HBc-IgM HBe-Ag, Anti-HBe Anti-HBc (allein) Anti-HBs (allein)	
Replikation	viel wenig nein	HBV-DNS	Hybridisierung PCR
HBV-Mutanten	α-HBe, TA ↑	HBV-DNS	mut. spez. PCR Sequenzierung
Superinfektion	Hepatitis D	Anti-Delta, Anti-D-IgM, HDV-RNA	
Mehrfachinfektion		HAV, HCV, HEV, HSV, CMV, HIV, HGV/GBV-C	

- Als Hinweis für eine abgelaufene Hepatitis A lassen sich im Serum bei Patienten Antikörper vom IgG-Typ messen. Die PCR-Untersuchung (Polymerase-Kettenreaktion) besitzt für die Routinediagnostik der Hepatitis A keine Bedeutung.

Hepatitis B

- Das Hepatitis-B-Virus gehört zur Gruppe der Hepatitis-DNS-Viren.
- Im Serum ist die Bestimmung von HBsAg, HBeAg, Anti-HBs, Anti-HBe und Anti-HBc eine Routinediagnostik (Tab. 2.**37**).
- In Einzelfällen dient die Bestimmung von IgM-Anti-HBc-Antikörpern zum Ausschluss einer fulminanten Hepatitis B.
- Der empfindlichste Marker der Virusreplikation ist der direkte Nachweis der Hepatitis-B-Virus-DNA im Serum mittels Hybridisierungsverfahren oder PCR.

HBV-Mutanten

- Eine Sonderform stellt die chronische Anti-HBe-positive Hepatitis B mit Nachweis von HBV-DNS dar.
- Kennzeichnend sind fluktuierende Transaminasenerhöhungen (TA ↑), eine rasche Progredienz der chronischen Hepatitis zur Leberzirrhose, eine niedrige Spontanremissionsrate und das Vorkommen so genannter „HBe-minus"-Varianten. Außer den Prä-Core-Mutanten konnten auch HBV-Varianten der HBs-Region („a"- Determinante) nachgewiesen werden.

Hepatitis Delta

- Das Hepatitis-Delta-Virus besteht aus einer einzelsträngigen viroidähnlichen RNA, einem Hepatitis-Delta-Antigen und der Hülle des Hepatitis-B-Virus. Das Hepatitis-Delta-Virus benötigt zu seiner Replikation das Hepatitis-B-Virus als Helfervirus.
- Im Verlauf unterscheidet man die HBV/HDV-Koinfektion von der HDV-Superinfektion eines bereits chronischen HBsAg-Trägers. Die Superinfektion bewirkt oft eine rasche Progredienz der Leberzirrhose mit ungünstiger Prognose.
- Die Erkennung einer Delta-Hepatitis beruht auf dem Nachweis von Delta-Antikörpern (Anti-Delta) im Serum und wird durch die Anwesenheit von Delta-Antigen in der Leber immunhistologisch bestätigt. Der Nachweis von Anti-Delta-Antikörpern kann ergänzt werden durch molekulare Hybridisierungsverfahren zum Nachweis von HDV-RNA.

Hepatitis C

- Das Genom des Hepatitis-C-Virus ist eine einzelsträngige RNA mit einer Länge von ca. 9400 Nukleotiden (Flaviviren).
- Mithilfe rekombinanter Antigene werden Antikörper gegen Hepatitis C im Serum von Patienten nachgewiesen (Tab. 2.**38**). Der direkte Nachweis von HCV-RNS gelingt mit der RT-PCR. Für die Diagnostik der akuten Hepatitis C, der HCV-Infektion im Neugeborenenalter sowie als Verlaufsparameter unter Interferontherapie ist die PCR unbedingt sinnvoll. Allerdings bestehen noch Probleme seitens der Standardisierung der PCR-Methode und durch eine hohe Kontaminationsmöglichkeit.

Tabelle 2.**38** Rationelle HCV-Diagnostik für die Praxis

Diagnose	Anamnese, Klinik Anti-HCV-Test (EIA)
Aktivität	Transaminasen HCV-RNA (PCR)
Stadium	Histologie, bildgebende Verfahren
Kofaktoren	Auto-Ak, Ferritin, Alkohol, Koinfektion, Immunkomplexe

- Mittlerweile können auch die verschiedenen HCV-Genotypen (Typ 1–6 nach Simmonds) mittels molekularer und serologischer Methoden identifiziert werden. Am häufigsten in Mitteleuropa ist der Genotyp 1b. Bei Drogenabhängigen findet sich vermehrt der Genotyp 3a und 1a.

Hepatitis E

- Das HEV ist ein einzelsträngiges RNA-Virus aus der Gruppe der Caliciviren.
- Der Nachweis von HEV-Antigenen im Gewebe sowie von Anti-HEV-Antikörpern im Serum (IgM und IgG) ist verfügbar.

Hepatitis G (GBV-C)

- Neben den bisher bekannten Hepatitisviren kann ein weiteres RNA-Virus aus der Gruppe der Flaviviren mit ca. 20–30% Homologie zum HCV nachgewiesen werden.
- Die Diagnostik mittels PCR und Anti-HGV[HGBV-C] ist noch experimentell, die klinische Bedeutung noch unklar. Lediglich der parenterale Übertragungsweg und die langjährige Persistenz gelten als gesichert.

Differenzialdiagnostik

Differenzialdiagnostisch muss bei der akuten Virushepatitis an Gelbfieber, infektiöse Mononukleose (EBV), CMV-, HSV-Virusinfektion, Leptospirose, Malaria, seltene virale Ursachen und eine toxische Hepatitis gedacht werden. Die Abklärung ist systematisch und gezielt möglich (Abb. 2.**12**).

Therapie

Über **symptomatische Maßnahmen** (z. B. Bettruhe, Alkoholkarenz) hinaus gibt es keine gesicherten spezifischen Therapiemodalitäten bei der akuten Virushepatitis.

Eine **aktive Immunprophylaxe** kann bei Hepatitis A und Hepatitis B durchgeführt werden (Tab. 2.**39**).

Eine **passive Immunprophylaxe** spielt nur bei der akuten Exposition mit dem Hepatitis-A-Virus und dem Hepatitis-B-Virus eine Rolle.

Für das Hepatitis-C-Virus existiert weder eine aktive noch eine passive Immunprophylaxe. Allerdings wird die Interferontherapie bei der akuten Hepatitis C im Rahmen von Studien empfohlen.

Ein Impfstoff für das Hepatitis-E-Virus ist zurzeit in Entwicklung.

Verlauf, Komplikationen und Prognose

Als besondere Verlaufsformen treten auf:
- anikterische Hepatitis (häufig bei HCV),
- cholestatische Hepatitis (schwere protrahierte Verläufe bei HAV),
- fulminante Hepatitis (Leberversagen in maximal 3 Wochen mit hoher Mortalität).

Die Hepatitis-B-, -C-, -D-, -G-Virusinfektionen sind in unterschiedlichem Maße mit der Entwicklung einer chronischen Virushepatitis assoziiert (Tab. 2.**40**).

Übergänge in chronische Verläufe wurden bei der Hepatitis A und Hepatitis E bisher nicht beobachtet.

In Einzelfällen kann es nach einer akuten Virushepatitis zur Induktion einer Autoimmunhepatitis kommen.

Ist eine **Leberzirrhose** als Folge des chronisch entzündlichen Krankheitsprozesses eingetreten, können sich **Komplikationen** wie Ösophagusvarizenblutung, Ikterus, Aszites, Ödeme, Enzephalopathie und hepatorenales Syndrom entwickeln. Die viral induzierte Leberzirrhose stellt auch einen wichtigen Risikofaktor für das primäre Leberzellkarzinom dar.

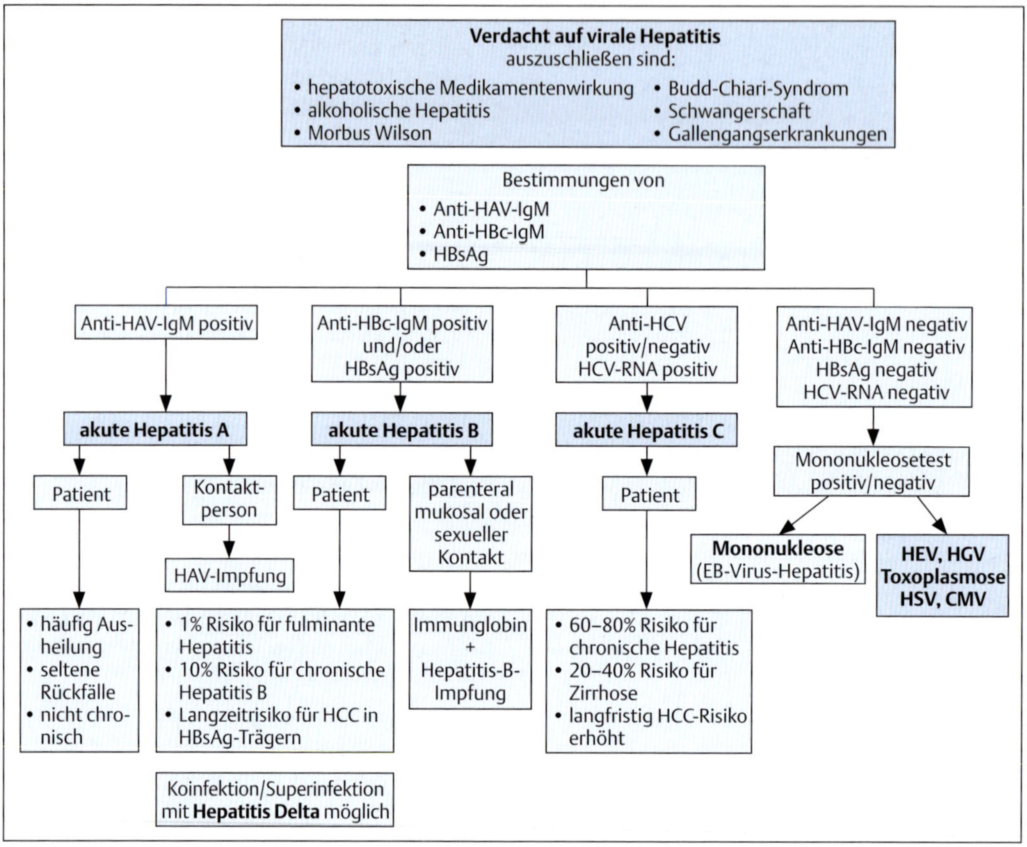

Abb. 2.12 Systematische Diagnostik beim Verdacht auf eine virale Hepatitis.

Tabelle 2.**39** Immunprophylaxe der Virushepatitis Typ A–E

Typ	Impfung	
	aktiv	**passiv**
A	inaktivierte HAV-Vakzine	Hyperimmunglobulin
B	rekombinante HBV-Vakzine	Hyperimmunglobulin
C	-	-
D	wie HBV (Superinfektion)	-
E	-	-

2.7.2 Chronische Hepatitis

Definition

Die chronische Hepatitis umfasst Leberkrankheiten unterschiedlicher Ätiologie und Pathogenese, die länger als 6 Monate andauern und zur Leberzirrhose mit ihren Folgekomplikationen fortschreiten können.

Wesentliche Ursachen stellen virale, autoimmune, metabolisch-toxische, granulomatöse und kryptogene Hepatitiden dar.

Differenzialdiagnose der chronischen Hepatitis

- Virale Hepatitiden:
  - Hepatitis B, C, D, G,

Tabelle 2.**40** Häufigkeit der Chronifizierung der Virushepatitiden

Hepatitis A		0%
Hepatitis B	• perinatale Infektion	90%
	• Infektion als Kleinkind	50%
	• Infektion im Erwachsenenalter	10%
Hepatitis C		60–80%
Hepatitis D	• Koinfektion	10–20%
	• Superinfektion	90%
Hepatitis E		0%
Hepatitis G/ GBV-C		unklar*

*bisher keine klinische Relevanz gesichert

- Hepatitis durch CMV, EBV.
- Autoimmune Leberkrankheiten:
  - autoimmune Hepatitis,
  - primär biliäre Zirrhose,
  - sklerosierende Cholangitis.
- Toxische Leberschäden, z. B. durch Alkohol, Medikamente.
- Nichtalkoholische Fettlebererkrankung (NAFLE):
  - nichtalkoholische Fettleber (einfache Steatose),
  - nichtalkoholische Steatohepatitis (NASH).
- Metabolische Störungen:
  - Hämochromatose,
  - Morbus Wilson,
  - α_1-Antitrypsin-Mangelsyndrom,
  - Glykogenspeicherkrankheiten.
- Seltene Ursachen, z. B. Sarkoidose, Tuberkulose.

Chronische Hepatitis B

Pathogenese

Das Hepatitis-B-Virus ist nicht zytopathogen. Entscheidend für die Viruselimination ist die T-Zell-vermittelte Immunreaktion. Die Chronifizierung hängt von immunologischen Faktoren seitens des Wirtes, einem möglichen Zytokinmangel und wahrscheinlich viralen Faktoren (immunologischen „Fluchtmutanten") ab.

Klinik

Das Spektrum der chronischen Hepatitis B reicht vom asymptomatischen, so genannten gesunden HBsAg-Träger, über die chronisch persistierende Hepatitis zur chronisch aktiven Hepatitis, die als progrediente Erkrankung oft mit einer Zirrhose oder einem primären Leberzellkarzinom endet.

Tabelle 2.**41** Klinische Zeichen einer chronischen Virushepatitis

- Müdigkeit, Abgeschlagenheit
- depressive Verstimmungen
- Juckreiz
- Ikterus
- Aszites
- Leberhautzeichen
- Beinödeme
- Hepatomegalie oder kleine Leber
- Splenomegalie, Zeichen der portalen Hypertension
- Seltene Manifestationen: Vaskulitis, Glomerulonephritis, Guillain-Barré-Syndrom, Kryoglobulinämie, Meningitis, Pankreatitis, aplastische Anämie, Thrombopenie

Klinisch weisen die Patienten oft extrahepatische Manifestationen auf (Tab. 2.**41**).

Im Endstadium einer Leberzirrhose treten Komplikationen wie portale Hypertension, Aszites, Ösophagusvarizen, gastrointestinale Blutungen, hepatische Enzephalopathie und hepatorenales Syndrom sowie gehäuft primäre Leberzellkarzinome auf.

Im natürlichen Verlauf der chronischen Hepatitis B liegt die spontane jährliche Eliminationsrate bei 1–5%.

Ein asymptomatischer chronischer HBsAg-Trägerstatus ist gekennzeichnet durch fehlende Replikationsmarker, eine Serokonversion von HBe zu Anti-HBe, eine normale Leberhistologie und normale Transaminasen.

Andererseits kann durch verschiedene Faktoren (Alkohol, Adipositas, Koinfektion, Immunsuppression, Alter, Medikamente) die Hepatitis B richtungsweisend verschlimmert werden. Die Serokonversion vom replikativen HBV-Träger zum nichtreplikativen HBsAg-Träger geht meist mit einem akuten Hepatitisschub einher.

Diagnostik

In Abhängigkeit vom Ausmaß der entzündlichen Aktivität sind die Transaminasen gering (< 50 U/l), mäßig (< 100 U/l) oder stark erhöht (bis 300–500 U/l).

In der Elektrophorese sind bei den virusinduzierten Formen die γ-Globuline bei der Zirrhose erhöht, bei den autoimmunen Formen sind sie charakteristischerweise bereits frühzeitig signifikant erhöht.

Therapie

Therapie

1. Das **Ziel** der Behandlung ist es, die Virusreplikation und die Produktion viraler Antigene zu stoppen, die Hepatitis zu beseitigen und das Fortschreiten der Zirrhose und ein Leberzellkarzinom zu verhindern. In kontrollierten klinischen Studien konnten sowohl der Verlauf als auch die Prognose der Virushepatitis durch Interferon günstig beeinflusst werden. Therapieerfolge und Therapieempfehlungen müssen differenziert betrachtet werden (Tab. 2.**43**).

2. Mit **Interferon-α** steht erstmals eine spezifische antivirale und immunmodulatorische Therapie der chronischen Virushepatitiden zur Verfügung (Tab. 2.**42**).

3. Bei hoher Viruslast, fortgeschrittener Erkrankung mit Übergang in Zirrhose hat sich klinisch bereits der Einsatz von Nukleosidanaloga (z. B. Lamivudin) etabliert. Offen ist noch die Dauer der Langzeittherapie sowie die Bedeutung der Entstehung von Polymerase-Genmutanten (YMDD-Mutanten).

Als Langzeitfolge der Interferontherapie scheint oft noch nach Jahren gegenüber dem Spontanverlauf eine signifikant häufigere komplette HBsAg-Elimination einzutreten.

Es existieren eine Reihe von prognostisch günstigen Voraussetzungen für eine erfolgreiche Interferonbehandlung:

- hohe Transaminasen.
- niedrige HBV-DNS-Titer im Serum,
- Infektion im Erwachsenenalter,
- weibliches Geschlecht,
- nicht länger als 2 bis 4 Jahre zurückliegende Infektion,
- histologische Zeichen einer chronisch aktiven Hepatitis,
- Anti-HIV-negativer Status.

Auch die **Anti-HBe-positive chronische Hepatitis B** mit Virusreplikation kann therapiert werden. Die Interferontherapie führt initial bei diesen Patienten rasch zum Verschwinden der HBV-DNS aus dem Serum mit einer Abnahme der entzündlichen Aktivität in der Leber, ist jedoch durch eine hohe Rückfallquote von bis zu 80% gekennzeichnet. Deshalb wird aktuell die Lamivudin-Therapie bevorzugt.

Die Behandlung der **chronischen Hepatitis Delta** führt nur zum vorübergehenden Sistieren der Virusreplikation.

Tabelle 2.**42** Wirkungen der Interferone

- **antivirale Effekte**
  - zelluläre Virusaufnahme vermindert
  - intrazelluläre Prozessierung der Viren gehemmt
  - (virale) mRNA-Synthese vermindert
  - Proteinsynthese vermindert
- **immunmodulatorische Wirkung**
  - Zytokininduktion
  - Komplementfaktorinduktion (B, C2)
  - Aktivierung von Makrophagen, NK-Zellen und zytotoxischen Zellen
- **vermehrte Expression von Membranproteinen**
  - HLA-Klasse I und II
  - β_2-Mikroglobulin
  - Fc-Rezeptor
- **antineoplastische Wirkung**
  - Zellteilung gehemmt
  - Onkogenexpression vermindert
  - direkte Zytotoxizität

Tabelle 2.**43** Aktuelle Therapiestandards der Hepatitis B

HBeAG + chronische Hepatitis B	
• keine Zirrhose	Interferon (IFN), Lamivudin, Adefovir
• Zirrhose Child A	IFN und/oder Lamivudine, Adefovir
• Zirrhose Child B/C	Lamivudine, Adefovir
• asympt. normale TA	abwarten
Anti-HBe + chronische Hepatitis B	Lamivudine, Adefovir, IFN, Kombination
akute Hepatitis B	abwarten
protrahierte Hepatitis B	antivirale Therapie in Studien
fulminante Hepatitis B	Transplantation, evtl. antiviral in Studien
Hepatitis Delta	Interferon
extrahepatische Manifestationen	Lamivudine, Adefovir
IFN-Kontraindikation	Lamivudine, Adefovir
prä-LTx	Lamivudine, Adefovir
post-LTx	HBIG, Lamivudine

Chronische Hepatitis C

Pathogenese

Für die chronische Hepatitis C wird am ehesten ein immunpathogenetischer Mechanismus erwogen. Anti-HCV-Antikörper können **in vitro** durch HCV-infizierte Lymphozyten sezerniert werden. Eine Hauptrolle bei der Virus-Elimination spielen $CD8^+$-positive zytotoxische T-Zellen. Bei der akuten Hepatitis C wurden HCV-spezifische $CD4^+$-T-Zellen nachgewiesen.

Epidemiologie

Unter den chronischen Virushepatitiden ist die chronische Hepatitis C heute mit einer Prävalenz von 50–80 % die häufigste Erkrankung. Da die Erkrankung in der Akutphase klinisch meist stumm verläuft und bis zum Auftreten erster Symptome oft viele Jahre vergehen, ist von einer Dunkelziffer von bis zu 80 % bisher unentdeckter Fälle auszugehen.

Die allgemeine Durchseuchung in Deutschland beträgt etwa 0,4–0,5 %. In anderen Ländern schwankt sie zwischen 0,2–15 %.

Nach der Infektion mit dem Hepatitis-C-Virus kommt es bei etwa 70 % der Patienten zur Entwicklung einer chronischen Hepatitis in Abhängigkeit von Wirtsfaktoren und der initialen Virusmenge.

Klinik

Es gibt sehr unterschiedliche klinische Verläufe, die vom asymptomatischen HCV-Träger mit normalen Transaminasen über mäßig fluktuierende bis rasch progressive hochfloride Krankheitsbilder reichen.

Extrahepatische Manifestationen sind relativ häufig. Sie umfassen:
- gemischte Kryoglobulinämie,
- Vaskulitis,
- Sjögrens-Syndrom,
- Urtikaria,
- Erythema nodosum,
- Lichen ruber planus,
- Thrombozytopenie,
- Leukopenie,
- aplastische Anämie,
- Anti-GOR-Antikörper,
- Autoantikörper (ANA, SMA, LKM, AMA).

Diagnostik

Der Verdacht auf eine Hepatitis C wird durch den Nachweis von Anti-HCV-Antikörpern im Serum bestätigt.

Ist HCV-RNA im Serum nachweisbar (PCR), so muss man von einer Virämie und einer erhöhten Infektiosität der Patienten ausgehen.

Möglicherweise ist in Zukunft die semiquantitative Bestimmung der Virusmenge im Serum hilfreich zur differenzierten Betrachtung der Infektiosität, der Übertragungswege und des Ansprechens auf eine Interferontherapie. Mittlerweile kann auch der HCV-Virus-Genotyp bzw. -Serotyp bestimmt werden. Der Typ 1b spricht schlechter auf eine Interferontherapie an als der HCV-Genotyp 3a.

Therapie

Therapie

Als Ersttherapie der chronischen Hepatitis C hat sich aktuell die Kombinationstherapie aus den pegylierten Interferonen plus Ribavirin (Nukleosidanaloga) etabliert mit einer Ansprechrate von mehr als 60 % (HCV-Genotyp 1:40–60 %; HCV-Genotyp 3:80–90 %).

Als Ziel der antiviralen Therapie soll die dauerhafte Normalisierung der Transaminasen, die Negativierung der HCV-RNA im Blut und der Stopp der Fibrose/Zirrhose-Aktivität in der Leber erreicht werden.

Als Nebenwirkung ist eine reversible Hämolyse durch Ribavirin-Gabe zusätzlich zu beachten.

Verlauf, Komplikationen, Prognose

Im Gegensatz zu anderen Virushepatitiden weist die Hepatitis C eine hohe primäre Chronifizierungsrate von 60–70 % auf. Klinisch ist die Hepatitis C häufig über Jahre durch einen wenig symptomatischen Verlauf charakterisiert.

Eine Dekompensation der Leberzirrhose mit Komplikationen wie portale Hypertension entwickelt sich oft erst nach 15–25 Jahren.

Auch die Entwicklung eines primären Leberzellkarzinoms (HCC) erfolgt erst nach einem Verlauf von ca. 25–35 Jahren auf dem Boden einer Leberzirrhose.

Tabelle 2.**44** Indikatoren für das Ansprechen auf eine antivirale Therapie bei der chronischen Hepatitis C

gutes Ansprechen	schlechtes Ansprechen
• niedrige Virustiter • Genotyp non-Ib • kurze Krankheitsdauer • kein Leberumbau • Normalgewicht • normale γ-GT • normales Serumeisen und -ferritin • keine Koinfektion • kein Alkoholabusus	• hohe Virustiter • Genotyp Ib • lange Krankheitsdauer • fortgeschrittener Leberumbau • Übergewicht • erhöhte γ-GT • erhöhtes Serumeisen und -ferritin • Koinfektion mit HBV, HDV • Alkoholabusus

Chronische Hepatitis D

Die Superinfektion eines chronischen HBsAg-Trägers mit dem Delta-Agens führt zu einer hohen Chronifizierungsrate (fast 100%) und einer Beschleunigung der Krankheitsprogression. So kann es bereits innerhalb von 5–10 Jahren zu einer kompletten Leberzirrhose mit entsprechenden Folgen kommen.

Bei ca. 10–20% der Patienten mit chronischer Hepatitis D sind Autoimmunphänomene nachweisbar (Ak gegen LKM-3).

In seltenen Fällen entwickelt sich ein HDV-assoziiertes Leberzellkarzinom.

Therapie

Therapeutisch besteht die Möglichkeit einer Interferon-Therapie, welche jedoch nur in 10–15% der Fälle mittelfristig anspricht. Lamivudin-Gabe scheint nicht wirksam zu sein.

Chronische Hepatitis G

Die Bedeutung dieser HCV-ähnlichen Flaviviren ist noch unklar. Bei gesunden Blutspendern findet man eine Durchseuchung von ca. 1–5%, bei Hämodialysepatienten von ca. 3–4%, bei i. v. Drogenabhängigen ca. 50%.

Hinweise auf eine aktive entzündliche Lebererkrankung sind bisher selten trotz jahrelang nachgewiesener Virämie. Häufig sind diese Personen gleichzeitig HCV-positiv.

Eine Rolle könnten HGV-Viren im Rahmen des fulminanten Non-A- bis Non-E-Leberversagens spielen, da sie in diesen Fällen in einzelnen Transplantationszentren bis zu 50% nachgewiesen wurden. Diese Befunde müssen allerdings noch in größerem Rahmen bestätigt werden.

Therapie

Experimentell kann eine Interferon-Therapie versucht werden. Kontrollierte Studien stehen allerdings noch aus.

2.7.3 Autoimmune Hepatitis

Ist eine virale Lebererkrankung ausgeschlossen, muss man neben nutritiv oder metabolisch bedingten Leberschädigungen an eine autoimmune Lebererkrankung denken. Hierbei werden die autoimmune Hepatitis, die primär biliäre Zirrhose (PBC) und die primär sklerosierende Cholangitis (PSC) sowie Overlap-Syndrome genannte Mischformen zwischen autoimmuner Hepatitis und PBC bzw. PSC unterschieden.

Ätiologie/Pathogenese

Die Ätiologie der autoimmunen Hepatitis ist bisher nicht gesichert. Vermutet werden Infektionserreger, Arzneimittel, Umweltgifte und genetische Faktoren.

Auch hepatotrope Viren können als Auslöser einer Immunhepatitis postuliert werden.

Pathogenetisch spielen CD4+-T-Helferzellen in der immunologischen Reaktion eine entscheidende Rolle. Potenzielle Zielantigene gewebeinfiltrierender T-Lymphozyten stellen Cytochrom P450 2D6, Asialoglykoproteinrezeptor und mitochondriale Pyruvat-Dehydrogenase bei der primär biliären Zirrhose dar. Ein Suppressor-T-Zelldefekt wird postuliert.

Klinik

Der Verlauf der Autoimmunhepatitis ist sehr unterschiedlich. In bis zu 20 % der Fälle können spontan lang dauernde Remissionen eintreten, bei etwa ca. 50 % der Patienten schreitet die Erkrankung jedoch innerhalb von wenigen Jahren nach der Diagnosestellung zu einer Leberzirrhose mit terminalem Leberversagen fort, besonders bei jungen Patienten.

Häufig ist die autoimmune Hepatitis mit einer Reihe von extrahepatischen Begleiterkrankungen vergesellschaftet wie Kolitis, Thyreoiditis, Vaskulitis und Arthritis.

Diagnostik

Diagnostisch sollte zunächst die Bestimmung der γ-Globuline sowie die quantitative Messung von IgG und IgM erfolgen (Tab. 2.**45**). Ist die γ-Globulinfraktion bei normaler Leberfunktion erhöht und beruht dies im Wesentlichen auf einer Erhöhung der IgG-Fraktion, so ist ergänzend die Bestimmung der spezifischen Autoantikörper (ANA, LKM, SMA, SLA; Tab. 2.**46**).

Tabelle 2.**46** Autoantikörper-Stufendiagnostik der Autoimmunhepatitis

1. Basisdiagnostik (IFT)	ANA, SMA, LKM, AMA
2. Ergänzungsdiagnostik	SLA, ASGPR, ANCA
3. Subtypisierung	LKM LKM-1 (P450 II D6), LKM-2, LKM-3 SMA-(Aktin) AMA (PDH-E2, BCKD-E2) ANCA (p-ANCA, c-ANCA)

Die immungenetische Typisierung ergibt als häufiges HLA-Muster die Expression von A1, B8 oder DR3 oder DR4.

Histologisch zeigt die Leber ausgedehnte Nekrosestraßen (bridging necrosis) bzw. lymphozytäre Infiltrate, Mottenfraßnekrosen und Einzelzelluntergänge.

Differenzialdiagnosen

Differenzialdiagnostisch sind hier die primär biliäre Zirrhose, die primär sklerosierende Cholangitis und Überlappungssyndrome abzugrenzen.

Als ein relativ neues Krankheitsbild wurde die **autoimmune Cholangitis** definiert. Bei diesen Patienten finden man neben dem cholestatischen Krankheitsbild auch deutlich erhöhte Transaminasen, sodass sowohl die diagnostischen Kriterien einer autoimmunen Hepatitis als auch einer PBC bzw. PSC vorliegen. Die Therapie sollte in diesen Fällen neben der Cholestasebehandlung durch Ursodesoxycholsäure auch eine immunsuppressive Behandlung einschließen, wenn erhebliche entzündliche Aktivitäten nachweisbar sind.

Tabelle 2.**45** Kriterien zur Diagnostik der autoimmunen Hepatitis

Labor	Erhöhung der Transaminasen
Immunglobuline	γ-Globuline oder IgG-Konzentration größer als 1,5fach normal
Autoantikörper	Positivität für ANA, SMA oder LKM-1-Antikörper mit Titer > 1 : 80 bei Erwachsenen oder > 1 : 20 bei Kindern
Leberhistologie	chronisch aktive Hepatitis
Immungenetik	HLA A_1, B8, DR3, DR4
Differenzierung	• Seronegativität für Marker der HAV, HBV, HCV sowie anderer hepatotroper Viren • keine Vorgeschichte von Bluttransfusionen • normales α_1-Antithrombin, Kupfer und Coeruloplasmin • Alkoholkonsum weniger als 30 g/d • keine hepatotoxischen Medikamente

Tabelle 2.**47** Klassifikation der autoimmunen Hepatitis

	ASGPR	ANA	SMA	LKM-1	GOR	SLA	AMA	HCV	p-ANCA	Therapie
Typ 1	+	++	+							Immunsupp.
Typ 2a	+			++						Immunsupp.
Typ 2b	+			+	+			+		Interferon
Typ 3	+					++				Immunsupp.
Typ 4			++							Immunsupp.
PBC	–						++			UDCA
PSC	–								+	UDCA
Immun-Cholangitis	–	+							+	UDCA + Immunsupp.
„Overlap“ (AI-PBC)	+	+					+			UDCA + Immunsupp.

Therapie

Die autoimmunen Hepatitiden sprechen in der Regel sehr gut auf eine **immunsuppressive Therapie** an. Die Behandlung sollte kombiniert mit **Corticosteroiden** und **Azathioprin** erfolgen.

Nach einer Initialphase (50 mg Prednisolon p. o./d.; Azathioprin 1–2 mg/kg KG) sollte anschließend die Steroiddosis alle 10 Tage um 5–10 mg/d reduziert werden bis auf eine Erhaltungsdosis von ca. 10–15 mg. Während dieser Phase sollte die Azathioprindosis beibehalten werden.

Es schließt sich eine mehrjährige Phase mit einer Erhaltungstherapie an.

Nach mindestens 2–4 Jahren konsequenter Therapie kann ein erster Auslassversuch unternommen werden. In 50% der Fälle kommt es jedoch zum Rezidiv, sodass in der Regel eine lebenslange Therapie erforderlich ist.

2.7.4 Toxische Leberschäden

Ätiologie/Pathogenese

Neben dem Hauptfaktor **Alkohol** können auch **Medikamente** eine chronisch toxische Hepatitis induzieren (Tab. 2.**48**).

Die medikamentös induzierte Hepatitis ist z. T. durch toxische Metabolite, die zu Leberzellnekrosen/-apoptose und/oder Cholestase führen, gekennzeichnet. Wenn sich ein Ikterus entwickelt, wird die Häufigkeit eines nachfolgenden fulminanten Leberversagens mit bis zu 20% angegeben.

Klinik und Diagnostik

Bei **fremdstoffinduzierten Leberschädigungen** kommt es zu charakteristischen akuten und chronischen Schädigungen der Leber (Tab. 2.**49**).

Alkoholtoxische Leberschäden zeigen recht charakteristische, wenn auch nicht pathognomonische serologische Marker. Diese betreffen das Blutbild

Tabelle 2.**48** Medikamente, die eine toxische Hepatitis induzieren können

- sichere Assoziation mit chronischer Hepatitis
  - Oxiphenisatin
  - alpha-Methyldopa
  - Nitrofurantoin
  - Dantrolene
- mögliche Assoziation mit chronischer Hepatitis
  - Isoniazid
- seltene Assoziation mit chronischer Hepatitis
  - Clometazin
  - Acetaminophen
  - Halothan
  - Propylthiouracil
  - Sulfonamide
  - Acetylsalicylsäure
  - Etretinate
  - Papaverin
  - Benzbromarone

Tabelle 2.**49** Morphologische Befunde bei fremdstoff-induzierter Leberschädigung

1. Akute Schädigung
Parenchymveränderungen
• Steatosis
– mikrovesikulär
– makrovesikulär
• Nekrose
– zonal perivenös
– zonal periportal
– fokale Nekrose
– massive Nekrose
• Cholestase
– rein kanalikulär
– hepatokanalikulär
vaskuläre Veränderungen
• Peliosis hepatis
• Lebervenenthrombose
2. Chronische Schädigung
Parenchymschädigung
• chronisch aggressive Hepatitis
• Zirrhose
vaskuläre Veränderungen
• Venenverschlusskrankheit
• Budd-Chiari-Syndrom
Tumoren
• Adenome
– fokal-noduläre Hyperplasie
• Karzinome
– hepatozellulär
– cholangiolär
• Sarkome
• Angiosarkome

(erhöhtes MCV), die Leberenzyme (γ-GT, GOT/GPT > 2, GLDH), immunologische Marker (erhöhtes IgG) und Stoffwechselparameter (Ferritin, HDL-Cholesterin, P-III-P (Prokollagen-III-Peptid) und C-dependent Transferrin (CDT). Nicht der einzelne Wert, sondern nur die Zusammenschau der verschiedenen Marker macht die diagnostische Wertigkeit aus.

Klinisch führen die alkohol-toxischen Leberschäden zu unterschiedlichen Erscheinungsbildern:

- Fettleber,
- alkoholische Steatohepatitis (ASH),
- Leberzellkarzinom,
- virale Superinfektionen.

Die Diagnose einer alkoholtoxischen Hepatitis stützt sich neben dem Nachweis einer Steatohepatitis im Gewebe auf die biochemische Konstellation im Blut:

- „Nekrosetyp“: SGOT > SGPT; GLDH ↑,
- „Cholestasetyp“: TA normal bis ↑, AP ↑, γ-GT ↑↑, Bilirubin normal bis ↑.

Differenzialdiagnose

Abgegrenzt werden müssen davon **hypersensitive Reaktionen**, bei denen die Symptome nach 1–5 Wochen auftreten. Nach erneuter Medikamentengabe bilden sie sich im Sinne einer vorherigen Sensibilisierung rascher aus und werden von Fieber, Hautausschlag und Eosinophilie begleitet (Tab. 2.**50**).

Gelegentlich ähnelt das klinische Bild dem einer autoimmunen Hepatitis mit Ikterus, Hepatosplenomegalie, Hypergammaglobulinämie und Nachweis autoimmuner Marker, z. B. LKM-2-Autoantikörper und antinukleäre Antikörper (ANA). Reexpositionsversuche oder Lymphozytentransformationstests können diagnostisch beweisend herangezogen werden.

2.7.5 Nichtalkoholische Fettlebererkrankung (NAFLE)

Ätiologie/Pathogenese

In den Industriestaaten nimmt die NAFLE unter den chronischen Lebererkrankungen mittlerweile den ersten Rang ein. Klinisch präsentiert sie sich von einer einfachen Fettleber (NAFL, einfache Steatose), der Fettleber mit entzündlichem Infiltrat (Steatohepatitis) bis hin zur fettleberassoziierten Leberzirrhose. Schon im Frühstadium der nichtalkoholischen Steatohepatitis (NASH) werden perizelluläre, perisinusoidale und perivenuläre Fibrosen beobach-

Tabelle 2.**50** Pathogenetische Typen der idiosynkratischen Leberschädigung

pathogenetischer Typ	Latenzzeit	zusätzliche klinische Symptome	Histologie
Hypersensitivität (immunologischer Mechanismus)	1–5 Wo.	Fieber, Exanthem Eosinophilie	Granulome Eosinophilie
metabolische Abnormität	1 Woche bis 12 Monate		

tet. Mehr als 20% der Bevölkerung haben eine NAFL, wovon ca. 2–4% eine NASH entwickeln. Die Adipositas (Fettleibigkeit) und der Diabetes mellitus Typ 2 sind wesentliche Faktoren in der Pathogenese der nichtalkoholischen Fettlebererkrankung.

Die genaue Pathogenese der NAFLE und insbesondere der NASH ist bisher nicht ausreichend untersucht, jedoch gibt es zunehmend Hinweise, dass der programmierte Zelltod eine bedeutende Rolle spielt. Infolge primärer hepatischer und peripherer Insulinresistenz und konsekutiv alteriertem Glucose- und Fettsäuremetabolismus erfolgt in den Leberparenchymzellen eine vermehrte Akkumulation freier Fettsäuren. Diese sind nicht nur in der Lage, die hepatozytäre Expression extrazellulärer Death-Rezeptoren heraufzuregulieren, sondern sie führen auch zu oxidativem Stress und erhöhen damit die zelluläre Vulnerabilität. Damit können die Hepatozyten durch proapoptotische Stimuli zur Apoptose und zur Freisetzung von Entzündungsmediatoren stimuliert werden. Im chronischen Zustand führt dieser Prozess zur Aktivierung von sowohl hepatischen Sternzellen als auch Kupffer-Zellen, wodurch Apoptose und Entzündung mit Zellaktivierung im Rahmen eines Circulus vitiosus aufrechterhalten werden und letztlich zur profibrotischen Kollagensynthese und -ablagerung führen.

Klinik und Diagnostik

Bei der **fettleberinduzierten Leberschädigung** kommt es zu charakteristischen akuten und chronischen Schädigungen der Leber.

Die **Leberschädigung insbesondere bei NASH** zeigt recht charakteristische, wenn auch nicht pathognomonische serologische Marker. Diese betreffen die Leberenzyme (GPT 2–4 × erhöht, GPT/GOT > 1 [≤ 2], γ-GT, AP, GLDH), Autoantikörper (ANA; bei bis zu 40% der Patienten) und Stoffwechselparameter (Ferritin, Lipide). Auch macht nicht der einzelne Wert sondern nur die Gesamtkonstellation der verschiedenen Marker die diagnostische Wertigkeit aus.

Therapie

Therapie

Eine etablierte Therapie für die NAFL/NASH existiert bisher nicht. Es gibt Hinweise dafür, dass eine langsame Gewichtsreduktion eine Verbesserung der Transaminasen und Histologie bewirken kann. Weitere Therapien mit α-Tocopherol, Betacarotin, Selenium, Vitamin-B-Komplex, Vitamin C, Vitamin E, Ursodesoxycholsäure und Clofibrate haben zu keiner wesentlichen Verbesserung der NAFLE geführt.

2.7.6 Leberentzündungen bei nichtviralen Infektionskrankheiten

Ätiologie/Pathogenese

Bakterielle Infektionen: Als Folge einer Reihe von bakteriellen Erregern (aerobe und anaerobe Keime) können pyogene Leberabszesse auf biliärem oder hämatogenem Weg, per continuitatem und durch iatrogene Infektionen entstehen.

Leptospirose (Morbus Weil): Leptospirosen sind Anthropozoonosen und kommen in Deutschland sehr selten vor. Gefährdet sind Menschen durch kontaminiertes Wasser, beim Kontakt mit tierischen Geweben oder Körpersekreten.

Brucellose (Morbus Bang): Die Brucellose ist ebenfalls eine Anthropozoonose. Das Erregerreservoir befindet sich vor allen Dingen in Rindern, Ziegen, Schweinen, Hunden und Schafen. Die Erkrankung entsteht durch den Kontakt mit infiziertem Tiergewebe und Sekreten oder durch den Genuss infizierter, nicht pasteurisierter Milch. In Deutschland ist die Infektion relativ selten.

Tuberkulose: Lebermanifestationen kommen bei der Tuberkulose vor, insbesondere bei der Miliartuberkulose. In Einzelfällen treten isolierte Lebertuberkulosen ohne weitere Organmanifestationen auf. Daneben finden sich häufig arzneimittelinduzierte Leberschädigungen durch Tuberkulostatika, z. B. Isoniazid und Rifampicin.

Mykosen: Kandidosen treten weltweit auf. Die Infektion der Leber erfolgt meist im Rahmen einer generalisierten Candida-Infektion über die systemische Blutbahn, seltener über das Portalsystem. In der Leber werden dabei meist winzige Mikroabszesse nachgewiesen. Bei HIV-Infektionen ist auch an eine Aktinomykose, Histoplasmose oder Kokzidioidomykose mit Lebermanifestation zu denken.

Amöbenabszesse: Leberabszesse gehören zu den Hauptmanifestationen einer Infektion mit Entamoeba histolytica. In Europa handelt es sich meist um importierte Infektionen nach Aufenthalten in Endemiegebieten.

Malaria: Jährlich erkranken mindestens 200 Millionen Menschen an Malaria. Auch in Europa gewinnt die Malaria durch die große Zahl von Tropenreisenden zunehmend an Bedeutung. Bei mehr als der Hälfte der Patienten mit unkomplizierter Malaria finden sich im Krankheitsverlauf erhöhte Transaminasen sowie eine Hepatomegalie. Nur bei sehr schweren Verlaufsformen der Malaria tropica kommt zum hämolytischen Ikterus eine hepatozelluläre Komponente mit Nachweis von direktem Bilirubin hinzu.

Wurmerkrankungen: Echinokokkosen werden durch Echinococcos granulosus (Hundebandwurm) und Echinococcos multilocularis (Fuchsbandwurm) hervorgerufen.

Klinik

Allen Lebermanifestationen bei Infektionskrankheiten ist ein Beschwerdebild mit Fieber, Lymphknotenschwellungen, Schmerzen im rechten Oberbauch, mäßigen Transaminasenerhöhungen und Cholestase gemeinsam.

Diagnostik und Therapie

Diagnostik und Therapie müssen erregerorientiert gezielt erfolgen (siehe auch Kap. 9 Infektiologie).

Neben der serologischen KBR (Titerverlauf, z. B. Echinokokken, Gruber-Widal) gilt heute als Goldstandard der Diagnostik die abdominelle Sonographie der Leber, die typische zystische Raumforderungen mit und ohne Septierungen oder Abszesszeichen zeigt.

Therapie

2.7.7 Hämochromatose

Definition und Epidemiologie

Die primäre Hämochromatose ist eine angeborene Eisenspeichererkrankung und wird autosomal rezessiv vererbt.

Sie tritt mit einer Häufigkeit von 0,3 bis 0,5 % in der Bevölkerung auf. Das Hauptmanifestationsalter liegt zwischen dem 20. und 50. Lebensjahr mit einer mehrfach höheren Prävalenz bei Männern.

Pathogenese

Das Hämochromatose-Gen liegt auf dem kurzen Arm des Chromosoms 6 in enger Assoziation zum HLA-H-Gen. Bei den meisten Patienten kann im Serum durch eine PCR-Untersuchung die häufigste homozygote Punktmutation an der Aminosäurenposition 282 des HFE-Proteins (C282Y-Mutation) nachgewiesen werden. Die zweithäufigste Mutation betrifft den Lokus H63D.

Eine Homozygotie für das Hämochromatose-Gen bedeutet für den Organismus in der Regel eine Eisenüberladung. Zusätzlich besteht eine intestinal erhöhte Eisenresorptionsrate mit konsekutiver Eisenüberladung (Leber, Magen, Pankreas, Herz, Gonaden, Gelenke, Haut).

Klinik und Diagnostik

Zum klinischen Bild gehören Müdigkeit, Impotenz, Hyperpigmentation, Diabetes mellitus, Arthropathie, Hepatomegalie sowie gelegentlich Kardiomyopathie.

Das Serumeisen in Kombination mit der Eisenbindungskapazität (Transferrinsättigung) sowie die Serumferritinkonzentration führen zum Verdacht auf eine Hämochromatose.

Zur Sicherung der Diagnose ist eine **Leberbiopsie** mit quantitativer Bestimmung des Lebereisens möglich. Hierbei ist eine deutliche Ablagerung von Eisen in allen Parenchymzellen und Gallengangepithelzellen charakteristisch.

Immungenetisch findet man häufig eine Assoziation mit bestimmten HLA-Typen, besonders mit den Typen A3, B7 und B14.

Differenzialdiagnosen

Die sekundären Hämosiderosen als Folge einer hämolytischen Anämie, Polytransfusion oder langjährigen Eisenmedikation und die alkoholtoxische Zirrhose mit vermehrter Eisenspeicherung müssen abgegrenzt werden.

■ **Therapie**

Das Therapieziel ist die Entspeicherung der Körpereisendepots.

1. Primäre Hämochromatose: Aderlasstherapie

- Ziel: Entspeicherungen der Körpereisendepots, Stabilisierung eines Körpereisengehaltes von 2 bis 4 g.
- 1 bis 2 Aderlässe von 400 bis 500 ml pro Woche bis zur Normalisierung des Serumferritins.
- Erhaltungstherapie mit 4 bis 8 Aderlässen/Jahr. Das Serumferritin sollte 50 bis 100 ng/ml betragen.
- Die Aderlasstherapie sollte nie vollständig abgebrochen werden!

2. Sekundäre Hämochromatose und Anämie: Desferrioxamintherapie

- Ziel: Entspeicherung von Eisenablagerungen durch vermehrte Eisenausscheidung; Stabilisierung eines Körpereisengehaltes von 3 bis 5 g (Serumferritin zwischen 50 und 100 ng/ml).
- Der Chelatbildner Desferrioxamin führt zur vermehrten Eisenausscheidung im Urin und Stuhl. 25 bis 50 mg Desferrioxamin/kg KG als Dauerinfusion über 12 h täglich.
- Häufig ist eine jahrelange Dauerbehandlung erforderlich!
- Bei Überdosierung (90 mg/kg KG) besteht die Gefahr von neurotoxischen Nebenwirkungen (Hörschäden, Augenschäden).

Prognose

Unbehandelt ist die Prognose der Erkrankung schlecht, sie kann nur durch die frühzeitige Eisenentspeicherungstherapie verbessert werden.

Im Langzeitverlauf treten gehäuft hepatozelluläre Karzinome auf, wenn eine Leberzirrhose bereits eingetreten ist.

2.7.8 Morbus Wilson (Kupferspeicherkrankheit)

Definition

Der Morbus Wilson ist eine angeborene autosomal rezessiv vererbte Kupferspeicherkrankheit.

Pathogenese/Pathophysiologie

Charakteristisch ist eine Verminderung des Coeruloplasmins im Blut, des Haupttransportproteins für Kupfer. Wahrscheinlich wird die Kupferakkumulation durch das verminderte Ausscheiden dieses Metalls mit der Galle hervorgerufen.

Im Prinzip handelt es sich um eine primär molekulare Störung im endoplasmatischen Retikulum, sodass das Serumcoeruloplasmin vermindert sezerniert wird. Das auf Chromosom 13 lokalisierte Wilson-Gen (ATP7B) kodiert für das ATP-Kupfer-Transportprotein. Die genaue Lokalisation dieses Proteins in den Hepatozyten ist nicht ganz geklärt, jedoch gilt es als wahrscheinlich, dass der Transport von Kupfer in die Galle durch den Defekt gestört ist.

Hierdurch kommt es zu einer vermehrten Speicherung von Kupfer in der Leberzelle selbst. Überschüssig anfallendes sezerniertes freies Kupfer kann sich, an Albumin gebunden, in anderen Organen, vor allem im Gehirn und Gelenken ablagern.

Klinik

Die meisten Patienten entwickeln zwischen dem 6. und 15. Lebensjahr erste klinische Zeichen im Sinne einer **chronischen Hepatitis**, die teilweise inaktiv ist, aber auch progressiv zur Zirrhose fortschreiten oder sich als fulminante Hepatitis manifestieren kann.

In seltenen Fällen tritt die Erkrankung initial als fulminantes Leberversagen auf, häufig kombiniert mit einer schweren Hämolyse sowie typischen neurologischen Veränderungen.

Bei den **extrahepatischen Manifestationen** dominieren die neurologischen Veränderungen (Dysarthrie, Tremor, Ataxie, Hypersalivation u. a.). Einige der Patienten entwickeln auch Psychosen.

Am Auge manifestiert sich der Morbus Wilson als Kayser-Fleischer-Kornealring.

Zu den hämatologischen Veränderungen gehören die Hämolyse, Leuko-, Thrombozytopenie und eine Störung der plasmatischen Gerinnung.

Renal manifestiert sich der Morbus Wilson als proximal tubuläre Dysfunktion.

Eine Beteiligung des Skeletts, insbesondere eine Demineralisierung, ist nicht selten.

Diagnostik

Wegweisend ist eine Verminderung des Serumcoeruloplasminspiegels sowie des Serumkupfergehaltes. Mit der Erhöhung des freien Kupferspiegels im Serum kommt es auch zu einer Steigerung der Kupferausscheidung im Urin (über 400 µg/d).

Zur Sicherung der Diagnose sollten ein **D-Penicillamin-Test** sowie eine **Leberbiopsie** mit quantitativer Bestimmung des Leberkupfergehaltes erfolgen.

Verlauf und Prognose

Die meisten Patienten werden zwischen dem 15. und 17. Lebensjahr symptomatisch.

70% aller Patienten zeigen eine progrediente neurologische Symptomatik, 30% hämatologische Komplikationen. Viele Patienten entwickeln eine Leberzirrhose, 80% zeigen einen beidseitigen Kayser-Fleischer-Kornealring.

Therapie

Der Morbus Wilson wird mit **Kupfer-Chelatbildnern** – wie D-Penicillamin oder Triene – behandelt, in Einzelfällen additiv oder alternativ mit **oralen Zinkpräparaten**. Die Dosis des D-Penicillamins wird individuell angepasst und liegt zwischen 900 und 1800 mg/d. Die Therapie muss konsequent und lebenslang durchgeführt werden.

In Bezug auf die neurologischen Auswirkungen wird initial gelegentlich eine klinische Verschlechterung beobachtet.

Die Behandlung sollte dann abgebrochen werden, wenn Nierenkomplikationen mit Proteinurie, Goodpasture-Syndrom, eine aplastische Anämie oder eine SLE-ähnliche Symptomatik auftreten.

Bei fulminantem Leberversagen oder fortgeschrittener Leberzirrhose mit schwerer Leberfunktionsstörung (Child C) ist als therapeutische Alternative die **Lebertransplantation** zu erwägen.

Therapie

2.7.9 Leberzirrhose

Definition

Die Leberzirrhose ist der Endzustand eines chronisch progredienten Entzündungsprozesses der Leber, der durch Fibrose, Umwandlung der normalen Läppchenarchitektur und Ausbildung von nodulären Regeneratknoten gekennzeichnet ist.

Morphologisch werden als Typen die mikronoduläre, makronoduläre und die gemischte Form unterschieden.

Von der Leberzirrhose zu unterscheiden ist die Fibrose, die der Zirrhose vorausgehen kann.

Epidemiologie

Die Leberzirrhose kommt weltweit sehr häufig vor. Man schätzt, dass allein in Deutschland ca. 1 Million Menschen mit Leberzirrhose leben, von denen jährlich etwa 5% an den Folgen der Erkrankung versterben. Die Zunahme der Mortalität der Leberzirrhose verläuft parallel zur Zunahme des Alkoholkonsums.

Die 5-Jahresüberlebensrate bei viral-induzierter Leberzirrhose beträgt etwa 50–70%.

Ätiologie/Pathogenese

Die Ursachen der Leberzirrhose sind sehr heterogen. Grundsätzlich münden die verschiedenen pathogenetischen Vorgänge, die bei unterschiedlicher Ätiologie zu einer chronischen Hepatitis führen, letztlich in die gemeinsame Endstrecke der Leberzirrhose ein.

Als Folge eines rezidivierenden regenerativen Prozesses ist das **Risiko einer malignen Transformation** bei fortgeschrittenen Fällen der Leberzirrhose erhöht.

Klinik

Unspezifische Symptome und Befunde wie Müdigkeit, Abgeschlagenheit, Leistungsknick, eine verkleinerte Leber, Splenomegalie, Leberhautzeichen, Aszites und Ödeme treten in Abhängigkeit von der Laufzeit und Progredienz der Erkrankung auf.

Die Leberzirrhose kann durch klare **laborchemische Parameter** erfasst werden.

- Aktivität: Transaminasen (SGOT, SGPT, GLDH).
- Synthese: Albumin, Quick, Cholinesterase.
- Entgiftung: Bilirubin, Ammoniak, Gallensäuren.
- Cholestase: γ-GT, alkalische Phosphatase.
- Speicherfunktion: Blutzucker, Vitamine, Zink.
- Infektabwehr: Lactat, CRP.

Der Goldstandard der nichtinvasiven **bildgebenden Verfahren** ist die abdominelle **Sonographie** und Duplexsonographie. Computertomographie und Magnetresonanztomographie sollten nur bei Spezialfragen angewendet werden.

Tabelle 2.**51** Schweregrad einer chronischen Lebererkrankung (Zirrhose) nach Child-Pugh

	1 Punkt	2 Punkt	3 Punkt
Albumin i.S. (g/dl)	> 3,5	2,8–3,5	< 2,8
Bilirubin i.S. (mg/dl)	< 2,0	2,0–3,0	> 3,0
Quick (%)	> 70	40–70	< 40
Aszites	0	+–++	+++
Enzephalopathie	0	I–II	III–IV

Addition der Punkte: Child A = 5–6 Punkte; Child B = 7–9 Punkte; Child C = 9–15 Punkte

Die **Leberbiopsie** ist bei chronischen Lebererkrankungen wichtig für die Erfassung der Krankheitsaktivität, des Fibrosegrades, der Zirrhosemanifestation und spezifischer pathognomonischer Veränderungen entsprechend der Ätiologie.

Therapie

Therapie

Die allgemeine Therapie der Leberzirrhose ist sowohl symptomatisch entsprechend den Komplikationen sowie an der Ätiologie orientiert.

Die einzige kausale Behandlungsmaßnahme bei Leberzirrhose ist die Lebertransplantation bei ausgewählten Fällen.

Komplikationen (s. u.)

- Portale Hypertension,
- Leberzellinsuffizienz und metabolische Störungen,
- Infektionen,
- Aszites und Nierenfunktionsstörungen,
- Enzephalopathie,
- gastrointestinale Blutungen.

Portale Hypertension

Pathophysiologie

Die Zunahme des Pfortaderdrucks beruht auf mehreren Mechanismen:

- Erhöhung des intrahepatischen sinusoidalen und auch postsinusoidalen Gefäßwiderstands,
- hyperdyname Kreislaufregulation mit herabgesetztem peripherem vaskulären Widerstand und gesteigertem Herzzeitvolumen sowie Eröffnung portosystemischer Kollateralen.

Die **Folgen** der portalen Hypertension sind die Ausbildung von Kollateralvenen in Ösophagus und Magen (Varizen) mit den Gefahren von Blutungen, Aszites und hepatischer Enzephalopathie. Weitere Folgen können eine spontane bakterielle Peritonitis bei Aszites, ein Nierenversagen oder eine hepatische Enzephalopathie nach oberer gastrointestinaler Blutung sein.

Therapie

Therapie

Medikamentös kann der Pfortaderhochdruck durch Beta-Blocker, Vasopressinanaloga, Nitroglycerin und Somatostatinanaloga gesenkt werden, insbesondere prophylaktisch vor dem Auftreten einer Blutung (Tab. 2.**52**).

Bei einer therapierefraktären Blutung mit Pfortaderhochdruck und Aszites kommt bei ausreichender Leberfunktion der **intrahepatische Stent-Shunt** (TIPS) in Betracht.

Tabelle 2.**52** Behandlungsoptionen zur primären und sekundären Prophylaxe der Varizenblutung bei portaler Hypertension

1. Vasoaktive Medikamente
- Beta-Blocker
- Nitrate
- Spironolacotn
- Vasopressin/Terlipressin
- Somatostatin

2. Ballontamponade
- Sengstaken-Sonde
- Linton-Nachlas-Sonde

3. Endoskopische Sklerosierung
4. Endoskopische Gummibandligatur
5. Portovenöser Shunt (TIPS)
6. Chirurgische Shuntverfahren

Leberzellinsuffizienz und metabolische Störungen

Als Folgen der gestörten Leberfunktion kommt es zu einer Verminderung der Syntheseleistung, zu mangelnden Entgiftungsfunktionen, einer erhöhten Speicherung und einer schlechten Grundinfektabwehr.

Gestört sind der Energiestoffwechsel der Ernährung, der Kohlenhydratstoffwechsel, der Aminosäurestoffwechsel, die Proteinsynthese, die Harnstoffsynthese und die Ammoniumentgiftung, Lipide und Lipoproteine, Gallensäuren sowie die Entgiftung endogener und exogener Substanzen.

Es treten zahlreiche Störungen des endogenen Systems auf, ebenso Vitaminmangelzustände sowie ein Elektrolyt- und Spurenelementmangel.

Infektionen

Infolge eines gestörten Immunsystems treten häufiger Infektionen des Urogenitaltraktes, des Respirationstraktes und der Peritonealhöhlen (spontane bakterielle Peritonitis) auf.

Aszites

Definition und Pathogenese

Unter Aszites versteht man die Ansammlung von Flüssigkeit in der vorderen Bauchhöhle. Hierbei handelt es sich im Allgemeinen um ein Transsudat, ausgelöst durch lokale Vorgänge in der Leber und an den Abdominalgefäßen sowie durch extrahepatische Vorgänge, die zu einer gesteigerten renalen Natriumretention führen. Die gesteigerte Natriumretention ist von Flüssigkeitretention begleitet.

Eine Lymphopedesis kann auch bei einem Missverhältnis zwischen der abdominellen Lymphproduktion und dem Lymphabfluss über Zwerchfellspalten, Lymphgefäßen und Ductus thoracicus entstehen.

Bei fortgeschrittenen Lebererkrankungen sind der renale Blutfluss, die glomeruläre Filtrationsrate und auch die Natriumausscheidung abhängig von der endogenen lokalen Prostaglandinproduktion.

Als Folge des Aszites tritt gehäuft eine spontane bakterielle Peritonitis auf.

Diagnostik und Differenzialdiagnostik

Praktisch wichtig ist die Abgrenzung zwischen einem **malignen** und **infektionsbedingten** Aszites durch die Untersuchung der Aszitesflüssigkeit (Tab. 2.**53**).

Als **Ursache** des Aszites kommen neben der Leberzirrhose Tumorleiden, kardiale Insuffizienz, Pankreatitis, Peritonitis oder auch Tuberkulose in Betracht (Tab. 2.**54**).

Indikationen der Aszitestherapie

- **Starker gespannter Aszites mit**
  - Zwerchfellhochstand, Dyspnoe,
  - Schmerzen,
  - Nabel- oder Leistenhernien.

Tabelle 2.**53** Untersuchung der Aszitesflüssigkeit

Standardprogramm bei entzündlichem Aszites
- Leukozytenzahl/Zellzahl
- Leukozytendifferenzierung
- Zytologie
- Gramfärbung
- Ziehl-Neelsen-Färbung
- aerobe und anaerobe Kultur
- Tuberkelbakterien- und Pilzkultur
- Lactat
- pH
- Albumin
- Fibronektin
- Cholesterin
- Amylase, Lipase

Standardprogramm bei malignem Aszites
- LDH
- CEA, CA 19-9
- AFP
- Glucose
- Polarisationsmikroskopie

Tabelle 2.**54** Grundkrankheiten bei unterschiedlichen Aszitesursachen

Differenzialdiagnose des Aszites	
1. Portal	• Leberzirrhose • akute Hepatitis • Fettleberhepatitis • Budd-Chiari-Syndrom • Lebervenenthrombose • Pfortaderthrombose • Zystenleber • Lebervenenverklappung • arteriovenöse Fisteln
2. Entzündlich	• bakterielle Peritonitis • spontane bakterielle Peritonitis • Tuberkulose • entzündliche Gefäßerkrankungen • eosinophile Gastroenteritis • genitale Infektionen (Chlamydien) • Virusinfektionen (Mononukleose)
3. Maligne	• Bauchfellkarzinose • intraabdominelle Tumoren • Leberzell-Karzinom • Metastasenleber • Mesotheliom • lymphatische Systemerkrankung • Pseudomyxom des Bauchfells • Karzinoid-Tumor (Dünndarm) • Plasmozytom • Paraproteinämie • Mastozytose
4. Pankreasbedingt	• akute Pankreatitis
5. Kardial	• Rechtsherzversagen • Pericarditis constrictiva
6. Seltene Ursachen	• schwerer Albuminmangel (Morbus Ménétrier, nephrotisches Syndrom u.a.) • Mesenterialvenenthrombose • Peritonealdialyse • chronisches Nierenversagen und Dialyse • Schilddrüsenunterfunktion • chylöser Aszites (Stau der großen Lymphbahnen postoperativ u.a.) • Morbus Whipple • Amyloidose • Stärkeperitonitis • Neugeborenen-Aszites • Follikelüberstimulation

► **Drohende Aszites-Komplikationen:**
- Herzinsuffizienz,
- Ösophagusvarizenblutungen,
- starker Eiweißabbau mit Anorexie.

► **Voraussetzung zur weiteren Diagnostik:**
- Laparoskopie (Bauchspiegelung),
- Arteriographie.

Therapie

Therapie

In der Initialphase müssen Körpergewicht, Urinvolumen und Elektrolytausscheidung täglich bestimmt werden.

1. Die Basis der therapeutischen Maßnahmen besteht in **Bettruhe, Natrium- und Flüssigkeitsrestriktion** noch vor der Einleitung einer medikamentösen Therapie.

2. Bei der **medikamentösen Therapie** spielen Schleifendiuretika, Thiazide und Kalium sparende Diuretika die Hauptrolle.

3. Bei fortgeschrittenem oder medikamentös therapierefraktärem Aszites sind **Aszitespunktionen** indiziert. Hierbei können bis zu 4 Liter täglich unter **Substitution des Albuminverlustes** abgelassen werden. Der Albuminverlust, der sich aus dem Eiweißgehalt des Aszites und dessen Volumen errechnen lässt, wird intravenös substituiert (üblicherweise 8 g bzw. 20 ml einer 20%igen Lösung pro Liter abgelassenen Aszites). Anstelle von Albumin kann auch Haemaccel (150 ml pro Liter abgelassenen Aszites) oder Dextran 70 (8 g pro Liter Aszites) verwendet werden.

Cave: Hypersensitivitätsreaktionen bei Gabe von Dextran. Vorherige Gabe von Promit!

4. Wenn sich eine **spontane bakterielle Peritonitis** entwickelt hat, müssen unverzüglich **Antibiotika** eingesetzt werden.

Standardtherapie des Aszites bei Leberzirrhose

- Diät (3 g Natrium/d),
- Spironolacton (bis 400 mg/d),
- Xipamid (bis 40 mg/d),
- Furosemid (bis 80 mg/d).
- Stufenweise vorgehen!
- Kontrolle: Elektrolyte, Nierenfunktion, zerebrale Funktion.
- Maximale Gewichtsabnahme: 750 g/d (bei peripheren Ödemen mehr).
- Dauertherapie mit Spironolacton (50–100 mg/d).

Enzephalopathie

Pathogenese

Die hepatische Enzephalopathie ist durch metabolische Störungen bedingt und geht mit einem erhöhten Ammoniakspiegel im Blut einher.

Eine eindeutige Erklärung der Pathogenese der hepatischen Enzephalopathie gibt es bis heute nicht. Eine Rolle spielen die Imbalance zwischen inhibitorischen und exzitatorischen Neurotransmittern sowie eine falsche Neurotransmitterhypothese.

Klinik

Die klinische Symptomatik kann sowohl schleichend als auch akut beginnen.

Sie manifestiert sich in vier unterschiedlichen Stadien:

- Stadium I: Verlangsamung, Dysphorie, Schlafstörung, Foetor hepaticus.
- Stadium II: Somnolenz, Flapping tremor, Asterixis, path. Schriftprobe.
- Stadium III: Stupor, Sprachstörung, EEG-Veränderungen.
- Stadium IV: tiefes Koma, fehlende Schmerzreize, fehlender Tremor.

Therapie

Therapie

1. Spezielle therapeutische Maßnahmen bestehen in einer ausreichenden **Kalorienzufuhr** und einer **Reduktion der Eiweißzufuhr.**

2. Eine **Darmentleerung** durch hohe Einläufe und Laxanzien dient zur Verminderung des Ammoniakanfalles. Dazu wird insbesondere Lactose oder Lactulose eingesetzt. Durch diese Maßnahmen wird auch die bakterielle Darmflora reduziert und damit der Anfall weiterer Toxine verringert. Zu diesem Zweck können auch schwer resorbierbare Antibiotika wie Neomycin oder Paromomycin angewendet werden.

3. In ausgewählten Fällen wird im fortgeschrittenen Stadium der Enzephalopathie eine **Lebertransplantation** durchgeführt.

Gastrointestinale Blutungen

Gastrointestinale Blutungen bei Leberzirrhose können als Folge von Ösophagusvarizen oder einer erosiven Gastritis mit portaler hypertensiver Gastropathie auftreten.

Eine Blutung aus Ösophagus- oder Fundusvarizen ist eine der schwersten Komplikationen der dekompensierten Leberzirrhose und bereits in 20–30% der Fälle bei der Erstmanifestation lebensbedrohlich. Die Rezidivhäufigkeit im ersten Jahr beträgt 70%.

Die gastrointestinale Blutung bei Leberzirrhose führt zu weiteren Komplikationen, z. B. zu einem gehäuften Auftreten von Infektionen, einer hepatischen Enzephalopathie, eines Nierenversagens und von Gerinnungsstörungen infolge von Massentransfusionen.

Therapie der Varizenblutung

Als spezielle Maßnahme bei einer akuten Ösophagusvarizenblutung kommt in erster Linie die interventionelle Endoskopie zum Einsatz. Insgesamt stehen folgende Verfahren zur akuten Blutstillung zur Verfügung:

1. Varizenkompression durch Sengstaken-Blakemore-Sonde oder Linton-Nachlas-Sonde.
2. Varizensklerosierung oder Varizenligatur.
3. Medikamentöse Senkung des Pfortaderdruckes (Tab. 2.**52**).
4. Intrahepatischer Stent-Shunt oder operative Therapie bei therapierefraktären Verläufen.

Seltene Komplikationen der Leberzirrhose

Störungen anderer Organe als seltene Folgen einer Leberzirrhose sind das hepatopulmonale Syndrom, Cholelithiasis, Malabsorption und Diarrhö, Störungen des endokrinen, des hämatopoetischen und des Gerinnungssystems, Kardiomyopathie, Arthropathien, Hautveränderungen und periphere Neuropathien.

2.7.10 Primär biliäre Zirrhose

Definition und Epidemiologie

Die primär biliäre Zirrhose ist eine chronisch entzündliche Erkrankung der kleinen und mittleren Gallenwege (vanishing bile duct disease, chronische nichteitrige destruierende Cholangitis).

Die Krankheit tritt mit einer Prävalenz von ca. 50–150 Fällen pro 1 Million Einwohner auf. Sie ist eine Erkrankung des weiblichen Geschlechtes und bevorzugt das mittlere Lebensalter.

Ätiologie/Pathogenese

Diskutiert werden eine genetische Suszeptibilität (gehäuftes Auftreten von HLA-DRw8, Defizienz von C4Q0- Allelen), eine infektiöse Genese (E.-coli-Bakterien), Autoaggression (M2Ag-assoziierte Epitope als Untereinheit des α-Ketosäure-Dehydrogenase-Komplexes [PDH]), zelluläre und humorale Mechanismen (verstärkte B-Zellaktivität, IgM-Konversionsstörung), sowie antimitochondriale Antikörper und ihre Subtypen.

Klinik

Pruritus, Müdigkeit und Oberbauchbeschwerden treten in der Regel auf. Weitere typische Befunde sind lokale Hyperpigmentationen, Xanthelasmen und eine Hepato-Splenomegalie.

Im Spätstadium kommen Malabsorption, Steatorrhö, Osteoporose und die Zeichen der dekompensierten Leberzirrhose hinzu.

Diagnostik

Pathognomonisch für die Diagnose der primär biliären Zirrhose (PBC) sind

- pathologische Cholestaseenzyme (alkalische Phosphatase),
- erhöhte IgM-Globuline,
- positive antimitochondriale Antikörper (ca. 95%).

Begleitend findet man eine Hypercholesterinämie, γ-GT-Erhöhung sowie ANA oder pANCA.

Verlauf und Prognose

Es werden unterschiedliche Verlaufsformen beobachtet, eine blande verlaufende PBC ohne eindeutige Progression über viele Jahre, die langsam fortschreitende PBC und die progrediente PBC mit Übergang in eine Zirrhose innerhalb von 10 bis 15 Jahren.

Ferner zeigte sich eine Assoziation mit anderen Autoimmunerkrankungen wie Kolitis, autoimmune Hepatitis, Sicca-Syndrom, Sklerodermie, Thyreoiditis und CREST-Syndrom.

Im Spätstadium der PBC kann es zur Leberzirrhose mit den typischen Folgen kommen. Auch nach der Lebertransplantation kann sich in seltenen Fällen ein Rezidiv der Grundkrankheit entwickeln.

Therapie

Therapie

Zur spezifischen Therapie der PBC wurden bisher verschiedene experimentelle Ansätze durchgeführt mit Ciclosporin, Azathioprin, Chlorambucil, Steroide, Methotrexat und Colchizin.

Als **Standard** hat sich **Ursodesoxycholsäure** (UDCA) in einer Dosierung von 750–1000 mg/d p. o. etabliert. Wichtig ist, dass die Therapie möglichst früh eingesetzt wird, um die Progression zu stoppen.

Die symptomatische Therapie der PBC besteht in der Behandlung der Symptome, die durch intrahepatische Cholestase verursacht werden, wie Fettassimilationsstörungen, Vitaminmangel, Pruritus und Osteoporose.

Die **Lebertransplantation** ist die Therapie der Wahl in Spätstadien.

2.7.11 Primär sklerosierende Cholangitis

Definition und Epidemiologie

Die primär sklerosierende Cholangitis (PSC) ist eine chronische cholestatische Erkrankung, gekennzeichnet durch eine diffuse Entzündung, Fibrosierung und Obliteration der intrahepatischen oder extrahepatischen Gallengänge.

Die PSC kommt häufiger beim männlichen Geschlecht vor. Dies steht im Gegensatz zur Geschlechtsverteilung bei der Colitis ulcerosa, die häufiger bei Frauen auftritt. Bei der Diagnosestellung liegt das Alter der meisten Patienten zwischen 25 und 40 Jahren.

Ätiologie/Pathogenese

Die Ursachen der PSC sind noch weitgehend unklar. Ein toxischer, infektiöser und immunologischer Faktor wird postuliert.

Wahrscheinlich ist die PSC als eine Autoimmunerkrankung zu betrachten, die vermehrt bei genetisch prädisponierten Patienten auftritt und die durch zusätzliche Faktoren ausgelöst werden kann.

Klinik und Diagnostik

Die Erkrankung beginnt typischerweise schleichend mit rezidivierender Müdigkeit, Ikterus, Juckreiz, Gewichtsabnahme und rechtsseitigen Oberbauchschmerzen.

Standard der Diagnostik ist neben den biochemischen Markern der Cholestase, dem serologischen Nachweis von p-ANCA-Antikörpern die endoskopisch retrograde Darstellung der intra- und extrahepatischen Gallenweggänge (ERCP) sowie die Leberbiopsie.

Die PSC kann eigenständig auftreten, in ca. 70% der Fälle kommt sie jedoch zusammen mit einer chronisch-entzündlichen Darmerkrankung vor.

Der Verlauf der PSC kann von einem asymptomatischen, blanden bis zu einem rasch progredienten Bild, das in wenigen Jahren zur Entwicklung eines Cholangiokarzinoms führt, variieren.

Differenzialdiagnosen

Von der primär idiopathischen sklerosierenden Cholangitis müssen die sekundären sklerosierenden Cholangitiden abgegrenzt werden (Tab. 2.**55**)

Therapie

Therapie

Eine spezifische Therapie der PSC ist bis heute noch nicht vorhanden.

Therapieversuche werden mit Ursodesoxycholsäure sowie Immunsuppressiva wie D-Penicillamin, Ciclosporin, Methotrexat, Glucocorticoide und Azathioprin unternommen.

Die mechanische Therapie besteht in der Ballondilatation und Stent-Einlage bei Gallengangstenosen und -strikturen (obstruktiver Ikterus) mit begleitender antibiotischer Therapie sowie UDCA-Gabe.

Bei rasch fortschreitenden Erkrankungen ist die Notwendigkeit einer Lebertransplantation gegeben.

Tabelle 2.**55** Ursachen der sklerosierenden Cholestase

1. Primär sklerosierende Cholangitis	
2. Sekundär sklerosierende Cholangitis	
• mechanisch	– Gallengangsstein – Zyste – Tumor – Striktur
• ischämisch	– postoperativ – traumatisch – nach Transplantation
• infektiös	
• toxisch	
• kongenital	

2.7.12 Benigne Tumoren der Leber

Adenome

Die hepatozellulären Adenome kommen fast ausschließlich bei Frauen im jungen Alter vor und sind assoziiert mit der Einnahme oraler Kontrazeptiva.

Als Komplikation können bei raschem Wachstum (Zystadenom) Perforation und Blutungen eintreten.

Nach dem Absetzen der kontrazeptiven Therapie bilden sich einige dieser hepatozellulären Adenome zurück.

In seltensten Fällen ist das Auftreten von hepatozellulären Karzinomen bei vorbestehenden hepatozellulärem Adenom beschrieben.

Fokal noduläre Hyperplasie

Die fokal noduläre Hyperplasie tritt ebenfalls häufig bei jungen Frauen, in einem Drittel der Fälle jedoch auch bei Männern auf.

Sie besitzt keine maligne Entartungstendenz und verursacht nur selten Symptome.

Benigne cholangiozelluläre Tumoren

Hierzu gehören die Gallenwegszelladenome, die biliären Hamartome und die biliären Zystadenome. Die seltenen Tumoren können in den größeren intra- und extrahepatischen Gallengängen Symptome wie bei einer Gallengangsobstruktion auslösen.

Die operative Entfernung ist bei Beschwerden indiziert.

Vaskuläre Tumoren

Die Hämangiome sind die häufigste Form von Lebertumoren, besonders bei Frauen. Die meisten Hämangiome kommen zwar einzeln vor, können jedoch auch multipel auftreten. Sie können von Zysten der Leber und Pankreas begleitet werden.

Die meisten Hämangiome verursachen selten Symptome und werden meistens zufällig entdeckt.

Die Diagnose wird durch bildgebende Verfahren gestellt (Sonographie, Angio-CT, MRT). Eine Feinnadelpunktion ist wegen der Blutungsgefahr nicht zu empfehlen.

Sonstige benigne Tumoren

Andere seltene benigne Tumoren sind Lymphangiome, Lipome, Leiomyome, Teratome und Hamartome.

Therapie

■ **Therapie**

Eine operative Resektion der benignen Lebertumoren ist nur bei lokalen Komplikationen oder eindeutiger raumfordernder Wachstumstendenz indiziert.

2.7.13 Primär maligne Lebertumoren

Die primären malignen Lebertumoren werden in epitheliale und nichtepitheliale Tumoren eingeteilt. (Tab. 2.**56**).

Hepatozelluläres Karzinom (HCC)

Die hepatozellulären Karzinome gehören zu den häufigsten primären Lebertumoren.

Das α_1-Fetoprotein ist beim primären Leberzellkarzinom in 60–80 % der Fälle deutlich erhöht nachweisbar.

Die verschiedenen histologischen Formen besitzen in der Regel keine prognostische Relevanz, mit Ausnahme des Klarzelltyps und vor allem des fibrolamellären Typs.

Ein besonders hohes Karzinomrisiko besteht für die Leberzirrhose sowohl bei Patienten mit chro-

Tabelle 2.**56** Primär maligne Lebertumoren

1. Epitheliale Tumoren
- hepatozelluläre Karzinome
- cholangiozelluläre Karzinome
- Mischformen: hepatozellulär-cholangiozellulär
- Hepatoblastome im Kindesalter

2. Andere primäre Lebermalignome
- embryonales Sarkom
- Angiosarkom
- epitheloides Hämangioendotheliom
- verschiedene Tumoren: hämatopoetische und lymphoide, Karzinoid, malignes Mesenchymom

Tabelle 2.**57** Risikofaktoren für ein hepatozelluläres Karzinom

Virus	• HBV • HCV • HDV
toxisch	• Alkohol • Aflatoxin
genetische Erkrankungen	• Hämochromatose • Morbus Wilson • primär biliäre Zirrhose • autoimmune Hepatitis

nischer Virushepatitis als auch bei alkoholtoxischer Leberzirrhose (Tab. 2.**57**).

Therapie

- Lokale Injektion (z. B. Alkohol) umschriebener Herde (experimentell) oder Radiothermoablation (RFTA).
- Teilresektion bei guter Leberfunktion und solitärem Befund (Child A, evtl. B).
- Bei Frühkarzinomen wird bisweilen eine Lebertransplantation durchgeführt (< 3 cm Größe, maximal 2–3 Herde), Child B, C.

Therapie

Tumoren der Gallenwege

Cholangiozelluläre Karzinome der intra- und extrahepatischen Gallenwege und der Gallenblase sind meist Adenokarzinome, selten Plattenepithelkarzinome, die sich aufgrund des Verschlussikterus recht frühzeitig manifestieren.

Die Tumoren, die am Zusammenfluss des rechten und linken Ductus hepaticus entstehen, bezeichnet man als Klatskin-Tumoren.

Ein spezifischer diagnostischer **Tumormarker** der Gallenwegstumoren ist das CA 19-9, selten CEA.

Die Diagnose mit **bildgebenden Verfahren,** insbesondere beim Klatskin-Tumor, kann schwierig sein, da CT und Sonographie negativ sind. Hier ist am ehesten die Kombination ERCP und NMR heute richtungsweisend.

Therapie

Während die Gallenblasenkarzinome in erster Linie chirurgisch therapiert werden, spielen bei den Gallengangstumoren die palliativen endoskopischen Verfahren wie Stents eine große Rolle.

Therapie

Tabelle 2.**58** Einteilung der Gallenwegstumoren

1. Gallenblasentumor
2. Gallengangstumor
3. Papillenkarzinom
4. Klatskin-Tumor

2.7.14 Cholelithiasis

Definition und Epidemiologie

Konkremente können in der Gallenblase (Cholezystolithiasis) und/oder in den extra- und intrahepatischen Gallengängen (Cholangiolithiasis) vorkommen.

Die Cholelithiasis kommt gehäuft in Westeuropa, USA und Chile vor. Besonders betroffen sind Angehörige indianischer, hispanischer und kaukasischer Abstammung.

Daneben spielen familiäre Belastung, Alter, Geschlecht (Frauen), Adipositas, Diabetes mellitus, Hyperlipidämie, Gravidität, hormonelle Kontrazeptiva, total parenterale Ernährung, Alkoholgenuss, Leberzirrhose und eine Reihe von Medikamenten (Fibrate, Somatostatinanaloga) eine große Rolle.

Pathogenese

In den westlichen Ländern sind über 80% der Gallenblasensteine **cholesterinreiche Steine** (Cholesterinanteil mindestens 50%; Tab. 2.**59**). Im Kern der Cholesterinsteine finden sich Calciumcarbonat und Bilirubinpigmentanteile. Bei ihrer Entstehung spielen die cholesterinübersättigte Galle (lithogene Galle), nukleationsfördernde Substanzen und eine gestörte Motilität der Gallenblase eine Rolle.

Pigmentsteine sind überwiegend aus Calciumsalzen und dekonjugiertem Bilirubin (braune Pigmentsteine) zusammengesetzt. Die schwarzen Pigmentsteine bestehen aus Bilirubin und Glykoproteinen und bilden sich meistens im Rahmen chronischer hämolytischer Erkrankungen.

Tabelle 2.**59** Risikofaktoren für die Bildung von Cholesteringallensteinen

- Cholesterinsteine sind selten vor dem 20. Lebensjahr
- Frauen sind doppelt so häufig betroffen wie Männer
- Europäer und Nordamerikaner scheinen mehr zur Bildung von Cholesterinsteinen prädisponiert zu sein als Afrikaner und Asiaten, bei denen wiederum Pigmentsteine häufiger anzutreffen sind
- Übergewicht mit einer daraus resultierenden hohen Cholesterinsyntheserate
- längere Phasen von Gewichtsverlust bzw. Kachexie verschiedener Genese
- Malabsorption von Gallensäuren nach Resektion des terminalen Ileum
- Einnahme von antihyperlipoproteinämischen Medikamenten, insbesondere von Clofibraten

Klinik

Die Symptomatik des **unkomplizierten Gallensteinleidens** besteht in intermittierend auftretenden, kolikartigen rechtsseitigen Oberbauchschmerzen mit Ausstrahlung in den Rücken oder in die Schulter. Zusätzlich bestehen dyspeptische Symptome wie Unverträglichkeit bestimmter fetter oder gewürzter Speisen.

Beim **komplizierten Verlauf** einer akuten Cholezystolithiasis kommt es zur Ausbildung eines Gallenblasenhydrops mit starken abdominellen Beschwerden bis hin zur Gallenkolik, Abwehrspannung und septischen Temperaturen. Eine begleitende Cholangitis kann neben Schmerzen und Fieber ikterisch verlaufen.

Als **weitere Komplikationen** sind Penetrationen eines Gallensteines aus der Gallenblase in den Dünndarm oder Dickdarm, Perforationen oder ein Gallenblasenempyem möglich. Bei der Penetration eines Gallensteines in das Kolon kann es zum klinischen Bild der chologenen Diarrhö mit Malassimilation kommen.

Diagnostik

Die Standarddiagnostik umfasst die Durchführung einer abdominellen **Sonographie** (kräftige Echosichel mit einem konsekutiven Schallschatten). Beim komplizierten Gallenblasenleiden findet man zusätzlich eine ödematös verdickte Gallenblasenwand.

Zum Ausschluss einer Choledocholithiasis bei ansteigenden Cholestasewerten ist die Durchführung einer **endoskopisch-retrograden Cholangiographie** (ERC) indiziert.

Besteht ein Tumorverdacht, ist als Zusatzdiagnostik eine Oberbauch-Computertomographie sinnvoll.

Differenzialdiagnostik

Die Differenzialdiagnostik der Cholelithiasis umfasst funktionelle, maligne und entzündliche Erkrankungen (Tab. 2.**60**).

Therapie

Therapie

- Nur Patienten mit symptomatischen Gallensteinen werden einer Behandlung zugeführt.
- Das symptomatische Gallensteinleiden mit Komplikationen erfordert immer eine chirurgische oder endoskopische Therapie.
- Die Choledocholithiasis sollte zuerst immer endoskopisch durch Papillotomie und Steinextraktion behandelt werden (Tab. 2.**62**).

Tabelle 2.**60** Differenzialdiagnose: Entzündliche Gallenwegserkrankungen

- akute eitrige Cholangitis
- chronische bakterielle Cholangitis
- Papillenstenose
- primär sklerosierende Cholangitis
- akute Cholezystitis
- chronische Cholezystitis

Komplikationen

Die Therapie der **chronischen Cholezystitis** einschließlich Schrumpfgallenblase und Porzellangallenblase besteht beim operablen Patienten immer in einer Cholezystektomie.

Die **Gallenblasenperforation** tritt meist im Rahmen einer akuten Cholezystitis auf und muss ebenso einer Operation zugeführt werden.

Beim **Mirizzi-Syndrom** sollte die Obstruktion bei operationsfähigen Patienten nach der Beherrschung der akuten Situation durch eine Cholezystektomie im freien Intervall beseitigt werden.

Bei einer **Cholangiolithiasis** ist zunächst eine interventionelle endoskopische Therapie durchzuführen.

Die **endoskopische Sphinkterotomie** hat charakteristische Komplikationsgefahren (Tab. 2.**63**).

Als **Folge einer Cholezystektomie** können ebenfalls typische Syndrome auftreten (Tab. 2.**64**).

Tabelle 2.**62** Therapie-Strategien der Choledocholithiasis

Endoskopisch	Chirurgisch
• alle Patienten	• ausgewählte Patienten
nach Cholezystektomie mit Gallenblase in situ	
• ältere Patienten • Risikopatienten	• junge Patienten
• Verschlussikterus • steinfreie Gallenblase	
• akute Cholangitis • akute Pankreatitis	• Intervallcholezystektomie • Intervallcholezystektomie

Tabelle 2.**63** Komplikationen der endoskopischen Sphinkterotomie

Gesamtkomplikationsrate	2–5 %
davon:	
• Blutung	46,5 %
• Pankreatitis	20,5 %
• Cholangitis	17,5 %
• Perforation	7,8 %
• andere	8,6 %

Tabelle 2.**61**

Therapiemöglichkeiten des Gallensteinleidens	Bewertung
1. Operative Verfahren (klassische Cholezystektomie, laparoskopische Cholezystektomie)	Standardtherapie
2. Medikamentöse Lyse von Gallenstein mit Ursodesoxy- und Chenodesoxycholsäure (orale Chemolitholyse)	selten allein indiziert
3. Zertrümmerung von Gallensteinen mit extrakorporalen Stoßwellen (extrakorporale Stoßwellenlithotripsie – ESWL) und anschließende Chemolitholyse der Bruchstücke	**ESWL-Auswahlkriterien** • symptomatischer Patient (Ulkus-Ausschluss) • röntgennegativer Stein • Solitärstein bis 3 cm oder • bis zu 3 Steine gleichen Volumens • kontraktile Gallenblase • keine Kontraindikation für orale Litholyse
4. Perkutane transhepatische Litholyse mit Methyltert.-Butyläther (MTBE), bzw. nach endoskopisch-retrograder Platzierung des Lysekatheters in der Gallenblase	selten indiziert (experimentell)

Tabelle 2.**64** Ursachen eines Postcholezystektomie-Syndroms

1. Präoperative Fehlinterpretation bei • Reizkolon • Dyspepsie • Meteorismus
2. Präoperativ unerkannte anderweitige Organerkrankungen: • chronische Pankreatitis • rezidivierendes peptisches Ulkus • Papillenstenose
3. Mit der Cholezystektomie zusammenhängende Symptome: • zurückgelassener Choledochusstein • iatrogene Gallengangsverletzung/-striktur • Steinbildung in überlangem Ductus cysticus • Manifestation einer Sphincter-Oddii-Dyskinesie • Adhäsionsbeschwerden

2.7.15 Cholestase

Definition

Unter dem Begriff Cholestase werden sämtliche Störungen des Gallestoffwechsels und seiner Folgen mit und ohne Hyperbilirubinämie verstanden. Eine Störung des Gallestoffwechsels kann bei der Bildung, der Sekretion und dem Abfluss der Galle auftreten. Auch die eher seltenen Konjugationsstörungen sind pathogenetisch hier einzuordnen (Abb. 2.**13**).

Klinik

Das klinische Leitsymptom einer cholestatischen Lebererkrankung ist der **Ikterus**.

Aus einem verminderten Anfall von Galle im Darm resultiert Fettstuhl, Malabsorption, Hyperbilirubinurie und fehlendes Urobilinogen im Urin.

Als Folge des Gallerückstaus der Leber kommt es zu einer Erhöhung der cholestatischen Enzyme (alkalische Phosphatase, γ-GT, Bilirubin sowie GLDH und Transaminasen im Spätstadium).

Symptome des Gallerückstaus im Blut sind Ikterus, Pruritus, Xanthome und eine Hypercholesterinämie.

Diagnostik

Neben anamnestischen und laborchemischen Befunden spielt als bildgebendes Verfahren der **Ultraschall** eine entscheidende Rolle zur Differenzierung zwischen dem obstruktiven und nichtobstruktiven cholestatischen Syndrom.

Bei den obstruktiven Erkrankungen mit **erweiterten Gallenwegen** wird mithilfe der ERCP oder der PCT die weitere Diagnostik komplettiert. Somit lassen sich extrahepatische und intrahepatische Ursachen eines obstruktiven Ikterus erkennen.

Bei der Differenzierung der **nichtobstruktiven Formen** der Cholestase müssen entzündliche, medikamentös-toxische, funktionelle und infiltrative Ursachen diskutiert werden.

Handelt es sich um eine **indirekte Hyperbilirubinämie** mit Ikterus ohne erweiterte Gallenwege, kann die Abklärung durch die Hämolysediagnostik erfolgen (LDH, Retikulozyten, Coombstest, Haptoglobin, freies Hämoglobin).

Bei einer **direkten Hyperbilirubinämie** erfolgt die spezielle Labordiagnostik zum Ausschluss entzündlicher Leber- und Gallenwegserkrankungen, gefolgt von der Leberbiopsie zur Sicherung der Ätiologie (Abb. 2.**15**).

Therapie

Therapie

1. Ziel der Therapie einer Cholestase ist die **Beseitigung der Ursache**. Mechanisch bedingte Cholestaseformen werden entsprechend ihrer Ursache operativ oder endoskopisch behandelt.

2. Neben der mehr oder minder kausalen Therapie können bei intrahepatischen Cholestasen auch **symptomatische Maßnahmen** angezeigt sein. Hierbei stehen die Verminderung des Pruritus (Colestyramin, Antihistaminika), die Beseitigung der intrahepatischen Cholestase (Ursodesoxycholsäure, Steroide) und die Therapie der hepatobiliären Maldigestion (Substitution von fettlöslichen Vitaminen, mittelkettige Triglyceride) im Vordergrund.

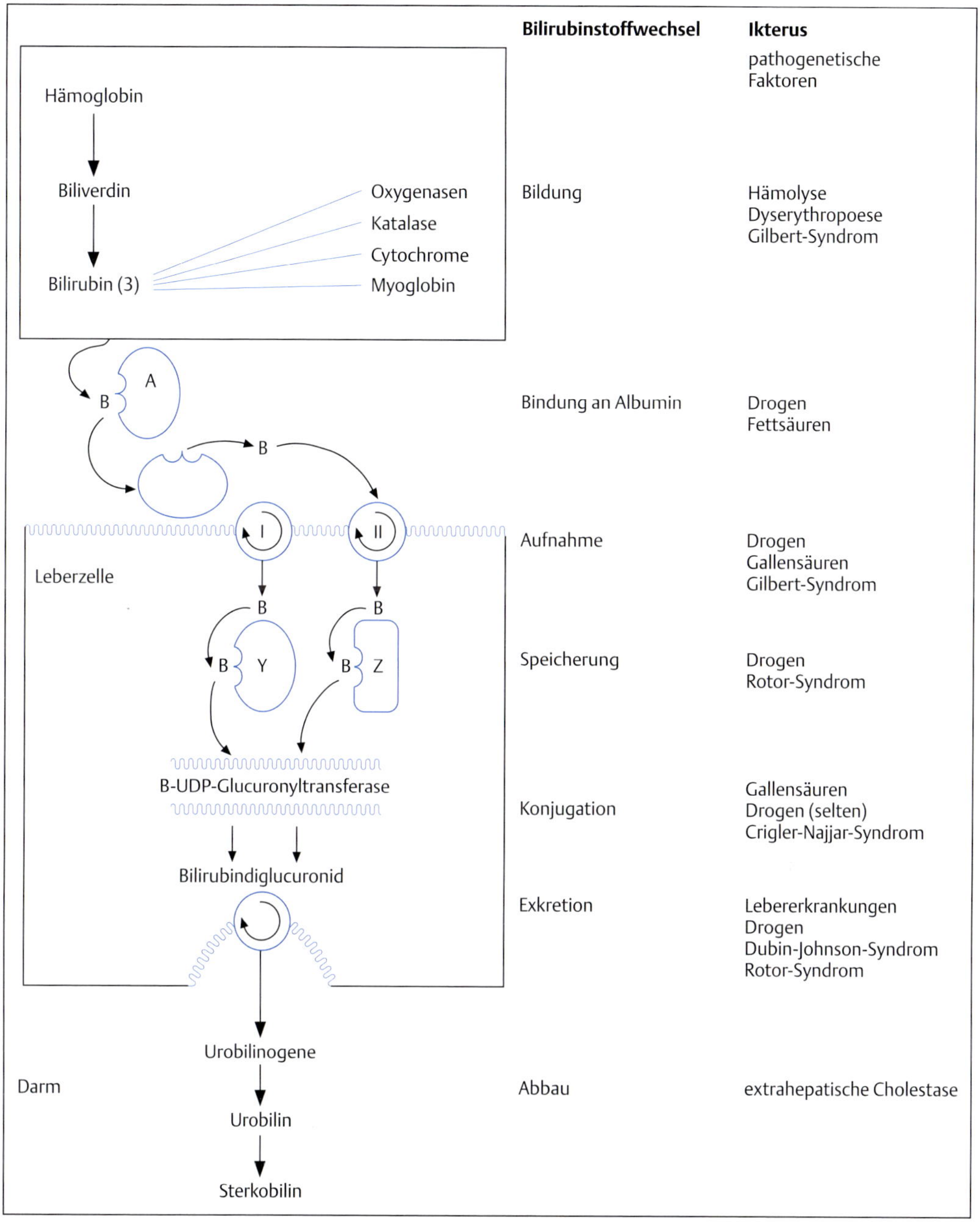

Abb. 2.13 Pathogenese des Bilirubinstoffwechsels und seiner Auswirkungen.

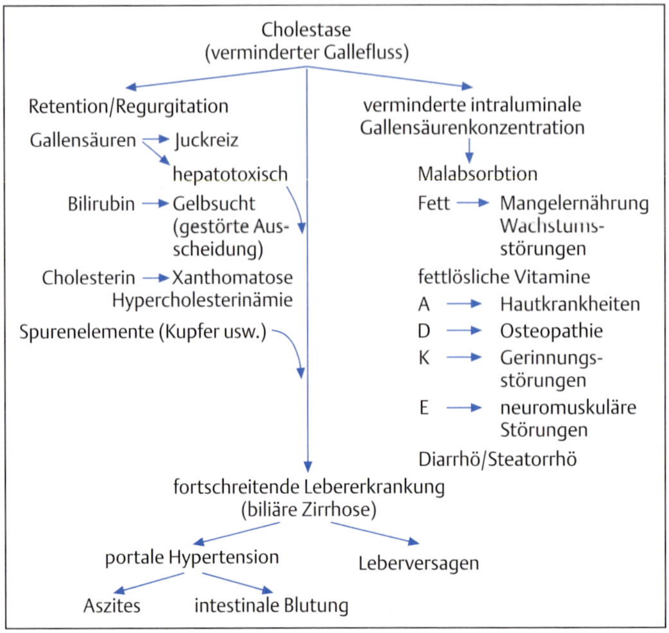

Abb. 2.14 Klinische Konsequenzen einer fortdauernden Cholestase.

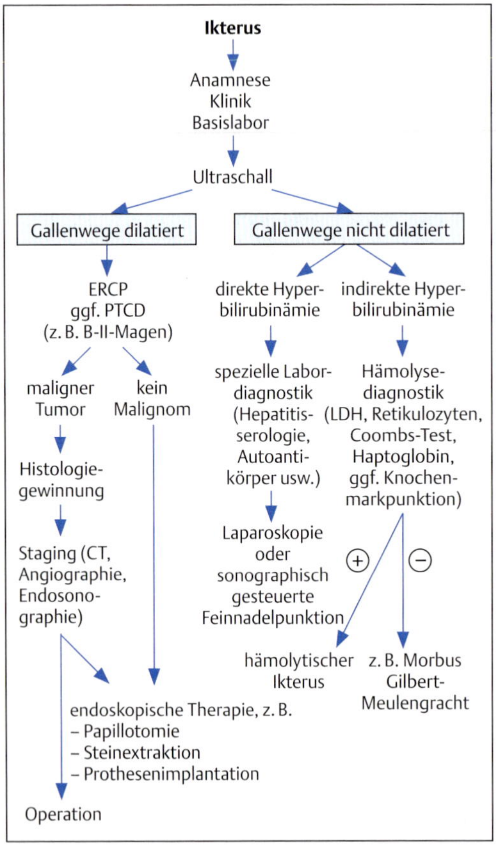

Abb. 2.15 Diagnostischer Algorithmus bei Ikterus

2.8 Erkrankungen der Bauchspeicheldrüse

A. Scholz, B. Wiedenmann

(Frühere Bearbeitung: W. Dippold, J. Voigt)

Einführung

Die physiologische Funktion der Bauchspeicheldrüse gliedert sich in einen exokrinen sowie einen endokrinen Anteil. Die exokrine Funktion liegt in der Synthese und Sekretion von alkalischem Sekret und Verdauungsenzymen (Lipase, Amylase, Chymotrypsin, Elastase), die über den Pankreasgang in das Duodenum geleitet werden. Die endokrine Funktion des Pankreas besteht im Wesentlichen in der Regulation der Glucose-Homöostase, an denen die in den Langerhans-Inseln gebildeten Hormone Insulin, Glukagon und Somatostatin beteiligt sind.

Einer der wesentlichen pathophysiologischen Mechanismen sowohl der akuten Pankreatitis (Kap. 2.8.1) als auch der chronischen Pankreatitis (Kap. 2.8.2) ist die intrazelluläre Aktivierung bzw. Freisetzung von Verdauungsenzymen mit konsekutiver Organzerstörung. Sobald das Ausmaß der Parenchymzerstörung einen gewissen Anteil überschritten hat, manifestiert sich das klinische Bild einer exokrinen Pankreasinsuffizienz und/oder einer endokrinen Insuffizienz (pankreopriver Diabetes mellitus).

Neoplastische Erkrankungen des Pankreas gehen zumeist vom duktalen Epithel aus (Kap. 2.8.3), selten liegt ein aus Zellen der Langerhans-Inseln entstehender endokrin-aktiver Tumor (Kap. 1.5) vor.

2.8.1 Akute Pankreatitis

Definition und Schweregradeinteilung

Das Erkrankungsbild ist definiert als eine akute Entzündung, die mit abdominellen Schmerzen und erhöhten Pankreasenzymwerten einhergeht. Die in diesem Kapitel beschriebenen diagnostischen und therapeutischen Pfade gelten analog auch für den **akuten Schub einer chronischen Pankreatitis** (Kap. 2.8.2).

Nach der Atlantaklassifikation unterscheidet man eine leichte sowie eine schwere Verlaufsform:

- Leichte/milde Pankreatitis: minimale Organdysfunktion, komplikationsloser Verlauf.
- Schwere Pankreatitis: Organversagen und/oder lokale Komplikationen (Nekrose, Pseudozysten, Abszess).

Gebräuchlich ist weiterhin die morphologisch orientierte Einteilung in ödematöse vs. nekrotisierende Pankreatitis (ca. 20% aller akuten Pankreatitiden).

Epidemiologie

Die akute Pankreatitis ist mit einer derzeitigen Inzidenz von 3–10/100 000 eine Erkrankung, die in den letzten Jahrzehnten in den industrialisierten Ländern eine zunehmende Tendenz zeigt. Der Altersgipfel der häufiger bei Frauen anzutreffenden biliären Pankreatitis liegt zwischen dem 50. und 70. Lebensjahr; die zumeist bei Männern auftretende akute alkoholische Pankreatitis tritt am häufigsten zwischen dem 30. bis 45. Lebensjahr auf. Gallensteinträger haben ein ca. 30fach höheres Pankreatitisrisiko.

Ätiologie

Die beiden häufigsten Ursachen sind in Abhängigkeit vom Krankenkollektiv die biliäre Genese (ca. 35–50%) sowie Alkohol (ca. 30–50%). Weitere mögliche Ursachen (ca. 10–20%) sind:

- Medikamente (u. a. Steroide, Azathioprin, Furosemid, Mesalazin, Östrogene, Rifampicin, Tetracycline, Vincristin/Vinblastin),
- hereditäre Pankreatitis,
- post-ERCP-Pankreatitis,
- anatomische Anomalien (Pancreas anulare, Pancreas divisum),
- Hypertriglyceridämie,
- Hyperkalzämie,
- Traumata/postoperativ,
- viral (Mumps, Coxsackie, Adeno, usw.),
- maligne Ursachen (Pankreas-, Papillen- oder Gallengangskarzinom),
- idiopathisch.

Pathogenese

Die akute Pankreatitis wird durch molekulare Ereignisse in der Azinuszelle eingeleitet. Unter anderem spielen hier die vorzeitige Aktivierung von Verdauungsenzymen (Trypsin), Störungen des intrazellulären Calciumspiegels sowie die Aktivierung von Transkriptionsfaktoren eine Rolle. Anschließend kann es zu einer massiven Freisetzung proinflammatorischer Zytokine und Einwanderung von Immunzellen kommen. Dieser Vorgang der systemischen Inflammation vermittelt die charakteristischen renalen, pulmonalen und enteralen Komplikationen der Erkrankung. Die ektope Aktivierung von Trypsin und Chymotrypsin ist mit der Organdestruktion durch Inflammation und Nekrose assoziiert; die Freisetzung/Aktivierung von Elastase begünstigt Blutungen, die der Lipase die Fettgewebsnekrose.

Eine weitere wesentliche Komplikation ist die Ausbildung superinfizierter Pankreasnekrosen, die durch die gestörte Darmbarrierefunktion mit konsekutiver Translokation von Darmbakterien begünstigt wird.

Klinik

Klinisch kennzeichnend sind plötzlich einsetzende starke Oberbauchschmerzen, die häufig gürtelförmig in den Rücken ausstrahlen. Begleitend können u. a. Übelkeit, Erbrechen oder Fieber bestehen. Anamnestisch können Hinweise auf Alkoholmissbrauch, Cholelithiasis, ähnliche Episoden in der Vergangenheit, Medikamenteneinnahme und Familienanamese zur Klärung der Genese beitragen. In der körperlichen Untersuchung zeigt sich charakteristischerweise ein druckschmerzhaftes, gespanntes Abdomen, weiterhin können verminderte Darmgeräusche als Zeichen eines Subileus vorliegen.

Diagnostik

Labordiagnostisch definiert die Erhöhung der Serum-Lipase auf das 2–3fache der Norm (>70 U/l) bei typischer Klinik die akute Pankreatitis. Die Lipase ist der Amylase überlegen, die Bestimmung beider Parameter ergibt keine Vorteile. Das Ausmaß der Enzymerhöhung erlaubt keine Aussage über Schweregrad und Prognose der Pankreatitis.

Bester Laborparameter zur Einordnung des Schweregrades ist das C-reaktive Protein (Maximum erst 48 h nach Beginn der Symptomatik erreicht). Ein Wert >12–15 mg/dl deutet auf einen schweren

Verlauf. Weiterhin konnten u. a. Leukozyten, Hämatokrit, Calcium-Abfall, Blutzucker, Kreatinin, Gerinnungsparameter und Blutgase mit der Schwere des klinischen Verlaufs korreliert werden.

Im Rahmen der ätiologischen Klärung deuten eine Erhöhung von alkalischer Phosphatase, γ-GT, totalem Bilirubin, ALT auf eine biliäre Genese hin. Chronisch erhöhter Alkoholkonsum kann bei Unklarheiten bezüglich der Alkoholzufuhr über eine CDT-Erhöhung nachgewiesen werden. Erhöhte Calcium- oder Triglycerid-Werte können selten zu einer akuten Pankreatitis führen. Bei V. a. hereditäre Genese und erfolgter Ausschlussdiagnostk können genetische Untersuchungen indiziert sein.

Bildgebend finden die folgenden Untersuchungsmethoden Verwendung:

- Abdomen-Sonographie: Dient zum Nachweis von Zeichen der akuten Pankreatitis (Pankreasödem, hypoechogenes Pankreas, freie Flüssigkeit), zur Diagnostik von Komplikationen (Pseudozysten, Abszess) und zur Abklärung einer möglichen biliären Genese (Cholezysto-/-docholithiasis, intra-/extrahepatische Cholestase). Die Aussagekraft ist oftmals durch Darmgasüberlagerung stark eingeschränkt.
- Abdomen-CT mit Kontrastmittel: Zusätzlich zu den auch sonographisch darstellbaren morphologischen Veränderungen erlaubt die CT die Diagnostik von Pankreasnekrosen. Indikation und optimaler Zeitpunkt dieser Untersuchung sind Gegenstand aktueller Diskussionen. Sie kann u. a. durchgeführt werden bei Verdacht auf schwere Verlaufsform oder lokale Komplikationen.
- ERCP: Indikation bei V. a. biliäre Genese (siehe endoskopische Therapie) sowie im Verlauf bei unklarer Ätiologie (Frage nach Pancreas divisum, Tumor, Papillenbefund).

Therapie

Therapie

Die Therapie der akuten Pankreatitis gliedert sich in Basistherapiemaßnahmen (A), endoskopische Therapieansätze (B) und die spezifische Therapie von Komplikationen einschließlich chirurgischer Interventionen (C). Wesentlich für den Erfolg ist dabei ein schweregradadaptiertes Vorgehen und eine engmaschige Überwachung des Patienten (körperliche Untersuchung, Laborparameter, ggf. erneute Bildgebung, ggf. Intensivüberwachung), um Komplikationen frühzeitig zu erkennen. Im Falle einer biliären Pankreatitis ist im Intervall eine Cholezystektomie zur Rezidivprophylaxe durchzuführen.

A. Basistherapie

Patienten benötigen aufgrund der Verschiebung großer Flüssigkeitsmengen nach extravasal hohe Volumina isotoner Elektrolytlösungen (4–6 l/d und mehr, ggf. ZVD-adaptiert, ggf. zusätzliche Kaliumsubstitution).

Zur Schmerztherapie stehen Metamizol, Opioide (z. B. Pentazocin, Pethidin) oder die Kombination beider Stoffklassen zur Verfügung. Die zusätzliche Infusion von Lidocain hat keine Vorteile.

- Metamizol i. v. als Dauerinfusion bis 4 g/d,
- Pentazocin i. v. im Perfusor bis 360 mg/d.

In den derzeit gültigen Leitlinien der DGVS wird die Nahrungskarenz bis zur Schmerzfreiheit empfohlen. Falls dieser Zeitraum einige Tage überschreitet, ist begleitend eine total parenterale Ernährung durchzuführen. In einer aktuellen Metaanalyse zeigten sich jedoch signifikant weniger infektiöse Komplikationen, weniger chirurgische Interventionen und kürzere Krankenhausaufenthalte bei Patienten, die enteral ernährt worden waren. Bei Verträglichkeit kann daher die frühzeitige enterale Ernährung (auch über nasogastrale/-jejunale Sonden) begonnen werden. Im Falle einer erfolgten Parenteralisierung sollte nach klinischer Beschwerdefreiheit ein schrittweiser symptomorientierter Kostaufbau erfolgen.

Die Wertigkeit einer prophylaktischen Antibiotikagabe bei schweren Verlaufsformen zur Verhinderung der Superinfektion von Pankreasnekrosen ist umstritten, wird jedoch im aktuellsten Cochrane-Review empfohlen. Unstrittig ist ihr Einsatz bei nachgewiesener Superinfektion, Sepsis oder begleitender Cholangitis. Es sollten Antibiotika mit passendem Keimspektrum und nachgewiesener Penetration in Nekrosegebiete verwendet werden, z. B. Imipenem 3 x 500 mg/d i. v.

Ggf. sollte nach CT-/sonographiegesteuerter Feinnadelpunktion eine antibiogrammgerechte Adaptation der Medikation erfolgen.

Zur Prophylaxe von Komplikationen können niedermolekulare Heparine und Protonenpumpeninhibitoren eingesetzt werden.

B. Endoskopische Therapieansätze

ERCP mit endoskopischer Papillotomie (EPT): Bei Patienten mit biliärer Genese ist eine frühe ▶

therapeutische ERCP mit EPT und Steinextraktion wahrscheinlich von Vorteil. Unstrittig gilt dieses, wenn eine begleitende Cholangitis vorliegt.

Endoskopische Drainagen: Alternativ zu transkutanen Drainagen und chirurgischen Interventionen ist die transgastrale oder transduodenale Drainage von (superinfizierten) Flüssigkeitsansammlungen/Abszessen im Bereich des Pankreas möglich.

C. Therapie von Komplikationen

- Ileus/Subileus: Parenteralisierung, Magensonde, Verringerung/Absetzen möglicher Opiate.
- Respiratorische Insuffizienz: Intensivüberwachung, adäquate Analgesie, ggf. Pleurapunktion, primär nichtinvasive Beatmungsansätze.
- Nierenversagen: Flüssigkeitstherapie, ggf. Intensivüberwachung, Diuretikagabe, ggf. Katecholamine, ggf. Nierenersatzverfahren.
- Superinfizierte Pankreasnekrosen/Abszess: Empirische Antibiotikatherapie, antibiogrammadaptierte antibiotische/antimykotische Therapie nach CT-/sonographiegesteuerter Feinnadelpunktion, endoskopische/transkutane Drainage, ggf. chirurgische Intervention.
- Sepsis: Intensivmedizinische Therapie, Antibiotika, ggf. endoskopische/transkutane Drainage, ggf. chirurgische Intervention bei nachgewiesenen Pankreasnekrosen.

Die Indikation zur chirurgischen Intervention (meist Nekrosektomie ± Lavage) wird heute im Allgemeinen streng gestellt: progrediente Sepsis **oder** superinfizierte Nekrose + Insuffizienz eines Organsystems.

Verlauf und Prognose

Die Prognose der milden Verlaufsform ist gut, diese heilt in der Regel folgenlos aus. Die schwere Verlaufsform hat auch heute noch eine Mortalität von 15–35 %, häufig kommt es zur Ausbildung von Pseudozyten und Pankreasgangveränderungen, die Entwicklung einer exokrinen oder endokrinen Pankreasinsuffizienz ist jedoch selten. Die Empfehlung einer Alkoholkarenz bei alkoholischer Genese ist naheliegend. Patienten mit biliärer Genese sollten im Intervall cholezystektomiert werden. Die Einhaltung einer speziellen z. B. fettreduzierten „Pankreasdiät" nach Abheilung ist nicht notwendig.

2.8.2 Chronische Pankreatitis

Diagnostik und Therapie des akuten Schubs einer chronischen Pankreatitis werden analog zur akuten Pankreatitis durchgeführt.

Definition

Die chronische Pankreatitis ist definiert als eine in Schüben verlaufende, entzündliche Erkrankung, welche typischerweise mit abdominellen Schmerzepisoden und einem progredienten Funktionsverlust des Pankreas einhergeht.

Epidemiologie

Die Inzidenz liegt bei 6–8/100 000. Männer sind häufiger betroffen als Frauen, die Erkrankung manifestiert sich am häufigsten zwischen dem 30. und 40. Lebensjahrzehnt.

Patienten mit chronischer Pankreatitis haben ein erhöhtes Risiko für die Entwicklung eines Pankreaskarzinoms.

Ätiologie

75–90 % aller Fälle von chronischer Pankreatitis sind alkoholinduziert, 10–25 % sind idiopathisch/hereditär. Hierzu zählen u. a. Trypsinogen- und SPINK-Genmutationen und Mukoviszidose. Weitere mögliche Ursachen (ca. 5 %) sind:

- Medikamente,
- tropische chronische Pankreatitis,
- Pancreas divisum/anulare,
- Papillenstenose,
- primärer Hyperparathyreoidismus,
- Pankreas- oder Gallengangstumoren.

Klinik

Charakteristisch sind chronische/rezidivierende Oberbauchschmerzen. Parallel besteht häufig ein Gewichtsverlust (bedingt durch postprandiale Schmerzen, exokrine Insuffizienz und Fehlernährung bei chronischem Alkoholismus), Diarrhö und Steatorrhö (exokrine Insuffizienz) sowie Ikterus (Pankreaskopfveränderungen mit Verlegung des Gallengangs).

Diagnostik

Charakteristische Laborparameter zur Diagnose einer chronischen Pankreatitis existieren nicht. Die Veränderungen im akutem Schub entsprechen denen der akuten Pankreatitis.

Insbesondere bei jungen Patienten mit negativer Alkohol- und positiver Familienanamnese können genetische Untersuchungen auf Mutationen im Trypsinogen- und SPINK-Gen zielführend sein.

Die Diagnosesicherung der exokrinen Insuffizienz als häufige Komplikation erfolgt über eine Stuhlfettquantifizierung im 24-h-Sammelstuhl möglichst an 3 Tagen (pathologisch > 15 g/d; Untersuchung mit höchster Sensitivität und Spezifität) oder, für den Patienten angenehmer, über eine Bestimmung der Elastase-1 im Stuhl an 3 Tagen (pathologisch < 200 µg/g Stuhl; Sensitivität und Spezifität 80–90%).

Bildgebend sind typische morphologische Veränderungen wie heterogene Organstruktur, Organkalzifizierungen und Pankreasgangveränderungen sowie häufige lokale Komplikationen in folgenden Untersuchungsmethoden zu diagnostizieren:

- Abdomen-Sonographie,
- Abdomen-CT mit Kontrastmittel,
- Endosonographie,
- ERCP,
- MRCP ± MRT.

Im Sinne einer rationellen Stufendiagnostik sollte zunächst nur ein nichtinvasives Verfahren gewählt werden und die Kombination mehrerer Untersuchungsmethoden Patienten mit eingeschränkter Beurteilbarkeit oder speziellen Fragestellungen insbesondere bei gleichzeitigem Tumorverdacht vorbehalten bleiben.

Tabelle 2.**65** Komplikationen der chronischen Pankreatitis

- Pankreaspseudozysten
- Ruptur
- Blutung
- Infektion
- Magenausgangsstenose
- Pankreatikolithiasis
- mechanischer Ikterus bei Gallengangsstenose
- Duodenalstenose
- Pfortaderthrombose/Milzvenenthrombose
- exokrine Pankreasinsuffizienz
- Ulcus duodeni
- endokrine Pankreasinsuffizienz/pankreopriver Diabetes mellitus

Differenzialdiagnostik

Bei Patienten mit chronischen Oberbauchschmerzen, Gewichtsverlust und uncharakteristischen Laborveränderungen existieren eine Vielzahl möglicher Differenzialdiagnosen, zu denen auch folgende Erkrankungen gehören:

- Pankreaskarzinom,
- Ulkuserkrankungen,
- Motilitätsstörungen,
- Erkrankungen, die mit einer Maldigestion einhergehen,
- andere Tumorerkrankungen,
- Reizdarmsyndrom.

Therapie

Therapie

Da kausale Therapiemöglichkeiten zzt. nicht existieren, orientiert sich die Therapie im Wesentlichen an den Symptomen und Komplikationen. An erster Stelle steht hier die Schmerztherapie (A). Endoskopische Therapieansätze dienen zur spezifischen Therapie von Komplikationen (B), die Therapie einer möglichen exokrinen Insuffizienz wird in Abschnitt (C) erläutert; hinsichtlich der Therapie des Diabetes mellitus wird auf Kap. 1.8 verwiesen.

A. Schmerztherapie

Die Therapie chronischer Schmerzen sollte nach Empfehlung der aktuellen DGVS-Leitlinie als Stufentherapie erfolgen. Sinnvoll ist hierbei Schmerzdokumentation durch den Patienten, z. B. die tägliche Schmerzquantifizierung auf einer Skala von 0 (keine Schmerzen) bis 10.

- Stufe 1: Allgemeinmaßnahmen: Ausschaltung der Noxe, Diätempfehlungen (kleine Mahlzeiten).
- Stufe 2 a: peripher wirkendes Analgetikum, z. B.
  - Paracetamol 3–4 × 500–1000 mg p. o.
  - Metamizol 3–4 × 500–1000 mg p. o.
- Stufe 2 b: peripher + schwach zentral wirkendes Analgetikum.
- Stufe 2 c: peripher wirkendes Analgetikum + Psychopharmakon.

▶

- Stufe 3: wirksame Opioide, fakultativ ergänzt durch Stufe 2 a, z. B.
  - Pentazocin 6 × 50 mg p. o.
  - Buprenorphin 3–4 × 0,2–0,4 mg p. o.
- Stufe 4: Operation bei Gefahr der Opiatabhängigkeit oder Versagen der medikamentösen Therapie.

Operation der Wahl ist hier die duodenumerhaltende Resektion; gelegentlich ist auch die pyloruserhaltende Duodenopankreatektomie notwendig.

Bei Versagen der medikamentösen Therapie kann vor der Resektion auch eine Zöliakusblockade versucht werden. Zusätzlich zu diesen Ansätzen profitieren Patienten hinsichtlich der Schmerzen häufig von einer endoskopischen Therapie lokaler Komplikationen (s. u.).

B. Endoskopische Therapieansätze

Pankreasgangstenting: Bei Schmerzen und papillennaher Stenose mit prästenotischer Pankreasgangsdilatation kann im Rahmen einer ERP nach Papillotomie für den Pankreasgang eine endoskopische Dilatation der Gangstenose mit Einlage einer inneren Drainage erfolgen.

Pankreatikolithiasis: Pankreasgangsteine, die zu einer Obstruktion des Gangs führen, sollten durch ERP entfernt werden. Große Konkremente können die vorherige Anwendung einer ESWL erfordern.

Pankreaspseudozysten: Symptomatische und infizierte Pseudozysten stellen eine Therapieindikation da. Neben transkutanen Drainagen und chirurgischen Drainageoperationen besteht die Möglichkeit, Pseudozysten transgastral und transduodenal zu drainieren. Bei nachgewiesenem Ganganschluss der Pseudozyste sollte zunächst die endoskopische Gangsanierung versucht werden.

Stenting von Gallengangsstenosen: Bei Patienten mit symptomatischer Gallengangsstenose konkurriert die chirurgische Resektion mit der endoskopischen Anlage von inneren Drainagen im Rahmen einer ERC. Vergleichende Langzeitdaten existieren hier nicht.

Pancreas divisum: Nach Diagnosestellung sollte eine Papillotomie für die Minorpapille als Rezidivprophylaxe erfolgen.

! Für alle endoskopischen Therapieansätze gilt, dass ein Versagen zu einer chirurgischen Therapie führen sollte. Insbesondere bei Tumorverdacht sollte frühzeitig operiert werden.

C. Exokrine Pankreasinsuffizienz

Obwohl alle vom Pankreas produzierten Enzymklassen von der Insuffizienz betroffen sind, ist die Verringerung der Lipasesekretion die einzig klinisch relevante. Die rasche Säure-Denaturierung erfordert eine säurefeste Galenik; bei magen-(teil-) resezierten Patienten sind Granulate von Vorteil.

Folgende Startdosis ist üblich: 25 000–40 000 FIP Lipase pro Hauptmahlzeit; 10 000 FIP pro Zwischenmahlzeit, ggf. Steigerung auf 75 000 FIP Lipase pro Hauptmahlzeit.

Bei weiter unzureichender Wirkung Versuch der Säuresuppression mit Protonenpumpeninhibitoren.

Ggf. Substitution der fettlöslichen Vitamine A, D, E und K.

Verlauf und Prognose

Typischerweise manifestiert sich zunächst die exokrine Insuffizienz, später und weniger häufig dann die endokrine Insuffizienz. Parallel dazu kommt es oftmals zu einem Rückgang der Schmerzsymptomatik. Patienten haben ein erhöhtes Pankreaskarzinomrisiko. Dieses ist, abhängig von der Genese der chronischen Pankreatitis, maximal ca. 50fach erhöht (hereditäre Genese). Aussagen zur Prognose sind schwierig zu beurteilen, da ein großer Anteil der Patienten alkoholkrank ist und damit per se erhöhte Mortalitätsraten zu erwarten sind. Die sozioökonomische Bedeutung der Erkrankung ist hoch, da die meisten Patienten dauerhaft Beschwerden haben und der Anteil der Erwerbsunfähigen hoch ist.

2.8.3 Pankreaskarzinom

Definition

Ca. 80 % aller Pankreastumoren sind duktale Adenokarzinome; neben pankreatischen neuroendokrinen Tumoren (Kap. 1.5) sind weitere Entitäten bekannt (z. B. Zystadenokarzinome), die sich zumeist weniger aggressiv als das Pankreaskarzinom verhalten.

Epidemiologie

Die Inzidenz liegt bei 5–10/100 000; der Erkrankungsgipfel ist das 6.–8. Lebensjahrzehnt. Das Pankreaskarzinom ist innerhalb der Tumorerkrankungen in den westlichen Ländern die fünfthäufigste Todesursache und die solide Tumorentität mit der schlechtesten Prognose.

Ätiologie

Etablierte Risikofaktoren mit allerdings nur schwacher Assoziation sind Rauchen, chronische Pankreatitis und einige seltene genetische Syndrome.

Pathogenese

Molekulargenetisch ist der Prozess der malignen Transformation des exokrinen Pankreas gut charakterisiert. Die häufigsten genetischen Alterationen umfassen aktivierende Punktmutationen des Onkogens k-ras, sowie den Verlust bzw. die funktionelle Inaktivierung der Tumorsuppressorgene p53, p16 und Smad-4/DPC-4. Zusammenfassend führen diese Alterationen zu einer Störung der geordneten Zellzyklusprogression und einem Verlust der Apoptosesensitivität. Weitere Veränderungen betreffen wachstumsmodulierende Proteinkinasen und verschiedene Transkriptionsfaktoren. Nach maligner Transformation ermöglichen verschiedene Invasions-, Metastasierungs- und Angiogenesegene weiteres Tumorwachstum und Fernmetastasierung.

Klinik

Leitsymptome sind abdominelle Schmerzen, Rückenschmerzen, Gewichtsverlust und Leistungsknick. Zusätzlich kann ein Ikterus bestehen.

Diagnostik

Laborbefunde beim Pankreaskarzinom sind im Allgemeinen uncharakteristisch und können Tumoranämie, gestörte Glucosetoleranz/Diabetes und Zeichen des mechanischen Ikterus umfassen. Die Tumormarker CA 19-19 und CEA eignen sich aufgrund mangelnder Sensitivität und Spezifität nicht zur Primärdiagnostik. Bei bestehender Cholestase können sich falsch hohe Werte ergeben.

Typische morphologische Veränderungen beim Pankreaskarzinom betreffen zu 70% den Pankreaskopf, neben Raumforderungen sind auch Inhomogenitäten in diesem Bereich tumorverdächtig.

Im Sinne einer rationellen Stufendiagnostik sollte zunächst eine **Abdomen-Sonographie** durchgeführt werden. Zeigt sich hier eine verdächtige Pankreaskopfläsion und finden sich Lebermetastasen, so kann auf weitere bildgebende Diagnostik verzichtet und ggf. noch eine Punktion zur histologischen Sicherung durchgeführt werden.

Tabelle 2.**66** Pankreaskarzinom – vereinfachte UICC-Stadieneinteilung und TNM-Klassifikation

TNM-Klassifikation			
T1	Primärtumor max. 2 cm, auf das Pankreas beschränkt		
T2	Primärtumor größer 2 cm, auf das Pankreas beschränkt		
T3	Übergreifen des Tumors auf Duodenum, DHC, peripankreatisches Gewebe		
T4	Übergreifen des Tumors auf Magen, Milz, Kolon, benachbarte große Gefäße		
N0	keine regionären Lympknotenmetastasen		
N1	regionäre Lymphknotenmetastasen		
M0	keine Fernmetastasen		
M1	Fernmetastasen		
UICC-Stadium			
I	T1–T2	N0	M0
II	T3	N0	M0
III	T1–T3	N1	M0
IVa	T4	jedes N	M0
IVb	jedes T	jedes N	M1

In allen anderen Fällen wird die Durchführung einer **Abdomen-CT mit Kontrastmittel** oder einer **Kernspintomographie** (± MRCP; ± MR-Angiographie) empfohlen. Neben der Frage nach dem Lokalbefund sollte in dieser Untersuchung insbesondere auch nach lokaler Resektabilität und Metastasen gefragt werden.

Die Durchführung einer **Endosonographie** ergibt im Vergleich zu CT und MRT meist keine neuen Aspekte.

In der palliativen Situation oder vor geplanter Resektion erlaubt die **ERCP** neben diagnostischen Aspekten auch die therapeutische Entlastung eines Verschlussikterus mittels Anlage einer inneren Drainage für den Gallengang.

Die Durchführung einer **FDG-PET** kann derzeit bei niedriger Spezifität nicht empfohlen werden.

Insbesondere bei Patienten mit chronischer Pankreatitis kann bildgebend oftmals keine definitive Aussage getroffen werden, hier sollte bei potenziell resektablen Befunden die Indikation zur (explorativen) Operation großzügig gestellt werden.

Therapie

Das Pankreaskarzinom muss stadienadaptiert behandelt werden. Einzig pozentiell kurative Therapieoption ist die chirurgische Resektion (A), die für höchstens 20% der Patienten infrage kommt. Palliative Therapiekonzepte umfassen die Chemotherapie (B) sowie Interventionen bei Komplikationen (C). Häufig wird für Patienten jedoch nur eine „best supportive care" verbleiben. Allen Patienten gemeinsam ist die Notwendigkeit einer optimalen Schmerztherapie gemäß gängiger Stufentherapieschemata. Das klinisch häufige Problem der Gewichtsabnahme ist meistens nicht zu beherrschen. Eine Pankreasenzymsubstitution ohne nachgewiesene exokrine Insuffizienz hat erwartungsgemäß keinen Erfolg, hochkalorische Diäten sind ohne nachgewiesenen Nutzen.

A. Chirurgische Resektion

Patienten im Stadium I und II kommen für eine chirurgische Resektion in Betracht, wobei für Patienten im Stadium I mit 5-Jahresüberlebensraten von bis zu 25% zu rechnen ist. In der Regel wird heute die pyloruserhaltende Duodenopankreatektomie durchgeführt. Operationsmorbidität und -mortalität sinken mit der Anzahl der pro Zentrum resezierten Patienten. Adjuvante Therapien nach R0-Resektion werden zurzeit in klinischen Studien evaluiert, eine große bisher nur als Abstrakt vorliegende Phase-III-Studie konnte eine Verlängerung der Überlebenszeit bei adjuvant mit Gemcitabin behandelten Patienten zeigen.

B. Chemotherapie

Alle zurzeit verfügbaren Chemotherapieprotokolle erreichen eine mediane Überlebenszeit von unter 1 Jahr. Bis zum Ende der 1990er Jahre wurden vor allem 5-FU-basierte Protokolle verwendet. Im Vergleich mit Gemcitabin konnte dann eine sehr geringe aber signifikante Verlängerung der Überlebenszeit für gemcitabinbehandelte Patienten gezeigt werden. Die rasche Etablierung dieses Protokolls als gebräuchlichste First-line-Therapie erklärt sich durch eine bei jedem 4. Patienten zu beobachtende therapiebedingte Verbesserung hinsichtlich des Allgemeinzustands, des Gewichtsverlaufs oder der Schmerzsituation. Weiterhin besteht ein günstiges Nebenwirkungsprofil mit WHO-Grad-III/IV-Nebenwirkungen Neutropenie bei 26%, Übelkeit/Erbrechen bei 12% und Anämie bei 10% der Patienten.

- Gemcitabin (1000 mg/m^2) 1× wöchentlich während 7 Wochen über 30 min i. v., anschließend eine Woche Pause, weiter einmal wöchentlich über 3 Wochen und eine Woche Pause.

Die Kombination von Gemcitabin mit Cisplatin ergab in einer Phase-III-Studie zusätzlichen Gewinn an medianer Überlebenszeit und klinischer Verbesserung, hatte jedoch erheblich mehr Nebenwirkungen. Sie kann daher zur First-line-Therapie oder als Second-line-Protokoll eingesetzt werden:

- Gemcitabin 1000 mg/m^2 i. v. an den Tagen 1 und 15,
- Cisplatin 50 mg/m^2 i. v. an den Tagen 1 und 15, Wiederholung am Tag 29.

Weiterhin werden häufig auch 5-FU-Protokolle eingesetzt. Im angloamerikanischen Raum verbreiteter als in Deutschland sind verschiedene Radiochemotherapieprotokolle mit nachgewiesener Verlängerung der Überlebenszeit bei erhöhten Nebenwirkungsraten.

Aktuell befinden sich verschiedene an spezifischen molekularen Zielstrukturen orientierte Therapieansätze in präklinischer und klinischer Prüfung, die primär auf gestörte Zellzyklusregulation, Apoptoseresistenz, Metastasierung und Angiogenese wirken sollen.

C. Interventionen bei Komplikationen

Verschlussikterus: Bei Patienten im nichtresektablen Tumorstadium können im Rahmen einer ERC innere Drainagen die Stenose im Gallengang überbrücken. Falls die Papille endoskopisch nicht mehr zugänglich ist, besteht die Möglichkeit einer PTCD oder einer Yamakawa-Anlage. Konkurrierendes chirurgisches Verfahren ist die Anlage einer biliodigestiven Anastomose.

Magenausgangsstenose: Standardmethode ist die chirurgische Anlage einer Gastroenterostomose; endoskopische Therapiemöglichkeiten bestehen z. B. in der Anlage von Duodenalstents.

Tabelle 2.**67** Pankreaskarzinom – Stadienverteilung und Prognose

UICC-Stadium	Anteil der Patienten	natürlicher Verlauf	medianes Überleben unter Therapie
I	< 5 %	?	11–18 Monate
II	10–30 %	?	9–13 Monate
III	10–50 %	63–122 d	4–6 Monate
IV	50–70 %	63–122 d	4–6 Monate

3 Kardiologie

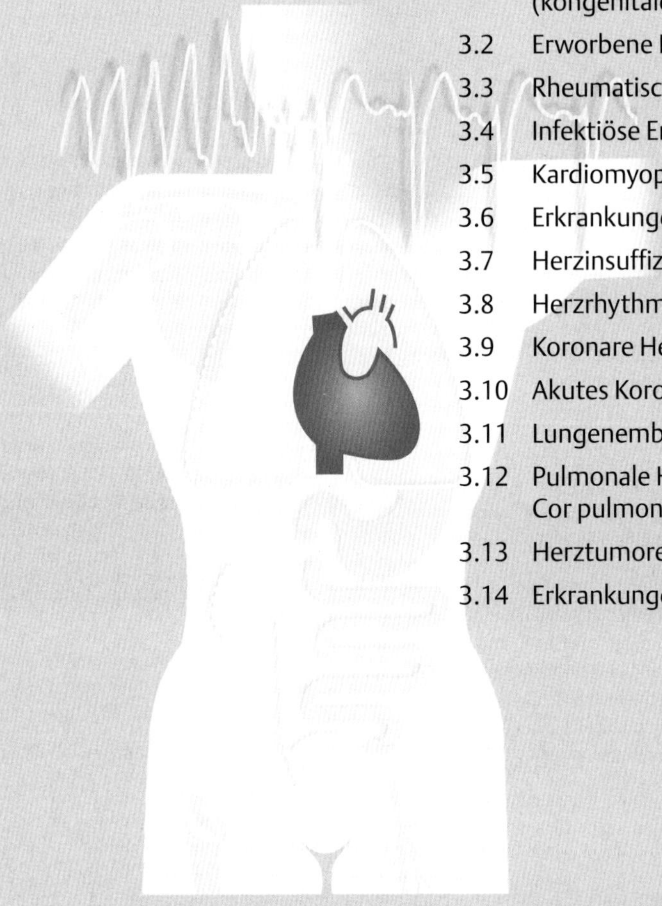

3 Kardiologie*

3.1 Angeborene Herzfehler (kongenitale Vitien)

H.-J. Rupprecht, B. Nowak

3.1.1 Grundlagen

Epidemiologie

Etwa 0,8 – 1 % aller lebend geborenen Kinder haben einen angeborenen Herzfehler.

Die folgenden Fehlbildungen werden am häufigsten beobachtet:

- Ventrikelseptumdefekt 30 %
- Vorhofseptumdefekt 10 %
- Ductus Botalli apertus 10 %
- Pulmonalstenose 7 %
- Aortenisthmusstenose 7 %
- Aortenstenose 6 %
- Fallot-Tetralogie 6 %
- Transposition der großen Arterien 4 %

Einteilung

Die meisten Herzfehler können isoliert oder als Teil einer komplexen Anomalie auftreten. Häufig ist eine Kurzschlussverbindung zwischen großem und kleinem Kreislauf vorhanden, die in Abhängigkeit vom Ausmaß der Kurzschlussverbindung und dem Verhältnis der Widerstände im pulmonalen bzw. Systemkreislauf zu einem Rechts-links- oder Links-rechts-Shunt führt.

Ätiologie

Bei den angeborenen Herzfehlern handelt es sich um Hemmungsmissbildungen im Verlauf der embryonalen Entwicklung. Bisher ist wenig über die Ursachen der Entstehung von angeborenen Herzfehlern bekannt.

Genetische Faktoren: Gehäuftes familiäres Auftreten weist auf genetische Faktoren in der Ätiologie hin. Bei der Trisomie 21 (Down-Syndrom/Mongolismus) werden in bis zu 40 % der Fälle Herzfehler, meist Ventrikelseptumdefekte, gefunden. Beim Turner-(X0-)Syndrom werden gehäuft Ventrikelseptumdefekte und Aortenisthmusstenosen beobachtet.

Exogene Faktoren: Insbesondere der Zeitraum zwischen dem 20. und 50. Tag der Embryonalentwicklung bildet die teratogenetische Determinationsphase für das Herz. Hier können einwirkende Noxen zur Entwicklung einer Hemmungsmissbildung führen.

- **Virusinfekte:** Kinder mit angeborenen Vitien werden bevorzugt im Spätsommer oder Herbst geboren. Dies könnte zu den häufigeren Virusinfektionen der Schwangeren während der Wintermonate in Beziehung stehen. Die Rötelnembryopathie führt in 50 % der Fälle zu einem angeborenen Herzfehler.
- **Teratogene Agenzien:** Zytostatika, Immunsuppressiva, Alkohol, Thalidomid (Contergan) können ebenso wie **ionisierende Strahlen und Sau-**

Tabelle 3.**1** Einteilung der angeborenen Herzfehler

1. Herzfehler ohne Shunt
- Aortenstenose
- Aortenisthmusstenose
- Pulmonalstenose

2. Herzfehler mit Links-rechts-Shunt
- Vorhofseptumdefekt (ASD)
- AV-Kanal
- Ventrikelseptumdefekt (VSD)
- persistierender Ductus arteriosus
- aortopulmonales Fenster

3. Herzfehler mit Rechts-links-Shunt
- verminderte Lunkenperfusion
  - Fallot-Tetralogie
  - Pulmonalstenose mit ASD
  - Trikuspidalatresie
  - Morbus Ebstein
- vermehrte Lungenperfusion
  - Transposition der großen Arterien
  - Truncus arteriosus communis
  - totale Lungenvenenfehlmündung

* Für die kritische Durchsicht des Kapitels und wertvolle Anregungen danken wir Herrn Prof. Dr. *Franz Xaver Schmid*

erstoffmangel zu einer erhöhten Inzidenz von angeborenen Herzfehlern führen.

Verlauf und Prognose

Die Diagnostik angeborener Herzfehler beginnt heute bereits im Rahmen der Ultraschalluntersuchungen bei der Schwangerenvorsorge.

Postpartal sollten Ernährungsschwierigkeiten beim Säugling, ein zyanotisches Hautkolorit, Luftnot, Leistungsminderung, ein Herzbuckel (Voussure) oder eine Entwicklungsverzögerung Anlass zur weiterführenden Diagnostik geben.

Die Fortschritte in der Diagnostik und Therapie, insbesondere der interventionellen und herzchirurgischen Möglichkeiten, erlauben heute eine Verbesserung der Lebensqualität und Lebenserwartung bei etwa 90 % der Kinder. In vielen Fällen kann sogar eine normale Lebenserwartung erreicht werden.

Durch die frühzeitige Diagnose im Kindesalter und die anschließende operative Korrektur werden im Erwachsenenalter überwiegend Patienten mit korrigierten Vitien oder symptomarmen kongenitalen Vitien beobachtet.

3.1.2 Aortenstenose

Epidemiologie

Die Häufigkeit der angeborenen Aortenstenose beträgt etwa 6 % der angeborenen Vitien. Sub- und supravalvuläre Stenosen machen weniger als 1 % aus.

Pathologische Anatomie

Bei den angeborenen Formen der Aortenstenose können valvuläre, subvalvuläre oder supravalvuläre Formen vorliegen (Abb. 3.**1**).

Die Fehlbildung oder Verschmelzung von Kommissuren, die zu bikuspiden oder auch zu unikuspiden Klappen führen, können mit einer Behinderung der Klappenöffnung einhergehen.

Als zweithäufigste kongenitale Fehlbildung des Herzens (nach dem Mitralklappenprolaps) wird eine **bikuspide Aortenklappe** bei 1–2 % der Bevölkerung gefunden. Die Funktion dieser Klappe kann normal sein, im Laufe der Zeit entwickelt sich jedoch häufig eine Stenose oder Insuffizienz. Im späteren Lebensalter neigt die bikuspide Aortenklappe zur Verkalkung und während des gesamten Lebens ist sie anfällig für eine bakterielle Endokarditis.

Bei der **subvalvulären Aortenstenose** findet man eine **membranöse** zirkuläre Einengung direkt unterhalb des Aortenrings. Sie kann aber auch in Form einer **fibromuskulären** längerstreckigen Einengung des Ausflusstraktes auftreten. Die bei der klassischen valvulären Aortenstenose bestehende poststenotische Dilatation der Aorta ascendens wird in diesen Fällen nicht gesehen.

Die sehr seltene **supravalvuläre Aortenstenose** ist zwischen Aortenklappe und Truncus brachiocephalicus lokalisiert. Hier werden ebenfalls **membranöse** und **fibromuskuläre** Formen unterschieden.

Klinik

Bei hochgradigen Stenosen kann bereits im Säuglingsalter eine bedrohliche Herzinsuffizienz auftreten.

Im Laufe des Lebens ist die Aortenklappenstenose in der Regel progredient. Pathophysiologie, Klinik und Diagnostik entsprechen der wesentlich häufigeren erworbenen Aortenklappenstenose.

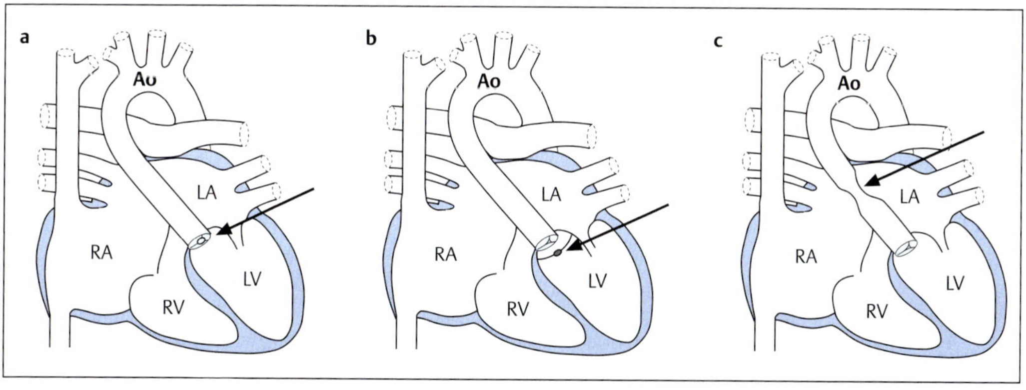

Abb. 3.1 Formen der angeborenen Aortenstenose:
a) valvulär, **b)** subvalvulär membranös, **c)** supravalvulär fibromuskulär.
Ao = Aorta, LA = linker Vorhof, LV = linker Ventrikel.

Therapie

Eine **Operationsindikation** ist bei Auftreten von Beschwerden oder einem sehr hohen Druckgradienten gegeben.

Bei trikuspiden Klappen mit verklebten Kommissuren ist der Versuch einer Ballonvalvuloplastie gerechtfertigt.

Bei bikuspiden Klappen, besonders bei gleichzeitiger Aortenklappeninsuffizienz, bei stark missgebildeten Klappen mit rigidem verdicktem Klappengewebe sowie bei subvalvulären Stenosen ist eine Operation erforderlich. Auch im weiteren Verlauf besteht eine Neigung zur Verkalkung, die eventuell weitere Eingriffe erforderlich macht.

Eine Endokarditisprophylaxe ist auch nach einer interventionellen oder operativen Therapie notwendig.

3.1.3 Aortenisthmusstenose (Coarctatio aortae)

Vorkommen

Die Aortenisthmusstenose kommt mit einer Häufigkeit von ca. 7 % der angeborenen Herzfehler vor. Sie wird bei Männern ca. zweimal so häufig beobachtet wie bei Frauen. Besonders häufig tritt die Aortenisthmusstenose im Rahmen eines Marfan- oder Turner-Syndroms auf.

Pathologische Anatomie

Der Aortenabschnitt zwischen dem Abgang der linken Arteria subclavia und dem Übergang des Aortenbogens in die Aorta descendens, in Höhe der Einmündung des Ductus arteriosus, wird als **Isthmus** der Aorta bezeichnet. Hier besteht im Neugeborenenalter eine physiologische Enge, die etwa 25 % des Aortendurchmessers ausmacht.

Durch eine zunehmende Einstülpung der Hinterwand der Aorta gegenüber der Duktusmündung (die mit einer Verdickung der Media und Intima einhergeht) kann sich eine membranartige Falte in das Aortenlumen vorwölben. Dadurch kann es zu einer umschriebenen Stenosierung im Isthmusbereich kommen.

Bei der **adulten oder Erwachsenenform** liegt die Isthmusstenose distal des meist verschlossenen Ductus Botalli (postduktal).

Bei der **infantilen Form** liegt die Aortenisthmusstenose in der Regel proximal der Mündung des offenen Ductus Botalli (präduktal) (Abb. 3.**2**).

Die Aortenisthmusstenose muss von der tubulären Hypoplasie der Aorta, bei der ein langstreckiges Segment der Brust- bzw. der Bauchaorta bei histologisch normaler Media eingeengt ist, abgegrenzt werden.

Infantile (präduktale) Form der Aortenisthmusstenose

Sie betrifft ca. 25 % aller Fälle und geht in der Regel mit einem offenen Ductus arteriosus Botalli einher. Bei 60 % dieser Patienten bestehen andere schwerwiegende kardiovaskuläre Fehlbildungen. Diese Form der Isthmusstenose wird fast nur bei Säuglingen festgestellt und führt rasch zum Tode.

Klinik und Diagnostik

Es besteht ein Rechts-links-Shunt von der Pulmonalarterie in die Aorta mit **Zyanose der unteren Körperhälfte** (dissoziierte Zyanose).

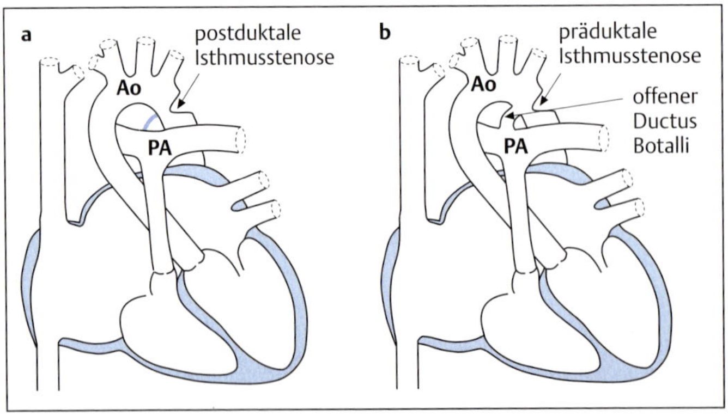

Abb. 3.2 Formen der Aortenisthmusstenose:
a) adulte Form, **b)** infantile Form.
Ao = Aorta, PA = Pulmonalarterie.

Bereits im frühen Säuglingsalter können sich Zeichen der Rechtsherzbelastung und -insuffizienz ausbilden.

Im EKG stellen sich Zeichen der rechtsventrikulären Hypertrophie, ein inkompletter Rechtsschenkelblock und Rechtslagetyp dar.

Im Röntgen-Thorax fällt eine Herzvergrößerung und ggf. eine Lungenstauung auf.

Echokardiographisch oder mithilfe des MRT gelingt die Darstellung der Isthmusstenose.

Invasiv kann neben der direkten angiographischen Darstellung der Druckgradient über der Stenose bestimmt werden, auch lässt sich das Shuntvolumen über den offenen Ductus mithilfe der Oxymetrie berechnen.

Therapie

Eine **operative Korrektur** ist bereits im frühen Säuglingsalter wegen der sonst raschen kardialen Dekompensation erforderlich. Die Operationssterblichkeit liegt bei etwa 10% innerhalb der ersten Lebenswochen.

Adulte (postduktale) Form der Aortenisthmusstenose

Sie betrifft 75% aller Fälle. Bei dieser Form ist der Ductus arteriosus Botalli in der Regel verschlossen. Oft findet man eine bikuspide Aortenklappe, die insuffizient oder stenosiert sein kann.

Häufig können knötchenförmige Aneurysmen der kleinen Hirngefäße im Gebiet des Circulus arteriosus cerebri Willisii nachgewiesen werden. Anderweitige Herz- oder Gefäßanomalien liegen in der Regel nicht vor.

Pathophysiologie

Die Stenosierung im Bereich des Aortenisthmus führt zu einer Abnahme des poststenotischen systolischen Aortendruckes.

In der oberen Körperhälfte kommt es zu einer deutlichen Druckerhöhung, die mit dem Alter zunimmt. Als Ursache hierfür wird eine renale Ischämie bzw. gesteigerte Renin-Angiotensin-Aldosteron-Aktivität diskutiert.

Bei ausgeprägter Stenosierung kann sich ein **Kollateralkreislauf** entwickeln, der über die A. subclavia, die A. thoracica interna, Interkostalarterien und schließlich die A. epigastrica inferior zum Versorgungsgebiet der Aorta descendens führt.

Die arterielle Hypertonie proximal der Stenose führt zu einer Druckbelastung und in der Folge zur konzentrischen Hypertrophie des linken Ventrikels, die lange Zeit vollständig kompensiert bleiben kann. Meist treten erst im höheren Alter Zeichen der Linksherzinsuffizienz bei myogener Dilatation des linken Ventrikels auf.

Als Folge der Hypertonie und der Aneurysmen der kleinen Hirngefäße kommt es jedoch häufig zu zerebralen Blutungen.

Klinik

Der Zeitpunkt des Auftretens von Symptomen hängt im Wesentlichen von der Ausprägung des Stenosegrades ab. Bei kritischer Stenose können Beschwerden bereits im Säuglingsalter, ansonsten oft erst im Jugendlichen- und Erwachsenenalter auftreten.

- Hypertonie im Bereich der oberen Körperhälfte bei Hypotonie der unteren Körperhälfte. Schwache oder fehlende Pulse der unteren Körperhälfte.
- Warme Hände, aber kalte Füße. Rasche Ermüdbarkeit der Beine beim Gehen, bei Männern gelegentlich Potenzstörungen.
- Als Hypertoniefolge Schwindel, Kopfschmerzen, Neigung zu Nasenbluten.
- Tastbare Kollateralgefäße (Interkostalarterien), Pulsationen und Schwirren der Arterien im Halsbereich.
- Als Spätsymptom Zeichen der Linksherzinsuffizienz.

Cave: Gelegentlich geht die linke A. subclavia im Stenosebereich oder eine A. lusoria (subclavia dextra) distal der Stenose ab. Dann besteht nur an einem Arm eine arterielle Hypertonie mit einer deutlichen Blutdruckdifferenz (> 30 mmHg) zwischen beiden Armen. Der Blutdruck muss daher zumindest bei jeder Erstuntersuchung immer an **beiden** Armen und an mindestens einem Bein gemessen werden.

Diagnostik

Typischerweise hört man bei der **Auskultation** ein spätsystolisches spindelförmiges Geräusch, das besonders gut am Rücken, aber auch linksparasternal auskultiert werden kann. Häufig ist ein frühsystolischer Klick (Aortendehnungston) linksparasternal zu hören. Bei länger bestehender Isthmusstenose können Gefäßgeräusche über den Kollateralen im Interkostalbereich nachweisbar sein.

Häufig bestehen sicht- und tastbare Pulsationen oberhalb der Klavikula, im Rückenbereich medial von der Skapula, im Bereich der Axilla und der lateralen Thoraxwand und dem Epigastrium.

Ein normales **EKG** schließt eine Aortenisthmusstenose nicht aus. Bei lang bestehender Hypertonie entwickeln sich typische Zeichen der **Linksherzhypertrophie** (hohe R-Zacke in V_5, tiefe S-Zacke in V_1, Sokolow-Lyon-Index $RV_5 + SV_1 > 3{,}5$ mV). Zusätzliche Schädigungszeichen (ST-Senkung, T-Inversion in V_5 und V_6) sollten an eine begleitende hämodynamisch wirksame Aortenklappenstenose oder -insuffizienz denken lassen.

Mit der zweidimensionalen **Echokardiographie** ist die direkte Darstellung der Aortenisthmusstenose, bes. auch mithilfe der transösophagealen Anlotung, möglich. Die Dopplerechokardiographie erlaubt eine Abschätzung des Druckgradienten über der Stenose. Begleitanomalien – insbesondere an der Aortenklappe – können erkannt und das Ausmaß der linksventrikulären Hypertrophie beurteilt werden.

Die **Röntgen-Thorax-Untersuchung** zeigt häufig keinen auffälligen Befund. Als charakteristisches Zeichen kann in manchen Fällen eine typische Einkerbung der Aorta im Isthmusbereich (3-Zeichen) erkennbar sein. Bei einem ausgeprägten, lange bestehenden Kollateralkreislauf finden sich typische **Rippenusuren** als bogige Aussparungen am Unterrand der dorsalen Rippenanteile (3. bis 10. Rippe). Rippenusuren treten als Folge einer Druckerosion auf. Absolut pathognomonisch sind Rippenusuren nicht, da sie auch z. B. beim Morbus Fallot vorkommen können.

Oft gelingt die Beurteilung des Schweregrades und der Längsausdehnung einer Aortenisthmusstenose **kernspintomographisch** besser als mittels Echokardiographie.

Invasiv kann der Druckgradient im Bereich der Stenose gemessen werden, angiographisch lassen sich die Lokalisation und das Ausmaß der Stenose sowie die Lagebeziehung zur A. subclavia sinistra beurteilen.

Merke: Jede juvenile Hypertonie muss an das Vorliegen einer Aortenisthmusstenose denken lassen.

Verlauf und Prognose

Eine kritische Isthmusstenose führt häufig bereits in den ersten Lebensmonaten zum Tod durch Herzversagen.

Die Mehrzahl der Patienten ist jedoch lange asymptomatisch. Erst zwischen dem 20. und 30. Lebensjahr treten verstärkt Symptome auf.

Bei rechtzeitiger Operation (vor dem Auftreten von Komplikationen wie Linksherzinsuffizienz oder arteriosklerotischen Folgeerscheinungen) und Blutdrucknormalisierung besteht eine normale Lebenserwartung.

Die meisten der nachfolgend genannten **Komplikationen** sind als Hypertoniefolge anzusehen:

- Myokardinsuffizienz, Aortendissektion, intrakranielle Blutungen,
- vorzeitige Progression einer koronaren Herzkrankheit,
- bakterielle Endokarditis oder Aortitis (oft ist die bikuspide Aortenklappe betroffen),
- Stenose oder Insuffizienz der bikuspiden Aortenklappe.

Therapie

Therapie

Indikationen zur operativen Therapie bzw. Ballondilatation: Ein systolischer Druckgradient zwischen der oberen und unteren Körperhälfte von mehr als 30 mmHg sowie eine arterielle Hypertonie sind Indikationen zur Intervention. Auch geringere Druckgradienten können unter Belastung sehr stark ansteigen, sodass ggf. zur Entscheidungsfindung auch eine Gradientenmessung unter Belastung erfolgen sollte.

Operative Therapie: Bei einer kurzstreckigen Stenose kann eine Resektion der Stenose mit End-zu-End-Anastomose erfolgen, bei langstreckigen Stenosen ist oft eine Erweiterungsplastik, z. B. mithilfe einer Dacronprothese, erforderlich. Wenn die Operation erst spät im Jugendalter durchgeführt wird, kann die Hypertonie persistieren. Optimalerweise sollte die Operation daher vor dem 6. Lebensjahr durchgeführt werden. OP-Risiko < 1 %.

Interventionelle Kathetertechnik: Alternativ steht auch die Ballondilatation und ggf. Stent-Implantation zur Verfügung. Bei etwa einem Drittel der Patienten ist jedoch mit dem Auftreten von Restenosierungen und der Ausbildung von Aneurysmen zu rechnen. Daher Verlaufskontrollen (TEE, MRT). Bei der Ballondilatation von Restenosen wurden weniger Komplikationen berichtet. Da andererseits eine Reoperation mit einem deutlich erhöhten Risiko einhergeht, scheint die Ballondi- ▶

latation insbesondere für die Behandlung von Restenosen geeignet zu sein.

Medikamentöse Therapie:

- Im Wesentlichen ist eine Prävention der bakteriellen Endokarditis, insbesondere bei einer bikuspiden Aortenklappe, auch nach einer operativen Korrektur erforderlich.
- Darüber hinaus ist eine antihypertensive Therapie vor allem vor und nach Operation oder Ballondilatation indiziert. Die Patienten sollten in ein- bis zweijährigen Abständen untersucht werden.

Komplikationen der operativen Therapie

Die Operationsletalität liegt bei etwa 1 %.

Als postoperative Komplikation ist mit einer so genannten **paradoxen arteriellen Hypertonie** unmittelbar nach der Operation im Bereich der oberen und unteren Körperhälfte für die Dauer von mehreren Wochen zu rechnen. Hierdurch wird insbesondere die Naht im Anastomosenbereich gefährdet. Eine medikamentöse Drucksenkung ist deshalb dringend erforderlich. Die Hypertonie bildet sich innerhalb des ersten postoperativen Monats bei einem Drittel der Patienten zurück, nach etwa 10 Jahren sind zwei Drittel bis drei Viertel der Patienten normotensiv.

Auch im Bereich der Operationsstelle können sich Aneurysmen entwickeln.

Eine sehr seltene, aber äußerst schwerwiegende Komplikation der Operation ist das Auftreten von Rückenmarkläsionen infolge einer Störung der spinalen Durchblutung mit möglicher Querschnittslähmung.

3.1.4 Pulmonalstenose

Epidemiologie

Die Häufigkeit beträgt etwa 7 % der angeborenen Herzfehler. Alle Formen kommen isoliert oder kombiniert mit einem Vorhofseptum- oder Ventrikelseptumdefekt oder als Bestandteil anderer komplexer Herzfehlbildungen vor.

Pathologische Anatomie

Die **valvuläre Pulmonalstenose** wird am häufigsten beobachtet und kommt in erster Linie als isolierte Form vor. Die Klappe kann normal trikuspid, aber auch bikuspid angelegt sein mit Verklebung der Kommissuren. Prästenotisch kann es sekundär zu einer systolischen muskulären Einengung im Sinne einer **funktionellen Infundibulumstenose** kommen. Diese ist nach der Beseitigung der primären Stenose reversibel. Poststenotisch findet man eine **Dilatation der A. pulmonalis**.

Bei der **subvalvulären (infundibulären) Pulmonalstenose** besteht in der Regel ein abnormes Muskelbündel im Bereich des Ausflusstraktes des rechten Ventrikels. Hierdurch kann eine Zweiteilung des Ventrikellumens (Two chambered right Ventricle) zustande kommen. Die infundibuläre Stenose kommt selten isoliert vor. Sie ist häufig mit einem Ventrikelseptumdefekt oder einer gleichzeitig vorliegenden valvulären Pulmonalstenose kombiniert.

Bei der valvulären und infundibulären Pulmonalstenose findet man in bis zu 75 % eine Lücke im Vorhofseptum, häufig in Form eines persistierenden Foramen ovale.

Supravalvuläre Stenosen sind entweder zentral in der A. pulmonalis oder peripher in Seitenästen lokalisiert und können vereinzelt oder multipel auftreten (Abb. 3.**3**).

Pathophysiologie

Die normale Pulmonalklappenöffnungsfläche beim Erwachsenen beträgt 3 – 4 cm².

Bei der isolierten Pulmonalstenose besteht eine reine Druckbelastung des rechten Ventrikels mit der Folge einer konzentrischen Hypertrophie bei normaler Herzgröße. Dies führt zu einer Erhöhung des rechtsventrikulären Füllungsdruckes und in der Folge zu einem Druckanstieg im rechten Vorhof. Je nach dem Grad der Klappeneinengung besteht ein systolischer Druckgradient zwischen rechtem Ventrikel und Pulmonalarterie.

Bei einer ausgeprägten Stenose ist das Herzminutenvolumen reduziert. Auch bei mittelgradigen Stenosen kann unter Belastungsbedingungen das Minutenvolumen nicht mehr ausreichend gesteigert werden. Es besteht also eine Förderinsuffizienz, noch keine myokardiale Kontraktionsinsuffizienz. Kompensatorisch kommt es unter Belastung zu einem überschießenden Frequenzanstieg und einer gesteigerten peripheren Sauerstoffausschöpfung (periphere Zyanose).

Bei Dekompensation können sich die Zeichen der Rechtsherzinsuffizienz entwickeln.

Wenn andere intrakardiale Defekte vorliegen, kann sich die Pathophysiologie erheblich verän-

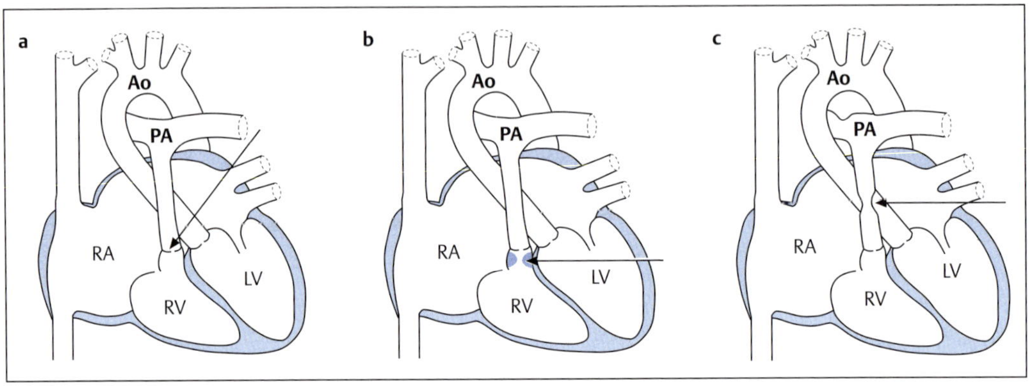

Abb. 3.3 Formen der angeborenen Pulmonalstenose:
a) valvulär, **b)** subvalvulär (infundibulär), **c)** supravalvulär (zentral/peripher).
RA = rechter Vorhof, RV = rechter Ventrikel, PA = Pulmonalarterie.

dern. So dient ein Ventrikelseptumdefekt als Überlaufventil und verhindert ein zu starkes Ansteigen des rechtsventrikulären Druckes. Dies kann aber zur Folge haben, dass poststenotisch im pulmonalen Kreislauf kein ausreichender Druck mehr aufgebracht wird.

Klinik

Bei **leichtgradigen Stenosen** besteht lange Beschwerdefreiheit.

Bei **höhergradigen Stenosen** kommt es zu Belastungsdyspnoe, Leistungsminderung oder peripherer Zyanose. Nur bei gleichzeitigem Vorhandensein eines Vorhof- oder Ventrikelseptumdefektes kann eine **zentrale Zyanose** durch einen Rechts-links-Shunt auftreten.

Bei **hochgradigen Pulmonalstenosen** werden gelegentlich **Angina-pectoris-artige Beschwerden** während einer Belastung angegeben, auch können bei plötzlichen Belastungen **Synkopen** auftreten. **Pulmonale Infekte** treten gehäuft auf. Schließlich können sich Zeichen der **Rechtsherzdekompensation** entwickeln.

Palpatorisch kann ein **systolisches Schwirren** im 2. ICR linksparasternal bei höhergradigen Stenosen nachgewiesen werden. Am Hals kann ein positiver Venenpuls (A-Welle) über der Vena jugularis als Folge der rechtsatrialen Druckbelastung imponieren. Hebende Pulsationen am linken Sternalrand und dem Epigastrium können inspektorisch auffallen.

Eine Voussure ist sichtbar, wenn schon im Kleinkindesalter eine schwere Rechtsherzhypertrophie bestand.

Diagnostik

Typischerweise hört man bei der **Auskultation** ein systolisches spindelförmiges niederfrequentes Geräusch mit p.m. über dem 2. bis 3. ICR linksparasternal. Das systolische Geräusch ist in der Regel sehr laut, kann bei hochgradigen Stenosen und einsetzender rechtsventrikulärer Dekompensation aber wieder leiser werden. Das Geräuschmaximum tritt in der Systole umso später auf, je hochgradiger die Stenose ist. Es kann den Aortenanteil des 2. Herztones überdauern (Abb. 3.**4**). Ein frühsystolischer **pulmonaler Dehnungston** (Ejection Klick) kann dem 1. Herzton folgen. Der Pulmonalanteil des 2. Herztons tritt als Folge der verlängerten rechtsventrikulären Austreibungsperiode verspätet auf und ist abgeschwächt. Das atemvariable Spaltungsintervall ist umso größer, je höhergradiger die Stenose ist. Ein Vorhofton kann zusätzlich im 3. bis 4. ICR linksparasternal wahrnehmbar sein.

Bei leichter Stenose ist der **EKG-Befund** häufig unauffällig. Bei höhergradigen Stenosen findet man Zeichen der **Rechtsherzhypertrophie** mit überhöhten R-Zacken in V_1 und einem tiefen S in V_5 bis V_6

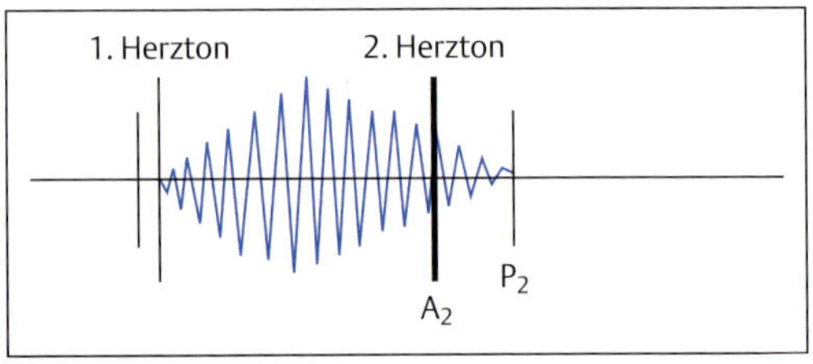

Abb. 3.4 Systolikum bei Pulmonalstenose.
A_2 = Aortenkomponente des 2. Herztons,
P_2 = Pulmonalkomponente des 2. Herztons.

Tabelle 3.2 Schweregradeinteilung der Pulmonalstenose

Schweregrad	Systolischer Druckgradient zwischen A. pulmonalis und rechtem Ventrikel (mmHg)	Klappenöffnungsfläche (cm^2/m^2 Körperoberfläche)
I leichtgradig	< 50	> 1,0
II mittelgradig	50–75	< 0,5
III hochgradig	> 75	< 0,25

(R/S in V_1 > 1, positiver Sokolow-Lyon-Index mit RV_1 + SV_5 > 1,05 mV), ein P-dextroatriale, einen Rechtslagetyp und einen inkompletten oder kompletten Rechtsschenkelblock. Als Ausdruck einer myokardialen Schädigung können auch T-Negativierungen in allen Brustwandableitungen nachweisbar werden.

Echokardiographisch gelingt die Differenzierung zwischen valvulärer, subvalvulärer und supravalvulärer Stenose.

- Bei der subvalvulären infundibulären Stenose fällt eine wulstartige Verdickung der Wand des rechtsventrikulären Ausflusstraktes im Schnittbild auf. Systolisch wird die dadurch bedingte Verengung der Ausflussbahn verstärkt.
- Bei der valvulären Pulmonalstenose findet man systolisch eine Domstellung der sich unvollständig öffnenden Pulmonalklappe. Die valvuläre Stenose ist in der Regel mit einer poststenotischen Dilatation der Pulmonalarterie assoziiert.
- Bei den supravalvulären Stenosen wird die Pulmonalarterie durch einen supravalvulären Ring oder eine Membran eingeschnürt.
- Darüber hinaus erlaubt die **Dopplerechokardiographie** eine Bestimmung des Druckgradienten und damit eine Beurteilung des Schweregrades der Stenosierung. Auch können die Auswirkungen der chronischen Druckbelastung auf das rechte Herz beurteilt werden.

Im **Röntgen-Thorax** fällt im Wesentlichen ein prominentes Pulmonalissegment als Folge der poststenotischen Dilatation der A. pulmonalis auf; im Seitenbild ausgefüllter Retrosternalraum. Die Herzgröße nimmt erst bei auftretender Rechtsherzinsuffizienz zu.

Invasive Diagnostik: Invasiv kann der Druckgradient zwischen A. pulmonalis und rechtem Ventrikel gemessen und somit die Stenose quantifiziert werden (Tab. 3.**2**). Mithilfe des Katheterrückzuges unter Druckregistrierung und der Angiokardiographie kann man zwischen einer supravalvulären, valvulären und infundibulären Stenose differenzieren. Besonders zur Darstellung peripherer Pulmonalarterienstenosen ist die Angiokardiographie geeignet.

Differenzialdiagnosen

Differenzialdiagnostisch müssen andere Herzfehler mit systolischem Geräusch, z. B. ein Vorhof- oder Ventrikelseptumdefekt oder eine Aortenklappenstenose, abgegrenzt werden.

Therapie

Das Auftreten von Symptomen oder von Zeichen der Rechtsherzinsuffizienz bei einer signifikanten Pulmonalstenose gilt als **absolute Indikation zur invasiven Therapie**. Auch bei asymptomatischen Patienten sollte bei einem Druckgradienten von mehr als 50 mmHg die Indikation zur Valvuloplastie oder Operation gestellt werden.

Ballondilatation (Valvuloplastie): Sie ist heute die Methode der Wahl bei der valvulären Pulmonalstenose. Auch periphere Pulmonalstenosen sind der Ballondilatation zugänglich.

Eine Indikation zur **Operation** besteht nur noch, wenn eine Valvuloplastie aus technischen Gründen nicht möglich ist (z. B. Dysplasie der Pulmonalklappe, infundibuläre Stenose) oder wenn begleitende relevante Vitien vorliegen. Bei der supravalvulären Pulmonalstenose kann eine Erweiterungsplastik durchgeführt werden. Die Hospitalletalität der Operation liegt bei etwa 1–2%.

Bei leichtgradigen Stenosen ist außer einer **Endokarditisprophylaxe** keine Therapie erforderlich. Eine Endokarditisprophylaxe sollte auch nach einer Ballonvalvuloplastie oder Operation weiterhin durchgeführt werden.

Verlauf und Prognose

Bei Patienten mit leichtgradiger Pulmonalstenose ist die Lebenserwartung nicht eingeschränkt.

Auch mittel- und höhergradige Stenosen können lange symptomlos bleiben, bei weiterer Progredienz kann sich aber eine rechtsventrikuläre Insuffizienz einstellen, die auch die häufigste Todesursache darstellt. Als weitere Todesursache dominiert der plötzliche Herztod. Der Verlauf kann durch das Auftreten einer bakteriellen Endokarditis kompliziert werden.

Eine sekundäre infundibuläre Hypertrophie bildet sich nach einem erfolgreichen Eingriff zurück.

Angeborene Herzfehler mit Links-rechts-Shunt

Bei einigen Kurzschlussverbindungen zwischen dem großen und kleinen Kreislauf, z. B. beim Vorhofseptumdefekt, Ventrikelseptumdefekt oder Ductus Botalli apertus, wird primär ein Links-rechts-Shunt beobachtet.

Pathophysiologie

Bei einer kleinen (drucktrennenden) Shuntverbindung wird die Shuntgröße im Wesentlichen von der Größe des Defektes und dem Druckgradienten bestimmt.

Bei einem großen (druckangleichenden) Defekt kommt es zu einem Druckausgleich zwischen den vor und hinter der Shuntverbindung gelegenen Herzabschnitten. Die Shuntgröße hängt hier vor allem vom Verhältnis der Gefäßwiderstände im Pulmonal- und Systemkreislauf ab. Sie bestimmen Ausmaß und Richtung des Shunts.

Die betroffenen Herzhöhlen sind beim Links-rechts-Shunt primär einer **Volumenbelastung** ausgesetzt.

Die anhaltende Volumenbelastung im Lungenkreislauf führt jedoch zu einer reaktiven pulmonalen Hypertonie. Als Spätkomplikationen können sich dann eine Pulmonalsklerose mit irreversibler **pulmonaler Hypertonie** und infolge der Druckbelastung des rechten Ventrikels eine zunehmende **Rechtsherzhypertrophie** entwickeln. Hierdurch kann es zu einer Abnahme des Links-rechts-Shuntes, im Extremfall sogar zur **Shuntumkehr** (Rechts-links-Shunt) mit zentraler Zyanose (Eisenmenger-Reaktion) und Zeichen der Rechtsherzinsuffizienz kommen.

Klinik

Röntgenologisch findet man in der Phase der verstärkten Lungenperfusion einen prominenten Pulmonalisbogen, eine verstärkte Lungengefäßzeichnung und tanzende Hilusgefäße.

Erst bei einer sich entwickelnden Shuntumkehr kann eine **Zyanose** und Rechtsherzinsuffizienz auftreten.

Therapiegrundsätze

Meist ist ein **operativer Verschluss der Shuntverbindung** bereits im Säuglings- bzw. im Vorschulalter angezeigt. Die Indikation besteht in der Regel bei einem Links-rechts-Shunt von mehr als 30% des Körperkreislaufvolumens.

Als Kontraindikation gilt eine fixierte pulmonale Hypertonie bei einem Verhältnis des pulmonalen Widerstandes zum Systemwiderstand von mehr als 0,8.

3.1.5 Vorhofseptumdefekt (ASD)

Epidemiologie

Mit etwa 10% gehört der Vorhofseptumdefekt zu den häufigen angeborenen Herzfehlern. Das weibliche Geschlecht ist doppelt so oft betroffen wie das männliche Geschlecht.

Pathologische Anatomie

Ostium-secundum-Defekt (ASD II): Häufigste Form (ca. 75%). Der Defekt entsteht durch eine Entwicklungshemmung des Septum secundum und liegt im mittleren Anteil des Vorhofseptums im Bereich der Fossa ovalis (Abb. 3.**5**). Gelegentlich ist eine begleitende partielle Lungenvenenfehlmündung nachweisbar. In 20% der Fälle ist auch ein Mitralklappen-Prolaps nachweisbar.

Ostium-primum-Defekt (ASD I): Seltener Defekt, der durch eine Entwicklungsstörung des Septum primum entsteht und im unteren Anteil des Vorhofseptums lokalisiert ist.

Der ASD I wird durch eine Hemmungsmissbildung der Endokardkissen verursacht. Zu den so genannten Endokardkissendefekten zählen zwei weitere Varianten: der partielle AV-Kanal (ASD I + Anoma-

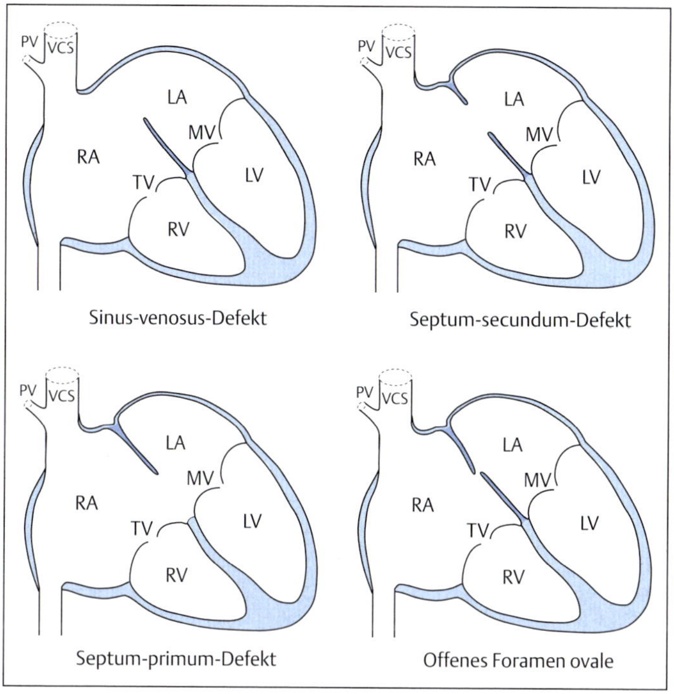

Abb. 3.5 Formen des Vorhofseptumdefektes.
RA = rechter Vorhof, RV = rechter Ventrikel, LA = linker Vorhof, LV = linker Ventrikel, TV = Trikuspidalklappe, MV = Mitralklappe, PV = Pulmonalvene, VCS = Vena cava superior.

lie der AV-Klappen) und der totale AV-Kanal (ASD I + VSD + AV-Klappenanomalie).

Sinus venosus-Defekt: Seltener Vorhofseptumdefekt, der im oberen Anteil des Vorhofseptums lokalisiert ist und fast immer von einer partiellen Lungenvenenfehlmündung begleitet wird.

Offenes Foramen ovale: Das Foramen ovale bleibt anatomisch bei etwa 25% der Menschen offen. In der Regel besteht kein Shunt und damit keine hämodynamische Auswirkung. Das offene Foramen ovale kann paradoxe Embolien ermöglichen (insbesondere bei passagerer Druckerhöhung im rechten Vorhof durch z. B. Husten, Valsalva-Manöver).

Bei zahlreichen angeborenen Herzfehlern stellt der Vorhofseptumdefekt eine begleitende Missbildung dar, die zum Teil erst ein Überleben ermöglicht (z. B. Trikuspidalatresie, Transposition der großen Arterien, totale Lungenvenenfehlmündung). Als **Lutembacher-Syndrom** wird die Kombination aus Vorhofseptumdefekt und angeborener Mitralklappenstenose bezeichnet.

Pathophysiologie

Die **Shuntgröße** hängt im Wesentlichen von folgenden Faktoren ab:

- Größe des Defektes und Druckgradient zwischen linkem und rechtem Vorhof,
- Dehnbarkeit (Compliance) der Ventrikel bzw. Widerstand im großen und kleinen Kreislauf.

Der **normale mittlere Druck** beträgt im linken Vorhof 8 mmHg, im rechten Vorhof 4 mmHg. Daraus ergibt sich eine mittlere Druckdifferenz von 4 mmHg. Bei großen Defekten besteht zwischen dem linken und rechten Vorhof kein Druckunterschied mehr (druckangleichend). Das Shuntvolumen hängt dann im Wesentlichen von der unterschiedlichen Dehnbarkeit der linken und rechten Kammer sowie vom Verhältnis der Widerstände im großen und kleinen Kreislauf ab. Die größere Dehnbarkeit des rechten Ventrikels führt in der Regel zunächst zu einem Links-rechts-Shunt.

Auswirkungen des Links-rechts-Shunts:

- Eine **Volumenüberlastung des Lungenkreislaufs** und ein vermindertes Herzzeitvolumen im großen Kreislauf.
- Infolge des erhöhten Lungendurchflusses kommt es zunächst zu einer reaktiven, im weiteren Verlauf – durch Verdickung der Intima und Hypertrophie der Media der Pulmonalgefäße – zu einer fixierten **pulmonalen Hypertonie**.
- Die Widerstandserhöhung im Lungenkreislauf führt aufgrund der zunehmenden Druckbelastung für den rechten Ventrikel zu einer **rechtsventrikulären Hypertrophie**.
- Bei zunehmender irreversibler Pulmonalsklerose mit fixierter pulmonaler Hypertonie und Rechtsherzhypertrophie kann sich bei etwa 10% der Patienten in Spätstadien eine Shuntumkehr zum

Rechts-links-Shunt mit zentraler Zyanose entwickeln **(Eisenmenger-Reaktion)**.

- Als weitere Spätkomplikationen können Zeichen der **Rechtsherzinsuffizienz** auftreten.

Klinik

Bei einem kleinen ASD II (Links-rechts-Shunt < 25 % des Herzzeitvolumens im großen Kreislauf) besteht oft Beschwerdefreiheit bis ins hohe Erwachsenenalter.

Bei größerem ASD II fallen Belastungsdyspnoe, Leistungsminderung, Blässe, eine verzögerte körperliche Entwicklung sowie eine Neigung zu bronchopulmonalen Infekten auf.

Diagnostik

Klinischer Untersuchungsbefund

Auskultation: Charakteristisch sind ein niederfrequentes **spindelförmiges Systolikum im 2. bis 3. ICR linksparasternal** als Ausdruck einer relativen Pulmonalstenose bei gesteigertem Herzzeitvolumen im Lungenkreislauf und eine breite **fixierte (= atemunabhängige) Spaltung des 2. Herztons.** Der Pulmonalton ist betont. (Beim Gesunden kommt es inspiratorisch zu einem verstärkten venösen Rückstrom und damit zu einer atemabhängigen inspiratorischen Spaltung des 2. Herztons. Das vergrößerte Schlagvolumen und damit die verlängerte Austreibungszeit des rechten Ventrikels führt zu einem verspäteten Schluss der Pulmonalklappe. Beim Vorhofseptumdefekt nimmt während der Inspiration kompensatorisch der Links-rechts-Shunt ab und während der Exspiration wieder zu, sodass es zu einer konstanten atemunabhängigen Spaltung des II. Herztons kommt.)

Ein diastolisches Geräusch über dem 3. bis 4. ICR linksparasternal kann bei großem Links-rechts-Shunt als Ausdruck einer relativen Trikuspidalklappenstenose durch den vermehrten Blutfluss im kleinen Kreislauf auftreten.

Eventuell sind hebende Pulsationen oder auch eine präkordiale Vorwölbung linksparasternal als Folge der verstärkten Pulsation des rechten Ventrikels und erweiterten Truncus pulmonalis sichtbar.

Oft besteht ein niedriger Blutdruck mit verminderter Blutdruckamplitude als Folge des reduzierten Herzminutenvolumens im großen Kreislauf.

Eine Shuntumkehr mit Auftreten einer zentralen Zyanose ist in Spätstadien möglich.

Apparative Diagnostik

- **EKG**
  - In etwa 80 % der Fälle besteht ein **inkompletter Rechtsschenkelblock** als Zeichen der Volumenbelastung des rechten Ventrikels. Gelegentlich wird auch ein vollständiger Rechtsschenkelblock gesehen.
  - Ein Steil- bis Rechtstyp wird beim ASD II, ein Links- bis überdrehter Linkstyp beim ASD I beobachtet.
  - Eventuell sind Zeichen der **Rechtsherzhypertrophie** mit P-dextrokardiale, erhöhten R-Zacken rechtspräkordial, tiefen S-Zacken linkspräkordial (Sokolow-Lyon-Index $RV_1 + SV_5 > 1{,}05$ mV) nachweisbar.
- **Röntgen-Thorax**
  - Zunächst dominieren die **Zeichen der verstärkten Lungenperfusion:** prominenter Pulmonalisbogen mit verstrichener Herztaille, verstärkte Lungengefäßzeichnung mit Verbreiterung der zentralen und peripheren Lungenarterien und -venen und bei Durchleuchtung „tanzende" Hilusgefäße.
  - Mit **zunehmender pulmonaler Hypertonie** wird ein Rückgang der peripheren Lungengefäßzeichnung und ein **Kalibersprung** von den zentralen zu den peripheren Lungengefäßen erkennbar. Das Herz ist vergrößert, der linke Ventrikel wird durch den vergrößerten rechten Ventrikel nach hinten verlagert. Der rechte Ventrikel kann links randbildend werden. Der vergrößerte rechte Vorhof führt zu einer Vorwölbung des rechten Herzrandes in das Lungenfeld.
  - In der Seitenaufnahme ist eine Einengung des Retrosternalraumes durch die Verlängerung der Ausflussbahn des rechten Herzens, die dem Sternum breitflächig anliegt, nachweisbar.
  - Die radiologischen Veränderungen treten erst bei größerem Links-rechts-Shunt oder bei längerem Bestehen des Shunts auf.
- Mithilfe der zweidimensionalen **Echokardiographie,** insbesondere der transösophagealen Echokardiographie, gelingt die direkte Darstellung des Defektes und seiner Ausdehnung. Bei relevantem Shunt kann die Erweiterung von rechtem Vorhof, rechtem Ventrikel, Pulmonalarterie sowie eine paradoxe Septumbewegung nachgewiesen werden.
- Die **Farbdoppler-** und **Kontrastechokardiographie** ermöglicht die Darstellung des Shunts. Bei einer begleitenden Trikuspidalklappeninsuffizienz lässt sich dopplerechokardiographisch der systolische Pulmonalarteriendruck bestimmen.

- Im Rahmen der **Rechtsherzkatheteruntersuchung** (invasive Diagnostik) können folgende Befunde erhoben werden:
  - Durch Kontrastmittelinjektion Darstellung von Größe und Lage des Defektes,
  - Bestimmung des Shuntvolumens (unterschiedliche Sauerstoffsättigungskonzentrationen im Rahmen der Oxymetrie und HZV-Messung),
  - Passage des Vorhofseptumdefektes mit Katheter,
  - Messung der Druckwerte im rechten Ventrikel und kleinen Kreislauf,
  - Nachweis fehlmündender Lungenvenen.

Diagnostisch wegweisend sind
1. Systolikum und fixierte Spaltung des 2. Herztons über dem Pulmonalareal.
2. Inkompletter Rechtsschenkelblock im EKG.
3. Verstärkte Lungenperfusion und prominenter Pulmonalisbogen im Röntgenbild.
4. Echokardiographischer Defekt- und Shuntnachweis.

Verlauf und Prognose

Die Diagnose wird häufig erst im späten Kindesalter bzw. im frühen Erwachsenenalter gestellt. Der Vorhofseptumdefekt vom Secundum-Typ ist daher der häufigste angeborene Herzfehler des Erwachsenen.

Die Lebenserwartung von Patienten mit Secundum-Defekt ist eingeschränkt. Ohne Therapie erreichen etwa 50% der Patienten das 40. Lebensjahr.

Die Prognose des Vorhofseptumdefektes vom Primumtyp ist deutlich schlechter. Insbesondere beim Auftreten einer pulmonalen Hypertonie ist die Lebenserwartung stark eingeschränkt.

Komplikationen: Komplizierend können Vorhofarrhythmien wie Vorhofflimmern, -flattern und paroxysmale Tachykardien, AV-Leitungsstörungen vor allem nach der vierten Lebensdekade auftreten. Auch rezidivierende bronchopulmonale Infekte komplizieren häufig den Verlauf. In Spätstadien Entwicklung einer pulmonalen Hypertonie, Rechtsherzinsuffizienz und ggf. Shuntumkehr.

Therapie

Konservative Therapie

Asymptomatische Patienten mit einem Shunt < 25% bedürfen keiner speziellen Therapie. Eine Endokarditisprophylaxe ist nicht erforderlich, außer bei einer begleitenden Mitralklappeninsuffizienz (z. B. ASD I).

Interventionelle/operative Therapie

Indikationen: Operativ kann ein Verschluss eines Vorhofseptumdefektes durch direkte Naht oder Verwendung eines Teflon- oder Perikardflickens erfolgen bei:
- symptomatischen Patienten,
- asymptomatischen Patienten mit großem Defekt (> 25% Li-re-Shunt) bei beginnender pulmonaler Drucksteigerung, bei einem Shunt von > 50% auch ohne pulmonale Hypertonie,
- ggf. nach Auftreten paradoxer Embolien.

Kontraindikation: Ein Verschluss ist kontraindiziert bei einem pulmonalen Gefäßwiderstand von mehr als 800 dyn $\times$ s $\times$ cm^{-5} und Angleichung des Pulmonalarteriendrucks an den großen Kreislauf. Es sollte bei einem relevanten Shunt und pulmonaler Hypertonie die Reversibilität der pulmonalen Hypertonie durch 100%ige Sauerstoffatmung oder medikamentös (z. B. mit Prostacyclin) geprüft werden. Bei fixierter pulmonaler Hypertonie kommt es unter Sauerstoffatmung nicht zu einem Druckabfall im Pulmonalkreislauf.

Ergebnisse: Der elektive operative Verschluss bei Patienten unter 40 Jahren kann mit einer Letalität von etwa 1% durchgeführt werden. Bei Risikopatienten mit pulmonaler Hypertonie, Zeichen der Rechtsherzinsuffizienz oder Septum-primum-Defekt kann die Operationsletalität auf bis zu 10% ansteigen. Bei größerem Defekt wird die Operation vorzugsweise bereits im Vorschulalter durchgeführt. Die Langzeitprognose bei rechtzeitiger Operation ist günstig.

Katheterverfahren

Bei kleineren Defekten (Durchmesser < 2,5 cm) im mittleren Septumanteil und freiem Randbereich kann ein interventioneller Verschluss durch Doppel-Schirmchen (z. B. Amplatzer-Occluder) mit hoher Erfolgs- und geringer Komplikationsrate erfolgen. Nach einer vermuteten abgelaufenen paradoxen Embolie kann auch ein kleiner Defekt oder ein offenes Foramen ovale verschlossen werden.

3.1.6 Spezielle Krankheitsbilder mit Vorhofseptumdefekt

Mitralklappenprolaps

Der Vorhofseptumdefekt ist häufig mit einem Mitralklappenprolaps mit oder ohne Mitralklappeninsuffizienz assoziiert.

Lutembacher-Syndrom

Bei dieser Kombination aus Vorhofseptumdefekt und angeborener Mitralstenose dient der ASD als Überlaufventil, sodass es früh zu einem ausgeprägten Links-rechts-Shunt kommt. Dagegen bleibt die Drucksteigerung im linken Vorhof und Lungenkreislauf, anders als bei der Mitralstenose, gering ausgeprägt.

Die Patienten sind weniger symptomatisch als bei einer reinen Mitralstenose, solange die Volumenbelastung des rechten Ventrikels kompensiert ist.

ASD + Pulmonalstenose: siehe dort.

Partielle Lungenvenentransposition

In etwa 20% der Fälle geht der Vorhofseptumdefekt mit einer partiellen Transposition von Lungenvenen einher. Am häufigsten wird eine Einmündung einer Lungenvene in die Vena cava superior oder in den rechten Vorhof beobachtet. Beim **Scimitar-Syndrom (Türkensäbel-Syndrom)** mündet die untere rechte Lungenvene in die V. cava inferior.

Totale Lungenvenentransposition

Bei der totalen Lungenvenentransposition kann eine Fehleinmündung aller vier Lungenvenen in den rechten Vorhof, die obere Hohlvene, untere Hohlvene, den Koronarsinus oder die Pfortader, oft über ein Sammelgefäß, vorliegen. Es liegt ein Links-rechts-Shunt auf Vorhofebene vor, der zu den gleichen Folgen wie ein Vorhofseptumdefekt führt. Die Kinder sind nur beim Vorliegen einer zusätzlichen Shuntverbindung (z. B. ASD) lebensfähig.

Die Prognose ist schlecht. Die operative Therapie besteht in einer Anastomosierung des Sammelgefäßes mit dem linken Vorhof.

Atrioventrikuläre Septumdefekte

Bei 50% der Patienten mit atrioventrikulärem Septumdefekt liegt ein Down-Syndrom (Trisomie 21) vor.

Man unterscheidet den

- **partiellen Atrioventrikularkanal** und den
- **totalen AV-Kanal** (Canalis atrioventricularis communis).

Im **EKG** besteht in der Regel ein Links- oder überdrehter Linkstyp, häufig auch ein AV-Block I. Grades.

Der partielle atrioventrikuläre Septumdefekt entspricht dem Vorhofseptumdefekt vom Ostium-primum-Typ. Beim partiellen AV-Kanal-Defekt liegt die Situation eines Vorhofseptumdefektes mit mehr oder weniger ausgeprägter Mitralinsuffizienz durch eine Spaltbildung im vorderen Mitralsegel vor. Hier machen sich Symptome oft erst im Kindes- und Jugendalter bemerkbar. Die mittlere Lebenserwartung liegt bei 30 Jahren.

Beim kompletten atrioventrikulären Septumdefekt liegt zusätzlich ein ventrikulärer Septumdefekt und eine gemeinsame atrioventrikuläre Klappenöffnung mit Mitral- und Trikuspidalklappeninsuffizienz vor. Pathophysiologisch stehen hier die Auswirkungen des Ventrikelseptumdefektes im Vordergrund. Die Prognose ist ungünstig. Ohne Therapie versterben die meisten Kinder vor dem zweiten Lebensjahr.

Tabelle 3.3 Schweregradeinteilung der Ventrikelseptumdefekte (die Absolutwerte beziehen sich auf das Erwachsenenalter)

	kleiner VSD	mittelgroßer VSD	großer VSD
Druckgradient LV/RV	drucktrennend	druckreduzierend	druckangleichend
Defektgröße cm^2/m^2 KOF	< 5	5–10	> 10
Li-re-Shunt des pulmonalen HZV (%)	< 25	25–50	> 50
SO_2-Sprung (%)	< 10	10–20	> 20
Pulmonalarteriendruck	normal	mäßig erhöht	stark erhöht

Therapie

Beim **kompletten AV-Kanal** ist die operative Therapie schon im ersten Lebensjahr erforderlich. Bei partiellen Formen kann bis zum Vorschulalter gewartet werden.

In der Regel sind ein Patchverschluss des Vorhof- und Ventrikelseptumdefektes sowie eine Rekonstruktion der Atrioventrikularklappen, ggf. auch ein Klappenersatz, erforderlich.

3.1.7 Ventrikelseptumdefekt (VSD)

Epidemiologie

Mit etwa 30% handelt es sich beim Ventrikelseptumdefekt um den **häufigsten angeborenen Herzfehler**, der zur Hälfte isoliert, zur Hälfte kombiniert mit anderen Anomalien des Herzens auftritt. Da etwa ein Drittel der Defekte sich spontan verschließt, kann die Häufigkeit im späteren Alter abnehmen.

Neben den angeborenen Ventrikelseptumdefekten kann ein VSD auch als Folge eines Herzinfarktes oder Traumas erworben werden.

Pathologische Anatomie/Pathophysiologie

In Abhängigkeit von der **Lokalisation** unterscheidet man einen

- membranösen VSD (70% der Fälle),
- tief sitzenden muskulären VSD (Morbus Roger, ca. 12%),
- infundibulären VSD (unterhalb der Aortenklappe),
- VSD im Rahmen eines atrioventrikulären Septumdefektes (im Bereich der AV-Klappenebene).

Während der gesamten Herzaktion besteht ein Druckgradient zwischen dem linken und rechten Ventrikel mit der Folge eines **Links-rechts-Shuntes.** Daraus resultiert eine Volumenbelastung aller Herzabschnitte mit Ausnahme des rechten Vorhofes und ein erhöhter Lungendurchfluss.

Für die **hämodynamischen Auswirkungen** ist die Größe des Defektes und bei großen Defekten das Verhältnis der Gefäßwiderstände im kleinen und großen Kreislauf zueinander entscheidend.

Hämodynamisch sollten kleine, mittelgroße und große VSD unterschieden werden (Tab. **3.3**). Bei **kleinen** bis **mittelgroßen** Defekten haben die Patienten eine günstige Prognose. Symptome treten erst im Jugend- bzw. Erwachsenenalter auf.

Große Defekte gehen bei zunächst niedrigem Gefäßwiderstand im Pulmonalkreislauf mit einem großen Links-rechts-Shunt einher. Bleibt dieser unbehandelt, so sterben mehr als 50% der Patienten bereits im ersten Lebensjahr an einem volumenbedingten Herzversagen. Der großen Volumen- und Druckbelastung des Lungengefäßsystems folgt bereits im zweiten Lebensjahr eine irreversible Pulmonalsklerose mit Shuntumkehr und zentraler Zyanose (Eisenmenger-Reaktion). Aus der akuten Gefahr der Herzinsuffizienz im ersten Lebensjahr entwickelt sich bei den Überlebenden ein chronisches Leiden mit pulmonaler Hypertonie, Zeichen der Rechtsherzbelastung und zunehmender Zyanose.

Klinik

Kleiner VSD: Die Patienten sind in der Regel asymptomatisch (aber lautes Herzgeräusch: „viel Lärm um nichts").

Mittelgroßer VSD: Leistungsschwäche, Belastungsdyspnoe und Neigung zu pulmonalen Infekten.

Großer VSD: Zusätzlich Zeichen der Herzinsuffizienz, Herzbuckel (Voussure) und Entwicklungsverzögerung. Bei **Shuntumkehr** (Eisenmenger-Reaktion) treten eine zentrale Zyanose, Zeichen der Rechtsherzinsuffizienz, Trommelschlägelfinger und Polyglobulie auf.

Bei der Palpation ist eventuell ein systolisches Schwirren am linken unteren Sternalrand tastbar.

Diagnostik

Auskultation

In Abhängigkeit von der Defektgröße imponieren bei der **Auskultation** folgende Geräuschphänomene:

- **Kleiner VSD:** lautes, scharfes, holosystolisches Pressstrahlgeräusch über dem 3. bis 4. ICR linksparasternal.
- **Mittelgroßer VSD:** zusätzlich eventuell präsystolisch ein relatives Mitralstenosegeräusch als Folge des hohen Shuntvolumens.
- **Großer VSD:** leiser werdendes systolisches Pressstrahlgeräusch.

Eventuell kann ein frühdiastolisches Decrescendogeräusch über der Pulmonalklappe infolge einer Pulmonalklappeninsuffizienz (Graham Steell) auskultiert werden. Eine weite Spaltung des 2. Herztons (Ursache: verkürzte systolische Austreibungszeit des linken Ventrikels aufgrund der Nachlastsenkung bei VSD), ein betontes Pulmonalsegment (P2) und ein I2. Herzton können zusätzlich auffallen.

EKG

- **Kleiner VSD:** Normalbefund.
- **Mittelgroßer VSD:** Zeichen der linksventrikulären Hypertrophie.
- **Großer VSD:** Zeichen der biventrikulären Hypertrophie. Bei Entwicklung eines Eisenmenger-Syndroms zunehmende Zeichen der Rechtsherzhypertrophie und Rechtsschenkelblock.

Echokardiographie

Die zweidimensionale **Schnittbildechokardiographie** ermöglicht ggf. mithilfe der transösophagealen Anlotung die direkte Darstellung von Lage und Größe des VSD.

Die **Farbdopplerechokardiographie** erlaubt eine sensitive Darstellung des Shunts.

Auch die **Kontrastechokardiographie** kann zur Shuntdarstellung herangezogen werden.

Mithilfe der **Dopplerechokardiographie** lässt sich der Druckgradient zwischen rechtem und linkem Ventrikel messen und das Shuntvolumen berechnen. Semiquantitativ können die Druckwerte im kleinen Kreislauf bestimmt werden.

Während die Herzhöhlen bei kleinem VSD normal erscheinen, lässt sich bei mittelgroßem VSD eine Vergrößerung von linkem Vorhof und linker Herzkammer nachweisen, bei großem VSD besteht zusätzlich eine Vergrößerung des rechten Ventrikels.

Röntgen-Thorax

- **Kleiner VSD:** Normalbefund.
- **Mittelgroßer VSD:** prominentes Pulmonalsegment. Zunehmende Herzgröße. Vermehrte Lungengefäßzeichnung und tanzende Hilusgefäße fallen bei der Durchleuchtung auf.
- **Großer VSD:** Zunehmende Herzgröße durch jetzt auch Vergrößerung des rechten Ventrikels. Bei zunehmender pulmonaler Hypertonie prominente A. pulmonalis und deutliche Hilusgefäßzeichnung. In der Peripherie jedoch Abnahme der Lungengefäßzeichnung (Kalibersprung vom Hilus zur Lungenperipherie), gleichzeitig Abnahme der Herzgröße.

Im Gegensatz zum Ductus Botalli persistens ist der Aortenknopf klein, da die Aorta am Shuntkreislauf nicht beteiligt ist.

Herzkatheteruntersuchung und Angiokardiographie

Die Angiokardiographie erlaubt die direkte Darstellung des Shunts und der Lage des Defektes. Gelegentlich kann der Defekt direkt sondiert werden.

Aus den Sauerstoffsättigungsbestimmungen kann die Sauerstoffsättigungsdifferenz zwischen Hohlvenen und A. pulmonalis bestimmt und das Shuntvolumen berechnet werden.

Die Druckmessung erlaubt insbesondere eine Beurteilung des Ausmaßes der pulmonalen Hypertonie, des Druckgradienten zwischen linkem und rechtem Ventrikel und der Widerstände im großen und kleinen Kreislauf.

Begleitende Fehlbildungen können ebenfalls erkannt werden.

Verlauf

Bei etwa 30 % der Patienten kommt es zu einem spontanen Verschluss des VSD, meist innerhalb der ersten Lebensjahre. Die Prognose verschlechtert sich mit zunehmender Defektgröße, insbesondere mit Entwicklung einer pulmonalen Hypertonie. Die schlechteste Prognose haben Patienten mit Eisenmenger-Syndrom.

Im Verlauf können folgende **Komplikationen** auftreten:

- 50 % der Kinder mit großem Defekt versterben infolge einer Linksherzinsuffizienz vor dem zweiten Lebensjahr.
- Bei großem VSD, der nicht rechtzeitig operiert wurde, entwickelt sich in etwa 25 % der Fälle eine pulmonale Hypertonie meist schon im zweiten Lebensjahr. Eine operative Therapie sollte vor diesem Zeitraum erfolgen.
- Bei etwa 1–5 % der Patienten entwickelt sich zwischen dem 5. und 10. Lebensjahr eine Aortenklappeninsuffizienz infolge des Prolaps eines aortalen Segels.
- Eine **bakterielle Endokarditis** tritt in bis zu 10 % der Fälle, insbesondere bei Patienten mit begleitender Aortenklappeninsuffizienz, auf. Nach operativem VSD-Verschluss ist das Risiko für eine bakterielle Endokarditis deutlich niedriger.
- Etwa 30 % der Todesfälle sind auf einen plötzlichen Herztod zurückzuführen. Besonders bedroht sind die Patienten mit Eisenmenger-Syndrom. Hierbei beobachtet man auch ein häufiges Auftreten von Synkopen, AV-Blockierung, Hämoptysen, Hirnabszessen und Rechtsherzversagen.

Therapie

Operative Therapie

Der **kleine VSD** mit einem Shuntvolumen unter 25 % bedarf in der Regel keiner operativen Therapie.

Mittelgroße Defekte sollten im Vorschulalter entweder durch direkte Naht oder durch Einnähen eines Patches verschlossen werden. Das Operationsrisiko liegt bei etwa 1–2 %. Gelegentlich ist auch ein interventioneller Verschluss möglich.

Bei **großem VSD** muss die Operation früh, meist bis zum Ende des 2. Lebensjahres erfolgen. Hier beträgt das Operationsrisiko ca. 5 %.

Das **Auftreten einer Herzinsuffizienz** gilt sowohl im Kindes- als auch im Erwachsenenalter als Operationsindikation bei großem Links-rechts-Shunt, solange keine schwere pulmonale Widerstandserhöhung vorliegt. Als Komplikation der Operation ist wegen der Nähe des Defektes zum Reizleitungssystem mit dem Auftreten eines AV-Blocks in 5 % der Fälle zu rechnen. Bei rechtzeitiger Operation besteht eine gute Prognose und Lebensqualität, sofern keine pulmonale Widerstandserhöhung vorliegt.

Kontraindikationen: Fixierte (auch nach reiner Sauerstoffatmung irreversible) pulmonale Hypertonie mit einem Verhältnis von pulmonalem zu systemischem Widerstand von mehr als 0,8 und Shuntumkehr (Eisenmenger-Reaktion). Der Ventrikelseptumdefekt hat hier die Funktion eines entlastenden Überlaufventils für die rechte Kammer. Der Verschluss dieses Ventils würde zu einer sofortigen Rechtsherzdekompensation führen. Therapeutisch kann in diesen Fällen ein VSD-Verschluss in Kombination mit einer Lungentransplantation oder eine Herz-Lungen-Transplantation erwogen werden.

Konservative Therapie

Bei einem Links-rechts-Shunt kann ein **Nachlastsenker** zu einer Reduktion des Shuntvolumens beitragen.

Eine **Endokarditisprophylaxe** ist sorgfältig einzuhalten.

Im Hinblick auf die zum Teil extreme Polyzythämie bei der Eisenmenger-Reaktion kann vorübergehend eine symptomatische Besserung durch einen vorsichtigen **Aderlass** unter Volumenersatz erzielt werden.

Eine **Behandlung der Herzinsuffizienz** erfolgt wie im Kapitel Herzinsuffizienz angegeben (Kap. 3.7).

3.1.8 Persistierender Ductus arteriosus Botalli (PDA)

Definition und Epidemiologie

Synonyma: Ductus Botalli apertus, offener Ductus Botalli.

Beim offenen Ductus Botalli persistiert die in der Fetalperiode notwendige Verbindung zwischen Pulmonalarterie und Aorta über die ersten Lebensmonate hinaus.

Der offene Ductus Botalli macht etwa 10 % aller kongenitalen Vitien aus. Das weibliche Geschlecht ist häufiger betroffen.

Der persistierende Ductus arteriosus kann auch in Kombination mit anderen angeborenen Herzanomalien auftreten. Gelegentlich ermöglicht ein PDA erst das Überleben (kompensierender PDA, z. B. bei Pulmonalatresie).

Die Ursache für den ausbleibenden Ductusverschluss ist letztlich unbekannt, ein persistierender Ductus arteriosus wird aber häufig bei Frühgeburten und Rötelnembryopathie beobachtet.

Physiologische Grundlagen

Der Ductus arteriosus dient beim Fetus zur Umgehung des Lungenkreislaufes. Er verbindet die Pulmonalarterie im Bereich der Bifurkation mit der Aorta an der Innenseite des Isthmusbereiches, d. h. am Übergang des Aortenbogens in die Aorta descendens. Die Ductuslänge beträgt ca. 3 cm, der Durchmesser variiert von wenigen Millimetern bis zu 1 cm. Es handelt sich somit um eine **Kurzschlussverbindung** bzw. eine **arteriovenöse Fistel** zwischen kleinem und großem Kreislauf.

Die Strömungsrichtung im offenen Ductus vom kleinen zum großen Kreislauf wird durch den hohen Strömungswiderstand in den Lungengefäßen der noch nicht entfalteten Lunge während der Fetalperiode möglich.

Von der Aorta descendens gelangt das Blut über die A. umbilicalis zurück zur Plazenta, wo es oxygeniert und von Kohlensäure entsättigt wird. Über die V. umbilicalis gelangt sauerstoffreiches Blut via V. cava inferior unter Durchmischung mit dem venösen Blut der unteren Körperpartien zum rechten Vorhof und über ein offenes Foramen ovale in den großen Körperkreislauf. Das rein venöse Blut aus der V. cava superior gelangt über den rechten Vorhof und rechten Ventrikel via Truncus pulmonalis und offenen Ductus in die Aorta, ohne sich im Vorhof mit dem arteriell-venösen Mischblut aus den unteren Körperpartien und der Vena umbilicalis zu mischen.

Unmittelbar nach der Geburt erfolgt mit dem Einsetzen der Atmung und dem Anstieg des Sauerstoffpartialdrucks ein zunächst funktioneller kontraktiler Verschluss des Ductus, der in den folgenden Tagen und Wochen fibrotisch obliteriert. Zusätzlich kommt es zur Entfaltung der kollabierten Lungen und zu einer Widerstandsabnahme im kleinen Kreislauf sowie zum Verschluss des offenen Foramen ovale.

Pathophysiologie

Kommt es in den ersten Stunden nach der Geburt nicht zu einem ausreichenden reflektorisch ausgelösten funktionellen Verschluss oder in den folgenden Wochen nicht zu einer ausreichenden Fibrosierung mit definitivem Verschluss des Ductus, so persistiert die Kurzschlussverbindung zwischen A. pulmonalis und Aorta.

Das Absinken des Lungengefäßwiderstandes führt nun zu einer Umkehr des fetalen Rechts-links-Shuntes in einen **Links-rechts-Shunt.** Die Größe des Shunts hängt im Wesentlichen vom Querschnitt des Ductus und dem Widerstandsverhältnis zwischen Pulmonal- und Systemkreislauf ab.

Der Links-rechts-Shunt führt zu einer **Volumenbelastung des Lungenkreislaufs** sowie des linken Vorhofes, des linken Ventrikels und der Aorta bis zur Einmündung des Ductus. Da sowohl während der Systole als auch der Diastole ein hoher Druckunterschied zwischen Aorta und A. pulmonalis besteht, ist der Shunt kontinuierlich während Systole und Diastole nachweisbar.

Bei einem relevanten Shunt kommt es zunächst durch die Hyperzirkulation zu einer Vergrößerung des linken Vorhofes und des linken Ventrikels (exzentrische Volumenhypertrophie). Im weiteren Verlauf kann es zum Anstieg des enddiastolischen Füllungsdrucks mit myogener Dilatation und Zeichen der Linksherzinsuffizienz bis hin zur Stauungslunge kommen.

Die Hyperzirkulation im Lungenkreislauf führt zur Pulmonalsklerose mit pulmonaler Hypertonie und Druckbelastung des rechten Ventrikels. Hierdurch kommt es in fortgeschrittenen Fällen zur Reduktion des Links-rechts-Shuntes, in extremen Fällen zur Shuntumkehr mit zentraler Zyanose (**Eisenmenger-Reaktion**).

Klinik

Bei **kleinem Shuntvolumen** besteht in der Regel Beschwerdefreiheit.

Bei **größerem Shunt** kommt es zu *Leistungsschwäche, Belastungsdyspnoe*, eventuell Tachypnoe und Herzklopfen. Im Säuglingsalter fällt eine Trinkschwäche auf, die körperliche Entwicklung der Kinder ist verzögert.

Bei einem **großen Links-rechts-Shunt** besteht eine große Blutdruckamplitude mit niedrigem diastolischen Blutdruck (*Pulsus celer et altus* wie bei Aortenklappeninsuffizienz). Oft kann ein *systolisches Schwirren* über der Herzbasis palpiert werden. Es besteht eine Neigung zu pulmonalen Infekten.

Mit zunehmender pulmonaler Hypertonie tritt die starke Ermüdbarkeit und zunehmende Atemnot in den Vordergrund.

Bei Auftreten eines **Rechts-links-Shuntes** kommt es zur Zyanose, die überwiegend im Bereich der unteren Körperpartien auftritt *(dissoziierte Zyanose)*. In diesen Fällen können auch Trommelschlägelfinger und eine Polyzythämie nachweisbar sein.

Diagnostik

Typischerweise besteht **auskultatorisch** ein kontinuierliches systolisch-diastolisches **Maschinengeräusch** mit p.m. über dem 2. ICR linksparasternal oder unmittelbar unterhalb der linken Klavikula (Abb. 3.**6**). Der systolische Anteil des Geräusches wird in den Rücken, zur Herzspitze oder Axilla fortgeleitet. Das Geräusch hat eine typische Spindelform mit p.m. zum Zeitpunkt des 2. Herztones. Bei zunehmender pulmonaler Hypertonie verschwindet die diastolische Geräuschkomponente, bei Druckausgleich auch die systolische. Bei großem Shunt kann über der Herzspitze ein **3. Herzton** auskultiert werden.

EKG: Bei kleinem Links-rechts-Shunt Normalbefund, bei großem Links-rechts-Shunt Zeichen der **linksventrikulären Hypertrophie** vom Typ

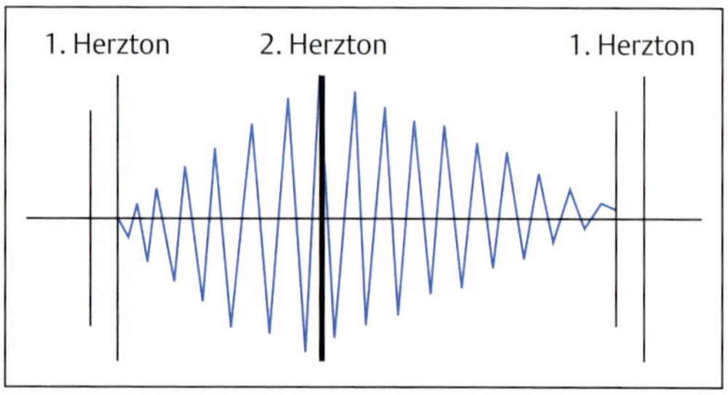

Abb. 3.6 Geräusch bei persistierendem Ductus arteriosus Botalli.

der Volumenbelastung (hohe R-Zacken, tiefe spitze Q-Zacken, $V_5 + V_6$). Mit zunehmender pulmonaler Hypertonie können sich auch Zeichen der rechtsventrikulären Hypertrophie ausbilden.

Röntgen-Thorax: Bei kleinem Links-rechts-Shunt unauffälliger Befund. Bei großem Links-rechts-Shunt **Kardiomegalie** durch Vergrößerung des linken Vorhofes und des linken Ventrikels. Insbesondere fallen ein **prominentes pulmonales Segment** sowie eine zentral und peripher **verstärkte Lungengefäßzeichnung** auf. Bei zunehmender pulmonaler Hypertonie und abnehmendem Links-rechts-Shunt wird ein Rückgang der Herzgröße beobachtet. Die Erweiterung des Pulmonalsegmentes und der pulmonalen Gefäße im zentralen Hilusbereich bleibt bestehen, während in der Peripherie eine Verringerung der Lungengefäßzeichnung auffällt (**Kalibersprung**).

Die **Echokardiographie** erlaubt die direkte Darstellung des offenen Ductus im Schnittbild, ggf. auch im Rahmen der transösophagealen Echokardiographie sowie die Darstellung des Shunts mithilfe der Doppler- und insbesondere der Farbdoppler- oder der Kontrastechokardiographie. Auch lässt sich die Vergrößerung von linkem Vorhof und Ventrikel sowie die erhöhte Kontraktionsamplitude bei Volumenbelastung nachweisen.

Herzkatheteruntersuchung und Angiographie: Der persistierende Ductus arteriosus kann angiographisch durch Kontrastmittelinjektion dargestellt, aber auch mit dem Katheter direkt sondiert werden. Oxymetrisch lässt sich ein **Sauerstoffsättigungssprung** in Höhe der A. pulmonalis nachweisen und die Shuntgröße berechnen. Die Druck- und Widerstandsverhältnisse können bestimmt werden. Begleitende Anomalien können dargestellt bzw. ausgeschlossen werden. Insbesondere lässt sich eine pulmonale Hypertonie nachweisen. Beim Rückzug des Katheters kann der **Druckgradient** zwischen Aorta und Pulmonalarterie registriert und gemessen werden.

Differenzialdiagnosen

Folgende Erkrankungen können ebenfalls mit einem systolisch-diastolischen Maschinengeräusch im Bereich der Herzbasis links vom Sternum einhergehen:

- **Aortopulmonales Fenster.** Klinisch vom persistierenden Ductus kaum abzugrenzen.
- **Rupturiertes Sinus-valsalva-Aneurysma.** Hier fallen der meist plötzliche Symptombeginn und das Geräuschmaximum über dem 4. ICR auf. Die Perforation erfolgt meist in den rechten Vorhof, aber auch in den Truncus pulmonalis oder rechten Ventrikel, gelegentlich auch in die linksseitigen Herzhöhlen.
- **Kombiniertes Aortenvitium.** Im Gegensatz zum persistierenden Ductus sind das systolische und diastolische Geräusch voneinander abgesetzt, das Geräusch ist diskontinuierlich.
- **Arteriovenöse Lungenfistel** oder **Koronarfistel.**

Therapie

Konservative Therapie

Bei **Frühgeborenen** kann ein medikamentös induzierter Verschluss des PDA durch die Gabe von Prostaglandininhibitoren (z. B. Indometacin, Aspirin) versucht werden.

Dagegen ist beim **kompensierenden PDA**, der erst das Überleben bei anderen angeborenen Herzfehlern ermöglicht, die Gabe von Prostaglandin E1 indiziert, um den Ductus offen zu halten, bis eine operative Korrektur erfolgen kann.

Wegen des relativ hohen Endokarditisrisikos ist eine strenge **Endokarditisprophylaxe** notwendig und prinzipiell die Indikation zum PDA-Verschluss möglichst im Kindes- und Jugendalter gegeben.

Katheterintervention

Als Therapie der Wahl erfolgt ein interventioneller Verschluss des Ductus über Katheter.

Operative Therapie

Alternativ erfolgt die Unterbindung oder Resektion des Ductus und ggf. eine Korrektur begleitender Fehlbildungen. Operationsrisiko 0,5 – 1 %. Bei asymptomatischen Kindern erfolgt die Korrektur in der 2. Hälfte des 1. Lebensjahrs, ansonsten zum Zeitpunkt der Diagnosestellung.

Asymptomatische erwachsene Menschen mit normaler Herzgröße können unter Einhaltung einer strengen Endokarditisprophylaxe auch konservativ behandelt werden, wenn anderweitige Gründe für ein erhöhtes Operationsrisiko vorliegen.

Mit der Zunahme des pulmonalen Strömungswiderstandes steigt auch das Operationsrisiko.

Als **Kontraindikation zum Verschluss** gilt das Vorliegen eines überwiegenden Rechts-links-Shuntes (Eisenmenger-Reaktion).

Verlauf und Prognose

Bei 75% der betroffenen Frühgeborenen kommt es innerhalb der ersten Lebenswochen zu einem Spontanverschluss des PDA. Nach dem dritten Lebensmonat sind Spontanverschlüsse nur noch gelegentlich zu beobachten.

Bei kleinem Ductus können die Kinder asymptomatisch bleiben und eine normale Entwicklung durchmachen.

Bei großem Ductus sterben die Kinder bereits in den ersten Lebensmonaten im Linksherzversagen. Bei den Überlebenden entwickelt sich in der Regel eine reaktive pulmonale Hypertonie. Nach Auftreten einer Shuntumkehr beträgt die Überlebenszeit im Mittel nur noch 2 Jahre. Bei rechtzeitiger Operation, vor Eintritt von Komplikationen, besteht eine normale Lebenserwartung.

Angeborene Herzfehler mit Rechts-links-Shunt

Hier können Herzfehler mit verminderter Lungenperfusion, wie die Fallot-Tetralogie, die Pulmonalstenose mit Vorhofseptumdefekt und Vitien mit vermehrter Lungenperfusion, z. B. die Transposition der großen Arterien oder der Truncus arteriosus communis, unterschieden werden.

Klinik und Diagnostik

Die typischen klinischen Zeichen sind im Wesentlichen Folge der verminderten Sauerstoffsättigung des arteriellen Blutes.

Klinisch imponiert eine **zentrale Zyanose**, die sich insbesondere im Bereich der Zunge und Mundschleimhaut manifestiert (im Gegensatz zur peripheren Zyanose). Die zentrale Zyanose entsteht durch Beimischung von venösem zu arterialisiertem Blut bei Rechts-links-Shunt-Vitien (kardiale Zyanose) oder durch eine ungenügende Oxygenierung des Blutes in der Lunge bei Lungenerkrankungen (pulmonale Zyanose). Durch Einatmen von reinem Sauerstoff kann die pulmonale Zyanose, nicht dagegen die kardiale Zyanose bei Rechts-links-Shunt gebessert werden.

Als Folge der chronischen Hypoxämie können außerdem eine Entwicklungsverzögerung, eine Polyglobulie mit erhöhter Blutviskosität und Thromboseneigung, Leistungsminderung, Synkopen, Trommelschlägelfinger und Uhrglasnägel auftreten.

Die fehlende Passage des „Lungenfilters" bei Rechts-links-Shunt kann paradoxe Embolien oder Hirnabszesse zur Folge haben.

Differenzialdiagnosen

Die **periphere Zyanose** kommt durch eine vermehrte Sauerstoffausschöpfung des Blutes in der kapillaren Strombahn aufgrund eines verminderten Herzzeitvolumens bei Herzinsuffizienz oder einer Einflussstauung zustande. Diese venöse Zyanose wird insbesondere im Bereich der Akren sichtbar und nimmt bei körperlicher Belastung zu. Mit dem **Lewis-Test** kann eine periphere von einer zentralen Zyanose differenziert werden. Nach Massage bleibt das Ohrläppchen bis zum Auftreten des Kapillarpulses bei zentraler Zyanose zyanotisch verfärbt, bei peripherer Zyanose verschwindet die Blaufärbung.

Eine **Hämoglobinzyanose** tritt auf, wenn die Menge an deoxygeniertem Hämoglobin mehr als 5 g/dl beträgt. Bei Polyglobulie tritt eine Zyanose daher eher in Erscheinung als bei Anämie.

Abgegrenzt werden muss auch die **Hämiglobinzyanose** durch Methämoglobinämie. Sie wird bevorzugt durch Medikamente wie Nitrate, Sulfonamide, Zyanide (Medikamentenanamnese!) verursacht. Das Blut ist dunkelbraun verfärbt. Der Methämoglobingehalt ist erhöht. Das Hautkolorit zeigt eine Graufärbung.

Therapiegrundsätze

! Cave: Mangelhafte O_2-Versorgung auch bei fehlender Zyanose möglich (z. B. Anämie, CO-Vergiftung). Dagegen ausreichende O_2-Versorgung trotz Zyanose bei Polyglobulie möglich.

Gegebenenfalls kann ein Aderlass bei ausgeprägter Polyglobulie erforderlich werden.

Bei einer hypochromen Polyglobulie ist durch Eisenzufuhr der HbE-Gehalt zu erhöhen, da hypochrome Erythrozyten eine erhöhte Viskosität besitzen.

3.1.9 Fallot-Tetralogie

Epidemiologie

Bei etwa 6% der angeborenen Vitien liegt eine Fallot-Tetralogie vor. Es handelt sich damit um den häufigsten **zyanotischen** Herzfehler und betrifft etwa 70% aller „blue babies".

Pathologische Anatomie

Die komplexe Fehlbildung besteht aus
- Pulmonalstenose, meist infundibulär, aber auch kombiniert mit einer valvulären Stenose,
- konsekutiver rechtsventrikulärer Hypertrophie,
- hoch sitzendem, großen Ventrikelseptumdefekt und
- über dem VSD reitender Aorta infolge einer Dextroposition der Aorta.

Die zusätzliche Kombination mit einem Vorhofseptumdefekt wurde früher als **Fallot-Pentalogie** bezeichnet. Pathogenetisch liegt dem Herzfehler eine Fehlentwicklung des distalen Bulbus zugrunde. Die Pulmonalklappen sind häufig dysplastisch oder bikuspid. Auch oberhalb der Klappe werden häufig ringförmige Einschnürungen des Pulmonalishauptstammes gesehen. Die Hypoplasie des Pulmonalgefäßsystems korreliert mit dem Schweregrad der Ausflusstraktobstruktion. Im Extremfall kann eine Pulmonalatresie vorliegen.

Pathophysiologie

Der **Schweregrad** der Fallot-Tetralogie wird im Wesentlichen durch den Schweregrad der Pulmonalstenose bestimmt. Sie führt zu
- Hypertrophie des rechten Ventrikels,
- Verminderung der Lungenperfusion und
- Rechts-links-Shunt über den in der Regel großen druckangleichenden VSD mit zentraler Zyanose.

Bei einer geringgradigen Pulmonalstenose ist ein überwiegender Links-rechts-Shunt ohne Zyanose möglich **(Pink Fallot)**. Vor allem bei Belastung kommt es hier durch die Abnahme des peripheren Gefäßwiderstandes zu einer Zunahme des Rechts-links-Shuntes mit Zunahme der Zyanose.

Klinik

Zentrale Zyanose, Belastungsdyspnoe, Entwicklungsverzögerung.

Neigung zu **hypoxämischen Anfällen** mit zunehmender Zyanose, Synkopen und Krampfanfällen. Sie werden auf eine zunehmende Konstriktion des muskulären Infundibulums bei Aufregung oder Belastung zurückgeführt. Hypoxämische Anfälle stellen eine ernste Komplikation mit dringender OP-Indikation dar.

Chronische Hypoxämie: Polyglobulie, die die Zyanose noch stärker in Erscheinung treten lässt (Morbus caeruleus), Trommelschlägelfinger und Uhrglasnägel, Thromboseneigung.

Hockstellung, vor allem nach körperlicher Belastung. Da es unter Belastung zu einer Widerstandsabnahme im großen Kreislauf mit Zunahme des Rechts-links-Shuntes und damit zu einer zunehmenden Zyanose kommt, nehmen die Kinder instinktiv eine Hockstellung ein. Hierdurch kommt es zu einer Widerstandserhöhung im großen Kreislauf mit Abnahme des Rechts-links-Shuntes und damit einer Verbesserung der Lungenperfusion und der arteriellen O_2-Sättigung.

Verminderte Sauerstoffsättigung des arteriellen Blutes mit O_2-Werten von 40–60% als Folge des Rechts-links-Shuntes.

Diagnostik

Auskultatorisch hört man ein lautes systolisches Geräusch mit p.m. über dem 3. ICR linksparasternal als Folge der infundibulären bzw. valvulären Pulmonalstenose. Dieses Geräusch ist auch als Schwirren tastbar. Der Pulmonalanteil des 2. Herztons ist abgeschwächt.

Die vordere Thoraxwand kann durch die Ventrikelhypertrophie vorgewölbt sein (Voussure).

Im **EKG** findet man einen Rechtstyp und Zeichen der rechtsventrikulären Hypertrophie. Da der große Ventrikelseptumdefekt eine extreme Druckerhöhung im rechten Ventrikel verhindert, ist das Ausmaß der Rechtshypertrophie nicht so ausgeprägt wie bei isolierter hochgradiger Pulmonalstenose.

In der **Schnittbildechokardiographie** ist die direkte Darstellung des Ventrikelseptumdefektes und seiner Beziehung zur überreitenden Aorta sowie der infundibulären und/oder valvulären Pulmonalstenose mit rechtsventrikulärer Hypertrophie möglich.

Die **Dopplerechokardiographie** erlaubt die Bestimmung des Druckgradienten zwischen rechtem Ventrikel und A. pulmonalis. Mithilfe der Doppler- und insbesondere der Farbdopplerechokardiographie gelingt der Nachweis der Shuntströmung.

Das **Röntgenbild** zeigt eine typische Holzschuhform (Coeur en sabot). Diese Form kommt zustande durch eine eingesunkene Herztaille durch Hypoplasie des Pulmonalissegmentes und eine angehobene runde Herzspitze (durch konzentrische Hypertrophie des rechten Ventrikels und nach dorsal verdrängtem kleinen linken Ventrikel). Als Ausdruck der verminderten Lungendurchblutung ist die Lunge vermehrt strahlentransparent.

Herzkatheteruntersuchung und Angiokardiographie: Invasiv ist eine Messung des Druckgradienten zwischen rechtem Ventrikel und Pulmonalarterie sowie die Differenzierung einer valvulären von einer infundibulären Stenose durch Druckregistrierung bei Katheterrückzug möglich. Oxymetrisch kann man das Ausmaß des Shuntvolumens berechnen. Angiographisch lässt sich bei Kontrastmittelinjektion in den rechten Ventrikel der Kontrastmittelübertritt in den linken Ventrikel und die Aorta nachweisen.

Auch die **MRT** erlaubt eine Darstellung der komplexen pathologischen Anatomie sowie eine Bestimmung des Shunts.

Therapie

Therapie

Operative Therapie

Primäre Korrekturoperation als kausale Therapie:
- Verschluss des VSD,
- Resektion hypertrophischer Muskulatur des Infundibulums (Infundibulektomie),
- evtl. Spaltung einer valvulären Pulmonalstenose.

Die **Indikation** zur primären korrigierenden Operation kann ab dem 3. Lebensmonat gestellt werden und sollte innerhalb der ersten zwei Lebensjahre erfolgen. Die Operationsletalität beträgt etwa 5 – 10 %. Eine primär korrigierende Operation ist bei geeigneter Anatomie bei allen symptomatischen Patienten in jeder Altersstufe indiziert.

Zweizeitiges Vorgehen: Bei einer ausgeprägten Hypoplasie der Pulmonalarterie ist eine primäre Korrekturoperation nicht Erfolg versprechend. In diesem Fall ist eine Operation erforderlich, die die Lungendurchblutung verbessert. Folgende Alternativen können gewählt werden:
- Resektion der hypertrophen Muskulatur des Infundibulums bei Offenlassen des Ventrikelseptumdefektes. Dies ermöglicht ein Wachstum der Pulmonalarterien mit der Möglichkeit einer späteren Totalkorrektur.
- Shuntoperationen nach Blalock-Taussig (Verbindung von A. subclavia und A. pulmonalis). Hierdurch wird die Lungenperfusion verbessert und ein Training des hypoplastischen linken Ventrikels und Wachstum des hypoplastischen Lungengefäßsystems ermöglicht. Nach etwa 2 – 4 Jahren kann dann die definitive Korrekturoperation durchgeführt werden.

Konservative Therapie

Die Einhaltung einer **strengen Endokarditisprophylaxe** ist erforderlich.

Als **Notfallmaßnahme bei hypoxämischen Anfällen** sollte das Kind mit gebeugten Knien gehalten werden, um eine Hockstellung zu simulieren, was eine Verbesserung der arteriellen O_2-Sättigung bewirkt.

Medikamentös kann durch Sedierung und Beta-Blocker die Konstriktion des muskulären Infundibulums vermindert werden.

Eine medikamentöse **Dauerprophylaxe mit Beta-Rezeptorenblockern** sollte bis zum Erreichen des nächstmöglichen Operationstermins durchgeführt werden.

Die Gabe von Digitalispräparaten ist **kontraindiziert**, da hierdurch die muskuläre Infundibulumstenose verstärkt werden kann.

Starke körperliche Belastung ist zu vermeiden.

Flüssigkeitsverluste in jeder Form müssen sorgfältig ausgeglichen werden.

Verlauf und Prognose

Die mittlere Lebenserwartung beträgt bei einer nicht korrigierten Fallot-Tetralogie ca. 12 Jahre. Die Patienten sind im Wesentlichen gefährdet durch hypoxämische Anfälle (häufigste Todesursache), eine Polyglobulie mit thrombembolischen Komplikationen, insbesondere zerebralen Embolien, oder durch eine bakterielle Endokarditis und Folgen der Rechtsherzinsuffizienz.

Auch nach der operativen Korrektur können im Langzeitverlauf plötzliche Todesfälle infolge von Herzrhythmusstörungen in 3 – 6 % aller Fälle auftreten. Gelegentlich kommt es postoperativ zu einer hämodynamisch relevanten Pulmonalklappeninsuffizienz, die eine Homograft-Implantation erfordert.

Eine **ständige kardiologische Kontrolle** ist auch nach einer operativen Therapie angezeigt.

3.1.10 Pulmonalstenose und ASD

Bei der Kombination aus 1. Vorhofseptumdefekt, 2. meist valvulärer Pulmonalstenose und 3. Rechtsherzhypertrophie (früher: Fallot-Trilogie) wird das klinische Bild durch die Druckbelastung des rechten Ventrikels bestimmt.

Charakteristisch ist die **wechselnde Intensität der Zyanose**, die insbesondere während körperlicher Belastung auftritt, weil der Druck im rechten Vorhof stärker als im linken Vorhof ansteigt und so einen Rechts-links-Shunt bewirkt. Die Zyanose wird gewöhnlich erst zwischen dem 10. und 15. Lebensjahr manifest.

Im **EKG** findet man die Zeichen der Rechtsherzbelastung, klinisch fällt das Pulmonalstenosegeräusch auf.

Echokardiographisch und invasiv kann der Druckgradient zwischen rechtem Ventrikel und Pulmonalarterie gemessen und der Shunt über den ASD bestimmt werden.

3.1.11 Trikuspidalatresie

Pathologische Anatomie/Pathophysiologie

Bei dieser Anomalie ist die Trikuspidalklappe verschlossen, an ihrer Stelle befindet sich eine fibröse Membran. Das venöse Blut aus dem Körperkreislauf gelangt über einen Vorhofseptumdefekt in den linken Vorhof, wo es nach Zumischung des arterialisierten Blutes aus den Lungenvenen in den linken Ventrikel strömt. Das Mischblut fließt dann über die Aorta in den Körperkreislauf.

Die Lungenperfusion ist nur durch eine zusätzliche Missbildung möglich, z. B. einen zusätzlichen VSD oder einen offenen Ductus Botalli (kompensierender PDA).

Es besteht ein Rechts-links-Shunt auf Vorhofebene, rechter und linker Vorhof hypertrophieren. Der linke Ventrikel übernimmt als einzige Kammer die Pumpfunktion sowohl für den großen als auch den kleinen Kreislauf.

Klinik

Charakteristischerweise entwickelt sich meist eine **Zyanose mit Linkshypertrophiezeichen** im EKG.

Bei großem VSD kann die Lungendurchblutung vermehrt sein, sodass hier keine stärkere Zyanose entsteht.

Ohne operative Korrektur versterben bis zum 10. Lebensjahr 90 % der Patienten.

Therapie

Palliative Eingriffe

- Bei Formen mit vermehrter Lungendurchblutung erfolgt eine frühzeitige Einengung der Pulmonalarterie durch eine Banding-Operation (supravalvuläre Einengung der A. pulmonalis).
- Bei verminderter Lungendurchblutung wird eine Anastomose zwischen A. subclavia und A. pulmonalis (Blalock-Taussig-Anastomose) angelegt.

Späterer Korrektureingriff: Eine anatomische Korrektur ist nicht möglich, da der rechte Ventrikel so hypoplastisch ist, dass er keine relevante Pumpfunktion aufnehmen kann. Als endgültige korrigierende Operation gilt die *Fontan-Operation*. Hierbei erfolgt eine funktionelle Korrektur. Es wird eine Verbindung zwischen dem rechten Vorhof und der A. pulmonalis hergestellt und der Vorhofseptumdefekt verschlossen. So werden zwei getrennte Kreisläufe hergestellt, wobei der Pulmonalkreislauf keine eigene Pumpkammer besitzt.

3.1.12 Ebstein-Anomalie

Pathologische Anatomie/Pathophysiologie

Es handelt sich um eine Fehlbildung der Trikuspidalklappe, deren Segel vergrößert und distal des Klappenrings mit dem Endokard des rechten Ventrikels verwachsen sind. So entsteht der Eindruck, dass die dysplastische Klappe in den rechten Ventrikel hineinverlagert ist. Der supravalvuläre Teil des rechten Ventrikels wird dadurch atrialisiert, d. h. er gehört funktionell zum rechten Vorhof.

Die Trikuspidalklappe ist meist insuffizient. Der Vorhof erscheint übergroß, der rechte Ventrikel zu klein. Meist liegt gleichzeitig auch ein Vorhofseptumdefekt oder ein offenes Foramen ovale vor (Abb. 3.**7**).

Während der Ventrikelsystole des atrialisierten und funktionellen rechten Ventrikels wird das Blut vom atrialisierten Anteil wieder in den rechten Vorhof regurgitiert. Hierdurch kommt es zu einer Dilatation des rechten Vorhofs und einer Reduktion der Auswurfleistung des rechten Ventrikels.

Über den Vorhofseptumdefekt kann es beim Ansteigen des rechten Vorhofdruckes zu einem Rechts-links-Shunt kommen.

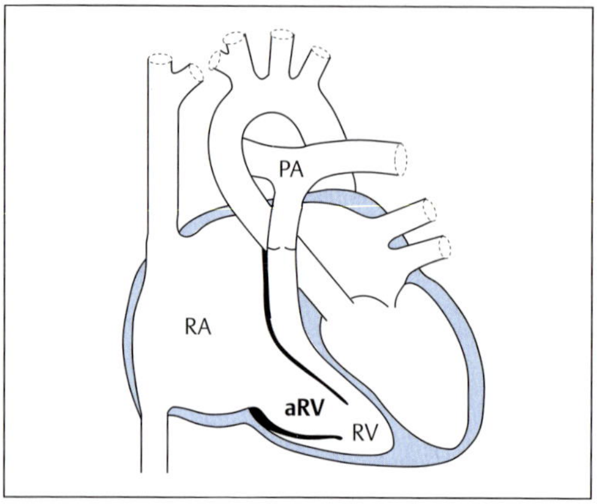

Abb. 3.7 Ebstein-Anomalie.
RA = rechter Vorhof, RV = rechter Ventrikel,
PA = Pulmonalarterie, aRV = atrialisierter rechter Ventrikel.

Klinik und Diagnostik

Je nach Ausprägung kann die Anomalie lange symptomlos bleiben. Häufig bestehen begleitende Herzrhythmusstörungen, bei einer progredienten Rechtsherzinsuffizienz kommt es zu einer Zyanose.

Patienten mit gutartigen Formen können das 20. oder 30. Lebensjahr erreichen, schwere Formen werden meist im Kindesalter manifest.

Auskultation: Meistens ist ein III. und IV. Herzton nachweisbar. Bei einer Trikuspidalklappeninsuffizienz ist ein entsprechendes Geräusch über dem 3. und 4. ICR links- und auch rechtsparasternal vorhanden, das inspiratorisch zunimmt.

Im **EKG** fällt eine schenkelblockartige Deformierung des Kammerkomplexes auf, gelegentlich wird gleichzeitig ein WPW-Syndrom gefunden.

Echokardiographie: Die tiefe Verlagerung des Trikuspidalsegels in den rechten Ventrikel kann ebenso wie die Trikuspidalklappeninsuffizienz nachgewiesen werden.

Röntgen-Thorax: Es zeigt sich eine kugelige symmetrische bocksbeutelartige Form des vergrößerten Herzens bei reduzierter Lungengefäßzeichnung.

Im **MRT** lassen sich die rechtsventrikulären Verhältnisse mit der dystopen Klappe hervorragend darstellen.

Die **Herzkatheteruntersuchung** erlaubt beim Katheterrückzug vom apikalen rechten Ventrikel in den rechten Vorhof unter kontinuierlicher Druckregistrierung und Ableitung des intrakardialen EKG das Erkennen des atrialisierten Teils des rechten Ventrikels. Distal der Trikuspidalklappe besteht ein ventrikulärer Druck und ein ventrikuläres EKG. Im supravalvulären Anteil des rechten Ventrikels ist ein Vorhofdruck bei weiterhin ventrikulärem EKG nachweisbar. Im rechten Vorhof kann dann neben der Vorhofdruckkurve auch ein atriales EKG abgeleitet werden.

Therapie

Therapie

Operativ wird versucht, die Trikuspidalklappe durch plastische Maßnahmen zu korrigieren und an normaler Stelle zu fixieren.

Eine **Endokarditisprophylaxe** ist erforderlich.

Häufig persistieren Herzrhythmusstörungen, sodass eine ständige kardiologische Betreuung angezeigt ist.

3.1.13 Transposition der großen Arterien (TGA)

Es handelt sich nach der Fallot-Tetralogie um den zweithäufigsten zyanotischen Herzfehler.

Pathologische Anatomie/Pathophysiologie

Bei der kompletten Transposition der großen Arterien entspringt die Aorta anterior aus dem morphologisch rechten Ventrikel, die Pulmonalarterie posterior aus dem morphologisch linken Ventrikel (Abb. 3.**8**). Es besteht damit eine ventrikulo-arterielle Diskordanz.

Durch diese anatomische Besonderheit sind Pulmonal- und Systemkreislauf nicht hintereinander, sondern parallel geschaltet. Das systemvenöse Blut gelangt in den rechten Ventrikel, von dort in die Aorta und über das Venensystem wieder zurück in den rechten Ventrikel. Der große Kreislauf wird also von nicht oxygeniertem Blut perfundiert.

Das oxygenierte pulmonalvenöse Blut gelangt über die Lungenvenen und den linken Vorhof in den linken Ventrikel und von dort in die A. pulmonalis, wo es wieder in die Lungenvenen rezirkuliert.

Diese Trennung von System- und Lungenkreislauf kann nur überlebt werden, wenn **zusätzlich** eine **Shuntverbindung** zwischen beiden Kreisläufen in Form eines offenen Foramen ovale, Vorhofsep-

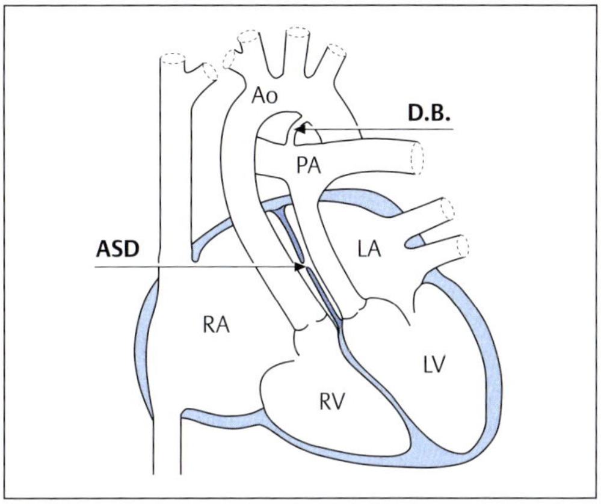

Abb. 3.8 Komplette Transposition der großen Arterien (TGA) mit Vorhofseptumdefekt.
RA = rechter Vorhof, RV = rechter Ventrikel, LA = linker Vorhof, LV = linker Ventrikel, PA = Pulmonalarterie, Ao = Aorta, ASD = Vorhofseptumdefekt, D.B. = Ductus Botalli.

tumdefektes, Ventrikelseptumdefektes oder offenen Ductus arteriosus Botalli besteht.

Da während der Fetalperiode Foramen ovale und Ductus Botalli regelmäßig offen sind, können sich die Feten normal entwickeln. Erst mit dem postnatalen Verschluss der fetalen Querverbindungen beginnt die Verschlechterung der Kreislaufsituation.

Klinik und Diagnostik

Bei einem **geringen Shunt** entwickeln sich bereits in den ersten Lebensmonaten eine schwere Zyanose und Herzinsuffizienz. Bei diesen Patienten besteht ein unauffälliger Auskultationsbefund, auch das EKG ist in der Regel nicht pathologisch verändert. Daher muss immer dann, wenn ein negativer Auskultationsbefund bei einem tief zyanotischen Vitium besteht, an eine komplette Transposition gedacht werden.

Beim Vorliegen einer **größeren Shuntverbindung** (ASD, VSD, Ductus Botalli) ist die Situation erheblich besser, die Zyanose weniger ausgeprägt. In der Folge entwickeln sich aber rasch eine Herzinsuffizienz und pulmonale Hypertonie. Zur Verminderung der Lungendurchblutung wirkt sich eine begleitende Pulmonalstenose hier günstig aus.

Echokardiographie und **MRT** erlauben eine adäquate Beurteilung der komplexen Anomalie.

Radiologisch fällt ein eiförmiges, gering vergrößertes Herz mit vermehrter Lungengefäßzeichnung auf.

Im Rahmen der **Herzkatheteruntersuchung** finden sich identische Druckwerte im rechten Ventrikel und in der Aorta. Dagegen ist die Sauerstoffsättigung in der A. pulmonalis höher als in der Aorta.

Angiographisch kann die vorn liegende Aorta gegen den hinten gelegenen Truncus pulmonalis abgegrenzt werden. Auch die Koronarversorgung kann beurteilt werden, was im Hinblick auf die heute mögliche anatomische Korrektur dieses Herzfehlers erforderlich ist.

Ohne Therapie würden 90 % der Kinder bis zum 6. Lebensmonat versterben. Nur das gleichzeitige Vorhandensein anderer Fehlbildungen, die einen Shunt ermöglichen, befähigt zu einem längeren Überleben.

Therapie

Palliative Therapie

Ballonatrioseptostomie nach Rashkind: Bereits während der diagnostischen Herzkatheteruntersuchung wird ein Katheter, der an der Spitze einen aufblasbaren (mit verdünntem Kontrastmittel) Ballon trägt, vom rechten Vorhof über das Vorhofseptum in den linken Vorhof eingeführt. Dort wird der Ballon entfaltet und ruckartig in den rechten Vorhof zurückgezogen. Dadurch wird im Bereich der Fossa ovalis ein Vorhofseptumdefekt geschaffen, der eine Shuntverbindung auf Vorhofebene ermöglicht. Hierdurch kann die kritische Situation der Kinder augenblicklich gebessert werden.

Prostaglandin E_1 (PGE) kann gegeben werden, um einen persistierenden Ductus Botalli möglichst offen zu halten, bis die endgültige Korrekturoperation möglich ist.

Operative Verfahren

Methode der Wahl ist die anatomische Korrektur in Form der **arteriellen Switch-Operation**, die innerhalb der ersten zwei Lebenswochen durchgeführt werden muss. Bei dieser Operation werden die großen Arterien auf ihre zugehörigen Ventrikel zurückversetzt. Hierbei ist es erforderlich, die Koronarien auf das Gefäß zu transplantieren, das arterielles Blut führt.

Therapie

3.1.14 Weitere, seltene angeborene Herzfehler

Inkomplette Transposition der großen Arterien (Taussig-Bing-Komplex)

Hier liegt eine komplette Transposition der Aorta, die aus dem rechten Ventrikel entspringt, vor und eine inkomplette Transposition des Truncus pulmonalis, der über einem hoch sitzenden Ventrikelseptumdefekt reitet.

Die Prognose ist wegen des VSD günstiger als bei einer kompletten Transposition.

Die Korrektur erfolgt wie bei der kompletten Transposition mit zusätzlichem VSD-Verschluss.

Andere Formen der Transposition

Selten wird der umgekehrte Fall mit reitender Aorta über dem VSD und Ursprung der Pulmonalarterie aus dem linken Ventrikel beobachtet.

Wenn beide großen Arterien nur aus dem linken oder dem rechten Ventrikel entspringen, spricht man von einem **Double outlet right Ventricle** oder **Double outlet left Ventricle**. Ohne chirurgische Korrektur wird selten das 20. Lebensjahr erreicht.

Angeborene korrigierte Transposition der großen Arterien

Wie bei der Transposition der großen Arterien liegt eine ventrikuloarterielle Diskordanz vor, d. h. die A. pulmonalis entspringt aus dem linken, die Aorta aus dem rechten Ventrikel. Zusätzlich besteht eine artrioventrikuläre Diskordanz, d. h. der rechte Vorhof ist mit dem linken Ventrikel, der linke Vorhof mit dem rechten Ventrikel verbunden.

Das venöse Blut fließt also über den rechten Vorhof, linken Ventrikel in die A. pulmonalis und wird in der Lunge oxygeniert. Das oxygenierte Blut fließt dann in den linken Vorhof, von dort in den rechten Ventrikel und weiter in die Aorta.

Bei der isolierten Form ist der Kreislauf funktionell korrigiert. Diese Patienten sind daher nicht zyanotisch. Eine isolierte korrigierte Transposition ist jedoch eher selten.

Häufig liegen begleitende Missbildungen in Form von Ventrikelseptumdefekten und valvulären oder subvalvulären Pulmonalstenosen vor. Die klinische Symptomatik und der Verlauf werden im Wesentlichen durch die Funktionseinschränkung des morphologisch rechten Systemventrikels und/oder begleitende Missbildungen bestimmt.

Truncus arteriosus communis

Durch eine rudimentäre Entwicklung oder ein völliges Fehlen der Septierung des Gefäßbulbus kommt es zur Ausbildung eines einheitlichen Ausflussrohres (Truncus) aus beiden Ventrikeln, das gleichzeitig die Funktion der Aorta und der Pulmonalarterie übernimmt.

Dieses Gefäß nimmt seinen Ursprung von der Herzbasis, die eine für beide Ventrikel gemeinsame Semilunarklappe trägt. Nach Abgabe der Pulmonalarterien setzt sich das Gefäß als Aorta fort.

Der Defekt im Truncus reicht in der Regel bis in das interventrikuläre Septum und führt so immer zu einem hoch sitzenden Ventrikelseptumdefekt. Der meist große Ventrikelseptumdefekt hat keine drucktrennende Wirkung, sodass in beiden Ventrikeln gleiche Drücke gemessen werden.

Es besteht in der Regel ein großer Links-rechts-Shunt mit einer kompletten Mischblutsituation. In den meisten Fällen entwickelt sich jedoch keine stärkere Zyanose, da die Lungendurchblutung stark vermehrt ist. Hierdurch besteht später die Gefahr der pulmonalen Hypertonie mit Eisenmenger-Reaktion.

Unbehandelt erreichen die Patienten selten das Schulalter.

Operativ werden die Kreisläufe bereits im Säuglingsalter getrennt, der VSD wird verschlossen, der Truncus als Aorta belassen, die Pulmonaläste durch ein Conduit mit dem rechten Ventrikel in Verbindung gebracht.

Da die Prothesen nicht mitwachsen können, ist eine Zweitoperation im späteren Alter erforderlich.

Pseudotruncus aortalis/pulmonalis

Beim **Pseudotruncus aortalis** fehlt die Pulmonalarterie (Pulmonalatresie). Die Lungendurchblutung erfolgt entweder über einen persistierenden Ductus arteriosus oder über die erweiterten Bronchialarterien. Eine Totalkorrektur ist nur bei Vorhandensein gut entwickelter Pulmonalarterienäste möglich.

Beim **Pseudotruncus pulmonalis** liegt eine Hypoplasie der Aorta ascendens vor, der Aortenbogen entspringt dann aus dem Truncus pulmonalis.

3.2 Erworbene Herzklappenfehler

B. Nowak, H.-J. Rupprecht

3.2.1 Aortenklappenstenose

Definition und Epidemiologie

Eine Aortenklappenstenose wird definiert als Einengung der Aortenklappe mit der Ausbildung eines systolischen Druckgradienten zwischen dem linken Ventrikel und der Aorta ascendens. Neben der meist erworbenen Stenosierung der Aortenklappe kommen auch angeborene Aortenstenosen vor.

Die degenerative Aortenklappenstenose stellt mit einer Prävalenz von 2% bis 4% der über 65-Jährigen die häufigste Herzklappenerkrankung in der Erwachsenenkardiologie dar.

Etwa 20% aller erworbenen Herzfehler sind heutzutage Aortenklappenstenosen. Männer sind deutlich häufiger betroffen (Verhältnis etwa 4 : 1).

Ätiologie/Pathogenese

Die erworbenen Formen manifestieren sich als valvuläre Aortenstenosen. Am häufigsten besteht eine **degenerativ-kalzifizierende** Aortenklappenstenose bei trikuspider Klappe. Hierbei kommt es im höheren Lebensalter zu Verkalkungen und zur Immobilisation der Klappensegel. Als prädisponierende Faktoren werden ein arterieller Hypertonus, ein Diabetes mellitus und eine Hyperlipidämie angesehen.

Die pathophysiologischen Veränderungen weisen hierbei Parallelen zu den Veränderungen bei Atherosklerose auf.

Die **rheumatische** Aortenklappenstenose tritt am zweithäufigsten auf. Durch den chronisch entzündlichen Prozess kommt es sowohl zu einer Verklebung der Kommissuren, als auch zu einer Vernarbung und Schrumpfung der Klappensegel. Daher findet man häufig eine Kombination von Aortenklappenstenose und -insuffizienz.

Obwohl **bikuspide** Aortenklappen bereits im Kindesalter eine bedeutsame Stenose aufweisen können, kommt es meistens erst nach dem 40. Lebensjahr zu fortschreitenden degenerativen Veränderungen, die überwiegend in einem kombinierten Aortenklappenvitium resultieren.

Pathophysiologie

Die normale Aortenklappenöffnungsfläche beträgt 2,6 – 4,0 cm^2. Mit fortschreitender Abnahme der Öffnungsfläche bildet sich ein Druckgradient zwischen linkem Ventrikel und Aorta ascendens aus.

Die Druckbelastung führt kompensatorisch zu einer konzentrischen **linksventrikulären Hypertrophie**. Auf diese Weise kann in Ruhe ein adäquates Herzminutenvolumen aufrechterhalten werden, während unter Belastung bei höhergradiger Stenose keine adäquate Steigerung mehr möglich ist.

Folgen der Hypertrophie sind eine Verschlechterung der diastolischen Ventrikelfunktion mit Abnahme der Dehnbarkeit (Compliance) und ein erhöhter linksventrikulärer Füllungsdruck. Hierdurch kommt es zur Drucksteigerung im linken Vorhof mit prominenter a-Welle. Die Vorhofkontraktion spielt dann für die Füllung des linken Ventrikels eine entscheidende Rolle.

Der Sauerstoffbedarf des hypertrophierten Myokards ist erhöht. Aufgrund des erniedrigten diastolischen Aortendrucks und des erhöhten linksventrikulären Drucks ist der koronare Perfusionsdruck jedoch erniedrigt, was zu einem erniedrigten Sauerstoffangebot führt. Dieses Missverhältnis hat eine relative Koronarinsuffizienz zur Folge und kann eine fortschreitende Fibrosierung des Myokards verursachen.

In fortgeschrittenen Stadien kann es schließlich zur Dekompensation mit Dilatation des linken Ventrikels kommen.

Klinik

Die Aortenstenose im Erwachsenenalter kann lange Zeit asymptomatisch bleiben. Treten Symptome auf, besteht häufig bereits ein fortgeschrittenes Stadium.

Leitsymptome sind Angina pectoris, Linksherzinsuffizienz und Synkopen. Angina pectoris tritt als Folge der relativen Koronarinsuffizienz mit und ohne begleitende koronare Herzkrankheit auf. Eine Belastungsdyspnoe auf dem Boden der diastolischen Ventrikelfunktionsstörung kann ein frühes Symptom sein. Die Ursache der Synkopen ist meist eine kritische Abnahme der zerebralen Durchblutung als Folge einer belastungsinduzierten Vasodilatation mit Blutdruckabfall bei fixiertem Herzminutenvolumen.

Der Wegfall der Vorhofkontraktion durch ein neu aufgetretenes Vorhofflimmern oder eine AV-Dissoziation kann zu einer akuten Verschlechterung führen.

Diagnostik

Auskultation (Abb. 3.9)

- Führender Befund ist das raue, spindelförmige Systolikum mit p.m. im 2. ICR rechts parasternal und Fortleitung in die Karotiden. Gelegentlich besteht ein zweites Punctum maximum über der Herzspitze. Der Beginn des Systolikums ist vom 1. Herzton abgesetzt. Bei leichter Aortenklappenstenose be-

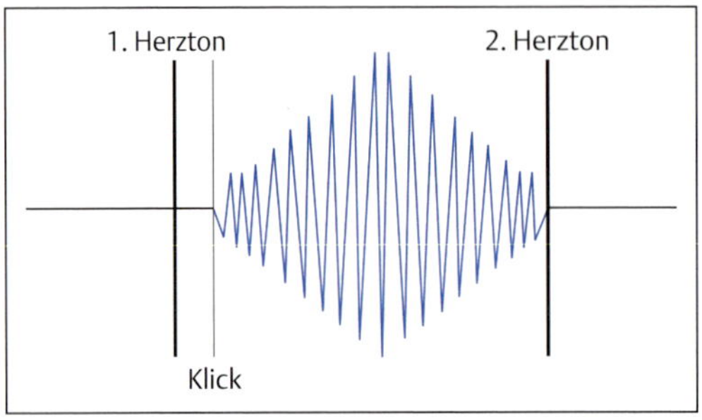

Abb. 3.9 Auskultationsbefund bei mittelgradiger Aortenklappenstenose: Nach einem Ejektions-Klick tritt das spindelförmige Systolikum auf. Mit zunehmender Schwere der Aortenklappenstenose verlagert sich das Geräuschmaximum in die späte Systole, und der 2. Herzton wird leiser oder kann fehlen.

steht ein relativ kurzes Geräusch mit Intensitätsmaximum in der frühen Systole. Bei einer hochgradigen Stenose ist das Systolikum länger mit Intensitätsmaximum in der späten Systole. Einem sehr lauten Systolikum liegt meist eine bedeutsame Aortenklappenstenose zugrunde. Allerdings kann eine hochgradige Stenose bei erniedrigtem Herzminutenvolumen auch mit einem leisen Geräusch oder in seltenen Fällen auch ohne Systolikum vorkommen (stumme Aortenstenose).

- Nach dem 1. Herzton kann bei noch gut beweglicher Klappe ein kurzer, hoher, scharfer Ejektions-Klick auftreten.
- Der 2. Herzton, der im Wesentlichen von der Aortenklappenkomponente gebildet wird, ist je nach zugrunde liegender Klappenmorphologie verändert. Bei noch gut beweglicher Klappe ist er normal oder sogar betont. Bei einer deutlich verlängerten systolischen Austreibungsphase kann es zu einer paradoxen Spaltung des 2. Herztons kommen (Aortenklappenschluss nach Pulmonalklappenschluss). Ist die Klappe nur noch gering beweglich, ist der 2. Herzton oft nicht mehr zu hören, was als Indiz für eine hochgradige Aortenklappenstenose zu werten ist.
- Ein 4. Herzton als Ausdruck einer kraftvollen Vorhofkontraktion aufgrund der Compliance-Störung des linken Ventrikels kann bei einer hochgradigen Aortenstenose nachweisbar sein.
- Bei fortgeschrittener Aortenstenose kann zusätzlich eine geringe Pulsamplitude mit verzögertem Pulsanstieg vorliegen (**Pulsus parvus et tardus**). In der Karotispulskurve äußert sich dies als Hahnenkamm-Phänomen.

EKG

Das **EKG** ist uncharakteristisch verändert und zeigt bei einer höhergradigen Aortenstenose in 85 % der Fälle Zeichen der linksventrikulären Hypertrophie (Linkslagetyp, tiefe S-Zacken in V_1, hohe R-Zacken in V_{5+6}, positiver Sokolow-Lyon-Index mit $SV_1 + RV_{5-6} > 3{,}5$ mV). Linksschädigungszeichen mit T-Negativierungen in den Brustwandableitungen finden sich nur bei fortgeschrittenen Stadien.

Echokardiographie

Die **Echokardiographie** ermöglicht den direkten Nachweis morphologischer Veränderungen und erlaubt die Differenzialdiagnose zwischen einer valvulären und einer sub- bzw. supravalvulären Aortenstenose sowie die Abgrenzung einer hypertroph obstruktiven Kardiomyopathie. Im ein- und zweidimensionalen Bild werden morphologische Veränderungen wie Verdickung, Verkalkung, verminderte Segelbeweglichkeit und -separation mit systolischer „Domstellung" dargestellt. Das Ausmaß der linksventrikulären Hypertrophie und die linksventrikuläre Funktion als wichtiger prognostischer Parameter können nichtinvasiv dokumentiert werden.

Zur Quantifizierung der Aortenstenose erfolgt die Messung des Druckgradienten mit dem **CW-Doppler** (Schweregradeinteilung s. Tab. 3.**4**). Da der Druckgradient von der linksventrikulären Funktion und dem Herzminutenvolumen abhängt, kann es, insbesondere bei eingeschränkter linksventrikulärer Funktion, zu einer Unterschätzung des Schweregrades kommen. Daher sollte neben dem Druckgradienten die Aortenklappenöffnungsfläche bestimmt werden. Sie lässt sich mithilfe der Kontinuitätsgleichung aus der maximalen Strömungsgeschwindigkeit in und vor der Stenose errechnen.

Die morphologische Aortenklappenöffnungsfläche kann in der Regel in der **transösophagealen Untersuchung**, insbesondere mit multiplaner Technik, bestimmt werden.

Begleitende Klappeninsuffizienzen werden mit der **Farbdopplerechokardiographie** nachgewiesen.

Die **Schweregradeinteilung** der Aortenstenose erfolgt anhand der Parameter „Klappenöffnungsfläche" und „Druckgradient" (Tab. 3.**4**). Hierbei muss beach-

Tabelle 3.**4** Schweregradeinteilung der Aortenklappenstenose

Schweregrad	mittlerer Druckgradient (mmHg)*	Klappenöffnungsfläche (cm^2)
leichtgradig	< 25	> 1,5
mittelgradig	25 – 50	1,0 – 1,5
hochgradig	> 50	< 1,0

* bei normaler systolischer linksventrikulärer Funktion, normaler Frequenz und normalem Herzminutenvolumen

tet werden, dass der Druckgradient vom Herzminutenvolumen abhängig ist. Bei erniedrigtem Herzminutenvolumen kann trotz eines niedrigen Gradienten eine hochgradige Aortenstenose vorliegen.

Röntgen-Thorax

Das Herz kann radiologisch unauffällig sein. Erst bei einer Linksherzinsuffizienz wird eine Dilatation des linken Ventrikels nachweisbar. Eine poststenotische Dilatation der Aorta ascendens ist bei einem Teil der Patienten mit Aortenstenose zu sehen. Verkalkungen der stenosierten Aortenklappe lassen sich am besten in der Durchleuchtung nachweisen.

Magnetresonanztomographie (Kardio-MRT)

Durch das Kardio-MRT steht jetzt ein weiteres nichtinvasives Verfahren zur Bestimmung von Aortenklappenöffnungsfläche und transvalvulärem Gradienten zur Verfügung.

Herzkatheteruntersuchung

Die **Herzkatheteruntersuchung** dient bei echokardiographisch gesicherter hochgradiger Aortenstenose im Wesentlichen dem Nachweis oder Ausschluss einer koronaren Herzkrankheit im Rahmen der Operationsvorbereitung. Sie wird darüber hinaus zur invasiven Schweregradbestimmung bei echokardiographisch unklaren oder diskrepanten Befunden eingesetzt. Dies sind insbesondere symptomatische Patienten mit echokardiographisch nur mittelgradiger Aortenstenose, sofern andere Ursachen der Symptome ausgeschlossen wurden. Zur Quantifizierung wird die Aortenklappe retrograd sondiert und der Druckgradient über der Klappe bestimmt (Abb. 3.**10**). Der Druckgradient ist für die Quantifizierung der Aortenstenose bei eingeschränkter linksventrikulärer Funktion unzuverlässig. Daher sollte immer zusätzlich die Aortenklappenöffnungsfläche nach der Formel von Gorlin berechnet werden.

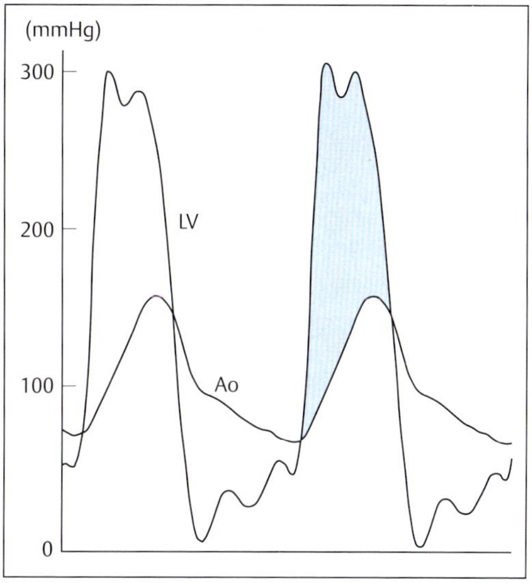

Abb. 3.10 Invasiv gemessener Druckgradient bei höchstgradiger Aortenklappenstenose: Die simultane Druckmessung im linken Ventrikel (LV) und der Aorta (Ao) ergibt einen maximalen Druckgradienten von etwa 200 mmHg über der Aortenklappe.

Therapie

Bei **asymptomatischen leicht- und mittelgradigen Aortenklappenstenosen** genügen regelmäßige kardiologische Kontrollen. Der Patient sollte über mögliche Symptome informiert werden und sich bei entsprechender Symptomatik vorzeitig wieder vorstellen. Stärkere körperliche Belastungen müssen bei mittel- und hochgradiger Aortenklappenstenose vermieden werden.

Medikamentöse Therapie

Endokarditisprophylaxe (Kap. 3.4).

Bei **Linksherzinsuffizienz** besteht die Therapie aus Diuretika und Digitalis, wobei der linksventrikuläre Füllungsdruck nicht zu stark gesenkt werden darf. Ob Vasodilatatoren gegeben werden dürfen, wird kontrovers diskutiert. Ihr Einsatz erfordert auf jeden Fall große Vorsicht.

Besteht eine **arterielle Hypertonie** mit leicht- bis mittelgradiger Aortenklappenstenose, können Beta-Blocker oder Vasodilatanzien einschleichend gegeben werden. Bei hochgradiger Aortenklappenstenose sind sehr geringe Anfangsdosierungen und engmaschige Kontrollen erforderlich. Eine Verschlechterung der Hämodynamik mit arterieller Hypoperfusion und Synkope kann auftreten.

Durch das Auftreten von **Vorhofflimmern** kann es zu einer ausgeprägten hämodynamischen Verschlechterung kommen. Daher sollte eine medikamentöse oder elektrische **Kardioversion** möglichst rasch unter stationären Bedingungen durchgeführt werden.

Da bei der degenerativen Aortenklappenstenose ähnliche pathophysiologische Vorgänge wie bei

▶

der Atherosklerose ablaufen, wurde versucht, eine Progression durch eine lipidsenkende Therapie mit Statinen zu verlangsamen. Zum jetzigen Zeitpunkt liegen hierzu jedoch widersprüchliche Studienergebnisse vor.

Operative Therapie

In der Regel besteht die operative Therapie aus einem **Klappenersatz**.

Hohes Lebensalter, auch über 80 Jahre, ist generell keine Kontraindikation zum Aortenklappenersatz, wenngleich bei dieser Patientengruppe eine erhöhte perioperative Sterblichkeit besteht.

Eine klare Operationsindikation besteht bei **symptomatischen Patienten mit hochgradiger Aortenklappenstenose.** Besteht bereits eine eingeschränkte linksventrikuläre Funktion oder ist es zu Synkopen gekommen, muss die Operation möglichst rasch durchgeführt werden.

Eine eingeschränkte linksventrikuläre Funktion bei hochgradiger Aortenklappenstenose ist auch bei **asymptomatischen Patienten** eine klare Operationsindikation. Hierbei ist die Aortenklappenöffnungsfläche, und nicht der Druckgradient, der entscheidende Parameter zur Schweregradeinteilung.

Ist ein Patient mit einer hochgradigen Aortenklappenstenose völlig asymptomatisch und ist die linksventrikuläre Funktion normal, kann unter engmaschiger kardiologischer Kontrolle zunächst abgewartet werden. Kommt es zu Symptomen oder zu einer Einschränkung der linksventrikulären Funktion, muss unverzüglich operiert werden. Die **Ergometrie** kann helfen, asymptomatische von scheinbar asymptomatischen Patienten zu unterscheiden. Pathologisch: Nicht-Erreichen von 80% der alters- und geschlechtsbezogenen Leistung, inadäquater RR-Anstieg (< 20 mmHg) oder RR-Abfall unter Belastung; Symptome wie Angina, Luftnot, (Prä-)Synkope; komplexe ventrikuläre Arrhythmien; 2 mm tiefe horizontale oder deszendierende ST-Strecken-Senkung unter Belastung, für die es außer der Aortenstenose keine andere Ursache gibt.

Ebenso kann möglicherweise ein erhöhter BNP-Spiegel (Brain Natriuretic Peptide) helfen, Patienten mit einem erhöhten Progressionsrisiko zu identifizieren.

Aortenklappenvalvuloplastie

Bei der Ballonvalvuloplastie wird die Aortenklappe retrograd sondiert und mit einem speziellen Ballonkatheter dilatiert. Diese Methode hat lediglich bei jungen Patienten mit nicht verkalkter Aortenklappe befriedigende Ergebnisse erbracht. Im Erwachsenenalter besteht eine Ein-Monats-Letalität von 14% und eine Ein-Jahres-Letalität von 25%. Die Restenoserate beträgt 50% innerhalb eines Jahres.

Aus diesen Gründen bestehen derzeit nur noch die folgenden **Indikationen** für die Aortenklappenvalvuloplastie:

- Kardiogener Schock als Folge einer Aortenklappenstenose, wenn eine Operation nicht möglich ist,
- kritische Aortenklappenstenose bei Patienten, die sich einer dringlichen nichtkardialen Operation unterziehen müssen,
- Patienten, die wegen schlechten Allgemeinzustandes oder anderer Erkrankungen nicht für eine Operation infrage kommen,
- in Ausnahmefällen Schwangere mit kritischer Aortenklappenstenose zur Überbrückung bis zum Aortenklappenersatz nach der Geburt.

Prognose und Verlauf

Asymptomatische Patienten mit Aortenstenose haben eine gute Prognose.

Allerdings werden 40% der Patienten mit einer maximalen Strömungsgeschwindigkeit von über 4,0 m/sec in der Stenose innerhalb eines Jahres symptomatisch.

Werden Patienten mit bedeutsamer Aortenstenose symptomatisch, verschlechtert sich die Prognose drastisch. Kommt es zu Angina pectoris, beträgt die mittlere Überlebenszeit nur 5 Jahre. Bei Synkopen ist die mittlere Überlebenszeit auf 3 Jahre, bei Linksherzinsuffizienz auf 2 Jahre verkürzt. Sind die Patienten symptomatisch, kommt es in 15–20% der Fälle zum plötzlichen Herztod.

Die linksventrikuläre Funktion ist der wesentliche prognostische Parameter für die peri- und postoperative Sterblichkeit.

Die 10-Jahres-Überlebensrate erfolgreich operierter Patienten liegt bei etwa 65%.

3.2.2 Aortenklappeninsuffizienz

Definition

Bei der Aortenklappeninsuffizienz kommt es als Folge einer Schlussunfähigkeit der Aortenklappe zum diastolischen Rückstrom von Blut aus der Aorta in den linken Ventrikel.

Ätiologie/Pathogenese

Eine Aortenklappeninsuffizienz entsteht durch Veränderungen der Klappensegel, eine Dilatation der Aortenwurzel oder eine Kombination aus beiden Mechanismen. Hierfür kommen eine Vielzahl von Erkrankungen infrage (Tab. 3.**5**).

Nach der Entstehung wird zwischen einer akuten und einer chronischen Aortenklappeninsuffizienz unterschieden.

Häufigste Ursachen der chronischen Aortenklappeninsuffizienz sind das rheumatische Fieber und die bakterielle Endokarditis.

Die akute Aortenklappeninsuffizienz entsteht ebenfalls meist im Rahmen einer Endokarditis oder bei einer Aortendissektion oder einem Trauma. Daneben kann ein Sinus-Valsalva-Aneurysma mit Perforation in den linken Ventrikel das Bild einer akuten Aorteninsuffizienz verursachen.

Pathophysiologie

Chronische Aortenklappeninsuffizienz

Die diastolische Regurgitation von Blut aus der Aorta führt zu einer chronischen Druck- und Volumenbelastung des linken Ventrikels. Bei einer bedeutsamen Aortenklappeninsuffizienz sinkt dadurch der diastolische Blutdruck, während der systolische Blutdruck ansteigt.

Das Ausmaß der Insuffizienz ist abhängig von folgenden Faktoren: Größe der Undichtigkeit, diastolischer Gradient Aorta/linker Ventrikel, peripherer Widerstand, Dehnbarkeit des linken Ventrikels und Diastolendauer.

Kompensatorisch kommt es zu einer Zunahme des linksventrikulären enddiastolischen Volumens. Dadurch nimmt das Gesamt-Schlagvolumen zu, während das effektiv in die Peripherie gepumpte „Vorwärts-Schlagvolumen" und die Ejektionsfraktion konstant bleiben:

> Schlagvolumen – Regurgitationsvolumen
> = effektives Schlagvolumen.

Die erhöhte Wandspannung des linken Ventrikels resultiert in einer fortschreitenden Elongation der Muskelfasern und einer kompensatorischen exzentrischen Hypertrophie. Hieraus kann eine ausgeprägte Dilatation und Gewichtszunahme des linken Herzens entstehen, wobei Fälle mit einem Herzgewicht von bis zu 1000 g beschrieben wurden (Cor bovinum).

Wenn die andauernde Volumenbelastung nicht mehr kompensiert werden kann, ist eine Gefügedilatation mit progredienter Verminderung der Ejektionsfraktion und Erhöhung des enddiastolischen Volumens und enddiastolischen Druckes die Folge. Dies führt zu einer Lungenstauung und schließlich zur Rechtsherzinsuffizienz.

Tabelle 3.**5** Ursachen einer Aortenklappeninsuffizienz

Veränderung der Klappensegel
- rheumatisches Fieber
- bakterielle Endokarditis
- bikuspide Klappe
- VSD mit Aortensegelprolaps
- Lupus erythematodes
- rheumatoide Arthritis
- Spondylitis ankylosans
- Takayasu-Arteriitis
- Morbus Whipple
- Morbus Crohn

Verlust der Klappenfixation
- Aortendissektion
- Trauma

Dilatation der Aortenwurzel
- arterielle Hypertonie
- anuloaortale Ektasie
- Marfan-Syndrom
- Ehlers-Danlos-Syndrom
- Osteogenesis imperfecta
- zystische Medianekrose
- Spondylitis ankylosans
- Mesaortitis luica
- Morbus Behçet
- Morbus Reiter
- Psoriasis
- Colitis ulcerosa
- Riesenzellarteriitis
- Takayasu-Arteriitis

Akute Aortenklappeninsuffizienz

Im Gegensatz zur chronischen Aortenklappeninsuffizienz, bei der die oben beschriebenen kompensatorischen Vorgänge ablaufen können, kommt es bei der akuten schweren Aortenklappeninsuffizienz zu einer schlagartigen Volumenbelastung des in der Regel normal großen linken Ventrikels.

Da dieser das Schlagvolumen akut nicht wesentlich steigern kann, nimmt das Vorwärts-Schlagvolumen ab. Gleichzeitig erfolgt ein abrupter Anstieg des diastolischen linksventrikulären Druckes. Bei einer hochgradigen Aortenklappeninsuffizienz kann es zu einem diastolischen Druckangleich zwischen Aorta und linkem Ventrikel kommen.

Übersteigt der linksventrikuläre Druck im Verlauf der Diastole den linksatrialen Druck, resultiert daraus ein vorzeitiger diastolischer Mitralklappenschluss.

Klinik

Eine **chronische** Aortenklappeninsuffizienz kann über viele Jahre asymptomatisch bleiben. Symptome treten häufig erst bei einer fortgeschrittenen linksventrikulären Schädigung auf.

Typische Symptome der chronischen und häufig fortgeschrittenen Aortenklappeninsuffizienz sind die Belastungsdyspnoe und die eingeschränkte Belastbarkeit. Bei fortschreitender Erkrankung kommt es zu progredienter Herzinsuffizienz. Angina pectoris tritt nur selten auf.

Im Gegensatz dazu tritt die **akute** Aortenklappeninsuffizienz meistens als schweres Krankheitsbild mit Dyspnoe, Lungenstauung, Lungenödem oder kardiogenem Schock in Erscheinung.

Diagnostik

Auskultation (Abb. 3.11)

Der typische Befund besteht aus einem **frühdiastolischen Decrescendogeräusch**, welches unmittelbar nach dem 2. Herzton beginnt. Das Diastolikum ist meist sehr leise. Am besten hört man es im vornübergebeugten Sitzen in Exspiration entlang des linken Sternalrandes auf Höhe des 3.–4. ICR. Der Klangcharakter ist hauchend oder gießend. Bei schwerer Aortenklappeninsuffizienz kann sich das Geräusch rauer anhören.

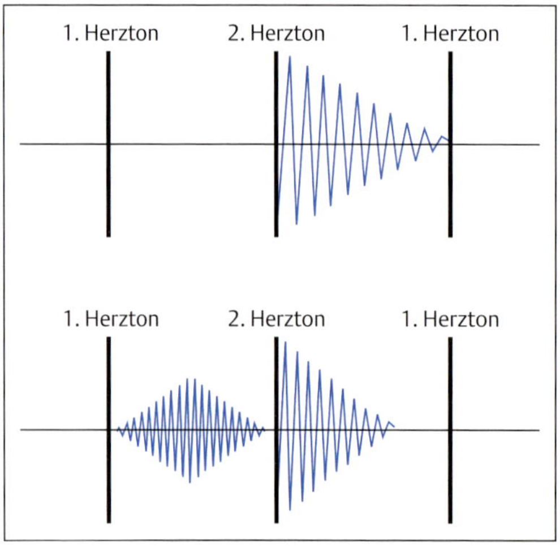

Abb. 3.11 Auskultationsbefund bei Aortenklappeninsuffizienz: Bei der bedeutsamen Aortenklappeninsuffizienz (oben) tritt ein frühdiastolisches Decrescendogeräusch auf. Die akute schwere Aortenklappeninsuffizienz (unten) geht mit einem kürzeren Diastolikum und häufig mit einem systolischen Strömungsgeräusch (relative Aortenstenose) einher.

Der Schweregrad der Aortenklappeninsuffizienz korreliert nicht mit der Lautstärke, aber mit der Dauer des Diastolikums. Bei einer leichtgradigen Aorteninsuffizienz ist es nur in der ersten Hälfte der Diastole hörbar. Mit zunehmendem Schweregrad nimmt die Dauer des Diastolikums zu, es wird holodiastolisch.

Das Diastolikum ist bei der **akuten** schweren Aortenklappeninsuffizienz kürzer, da bei schnellem Anstieg des linksventrikulären Füllungsdruckes und gleichzeitigem Abfall des diastolischen Aortendruckes der treibende Druckgradient zwischen Aorta und Ventrikel rasch abnimmt.

Der **2. Herzton** ist meist abgeschwächt oder, bei hochgradiger Aortenklappeninsuffizienz, auch fehlend. Ein **3. Herzton** kann bei Linksherzinsuffizienz auftreten.

Das **Austin-Flint-Geräusch** kann bei einer schweren Aortenklappeninsuffizienz als zusätzliches Geräuschphänomen auftreten. Es handelt sich dabei um ein tieffrequentes rumpelndes Diastolikum über der Herzspitze, welches an das Diastolikum einer Mitralstenose erinnert. Für dieses Geräusch werden zwei Ursachen diskutiert: Zum einen wird eine unvollständige Öffnung der Mitralklappe durch den auf sie auftreffenden Regurgitationsjet und den hohen linksventrikulären Füllungsdruck postuliert. Zum anderen deuten neuere Untersuchungen darauf hin, dass das Geräusch durch den Insuffizienzjet beim Auftreffen auf das Endokard verursacht wird.

Die auskultatorische Abgrenzung des Austin-Flint-Geräusches von einer organischen Mitralstenose erfolgt durch das Fehlen von paukendem ersten Herzton und Mitralöffnungston.

Bei einem Teil der Patienten ist über dem Aortenareal zusätzlich ein **spindelförmiges Systolikum** hörbar. Dies entspricht einer Strömungsbeschleunigung über der Aortenklappe als Folge des erhöhten Schlagvolumens („relative Aortenstenose“).

Blutdruck

Der arterielle **Blutdruck** gibt wichtige Hinweise, wobei ein diastolischer Blutdruck von unter 50 mmHg auf eine bedeutsame Aortenklappeninsuffizienz hinweist. Ein diastolischer Blutdruck über 70 mmHg macht eine hochgradige Aortenklappeninsuffizienz unwahrscheinlich. Bei der Blutdruckmessung bei bedeutsamer Aortenklappeninsuffizienz entspricht bereits das Leiserwerden der Korotkow-Töne dem diastolischen Blutdruck und nicht erst das Verschwinden der Töne.

Der Herzspitzenstoß ist nach links verlagert und hebend. Das klassische **Kreislaufzeichen** bei schwerer Aortenklappeninsuffizienz ist der **Pulsus celer et altus** (Wasserhammerpuls) mit großer

Blutdruckamplitude. Daneben können unter anderem tastbare Fingerpulse, ein sichtbarer Kapillarpuls (Quincke-Zeichen) oder bei schwerster Aortenklappeninsuffizienz ein pulssynchrones Kopfnicken (Musset-Zeichen) nachweisbar sein.

Die Kreislaufzeichen der chronischen hochgradigen Aortenklappeninsuffizienz sind bei der **akuten Form** in den meisten Fällen nicht nachweisbar. Da der systolische und diastolische Blutdruck erniedrigt sind, fehlt die hohe Blutdruckamplitude.

EKG

Das **EKG** kann Zeichen der linksventrikulären Hypertrophie bei Volumenbelastung mit Linkslagetyp, Verbreiterung des QRS-Komplexes, tiefen S-Zacken in V_1, hohen R-Zacken in V_{5+6} und positivem Sokolow-Lyon-Index mit $SV_1 + RV_5 > 3{,}5$ mV zeigen. Erregungsrückbildungsstörungen oder ein Linksschenkelblock können in fortgeschrittenen Stadien auftreten.

Echokardiographie

Die Echokardiographie ist die Methode der Wahl für Diagnose und Verlaufsbeobachtung der Aortenklappeninsuffizienz.

Die zugrunde liegenden morphologischen Veränderungen an der Aortenklappe können häufig bereits im ein- und zweidimensionalen **transthorakalen** Echokardiogramm nachgewiesen werden. Zur Beurteilung der Aorta ascendens und bei unklarer Diagnose im transthorakalen Schall ist zusätzlich eine **transösophageale** Untersuchung indiziert.

Im ein- und zweidimensionalen Bild bestehen nur indirekte Hinweise auf eine Aortenklappeninsuffizienz wie Oszillationen des vorderen Mitralsegels. Entscheidend für die Verlaufsbeobachtung und für eine Operationsindikation sind die Beurteilung der linksventrikulären Diameter und Pumpfunktion.

Die Aortenklappeninsuffizienz kann dopplerechokardiographisch direkt nachgewiesen werden. Eine semiquantitative Schweregradeinteilung ist möglich.

Bei der **akuten schweren Aortenklappeninsuffizienz** findet man in der Regel einen normal großen hyperkinetischen linken Ventrikel. Wichtiges Kriterium neben dem dopplerechokardiographischen Nachweis der Aortenklappeninsuffizienz ist der **vorzeitige Mitralklappenschluss**. Hiermit wird der Anstieg des diastolischen linksventrikulären Druckes über den linksatrialen Druck dokumentiert. Liegt dieses Zeichen vor, muss eine rasche Operation angestrebt werden. Bei der schweren chronischen Aortenklappeninsuffizienz ist dieses Zeichen in der Regel nicht nachweisbar.

Röntgen-Thorax

In Abhängigkeit von der Dauer und vom Schweregrad der Klappeninsuffizienz tritt eine radiologisch nachweisbare Dilatation des linken Ventrikels, insbesondere in der Längsachse, ein.

Bei einer hochgradigen **chronischen** Aortenklappeninsuffizienz kann es zu einer ausgeprägten Linksherzvergrößerung kommen („Schuhform“ des Herzens). Eine Dilatation der Aorta ascendens ist möglich.

Bei der akuten Aortenklappeninsuffizienz ist die Herzgröße häufig normal und die akute Lungenstauung steht im Vordergrund.

Magnetresonanztomographie (Kardio-MRT)

Hiermit können die linksventrikulären Volumina und das Regurgitationsvolumen bestimmt werden.

Herzkatheteruntersuchung

Die Herzkatheteruntersuchung ist zur invasiven Schweregradbestimmung indiziert, wenn die nichtinvasiven Methoden unklare oder diskrepante Befunde ergeben. Daneben dient sie im Rahmen der Operationsvorbereitung dem Nachweis oder Ausschluss einer koronaren Herzkrankheit.

Der diastolische Druckverlauf in der Aorta und im linken Ventrikel sowie ein etwaiger Druckangleich können dokumentiert werden (Abb. 3.**12**).

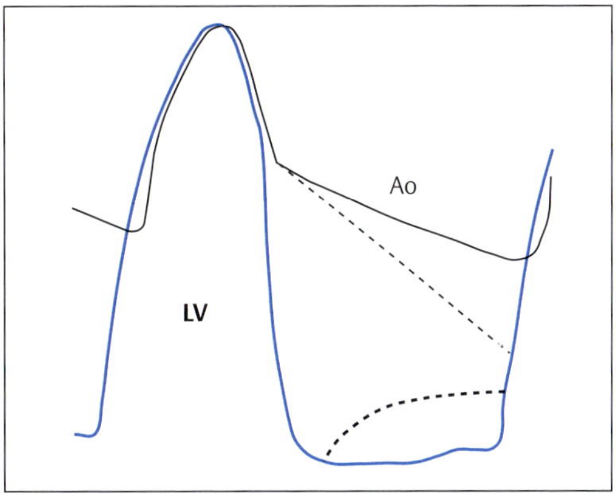

Abb. 3.12 Diastolischer Druckverlauf in Aorta und linkem Ventrikel bei Aortenklappeninsuffizienz: Im Gegensatz zum Normalbefund (durchgezogene Linien) kommt es bei der bedeutsamen Aortenklappeninsuffizienz (gepunktete Linien) zu einem kontinuierlichen Abfall des diastolischen Aortendruckes und parallelem Anstieg des linksventrikulären Füllungsdruckes. In schwersten Fällen findet ein diastolischer Druckangleich statt. LV = linker Ventrikel, Ao = Aorta.

Die Aortographie erlaubt über eine Kontrastmittelinjektion in die Aortenwurzel eine semiquantitative Schweregradeinteilung der Aortenklappeninsuffizienz. Zusätzlich kann die Regurgitationsfraktion errechnet werden. Eine Regurgitationsfraktion > 50% kennzeichnet eine hochgradige, eine < 30% eine leichtgradige Aortenklappeninsuffizienz.

Bei grenzwertigen Befunden kann die Einschwemmkatheteruntersuchung mit Belastung wichtige Zusatzinformationen über die Belastungs-Hämodynamik liefern.

Therapie

Therapie

Die Entscheidung für eine medikamentöse oder operative Therapie basiert auf den Parametern: Schweregrad der Aortenklappeninsuffizienz, linksventrikuläre Diameter und Funktion, sowie auf der Symptomatik der Patienten.

Bei **asymptomatischen Patienten** mit **leicht-** oder **mittelgradiger Aortenklappeninsuffizienz** und normaler linksventrikulärer Funktion ist keine spezielle Therapie erforderlich. Ob in diesen Stadien eine Behandlung mit Vasodilatanzien zur Senkung des peripheren Widerstandes und damit Verminderung der Regurgitation eine Progression der Erkrankung verlangsamen kann, ist derzeit noch Gegenstand der Diskussion. Regelmäßige echokardiographische Verlaufskontrollen sind erforderlich, um eine Progression mit Dilatation des linken Ventrikels frühzeitig zu erkennen.

Medikamentöse Therapie

Endokarditisprophylaxe (Kap. 3.4).

Besteht bei einem **asymptomatischen Patienten** mit normaler linksventrikulärer Funktion und Größe eine **hochgradige Aortenklappeninsuffizienz**, kann zunächst mit Vasodilatanzien wie ACE-Hemmern oder Nifedipin behandelt werden.

Aggravierende Faktoren wie eine **Bradykardie** mit Verlängerung der Diastolendauer und Erhöhung des Regurgitationsvolumens müssen ebenso wie das Auftreten von **Vorhofflimmern** konsequent behandelt werden.

Bei **eingeschränkter linksventrikulärer Funktion** wird zusätzlich zur Vasodilatanzientherapie mit Diuretika, Betablocker und Digitalis behandelt. Daneben kommt der **engmaschigen kardiologischen Verlaufsuntersuchung** unter Einschluss der Echokardiographie eine Schlüsselrolle zu. Die Symptomatik der Patienten allein ist nicht verlässlich, da der linke Ventrikel beim Auftreten von Symptomen bereits irreversibel geschädigt sein kann. Ziel ist die frühzeitige Erfassung einer beginnenden linksventrikulären Funktionsstörung, um dann die **operative Therapie** einleiten zu können. Kriterien hierfür sind eine progrediente Ventrikeldilatation oder eine Verschlechterung der Pumpfunktion. Als Grenzwerte haben sich ein endsystolischer Diameter von über 50–55 mm, eine Ejektionsfraktion unter 50–55% und eine Verkürzungsfraktion von unter 25% (Normalwert > 25%) bewährt. Neuere Studien weisen darauf hin, dass bei Frauen möglicherweise engere Grenzen gesetzt werden müssen.

Operative Therapie

Operationsindikationen

- Eine klare Operationsindikation besteht bei **symptomatischen Patienten** mit bedeutsamer Aortenklappeninsuffizienz, unabhängig von der linksventrikulären Funktion.
- Besteht bei **asymptomatischen Patienten** mit bedeutsamer Aortenklappeninsuffizienz eine deutliche linksventrikuläre Dilatation über 50 mm endsystolisch oder eine systolische Dysfunktion mit einer Ejektionsfraktion unter 55% oder einer Verkürzungsfraktion unter 25% (Normalwert > 25%), liegt ebenfalls eine Operationsindikation vor.
- Wird bei Verlaufskontrollen eine **progrediente Verschlechterung der linksventrikulären Funktion** nachgewiesen, muss die Operationsindikation diskutiert werden, auch wenn die oben genannten Grenzwerte noch nicht erreicht sind. Dies gilt insbesondere für Frauen

Die operative Therapie der Aortenklappeninsuffizienz besteht in der Regel aus einem **Aortenklappenersatz.**

Klappenerhaltende Verfahren kommen in Einzelfällen zum Einsatz, z. B. bei einem isolierten Segelausriss. Auch bei der Dilatation des Aortenklappenanulus ist in einigen Fällen eine klappenerhaltende Anuloplastik möglich.

▶

Bei der **akuten, schweren Aortenklappeninsuffizienz** besteht die Indikation zum schnellstmöglichen Aortenklappenersatz.

- Die initiale Stabilisierung erfolgt mit Vasodilatanzien (insbesondere Natriumnitroprussid), Katecholaminen und Diuretika.
- Ist eine medikamentöse Stabilisierung nicht möglich, muss gegebenenfalls auch im kardiogenen Schock operiert werden.
- Liegt der Aortenklappeninsuffizienz eine Endokarditis zugrunde und ist eine medikamentöse Stabilisierung möglich, kann eine präoperative Antibiotikatherapie für etwa eine Woche unter engmaschiger Überwachung durchgeführt werden.

Prognose und Verlauf

Die linksventrikuläre Funktion ist der entscheidende Parameter für die Prognose der Aortenklappeninsuffizienz. Bei manifester Herzinsuffizienz beträgt die Mortalität 90 % in 2 Jahren!

Nach Aortenklappenersatz beträgt die 5-Jahres-Überlebensrate bei normaler linksventrikulärer Funktion im Mittel 96 %, bei eingeschränkter linksventrikulärer Funktion ist sie auf 63 % reduziert. Die operative Intervention muss daher erfolgen, bevor der linke Ventrikel irreversibel geschädigt ist.

Ist präoperativ bereits eine eingeschränkte linksventrikuläre Funktion vorhanden, so ist lediglich bei einem Teil der Patienten postoperativ eine Verbesserung oder Normalisierung der Pumpfunktion nachweisbar. Die Dauer und das Ausmaß der linksventrikulären Funktionsstörung scheinen hier von Bedeutung zu sein. Wenn die Ventrikelfunktionsstörung hochgradig ist und länger als ein Jahr besteht, muss auch postoperativ mit einer ungünstigeren Prognose gerechnet werden.

3.2.3 Mitralklappenstenose

Definition

Eine Mitralklappenstenose wird definiert als eine Einengung der Mitralklappe mit der Ausbildung eines diastolischen Gradienten zwischen linkem Vorhof und linkem Ventrikel.

Ätiologie/Pathogenese

Die Mitralklappenstenose ist in den meisten Fällen Folge eines rheumatischen Fiebers. Etwa ⅔ der betroffenen Patienten sind Frauen. Durch die rückläufige Inzidenz des rheumatischen Fiebers in den westlichen Ländern treten Mitralklappenstenosen hier auch seltener auf.

Eine degenerative Mitralringverkalkung verursacht zwar in den meisten Fällen eine Mitralinsuffizienz, jedoch können ausgedehnte Verkalkungen auch auf die Klappensegel übergreifen und eine Mitralklappenstenose verursachen.

Seltene Ursachen sind Lupus erythematodes, rheumatoide Arthritis, Karzinoidsyndrom oder Mukopolysaccharidosen.

Als Folge des entzündlichen Prozesses kann es zu Verdickungen, Verklebungen und zur Schrumpfung an den Klappensegeln, Kommissuren und Sehnenfäden kommen. Die Fusion der Kommissuren verursacht eine Öffnungsbehinderung der Klappe, welche durch die Veränderung der Klappensegel selbst weiter verstärkt wird. Die morphologischen Veränderungen beginnen typischerweise an den Klappenrändern und können von dort auf die Klappenbasis übergreifen. Die stenosierte Mitralklappe nimmt eine Trichterform an.

Pathophysiologie

Die normale Öffnungsfläche der Mitralklappe beträgt 4 – 5 cm^2. Bei einer Mitralklappenöffnungsfläche von weniger als 2,5 cm^2 wird der linksventrikuläre Einstrom behindert, und es baut sich ein Druckgradient zwischen linkem Vorhof und linkem Ventrikel auf.

Neben einer verstärkten Vorhofkontraktion resultiert eine Druckerhöhung im linken Vorhof. Die Füllung des linken Ventrikels kann jetzt nicht mehr überwiegend frühdiastolisch erfolgen, sondern dauert die gesamte Diastole an.

Eine verkürzte Diastolendauer bei Tachykardie führt ebenso wie ein erhöhtes Herzminutenvolumen bei Belastung oder die Kombination aus beidem zu einer Erhöhung des transvalvulären Gradienten. Diese Veränderungen können eine akute Lungenstauung oder ein Lungenödem induzieren.

Die Druckerhöhung im linken Vorhof pflanzt sich retrograd in den Pulmonalkreislauf fort und führt anfangs nur unter Belastung, später auch in Ruhe, zu einer pulmonalen Hypertonie. Mit zunehmender Dauer der Erkrankung kommt es zu einer Vasokonstriktion der pulmonalen Gefäße mit Erhöhung des pulmonal-vaskulären Widerstandes.

Zusätzlich wird eine Mediahypertrophie und Intimafibrose der Lungengefäße nachweisbar. Diese Gefäßverdickung bietet zwar einen gewissen Schutz vor der Entstehung eines Lungenödems, führt aber zu einer weiteren Druckerhöhung im kleinen Kreislauf mit Abnahme des Herzminutenvolumens. Die pulmonale Hypertonie kann sich in Form einer eigenständigen pulmonal-vaskulären Erkrankung verselbstständigen (fixierte pulmonale Hypertonie).

Mit Zunahme der pulmonalen Hypertonie kommt es zur Rechtsherzbelastung und schließlich zur Rechtsherzinsuffizienz.

Die linksventrikuläre Funktion ist bei isolierter Mitralklappenstenose in der Regel normal. Findet sich dennoch eine eingeschränkte linksventrikuläre Funktion, kann diese durch eine andere begleitende Erkrankung, durch eine kompensatorische periphere Vasokonstriktion bei reduzierter Vorlast als Folge der Mitralklappenstenose oder durch eine rheumatische Myokardschädigung bedingt sein.

Klinik

Im Gegensatz zu vielen anderen Herzklappenfehlern, die bis zum Stadium einer irreversiblen kardialen Schädigung oligo- oder asymptomatisch bleiben können, treten die Symptome bei der Mitralklappenstenose in der Regel früh auf.

Leitsymptom ist die Belastungsdyspnoe und pulmonale Stauung.

Als Folge einer Belastung und/oder Tachykardie kann es, auch als Erstmanifestation, zu Orthopnoe oder einem Lungenödem kommen. Husten, besonders nachts, und Hämoptoe sind weitere Symptome als Folge der pulmonalen Hypertonie.

In fortgeschrittenen Stadien können die Zeichen der **Rechtsherzinsuffizienz** in den Vordergrund treten. Bei etwa einem Viertel der Patienten kommt es zu pektanginösen Beschwerden.

Die klassischen Komplikationen der Mitralklappenstenose – **Vorhofflimmern** und systemische **Embolien** – können schon in frühen Stadien der Erkrankung auftreten.

Bei Patienten mit fortgeschrittener Mitralklappenstenose kann eine so genannte **Facies mitralis** auftreten: Hierbei handelt es sich um eine rötlich-livide Verfärbung mit Teleangiektasien im Bereich der Wangen, teilweise begleitet von einer Zyanose.

Diagnostik

Auskultation (Abb. 3.13)

Die Geräusche der Mitralklappenstenose sind am besten in Linksseitenlage über der Herzspitze zu hören.

Der **1. Herzton** ist typischerweise laut und paukend, da die Mitralsegel wegen des transvalvulären Druckgradienten auch am Ende der Diastole noch weit geöffnet sind und erst durch die Kammerkontraktion abrupt geschlossen werden. Bei stark verkalkter, starrer Klappe oder stark eingeschränkter linksventrikulärer Funktion kann der paukende 1. Herzton fehlen.

Der **Mitralöffnungston** ist ein kurzer, scharfer, hochfrequenter Ton in der frühen Diastole, 0,05–0,12 Sekunden nach dem 2. Herzton. Er entsteht durch die Öffnung und abrupte Anspannung der stenosierten Klappe. Mit zunehmendem Schweregrad der Mitralklappenstenose rückt der Mitralöffnungston näher an den 2. Herzton, da die Klappe durch den ansteigenden linksatrialen Druck immer früher geöffnet wird. Bei starren Klappensegeln kann er sehr leise werden.

Das **Decrescendo-Diastolikum** der Mitralklappenstenose beginnt nach dem Mitralöffnungston und ist mittel- bis tieffrequent und rumpelnd. Die Dauer des Diastolikums dient als grobes Maß für

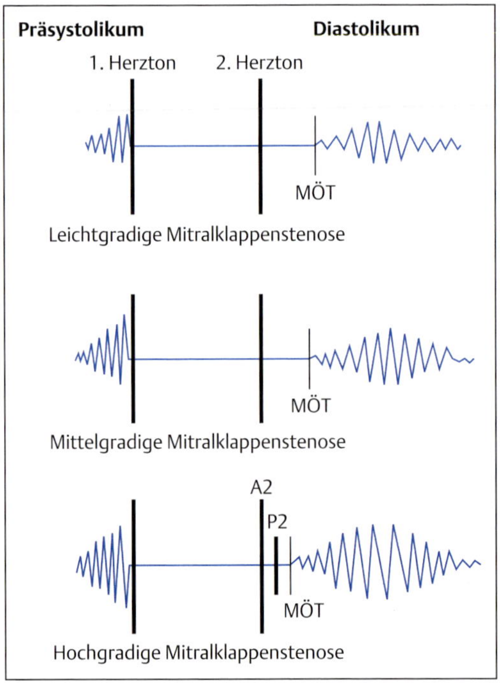

Abb. 3.13 Auskultationsbefund bei Mitralklappenstenose: Mit zunehmendem Schweregrad der Mitralklappenstenose rückt der Mitralöffnungston (MÖT) näher an den 2. Herzton heran. Bei schwerer Mitralklappenstenose kann neben der Aortenkomponente (A2) eine betonte Pulmonalkomponente (P2) des 2. Herztons hörbar werden. Das in der späten Diastole auftretende Präsystolikum fehlt bei Vorhofflimmern.

den Schweregrad der Mitralklappenstenose. Je höhergradiger die Stenose, desto länger das Diastolikum als Ausdruck der verlängerten linksventrikulären Füllung.

Bei Sinusrhythmus kann ein unmittelbar vor dem 1. Herzton auftretendes **Präsystolikum** mit Crescendocharakter auskultierbar sein. Es entspricht dem verstärkten Fluss durch die Mitralklappe als Folge der Vorhofkontraktion.

Bei deutlicher pulmonaler Hypertonie können eine betonte Pulmonalkomponente des 2. Herztons und bei Entwicklung einer relativen Pulmonalklappeninsuffizienz ein hochfrequentes hauchendes Sofortdiastolikum im 2.–4. ICR links (Graham-Steell-Geräusch) auftreten.

EKG

Das **EKG** ist bei der leichtgradigen Mitralklappenstenose meist unauffällig, zeigt in fortgeschritteneren Fällen jedoch oft typische Veränderungen. Die häufigste Veränderung ist ein **P-sinistroatriale** oder **P-mitrale**. Die P-Welle ist über 0,12 s verbreitert, in II doppelgipflig und in V_1 überwiegend negativ. Bei fortschreitender Dilatation und Schädigung des linken Vorhofs kommt es häufig zu Vorhofflimmern. Bei fortgeschrittener Erkrankung mit Rechtsherzbelastung können sich dann ein Steil- oder Rechtslagetyp und Zeichen der rechtsventrikulären Hypertrophie ausbilden (Verhältnis R/S in $V_1 > 1$, positiver Sokolow-Lyon-Index mit $RV_1 + SV_5 > 1{,}05$ mV).

Echokardiographie

Die Echokardiographie ermöglicht eine zuverlässige Diagnosestellung und Schweregradeinteilung der Mitralklappenstenose. Daneben dient sie dem Ausschluss anderer Erkrankungen, die ein ähnliches klinisches Bild hervorrufen können, wie linksatriale Tumoren, Thromben und das Cor triatriatum sinister.

Bereits das **eindimensionale Bild** erlaubt die Diagnose der Mitralklappenstenose anhand folgender Kriterien: herabgesetzte frühdiastolische Schlussgeschwindigkeit (EF-Gefälle), verminderte Segelseparation und parallele, konkordante Bewegung beider Mitralsegel sowie Verdickung der Mitralsegel. Die Vergrößerung des linken Vorhofes kann als unspezifisches Zeichen der bedeutsamen Mitralklappenstenose quantifiziert werden.

Das **zweidimensionale Echokardiogramm** erlaubt eine genaue Erfassung der morphologischen Klappenveränderungen. Durch die Fusion der Kommissuren stehen die Klappensegel während der Diastole nicht mehr parallel im Blutstrom, sondern nehmen eine Domstellung ein („Doming“; Abb. 3.**14**).

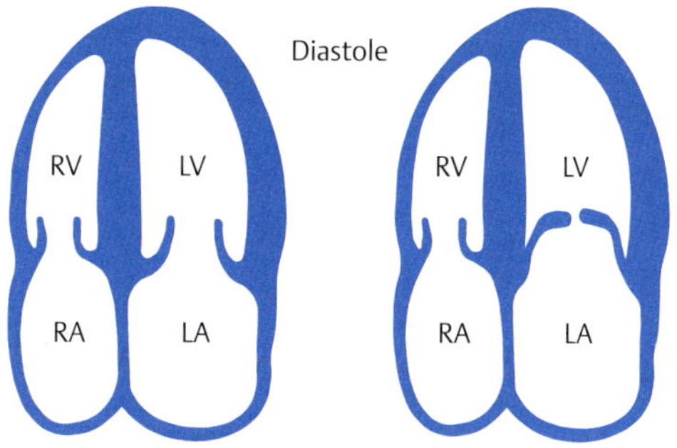

Abb. 3.14 Mitralklappenstenose im zweidimensionalen Echokardiogramm: Im apikalen Vierkammerblick ist während der Diastole die kuppelförmige Domstellung („Doming“) der Mitralklappe nachweisbar.
LV = linker Ventrikel, RV = rechter Ventrikel, LA = linkes Atrium, RA = rechtes Atrium.

Die Frage, ob eine klappenerhaltende Therapie möglich ist, entscheidet sich anhand der echokardiographisch dokumentierten Klappenmorphologie.

Die **Dopplerechokardiographie** ermöglicht eine zuverlässige Bestimmung des transvalvulären **Gradienten**. Aus der **Druckhalbwertszeit** kann die Mitralklappenöffnungsfläche errechnet werden.

Für eine detaillierte morphologische Analyse der Mitralklappe und zur Frage linksatrialer Thromben ist ein **transösophageales Echokardiogramm** erforderlich.

Die Echokardiographie ermöglicht außerdem die Erfassung einer begleitenden Mitralklappeninsuffizienz, anderer Vitien und der linksventrikulären Funktion, sowie einer Vergrößerung des rechten Herzens. Liegt eine Trikuspidalklappeninsuffizienz vor, kann der pulmonalarterielle Druck nichtinvasiv abgeschätzt werden.

Die **Schweregradeinteilung** der Mitralklappenstenose erfolgt nach der Mitralklappenöffnungsfläche und dem mittleren Druckgradienten (Tab. 3.**6**).

Tabelle 3.**6** Schweregradeinteilung der Mitralklappenstenose

Schweregrad	mittlerer Druckgradient (mmHg)*	Klappenöffnungsfläche (cm^2)
leichtgradig	≤ 7	1,5–2,5
mittelgradig	8–15	1–1,5
hochgradig	> 15	< 1

* bei normaler Frequenz und normalem Herzminutenvolumen

Der Druckgradient ist jedoch nur bedingt zur Quantifizierung geeignet, da er in Abhängigkeit von Herzminutenvolumen, Herzfrequenz und Hydratationszustand des Patienten starken Schwankungen unterliegen kann.

Röntgen-Thorax

Die Röntgenaufnahme des Thorax zeigt die Vergrößerung des linken Vorhofs mit Verlagerung des Ösophagus in der seitlichen Aufnahme, in ausgeprägten Fällen, mit Aufspreizung der Trachealbifurkation über einen Winkel von 90 Grad auch in der p.-a. Aufnahme.

Das Ausmaß einer akuten und chronischen Lungenstauung kann dokumentiert werden.

Bei fortgeschrittener pulmonaler Hypertonie sind ein prominentes Pulmonalissegment und eine Kaliberabnahme von den zentralen zu den peripheren Pulmonalarterien nachweisbar. Als Zeichen der Rechtsherzbelastung kann der Retrosternalraum eingeengt sein.

Eine Verkalkung der Mitralklappe lässt sich am besten in der Durchleuchtung nachweisen.

Herzkatheteruntersuchung

Mit der Rechtsherzkatheteruntersuchung kann der erhöhte Pulmonalkapillardruck, der dem linksatrialen Druck entspricht, gemessen werden, ebenso das Ausmaß einer pulmonalen Hypertonie.

Bei diskrepanten Befunden bezüglich der Relevanz einer Mitralklappenstenose kann ein Rechtsherzkatheter mit Belastungsuntersuchung einen pathologischen Druckanstieg im kleinen Kreislauf demaskieren.

Die invasive Dokumentation des transvalvulären Gradienten erfolgt mit der simultanen Registrierung des pulmonal-kapillaren und des diastolischen linksventrikulären Druckes. In manchen Fällen wird hierfür eine transseptale Punktion mit direkter Messung des linksatrialen Druckes durchgeführt. Aus den so gewonnenen Werten kann nach der **Formel von Gorlin** unter Einbeziehung von Herzminutenvolumen und Diastolendauer die **Mitralklappenöffnungsfläche** errechnet werden.

Mit der transpulmonalen Lävokardiographie können der linke Vorhof und die Bewegung der Mitralklappe angiographisch dargestellt werden. Die linksventrikuläre Angiographie dokumentiert das Ausmaß einer begleitenden Mitralklappeninsuffizienz und die linksventrikuläre Pumpfunktion.

Darüber hinaus erfolgt eine **Koronarangiographie** im Rahmen der Operationsvorbereitung.

Therapie

Therapie

Medikamentöse Therapie

Bei allen Patienten mit veränderter Mitralklappe ist eine **Endokarditisprophylaxe** (Kap. 3.4) erforderlich.

Bei **asymptomatischen Patienten** ist darüber hinaus keine Therapie erforderlich.

Kommt es zu **Dyspnoe** und **Lungenstauung**, sind Diuretika mit diätetischer Kochsalzrestriktion Therapie der Wahl. Dem Patienten sollte die Vermeidung starker körperlicher Belastungen empfohlen werden.

Tritt **Vorhofflimmern** auf, sollte primär eine Wiederherstellung des Sinusrhythmus mittels elektrischer oder medikamentöser **Kardioversion** angestrebt werden.

Besteht das Vorhofflimmern bereits länger als ein Jahr, ist der linke Vorhof größer als 50 – 55 mm oder liegt bereits ein hochgradiges Mitralvitium vor, sind die Chancen für einen dauerhaften Erhalt des Sinusrhythmus schlecht, sodass im Allgemeinen kein Kardioversionsversuch indiziert ist.

Besteht das Vorhofflimmern länger als 48 h, ist vor einem Kardioversionsversuch eine Antikoagulation für 3 – 4 Wochen erforderlich.

Bei einer Mitralklappenstenose sollte zusätzlich ein Vorhofthrombus durch ein transösophageales Echokardiogramm ausgeschlossen werden.

Nach einer erfolgreichen Kardioversion ist eine Antikoagulation für mindestens weitere 4 – 6 Wochen durchzuführen.

Ist **kein Erhalt des Sinusrhythmus** möglich, ist eine **Digitalisierung** zur Frequenzkontrolle angezeigt. Die Ruhefrequenz sollte möglichst zwischen 60 und 70/min betragen, um eine ausreichende Diastolendauer für die linksventrikuläre Füllung zu ermöglichen. Gegebenenfalls ist die Kombination mit einem Beta-Blocker oder alternativ mit Verapamil möglich.

Eine Indikation zur dauerhaften **Antikoagulation** besteht bei Mitralklappenstenose mit intermittierendem oder permanentem Vorhofflimmern, nach durchgemachter Embolie oder bei echokardiographischem Nachweis eines Vorhofthrombus,

▶

der in der Regel im Vorhofohr lokalisiert ist. Auch der Nachweis von Spontanechos im linken Vorhof ist als Indikator für ein erhöhtes Thromboembolierisiko anzusehen. Ein INR-Wert von 3,0 – 4,5 ist anzustreben.

Operative und interventionelle Therapie

Als **Therapieoptionen** stehen klappenerhaltende Verfahren (offene oder geschlossene Kommissurotomie, interventionelle Mitralvalvuloplastie) sowie der Mitralklappenersatz zur Verfügung.

Die **Indikation** zur operativen oder interventionellen Therapie besteht bei Patienten mit deutlicher Symptomatik (NYHA III und IV) und mittel- bis hochgradiger Mitralklappenstenose.

Voraussetzung für eine erfolgreiche **Mitralvalvuloplastie** ist eine morphologisch möglichst wenig veränderte Klappe. Zur Indikationsstellung erfolgt die echokardiographische Beurteilung der Klappenmorphologie anhand der Parameter: Segelbeweglichkeit, Segeldicke, Verkalkungsgrad und Veränderung der subvalvulären Strukturen, insbesondere der Sehnenfäden. Das Vorliegen einer signifikanten Mitralklappeninsuffizienz oder der Nachweis linksatrialer Thromben sind eine Kontraindikation für die Mitralvalvuloplastie.

Das geeignete Patientenkollektiv für die **geschlossene Kommissurotomie** ist mit dem für die Valvuloplastie identisch, die Ergebnisse sind vergleichbar. Aus diesem Grund wird die geschlossene Kommissurotomie heute kaum noch durchgeführt.

Die **offene Kommissurotomie** besteht nicht nur aus der Kommissurotomie, sondern ermöglicht darüber hinaus eine Separation verbackener Sehnenfäden, eine Exzision von Verkalkungen und bei gleichzeitig bestehender Mitralklappeninsuffizienz unter Umständen eine Klappenrekonstruktion. Vielfach wird das linke Vorhofohr amputiert, um es als potenzielle Emboliequelle auszuschalten. Voraussetzung für eine erfolgreiche Operation ist das Fehlen von ausgeprägten Verkalkungen und anderen hochgradigen morphologischen Veränderungen.

Für alle Patienten, die nicht für ein klappenerhaltendes Therapieverfahren geeignet sind, ist der Mitralklappenersatz die Therapie der Wahl.

Prognose und Verlauf

Nach durchgemachter rheumatischer Karditis vergehen im Allgemeinen 10 – 20 Jahre, bis die ersten Symptome einer Mitralstenose auftreten. Im Durchschnitt vergehen dann drei weitere Jahre bis zur Ausbildung einer schweren Symptomatik (NYHA-Stadium III).

Vorhofflimmern tritt bei 50 % der Patienten mit Mitralklappenstenose auf. Ohne Antikoagulation beträgt die jährliche Embolierate 20 %.

Trotz guter funktioneller und morphologischer Ergebnisse ist allen **klappenerhaltenden Therapieverfahren** gemeinsam, dass mit einem Fortschreiten der Erkrankung zu rechnen ist. Nach 10 Jahren weisen etwa 35 % der Patienten eine Restenose auf und müssen sich einem erneuten Eingriff unterziehen. Dann ist häufig ein Klappenersatz erforderlich. Die Ballonvalvuloplastie weist von allen klappenerhaltenden Verfahren die niedrigste Akutletalität, aber auch die höchste Restenoserate auf.

3.2.4 Mitralklappeninsuffizienz

Definition

Eine Mitralklappeninsuffizienz ist definiert als Schlussunfähigkeit der Mitralklappe mit systolischer Regurgitation von Blut aus dem linken Ventrikel in den linken Vorhof. Die Mitralklappeninsuffizienz kann akut oder chronisch auftreten.

Ätiologie/Pathogenese

Die Schlussfähigkeit der Mitralklappe ist nur dann gewährleistet, wenn alle Komponenten des Mitralklappenapparates funktionieren. Der Mitralklappenapparat besteht aus den Mitralsegeln, den Sehnenfäden, den Papillarmuskeln und dem Mitralring.

Die Tab. **3.7** gibt einen Überblick über wichtigste Ursachen einer Mitralklappeninsuffizienz.

Pathophysiologie

Chronische Mitralklappeninsuffizienz

Der Rückstrom von Blut aus dem linken Ventrikel in den linken Vorhof beginnt bereits in der frühen Systole, noch während der isovolumetrischen Anspannungsphase und damit vor der Öffnung der Aortenklappe, und hält bis in die isovolumetrische Relaxationsphase an.

Das Volumen des regurgitierten Blutes ist vom Ausmaß der Undichtigkeit und von dem systolischen Druckgradienten zwischen linker Kammer und linkem Vorhof abhängig. Durch eine Reduk-

Tabelle 3.7 Ursachen einer Mitralklappeninsuffizienz

Chronische Mitralklappeninsuffizienz
• **entzündlich** – rheumatisch – infektiös/Endokarditis – Lupus erythematodes (Libman-Sacks-Endokarditis)
• **degenerativ** – Mitralklappenprolaps – Mitralringverkalkung – Bindegewebserkrankungen
• **sekundär** – linksventrikuläre Dilatation jeglicher Ursache – Papillarmuskel-Ischämie
• **kongenital** – hypertroph obstruktive Kardiomyopathie – Spaltbildung der Mitralklappe – AV-Kanal
Akute Mitralklappeninsuffizienz
Ursachen • Endokarditis • Myokardischämie/-nekrose • Trauma • spontan, meist bei vorbestehenden chronischen Veränderungen
Mechanismen • Destruktion von Klappensegeln • Ruptur von Sehnenfäden • Papillarmuskeldysfunktion/-abriss

tion der Nachlast mit Senkung von Blutdruck und peripherem Widerstand wird das Regurgitationsvolumen reduziert, durch eine Erhöhung der Nachlast wird es vergrößert. Hierbei spielt zusätzlich die Größe des linken Ventrikels eine Rolle. Jede linksventrikuläre Dilatation führt durch die Vergrößerung des Mitralklappenrings zu einer Zunahme der Mitralklappeninsuffizienz.

Das Pendelblut führt bei einer bedeutsamen Mitralklappeninsuffizienz zu einer Volumenbelastung von linkem Vorhof und Ventrikel. Daraus resultiert zunächst eine kompensatorische Dilatation und Hypertrophie beider Kammern.

Die linksatriale Dilatation ermöglicht eine Aufnahme des regurgitierten Blutvolumens, ohne dass eine ausgeprägte Drucksteigerung erfolgen muss.

Der linke Ventrikel kann die Volumenbelastung meist über längere Zeit kompensieren. Erst im Stadium der Dekompensation mit zunehmender Einschränkung der Pumpfunktion kommt es dann zu einem erheblichen Druckanstieg im linken Vorhof und im kleinen Kreislauf, mit der Ausbildung einer pulmonalen Stauung und ggf. einer Rechtsherzinsuffizienz.

Die zunehmende linksventrikuläre Dilatation mit Dilatation des Mitralklappenrings führt in einem Circulus vitiosus zu einer weiteren Verstärkung der Mitralklappeninsuffizienz.

Akute Mitralklappeninsuffizienz

Bei der akuten Mitralklappeninsuffizienz kommt es zu einer plötzlichen Volumenbelastung des in der Regel normal großen Vorhofes, mit akuter linksatrialer Drucksteigerung, die sich retrograd in den Pulmonalkreislauf fortsetzt und zu einer Lungenstauung oder zum Lungenödem führt.

Der linke Ventrikel arbeitet dann mit erhöhter Vorlast und erniedrigter Nachlast, da das regurgitierte Blutvolumen in das Niederdrucksystem gepumpt wird. Dies ermöglicht in den meisten Fällen eine erhöhte Ejektionsfraktion zur Kompensation der akuten ventrikulären Volumenbelastung, es kommt jedoch zu einer Abnahme des Vorwärts-Schlagvolumens wechselnden Ausmaßes bis hin zum kardiogenen Schock.

Klinik

Die akute schwere Mitralklappeninsuffizienz manifestiert sich regelhaft durch eine akute Lungenstauung oder ein Lungenödem.

Die chronische Mitralklappeninsuffizienz kann über viele Jahre asymptomatisch verlaufen. Beschwerden treten häufig erst mit zunehmender, teils irreversibler Funktionseinschränkung des linken Ventrikels auf.

Im Vordergrund stehen Dyspnoe unterschiedlichen Ausmaßes, Müdigkeit und eine eingeschränkte Belastbarkeit als Ausdruck der Lungenstauung und des eingeschränkten Vorwärts-Herzminutenvolumens.

Vorhofflimmern kann sich mit Palpitationen bemerkbar machen, und es können arterielle Embolien auftreten.

Diagnostik

Bei der bedeutsamen Mitralklappeninsuffizienz mit linksventrikulärer Dilatation ist der **Herzspitzenstoß** hebend und nach außen verlagert. Aufgrund der hyperkinetischen Kontraktion des linken Ventrikels besteht ein steiler Pulsanstieg (**Pulsus celer**).

Auskultation (Abb. 3.15)

Der **1. Herzton** ist abgeschwächt oder fehlend, da die Mitralklappe nicht mehr vollständig schließt

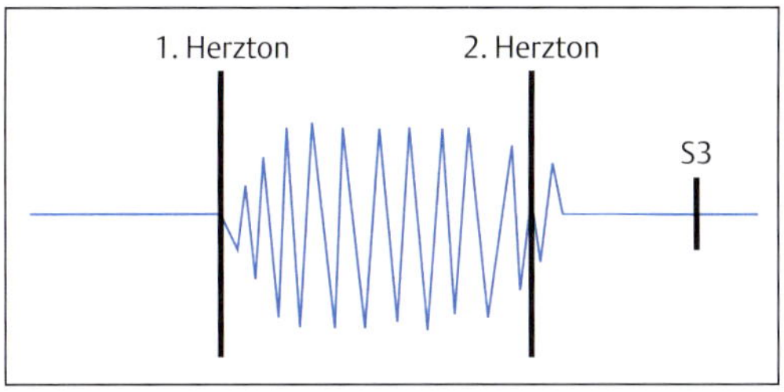

Abb. 3.15 Auskultationsbefund bei Mitralklappeninsuffizienz: Unmittelbar nach dem 1. Herzton ist ein bandförmiges, holosystolisches, helles blasendes Geräusch auskultierbar, welches bis nach dem 2. Herzton anhalten kann. Der 3. Herzton (S3) ist bei hochgradiger Mitralklappeninsuffizienz meist nachweisbar.

und durch das Leck im linken Ventrikel eine eigentliche isovolumetrische Anspannung nicht mehr stattfindet.

Das **systolische Geräusch** mit Punctum maximum über dem Apex und Ausstrahlung in die Axilla setzt unmittelbar mit Systolenbeginn ein. Es ist holosystolisch, der Klangcharakter hochfrequent, hell und blasend. Das Systolikum kann bis über den 2. Herzton hinaus anhalten. In der Pressphase des Valsalva-Versuchs wird das Geräusch leiser. In seltenen Fällen ist trotz schwerer Mitralklappeninsuffizienz nur ein leises oder kein Systolikum hörbar.

Eine weite Spaltung des **2. Herztons** ist bei schwerer Mitralklappeninsuffizienz durch einen frühzeitigen Aortenklappenschluss auskultierbar.

Bei hochgradiger isolierter Mitralklappeninsuffizienz tritt ein **3. Herzton** als Ausdruck der schnellen volumenstarken Füllung des linken Ventrikels und nicht als Zeichen der Herzinsuffizienz auf. Er ist am besten in Linksseitenlage über der Herzspitze mit der Glocke des Stethoskops zu hören.

Bei einem großen Regurgitationsvolumen kann ein diastolisches tieffrequentes Strömungsgeräusch als Ausdruck einer relativen Mitralklappenstenose auftreten.

Bei schwerer pulmonaler Hypertonie kann die Pulmonalkomponente des 2. Herztons betont sein. In fortgeschrittenen Fällen finden sich die Zeichen der Links- und Rechtsherzinsuffizienz.

EKG

Das **EKG** ist bei der leichtgradigen Mitralklappeninsuffizienz meist normal. Erstes Zeichen bei bedeutsamer Insuffizienz ist ein **P-sinistroatriale** (P > 0,12 s, in II doppelgipflig, in V_1 überwiegend negativ). Bei fortschreitender Dilatation und Hypertrophie des linken Ventrikels können die Zeichen der linksventrikulären Hypertrophie (Linkslagetyp, positiver Sokolow-Lyon-Index mit $SV_1 + RV_5 > 3{,}5$ mV) und später Linksschädigungszeichen mit Endteilveränderungen nachweisbar werden. Die EKG-Zeichen der Rechtsherzbelastung sind nur selten vorhanden. Vorhofflimmern tritt bei der bedeutsamen Mitralklappeninsuffizienz häufig auf, ebenso wie ventrikuläre Rhythmusstörungen.

Echokardiographie

Echokardiographisch können die morphologischen Veränderungen, die zur Mitralklappeninsuffizienz führen, erkannt werden. Die Größe des linken Vorhofs und linken Ventrikels und die linksventrikuläre Funktion können erfasst werden. Bei bedeutsamer Mitralklappeninsuffizienz sieht man einen volumenbelasteten hyperkinetischen Ventrikel, solange es noch nicht zu einer Einschränkung der Pumpfunktion gekommen ist.

Der direkte Nachweis der Mitralklappeninsuffizienz erfolgt mit der **Dopplerechokardiographie**. Über eine Darstellung und Vermessung des Regurgitationsjets in mehreren Ebenen ist eine semiquantitative Schweregradeinteilung möglich.

Neue echokardiographische Verfahren zur genaueren Quantifizierung der Mitralklappeninsuffizienz, wie die Bestimmung der Regurgitationsflussrate aus der proximalen Flusskonvergenzzone, finden keine breite Anwendung.

Die **transösophageale Untersuchung** dient zur detaillierten morphologischen Klappenanalyse und zur genaueren Quantifizierung. Über die Beurteilung des Flusses in den Pulmonalvenen können zusätzliche Parameter zur Schweregradbeurteilung der Mitralklappeninsuffizienz gewonnen werden. Exzentrische Regurgitationsjets lassen sich mit dieser Methode meist besser darstellen als transthorakal.

Röntgen-Thorax

Radiologisch imponiert bei einer bedeutsamen **chronischen** Mitralklappeninsuffizienz eine Vergrößerung von linkem Ventrikel und linkem Vorhof. In fortgeschrittenen Stadien bestehen die Zeichen der pulmonalen Hypertonie.

Bei der **akuten** Mitralklappeninsuffizienz sind die linksseitigen Herzhöhlen nicht oder nur gering vergrößert. Die Zeichen der akuten Lungenstauung stehen hier im Vordergrund.

Magnetresonanztomographie (Kardio-MRT)

Mit dieser Methode kann das Regurgitationsvolumen einer Mitralklappeninsuffizienz bestimmt werden.

Herzkatheteruntersuchung

Die **Rechtsherzkatheteruntersuchung** erfasst die Erhöhung des Pulmonalkapillar- und Pulmonalarteriendruckes. Bei bedeutsamer Mitralklappeninsuffizienz kann eine überhöhte v-Welle vorhanden sein. Das Fehlen einer v-Welle schließt eine bedeutsame Mitralklappeninsuffizienz jedoch nicht aus. Bei grenzwertigen Befunden ergibt die Kombination mit einer Belastungsuntersuchung weitere hämodynamische Informationen.

Die **Lävokardiographie** erlaubt eine semiquantitative Schweregradbestimmung der Mitralklappeninsuffizienz über das Ausmaß des Kontrastmittelrefluxes in den linken Vorhof und eine Beurteilung der linksventrikulären Pumpfunktion.

Über die Erfassung des Gesamt-Schlagvolumens in der Lävokardiographie und des Vorwärts-Schlagvolumens mittels der **Thermodilution** kann aus der Differenz beider Werte die Regurgitationsfraktion errechnet werden.

Im Rahmen einer Operationsvorbereitung erfolgt ergänzend eine **Koronarangiographie.**

Therapie der chronischen Mitralklappeninsuffizienz

Medikamentöse Therapie

Bei **allen Patienten** mit einer Mitralklappeninsuffizienz bei veränderter Klappe ist eine **Endokarditisprophylaxe** erforderlich. Patienten mit einer leichtgradigen Mitralklappeninsuffizienz bedürfen darüber hinaus keiner speziellen Therapie. Es sollten jedoch echokardiographische **Verlaufskontrollen** durchgeführt werden.

Eine primär medikamentöse Therapie ist indiziert bei **asymptomatischen Patienten mit mittel- oder hochgradiger Mitralklappeninsuffizienz**, sofern die linksventrikulären Diameter bzw. Volumina normal sind (endsystolischer Diameter < 40 mm, endsystolisches Volumen < 40 ml/m²) und die Pumpfunktion nicht eingeschränkt ist (Ejektionsfraktion > 70 %). Bei diesen Patienten sind 6 – 12-monatige Verlaufskontrollen zwingend erforderlich, um eine Progression sofort zu erkennen.

Die Nachlastsenkung mit **Vasodilatanzien** steht im Mittelpunkt der Therapie, da hierdurch das Regurgitationsvolumen verringert wird. Über eine Verkleinerung des linken Ventrikels und des Mitralanulus kommt es zu einer Abnahme der Regurgitationsfläche. Hierfür kommen ACE-Hemmer oder AT1-Blocker infrage.

Ist es bereits zu einer **Einschränkung der linksventrikulären Funktion** gekommen, wird zusätzlich mit Diuretika, Betablockern und Digitalis behandelt.

Vorhofflimmern sollte möglichst wieder in Sinusrhythmus überführt werden (siehe Therapie der Mitralklappenstenose).

Eine **Antikoagulation** ist bei Vorhofflimmern erforderlich, wenn ein kombiniertes Mitralklappenvitium oder eine Vorhofgröße über 50 mm besteht. Ist es zu einer Embolie gekommen, ist immer eine dauerhafte Antikoagulation erforderlich (INR 3,0 – 4,5).

Operative Therapie

Operationsindikationen

- Die operative Therapie ist indiziert bei Patienten mit mittelgradiger und hochgradiger Mitralklappeninsuffizienz, bei denen es zu einer bedeutsamen Dilatation bzw. Volumenzunahme des linken Ventrikels (enddiastolischer Diameter > 70 mm, endsystolischer Diameter > 45 – 50 mm, endsystolisches Volumen > 50 ml/m²) oder zu einer Abnahme der Ejektionsfraktion unter 55 % gekommen ist.
- Ebenso besteht eine Operationsindikation bei symptomatischen Patienten, auch wenn nur Symptome unter Belastung bestehen (NYHA-Stadium II). In Zweifelsfällen ist durch die Rechtsherzkatheteruntersuchung mit Belastung eine Beurteilung der Belastungshämodynamik möglich. Ein deutlicher pathologischer Druckanstieg unter Belastung oder eine unterhalb der Norm liegende Steigerung des Herzminutenvolumens erhärten eine Operationsindikation.

Als **Operationsverfahren** kommen die Mitralklappenrekonstruktion oder der Mitralklappenersatz infrage.

- Eine Rekonstruktion kann durchgeführt werden, wenn keine ausgeprägten morphologischen Veränderungen vorhanden sind, am ehesten bei Mitralklappenprolaps, Sehnenfadenabriss oder Klappensegelperforation.
- Kommen rekonstruktive Maßnahmen nicht infrage, ist der Mitralklappenersatz indiziert. Der linke Ventrikel muss nach erfolgreicher Operation gegen eine erhöhte Nachlast arbeiten, da das „Leck“ in den linken Vorhof verschlossen ist. Dies kann bei präoperativ bereits deutlich eingeschränkter Pumpfunktion zu einer weiteren Verschlechterung und Linksherzdekompensation führen.

▶

Katheterinterventionelle Techniken zur Behandlung der Mitralinsuffizienz, wie die perkutane Mitralklappenanuloplastie, befinden sich noch im experimentellen Stadium.

Therapie der akuten Mitralklappeninsuffizienz

Die akute Mitralklappeninsuffizienz manifestiert sich nahezu immer als schweres Krankheitsbild mit akuter Lungenstauung, Lungenödem oder kardiogenem Schock. Insbesondere der Papillarmuskelabriss stellt ein akut lebensbedrohliches Krankheitsbild dar.

- Die **Akuttherapie** erfolgt mit Natriumnitroprussid zur Nachlastsenkung und mit Diuretika.
- Häufig müssen zusätzlich Katecholamine gegeben werden.
- Ist eine rasche medikamentöse Stabilisierung nicht möglich, kann eine intraaortale Ballonpumpe überbrückend eingesetzt werden. Nur die **Notfalloperation** ist dann lebensrettend.
- Kann der Patient medikamentös stabilisiert werden, ist es unter Umständen sinnvoll, die Operation nicht sofort durchzuführen, sondern die Grundkrankheit erst ausreichend zu behandeln, z. B. eine Endokarditis oder eine myokardiale Ischämie.

Prognose und Verlauf

Die leichtgradige Mitralklappeninsuffizienz kann über viele Jahre stabil bleiben. Bei einer hochgradigen Mitralklappeninsuffizienz beträgt die 5-Jahres-Überlebensrate bei alleiniger medikamentöser Therapie 46%.

Die linksventrikuläre Funktion ist ein entscheidender prognostischer Parameter. Die beste Prognose haben Patienten mit einer Ejektionsfraktion über 60% und einem endsystolischen linksventrikulären Diameter von unter 45 mm. In dieser Gruppe liegt die 10-Jahresüberlebensrate bei 72%, bei einer Ejektionsfraktion von unter 50% beträgt sie nur 32%.

Auch die Ätiologie der Mitralklappeninsuffizienz spielt eine Rolle: nach Mitralklappenersatz wegen rheumatischer Mitralklappeninsuffizienz beträgt die 5-Jahresüberlebensrate 75%, bei ischämischer Genese liegt sie als Ausdruck der prognostisch ungünstigeren Grundkrankheit mit 40% erheblich niedriger.

3.2.5 Mitralklappenprolaps

Definition und Epidemiologie

Der Mitralklappenprolaps ist definiert als systolische Vorwölbung eines oder beider Mitralsegel in den linken Vorhof. Der Mitralklappenprolaps kann mit und ohne eine Mitralklappeninsuffizienz auftreten.

Mit einer Prävalenz von 3–5% in der Gesamtbevölkerung stellt der Mitralklappenprolaps den häufigsten Herzklappenfehler dar. In einigen Arbeiten wird die Prävalenz sogar mit bis zu 10% angegeben. Frauen sind doppelt so häufig wie Männer betroffen. Hierbei muss allerdings berücksichtigt werden, dass die echokardiographischen Kriterien des Mitralklappenprolaps früher sehr weit gefasst waren und eine erhebliche Anzahl, nach heutigen Kriterien, falsch positiver Befunde erhoben wurden.

Ätiologie/Pathogenese

Ein Mitralklappenprolaps kann aufgrund morphologischer Veränderungen an Klappensegeln, Klappenring, Sehnenfäden oder Papillarmuskeln auftreten.

Beim **primären Mitralklappenprolaps** kommt es zu einer myxomatösen Kollagendegeneration der Mitralsegel und des Halteapparates. Diese resultiert in vergrößerten, abnorm beweglichen Klappensegeln und vermehrt dehnbaren Sehnenfäden („Floppy Valve"). Dieses Krankheitsbild kann isoliert an der Mitralklappe auftreten oder auch Aorten- und Trikuspidalklappe betreffen.

Der primäre Mitralklappenprolaps kann mit einer Vielzahl von Erkrankungen, insbesondere aber Bindegewebserkrankungen, vergesellschaftet sein. Daneben tritt der Mitralklappenprolaps gehäuft bei Patienten mit asthenischem Habitus und kongenitalen Thoraxdeformitäten, z. B. einer Trichterbrust, auf.

Ein **sekundärer Mitralklappenprolaps** kann die Folge einer ischämischen Papillarmuskeldysfunktion, eines rheumatischen Mitralklappenvitiums, einer hypertroph obstruktiven Kardiomyopathie oder einer Sehnenfadendysfunktion jedweder Genese sein.

Pathophysiologie

Der Prolaps eines oder beider Mitralsegel kann früh-, meso- oder spätsystolisch auftreten. Manöver, die zu einer Verkleinerung des linken Ventrikels führen, bewirken einen früheren Beginn des Prolapses. Es wird postuliert, dass der vermehrte Zug der Mitralsegel an den Papillarmuskeln Myokardischämien und damit Endteilveränderungen im EKG sowie Rhythmusstörungen zur Folge haben kann.

Wenn der Mitralklappenprolaps zu einer Mitralklappeninsuffizienz führt, sind die hämodynamischen Auswirkungen von deren Schweregrad abhängig. Im Langzeitverlauf kann es durch eine Progression degenerativer Veränderungen zu einem Sehnenfadenabriss mit akuter schwerer Mitralklappeninsuffizienz kommen.

Klinik

Die Mehrzahl der Patienten ist beschwerdefrei.

Bei einem Teil der Patienten bestehen uncharakteristische Thoraxbeschwerden, zum Teil Angina-pectoris-artig sowie Palpitationen, rasche Ermüdbarkeit, Kollapszustände und Dyspnoe, ohne dass ein Zusammenhang mit einer bedeutsamen Mitralklappeninsuffizienz besteht. Als Ursache wird eine autonome Dysfunktion postuliert.

Besteht eine bedeutsame Mitralklappeninsuffizienz, so steht deren Symptomatik im Vordergrund.

Diagnostik

Auskultation (Abb. 3.16)

Der klassische Befund besteht in einem **systolischen Klick**, der meist in der mittleren bis späten Systole auftritt. Der Klick markiert den Zeitpunkt des Klappenprolapses. Er ist am besten über der Herzspitze und am unteren Sternumende links parasternal zu hören.

In Abhängigkeit von dem Vorhandensein einer Mitralklappeninsuffizienz beginnt unmittelbar nach dem Klick ein typisches **Systolikum**.

Charakteristisch für die Geräuschphänomene des Mitralklappenprolaps ist ihre Beeinflussbarkeit durch **hämodynamische Provokationstests**. Kommt es hierbei zu einer Abnahme des linksventrikulären Volumens wie bei der Valsalva-Pressphase

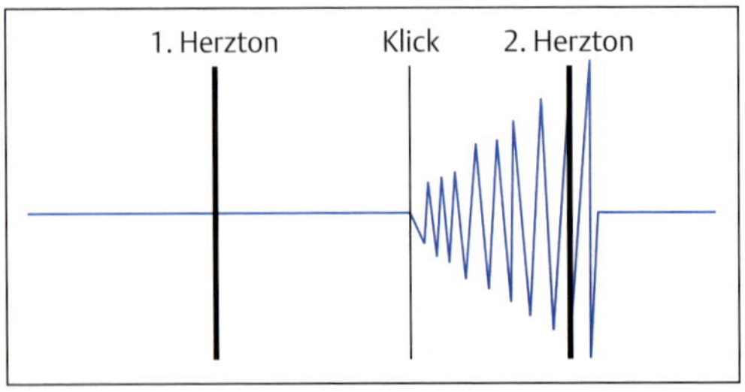

Abb. 3.16 Auskultationsbefund bei Mitralklappenprolaps: Der systolische Klick markiert den Zeitpunkt des Mitralklappenprolapses. Besteht eine Mitralklappeninsuffizienz, beginnt unmittelbar nach dem Klick ein Systolikum.

oder beim abrupten Aufstehen aus der Hocke, verschiebt sich der Klick und ggf. das systolische Geräusch in die frühere Systole oder tritt überhaupt erst auf. Umgekehrt führen Manöver, die eine Zunahme des linksventrikulären Volumens zur Folge haben (Hocken, Entspannungsphase des Valsalva-Versuchs oder Hochlagerung der Beine) zu einer Verspätung oder einem Ausbleiben des Klicks.

Unabhängig von Provokationsmanövern unterliegen die Auskultationsbefunde beim gleichen Patienten einer großen **Spontanvariabilität**, sodass vom Auftreten eines (oder mehrerer) Klicks mit typischem Systolikum bis zum Fehlen einer oder beider Befunde alle Spielarten möglich sind.

EKG

Bei den meisten Patienten ist das **EKG** unauffällig. Es können uncharakteristische Repolarisationsstörungen auftreten. Bei Patienten mit Mitralklappenprolaps ist eine erhöhte Inzidenz akzessorischer atrioventrikulärer Bahnen mit einem Präexzitationssyndrom beschrieben, außerdem wurden eine Vielzahl paroxysmaler supraventrikulärer Tachykardien, ventrikulärer Extrasystolien, sowie bradykarder Rhythmusstörungen berichtet, ohne dass sich immer ein Zusammenhang mit der Symptomatik der Patienten nachweisen ließ.

Echokardiographie

Der Echokardiographie kommt die Schlüsselrolle bei der Diagnose des Mitralklappenprolaps zu.

Das **eindimensionale Echokardiogramm** kann den Prolaps zwar als hängemattenartige systolische Vorwölbung der Mitralsegel nachweisen, es muss jedoch mit falsch positiven Befunden gerechnet werden.

Das **zweidimensionale Echokardiogramm** erlaubt die sichere Darstellung des Prolapses über die Mitralebene hinaus in den linken Vorhof (Abb. 3.**17**). Aufgrund der sattelförmigen Struktur der Mitralklappe ist der Befund nur beweisend, wenn er auch in Längsachsenschnitten dokumentierbar ist.

Die Ausprägung der morphologischen Veränderungen mit Verdickung der Klappensegel beim primären Mitralklappenprolaps kann ebenso echokardiographisch beurteilt werden wie die Ursache eines sekundären Mitralklappenprolaps, z. B. bei Sehnenfadenabriss.

Für eine detaillierte morphologische Analyse der Mitralklappe ist häufig eine **transösophageale Untersuchung** erforderlich.

Die **Dopplerechokardiographie** erlaubt den Ausschluss, bzw. den Nachweis und die Semiquantifizierung einer Mitralklappeninsuffizienz. Bei vielen

Patienten ist lediglich eine minimale Mitralklappeninsuffizienz nachweisbar.

Röntgen-Thorax

Die **Röntgen-Thorax-Aufnahme** ist beim isolierten Mitralklappenprolaps ohne Mitralklappeninsuffizienz unauffällig.

Herzkatheteruntersuchung

Die Lävokardiographie in der RAO Projektion erlaubt eine angiographische Darstellung des Mitralklappenprolapses. Eine Herzkatheteruntersuchung kann jedoch lediglich aufgrund einer bedeutsamen Mitralklappeninsuffizienz indiziert sein.

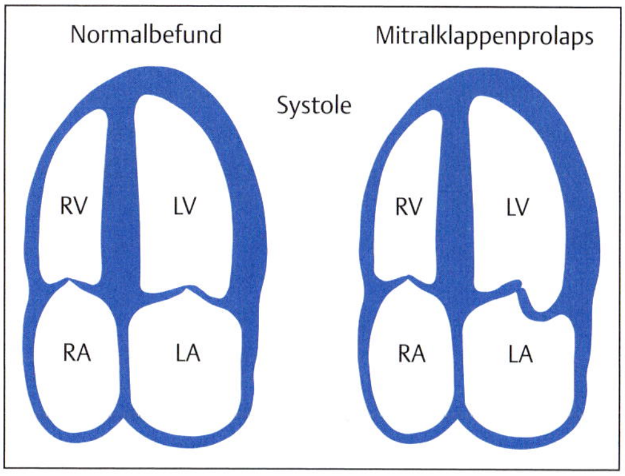

Abb. 3.17 Mitralklappenprolaps im zweidimensionalen Echokardiogramm. Im apikalen Vierkammerblick ist während der Systole der Prolaps des hinteren Mitralsegels in den linken Vorhof nachweisbar.
LV = linker Ventrikel, RV = rechter Ventrikel, LA = linkes Atrium, RA = rechtes Atrium.

Therapie

Endokarditisprophylaxe bei Mitralklappenprolaps mit Mitralklappeninsuffizienz (Kap. 3.4). Liegen ausgeprägte morphologische Klappenveränderungen vor, sollte ebenfalls eine Endokarditisprophylaxe durchgeführt werden.

Bei **asymptomatischen Patienten ohne Mitralklappeninsuffizienz** mit normalem Ruhe-EKG ohne bedeutsame Rhythmusstörungen sollte alle 3 – 5 Jahre eine Kontrolluntersuchung erfolgen.

Besteht eine **Mitralklappeninsuffizienz**, sollten jährliche Kontrollen durchgeführt werden.

Bei einer bedeutsamen Mitralklappeninsuffizienz wird die Therapie durch deren Schweregrad bestimmt.

Ist eine Therapie symptomatischer tachykarder **Rhythmusstörungen** erforderlich, sollten bevorzugt Beta-Blocker eingesetzt werden.

Für den Mitralklappenprolaps ist mit einer erhöhten Inzidenz systemischer Embolien zu rechnen. Indikationen für eine prophylaktische Therapie bestehen jedoch nach derzeitigem Kenntnisstand nicht.

Therapie

Prognose und Verlauf

Der Mitralklappenprolaps ist eine Erkrankung mit überwiegend guter Prognose ohne Beeinträchtigung der Lebenserwartung. Hierüber sollten die häufig verunsicherten Patienten aufgeklärt werden. Lediglich bei etwa 15 % der Patienten muss mit der Entwicklung einer bedeutsamen Mitralklappeninsuffizienz im Verlauf von 10 – 15 Jahren gerechnet werden.

Insbesondere Männer über 50 Jahre sind hier betroffen. Ein Sehnenfadenabriss kann zu einer akuten Verschlechterung führen.

3.2.6 Trikuspidalklappenstenose

Definition

Eine Trikuspidalklappenstenose wird definiert als eine Einengung der Trikuspidalklappe mit der Ausbildung eines, wenn auch meist geringen, diastolischen Gradienten zwischen rechtem Vorhof und rechtem Ventrikel.

Ätiologie und Pathogenese

Eine Trikuspidalklappenstenose ist eine sehr seltene Erkrankung mit nahezu ausschließlicher **rheumatischer Genese**. Praktisch immer ist gleichzeitig die Mitralklappe in Form einer Mitralklappenstenose, häufig auch zusätzlich die Aortenklappe betroffen. Die morphologischen Veränderungen an der Trikuspidalklappe entsprechenden denen bei rheumatischer Mitralklappenstenose.

Als andere Ursachen einer Trikuspidalklappenstenose wurden in Einzelfällen ein systemischer Lupus erythematodes, ein Karzinoid-Syndrom, eine Löffler-Endokarditis oder eine Endomyokardfibrose beschrieben.

Pathophysiologie

Die normale Öffnungsfläche der Trikuspidalklappe beträgt 6 – 8 cm^2. Ist sie unter 2 cm^2 vermindert, liegt eine Trikuspidalklappenstenose vor.

Bereits ein mittlerer Druckgradienten von 2 mmHg sichert die Diagnose einer Trikuspidalklappenstenose. Ab einem mittleren Gradienten von 5 mmHg liegt ein bedeutsames Vitium vor.

Als Folge der Stenose kommt es zur Druckerhöhung im rechten Vorhof mit überhöhter a-Welle. Im weiteren Verlauf kann es zur rechtsatrialen Dilatation mit den klinischen Zeichen der Rechtsherzinsuffizienz und einem erniedrigten Herzminutenvolumen kommen.

Klinik

Die klinische Symptomatik wird meist von den gleichzeitig vorliegenden Vitien des linken Herzens bestimmt, wobei eine bedeutsame Trikuspidalklappenstenose hier eine wesentliche pulmonale Hypertonie verhindern kann.

Verdächtig auf das Vorliegen einer Trikuspidalklappenstenose ist eine hämodynamisch bedeutsame Mitralklappenstenose mit den Zeichen der Rechtsherzinsuffizienz, aber ohne Lungenstauung.

Eine isolierte Trikuspidalklappenstenose ist meist über lange Zeit asymptomatisch.

In fortgeschrittenen Fällen stehen Beschwerden wie Müdigkeit, Leistungseinschränkung und Druckgefühl im Oberbauch und im Hals im Vordergrund.

Diagnostik

Die klinische Untersuchung ergibt die Zeichen der Rechtsherzinsuffizienz.

Die a-Welle des Jugularvenenpulses ist bei Sinusrhythmus betont.

Auskultation

Die Geräusche der Trikuspidalklappenstenose werden meist von Geräuschen der linksseitigen Vitien überdeckt.

Der **1. Herzton** kann betont und, als Ausdruck einer Verspätung der Trikuspidalkomponente, gespalten sein.

Der analog zur Mitralklappenstenose auftretende **Trikuspidalöffnungston** ist meist kaum hörbar (Verstärkung in Rechtsseitenlage und Inspiration).

Das **frühdiastolische Geräusch** und, sofern Sinusrhythmus vorliegt, das **spätdiastolische oder präsystolische Geräusch** sind am besten im 4. – 5. ICR über dem Sternum und links parasternal zu hören.

Eine **Zunahme der Geräuschintensität bei vermehrter Blutfüllung des rechten Herzens** ist ein wesentliches Charakteristikum der Trikuspidalklappenstenose und erlaubt eine verlässliche Abgrenzung von den Geräuschen der Mitralklappenstenose. Dies kann durch tiefe Inspiration, Anheben der Beine oder durch die Entspannungsphase des Valsalva-Manövers bewirkt werden. Umgekehrt führen Exspiration und die Pressphase des Valsalva-Manövers zu einer Abnahme der Geräuschintensität.

EKG

Im **EKG** kann als Zeichen der Trikuspidalklappenstenose ein P-dextroatriale oder P-pulmonale mit einer Amplitude > 0,25 mV in den Ableitungen II, aVF und III nachweisbar sein.

Echokardiographie

Die echokardiographischen Veränderungen bei der Trikuspidalklappenstenose gleichen denen bei der Mitralklappenstenose mit herabgesetztem EF-Gefälle, verminderter Segelseparation und paralleler, konkordanter Bewegung der Klappensegel. Allerdings gelingt der Nachweis aller Zeichen im eindimensionalen Bild oft nicht.

Entscheidendes Kriterium im **zweidimensionalen Bild** ist die Domstellung („Doming") der veränderten Klappensegel. Im Gegensatz zur Mitralklappenstenose ist eine Vermessung der anatomischen Trikuspidalklappenöffnungsfläche in der Regel nicht möglich, da sich die Trikuspidalklappe aufgrund ihrer Lage hinter dem Sternum kaum in einer entsprechenden Querschnittsachse anschallen lässt.

Die **Dopplerechokardiographie** erlaubt über die Flussmessung in der Klappe die Bestimmung des transvalvulären Gradienten und die Abschätzung der Trikuspidalklappenöffnungsfläche aus der Druckhalbwertszeit.

Röntgen-Thorax

Radiologisch kann die Vergrößerung des rechten Vorhofs in Kombination mit einer erweiterten V. cava superior und V. azygos nachweisbar sein, ohne dass wesentliche Zeichen einer pulmonalen Druckerhöhung vorhanden sind.

Herzkatheteruntersuchung

Eine Rechtsherzkatheteruntersuchung erlaubt die Messung des transvalvulären Gradienten. Da dieser oft nur gering ist, reicht ein Katheterrückzug nicht aus, sondern es muss eine simultane Doppeldruckmessung im rechten Ventrikel und Vorhof durchgeführt werden.

Bei unklarem Befund kann eine Provokation durch Volumengabe oder durch Frequenzanhebung mit Atropin erfolgen.

Therapie

Medikamentöse Therapie

Die symptomatische Therapie der Rechtsherzinsuffizienz besteht aus Diuretikagabe und Kochsalzrestriktion.

Eine **Endokarditisprophylaxe** (Kap. 3.4) ist erforderlich.

Operative Therapie

Die **Indikation** für eine operative Therapie wird in der Regel durch die gleichzeitig vorliegenden Vitien des linken Herzens vorgegeben. Beträgt der mittlere Gradient über der Trikuspidalklappe mehr als 5 mmHg oder ist die Öffnungsfläche kleiner als 2 cm^2, sollte eine operative Therapie erfolgen.

Die Trikuspidalklappenrekonstruktion ist hierbei vorzuziehen.

Ist ein Klappenersatz erforderlich, werden bevorzugt **Bioprothesen** eingesetzt, da mechanische Klappen im rechten Herzen trotz suffizienter Antikoagulation mit einer erhöhten Inzidenz von Klappenthrombosen behaftet sind. Außerdem ist die Haltbarkeit von Bioprothesen im rechten Herzen aufgrund der niedrigeren Druckverhältnisse deutlich länger als im linken Herzen.

Vereinzelt ist bei einer Trikuspidalklappenstenose auch eine **Ballonvalvuloplastie** durchgeführt worden.

Prognose und Verlauf

Die Prognose mit Trikuspidalklappenstenose wird meist von den begleitenden anderen Vitien bestimmt. Folgeschäden der chronischen venösen Stauung wie Leber- oder Niereninsuffizienz können hier eine zusätzliche Rolle spielen.

3.2.7 Trikuspidalklappeninsuffizienz

Definition

Eine Trikuspidalklappeninsuffizienz ist definiert als Schlussunfähigkeit der Trikuspidalklappe mit systolischer Regurgitation von Blut aus dem rechten Ventrikel in den rechten Vorhof und in das herznahe venöse Gefäßsystem.

Ätiologie und Pathogenese

Bei der Trikuspidalklappeninsuffizienz wird eine primäre Form mit morphologischen Veränderungen des Klappenapparates selbst von einer häufigeren sekundären Form unterschieden, bei der es als Folge einer Dilatation des rechten Ventrikels zu einer relativen Trikuspidalklappeninsuffizienz kommt.

Häufige Ursachen der **primären Trikuspidalklappeninsuffizienz** sind eine bakterielle Endokarditis, ein rheumatisches Fieber oder ein Trikuspidalklappenprolaps, der dann meist mit einem Mitralklappenprolaps kombiniert auftritt. Seltenere Ursachen sind der Morbus Ebstein, ein Karzinoid-Syndrom, ein Thoraxtrauma, ein systemischer Lupus erythematodes, Bindegewebserkrankungen, eine Papillarmuskeldysfunktion oder eine Endomyokardfibrose.

Die **sekundäre** oder **relative Trikuspidalklappeninsuffizienz** kann als Folge jeder Erkrankung entstehen, die zur Dilatation des rechten Ventrikels und damit des Trikuspidalklappenrings führt. Dies sind insbesondere Klappenfehler des linken Herzens, eine primäre oder sekundäre pulmonale Hypertonie, kongenitale Vitien und der Rechtsherzinfarkt. Wird die Trikuspidalklappeninsuffizienz hämodynamisch bedeutsam, resultiert eine weitere Dilatation des rechten Herzens mit Zunahme der Insuffizienz.

Pathophysiologie

Bei bedeutsamer Trikuspidalinsuffizienz resultiert eine Volumenbelastung des rechten Herzens mit Hypertrophie und Dilatation von rechtem Vorhof und Ventrikel.

Der systolische Druck im rechten Ventrikel bestimmt die Drucksteigerung im rechten Vorhof. Daher wird eine Trikuspidalinsuffizienz ohne pulmonale Hypertonie lange hämodynamisch toleriert, zumal das venöse Gefäßsystem große Mengen regurgitierten Blutes aufnehmen kann.

Bei pulmonaler Hypertonie führt die Druckerhöhung im rechten Ventrikel über die Trikuspidalinsuffizienz auch zur Druckerhöhung im rechten Vorhof. Über die resultierende venöse Einflussstauung können eine Nieren- und Leberinsuffizienz bis hin zur „Cirrhose cardiaque“ entstehen.

Klinik

Ohne das Vorliegen einer pulmonalen Hypertonie bleibt die Trikuspidalklappeninsuffizienz lange asymptomatisch.

Kommt es zu Symptomen, dominieren die Zeichen der Rechtsherzinsuffizienz und des erniedrigten Herzminutenvolumens. Bei der sekundären Trikuspidalklappeninsuffizienz steht meist die Grunderkrankung im Vordergrund.

Die Patienten klagen über eine eingeschränkte Leistungsfähigkeit, Müdigkeit und ein abdominelles oder zervikales Druckgefühl als Hinweis auf die venöse Stauung.

Diagnostik

Bei bedeutsamer Trikuspidalklappeninsuffizienz imponieren die Zeichen der Rechtsherzinsuffizienz.

An den gestauten Halsvenen kann oft eine systolische v-Welle als Ausdruck des erheblichen Regurgitationsvolumens gesehen werden. Der hepatojuguläre Reflux ist positiv, und es kann ein Lebervenenpuls getastet werden.

Auskultation

Das **Systolikum** der Trikuspidalklappeninsuffizienz ist als hochfrequentes, blasendes, bandförmiges holosystolisches Geräusch im 4.–5. ICR links parasternal, manchmal auch subxiphoidal, auskultierbar.

Die **inspiratorische Zunahme** der Geräuschintensität (Carvalho-Zeichen) ist zwar pathognomonisch für alle rechtskardialen Geräusche, aber nicht immer vorhanden. Ursache ist der inspiratorisch vermehrte venöse Rückstrom. Durch Anheben der Beine oder Kompression der Leber kann das gleiche Phänomen hervorgerufen werden. Umgekehrt wird das Geräusch bei vermindertem venösem Rückstrom, wie beim Pressen oder beim Aufstehen, leiser.

Daneben kann manchmal ein rechtskardialer 3. Herzton sowie ein diastolisches Strömungsgeräusch als Ausdruck einer relativen Trikuspidalklappenstenose bei hohem Flussvolumen auskultierbar sein.

Da der rechte Ventrikel das inspiratorisch vermehrte Blutangebot meist nicht mehr komplett aufnehmen kann, ist eine paradoxe inspiratorische Zunahme des Venendruckes möglich (**Kußmaul-Phänomen**). Dieses Zeichen kann auch bei Rechtsherzinsuffizienz anderer Genese nachweisbar sein.

EKG

Bei sekundärer Trikuspidalklappeninsuffizienz überwiegen meist die EKG-Zeichen der Grunderkrankung. Ansonsten können ein inkompletter oder kompletter Rechtsschenkelblock oder Zeichen der rechtsventrikulären Hypertrophie nachweisbar sein: Steil- oder Rechtslagetyp, R/S in $V_1 > 1$, positiver Sokolow-Lyon-Index mit $RV_1 + SV_{5\text{-}6} > 1{,}05$ mV. Vorhofflimmern kann vorkommen.

Echokardiographie

Das **ein- und zweidimensionale Echokardiogramm** dokumentiert die morphologischen Veränderungen der Trikuspidalklappe als Ursache der Trikuspidalklappeninsuffizienz. Es kann das Ausmaß einer rechtsventrikulären und rechtsatrialen Dilatation erfasst werden. Eine paradoxe Septumbewegung kann als unspezifisches Zeichen nachweisbar sein. Ebenso ist die Erweiterung der V. cava inferior mit fehlendem inspiratorischen Kollaps und ggf. die Erweiterung der Lebervenen in der subkostalen Anlotung nachweisbar.

Die **Kontrastechokardiographie** bietet die Möglichkeit eines direkten Nachweises der schweren Trikuspidalklappeninsuffizienz mit pulssynchronem Kontrastmittelreflux in die V. cava inferior über mehrere Herzzyklen.

Die Trikuspidalklappeninsuffizienz kann **dopplerechokardiographisch** direkt dargestellt werden. Analog zur Mitralklappeninsuffizienz ist eine Semiquantifizierung möglich. Der systolische rechtsventrikuläre und damit pulmonalarterielle Druck kann abgeschätzt werden.

Röntgen-Thorax

Radiologisch lässt sich die Vergrößerung von rechtem Vorhof und rechtem Ventrikel nachweisen. V. cava superior und V. azygos können verbreitert sein. Die Zeichen einer pulmonalen Hypertonie können nachweisbar sein.

Herzkatheteruntersuchung

Mit der **Rechtsherzkatheteruntersuchung** können der erhöhte Mitteldruck im rechten Vorhof und der erhöhte rechtsventrikuläre Füllungsdruck nachgewiesen werden. Mit zunehmender Schwere der Trikuspidalklappeninsuffizienz kommt es zur Überhöhung der v-Welle. Dadurch gleicht die rechtsatriale Druckkurve immer mehr der rechtsventrikulären Druckkurve. Dies wird als **Ventrikularisierung** der rechtsatrialen Druckkurve bezeichnet. Die Höhe des pulmonalarteriellen Druckes kann Hinweise auf eine primäre oder sekundäre Genese geben. Systolische Drücke unter 40 mmHg sprechen für eine primäre, Drücke über 60 mmHg für eine sekundäre Trikuspidalklappeninsuffizienz.

Die **rechtsventrikuläre Angiographie** in der RAO-Ebene ermöglicht die Darstellung und Semiquantifizierung der Trikuspidalklappeninsuffizienz. Dabei ist zu beachten, dass der in der Klappe liegende Angiographiekatheter selbst eine leichtgradige Trikuspidalklappeninsuffizienz verursachen kann.

Therapie

Therapie

Medikamentöse Therapie

Bei der **primären** Trikuspidalklappeninsuffizienz ohne pulmonale Hypertonie wird bei symptomatischer Rechtsherzinsuffizienz mit **Diuretika** behandelt. Eine operative Intervention ist in den meisten Fällen nicht erforderlich.

Endokarditisprophylaxe (Kap. 3.4) bei morphologisch veränderter Klappe.

Operative Therapie

Operationsindikationen:

Eine **Indikation** zur operativen Therapie muss bei mittel- und hochgradiger Trikuspidalklappeninsuffizienz mit hämodynamischen Auswirkungen diskutiert werden. In der Mehrzahl der Fälle steht eine Operation linksseitiger Herzklappenfehler im Vordergrund.

Besteht eine zugrunde liegende pulmonale Hypertonie mit konsekutiver Rechtsherzdilatation erst kurzzeitig und ist nach der Therapie der Grunderkrankung mit einer wesentlichen Verkleinerung des rechten Ventrikels und damit Rückgang der Trikuspidalklappeninsuffizienz zu rechnen, kann auf einen Eingriff an der Trikuspidalklappe meist verzichtet werden.

Ist dies nicht der Fall, oder bestehen ausgeprägte morphologische Veränderungen an der Trikuspidalklappe selbst, ist eine operative Revision in der Regel erforderlich.

Zur **Trikuspidalklappenrekonstruktion** stehen die DeVega-Anuloplastie mit Raffung der Trikuspidalklappe oder der Einsatz eines Carpentier-Rings zur Verfügung.

Beim **Trikuspidalklappenersatz** kommen bevorzugt großlumige Bioprothesen zum Einsatz.

Prognose und Verlauf

Die primäre Trikuspidalklappeninsuffizienz hat in der Regel ein günstige Prognose.

Bei der sekundären Trikuspidalklappeninsuffizienz ist die Prognose im Wesentlichen von der Grunderkrankung abhängig, wobei eine stauungsbedingte Leber- und Niereninsuffizienz zusätzlich bedeutsam werden kann.

3.2.8 Pulmonalklappenstenose

Ätiologie/Pathogenese

Die Pulmonalklappenstenose ist in der Mehrzahl der Fälle angeboren. Andere seltene Ursachen sind ein rheumatisches Fieber oder das Karzinoid-Syndrom.

3.2.9 Pulmonalklappeninsuffizienz

Definition

Eine Pulmonalklappeninsuffizienz ist definiert als Schlussunfähigkeit der Pulmonalklappe mit diastolischer Regurgitation von Blut aus der Pulmonalarterie in den rechten Ventrikel.

Ätiologie/Pathogenese

Bei der **primären Pulmonalklappeninsuffizienz** betreffen die morphologischen Veränderungen die Pulmonalklappe selbst. Häufigste Ursache ist hier die Endokarditis, insbesondere bei intravenösem Drogenabusus. Eine weitere Ursache stellt die iatrogene Pulmonalklappeninsuffizienz nach Ballonvalvuloplastie oder Kommissurotomie dar. Seltene Ursachen sind kongenitale Veränderungen der Klappensegel, Thoraxtraumen, rheumatisches Fieber, Karzinoid-Syndrom oder eine Tertiär-Lues.

Die häufigste Ursache einer Pulmonalklappeninsuffizienz ist die **sekundäre Form** im Gefolge einer pulmonalen Hypertonie jeglicher Genese mit konsekutiver Dilatation der Pulmonalarterie und des Pulmonalklappenrings.

Als **Folge** einer bedeutsamen Pulmonalinsuffizienz kommt es zur Volumenbelastung des rechten Ventrikels mit exzentrischer Hypertrophie. Bei fortschreitender rechtsventrikulärer Dilatation tritt eine relative Trikuspidalinsuffizienz auf. Auch die Pulmonalarterie kann dilatieren.

Klinik

Eine Pulmonalklappeninsuffizienz ohne pulmonale Hypertonie kann über lange Zeit symptomlos toleriert werden.

Liegt eine pulmonale Hypertonie zugrunde, sind die Symptome der Grundkrankheit im Allgemeinen führend.

Bei fortgeschrittenen Stadien kommt es zu Dyspnoe und eingeschränkter Belastbarkeit.

Diagnostik

Bei ausgeprägter Volumenbelastung des rechten Ventrikels können systolische Pulsationen am linken Sternalrand und im Pulmonalareal auftreten.

Auskultation

Das **Decrescendo-Diastolikum** der Pulmonalklappeninsuffizienz hat sein Punctum maximum im 2.–4. ICR links parasternal. Bei der primären Form ist das Geräusch niedrig- bis mittelfrequent und beginnt erst kurz nach der Pulmonalkomponente des 2. Herztons, da der treibende Druckunterschied zwischen Pulmonalarterie und rechtem Ventrikel gering ist. Inspiratorisch nimmt die Lautstärke des Geräusches zu. Liegt demgegenüber bei der sekundären Form eine pulmonale Hypertonie mit einem systolischen Pulmonalarteriendruck über 60 mmHg vor, ist das Geräusch hochfrequent und hauchend und beginnt unmittelbar nach dem Pulmonalklappenschluss (Graham-Steell-Geräusch).

EKG

Es können ein inkompletter Rechtsschenkelblock und Rechtsherzbelastungszeichen bestehen.

Echokardiographie

Morphologische Veränderungen der Pulmonalklappe können echokardiographisch dargestellt werden. Als indirekte Hinweise auf das Vorliegen einer pulmonalen Hypertonie können im Bewegungsmuster der Pulmonalklappe die a-Welle fehlen und eine teilweise systolische Schließungsbewegung der Klappe nachweisbar sein. Ein Oszillieren der Trikuspidalklappe ist selten vorhanden. Die Größe und Funktion des rechten Ventrikels und der Durchmesser der Pulmonalarterie werden dokumentiert.

Dopplerechokardiographisch kann ein Regurgitationsfluss durch die Pulmonalklappe nachgewiesen werden und eine Abschätzung des Schweregrades erfolgen. Ist mittels kontinuierlichem Doppler kein wesentlicher Geschwindigkeitsabfall des Regurgitationsjets während der Diastole nachweisbar, spricht dies für das Vorliegen einer bedeutsamen pulmonalen Hypertonie. Bei normalen Drücken in der Pulmonalarterie ist der diastolische Geschwindigkeitsabfall des Regurgitationsjets steil. Dopplerechokardiographisch kann auch der diastolische Pulmonalarteriendruck abgeschätzt werden.

Röntgen-Thorax

Radiologisch können die Dilatation von Pulmonalarterie und rechtem Ventrikel nachgewiesen werden. In der Durchleuchtung sind verstärkte Pulsationen der Pulmonalarterie sichtbar.

Magnetresonanztomographie (Kardio-MRT)

Mit dieser Methode können sowohl die Regurgitationsfraktion, als auch die Funktion des rechten Ventrikels zuverlässig nichtinvasiv erfasst werden. Sie ist daher gerade für Verlaufskontrollen besonders geeignet.

Herzkatheteruntersuchung

Die Rechtsherzkatheteruntersuchung erlaubt die Messung der Drücke in der Pulmonalarterie und im rechten Ventrikel und den Nachweis eines diastolischen Druckangleiches bei schwerer Pulmonalinsuffizienz.

Eine direkte Darstellung der Pulmonalklappeninsuffizienz kann durch Kontrastmittelinjektion in den Pulmonalishauptstamm erfolgen. Hierbei ist zu beachten, dass der in der Klappe liegende Katheter selbst eine leichtgradige Insuffizienz verursacht.

■ **Therapie**

Bei der überwiegenden Mehrzahl der Patienten steht die **Behandlung der Grunderkrankung** mit sekundärer Pulmonalklappeninsuffizienz im Vordergrund.

Eine isolierte Pulmonalklappeninsuffizienz ist nur behandlungsbedürftig, wenn Zeichen der **Rechtsherzinsuffizienz** bestehen. Dann ist der Klappenersatz, bevorzugt durch eine Bioprothese, indiziert.

3.2.10 Herzklappenersatz

Pathophysiologie

Die Klappenersatzoperation ist eine Routineoperation, die die ungünstige Prognose der meisten Klappenerkrankungen bei konservativer Therapie drastisch verbessert.

Grundsätzlich wird bei Herzklappenprothesen zwischen **mechanischen** und **biologischen Klappen** unterschieden. Allen Klappenprothesen ist gemeinsam, dass ihre Öffnungsfläche geringer ist als die Klappenöffnungsfläche einer gesunden Klappe. Hieraus resultiert immer eine relative Stenosierung nach einem Herzklappenersatz. Je kleiner der Klappenring und damit der implantierte Prothesentyp ist, desto bedeutsamer wird dieses Problem. In erster Linie sind Patienten nach Aortenklappenersatz bei Aortenklappenstenose betroffen.

Auch nach erfolgreichem Klappenersatz muss bei allen Patienten mit Problemen in Form von Endokarditiden, Klappenthrombosen, Blutungen unter der Antikoagulation und der Degeneration biologischer Klappenprothesen gerechnet werden.

Herzklappenprothesen

Mechanische Herzklappenprothesen

Die ersten, heute nicht mehr eingesetzten mechanischen Herzklappenprothesen waren die **Starr-Edwards-Kugelprothesen**. Bei ihnen übernahm ein Ball in einem Käfig die Ventilfunktion.

Der zweite, heute kaum noch verwendete Prothesentyp ist die **Kippscheibenprothese**. Eine Scheibe wird dabei von Bügeln oder Stiften so gehalten, dass eine systolische Öffnung durch Kippung der Scheibe erfolgen kann. Am weitesten verbreitet aus dieser Gruppe ist die Björk-Shiley-Klappe, andere Modelle sind die Lillehei-Kaster- oder Medtronic-Hall-Klappe.

Heute werden bevorzugt **Doppelflügelklappen** eingesetzt. Hierbei besteht das Ventil aus zwei halbrunden Scheiben, die systolisch nahezu parallel im Blutstrom stehen. Diese Klappen haben das günstigste Strömungsprofil mit den niedrigsten Gradienten aller mechanischen Klappenprothesen. Die St.-Jude-Medical-Klappe wird aus dieser Gruppe am häufigsten eingesetzt. Andere Doppelflügelklappen sind z. B. die Carbomedics-, Sorin-, Edwards-Duromedics- und Medtronic-Klappen.

Alle mechanischen Herzklappenprothesen weisen eine **sehr gute Langzeithaltbarkeit** auf. Lediglich bei bestimmten Modellen der Björk-Shiley-Klappe ist es zu vermehrten Brüchen der Haltebügel gekommen. Bei allen mechanischen Herzklappenprothesen ist eine **lebenslange Antikoagulation** erforderlich (siehe unten).

Biologische Herzklappenprothesen

Biologische Herzklappenprothesen werden seit 1965 als fixierte und in ein Haltegerüst eingebaute **Schweine-Aortenklappen** eingesetzt. Es sind dies überwiegend die Carpentier-Edwards-, die Hancock- und die Ionescu-Shiley-Klappe. Eine Alternative stellen jetzt gerüstlose biologische Herzklappenprothesen dar. Diese haben eine größere Klappenöffnungsfläche und können den normalen Bewegungen der Aortenwand folgen. Daneben werden in seltenen Fällen humane Aortenklappen als so genannte Homografts eingesetzt.

Der wesentliche **Vorteil** der biologischen Herzklappenprothesen liegt darin, dass wegen der geringen Thrombogenität **keine dauerhafte Antikoagulation** erforderlich ist. Lediglich während der ersten drei postoperativen Monate ist das Thromboemboliersiko erhöht, da der Klappenring noch nicht epithelialisiert ist. Für diesen Zeitraum sollte eine Antikoagulation erfolgen.

Der entscheidende **Nachteil** der biologischen Herzklappenprothesen ist ihre **begrenzte Haltbarkeit**. Als Folge degenerativer Prozesse kommt es zu Fibrosierungen und Verkalkungen der Prothesen mit zunehmender Dysfunktion. Aus diesem Grund ist bei 20–40% der Patienten nach 10 Jahren eine Reoperation erforderlich, wobei dieser Eingriff mit einer hohen Letalität von 10–15% behaftet ist. Bei über 70-jährigen Patienten und bei einem Einsatz im rechten Herzen sind die degenerativen Prozesse deutlich verlangsamt.

Ross-Operation bei Aortenklappenerkrankungen

Als weiteres Verfahren steht die Ross-Operation bei jungen Patienten zwischen 11 und 50 Jahren mit isolierter Aortenklappenerkrankung zur Verfügung. Hierbei wird die gesunde Pulmonalklappe des Patienten entnommen und in Aortenposition reimplantiert. In die Pulmonalposition wird dann ein Homograft implantiert. Der Vorteil ist der nahezu physiologische Ersatz der erkrankten Aortenklappe. Nachteil ist der Ersatz der vorher gesunden Pulmonalklappe. Das Verfahren weist trotz seiner chirurgischen Komplexität sehr gute Langzeitergebnisse auf.

Perkutane Klappenimplantationen

Die katheterinterventionelle Implantation klappentragender Stents in Aorten- und Pulmonalklappenposition befindet sich derzeit noch im experimentellen Stadium.

Auswahl des Prothesentyps

Hierbei müssen die Vor- und Nachteile beider Prothesentypen gegeneinander abgewogen werden. Der Vorteil der mechanischen Herzklappenprothese ist ihre Haltbarkeit, Nachteil ist die lebenslange Antikoagulation. Bei den biologischen Herzklappenprothesen verhält es sich genau umgekehrt.

Besteht bei einem Patienten unabhängig von einem Herzklappenersatz die Indikation für eine Antikoagulation, z. B. nach Embolie bei Vorhofflimmern, gehen die Vorteile einer biologischen Herzklappenprothese verloren, und es sollte eine mechanische Klappe implantiert werden.

Für die Implantation einer biologischen Klappe sprechen eine erhöhte Blutungsneigung (z. B. bei rezidivierenden gastrointestinalen Ulzera oder bei Angiodysplasien), eine mangelhafte Compliance, eine unzureichende medizinische Versorgung und ein Lebensalter über 70 Jahre.

Beim Klappenersatz im rechten Herzen werden wegen des stark erhöhten Thromboserisikos und der dort langsamer eintretenden Klappendegeneration bevorzugt biologische Klappen eingesetzt.

Besteht bei jungen Frauen ein Kinderwunsch, sollte bevorzugt eine biologische Klappe implantiert werden, da die Antikoagulation mit Cumarinen potenziell teratogen und daher kontraindiziert ist. Allerdings sollte in diesen Fällen mit den Patientinnen besprochen werden, dass nach durchschnittlich 10 Jahren mit einer Reoperation zu rechnen ist.

Therapie

Therapie nach Herzklappenersatz

Antikoagulation

Nach dem Einsatz einer **biologischen Herzklappe** ist nur für die ersten drei Monate postoperativ eine Antikoagulation erforderlich. Der INR-Wert sollte dabei 2,0 – 3,0 betragen.

Bei **mechanischen Herzklappen** ist eine lebenslange Antikoagulation erforderlich. Das potenzielle Risiko einer Klappenthrombose hängt dabei von den Flussverhältnissen am Implantationsort ab, da bei hohen Strömungsgeschwindigkeiten ein gewisser Auswascheffekt besteht. In der Trikuspidalposition besteht das höchste Risiko für eine Prothesenthrombose, gefolgt von der Mitral- und Aortenposition.

Der INR-Wert sollte bei den älteren Klappenmodellen, z. B. Starr-Edwards oder Björk-Shiley, zwischen 3,0 und 4,5 liegen. Bei den modernen Doppelflügelklappen ist der INR-Wert in Mitralposition auf 3,0 – 3,5 einzustellen, in Aortenposition auf 2,5 – 3,0. Neuere Untersuchungen deuten darauf hin, dass nach Aortenklappenersatz mit einer St.-Jude-Klappe möglicherweise ein INR-Wert von 2,0 – 2,8 ausreichend sein kann.

Trotz suffizienter Antikoagulation beträgt das **Risiko einer Prothesenthrombose** nach Aortenklappenersatz 0,1 %/Jahr und nach Mitralklappenersatz 0,35 %/Jahr. Das Risiko einer Thromboembolie beträgt 1 – 2/100 Patientenjahre nach Aortenklappenersatz und 2 – 4/100 Patientenjahre nach Mitralklappenersatz.

Kommt es trotz suffizienter Antikoagulation zu **thromboembolischen Ereignissen**, ohne dass eine behebbare Ursache nachweisbar ist, sollte zusätzlich 100 mg **Acetylsalicylsäure** täglich gegeben werden.

Endokarditisprophylaxe (Kap. 3.4)

Alle Patienten mit künstlicher Herzklappe stellen ein Hochrisikokollektiv für eine Endokarditis dar. Daher ist nach Herzklappenersatz **immer** eine Endokarditisprophylaxe indiziert. Der Patient sollte darüber informiert werden und möglichst ein Informationsblatt ausgehändigt bekommen.

Kontrolluntersuchungen

Regelmäßige kardiologische Kontrollen unter Einschluss der Echokardiographie sind nach einem Herzklappenersatz erforderlich, um Klappendysfunktionen zu erkennen und in einem frühen Stadium zu behandeln.

Aufgrund der Vielfalt der möglichen Befunde in Abhängigkeit von zugrunde liegender Erkrankung, deren Stadium, von Begleiterkrankungen und Prothesentyp kommt dem **individuellen Verlauf** jedes Patienten entscheidende Bedeutung zu. Die erste Untersuchung für die Erhebung des Ausgangsbefundes sollte daher innerhalb der ersten zwei postoperativen Wochen erfolgen.

Auskultation: Die bei mechanischen Herzklappen gut auskultierbaren Schließungs-Klicks sind bei guten Schallleitungsverhältnissen auch auf Distanz zu hören. Vielfach erinnern sie an das Ticken einer Uhr. Ist ein solcher vorher hörbarer Klick nicht mehr vorhanden, muss an eine Klappenthrombose oder an eine bindegewebige Behinderung des Klappenschlusses gedacht werden (siehe unten). Sowohl bei biologischen als auch bei mechanischen Klappenprothesen sind in der Regel unspezifische systolische Geräusche auskultierbar. Bei Implantation in Mitralposition kann ein leises Diastolikum auftreten.

Die **Echokardiographie** einschließlich der transösophagealen Untersuchung spielt in der Verlaufsuntersuchung nach Herzklappenersatz eine entscheidende Rolle. Morphologische Veränderungen an der Klappenprothese können erkannt werden, wobei die Beurteilung mechanischer Prothesen aufgrund von Streuechos und Schallschatten stark erschwert ist. In diesen Fällen bietet die **transösophageale Untersuchung** entscheidende Zusatzinformationen.

Dopplerechokardiographisch können der Gradient über der Prothese ermittelt und pathologische Klappeninsuffizienzen nachgewiesen werden. Da der Druckgradient einer Klappenprothese unter anderem von Klappentyp, Klappengröße, Implantationsort und Herzminutenvolumen abhängt, kommt auch hier dem individuellen Verlauf wesentliche Bedeutung zu. Bei allen Klappenprothesen ist dopplerechokardiographisch ein geringer physiologischer Leckfluss nachweisbar, der von einer pathologischen Klappeninsuffizienz abgegrenzt werden muss.

Labordiagnostik: Bei mechanischen Herzklappen kommt es immer zu einer geringen **Hämolyse** als Folge der turbulenten Strömung im Klappenbereich. Dies kann sich in einer geringen Anämie und einer Erhöhung der Hämolyseparameter äußern. Bei regelrechter Klappenfunktion ist zu erwarten, dass der Hb-Wert nicht unter 11,0 g/dl absinkt. Die LDH sollte im Normalfall nicht über 800 U/l erhöht sein. Bei einer Prothesendysfunktion, insbesondere bei einem paravalvulären Leck, kann eine verstärkte Hämolyse auftreten.

Komplikationen nach Herzklappenersatz

Prothesenendokarditis

(Siehe auch Endokarditis-Leitlinie der Deutschen Gesellschaft für Kardiologie, Herz- und Kreislaufforschung, www.dgkardio.de.)

Alle Patienten mit einer künstlichen Herzklappe stellen ein **Hochrisikokollektiv** für eine Endokarditis dar. Gegenüber der Normalbevölkerung ist das Endokarditisrisiko um das 180fache erhöht. Das Risiko ist innerhalb der ersten 6 postoperativen Wochen am größten und beträgt danach etwa 0,5 – 1,4% pro Jahr. Das höchste Risiko besteht bei Patienten, bei denen aufgrund einer floriden Endokarditis ein Klappenersatz erforderlich wurde, hier liegt das Risiko bei etwa 5 – 10% (bis 20%!).

Jedes **unklare Fieber** bei einem Patienten nach Herzklappenersatz muss an die Diagnose einer Prothesenendokarditis denken lassen!

Als **Erreger** einer Prothesenendokarditis sind überwiegend Staphylokokken, insbesondere Staphylococcus epidermidis, nachweisbar. Erst in zweiter Linie treten Streptokokken, Pilze und andere Erreger auf. Zur Diagnostik und Therapie der Endokarditis siehe Kap. 3.4.

Besonderheiten der Prothesenendokarditis

Bei etwa ¾ der Patienten entwickelt sich im Verlauf der Erkrankung ein neues Insuffizienzgeräusch als Ausdruck eines **infektionsbedingten paravalvulären Lecks**. Ein solches Leck kann einen Anstieg der Hämolyseparameter über den üblicherweise gemessenen Wert als Ausdruck einer verstärkten Hämolyse zur Folge haben.

Eine Prothesenobstruktion tritt in etwa 10% der Patienten auf.

Aufgrund der erschwerten Schallbedingungen bei Herzklappenprothesen ist **bei jedem Verdacht** auf eine Endokarditis die Indikation zur **transösophagealen Untersuchung** großzügig zu stellen. Echokardiographisch können bei einer Prothesenendokarditis Vegetationen paravalvuläre Lecks, Abszesse, Aneurysmata und abnorme Bewegungen der Prothesen nachweisbar sein.

Zur Beurteilung der Öffnungsbewegung einer mechanischen Prothese ist bei Verdacht auf eine Obstruktion eine **Durchleuchtung** meist unverzichtbar.

Die **antibiotische Therapie** einer Prothesenendokarditis gestaltet sich meist schwierig und muss besonders hoch dosiert und für mindestens 6 Wochen erfolgen.

Trotzdem muss bei mindestens der Hälfte der Patienten ein **Austausch der Klappenprothese** erfolgen. Klare Indikationen für die Reoperation sind: flottierende Vegetationen > 10 mm Durchmesser, eine Embolie, eine persistierende Sepsis trotz mindestens 48-stündiger adäquater Antibiotikatherapie, eine Prothesenlockerung, eine Herzinsuffizienz als Folge einer Prothesendysfunktion und eine zunehmende paravalvuläre Abszedierung.

Bei jedem Patienten mit Prothesenendokarditis, bei dem Komplikationen auftreten, muss in enger

Kooperation mit dem Herzchirurgen die Entscheidung zur **chirurgischen Klappenrevision** diskutiert werden.

Etwa ein Drittel aller Patienten mit Prothesenendokarditis verstirbt innerhalb eines Jahres.

Klappenthrombose

Bei mechanischen Herzklappenprothesen besteht – insbesondere bei unzureichender Antikoagulation – das Risiko einer Klappenthrombose. Diese resultiert in einer subakut bis akut eintretenden Funktionsbehinderung der Klappenprothese. Überwiegend entwickelt sich eine akute Klappenstenose, aber es kann auch eine bedeutsame Klappeninsuffizienz resultieren.

Klinisch kommt es bei den Patienten zur **subakuten** oder **akuten kardialen Dekompensation** bis hin zum kardiogenen Schock und akuten Pumpversagen.

Die **Auskultation** ergibt das Leiserwerden oder Fehlen der Klappen-Klicks und neu aufgetretene Stenose- und Insuffizienzgeräusche.

Aufgrund der vitalen Gefährdung muss die **weiterführende Diagnostik** schnellstens eingeleitet werden.

Bei ungenügender Antikoagulation muss eine **sofortige intravenöse Heparinisierung** begonnen werden.

Die **Durchleuchtung** ermöglicht eine schnelle Beurteilung des Bewegungsmusters des oder der Klappenflügel. Um die maximale Öffnungsbewegung sicher beurteilen zu können, muss die Klappe möglichst seitlich im rechten Winkel durchleuchtet werden.

Die **Echokardiographie** erlaubt den Nachweis der Prothesendysfunktion anhand der Stenosierung mit neu aufgetretenem transvalvulären Gradienten sowie der gegebenenfalls zusätzlich nachweisbaren Klappeninsuffizienz. In manchen Fällen kann der okkludierende Thrombus direkt nachgewiesen werden.

Eine Kunstklappenthrombose in Mitral- oder Aortenposition erfordert in der Regel eine **Reoperation mit Austausch der Klappe**.

In einigen wenigen Fällen wurde auch eine erfolgreiche Lysetherapie durchgeführt. Kommt es zu einer Thrombose einer mechanischen Prothese im **rechten Herzen**, sollte primär eine Lysetherapie durchgeführt werden.

Paravalvuläres Leck

Ein paravalvuläres Leck kann als Folge von Nahtausrissen und -dehiszenzen auftreten. Je mehr Zeit seit der Implantation vergangen ist, desto eher muss der Verdacht auf eine Endokarditis als Ursache geäußert werden.

Auskultatorisch lässt sich in der Regel ein neu auftretendes Insuffizienzgeräusch nachweisen.

Diagnose und Quantifizierung eines paravalvulären Lecks erfolgen mittels **Echokardiographie**, meist mit transösophagealer Untersuchung.

Die **Therapie** richtet sich nach der zugrunde liegenden Ursache und nach dem Ausmaß der resultierenden Protheseninsuffizienz.

Degeneration biologischer Herzklappenprothesen

Alle biologischen Herzklappenprothesen degenerieren, sodass Stenosen als auch Insuffizienzen auftreten.

In der Regel sind die degenerativen Veränderungen langsam progredient. Durch den Ausriss degenerierter Klappensegel kann es jedoch auch zu akuten Klappeninsuffizienzen kommen.

Bei degenerativen Veränderungen werden Auskultationsbefunde wie bei nativen Klappen nachweisbar.

Die Beurteilung der Klappenfunktion erfolgt mit der **Echokardiographie**. Im Gegensatz zu den mechanischen Prothesen kann die Morphologie der Klappensegel zuverlässig beurteilt werden.

3.3 Rheumatisches Fieber

H.-J. Rupprecht, J. Meyer

Definition und Epidemiologie

Das rheumatische Fieber ist eine streptokokkenallergische entzündliche Systemerkrankung mit Manifestation an Herz, Gelenken, ZNS, Haut und Subkutangewebe.

In der zweiten Hälfte des 20. Jahrhunderts fand ein deutlicher Rückgang in den westlichen Industrieländern statt, jedoch besteht weiterhin eine unverändert hohe Prävalenz in den Ländern der 3. Welt. Prävalenz in Indien etwa 7 pro 1000 Schulkinder, in den Vereinigten Staaten etwa 7 pro 100 000 Einwohner.

Die Abnahme des rheumatischen Fiebers in den westlichen Industrieländern ist auf eine geringere Inzidenz von Streptokokken-Erkrankungen durch die Verbesserung der sozio-ökonomischen und hygienischen Verhältnisse und auf die Penicillin-Prophylaxe zurückzuführen.

Der Erkrankungsgipfel liegt zwischen dem 5. und 15. Lebensjahr.

Weltweit stellen das rheumatische Fieber und die nachfolgenden Herzerkrankungen die häufigsten Todesursachen im jugendlichen Alter dar.

Pathogenese

Nach einem Infekt des Rachenraumes (Tonsillitis, Pharyngitis, Scharlach) mit **β-hämolysierenden**

Tabelle 3.8 Einteilung der Streptokokken

Streptokokken werden nach dem Hämolyseverhalten auf Blutagar eingeteilt in

1. α-hämolysierende Streptokokken	→ inkomplette Hämolyse mit Vergrünung der Kolonien (Hämoglobin → Biliverdin)
2. β-hämolysierende Streptokokken	→ Hämolysehof um Kolonien
3. γ-hämolysierende Streptokokken	→ keine Hämolyse

Eine weitere Einteilung erfolgt unter Berücksichtigung von Oberflächenantigenen nach der Lancefield-Typisierung, und zwar in die Gruppen A bis V, entsprechend der Kohlenhydratfraktion und in die Typen M und T entsprechend der Eiweißfraktionen.

Streptokokken der Gruppe A (Tab. 3.8) entwickelt sich nach einer Latenzzeit von 1–3 Wochen bei 0,2 bis 3% der Betroffenen ein rheumatisches Fieber.

Es handelt sich dabei um eine **infektinduzierte Autoimmunreaktion** (streptokokkenallergische Zweiterkrankung). Der Körper bildet Antikörper gegen Bestandteile der Streptokokkenmembran, von denen teilweise eine **Kreuzreaktion** mit kardialen Strukturen nachgewiesen ist. So wurde eine Kreuzreaktivität von Streptokokken-Oberflächenproteinen mit den sarkolemmnalen Antigenen Tropomyosin und Myosin, aber auch mit Glykoproteinen der Herzklappen und den glatten Muskelzellen endokardialer und myokardialer Arterien nachgewiesen (molekulares Mimikry). Auch werden Kreuzreaktionen mit extrakardialen Strukturen beobachtet. So ist die Hyaluronidase-Kapsel der Streptokokken identisch mit menschlicher Hyaluronidase (Gelenkbeteiligung).

Bei Patienten mit **Chorea minor** im Rahmen des rheumatischen Fiebers treten kreuzreagierende Antikörper gegen Antigene des Nucleus caudatus und Nucleus subthalamicus auf.

Bisher konnte jedoch noch nicht nachgewiesen werden, dass die beobachteten Antikörper zytotoxisch sind. Immunkomplexbedingte Kapillarschädigungen (Immunkomplexreaktion Typ III) werden beobachtet.

Auch die **akute Glomerulonephritis** kann als Zweitkrankheit nach Infektionen mit β-hämolysierenden Streptokokken der Gruppe A auftreten, das gemeinsame Auftreten mit dem rheumatischen Fieber ist selten.

Pathologie

Die beim rheumatischen Fieber auftretenden Läsionen können im Bereich des ganzen Körpers, insbesondere im Bindegewebe, vorkommen. Lokale entzündliche Läsionen finden sich bevorzugt in der Umgebung kleiner Blutgefäße.

Die **akute Phase** des rheumatischen Fiebers beginnt mit einer diffusen exsudativen und proliferativen Entzündungsreaktion im Bereich des Herzens, der Gelenke und der Haut. Die charakteristischsten und folgenreichsten Befunde finden sich am **Herz**, wobei sowohl Endokard, Myokard als auch Perikard in unterschiedlichem Ausmaß im Sinne einer Pankarditis beteiligt sind.

Myokarditis: Im Bereich des Bindegewebes kommt es zu einer fibrinoiden Degeneration des Kollagens. Als pathognomonische Läsionen der rheumatischen Myokarditis gelten die **Aschoff-Knötchen**. Sie bestehen aus großen histiozytären Zellen mit charakteristischen Eulenaugenkernen (Anitschkow-Zellen), die um ein Areal fibrinoider Degeneration des Bindegewebes angeordnet sind. Diese Granulome heilen mit einer spindelförmigen Narbe ab, können aber auch für viele Jahre nach dem Abklingen des rheumatischen Fiebers persistieren. Insbesondere findet man eine solche Persistenz bei Patienten, die eine schwere Mitralstenose entwickelt haben.

Endokarditis: Im Bereich der Herzklappen lagern sich über den Arealen der fibrinoiden Degeneration des Kollagens Thrombozyten und Fibrin ab und führen so zu kleinen wärzchenartigen Auflagerungen (**Endocarditis verrucosa rheumatica**), die im Gegensatz zur bakteriellen Endokarditis nicht embolisieren. Durch Gefäßsprossung und Fibroblastenproliferation kommt es unter fibröser Verdickung der Klappen und Verklebung der Klappenkommissuren zur narbigen Abheilung. Schwere Klappendeformitäten mit Klappeninsuffizienz oder Stenose unterschiedlichen Ausmaßes sind die Folge.

Perikarditis: Sie geht mit einem serofibrinösen Erguss und Fibrinablagerungen auf der Herzoberfläche einher. Das Perikard kann später verkalken, eine Pericarditis constrictiva wird jedoch nicht beobachtet.

Extrakardiale Läsionen

- Bei einer **Gelenkbeteiligung** stehen exsudative Veränderungen im Vordergrund, die ohne wesentliche Narbenbildung oder Deformität abheilen.
- Die **subkutanen Knötchen** bestehen aus Granulomen mit fibrinoider Schwellung der subkutanen Kollagenbündel.
- Eine fibrinöse **Pleuritis** und eine rheumatische **Pneumonie** können ebenfalls auftreten.
- Bei Patienten mit **Chorea minor** finden sich keine charakteristischen Zeichen, die den Befall des ZNS erklären, der Liquor ist normal.

Klinik

Karditis

- Für die Prognose entscheidend ist die Karditis, die in 50% der Fälle während des ersten Schubes eines rheumatischen Fiebers auftritt.
- Es kommt fast immer zu einer Valvulitis mit typischem **Klappeninsuffizienzgeräusch** als wichtigstem diagnostischen Kriterium. In etwa 50% der Fälle ist die Mitralklappe, in 30% die Aortenklappe, in 20% beide Klappen betroffen. Selten ist die Trikuspidalklappe involviert.
- Für die akute Krankheitsphase ist die **Myokarditis** bedeutsam, die durch eine Tachykardie als Frühzeichen oder im weiteren Verlauf durch Zeichen der **Herzinsuffizienz** auffallen kann.
- Zusätzlich kann eine **Perikarditis** mit Perikardreiben und präkordialem Schmerz auftreten.
- Klinisch verläuft die Karditis oft symptomarm, sodass viele Patienten mit rheumatischen Vitien kein rheumatisches Fieber in der Anamnese angeben.
- Im **EKG** können Extrasystolen, ein verlängertes PQ-Intervall und Kammerendteilveränderungen im Sinne einer Perikarditis nachweisbar sein.
- Echokardiographisch lässt sich die linksventrikuläre Funktion, das Ausmaß eines Perikardergusses und das Vorhandensein von Klappenveränderungen belegen.

Polyarthritis

- Die akute wandernde Polyarthritis ist die häufigste (50–70%), aber relativ gutartige Hauptmanifestation des rheumatischen Fiebers. Sie springt von Gelenk zu Gelenk und betrifft meist die **großen Gelenke** (Kniegelenk, Sprunggelenk, Ellenbogengelenk und Handgelenk). Die betroffenen Gelenke sind meist geschwollen, überwärmt, gerötet, schmerzhaft, berührungsempfindlich und in ihrer Beweglichkeit eingeschränkt.
- In der Regel führt die akute Arthritis des rheumatischen Fiebers nicht zu einer bleibenden Gelenkdeformität. Unbehandelt dauert die Arthritis etwa 4 Wochen an, bessert sich aber rasch auf Salicylate.

Chorea minor (Sydenham-Chorea): In etwa 5% der Fälle wird die Chorea minor beobachtet. Sie kann auch als einzige Manifestation des rheumatischen Fiebers und oft mit einer Latenz von mehreren Monaten als Spätmanifestation auftreten. Charakteristisch sind unkontrollierte schnelle Bewegungen des Körperstammes und/oder der Extremitäten verbunden mit Muskelschwäche, Sprachstörungen und emotionaler Labilität. Häufig fällt eine Ungeschicklichkeit der erkrankten Kinder (sie stolpern, zerbrechen Geschirr) auf. Unter der Therapie des rheumatischen Fiebers heilt die Chorea aus.

Erythema marginatum: Es handelt sich um rosafarbene bis rote anuläre Effloreszenzen mit blassem Zentrum, die in etwa 10% der Fälle auftreten, meist im Bereich des Stammes, besonders periumbilikal, und im oberen Anteil der Extremitäten. Das Gesicht bleibt ausgespart. Es besteht kein Juckreiz. Das Erythem ist vorübergehend, wandernd und durch Wärme hervorzurufen.

Subkutane Knötchen: Die derben, schmerzlosen Knötchen werden über den Streckseiten von Gelenken (Ellenbogen, Knie oder über dem Processus spinosus der Wirbelkörper) beobachtet.

Als **unspezifische klinische Zeichen** treten Fieber und Arthralgien auf. Gelenkbeschwerden ohne Fieber können nicht als Hinweis auf ein rheumatisches Fieber gedeutet werden.

Diagnostik

Die Diagnose des rheumatischen Fiebers sollte durch eine **vorausgegangene Infektion mit Streptokokken der Gruppe A** in Form von erhöhten oder ansteigenden Streptokokkenantikörpertitern und/oder dem Nachweis von Streptokokken der Gruppe A im Rachenabstrich untermauert werden.

Fehlen diese Nachweise, so ist die Diagnose eines akuten rheumatischen Fiebers unwahrscheinlich, außer bei Patienten mit Sydenham-Chorea. Die klinische Anamnese einer Tonsillitis oder eines Scharlachs allein, die nicht durch Laborbefunde gestützt wird, reicht nicht als Hinweis einer kürzlich abgelaufenen Infektion mit Streptokokken der Gruppe A. Hautinfektionen mit Streptokokken der Gruppe A führen nicht zu einem rheumatischen Fieber.

Streptokokkenantikörper

Streptokokkenantikörper können bei mehr als 90% der Patienten nachgewiesen werden, z. B. Antistreptolysin-O-Titer (ASO oder ASL), Antistreptokinasetiter und Antidesoxyribonukleotidase-B-Titer. Streptokokkenantikörper belegen die zurückliegende Infektion, nicht die Existenz des rheumatischen Fiebers.

Wegen der hohen Durchseuchung der Bevölkerung mit Streptokokken gelten erst Titer ab 240 Todd-Einheiten bei Erwachsenen und 320 Todd-Einheiten bei Kindern bzw. ein Antikörpertiteranstieg um 2 oder mehr Verdünnungen im Abstand von 2–4 Wochen als Ausdruck eines akuten Infektes.

Der ASL-Titer steigt vorzugsweise bei Streptokokkeninfektionen des Respirationstraktes an und spielt daher bei der Diagnose des rheumatischen Fiebers eine entscheidende Rolle.

Der Antidesoxyribonukleotidase-B-Titer (Anti-DNA-B-Titer) steigt vorzugsweise bei Streptokokkeninfektion der Haut an. Da hierdurch eine akute Glomerulonephritis induziert werden kann, hat der Anti-DNA-B-Titer eine besondere Bedeutung.

Positiver Rachenabstrich und Antigentest

Aufgrund der Latenzzeit zwischen vorausgegangener Infektion und Entwicklung des rheumatischen Fiebers findet man zum Zeitpunkt der Diagnosestellung nur noch bei einem Teil der Patienten mit rheumatischem Fieber einen positiven Rachenabstrich für Streptokokken der Gruppe A.

Auch mithilfe eines Streptokokkenantigenschnelltestes kann eventuell der Nachweis erbracht werden, dass sich Streptokokken im Rachenraum befinden.

β-hämolysierende Streptokokken sind jedoch bei 10% aller gesunden Kinder und Erwachsenen (Streptokokkenträger) in der Mundhöhle nachweisbar. Rachenabstrich und Antigentest beweisen daher nicht die abgelaufene Infektion und sind bei fehlenden Krankheitszeichen nicht als pathologisch einzuordnen.

Sonstige Laborbefunde

Als Ausdruck der entzündlichen Aktivität ist die **BSG** stark beschleunigt und das **C-reaktive Protein** erhöht. Eine normale BSG und ein normales C-reaktives Protein schließen das Vorliegen eines rheumatischen Fiebers praktisch aus, außer wenn eine Vorbehandlung mit Corticosteroiden oder Salicylaten stattgefunden hat. Auch bei Patienten mit einer Chorea als einziger Manifestation des rheumatischen Fiebers können die BSG und das C-reaktive Protein normal sein. Die Normalisierung der BSG und des C-reaktiven Proteins zeigt das Ende der akuten Phase des rheumatischen Fiebers an.

Neben einer **Leukozytose** mit Linksverschiebung kann eine Infektanämie und elektrophoretisch eine Zunahme der α_2- und γ-Globulinfraktion festgestellt werden.

Gelegentlich können kreuzreagierende antisarkolemmnale **Antikörper** nachgewiesen werden.

Tabelle 3.**9** Jones-Kriterien

Hauptkriterien	Nebenkriterien
• Karditis • Polyarthritis • Chorea minor • Erythema marginatum • subkutane Knötchen	• Fieber • Arthralgie • BSG- und/oder CRP-Erhöhung • verlängerte PQ-Zeit
Hinweise auf eine abgelaufene Streptokokken-Infektion: • erhöhter oder steigender Streptokokken-Antikörper-Titer • positiver Rachenabstrich oder Streptokokken-Antigen-Test	

Diagnosekriterien

Nach den **Jones-Kriterien** der American Heart Association von 1992 kann beim Vorliegen von zwei Hauptkriterien oder von einem Haupt- und zwei Nebenkriterien mit hoher Wahrscheinlichkeit ein rheumatisches Fieber angenommen werden, wenn Hinweise auf einen vorausgegangenen Streptokokkeninfekt vorliegen (Tab. 3.**9**).

Fehlen Hinweise auf einen solchen vorausgegangenen Streptokokkeninfekt, sprechen diese Kriterien auch dann für ein rheumatisches Fieber, wenn in der Anamnese bereits ein rheumatisches Fieber oder eine rheumatische Herzerkrankung bekannt ist.

Differenzialdiagnosen

- Bakterielle Endokarditis (Blutkulturen!),
- rheumatoide Arthritis (Gelenkdeformierung, Rheumafaktor),
- gonorrhoische Polyarthritis (rasche Besserung durch Penicillin),
- Polyarthritis anderer Genese (kein erhöhter ASL-Titer),
- nichtrheumatische Myokarditis oder Perikarditis, Lupus erythematodes u. a.,
- Lyme-Arthritis (AK gegen Borrelien).

Therapie

- **Bettruhe** für die Dauer der akuten fieberhaften Erkrankung, so lange, bis klinische und laborchemische Hinweise auf einen Rückgang der Entzündungsreaktion vorliegen.
- **Antibiotikatherapie**
  - Wegen der therapeutischen Konsequenzen (jahrelange Sekundärprophylaxe) müssen alle erforderlichen Untersuchungen veranlasst werden, um die Diagnose des rheumatischen Fiebers zu sichern. ▶

- Sobald die Diagnose gestellt ist, beginnt die **Penicillintherapie** (3 × 1,0 Mill E Penicillin V oral über 10 – 14 d), um residuelle Streptokokken der Gruppe A zu eliminieren. Bei allen Streptokokkeninfekten ist Penicillin das Mittel der Wahl. Streptokokken sind in der Regel penicillinempfindlich, gegen alle anderen Antibiotika kommen Resistenzen vor.
- Bei Penicillinallergie Wechsel auf Erythromycin (4 × 250 mg/d).
- Anschließend folgt die **Sekundärprophylaxe** wie unten angegeben.

▸ **Antiinflammatorische Behandlung**

- Auch antiinflammatorische Medikamente werden erst nach einer zweifelsfreien Diagnose eingesetzt. Der Heilungsverlauf wird dadurch nicht beeinflusst, jedoch kann eine deutliche Symptombesserung erreicht werden.
- Im Allgemeinen wird zunächst eine Therapie mit **Salicylaten** eingeleitet und erst bei unzureichender Wirkung werden auch Corticosteroide eingesetzt.
- Bei Patienten mit **schwerer Karditis,** insbesondere wenn Zeichen der Herzinsuffizienz vorliegen, werden **Salicylate** und **Corticosteroide** gleichzeitig eingesetzt.
- Acetylsalicylsäure gibt man in einer Dosierung von 3 – 6 g/d Tag beim Erwachsenen verteilt auf 4 – 6 Einzeldosen. Die Dosierung sollte fortgeführt werden, bis die Symptome gebessert oder die Zeichen der Arthritis verschwunden sind und eine Temperaturnormalisierung eingetreten ist. Danach kann die Dosierung auf ⅔, später auf die Hälfte der initialen Dosierung reduziert werden.
- Corticosteroide werden in einer Dosierung von 50 – 100 mg/d bei Erwachsenen gegeben und über 2 – 3 Wochen langsam ausschleichend abgesetzt.
- Die **Therapiedauer** der antiinflammatorischen Behandlung wird bis einige Wochen nach der BSG-Normalisierung und dem Rückgang von Fieber und Arthritis fortgeführt.

▸ Die Behandlung der **Chorea** ist unspezifisch. Im Wesentlichen ist eine Sedierung erforderlich.

Prävention

Sekundärprophylaxe

Durch eine kontinuierliche medikamentöse Therapie soll ein Rezidiv des rheumatischen Fiebers verhindert werden. Hier bietet sich eine **einzelne monatliche intramuskuläre Injektion von 1,2 Mio. E Benzathin-Penizillin G** an.

Die orale Prophylaxe (2 × 250 000 E Penicillin V täglich oral) ist weniger zuverlässig.

Bei **Penicillinallergie** kann Erythromycin 2 × 250 mg täglich oral gegeben werden.

Die Prophylaxe wird bis zum Alter von 20 Jahren durchgeführt. Tritt das rheumatische Fieber erst im Erwachsenenalter auf, für die Dauer von mindestens 5 Jahren nach der letzten rheumatischen Fieberattacke mit Karditis. Dies betrifft auch Patienten, bei denen zwischenzeitlich ein prothetischer Klappenersatz durchgeführt wurde.

Im freien Intervall sollte unter Penicillinschutz eine **Fokussanierung** (Tonsillektomie, Zahnsanierung) durchgeführt werden.

Nach Beendigung der Rezidivprophylaxe sollte nur noch eine gezielte Penicillinprophylaxe bei diagnostischen oder operativen Eingriffen, einschließlich zahnärztlicher Behandlungen sowie bei jeder Angina oder akuten Atemwegsinfektion durchgeführt werden.

Primärprävention

Das Auftreten der ersten Attacke eines rheumatischen Fiebers kann durch die sofortige Behandlung einer Streptokokkenpharyngitis durch Streptococcus pyogenes (A-Streptokokken) nach Erregernachweis (Antigen-Schnelltest, Kultur) mit Antibiotika (Penicillin, z. B. 3 × täglich 1 Mio. E Penicillin V oral oder Erythromycin über 10 Tage) verhindert werden.

Daneben sind sozio-ökonomische Maßnahmen wie die Verbesserung unhygienischer Wohnverhältnisse und die Beseitigung von Mangelernährung anzustreben.

Verlauf und Prognose

In 75 % der Fälle klingt das rheumatische Fieber innerhalb von 6 Wochen ab, in 90 % der Fälle innerhalb von 3 Monaten (Abb. 3.**18**). Bei einer schweren Karditis kann das rheumatische Fieber auch länger andauern mit Temperaturerhöhung, Tachykardie und Herzvergrößerung.

Das rheumatische Fieber „beleckt" die Gelenke und „beißt" das Herz.

Die Prognose wird durch den Verlauf der Endokarditis bestimmt. Die beste Prognose haben Pati-

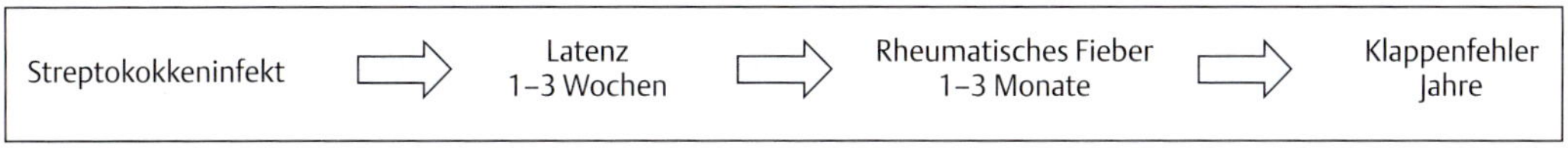

Abb. 3.18 Verlauf des rheumatischen Fiebers.

enten ohne Karditis während der initialen Attacke. Eine leichte Karditis heilt oft aus.

Bei einer schweren Karditis entwickelt sich bei mehr als der Hälfte der Patienten ein Vitium innerhalb von 5 Jahren. Auch jedes Rezidiv steigert das Risiko eines späteren Klappenfehlers und muss verhindert werden.

Durch eine sorgfältige Sekundärprophylaxe lässt sich daher die Prognose verbessern.

Gelegentlich entwickelt sich eine chronisch-rheumatische Myokarditis unter dem Bild der chronischen Herzinsuffizienz mit deutlich dilatiertem Herz und Mitralklappeninsuffizienz.

Die frühzeitig einsetzende Penicillintherapie ist daher von großer Bedeutung, um den Krankheitsprozess noch im Stadium der Exsudation zu erfassen. Narbige Klappenschrumpfungen sind nicht mehr reversibel.

3.4 Infektiöse Endokarditis

M. Buerke, H.-J. Rupprecht
(Frühere Bearbeitung: H.-J. Rupprecht, J. Meyer)

Definition/Epidemiologie

Bei der infektiösen Endokarditis handelt es sich um eine lebensbedrohliche Erkrankung mit Entzündung des Endokards, wobei überwiegend valvuläre Strukturen betroffen sind. In seltenen Fällen kann auch eine cordale oder parietale Endokarditis auftreten. Verursacht wird die Endokarditis überwiegend durch Infektion mit Bakterien oder Pilzen. Sie kann durch Embolien zu einem septischen Krankheitsbild werden. Etwa 3–6 Neuerkrankungen pro 100 000 Einwohner werden jährlich in westlichen Industrieländern beobachtet. Das männliche Geschlecht ist etwa doppelt so häufig betroffen. Heute beobachtet man mehr eine akute Endokarditis gegenüber der früher überwiegenden subakuten Verlaufsform. Der Altersgipfel liegt heute im höheren Lebensalter (60–70 Jahre).

Pathogenese

Voraussetzung für die Entstehung einer Endokarditis sind 3 Faktoren:
- Vorschädigung des Klappenapparates,
- thrombotische Vegetation,
- transitorische Bakteriämie.

Durch angeborene oder erworbene Vorschädigung des Klappenapparates kann es infolge turbulenter Strömungsverhältnisse zu einem Endotheldefekt kommen. Durch Fibrin- und Thrombozytenablagerungen bildet sich am Endotheldefekt ein kleiner, steriler Thrombus (Vegetation) (Abb. 3.**19**). In einem zweiten Schritt kann es zur Besiedlung der vorbestehenden thrombotischen Vegetation mit Mikroorganismen (Bakterien, Pilzen) im Rahmen einer Keimeinschwemmung in die Blutbahn kommen. Häufigster Ausgangspunkt sind physiologisch mit Keimen besiedelte Gebiete (Mundhöhle, oberer Respirationstrakt, Darm, Urogenitaltrakt, Haut). Bei Gesunden kann es mehrmals täglich zu asymptomatischen Bakteriämien kommen, z. B. nach Zähneputzen oder Kauen harter Speisen. Diese transitorischen Bakteriämien werden durch endogene Bakterizide des Serums beseitigt. An endothelgeschädigten Klappen bzw. thrombotischen Auflagerungen können sich die Bakterien über die Adhäsion an Matrix-Proteine wie z. B. Kollagen und Lamin binden und so zu einer Keimbesiedlung führen. Die Mikroorganismen können zur Aktivierung von Thrombozyten führen und so zu einer Größenzunahme der Vegetation beitragen. Aufgrund einer lokalen Entzündungsreaktion kommt es zur Ansammlung von Leukozyten und Monozyten, die im weiteren Verlauf eine lokale Destruktion des Klappenapparates bewirken. Dadurch können im Verlauf Komplikationen wie Klappenringabszess, übergreifende Infektion auf die Aorta, Sinusvalsalvae, Abriss

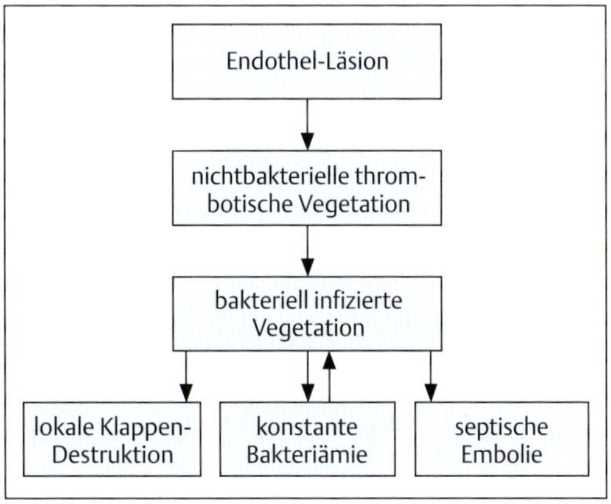

Abb. 3.19 Pathogenese der infektiösen Endokarditis.

von Sehnenfäden bzw. Kapillarmuskeln, Septumdefekte, Perforation oder Abriss von Klappensegeln oder Perforation eines Sinusvalsalvae-Aneurysmas auftreten. Die Infektion kann auch auf das Myokard übergreifen und so zu einer begleitenden Myokarditis mit lymphozytärer Infiltration und Mikroabszessen führen. Erreicht die Klappenvegetation eine Größe von etwa 1 cm Durchmesser, steigt die Wahrscheinlichkeit für septische Embolien, und damit die Möglichkeit von Organabszessen. Über eine konstante Bakteriämie kann es zu allgemeinen Entzündungszeichen bis hin zu einem schweren septischen Krankheitsbild kommen. Über zirkulierende Immunkomplexe können eine Vaskulitis, Arthralgie oder eine renale Beteiligung vermittelt werden. Insgesamt bestimmen die Vorschädigung des Herzens, die Virulenz des Erregers und die Abwehrlage des Patienten den Verlauf der Erkrankung. Vorwiegend wird ein defekter Klappenapparat von einer Endokarditis betroffen. Aber auch degenerative Veränderungen wie z. B. Aortenklappenstenosen älterer Patienten können die Grundlage für eine Endokarditis sein. In einzelnen Fällen kann auch eine Endokarditis ohne erkennbare Vorschädigung des Klappenapparates auftreten.

Ätiologie

Während vergrünende Streptokokken meist aus Mundhöhle-/Nasenbereich stammen, wird Staphylococcus aureus häufig bei Abszessen oder Phlegmonen nachgewiesen. Staphylococcus epidermidis wird als Keim der normalen Hautflora auf implantiertem Fremdmaterial gefunden. Nach Eingriffen im Bereich des Gastrointestinal- oder Urogenitaltraktes kommt es häufig zur Einschwemmung von Enterokokken, E. coli und Anaerobiern. Pilzendokarditiden finden sich häufig bei Patienten mit geschwächter Abwehr, aber auch bei Patienten mit künstlichen Herzklappen. Bei intravenösem Drogenabusus bzw. in den ersten 2 Monaten nach einer Herzklappenoperation sind häufig Staphylokokken die Erreger.

Tabelle 3.**10** Prädisponierende Faktoren

1. Angeborene oder erworbene Herzklappenfehler
2. Intravasale Fremdkörper (Venenkatheter, Schrittmacherkabel)
3. Abwehrschwäche, Diabetes mellitus, chronisch bestehende Infektionen, immunsuppressive Therapie, Tumorleiden, chronischer Alkoholkonsum, Dialysepatienten mit Niereninsuffizienz

Klinik

Die klassische Verlaufsform der akuten und subakuten Endokarditis wird heute unter Antibiotikatherapie nur noch selten beobachtet.

Bei der akuten Verlaufsform der Endokarditis kommt es rasch zu einer schweren Symptomatik mit hohem Fieber, Schüttelfrost und schwerem Krankheitsgefühl. Bei der subakuten Verlaufsform (Endocarditis lenta; häufig Streptococcus viridans) bestehen meist subfebrile bis leichtfebrile Temperaturen, gelegentlich Frieren und Schüttelfrost mit nächtlichem Schwitzen. Insgesamt lassen sich häufig ein allgemeines Schwächegefühl, Appetitlosigkeit und deutlicher Gewichtsverlust bzw. Kopf- und Gliederschmerzen beobachten. Insgesamt erstreckt sich die Entwicklung der Symptomatik über Wochen und Monate hin, sodass häufig eine längere Zeit bis zur Diagnosestellung vergeht.

Tabelle 3.**11** Erreger der infektiösen Endokarditis

- Streptokokken (40 – 60 %)
  überwiegend Streptokokken der Viridans-Gruppen (Streptococcus sanguis, Streptococcus oralis, Streptococcus salivarius, Streptococcus mutans, Streptococcus bovis); Streptococcus bovis häufig bei pathologischen Veränderungen des Gastrointestinaltraktes
- Staphylokokken (25 – 40 %)
  überwiegend Staphylococcus aureus (koagulasepositiv), seltener Staphylococcus epidermidis (koagulasenegativ), Staphylococcus saprophyticus
- Enterokokken (10 %)
  Enterococcus faecalis, Enterococcus faecium
- gramnegative Bakterien/Erreger der HACEK-Gruppe (5 – 10 %)
  Haemophilus parainfluenzae, Haemophilus aphrophilus, Actinobacillus, Actinomyceten, Cardiobacterium, Eikenella corrodens, Kingella kingae
- Pilze (< 5 %)
- andere anerobe Keime (1 %).

Kein Erregernachweis (5 – 14 %), negative Blutkulturen nach Antibiotikaeinnahme über 50 % negativ

Tabelle 3.12 Häufigkeit der klinischen Symptome bei der infektiösen Endokarditis

neues Herzgeräusch (Kardinalsymptom)	> 90 %
Fieber (Kardinalsymptom)	60 – 90 %
Anämie	75 %
Hämaturie	70 %
Schüttelfrost	40 %
Tachykardie	20 %
Arthralgien	30 %
Splenomegalie	40 %
Milzinfarkte	40 %
Milzabszesse	5 %
petechiale Blutungen	10 – 40 %
neurologische Symptome	20 – 40 %

Fieber und Schüttelfrost sind die häufigsten klinischen Zeichen bei einer Endokarditis. Bei älteren und immungeschwächten Patienten können diese jedoch häufig fehlen. Bei wenig virulenten Keimen kann es schon nach 2 bis 3 Tagen unter antibiotischer Therapie zu einem Fieberrückgang bzw. zur Entfieberung kommen. Aufgrund von Destruktionen am Klappenapparat lässt sich häufig ein neues Herzgeräusch mit wechselndem Charakter beobachten. In der überwiegenden Zahl der Fälle liegen Insuffizienzgeräusche vor, die sich durch Klappenteilabrisse, Klappenperforation bzw. Zunahme der Herzinsuffizienz erklären lassen. Auch Erregungsrückbildungsstörungen (AV-Block, Schenkel-Block) werden beobachtet. Durch Embolien in den Koronararterien kann eine Endokarditis klinisch als akuter Myokardinfarkt imponieren. Durch die Ausbreitung der Entzündung kann eine Perikarditis mit Hämoperikard und Perikardtamponade bzw. Fisteln entstehen. Zur neurologischen Symptomatik, die auch durch periphere Embolien hervorgerufen werden kann, zählen Kopfschmerzen, meningeale Reizerscheinungen, eine embolische Herdenzephalitis sowie passagere Hemiparesen und intrakranielle Blutungen. Am Augenhintergrund können so genannte Roth-Flecken als retinale Blutungen durch septische Embolien festgestellt werden. Insgesamt können Embolien in allen Organkompartimenten wie Milz, Darm, Leber auftreten. Eine Splenomegalie findet sich im Rahmen der allgemeinen Entzündung und septischen Konstellation. Embolien in größeren Gefäßen können zur Entwicklung mykotischer Aneurysmen mit Rupturgefahr führen. Bei Rechtsherzendokarditis kann es zu septischen Lungenembolien kommen.

In der Haut lassen sich gelegentlich petechiale Blutungen nachweisen. Auch stecknadelkopfgroße, schmerzhafte, rötliche Knötchen (Osler-Knötchen) können an Handflächen, Fingerkuppen und Fußsohlen nachgewiesen werden. So genannte Janeway-Läsionen treten als Mikroabzedierungen in der Haut (etwa 5 mm große rötlich-braune Flecken an Hand, Handflächen und Fußsohlen) auf.

Über septische Embolien in die Niere können Niereninfarkte mit Hämaturie und Proteinurie ausgelöst werden. Als fokale Nephritis kann es im weiteren Verlauf zu einer schweren Nierenschädigung mit Niereninsuffizienz kommen.

Bei einer Aortenklappenendokarditis findet sich häufig eine akute Herzinsuffizienz. Seltener zeigt sich eine akute Herzinsuffizienz bei einer Mitralklappenendokarditis. Führt die Endokarditis zu Destruktionen über die Klappengrenzen hinaus, so spricht man von einem perianulären Abszess. Häufig tritt dieser bei Aortenklappenendokarditiden nahe des membranösen Septums bzw. des AV-Knotens auf. Dadurch kann auch ein AV-Block resultieren. Bei Nativklappen tritt dies mit einer Häufigkeit von 10 – 40 % auf, bei Kunstklappen mit einer Häufigkeit von 50 – 100 %. Die Verlaufsbeurteilung eines perianulären Abszesses kann mittels transösophagealer Echokardiographie erfolgen.

Klinische Verlaufsformen

- **Akuter Verlauf der infektiösen Endokarditis:** Rasche Entwicklung mit schwerer Symptomatik (Fieber, Schüttelfrost, allgemeines Krankheitsgefühl; schlechte Prognose, häufig Staphylokokken, hohe Virulenz des Erregers).
- **Subakuter Verlauf (Endocarditis lenta):** Entwicklung der Symptomatik über Wochen bis Monate, subfebrile bis febrile Temperaturen, langsamer, schleichender Verlauf, günstigere Prognose, häufig Streptococcus viridans, Virulenz des Erregers gering.

Diagnostik

Laborbefunde

Im Rahmen der Endokarditis lassen sich überwiegend unspezifische Zeichen der Entzündung bei den verschiedenen Laboruntersuchungen nachweisen:

- BSG-Beschleunigung und erhöhtes C-reaktives Protein (90 – 100 %),
- Anämie (70 – 80 %),
- Proteinurie (50 – 70 %),
- Hämaturie (30 – 50 %),

- positiver Rheumafaktor (30 – 50 %),
- Leukozytose (20 – 30 %),
- Gamma-Globulin-Erhöhung (20 – 30 %),
- Kreatinin-Erhöhung (10 – 20 %),
- Komplementfaktoren im Serum erniedrigt (5 – 15 %),
- Thrombozytopenie (5 – 15 %),
- Leukozytopenie (5 – 15 %),
- zirkulierende Immunkomplexe (10 %),
- antiendotheliale und antisarkolemmale Antikörper

! Eine normale BSG spricht gegen eine Endokarditis.

Erregernachweis

Die wichtigste diagnostische Maßnahme bei Verdacht auf Endokarditis ist der Nachweis des Erregers bzw. die Erregerisolierung. Wegen relativ kontinuierlicher Bakteriämie kann die Blutabnahme unabhängig von der Körpertemperatur auch im fieberfreien Intervall erfolgen. Insgesamt sollten vor Beginn einer antibiotischen Therapie 3-mal aerobe und anaerobe Blutkulturen durch separate Venenpunktion an verschiedenen Stellen gewonnen werden. Bei einer akuten Endokarditis sollte die Entnahme dieser Kulturen innerhalb kurzer Zeit erfolgen und sobald als möglich die antibiotische Therapie begonnen werden. Bei der subakuten Endokarditis können die Kulturen innerhalb von 24 – 48 h gewonnen werden und dann eine Therapie entsprechend dem Erregernachweis eingeleitet werden. Ist auch nach 48 h kein Erreger nachweisbar, sollte erneut die Abnahme von 3 Blutkulturpaaren angestrebt werden. Wenn kein Erregernachweis z. B. wegen antibiotischer Vorbehandlung möglich ist, sollte eine Therapiepause von 2 – 3 d in Erwägung gezogen werden um dann erneut 3 × 2 Blutkulturen abzunehmen und so die Möglichkeit eines Keimnachweises zu erhöhen (Tab. 3.**13**).

Blutkulturnegative Endokarditiden können insbesondere bei vorausgegangener antibiotischer Therapie auftreten. Allerdings können auch schwer kultivierbare Erreger wie Legionellen, Chlamydien, Mykoplasmen oder langsam wachsende Keime der HACEK-Gruppe (Hämophilus, Actinobacillus, Cardiobacterium, Eikenella, Kingella) sowie Pilze (z. B. Candida, Histoplasmen) als Ursache infrage kommen. Bei der Isolierung von Staphylococcus epidermidis besteht in erster Linie der Verdacht auf eine Hautverunreinigung, erst bei mehrmaligem Nachweis kann davon ausgegangen werden, dass es sich um den Endokarditiserreger handelt. Eine Erregerisolierung ist auch aus Operationsmaterial, Herzklappen oder Emboliematerial, gelegentlich auch aus Knötchen möglich. Serologische Untersuchungen können bei Bartonella-Spezies, Brucellen-Spezies, Chlamydien-Spezies, Coxiella burneti, Rickettsien, Legionella-Spezies, Mykoplasmen und Pilzarten zur Diagnose führen.

Echokardiographie

Die transthorakale, und insbesondere auch die transösophageale Echokardiographie ermöglichen den direkten Nachweis von Vegetationen (Sensitivität > 90 %). Die Beurteilbarkeit bei Kunstklappen ist insgesamt eingeschränkt. Vegetationen unter 5 mm können dem echokardiographischen Nachweis entgehen, und deswegen muss diese Untersuchung seriell durchgeführt werden. Sklerotische Klappenveränderungen können fälschlicherweise als Vegetation gedeutet werden. Darüber hinaus erlaubt gerade die transösophageale Echokardiographie Komplikationen des lokalen Entzündungs-/Destruktionsprozesses (Klappeninsuffizienz, Klappenperforation, Segelabriss, Klappenringabszess) nachzuweisen und auch die Strukturmobilität der Vegetation bzw. Größenverlauf im Verlauf zu beurteilen.

Tabelle 3.**13** Entnahme und Transport von Blutkulturen zur Endokarditisdiagnostik

1. Blutkulturdiagnostik grundsätzlich vor Beginn der antimikrobiellen Therapie.
2. 3 – 5 separat gewonnene Blutkulturen (aerob, anaerob); bei akutem Verlauf möglichst innerhalb von 1 – 2 Stunden; bei antimikrobieller Vorbehandlung ist häufig auch eine größere Anzahl notwendig.
3. Entnahme unabhängig vom Verlauf der Körpertemperatur.
4. Entnahme aus Cubitalvene; nicht aus Venenverweilkathetern.
5. Adäquate Desinfektion von Haut und Verschlussstopfen der Kulturmediumflaschen, Abnahme von 5 – 10 ml Blut je aerober und anaerober Blutkulturflasche, Raumtemperatur oder besser Vorerwärmung der zu beimpfenden Kulturmedien auf Körpertemperatur. Vor Beimpfung des Kulturmediums Wechsel der Injektionskanüle, keine Belüftung der anaeroben Flaschen, Transport der Blutkulturflaschen ins Untersuchungslabor innerhalb von 2 Stunden.

Transösophageale Echokardiographie (90 – 95 %ige Sensitivität)

Gerade mit der transösophagealen Echokardiographie lassen sich die Vegetationsgröße, Mobilität und das Embolierisiko bestimmen. Bei einer Vegetationsgröße < 10 mm liegt das Embolierisiko im Bereich von 10 – 15 %. Ab einer Größe von 10 mm steigt das Embolierisiko auf 80 – 100 %. Mithilfe der transösophagealen Echokardiographie können auch an Schrittmachersonden Vegetationen nachgewiesen werden. Besonders aussagekräftig ist die transösophageale Echokardiographie für die Beurteilung der Endokarditis an der Pulmonalisklappe bzw. bei künstlichen Herzklappenprothesen.

EKG

Neu aufgetretene Blockbilder bzw. PQ-Zeit-Verlängerungen können als Hinweis auf einen Klappenringabszess bzw. eine Beteiligung des Reizleitungssystems gedeutet werden.

Röntgen-Thorax

Einzelne oder multiple Lungeninfiltrate können im Röntgen-Thorax-Bild bei septischen Lungenembolien bei Trikuspidal- bzw. Pulmonalklappenendokarditis beobachtet werden.

CT/MRT

Keine Routinediagnostik. Die Untersuchung kann jedoch hilfreich zum Nachweis von Ringabszessen im Bereich der Aortenklappe sein. Diese Untersuchung lässt auch das Ausmaß septischer Embolien in ZNS, Milz, Leber, Lunge und Niere erkennen.

Herzkatheteruntersuchung

Wichtig als präoperative Diagnostik zur Evaluierung der Patienten älter als 40 – 45 Jahre oder bei Verdacht auf eine koronare Herzerkrankung präoperativ. Auf eine Passage der Klappen bzw. LV-Angiographie sollte bei Aortenklappen- und Mitralklappenendokarditis generell verzichtet werden.

Diagnosekriterien

Häufig liegen unspezifische Krankheitszeichen vor, die verschiedene Organsysteme betreffen können. Anamnestische Hinweise können den Verdacht auf eine Endokarditis lenken (bekanntes Vitium, Z. n. Klappen-OP, intravenöser Drogenabusus). Klinischer Verdacht auf eine Endokarditis besteht bei der Kombination von Fieber, Herzgeräusch, BSG-Beschleunigung und Anämie.

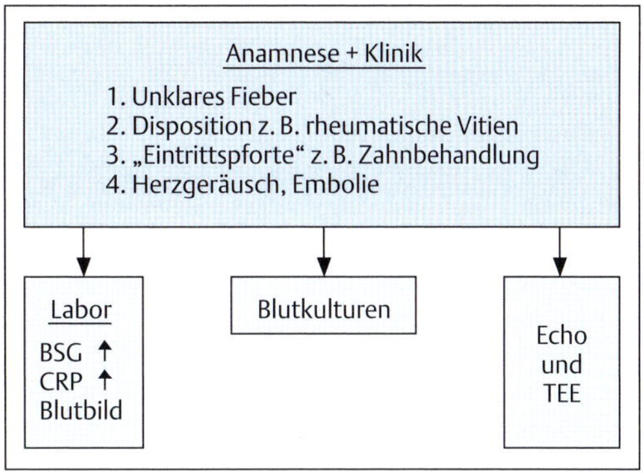

Abb. 3.20 Diagnostisches Vorgehen bei Endokarditis.

Als Hauptkriterien zur Sicherung der Diagnose gelten ein Erregernachweis (positive Blutkulturen, Kultur aus Embolie- oder Operationsmaterial) und der echokardiographische Nachweis von Vegetationen, intrakardiale Abszedierungen, neu aufgetretene Regurgitationen oder Prothesendehiszenz. Zur standardisierten Befundung können die Duke-Kriterien (Tab. 3.**14**) herangezogen werden, die ihre Zuverlässigkeit in mehreren Studien gezeigt haben und mit einer Spezifität von 99 % die Diagnose sichern können.

Differenzialdiagnose

Jeder unklare Fieberzustand in Verbindung mit einem Herzgeräusch muss an die Möglichkeit einer Endokarditis denken lassen. Insbesondere durch Embolien bei Endokarditis sind zahlreiche Fehldiagnosen wie zerebraler Insult, Meningitis, akutes Abdomen, Nephrolithiasis, Pleuritis, Lungeninfarkte und Myokardinfarkt möglich und weisen zunächst in eine falsche Richtung. Häufig verbirgt sich auch eine Endokarditis hinter den Diagnosen Myelom, Perikarditis, Pleuritis oder Pankreatitis. Folgende nichtinfektiöse endokardiale Erkrankungen müssen abgegrenzt werden:

- Myxom,
- Vorhofthrombus,
- rheumatisches Fieber,
- Lupus.

Differenzialdiagnostische Erwägung bei Vegetationsnachweis:

- Ausgeheilte ältere Vegetation,
- Mitralklappenprolapssyndrom,
- Sehnenfäden-, Papillarmuskelabriss,
- Klappenverkalkung,
- Klappentumoren (Fibroelastom),

Tabelle 3.**14** Duke-Kriterien

Hauptkriterien
1. Positive Blutkulturen a. Nachweis typischer Mikroorganismen der infektiösen Endokarditis bei verschiedenen Blutkulturen wie • Streptokokken der Viridans-Gruppe, Streptococcus bovis, Keime der HACEK-Gruppe oder • Staphylococcus aureus oder Enterokokken bei fehlendem Primärfokus. b. Permanente positive Blutkulturen mit Nachweis von Mikroorganismen, die eine infektiöse Endokarditis verursachen können, definiert als • mehr als 2 positive Blutkulturen bei Entnahmeabstand von mehr als 12 Stunden oder • 3 positive von 4 oder mehr separaten Blutkulturen, Abstand der ersten und letzten Blutentnahme mehr als 1 Stunde.
2. Nachweis endokardialer Beteiligung a. Positives Echokardiogramm, definiert als frei flottierende Struktur auf der Herzklappe oder in der Umgebung, eines Regurgitationsjet: • Abszess, • neu aufgetretene Dehiszenz im Bereich der künstlichen Herzklappe. b. Neue Regurgitation an einer Herzklappe (Verschlimmerung oder Änderung eines vorbestehenden Herzgeräusches nicht ausreichend).
Nebenkriterien
• Prädisposition: prädisponierende Veränderung am Herzen oder intravenöser Drogenabusus • Fieber: Temperatur > 38 °C • Gefäßphänomene: Embolien in großen Arterien, septische Lungeninfarkte, mykotische Aneurysmen, intrakranielle Blutungen, konjunktivale Blutungen, Janeway-Läsionen • immunologische Phänomene: Nephritis, Knötchen, positive Rheumafaktoren • mikrobiologischer Hinweis: positive Blutkulturen, die nicht die Hauptkriterien erfüllen oder serologischer Nachweis einer aktiven Entzündung durch einen mit Endokarditis zu vereinbarendem Erreger • echokardiographische Befunde, vereinbar mit einer infektiösen Endokarditis, die jedoch die Hauptkriterien nicht erfüllen
Sicherer Nachweis einer Endokarditis entsprechend den Duke-Kriterien ist erfüllt bei 2 positiven Hauptkriterien oder 1 positivem Hauptkriterium und 3 positiven Nebenkriterien oder 5 positiven Nebenkriterien

- thrombotische Auflagerungen,
- nichtbakterielle thrombotische Endokarditis bei Tumorerkrankungen,
- traumatische Klappenschädigung,
- Kollagenose und Erkrankungen des rheumatischen Formenkreises.

Therapie

Therapie

1. Antibiotika/Chemotherapeutika

Bakterien sind in Vegetationen durch Fibrin und Thrombozyten antibiotikageschützt. Daher ist eine ausreichend hohe Dosierung über einen längeren Zeitraum erforderlich um eine sichere Elimination der Erreger in der Vegetation zu erzielen. Prinzipiell sollte der parenteralen Applikation von bakteriziden Antibiotika in Kombinationstherapie der Vorzug gegeben werden. Eine zuverlässige bakterizide Wirkung ist bei Penicillin, Vancomycin, Aminoglykosiden, Chinolonen und Rifampicin gegeben. Bakteriostatische Antibiotika wie Tetracycline oder Erythromycin sind weniger zu empfehlen. Bei einer Pilzendokarditis kann Amphotericin B als mykozides Antibiotikum eingesetzt werden. Bei zu kurzer Therapiedauer besteht die Gefahr von Rezidiven. Eine ungezielte Therapie vor dem Eintreffen der Blutkulturergebnisse sollte die wahrscheinlichsten Erreger treffen und eliminieren. Nach Keimnachweis sollte eine Korrektur der Chemotherapie entsprechend dem Antibiogramm erfolgen.

►

Erregerspezifische Besonderheiten

Etwa 75% der Streptokokken-Endokarditiden werden durch vergrünende Streptokokken (25% durch Streptococcus bovis) verursacht. Enterokokken sind relativ resistent gegenüber Penicillin G sowie resistent gegenüber Cephalosporinen. Der Hauptteil der Enterokokkeninfektionen ist auf Enterococcus faecalis (80–85%) zurückzuführen. Es ist immer eine Kombinationstherapie unter Verwendung von Gentamicin zu empfehlen. Bei Staphylokokkus-Endokarditiden kommen sowohl koagulasepositive (Staph. aureus) als auch koagulasenegative Staphylokokken (Staph. epidermidis) infrage. Hier zeigt sich oft ein fulminanter Verlauf mit rascher Zerstörung der Herzklappen, die Entwicklung einer Herzinsuffizienz und eine hohe Letalität. Bei Staphylokokken-Endokarditiden sind perivalvuläre Abszesse besonders häufig. Staphylococcus aureus ist ein häufiger Erreger bei Patienten mit Drogenabusus. Staphylococcus epidermidis tritt häufig bei Patienten mit Klappenprothesen auf. Aufgrund einer Penicillinasebildung besteht üblicherweise eine Penicillinresistenz, daher sollten penicillinasefeste Substanzen wie Oxacillin oder Flucloxacillin eingesetzt werden. Bei gramnegativen Keimen erfolgt die Therapie stets nach Antibiogramm. Der Nutzen einer Chemotherapie bei einer Pilzendokarditis ist meist unbefriedigend. Die besten Ergebnisse werden durch eine Kombinationstherapie und frühzeitige chirurgische Intervention (in den ersten 1–2 Wochen nach Chemotherapiebeginn) erreicht.

Überwachung der Chemotherapie

Die Chemotherapie kann durch die Bestimmung von Serumaminoglykosidspiegeln, Toxizitätskontrollen und Serumbakterizidietests kontrolliert und überwacht werden. Eine Nierenfunktionseinschränkung oder Nervus-acusticus-Schädigung können insbesondere unter der Therapie mit Vancomycin und/oder Gentamicin auftreten. Unter einer effektiven antibiotischen Therapie kommt es 1–2 d nach Therapiebeginn zu einem Temperaturrückgang und im weiteren Verlauf zur Normalisierung der klinischen Erscheinungszeichen bzw. zu einem Rückgang der Entzündungsparameter. Bei Verdacht auf ein so genanntes Drug-Fever muss die Antibiotikatherapie umgestellt, wenn nicht sogar ausgesetzt werden. Es kommt dann innerhalb von 2–3 d zu einer Temperaturnormalisierung, wenn dies auf eine Arzneimittelreaktion zurückzuführen ist. Bei weiterhin positiven Blutkulturen und/oder Fieber unter adäquater antibiotischer Therapie besteht immer der Verdacht auf eine Abszessbildung, und es soll dann an eine chirurgische Sanierung gedacht werden. Venenkatheter sind nach Möglichkeit alle zu entfernen.

2. Antikoagulation

Es besteht keine generelle Indikation zur Antikoagulation. Die Antikoagulation bei Kunstklappenträgern, ggf. auch bei Patienten mit Mitralklappenstenose, sollte fortgesetzt, aber auf eine i.v. Antikoagulation umgestellt werden. Bei Auftreten einer zerebralen Blutung sollte bei diesen Patienten die Therapie für 2–3 d unterbrochen werden. Bei großer Massenblutung sollte eine Antikoagulation abgesetzt werden. Eine Vegetationsembolie ist keine generelle Indikation für eine i.v. Antikoagulation. Dagegen sind Thromboembolien aus dem linken Vorhof als Indikation zur An-

▶

Tabelle 3.**15** Kalkulierte Therapie bei unbekanntem Erreger

Bedingung	**Antibiotikum/Dosis**	**Dauer**
Nativklappen	Ampicillin 12–24 g/d i.v. (3–6 ED)	4–6 Wochen
	+ Gentamicin 3 mg/kg KG/d i.v. (3 ED)	4–6 Wochen
	+ Cefotaxim 6 g/d i.v. (3 ED)	4–6 Wochen
	oder Ceftriaxon 2 g/d i.v. (1 ED)	4–6 Wochen
Klappenprothese	Vancomycin 2 g/d (2–3 ED)	≥ 6 Wochen
	+ Gentamicin 3 mg/kg KG/d i.v. (3 ED)	2 Wochen
	+ Rifampicin 900 mg/d i.v. (3 ED)	≥ 6 Wochen

ED = Einzeldosis

Tabelle 3.**16** Antimikrobielle Therapie der Endokarditis durch „Viridans"-Streptokokken (MHK Penicillin ≤ 0,125) und S. bovis (MHK > 0,125 ≤ 0,5 µg/ml)

Konstellation	Antibiotikum/Dosis	Dauer
• erhöhtes Risiko für Nephrotoxizität • Vorschädigung des Nervus VIII, I • MHK Penicillin ≤ 0,125 µg/ml	Penicillin G 20 Mio. E/d i.v. (3 – 4 ED)	4 Wochen
• unkomplizierter Verlauf, niedriges Alter • Krankheitsdauer < 3 Monate • MHK Penicillin ≤ 125 µg/ml	Penicillin G 20 Mio. E/d i.v. (3 – 4 ED)	2 Wochen
	+ Gentamicin 3 mg/kg KG/d i.v. (3 ED)	2 Wochen
• komplizierter Verlauf, große Vegetation • Krankheitsdauer ≥ 3 Monate • Prothese • MHK > 0,125, ≤ 0,5 µg/ml	Penicillin G 20 Mio. E/d i.v. (3 – 4 ED)	4 – 6 Wochen
	+ Gentamicin 3 mg/kg KG/d i.v. (3 ED)	2 Wochen
• Penicillinunverträglichkeit • als Substitut für Penicillin in o.g. Therapieschemata	Vancomycin 30 mg/kg i.v. (0 – 3 ED)	4 Wochen
	Teicoplanin 400 mg/d i.v. (1 ED)	4 Wochen
	oder Ceftriaxon 2 g/d (1 ED)	4 Wochen

Tabelle 3.**17** Antimikrobielle Therapie der Enterokokken-Endokarditis inkl. Streptokokken mit MHK Penicillin > 0,5 µg/ml und Abiotrophia

Bedingung	Antibiotikum/Dosis	Dauer
Penicillinverträglichkeit	Ampicillin 12 – 24 g/d i.v. (3 – 4 ED)	4 – 6 Wochen
	+ Gentamicin 3 mg/kg/d i.v. (3 ED)	4 – 6 Wochen
Penicillinunverträglichkeit	Vancomycin 30 mg/kg i.v. (2 – 3 ED)	4 – 6 Wochen
	+ Gentamicin 3 mg/kg/d i.v. (3 ED)	4 – 6 Wochen

Tabelle 3.**18** Antimikrobielle Therapie der Staphylokokken-Endokarditis (S. aureus, koagulasenegative Staphylokokken)

Bedingung	Antibiotikum/Dosis	Dauer
• Methicillinsensibel MHK ≤ 1 µg/ml	Oxacillin oder Flucloxacillin 8 – 12 g/d i.v. (3 – 4 ED)	4 – 6 Wochen
	+ Gentamicin 3 mg/kg KG/d i.v. (3 ED)	3 – 5 Tage
• Methicillinresistent MHK > 1 µg/ml oder Penicillinunverträglichkeit	Vancomycin 2 g (in 2 – 3 ED)	4 – 6 Wochen
	+ Gentamicin 3 mg/kg KG/d i.v. (3 ED)	3 – 5 Tage
• Prothese, methicillinsensibler Erreger	Oxacillin oder Flucloxacillin 8 – 12 g/d	≥ 6 Wochen
	+ Gentamicin 3 mg/kg KG/d i.v. (3 ED)	2 Wochen
	+ Rifampicin 900 mg/d i.v. (3 ED)	≥ 6 Wochen
• Prothese, methicillinresistenter Erreger MHK ≥ 1 µg/ml oder Penicillinunverträglichkeit	Vancomycin 2 g/d (in 2 – 3 ED)	≥ 6 Wochen
	+ Gentamicin 3 mg/kg/d i.v. (3 ED)	2 Wochen
	+ Rifampicin 900 mg/d i.v. (3 ED)	≥ 6 Wochen

Tabelle 3.**19** Antimikrobielle Therapie der Endokarditis durch gramnegative Erreger

Erreger	Antibiotikum	Dauer
HACEK	Ceftriaxon 2 g/d (1 ED)	4 Wochen
Pseudomonas aeruginosa	Piperacillin + BLI 20 g in 3 – 4 ED oder Ceftazidim 6 – 8 g/d in 3 – 4 ED + Tobramycin 3 – 5 mg/kg KG in 3 ED	wenigstens 6 Wochen
Enterobacteriaceae	Ceftriaxon 2 g/d 1 ED oder Cefotaxim 6 – 8 g/d in 3 – 4 ED + Gentamicin 3 – 5 mg/kg KG in 3 ED	wenigstens 4 Wochen

Tabelle 3.**20** Antimikrobielle Therapie der Endokarditis durch Coxiella burneti, Brucella, Bartonella

Erreger	Antibiotikum	Dauer
Coxiella burneti	Doxycyclin + Co-trimoxazol oder Rifampicin oder Chinolon	> 18 Monate
Brucella spp.	Doxycyclin + Aminoglykosid + Rifampicin oder Co-trimoxazol	mind. 8 Wochen – 10 Monate nach Klappenersatz
Bartonella spp.	Doxycyclin oder Erythromycin oder Azithromycin + Gentamicin oder Ceftriaxon	4 – 6 Wochen 8 – 12 Wochen

Tabelle 3.**21** Therapie der Pilzendokarditis

Erreger	Antibiotikum	Dauer
Candida	Amphotericin B 0,8 – 1,0 mg/kg KG i.v. 1 ED + 5-Flucytosin 150 mg/kg KG i.v. (3 ED)	wenigstens 6 Wochen
Aspergillus	Amphotericin B 1 – 1,2 mg/kg KG i.v.	wenigstens 6 Wochen

tikoagulation anzusehen. Der Einsatz des Thrombozytenaggregationshemmers Acetylsalicylsäure scheint die Embolierate zu reduzieren. Daher sollte die Acetylsalicylsäuretherapie fortgesetzt werden und ggf. auch initiiert werden.

3. Operationsindikation

Eine Indikation zur chirurgischen Behandlung einer infektiösen Endokarditis umfasst folgende Ziele:

- Ersatz der betroffenen Herzklappe bzw. Rekonstruktion,
- Drainage und Sanierung intrakardialer Abszesse,
- Exzession von nekrotischem Gewebe,
- Verschluss intrakardialer Fisteln.

Als absolute OP-Indikation gilt die progrediente Herzinsuffizienz. Hier sollte eine Operation innerhalb der nächsten 48 h angestrebt werden, da bei Fortführung einer konservativen Therapie mit einer Letalität von über 80 % zu rechnen ist. Die Operations-Letalität ist wesentlich geringer, wenn die Operation im noch hämodynamisch stabilen Zustand durchgeführt wird. Eine abgelaufene Makroembolie bei weiterhin nachweisbarer Vegetation stellt ebenfalls eine klare Operationsindikation dar. Bei Patienten mit zerebraler Makroembolie sollte rasch (< 72 h) operiert werden, da es unter dem Einsatz der Herz-Lungen-Maschine zu einer Ausweitung bzw. ausgedehnten zerebralen Blutungen kommen kann. Auch bei therapierefraktärer Sepsis sollte nach 1 – 2 Wochen eine operative

▶

Sanierung erfolgen, wenn trotz optimaler Behandlung das Fieber persistiert bzw. Blutkulturen positiv bleiben. Eine lokale Infektionsausbreitung mit perianulärem Abszess oder Ventrikelseptumdefekt stellt eine dringliche OP-Indikation dar, wie auch eine Kunstklappenendokarditis mit Klappendestruktion und/oder -obstruktion.

Als relative OP-Indikation gelten persistierende größere flottierende Vegetationen (> 1 cm) im Hinblick auf eine höhere Emboliegefährdung und geringer Ausheilungstendenz. Schlechte Ergebnisse der Chemotherapie bei Kunstklappenendokarditis wie auch bei Pilzendokarditis sprechen für eine großzügige Operationsindikationsstellung.

Prognose

Unbehandelt enden infektiöse Endokarditiden nahezu immer letal, bei akutem Verlauf oft schon innerhalb eines Monats, bei subakutem Verlauf nach über 6 Monaten. Insgesamt hängt der Verlauf von der Abwehrlage des Patienten, der Keimzahl, der Virulenz des Erregers sowie der eingeleiteten Chemotherapie ab. Auch die Vorschädigung des Herzens (z. B. Klappenprothese), Lebensalter, sowie Zeitpunkt des Behandlungsbeginns sind wichtig für die Prognose. Auch unter optimaler Therapie beträgt die Letalität der Endokarditis heute noch 20–30%. Ungünstige prognostische Faktoren sind das Auftreten einer Herzinsuffizienz sowie die Endokarditis von Klappenprothesen.

3.5 Kardiomyopathien

M. Buerke, H.-J. Rupprecht
(Frühere Bearbeitung: N. Treese, Th. A. Fischer)

Entsprechend der WHO-Klassifikation werden die Kardiomyopathien in 5 Gruppen eingeteilt:
- dilatative Kardiomyopathie (DCMP),
- hypertrophe Kardiomyopathie (HCMP),
- restriktive Kardiomyopathie (RCMP),
- arrhythmogene rechtsventrikuläre Kardiomyopathie/Dysplasie,
- unklassifizierte Kardiomyopathien.

Eine Vielzahl unterschiedlicher Erkrankungen können durch kardiovaskuläre Schädigung zu dem Vollbild einer dilatativen oder restriktiven Kardiomyopathie führen. Zu den Ursachen einer Kardiomyopathie zählen sowohl inflammatorische, toxische, nutritive und metabolische Ursachen.

Ursachen der Kardiomyopathien

- Ischämische, valvuläre oder hypertensive Herzerkrankung (strukturelle Herzerkrankung, die mit einer Kardiomyopathie einhergeht),
- akute Myokarditis,
- chronische Myokarditis mit fehlender Viruselimination,
- (Ethyl-)toxisch induzierte Kardiomyopathie (Chemotherapeutika),
- peri-/postportale Kardiomyopathie,
- metabolische Kardiomyopathie,
- durch Tachykardien induzierte Kardiomyopathie,
- entzündliche Systemerkrankung mit Kardiomyopathien,
- Kardiomyopathien bei Muskeldystrophien und neuromuskulären Erkrankungen.

3.5.1 Dilatative Kardiomyopathien (DCMP)

Definition und Ätiologie

Dilatative Kardiomyopathien sind durch eine Dilatation des rechten bzw. linken Ventrikels charakterisiert. Gleichzeitig lässt sich auch eine systolische und diastolische Funktionseinschränkung beobachten. Über einen längeren Zeitraum kann die dilatative Kardiomyopathie symptomlos bleiben. Später manifestiert sie sich mit Zeichen der Herzinsuffizienz, tachykarden Rhythmusstörungen, arteriellen Thromboembolien oder dem plötzlichen Herztod. Zahlreiche Erkrankungen wie z. B. eine Myokarditis können eine Kardiomyopathie auslösen. Als Ätiologie der primären dilatativen Kardiomyopathie lässt sich in vielen Fällen eine virale Myokarditis anführen. In ca. 30% der Fälle kann auch eine genetische Ursache angenommen werden. Bei diesen vererbbaren Erkrankungen lassen sich Mutationen im Bereich kardialer Strukturproteine bzw. in Bestandteilen des kontraktilen Apparates nachweisen (Aktin, Sarkoglykan, Myosin, Lamin). Aber auch chronische Virusmyokarditiden mit persistierender Expression von viralen Genen bzw. ungenügende Viruselimination können für die Kardiomyopathie verantwortlich sein. Autoimmunreaktionen auf zellulärer bzw. humoraler Ebene können zu den strukturellen Veränderungen führen.

Im Rahmen der Entwicklung der dilatativen Kardiomyopathie kommt es zum Untergang von Herzmuskelzellen und nach initialer Hypertrophie zu einer systolischen Funktionseinschränkung mit Dilatation der Herzkammern.

Epidemiologie

Die dilatative Kardiomyopathie lässt sich mit einer Prävalenz von ca. 50 Fällen pro 100 000 Einwohner beobachten. Mit 50–60% aller Kardiomyopathien ist die dilatative Form die häufigste. Sie manifestiert sich typischerweise zwischen dem 20. und 50. Lebensjahr. Männer sind 2–3-mal häufiger betroffen als Frauen.

Klinik

Die klinischen Symptome ähneln denen der Herzinsuffizienz: Belastungsdyspnoe, Orthopnoe bis hin zum Lungenödem. Leistungsschwäche, Müdigkeit, ventrikuläre Arrhythmien, supraventrikuläre Arrhythmien, pektanginöse Beschwerden, thromboembolische Komplikationen.

Diagnostik

Die dilatative Kardiomyopathie ist eine Ausschlussdiagnose und das Vorgehen entspricht dem bei chronischer Herzinsuffizienz. Im Rahmen einer Anamnese sollten ätiologische Faktoren wie z. B. Alkohol, kardiotoxische Substanzen, KHK, arterielle Hypertonie, Muskeldystrophie abgeklärt werden.

Im Labor können sekundäre Ursachen eruiert werden. Daher sollten Entzündungsparameter wie BSG, CRP, Blutzucker, Schilddrüsenhormone, Elektrolyte und Eisen bestimmt werden. Aber auch eine mikrobiologische bzw. virologische Diagnostik sollte durchgeführt werden.

Im Röntgen-Thorax kann eine globale Herzvergrößerung bzw. eine pulmonalvenöse Stauung gefunden werden. Im EKG lässt sich eine Verlagerung der Herzachse nach links beobachten. Gelegentlich kann eine Niedervoltage beobachtet werden. Tachykarde Rhythmusstörungen oder ein Linksschenkelblock können im EKG nachgewiesen werden.

Mittels Echokardiographie können andere Ursachen wie z. B. Herzklappenerkrankungen oder Perikarderkrankungen als Ursache der Herzinsuffizienz differenzialdiagnostisch abgegrenzt werden. Dilatationen des linken und rechten Ventrikels bzw. auch Vorhöfe können nachgewiesen werden. Die eingeschränkte linksventrikuläre Funktion bzw. regionale oder globale Kontraktionsstörungen lassen sich quantifizieren. Spontanechos im linken Ventrikel bzw. Vorhof bei herabgesetzter Flussgeschwindigkeit bzw. intrakardiale Thromben lassen sich mittels Echokardiographie oder besser noch mittels transösophagealer Echokardiographie feststellen.

Eine Linksherzkatheteruntersuchung dient zum Ausschluss einer signifikanten koronaren Herzerkrankung. Bei einer dilatativen Kardiomyopathie findet man unauffällige Koronararterien und in der linksventrikulären Angiographie eine Dilatation des Ventrikels mit globaler Funktionseinschränkung. Häufig lässt sich auch eine begleitende Mitralklappeninsuffizienz nachweisen. Mittels Rechtsherzkatheteruntersuchung können die Drücke im kleinen Kreislauf und das Herzzeitvolumen bestimmt werden. Bei akuter Verschlechterung bzw. bei weiterhin bestehenden Entzündungszeichen kann eine Myokardbiopsie zur Bestimmung einer infektiösen Genese hilfreich sein.

Therapie

Die Therapie der dilatativen Kardiomyopathie entspricht der bei chronischer Herzinsuffizienz. Zunächst sollten allgemeine Maßnahmen wie Kochsalzrestriktion, Gewichtskontrolle, Alkohol- und Nikotinabstinenz bzw. eingeschränkte körperliche Aktivität durchgeführt werden. Allerdings konnte auch gezeigt werden, dass körperliches Training positive Effekte auf die Belastbarkeit haben kann.

Zur medikamentösen Therapie gehören ACE-Hemmer, Beta-Blocker, Diuretika, Aldosteron-Antagonisten und Digitalis-Präparate entsprechend der klinischen Symptomatik.

Bei schwer eingeschränkter linksventrikulärer Funktion bzw. bei Vorhofflimmern oder -flattern sollte eine orale Antikoagulation mit einem Zielwert von INR 2–3 durchgeführt werden.

Bei Patienten mit dilatativer Kardiomyopathie und Herzinsuffizienz im Stadium NYHA III und IV bzw. verbreiterten QRS-Komplexen kann durch eine biventrikuläre Stimulation in Kombination mit einem ICD sowohl die klinische Symptomatik als auch langfristig die Mortalität signifikant gesenkt werden.

Bei unzureichendem Ansprechen auf die medikamentöse Therapie muss langfristig an eine Herztransplantation gedacht werden. In Bezug auf die Prävention des plötzlichen Herztodes kann durch medikamentöse Therapie mit Beta-Blockern die Mortalität gesenkt werden. Langfristig und effektiver geschieht dies jedoch mit implantierbaren Kardioverterdefibrillatoren (AICDs).

3.5.2 Hypertrophe Kardiomyopathie (HCMP)

Definition und Pathologie

Die hypertrophe Kardiomyopathie ist durch eine deutliche Hypertrophie des Myokards charakterisiert die genetisch bedingt ist. In ca. ¼ der Erkrankungen führt die Hypertrophie zu einer Druckgradientenerhöhung im linksventrikulären Ausflusstrakt. Diese Form wird als hypertrophe obstruktive Kardiomyopathie bezeichnet. Im Rahmen der Hypertrophieentwicklung kommt es zu einer Fehlanordnung der Myofibrillen, einer Hypertrophie der isolierten Myozyten und zu einer deutlich vermehrten Myokardfibrose. Als Ursache der hypertrophen Kardiomyopathie lässt sich in ca. 50% der Fälle ein autosomaldominanter Erbgang nachweisen. Bei dem Rest der Patienten liegt häufig eine milde Form der familiären hypertrophen Kardiomyopathie mit unterschiedlicher Ausprägung vor. Es gibt keine Geschlechtsspezifität der Erkrankungen. Als Ursache der hypertrophen Kardiomyopathie konnten bisher mehrere Gendefekte an Proteinen des kontraktilen Apparates bzw. des Energiestoffwechsels der Herzmuskelzellen nachgewiesen werden (Beta-Myosin, Troponin T, Myosin bindendes Protein C, α-Tropomyosin, Troponin 1). Bei Patienten mit hypertropher Kardiomyopathie kommt es aufgrund der ausgedehnten Hypertrophie der Myokardzellen zu einer Verkleinerung des linksventrikulären Cavums mit hyperdynamer systolischer Funktion. Im Spätstadium lässt sich gelegentlich auch eine Dilatation des linken Ventrikels beobachten. Aufgrund der Verdickung der linksventrikulären Wand zeigt sich häufig eine diastolische Funktionsstörung mit gestörter Relaxationscompliance. Bei ca. 25% der Patienten mit hypertropher Kardiomyopathie lässt sich ein Druckgradient im LVOT (linksventrikulärer Ausflusstrakt) nachweisen im Sinne einer Obstruktion. Der Gradient kann individuell bzw. auch in Belastungssituationen extrem schwanken.

Echokardiographisch lässt sich eine systolische Vorwölbung des hypertrophierten basalen Septums im LVOT nachweisen. Auch eine systolische Vorwärtsbewegung des anterioren Mitralsegels kann echokardiographisch festgestellt werden (SAM). Der Druckgradient im LVOT kann durch Abnahme der Nachlast, Abnahme der Vorlast und Zunahme der Kontraktilität deutlich zunehmen. Bei einigen Patienten kann sich erst unter Belastung (Ergometrie/Dobutamin) die Obstruktion im LVOT demaskieren.

Klinik

Bei Patienten mit hypertropher obstruktiver Kardiomyopathie finden sich häufig supraventrikuläre bzw. auch ventrikuläre Tachykardien bis hin zum plötzlichen Herztod. Aufgrund der ausgedehnten Hypertrophie können Patienten mit hypertropher Kardiomyopathie auch myokardiale Ischämien entwickeln. Klinisch stehen folgende Symptome im Vordergrund:

- Dyspnoe,
- Müdigkeit,
- Angina pectoris,
- Palpitationen,
- Synkopen,
- Embolien,
- plötzlicher Herztod.

Der körperliche Untersuchungsbefund bei Patienten mit hypertropher Kardiomyopathie ist häufig unauffällig. Bei der Auskultation zeigt sich häufig ein vierter Herzton, gelegentlich lässt sich auch ein dritter Herzton bzw. eine paradoxe Spaltung des zweiten Herztons beobachten. Bei Patienten mit Obstruktion im LVOT findet sich häufig ein Systolikum am linken Sternumrand.

Diagnostik

Die bei hypertropher Kardiomyopathie auftretenden EKG-Veränderungen sind nicht spezifisch. Es lassen sich jedoch ST-Streckenveränderungen, T-Negativierungen bzw. Hypertrophiezeichen beobachten. Auch pathologische Q-Zacken in II, III, aVF bzw. $V_2 - V_6$ sind zu finden.

Die wichtigste Methode zum Nachweis einer hypertrophen Kardiomyopathie ist die Echokardiographie. Häufig lässt sich eine asymmetrische Hypertrophie des interventrikulären Septums nachweisen. Aber auch andere Wandabschnitte können deutlich hypertrophiert sein. Typisch ist eine Verdickung des Septums auf ca. 20 mm. Eine Flussbeschleunigung im LVOT kann ein Hinweis für eine hypertrophe obstruktive Kardiomyopathie sein; ebenfalls das Phänomen der systolischen Vorwölbung des anterioren Segels in Richtung des basalen Septums im M-Mode in der parasternalen Achse.

Im Langzeit-EKG lassen sich bei ca. 20% nicht anhaltende ventrikuläre Tachykardien beobachten. Das Risiko eines plötzlichen Herztodes ist bei diesen Patienten um das 5–8fache erhöht.

Im MRT lässt sich mittels Kontrastmittel häufig ein Hyperenhancement als Zeichen der Fibrosierung erkennen. Auch die Herzkatheterdiagnostik wird zum Ausschluss einer koronaren Herzerkrankung eingesetzt. In der Levokardiographie lässt sich ebenfalls häufig eine Hypertrophie bzw. eine Obstruktion des LVOT nachweisen. Bei der ventrikulären Druckmessung kann bei hypertroph obstruktiver Kardiomyopathie ein systolischer Druckgradient in LVOT durch langsamen Katheterzug von der LV-Spitze bis in die Aorta nachgewiesen werden. Auch das so genannte **Broken-brough-Phänomen** als Zeichen der Zunahme des Druckgradienten im LVOT postextrasystolisch kann ein Hinweis für eine hypertrophe obstruktive Kardiomyopathie sein. Ebenfalls kann die Obstruktion im LVOT durch die Gabe von Nitraten oder β-Sympathomimetika demaskiert werden. Differenzialdiagnostisch muss eine linksventrikuläre Hypertrophie durch Ausdauersport (Ruderer, Radrennfahrer) von einer Kardiomyopathie abgegrenzt werden.

Komplikationen

Typische Komplikationen einer hypertrophen obstruktiven Kardiomyopathie sind der plötzliche Herztod oder supraventrikuläre Arrhythmien. Patienten mit Obstruktion des LVOT bzw. Mitralinsuffizienz haben ein erhöhtes Endokarditisrisiko.

Therapie

Therapie

Pharmakotherapie

Patienten mit einer hypertrophen obstruktiven Kardiomyopathie mit klinischen Symptomen der Herzinsuffizienz werden mit negativ inotropen Pharmaka behandelt.

Beta-Blocker

Beta-Blocker sind in der Lage den Gradienten im LVOT zu reduzieren. Durch die negativ inotrope Wirkung kann die diastolische Füllungszeit verlängert werden. Weiterhin wird der myokardiale Sauerstoffverbrauch gesenkt, so kommt es zu einem Rückgang der pektanginösen Beschwerdesymptomatik. Durch membranstabilisierende Effekte kann das Auftreten des plötzlichen Herztods reduziert werden.

Calciumantagonisten

Zur Therapie der hypertrophen Kardiomyopathie wird überwiegend Verapamil eingesetzt. Calciumantagonisten vom Nifedipin-Typ sind bei Patienten mit Obstruktion kontraindiziert. Durch Gabe von Verapamil kommt es zu einer verbesserten Relaxation. Unter Verapamil kommt es im Vergleich zu Beta-Blockern zu einer signifikanten Besserung der körperlichen Belastbarkeit. Allerdings kann Verapamil bei Patienten mit LVOT eine Verschlechterung der Herzinsuffizienzsymptomatik bewirken. Verapamil sollte initial niedrig dosiert und im weiteren Verlauf auf eine maximale Dosis von 360 mg/d gesteigert werden. Die kombinierte Gabe von Verapamil und Beta-Blocker kann zu höhergradigen AV-Blockierungen führen.

Interventionelle Therapie

Die transseptale Ablation der Septumhypertrophie (TASH) kann bei Hypertrophie mit Septumbeteiligung bzw. Obstruktion im LVOT eingesetzt werden. Durch Injektion von ca. 1–5 ml Alkohol in den ersten größeren septalen Ast des Ramus interventricularis kann eine Infarzierung des basalen Septums herbeigeführt werden. Durch die Narbenbildung kommt es zum Rückgang der Hypertrophie und des Gradienten. Dieser Eingriff kann ab einem Gradienten von 30 mmHg durchgeführt werden. Häufig dauert es mehrere Monate bis es zur maximalen Abnahme des Gradienten kommt. Die Mortalität nach Ablation wird mit 1–4 % angegeben. In ca. 50 % der Fälle lässt sich ein transienter AV-Block beobachten. Bei ⅓ der Patienten besteht nach dem Eingriff eine permanente Schrittmacherabhängigkeit.

Chirurgische Therapie der LVOT-Obstruktion

Durch operative Myotomie und Myektomie des basalen Septums (Morrow-OP) kann der Gradient im LVOT reduziert werden. Diese Operation kann bei schwerer Obstruktion (mittlerer Gradient > 50 mmHg oder max. Gradient unter Belastung > 80 mmHg) durchgeführt werden. Bei der Mehrzahl der Patienten kommt es durch die operative Revision zu einer anhaltenden subjektiven Besserung. Die OP-Mortalität liegt unter 2 %.

Herzschrittmachertherapie

Die AV-sequenzielle Stimulation im rechten Ventrikel mit kurzem AV-Intervall führt zu einer paradoxen Bewegung und verminderter Kontraktilität des Septums und so zu einer geringeren Obstruktion im Bereich des linksventrikulären Ausflusstrakts. Diese Therapiemaßnahme kann bereits ▶

bei einem Gradienten im LVOT von > 30 mmHg bzw. unter Belastung > 50 mmHg durchgeführt werden. Durch die Stimulation kann der Gradient um ca. 30–50% reduziert werden. Unter Schrittmachertherapie kommt es zu einer raschen Besserung der Beschwerden und zur Verbesserung der Lebensqualität.

Prognose

Bei ⅔ der Patienten mit hypertropher Kardiomyopathie kommt es unter körperlicher Belastung zum plötzlichen Herztod. Die hypertrophe obstruktive Kardiomyopathie ist eine der häufigsten Ursachen für den plötzlichen Herztod bei jungen Sportlern. Die ICD-Implantation stellt die effektivste Maßnahme zur Verhinderung des plötzlichen Herztodes bei Hochrisikopatienten dar.

3.5.3 Restriktive Kardiomyopathien

Definition und Pathologie

Die restriktive Kardiomyopathie ist charakterisiert durch eine eingeschränkte Füllung bzw. ein reduziertes diastolisches Volumen; entweder des linken oder des rechten oder auch beider Ventrikel. Die systolische Funktion ist erhalten. Eine Hypertrophie liegt nicht vor. Die restriktive Kardiomyopathie ist die seltenste Form der Kardiomyopathien. Zu den primären restriktiven Kardiomyopathien zählen die idiopathische Kardiomyopathie und die Endomyokardfibrose. Zu den sekundären restriktiven Kardiomyopathien gehören die Amyloidose, Sarkoidose, Hämochromatose, Morbus Fabry, Glykogenspeichererkrankung, Morbus Gaucher, Sklerodermie und Strahlenfibrose. In unseren Breiten ist die Endomyokardfibrose sehr selten. In Afrika kann die Endomyokardfibrose für ca. 20% der kardiovaskulären Todesfälle verantwortlich gemacht werden.

Durch die verminderte Compliance kommt es zu einer gestörten diastolischen Füllung des Ventrikels und zu einem raschen Anstieg der rechtsventrikulären bzw. linksventrikulären Füllungsdrücke. Die atriale Kontraktion am Ende der Diastole trägt kaum noch zur Ventrikelfüllung bei.

Klinik

Als klinische Symptome lassen sich Dyspnoe, Müdigkeit, Ödeme aber auch Rhythmusstörungen und pektanginöse Beschwerden anführen.

Diagnostik

Laborchemisch lassen sich Veränderungen des Serumeisens bei Hämochromatose nachweisen.

Im EKG zeigen sich nur unspezifische Veränderungen.

Mittels Echokardiographie können infiltrative Veränderungen durch eine verstärkte Echogenität nachgewiesen werden. Auch Zeichen der restriktiven diastolischen Füllungsstörung wie hohe E-Welle, kleine A-Welle mit E:A-Verhältnis > 1,5 bzw. eine verkürzte Dezelerationszeit (< 125 ms) bzw. eine verkürzte isovolumetrische Relaxationszeit sind Zeichen der diastolischen Füllungsstörung.

Mittels Cardio-MRT lassen sich eine kardiale Amyloidose, Sarkoidose bzw. Hämochromatose nachweisen.

Im Rechtsherzkatheter zeigt sich ein erhöhter RA-Druck mit prominentem X- und Y-Abfall. In der Ventrikeldruckkurve lassen sich das so genannte **Dip-Plateau-Phänomen** bzw. Quadratwurzelzeichen nachweisen.

Eine Myokardbiopsie kann je nach Grunderkrankung die Myokardbeteiligung nachweisen.

Therapie

Therapie

Als therapeutische Maßnahme sollte prinzipiell die Grunderkrankung bei sekundären restriktiven Kardiomyopathien behandelt werden. Unter Diuretikatherapie kann es durch die Hypovolämie zu einer Verschlechterung der klinischen Symptomatik kommen. Bei Vorhofflimmern wird immer eine Konversion in den Sinusrhythmus empfohlen. Falls dies nicht möglich sein sollte, empfiehlt sich eine Frequenzkontrolle durch Beta-Blocker. Bei schwerer Herzinsuffizienz muss eine Herztransplantation in Erwägung gezogen werden.

3.5.4 Spezielle Krankheitsbilder bei restriktiver Kardiomyopathie

Amyloidose

Eine primäre Amyloidose führt in ca. 50 % zur kardialen Beteiligung.

Bei der sekundären Amyloidose kommt es zu einer Begleitreaktion im Rahmen chronisch entzündlicher Erkrankungen wie Tuberkulose, entzündliche Darmerkrankungen, Osteomyelitis oder Arthritis. Hier findet sich überwiegend eine Ablagerung von Amyloid A im Gewebe. Eine kardiale Beteiligung tritt in ca. 10 % der Fälle auf.

Bei hereditären Amyloidosen finden sich Mutationen des Transthyretin. Die Erkrankung wird autosomaldominant vererbt. Eine kardiale Beteiligung tritt in ca. 5 % der Fälle auf.

Durch Ablagerungen der Amyloidfibrillen kommt es zu einer Zerstörung der Gewebearchitektur des Herzens. Auch das Reizleitungssystem kann betroffen sein, sodass es zu einer vermehrten Arrhythmieneigung kommt. Durch den Befall kleiner Koronararterien können fokale Myokardischämien mit Nekrosen hervorgerufen werden. Durch Amyloidablagerungen können neben dem Herz auch die Nieren mit Niereninsuffizienz und Proteinurie betroffen sein. Auch ein Karpaltunnelsyndrom bzw. Neuropathien und Hepatomegalie können bei der Amyloidose auftreten.

Echokardiographisch lässt sich die Relaxationsstörung nachweisen. Am sichersten lassen sich Amyloidablagerungen im Cardio-MRT darstellen.

Amyloidablagerungen können in bioptischen Proben durch Myokardbiopsie gesichert werden. Diese empfiehlt sich immer in unklaren Fällen.

Insgesamt ist die Prognose bei primärer Amyloidose schlecht. Auch unter Chemotherapie kann die Überlebensdauer nur geringfügig verlängert werden. Calciumantagonisten und Digitalis-Präparate führen häufig zu keiner Besserung der klinischen Symptomatik. Bei Befall des Herzens kann eine Transplantation in Erwägung gezogen werden. Diese sollte in Kombination mit hoch dosierter Chemotherapie und ggf. mit zusätzlicher Lebertransplantation bei Amyloidbefall durchgeführt werden.

Hypereosinophiles Syndrom (Löffler-Endokarditis)

Bei ausgeprägter Eosinophilie kann es zur Endomyokardfibrose kommen. Als Ursache der Eosinophilie, die idiopathisch vorkommen kann, können weiterhin Malignome, Leukämien, Parasitenerkrankungen angeführt werden. Durch Eosinophilen- und Lymphozyteninfiltration kommt es zu einer Endokardschädigung mit Auftreten von Myokardnekrosen und Mikroabszessen. Im weiteren Verlauf kommt es zu Thrombenbildung, einer Endomyokardfibrose und Befall der Papillarmuskel bzw. der AV-Klappen. Als diagnostische Maßnahme sollte zum Nachweis der Eosinophilie ein Differenzialblutbild angefertigt werden. Echokardiographisch zeigt sich wieder die diastolische Funktionsstörung aber auch eine Veränderung in der Herzspitze durch Thromben und fibrotisches Gewebe. Eine Herzkatheteruntersuchung sollte eher zurückhaltend durchgeführt werden, da es bei Platzierung des Katheters im linken Ventrikel zur Ablösung von Thromben kommen kann. Mittels Myokardbiopsie können eosinophile Infiltrate nachgewiesen werden.

Therapie

Als therapeutische Maßnahmen stehen zur Verfügung: Cortisontherapie mit 1 mg Prednisolon/kg KG/d bis zur Normalisierung der Eosinophilenzahlen. Bei unzureichendem Ansprechen auf Corticosteroide kann zusätzlich die Gabe von **Hydroxyurea**, Chlorambucil, Vincristin notwendig sein. Bei Patienten mit schwerer Herzinsuffizienz im Stadium NYHA III – IV kann durch eine chirurgische Resektion der Endomyokardfibrose häufig in Kombination mit Mitralklappenersatz eine Besserung erzielt werden.

Kardiale Sarkoidose

Die kardiale Sarkoidose manifestiert sich überwiegend im Alter von 20 – 40 Jahren. Es handelt sich hierbei um eine granulomatöse Erkrankung mit Befall der hiliären Lymphknoten. Auch andere Organe wie Augen, Haut, Leber, Milz, Speicheldrüsen können betroffen werden. In 20 – 25 % der Fälle ist ein kardialer Befall nachweisbar. Durch Infiltration des Myokards können Rhythmusstörungen, aber auch restriktive Behinderungen des Ventrikels entstehen. Als kardiale Symptome können sich häufig AV-Blockierungen, Synkopen, Herzinsuffizienz bzw. Perikarditis entwickeln.

Zur Diagnostik der höhergradigen Rhythmusstörungen sollte ein EKG durchgeführt werden.

Mittels Echokardiographie kann die Beteiligung des Herzmuskelgewebes wie Septum und linksventrikuläre freie Wand nachgewiesen werden. Hier beobachtet man häufig eine verstärkte Echogenität.

Die kardiale Sarkoidose kann im Cardio-MRT durch **Gadolinium-**Kontrastmittel nachgewiesen werden. Die Granulome zeigen hierbei eine verstärkte Kontrastmittelaufnahme im T1-gewichteten Bild.

Therapie

Zur Therapie erfolgt eine Corticosteroidtherapie mit initial hoher Dosis (60 – 80 mg/d), im weiteren Verlauf in ausschleichender Dosierung. Der Rückgang der Granulome sollte mit bildgebenden Verfahren kontrolliert werden. Auch Immunsuppressiva wie Methotrexat oder Azathioprin können bei Sarkoidose eingesetzt werden. Bei höhergradigen Überleitungsstörungen sollte die Implantation eines Schrittmachers erfolgen. In schweren Fällen muss eine Herztransplantation diskutiert werden.

Hämochromatose

Es wird eine primäre von einer sekundären Hämochromatose unterschieden. Bei der primären handelt es sich um eine autosomal rezessiv vererbte Störung der Eisenaufnahme. Bei der sekundären Hämochromatose kommt es durch langjährige Bluttransfusionen zu einer Eisenüberladung. Histologisch lassen sich intrazelluläre Eisenablagerungen im Myokard nachweisen. Neben der klassischen Trias mit Hautpigmentierungen, Hepatomegalie und Diabetes mellitus finden sich als kardiale Beteiligung eine restriktive Kardiomyopathie und höhergradige Rhythmusstörungen.

Zur Labordiagnostik gehört die Bestimmung des Transferrins und des Serumeisens. Echokardiographisch kann im Bereich des Septums eine verstärkte Echogenität nachgewiesen werden.

In den letzten Jahren hat auch das Cardio-MRT hier zum Nachweis der Eisenablagerungen in Leber und Herz zunehmend an Bedeutung gewonnen. Gesichert werden kann eine Hämochromatose durch Myokardbiopsie.

Therapie

Als therapeutische Maßnahmen können regelmäßige Aderlässe bzw. die Gabe von Desferoxamin zur Therapie erfolgen. In schweren Fällen kann eine Herztransplantation in Kombination mit Lebertransplantation notwendig werden.

Arrhythmogene rechtsventrikuläre Dysplasie

Hierbei handelt es sich um eine seltene Form der Kardiomyopathie, bei der sich im rechtsventrikulären Myokard häufig lipomatöse Umbauprozesse nachweisen lassen. Oft sind junge Menschen betroffen. Klinisch sind die Patienten durch ventrikuläre Tachyarrhythmien bzw. Tachykardien gefährdet. Die meisten Fälle treten sporadisch auf. Es lässt sich jedoch auch eine familiäre Form mit dominanter Vererbung nachweisen. Speziell bei jungen Männern mit Synkope, ventrikulären Tachykardien bzw. überlebtem Herzstillstand sollte an eine arrythmogene rechtsventrikuläre Dysplasie gedacht werden. Häufig zeigt sich bei diesen Patienten eine Rechtsherzinsuffizienz zwischen dem 30. und 50. Lebensjahr. Gerade unter körperlicher Belastung kann es durch die Katecholaminwirkung zu vermehrten ventrikulären Tachykardien bzw. Kammerflimmern kommen.

Im EKG finden sich häufig ein kompletter Rechtsschenkelblock bzw. inkompletter Rechtsschenkelblock bzw. rechtspräkordiale invertierte T-Wellen in den Ableitungen $V_2 – V_3$. Bei ca. 30% der Patienten mit rechtsventrikulärer Dysplasie lassen sich so genannte Epsilon-Wellen nachweisen. Sie sind ein Hinweis für die verzögerte Erregung im rechten Ventrikel.

Das Cardio-MRT gewinnt zunehmend Bedeutung zum Nachweis der rechtsventrikulären Dysplasie. Bioptisch kann eine rechtsventrikuläre Dysplasie mit hoher Spezifität bestimmt werden. Mittels Herzkatheter und rechtsventrikulärer Angiographie kann die Morphologie und Funktion des rechten Ventrikels dargestellt werden. Typische Befunde sind Aneurysmen sowie ein Trikuspidalklappenprolaps. Differenzialdiagnostisch müssen andere Kardiomyopathien abgegrenzt werden.

Prognosebestimmend sind die ventrikulären Rhythmusstörungen. Als Risikomarker für den plötzlichen Herztod gelten diffuse Dilatationen des rechten Ventrikels, Befall des linken Ventrikels bzw. induzierbare ventrikuläre Tachykardien. Effektiver Schutz vor dem plötzlichen Herztod ist die ICD-Implantation bei diesen Patienten.

3.5.5 Myokarditis und inflammatorische Kardiomyopathie

Ätiologie

Entzündliche Erkrankungen des Herzmuskels (Myokarditiden) können durch unterschiedliche Ursachen wie infektiöse Erreger (Viren, Bakterien, Pilze und Parasiten) sowie durch physikalische und chemische Noxen oder Medikamente ausgelöst werden. Häufig kommt es zur Einbeziehung des Perikards im Sinne einer Perimyokarditis.

Nach den **Dallas-Kriterien** wird eine Myokarditis wie folgt charakterisiert:

- **Aktive Myokarditis:** Hier finden sich entzündliche Infiltrate des Myokards mit Nekrosen.
- **Borderline-Myokarditis:** Hier lassen sich entzündliche Infiltrationen ohne Myozytenlyse nachweisen. Die Diagnose einer Myokarditis kann nur gestellt werden, wenn durch wiederholte Biopsien eine persistierende Entzündung nachgewiesen werden kann.
- **Keine Myokarditis:** Normales Myokard ohne Zeichen einer Entzündung.

Eine Myokarditis kann durch verschiedene infektiöse und nichtinfektiöse Ursachen hervorgerufen werden:

- **Infektiöse Ursachen:**
  - Viren (Coxsackie-B-Virus, Echovirus, Adenovirus, Epstein-Virus, Influenzavirus, Hepatitis-C-Virus, Parvo-19-Virus, Herpesvirus, Rubellavirus, Varizellavirus, Mumpsvirus, Rabiesvirus),
  - Bakterien (Corynebacterium diphtheriae, Mycobacterium tuberculosis, Salmonella typhi, Staphylokokken, Gonokokken, Streptokokken, Legionellen, Meningokokken, Pneumokokken, Chlamydien, Mykoplasmen),
  - Rickettsien,
  - Spirochäten (Borrelien, Leptospiren, Syphiliserreger),
  - Pilze (Candida, Histoplasmose, Protozoen),
  - Trypanosoma cruzi, Toxoplasma gondii, Plasmodien, Leishmanien, Würmer.
- **Nichtinfektiöse Ursachen:**
  - Kardiotoxine und physikalische Noxen (Alkohol, Katecholamine, Antidepressiva, Lithium, Cocain, Metalle [Kupfer, Blei, Eisen], Arsen, Bestrahlung).
  - Hypersensitivität (Medikamente): Antibiotika, Sulfonamide, Tuberkulostatika, Diuretika, Methyldopa.
  - Autoimmun- und Systemerkrankungen (Kollagenosen, Sarkoidosen etc.).

Pathogenese

Nach heutigen Vorstellungen läuft die virale Myokarditis in 3 Phasen ab:

- Zunächst kommt es zur **viralen Infektion.** Diese kann mittels serologischer molekularbiologischer Techniken als Erregernachweis diagnostiziert werden. In seltenen Fällen kann auch bei fulminanter Myokarditis eine ausgeprägte Myolyse auftreten. Hier lässt sich häufig keine entzündliche Immunantwort nachweisen. Diese wird normalerweise über eine TH1-Typ vermittelte lymphozytäre Immunantwort vermittelt. Durch Freisetzung von Interferon-γ kommt es zur Aktivierung von natürlichen Killerzellen und zytotoxischen Lymphozyten. Dadurch ist der Körper in der Lage, die Virusinfektion unter Kontrolle zu bringen und eine Elimination zu ermöglichen. Häufig verläuft diese Phase klinisch inapparent und geht höchstens mit unspezifischen grippalen Symptomen einher.
- Als 2. Phase wird die **persistierende Infektion und Autoimmunantwort** beschrieben. Wenn das Immunsystem nicht in der Lage ist, die Viren vollständig zu eliminieren, kann sich eine subakute oder chronische Myokarditis ausbilden. Durch die Viruspersistenz und längerfristige Freisetzung viraler Proteine können kardiale Myozyten geschädigt werden und so sukzessive ein Rückgang der Pumpfunktion vermittelt werden. Weiterhin können auch so genannte Autoantigene entstehen, die körpereigene Strukturen vernichten. Durch die chronische Aktivierung von T-Lymphozyten kann es zur längerfristigen Freisetzung von Zytokinen wie TNF-α, Interleukin 1 und 6 kommen, die zusätzlich durch eine Entzündungsreaktion zum myokardialen Zelluntergang beitragen können. Dadurch kommt es zum Übergang in die 3. Phase.
- Bei der 3. Phase handelt es sich um eine **inflammatorische dilatative Kardiomyopathie.** Durch die chronische Entzündungsreaktion kommt es zum Absterben von Kardiomyozyten und somit zum progressiven Verlust von kontraktilem Myokard und Ersatz durch fibrotisches Gewebe. Es kommt zu einem Remodelling des linken Vent-

rikels mit Dilatation und Dysfunktion. Klinisch kann eine Virusmyokarditis asymptomatisch verlaufen, aber auch unspezifische Zeichen wie fieberhafter Infekt, Müdigkeit, Schwäche, Myalgien sowie Beteiligung der Luftwege (Bronchitis, Heiserkeit, Husten) können auftreten. Bei der akuten bzw. subakuten Myokarditis kommt es nach mehreren Wochen zur Entwicklung einer Herzinsuffizienz mit verminderter Belastbarkeit und Dyspnoe. Da auch das Reizleitungssystem betroffen sein kann, lassen sich vermehrt Sinustachykardien, Extrasystolen bzw. Brady- und Tachyarrhythmien beobachten. Thorakale Beschwerden können durch die Perikarditis hervorgerufen werden. Bei einem geringen Prozentsatz entwickelt sich eine fulminante Myokarditis, die innerhalb weniger Stunden bis Tage zu einem schweren links- bzw. biventrikulären Pumpversagen führt.

Diagnostik

Im Rahmen der Labordiagnostik finden sich eher unspezifische Zeichen der Entzündung wie erhöhtes CRP, erhöhte Blutsenkungsgeschwindigkeit. Da es bei der Myokarditis auch zu einem Zelluntergang von Myozyten kommen kann, lässt sich bei ca. 30–50 % der Patienten in der Frühphase eine Erhöhung des Troponin I/T nachweisen. Anstiege von spezifischen IgM- bzw. IgE-Titern können eine akute oder kürzlich durchlaufene Virusinfektion nachweisen.

Im EKG zeigen sich häufig unspezifische Zeichen wie Sinustachykardie und ventrikuläre Extrasystolie. Ischämiezeichen wie ST-Streckensenkungen bzw. ST-Streckenhebungen finden sich sowohl im Vorderwand- wie auch im Hinterwandbereich ohne regionale Zuordnung.

Echokardiographisch zeigt sich die ventrikuläre Dysfunktion bzw. Vergrößerung bei Dilatation. Gelegentlich lassen sich auch regionale Wandbewegungsstörungen nachweisen. Häufig findet sich auch ein Perikarderguss bei Begleitperikarditis.

Bei der akuten Myokarditis kann im Cardio-MRT eine vermehrte Kontrastmittelanreicherung im Myokard nachgewiesen werden. Auch ein so genanntes Late Enhancement als Zeichen des Gewebeödems lässt sich in T2-Aufnahme nachweisen.

Eine Endomyokardbiopsie sollte zur Sicherung der Diagnose bei akuter Herzinsuffizienz mit unzureichendem Ansprechen auf medikamentöse Therapie, rascher Verschlechterung der linksventrikulären Funktion, Herzinsuffizienz mit schweren Herzrhythmusstörungen bzw. Herzinsuffizienz mit Leitsymptomen, die auf eine Systemerkrankung wie Kollagenose, Speichererkrankung oder Neoplasien hinweisen, durchgeführt werden. Eine negative Biopsie schließt eine Myokarditis nicht aus.

Neben der histologischen Untersuchung müssen zusätzlich Immunhistochemie bzw. molekularbiologische Methoden zum Virusnachweis durchgeführt werden. Mittels PCR bzw. In-vitro-Hybridisierung lässt sich virale DNA bzw. RNA nachweisen.

Therapie

Therapie

Bislang gibt es keine größeren Untersuchungen zur Behandlung der akuten bzw. subakuten Myokarditis. In kleineren Studien konnten positive Effekte von Virostatika nachgewiesen werden. Bei chronischer Myokarditis kann häufig eine unzureichende Viruselimination vorliegen. Hier wird derzeit die Gabe von Interferon zur Viruselimination in klinischen Studien überprüft. Ob die Gabe von Immunsuppressiva in diesem Zusammenhang sinnvoll ist, ist derzeit unzureichend geklärt. Als begleitende Therapie sollte immer eine effektive Herzinsuffizienztherapie mit ACE-Hemmer, Beta-Blocker, Spironolacton. Diuretika und Digitalis durchgeführt werden. Zusätzlich sollte bei massiv eingeschränkter linksventrikulärer Funktion eine Antikoagulation durchgeführt werden. Bei Hochrisikopatienten bzw. symptomatischen ventrikulären Tachykardien kann durch die Implantation eines ICD die Mortalität signifikant gesenkt werden. In der Mehrzahl der Fälle heilt eine Myokarditis aus. Bei eingeschränkter linksventrikulärer Funktion kann es unter therapeutischen Maßnahmen zu einer Besserung der Symptomatik, Stagnation der Symptomatik, aber auch in seltenen Fällen trotz maximaler Herzinsuffizienztherapie zu einer Verschlechterung der linksventrikulären Pumpfunktion kommen. In diesem Zusammenhang muss auch eine Herztransplantation in Erwägung gezogen werden.

In seltenen Fällen kann durch Diphtherietoxin bzw. durch Borrelia burgdorferi nach Zeckenbiss, bei HIV-Infizierten, Trypanosoma cruzi und auch durch Pilzinfektionen eine infektiöse Myokarditis ausgelöst werden. Bei Nachweis des Keims und deutlich eingeschränkter linksventrikulärer Funktion kann eine Therapie mit Keimelimination durchgeführt werden. Größere randomisierte Studien liegen hierzu jedoch nicht vor.

Nichtinfektiöse Myokarditiden können durch lymphozytäre und monozytäre Infiltrate mit viel-

▶

kernigen Riesenzellen (Riesenzellmyokarditis) hervorgerufen werden. Häufig tritt diese im Zusammenhang mit systemischen Erkrankungen wie Sarkoidose, systemischer Lupus erythematodes auf. Unter Corticosteroidtherapie bzw. in der Kombination mit Immunsuppressiva kann eine Verbesserung der linksventrikulären Funktion erzielt werden. Als Therapieoption gilt auch hier eine Herztransplantation. Bei Zöliakie kann es begleitend zu einer Myokarditis mit Herzinsuffizenz und Arrhythmien kommen. Eine Besserung der Symptomatik lässt sich durch immunsuppressive Therapie bzw. Diät erzielen. Durch unterschiedliche Medikamente wie Sulfonamide, Methyldopa, Hydrochlorothiazid, Tetrazykline, Penicillin und Ampicillin kann es im Rahmen einer Überempfindlichkeitsreaktion (Hypersensitivität) zu einer Entzündungsreaktion mit Infiltration von Lymphozyten und Histiozyten ins Myokard kommen. Die Diagnose kann mittels Endomyokardbiopsie gesichert werden. Effektive Behandlungen bestehen im Absetzen der auslösenden Substanzen bzw. Unterdrückung der Entzündungsreaktion durch Corticosteroide und Immunsuppressiva.

3.5.6 Kardiomyopathie und Herzinsuffizienz infolge anderer Grunderkrankungen

Alkoholische Kardiomyopathie

Durch exzessiven Alkoholgenuss kann es zur Schädigung der Myozyten, Zelluntergang, Fibrose und Verlust der Myofibrillen kommen. Bei den meisten Patienten lag ein langjähriger Alkoholkonsum mit mehr als 80 g/d über 10 Jahre vor. Frauen können bereits bei geringeren Alkoholmengen eine Kardiomyopathie entwickeln. Häufig finden sich als klinische Zeichen zunächst unspezifische Symptome wie Leistungsschwäche, Müdigkeit. Im weiteren Verlauf Tachykardie, Vorhofflimmern und später Zeichen der Herzinsuffizienz mit Dyspnoe, peripheren Ödemen. Die Diagnose der Alkoholkardiomyopathie kann nur durch Ausschluss anderer Erkrankungen gestellt werden.

Therapie

Zur Therapie gehört die absolute Alkoholabstinenz bzw. Vitamin-Substitution. Die Herzinsuffizienztherapie sollte je nach Schweregrad Beta-Blocker, ACE-Hemmer, Diuretika, Digitalis und Spironolacton enthalten. Ein frühzeitiger Therapiebeginn verbessert die Prognose.

Chemotherapieinduzierte Kardiomyopathie

Durch Doxorubicin bzw. Daunorubicin kann es im Rahmen der Chemotherapie zu einer Kardiomyopathie kommen. Durch Zelluntergang bzw. Entzündungsreaktion kommt es zu einer Dilatation bzw. zu einer irreversiblen Schädigung von Kardiomyozyten. Auch unter Cyclophosphamidtherapie lässt sich eine linksventrikuläre Pumpfunktion im Sinne einer Kardiomyopathie beobachten. Die Schädigung kann akut innerhalb weniger Stunden bis Tage auftreten oder subakut nach mehreren Monaten. Aber auch noch nach Jahren bis Jahrzehnten nach Chemotherapie kann eine Herzinsuffizienz auftreten. Die Häufigkeit einer Antrazyklin-Kardiomyopathie korreliert mit der Gesamtdosis. Ab einer Dosis von 400–500 mg/m² Doxorubicin steigt die Wahrscheinlichkeit für eine Kardiomyopathie. Nach Cyclophosphamid-Therapie mit einer Dosis von mehr als 1875 mg/m² steigt das Risiko einer Kardiomyopathie. In schweren Fällen mit deutlicher eingeschränkter Pumpfunktion kann der Nachweis mittels Myokardbiopsie geführt werden.

Echokardiographisch lässt sich jedoch schon früh eine systolische bzw. diastolische Funktionsstörung nachweisen.

Therapie

Unter Antrazyklin-Therapie sollte schon frühzeitig eine echokardiographische Therapieüberwachung erfolgen um ggf. bei Auftreten einer Funktionseinschränkung auf alternative Medikamente auszuweichen. Bei deutlicher bzw. massiver Schädigung sollte eine Herzinsuffizienztherapie mit ACE-Hemmern, Beta-Blockern, Diuretika, Spironolacton und Digitalis durchgeführt werden.

Peripartale Kardiomyopathie

Während der Schwangerschaft bzw. bis zu 4–6 Monate nach der Geburt kann eine schwere Form der Kardiomyopathie auftreten. Die Ätiologie der peripartalen Kardiomyopathie ist unklar. Histologisch finden sich Zeichen einer Myokarditis, so dass hier wieder auch die Autoimmunätiologie diskutiert wird. Als klinische Zeichen finden sich Dyspnoe, Leistungsschwäche bzw. echokardiographisch eine deutliche Vergrößerung bzw. Dysfunktion des linken oder rechten Ventrikels. Als medikamentöse Therapie sollte präpartal Hydralazin als Vasodilatator eingesetzt werden. ACE-Hemmer sind bis zur Geburt kontraindiziert. Nitrate und Digitalis können während der Schwangerschaft gegeben werden. Eine Antikoagulation sollte mit Heparin aufgrund des deutlich höheren Thromboembolierisikos bis zur Normalisierung der linksventrikulären Funktion durchgeführt werden. In der Mehrzahl der Fälle ist die Pumpfunktionseinschränkung rasch rückläufig. Es gibt jedoch auch vereinzelt schwere, progredient verlaufende Fälle, in denen sogar eine Herztransplantation notwendig werden kann. Bei nachfolgenden Schwangerschaften besteht eine ca. 50%ige Wahrscheinlichkeit für eine erneute Verschlechterung der linksventrikulären Funktion. Je nach Schwere der linksventrikulären Dysfunktion sollte von einer weiteren Schwangerschaft abgeraten werden.

Tachykardie induzierte Kardiomyopathie

Länger anhaltende supraventrikuläre Tachykardien oder ventrikuläre Tachykardien können innerhalb von Tagen bis Wochen zu einer linksventrikulären Dysfunktion führen. Bei vorbestehender Herzerkrankung kann eine tachykarde Rhythmusstörung innerhalb kurzer Zeit zu einer massiven Verschlechterung der Pumpfunktion beitragen.

Therapie

Oberstes therapeutisches Ziel ist die Frequenznormalisierung durch antiarrhythmische Therapie bzw. Kardioversion oder auch Überstimulation. Im weiteren Verlauf sollte eine medikamentöse Entlastung des linken Ventrikels durch ACE-Hemmer, Beta-Blocker herbeigeführt werden.

Muskeldystrophien und neuromuskuläre Erkrankungen

Im Rahmen der unterschiedlichen Muskeldystrophien wie progressive Muskeldystrophie Duchenne, progressive Muskeldystrophie Becker-Kiener, Emery-Dreifuss-Muskeldystrophie, fasziokarpulohumerale Muskeldystrophie, Myodystrophie (Curschmann-Steinert), Ataxie und auch beim so genannten Guillain-Barré-Syndrom kann es im Rahmen der Erkrankung zu einer linksventrikulären Dysfunktion kommen. Als klinische Zeichen finden sich häufig Dyspnoe und Leistungsschwäche, die über das übliche Maß hinausgehen. Die kardiale Beteiligung kann durch bioptische Aufnahmen gesichert werden.

Therapie

Therapeutisch sollte je nach Schwere der Herzinsuffizienz die Kombination von Beta-Blockern, ACE-Hemmern, Diuretika, Digitalis und Spironolacton eingesetzt werden. Bei höhergradigen Rhythmusstörungen (ventrikuläre Tachykardie) hat sich die Implantation von ICDs als vorteilhaft erwiesen.

Endokrinologische Erkrankungen und Herzinsuffizienz

Durch Diabetes mellitus, Hyperthyreose, Akromegalie, Karzinoid kann es ebenfalls durch nutritive bzw. entzündungsähnliche Vorgänge zu einer Schädigung der linksventrikulären Funktion kommen. Je nach Dauer der Erkrankung kann das Ausmaß der Funktionseinschränkung unterschiedlich schwer sein. Differenzialdiagnostisch sollte an die metabolischen Ursachen gedacht werden. Diese lassen sich durch laborchemische Bestimmungen entsprechend der Erkrankung nachweisen. Echokardiographisch kann die Pumpfunktionseinschränkung am besten quantifiziert werden.

Therapie

Therapeutisch sollte die Grundkrankheit angegangen werden. Unterstützend kann der Einsatz von Beta-Blockern, ACE-Hemmern, Diuretika, Digitalis und Spironolacton sein.

Rheumatologische Erkrankungen und Herzinsuffizienz

Durch rheumatisches Fieber, systemischen Lupus erythematodes, ankylosierende Spondylitis (Morbus Fabry) bzw. rheumatoide Arthritis, Sklerodermie und Vaskulitis kann es sowohl durch Autoimmunprozesse als auch direkte kardiale Beteiligung zu einer Entwicklung einer Kardiomyopathie kommen. Differenzialdiagnostisch müssen auch diese aus dem rheumatischen Kreis stammenden Erkrankungen in Erwägung gezogen werden. Die Grunderkrankung kann überwiegend laborchemisch bzw. bioptisch gesichert werden.

Therapie

Zunächst sollte die Grunderkrankung durch Corticosteroide bzw. immunsuppressiv behandelt werden. Unterstützend zur Besserung der linksventrikulären Funktion erfolgt der Einsatz von Beta-Blockern, ACE-Hemmern, Diuretika, Digitalis und Spironolacton.

3.6 Erkrankungen des Perikards

M. Buerke, H.-J. Rupprecht
(Frühere Bearbeitung: H.-J. Rupprecht, J. Meyer)

3.6.1 Perikarditis

Definition und Epidemiologie

Bei der Perikarditis handelt es sich um eine entzündliche Erkrankung des Herzbeutels unterschiedlicher Ätiologie.

Es wird eine trockene (fibrinöse) Perikarditis von der feuchten, exsudativen Form abgegrenzt. Das Perikard besteht aus zwei Schichten mit Nerven, Lymphsystemen und Blutgefäßen. Die viszerale Schicht oder einschichtige Serosa liegt mit losem Bindegewebe direkt auf dem Herzen (Epikard). Die äußere parietale Schicht (Perikard) ist 3-schichtig und besteht aus epikardialem Bindegewebe, kollagenelastischen Fasern und einschichtigem Mesothel. Die Häufigkeit der Perikarditis liegt bei etwa 1 % des klinischen Krankengutes.

Ätiologie/Pathogenese

Idiopathische Perikarditis

Die serofibrinöse Form wird am häufigsten beobachtet. Die Ätiologie ist unbekannt. Vermutlich wird die Mehrzahl durch eine virale Infektion verursacht. Auch autoimmunologische Prozesse nach vorangegangenem Virusinfekt können als Erklärung dienen. Häufig geht der idiopathischen Perikarditis ein Infekt der oberen Luftwege 1–2 Wochen voraus.

Infektiöse Perikarditis

Meist handelt es sich um eine Virusperikarditis (Coxsackie-, Influenza-, Adeno-, Echoviren). Der klinische Verlauf ist gutartig und ähnelt dem der idiopathischen Perikarditis. Bakterien (Staphylokokken, Streptokokken, Pneumokokken und andere) können direkt oder hämatogen in das Perikard gelangen und dort zu einer purulenten Perikarditis führen. Ausgehend von der Lymphbahn im Hilusbereich kann eine tuberkulöse Perikarditis hervorgerufen werden. Oft lassen sich hier große Ergüsse nachweisen.

Immunologisch bedingte Perikarditis

Das rheumatische Fieber führt im Rahmen einer Pankarditis zu einer Perikardbeteiligung, die klinisch jedoch selten apparent wird. Häufig tritt auch eine Perikardbeteiligung beim Lupus erythematodes disseminatus auf. In seltenen Fällen lässt sich eine Perikarditis bei rheumatoider Arthritis beobachten. Als Postmyokardinfarktsyndrom (Dressler-Syndrom oder Postkardiotomiesyndrom) nach herzchirurgischem Eingriff tritt nach ca. 1–10 Wochen nach einem Herzinfarkt bzw. einem herzchirurgischen Eingriff eine Perikarditis mit Fieber und Leukozytose auf. Häufig lassen sich zirkulierende Antikörper gegen Herzmuskelzellen nachweisen. In seltenen Fällen kann eine allergische Perikarditis z. B. nach Einnahme von Hydralazin, Penicillin, Procainamid und Diphenylhydantoin beobachtet werden. Die Pericarditis epistenocardica tritt im Gegensatz zum Dressler-Syndrom innerhalb weniger Tage (2–4) nach einem Myokardinfarkt in einem umschriebenen Perikardareal auf. Eine Ergussbildung wird selten beobachtet. Insgesamt hat diese Form der Perikarditis eine gute Prognose.

Perikarditis bei Stoffwechselerkrankungen

Die urämische Perikarditis tritt im Rahmen eines akuten oder chronischen Nierenversagens auf. Bei erhöhten Harnstoffwerten zeigt sich häufig zunächst eine fibrinöse Perikarditis. Die Perikarditis bei Myxödem geht vermehrt mit großen Ergüssen einher. In seltenen Fällen können auch bei der diabetischen Ketoazidose und bei der Addisonkrise Perikardergüsse entstehen. Eine Cholesterin-Perikarditis kann gelegentlich bei Hypothyreose bzw. Tuberkulose auftreten. Hierbei zeigt sich ein Perikarderguss von goldgelber Farbe mit hohem Cholesteringehalt.

Tabelle 3.**22** Geschätzte Häufigkeit der verschiedenen Perikarditiden

idiopathisch oder viral	78 %
Neoplasien (Bronchialkarzinom, Mammakarzinom, Leukämie, Lymphome)	7 %
Tuberkulose	5 %
Infektionen (Bakterien, Pilze, Toxoplasmen)	4 %
Kollagenosen	3 %
andere Ursachen	3 %

Tumorperikarditis

Ein primärer Tumorbefall des Perikards z. B. mit einem Sarkom ist sehr selten. Ein sekundärer Tumorbefall findet sich häufiger bei Bronchial-, Mamma- oder Ösophaguskarzinom bzw. Pleuramesotheliom. Gelegentlich kann dies auch bei Morbus Hodgkin, beim Lymphosarkom, bei Leukosen oder bei Retikulosen auftreten. Bei malignen Tumoren bildet sich in der Regel ein hämorrhagischer Erguss, der mittels zytologischer Diagnostik gesichert werden kann. Bei einer tumorösen Perikarditis läuft der Erguss nach Punktion häufig rasch nach, sodass eine Perikardfensterung bzw. eine lokale Verklebung durch Zytostatika erforderlich wird.

Posttraumatische Perikarditis

Nach stumpfen Thoraxtraumen, wie z. B. Auffahrunfall oder Skistockunfall, kann es durch die Herzkontusion zu einer trockenen, serofibrösen oder hämorrhagischen Perikarditis kommen. Eine Ergussbildung mit Tamponade kann auch noch Wochen nach einem Thoraxtrauma auftreten.

Perikarditis nach Röntgenbestrahlung

Nach einer Strahlentherapie lässt sich häufig durch Obliteration bzw. Konstriktion des Perikards eine Entzündung mit sterilen Perikardergüssen nachweisen.

Tabelle 3.**23** Ätiologie der akuten Perikarditis

- idiopathisch
- infektiös
  Bakterien, Viren, Pilze, Rickettsien, Spirochäten, Mykoplasmen, Leptospiren, Listerien, Parasiten
- Vaskulitiden, Kollagenosen und Systemerkrankungen
  primär systemische Vaskulitis, systemischer Lupus erythematodes, Sklerodermie, rheumatoide Arthritis, entzündliche Darmerkrankung, Colitis ulcerosa, Morbus Crohn, reaktive/infektassoziierte Arthritis, Polyarthritis
- Erkrankung der angrenzenden Organe
  Myokardinfarkt, disseziierendes Aortenaneurysma, Pneumonie, Lungenembolie, Pleuritis
- endokrine Störungen
  Nierenversagen, Myxödem, Hyperurikämie
- Neoplasien
  sekundäre Tumoren (Metastasen, Leukämien, Lymphome), Karzinoid, Mammakarzinom, Ösophaguskarzinom, primäre Tumoren (Mesotheliom, Lipom, Fibrom, Sarkom)
- traumatisch
  direktes Trauma, Herzchirurgie, Strahlentherapie
- unklare Pathogenese, Dressler-Syndrom

Klinik

Leitsymptom der Perikarditis ist ein scharfer retrosternaler bis linksthorakaler Schmerz, der sich in Abhängigkeit von Körperlage und Atemphase ändert (Zunahme der Beschwerden im Liegen, bei tiefer Inspiration oder Husten). Gelegentlich können die Schmerzen auch in den Schulterbereich bzw. ins Epigastrium ausstrahlen. Der Schmerz nimmt im Sitzen bei vorgebeugtem Oberkörper ab. Häufig atmen die Patienten schnell und flach, um so die Schmerzzunahme bei tiefer Atmung zu vermeiden (Tachypnoe). Mit zunehmender Ergussbildung nimmt die Schmerzsymptomatik meist ab. Häufig kommt es bei der Perikarditis auch zum Auftreten von erhöhten Temperaturen (< 39 °C, bei bakterieller Perikarditis auch höher). Bei älteren Patienten ist der Temperaturanstieg eher selten zu beobachten. Gelegentlich kommt es auch zu Schluckstörungen durch die nachbarschaftlichen Beziehungen des posterioren Perikards mit dem Ösophagus. Häufiger berichten die Patienten über trockenen Husten bzw. Leistungsschwäche.

Diagnostik

Bei über 90 % der Patienten mit Perikarditis lässt sich ein Perikardreiben (schabendes bzw. kratzendes Geräusch) auskultieren. Typischerweise findet sich ein 3-phasiges Geräusch (Systole, Frühdiastole und Spätdiastole). Bei Vorhofflimmern lässt sich das Geräusch in der Systole und der Frühdiastole nachweisen. Die Geräuschintensität wechselt ähnlich der Schmerzintensität bei Lageveränderung bzw. in Abhängigkeit von der Atemzugtiefe. Das perikardiale Reiben ist im Gegensatz zum pleuralen Reiben auch während der Atempause auskultierbar. Mit der Entwicklung eines Perikardergusses verschwindet das Perikardreiben. Bei der feuchten, exsudativen Perikarditis, die sich bei Tuberkulose, Virusinfekten und rheumatischem Fieber bzw. Urämie beobachten lässt, sind häufig leise Herztöne bzw. leise Herzgeräusche nachweisbar.

EKG

Typische EKG-Veränderungen finden sich bei 90 % der Patienten. Durch Entzündungsreaktionen des subepikardialen Myokards (Perimyokarditis) lassen sich folgende EKG-Veränderungen beobachten:

ST-Streckenhebung meist nach oben konkav, häufig in den Extremitäten und in den Brustwandableitungen sichtbar. In der Regel ist das Ausmaß der ST-Hebung geringer als beim akuten Myokardinfarkt (Abb. 3.**21**). Nach ca. einer Woche kommt es zur Entwicklung von terminal negativen T-Wellen (Außenschichtschaden wie beim Myokardinfarkt), jedoch niemals zu Veränderungen des QRS-Komplexes im Sinne eines R-Verlustes. Aufgrund der fehlenden Ischämie lassen sich auch keine reziproken Veränderungen wie beim Infarkt nachweisen. Bei größeren Perikardergüssen findet sich im EKG häufig eine Niedervoltage, gelegentlich auch eine elektrische Alternanz bedingt durch die von Schlag zu Schlag wechselnde anatomische Position des Herzens (swinging heart).

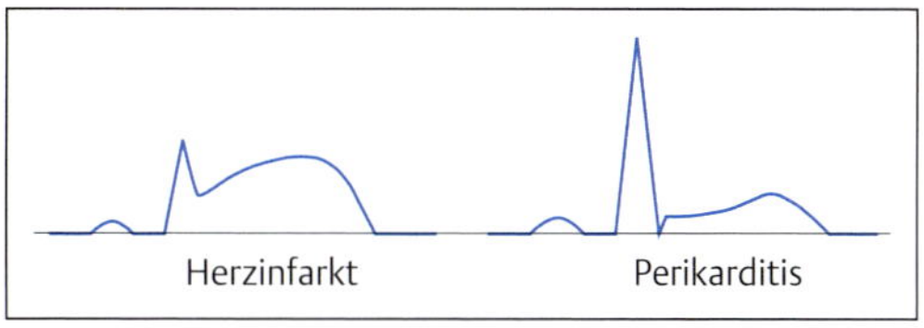

Abb. 3.21 EKG-Veränderungen.

Labor

Folgende Laborparameter gehören zum Routineprogramm bei Verdacht auf Perikarditis: harnpflichtige Substanzen, Entzündungsparameter wie BSG und Leukozyten, CK, Troponin (oft auch geringer Anstieg bei Perimyokarditis durch entzündlich bedingten oder erregerbedingten Myokarduntergang), Schilddrüsenhormone, ASL-Titer, Tuberkulinprobe, Virus-Titer, Rheumafaktoren und Kollagenose-Diagnostik.

Röntgen-Thorax

Das Herz kann normal groß sein. Eine Vergrößerung des Herzschattens wird ab einer Ergussmenge von 400 – 500 ml beobachtet. Dann tritt auch die typische Dreiecks- oder Bocksbeutelform auf. Häufig zeigt sich eine verstrichene Herztaille. Die differenzialdiagnostische Abgrenzung zu einer myogenen Dilatation erfolgt echokardiographisch.

Echokardiographie

Als sensitivste Methode erlaubt die Echokardiographie den Nachweis einer pathologischen Flüssigkeitsansammlung ab einer Menge von 50 ml. Bei einer Menge von über 50 ml findet man eine sichtbare Separation von Perikard und Epikard in der Diastole (systolische Separation kann physiologisch sein). Differenzialdiagnostisch muss an epikardiales Fettgewebe gedacht werden. Ein echofreier Raum von mehr als 5 mm diastolisch, sowohl im Bereich der Vorder- als auch der Hinterwand, zeigt eine Ergussmenge von mehr als 300 ml an. Bei größeren Ergüssen lässt sich eine ausgeprägte Pendelbewegung des Herzens (Swinging Heart) nachweisen. Bei einer fibrösen Perikarditis zeigen sich zottige Strukturen auf dem Epikard. In älteren Ergüssen findet man häufig Zeichen der Organisation bzw. der Septierung.

Differenzialdiagnosen

Insbesondere der Herzinfarkt muss differenzialdiagnostisch bei Thoraxschmerzen in Betracht gezogen werden. Hier lassen sich jedoch reziproke ST-Streckensenkungen in den gegenüberliegenden Ableitungen nachweisen. Die ST-Streckenhebung bei der Perikarditis erfolgt häufig konkav nach oben und geht oft vom aufsteigenden S aus; im Gegensatz zum Infarkt wo die ST-Hebung häufig vom absteigenden R ausgeht. Im Gegensatz zum Infarkt, wo häufig eine regionale Begrenzung vorliegt, sind bei der Perikarditis alle Ableitungen betroffen. Schwierig kann die echokardiographische Abgrenzung eines Pseudoaneurysmas bei gedeckter Ruptur sein.

Verlauf und Prognose

In Abhängigkeit von der Ätiologie kann die Perikarditis in 2 – 3 Wochen folgenlos ausheilen. In seltenen Fällen kommt es durch Obliteration des Perikards zur späteren Entwicklung einer Pericarditis constrictiva noch nach Monaten und Jahren. Ein chronisch rezidivierender Verlauf wird häufig bei idiopathischer Perikarditis viraler Genese, Myxödem oder Tumoren beobachtet. Bei Perikarditis kann es durch rasche Flüssigkeitsansammlung zu einer Perikardtamponade und einem lebensbedrohlichen Notfall kommen.

Therapie

Therapie

Bettruhe und Schmerzbehandlung mit nichtsteroidalen Antiphlogistika wie Acetylsalicylsäure, Diclofenac oder Ibuprofen; nach einer Woche ausschleichende Beendigung der Therapie; eine Antikoagulation sollte vermieden werden, um so keinen hämorrhagischen Perikarderguss bzw. eine rasche Flüssigkeitszunahme zu induzieren.

Therapie in Abhängigkeit von der Ätiologie:

- Bei bakterieller Ursache Antibiotika.
- Bei tuberkulöser Perikarditis antituberkulostatische Therapie.
- Bei rheumatischem Fieber Penicillin und Steroide.
- Bei allergischer Perikarditis, Postmyokardinfarkt-Perikarditis und Postkardiomyotomie-Syndrom nichtsteroidale Antiphlogistika und evtl. Corticosteroide.
- Bei urämischer Perikarditis Dialyse.
- Ätiologisch unklare rezidivierende Ergüsse können mit Cortison bzw. immunsuppressiv behandelt werden; auch eine Colchicin-Behandlung in Verbindung mit Cortison in den ersten Wochen kann erfolgreich sein (1 mg Colchicin über 1 – 2 Monate, Beginn der Therapie mit 3 mg für 3 – 4 d).

3.6.2 Perikarderguss/Perikardtamponade

Als Perikarderguss bezeichnet man jede Vermehrung des Perikardinhalts mit Flüssigkeit aufgrund unten aufgeführter Ursachen.

Auch bei diagnostischen und therapeutischen Eingriffen kann es unter Umständen zur Entwicklung einer Perikardtamponade kommen.

Ätiologie

Ursachen für Perikarderguss/Perikardtamponade:

- Perikarditis, Perikarditis-Antikoagulanzien-Therapie,
- Z. n. Herz-OP,
- Ventrikelruptur,
- Trauma,
- Perforation mit Katheter, Schrittmacher oder Sonden,
- Aortendissektion,
- Malignome.

Die Ergüsse können je nach Genese serös, serofibrinös, sanguinolent, hämorrhagisch oder putride sein. Weiterhin wird je nach Flüssigkeit ein Hydroperikard (systemische Flüssigkeitretention mit Transsudat), ein Hämoperikard (Blut), ein Pneumoperikard (Luft), ein Pyoperikard (Eiter) und ein Chyloperikard (Lymphflüssigkeit) unterschieden.

Durch größere Ergussmengen kommt es zu einer Behinderung der diastolischen Ventrikelfüllung mit nachfolgender Einflussstauung und Gefahr einer Perikardtamponade. Bei rascher Ergussentwicklung kann bereits eine Ergussmenge von 250 ml zu einer Herztamponade mit klinischer Symptomatik führen. Bei langsam (chronisch) entstandenen Ergüssen findet man jedoch häufig Flüssigkeitsmengen von über 1000 ml, die vom Patienten gut toleriert werden. Ein chronischer Perikarderguss beruht überwiegend auf einer Entzündungsreaktion des Perikards. Als Ursachen können hier neben der idiopathischen Genese fortschreitende Niereninsuffizienz, Hämodialysebehandlung, Malignome oder eine traumatische Verletzung angeführt werden.

Pathophysiologie

Durch Flüssigkeitsansammlung im Perikard kommt es zum Anstieg des intraperikardialen Drucks. Dies führt im weiteren Verlauf zunächst zu einer Kompression des Niederdrucksystems (rechter Vorhof, rechter Ventrikel) und der Vena cava. Dies führt zu einer Verminderung der Füllung des rechten Herzens. Durch Sympathikusaktivierung kommt es zu einer reflektorischen Tachykardie, um durch Stimulation peripherer α-Rezeptoren über eine periphere Vasokonstriktion den Druck anzuheben. Bei unzureichender Füllung nach diesen Kompensationsmechanismen kann im weiteren Verlauf das Herzzeitvolumen weiter zurückgehen und sich ein kardiogener Schock entwickeln.

Klinik

Häufig sind bei einer Perikarditis der Rückgang von Schmerzen bzw. Reibegeräusch die ersten Hinweise für die Entstehung bzw. Entwicklung eines Perikardergusses. Durch Rückstau des Blutes vor dem rechten Herzen (erhöhter ZVD) kommt es zur Jugularvenenstauung. Dies führt zu einem positiven Kußmaul-Zeichen, wobei sich ein paradoxer inspiratorischer Druckanstieg in der Jugularvene zeigt. Durch venösen Rückstau berichten die Patienten häufig über Oberbauchschmerzen infolge der Zunahme der Leberkapselspannung. Durch die verminderte Pumpleistung des Herzens entwickeln sich im weiteren Verlauf eine Tachykardie, eine Hypotonie und Dyspnoe. Häufig zeigt sich ein Pulsus paradoxus, das heißt eine inspiratorische Abnahme des systolischen Blutdrucks um mehr als 10 mmHg (differenzialdiagnostisch lässt sich ein Pulsus paradoxus auch bei Pericarditis constrictiva und bei einem Spannungs-Pneumothorax nachweisen). Mittels engmaschiger Verlaufskontrolle von Blutdruck, ZVD sowie Herzfrequenz kann die Ergussentwicklung klinisch abgeschätzt werden. Auskultatorisch zeigen sich leise Herztöne bei einem großen Erguss.

Diagnostik

EKG

Als Zeichen eines großen Ergusses, nicht einer Tamponade, zeigt sich häufig eine Niedervoltage bzw. evtl. eine elektrische Alternanz mit wechselnder Amplitude der R-Zacke.

Röntgen-Thorax

Als Zeichen eines größeren Ergusses wird auch auf dem Röntgen-Thorax-Bild die typische Bocksbeutel- oder Dreiecksform bzw. Zeltform erkennbar.

Echokardiographie

Die diagnostische Methode der Wahl ist die Echokardiographie. Hiermit ist ein direkter Ergussnachweis (echofreier Raum) vor der Vorder- und Hinterwand möglich. Kleinere Ergüsse stellen sich meist im posterioren Bereich endsystolisch dar. Ab 300 ml kann sich auch an der Vorderwand ein Erguss nachweisen lassen. Mittels M-Mode lassen sich auch geringe Ergussmengen darstellen. Die parasternal kurze Achse bzw. der apikale Vierkammerblick erlauben eine gute Darstellung von Perikardergüssen bei Beurteilung der hämodynamischen Relevanz.

In der subkostalen Anlotung können Flüssigkeitsmengen auch vor dem rechten Vorhof nachgewiesen werden. Zeichen einer ausgedehnten Perikardtamponade sind der diastolische Kollaps des rechten Vorhofs und rechten Ventrikels, eine Kompression des rechtsventrikulären Ausflusstraktes (< 7 mm), eine deutlich gestaute Vena cava inferior (> 22 mm) ohne inspiratorischen Kollaps, sowie eine inspiratorische Zunahme des rechtsventrikulären Durchmessers bzw. eine Verlagerung des interventrikulären Septums nach links. Dopplerechokardiographisch zeigt sich über der Mitralklappe eine inspiratorische Abnahme des frühdiastolischen Einstroms, bzw. über der Trikuspidalklappe eine inspiratorische Zunahme des frühdiastolischen Einstroms.

Tabelle 3.**24** Quantifizierung eines Perikardergusses

Größe	Ergussmenge
< 5 mm	gering (0 – 50 ml)
5 – 10 mm	mäßig (50 – 100 ml)
10 – 20 mm	deutlich (100 – 400 ml)
> 20 mm	ausgeprägt (> 400 ml)

CT/MRT

Auch CT bzw. MRT ermöglichen eine gute Darstellung und Abschätzung des Perikardergusses. Zusätzlich kann der hämorrhagische vom serösen Erguss abgegrenzt werden. Mittels Kontrastmittelgabe können im MRT sogar entzündliche Veränderungen des Perikards nachgewiesen werden.

Rechtsherzkatheteruntersuchung

Hämodynamische Zeichen einer Perikardtamponade sind erhöhter Druck im rechten Vorhof, Angleichung des mittleren Drucks im rechten Vorhof an enddiastolische Druckwerte im Ventrikel und der Arteria pulmonalis sowie eine Abnahme des Herzzeitvolumens.

Therapie

Therapie

Bei kleineren asymptomatischen Ergüssen ist keine weitere Maßnahme erforderlich. Eine echokardiographische Verlaufskontrolle sollte im Intervall durchgeführt werden. Bei deutlichen Ergüssen müssen eine Systemerkrankung, Tuberkulose, Neoplasien oder Schilddrüsenunterfunktion ausgeschlossen werden. Bei symptomatischen Ergüssen mit Kompression des rechten Vorhofs bzw. Erhöhung des rechtsventrikulären Druckes mit deutlicher Klinik sollte eine Perikardpunktion zur Entlastung durchgeführt werden. Mithilfe der Echokardiographie lässt sich der optimale Punktionsort bzw. die Punktionsrichtung bestimmen. Nach Ablassen von wenigen Millilitern (> 100 ml Erguss) zeigt sich häufig schon eine dramatische Verbesserung der klinischen und hämodynamischen Situation.

Nach Punktion kann zunächst durch Injektion von Ultraschallkontrastmittel die sichere Position im Perikardraum dokumentiert werden. Der Erfolg der Perikardpunktion zeigt sich echokardiographisch durch eine deutliche Abnahme des Perikardsaums bzw. Ausdehnung der Herzhöhlen. Hämodynamisch findet man häufig eine rasche Abnahme der Herzfrequenz in Kombination mit einer Zunahme des arteriellen Druckes und Rückgang des zentralen Venendruckes. Bei einer notfallmäßig durchgeführten blinden Punktion wird die Nadel üblicherweise zwischen Processus xiphoideus und linkem Rippenbogenrand in einem Winkel von 30–40 Grad zur Oberfläche in Richtung auf das linke Schulterblatt unter Aspiration vorgeführt, und nach Aspiration von Flüssigkeit ein Draht in den Perikardraum vorgeschoben und anschließend gegen einen Katheter ausgewechselt. Bei dringendem Verdacht auf eitrige Ergüsse empfiehlt sich ebenfalls zur Keimgewinnung und zum Keimnachweis die Punktion.

Bei Verdacht auf maligne Ergüsse kann nach Ablassen der Flüssigkeit die Instillation von Zytostatika in den Perikardraum zu einer Verklebung des Perikards führen und so die Entstehung rezidivierender Perikardergüsse mit klinisch hämodynamischer Kompromittierung verhindern. Die Punktatflüssigkeit sollte auf Hämoglobingehalt, Leukozyten (Lymphozytose bei Tbc, Kollagenosen und Neoplasien), Glucose, Proteingehalt, Osmolarität, LDH, pH-Wert, Cholesterinkonzentration, Zytologie, antinukleäre Antikörper, Rheumafaktoren, Mikrobiologie inkl. Säurestäbchen untersucht werden.

Operative Therapie: Bei rezidivierenden Perikardergüssen mit hämodynamischer Relevanz bzw. nach einer Myokardruptur mit rasch nachlaufendem Erguss ist die notfallmäßige operative Versorgung erforderlich. Auch bei purulenter Perikarditis bzw. bei Tuberkulose ist in den meisten Fällen eine operative Sanierung notwendig. Bei chronischem Erguss ist ggf. eine Fensterung des Perikards möglich. In das operativ geschaffene Fenster wird für 1–2 Tage eine Drainage gelegt. Als Zugangswege für eine operative Perikardfensterung kann die subxiphoidale Fensterung oder die anterolaterale Thorakotomie verwendet werden. Es werden mehrere Fenster ins Perikard hineingeschnitten und so eine Entlastung erreicht. Bei unzureichendem Ergebnis kann in einzelnen Fällen eine subtotale oder totale Perikardektomie indiziert sein.

3.6.3 Chronisch konstriktive Perikarditis

Bei der Pericarditis constrictiva handelt es sich um das Endstadium eines entzündlichen Prozesses, bei dem es zu einer ausgeprägten Fibrose mit Adhäsion des vizeralen und parietalen Perikards kommt. Dies kann zu einer diastolischen Füllungsbehinderung des rechten Ventrikels führen. Die Füllungsbehinderung wird überwiegend hervorgerufen durch eine Organisierung der Flüssigkeitsansammlung (Blut/entzündlicher Erguss, Verkalkung), wodurch es zu einem Druckangleich in allen vier Herzhöhlen kommt. Eine Pericarditis constrictiva findet in sich ca. 0,1 % des Sektionsgutes.

Ätiologie/Pathogenese

In der überwiegenden Anzahl liegt nach wie vor eine tuberkulöse Perikarditis als Ursache vor. Aber auch purulente Perikarditis, Hämoperikard, Z. n. Herz-OP, Kollagenose, Urämie, tumoröse Erkrankungen sowie Strahlenperikarditis können ursächlich angeschuldigt werden. Die Schwielen können entweder auf das Epi- oder das Perikard begrenzt sein. Häufig sind jedoch beide Blätter verklebt und man findet Kalkeinlagerungen, bis hin zum so genannten „Panzerherz". Infolge der gehemmten diastolischen Dehnbarkeit kommt es zur diastolischen Füllungsbehinderung meist beider Ventrikel. Daraus resultiert ein vermindertes Auswurfvolumen beider Ventrikel sowie ein Rückstau des Blutes in die Lungenstrombahn bzw. vor das rechte Herz mit erhöhtem zentralvenösem Druck.

Klinik

Klinisch zeigt sich ein Missverhältnis zwischen der normalen Herzgröße und der fehlenden Lungenstauung einerseits, sowie den schweren Zeichen einer chronischen Rechtsherzinsuffizienz und einer ausgeprägten Belastungsdyspnoe andererseits. Als Leitsymptome zeigen sich eine Halsvenenstauung sowie ein ausgeprägter Aszites durch die posthepatische Hypertension. Als allgemeine Symptome gelten Schwäche, Müdigkeit, Gewichtsverlust und Muskelschwund als Folge des erniedrigten Herzzeitvolumens. Weiterhin zeigen sich eine deutliche Tachykardie sowie eine verringerte Blutdruckamplitude und ein fehlender Herzspitzenstoß als Symptome. Durch Kompression der Koronararterien können die Patienten auch unter pektanginöser Beschwerdesymptomatik leiden. Weiterhin findet sich ein positives Kußmaul-Zeichen, welches als inspiratorischer Anstieg des venösen Druckes erscheint.

Tabelle 3.**25** Ätiologie der Pericarditis constrictiva

idiopathisch	33 %
vorangegangene Herz-OP	18 %
Perikarditis	16 %
Bestrahlungstherapie (im Bereich des Mediastinums bei Morbus Hodgkin, im Mittel nach 13 Jahren)	13 %
Autoimmunerkrankungen (systemischer Lupus erythematodes, rheumatoide Arthritis u. a.)	7 %
Infektionen	3 %
andere Erkrankungen	10 %

Diagnostik

Labor

Bei der Bestimmung laborchemischer Parameter zeigen sich typischerweise eine Transaminasen- und Bilirubinerhöhung, sowie eine gestörte Syntheseleistung der Leber mit Hypoproteinämie und eine Stauungsproteinurie.

EKG

Häufig lassen sich im EKG nur unspezifische Befunde wie z. B. P-Mitrale, T-Negativierung, Niedervoltage und gelegentlich Vorhofflimmern nachweisen. Als Ausdruck der Perikardverschwielung und der Vorhofdilatation zeigt sich im Oberflächen-EKG häufig ein Low-Voltage-Bild.

Röntgen-Thorax

Das Herz ist häufig normal groß, allerdings kann es auch zu einer Vergrößerung der Herzsilhouette durch Perikardverdickung kommen. Gelegentlich lassen sich auch fleckförmige oder schalenförmige Verkalkungen sowie eine eingeschränkte Bewegungsamplitude der Herzränder unter Durchleuchtung nachweisen.

Echokardiographie

Beide Ventrikel erscheinen eher klein im Vergleich zu den dilatierten Vorhöfen. Häufig sind verstärkte Echos der verkalkten Perikardschwielen mit deutlichen Schallschatten zu erkennen. Darüber hinaus zeigt sich häufig eine verminderte Bewegungsamplitude der Hinterwand des linken Ventrikels. Während der frühdiastolischen Aufwärtsbewegung der Ventrikelwände kommt es zu einem plötzlichen Stopp mit anschließendem Plateau. In der transthorakalen Echokardiographie lässt sich eine Perikardverdickung von mindestens 3 mm erkennen und die Diagnose konstriktive Perikarditis erhärten.

CT/MRT

Eine Perikardverdickung über 3 mm lässt sich sowohl im MRT als auch im CT gut erkennen. Verdickungen über 6 mm sind spezifisch für eine konstriktive Perikarditis. Gelegentlich zeigt sich bei einer Perikarditis jedoch keine eindeutige Perikardverdickung in der bildgebenden Diagnostik. Mittels CT lässt sich die Kalzifizierung des Perikards gut erkennen. Im MRT kann das umgebende Gewebe genauer dargestellt werden.

Rechtsherzkatheteruntersuchung

Bei Patienten mit Verdacht auf konstriktive Perikarditis sollte eine Links- und Rechtsherzkatheteruntersuchung erfolgen. Im Rahmen der hämodynamischen Erhebung zeigt sich ein Angleich des mittleren Druckes in den Vorhöfen mit den enddiastolischen Druckwerten in den Ventrikeln und der Pulmonalarterie. Als typischer Befund lässt sich häufig auch ein Dip-Plateau-Phänomen (Abb. 3.**22**) mit einem frühdiastolischen Tief nachweisen. Der frühdiastolische Dip korrespondiert mit einem Stopp in der frühdiastolischen Füllungsphase nach Erreichen der maximalen Füllung durch die Perikardfibrose. Die Druckwerte im rechten Vorhof, der rechtsventrikuläre Druck und der PCW bzw. enddiastolische Druck im linken Ventrikel liegen im Bereich von 15 – 25 mmHg. Während der Inspiration kommt es zu einer Abnahme des linksventrikulären Druckes, bei gleichzeitiger Zunahme des rechtsventrikulären Druckes, aufgrund der Volumenverschiebung in Richtung des rechten Herzens. Differenzialdiagnostisch muss von der konstriktiven Perikarditis die restriktive Kardiomyopathie abgegrenzt werden. Bei der restriktiven Kardiomyopathie findet man keine Perikardschwiele und meist eine stärker gestörte systolische Ventrikelfunktion. Bei der Pericarditis constrictiva sowie einer Perikardtamponade zeigen sich echokardiographisch eine inspiratorische Abnahme der Strömungsgeschwindigkeit über der Mitralklappe bzw. eine exspiratorische Zunahme der Strömungsgeschwindigkeit. Diese Befunde fehlen bei einer restriktiven Kardiomyopathie. Bei einer

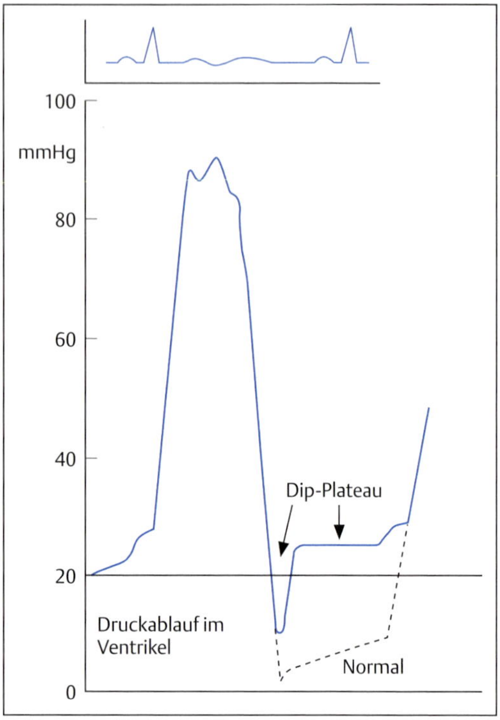

Abb. 3.22 Dip-Plateau-Phänomen.

Endomyokardfibrose zeigt sich üblicherweise keine Verkalkung. Weiterhin geht eine Endomyokardfibrose mit einer linksventrikulären Dilatation und einer systolischen Kontraktionsstörung einher. Differenzialdiagnostisch müssen Trikuspidalklappeninsuffizienz/-stenose, Leberzirrhose bzw. nephrotisches Syndrom ausgeschlossen werden.

Therapie

Therapie

Bei einer konstriktiven Perikarditis kommt es zu einer progredienten Verschlechterung der klinischen Symptomatik. Unter konservativer Behandlung mit Diuretika kann kurzfristig eine subjektive Erleichterung erzielt werden. Es besteht jedoch die Gefahr, auch eine Verschlechterung herbeizuführen, da es unter Vorlastsenkung zu einer weiteren Reduktion der diastolischen Füllung kommen kann. Unter Digitalis-Therapie zeigt sich häufig keine wesentliche Befundbesserung; bei Tachyarrhythmia absoluta bewirkt die Therapie eine Reduktion der Herzfrequenz mit Verbesserung der klinischen Symptomatik. In der Regel besteht eine therapierefraktäre Herzinsuffizienz, die lediglich operativ gebessert werden kann.

Operative Therapie: Bei eindeutig nachgewiesener Verschwielung bzw. Verkalkung und deutlichen hämodynamischen Zeichen (Einflussstauung, ZVD > 15) sowie reduzierter Leistungsfähigkeit ist die Indikation zur operativen Dekortikation gegeben. Insgesamt sollte die Operationsindikation frühzeitig gestellt werden, um so die Entstehung bzw. Ausbildung sekundärer Komplikationen wie Myokardatrophie, Leberzirrhose oder nephrotisches Syndrom zu verhindern. Wird zu spät operiert, kann es postoperativ zu einer akuten Verschlechterung kommen. Wenn die Verschwielung operativ vollständig entfernt wurde, tritt häufig erst nach Wochen bis Monaten nach dem operativen Eingriff eine Verbesserung der klinischen Symptomatik ein.

3.7 Herzinsuffizienz

M. Buerke, H.-J. Rupprecht
(Frühere Bearbeitung: N. Treese, Th. Fischer)

Definition

Unvermögen des Herzens, in Ruhe oder unter Belastung eine ausreichende Organdurchblutung zu gewährleisten: akutes oder chronisches Auftreten ist möglich.

3.7.1 Akute Herzinsuffizienz

Ätiologie

Die akute Herzinsuffizienz kann verschiedene Ursachen haben:

- **Kardiale Faktoren:**
  - Myokardiale Ursache: durch akuten Myokardinfarkt, Septumruptur, Myokarditis.
  - Klappenapparat: dekompensiertes Vitium, Kapillarmuskelabriss, Sehnenfadenabriss, floride Endokarditis.
  - Herzrhythmusstörungen: Vorhofflimmern, supraventrikuläre und ventrikuläre Arrhythmien und Bradykardien.
  - Perikard: Herzbeuteltamponade, Ventrikelruptur.
- **Extrakardiale Ursachen:** Lungenembolie, hypertensive Krise, Hyperthyreose, Anämie, Infekt, disseziierendes Aortenaneurysma.
- **Medikamentös-toxische Ursachen:** mangelnde Patientencompliance, Einnahme von Medikamenten mit negativ inotroper Wirkung, übermäßige Vorlastsenkung, erhöhte Salzzufuhr, körperliche oder seelische Belastung.

Klinik

Die **akute Herzinsuffizienz** ist durch ein reduziertes Auswurfvolumen bei erhöhtem enddiastolischen Volumen und erhöhtem Druck der linken Kammer (akutes Linksherzversagen) oder des rechten Ventrikels (akutes Rechtsherzversagen) gekennzeichnet. Dadurch kommt es zur pulmonalvenösen Stauung bis hin zum Lungenödem, Halsvenenstauung, Stauungsleber mit Aszites sowie peripheren Ödemen (Rückwärtsversagen). Kompensatorische Mechanismen wie periphere Vasokonstriktion und Tachykardie können zur Schocksymptomatik mit weiterem Blutdruckabfall, Anstieg des diastolischen Blutdrucks bzw. Verkleinerung der Blutdruckamplitude beitragen.

Der **kardiogene Schock** ist definiert als ein schweres akutes Herzversagen mit Hypotension (systolischer Blutdruck < 85 mmHg), erhöhte intraventrikuläre Füllungsdrücke, Tachykardie mit einer Herzfrequenz von über 100 Schlägen/Minute, Tachypnoe, peripherer Vasokonstriktion, Oligurie mit weniger als 20 ml/h Urinproduktion, metabolischer Azidose bzw. getrübtem Bewusstsein. Weiterhin gehören zur Definition der Einsatz von Katecholaminen zur Herz-Kreislauf-Unterstützung bzw. die Implantation einer intraaortalen Ballonpumpe, ein Herzzeitvolumen < 2,2 l/min/m² und ein PCW > 15 mmHg (mittels Rechtsherzkatheter gemessen).

Ein kardial verursachtes **Lungenödem** tritt bei ca. 180 Patienten pro 100 000 Einwohnern im Jahr auf. ⅓ der Patienten zeigt eine milde Lungenstauung mit einer SAO_2 > 90 %. In ⅔ der Fälle kommt ein schweres Lungenödem vor, wobei es zu einem Abfall der Sättigung (SAO_2 < 90 %) kommt, sodass bei ca. 15 % dieser Patienten eine sofortige Beatmung indiziert ist. Pathophysiologisch steht beim kardial bedingten Lungenödem häufig ein Anstieg des systemischen peripheren Gefäßwiderstandes im Vordergrund. Dies lässt sich klinisch häufig an erhöhten Blutdruckwerten nachweisen. Bei vorgeschädigtem linken Ventrikel kann der massive Anstieg der Nachlast zu einem weiteren Rückgang der kardialen Pumpleistung führen. Zusätzlich zeigt sich häufig auch eine schwere diastolische Funktionsstörung. Diese führt zu einem rapiden Anstieg der linksventrikulären Füllungsdrücke bzw. des pulmonal-kapillaren Füllungsdruckes (PCWP > 18 mmHg). Dadurch kommt es zu einer Umverteilung von Flüssigkeit mit interstitiellem alveolärem Lungenödem. Die daraus resultierende Hypoxie führt zu einer weiteren Verschlechterung der kardialen Pumpfunktion im Sinne eines Circulus vitiosus.

Patienten, die im Rahmen einer kardialen Dekompensation ein akutes kardiales Lungenödem entwickeln, sind oft älter und haben eine ausgeprägte koronare Herzerkrankung. Als weitere Kofaktoren gelten arterielle Hypertonie, Diabetes mellitus bzw. ein Vitium.

Ursachen eines kardiogenen Schocks sind ausgedehnte ST-Strecken-Hebungsinfarkte oder Nicht-ST-Hebungsinfarkte bzw. deren Komplikationen: großer Vorderwandinfarkt, akute Mitralklappeninsuffizienz durch Papillarmuskelruptur/-ischämie, akuter Ventrikelseptumdefekt, Ventrikelruptur mit Perikardtamponade, rechtsventrikulärer Infarkt, tachykarde bzw. bradykarde Herzrhythmusstörungen.

Differenzialdiagnostisch muss in diesem Zusammenhang an folgende Erkrankungen gedacht werden: akute Lungenembolie, Perikardtamponade, Aortendissektion, Endokarditis mit Klappendysfunktion, andere Schockformen (septischer Schock, anaphylaktischer Schock).

Diagnostik

Zur Basisdiagnostik beim akuten Myokardinfarkt bzw. kardialen Lungenödem gehören:

- **12-Kanal-EKG:** zum Nachweis von Zeichen eines frischen bzw. älteren Myokardinfarktes bzw. zur Erkennung höhergradiger Rhythmusstörungen.
- **Notfalllabor:** Nekrose-/Infarktzeichen (Troponin), Blutbild, Gerinnung, harnpflichtige Substanzen, Elektrolyte, Transaminasen, Entzündungswerte, Laktat, TSH.
- **Echokardiographie** zur Bestimmung der kardialen Pumpfunktion, der Links- bzw. Rechtsherzbelastung, Bestimmung der Ventrikel- bzw. Vorhofgröße, Evaluierung der myokardialen Hypertrophie, Klappenstenose bzw. Klappeninsuffizienz, bzw. Beurteilung eines Perikardergusses.
- **Röntgen-Thorax:** hier lassen sich Zeichen der akuten und chronischen pulmonalvenösen Stauung erkennen.
- **Blutgasanalyse** bzw. **Pulsoxymetrie**
- Bestimmung von paO_2, SaO_2, $paCO_2$, Erfassung der Azidose und Lactat zur **Bestimmung der Schwere der Gasaustauschstörung**.

! Bei schwerem kardialen Lungenödem bzw. kardiogenem Schock ist eine invasive Blutdruckmessung notwendig, bzw. auch eine Rechtsherzkatheteruntersuchung (Swan-Ganz-Katheter) zur Bestimmung des Herzzeitvolumens, Herzindex, Bestimmung der pulmonalarteriellen Drücke, PCW, systemischer peripherer Gefäßwiderstand.

Therapie

Therapie des kardialen Lungenödems bzw. des kardiogenen Schocks

Initialtherapie

- Sauerstoffapplikation über Maske bzw. Nasensonde; bei weiterer Verschlechterung ggf. CPAP-Beatmung oder rasche Intubation.
- Morphin zur Analgesie und Sedierung; 2–5 mg i.v.; evidenzbasierte Daten zur Effektivität von Morphin bei akuter Herzinsuffizienz gibt es jedoch nicht.
- Nachlast- bzw. Vorlastsenkung:
  - Mittels Nitroglycerin bzw. Isosorbiddinitrat kann sowohl die kardiale Nachlast als auch die kardiale Vorlast gesenkt werden. Am effektivsten ist die Gabe von Nitraten in Kombination mit niedrig dosiertem Furosemid (40–80 mg i.v.). Beim kardiogenen Schock ist die intravenöse Gabe von Nitraten nicht indiziert.
  - Nitroprussidnatrium unter hämodynamischem Monitoring bzw. bei fehlendem Ansprechen auf eine Nitrattherapie kann bei Patienten mit massiv erhöhtem peripheren Widerstand bzw. Hypertension als Dauerinfusion in Dosen von 0,5 µg/kg KG/min bis max. 10 µg/kg KG/min unter invasivem Blutdruckmonitoring eingesetzt werden.
  - Zur Nachlastsenkung kann auch eine mittlere Dosis eines Schleifendiuretikums eingesetzt werden (Furosemid 40–80 mg i.v.)

Beim **akuten Lungenödem** kommt es zu einer Volumenbelastung, daher gehört die intravenöse Gabe von Schleifendiuretika in Kombination mit einer Flüssigkeitsrestriktion zur Standardtherapie. Bei der akuten Belastung sollten keine größeren Volumengaben erfolgen. Bei Lungenödem und akutem Nierenversagen bzw. terminaler Niereninsuffizienz kann der Einsatz von kontinuierlichen bzw. intermittierenden Nierenersatzverfahren (Dialyse, Hämofiltration, CVVH) versucht werden.

Im Gegensatz dazu muss beim **kardiogenen Schock** zunächst ein Volumenmangel ausgeschlossen werden. Deswegen sollten fraktioniert Volumengaben von 100 ml erfolgen, um eine ausreichende Vorlast zu gewährleisten und so leicht erhöhte Füllungsdrücke anzustreben.

Bei **tachykarden Rhythmusstörungen** (ventrikuläre Tachykardien bzw. tachykardes Vorhofflimmern) kann eine sofortige elektrische Kardioversion mit einer Verbesserung der hämodynamischen Situation einhergehen. Als medikamentöse Therapieoption steht die intravenöse Gabe von **Amiodaron** zur Verfügung.

Positiv inotrope Unterstützung kann sowohl beim Lungenödem als auch beim kardiogenen Schock notwendig sein. Initial sollte mit einer **intravenösen Dobutamintherapie** begonnen werden. Durch Stimulation von kardialen β_1-Adrenorezeptoren kann die hämodynamische Stabilisierung über Verbesserung der kardialen Kontraktiliät bzw. leichte Vasodilatation erfolgen; Dosierung 1–20 µg/kg KG/min.

Gerade beim kardialen Lungenödem kann die Kombination von **Dobutamin und NPN** bei deutlich erhöhter Nachlast, bzw. erhöhten peripheren Widerständen, über eine synergistische Wirkverstärkung (positive Inotropie, Nachlastsenkung) zu einer raschen hämodynamischen Stabilisie- ▶

rung beitragen. Im kardiogenen Schock kann bei unzureichendem Blutdruckanstieg häufig die zusätzliche Gabe von Noradrenalin notwendig werden. Durch überwiegende Vasokonstriktion der α-Adrenorezeptoren kann der Perfusionsdruck angehoben werden. Allerdings sollte unter hämodynamischem Monitoring die Noradrenalindosis so titriert werden, dass Blutdruckwerte von 90 mmHg erreicht werden bzw. der periphere Widerstand im Bereich von 600 – 800 $dyn/s/cm^{-5}$ eingestellt wird (Dosierung 0,05 – 5 μg/kg KG/min).

Der Einsatz von **Dopamin** ist aufgrund seiner multiplen, nicht sicher steuerbaren Effekte (Erhöhung der Nierendurchblutung, kardiale Beta-Stimulation bzw. Vasokonstriktion) in den letzten Jahren mehr und mehr in den Hintergrund getreten. Der Einsatz von **Adrenalin** mit Stimulation von α-, β_1- und β_2-Adrenorezeptoren in Dosierungen von 0,05 – 5 μg/kg KG/min sollte der kardiopulmonalen Reanimation vorbehalten sein. Insgesamt sollte der Einsatz von Katecholaminen kritisch gesehen werden. Das bedeutet, dass die Gabe nur so lange wie notwendig und in der geringsten erforderlichen Dosis erfolgen sollte. Unter dem unkontrollierten Einsatz von Katecholaminen können kardial toxische Effekte wie Myokardnekrosen, Verstärkung der Entzündungsreaktion bzw. tachykarde Rhythmusstörungen ausgelöst werden.

Als weitere interessante Substanz wird in Zukunft zunehmend der **Calcium-Sensitizer Levosimendan** zum Einsatz kommen. Über eine vermehrte Bindung des kardialen Troponins kommt es zum positiv inotropen Effekt. Über eine Aktivierung des Kaliumkanals kann zusätzlich eine periphere Vasodilatation vermittelt werden. Insgesamt führt die Gabe von Levosimendan nicht zu einer intrazellulären Calciumerhöhung, somit sind Nebenwirkungen wie erhöhte kardiale Automatie nicht zu erwarten. Bei Patienten mit akuter kardialer Dekompensation zeigte Levosimendan im Vergleich zu Dobutamin eine deutliche Verbesserung der Hämodynamik bei gleichzeitigem Rückgang der Mortalität. In ersten Untersuchungen

▶

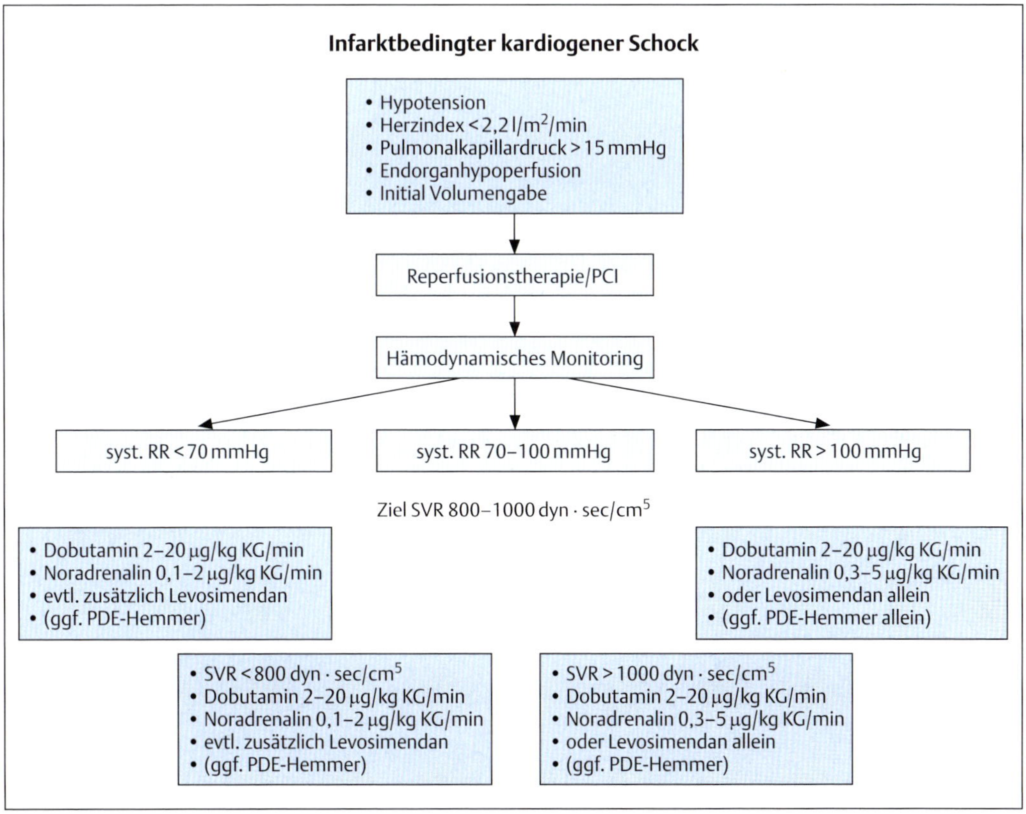

Abb. 3.23 Therapeutisches Vorgehen beim infarktbedingten kardiogenen Schock.

Tabelle 3.**26** Inotrop-vasoaktive Substanzen beim kardiogenen Schock

Substanz	Dosierung	Rezeptoren					andere Wirkung	Effekte
		α art.	α ven.	β 1	β 2	DA		
Dobutamin	2 – 30 µg/kg KG/min	0 – +	?	++++	++	0		Steigerung CI, Reduktion SVR Bei Dosierung > 6 µg/kg KG/min: • Steigerung VO_2 • Reduktion O_2-Extraktion • chemische Ischämien • Tachyarrhythmien
Noradrenalin	0,1 – 0,4 µg/kg KG/min	++++	++++	++++	? +	0		Steigerung SVR Steigerung bis keine Veränderung CI Steigerung DO_2
Adrenalin	0,1 – 0,3 µg/kg KG/min	+	+	++++	++++	o		Steigerung der Herzfrequenz
	0,03-0,15 µg/kg KG/min	+++	+++	+++	++++	o		Steigerung SVR Steigerung CI Steigerung DO_2
	0,15 – 0,3 µg/kg KG/min	+++++	+++++	++++	++++	0		Steigerung SVR Steigerung CI Steigerung DO_2
Dopamin	0,5 – 5 µg/kg KG/min	0	++++	0	0	+++++		Steigerung CI Steigerung mittl. arterieller Druck Steigerung Herzfrequenz
	2,0 – 10 µg/kg KG/min und > 10 µg/kg KG/min							Erhöhung des peripheren Widerstandes
Nitroprussid-natrium	0,5 – 10 µg/kg KG/min							Reduktion des peripheren Widerstandes
PDE-Hemmer							cAMP-Erhöhung	Vasodilatation ++ pos. inotrop +
Levosimendan							Ca-Sensitizer	pos. inotrop ++++ Vasodilatation ++

bei Patienten mit kardiogenem Schock scheint die Kombination von Levosimendan und Noradrenalin zu einer raschen hämodynamischen Verbesserung zu führen.

Der Einsatz von **Phosphodiesterase-Inhibitoren** (PDE-3-Hemmern), die über eine Abbauhemmung des zyklischen AMP in den Herzmuskelzellen zu einem starken vasodilatatierenden Effekt und einem geringen inotropen Effekt führen, ist in den vergangenen Jahren aufgrund gesteigerter tachykarder Rhythmusstörungen doch deutlich zurückgegangen. Unter Enoximon-Therapie (Dosierung Bolus 0,25 – 0,5 mg/kg KG, Infusion 2,5 – 10 µg/kg KG/min) bzw. Milrinon (Dosierung Bolus 25 – 50 µg/kg KG, Infusion 0,37 – 0,75 µg/kg KG/min) kommt es zu einem Anstieg des Herzzeitvolumens bei gleichzeitiger Vor- und Nachlastsenkung. Bei längerfristigem Einsatz von PDE-Hemmern zeigte sich jedoch eine Mortalitätszunahme. Bei Patienten mit vorbestehender Beta-Blocker-Therapie scheint die Kombination von PDE-Hemmern und Noradrenalin deutlich besser zu sein als Dobutamin + Noradrenalin.

Eine intraaortale Gegenpulsation mithilfe einer Ballonpumpe (IABP) führt über eine Senkung der Nachlast bzw. Verbesserung der koronaren Perfusion zu einer mäßigen hämodynamischen Verbesserung. Prospektive randomisierte Studien zum Nutzen der IABP beim infarktbedingten kardiogenen Schock liegen jedoch nicht vor.

Bei einem infarktbedingten kardiogenen Schock sollte jedoch eine frühzeitige Angiographie mit Revaskularisation erfolgen, da nur hierdurch gegenüber einer konservativen Therapie ein langfristiger Überlebensvorteil erzielt werden kann.

3.7.2 Chronische Herzinsuffizienz

Ätiologie

Bei der chronischen Herzinsuffizienz handelt es sich trotz abnehmender kardiovaskulärer Sterblichkeit um eine häufige Erkrankung. Überwiegend sind Männer betroffen. Gerade ältere Patienten leiden aufgrund der ausgeprägten Komorbidität bzw. einer schweren koronarer Herzerkrankung häufig an chronischer Herzinsuffizienz.

Als Ursachen der chronischen Herzinsuffizienz konnten im SOLVD-Register folgende Faktoren identifiziert werden:

- koronare Herzerkrankung (52 %),
- dilatative Kardiomyopathie (18 %),
- arterieller Hypertonus (15 %),
- Herzklappenerkrankung, angeborene Herzfehler, Arrhythmien, Medikamente, Herztumoren.

Gemeinsames Merkmal der chronischen Herzinsuffizienz ist eine Abnahme des Herzzeitvolumens, vor allem unter Belastung (Low-output Failure) und somit eine unzureichende Versorgung der peripheren Organe. In seltenen Fällen kann trotz erhöhten Herzzeitvolumens bei Erkrankungen wie Sepsis, Anämie, Hyperthyreose, venösen Fisteln, akute Glomerulonephritis oder Leberzirrhose durch ein so genanntes High-output Failure eine unzureichende Versorgung der peripheren Organe vorliegen.

Formen der chronischen Herzinsuffizienz

Die chronische Herzinsuffizienz entwickelt sich durch den Verlust von kontraktilem Gewebe oder als Folge einer andauernden Änderung der Hämodynamik bzw. verminderten Effektivität des kontraktilen Gewebes.

Kontraktilitätsverlust: Ein Verlust der Kontraktilität kann beim akuten Myokardinfarkt durch Untergang von Ventrikelmasse (40 % führen zum Myokardinfarkt) oder durch eine dilatative Kardiomyopathie bedingt sein.

Druckbelastung/Erhöhung der Nachlast: Durch arterielle Hypertonie oder Aortenklappenstenose kommt es im linken Ventrikel zu einer deutlichen Erhöhung der Nachlast. Dies führt zu einer kompensatorisch konzentrischen Muskelhypertrophie bei initial noch normaler linksventrikulärer Funktion. Im weiteren Verlauf, unter Zunahme der Hypertrophie, kommt es zu einer deutlichen Abnahme der Kontraktilität und dann zum Linksherzversagen.

Volumenbelastung/Erhöhung der Vorlast: Durch Klappeninsuffizienzen (Mitralinsuffizienz, Aortenklappeninsuffizienz) oder auch Shuntvitien bzw. bei einem hyperdynamen Status kann es aufgrund der Volumenbelastung zu einer Gefügedilatation und exzentrischen Hypertrophie des Ventrikels mit Verlust der linksventrikulären Funktion kommen.

Füllungsbehinderung: Durch verzögerte bzw. gestörte Füllung des linken Ventrikels bei Mitralklappenstenose, Pericarditis constrictiva oder restriktiver Kardiomyopathie kann es akut oder chronisch zu einer Herzinsuffizienz kommen.

Abnorme Herzfrequenz: Bei ausgeprägter Tachykardie kann aufgrund der unzureichenden Füllung des linken Ventrikels in der Diastole eine Herzinsuffizienz entstehen. Auch über eine Bradykardie mit Frequenzen unter 40 Schlägen/Minute kann das Herzzeitvolumen nicht ausreichend sein, sodass klinisch eine Herzinsuffizienz auftritt. Der linke Ventrikel hat verschiedene Mechanismen um auf pathophysiologische Veränderungen zu reagieren. Durch eine vermehrte Dehnung des Myokards erhöht sich die Kontraktionskraft (Frank-Starling-Gesetz). Das enddiastolische Volumen und der enddiastolische Druck korrelieren mit der enddiastolischen Wandspannung. Die myokardiale Wandspannung lässt sich über den intrakardialen Druck, den inneren Ventrikelradius geteilt durch die Dicke der Muskelwand bestimmen (Laplace-Gesetz). Die Nachlast entspricht der Wandspannung bzw. der Belastung des linken Ventrikels, die in der Systole auftritt. Für die Nachlast sind der diastolische Blutdruck und der systemische Gefäßwiderstand bestimmend. Eine Zunahme der Nachlast bzw. die daraus resultierende Abnahme des Schlagvolumens führt über eine Zunahme der Vorlast und Steigerung der Kontraktilität zu einem raschen Ausgleich. Bei schwerer Herzinsuffizienz oder ausgeprägter Hypovolämie greifen diese Kompensationsmechanismen nicht. Die Zunahme der kardialen Kontraktilität durch eine vermehrte Bindung von Calciumionen an Myofilamente bzw. durch eine Zunahme der Calciumsensitivität der Myofilamente nach Applikation positiver inotroper Substanzen bewirkt eine verbesserte Pumpleistung. Durch Steigerung der Herzfrequenz kommt es zur Zunahme des Herzzeitvolumens, da der Anteil der Systole am Herzzyklus zunimmt.

Systolische Dysfunktion: Die systolische Dysfunktion ist definiert als verminderte kardiale Kontraktilität durch reduzierte Calciumfreisetzung aus dem sarkoplasmatischen Retikulum bzw. reduzierte Calciumempfindlichkeit der Myofilamente. Durch eine Rechtsverschiebung der Druck-Volumen-Beziehung kommt es zu einem verminderten Schlagvolumen. Durch Zunahme der peripheren Vasokontraktion kommt es zu einer Reduktion der peripheren Minderperfusion.

Diastolische Dysfunktion: Die diastolische Dysfunktion ist durch eine gestörte Relaxation mit verzögerter Calciumaufnahme in das sarkoplasmatische Retikulum (z. B. bei myokardialer Ischämie) und durch verminderte Compliance des Ventrikels (z. B. bei Hypertrophie, Narbenbildung, Myokardfibrose) charakterisiert. Dies führt zu einem erhöhten diastolischen Druck bei normalem Kammervolumen und einer geringen Linksverschiebung der Druck-Volumen-Beziehung. Durch die Behinderung der linksventrikulären Füllung steht klinisch häufig die Dyspnoe als Zeichen im Vordergrund. Die gestörte LV-Relaxation lässt sich im Doppler über der Mitralklappe durch ein gestörtes E/A-Verhältnis ($E/A < 1$) als verstärkte atriale Kontraktion erkennen. Bei Auftreten von Vorhofflimmern kommt es häufig zu einer deutlichen Verschlechterung der klinischen Symptomatik. Auch eine Tachykardie führt bei diastolischer Dysfunktion aufgrund der Verkürzung der diastolischen Füllungszeit häufig zu einer klinischen Verschlechterung.

Vorwärtsversagen/Rückwärtsversagen: Beim Vorwärtsversagen steht die Organminderperfusion aufgrund einer ungenügenden kardialen Auswurfleistung im Vordergrund. Durch Kompensationsmechanismen (Aktivierung des sympathischen Nervensystems und Renin/Angiotensin) wird versucht einen ausreichenden arteriellen Blutdruck aufzubauen. Gleichzeitig kommt es zu einer Umverteilung des reduzierten Herzzeitvolumens zugunsten vitaler Organe.

Beim Rückwärtsversagen ist der Ventrikel nicht in der Lage das angebotene Blutvolumen diastolisch aufzunehmen und/oder systolisch weiter zu transportieren. Es kommt zu einem Druckanstieg im pulmonalarteriellen Kreislauf bzw. zu einem Rückstau ins venöse System mit Belastung von Leber, Magen sowie Darm und Ödembildung. Bei chronischer Herzinsuffizienz finden sich häufig sowohl Zeichen des Vorwärts- als auch des Rückwärtsversagens.

Links-/Rechtsherzinsuffizienz: Die Linksherzinsuffizienz ist gekennzeichnet durch die Folgen eines reduzierten Herzzeitvolumens und den Rückstau in die Lungenstrombahn. Aufgrund der reduzierten Durchblutung lebenswichtiger Organe zeigt sich bei den Patienten häufig eine rasche Ermüdung bzw. reduzierte zerebrale Leistungsfähigkeit. Bei körperlicher Belastung wird frühzeitig die anaerobe Schwelle mit Anhäufung von Lactat erreicht. Durch die Bicarbonat-Pufferung kommt es zum Anstieg des CO_2-Partialdruckes, dies führt zur Stimulation des Atemzentrums mit Zunahme der Dyspnoe. Durch den Rückstau des Blutes in der Lungenstrombahn und gleichzeitiger Erhöhung des pulmonalen Kapillardruckes kommt es zu einem Flüssigkeitsübertritt in das Interstitium bzw. in den Alveolarraum und der Gefahr eines Lungenödems. Im Gegensatz dazu zeigt sich bei der Rechtsherzinsuffizienz überwiegend ein Rückstau des Blutes ins venöse System mit Ausbildung einer Lebervergrößerung, von peripheren Ödemen bzw. eines ausgeprägten Aszites. Klinisch findet sich jedoch häufig die Kombination von Links- und Rechtsherzinsuffizienz in unterschiedlicher Ausprägung in Form einer Globalinsuffizienz.

Linksschenkelblock und AV-Block: Bei einem Linksschenkelblock kommt es verspätet zur Kontraktion des linken Ventrikels. Die Phasenverschiebung zwischen rechtem und linkem Ventrikel bewirkt eine paradoxe Septumbewegung. Selbst beim Gesunden führt die paradoxe Septumbewegung beim Linksschenkelblock bereits zu einer Reduktion der Pumpleistung. Aus der verzögerten Erregungsausbreitung beim Linksschenkelblock resultiert gleichzeitig eine verlängerte linksventrikuläre Auswurfsperiode. Dieser Effekt ist bei stark vergrößerten Ventrikeln besonders ausgeprägt und zeigt sich in einer deutlichen QRS-Verbreiterung im EKG. Unter einem Linksschenkelblock kommt es sowohl zu einer Verschlechterung der systolischen als auch der diastolischen Herzfunktion.

Pathophysiologie

Die Pumpfunktion des Herzens kann physiologisch wie folgt verändert werden:

- Vorlast (Preload): Mit zunehmender Vorlast (Dehnung der Herzmuskelfasern) kommt es zur Zunahme des Herzschlagvolumens.
- Nachlast (Afterload): Auswurfwiderstand determiniert maximale systolische Wandspannung.
- Kontraktilität: Abhängig von der Kraft und Geschwindigkeit der Herzmuskelfaserverkürzung.
- Herzfrequenz.

Bei gestörten Anpassungsmechanismen kommt es zur Veränderung der Ventrikelgeometrie bzw. Kompensationsmechanismen auf zellulärer und neurohumoraler Ebene:

Anpassung der Ventrikelgeometrie: Durch konzentrische und exzentrische Ventrikelhypertrophie bei Druck- oder Volumenbelastung ist eine Aufrechterhaltung der normalen Wandspannung möglich (Laplace-Gesetz). Durch subendokardiale Ischämien (verminderte Koronarreserve) kann es zu einem Verlust funktionsfähiger kontraktiler Strukturen im Myokard mit Entwicklung einer Herzinsuffizienz kommen.

Remodeling: Eigentlich beschreibt der Begriff den myokardialen Umbau nach Myokardinfarkt. Allerdings lassen sich ähnliche Mechanismen auch bei der Entwicklung der Herzinsuffizienz beobachten – initiale Wandbewegungsstörung, Dilatation und Wandverdünnung sowie hyperkontraktile und hypertrophe Areale mit dem Bild einer gestörten systolischen und diastolischen Funktion. Im weiteren Verlauf Hypertrophie und Gefügedilatation des Restmyokards mit Entwicklung einer chronischen Herzinsuffizienz.

Anpassung auf zellulärer Ebene: Im Rahmen der vermehrten Katecholaminfreisetzung bei eingeschränkter linksventrikulärer Funktion kommt es zu einer vermehrten Stimulation der Beta-Rezeptoren, was im weiteren Verlauf zu einer Downregulation der Beta-Rezeptoren führen kann (verminderte Rezeptorendichte). Dies kann durch vermindertes Ansprechen auf endogene und exogene Katecholamine zu einer weiteren Verschlechterung der linksventrikulären Pumpfunktion führen.

Neuroendokrine Mechanismen: Durch Aktivierung neuroendokriner Mechanismen kann kurzfristig ein Perfusionsabfall bzw. Flüssigkeitsverlust ausgeglichen werden. Bei längerfristiger Aktivierung dieser Mechanismen kommt es jedoch über die deutlich Nachlasterhöhung zu einer Verschlechterung der kardialen Funktion und deswegen wird

Tabelle 3.**27** Pathophysiologische Befunde bei chronischer Herzinsuffizienz

- **Mechanische Veränderungen**
  - *Systolische Funktion:* Abnahme der Kontraktilität und Auswurffraktion, globale und regionale Wandbewegungsstörungen, Wandverdünnung durch Dilatation und fehlende systolische Wanddickenzunahme
  - *Diastolische Funktion:* gestörte Relaxation, verkürzte linksventrikuläre Füllungszeit
- **Hämodynamische Veränderungen:** erhöhter peripherer Widerstand, Drucksteigerung im Pulmonalkreislauf, vermindertes Herzzeitvolumen
- **Neuroendokrine Veränderungen:** gesteigerte adrenerge Aktivität (systemisch, kardial und renal), Entleerung kardialer Noradrenalinspeicher, vermehrte Sekretion und Synthese von Renin, Angiotensin, Steigerung der Sekretion und Synthese von Aldosteron, Vasopressin und Endothelin, Steigerung der Sekretion und Synthese von natriuretischen Peptiden (ANP und BNP), Zunahme von Prostaglandin, Bradykinin, Tumor-Nekrose-Faktor-alpha
- **Metabolische Veränderungen:** erhöhter myokardialer Sauerstoffverbrauch, verminderte Koronarreserve, gestörte endothelabhängige Vasodilatation
- **Biochemische Veränderungen:** Abnahme der Myosin-Aktivität, Verminderung der Beta-Rezeptoren-Dichte (Down-Regulation) und damit der Adenylatzyklase bzw. cAMP-Aktivität, Zunahme des inhibierenden G_i-Proteins bzw. Abnahme des G_s-Proteins, Empfindlichkeitsabnahme der Myofilamente für Calcium, verminderte Funktion des sarkoplasmatischen Retikulums, Reduktion intrazellulärer hochenergetischer Phosphate, vermehrte Kollagensynthese in Herz und Gefäßen

therapeutisch versucht, diese Aktivierungsmechanismen zu inhibieren bzw. zu blockieren.

Sympathikus: Die Aktivierung des Sympathikus führt über eine intrazelluläre Calciumerhöhung zur Steigerung der Kontraktilität, Herzfrequenz und kurzfristig zu einer Zunahme des Herzzeitvolumens. Die Sympathikus-Aktivierung ist in der Lage, auch das Renin-Angiotensin-Aldosteronsystem zu aktivieren (auch umgekehrt).

Renin-Angiotensin-Aldosteronsystem: Rückgang der Nierenperfusion und vermehrte Sympathikusaktivität führen zur Freisetzung von Renin, Angiotensin II und Aldosteron. Nachfolgend kommt es über eine Natriumretention und vermehrte Kaliumausscheidung zur Wasserretention sowie zu einer deutlichen Vasokonstriktion. Langfristig ist Angiotensin in der Lage, die Hypertrophie von kardialen Myozyten zu bewirken.

Atriales natriuretisches Peptid (ANP)/Brain natriuretic Peptide (BNP): Eine Zunahme der Wandspannung in den Vorhöfen bzw. im Ventrikel führt zur vermehrten Synthese von ANP und BNP. Durch vermehrte Natriumausscheidung kann langfristig eine Senkung der Vorlast eintreten. Gleichzeitig sind ANP und BNP in der Lage, über einen stickoxidvermittelten Mechanismus eine Vasodilatation hervorzurufen. ANP und BNP sind physiologische Antagonisten von Angiotensin II und Aldosteron.

Antidiuretisches Hormon (ADH, Vasopressin): Durch vermehrten Diuretikaeinsatz bei schwerer Herzinsuffizienz kommt es zu einem deutlichen Natriumverlust, was als prognostisch ungünstiger Faktor gewertet wird (neuer Ansatz: Vasopressin-Antagonist Tolvaptan).

Endothelin: Endothelin ist der stärkste endogene Vasokonstriktor, der bei schwerer Herzinsuffizienz vermehrt gebildet wird, um so den Perfusionsdruck aufrechtzuerhalten. Aufgrund der ausgeprägten Nachlasterhöhung kann Endothelin zur chronischen Verschlechterung der Herzinsuffizienz beitragen.

TNF-α: Bei schwerer Herzinsuffizienz kommt es zur Freisetzung von TNF-α. Dies kann über einen katabolen Effekt zur kardialen Kachexie führen. TNF-α ist ebenfalls ein Faktor, der mit einer ungünstigen Prognose einhergeht.

Klinik

Häufig sind die Beschwerden bzw. Befunde bei Herzinsuffizienz relativ unspezifisch, und es zeigt sich nur ein geringer Zusammenhang zwischen dem Schweregrad der Funktionseinschränkung und dem klinischen Bild.

Hauptbeschwerden bei Herzinsuffizienz

- **Dyspnoe:** Tritt bei geringer Herzinsuffizienz, bei schwerer körperlicher Belastung, bei schwerer Herzinsuffizienz bereits bei geringer Belastung bzw. in Ruhe auf. Differenzialdiagnostisch müssen andere Lungenerkrankungen abgegrenzt werden. Häufig auch nächtliche Dyspnoen (Husten oder Asthma cardiale).
- **Ödeme:** Symmetrische Schwellung der Knöchel und Füße; morgens schlank, tagsüber Zunahme, nachts erneute Ausschwemmung der Ödeme (Nykturie). Differenzialdiagnostisch: Lymphödem, Hypoproteinämie (bei nephrotischem Syndrom bzw. Lebererkrankung), Varikose, Thrombose.
- **Verminderte körperliche Leistungsfähigkeit:** Reduktion des Herzzeitvolumens führt zu einer verminderten Durchblutung der Skelettmuskulatur.
- **Gewichtszunahme:** Wasserretention.
- **Gewichtsabnahme:** Kachexie, Muskelschwund durch Inaktivität, Inappetenz, Völlegefühl, Übelkeit, Blähungen. Ursachen: Rechtsherzinsuffizienz mit hepatischer und intestinaler Stauung bzw. Stauungsgastritis.

Klinische Befunde

Im Rahmen der körperlichen Untersuchung zeigt sich bei ausgeprägter Herzinsuffizienz häufig eine Halsvenenstauung bzw. eine periphere Zyanose. Auskultatorisch zeigen sich über den Lungen feuchte Rasselgeräusche (beginnendes Lungenödem). Initial lässt sich bei interstitiellem Ödem auch eine Spastik im Sinne eines Asthma cardiale feststellen; Pleuraerguss mit gedämpftem Klopfschall rechts stärker als links, selten Hämoptysen. Von kardialer Seite werden häufig eine Tachykardie, Arrhythmien, ein hebender Herzspitzenstoß durch Kardiomegalie bzw. ein S3-, S4- bzw. betonter P2-Ton beim Auskultieren festgestellt. Weiterhin findet sich häufig ein systolisches Herzgeräusch über der Herzspitze bei relativer Mitralklappeninsuffizienz.

Abdominelle Befunde finden sich überwiegend bei Rechtsherzinsuffizienz im Sinne einer Hepatomegalie mit positivem hepatojugulärem Reflux, Aszites, Anasarka. Es zeigen sich an den unteren Extremitäten häufig seitengleiche Ödeme, eine ausgeprägte Muskelatrophie bzw. auch eine periphere Zyanose. Die Verschlechterung der chronischen Herzinsuffizienz kann im weiteren Verlauf zur Entwicklung eines Lungenödems bzw. zu einem kardiogenen Schock führen. Häufig zeigen sich auch im Rahmen der Pumpverschlechterung tachykarde Rhythmusstörungen in Form von Vorhofflimmern bzw. Vorhofflattern. Hierbei handelt es sich um die häufigsten Herzrhythmusstörungen bei Patienten mit Herzinsuffizienz. Im NYHA-Stadium III–IV tritt Vorhofflimmern mit einer Häufigkeit von 50% auf. Gerade der Wechsel vom Sinusrhythmus zur Tachyarrhythmie führt zu einer weiteren Verschlechterung der klinischen Symptomatik aufgrund der fehlenden atrialen Kontraktion und somit verminderten diastolischen Ventrikelfüllung. Auch die Zunahme der Herzfrequenz bei Tachyarrhythmien führt zu einer Verkürzung der diastolischen Füllungszeit und somit zu einer Verminderung des Herzzeitvolumens. Auch ventrikuläre Arrhythmien lassen sich häufig im Endstadium chronischer Herzinsuffizienz beobachten. Sie können zur akuten klinischen Verschlechterung oder zum plötzlichen Herztod führen. Als auslösende Ursache für den plötzlichen Herztod lassen sich ventrikuläre Tachykardien, Kammerflimmern oder Asystolie in ca. 30–50% der Fälle bei Patienten mit Herzinsuffizienz anschuldigen. Als auslösende Faktoren für ventrikuläre Arrhythmien bei Patienten mit Herzinsuffizienz können eine Zunahme der Wandspannung bei kardialer Dekompensation mit vermehrter Automatie, myokardiale Ischämien, Erregungen im Infarktnarbenareal, Hypo- oder Hyperkaliämie, Hypomagnesiämie sowie Antiarrhythmika mit proarrhythmogenem Effekt angeführt werden. Aufgrund des reduzierten Herzzeitvolumens und der damit verbundenen Strömungsverlangsamung kann es zur Thrombenbildung im Vorhof bzw. im Ventrikel kommen. Dies kann zu thromboembolischen Ereignissen mit Ausbildung eines Schlaganfalls führen (keine Herzinsuffizienz < 0,5%, schwere Herzinsuffizienz > 4%). Das Risiko venöser Thromben bzw. Lungenembolien ist ebenfalls aufgrund der Immobilität bzw. des erniedrigten HZVs deutlich erhöht. Bei der chronischen Herzinsuffizienz handelt es sich um einen langsam voranschreitenden Prozess; nur in wenigen Fällen kann sich z. B. nach einer Myokarditis bzw. nach Beseitigung auslösender Ursachen, wie z. B. Hyperthyreose, Vitamin-B_1-Mangel oder Klappenvitium, eine Herzinsuffizienz rasch bessern. Insgesamt steigt die Letalität mit dem Schweregrad der Herzinsuffizienz, so beträgt die 2-Jahres-Letalität bei Patienten mit schwerer Herzinsuffizienz (NYHA IV) ohne effektive Therapiemaßnahmen ca. 60–80%. Als ungünstige prognostische Faktoren bei Patienten mit Herzinsuffizienz können folgende Faktoren gewertet werden: NYHA-Stadium III oder IV, Diabetes mellitus, hohes Alter, ischämische Ursachen, niedrige Ejektionsfraktion, ventrikuläre Arrhythmien, erhöhte neuroendokrine Faktoren, Hyponatriämie.

Diagnostik

Die Untersuchung bei Patienten mit chronischer Herzinsuffizienz soll folgende Fragen beantworten:

- Ist die Diagnose sicher?
- Was ist die Ursache der Herzinsuffizienz?
- Gibt es spezielle Therapiemöglichkeiten?
- Wie schwer ist die Herzinsuffizienz?
- Gibt es Komplikationen?
- Gibt es Begleiterkrankungen?
- Wie ist der Verlauf der Herzinsuffizienz unter Therapie?
- Langfristige Prognose?

Zur Basisdiagnostik bei Patienten mit chronischer Herzinsuffizienz gehören Anamnese, körperlicher Untersuchungsbefund, Echokardiographie, EKG, Langzeit-EKG, Spiroergometrie, Röntgen-Thorax und Labor.

Technische Basisuntersuchungen

Echokardiographie

Die Echokardiographie stellt die wichtigste Untersuchung zum Nachweis und zur differenzialdiagnostischen Klärung verschiedener Ursachen und Erscheinungsformen der chronischen Herzinsuffizienz dar.

Mittels Echokardiographie können regionale oder globale Kontraktionsstörungen, die Größe der unterschiedlichen Herzhöhlen, die Klappenfunktion, der Zustand des Myokards und des Perikards bzw. die Auswurffraktion festgestellt werden. Weiterhin lässt sich eine Unterscheidung zwischen diastolischer und systolischer Herzinsuffizienz (Doppler-Echokardiographie über der Mitralklappe) machen. Außerdem kann der pulmonalarterielle Druck echokardiographisch abgeschätzt werden. Mittels transthorakaler Echokardiographie lässt sich die Klappenfunktion effektiv bestimmen. Die Echokardiographie ist auch wichtig für Verlaufsuntersuchungen bzw. Therapiekontrollen, um so Verbesserungen der klinischen Symptomatik mit der linksventrikularen Funktion zu korrelieren.

EKG

Mit dem EKG lässt sich keine Herzinsuffizienz nachweisen. Vielmehr können durch das EKG Hinweise auf zugrunde liegende Herzerkrankungen, wie z. B. myokardiale Ischämie, gefunden werden. Auch Komplikationen wie Vorhofflimmern, Vorhofflattern, Hypertrophie, Schenkelblockbilder bzw. Endstreckenveränderungen lassen sich nachweisen.

Langzeit-EKG

Hier lassen sich häufig unspezifische Befunde wie ventrikuläre Extrasystolie oder ventrikuläre Tachykardien erkennen. Auch zur Risikostratifizierung kann das Langzeit-EKG durch Bestimmung der Herzfrequenzvariabilität herangezogen werden.

Röntgen-Thorax

Diese Untersuchung dient zur Darstellung pathologischer kardialer und pulmonaler Befunde. Die Kardiomegalie kann mittels Bestimmung des CT-Quotienten (> 0,5) nachgewiesen werden. Pulmonale Stauungszeichen finden sich bei deutlich eingeschränkter Linksherzinsuffizienz bzw. akuter kardialer Dekompensation. Durch die apikale Flussumverteilung kommt es zur verstärkten unscharfen Gefäßzeichnung bzw. zu so genannten B-Linien im Sinne eines interstitiellen Ödems. Radiologisch lassen sich ebenfalls Kalzifizierungen der Herzklappen bzw. des Perikards nachweisen. Selbst bei regelrechter Herzgröße kann eine systolische oder diastolische Herzinsuffizienz nicht ausgeschlossen werden.

Laboruntersuchung

In den letzten Jahren hat sich die BNP- bzw. NT-Pro-BNP-Bestimmung zur Evaluierung der chronischen Herzinsuffizienz bzw. akuten Exazerbation etabliert. Hiermit kann schon in der akuten Situation mittels Bedside-Test (Bioside) die kardiale Dekompensation bzw. auch längerfristig die Effektivität therapeutischer Maßnahmen nachgewiesen werden.

Im Rahmen der allgemeinen Laborbestimmungen können wichtige Begleiterkrankungen oder Komplikationen festgestellt werden. Im Blutbild kann eine Anämie bzw. Polyglobulie nachgewiesen werden. Harnpflichtige Substanzen geben Aufschluss über Nierenfunktionsstörungen. TSH/FT_4 dienen zur Bestimmung von Hyper- bzw. Hypothyreose, Transaminasen zur Evaluierung der Rechtsherzbelastung bzw. Erfassung von Leberschäden; die Bestimmung von Elektrolyten zur Erfassung des proarrhythmogenen Potenzials.

Spezielle Diagnostik

Bei Verdacht auf eine koronare Herzerkrankung sollte ein Ischämienachweis mittels Belastungs-EKG, Stressechokardiographie oder Thallium-SPECT-Szintigraphie durchgeführt werden. In der Herzkatheteruntersuchung kann der direkte Nachweis von höhergradigen Stenosen erfolgen bzw. unmittelbar die Revaskularisation durchgeführt werden. Bei Verdacht auf eine Herzinsuffizienz bzw. massiv linksventrikulär eingeschränkter Funktion sollte immer eine Rechtsherzkatheterdiagnostik zur Erfassung von Ausgangswerten durchgeführt werden. Gegebenenfalls kann in diesem Zusammenhang auch eine Myokardbiopsie sinnvoll sein, um eine inflammatorische Genese durch Viruspersistenz nachzuweisen. Eine Spiroergometrie dient zur kardiopulmonalen Leistungserfassung. Weiterhin dient die Spiroergometrie zur Therapiekontrolle bzw. Festlegung des Schweregrades bei Patienten mit chronischer Herzinsuffizienz. Zur Transplantationsvorbereitung gehört ebenfalls eine Spiroergometrie zur Erfassung der maximalen Sauerstoffaufnahme (VO_2 max); VO_2 max < 12 – 15 ml/kg KG/min ist ein Grenzwert für die Transplantationsindikation. Die kardiopulmonale Leistungsfähigkeit wird als maximale Sauerstoffaufnahme bzw. Sauerstoffaufnahme an der anaeroben Schwelle durch Fahrrad- bzw. Laufbandergometrie bestimmt. Die anaerobe Schwelle, so genannte Lactatschwelle, ist ein Maß für die Dauerbelastbarkeit des Patienten. Ihre Bestimmung ist subjektiv weder durch den Patienten noch durch den Untersucher zu beeinflussen.

Therapie

Therapieziele und allgemeine Therapieprinzipien

Erstes Ziel der Behandlung der chronischen Herzinsuffizienz ist zunächst die Beseitigung reversibler Ursachen. Des Weiteren soll die Progression der Erkrankung verhindert bzw. verzögert werden. Durch therapeutische Maßnahmen soll die Herzfunktion verbessert werden bzw. eine stabile Flüssigkeitsbilanz erreicht werden. Unter prognostischem Aspekt soll die körperliche Leistungsfähigkeit verbessert bzw. ein längerfristiger Überlebensvorteil gesichert werden.

Therapieprinzipien

- Behandlung der Grundkrankheit (kausal), z. B. koronare Herzerkrankung, arterieller Hypertonus, Vitien.
- Allgemeinmaßnahmen, angemessene körperliche Belastung (kontrolliertes Training) zur Verbesserung der Symptomatik, Gewichtsreduktion, salzarme Kost (max. 6 g NaCl/d), Alkoholkarenz.
- Medikamente: Ziel der medikamentösen Therapie ist die Senkung der Vor- bzw. Nachlast, die

▶

Hemmung einer überschießenden Gegenregulation bzw. Steigerung der Myokardkontraktilität sowie die Verlängerung der diastolischen Füllungsdauer. Zum Einsatz kommen hierbei Diuretika, Vasodilatatoren, Aldosteronantagonisten, Beta-Blocker, Digitalis, positiv inotrope Substanzen.
- Nichtmedikamentöse Therapie: biventrikuläre Stimulation, ventrikuläre Unterstützungssysteme (Ventricular assist Device), Herztransplantation.

Allgemeine therapeutische Grundsätze

Jede symptomatische Herzinsuffizienz bzw. jede eingeschränkte linksventrikuläre Funktion mit einer EF < 40 % ohne Beschwerden sollte therapiert werden. Vorbeugend empfiehlt sich eine Reduktion von Risikofaktoren. Alle Erkrankungen, die längerfristig zu einer Pumpfunktionseinschränkung wie arterielle Hypertonie, koronare Herzerkrankung führen sollten effektiv therapiert werden. Das bedeutet: antihypertensive Therapie bei Patienten mit gleichzeitig bestehender arterieller Hypertonie, Revaskularisation bei Patienten mit KHK und myokardialer Ischämie.

Gewicht

Eventuelles Übergewicht sollte reduziert werden. Bei bestehender kardialer Kachexie sollte eine Verbesserung des Ernährungszustandes durch leichtes körperliches Training bzw. gesteigerte Kalorienzufuhr angestrebt werden. Bei Patienten mit chronischer Herzinsuffizienz sollte täglich eine Gewichtskontrolle morgens und abends erfolgen und eine Gewichtszunahme (> 1 – 2 kg) innerhalb von 24 h bzw. mehr als 2 kg in einer Woche zur ambulanten Vorstellung führen. Unter ernährungsphysiologischen Aspekten sollten Patienten mit Herzinsuffizienz eine balancierte Diät einhalten; je nach Zielgewicht zur Reduktion bei Übergewicht eine Reduktionskost, bei Untergewicht eine kalorienreiche Diät. Die Kochsalzzufuhr sollte pro Tag auf weniger als 3 Gramm beschränkt werden. Insgesamt sollten kochsalzreiche Speisen wie z. B. Käse, Aufschnitt, Wurst, Gemüse, Fisch- und Fleischwaren nicht in größeren Mengen verzehrt werden. Auch das Nachsalzen der Speisen sollte vermieden werden.

Bei Verdacht auf alkoholinduzierte Kardiomyopathie sollte eine absolute Alkoholabstinenz angestrebt werden. Bei bestehender linksventrikulärer Funktionseinschränkung sollte der Alkoholkonsum 30 – 60 g pro Tag bei Mann und Frau nicht überschreiten.

Körperliches Training (5 × 20 min pro Woche) ist bei stabiler Herzinsuffizienz wie z. B. Radfahren oder Walking in der Lage, längerfristig eine Verbesserung der klinischen Symptomatik zu erzielen. Bei Patienten mit fortgeschrittener Herzinsuffizienz bzw. bei älteren Patienten sollte prophylaktisch eine Grippe- bzw. Pneumokokkenimpfung durchgeführt werden.

Medikamentöse Therapie der chronischen Herzinsuffizienz

Diuretika

Diuretika sind notwendig zur akuten Linderung der klinischen Beschwerdesymptomatik bei Patienten mit kardialer Dekompensation bzw. chronischer Herzinsuffizienz. Ziel der Vorlastsenkung durch Diuretikatherapie ist die Reduktion der pulmonalvenösen Stauung. Die Medikamentenauswahl ist abhängig vom Schweregrad der Herzinsuffizienz bzw. der begleitenden Nierenfunktionsstörung und vom Nebenwirkungsprofil.

Wirkung von Diuretika:
- Reduktion der Natrium- und Chlorid-Rückresorption,
- Ödemausschwemmung,
- Senkung des venösen Poolings,
- Senkung der Vorlast.

Klassifizierung der unterschiedlichen Diuretika nach Angriffsort am Nephron:
- proximaler Tubulus (Azetazolamid, Metolazon),
- aufsteigender Ast der Henle-Schleife (Schleifendiuretika wie Furosemid, Torasemid),
- distaler Tubulus (Thiazide, Xipamid und Metolazon),
- Sammelrohr (Spironolacton, Triamteren und Amilorid).

Diuretika sind in der Lage, schnell und effektiv eine Besserung der klinischen Symptomatik durch rasche Flüssigkeitselimination herbeizuführen. Der Rückgang der pulmonalvenösen bzw. peripheren Stauung führt zu einer raschen Verbesserung der kardialen Funktion bzw. zu einer Zunahme der Belastungstoleranz. Ein langfristiger Überlebensvorteil ist unter Diuretikatherapie bisher nicht nachgewiesen worden.

Tabelle 3.28 Einsatz der medikamentösen Therapie bei chronischer Herzinsuffizienz in Abhängigkeit vom NYHA-Stadium

NYHA I	ACE-Hemmer, Beta-Blocker nach Myokardinfarkt, Thiazide bei Hypertonie, Herzglykoside bei Vorhofflimmern mit hohen Herzfrequenzen
NYHA II	ACE-Hemmer, Beta-Blocker, Thiazide bei Flüssigkeitsretention, Schleifendiuretika bei Flüssigkeitsretention und Aldosteron-Antagonisten bei persistierender Hypokaliämie, Herzglykoside bei Vorhofflimmern mit hoher Kammerfrequenz, AT-II-Rezeptor-Antagonisten bei ACE-Hemmer-Unverträglichkeit
NYHA III	ACE-Hemmer, Beta-Blocker, Thiazide in Kombination mit Schleifendiuretika zur Potenzierung der Wirkung, Aldosteron-Antagonisten, Herzglykoside, AT-II-Rezeptor-Antagonisten bei ACE-Hemmer-Unverträglichkeit
NYHA IV	ACE-Hemmer, Beta-Blocker, Thiazide, Schleifendiuretika, Aldosteron-Antagonisten, Digitalis, AT-Rezeptor-Antagonisten bei ACE-Hemmer-Unverträglichkeit

Tabelle 3.29 Dosierungen gängiger Diuretika

Schleifendiuretika			
	Furosemid	**Torasemid**	**Piretanid**
Norm. Dosis	20–40 mg/d	5–10 mg/d	3–6 mg/d
Max. Dosis	160–500 mg/d	100–200 mg/d	20 mg/d
Wirkungseintritt	15–30 min	1 h	1 h
Wirkungsdauer	6–8 h	6–8 h	4–6 h
Thiazide			
	Hydrochlorothiazid	**Xipamid**	
Norm. Dosis	25 mg	10–20 mg	
Max. Dosis	50–75 mg	80 mg	
Wirkungseintritt	1–2 h	1 h	
Wirkungsdauer	6–12 h	12–24 h	

Unter Diuretikatherapie ist eine regelmäßige Kontrolle von Gewicht, Elektrolyten und Nierenfunktion notwendig. Es sollte eine tägliche Gewichtsaufzeichnung durch den Patienten am Morgen und am Abend erfolgen. Zu Beginn der Diuretikatherapie sollten harnpflichtige Substanzen wöchentlich kontrolliert werden. Im weiteren Verlauf reicht eine Kontrolle im Abstand von 3–6 Monaten. Diuretika rufen häufig Komplikationen wie Hypokaliämie mit erhöhten kardialen Arrhythmien hervor. Daher ist oft eine Kombination mit Spironolacton als Kalium sparendes Diuretika sinnvoll. Eine Hypomagnesiämie kann ebenfalls zu einem proarrhythmogenen Effekt führen. Unter intensiver Diuretikatherapie finden sich aufgrund des auftretenden Volumenmangels ausgeprägte Hypotonieneigungen der Patienten. Nachdem unter der Diuretikatherapie die Mobilisierung der Ödeme stattgefunden hat, sollte, wenn anfangs eine i.v. Gabe erfolgte, auf orale Therapie umgestellt bzw. eine sukzessive Dosisreduktion durchgeführt werden. Generell sollten Diuretika bei allen Patienten mit Herzinsuffizienz und Zeichen der Flüssigkeitsretention (periphere Ödeme, Lungenstauung) eingesetzt werden. Auch Patienten mit Herzinsuffizienz und Flüssigkeitsretention in der Anamnese profitieren von einer langfristigen Diuretikatherapie. Milde Formen der Herzinsuffizienz sollten lediglich mit einem Thiaziddiuretikum behandelt werden. Erst bei Zunahme der Herzinsuffizienz sollten Schleifendiuretika eingesetzt werden.

Evtl. kann auch die Kombination von Thiaziden mit einem Schleifendiuretikum als Kombinationstherapie zu einer effektiven Vorlastsenkung beitragen. Bisher konnte für die Diuretikatherapie bei Patienten mit Herzinsuffizienz lediglich eine Besserung der klinischen Symptomatik bzw. Reduktion stationärer Aufnahmen gezeigt werden; ein Überlebensvorteil wurde bisher in klinischen Studien nicht belegt.

ACE-Hemmer

ACE-Hemmer entfalten ihre Wirkung über eine kompetitive Hemmung der Angiotensin-Converting-Enzyme. Dadurch wird die Synthese von Angiotensin II als stärksten Vasokonstriktor effektiv inhibiert und eine balancierte Vasodilatation im arteriellen und venösen Gefäßsystem vermittelt. Unter ACE-Hemmer-Therapie kommt es zu einer verminderten Bildung von Aldosteron und somit langfristig zur Verhinderung der Natrium- und Wasserrückresorption. Weiterhin wird unter ACE-Hemmer-Therapie eine Hemmung mitogener Effekte in der Gefäßmuskulatur bzw. des vaskulären und myokardialen Remodelings beobachtet. Eine Verbesserung der Endothelfunktion bzw. der Thrombozytenfunktion lässt sich unter ACE-Hemmer-Therapie bei Patienten mit chronischer Herzinsuffizienz nachweisen. ACE-Hemmer-Therapie führt längerfristig zu einem Rückgang endogener Katecholamine bzw. zu einem Normalisieren des Barorezeptorreflexes. Weiterhin kommt es unter ACE-Hemmer-Therapie zu einer Verbesserung der Glucoseutilisation bzw. einer Stimulation der Prostaglandinsynthese.

Klinisch führt die ACE-Hemmer-Therapie unter Verbesserung der linksventrikulären Funktion zu einem deutlichen Rückgang der Dyspnoe bzw. einer Besserung der Belastungstoleranz. In großen klinischen randomisierten Studien konnte unter ACE-Hemmer-Therapie eine deutliche Senkung der Letalität bzw. Reduzierung von Krankenhausaufnahmen nachgewiesen werden.

Unter ACE-Hemmer-Therapie lassen sich jedoch auch eine Reihe von Nebenwirkungen, z. B. Hypotension, Nierenfunktionsstörungen oder Hyperkaliämien beobachten. Unter ACE-Hemmer-Therapie tritt in ca. 2 – 5 % der Fälle ein chronischer Reizhusten aufgrund der Hemmung des Abbaus von Bradykinin auf. In diesen Fällen sollte eine Umstellung auf den Angiotensin-Rezeptor-Antagonisten erfolgen. In seltenen Fällen kann es unter ACE-Hemmer-Therapie zu einem angioneurotischen Ödem, Geschmacksstörungen oder Hautveränderungen kommen.

Eine ACE-Hemmer-Therapie sollte bei symptomatischer Herzinsuffizienz im Stadium NYHA II – IV durchgeführt werden. ACE-Hemmer sind indiziert bei Langzeitbehandlung der chronischen Herzinsuffizienz. Sie sollten nicht eingesetzt werden bei Patienten, die wegen akuter Dekompensation stationär aufgenommen worden sind und eine intravenöse Therapie benötigen. Auch bei Patienten mit asymptomatischer systolischer linksventrikulärer Dysfunktion werden ACE-Hemmer empfohlen. Bei diesen Patienten wird die Progression zur symptomatischen Herzinsuffizienz verzögert. Bei Patienten mit akutem Myokardinfarkt und Herzinsuffizienz sollte die Gabe von ACE-Hemmern innerhalb von 24 h nach dem Infarktgeschehen beginnen, falls keine Hypotonien (Blutdruck < 100 mmHg) oder sonstige Kontraindikationen vorliegen.

Als **absolute Kontraindikation für eine ACE-Hemmer-Therapie** gelten: beidseitige Nierenarterienstenosen, durch ACE-Hemmer bedingtes akutes Nierenversagen, Angioödem während früherer ACE-Hemmer-Therapien, hypertrophe Obstruktion des LVOT, Schwangerschaft.

Die ACE-Hemmer-Therapie sollte in niedrigen Dosen als Einmaltherapie begonnen werden. Dabei ist es wichtig, auf Hypotonien zu achten und wiederholt Blutdruckmessungen durchzuführen. Im weiteren Verlauf sollte die Dosis auf effektive hohe Erhaltungsdosen, für die in klinischen Studien ein

Tabelle 3.**30** ACE-Hemmer-Dosierung in Letalitätsstudien bei chronischer Herzinsuffizienz

Substanz	**Erstdosis mg/d**	**Zieldosis mg/d**	**Studie**
Captopril	3 × 6,25	3 × 50	SAVE
Enalapril	2 × 2,5	2 × 10	SOLVD, CONSENSUS
Ramipril	2 × 1,25	2 × 5	AIRE
Trandolpril	1 × 1	1 × 4	TRACE
Lisinopril	1 × 2,5	1 × 3,5	ATLAS

Überlebensvorteil gezeigt wurde, gesteigert werden.

Während der Dosiserhöhung sollte die Kontrolle der Nierenfunktion wöchentlich erfolgen. Auch Kalium sparende Diuretika sollten zu Beginn einer ACE-Hemmer-Therapie zunächst vermieden werden. Kalium sparende Diuretika stellen aber eine sinnvolle Ergänzung bei anhaltender Hypokaliämie bzw. nichteffektivem Ansprechen auf die natriuretische Therapie dar. Aufgrund des nephrotoxischen Effekts sollten nichtsteroidale Antirheumatika nur nach genauer Indikationsprüfung eingesetzt werden. Insgesamt werden ACE-Hemmer während der Initialtherapie bzw. im Rahmen der Langzeittherapie von der Mehrzahl der Patienten (über 90%) gut vertragen.

AT-II-Rezeptorblocker

Das Angiotensin-System vermittelt seine negativen Effekte bei chronischer Herzinsuffizienz wie z. B. Wasserretention, Vasokonstriktion bzw. Muskelhypertrophie über den AT-II-Rezeptor Typ I. Im Gegensatz dazu, scheint der AT-II-Typ-II-Rezeptor eher protektive Effekte zu haben. Unter Blockade des AT-II-Typ-I-Rezeptors antagonisiert die Wirkung von Angiotensin II. Im Gegensatz zu den ACE-Hemmern wird die Bildung von Bradykinin nicht gesteigert, sodass die AT-II-Rezeptorblocker weniger Nebenwirkungen und eine verbesserte Verträglichkeit aufweisen. Der Vergleich von Lorsatan und Captopril bei Herzinsuffizienz NYHA II – IV zeigte keine signifikanten Unterschiede im Bezug auf Mortalität (ELITE-II). Die Kombination von Candesartan und ACE-Hemmern zeigte bei Patienten mit schwerer Herzinsuffizienz einen zusätzlichen Vorteil (CHARM). Aus den bisher durchgeführten Studien zeigt sich kein Überlegenheitsvorteil der AT-II-Rezeptorhemmer im Vergleich zu ACE-Hemmern, allerdings zeigen sich unter AT-II-Rezeptorblocker-Therapie eine deutlich bessere Verträglichkeit bzw. ein geringeres Nebenwirkungsprofil.

Entsprechend den Leitlinien sollen AT-II-Rezeptorantagonisten lediglich bei Patienten eingesetzt werden, die eine symptomatische Herzinsuffizienz haben und ACE-Hemmer nicht tolerieren. Auch bei Patienten, die mit symptomatischer schwerer Herzinsuffizienz unter Standardtherapie inklusive ACE-Hemmern unzureichend behandelt sind, kann der AT-II-Rezeptorblocker eingesetzt werden. Derzeit sind Candesartan, Lorsartan und Valsartan zur Therapie der Herzinsuffizienz zugelassen. Nach wie vor ist die Therapie mit AT-II-Rezeptorblockern noch deutlich teurer als die mit ACE-Inhibitoren.

Beta-Blocker

Trotz negativ inotroper Wirkung verbessert sich die linksventrikuläre Funktion bei dilatativer Kardiomyopathie, schlechter Kammerfunktion, fortgeschrittener koronarer Herzerkrankung durch Blockade des Beta-Adrenorezeptors, da gerade bei Herzinsuffizienz die adrenerge Erregung erhöht ist und es so chronisch zu einer Verschlechterung der Herzinsuffizienz kommt.

Durch die endogene Katecholaminwirkung kommt es zu einer peripheren Vasokonstriktion. Über das Renin-Angiotensin-System wird zusätzlich die Salzausscheidung über die Nieren vermindert. Unter Katecholaminen kann es zur myokardialen Nekrose bzw. Apoptose kommen, die zum Teil auch durch die Hypertrophie der Herzmuskelzellen vermittelt wird. Durch die erhöhten endogenen Katecholamine steigt die Ruhe-Herzfrequenz bzw. liegt eine gesteigerte Arrhythmieneigung vor. Zur Behandlung der Herzinsuffizienz werden 2 Arten von Beta-Blockern eingesetzt: β_1-selektive Beta-Blocker (Metoprolol und Bisoprolol) und unselektive Beta-Blocker – α_1-, β_1- und β_2-Rezeptoren werden blockiert (Carvedilol). In klinischen Studien mit Meto-

Tabelle 3.**31** Initial- und Erhaltungsdosis verschiedener AT-II-Rezeptorantagonisten

	Lorsartan	**Candesartan**	**Valsartan**
Initialdosis	1 × 12,5 mg	1 × 4 mg	40 – 80 mg
Erhaltungsdosis	50 – 100 mg	16 – 32 mg	160 – 320 mg
Nicht für Herzinsuffizienz zugelassen:			
	Eprosartan	**Irbesartan**	**Telmisartan**
Initialdosis	1 × 300 mg	1 × 75 mg	1 × 20 mg
Erhaltungsdosis	600 – 800 mg	150 – 300 mg	40 – 80 mg

Tabelle 3.**32** Initial- und Zieldosis verschiedener Beta-Blocker

	Bisoprolol	Metoprololtartrat	Metoprololsuccinat	Carvedilol
Initialdosis	1 × 1,25 mg	2 × 10 mg	1 × 53,75 mg	2 × 3,125 mg
Zieldosis	1 × 10 mg	2 × 100 mg	1 × 190 mg	2 × 25 mg

Dosisverdopplung alle 2 – 4 Wochen, wenn toleriert

prolol (Merit-Haf), Bisoprolol (Cibis-I und Cibis-II) und Carvidol konnte unter einschleichender niedriger Dosierung bei Patienten mit stabiler Herzinsuffizienz eine symptomatische Verbesserung bzw. langfristig ein Überlebensvorteil gezeigt werden. Bei fortgeschrittener Herzinsuffizienz konnte eine Senkung der Mortalität und Morbidität erzielt werden. Eindeutige Unterschiede zwischen den unterschiedlichen Beta-Blockern scheint es nicht zu geben, allerdings ist darauf zu achten, dass mit einer geringen Initialdosis gestartet und dann langsam über Wochen bis Monate gesteigert wird, um die protektiven Effekte zu erreichen.

Bei Patienten mit chronischer Herzinsuffizienz können unter Behandlung mit Beta-Blockern als Nebenwirkungen Flüssigkeitsretention bzw. Verschlechterung der Herzinsuffizienz beobachtet werden. Häufig berichten die Patienten zusätzlich über ein Müdigkeits- und Schwächegefühl, welches nur vorübergehend bei Einleitung der Therapie besteht. Symptomatische Bradykardien und AV-Blockierungen können, wenn Symptome auftreten, therapielimitierend sein. Ältere Patienten klagen häufig über eine Schwindelsymptomatik durch ausgeprägte Hypotensionen bei Einleitung der Initialtherapie. Auch dieser Effekt ist nur passager und verschwindet meist nach 4 – 8 Wochen. Bei Patienten mit chronischer Herzinsuffizienz sollte eine Beta-Blocker-Therapie begonnen werden, wenn unter der ACE-Hemmer-Therapie noch kein gewünschter Effekt erzielt wurde, bzw. die Patienten unter dieser Therapie stabil sind. Akute kardiale Dekompensation bzw. intravenöse inotrope Therapie stellt eine Kontraindikation zur Einleitung einer Beta-Blocker-Therapie dar. Initial sollte mit sehr niedrigen Dosen begonnen werden. Die Erhaltungsdosis wird in Abständen von 2 – 3 Wochen langsam erhöht (verdoppelt), sofern die vorangegangene Dosis gut toleriert wurde. Unter Therapie mit Beta-Blockern im Rahmen der Dosissteigerung sollten die Patienten eng überwacht werden und regelmäßig auf Gewicht, Flüssigkeitsstatus, Blutdruck, Herzfrequenz bzw. klinische Symptomatik kontrolliert werden.

Aldosteron-Antagonisten

Die Therapie mit Aldosteron-Antagonisten (Spironolacton) bei Patienten mit chronischer Herzinsuffizienz beruht auf der Beobachtung, dass die Aldosteronproduktion durch Therapie mit ACE-Hemmern nicht vollständig gehemmt wird. Aldosteron fördert die vaskuläre und myokardiale Fibrose und führt über eine vermehrte Natrium- und Wasserretention zu einer Vorlasterhöhung. Im Rahmen der RALES-Studie konnte eine additive Wirkung von Aldosteron-Antagonisten zur Standardtherapie nachgewiesen werden. Hierbei kam es sowohl zu einer klinischen Verbesserung als auch zu einer Mortalitätsreduktion um ca. 30 %. Spironolacton ist auch bei Niereninsuffizienz wirksam, allerdings steigt hier das Risiko bedrohlicher Hyperkaliämien ab einer Kreatininclearance von 30 ml/min. Ebenso konnte in der EPHESUS-Studie durch Gabe eines selektiven Aldosteron-Rezeptor-Antagonisten (Eplerenon) die Mortalität bei Postinfarktpatienten mit Herzinsuffizienz signifikant gesenkt werden. Aldosteron-Rezeptor-Antagonisten sollten bei schwerer Herzinsuffizienz (NYHA III – IV) zusätzlich zu einer Standardtherapie mit ACE-Hemmern, Diuretika, Digitalis, und wenn möglich einem Beta-Blocker, zur Senkung der Mortalität und Morbidität eingesetzt werden. Allerdings sollte die Nierenfunktion nicht stark eingeschränkt sein (Kreatinin < 2,5 mg/dl) bzw. das Serumkalium sollte im Normbereich liegen. Unter Spironolacton-Therapie kommt es in ca. 10 % der Fälle zu einer deutlich schmerzhaften Gynäkomastie, die zum Absetzen der Therapie führt. Unter Eplerenontherapie tritt diese Nebenwirkung viel seltener auf. Auch schwere Hyperkaliämien sind eine bedrohliche Nebenwirkung, deswegen sollten unter der Therapie mit Aldosteron-Antagonisten die Serum-Kaliumspiegel gemonitort werden.

Ziel- und Erhaltungsdosis von Aldosteron-Antagonisten: Spironolacton und Eplerenon 25 – 50 mg/d.

Vasodilatatorentherapie

Nitrate: Glyceroltrinitrat bzw. Isosorbiddinitrat werden zur Vorlastsenkung bei chronischer Herzinsuffizienz eingesetzt. Unter Nitrattherapie kommt es zu einer symptomatischen Besserung der Herzinsuffizienz, das heißt Rückgang der klinischen Symptomatik wie Dyspnoe. Ein langfristiger Mortalitätsvorteil unter Nitrattherapie konnte bisher nicht nachgewiesen werden. Unter Nitrattherapie kann es zur Toleranzentwicklung kommen. Molsidomin als NO-Donator zeigt hämodynamisch vergleichbare Effekte wie die Nitrate. Mortalitätsvorteile konnten auch für diese Substanz bisher nicht nachgewiesen werden.

Prazosin, Hydralazin und Minoxidil: Prazosin (α_1-Rezeptorblocker) führt zu einer Vasodilatation. Häufig wird unter Therapie jedoch eine ausgeprägte orthostatische Dysregulation beobachtet. Auch eine längerfristige Therapie ist problematisch, da es unter Prazosin-Therapie zu einer raschen Toleranzentwicklung kommen kann.

Hydralazin wird zur arteriellen Vasodilatation in den USA deutlich häufiger als in Europa eingesetzt. Generell ist bei Hydralazin bzw. bei Minoxidil die arterielle Vasodilatation stark ausgeprägt (Nachlastsenkung), sodass von den Patienten häufig Nebenwirkungen wie orthostatische Dysregulation bzw. Schwindel angegeben werden.

Calciumantagonisten: Calciumantagonisten wirken vasodilatatorisch im arteriellen Gefäßsystem. Studien mit Nifedipin zeigten eine Verschlechterung der Herzfunktion aufgrund ihrer negativ inotropen Wirkung bzw. reflektorischer sympathischer Stimulation (Herzfrequenzanstieg). Der generelle Einsatz von Calciumantagonisten bei chronischer Herzinsuffizienz wird daher nicht empfohlen. Lediglich Amlodipin scheint bei Patienten mit chronischer Herzinsuffizienz nicht die Symptomatik zu verschlechtern bzw. zu einer Zunahme der Mortalität zu führen. Ein deutlicher Wirkvorteil vom Amlodipin im Rahmen der chronischen Herzinsuffizienztherapie konnte nicht nachgewiesen werden. Deswegen sollte Amlodipin bei chronischer Herzinsuffizienz nur eingesetzt werden, wenn unter der Standardtherapie keine ausreichende Blutdrucksenkung erzielt werden kann.

Positiv inotrope Therapie – Digitalis

Digitalis entfaltet seine Wirkung durch Hemmung der Na/K-ATPase (Aktivierung des Natrium-Calcium-Austauschers, intrazelluläre Calciumerhöhung) und ist so in der Lage, die elektromechanische Kopplung zu verbessern. Dies führt zu einer Steigerung der Kontraktilität, Zunahme der Vagusaktivität, Reduktion der Sympathikusaktivität bzw. zur Empfindlichkeitssteigerung der kardialen Baro-Rezeptoren. In klinischen Studien konnte unter Glykosidtherapie gezeigt werden, dass Patienten mit symptomatischer Herzinsuffizienz unter Digitalistherapie mehr Lebensqualität hatten bzw. die Belastungstoleranz deutlich gestiegen war. Die DIG-Studie zeigte keinen langfristigen Überlebensvorteil, allerdings wurden die Patienten unter Digitalistherapie deutlich seltener hospitalisiert, was mit einer Kostenreduktion im Rahmen der Herzinsuffizienztherapie verbunden sein könnte. Interessanterweise wiesen Frauen als Subkollektiv eine höhere Mortalität im Vergleich zur Plazebotherapie auf. Insgesamt sollten Herzglykoside bei Patienten mit Herzinsuffizienz in Kombination mit tachykardem Vorhofflimmern oder -flattern zur Reduktion der Kammerfrequenz eingesetzt werden. Zur Senkung der Belastungsfrequenz sollten Glykoside mit einem Beta-Blocker kombiniert werden. Weiterhin können Glykoside bei schwerer symptomatischer Herzinsuffizienz auch unter Sinusrhythmus eingesetzt werden wenn keine Kontraindikationen vorliegen. Bei asymptomatischen Patienten mit Herzinsuffizienz sollte auf eine Digitalistherapie verzichtet werden.

Als **Kontraindikationen** der Glykosidtherapie sollten beachtet werden:
- AV-Block II und III,
- Sick-Sinus-Syndrom,
- WPW-Syndrom,
- Hyperthyreose,
- Cor pulmonale,
- hypertrophe/restriktive Kardiomyopathie,
- Pericarditis constrictiva,
- Karotis-Sinus-Syndrom,
- höhergradige Aortenklappenstenose.

Unter Glykosidtherapie kann es zu folgenden **Nebenwirkungen** kommen:
- AV-Blockierungen,
- Arrhythmien,
- Übelkeit, Brechreiz,
- Farbsehstörung.

Tabelle 3.**33** Dosierungen Herzglykoside

Beta-Acetyldigoxin	0,1 – 0,2 mg/d
Beta-Methyldigoxin	0,05 – 0,15 mg/d
Digitoxin	0,05 – 0,07 mg/d

Therapie bei Digitalisintoxikation

Die Digitalisserumspiegelkontrollen sind umstritten. Nebenwirkungen treten vermehrt bei erhöhten Spiegeln auf. Allerdings können auch schon bei niedrigen Spiegeln Intoxikationserscheinungen beobachtet werden. Bei ausgeprägten Bradykardien, ggf. passagere Schrittmachertherapie bzw. Gabe eines Antidots: FAB-Antikörperfragmente, Hämoperfusion bzw. Gabe von Phenytoin bei schwerer ventrikulärer Arrhythmie.

Andere positiv inotrope Substanzen

Die Entwicklung oraler PDE-Hemmer wurde eingestellt, da unter Langzeittherapie eine vermehrte Arrhythmieneigung und Zunahme kardialer Mortalität beobachtet wurde. Derzeit befinden sich orale Calcium-Sensitizer in der klinischen Entwicklung. Diese Substanzen führen zu einer Steigerung der Calciumempfindlichkeit ohne Zunahme des intrazellulären Calciums und können so ihre positiv inotropen Effekte vermitteln.

Amiodaron-Therapie

Der Einsatz von Amiodaron bei fortgeschrittener Herzinsuffizienz und komplexen Herzrhythmusstörungen ist in den letzten Jahren aufgrund der überzeugenden Daten der automatisch implantierbaren Defibrillatoren deutlich zurückgegangen. In größeren Studien konnte kein eindeutiger Effekt auf die Mortalitätsreduktion unter Amiodaron nachgewiesen werden. Aufgrund des Nebenwirkungsprofils (Lungenfibrose) sollte der Einsatz von Amiodaron kritisch hinterfragt werden. Unter AICD-Therapie und weiterhin gesteigerter Arrhythmieneigung bzw. häufigem AICD-Auslösen kann Amiodaron zur Reduktion des proarrhythmogenen Profils eingesetzt werden.

Antikoagulation

Das Thromboembolierisiko bei Patienten mit fortgeschrittener Herzinsuffizienz beträgt pro Jahr 2 – 3 %. Bei Vorhofflimmern mit und ohne Nachweis intrakardialer Thromben oder bei Hinweis auf vorangegangene Embolien und schlechter Kammerfunktion ist eine orale Langzeitkoagulation empfohlen. Bei massiv eingeschränkter Ejektionsfraktion (LVEF < 25 %) kann eine Antikoagulation erwogen werden. Bei gleichzeitigem Bestehen intrakardialer Thromben sollte diese Antikoagulation zwingend durchgeführt werden.

Erweiterte Therapie der chronischen Herzinsuffizienz

Supraventrikuläre Tachykardien bei Herzinsuffizienz

Die am häufigsten auftretende supraventrikuläre Arrhythmie bei Patienten mit chronischer Herzinsuffizienz ist das Vorhofflimmern (10 – 30 %). Unter Vorhofflimmern verschlechtert sich sowohl die systolische als auch die diastolische Ventrikelfunktion und langfristig erhöht sich das Risiko thromboembolischer Ereignisse. Patienten mit eingeschränkter Pumpfunktion und Vorhofflimmern scheinen eher von einer Frequenznormalisierung als von einer Wiederherstellung des Sinusrhythmus zu profitieren. Zur Kontrolle der Herzfrequenz bei Patienten mit Herzinsuffizienz und Vorhofflimmern sollte primär die Gabe eines Beta-Blockers versucht werden. Wird dieser nicht vertragen, oder bestehen höhergradige Kontraindikationen, kann Amiodaron trotz möglicher ernster Nebenwirkungen zum Einsatz kommen. Bei unzureichender Wirkung können zusätzlich Herzglykoside zur Senkung der Herzfrequenz eingesetzt werden. Eine Kardioversion kann versucht werden, wenn eine Verschlechterung der Herzinsuffizienz auf den Verlust der arterialen Kontraktion zurückgeführt werden kann. Insgesamt muss jedoch davon ausgegangen werden, dass aufgrund des vergrößerten Vorhofs bei Patienten mit chronischer Herzinsuffizienz die Konversionsrate gering ist.

Patienten mit chronischer Herzinsuffizienz haben ein erhöhtes Risiko für den plötzlichen Herztod. Asymptomatische, nicht anhaltende ventrikuläre Arrhythmien lassen sich bei ca. 50 – 70 % aller Patienten mit chronischer Herzinsuffizienz im Langzeit-EKG nachweisen. Auf der anderen Seite kann der plötzliche Herztod neben ventrikulären Arrhythmien aber auch durch akute Ischämien, Bradyarrhythmien bzw. elektromechanische Entkopplung ausgelöst werden, sodass die prognostische Wertigkeit asymptomatischer, nicht anhaltender ventrikulärer Arrhythmien noch unklar ist. Im Rahmen von klinischen Studien konnte eine Reduktion des plötzlichen Herztods bei Patienten mit Herzinsuffizienz durch prophylaktische Gabe von Beta-Blockern erzielt werden. Auch nach Implantation eines automatischen implantierbaren Kardiodefibrillators (AICD) konnte im Rahmen der Studie bei Patienten nach Myokardinfarkt und Ejektionsfraktion < 30 % ein deutlicher Überlebensvorteil nachgewiesen werden. Auch Patienten mit dilatativer Kardiomyopathie und eingeschränkter Pumpfunktion profitieren von einer AICD-Implantation in Bezug auf Letalitätsreduktion. Die rein prophylaktische Gabe von Amiodaron scheint keinen Überlebensvorteil für Patienten mit eingeschränkter LV-Funktion zu haben. Nach AICD-Implantation kann Amiodaron verwendet werden, um die Häufigkeit symptomatischer Tachykardien zu reduzieren und so die Häufigkeit des Auslösens des Defibrillators zu vermindern.

Ausblick möglicher zukünftiger Therapien

In der derzeitigen Erprobung befinden sich eine Reihe von innovativen Ansätzen. Als intravenöse Therapien werden derzeit die Gabe von BNP bzw. von Levosimendan bei Patienten mit akuter Dekompensation untersucht. Weiterhin gibt es eine Reihe von interessanten Ansätzen, z. B. mittels Vasopressin-Antagonist (Tolvaptan) bzw. die Eigenblutgabe nach chemisch-physikalischer Modifikation zur Reduktion der inflammatorischen Reaktion im Rahmen der Herzinsuffizienz, um die chronische Entzündungsreaktion zu reduzieren und langfristig die Pumpfunktion zu verbessern (ACCLAIM-Studie). Beide Ansätze werden derzeit in einer großen Mortalitätsstudie überprüft. Ob Endothelin-Antagonisten im Rahmen der chronischen Therapie der Herzinsuffizienz eine Rolle spielen ist derzeit noch nicht abschließend geklärt.

Nichtmedikamentöse Therapie

In kleineren, randomisierten Studien konnte der positive Effekt einer regelmäßigen Belastung (20 min/d, 5 d/Woche) über 12 Wochen auf niedrigem Niveau (50% der max. Leistungsfähigkeit) nachgewiesen werden. Neben einer deutlichen Leistungssteigerung erfolgte auch eine Verbesserung der chronischen Herzinsuffizienz bei Patienten mit unterschiedlichem Beschwerdegrad. Ein Teil des protektiven Effekts kann auf die Verbesserung der Endothelfunktion zurückgeführt werden. Große Studien liegen derzeit noch nicht vor.

Biventrikuläre Stimulation

Bei Patienten mit chronischer Herzinsuffizienz liegen häufig eine Störung der Reizleitung (PQ-Zeit > 150 ms) oder Schenkelblockbilder (QRS-Breite > 150 ms) vor. Bei diesen Patienten kann durch eine Optimierung der AV-Überleitung und Resynchronisation der Ventrikelerregung eine klinische und hämodynamische Verbesserung der Herzinsuffizienz erzielt werden (effektive Therapie für ca. 5–10% der Herzinsuffizienz-Patienten). Die biventrikuläre Stimulation erfolgt nach Platzierung einer Elektrode über den Koronar-Sinus in eine linksventrikuläre Vene. Häufig erfolgt die gleichzeitige Versorgung mit einem internen Defibrillator zur Prävention des plötzlichen Herztods.

Linksventrikuläre Unterstützungssysteme

Linksventrikuläre Unterstützungssysteme sind eine akzeptierte Behandlungsmethode zur Überbrückung terminal herzinsuffizienter Patienten bis zur Transplantation. Ob in Zukunft die linksventrikulären Unterstützungssysteme lebenslang als Ersatz für eine Transplantation eingesetzt werden, ist derzeit noch unklar. Wichtig ist in diesem Zusammenhang die patientenindividuelle Indikationsstellung für ein biventrikuläres Unterstützungssystem oder lediglich ein linksventrikuläres Unterstützungssystem. Es gibt bereits eine Vielzahl mechanisch implantierbarer Unterstützungssysteme, die zum Teil auch extrakorporal zur Anlage kommen und entweder einen partiellen oder vollständigen Ersatz der kardialen Pumpfunktion leisten können. Als vollimplantierbare ventrikuläre Unterstützungssysteme stehen derzeit Norvacor, Heartmate und Cardiowest zur Verfügung. Diese Systeme können als „Bridge to Transplant", „Bridge to Recovery" und als Alternative zur Transplantation eingesetzt werden. Der Antrieb erfolgt entweder elektrisch oder pneumatisch, und teilweise können die Patienten mit diesen Systemen auch nach Hause entlassen werden. Als biventrikuläre Unterstützungssysteme finden derzeit Ambiomed, Thoratec und Zentrifugalpumpen den Einsatz. Hier kann die Unterstützung sowohl des linken als auch des rechten Ventrikels erfolgen. Der Antrieb erfolgt entweder pneumatisch oder elektrisch. Das Herz verbleibt häufig in Position. Die Systeme werden als „Bridge to Transplant" oder zur Postkardiotomieerholung genutzt.

Derzeit gibt es folgende Indikationen zum Einsatz unterschiedlicher Unterstützungssysteme:

- Kurzzeitindikation: Postkardiotomieerholung, akuter Myokardinfarkt, akute Myokarditis, herzchirurgische Hochrisikoeingriffe.
- Langzeitindikation: Überbrückung bis zur Transplantation oder bis zur ventrikulären Erholung und mögliche Alternative zur Transplantation.

Obwohl es keine absoluten Ausschlusskriterien zur Implantation eines Unterstützungssystems gibt, sollte der Patient in der Regel ein Transplantationskandidat sein. Hauptkomplikationen nach Implantation eines Unterstützungssystems sind Infektionen, Blutungen sowie thromboembolische Komplikationen. Häufig muss unter diesen Unterstützungssystemen eine Antikoagulation mit Cumarinen, Clopidogrel und Acetylsalicylsäure längerfristig durchgeführt werden. Die Überlebensraten nach Einsatz dieser Systeme nach herzchirurgischen Eingriffen liegen zwischen 20 – 80 %, nach längerfristigem Einsatz in Kombination mit einer Transplantation bei 50 – 70 %. Die Überlebensrate bei Patienten mit einem Unterstützungssystem als Alternative zur Herztransplantation lag bei 52 % nach 1 Jahr bzw. 23 % nach 2 Jahren.

Intraaortale Ballonpumpe (IABP)

Die intraaortale Ballonpumpe führt durch Aufblähen eines Ballons (ca. 40 ml) in der Aorta in der Diastole zu einer Verbesserung des koronaren Perfusionsdruckes bzw. zu einer Reduktion der linksventrikulären Nachlast. Einsatz findet die intraaortale Ballonpumpe überwiegend bei Patienten mit infarktbedingtem kardiogenem Schock. Randomisierte prospektive Studien liegen für den Einsatz der intraaortalen Ballonpumpe nicht vor. Lediglich für Patienten nach thrombolytischer Therapie konnte ein deutlicher Vorteil nach intraaortaler Ballonpumpe gezeigt werden. Bei Patienten mit chronischer Herzinsuffizienz und weiter bestehenden myokardialen Ischämien kann der Einsatz der IABP bei Hochrisikointervention versucht werden. Bei Patienten mit chronischer Herzinsuffizienz und dilatativer Kardiomyopathie ist die IABP der medikamentösen Therapie zur Verbesserung der Pumpfunktion im Rahmen der kardialen Dekompensation unterlegen.

Andere chirurgische Verfahren

Batista-Operation (linksventrikuläre partielle Ventrikelektomie)

Die Verkleinerung des linken Ventrikels bewirkt eine Verbesserung der Auswurffraktion und der klinischen Symptomatik. Der generelle Nutzen ist aufgrund der sehr hohen postoperativen Morbidität und Letalität fragwürdig.

Dynamische Kardiomyoplastie

Der gestielte Musculus latissimus dorsi wird um das Herz gewickelt und durch einen Schrittmacher gleichzeitig mit der Systole stimuliert. Die Patienten berichten über eine symptomatische Verbesserung, objektiv konnte jedoch keine signifikante Verbesserung der Hämodynamik erzielt werden. Die perioperative Mortalität liegt bei 10 – 15 %. Langfristig versterben die Patienten am plötzlichen Herztod. Aufgrund der unzureichenden hämodynamischen Verbesserung wird diese Operation kaum noch durchgeführt.

Einsatz biokompatibler Netze zur Ventrikelreduktion

Biokompatible Polyesternetze werden um das dilatierte insuffiziente Herz gehüllt, um so eine weitere Dilatation zu verhindern. Diese Methode wird derzeit in klinischen Studien überprüft.

Herztransplantation

Eine orthotope Herztransplantation kann bei Patienten mit terminaler Herzinsuffizienz (NYHA IV), bei denen eine maximale medikamentöse bzw. apparative Herzinsuffizienzbehandlung erforderlich ist, in Erwägung gezogen werden. Als entscheidendes Kriterium für die Notwendigkeit einer Herztransplantation gilt die maximale Sauerstoffaufnahme des jeweiligen Patienten unter Belastung. Insgesamt muss die Entscheidung, einen Patienten auf die Herztransplantationsliste zu nehmen, nach Evaluierung der individuellen Situation des Patienten getroffen werden. Weiterhin müssen die Patienten vor Aufnahme auf die Warteliste über die Risiken, Erfolgsaussichten sowie die langfristige weiterführende Therapie (immunsuppressive Therapie) und die sozialen und psychischen Auswirkungen nach Transplantation aufgeklärt werden. Auch Spätfolgen wie Transplantatvaskulopathie oder das Risiko der Tumorentstehung unter Immunsuppression müssen mit dem Patienten besprochen werden.

Eine **Indikation zur Transplantation** besteht bei Patienten mit folgenden Erkrankungen, bei denen eine maximale medikamentöse Therapie nicht mehr wirksam ist:

- eingeschränkte systolische Pumpfunktion (LVEF < 30 %),
- ischämische Kardiomyopathie mit therapierefraktärer Angina pectoris,
- operative bzw. interventionelle Revaskularisation nicht möglich,
- maximal ausgereizte medikamentöse Therapie,
- unkontrollierte Herzrhythmusstörungen, die mittels ICD bzw. medikamentöser Therapie nicht beherrschbar sind,
- hypertrophe obstruktive Kardiomyopathie,
- persistierende CHF-Symptomatik trotz max. Therapie (Alkoholinjektion, Myektomie, Schrittmacher),
- kongenitale Herzerkrankung,
- refraktärer kardiogener Schock mit massiv verabreichtem inotropem Support,
- eingeschränkte kardiopulmonale Belastbarkeit mit VO_2 max. < 10 – 14 ml/kg KG/min.

Kontraindikationen für eine Herztransplantation:

- Maligne, nicht kurativ behandelte Tumorerkrankungen,
- HIV-Erkrankung,
- systemischer Lupus erythematodes,
- aktive Sarkoidose mit Beteiligung mehrerer Organsysteme,
- pulmonale Hypertonie (pulmonaler peripherer Gefäßwiderstand > 400 dyn × s × cm^{-5}),
- transpulmonaler Gradient > 15 mmHg.

Relative Kontraindikationen:

- Alter > 65 Jahre,
- periphere AVK und symptomatische Karotisstenose,
- unbehandeltes Bauchaortenaneurysma,
- schwere Lungenerkrankung,
- Diabetes mellitus mit Sekundärkomplikationen
- psychosoziale Faktoren (Persönlichkeitsstörung).

Nach Transplantation wird eine **immunsuppressive Therapie** zunächst als Dreifach-Therapie im weiteren Verlauf als Zweifach-Therapie durchgeführt.

- Calcineurin-Inhibitor: Unter Ciclosporintherapie sollten initial Spiegel von 200 – 250 ng/ml, im Langzeitverlauf 100 – 150 ng/ml angestrebt werden und so die Dosis entsprechend angepasst werden. Tacrolimus-Zielspiegel liegen bei 10 – 15 ng/ml initial und im Langzeitverlauf bei 10 – 14 ng/ml.
- Mycophenolat oder Azathioprin: Zielspiegel für Mycophenolat sollten bei 2 – 4 µg/ml unter oraler Medikation liegen. Die Azathioprin-Therapie wird anhand der Leukozytenzahl kontrolliert: Ziel > 4500 Zellen/µl.
- Steroide: Initiale Dosis postoperativ 3 × 125 mg Methylprednisolon, dann 1 mg/kg KG, im weiteren Verlauf langsame Reduktion; angestrebt ist die Steroidfreiheit nach 6 Monaten.

Die Gabe von Rapamycin kann die Entwicklung der Transplantatvaskulopathie im Vergleich zu Ciclosporin deutlich verzögern und vermindern. Die Kombination von Everolimus mit Ciclosporin zeigt langfristig einen Vorteil in Bezug auf geringere Ciclosporin-Dosis und dadurch reduzierte Nephrotoxizität.

Therapie

Therapie der akuten Abstoßung

Zeichen einer akuten Abstoßungsreaktion sind Gewichtszunahme, Verschlechterung der linksventrikulären Funktion, echokardiographischer schmaler Perikarderguss bzw. bioptisch gesicherte Abstoßungsreaktion.

Bei akuter Abstoßungsreaktion kann eine Stoßtherapie mit Methylprednisolon 3 × 500 mg i.v. über 3 Tage durchgeführt werden. Zusätzlich kann Tacrolimus i.v. appliziert werden. Nach 7 Tagen empfiehlt sich eine erneute Biopsie zur Evaluierung des Erfolges.

Nachsorge

Nach erfolgter Herztransplantation werden die Patienten für die nächsten Wochen und Monate ins Zentrum einbestellt; initial alle 4 Wochen, nach 4 Monaten alle 6 Wochen, nach 1 Jahr alle 2 – 3 Monate und im weiteren Verlauf jährlich. Dabei sollten eine Anamnese, körperliche Untersuchung, Labor inklusive Bestimmung der immunsuppressiven Wirkspiegel, EKG, Röntgen-Thorax, Echokardiographie, Spiroergometrie erfolgen. Myokardbiopsien sollten initial monatlich, im weiteren Verlauf jährlich durchgeführt werden.

Komplikationen nach Transplantation

Infektionen, die im weiteren Verlauf eine Abstoßungsreaktion hervorrufen können, führen im ersten postoperativen Jahr bei ca. 60% der transplantierten Patienten zu Komplikationen. Im ersten Monat postoperativ überwiegen bakterielle Infektionen. Im weiteren Verlauf können Virusinfektionen, Parasiten, Toxoplasmen oder Pilze zu Komplikationen mit akuter Abstoßung führen.

Nach durchgeführter Herztransplantation kann die Mehrzahl der Patienten klinisch ins NYHA-Stadium I zurückgeführt werden. Über 90% der Patienten haben 1–2 Jahre postoperativ weiterhin keine Einschränkung der körperlichen Leistungsfähigkeit. Aufgrund der schon frühzeitig durchgeführten Berentung bei schwerer Herzinsuffizienz kehrt lediglich ⅓ der Patienten ins Arbeitsleben zurück.

Die 1-Jahres-Überlebensrate nach Herztransplantation beträgt derzeit über 80%, die 5-Jahres-Überlebensrate liegt bei ca. 70%. Langfristig wird die Prognose durch Entwicklung einer Transplantatvaskulopathie bestimmt, was im weiteren Verlauf zu erneuten interventionellen Maßnahmen wie Stentimplantation aber auch zu Komplikationen wie Myokardinfarkt führen kann. Nach ca. 10–15 Jahren muss mit einer Retransplantation gerechnet werden. Die Ausprägung der Transplantatvaskulopathie kann durch die Gabe von Statinen (Pravastatin, Simvastatin) effektiv behandelt werden.

3.8 Herzrhythmusstörungen

N. Treese, O. Przibille

3.8.1 Pathogenese, Klinik, Diagnostik, Therapie

Herzrhythmusstörungen sind häufig Ausdruck einer organischen Herzerkrankung, sie können aber auch bei Herzgesunden vorkommen. Das klinische Spektrum reicht von harmlosen Palpitationen bis zur schwerwiegenden hämodynamischen Beeinträchtigung. Prognostisch lassen sich gutartige Rhythmusstörungen von solchen mit ungünstigem Verlauf unterscheiden. In der Behandlung von Herzrhythmusstörungen haben die Antiarrhythmika insgesamt an Bedeutung verloren, während nichtmedikamentöse Verfahren eine deutliche Zunahme erfahren haben.

Pathogenese

Rhythmusstörungen können im Vorhof, in der Herzkammer oder im spezifischen Reizleitungssystem entstehen. Man unterscheidet Störungen der Reizbildung, der Reizleitung und der Erregungsrückbildung. Folgende Mechanismen für die Arrhythmieentstehung werden diskutiert: ein verändertes Automatieverhalten, Leitungsinhomogenitäten, die zu einem Wiedereintritt von Erregung führen können (Reentry), Leitungsblockierungen sowie Nachschwankungen in der Erregungsrückbildungsphase (Nachpotenziale).

Tabelle 3.**34** Arrhythmiemechanismen

Störungen der Reizbildung
- gesteigerte Automatie
- abnorme Automatie

Störungen der Erregungsleitung
- Leitungsblockierungen
- kreisende Erregung

Störungen der Erregungsrückbildung
- frühe Nachpotenziale
- späte Nachpotenziale

Unter gesteigerter Automatie versteht man eine gesteigerte Entladungsfrequenz von Schrittmacherzellen entweder im Sinusknoten (Sinusknotentachykardie), in der AV-Knotenregion (akzelerierter Knotenrhythmus) oder in den Purkinjefasern (idioventrikulärer Rhythmus).

Bei abnormer Automatie entwickelt das Arbeitsmyokard Schrittmacheraktivität: typisch hierfür sind fokale atriale Tachykardien.

Leitungsblockierungen führen in klassischer Weise zu Blockierungen im Sinusknoten (sinuatrialer Block), zu Leitungsverzögerungen und Blockierungen im AV-Knoten (AV-Block I–III) und zu Blockierungen im distalen Reizleitungssystem (Schenkelblöcke).

Kreisende Erregung (Wiedereintritt: Reentry) setzt ein Myokardareal mit im Vergleich zu benachbarten Regionen verlangsamter Erregungsleitung voraus. Bei unidirektionalem Erregungsfluss in diesem Areal ist nach Wiedererregbarkeit des Ursprungsortes ein erneuter Eintritt der Erregung möglich, sodass eine kreisende Erregungsfront entsteht.

Bei der klassischen AV-Reentry-Tachykardie infolge einer akzessorischen Leitungsbahn kann unter günstigen zeitlichen Bedingungen eine über den AV-Knoten geleitete Vorhoferregung retrograd über die akzessorische Leitungsbahn wieder auf den Vorhof zurückgeleitet werden und erneut über den AV-Knoten die Kammer erregen. Voraussetzung ist immer das Vorhandensein unterschiedlich leitender Leitungsbahnen mit unterschiedlichem Refraktärverhalten und einem unidirektionalen Erregungsfluss.

Reentry-Tachykardien können auch im AV-Knoten selbst auftreten. Andere Beispiele für Tachykardien infolge von Reentry sind Kammertachykardien bei ausgedehnten Myokardnarben und das Vorhofflattern. Auch Vorhofflimmern beruht auf einem Reentry-Mechanismus (Mikro-Reentry) wobei mindestens 5–6 gleichzeitig vorhandene funktionelle Kreisbahnen postuliert werden.

Rhythmusstörungen in der frühen oder späten Repolarisationsphase werden als so genannte getriggerte Aktivität auf frühe oder späte Nachpotenziale zurückgeführt. Die Tachykardie infolge einer verlängerten und inhomogenen Repolarisation wird auf frühe Nachpotenziale zurückgeführt (Torsade-de-Pointes-Tachykardien). Späte Nachpotenziale werden im Zusammenhang mit digitalisinduzierten Tachykardien diskutiert. Tachykardien aufgrund von Nachpotenzialen sind nicht durch programmierte Kammerstimulation zu beeinflussen.

Bedeutung der kardialen Grunderkrankung

Koronare Herzerkrankung: Rhythmusstörungen in der frühen Infarktphase entstehen in den Randzonen zwischen ischämischem und normalem Myokard. Die Neigung zur Entwicklung von Kammerflimmern in dieser Phase ist verantwortlich für die hohe prähospitale Sterblichkeit von Patienten mit akutem Herzinfarkt. Im weiteren Verlauf des Herzinfarktes treten häufig vorübergehend langsame Kammerrhythmen (idioventrikulärer Rhythmus) auf. In der späten Postinfarktphase (etwa 4–6 Wochen nach dem akuten Ereignis) können am Rande des Narbengebietes anhaltende ventrikuläre Tachykardien als Folge eines Reentry-Mechanismus entstehen. Sie neigen zu häufigen Rezidiven und sind prognostisch ungünstig, sodass in der Regel eine Defibrillatortherapie erforderlich ist.

Dilatative Kardiomyopathie: Die Entstehung ventrikulärer Arrhythmien bei dilatativer Kardiomyopathie im fortgeschrittenen Stadium ist vielfältig und beruht nur zum Teil auf klassischen Reentry-Mechanismen. Anhaltende ventrikuläre Tachykardien sind häufig polymorph mit hoher Frequenz und degenerieren rasch in Kammerflimmern. Die Implantation eines internen Defibrillators als Rezidivprophylaxe ist zur Verhinderung des plötzlichen Herztodes indiziert.

Bedeutung von Elektrolytstörungen

Unter den Elektrolytstörungen spielen Veränderungen des Serum-Kaliums die wichtigste Rolle in der Entstehung von Herzrhythmusstörungen.

So führt eine **Hyperkaliämie** zu einer Verkürzung des Aktionspotenzials und einer Unterdrückung der diastolischen Depolarisation. Im Oberflächen-EKG ist eine Zunahme der QRS-Breite und eine Abnahme der QT-Dauer erkennbar. Während bei geringer Kalium-Erhöhung zunächst eine Verbesserung der AV-Leitung zu beobachten ist, kommt es bei hohen Kaliumwerten > 6,5 mmol zu Leitungsverzögerungen auf allen Ebenen bis hin zur Asystolie.

Die **Hypokaliämie** führt zu einer Verlängerung des Aktionspotenzials und zu einer gesteigerten diastolischen Automatie. Im EKG kommt es zu einer ST-Strecken-Senkung, zu einer Verlängerung der QT-Dauer und zur Entstehung von U-Wellen bzw. TU-Verschmelzungswellen. Bei Hypokaliämie werden gehäuft tachykarde Rhythmusstörungen beobachtet, wie zum Beispiel die Torsade-de-Pointes-Tachykardie oder im Rahmen eines akuten Herzinfarktes gehäuft Kammerflimmern.

Klinik

Das klinische Beschwerdebild bei Herzrhythmusstörungen reicht von Herzstolpern über Palpitationen bis zu Herzrasen. Begleitsymptome wie Luftnot, Angina pectoris und Schwindelgefühl sind abhängig von der Beeinträchtigung der kardialen Leistung, dem Koronarstatus und der zerebralen Durchblutung. Als Palpitationen bezeichnet man die subjektive Wahrnehmung eines unregelmäßigen Herzschlages, der verstärkt wird durch emotionale Spannungen, Nicotin, Coffein und Alkohol. Die Synkope als plötzliche Bewusstlosigkeit kann sowohl bei bradykarden als auch bei tachykarden Herzrhythmusstörungen auftreten.

Synkope

Die Synkope bezeichnet einen abrupt einsetzenden, spontan reversiblen Bewusstseins- und Tonusverlust infolge einer vorübergehenden, globalen zerebralen Minderperfusion.

! Die Synkope ist ein Symptom und keine Erkrankung!

Synkopen müssen differenzialdiagnostisch von Bewusstseinsstörungen anderer Ursachen (Hypoglykämie, Epilepsie, Intoxikation, transitorische ischämische Attacke etc.) abgegrenzt werden. Patienten mit Synkopen kardialer Genese haben eine erhöhte Mortalität im Vergleich zu Patienten mit nichtkardialer Synkopenursache. Bei etwa einem Drittel der Synkopen bleibt die Ursache ungeklärt.

In der **Diagnostik** der Synkope steht die ausführliche Anamnese im Vordergrund. Unter den nichtinvasiven Untersuchungsmethoden haben das Ruhe-EKG, das Langzeit-EKG und die Echokardiographie besondere Bedeutung. Aufgrund einer hohen Spontanvariabilität von Arrhythmien gelingt es jedoch in nur ca. 4 %, mittels Langzeit-EKG einen Zusammenhang zwischen dem Symptom Präsynkope/Synkope und einer Indikatorarrhythmie aufzudecken.

Eine Kipptisch-Untersuchung ist insbesondere bei Patienten ohne organische Herzerkrankung hilfreich, um die Diagnose der neurokardiogenen Synkope zu erhärten. Bei Verdacht auf eine rhythmogene Synkope und organischer Herzerkrankung kann auch eine elektrophysiologische Untersuchung notwendig sein. Bei unauffälligem Stimulationsbefund und rezidivierenden Synkopen sollte eine rhythmo gene Ursache mithilfe eines Event-Rekorders gesucht werden – ggf. auch mit einem implantierbaren System.

Tabelle 3.**35** Ursachen und Häufigkeit von Synkopen

Neurokardiogene Synkope (23%)
- vasovagale Synkope
- situative Synkope
- Karotissinus-Syndrom

Orthostatische Synkope (8%)
- autonome Dysfunktion
- Volumenmangel
- medikamenten-/alkoholinduziert

Rhythmogene Synkope (14%)
- kranker Sinusknoten
- AV-Überleitungsstörungen
- supraventrikuläre oder ventrikuläre Tachykardien
- angeborene rhythmogene Syndrome (Long-QT-, Brugada-Syndrom)

Mechanische Ursachen bei struktureller Herz-Gefäßerkrankung (4%)
- Vitien (Aortenklappenstenose)
- hypertrophische obstruktive Kardiomyopathie
- Vorhofmyxom
- Lungenembolie

Zerebrovaskuläre Syndrome
Steal-Syndrome

Therapie

Die **Therapie** der Synkope richtet sich nach der zugrunde liegenden Störung. Bei rhythmogener Synkope sind bradykarde Arrhythmien in der Regel schrittmacherpflichtig, während ventrikuläre Arrhythmien mit einem internen Defibrillator versorgt werden. Dies muss auch für Patienten mit unklarer Synkope und fortgeschrittener Herzinsuffizienz überlegt werden, da die Betroffenen eine schlechte Prognose haben. Patienten mit vasovagaler Synkope und positivem Kipptischbefund bedürfen in der Regel keiner spezifischen Therapie, insbesondere keiner Schrittmacherversorgung.

Diagnostik von Herzrhythmusstörungen

Oberflächen-EKG

Ein 12-Kanal-EKG ist die wichtigste Methode zur Dokumentation und Analyse von Herzrhythmusstörungen. 95 % aller Arrhythmien sind alleine aus dem Oberflächen-EKG diagnostizierbar (Tab. 3.**36**):

Das Oberflächen-EKG ist außerdem unerlässlich für die Schrittmacherfunktionskontrolle und gibt ggf. Auskunft über die zugrunde liegende Herzerkrankung.

Langzeit-EKG

Das Langzeit-EKG dient zur Erfassung von intermittierenden Rythmusstörungen unter Alltagsbedingungen. Indiziert ist die Aufzeichnung eines Langzeit-EKGs
- zur Klärung von subjektiv empfundenen Herzrhythmusstörungen (Dokumentation von Arrhythmien und Korrelation von Arrhythmien und Symptomen),
- zur Diagnostik von Synkopen,
- zum Nachweis von Arrhythmien bei bekannter kardialer Grunderkrankung und zur Verlaufskontrolle,

Tabelle 3.36 Hilfe zur Diagnostik von Arrhythmien aus dem Oberflächen-EKG

Befund	Differenzialdiagnostische Überlegungen
Regelmäßigkeit?	Vorhofflimmern ausschließen
QRS-Breite?	Differenzialdiagnose breite QRS-Tachykardie
P-Wellen-Morphologie	ektope P-Welle, retrograde P-Welle?
P-QRS-Beziehung	Reentry-Tachykardien, Kammertachykardien, AV-Knoten-Blockierungen

- zur Therapiekontrolle nach medikamentöser Therapie, nach Schrittmacherimplantation,
- zur Risikostratifikation bei gefährdeten Patienten.

! Arrhythmien können sich aufgrund ihrer hohen Spontanvariabilität einer 24-h-Aufzeichnung entziehen.

Event-Rekorder

Event-Rekorder ermöglichen die EKG-Speicherung und telefonische Übermittlung von Ereignissen, die vom Patienten wahrgenommen und durch Geräteaktivierung an das Empfänger-Zentrum übermittelt werden (kleinstes Gerät: Format einer Scheckkarte).

Kleine, subkutan implantierbare Geräte zur Abklärung seltener Synkopenereignisse haben eine Speicherkapazität von bis zu 1 Jahr. Auch nach einem synkopalen Ereignis ist die Geräteaktivierung durch den Patienten möglich.

Belastungs-EKG (Ergometrie)

Das Belastungs-EKG dient der Abklärung von Arrhythmien, die anamnestisch besonders unter Belastung auftreten. Typisch hierfür sind belastungsinduziertes Vorhofflimmern oder Kammertachykardien, aber auch frequenzabhängige Rhythmusstörungen wie beispielsweise AV-Leitungsstörungen oder Schenkelblöcke. Die Ergometrie ist wichtig für die Bestimmung der chronotropen Kompetenz und hilfreich bei Schrittmacherkontrollen. Im Übrigen ist das Belastungs-EKG unverzichtbar in der Diagnostik der koronaren Herzerkrankung.

Kipptischuntersuchung

Die Kipptischuntersuchung sollte bei Patienten mit Synkope und ohne Hinweis auf organische Herzerkrankung durchgeführt werden. Die Kipptischuntersuchung dient dem Nachweis der neurokardiogenen Synkope.

Technisch wird neben einer kontinuierlichen EKG-Aufzeichnung (3 Ableitungen) plethysmographisch eine simultane Schlag-zu-Schlag-Registrierung des Blutdrucks durchgeführt.

Nach einer Ruhephase von 10 Minuten wird der Patient passiv mit dem Kipptisch auf 60 – 80° aufgerichtet. In dieser Stellung verbleibt er etwa 45 Minuten.

Positiver Kipptischversuch: wenn die klinische Symptomatik des Patienten reproduzierbar ist und es entweder zu einem bedeutsamen Blutdruckabfall, zu einem Frequenzabfall oder zu beidem kommt. Je nachdem, ob der Blutdruck oder der Herzfrequenzabfall dominiert, spricht man vom kardioinhibitorischen (Typ 2) oder vasopressorischen (Typ 3) oder gemischten Typ (Typ 1) der neurokardiogenen Synkope.

Bei negativem Befund ist die Wiederholung mit pharmakologischer Provokation (Nitrate) indiziert.

Risikostratifikation

Eine Reihe nichtinvasiver Verfahren wurde entwickelt, um die tatsächliche Arrrhythmiegefährdung bei Patienten mit organischer Herzerkrankung festzustellen. Unter diesen Techniken sind vor allem das Signalmittelungs-EKG und die Bestimmung der Herzfrequenzvariabilität bekannt geworden.

Mithilfe des Signalmittelungs-EKGs suchte man nach so genannten Spätpotenzialen. Hierbei handelte es sich um hochfrequente niedrigamplitudige Signale im terminalen QRS-Komplex. Der Nachweis von Spätpotenzialen wurde als Hinweis auf ein arrhythmogenes Substrat für ventrikuläre Arrhythmien gewertet.

Die Untersuchung der Herzfrequenzvariabilität sollte das Ausmaß der autonomen Dysregulation insbesondere in der Postinfarktphase analysieren. Dabei ging man von der Beobachtung aus, dass eine adrenerge Stimulation bei gleichzeitiger myokardialer Ischämie das Auftreten maligner Arrhythmien erleichtert, während die vagale Aktivierung einen protektiven Effekt hat. Die von Schlag zu Schlag auftretenden Schwankungen der Herzfrequenz im

24-h-Langzeit-EKG erlauben eine Aussage über die Balance zwischen sympathischer und vagaler Stimulation.

Die prognostische Bedeutung der nichtinvasiven Verfahren zur Risikostratifikation von Patienten mit potenziell malignen Rhythmusstörungen insbesondere in der Postinfarktphase ist begrenzt, der Voraussagewert negativer Befunde ist hoch, der positive Voraussagewert liegt maximal bei 42% je nach Testverfahren. Ihre routinemäßige Anwendung ist deshalb verlassen worden.

Elektrophysiologische Untersuchung

Die invasive elektrophysiologische Untersuchung (EPU) verbindet Aufzeichnungen intrakardialer Elektrokardiogramme mit verschiedenen Methoden der intrakardialen Stimulation. Sofern die Arrhythmiediagnostik nicht aus dem Oberflächen-EKG möglich ist, gibt die EPU Auskunft über Störungen der Erregungsleitung vor allem im AV-Knoten und über den Ursprung von Arrhythmien und ihre Ausbreitungswege. Diese Untersuchung hat vor allem Bedeutung hinsichtlich möglicher interventioneller Therapieverfahren wie Katheterablation.

Während für Sinusknotenfunktionsstörungen und in den meisten Fällen auch AV-Leitungsstörungen nur in den seltenen Fällen die Notwendigkeit für eine elektrophysiologische Untersuchung besteht, stellen supraventrikuläre Tachykardien in Ablationsbereitschaft die Hauptindikation für invasive elektrophysiologische Untersuchungen dar. Daneben ist die programmierte Kammerstimulation zur Prüfung der Arrhythmiebereitschaft (Auslösung von anhaltenden Kammerarrhythmien) bei Patienten mit Verdacht auf rhythmogene Synkope diagnostisch unverzichtbar.

Tabelle 3.**37** Aufgaben der elektrophysiologischen Untersuchung

Bestimmung der Sinusknotenfunktion und der intrakardialen Leitungszeiten
Bestimmung der Refraktärzeiten von Vorhof, AV-Knoten und Kammer
Auslösung von supraventrikulären oder ventrikulären Tachykardien
Analyse des Mechanismus und der Herkunft von Tachykardien
Aufdeckung und Lokalisation von akzessorischen Leitungsbahnen

Grundzüge der medikamentösen Therapie

Der Einsatz klassischer antiarrhythmisch wirksamer Substanzen hat in den letzten Jahren einen tief greifenden Wandel erfahren. Dies beruht nicht zuletzt auf der Erfahrung, dass Antiarrhythmika zur Prävention insbesondere in der Postinfarktphase nicht geeignet sind und häufig mit proarrhythmischer Wirkung verbunden sind [CAST 1989]. Hinzu kommt, dass zunehmend nichtmedikamentöse Verfahren zur Behandlung von Herzrhythmusstörungen zur Verfügung stehen.

Unverzichtbar sind jedoch Antiarrhythmika in der Akutbehandlung von Rhythmusstörungen. Notwendig sind sie bei chronischen Herzrhythmusstörungen vor allem dann, wenn keine alternative Therapie zur Verfügung steht (Vorhofflimmern). Eine weitere Indikation zum Einsatz von Antiarrhythmika sind rezidivierende Kammertachykardien bei Patienten, die bereits mit einem internen Defibrillator versorgt worden sind.

Zur Klassifikation der Antiarrhythmika hat sich die Einteilung nach Vaughan-Williams 1979 bewährt (Tab. 3.**38**).

Unter **klinisch-elektrophysiologischen Gesichtspunkten** ist eine Unterscheidung in 3 Gruppen sinnvoll (Tab. 3.**39**). Dies ist insbesondere bei einer Kombinationsbehandlung zur Vermeidung von Nebenwirkungen (Tab. 3.**40**) von Bedeutung.

Therapie-Richtlinien

Antiarrhythmika der Klasse I oder III nur anwenden bei behandlungsbedürftigen supraventrikulären oder ventrikulären Arrhythmien unter Berücksichtigung von

- kardialer Grunderkrankung,
- linksventrikulärer Funktion,
- proarrhythmischer Medikamentenwirkung.

Klasse-I-Antiarrhythmika sollen nur eingesetzt werden, wenn Medikamente der Klasse III kontraindiziert, nicht möglich oder nicht wirksam sind.

Eine Lebensverlängerung durch Antiarrhythmika der Klasse I oder III konnte bisher nicht überzeugend belegt werden.

Antiarrhythmika der Klasse Ia, Ib, und Ic sind kontraindiziert < 3 Monate nach Myokardinfarkt oder bei schlechter Kammerfunktion (EF < 35%) ohne Defibrillatorschutz.

Tabelle 3.**38** Antiarrhythmika-Klassifikation nach Vaughan-Williams

Substanzen	Wirkmechanismus	Beeinflusster Arrhythmiemechanismus
I: Natriumkanalblocker	(chinidinähnlich) Hemmung des Natriumeinstroms, Reduktion von Erregbarkeit und Leitungsgeschwindigkeit sowie Verlängerung der Refraktärzeit	Reentry-Arrhythmien mit großer erregbarer Lücke, späte Nachpotenziale
Ia: Chinidin, Disopyramid, Ajmalin	Verlängerung des Aktionspotenzials	
Ib: Lidocain, Mexiletin	Verkürzung des Aktionspotenzials	
Ic: Propafenon, Flecainid	kein Einfluss auf Aktionspotenzialdauer	
II: Beta-Blocker z. B. Esmolol, Metoprolol, Bisoprolol	Hemmung des betaadrenergen Einflusses auf das Myokard	katecholaminabhängige Arrhythmien
III: Kaliumkanalblocker Amiodaron, Sotalol	Verlängerung der Aktionspotenzialsdauer, d. h. Zunahme der Repolarisationsphase und der Refraktärzeit, führen zur QT-Zeitverlängerung	Reentry-Arrhythmien mit kleiner erregbarer Lücke
IV: Calciumkanalblocker Verapamil, Diltiazem	Einfluss auf calciumsensible Leitungsstrukturen	calciumabhängige Aktionspotenziale, abnorme Automatie

Tabelle 3.**39** Elektrophysiologische Einteilung der Antiarrhythmika

1.	Medikamente, die zu einer Verzögerung der Erregungsleitung im AV-Knoten führen	Digitalis, Beta-Blocker, Calciumantagonisten, Amiodaron, Propafenon
2.	Medikamente, die zu einer Verlängerung der infranodalen Leitungszeit führen (HV-Zeit-Verlängerung, QRS-Verbreiterung)	Ajmalin, Chinidin, Disopyramid, Flecainid, Propafenon
3.	Medikamente ohne Einfluss auf das Erregungsleitungssystem	Lidocain, Mexiletin

Tabelle 3.**40** Spezielle Antiarrhythmika

Wirkstoff und Präparat	Indikation	Dosierung	Nebenwirkungen
Chinidin, z. B. Chinidin Duriles	Vorhofflimmern, Vorhofflattern	1 – 1,5 g per os	QT-Verlängerung, Gefahr der Torsade-de-Pointes-Tachykardie (3 – 8%), anticholinerge Effekte, Diarrhöen
	Bemerkungen: Vorsicht bei organischer Herzerkrankung. Trotz überlegener antiarrhythmischer Wirksamkeit erhöhte Sterblichkeit unter Chinidin nachgewiesen (Coplen 1990). Cordichin, eine Kombination aus Verapamil und Chinidin hat einen additiv wirksamen antiarrhythmischen Effekt. In der PAFAC (2004) und der SOPAT-Studie (2004) erwies sich Cordichin Sotalol überlegen und führte bei hochnormalem Kalium im Gegensatz zu Sotalol nicht zu Torsade-de-Pointes-Tachykardien		

Tabelle 3.**40** (Fortsetzung)

Wirkstoff und Präparat	Indikation	Dosierung	Nebenwirkungen
Ajmalin, Prajmalin, z. B. Gilurytmal, NeoGilurytmal	Akut- und Notfalltherapie bei supraventrikulären Tachykardien, Präexzitationssyndromen und ventrikulären Tachykardien	max. 1 mg/kg i.v., 3 × 20 mg p.o.	Leitungsverzögernd, Verbreiterung des QRS-Komplexes, negativ inotrop, selten Cholestase, Agranulozytose
	Bemerkungen: Ajmalin ist besonders geeignet zur Notfalltherapie wegen seiner kurzen Halbwertszeit, bei Tachykardien mit breitem QRS-Komplex, da es sowohl im Vorhof, im AV-Knoten, auf akzessorische Leitungsbahnen als auch im Ventrikel wirksam ist. Prajmalin wird wegen seines hohen Nebenwirkungsprofils nur noch selten in der Langzeittherapie eingesetzt		
Lidocain, z. B. Xylocain	Ventrikuläre Extrasystolie, ventrikuläre Tachykardien, als Notfalltherapie bei schlechter Kammerfunktion und Leitungsstörungen	1-1,5 mg/kg KG i.v. als Bolus, i.v. gleichzeitig Infusion mit 2–4 mg/min	Zentralvenöse Störungen (Krämpfe) Atemstillstand
	Bemerkungen: Lidocain als Arrhythmie-Prophylaxe in der akuten Phase des Myokardinfarkts ist verlassen worden, auch in der Akutbehandlung von Kammertachykardien anderer Genese sind andere Antiarrhythmika (Ajmalin, Amiodaron) dem Lidocain überlegen. Lidocain-ähnliche Substanzen wie Mexiletin sind ebenfalls nur im Ventrikel wirksam und haben ihre therapeutische Bedeutung verloren. Allenfalls wird es in einer Kombinationstherapie mit Klasse-III-Antiarrhythmika nach Defibrillatorimplantation eingesetzt		
Flecainid, z. B. Tambocor	Supraventrikuläre und ventrikuläre Tachykardien, AV-Knoten-Reentry-Tachykardien und Präexzitationssyndrome, bei Vorhofflimmern zur Kardioversion und zur Prophylaxe	1–2 mg/kg KG i.v., 2 × 100 mg/d	Negativ inotrop, Verzögerung der intraventrikulären Leitung, Schwindel, Kopfschmerzen
	Bemerkungen: Nach den Ergebnissen der CAST-Studie (1989) ist bei der Therapie ventrikulärer Tachyarrhythmien mit einer erhöhten Sterblichkeit zu rechnen. Deshalb darf der Einsatz von Flecainid nur nach Ausschluss einer organischen Herzerkrankung erfolgen. Ähnliches gilt für Propafenon (Rytmonorm), obwohl keine Postinfarktstudie durchgeführt wurde		
Metoprolol, z. B. Beloc **Esmolol,** z. B. Brevibloc	Adrenerg verstärkte Arrhythmien, ischämievermittelte Arrhythmien bei akutem Herzinfarkt, Prävention des plötzlichem Herztodes Esmolol: Wegen kurzer Halbwertszeit zur Unterbrechung von AV- und AV-Knoten-Reentry-Tachykardien	Metoprolol 5–10 mg i.v.; 50–200 mg p.o. Esmolol 0,5 mg/kg KG über 2–3 min i.v.	Bradykardie, kontraindiziert bei Asthma bronchiale Esmolol: Synkope, Bronchospasmus
	Bemerkungen: In Metaanalysen von 1988 zur Beta-Blocker-Therapie (verschiedene Beta-Blocker bei insgesamt 24 298 Patienten) in der Postinfarktphase konnte eine Reduktion der Gesamtsterblichkeit von 25–40% und eine Reduktion des plötzlichen Herztodes von 32–50% gezeigt werden. Bei Herzinsuffizienzpatienten führte Metoprolol zu einer Senkung des plötzlichen Herztodes um 41% (MERIT-HF 1999)		

Tabelle 3.**40** (Fortsetzung)

Wirkstoff und Präparat	Indikation	Dosierung	Nebenwirkungen
Sotalol, z. B. Sotalex	Supraventrikuläre und ventrikuläre Tachykardien, Prophylaxe bei Vorhofflimmern	20–40 mg i.v. über 5 – 10 min, 2 × 80 – 160 mg/d	negativ inotrop, Bradykardie, Hypotonie, QT-Verlängerung, Gefahr der Torsade-de-Pointes-Tachykardie (2 – 4%)
	Bemerkungen: Nur geringe Kardioversionsrate bei Vorhofflimmern, jedoch gute Wirksamkeit zur Prophylaxe. Wichtig ist die Kontrolle der QT-Zeit bei Behandlungsbeginn. Gefahr der Akkumulation bei Niereninsuffizienz		
Amiodaron, z. B. Cordarex	Supraventrikuläre und ventrikuläre Tachykardien, Vorhofflimmern, zum Erhalt des Sinusrhythmus	300 mg i.v. über 30 min, 600 – 1000 mg/d für 10 – 20 Tage, zur Sättigung oral, 200 – 400 mg oral als Dauertherapie	Kornea-Ablagerung, Photosensibilität der Haut, Schilddrüsendysfunktion (6%), Lungenfibrose (3%), Neuropathie, Hepatopathie
	Bemerkungen: Amiodaron ist zur Arrhythmiebehandlung bei organischer Herzerkrankung geeignet, auch bei fortgeschrittener Herzinsuffizienz. Erfolgreich in der Reanimationsbehandlung. In der Postinfarktphase deutliche Reduktion der Arrhythmiehäufigkeit, kein Einfluss auf die Sterblichkeit (EMIAT-Studie 1997). Additiver Effekt bei Beta-Blockade (GESSICA-Studie1995). In der Behandlung von Vorhofflimmern ist Amiodaron (Kardioversion und Erhaltungstherapie) dem Sotalol und Propafenon überlegen (N Engl J Med 2000). Dronedaron ist ein dem Amiodaron verwandtes Molekül ohne Jodgruppe und konnte nach Kardioversion eine höhere Rate an vorhofflimmerfreiem Intervall erzielen (EURIDIS 2005, ADONIS-Studie 2005). Es wurden im Vergleich zu Amiodaron deutlich weniger Nebenwirkungen beobachtet, sodass Dronedaron nach seiner Einführung als Nachfolgesubstanz für Amiodaron angesehen wird		
Verapamil, z. B. Isoptin **Diltiazem,** z. B. Dilzem	Frequenzkontrolle bei Vorhofflimmern. Akuttherapie bei AV-Reentry- und AV-Knoten- Reentry-Tachykardien	Isoptin: 5 – 10 mg i.v., 3 × 80 – 120 mg p.o. Dilzem: 0,3 mg/kg KG i.v.; 2 × 90 – 120 mg p.o.	Hypotonie, gastrointestinale Beschwerden, Obstipation (Isoptin), Schwindel und Knöchelödeme. Kontraindiziert bei Herzinsuffizienz, höhergradiger AV-Blockierung, bei Vorhofflimmern mit WPW-Syndrom
Adenosin, z. B. Adrekar	Terminierung paroxysmaler, supraventrikulärer Arrhythmien in 95% durch Blockierung der Erregungsleitung im AV-Knoten, Differenzierung supraventrikulärer Arrhythmien	6 – 12 mg als Bolus rasch i.v. Steigerung bis maximal 18 mg	Dyspnoe, Flush, Kopfschmerzen kurzer Dauer, Vorhofflimmern, Bronchokonstriktion

Tabelle 3.**41** Risiko und Nebenwirkungen von Antiarrhythmika

Unvermeidbar bei gesicherter Indikation
- Therapieversager (Kontrolle durch Langzeit-EKG oder elektrophysiologische Untersuchung)
- Proarrhythmie (Arrhythmieverstärkung zunehmend mit Schwere von Arrhythmie und Herzinsuffizienz)
- extrakardiale und kardiale Nebenwirkungen
- Arzneimittelinteraktionen

Vermeidbar bei Fehldiagnosen
- Arrhythmie durch Hyperthyreose, Elektrolytstörungen, Digitalisüberdosierung oder durch Schrittmacherfehlfunktion
- durch Fehlbeurteilung von aberrant geleiteter Vorhoftachykardie oder Vorhofflimmern bei WPW-Syndrom

Kontraindiziert
- Antiarrhythmika bei krankem Sinusknoten
- Digitalis bei WPW-Syndrom
- QT-Zeitverlängerung durch Klasse-Ia- und -III-Antiarrhythmika
- wenn antiarrhythmikainduzierte Blutbildveränderungen und Leberenzyminduktion
- falsche Antiarrhythmika-Kombinationen: Klasse Ia und III, Klasse II und IV

3.8.2 Bradykarde Herzrhythmusstörungen

Syndrom des kranken Sinusknotens

Formen

Sinusbradykardie < 60/min, Sinusarrest, sinuatrialer Block, Tachkardie-Bradykardie-Syndrom.

Ätiologie

Meistens idiopathisch (sklerodegenerativ); häufig klinisch erst manifest nach Gabe von kardial wirksamen Medikamenten wie Digitalis, Beta-Blocker, Calciumantagonisten, sämtlichen Antiarrhythmika oder zentralwirksamen Antidepressiva.

Diagnostik

Oberflächen-EKG oder 24-h-Langzeit-EKG (Pausen > 3 s am Tage) sind meistens ausreichend zur Diagnose. Im Belastungs-EKG ist häufig eine chronotrope Inkompetenz nachweisbar (maximaler Frequenzanstieg < 100 S/min). Eine elektrophysiologische Untersuchung ist in der Regel nicht erforderlich, wenn sie durchgeführt wird, gilt eine korrigierte Sinusknotenerholungszeit > 550 ms als pathologisch.

Therapie

Therapie

Bradykardisierende Medikamente vermeiden. Bei symptomatischer Sinusknotenstörung ist die Implantation eines Vorhof- oder Zweikammerschrittmachers (AAI[R], DDD[R]) empfohlen (Voraussetzung ist eine enge Korrelation von klinischen Symptomen und typischem EKG-Befund). Eine medikamentöse Langzeittherapie ist problematisch.

Störungen der AV-Knotenleitung und der intraventrikulären Erregungsleitung

Ätiologie

Häufig im höheren Alter, meistens sklerodegenerative Veränderung des Reizleitungssystems. AV-Blockierungen können auch passager bei Myokarditis (insbes. Lyme-Karditis) oder bei infiltrativen Erkrankungen (Sarkoidose, Amyloidose) auftreten. Diese Erkrankungen müssen bei jüngeren Patienten mit neu aufgetretenem AV-Block ausgeschlossen werden

Formen der AV-Leitungsstörungen

AV-Block

AV-Block I°: Erregungsleitung im AV-Knoten verzögert, PQ-Zeit verlängert > 0,20 s

AV-Block II°: Intermittierender Ausfall der AV-Überleitung

- Typ 1 (Wenckebach/Mobitz Block I): PQ-Zeit nach AV-Blockierung kürzer als vor blockierter P-Welle (Wenckebach-Phänomen), Lokalisation der AV-Blockierung meistens im proximalen AV-Knoten mit schmalem QRS-Komplex. Schrittmacherimplantation in der Regel nicht erforderlich

- Typ 2 (Mobitz/Mobitz Block II): PQ-Zeit vor und nach blockierter P-Welle gleich. AV-Blockierung im distalen AV-Knoten oder His-Purkinje-System lokalisiert, meistens breiter QRS-Komplex. Schrittmachertherapie notwendig.

Bei 2 : 1-Blockierung Unterscheidung zwischen Mobitz I und II durch Belastung, Atropin oder Karotissinus-Massage möglich.

AV-Block III°: Fehlende Überleitung mit langsamem Kammerersatzrhythmus, wenn QRS schmal → Lokalisation im proximalen AV-Knoten; wenn QRS breit → Lokalisation im distalen AV-Knoten oder His-Purkinje-System. Schrittmachertherapie bei beiden Blocklokalisationen.

Atrioventrikuläre Dissoziation

Bei der atroventrikulären Dissoziation schlagen Vorhof und Kammer unabhängig voneinander. Während beim AV-Block III° der Vorhofrhythmus schneller ist als der Kammerrhythmus, verhält es sich bei der atrioventrikulären Dissoziation umgekehrt. Ursache sind entweder ein verlangsamter Sinusrhythmus mit schnellerem Ersatzrhythmus oder ein akzelerierter AV-Knoten- bzw. Kammerrhythmus bei normaler Sinusfrequenz.

Intraventrikuläre Leitungsstörungen

Zu den intraventrikulären Leitungsstörungen zählen der Rechts- und der Linksschenkelblock. Eine Beziehung zur Entwicklung eines vollständigen AV-Blocks besteht nicht.

Schenkelblockentwicklungen bei akutem Infarkt haben eine ungünstige Prognose, anhaltende Blockierungen sind jedoch durch frühzeitige Revaskularisation seltener geworden

Rechtsschenkelblock. Häufigkeit 0,16 %. Er kommt bei Herzgesunden und Herzkranken vor und hat keine gesonderte prognostische Bedeutung. Die Kombination von Rechtsschenkelblock und linksanteriorem Hemiblock (bifaszikulärer Block) ist ebenfalls ohne wesentlich klinische Bedeutung. Die Prognose ist abhängig von der begleitenden kardialen Grunderkrankung. Keine Schrittmacherindikation.

Linksschenkelblock. Häufigkeit 0,02 %. Der Linksschenkelblock geht immer mit einer strukturellen Herzerkrankung einher: 5fach höhere Letalität in 10 Jahren (Framingham-Studie). Nicht invasive, ggf. invasive kardiologische Diagnostik empfohlen.

Diagnostik

Die Diagnostik bei AV-Leitungsstörungen oder intraventrikulären Leitungsstörungen erfolgt überwiegend nichtinvasiv mit dem Oberflächen-EKG oder dem Langzeit-EKG. Eine elektrophysiologische Untersuchung ist nur indiziert, wenn Diskrepanzen zwischen Symptomen und dem EKG bestehen, z. B. Synkope und AV-Block I° oder bifaszikulärem Block.

Therapie

Schrittmachertherapie

In der Behandlung von symptomatischen bradykarden Herzrhythmusstörungen ist die Schrittmacherimplantation erforderlich. Die Indikation zur Schrittmachertherapie folgt den Leitlinien der Deutschen Gesellschaft für Kardiologie 2005 (Tab. 3.**42**).

Schrittmacherauswahl

Die Beschreibung der unterschiedlichen Schrittmachersysteme folgt nach internationaler Übereinkunft einem Buchstabencode, der den Stimulationort, den Wahrnehmungsort, den Stimulationsmodus und andere Funktionen beschreibt:

1. Buchstabe: Stimulationsort (A = Vorhof, V = Kammer, D = Vorhof und Kammer)
2. Buchstabe: Wahrnehmungsort (A, V, D)
3. Buchstabe: Stimulationsmodus (I = Inhibition, T = Triggerung, D = Inhibition und Triggerung)
4. Buchstabe: R = Frequenzadaption
5. Buchstabe: multifokale Stimulation (A, V, D)

►

Es werden Einkammerschrittmacher AAI für den Vorhof und VVI für die Kammer verwandt, sowie Zweikammersysteme mit 2 Sonden: DDD-Schrittmacher oder nur einer Sonde: VDD-Schrittmacher.

Grundsätzlich wird eine physiologische Stimulation empfohlen: für AV-Leitungsstörung DDD- bzw. VDD-Systeme; für das Sinusknotensyndrom AAI(R)- bzw. DDD(R)-Schrittmacher, wobei ventrikuläre Stimulationen mithilfe von Spezialalgorithmen zu vermeiden sind.

Bei Vorhofflimmern mit Bradyarrhythmie besteht nur die Möglichkeit der ventrikulären Einkammerstimulation VVI(R).

Eine VVI-Stimulation bei AV-Block oder Sinusknotensyndrom ist nur empfohlen, wenn die zu erwartende Stimulationshäufigkeit < 5 % beträgt.

Bei den verschiedenen Indikationen für eine physiologische Schrittmachertherapie konnte im Vergleich zum ventrikulären Einkammerschrittmacher für die Implantation von Zweikammersystemen eine Reduktion der Mortalität innerhalb der ersten 3 Jahre nicht nachgewiesen werden. Die vorhofbeteiligende Stimulation führte aber zu einem geringeren Auftreten von Vorhofflimmern und verbessert insbesondere beim Sinusknotensyndrom die Belastbarkeit und die Lebensqualität (PASE 2003, CTOPP 2000, MOST 2002, UKPACE-Studie 2005).

Neuere Untersuchungen konnten negative hämodynamische Auswirkungen einer chronischen rechtsventrikulären Stimulation nachweisen (DAVID-Studie 2002), sodass bei vorhofgetragenen Schrittmachersystemen die rechtsventrkuläre Stimulation vermieden werden sollte. Bei Patienten mit höhergradigem AV-Block und schlechter Kammerfunktion muss deshalb die Implantation eines biventrikulären Schrittmachersystems (siehe unten) diskutiert werden. Gleiches gilt auch für Patienten, die unter rechtsventrikulärer Stimulation eine therapierefraktäre Herzinsuffizienz entwickeln.

Schrittmacherkomplikationen

Zu den häufigsten Schrittmacherkomplikationen zählen **Infektionen** der Schrittmachertasche und seltener der Schrittmachersonden (3–4%). Als Erreger findet man unmittelbar nach Implantation Staphylococcus aureus, bei Spätinfektionen frühestens nach 3 Monaten Staphylococcus epidermidis. Therapeutisch ist neben einer gezielten antibio- ▶

Tabelle 3.**42** Gesicherte Schrittmacherindikationen (Klasse-I-Indikation)

AV-Block	• symptomatischer AV-Block II° oder III° • asymptomatischer permanenter AV-Block III° • asymptomatischer intermittierender AV-Block III° oder II° Typ Mobitz II mit 2:1 oder höhergradig mit breiten QRS-Komplexen • AV-Block III° durch AV-Knoten-Ablation • bifaszikulärer Block mit intermittierendem AV-Block III° oder II° Typ Mobitz II • alternierender Schenkelblock • AV-Block III° oder II° Typ Mobitz II, der mehr als 2 Wochen nach Myokardinfarkt fortbesteht
Kranker Sinusknoten	symptomatische Sinusknotenfunktionsstörungen (< 40/min, Pausen > 3 s) mit eindeutigem Zusammenhang zur klinischen Symptomatik einschließlich der symptomatischen chronotropen Inkompetenz
Vorhofflimmern	• symptomatisches Vorhofflimmern mit Kammerfrequenz < 40/min oder langen Pausen (tagsüber > 3 s oder nachts > 4 s) mit eindeutigem Zusammenhang zur klinischen Symptomatik • symptomatisches Vorhofflimmern mit chronotroper Inkompetenz • asymptomatisches Vorhofflimmern mit langsamer regelmäßiger Kammerfrequenz und breiten QRS-Komplexen
Karotissinus-Syndrom	rezidivierende Synkopen mit eindeutigem Zusammenhang zu einer Reizung des Karotissinus, die durch Alltagsbewegungen auslösbar ist und dadurch zu einer Asystolie > 3 s führt

tischen Therapie in der Regel die Entfernung des Schrittmachersystems notwendig.

Weitere Komplikationen sind **Sondendislokation** und **Sondenbrüche**, erkennbar an einer Reizschwellenerhöhung oder Stimulationsverlust und/oder Wahrnehmungsfehlern.

Die **Subclavia-Thrombose** verläuft häufig klinisch inapparent. Zur Behandlung empfiehlt sich eine Kompressionstherapie, ggf. Marcumar für 3 Monate. Eine Indikation zur Lysetherapie besteht nicht.

Ein **Twiddler-Syndrom** liegt vor, wenn durch eine unzureichende subkutane Fixierung des Schrittmacheraggregates die Sonden sich in der Schrittmacherloge aufrollen können und dadurch disloziert werden.

Folgende **Rhythmusstörungen** können nach Schrittmacherimplantation auftreten:

- Vorhofflimmern in bis zu 22 %, wenn VVI-Systeme bei Sinusknotenerkrankung und intakter retrograder Leitung implantiert wurden.
- Schrittmachervermittelte Tachykardien: Behandlung durch Schrittmacherumprogrammierung.

Nachsorge

Nach Implantation sowie 4 Wochen später. 3 – 6 Monate nach Implantation sollte die End-Einstellung vorgenommen werden. Anschließend erfolgen alle 6 – 12 Monate Schrittmacherkontrollen – unabhängig vom Aggregattyp. Bei epimyokardialen Systemen sollten alle 3 Monate Kontrollen stattfinden. Kürzere Kontrollabstände (3 Monate und kürzer) sind erforderlich bei bald zu erwartendem Austauschzeitpunkt und bei instabilen Messwerten.

Kardiale Resynchronisationstherapie (CRT)

Mithilfe eines Dreikammerschrittmachers erfolgt eine zeitlich abgestimmte Stimulation des rechten und des linken Ventrikels. Die Elektrode für den linken Ventrikel wird via Koronarsinus epikardial in einer linkslateralen Herzvene platziert.

Diese Therapie verbessert die Hämodynamik bei asynchronem linksventrikulärem Kontraktionsablauf. Sie führt zu einer Verbesserung der Herzinsuffizienzsymptomatik und zur Reduktion der Mortalität (CARE-HF-Studie 2005; in der COMPANION-Studie 2004 nur bei Kombination CRT mit einem internen Defibrillator). Die kardiale Resynchronisation ist indiziert bei symptomatischer Herzinsuffizienz NYHA III/IV trotz optimaler medikamentöser Therapie bei Ejektionsfraktion ≤ 35 %, linksventrikulärer Dilatation ≥ 55 mm und intraventrikulärer Leitungsverzögerung (Linksschenkelblock mit QRS > 150 ms sowie erhaltenem Sinusrhythmus).

Da die QRS-Breite kein zuverlässiger Parameter für die Selektion von „Respondern" der Resynchronisationstherapie ist, sind die Empfehlungen für eine Implantation bei einer QRS-Breite von 120 – 150 ms in den Leitlinien zur Herzschrittmachertherapie und in den Leitlinien zur Therapie der chronischen Herzinsuffizienz uneinheitlich. Letztere erwähnen bereits den echokardiographischen Nachweis einer ventrikulären Dyssynchronie. Hierfür liegen derzeit jedoch noch keine in größeren Studien validierte Parameter bzw. Grenzwerte vor.

3.8.3 Tachykarde Herzrhythmusstörungen

Vorhofflimmern

Ursachen und Epidemiologie

Vorhofflimmern (VHF) ist mit 4 % der Gesamtbevölkerung die häufigste Arrhythmie. Vorhofflimmern nimmt im Alter zu und findet sich in 5 – 10 % bei > 60jährigen.

Häufig tritt es im Zusammenhang mit arterieller Hypertonie, koronarer Herzerkrankung, Herzinsuffizienz oder rheumatischen Herzerkrankungen auf.

Reversible Ursachen sind Alkoholkonsum („holiday heart syndrome"), Hyperthyreose. Keine erkennbare Ursache in ca. 10 % (idiopathisch).

Pathophysiologie

Pathophysiologisch beruht VHF auf multiplen, ständig wechselnden, simultan aktivierten Erregungskreisen (Mikro-Reentry). Voraussetzungen sind – in patientenindividuell unterschiedlicher Gewichtung – ein proarrhythmisches Substrat und die Induktion durch supraventrikuläre Extrasystolen, deren Fokus häufig im Bereich der Pulmonalvenen liegt.

Tabelle 3.**43** Differenzialdiagnostische Überlegungen bei Tachyarrhythmien

Klinische Daten
- Tachykardiebeginn
  - allmählich: Sinustachykardie
  - Tachykardie zeigt „warming up", „cooling down": fokale atriale Tachykardie
  - Tachykardiebeginn und -ende plötzlich: AV- und AV-Knoten-Reentry-Tachykardie
- nach Herzinfarkt reguläre breite QRS-Tachykardie: Kammertachykardie bis zum Beweis des Gegenteils
- breite QRS-Tachykardie und „Kanonenschlag" (Riesen-a-Welle) im Jugularvenenpuls beweisend für VT
- Hämodynamik bei schneller Tachykardie (> 200/min) erlaubt keine Differenzierung zwischen SVT und VT

Diagnostik im Oberflächen-EKG
Erforderlich ist die Dokumentation der Arrhythmie im 12-Kanal-EKG, hilfreich ist der Vergleich mit einem 12-Kanal-Ruhe-EKG
- Sinustachykardie: HF > 100/min, nicht schneller als 130 – 140/min, ansonsten keine Auffälligkeiten
- fokale atriale Tachykardie: HF >150/min, abnorme P-Wellen von Sinus-P unterschieden
- Vorhofflimmern: vollständig unregelmäßige Schlagfolge
- Vorhofflattern: HF 120 – 170/min bei 2:1-Überleitung (bei 4:1-Überleitung meist asymptomatisch, selten 1:1-Überleitung), „Sägezahn"-Muster der P-Wellen, negative P-Wellen in II, III und aVF
- AV-Knoten-Reentry: HF meistens > 170/min, retrograde P-Welle am QRS-Ende oder im QRS-Komplex verborgen
- AV-Reentry (WPW-Syndrom) bei Sinusrhythmus: PR-Zeit < 0,12 s, Delta-Welle, ST-Senkung. Bei Tachykardie: Orthodrom = schmaler QRS-Komplex, keine Deltawelle, retrogrades P häufig bei 50% des RR-Abstands. Antidrom = breite QRS-Komplexe, keine Deltawelle, retrogrades P oft nicht abgrenzbar. Während Vorhofflimmern unregelmäßige Schlagfolge und unregelmäßige QRS-Breite.
- Kammertachykardie (VT): QRS-Breite > 0,14 s, Fusionsschläge. AV-Dissoziation, abnormer Lagetyp, negative Konkordanz des QRS-Vektors in V1 – V6
- Torsade-de-Pointes-Tachykardie: Kammertachykardie mit undulierender QRS-Änderung

Vagale Manöver, z. B. Karotissinus-Massage
- verlangsamt Sinustachykardie
- terminiert AV-Knoten, Reentry- und WPW-Tachykardie
- demaskiert Vorhofflattern
- hat keinen Einfluss auf eine VT

Medikamente
- Adenosin 6 – 12 mg i.v. (rasche Injektion in zentrale Vene) bei breiter QRS-Tachykardie: kein Einfluss auf VT, demaskiert atriale Tachyarrhythmien, terminiert AV-Knoten-Reentry-Tachykardie und AV-Reentry-Tachykardie
- Ajmalin-Test: Bei Synkope oder nach Reanimation bei jungen Patienten ohne organische Herzerkrankung. Nachweis eines Rechtsschenkelblocks mit rechts-präkordialen ST-Hebungen als Hinweis auf Brugada-Syndrom. Vorsicht: Induktion von Kammerflimmern durch Ajmalin-Gabe möglich!
- Vorsicht! Verapamil i.v. nicht zur Differenzialdiagnose verwenden, da bei VT Lungenödem oder Schock auftritt

Diagnostik

Oberflächen-EKG: unregelmäßige Schlagfolge (Flimmerwellen häufig nicht erkennbar), Vorhoffrequenz 350 – 600, die Kammerfrequenz liegt unbehandelt bei 150 – 180/min, sie kann aber auch normofrequent oder bradykard sein. Unregelmäßige diastolische Füllung führt zum klinischen Bild des Pulsdefizits.

Prognose

Bei idiopathischem VHF (keine kardiale oder extrakardiale Erkrankung) ist die Prognose gut. VHF hat bei kardiovaskulärer Erkrankung ein 2fach höheres Letalitätsrisiko. Das Embolierisiko ist bei nichtrheumatischem VHF 5fach, wobei zunehmendes Lebensalter und Begleiterkrankungen wesentliche Risikofaktoren darstellen. Ca. 20% der ischämischen Schlaganfälle sind thrombembolischer Genese (Vorhofthromben).

Tabelle 3.**44** Formen des Vorhofflimmerns aufgrund des zeitlichen Verlaufes

akutes VHF	erstmaliges Auftreten mit hoher spontaner Konversionsrate
paroxysmales VHF	rezidivierende Episoden mit spontaner Konversion
persistierendes VHF	anhaltendes Vorhofflimmern, das durch medikamentöse oder elektrische Kardioversion in Sinusrhythmus überführt werden kann
permanentes VHF	Kardioversion nicht möglich

Therapie

1. Frequenzkontrolle

Zunehmende primäre Therapiestrategie, da Patienten unter adäquater Frequenzkontrolle häufig beschwerdefrei sind. Antiarrhythmikabedingte Nebenwirkungen (Proarrhythmien) können bei Patienten mit Frequenzkontrolle vermieden werden. Darüber hinaus besteht bei konsequenter Antikoagulation ein gleiches oder niedrigeres Embolierisiko als bei Patienten mit erfolgreicher Rhythmuskontrolle (AFFIRM 2002, RACE 2002 und PIAF 2000-Studie). Als Dauertherapie werden zur Frequenzsenkung Beta-Blocker oder Calciumantagonisten vom Verapamil-Typ eingesetzt, ggf. in Kombination mit Digitalis. Amiodaron sollte zur Frequenzkontrolle nur in Ausnahmefällen eingesetzt werden.

2. Rhythmuskontrolle

Die Wiederherstellung des Sinusrhythmus ist das primäre Therapieziel bei jungen Patienten mit symptomatischem Erstereignis von Vorhofflimmern oder auch bei Patienten mit symptomatischem paroxysmalem Vorhofflimmern, evtl. auch zur Verbesserung einer Herzinsuffizienzsymptomatik. Der Therapieerfolg ist abhängig von Alter, Dauer des Vorhofflimmerns und dem Ausmaß begleitender Herzinsuffizienz.

Der Sinusrhythmus kann akut durch eine elektrische Kardioversion wiederhergestellt werden. Die Kardioversion wird in Kurznarkose mit 200 – 360 J monophasisch oder 120 – 200 J biphasisch durchgeführt, wobei mit einer Elektrodenposition anterior-posterior eine höhere Konversionsrate als mit einer Sternum-Apex-Position erreicht wird . Eine interne Kardioversion ist mit einer speziellen Vorhofsonde am effektivsten, wird jedoch selten angewandt.

Für eine medikamentöse Kardioversion in der Akutphase stehen Antiarrhythmika der Klasse Ic und III zur Verfügung.

Zur Rezidivprophylaxe nach einem Erstereignis erfolgt zunächst keine Therapie oder die Behandlung mit einem Beta-Blocker. Bei einem Rezidiv sollte die Indikation zur erneuten Rhythmisierung überprüfen werden (ggf. Strategiewechsel zur Frequenzkontrolle). Antiarrhythmika der Klasse Ia, Ic und III können nach Abwägen des Risikos einer Proarrhythmie zur Rhythmusstabilisierung eingesetzt werden. Flecainid hat sich als besonders effektiv bei idiopathischem paroxysmalem Vorhofflimmern erwiesen und wird von einigen Patienten erfolgreich als Anfallstherapie benutzt („Pill in the Pocket"). Sotalol wurde ebenfalls zur Rezidivprophylaxe bei paroxsmalem Vorhofflimmern eingesetzt. Die nicht unerhebliche Gefahr von Torsade-de-Pointes-Tachykardien (PAFAC-Studie 2004) sollte zur Vorsicht mahnen. Bei fortgeschrittener kardialer Grunderkrankung, besonders bei Herzinsuffizienz, sollte ausschließlich Amiodaron eingesetzt werden.

Bei Patienten mit paroxysmalem Vorhoflimmern bleibt der Sinusrhythmus nach 1 Jahr ohne medikamentöse Behandlung bei 30 – 50 % und mit Rezidivprophylaxe bei 50 – 70 % erhalten.

Postoperatives Vorhofflimmern (nach Herzoperation)

Nach Herzoperationen ist bei bis zu 30 % der Patienten Vorhofflimmern zu erwarten. Häufig ist wegen hoher Spontankonversion nur eine Frequenzkontrolle erforderlich. Beta-Blocker oder Amiodaron für sind 4 – 8 Wochen empfohlen. Beta-Blocker sind als Prophylaxe bereits vor Herzoperation effektiv.

▶

3. Katheterablation

Die Katheterablation bei Vorhofflimmern ist ein kurativer Ansatz mit unterschiedlichen Ablationsstrategien, die entweder die Eliminierung von Triggern (Pulmonalvenenisolation) oder die Substratmodifikation (linksatriale lineare Läsionen) zum Ziel hat. Die Aussicht auf einen stabilen Sinusrhythmus liegt – in Abhängigkeit der Grunderkrankung – bei 70 – 95 %, wobei meistens mehrere Eingriffe notwendig sind. Derzeit noch kein Routineverfahren.

4. AV-Knotenablation

Die Ablation des AV-Knotens hat zum Ziel, die AV-Leitung zu modifizieren und ggf. zu unterbrechen. In der Regel ist die Implantation eines VVIR-Schrittmachers erforderlich. Das Verfahren ist nur in Einzelfällen bei medikamentös therapierefraktärem paroxysmalem hochsymptomatischem Vorhofflimmern und nicht zu erzielender Frequenzkontrolle indiziert.

5. Antikoagulation

Zur Kardioversion: Unabhängig von der Art der Kardioversion müssen alle Patienten mit Vorhofflimmern > 48 h für 3 – 4 Wochen vor Kardioversion mit Marcumar antikoaguliert werden. Alternativ kann zum Ausschluss intrakavitärer Thromben eine transösophageale Echokardiographie (TEE) durchgeführt werden, sodass ohne vorausgehende Marcumarisierung kardiovertiert werden kann (TEE-geführte Kardioversion).

Bei Notfallindikationen erfolgt die therapeutische Antikoagulation mit Heparin/NMH. Die Verwendung von NMH zur Antikoagulation bei Kardioversion ist in Überprüfung.

Nach Kardioversion: Die Leitlinien empfehlen eine orale Antikoagulation für mindestens 4 Wochen. Jedoch zeigen Rhythmuskontrollen mittels Ereignisrekordern oder implantierter Schrittmacher mit Speicherung intrakardialer EKGs nach erfolgreicher Konversion häufig asymptomatische VHF-Rezidive. Daher sollte die Antikoagulation nach Konversion bei vertretbarem Blutungsrisiko eher auf 3 – 6 Monate ausgedehnt werden.

Die Empfehlungen zur chronischen Antikoagulation bei nichtvalvulärem Vorhofflimmern sind uneinheitlich. Die Tabelle 3.**45** fasst mehrere internationale Empfehlungen zusammen (AHA/ACC/ESC 2001, Kommentar zu den Empfehlungen der Deutschen Gesellschaft für Kardiologie von 2003, American College of Chest Physicians 2005, Deutsche Schlaganfallgesellschaft + Deutsche Gesellschaft für Neurologie 2005).

! Sofern keine Kunstklappe oder hohes Embolierisiko vorliegen, kann die Antikoagulation für diagnostische/operative Eingriffe für 1 Woche pausiert werden. Ansonsten muss eine Umstellung auf Heparin/NMH erfolgen.

Tabelle 3.**45** Empfehlungen zur Antikoagulation bei Vorhofflimmern

Geringes Risiko	**Mittleres Risiko**	**Hohes Risiko**
• Alter < 60 – 65 J ohne Risikofaktoren (idiopathisches VHF): keine Therapie oder ASS	• Alter < 75 J ohne Risikofaktoren (idiopathisches VHF): ASS[1] • Alter < 60 J + Herzerkrankung: ASS • Alter > 60 J + KHK oder + Diabetes mellitus: orale Antikoagulation INR 2 – 3 • Hyperthyreose: orale Antikoagulation INR 2 – 3	• Alter ≥ 75 J: orale Antikoagulation mit INR 2 – 2,5 • Hypertonus oder Herzinsuffizienz: orale Antikoagulation mit INR 2 – 3 • frühere TIA oder Schlaganfall: orale Antikoagulation mit INR 2 – 3

[1] American College of Chest Physicians empfiehlt alternativ orale Antikoagulation mit INR 2 – 3.

Die Dosierung von ASS wird mit 300 – 325 mg angegeben; Leitlinie von DGS und DGN von 2005 gibt 100 – 300 mg an; der Kommentar der Deutschen Gesellschaft für Kardiologie bezüglich der Internationalen Empfehlungen nennt 100 mg als aus pharmakologischer Sicht vermutlich gleichwertig zur höheren Dosierung, verweist aber auf fehlende Studien.

Vorhofflattern

Im Gegensatz zum Vorhofflimmern liegt dem Vorhofflattern ein atrialer Makro-Reentry zugrunde. Die Vorhoffrequenz beträgt 250–350/min. Häufig besteht eine 2:1–4:1-Überleitung auf die Kammern, selten eine 1:1-Überleitung. Zur Diagnostik ist eventuell eine Demaskierung der Flatterwellen durch Karotisdruckversuch oder Adenosin erforderlich.

Typisches Vorhofflattern: Rechtsatrialer Reentry, der den Bereich zwischen Trikuspidalklappe und V. cava inferior (Isthmus) involviert.

Am häufigsten erfolgt die Erregungsausbreitung gegen den Uhrzeigersinn, dadurch kommt es zu dem sägezahnartigen Bild mit negativen P-Wellen in II, III, aVF. Bei einem Reentry im Uhrzeigersinn finden sich positive P-Wellen in den inferioren Ableitungen.

Atypisches Vorhofflattern: Makro-Reentry anderer Lokalisation ohne Einbeziehung des rechtsatrialen Isthmus. Häufig durch Narben (idiopathisch, postoperativ) oder funktionelle Barrieren (Crista terminalis).

Therapie

Therapie

Vorhofflattern ist am besten durch eine Kardioversion mit niedriger Energie (100 J) zu behandeln.

Typisches Vorhofflattern kann durch eine Überstimulation mit einer Vorhofsonde beendet werden. Bei atypischem Vorhofflattern ist dies nur in Einzelfällen erfolgreich.

Zur medikamentösen Rhythmisierung werden Antiarrhythmika der Klasse Ia, Ic und III eingesetzt. Ihre Effektivität ist schlechter als bei Vorhofflimmern.

Zur Frequenzsenkung sind Calciumantagonisten und Beta-Blocker geeignet. Vorhofflattern mit 4:1-Überleitung ist in der Regel asymptomatisch.

Bei rezidivierendem Vorhofflattern ist die Hochfrequenzablation zwischen V. cava inferior und Trikuspidalklappenring als kurative Therapie etabliert.

Trotz noch kontrahierender Vorhöfe ist der Fluss im linken Vorhof bei Vorhofflattern reduziert. Somit besteht ein Embolierisiko. Die Antikoagulation erfolgt gemäß den Empfehlungen bei Vorhofflimmern.

AV-Knoten-Reentry-Tachykardie

Die AV-Knoten-Reentry-Tachykardie ist eine regelmäßige Tachykardie in der AV-Knotenregion mit schmalem QRS-Komplex und einer Herzfrequenz von 150–230/min. Die P-Welle ist sehr häufig im QRS-Komplex verborgen oder mit negativer Konfiguration in Ableitung II, III und aVF kurz hinter dem QRS-Komplex sichtbar. Beginn und Ende der Tachykardie sind plötzlich.

Die AV-Knoten-Reentry-Tachykardie ist die häufigste paroxysmale supraventrikuläre Tachykardie und tritt bereits in der Jugend oder im frühen Erwachsenenalter auf. Frauen sind häufiger betroffen. Die Prädisposition für das Auftreten der Tachykardien ist wahrscheinlich angeboren. Eine familiäre Häufung besteht nicht.

Die AV-Knoten-Reentry-Tachykardie beruht auf einem Reentry-Mechanismus, für den eine funktionelle Längsdissoziation der AV-Knotenregion mit 2 Leitungsbahnen unterschiedlicher Leitungscharakteristik angenommen wird. Diese lassen sich durch eine elektrophysiologische Untersuchung nachweisen: Eine normale Vorhofaktion erregt über die schnell leitende Bahn im AV-Knoten die Kammer. Eine Vorhofextrasystole findet die schnelle Leitungsbahn refraktär und wird nun über die langsame Leitungsbahn zur Kammer geleitet. Beim Austritt aus der AV-Knotenregion findet diese Extrasystole eine retrograd wieder leitfähige schnelle Leitungsbahn und kann auf den Vorhof zurückgeleitet werden. Der Vorhofimpuls läuft also antegrad über die langsame Bahn und retrograd über die schnell leitende Bahn (Slow-fast-Response-Form oder typische Form der AV-Knoten-Reentry-Tachykardie).

Diagnostik

Die AV-Knoten-Reentry-Tachykardie ist in der Regel aus dem Oberflächen-EKG diagnostizierbar. Die elektrophysiologische Untersuchung zum Nachweis der unterschiedlichen Leitungsbahnen ist nur in Ablationsbereitschaft indiziert.

Therapie

Therapie

Zur medikamentösen Therapie der Tachykardie werden Beta-Blocker und Calciumantagonisten (Verapamil, Diltiazem) mit Wirkung auf die langsame Leitungsbahn eingesetzt oder Antiarrhythmika der Klasse Ia, Ic und III mit Wirkung auf die schnell leitende Bahn.

Beim chronischen Einsatz von Antiarrhythmika der Klasse Ia oder Ic sollte keine strukturelle Herzerkrankung vorliegen.

Zur akuten Tachykardieunterbrechung stehen folgende Maßnahmen zur Verfügung: vagale Manöver, Adenosin (Adrekar 6 – 12 mg rasch i.v.) oder Esmolol (Brevibloc 500 µg/kg/min über 2 – 3 min i.v.) oder Verapamil (Isoptin 5 – 10 mg i.v.).

Bei symptomatischen Patienten und rezidivierenden AV-Knoten-Reentry-Tachykardien sollte die Hochfrequenzablation der langsamen Bahn als kurative Therapie empfohlen werden. Die Erfolgsrate beträgt 95 % bei einer Rezidivquote von 0 – 15 % und einem Risiko für einen kompletten AV-Block von 1 – 2 %.

AV-Reentry-Tachykardie

AV-Reentry-Tachykardien beruhen auf elektrisch leitenden Muskelverbindungen (akzessorische Bahnen) zwischen Vorhof und Kammer außerhalb des normalen Reizleitungssystems. Leiten diese Bahnen bei Sinusrhythmus auch antegrad, findet sich ein Präexzitationssyndrom mit dem typischen EKG-Befund einer Delta-Welle und einer verkürzten PQ-Dauer. Akzessorische Leitungsbahnen sind angeboren. Tachykardien können in allen Altersgruppen auftreten. Die meisten Patienten sind herzgesund.

Formen

Das WPW-Syndrom (Wolff-Parkinson-White-Syndrom) ist am häufigsten: Im EKG findet sich bei Sinusrhythmus eine antegrade Leitung gleichzeitig über den AV-Knoten und die akzessorische Bahn. Hierdurch wird die Kammer vorzeitig erregt (Präexzitation), erkennbar im EKG an der Delta-Welle und einer verkürzten PR-Zeit < 0,12 s, QRS > 0,12 s. In der Regel bestehen Rückbildungsstörungen in Form von ST-Strecken-Veränderungen.

Leitet die akzessorische Bahn nicht antegrad vom Vorhof auf die Kammer, sondern nur retrograd (bei ca. 20 %) von der Kammer zum Vorhof, so findet sich im Sinusrhythmus keine Delta-Welle, man spricht von einem verborgenen WPW-Syndrom

Die bei akzessorischen Leitungsbahnen auftretenden Tachykardien beruhen auf einem Makro-Reentry. Am Erregungskreis sind die akzessorische Leitungsbahn, der AV-Knoten sowie Anteile von Vorhof und Herzkammer beteiligt. Folgende Tachykardien sind möglich:

- **Orthodrome Tachykardie** mit antegrader Leitung über das normale Reizleitungssystem und retrograder Leitung über die akzessorische Bahn. Die QRS-Komplexe sind schmal, es gibt keine Delta-Welle. Eine retrograde P-Welle ist in der ST-Strecke oder T-Welle erkennbar.
- **Antidrome Tachykardie** (selten) mit antegrader Leitung über die akzessorische Bahn und retrograder Leitung über den AV-Knoten. Der QRS-Komplex ist maximal verbreitert entsprechend einer maximalen Präexzitation.
- **Vorhofflimmern** mit antegrader Erregungsleitung über den AV-Knoten und antegrader Leitung über die akzessorische Bahn. Dadurch kommt es zur unregelmäßigen Schlagfolge mit unregelmäßiger QRS-Breite. Neben maximal verbreiterten QRS-Komplexen durch Leitung über die akzessorischen Bahnen finden sich auch schmale QRS-Komplexe durch Leitung über den AV-Knoten.

Diagnostik

Die Diagnose ist in der Regel aus dem Oberflächen-EKG möglich. Die elektrophysiologische Untersuchung zur Befundbestätigung muss stets mit der Option zur Ablation erfolgen.

Therapie

Therapie

Tachykardieunterbrechung

Durch Beeinflussung der Leitungseigenschaften des AV-Knotens: vagale Manöver, Verapamil (Isoptin 5 – 10 mg i.v.), Adenosin (Adrekar 6 – 12 mg rasch i.v.), oder Esmolol (Brevibloc 500 µg/kg/min über 2 – 3 min i.v.), oder durch Beeinflussung der Leitungseigenschaften der akzessorischen Bahn: ▶

Ajmalin 1 mg/kg KG i.v., Flecainid 1 – 2 mg/kg KG i.v. oder Propafenon 1 – 2 mg/kg KG i.v.

! Bei Vorhofflimmern sind Digitalis und Verapamil kontraindiziert, da es zu einer Tachykardiebeschleunigung kommt. Deshalb erfolgt die Therapie mit Ajmalin, Flecainid oder Propafenon.

Alternativ zur medikamentösen Therapie oder bei hämodynamischer Instabilität ist die elektrische Kardioversion indiziert.

Langzeit-Therapie

Bei symptomatischen Patienten besteht die Indikation zur Katheterablation der akzessorischen Bahn (Erfolgsrate > 95 %). Auch bei asymptomatischen Patienten sollte in Abhängigkeit von der individuellen Lebenssituation (Risikoberuf, Alter, plötzlicher Herztod in der Familie) oder bei schnell leitender Bahn die Ablation durchgeführt werden.

Medikamentös können Beta-Blocker, Calciumantagonisten vom Verapamil-Typ zur Beeinflussung der AV-Knotenleitung sowie Antiarrhythmika der Klasse Ic oder III zur Beeinflussung der Leitung über die akzessorische Bahn eingesetzt werden.

Inadäquate Sinustachykardie

Patienten mit einer inadäquaten Sinustachykardie haben eine beschleunigte Pulsfrequenz ohne fassbare organische oder medikamentöse Ursache. Dieser Tachykardie liegt eine gesteigerte Automatie der Schrittmacherzellen des Sinusknotens zugrunde.

Im Langzeit-EKG liegt die mittlere Frequenz über 100/min, unter Belastungsbedingungen findet sich ein überschießender Herzfrequenzanstieg. Das Tachykardie-EKG zeigt eine dem normofrequenten Sinusrhythmus vergleichbare P-Wellen-Morphologie.

Therapie

Therapie

Therapeutisch wurden neben β1-selektiven Beta-Blockern Digitalis oder Calciumantagonisten eingesetzt. Bei symptomatischen therapierefraktären Patienten kann eine Katheterablation erfolgreich sein.

Eine weitere therapeutische Option stellt Ivabradin (Procoralan) dar, das zu einer spezifischen Hemmung der so genannten funny-Ionenkanäle (f-Kanäle der Schrittmacherzellen) führt, die eine Senkung der Herzfrequenz ohne Beeinflussung der AV-Knotenleitung oder der linksventrikulären Funktion zur Folge hat. Studien zur Behandlung der inadäquaten Sinustachykardie mit dieser Substanz liegen noch nicht vor.

Fokale atriale Tachykardie

Die anhaltende fokale atriale Tachykardie ist relativ selten (10 – 15 % aller supraventrikulären Tachykardien). Sie kann sowohl durch abnorme Automatie als auch durch getriggerte Aktivität oder ein Reentry im Arbeitsmyokard des rechten oder linken Vorhofes ohne Beteiligung des Sinusknotens oder des AV-Knotens entstehen. Die Herzfrequenz liegt zwischen 150 – 200/min.

Nicht anhaltende atriale Tachykardien oder Salven sind ein häufiger Befund im Langzeit-EKG. In dieser Form verursachen sie meistens keine Symptome und benötigen keine Behandlung.

Fokale atriale Tachykardien können bei chronischer Lungenerkrankung oder passager bei thyreotoxischer Krise, bei Alkoholkonsum oder Digitalis-Intoxikation auftreten.

Die medikamentöse Therapie ist schwierig: Klasse-Ic-Antiarrhythmika oder Magnesium. Bei sicherer Lokalisation des atrialen Fokus ist eine kurative Therapie mit Katheterablation möglich.

Multifokale Vorhoftachykardie (chaotischer Vorhof): Die Herzfrequenz beträgt < 150/min. Im EKG finden sich > 3 P-Morphologien, die PR- und PP-Intervalle wechseln. Klinisch und therapeutisch ist die multifokale Vorhoftachykardie dem Vorhofflimmern ähnlich, die Kardioversion ist jedoch ineffektiv.

Ventrikuläre Extrasystolen (VES)

Ventrikuläre Extrasystolen sind die häufigsten Arrhythmien. Sie kommen bei Herzgesunden vor und nehmen mit dem Alter und mit dem Vorliegen einer organischen Herzerkrankung zu. In der Postinfarktphase haben ventrikuläre Extrasystolen je nach Häufigkeit und Komplexität eine prognostische Bedeutung. Durch die Behandlung dieser Extrasystolen mit Klasse-I- oder Klasse-III-Antiarrhythmika kann jedoch die Prognose nicht verbessert werden (CAST 1988, EMIAT 1994-Studie).

Formen

Elektrokardiographisch sind ventrikuläre Extrasystolen durch einen verbreiterten QRS-Komplex und die nachfolgende kompensatorische Pause gekennzeichnet. Von einer Parasystolie spricht man, wenn der Extrasystolie-Fokus schutzblockiert ist. Hierdurch kann der normale Herzrhythmus den Parasystolie-Rhythmus nicht unterdrücken. Bei sehr früh einfallenden Extrasystolen spricht man von einem R-auf-T-Phänomen. Weder der Parasystolie noch dem R-auf-T-Phänomen kommt eine prognostische Bedeutung zu.

Aufgrund der Morphologie ventrikulärer Extrasystolen unterscheidet man monomorphe oder polymorphe Extrasystolen. Letztere sind nicht unbedingt polytopen Ursprungs. Folgt jedem Normalschlag eine Extrasystole, so spricht man von einem Bigeminus, und folgen nach jedem Normalschlag 2 Extrasystolen, spricht man von einem Trigeminus.

Nach elektrographischen Kriterien können einfache Extrasystolen von komplexen Formen unterschieden werden. Zu Letzteren gehören multiforme Extrasystolen, paarweise auftretende Extrasystolen (Couplets) und ventrikuläre Salven von 3 und mehr konsekutiven Extrasystolen. Salven mit mehr als 3 VES werden auch als nichtanhaltende Tachykardie bezeichnet.

Die Lown-Klassifikation zur Einteilung ventrikulärer Extrasystolen nach akutem Herzinfarkt ist verlassen worden.

Diagnose

Diagnostisch werden ventrikuläre Extrasystolen mit dem 24-h-Langzeit-EKG erfasst. Auch bei Herzgesunden können bis zu 1000 ventrikuläre Extrasystolen in 24 h nachgewiesen werden. Berücksichtigt werden muss jedoch eine hohe Spontanvariabilität. Bei Gesunden ist die Prognose von VES gut, bei organisch Herzkranken ist die prognostische Bedeutung abhängig vom Ausmaß der linksventrikulären Funktionseinschränkung.

Auch die VES-Häufigkeit im Belastungs-EKG wurde insbesondere bei Postinfarktpatienten prognostisch bewertet. Bei uneinheitlichen Ergebnissen verschiedener Studien hierzu wird dem Belastungs-EKG heute jedoch hinsichtlich des Arrhythmieverhaltens ein geringer prognostischer Aussagewert zugeschrieben.

Therapie

Bei Herzgesunden mit ausgeprägter subjektiver Symptomatik sind Beta-Blocker, ggf. Antiarrhythmika der Klasse Ic (Flecainid) indiziert.

Bei Herzkranken steht zunächst eine genaue Diagnostik einschließlich invasiver Verfahren zur Charakterisierung der zugrunde liegenden Herzerkrankung im Vordergrund. Bei komplexen VES einschließlich ventrikulärer Salven kann auch eine elektrophysiologische Untersuchung hilfreich sein. Therapeutisch wird neben einem Beta-Blocker ggf. Amiodaron eingesetzt. Bei Kardiomyopathien mit schlechter Kammerfunktion und komplexen Arrhythmien (nichtanhaltende VTs) muss auch die Implantation eines internen Defibrillators diskutiert werden.

Ventrikuläre Tachykardien

Formen und Ätiologie

Eine ventrikuläre Tachykardie liegt vor bei einem Kammerrhythmus von mehr als 3 Schlägen und einer Frequenz von > 100 S/min. Man unterscheidet eine nichtanhaltende und anhaltende Tachykardie (VT), je nachdem, ob die Rhythmusstörung kürzer oder länger als 30 s anhält.

Monomorphe Tachykardien haben eine konstante QRS-Morphologie und finden sich häufig bei koronarer Herzerkrankung mit Myokardnarben als Folge eines Reentry-Mechanismus.

Polymorphe Kammertachykardien haben eine wechselnde QRS-Morphologie und finden sich häufiger bei Kardiomyopathien als Folge einer gesteigerten Automatie oder getriggerten Aktivität.

Fast immer liegt eine fortgeschrittene organische Herzerkrankung wie koronare Herzerkrankung, hy-

Tabelle 3.**46** EKG-Kriterien für eine monomorphe Kammertachykardie

- QRS-Breite > 0,14 s
- Lagetyp überdreht linkstypisch (70% VT, 7% SVT)
- AV-Dissoziation (bei max. 50% der VT erkennbar, nie bei SVT)
- Fusionsschläge: VT spezifisch (Vorsicht VES bei SVT)
- negative Konkordanz (negativer QRS-Vektor in allen Brustwandableitungen): VT spezifisch, jedoch selten (bei 10 % der VT)

Morphologie-Kriterien:

- Rechtsschenkelblock: monophasisches R in V1: VT spezifisch
- Linksschenkelblock: R in V1 ≥ 40 ms: VT spezifisch

Tabelle 3.**47** Diagnostischer Algorithmus zur Erkennung einer ventrikulären Tachykardie

Frage 1: Fehlender R/S-Komplex in allen Brustwandableitungen?
Wenn ja: Kammertachykardie. Wenn nein, dann
Frage 2: Intervall vom R zum Scheitelpunkt von S in irgendeiner Brustwandableitung >100 ms?
Wenn ja: Kammertachykardie. Wenn nein, dann
Frage 3: Ist eine AV-Dissoziation vorhanden?
Wenn ja: Kammertachykardie. Wenn nein, dann
Frage 4: Sind morphologische Kriterien einer Kammertachykardie vorhanden?
Wenn ja: Kammertachykardie, wenn nein, dann supraventrikuläre Tachykardie mit aberranter Leitung.

pertrophische oder dilatative Kardiomyopathie, arrhythmogene rechtsventrikuläre Dysplasie oder korrigierte Fallot-Tetralogie vor. Daneben sind auch primär elektrische Erkrankungen bekannt wie das Long-QT-Syndrom oder das Brugada-Syndrom. Wenige Fälle gelten auch als idiopathische Kammertachykardie.

Bei der idiopathischen rechtsventrikulären Tachykardie liegt keine organische Herzerkrankung vor. Der Ursprungsort liegt im rechtsventrikulären Ausflusstrakt, sodass die Tachykardie im EKG eine linksschenkelblockartige, steiltypische Konfiguration aufweist. Ursächlich wird diese Tachykardie auf eine abnorme Automatie oder getriggerte Aktivität zurückgeführt. Differenzialdiagnostisch muss eine arrhythmogene rechtsventrikuläre Dysplasie als zugrunde liegende Herzerkrankung mittels MRT ausgeschlossen werden.

Torsade-de-Pointes-Tachykardien treten als Folge von frühen Nachpotenzialen auf, häufig bei angeborenem oder erworbenem Syndrom der langen QT-Zeit (LQTS). Eine Vielzahl von Medikamenten kann zur Verlängerung der QT-Zeit führen und unter ungünstigen Umständen – Akkumulation, begleitende Hypokaliämie oder Bradykardie – Torsade-de-Pointes-Tachykardien auslösen. Bei den Antiarrhythmika trifft dies insbesondere auf Medikamente der Klasse Ia (Chinidin) und Klasse III (Sotalol häufiger als Amiodaron) zu.

Diagnostik

Eine ventrikuläre Tachykardie ist aus dem Oberflächen-EKG diagnostizierbar, Die Ableitung eines 12-Kanal-EKGs sollte daher immer angestrebt werden, solange der Patient hämodynamisch stabil ist. Die Abgrenzung von einer supraventrikulären Tachykardie (SVT) mit breitem QRS-Komplex (SVT mit Schenkelblock oder antidrome WPW-Tachykardie) kann schwierig sein. Im Zweifelsfall soll von einer Kammertachykardie ausgegangen werden, insbesondere, wenn eine organische Herzerkrankung vorliegt.

Die weitere Diagnostik bei Patienten mit dokumentierter Kammertachykardie erfordert eine invasive Klärung der zugrunde liegenden Herzerkrankung. Eine elektrophysiologische Untersuchung ist in der Regel nicht erforderlich, solange nicht seltene Kammertachykardie-Formen vermutet werden.

Therapie

Therapie

Die akute Behandlung der Kammertachykardie ist abhängig von der hämodynamischen Stabilität des Patienten. Je nach Dauer und Frequenz der Tachykardie sowie der kardialen Funktion präsentiert sich der Patient mit Palpitationen oder im schweren Kreislaufschock.

Bei hämodynamischer Instabilität steht die unmittelbare Defibrillation im Vordergrund (Energie für erste Schockabgabe bei externer Kardioversion/Defibrillation s. Tab. 3.**48**).

Bei **stabiler Kammertachykardie** sind nach vorausgehender EKG-Dokumentation Antiarrhythmika einzusetzen. Da die Wirkung der Medikamente nicht voraussagbar ist, erfolgt die Therapie probatorisch. Ajmalin mit seiner kurzen Halbwertszeit ist Therapie der 1. Wahl bei Tachykardien mit breitem QRS-Komplex. Auch Flecainid ist als Akut-

▶

therapie einsetzbar. Bei VT-Rezidiv empfiehlt sich Amiodaron i.v.

Bei **Torsade-de-Pointes-Tachykardien** ist bei hämodynamischer Instabilität eine Defibrillation erforderlich. Bei rezidivierenden selbstlimitierenden Torsaden kann die intravenöse Gabe von 2 g Magnesium über 2 min gefolgt von einer Dauerinfusion den Rhythmus stabilisieren. Wenn Magnesium ineffektiv ist, muss die Herzfrequenz durch Gabe eines Sympathomimetikums (Orciprenalin 0,5 – 1 mg langsam i.v.) oder durch temporäre Stimulation angehoben werden. Eine evtl. Hypokaliämie muss unbedingt ausgeglichen werden.

Interner Defibrillator

Bei Patienten mit dokumentierter Kammertachykardie auf dem Boden einer organischen Herzerkrankung ist die Implantation eines internen Kardioverters/Defibrillators Therapie der ersten Wahl. Da die heutigen Systeme stabile Rezidivtachykardien durch Algorithmen zur Überstimulation erfolgreich beenden können, werden den Patienten häufige Schockabgaben erspart. Andernfalls sind bei Patienten mit internem Defibrillator Antiarrhythmika erfolgreich einsetzbar, da ihre proarrhythmische Wirkung unter Defibrillatorschutz weniger klinisch bedeutsam ist.

Katheterablation

Die Katherablation ventrikulärer Tachykardien ist für einige besondere Situationen reserviert. Als Primärtherapie kann sie bei sicher nachgewiesenem arrhythmogenen Substrat erfolgreich sein. Größere Bedeutung hat die Katheterablation bei Patienten mit idiopathischer Kammertachykardie aus dem rechten Ausflusstrakt, da bei hoher Erfolgsquote nur mit einer geringen Rezidivquote zu rechnen ist. Ventrikuläre Tachykardien bei arrhythmogener rechtsventrikulärer Dysplasie können ebenfall erfolgreich abladiert werden. Wegen der hohen Rezidivquote empfiehlt sich aber die Implantation eines internen Defibrillators. Die unaufhörliche Kammertachykardie *(incessant)* ist ein besonderes Notfallproblem, weil sie weder durch Medikamente noch durch externe Defibrillation zu beenden ist. Hier kann die Katheterablation als adjuvantes Verfahren zur Stabilisierung des Patienten beitragen, die jedoch als Rezidivprophylaxe einen internen Defibrillator braucht. Hilfreich ist die Katheterablation nicht zuletzt bei Patienten mit einem internen Defibrillator, bei denen es trotz zusätzlicher Antiarrhythmika-Therapie zu häufigen Schockabgaben kommt. Hier kann die Ablation durch Modifikation des arrhythmogenen Substrats zur Stabilisierung des Patienten beitragen.

Tabelle 3.**48** Energiebedarf zur elektrischen Behandlung von Herzrhythmusstörungen

Rhythmusstörung	Energie (monophasisch)	Energie (biphasisch)
Vorhofflattern	100 J (synchron)	70 – 120 J (synchron)
Vorhofflimmern	200 J (synchron)	120 – 150 J (synchron)
Supraventrikuläre Tachykardien	100 J (synchron)	70 – 120 J (synchron)
Kammertachykardien	200 J (synchron)	70 – 120 J (synchron)
Kammertachykardie (schnell)	360 J (asynchron)	200 J (asynchron)
Kammerflimmern	360 J (asynchron)	200 J (asynchron)

Ist die erste Schockabgabe nicht erfolgreich, wird die Energie stufenweise erhöht. Vergleichende Protokolle für biphasische Schockformen liegen derzeit nur eingeschränkt vor.

3.8.4 Prähospitaler Kammerstillstand

Definition

Der plötzliche Herztod ist definiert als natürlicher Tod kardialer Genese, der mit plötzlichem Bewusstseinsverlust innerhalb von einer Stunde nach Symptombeginn einhergeht. In Langzeit-EKGs, die den plötzlichen Herztod des betroffenen Patienten dokumentieren konnten, fand sich in 84 % eine Kammertachykardie oder Kammerflimmern und nur in 16 % eine bradykarde Arrhythmie mit Asystolie.

Ätiologie

Als Ursache für den plötzlichen Herztod gelten die koronare Herzerkrankung (80 %), nicht ischämische Kardiomyopathien (10 – 15 %), Vitien, Medikamententoxizität, Koronarspasmus, Lungenembolie und das disseziierende Aortenaneurysma. Der plötzliche Herztod ist selten vor dem 35. Lebensjahr, dann oft bedingt durch eine hypertrophische Kardiomyopathie, durch die arrhythmogene rechtsventrikuläre Dysplasie oder durch primär elektrische Erkrankungen wie das Long-QT-Syndrom oder das Brugada-Syndrom.

Kammerstillstand durch Bradykardie

Als ursächlich für den Kammerstillstand bei Bradykardie gilt der Herzinfarkt: Bradykardie bei Hinterwandinfarkt und höhergradiger AV-Block oder Herzruptur bei akutem Vorderwandinfarkt. Andere Ursachen sind medikamentös induzierte Bradykardien, das bradykard/hypoton induzierte Kammerflimmern oder die primäre Asystolie (sterbendes Herz) (< 10 % aller Fälle, Letalität 98 %).

Diagnostik

Im EKG muss die Asystolie in 2 Ableitungen bestätigt werden. Abzugrenzen ist die PEA (pulslose elektrische Aktivität): Hier findet man ein organisiertes EKG ohne Pumpleistung, z. B. bei Perikardtamponade, Kammerruptur, Lungenembolie oder Spannungspneumothorax.

Therapie

Therapie

- Sauerstoffgabe, frühzeitige Intubation,
- Herzdruckmassage,
- Adrenalin 1 mg alle 3 – 5 min,
- Atropin einmalig 3 mg,
- passagere Stimulation nur bei AV-Block III° ohne Ersatzrhythmus, bei echter Asystolie nicht indiziert.

Kammerstillstand durch Tachykardie

Kammerflimmern (ventricular fibrillation, VF), fast immer bei struktureller Herzerkrankung: 90 % mit koronarer Herzerkrankung, dabei 19 % mit akutem Myokardinfarkt. Myokardnarben stellen das arrhythmogene Substrat und Myokardischämien gelten als Trigger für VF, Elektrolytstörungen oder Antiarrhythmika sind aggravierende Faktoren.

40 – 60 % primär erfolgreich Reanimierte versterben vor Krankenhausentlassung. Bei primär Überlebenden steht im Krankenhaus die kardiopulmonale und neurologische Stabilisierung, und die Behandlung der Reanimationsfolgen im Vordergrund.

Therapie

Therapie

European Resuscitation Council Guidelines for Resuscitation 2005:

- Diagnose des Herz-Kreislauf-Stillstands, ABC-Reanimation bis Rhythmusanalyse über Defibrillator-Monitor möglich
- 1. Zyklus: DC-Schock (360 J monophasisch, 150 – 360 J biphasisch), danach Herzdruckmassage (HDM) für 2 min fortführen, dann erst Pulskontrolle
- Wenn nach 2. Zyklus DC-Schock + 2 min HDM weiterhin VF, dann Gabe von 1 mg Adrenalin i.v.
- Wenn nach 3. Zyklus DC-Schock + 2 min HDM weiterhin VF, dann Gabe von 300 mg Amiodaron i.v.
- Fortführen der Maßnahmen mit Gabe von 1 mg Adrenalin i.v. vor jedem zweiten DC-Schock.

Nach initialer Stabilisierung ist die invasive Diagnostik des Koronarstatus erforderlich, ggf. sollte die koronare Revaskularisation angestrebt werden. Wenn VF nicht durch einen akuten Myokardinfarkt ▶

verursacht wurde, besteht die Indikation zur Defibrillatorimplantation.

Präventive Defibrillatortherapie

Ziel der Defibrillatortherapie ist die Prävention des plötzlichen Herztodes durch Überstimulation oder interne Elektroschock-Abgabe (bis zu 38 J) bei malignen monomorphen oder polymorphen ventrikulären Tachykardien oder Kammerflimmern. Bei lebensbedrohlichen ventrikulären Arrhythmien ist die Implantation eines internen Cardioverter Defibrillatorsystems (ICD) zur Sekundärprophylaxe Therapie der ersten Wahl und einer medikamentösen Therapie überlegen.

Zunehmend rückt die ICD-Implantation auch als Primärprophylaxe für Patienten mit koronarer Herzerkrankung und eingeschränkter LV-Funktion (EF ≤ 35%) in den Vordergrund (MADIT I+II, 1996, 2002, MUSTT 1999, SCD-HeFT-Studie 2005). Insbesondere die SCD-HeFT-Studie vermag die primärprophylaktische Indikation auch auf nicht-ischämische Kardiomyopathien auszuweiten. Die Diskussion hierüber hält an.

Die heutigen Systeme können neben der Schockabgabe durch antitachykarde Stimulation monomorphe Kammertachykardien schmerzfrei beenden. Sie ermöglichen darüber hinaus bei Bedarf eine antibradykarde Stimulation (ggf. als Zweikammersystem AV-sequenziell) und beinhalten Algorithmen zum Patientenmonitoring (Patientenaktivität pro Tag, Überwachung der intrapulmonalen Flüssigkeitsmenge). Intrakardiale EKGs von Tachykardien werden gespeichert und stehen so der späteren Analyse zur Verfügung. Das Risiko, am plötzlichen Herztod zu versterben, liegt nach ICD-Implantation unter 3%. Die Gesamtprognose wird bestimmt durch die linksventrikuläre Pumpfunktion und das Alter. Die Ereignisfreiheit 1 Jahr nach Implantation liegt bei 98%.

Privates Autofahren ist möglich, wenn der Patient 6 Monate anfallsfrei ist und tachykarde Episoden hämodynamisch toleriert werden.

Die aktualisierten Empfehlungen der Deutschen Gesellschaft für Kardiologie für die Defibrillatortherapie werden für 2006 erwartet. Veränderungen werden insbesondere den Bereich der Primärprophylaxe betreffen. Die bisher sicheren Indikationen zur Sekundärprophylaxe werden sich aufgrund der neuen Studiendaten wohl nicht ändern und sind daher hier zusammengefasst (gem. Leitlinien zur Implantation von Defibrillatoren der Deutschen Gesellschaft für Kardiologie von 2000).

Empfehlungen zur ICD-Implantation (Klasse-I-Indikation)

- Herz-Kreislauf-Stillstand mit VT/VF-Dokumentation, keine vermeidbare Ursache, kein Myokardinfarkt < 48 h, kein WPW-Syndrom,
- Herz-Kreislauf-Stillstand ohne VT/VF-Dokumentation, aber Defibrillation erfolgreich bzw. VT/VF bei der elektrophysiologischen Untersuchung induzierbar,
- ventrikuläre Tachykardie mit hämodynamischer Wirksamkeit (Schock, Synkope),
- ventrikuläre Tachykardie ohne hämodynamische Wirksamkeit, jedoch linksventrikuläre Ejektionsfraktion < 35 – 40%,
- nicht anhaltende VT bei Ejektionsfraktion < 35 – 40% im chronischen Stadium nach Myokardinfarkt und durch Kammerstimulation induzierbar, medikamentös aber nicht supprimierbare Arrhythmie,
- Synkope ohne dokumentierte ventrikuläre Tachyarrhythmie nach Ausschluss anderer Ursachen, jedoch bei Kammerstimulation VF/VT induzierbar und Ejektionsfraktion < 40%.

Automatisierter Externer Defibrillator (AED)

Kammerflimmern ist die häufigste initiale Rhythmusstörung bei Patienten mit Herzkreislaufstillstand. Da die Chancen auf eine vollständige Genesung des Patienten innerhalb weniger Minuten nach Beginn von Kammerflimmern auf Null sinken, muss eine Defibrillation schnellstmöglich erfolgen. Anders als herkömmliche Defibrillatoren sind AED einfach zu handhaben und haben nur wenige Bedienungselemente. Sie bestehen aus einem Defibrillator und zwei Flächenelektroden, die auf dem Brustkorb des Patienten aufgebracht werden. Über eine Sprachsteuerung werden alle notwendigen Schritte dem Helfer mitgeteilt. Hierdurch kann auch medizinisch nicht geschultes Personal (Polizei, Rettungsdienst, Feuerwehr, Begleitpersonal von Flugzeugen) eine so genannte Ersthelfer-Defibrillation durchführen. Die Diskussionen über Zielgruppen, Umfang und Kosten von AED-Programmen halten an.

3.8.5 Primär elektrische Erkrankungen

Bei diesen Erkrankungen handelt es sich um angeborene Störungen bei sonst herzgesunden Patienten. Hierzu rechnet man die kongenitalen QT-Syndrome (LQTS) und das Brugada-Syndrom.

Long-QT-Syndrome

Die Syndrome der langen QT-Zeit sind im Oberflächen-EKG charakterisiert durch eine verlängerte QT-Zeit, das Auftreten von ventrikulären Tachykardien in Form von Torsade-de-Pointes-Tachykardien und rezidivierende Synkopen.

Klinisch wird je nach dem zusätzlichen Vorhandensein einer Innenohr-Schwerhörigkeit zwischen dem Romano-Ward-Syndrom und dem Jervell-Lange-Nielson-Syndrom unterschieden. Die angeborenen QT-Syndrome werden heute nach ihrem genetischen Befund klassifiziert. Bisher sind ca. 10 Mutationen bekannt, die unterschiedlich den Natrium- oder den Kalium-Kanal stören. Die QT-Syndrome werden deshalb auch als Ionenkanalerkrankungen bezeichnet.

Diagnostisch wird man die Diagnose bei entsprechender familiärer Belastung, neben der Feststellung der typischen EKG-Veränderungen, vor allem durch molekulargenetische Untersuchungen sichern (diagnostische Sicherheit liegt bei 70% der betroffenen Patienten).

Die Prognose des LQTS ist schlecht. Unbehandelt versterben im ersten Jahr nach einer Synkope 20% der Patienten.

Therapie

Therapie

Sowohl symptomatische als auch asymptomatische Patienten sollten behandelt werden. Therapie der Wahl ist eine hoch dosierte Beta-Blocker-Gabe ggf. unter Schrittmacherschutz. Bei Zustand nach Reanimation ist die Implantation eines Defibrillators indiziert.

Bei der Torsade-de-Pointes-Tachykardie ist die ICD-Implantation die Standardtherapie (siehe oben).

Brugada-Syndrom

Das Brugada-Syndrom ist gekennzeichnet durch eine ST-Hebung und rechtsschenkelblockähnliche Veränderungen des QRS-Komplexes in den rechtspräkordialen Ableitungen V1 – V2. Klinisch kommt es zu Synkopen, oder die Patienten versterben am plötzlichen Herztod. Die Erkrankung ist selten. Wahrscheinlich besteht bei etwa 20% der Patienten mit idiopathischem Kammerflimmern ein Brugada-Syndrom. Auch das Brugada-Syndrom ist eine Erkrankung der Ionenkanäle, für die genetisch definierte Mutationen beschrieben wurden. Eine molekulargenetische Untersuchung ist deshalb indiziert.

Diagnostisch finden sich im Oberflächen-EKG die beschriebenen typischen Veränderungen, die durch einen Ajmalin-Test bei betroffenen Patienten provoziert werden können. Dieser Test (Ajmalin 1 mg/kg KG oder Flecainid 1 – 2 mg/kg KG) sollte bei allen Patienten durchgeführt werden, die wegen eines plötzlichen Herztodes reanimiert wurden und bei denen keine organische Herzerkrankung vorliegt. Vorsicht jedoch, da die Induktion von Kammerflimmern durch die Gabe von Klasse-I-Antiarrhythmika möglich ist.

Therapie

Therapeutisch kommt bei reanimierten Patienten nur die Implantation eines internen Defibrillators infrage. Bei asymptomatischen Patienten mit positivem Ajmalintest sollte eine elektrophysiologische Untersuchung erfolgen. Bei Auslösbarkeit einer polymorphen ventrikulären Tachykardie sollte ebenfalls ein Defibrillator implantiert werden.

3.9 Koronare Herzkrankheit

H.-J. Rupprecht
(Frühere Bearbeitung: H.-J. Rupprecht, J. Meyer)

Definition und Epidemiologie

Manifestation der Arteriosklerose an den Herzkranzarterien mit der Folge einer Koronarinsuffizienz (Missverhältnis zwischen Sauerstoffbedarf und Angebot im Herzmuskel).

In diesem Jahrhundert hat die koronare Herzkrankheit weltweit zugenommen und gilt laut WHO als **häufigste Todesursache**. Es erkranken besonders Männer im Alter ab 40 Jahren. Frauen waren früher vor dem Eintritt der Menopause eher selten betroffen. Durch steigenden Nicotingenuss hat die Erkrankungshäufigkeit heute auch bei jüngeren Frauen zugenommen.

Durch eine günstige Beeinflussung des Risikofaktorprofils ist in einigen westlichen Industrieländern heute eine Abnahme der Krankheitshäufigkeit erkennbar.

Ätiologie/Pathogenese

Die Vorstellungen über die Entstehung der Arteriosklerose werden heute von der **Reponse-to-Injury-Hypothese** geprägt.

- Eine Störung der Endothelfunktion, z. B. durch Strömungsturbulenzen distal von Gefäßaufzweigungen, Infektionen oder Risikofaktoren, führt zur gesteigerten Aufnahme von Lipoproteinen und Monozyten (Makrophagen) in die Intima. Durch Einlagerung von oxidierten Lipiden wandeln sich die eingewanderten Monozyten zu Schaumzellen (Foam Cells).
- Durch Freisetzung toxischer Produkte aus den Makrophagen kommt es zur **Thrombozytenadhäsion**. Unter dem Einfluss von Wachstumsfaktoren aus Thrombozyten und Makrophagen wird die Proliferation glatter Muskelzellen initiiert, wobei die glatten Muskelzellen in einen produktiven Status mit Bildung von Bindegewebsmatrix aus elastischen Fasern, Kollagenfibrillen und Proteoglykanen umgewandelt werden. Es werden Lipide in Form von Cholesterin oder Cholesterin-Estern in den Zellen sowie extrazellulär akkumuliert. So genannte **Fatty Streaks** werden bereits bei Kindern gesehen.
- Die Progression der Läsion wird durch die chronische Einwirkung von Risikofaktoren gefördert.
- Aus den Fatty Streaks entwickeln sich schließlich die **fibrösen Plaques (Atherome)**. Diese bestehen aus einer **bindegewebigen Deckplatte** mit einigen glatten Muskelzellen und Kollagen sowie aus einem Kern, der überwiegend Lipide, nekrotisches Material und Calcium enthält.

Eine einzelne **Ursache** der koronaren Herzkrankheit ließ sich bisher nicht identifizieren. Allerdings konnten mehrere Risikofaktoren für die Entwicklung einer koronaren Herzkrankheit herausgearbeitet werden, die in einem statistischen Zusammenhang mit der koronaren Herzkrankheit stehen und bei denen ein kausaler Zusammenhang wahrscheinlich ist (Tab. 3.**42**).

Bei sehr **jungen Infarktpatienten** sollte insbesondere an folgende Ursachen gedacht werden:

- erheblicher Nicotinabusus,
- Fettstoffwechselstörung,
- Myxödem,
- Vaskulitiden (z. B. Panarteriitis nodosa),
- Trauma in den vorhergehenden Wochen (z. B. Auffahrunfall mit spontaner Koronardissektion).
- Auch Infektionen z. B. mit Chlamydia pneumoniae, Helicobacter pylori, Zytomegalieviren und HSV-Viren werden als mögliche auslösende Agenzien der koronaren Herzkrankheit diskutiert. Zumindest scheint ein Inflammations-Prozess (Erhöhung von CRP, Fibrinogen, Interleukin 6) in der Pathogenese der KHK eine wesentliche Rolle zu spielen.

Pathophysiologie

Das Herz kann einen Mehrbedarf an Sauerstoff (z. B. bei Belastung) im Wesentlichen nur über eine Zunahme des Blutflusses steigern. Normalerweise kann die Myokarddurchblutung unter Belastungsbedingungen, dem aktuellen Bedarf entsprechend, um das 4- bis 5fache im Vergleich zum Ruheblutfluss ansteigen.

Die **Koronarreserve** bezeichnet den Quotienten aus maximal möglicher Koronardurchblutung und Koronardurchblutung in Ruhe und beträgt beim Menschen etwa 4 bis 5.

$$\text{Koronarreserve} = \frac{\text{Maximaler Blutfluss}}{\text{Ruheblutfluss}}$$

$$\left(\text{Normal ca. } \frac{4}{1} = 4\right)$$

Beim Vorliegen einer **höhergradigen Stenose** von mindestens 50% ist die Koronarreserve eingeschränkt, das heißt, die Durchblutung kann unter Belastung nicht mehr auf das 4- bis 5fache der Ruhedurchblutung, sondern eventuell nur noch auf das 2- bis 3fache gesteigert werden. Daraus folgt, dass ab einer bestimmten Belastungshöhe ein Missverhältnis zwischen Sauerstoffbedarf und möglichem

Tabelle 3.49 Risikofaktoren der koronaren Herzkrankheit

Unabänderliche Risikofaktoren
• Alter • familiäre Belastung (KHK/Gefäßerkrankung bei Männern < 55 J., bei Frauen < 65 J.) • männliches Geschlecht
Beeinflussbare Risikofaktoren
• **Risikofaktoren 1. Ordnung** – Erhöhung von Gesamt-Cholesterin, LDL-Cholesterin, Triglyceriden, Erniedrigung von HDL-Cholesterin – Hyperfibrinogenämie (über 300 mg/dl) – arterielle Hypertonie – Diabetes mellitus – Nicotinabusus • **Risikofaktoren 2. Ordnung** – Übergewicht (BMI ≥ 30 KG/m²) – Bewegungsmangel – emotionaler Stress nur in Kombination mit weiteren somatischen Risikofaktoren! (z. B. Überforderung, aber auch Unterforderung am Arbeitsplatz), Depression – Hyperhomozysteinämie – Lipoprotein (a) ↑ – proinflammatorische Faktoren – prothrombotische Faktoren – gestörte Glucosetoleranz – subklinische Atherosklerose

Das **Risiko für einen Herzinfarkt** wird durch das Vorliegen von zwei Risikofaktoren 1. Ordnung um das Vierfache, beim Vorliegen von drei Risikofaktoren etwa um das Zehnfache erhöht.

Sauerstoffangebot, also eine **Koronarinsuffizienz**, auftritt.

Der **Widerstand** im Koronargefäßsystem wird im Wesentlichen durch Stenosen der großen epikardialen Kranzgefäße bestimmt, darüber hinaus aber auch durch den Widerstand der Arteriolen sowie die von außen wirkende systolische Gefäßkompression aufgrund der intramyokardialen Drucksteigerung. Auch neurohumorale Faktoren sind über Beta- und Alpha-Rezeptoren an der Regulation der Gefäßweite beteiligt. Metabolische Faktoren (saure Stoffwechselprodukte) können zu einer vermehrten Anflutung von Adenosin, Produktion von Stickstoffmonoxiden (NO) und damit einer endothelabhängigen Dilatation der Koronargefäße führen. Bei gestörter Endothelfunktion kann unter Belastungsbedingungen die Koronardilatation ausbleiben. Angiotensin II und Adrenalin bewirken über eine vermehrte Bildung von Endothelin I in den Endothelzellen eine Vasokonstriktion.

Infolge der vom Cavum des Ventrikels ausgehenden höheren Druckbelastung sind die Innenschichten des Myokards zuallererst von einer Myokardischämie betroffen.

Die Ausdehnung des Herzmuskelbezirks, der von einer Ischämie betroffen wird, hängt im Wesentlichen ab

- vom Schweregrad der Stenose,
- von der Lokalisation der Stenose (bei proximaler Lokalisation großes abhängiges Myokardareal, bei distaler Lokalisation kleines abhängiges Myokardareal),
- vom Ausmaß der koronaren Herzkrankheit (1-, 2- oder 3-Gefäßerkrankung) und
- vom Vorhandensein von Kollateralen.

Der Perfusionsdruck nimmt im poststenotischen Bereich der Koronararterie im Angina-pectoris-Anfall ab, während der enddiastolische Ventrikeldruck ansteigt. Dadurch kommt es zu einer weiteren Abnahme des effektiven Perfusionsdrucks und Zunahme der kritischen Durchblutungsstörung im Innenschichtbereich mit Verschlechterung der ventrikulären Pumpfunktion.

Andere Ursachen der Koronarinsuffizienz

Die **Koronarsklerose** als Manifestation der Arteriosklerose an den epikardialen Kranzgefäßen (koronare Herzkrankheit) ist mit über 90% die häu-

Tabelle 3.**50** Ursachen der Koronarinsuffizienz

Primäre Koronarinsuffizienz
(koronararteriell verursacht)
- koronare Herzkrankheit (> 90 %)
- Koronarembolie
- Koronarspasmen
- Muskelbrücken
- Small vessel Disease
- Arteriitis
- Trauma (Dissektion)

Sekundäre Koronarinsuffizienz
(nicht koronararteriell verursacht)
- kadiale Ursache
  - Rhythmusstörungen
  - Herzklappenfehler, z. B. Aortenstenose
  - Herzinsuffizienz (erhöhter LVEDP)
  - Myokardhypertrophie
- nicht kardiale Ursache
  - erhöhter O_2-Bedarf (Fieber, Anstrengung, Hyperthyreose, RR-Abfall, Schock [nicht kardiogen])
  - erniedrigtes O_2-Angebot (Anämie, CO-Vergiftung, erhöhte Blutviskosität, Lungenerkrankung, Höhenaufenthalt)

figste Ursache einer **primären Koronarinsuffizienz** (Tab. 3.**50**).

Daneben können aber auch **Koronarembolien**, z. B. ausgehend von Thromben im linken Vorhof oder linken Ventrikel, zu einem akuten Koronarverschluss führen.

Koronarspasmen werden mit oder ohne zusätzlich vorhandene Koronarsklerose beobachtet.

Bei der **Small vessel Disease** sind die kleinen, unter 1 mm großen intramuralen Koronararterienäste, betroffen.

Bei **Muskelbrücken** verlaufen die epikardialen Kranzgefäße über eine begrenzte Wegstrecke intramyokardial, sodass die Kranzarterie in diesem Bereich systolisch komprimiert wird.

Bei den **sekundären Formen der Koronarinsuffizienz** unterscheidet man andere kardiale (nicht koronararteriell bedingte) und nichtkardiale Ursachen.

- Da der koronare Blutfluss überwiegend in der Diastole stattfindet, können **tachykarde Rhythmusstörungen** aufgrund der verkürzten Diastolendauer zu einer inadäquaten Perfusion führen.
- **Herzklappenfehler,** z. B. die Aortenstenose, führen zu einer Abnahme des koronaren Perfusionsdrucks (niedriger Aortendruck, erhöhter enddiastolischer Druck des linken Ventrikels).
- Die Herzinsuffizienz geht ebenfalls mit einem erhöhten enddiastolischen Druck im linken Ventrikel und damit einer schlechteren Perfusion der subendokardialen Myokardschichten einher. Darüber hinaus kann das verminderte Herzzeitvolumen zur Koronarinsuffizienz beitragen.
- Ebenso können zahlreiche nichtkardiale Ursachen entweder auf der Grundlage eines erhöhten Sauerstoffbedarfes oder eines erniedrigten Sauerstoffangebotes eine koronare Insuffizienz bedingen.

Klinik und Verlauf

Leitsymptom der Koronarinsuffizienz ist die **Angina pectoris** (Stenokardie). Die Beschwerden können wie folgt charakterisiert werden (Tab. 3.**51**):

Bei einem Teil der Patienten kann auch eine Belastungsdyspnoe als Angina-pectoris-Äquivalent auftreten.

Verlaufsformen der Angina pectoris

- **Stabile Angina pectoris:** Die stabile Angina pectoris ist regelmäßig durch ein bestimmtes Belastungsniveau auslösbar, bessert sich in Ruhe und spricht gut auf Nitrate an. Über einen längeren

Tabelle 3.**51** Angina pectoris (Stenokardie)

Lokalisation	typischerweise retrosternaler Schmerz. Ausstrahlung in beide Schultern, Arme und Hände, Unterkiefer, Zähne, Epigastrium möglich
Schmerz-charakter	drückend, brennend, zusammenschnürend, Engegefühl
Dauer	in der Regel 3 – 5 Minuten
Auslöser	wichtigstes Kriterium ist die Auslösbarkeit des Schmerzes bei Mehrbelastung des Herzens, so z. B. bei körperlicher Anstrengung. Auslösung der Beschwerden aber auch bei Aufregung, nach ausgedehnten Mahlzeiten oder plötzlicher Kälteexposition
Besserung	nach Beendigung der Belastung, in Ruhe, und nach Einnahme von Nitrolingual-Kapseln oder -Spray Rückgang der Symptomatik
Schilderung	meist knapp und präzise

Tabelle 3.**52** Schweregradeinteilung der Angina pectoris*

CCS 1	keine Angina bei normaler körperlicher Belastung, allenfalls bei extremer körperlicher Anstrengung
CCS 2	Angina pectoris nur bei stärkerer körperlicher Belastung, z. B. Treppensteigen von mehr als 1 Etage
CCS 3	Angina pectoris auch bei normaler bis geringer körperlicher Aktivität, z. B. Treppensteigen von 1 Etage oder weniger
CCS 4	Angina pectoris in Ruhe oder bei geringer körperlicher Anstrengung, z. B. Morgentoilette, Ankleiden

* Nach der Klassifikation der Canadian Cardiovascular Society (CCS)

Zeitraum besteht eine gleich bleibende Häufigkeit und Intensität der Angina pectoris.

- **Instabile Angina** (siehe unten).
- **Walking through Angina**
  - Hierunter versteht man eine Angina pectoris, die bei Belastungsbeginn auftritt, dann bei weiter bestehender Belastung wieder verschwindet.
  - Ursächlich wird die Freisetzung vasodilatierender Metabolite und eine nachlassende Neigung zu Koronarspasmen bei fortbestehender Belastung diskutiert.
- **Prinzmetal-Angina** (Variant-Angina, vasospastische Angina)
  - Die vasospastische Angina ist charakterisiert durch eine Angina pectoris mit reversibler ST-Hebung ohne Enzymanstieg. Die Anfälle treten häufig nachts bei guter Arbeitstoleranz am Tage auf.
  - Ein Koronarspasmus kann bei normalen Kranzarterien vorkommen oder sich einer organischen Stenose aufpfropfen. Die ST-Hebung bei diesen Patienten deutet auf eine transmurale Ischämie hin. Gelegentlich können maligne Rhythmusstörungen induziert werden.
  - Die Diskrepanz zwischen Ruhe-Angina-pectoris und relativ guter Belastungstoleranz muss an eine vasospastische Angina pectoris denken lassen. Der Mechanismus für die Auslösung von Koronarspasmen bleibt unklar.
  - Bei Patienten, die eine typische Belastungsangina erst bei stärkerer körperlicher Belastung, andererseits aber auch Angina pectoris in Ruhe oder bei minimaler Belastung aufweisen, spricht man von einer **„mixed angina“**.
- **Syndrom X**
  - Patienten mit ischämietypischen, nicht immer streng belastungsabhängigen ST-T-Streckenveränderungen und/oder Angina pectoris bei normalem Koronarangiogramm werden unter dem Begriff Syndrom X zusammengefasst. Hier sind nicht die großen epikardialen Kranzgefäße, sondern die kleinen, unter 1 mm großen Koronararterienäste betroffen. Andere Autoren haben den Begriff **„mikrovaskuläre Angina“** oder **„Small vessel Disease“** gewählt.
  - Eine mögliche Ursache ist eine reduzierte Koronarreserve aufgrund einer ungenügenden Vasodilatation im Bereich der präkapillaren Arteriolen. Häufig wird das Syndrom X bei Diabetikern oder Hypertonikern beobachtet. Auch andere Ursachen (gastroösophagealer Reflux, Ösophagusspasmen, gestörte Endothelfunktion) werden diskutiert. Die Prognose ist im Allgemeinen günstig.
- **Asymptomatische Myokardischämie (stumme Ischämie):** Die meisten Patienten haben sowohl symptomatische als auch asymptomatische (stumme) Ischämieepisoden. Bei einigen Patienten sind nur stumme Ischämieepisoden nachweisbar. Häufig betrifft dies Diabetiker und ältere Patienten.

Diagnostik

Allein aufgrund der **Anamneseerhebung** lässt sich mit hoher Wahrscheinlichkeit das Vorliegen einer koronaren Herzerkrankung belegen oder ausschließen. Bei Männern ist die Wahrscheinlichkeit bei einer entsprechenden Symptomatik größer als bei Frauen.

Besteht anamnestisch und unter ausreichend hoher Belastung keine Angina pectoris, so ist die Wahrscheinlichkeit einer relevanten stenosierenden koronaren Herzerkrankung äußerst gering (Ausnahme: Zustand nach Herzinfarkt). Im Rahmen der allgemeinen Anamneseerhebung muss insbesondere nach bekannten Risikofaktoren gefragt werden.

Bei der **klinischen Untersuchung** sollte auf Hinweise für eine Gefäßsklerose in anderen Gefäßregionen oder Zeichen von Fettstoffwechselstörungen (Xanthelasmen, Arcus lipoides) geachtet werden. Das Vorhandensein bzw. Ausmaß eines Übergewichtes sowie das Blutdruckniveau sind von besonderer Bedeutung.

Labordiagnostik

Im Rahmen der Laboruntersuchungen muss nach den **klassischen Risikofaktoren** Hypercholesterinämie (LDL und HDL), Hypertriglyceridämie sowie nach einem manifesten oder subklinischen Diabetes mellitus gefahndet werden.

Eine Anämie sowie eine Thrombozytopathie müssen ausgeschlossen werden. Die Schilddrüsenfunktion sollte untersucht werden, ebenso Entzündungsparameter wie Blutsenkungsgeschwindigkeit und C-reaktives Protein.

Definitionsgemäß sind die klassischen Herzmuskelenzyme und kardialen Strukturproteine (Troponine) bei den chronischen Verlaufsformen der KHK nicht erhöht.

Ruhe-EKG

Das Ruhe-EKG ist bei Patienten mit stabiler Angina pectoris im Intervall unauffällig. Ein normales Ruhe-EKG schließt jedoch das Vorliegen einer koronaren Herzerkrankung nicht aus.

Im **Angina-pectoris-Anfall**, vor allem bei den akuten Verlaufsformen, findet man häufig ST-Streckensenkungen, gleichschenklig negative T (koronares T) oder biphasische T-Wellen mit präterminal negativem T. Daher sollte ein EKG möglichst im Angina-Anfall registriert werden.

ST-Senkungen weisen auf eine Ischämie der subendokardialen Innenschicht hin. Passagere ST-Hebungen können auf eine Prinzmetal-Angina hindeuten. Die ST-Hebung bildet sich in diesem Fall rasch zurück und kann von einer Phase einer ST-Streckensenkung oder T-Wellen-Inversion gefolgt sein.

Nicht selten entwickelt sich aus der vasospastisch bedingten Ischämie eine ventrikuläre Rhythmusstörung (Kammertachykardie, Kammerflimmern) oder ein Myokardinfarkt.

Häufig werden unspezifische ST- und T-Veränderungen beobachtet, die Folge einer Koronarinsuffizienz, jedoch durchaus auch einer Myokarditis oder einer vegetativen Regulationsstörung sein können.

Andere EKG-Veränderungen, z. B. Schenkelblockbilder, können Ausdruck einer koronaren Herzkrankheit, aber auch einer anderweitigen Schädigung sein.

Residuen eines früheren Infarktes (R-Verlust, Q-Zacken) belegen die Diagnose einer koronaren Herzkrankheit.

Langzeit-EKG

Das Langzeit-EKG (Holter-EKG) kann insbesondere dazu dienen, neben den symptomatischen Ischämieepisoden auch Phasen mit stummer Ischämie nachzuweisen. Diese Patienten haben ein erhöhtes Risiko für einen plötzlichen Herztod.

Eine **stumme Ischämie** wird im Langzeit-EKG definiert als ST-Streckensenkung von mindestens 1 mm, die eine Minute andauert und von anderen Ischämieepisoden einen zeitlichen Abstand von mindestens einer Minute hat. Darüber hinaus können eventuelle Rhythmusstörungen erfasst werden.

Belastungs-EKG

Mit dem Belastungs-EKG werden die funktionellen Auswirkungen der Koronarstenosen erfasst.

Die Belastung erfolgt entweder mit dem **Fahrradergometer** oder auf dem **Laufband**. Die Fahrradergometeruntersuchung kann auch im Liegen durchgeführt werden, darüber hinaus ist die Belastungsuntersuchung an der Kletterstufe in Gebrauch. Am Laufbandergometer ist das EKG häufiger durch Bewegungsartefakte überlagert. Bei einer **Fahrradergometerbelastung** im Sitzen wird oft eine höhere Belastbarkeit als im Liegen erreicht.

Tabelle 3.**53** Indikationen für ein Belastungs-EKG

- Diagnose der koronaren Herzerkrankung bei Patienten mit stabiler Angina pectoris oder uncharakteristischen Thoraxschmerzen
- Kontrolle von Therapiemaßnahmen (medikamentös, PTCA, Bypass-Operation)
- nach Myokardinfarkt
- Diagnose belastungsabhängiger Rhythmusstörungen
- Diagnose einer Belastungshypertonie
- Beurteilung der Leistungsfähigkeit
- bei asymptomatischen Patienten mit Risikofaktorkonstellation (etwa ab dem 40. Lebensjahr)
- Patienten mit hohen gesundheitlichen Anforderungen (Piloten, Busfahrer etc.)

Tabelle 3.**54** ST-Senkung bei Belastungs-EKG

Typische Ischämiereaktion	reversible, horizontale oder deszendierende ST-Senkung (Absenkung des J-Punktes und eines Messpunktes 80 ms später um mindestens 0,1 mV im Vergleich zur PQ-Strecke)
Ischämieverdächtig	träg aszendierender ST-Streckenverlauf, der 80 ms nach dem J-Punkt noch 0,1 mV unter der Null-Linie verläuft
Nicht ischämieverdächtig	rasch aszendierende ST-Streckenverläufe, die 80 ms nach dem J-Punkt wieder die PQ-Strecke erreicht haben, sind tachykardiebedingt

Bei der **Fahrradergometerbelastung** wird die Belastung mit 25 oder 50 Watt (1 W = 6 kP/min) begonnen, und dann in ein-, zwei- oder dreiminütigem Abstand um weitere 25 – 50 Watt gesteigert. Die Wahl der Belastungsstufe muss dabei patientenorientiert erfolgen. Bei anamnestischer Angina pectoris bereits auf geringer Belastungsstufe wird daher mit einer niedrigen Belastungsstufe von 25 Watt begonnen und auch nur in 25-Watt-Schritten gesteigert.

Es werden **12 EKG-Ableitungen** registriert, wobei die Extremitätenableitungen an den beiden Schultern und am Rippenbogen beidseits angebracht werden, um Bewegungsartefakte zu minimieren.

Die **Belastung** wird **beendet**, wenn mindestens die altersbezogene submaximale Herzfrequenz erreicht wurde (submaximale Herzfrequenz = 200 minus Lebensalter, maximale Herzfrequenz = 220 minus Lebensalter) oder ein anderes Abbruchkriterium (Tab. 3.**55**) die vorzeitige Beendigung des Belastungstests erfordert.

Nach der Belastungsphase schließt sich eine **mindestens fünfminütige Erholungsphase**, mindestens bis zur Normalisierung der EKG-Veränderungen, an.

Die **Anwesenheit eines Arztes** während der Belastungsuntersuchung ist erforderlich, um rechtzeitig den Abbruch der Untersuchung zu veranlassen bzw. bei Komplikationen direkt eingreifen zu können. Dies gilt insbesondere für Patienten mit Angina pectoris auf niederer Belastungsstufe oder Patienten mit eingeschränkter linksventrikulärer Funktion.

! Das **Risiko von Komplikationen (insbesondere Kammerflimmern)** beträgt ca. 1:10 000. Daher ist Reanimationsbereitschaft mit Anwesenheit eines Arztes und funktionstüchtigen Defibrillators erforderlich.

Vor jeder Belastungsuntersuchung muss ein **Ruhe-EKG** abgeleitet werden, auch um ggf. vorliegende **Kontraindikationen** (akuter Myokardinfarkt, Perikarditis) ausschließen zu können (Tab. 3.**56**).

Die ST-Streckenveränderungen müssen immer unter Berücksichtigung des Ruhe-EKGs (Zeichen eines alten Infarktes, Myokardhypertrophie, Digitalismedikation, Blockbilder etc.) interpretiert werden.

Charakteristischerweise entwickelt sich unter Belastung eine Senkung des **ST-T-Abschnitts** im EKG (Tab. 3.**54**, Abb. 3.**24**).

Bei einer **ST-Hebung** um mehr als 0,1 mV ist bei Patienten ohne vorherige Infarktzeichen eine schwe-

Tabelle 3.**55** Abbruchkriterien für ein Belastungs-EKG

- Erreichen der mindestens submaximalen, höchstens maximalen Herzfrequenz
- ST-Streckenhebung > 0,1 mV in Abl. ohne Q-Zacken
- ST-Streckensenkung um mindestens ≥ 0,3 mV
- höhergradiger SA-Block, AV-Block oder Schenkelblock
- ventrikuläre Tachykardie (≥ 3er-Salve)
- fehlender Frequenzanstieg (möglicher Hinweis auf Sick-Sinus-Syndrom)
- Blutdruckabfall unter den Ausgangswert oder fehlender systolischer Blutdruckanstieg (Hinweis auf linksventrikuläre Insuffizienz)
- Belastungshypertonie (RR systolisch ≥ 250 mmHg, RR diastolisch ≥ 120 mmHg)
- deutliche Belastungsdyspnoe (möglicher Hinweis auf Hauptstammstenose)
- Zeichen einer zerebralen Minderperfusion, z. B. Schwindel, Präsynkope
- zunehmende starke Angina pectoris (Nitroglyceringabe)
- muskuläre Erschöpfung
- hämodynamisch bedeutsame supraventrikuläre Tachykardie, Vorhofflimmern, Vorhofflattern

Tabelle 3.**56** Kontraindikationen für ein Belastungs-EKG

absolut

- akuter Herzinfarkt (innerhalb von 5 Tagen)
- akutes Koronarsyndrom
- hämodynamisch wirksame nicht kontrollierbare Arrhythmien
- aktive Endokarditis, akute Myokarditis oder Perikarditis
- dekompensierte Herzinsuffizienz
- akute nichtkardiale Erkrankungen, die die Belastbarkeit beeinflussen oder durch die Belastung aggraviert werden können (z. B. Infektion, Niereninsuffizienz, Thyreotoxikose)
- Thrombose der unteren Extremität
- akute Lungenembolie
- physische Behinderung, die eine Testdurchführung beeinträchtigt
- hochgradige stenotische valvuläre Erkrankung

relativ

- moderate Hauptstammstenose oder deren Äquivalent
- moderate stenotische valvuläre Erkrankung
- Elektrolytentgleisung
- signifikante arterielle oder pulmonale Hypertonie
- Tachy- oder Bradyarrhythmien
- hypertrophe Kardiomyopathie
- hochgradiger atrioventrikulärer Block
- mentale Behinderung, die die Kooperationsfähigkeit beeinträchtigt

re transmurale Ischämie anzunehmen. Je nach der Reversibilität kann eine Prinzmetal-Angina oder ein akuter Myokardinfarkt vorliegen. ST-Hebungen, die in einem alten Infarktareal auftreten, sind nicht beweisend für eine Myokardischämie, sondern häufig Hinweis auf eine Aneurysmabildung.

Eine präterminal negative T-Welle in Ruhe, die sich unter Belastung aufrichtet (**Pseudonormalisierung**), kann ebenfalls nicht als sicherer Ischämienachweis gewertet werden.

Sensitivität und Spezifität des Belastungs-EKGs schwanken in Abhängigkeit von der Zusammensetzung des untersuchten Patientenkollektivs. So ist bei Männern mit typischer Belastungsangina durch die Belastungsuntersuchung kein wesentlicher Informationsgewinn zu erwarten. Bei submaximaler Ausbelastung rechnet man mit einer Spezifität von ca. 80 % und einer mittleren Sensitivität von ca. 70 %. Bei Patienten mit Mehrgefäßerkrankung besteht eine höhere Sensitivität des Belastungs-EKG (bis zu 90 %) als bei Patienten mit Eingefäßerkrankung (ggf. nur 40 %).

Ein **unauffälliges Belastungs-EKG** hat daher nur einen eingeschränkten diagnostischen Wert, wenn nicht wenigstens die submaximale Herzfrequenz erreicht wurde.

Auch **Medikamente** können die ST-Strecke beeinflussen, sodass sie nach Möglichkeit vor dem Belastungs-EKG abgesetzt werden sollten. Insbesondere Digitalis führt zu einer muldenförmigen ST-Senkung, die eine Befundbeurteilung erschwert. Digitalispräparate sollten daher möglichst eine Woche (Digoxin) oder 3 Wochen (Digitoxin) vor dem Belastungstest abgesetzt werden.

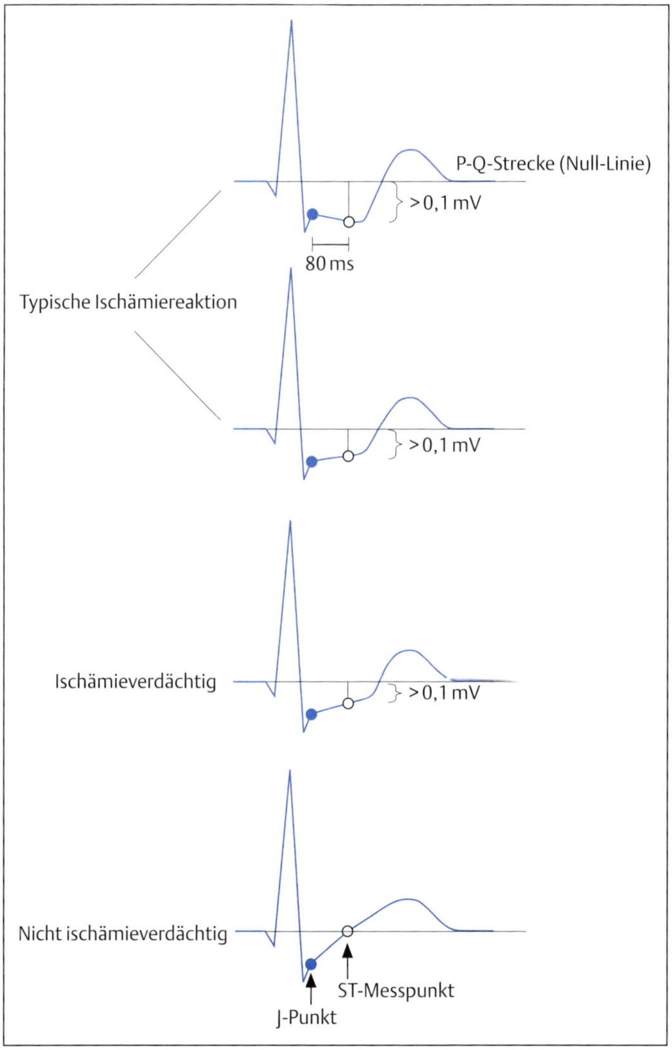

Abb. 3.24 ST-Senkung.

Ein **falsch positives Belastungs-EKG** wird häufig beobachtet bei
- Frauen,
- Hyperventilation, Stehreaktion,
- Mitralklappenprolapssyndrom,
- Myokardhypertrophie,
- Anämie,
- Elektrolytstörungen,
- Medikamenteneinfluss (Digitalis, Antiarrhythmika),
- Perikarderkrankungen,
- Erregungsausbreitungsstörung (Linksschenkelblock, Präexzitationssyndrom),
- Zustand nach Schrittmacherimplantation,
- Artefakte (Elektroden, EKG-Schreiber).

Spiroergometrie

Die Spiroergometrie erlaubt eine patientenbezogene und objektivierbare Quantifizierung der Belastbarkeit über die Messung der O_2-Aufnahme und CO_2-Abgabe in der Atemluft mit Bestimmung der anaeroben Schwelle.

Echokardiographie

Das Echokardiogramm ermöglicht eine Aussage über bereits in Ruhe vorhandene segmentale Kontraktionsstörungen sowie die globale systolische Kontraktions- und diastolische Relaxationsfunktion des Herzmuskels. Insbesondere für die differenzialdiagnostische Abgrenzung bei unklarem Thoraxschmerz (z. B. Perikarditis, Klappenvitien, Mitralklappenprolaps etc.) hat die Echokardiographie einen hohen Stellenwert.

Belastungsechokardiographie (Stress-Echokardiographie)

Die Stress-Echokardiographie kann als primäre Belastungsuntersuchung eingesetzt werden, eignet sich aber besonders bei folgenden **Indikationen** (Tab. 3.**57**).

Unter Belastung kommt es infolge einer belastungsinduzierten Myokardischämie zu einer reversiblen segmentalen Kontraktionsstörung (Hypokinesie, Akinesie oder Dyskinesie) sowie zu einer Aufhebung der systolischen Wanddickenzunahme des Myokards.

Mit dieser Methode lässt sich unter Belastung die segmentale und auch die globale **Myokardfunktion** beurteilen. Gleichzeitig kann auch ein EKG abgeleitet werden, wobei die myokardialen Kontraktionsstörungen eher auftreten als die Ischämiezeichen im EKG.

Tabelle 3.**57** Indikationen der Stress-Echokardiographie

- typische Angina pectoris bei negativem oder nicht verwertbarem Belastungs-EKG (z. B. Schenkelblock)
- positives Belastungs-EKG ohne Angina pectoris (häufig Frauen)
- diskrepanter Befund zwischen klinischen Beschwerden, Belastungs-EKG und Koronarangiographie
- bei Zustand nach Infarkt zum Vitalitätsnachweis vor geplanter Bypass-Operation oder PTCA
- zum Narbennachweis vor geplanter Aneurysmektomie
- bei nicht durchführbarem Belastungs-EKG (AVK)

Von erfahrenen Untersuchern wird mit dieser Methode eine im Vergleich zum Belastungs-EKG höhere Sensitivität und Spezifität erreicht, insbesondere bei Mehrgefäßerkrankung. Die Methode ist nicht wie die nuklearmedizinischen Belastungsverfahren mit einer Strahlenbelastung verbunden.

Im Wesentlichen werden **zwei Belastungsarten** unterschieden: 1. Fahrradergometerbelastung in halbsitzender Position oder Laufbandbelastung, 2. pharmakologische Belastung mittels Infusion von Dobutamin, Dipyridamol oder Adenosin.

Die **Abbruchkriterien** entsprechen denen des konventionellen Belastungs-EKGs. Als zusätzlicher Endpunkt gilt das Auftreten von Kontraktionsstörungen.

Insbesondere bei Patienten mit koronarer Eingefäßerkrankung kann die Sensitivität gegenüber dem Belastungs-EKG gesteigert werden.

Pharmakologische Belastungsuntersuchungen sind vor allem geeignet bei Patienten, die nicht mit dem Fahrradergometer untersucht werden können. Mit dem Auftreten maligner Arrhythmien muss jedoch gerechnet werden (Reanimationsbereitschaft!).

Als **Antidot** kann bei einer Dipyridamol- und Adenosinbelastung Theophyllin appliziert werden. Bei einer Dobutaminbelastung sollten ein schnell wirkender Beta-Blocker (Esmolol) und Nitrate bereitgehalten werden. Mit dem niedrig dosierten Dobutamintest gelingt es auch, vitales Myokard bei *Stunned* oder *Hibernating Myocardium* nach abgelaufenem Myokardinfarkt oder chronischer Koronarischämie nachzuweisen.

Bildgebende Verfahren

Die **Röntgenaufnahme des Thorax** gehört zur Basisuntersuchung beim Verdacht auf eine koronare Herzerkrankung, insbesondere zur differenzialdiagnostischen Abgrenzung anderer Krankheitsbilder. Zeichen einer pulmonalvenösen Stauung oder Anomalien der Herzsilhouette können ebenso wie Wandverkalkungen der proximalen Koronararteriensegmente erkannt werden. Die Sensitivität hierfür ist jedoch gering.

Die **Computertomographie (Cardio-CT)** weist bezüglich der koronaren Kalkeinlagerungen eine höhere Sensitivität auf. Der Nachweis von Koronarkalk ist jedoch nicht beweisend für das Vorliegen einer hämodynamisch relevanten Koronarstenose, wenngleich mit zunehmendem Verkalkungsgrad die Wahrscheinlichkeit für das Vorliegen einer relevanten koronaren Herzkrankheit steigt. Andererseits können auch koronare Plaques ohne wesentliche Kalkeinlagerungen zur Plaqueruptur und zum akuten Koronarsyndrom führen. Die Darstellung des Lumens der Kranzgefäße gelingt bei geringem Verkalkungsgrad in den proximalen Gefäßabschnitten und erlaubt eine allenfalls semiquantitative Beurteilung des Stenosegrades. Bei Patienten mit rezidivierenden aber eher untypischen Beschwerden und geringer Wahrscheinlichkeit für das Vorliegen einer KHK kann gelegentlich die Indikation zum Cardio-CT gegeben sein.

! Zu beachten ist jedoch die hohe Strahlenbelastung, die in etwa der einer Herzkatheter-Untersuchung entspricht. Schon deshalb ist ein breit gestreutes CT-Screening nicht angezeigt.

Bei hoher Herzfrequenz oder Arrhythmien ist die Beurteilbarkeit eingeschränkt.

Magnetresonanztomographie (MRT): Gegenüber dem Cardio-CT ist die fehlende Strahlenbelastung von Vorteil. Für die zentralen Gefäßabschnitte von Venenbypässen sind bereits klinisch gut brauchbare Resultate erzielt worden. Die proximalen Segmente des Koronargefäßbaums können bereits dreidimensional rekonstruiert werden. Die Auflösung und Darstellung des gesamten Gefäßbaums ist jedoch noch unbefriedigend. Die MRT erlaubt darüber hinaus Aussagen über den Blutfluss und Störungen des Myokardstoffwechsels (Vitalitätsnachweis!), Aneurysmen und linksventrikuläre Thromben. Im Rahmen einer pharmakologischen Belastung (siehe oben) eignet sich die Methode auch zur Ischämiediagnostik. Eine MRT-Untersuchung sollte frühestens 4 Wochen nach Stent-Implantation erfolgen. Im Stent-Bereich ist die Beurteilbarkeit eingeschränkt.

Nuklearmedizinische Diagnostik

Myokardperfusionsszintigraphie und **Single-Photon-Emissions-Computertomographie (SPECT)** mit Thallium-201 oder anderen Tracern: Es zeigt sich ein irreversibler Aktivitätsverlust im Bereich von Myokardnarben. In ischämischen Myokardarealen zeigt sich unter Belastung eine Aktivitätsminderung, die nach Belastung wieder reversibel ist. Die szintigraphischen Verfahren, insbesondere die Myokardperfusionsszintigraphie, können ähnlich wie die Stress-Echokardiographie dann zum Einsatz kommen, wenn sich im Rahmen der Routinediagnostik (Symptombeschreibung, Belastungs-EKG) oder auch im Vergleich zur Koronarangiographie diskrepante Befunde ergeben.

Radionuklidventrikulographie mit ^{99m}-Technetium-Albumin: Mit dieser Methode lassen sich die linksventrikuläre Wandbewegung und die globale Pumpfunktion des linken Ventrikels (Ejektionsfraktion) untersuchen. Als Ischämiehinweis kann das Auftreten regionaler Kontraktionsstörungen oder eine Verschlechterung der globalen Auswurffraktion unter Belastung gewertet werden.

Positronen-Emissions-Tomographie (PET): Beurteilung der Stoffwechselfunktion des Myokards, insbesondere Unterscheidung zwischen Infarktnarben und noch vitalem minderperfundiertem Myokard (*Hibernating Myocardium* oder Myokard im Winterschlaf). Insbesondere vor geplanten Revaskularisierungsmaßnahmen nach Infarkt kann die PET sinnvoll sein.

Rechtsherzkatheter mit Belastung

Ein inadäquat rascher Anstieg des Pulmonalarteriendrucks bzw. des pulmonal-kapillaren Verschlussdrucks unter Belastung kann ebenso wie die ST-Senkung im Belastungs-EKG als Ischämienachweis bewertet werden.

Linksherzkatheteruntersuchung

Die **Koronarangiographie** erlaubt den definitiven Nachweis bzw. Ausschluss einer koronaren Herzkrankheit. Darüber hinaus können die genaue Lokalisation und das Ausmaß der Erkrankung objektiviert werden.

Die **myokardiale Blutversorgung** wird über zwei Kranzarterien (linke Kranzarterie und rechte Kranzarterie) bereitgestellt. Die linke Kranzarterie teilt sich nach einem kurzen gemeinsamen Hauptstamm in den Ramus interventricularis anterior (RIVA) und den Ramus circumflexus (RCX).

- Beim **Rechtsversorgungstyp** ist die rechte Kranzarterie (RCA) dominant angelegt.
- Beim **Linksversorgungstyp** ist der Ramus circumflexus dominant angelegt.
- Beim **Normalversorgungstyp** (⅔ der Patienten) ist die Größe des Versorgungsgebietes für Ramus

circumflexus und rechte Kranzarterie vergleichbar.

Je nachdem, ob ein, zwei oder drei Kranzgefäße signifikant stenosiert sind, spricht man von einer **1-, 2- oder 3-Gefäßerkrankung**.

Das **Ausmaß der Einengung** eines Kranzgefäßes durch eine Stenose kann semiquantitativ abgeschätzt oder auch quantitativ vermessen werden (quantitative Koronarangiographie, QCA). Für praktische Belange unterscheidet man:

- geringgradige Stenosen (< 50% Einengung des Durchmessers),
- mittelgradige Stenosen (50 – 74% Einengung des Durchmessers),
- hochgradige Stenosen (75 – 90% Einengung des Durchmessers),
- höchstgradige Stenosen (> 90% Einengung des Durchmessers,
- komplette Gefäßverschlüsse (100% Einengung).

Über so genannte **Kollateralen** kann ein bereits verschlossenes oder hochgradig stenosiertes Kranzgefäß aus anderen Regionen desselben Kranzgefäßes oder ausgehend von anderen Kranzgefäßen versorgt werden.

Zusammen mit der Koronarangiographie wird auch eine **linksventrikuläre Angiographie** durchgeführt, die eine Beurteilung der segmentalen und globalen Kontraktionsfunktion des linken Ventrikels gestattet.

Bei angiographisch nicht eindeutigem Befund (Überlagerung durch andere Gefäße) kann mithilfe einer **intrakoronaren Ultraschalluntersuchung** die genaue Querschnittsfläche des Kranzgefäßes im Stenosebereich beurteilt werden. Darüber hinaus ermöglicht die intrakoronare Ultraschalluntersuchung auch Einblicke in den Gefäßwandaufbau, der dem angiographischen Silhouettenverfahren normalerweise entgeht.

Mithilfe der intrakoronaren **Ultraschall-Dopplerflussmessung** oder der intrakoronaren Druck-Gradienten-Messung kann die Koronarreserve in einem einzelnen Kranzgefäß selektiv ermittelt werden. Dies erlaubt auch eine Beurteilung der funktionellen Wertigkeit von Koronarstenosen.

Technik: In Lokalanästhesie wird die A. femoralis in der Leistenregion punktiert und entsprechend vorgeformte Koronarkatheter werden eingeführt (Judkins-Technik). Alternativ kann auch ein Zugang über die A. brachialis nach Arteriotomie (Sones-Technik) gewählt werden. Das Verfahren der Arteriotomie ist heute weitgehend verlassen worden. Wird die A. brachialis oder die A. radialis als Zugang gewählt, erfolgt auch hier die Arterienpunktion.

Tabelle 3.**58** Indikationen und Kontraindikationen der Linksherzkatheteruntersuchung

Indikationen

- stabile Angina, akutes Koronarsyndrom
- Ischämienachweis (auch stumme Ischämie)
- unklarer Thoraxschmerz und/oder pathologisches Ruhe-EKG, bei Risikoberufen (Pilot, Busfahrer)
- maligne Arrhythmien
- Herzinsuffizienz unklarer Ätiologie
- vor Vitien-OP bei Patienten > 40 Jahren
- nach Infarkt (immer nach kardiogenem Schock, ggf. aus prognostischer Indikation)
- akuter Infarkt, insbesondere bei kardiogenem Schock
- rezidivierender unklarer Thoraxschmerz

Kontraindikationen

- Endstadien schwerer Grunderkrankungen
- fehlende therapeutische Konsequenzen

Klare **Indikationen zur Koronarangiographie** bestehen beim Vorliegen einer typischen Angina pectoris und/oder bei einem positiven Ischämienachweis (ST-Senkung im Belastungs-EKG, pathologisches Stressecho, pathologische Szintigraphie; Tab. 3.**58**).

Der Allgemeinzustand, das Alter des Patienten und Begleiterkrankungen sind bei der Indikationsstellung zu berücksichtigen.

Mit folgenden **Komplikationen** muss bei der Linksherzkatheteruntersuchung gerechnet werden: Letalität 0,05%, Herzinfarkt 0,03%, zerebrale Embolie 0,03%, Kontrastmittelallergie 0,5%, gravierende Herzrhythmusstörungen (reversibel) 0,5%, periphere Komplikationen (Aneurysma spurium, AV-Fistel, Thrombose) ca. 1 – 2% der Fälle.

Differenzialdiagnosen

Funktionelle Herzbeschwerden

Am häufigsten müssen vegetative Herz-Kreislauf-Störungen (funktionelle Herzbeschwerden) abgegrenzt werden. Die Beschwerden treten hier im Gegensatz zur Angina pectoris nicht bei körperlicher Belastung, sondern eher in Ruhe auf. Sie bessern sich meist sogar während einer Belastung. Auch werden die Beschwerden eher vor dem Einschlafen als am frühen Morgen beobachtet. Die Dauer der Beschwerden beträgt meist mehrere Stunden. Der Schmerz wird meist in der Gegend der Herzspitze und nicht retrosternal angegeben und ist dabei auf ein eng umschriebenes Areal (punktförmig) konzentriert. Eine neurologisch induzierte Ausstrahlung in den linken Arm ist auch bei funktionellen

Herzbeschwerden häufig. Die Beschwerden bessern sich nicht oder nur sehr verzögert auf Nitropräparate. Die Schilderung der Beschwerden durch den Patienten ist oft wortreich und geht in die Schilderung anderer untypischer Beschwerdekomplexe wie Schwindel, allgemeines Schwächegefühl, Schmerzausstrahlung in die Beine und anderes mehr über.

Kardiale Brustschmerzen

- Herzinfarkt (Schmerzepisode länger als 15 min, ST-Hebung, Enzymanstieg),
- Perikarditis (Schmerz lage- und atemabhängig, Perikardreiben, Infekt in der Anamnese),
- hypertone Krise (RR-Messung),
- Aortenstenose (typischer Auskultationsbefund, Echokardiographie),
- Mitralklappenprolaps (Echokardiographie),
- hypertrophe obstruktive Kardiomyopathie (EKG, Echokardiographie, Verstärkung der Angina durch Nitroglycerin),
- Bland-White-Garland-Syndrom: Fehlabgang der linken Koronararterie aus der A. pulmonalis – seltene Ursache für Angina pectoris bei Jugendlichen.

Nichtkardiale Brustschmerzen

- **Erkrankung von Aorta und Mediastinum**
  - Aneurysma dissecans (RR-Differenz, UKG, transösophageales Echo, CT),
  - Mediastinitis (Fieber, CT).
- **Pleuropulmonale Ursachen**
  - Pleuritis (atemabhängige Schmerzen, Pleurareiben),
  - Pneumothorax (Perkussion und Auskultation, Röntgen),
  - Lungenembolie (Anamnese, z. B. Bettlägerigkeit, meist Dyspnoe, im UKG Rechtsherzbelastung),
  - Pleurodynie (Coxsackie-Virusinfektion, Bornholm-Krankheit).
- **Erkrankungen des Bewegungsapparats**
  - Interkostalneuralgie, HWS-/BWS-Syndrom (Schmerz bei Lageänderung),
  - Tietze-Syndrom (schmerzhafte Schwellung im Bereich der Knorpel-Knochen-Grenze der oberen Rippen).
- **Erkrankungen des Gastrointestinaltrakts**
  - Refluxösophagitis (retrosternales Brennen, Sodbrennen nicht abhängig von körperlicher Belastung),
  - akute Pankreatitis (Amylase, Lipase),
  - Gallenkollik (AP, γ-GT und Ultraschall Abdomen).
- **Herpes zoster** (segmentale Ausbreitung).

Weiterhin muss daran gedacht werden, dass gelegentlich die Dyspnoe-Symptomatik als Angina-pectoris-Äquivalent im Vordergrund stehen kann.

Therapie

Allgemeinmaßnahmen/Behandlung der Risikofaktoren

Risiko-Stratifizierung: Es sollte eine systematische Risikostratifizierung (SCORE-Tabellen der Europäischen Gesellschaft für Kardiologie) erfolgen. Patienten mit manifester Atherosklerose oder einem Risiko von mehr als 5% für einen kardiovaskulären Tod innerhalb von 10 Jahren gelten als Hochrisikopatienten. Auch Patienten mit besonderen einzelnen Risikofaktoren wie z. B. mit Diabetes und Mikro-Albuminurie, einem LDL-Cholesterin > 240 mg/dl, oder familiärer Belastung (s. o.) werden zu dieser Hochrisikogruppe gezählt.

Die **nichtmedikamentösen Therapiemaßnahmen** bilden die Grundlage des Risikofaktoren-Managements.

Durch Einstellung des **Nicotinabusus** kann bereits eine Risikoreduktion von etwa 50% erreicht werden.

Übergewicht: Ein Bodymass-Index < 30 kg/m² sollte durch diätetische Maßnahmen und körperliche Aktivität angestrebt werden.

Ernährung: Die Ernährung sollte kaloriengerecht, ballaststoffreich (mehr als 20 g/d) und fettarm (weniger als 30% Fett, weniger als 10% gesättigte Fettsäuren, cholesterinarm) sein. Ein hoher Anteil ungesättigter Fettsäuren und Omega-3-Fettsäuren ist wünschenswert. Die Nahrungszusammensetzung entspricht der sog. Mittelmeerkost mit geringem Anteil an Fleisch und tierischem Fett, reichlich frischem Gemüse, Salaten und Obst. Empfehlenswert sind 2 Mahlzeiten mit Seefisch pro Woche. Bei pflanzlichen Ölen sollte Olivenöl, Sojaöl oder Rapsöl bevorzugt werden. Ein moderater Alkoholgenuss ist erlaubt (Männer bis zu 30 g/

▶

Therapie

d, Frauen bis zu 20 g/d). Das Lipidprofil sollte im Nüchternzustand untersucht werden. Therapieziel: LDL unter 100 mg/dl (bei Hochrisikopatienten < 70 mg/dl), HDL > 40 mg/dl und Triglyceride < 200 mg/dl.

Körperliche Aktivität: Ein regelmäßiges aerobes Ausdauertraining mit mäßiger Intensität (50% der maximalen Kapazität) 3–7-mal pro Woche über 15–60 min (z. B. Laufen, Fahrradfahren) kann die Morbidität und Letalität bei koronarer Herzerkankung senken. Vor Trainingsbeginn Risikoabschätzung, ggf. Belastungs-EKG.

Patienten mit **Diabetes** gehören bei Vorliegen einer KHK zu einer Hochrisikopopulation, und bedürfen einer besonders sorgfältigen Einstellung des Risikoprofils. Dazu gehört in erster Linie eine optimale Einstellung des Diabetes mit einem HbA_{1c}-Wert < 7% und einem Nüchtern-BZ < 110 mg/dl. Bei der Blutdruckeinstellung sind ACE-Hemmer wegen ihres nephroprotektiven Effektes Mittel der ersten Wahl.

Blutdruck: RR < 130/85 mmHg anstreben. Maßnahmen: Zunächst Lifestyle-Modifikation mit Gewichtskontrolle, körperlicher Aktivität, reduziertem Alkoholkonsum und leichter Kochsalzreduktion. Bei Hochrisikopatienten mit Diabetes mellitus, Herzinsuffizienz oder Niereninsuffizienz sollten Werte unter 120/80 mmHg angestrebt werden.

Psychosoziale Faktoren: Die Prognose negativ beeinflussende Faktoren sind z. B. das Vorliegen einer Depression sowie fehlender sozialer und emotionaler Rückhalt. Hier sind geeignete psychotherapeutische und ggf. medikamentöse Maßnahmen einzuleiten.

Medikamentöse Therapie:

- Cholesterinsynthesehemmer (ggf. in Kombination mit Nicotinsäure oder Fibraten).
- Durch Senkung des LDL-Cholesterins mit Statinen kann bei Patienten mit koronarer Herzkrankheit eine relative Risikoreduktion um etwa 30% erreicht werden. Diese Prognose-Verbesserung ist offensichtlich unabhängig von der Höhe des Ausgangs-Cholesterin-Wertes und wird auf sog. pleiotrope Effekte der Statine zurückgeführt. Wenn die o. g. Ziel-Bereiche für das LDL-Cholesterin mit nichtmedikamentösen Maßnahmen nicht erreicht werden, sollte eine Statin-Therapie eingeleitet werden. Zur Erhöhung eines erniedrigten HDL-Cholesterins kann ein Nicotinsäure-Präparat, bei überwiegender Triglycerid-Erhöhung ein Fibrat in Kombination oder als Monotherapie zum Einsatz kommen.
- ACE-Hemmer: Auch für ACE-Hemmer wird eine antiatherosklerotische Wirkung postuliert. Der Einsatz von ACE-Hemmern empfiehlt sich insbesondere bei Hochrisikopatienten wie z. B. Diabetes, Nierenfunktionsstörung, Z. n. Infarkt mit linksventrikulärer Dysfunktion oder bei arterieller Hypertonie.
- Beta-Blocker: s. u.
- Vitamine, Antioxidanzien: Ein prognoseverbessernder Effekt für Antioxidanzien, insbesondere Vitamin E, konnte nicht belegt werden.
- Hormonsubstitution: Auch für eine Östrogen/Gestagen-Substitution hat sich ein vermuteter präventiver Effekt für kardiovaskuläre Erkrankungen nicht bestätigt.
- Hyperhomocysteinämie: Ein erhöhter Homocystein-Spiegel ist mit einem höheren Risiko für kardiovaskuläre Komplikationen assoziiert. Durch Substitution von Vitamin B_6, B_{12} und Folsäure kann der Homocystein-Spiegel gesenkt werden. Ob dies auch zu einer Prognoseverbesserung beiträgt, ist nicht geklärt.

Die genannten Maßnahmen sind geeignet, die Entstehung der koronaren Herzkrankheit möglichst zu vermeiden (primäre Prävention) oder ein Fortschreiten der bereits eingetretenen Erkrankung zu verhindern (sekundäre Prävention).

Bei Verdacht auf eine **„Small vessel disease"** ist die optimale Einstellung eines Diabetes und einer arteriellen Hypertonie vordringlich. Ggf. Suche nach einer Vaskulitis und entsprechende Behandlung.

Antianginöse medikamentöse Therapie

Das Prinzip der antianginösen medikamentösen Therapie besteht in der Verbesserung der Sauerstoffbilanz durch eine Verbesserung der Sauerstoffzufuhr und/oder eine Reduktion des Sauerstoffbedarfs.

Nitro-Präparate

Wirkung: Stickstoffmonoxid (NO) wird aus Nitraten freigesetzt. Durch NO wird die Guanylatzyklase aktiviert und es kommt zur Umwandlung von GTP zu cGMP. Dieses wirkt vasodilatierend. Es kommt zu einer

- Senkung der Vorlast (preload) durch Kapazitätszunahme der venösen Gefäße („venöses Pooling"),

►

- Senkung der Nachlast (Vorlastsenkung überwiegt),
- Senkung des enddiastolischen Ventrikeldrucks und Abnahme der Wandspannung,
- Weitstellung der epikardialen Kranzgefäße.

Daraus folgt überwiegend eine Abnahme des myokardialen O_2-Bedarfs, aber auch eine Zunahme des Sauerstoffangebots (Tab. 3.**56**).

Nebenwirkungen: Kopfschmerzen, Blutdruckabfall, reflektorische Tachykardie.

Kontraindikationen: Hypotonie, Schock, Aortenstenose und hypertrophe obstruktive Kardiomyopathie. Keine Gabe von Nitraten innerhalb von 24 h nach Einnahme von Sildenafil oder vergleichbaren Substanzen.

Besonderheiten: Ein nitratfreies Intervall von mindestens 8 h sollte eingehalten werden, um die Entwicklung einer Nitrattoleranz zu verhindern. Bei Kopfschmerzen ggf. Dosisreduktion und langsam einschleichende Therapie.

Präparate:

- Isosorbitdinitrat (ISDN). Dosierung z. B. 2 × 20 bis 2 × 40 mg morgens und mittags, oder ISDN retard 120 mg morgens.
- Isosorbit-5-mononitrat (ISMN) unterliegt nicht wie die Dinitrate einem First-Pass-Effekt in der Leber, lange Halbwertszeit. Dosierung 2 × 20 mg morgens und mittags. Alternativ ISMN retardiert 50 mg morgens.
- Glyceroltrinitrat (Nitroglycerin):
  - **Zur Anfallsbehandlung:** 1–2 Kapseln, à 0,8 mg sublingual (1 Sprühstoß = 0,4 mg), Wirkungseintritt innerhalb weniger Minuten.
  - **Infusionstherapie:** 1–5 mg i.v. bei instabiler Angina.
- Molsidomin: Wirkung und Nebenwirkung ähnlich wie Nitrate. Dosierung 2–3 × 2 mg/d oral (Vorteile: seltener Kopfschmerzen als Nebenwirkung, keine Toleranzentwicklung.)

Beta-Rezeptorenblocker

Wirkung: Beta-Blocker verdrängen Katecholamine von ihren Rezeptoren und vermindern dadurch die sympathoadrenerge Stimulation des Herzens. Sie wirken daher negativ inotrop (Abnahme der Kontraktilität), negativ bathmotrop (Abnahme der Erregbarkeit), negativ chronotop (Abnahme der Herzfrequenz) und negativ dromotrop (Abnahme der Leitungsgeschwindigkeit). So genannte kardioselektive β_1-Rezeptorenblocker (Atenolol, Metoprolol, Acebutolol) haben nur noch eine gering ausgeprägte β_2-Wirkung. Der für die Behandlung der koronaren Herzkrankheit gewünschte Effekt besteht in einer Reduktion des myokardialen Sauerstoffbedarfes durch Senkung der Herzfrequenz, des Blutdrucks und der Kontraktilität.

Nebenwirkungen: Verstärkung einer Herzinsuffizienz, Bronchokonstriktion, Müdigkeit, depressive Verstimmung, Potenzstörung, Verstärkung eines Raynaud-Phänomens, Verschlechterung einer peripheren arteriellen Verschlusskrankheit, Übelkeit, Schlafstörungen (Alpträume), leichte Abschwächung der Insulinsensitivität und Verstärkung einer Hypoglykämie bei Diabetes mellitus durch Abschwächung der adrenergen Gegenregulation. Selten Aktivierung einer Psoriasis.

Kontraindikationen: Claudicatio intermittens, ausgeprägte Hypotonie, Bradykardie, Sick-Sinus-Syndrom, höhergradige SA/AV-Blockierung, Asthma bronchiale.

Besonderheiten:

- Vorsichtige Dosierung bei Herzinsuffizienz.
- Besonders geeignet bei Patienten mit hohem Sympathikotonus, Neigung zu Bluthochdruck, Tachykardie unter körperlicher und psychischer Belastung. Insbesondere die Behandlung der klassischen Belastungsangina ist eine Indikation für Beta-Blocker.
- Im Wesentlichen sollten Beta-Blocker ohne intrinsisch-sympathomimetische Aktivität (ISA) eingesetzt werden. Beta-Blocker mit ISA kommen allenfalls für Patienten mit sehr niedriger Ruhefrequenz infrage.
- Primäres Therapieziel bei Patienten mit koronarer Herzkrankheit ist die Behandlung der Angina pectoris. Eine gleichzeitig vorhandene Hypertonie oder Rhythmusstörungen werden mitbehandelt.
- Wegen des Rebound-Phänomens nur langsam ausschleichend absetzen.
- Beta-Blocker und Calciumantagonisten vom Verapamil-Typ niemals parenteral kombinieren (Gefahr des AV-Blocks).
- Bei Postinfarktpatienten ist eine Prävention bezüglich Reinfarkt und Tod mit Beta-Blockern möglich.

Präparate:

- **Kardioselektive Beta-Blocker ohne ISA:** Atenolol 1 × 50–100 mg/d, Metoprolol 2 × 50–100 mg/d, Bisoprolol 1 × 5–10 mg/d.
- **Kardioselektive Beta-Blocker mit ISA:** Acebutolol 1 × 400–800 mg/d.
- **Nichtkardioselektive Beta-Blocker ohne ISA:** Propranolol 3 × 40–120 mg/d. Untergruppe: Be-

▶

Tabelle 3.**59** Wirkungsprofil antianginöser Substanzen

Wirkung	Nitrate	Calciumantagonisten Verapamil-Typ	Nifedipin-Typ	Beta-Blocker
systolischer Blutdruck	(↓)	↓	↓	↓
Herzfrequenz	↑	↓	↑	↓↓
Vorlast	↓↓	–	↓	↑
Nachlast	↓	↓	↓	↑
Sauerstoffverbrauch	↓	↓	↓	↓
Koronartonus	↓	↓	↓↓	(↑)
Kontraktilität	(↑)	↓	(↓)	↓↓

ta-Blocker mit vasodilatorischer Aktivität (α_1- und β-Blockade): Carvedilol 2 × 12,5 – 25 mg/d.
- **Nichtkardioselektive Beta-Blocker mit ISA:** Pindolol 2 × 2,5 – 3 × 5 mg/d.

Bei richtiger Dosierung sollte die Herzfrequenz in Ruhe 50 – 60 Schläge/min betragen, bzw. im Belastungs-EKG bei 50 Watt nicht über 90 und bei 100 Watt nicht über 110 Schläge/min ansteigen.

Calciumantagonisten

Wirkung: Calciumantagonisten blockieren den Calciumeinstrom in Herzmuskelzellen und glatte Muskelzellen der Gefäße. Dadurch kommt es zu einer Gefäßerweiterung und zur Abnahme des peripheren Widerstandes (Nachlastsenkung). Infolge einer Koronararteriendilatation besteht auch ein erhöhtes Sauerstoffangebot. Es müssen Calciumantagonisten mit antiarrhythmischer Wirkung (Verapamil-Typ: Verapamil, Diltiazem, Gallopamil mit negativ inotroper und negativ chronotroper Wirkung) von Calciumantagonisten ohne antiarrhythmische Wirkung (Nifedipin-Typ) abgegrenzt werden. Neben der Behandlung der koronaren Herzkrankheit können mit Calciumantagonisten auch die arterielle Hypertonie sowie Vorhofrhythmusstörungen, insbesondere supraventrikuläre Arrhythmien, behandelt werden, nicht jedoch Präexzitationssyndrome (Gefahr der Kammertachykardie). Die Wirkung von Diltiazem liegt dabei zwischen der von Nifedipin und Verapamil. Die vasodilatierenden Eigenschaften sind geringer als bei Nifedipin, die negative Dromotropie geringer als bei Verapamil. Für Nifedipin wurde eine Regression der Koronarsklerose beschrieben.

Nebenwirkungen:
- Calciumantagonisten vom **Nifedipin-Typ**: Kopfschmerz, Flush-Symptomatik, Reflextachykardie, Blutdruckabfall, Unterschenkelödeme (nicht herzinsuffizienzbedingt), nach Absetzen reversibel.
- Calciumantagonisten vom **Verapamil-Typ**: Bradykardie, SA/AV-Blockierung, Blutdrucksenkung, negative Inotropie, Obstipation, Übelkeit, Schwindel, Kopfschmerz, starke Hypotonie, selten auch Knöchelödem, Flush, allergische Exantheme und Anstieg der Leberenzyme.

Kontraindikationen:
- Calciumantagonisten vom **Nifedipin-Typ**: instabile Angina, akuter Infarkt, Postinfarkt-Behandlung.
- Calciumantagonisten vom **Verapamil-Typ**: dekompensierte Herzinsuffizienz, kranker Sinusknoten, hochgradiger AV-Block, starke Hypotonie.

Besonderheiten:
- Als besondere Indikation kann die vasospastische Angina angesehen werden. Hier sind Calciumantagonisten das Therapeutikum der 1. Wahl. Differenzialtherapeutisch könnten auch Nitrate gegeben werden.
- Wenn die vasospastischen Anfälle überwiegend in den frühen Morgenstunden auftreten, ist ein Schutz durch die länger wirkenden Calciumantagonisten besser gewährleistet, da bei einer Nitrattherapie zur Vermeidung einer Toleranzentwicklung in der Regel ein nächtliches nitratfreies Intervall eingehalten wird.

►

- Unter Verapamil-Therapie können die Plasmaspiegel von Digoxin, Theophyllin, Ciclosporin, ansteigen. Die Halbwertszeit von Verapamil ist bei Leberinsuffizienz verlängert.
- Ob neuere Calciumantagonisten vom Dihydropyridin-Typ aufgrund ihrer pharmakokinetischen Eigenschaften (längere Wirkdauer, geringe Reflextachykardie infolge langsamerer Anflutung und größerer Gefäßselektivität) in der klinischen Anwendung vorteilhaft sind, bleibt abzuwarten.

Präparate:
- Nifedipin 3 × 10 mg/d bis 3 × 20 mg/d in Retardform. Im Angina-pectoris-Anfall kann Nifedipin als Zerbeißkapsel 10 mg sublingual gegeben werden.
- Verapamil 3 × 120 mg/d oder 1 × 240 mg in Retardform.
- Diltiazem 3 × 60 mg oder 2 × 90 mg in Retardform.
- Amlodipin 1 × 5 – 10 mg/d.

Monotherapie oder Kombinationspräparate

Monotherapie:
- Bei Angina pectoris mit hohen Herzfrequenzen in Ruhe und bei Belastung sollten Beta-Blocker bevorzugt werden, bei vorwiegend vasospastischer Angina Calciumantagonisten.
- Bei einer Monotherapie mit Calciumantagonisten sind eher die frequenzsenkenden Calciumantagonisten vom Verapamil-Typ zu empfehlen.

Kombination antianginöser Substanzen: Vorteilhaft wegen synergistischer Wirkung bei unterschiedlichem Wirkungsmechanismus und gegenseitiger Kompensation möglicher Nebenwirkungen.

Die Kombination von Beta-Blocker + Calciumantagonist vom Verapamil-Typ ist wegen ihrer synergistischen hemmenden Wirkung auf Sinus- und AV-Knoten nicht zu empfehlen. Auf keinen Fall i.v. Gabe einer der beiden Substanzen, wenn die andere bereits in oraler Form eingenommen wurde. Allenfalls bei der hypertrophen obstruktiven Kardiomyopathie kann eine Indikation für die orale Kombinationstherapie von Calciumantagonisten vom Verapamil-Typ mit Beta-Blockern gegeben sein.

Thrombozytenaggregationshemmer

Wirkung: Acetylsalicylsäure bewirkt über eine Inhibition der Zyklooxygenase eine verminderte Bildung des Thromboxan A_2, das vasokonstriktorisch und thrombozytenaggregatorisch wirkt.

Nebenwirkungen: Magenblutung, selten asthmoide Überempfindlichkeit.

Indikationen: Prophylaxe arterieller Thrombosen, verminderte Koronarmortalität im Langzeitverlauf. Acetylsalicylsäure sollte bei jeder bekannten KHK, nach PTCA oder ACVB-Operation gegeben werden. Dosierung: 100 mg/d (nicht auf nüchternen Magen).

Kontraindikationen: bekannte Ulkuskrankheit, hämorrhargische Diathese, letztes Trimenon der Schwangerschaft, Vorsicht bei Asthma bronchiale oder bei Niereninsuffizienz.

Alternativ kann Clopidogrel (75 mg/d) gegeben werden.
- **Wirkung:** Hemmung der ADP-induzierten Aggregation von Thrombozyten.
- **Nebenwirkungen:** Gelegentlich Hautausschlag, Durchfall, selten Thormbozytopenie.

Interventionelle und operative Koronarrevaskularisation

Indikation: In der Regel müssen zwei Bedingungen erfüllt sein:
- Es müssen eine Angina pectoris und/oder ein objektiver Ischämienachweis vorliegen,
- Angiographisch muss eine signifikante Stenose (> 70 %) eines oder mehrerer größerer Koronargefäße nachgewiesen sein.

Perkutane koronare Interventionen (PCI)

Die früher gebräuchliche Abkürzung PTCA für die perkutane transluminale Koronarangioplastie galt ausschließlich der alleinigen Ballondilatation. Mit der zunehmenden Verwendung anderer Techniken, wie zum Beispiel der Stentimplantation, hat sich für die interventionellen Koronarbehandlungen, abgeleitet vom englischen Schrifttum, die allgemeinere Bezeichnung PCI durchgesetzt

Perkutane transluminale Koronarangioplastie (PTCA)

Die **Erfolgsrate** der alleinigen PTCA beträgt 90 – 95 % (definiert als Verringerung des Stenosegrades auf weniger als 50 %, ohne Auftreten von Komplikationen).

▶

Als **Komplikation** ist in etwa 5% der Fälle ein **starkes Einreißen des Atheroms** möglich, wodurch sich ein akuter Koronarverschluss entwickeln kann.

Als weiteres Problem tritt nach PTCA in etwa 30–40% der Fälle innerhalb von 6 Monaten eine **Rezidivstenose** auf.

Stentimplantation

Heute erfolgt bei den meisten Ballondilatationen auch eine Stentimplantation.Dabei wird ein röhrenförmiges Geflecht aus rostfreiem Edelstahl im Bereich der Stenose implantiert.

Stents setzt man insbesondere bei manifestem oder drohendem Akutverschluss nach einer Ballondilatation oder unbefriedigendem Ergebnis nach Ballondilatation ein. Häufig wird aber auch primär (ohne vorhergehende Ballondilatation) ein Stent implantiert

Mit Einführung der Stentimplantation konnte eine Reduktion der Rate an Akutkomplikationen, sowie eine Reduktion der Restenoserate auf ca. 20% erreicht werden. Die Einführung von Stents, die mit antiproliferativen Substanzen (Sirolimus, Paclitaxel) beschichtet sind (sog. Drug eluting Stents) hat im Vergleich zu herkömmlichen, sog. Bare-Stents, zu einer weiteren Reduktion der Restenose-Rate auf weniger als 10% geführt.

Die früher häufig auftretenden **subakuten thrombotischen Okklusionen** nach Stentimplantation werden heute mit optimierter thrombozytenaggregationshemmender Therapie (Clopidogrel 75 mg/d mindestens 4 Wochen + ASS 100 mg/d lebenslang) und ggf. Einsatz von GPIIb/IIIa-Rezeptor-Blockern nur noch selten beobachtet. Nach Implantation von Drug-eluting-Stents ist die kombinierte Gabe von ASS und Clopidogrel für mindestens 3 Monate erforderlich.

Unter Einbeziehung der genannten Therapieoptionen ist mit folgender **Komplikationsrate** zu rechnen: Letalität unter 0,5%, Notfall-Bypass-OP 0,5%, Myokardinfarkt 0,5–1%.

Rotationsangioplastie (Rotablation)

Hier wird ein mit feinem Diamantenstaub besetzter Bohrkopf eingesetzt, der mit einer hohen Umdrehungsgeschwindigkeit insbesondere hartes, verkalktes Plaquematerial abtragen kann.

Eine **Indikation** für den Einsatz der Rotationsangioplastie besteht nur noch in wenigen Fällen, und zwar

- bei sehr hochgradigen Stenosen, die mit einem Ballonkatheter nicht passiert werden können und
- bei extrem verkalkten, rigiden Stenosen, die mit einem Ballonkatheter nicht aufgedehnt werden können.

Atherektomie

Mithilfe von Atherektomiekathetern kann das Stenosematerial abgetragen bzw. ausgeschält werden.

In randomisierten Studien (CAVEAT) konnte jedoch gezeigt werden, dass weder die Akut- noch die Langzeitergebnisse im Vergleich zur Ballondilatation verbessert werden können.

Laserangioplastie

Wegen einer hohen Akutkomplikationsrate und sehr hohen Rezidivrate ist diese Technik verlassen worden. Eine mögliche Indikation besteht allenfalls für die Laserdraht-Rekanalisation bei chronisch verschlossenen Kranzgefäßen, falls eine konventionelle Rekanalisation nicht gelingt.

Operative Koronarrevaskularisation (Koronarchirurgie)

Als wesentliche **Voraussetzung** muss die periphere Koronararterie anastomosierbar (Durchmesser mindestens 1 mm) und das abhängige Myokard zumindest in Teilbezirken vital sein. Auch muss die Koronararterie distal durchgängig sein (Kollateralenzufluss), um einen ausreichenden Blutfluss durch den Bypass zu gewährleisten.

Als **Kontraindikation** gilt die generalisierte Koronarsklerose.

Die Operation wird in Hypothermie am kardiopulmonalen Bypass vorgenommen.

Aortokoronarer Venenbypass: Dafür wird z. B. die V. saphena entnommen und mit der Aorta ascendens sowie mit einer Koronararterie distal einer Stenose oder eines Verschlusses anastomosiert. Es können auch mehrere Kranzgefäße an eine Venenbrücke angeschlossen werden (sequenzieller Bypass).

Arterieller Bypass:

- Zunehmend wird heute zumindest die linke, gelegentlich auch beidseits die **A. thoracica interna** (A. mammaria) verwendet. Hierbei wird die Arterie freipräpariert, mobilisiert und mit dem distalen Ende an ein Herzkranzgefäß an- ▶

geschlossen (IMA-Bypass oder ITA-Bypass). Der Vorteil besteht darin, dass keine proximale Anastomose zum Anschluss an die Aorta erforderlich ist. Da es sich um ein arterielles Gefäß handelt, das somit besser an die Druckverhältnisse im großen Kreislauf adaptiert ist, sind auch die Langzeitergebnisse besser (siehe unten).

- Als weiteres arterielles Gefäß werden gelegentlich auch die **A. gastroepiploica** (ein Endast der A. gastroduodenalis) insbesondere zur Revaskularisation der rechten Kranzarterie, sowie die A. thoracica interna oder auch die A. radialis als Free Graft verwendet.

Koronare Endarteriektomie: Bei einem Teil der Patienten mit ausgesprochener Gefäßsklerose ist es erforderlich, zusätzlich einen stark verkalkten Intimazylinder zu extrahieren.

Minimalinvasive Verfahren: MIDCAB (Minimal invasive direct coronary artery Bypass Grafting). Anstelle der Sternotomie Zugang über einen kleinen thorakalen Schnitt im Zwischenrippen-Raum. Am schlagenden Herzen, d. h. unter Verzicht auf die Herz-Lungen-Maschine. Revaskularisation insbesondere der Vorderwand möglich.

Ergebnisse (Bypass-Operationen/Endarteriektomie)

- Bei stabiler Angina pectoris und normaler linksventrikulärer Funktion beträgt die **OP-Letalität** ca. 1 %.
- Bei instabiler Angina pectoris oder stark eingeschränkter Kammerfunktion kann die OP-Letalität bis auf 10 % ansteigen. Die perioperative Infarktrate beträgt etwa 3 – 5 %, die Mehrzahl der Infarkte ist hämodynamisch nicht bedeutend.
- Mehr als 80 % der Patienten erreichen postoperativ Beschwerdefreiheit. Bei nahezu 95 % der Patienten ist die Angina pectoris wesentlich gebessert.
- Für die postoperative Beschwerdesymptomatik ist von entscheidender Bedeutung, ob eine vollständige Revaskularisation erreicht wurde. Nach einem Jahr sind etwa 20 % der Venenbypässe verschlossen, nach 10 Jahren etwa 50 %. Für die A. thoracica interna wird im 10-Jahres-Verlauf nur eine Verschlussrate von 10 % angegeben.

Transmyokardiale Laserrevaskularisation

Bei diffus ausgeprägter Koronarsklerose, bei der keine interventionelle Therapie oder Bypass-Operation möglich ist, kann als **Ultima ratio** die transmyokardiale Laserrevaskularisation in Erwägung gezogen werden. Hierbei werden mit einem CO_2-Laser bis zu 40 Kanäle nach Freilegung des Herzens von epikardial oder perkutan von endokardial über Katheter durch das Myokard geschaffen. Dadurch soll die Sauerstoffversorgung des Herzmuskels verbessert werden.

Die bisherigen Ergebnisse bei diesem hoch selektionierten Krankengut zeigen, dass sich die meisten der eröffneten Kanäle sehr rasch wieder verschließen. Dennoch scheint zumindest eine Besserung der Beschwerdesymptomatik einzutreten. Eine Verbesserung der Prognose ist bisher nicht belegt.

Als weitere Therapieoption steht in diesen Endstadien der koronaren Herzkrankheit bei geeigneten Patienten die Möglichkeit der **Herztransplantation** zur Diskussion.

Auswahl des Revaskularisationsverfahrens

Eine **Indikation** zu interventionellen Maßnahmen besteht meistens bei 1- oder 2-Gefäßerkrankungen und umschriebenen Stenosen.

Im Allgemeinen besteht eine Indikation zur operativen Koronarrevaskularisation beim Vorliegen einer

- signifikanten Hauptstammstenose der linken Koronararterie,
- symptomatischen koronaren 3-Gefäßerkrankung oder 2-Gefäßerkrankung mit proximaler RIVA-Stenose,
- vor allem bei eingeschränkter linksventrikulärer Kammerfunktion.

Mehrere randomisierte Studien, die die PTCA mit der aortokoronaren Bypass-Operation bei Patienten mit Mehrgefäßerkrankungen verglichen haben, konnten keinen Unterschied hinsichtlich der Letalität und der Infarktrate zeigen. Nach PTCA ist allerdings wesentlich häufiger eine Zweitintervention erforderlich.

Letzten Endes kann die Indikation nur vom interventionellen Kardiologen im Konsens mit dem Kardiochirurgen gestellt werden, da viele Variablen in die Entscheidungsfindung eingehen wie das Ausmaß der koronaren Herzkrankheit, Lokalisation und Morphologie der Stenosen, das Vorhandensein von Kollateralen, Begleiterkrankungen wie Nierenfunktionsstörung, arterielle Verschlusskrankheit oder zerebrovaskuläre Insuffizienz. Auch muss die linksventrikuläre Funktion ebenso wie das Alter des Patienten und die Dringlichkeit des Eingriffes (stabile Angina, instabile Angina) berücksichtigt werden.

▶

Nachbehandlung einer Bypass-Operation

Thrombozytenaggregationshemmer (Acetylsalicylsäure 100 mg/d). Bei Kontraindikationen oder Unverträglichkeit Clopidogrel 75 mg/d.

Prognose

Die Prognose der **koronaren Herzkrankheit** hängt ab:

- vom Ausmaß der koronaren Herzkrankheit,
- von der linksventrikulären Funktion (eine deutlich eingeschränkte linksventrikuläre Funktion sowie höhergradige ventrikuläre Rhythmusstörungen gehen mit einer schlechteren Prognose einher),
- vom Ausmaß der Myokardischämie (das Infarktrisiko steigt mit der Häufigkeit und Schwere der Angina-pectoris-Anfälle),
- von der Progression der Koronarsklerose (daher Risikofaktorenkontrolle erforderlich).

3.10 Akutes Koronarsyndrom (ACS)

H.-J. Rupprecht, J. Meyer

Definition

Unter dem Begriff des akuten Koronarsyndroms werden die potenziell lebensbedrohlichen Verlaufsformen der koronaren Herzkrankheit zusammengefasst. Hierzu zählen die instabile Angina pectoris, der akute Myokardinfarkt (mit oder ohne ST-Hebung) sowie der plötzliche Herztod. Die definitive Diagnose eines Myokardinfarktes setzt heute zwingend die Erhöhung kardialer Enzyme oder Strukturproteine (Troponine) voraus.

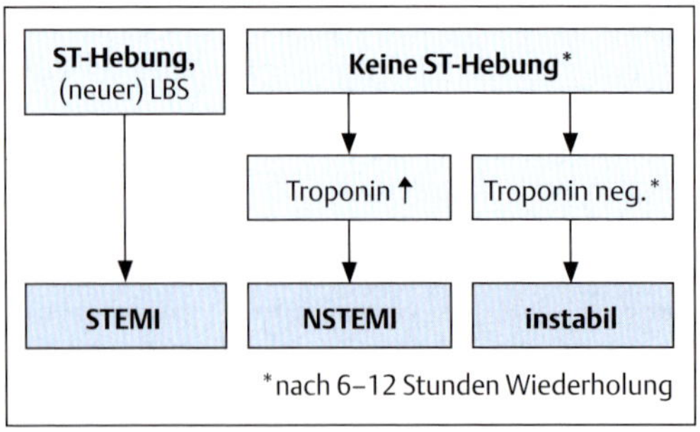

Abb. 3.25 Terminologie und Diagnostik bei Thorax-Schmerz (V.a. ACS).

In der Notaufnahme-Situation werden bei typischer Beschwerdesymptomatik zunächst Patienten mit akutem ST-Elevations-Myokardinfarkt (STEMI) von Patienten ohne ST-Hebung (instabile Angina oder Non-ST-Elevations-Myokardinfarkt (NSTEMI) abgegrenzt. Bei Patienten mit ST-Hebung ist es in der Regel bereits zu einem vollständigen Verschluss des Koronargefäßes gekommen, sodass eine rasche Reperfusion angestrebt wird. Dagegen besteht bei Patienten ohne ST-Hebung in der Regel „nur" eine hochgradige Stenose, und der drohende Gefäßverschluss kann durch die therapeutischen Maßnahmen meist noch verhindert werden.

Ätiologie/Pathogenese

Bei vorbestehender Koronarsklerose kommt es in der Regel zur Ruptur oder Erosion der fibrösen Deckplatte einer **atherosklerotischen Plaque**. Dabei sind insbesondere weiche, lipidreiche Plaques rupturgefährdet.

Der Kontakt von Gefäßwandbestandteilen, z. B. Kollagen, mit dem strömenden Blut führt zur Gerinnungsaktivierung und Thrombozytenaggregation. Der sich bildende intravasale **Thrombus** kann zu einem passageren oder permanenten, vollständigen oder unvollständigen Verschluss des Gefäßes führen.

Bei einem Teil der Patienten kann die Plaqueruptur dagegen unbemerkt verlaufen, wenn der Thrombus nicht zu einer kritischen Durchblutungsminderung führt und spontan organisiert wird. Eine Plaqueruptur kann spontan oder ausgelöst durch bestimmte Trigger auftreten.

Als Trigger werden starke körperliche Belastungen, psychische Stresssituationen, plötzliche Blutdruckanstiege oder Nicotinabusus diskutiert.

Etwa 40% der Infarkte treten im Sinne einer **zirkadianen Rhythmik in den frühen Morgenstunden** auf.

Auch in Phasen einer allgemeinen körperlichen Erschöpfung/Ermüdung oder auch nach größeren Mahlzeiten wird eine gehäufte Inzidenz von Myokardinfarkten beobachtet. Nicotinabusus sowie eine schwelende „Low-grade-Inflammation" könnten zu einer Destabilisierung der fibrösen Deckplatte führen.

Letzten Endes hängt die Wahrscheinlichkeit des Auftretens eines akuten Koronarsyndroms in erster Linie vom **Ausmaß der bereits bestehenden Koronarsklerose**, d. h. der Zahl der atheromatösen Plaques ab. Je größer die Zahl der atheromatösen Plaques, desto größer das Risiko einer Plaqueruptur und damit eines akuten Koronarsyndroms.

3.10.1 Akutes Koronarsyndrom (ohne ST-Hebung)

Hierzu zählen Patienten mit instabiler Angina pectoris oder NSTEMI.

Klinik

Als **instabile Angina pectoris** werden folgende Formen der Angina pectoris bezeichnet:

- Jede neu aufgetretene Angina pectoris auf niedrigem Belastungsniveau (De-novo-Angina, Recent-onset-Angina) innerhalb der letzten vier Wochen.
- Zunehmende Intensität, Häufigkeit oder Dauer der Angina-pectoris-Anfälle (Crescendo-Angina) bei vorbestehender stabiler Angina.
- Angina pectoris in Ruhe (Dauer meist > 20 min). Hierzu gehört auch die nächtliche Angina pectoris (Angina decubitus).
- Postinfarktangina innerhalb von 14 Tagen nach Myokardinfarkt.

Diagnostik

Diagnostisches Vorgehen: Bei klinischem Verdacht auf ein akutes Koronarsyndrom sind Ruhe-EKG und Troponin unmittelbar nach Aufnahme wegweisend. Das Vorhandensein oder Fehlen einer ST-Hebung entscheidet zunächst, ob es sich um ein ACS mit oder ohne ST-Hebung handelt (s. u.). Bei ACS ohne ST-Hebung wird die Verdachtsdiagnose durch eine ST-Senkung im Ruhe-EKG und/oder erhöhtes Troponin bestätigt. Bei negativen Befunden sollte nach 6 – 12 h nochmals ein Ruhe-EKG abgeleitet und Troponin bestimmt werden. Bei jedem pathologischen Befund des EKGs und/oder des Troponins ist der Patient als Risiko-Patient identifiziert (s. u., Risiko-Stratifizierung). Bei allen Risiko-Patienten ist eine frühe (< 48 h) invasive Diagnostik und ggf. Therapie indiziert. Bei wiederholt normalen Befunden und klinisch stabilem Zustand kann zunächst ein Belastungstest erfolgen, um ein ACS auszuschließen. Bei eher typischer klinischer Beschwerdesymptomatik empfiehlt sich jedoch auch hier die diagnostische Koronarangiographie.

Tabelle 3.**60** Krankheitsbilder, die mit einer Troponin-Erhöhung einhergehen können

- Perikarditis
- Myokarditis
- Herzinsuffizienz
- Lungenembolie
- Herzoperation
- Contusio cordis
- Niereninsuffizienz

Ruhe-EKG: Ein 12-Kanal-EKG sollte unmittelbar nach Aufnahme des Patienten und nach 6 – 12 h, sowie bei jeder neuen Schmerzepisode abgeleitet werden. Besonders dynamische Veränderungen des ST/T-Segmentes weisen auf die instabile Situation hin. Häufig findet sich eine sinifikante (> 0,1 mV) ST-Streckensenkung oder T-Negativierung. Die Veränderungen des Ruhe-EKGs können über Tage oder Wochen persistieren. Auch ein normales Ruhe-EKG schließt jedoch das Vorliegen eines ACS nicht aus.

Labor: Als Marker der myokardialen Zellnekrose sind die Kreatinkinase, insbesondere das Isoenzym MB, sowie die Troponine, Troponin-T und -I, etabliert. Troponine sind kardiale Strukturproteine, die mit hoher Sensitivität, Spezifität und Empfindlichkeit myokardiale Zellnekrosen nachweisen können. Erhöhte Troponin-Werte finden sich etwa bei einem Drittel der Patienten mit ACS ohne ST-Hebung. Eine erste Messung sollte unmittelbar nach Aufnahme erfolgen. Da sich erst 3 – 4 h nach dem Ischämieereignis erhöhte Werte nachweisen lassen, sollte eine 2. Messung im Zeitraum zwischen 6 – 12 h nach Aufnahme erfolgen. Da die Troponine nach einem Infarkt bis zu 3 Wochen erhöht sein können, ist zur Sicherung eines Infarktrezidivs die CK-MB besser geeignet. Da die Troponine bei allen Erkrankungen, die mit einer myokardialen Zellschädigung einhergehen, erhöht sein können, ist immer der klinische Gesamtzusammenhang zu berücksichtigen.

Risiko Stratifizierung

Folgende Risiko-Merkmale wurden für das akute Koronarsyndrom ohne ST-Hebung identifiziert:

- Troponin-Erhöhung,
- ST-Senkung,
- hämodynamische Instabilität,
- elektrische Instabilität,
- refraktäre Beschwerden.

Therapie

Therapie der instabilen Angina pectoris

- Stationäre Aufnahme.
- Einleitung einer intravenösen Antikoagulation mit Heparin (PTT 1,5 – 2,5fach), alternativ auch Fondaparinux, Enoxaparin.
- Acetylsaliclysäure (250 mg i.v. Loading-Dose), dann 100 mg/d.
- Clopidogrel, 300 mg Loading-Dose, dann 75 mg/d.
- Glyceroltrinitrat sublingual, ggf. 1 – 5 mg/h i.v.
- Bei Tachykardie zusätzlich Beta-Blocker, z. B. Metoprolol 5 mg langsam i.v., dann oral.
- Bei Hochrisikopatienten (troponinpositiv, EKG-Veränderungen etc.) frühe (< 48 h) Herzkatheter-Untersuchung, ggf. Einsatz von Glykoprotein-IIb/IIIa-Rezeptor-Blockern (Abciximab [ReoPro], Tirofiban [Aggrastat], Eptifibatid [Integrelin]). Alternativ Bivalirudin.
- Sekundär-Prävention wie oben angegeben. ASS + Clopidogrel in Kombination für 9 – 12 Monate, danach Monotherapie mit einem der Plättchenfunktionshemmer.

Prognose

Die instabile Angina pectoris ist mit einer schlechten Prognose behaftet. Das Risiko, in den nächsten Monaten einen Myokardinfarkt zu erleiden, beträgt etwa 20 %, das Risiko für einen Herztod etwa 5 %. Bei Patienten mit sog. NSTEMI liegt definitionsgemäß eine Erhöhung kardialer Enzyme oder Strukturproteine vor.

3.10.2 Akutes Koronarsyndrom mit ST-Hebung (STEMI)

Klinik

Prodromi: Bei etwa einem Drittel der Patienten ist vor dem Myokardinfarkt bereits eine längere Periode von Angina-pectoris-Beschwerden bekannt. Bei diesen Patienten entwickelt sich oft das Bild der Crescendo-Angina oder Ruhe-Angina im Sinne einer instabilen Angina pectoris in den Wochen vor dem akuten Infarktereignis. Patienten mit einer instabilen Angina-Symptomatik sind daher als infarktgefährdet zu betrachten. Bei den übrigen ⅔ der Patienten tritt der Infarkt plötzlich ohne Prodromi auf.

Leitsymptom des akuten Myokardinfarktes ist der **akute Thoraxschmerz** (Tab. 3.**61**).

Etwa 15 – 20 % der Infarkte laufen schmerzlos ab (stumme Infarkte, vor allem infolge einer autonomen diabetischen Neuropathie bei Diabetikern oder Patienten fortgeschrittenen Alters).

Ausgeprägtes Schwäche- und Angstgefühl können den Infarkt begleiten. Vegetative Symptome wie Schwitzen, Übelkeit, Erbrechen, Meteorismus und Stuhldrang werden insbesondere bei Hinterwandinfarkt mit Schmerzlokalisation im Oberbauch (häufige Fehldiagnose: Ulkus, Gastritis), aber auch bei sehr ausgedehnten Infarkten (nicht nur bei Hinterwandinfarkt) angetroffen.

Das Verhalten der Patienten kann von Ruhe bis hin zu nervöser Unruhe oder ausgeprägter Ruhelosigkeit variieren, die dann oft mit Todesangst, besonders bei großen Infarkten, einhergeht.

Tabelle 3.**61** Klinik des akuten Myokardinfarktes

Schmerzlokalisation	Meist retrosternal (60 %), präkordial (20 %), Epigastrium (20 %) besonders bei Hinterwandinfarkt. Selten linke Schulter oder Rücken
Ausstrahlung	Linker Arm (30 %), oft bis in die Hand, besonders ulnarseitig
	Linke Schulter, Rücken, Nacken, rechter Arm, selten auch Unterkiefer, Zähne
Schmerzcharakter	Dumpfer Druck („Schraubstock", „Reifen um die Brust"), gelegentlich auch brennender oder stechender („wie Messer") Schmerzcharakter
Schmerzdauer	Länger als 30 Minuten, Stunden bis Tage, gelegentlich rhythmischer Charakter mit Zeiten relativer Schmerzlosigkeit, aber weiter bestehendem Schweregefühl, bzw. Wundgefühl im Thorax
Schmerzintensität	Stärkste Schmerzintensität, viel stärker als Angina pectoris. Oft als Vernichtungsschmerz beschrieben
Ansprechen auf Nitropräparate	Keine Besserung nach Nitropräparaten. Der Schmerz bessert sich nicht in Ruhe

Dyspnoe kann als zweithäufigstes Symptom durch eine verminderte Dehnbarkeit (Compliance) des linken Ventrikels bzw. eine Linksherzinsuffizienz (Rasselgeräusche, Lungenödem) durch Ausfall kontraktiler Muskelmasse im Vordergrund stehen.

Bei großen Infarkten können Hypotonie und Tachykardie bis hin zur Schocksymptomatik mit Blässe und Kaltschweißigkeit auftreten. Bei Hinterwandinfarkten wird oft eine Sinusbradykardie, SA- oder AV-Blockierung beobachtet.

Besonders bei **älteren Patienten** findet man auch eine eher atypische Symptomatik. So fehlt häufig der thorakale Schmerz, dafür treten Dyspnoe, gastrointestinale Symptome oder Zeichen der zerebrovaskulären Insuffizienz (Verwirrtheit, TIA, Synkope) in den Vordergrund.

Durch den erhöhten Sympathikotonus kann der Blutdruck durchaus auch erhöht sein, andererseits kann der Myokardinfarkt infolge einer hypertensiven Krise aufgetreten sein.

Subfebrile bis febrile Temperaturen können im Sinne einer aseptischen Entzündungsreaktion bereits am ersten Tag auftreten und sich nach einer Woche wieder normalisieren. Höhe und Dauer der Temperaturerhöhung korrelieren mit der Prognose wahrscheinlich als Ausdruck der Infarktgröße.

Diagnostik

Auskultation

- Oft imponiert ein 3. oder 4. Herzton.
- Zwischen dem zweiten und vierten Tag kann bei einem Drittel der Patienten Perikardreiben auskultiert werden (Pericarditis epistenocardica). Das Perikardreiben ist oft nur wenige Stunden und mit umschriebener Lokalisation hörbar. Wegen der Gefahr des Hämoperikards ist Vorsicht bei der Gabe von Antikoagulanzien geboten.
- Ein typisches Mitralklappeninsuffizienzgeräusch kann auf eine relative AV-Klappeninsuffizienz, bei plötzlicher klinischer Verschlechterung auch auf einen Sehnenfaden- bzw. Papillarmuskelabriss hinweisen.
- Ein neu aufgetretenes raues Systolikum, das ebenfalls mit einer deutlichen klinischen Verschlechterung einhergeht, kann eine Ventrikelseptumperforation anzeigen.
- Über der Lunge finden sich bei größeren Infarkten Stauungs-Rasselgeräusche.

EKG-Befunde

Das Ruhe-EKG erlaubt Aussagen über
- das Alter (Stadium) des Infarktes,
- die Infarktlokalisation,
- die Infarktausdehnung,
- die Infarktart (transmural, nichttransmural).

Infarktalter (Stadium)

Bei einem **akuten transmuralen Myokardinfarkt** werden folgende Stadien durchlaufen (Abb. 3.**26**):
- Zunächst kurzfristige T-Überhöhung **(Erstickungs-T)**, nur in den ersten Minuten zu beobachten, entgeht daher meist dem Nachweis.
- Im **akuten Stadium** vom absteigenden R ausgehende schulterförmige Hebung der ST-Strecke mit monophasischer Deformierung bei Verschmelzung des ST-T-Abschnittes.
- Innerhalb der ersten zwei Tage meist Übergang in ein **Zwischenstadium**: In diesem Stadium Rückgang der ST-Hebung und Entwicklung eines terminal negativen T. Gleichzeitig Umformung des QRS-Komplexes mit R-Reduktion bzw. R-Verlust und Ausbildung von Q-Zacken oder QS-Komplexen.
- Im **Folgestadium** Rückkehr der ST-Streckenhebung in die Isoelektrische und Ausbildung von gleichschenklig negativen T-Wellen (terminal negatives T, koronares T). Der QRS-Komplex erreicht seine definitive Umformung mit R-Reduktion bzw. R-Verlust und Ausbildung von Q-Zacken oder QS-Komplexen. Eine infarkttypische Q-Zacke (Pardee-Q) hat eine Breite von mindestens 30 ms in den Brustwand- und mindestens 40 ms in den Extremitätenableitungen. Die Tiefe der Q-Zacken muss mehr als 25 % von R in Ableitung III und aVF oder mehr als 50 % in Ableitung V2 – V6 betragen.
- Im **chronischen Stadium** kann sich ein terminal negatives T wieder aufrichten, auch kann sich eine kleine R-Zacke wieder aufbauen. Ein pathologisches Q bleibt immer als Infarktresiduum bestehen.

Der **zeitliche Ablauf** der genannten EKG-Stadien kann individuell stark variieren, insbesondere in Abhängigkeit von einer spontanen oder medikamentös bzw. interventionell erreichten Reperfusion. Eine auch nach Tagen persistierende ST-Streckenhebung ist häufig Hinweis auf einen persistierenden Gefäßverschluss und die Ausbildung eines Aneurysmas.

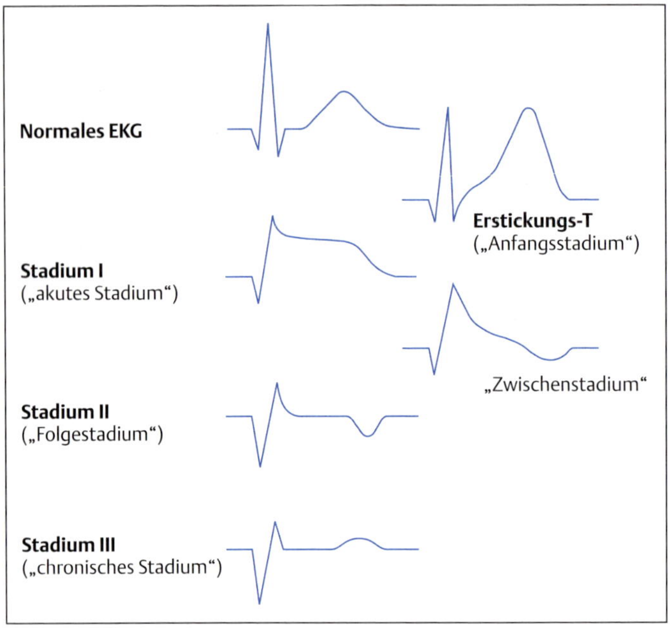

Abb. 3.26 Akuter transmuraler Myokardinfarkt.

Infarktlokalisation

Entsprechend den Ableitungen, in denen die Infarktzeichen erkennbar sind, kann das Infarktareal lokalisiert werden.

- Vorderwandinfarkte:
  - **Anteroseptalinfarkt:** Ableitung V2 – V3 (V4).
  - **Vorderwandspitzeninfarkt:** Ableitung V2 – V5 (V6).
  - **Anterolateralinfarkt:** Ableitung I (II), aVL, V4 – V6. Bei großem Vorderwandinfarkt Ausdehnung wie bei Vorderwandspitzeninfarkt und Anterolateralinfarkt möglich.
  - **Hochlateraler Infarkt:** Ableitung I und aVL.
- Hinterwandinfarkte:
  - **Inferiorer (diaphragmaler) Hinterwandinfarkt:** Ableitung II, III, aVF, Nehb D. Oft ST-Streckensenkung in aVL.
  - **Posteriorer Myokardinfarkt:** Meist keine direkten Infarktzeichen (keine ST-Streckenhebung) im Standard-EKG, jedoch in erweiterten Ableitungen (V7 – V9) und in Nehb D nachweisbar. Als indirektes Infarktzeichen ist eine ST-Streckensenkung (spiegelbildlich zur Hebung) in V1 – V3 zu sehen. In späteren Infarktstadien sind hohe R-Zacken in V1 – V3 (R/S-Quotient > 1, Verbreiterung der R-Zacke) zu sehen. In V5 und V6 Amplitudenreduktion (Amplitudensturz) der R-Zacken.
  - **Inferolateraler Infarkt:** Direkte Infarktzeichen in Ableitung II, III, aVF sowie V5 und V6.
  - **Rechtsventrikulärer Infarkt:** Bei etwa einem Drittel der Patienten mit Hinterwandinfarkt liegt eine Beteiligung des rechten Ventrikels vor. Deshalb sollten bei jedem Hinterwandinfarkt initial auch rechtspräkordiale Ableitungen registriert werden.

Bei einem Vorderwandinfarkt ist in der Regel der Ramus interventricularis anterior bzw. seine Seitenäste (septale Äste, diagonale Äste) betroffen. Beim Hinterwandinfarkt können sowohl ein Verschluss des Ramus circumflexus als auch ein Verschluss der rechten Kranzarterie dem Infarkt zugrunde liegen.

Infarktausdehnung

Je nach Anzahl der im Standard-EKG betroffenen Ableitungen kann die Infarktgröße abgeschätzt werden.

Tabelle 3.**62** Infarktausdehnung

< 3 Ableitungen	kleines Infarktareal (oft peripherer Verschluss einer Kranzarterie oder Verschluss eines Seitenastes)
3 – 4 Ableitungen	mittelgroßer Infarkt
> 4 Ableitungen	ausgedehnter Infarkt

Art des Infarktes

Je nach der Dauer des Koronarverschlusses kann es zu einem vollständigen Potenzialverlust (R-Verlust) oder nur zu einer Amplitudenreduktion (R-Reduktion) kommen.

Bei einem vollständigen R-Verlust im EKG kann in der Regel von einer **kompletten transmuralen Nekrose** in den betroffenen Myokardarealen ausgegangen werden (**Q-Wave-Infarkt**).

Beim **nichttransmuralen Infarkt (Non-Q-Wave-Infarkt)** findet man lediglich ein gleichschenklig negatives T, aber keine Veränderungen des QRS-Komplexes.

Da die Unterscheidung zwischen transmuralen und nichttransmuralen Infarkten im Prinzip nur patho-anatomisch möglich ist, hat sich in der Klinik die Bezeichnung Q-Wave-, bzw. Non-Q-Wave-Infarkt durchgesetzt. Ein **Non-Q-Wave-Infarkt** ist dabei meist jedoch keineswegs immer Ausdruck eines nichttransmuralen Infarktes, ebenso ist der **Q-Wave-Infarkt** häufig, aber nicht ausschließlich, mit einer transmuralen Infarzierung verbunden. Bei einem Non-Q-Wave-Infarkt (auch Innenschichtinfarkt genannt) beweist der Anstieg kardialer Enzyme bzw. Proteine den Zelluntergang. Da aber auch die Entwicklung von Q-Zacken bzw. eines R-Verlustes erst im Verlauf beurteilt werden kann, haben sich in der Klinik insbesondere für die Akutsituation die Begriffe „ST-Hebungs-Infarkt (STEMI)“ und „Non-ST-Hebungs-Infarkt (NSTEMI)“ etabliert (s. o.).

Erschwerte Beurteilung der EKG-Befunde

Die Infarktdiagnostik wird durch einen bestehenden Rechtsschenkelblock nicht wesentlich beeinträchtigt, ist beim **Linksschenkelblock** jedoch praktisch nicht möglich.

Auch das WPW-Syndrom oder akute Herzrhythmusstörungen wie AV-Blockierungen bzw. Kammertachykardien können die elektrokardiographische Infarktdiagnostik erschweren.

Diagnosestellung

Da das EKG in der Regel ohne Zeitverzögerung einen Koronararterienverschluss widerspiegelt und in kürzestmöglicher Zeit zur Verfügung steht, ist das **Ruhe-EKG** neben der **klinischen Symptomatik** das entscheidende diagnostische Kriterium bei der Diagnose des akuten Myokardinfarktes und Grundlage für die Entscheidung über eventuelle Reperfusionsmaßnahmen.

Lassen sich bei der Aufnahme des Patienten trotz typischer Klinik keine Infarktzeichen im EKG erkennen, sollte nach 30 Minuten ein erneutes EKG abgeleitet werden.

Ein Infarkt kann erst ausgeschlossen werden, wenn auch nach 12 h keine entsprechenden EKG-Veränderungen und kein Anstieg kardialer Proteine und Enzyme nachweisbar sind.

Labordiagnostik

Unspezifische Begleitreaktion

Eine **Leukozytose** ist bereits in den ersten Stunden bei einem akuten Myokardinfarkt nachweisbar (10 000 – 20 000/mm^3), meist tritt eine Normalisierung innerhalb der ersten Woche ein.

Daneben entwickeln sich eine zunehmende BSG-Beschleunigung in den ersten Tagen und eine Akutphasenreaktion mit Dysproteinämie in der Eiweiß-Elektroporese und Anstieg des C-reaktiven Proteins.

Ein Anstieg der Katecholamine wird als Folge einer reflektorischen sympathoadrenergen Antwort des Organismus beobachtet. Der erhöhte adrenerge Antrieb kann zu einem unverhältnismäßig gesteigerten Sauerstoffverbrauch und damit einer Infarktvergrößerung führen, sowie maligne Arrhythmien begünstigen.

In den ersten Tagen besteht auch eine gestörte Glucosetoleranz (Ursache: vermehrte Katecholamin- und Cortisolsekretion).

Bei vorbestehendem Diabetes mellitus ist eine Stoffwechselentgleisung möglich.

Der Serum-Lactat-Spiegel steigt ebenfalls an, wobei das Ausmaß der Lactaterhöhung mit der Prognose des Patienten korreliert.

Auch wird ein Anstieg der freien Fettsäuren und, im Rahmen der neurohumoralen Aktivierung, des atrialen natriuretischen Peptides (ANP) in der akuten Infarktphase beobachtet.

Marker der Myokardnekrose

Mehrere myokardiale Enzyme und Proteine werden im Rahmen der Myokardnekrose freigesetzt. Die gebräuchlichen Marker unterscheiden sich hinsichtlich ihrer Spezifität, Sensitivität, und Kinetik (Abb. 3.**27**).

Troponin-T und **Troponin-I (TnT und TnI)** sind Strukturproteine des kontraktilen Apparates, die normalerweise im Serum nicht vorkommen. Kleinste myokardiale Schädigungen sind nachweisbar. Die Troponine sind derzeit die **sensitivsten** und **spezifischsten Parameter** zum Nachweis myokardialer Nekrosen. Troponine sind bereits nach 3 – 4 h nachweisbar, jedoch nicht so früh wie Myoglobin. Eine Normalisierung tritt erst nach 10 – 14 d ein. Daher sind die Troponine auch gut für die Spätdiagno-

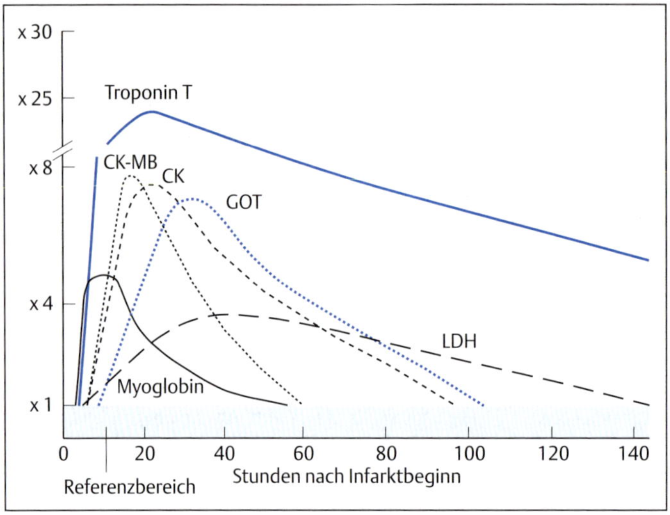

Abb. 3.27 Gebräuchliche Marker.

se einer zurückliegenden Myokardnekrose geeignet, aber aus gleichem Grund weniger gut für die Diagnose eines Infarktrezidivs oder die Beurteilung des Reperfusionsergebnisses nach einer Thrombolysetherapie geeignet.

Die **Kreatinkinase (CK)** galt früher als Leitenzym für die Diagnose von Schädigungen der Herz- und Skelettmuskulatur. Das Ausmaß der Enzymausschüttung korreliert mit der Infarktgröße. Ein Enzymanstieg ist durchschnittlich erst 4 h nach Infarktbeginn nachweisbar. Insgesamt besitzt die CK nur eine geringe Spezifität (Tab. 3.**63**).

Tabelle 3.**63** Ursachen für eine Erhöhung der Gesamt-CK

- Herzinfarkt und Perimyokarditis
- Trauma, Operation, Reanimation, starke körperliche Anstrengung, Entbindung, intramuskuläre Injektion
- Kollagenosen (Lupus erythematodes, Sklerodermie)
- Muskeldystrophie, Polymyositis, akute Myositis, Rhabdomyolyse
- zerebrale Embolie, zerebraler Insult, Status epilepticus, akute Psychose, subdurales Hämatom
- Intoxikation, Alkoholismus mit Delirium tremens
- Hyperventilationstetanie
- akute Pankreatitis, akute Leberzellnekrose, Malignome
- endokrine Myopathie (Hypothyreose, Myxödem)
- Coxsackie-B-Virusinfektion
- arterielle Embolie/Verschluss

Die **Gesamt-CK** besteht insgesamt aus vier Isoenzymen:
- CK-MB (Myokardtyp),
- CK-MM (Skelettmuskeltyp),
- CK-BB (Hirntyp),
- CK-MiMi (Mitochondrientyp).

Wegen der geringen Spezifität wird üblicherweise das spezifischere **Isoenzym CK-MB** bestimmt. Ein CK-MB-Anteil zwischen 6 und 20% der Gesamt-CK innerhalb der ersten zwei Tage nach einem infarkttypischen Schmerzereignis spricht für eine Myokardnekrose. CK-MB-Erhöhungen werden auch bei Perimyokarditis, nach Herzoperation und Herzkontusion und nach wiederholtem Erbrechen beobachtet. Darüber hinaus ist CK-MB auch in Zwerchfell, Zunge, Dünndarm, Uterus und Prostata enthalten.

Eine **erhöhte Gesamt-CK** bei einem **CK-MB-Anteil von weniger als 6%** spricht für eine Enzymfreisetzung aus der Skelettmuskulatur.

CK-MB-Anteile von mehr als 20% können vorgetäuscht werden durch
- Erhöhungen der CK-BB oder CK-MiMi (z. B. bei malignen Tumoren oder idiopathisch).
- Durch Makrokinasen:
  - bei der Makro-CK Typ I besteht ein Immunkomplex aus CK-BB und IgG (gelegentlich ältere Menschen, kein Krankheitswert),
  - bei der Makro-CK Typ II besteht eine Assoziation mehrerer CK-MiMi-Einheiten (maligner Tumor oder nekrotisierende Lebererkrankung).

In jüngerer Zeit wurden mit Radioimmunassays, die überwiegend monoklonale Antikörper gegen die CK-MB-Untereinheit benutzen, neue, hochspezifische und sensitive **Nachweismethoden** für die CK-MB entwickelt. Während bei den herkömmlichen Verfahren Enzymaktivitäten bestimmt werden (Einheiten pro l), wird mit den neuen Methoden ein quantitativer Nachweis der CK-MB-Masse (μg/l) ermöglicht. Diese Bestimmungsmethode erlaubt auch die Erkennung kleinerer Myokardnekrosen, die bisherigen CK- und CK-MB-Bestimmungen entgehen können. Auch ist möglicherweise ein früherer Nachweis der Myokardnekrose möglich.

Die Serum-Glutamat-Oxalacetat-Transaminase (**SGOT**) ist neben dem Herzmuskel in Leber und Skelettmuskel enthalten und damit wenig myokardspezifisch.

Die Serum-Glutamat-Pyruvat-Transaminase (**SGPT**) steigt normalerweise beim Myokardinfarkt nicht an, außer bei einer gleichzeitig bestehenden Lebererkrankung oder bei einer Leberstauung infolge einer dekompensierten Rechtsherzinsuffizienz (z. B. als Infarktfolge).

Die Lactatdehydrogenase (**LDH**) ist ein unspezifischer Parameter, der nahezu in allen Geweben enthalten ist und aus 5 Isoenzymen besteht. Der LDH kann eine Bedeutung für die Spätdiagnose des Infarktes zukommen, da eine Normalisierung erst nach 1–2 Wochen eintritt.

Die α-Hydroxybutyrat-Dehydrogenase (**LDH-1**) kommt als Isoenzym der LDH in Herzmuskelzellen und Erythrozyten vor. Sie ist ebenfalls von Bedeutung für die Spätdiagnose eines länger zurückliegenden Infarktes.

Myoglobin ist ein unspezifischer Parameter, der auch in der Skelettmuskulatur in großen Mengen enthalten ist. Ein sehr früher Nachweis bereits etwa 3 h nach Schmerzbeginn ist möglich.

Laborparameter nach einer Reperfusion

Eine frühe erfolgreiche Reperfusion des Infarktgefäßes führt zu einer geänderten Kinetik, insbesondere zu einer beschleunigten Freisetzung infarktspezifischer Enzyme und Proteine („Wash out"). Die maximale Konzentration der einzelnen Marker wird dabei wesentlich früher erreicht als bei persistierendem Gefäßverschluss. So wurde für die CK ein Time-to-Peak-Wert von 9 ± 6 h nach erfolgreicher Reperfusion im Gegensatz zu 17 ± 6 h bei erfolgloser Reperfusion nachgewiesen.

Die Steilheit des Anstieges der o. g. Enzyme und Proteine im Rahmen serieller Messungen kann schon sehr früh Hinweise auf eine erfolgreiche Reperfusion nach Thrombolysetherapie geben, sodass ggf. zusätzliche invasive Maßnahmen (Notfall-PCI) in Erwägung gezogen werden können.

Echokardiographie

Die Echokardiographie ist bereits in der akuten Infarktphase auf der Intensivstation durchführbar. Die zweidimensionale Echokardiographie erlaubt eine Aussage über:

- segmentale Kontraktionsstörungen (Hypokinesie, Akinesie, Dyskinesie) im Infarktareal sowie eine kompensatorische Hyperkinesie der nichtinfarzierten Areale,
- Lokalisation und Ausdehnung des Infarktareals,
- globale Ventrikelfunktion und Herzgröße,
- mögliche Infarktkomplikationen (Ventrikelaneurysma, Ventrikelthromben, ischämische Mitralklappeninsuffizienz, teilweiser oder vollständiger Papillarmuskelabriss, Ventrikelseptumdefekt, gedeckte oder freie Ventrikelwandruptur, Perikarderguss oder Zeichen des rechtsventrikulären Infarktes).

Insbesondere ist ein differenzialdiagnostischer Ausschluss anderer Krankheitsbilder, wie Lungenembolie, Aortendissektion, Perikardtamponade, zum Teil auch unter Einsatz der transösophagealen Echokardiographie, möglich.

Röntgen-Thorax

Die Röntgenaufnahme des Thorax hat keine wesentliche Bedeutung im Rahmen der Infarktdiagnostik. Sie erlaubt im Wesentlichen, das Ausmaß der Linksherzinsuffizienz durch Zeichen der pulmonalvenösen Stauung bis hin zum manifesten Lungenödem zu beurteilen.

Dabei ist jedoch zu bedenken, dass die röntgenologischen Veränderungen den aktuellen hämodynamischen Befunden um mehrere Stunden nachfolgen. Daher ist bei größeren Infarkten zur Therapiesteuerung immer ein hämodynamisches Monitoring erforderlich.

Die Röntgen-Thorax-Aufnahme gibt in der Routine wichtige Hinweise auf die Entwicklung pneumonischer Infiltrate und differenzialdiagnostisch abzugrenzende Krankheitsbilder sowie die korrekte Lage von zentralen Venenkathetern, Pulmonalarterienkathetern oder Schrittmacherelektroden.

Herzkatheteruntersuchung

Die **Rechtsherzkatheteruntersuchung** erlaubt eine exakte Beurteilung der hämodynamischen Situation und eine optimierte Therapiesteuerung. Beim Verdacht auf einen Ventrikelseptumdefekt kann ein auftretender Sauerstoffsättigungssprung (Oxymetrie) auf Ventrikelebene den Defekt beweisen.

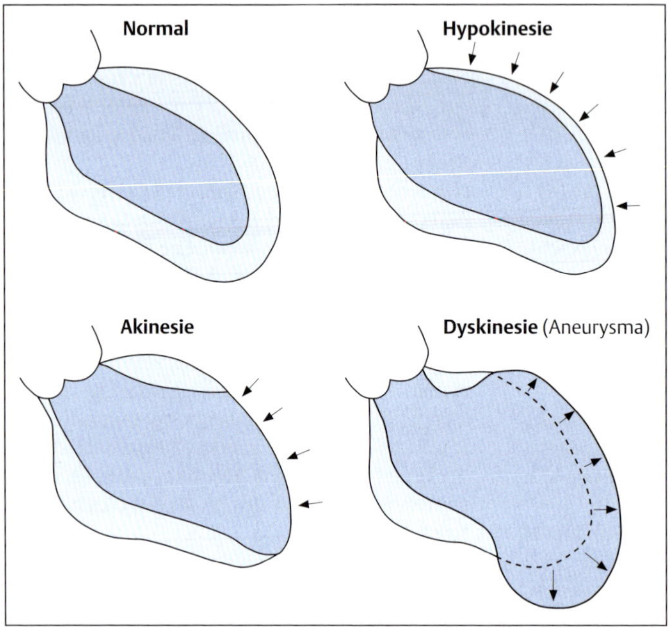

Abb. 3.28 Lävokardiographie. dunkel = Systole, heller = Diastole.

Die **Koronarangiographie** erlaubt die Beurteilung der Lokalisation des Gefäßverschlusses sowie insgesamt des Ausmaßes der koronaren Herzkrankheit bei zusätzlichen Stenosen bzw. Verschlüssen anderer Kranzgefäße. Neben interventionellen Maßnahmen (PCI) kann auch frühzeitig die Indikation zu einer Bypass-Operation gestellt werden.

Im Rahmen der **Lävokardiographie** kann die Lokalisation und räumliche Ausdehnung des Infarktareals sowie das Ausmaß der Kontraktionsstörung (Hypokinesie, Akinesie, Dyskinesie) beurteilt werden (Abb. 3.**28**). Das Ausmaß einer begleitenden Mitralklappeninsuffizienz kann quantifiziert werden.

Differenzialdiagnosen

Zu den wichtigsten differenzialdiagnostisch abzugrenzenden Krankheitsbildern gehören der Angina-pectoris-Anfall, die akute Lungenembolie, die Perikarditis, das Aneurysma dissecans und das akute Abdomen.

Angina pectoris: Die Schmerzsymptomatik dauert nur wenige Minuten an, bessert sich in Ruhe und spricht auf Nitropräparate an. Im EKG besteht keine ST-Hebung, außer bei der Prinzmetal-Angina, bei der eine passagere ST-Hebung möglich ist. In der Regel entwickelt sich kein Enzymanstieg.

Perikarditis: Der Schmerz ist meist lage- und atemabhängig, oft ist eine Infektanamnese eruierbar. Im EKG kann ebenfalls eine ST-Hebung auftreten, im Gegensatz zum Infarkt sind dabei oft sämtliche Ableitungen betroffen. Das Ausmaß der ST-Hebung ist geringer als beim akuten Infarkt, auch findet man keine spiegelbildlichen EKG-Veränderungen. Keine Änderung des QRS-Komplexes. Allenfalls kommt es zu einem geringen Anstieg der Serumenzyme. Echokardiographisch ist meist keine Wandbewegungsstörung erkennbar, eventuell ist ein Erguss nachweisbar.

Aneurysma dissecans: Es wird ein stärkster, schlagartig einsetzender Thoraxschmerz retrosternal oder zwischen den Schulterblättern angegeben. Gelegentlich besteht eine Blutdruckdifferenz oder eine Aorteninsuffizienz. Der Nachweis gelingt mit der transösophagealen Echokardiographie, im CT oder NMR. Meist fällt keine EKG- oder Enzymbewegung auf.

Lungenembolie: Bei einer kleineren Embolie steht ein atemabhängiger pleuraler Schmerz im Vordergrund. Meist fällt aber Dyspnoe als Leitsymptom auf. Im EKG sieht man Zeichen der Rechtsherzbelastung. Eine Erhöhung der SGOT und SGPT kann auftreten, jedoch kaum eine CK-Bewegung. Echokardiographisch sieht man vergrößerte rechtsseitige Herzhöhlen bei guter Kontraktilität des linken Ventrikels.

Akutes Abdomen: Vor allem beim Hinterwandinfarkt tritt oft ein Oberbauchschmerz auf. Dann muss differenzialdiagnostisch das akute Abdomen (Ulkusperforation, akute Pankreatitis, Gallenkolik) abgegrenzt werden.

Therapie

Prähospitale Therapie bei Infarktverdacht

- Unverzügliche Klinikeinweisung mit Notarztwagen und Arztbegleitung,
- bei Linksherzinsuffizienz Lagerung mit erhöhtem Oberkörper,
- keine i.m. Injektion,
- Venenzugang legen,
- Monitorüberwachung,
- Sauerstoff 4 – 6 l/min über Nasensonde,
- Analgesie, z. B. Morphin 5 – 10 mg intravenös,
- Sedierung, z. B. Diazepam 5 – 10 mg i.v.,
- Acetylsalicylsäure 250 mg i.v.,
- Clopidogrel 300 mg Loading-Dose,
- Heparin 5000 E i.v.,
- Nitrolingual-Kapseln, sofern RR über 100 mmHg,
- ggf. Thrombolyse prästationär einleiten (s. u).

Allgemeinmaßnahmen in der Klinik

- Intensivüberwachung mit **EKG-Monitoring**.
- **Bettruhe,** bei Linksherzinsuffizienz mit erhöhtem Oberkörper. Bei einem kleinen Infarkt sollte die Bettruhe nicht länger als 24 h betragen. Danach erfolgt eine Frühmobilisation, welche die Rate an hypostatischen Pneumonien und Beinvenenthrombosen senkt.
- **Sedierung,** z. B. Diazepam 5 – 10 mg i.v.
- **Analgesie,** z. B. Morphin 5 – 10 mg i.v.
  - **Nebenwirkungen:** Übelkeit, Hypotonie, Atemdepression. Morphin erniedrigt den Sympathikotonus bei gleichzeitiger Vagusaktivierung. Arterielle und venöse Vasodilatation.
  - Bei bereits ausgeprägtem Vagotonus (Übelkeit, Erbrechen, Bradykardie, Hypotonie) sollte Pethidin (Dolantin) anstelle von Morphin gegeben werden.
  - Bei ausgeprägter Übelkeit ist auch die Gabe von Triflupromazin (Psyquil) 5 mg i.v. möglich
- **Acetylsalicylsäure:** 100 mg/d Aspirin sollte nicht gegeben werden bei bekannter Überempfindlichkeit, gastrointestinalen Ulzera. Alternativ kann die Gabe von Clopidogrel 75 mg/d erwogen werden.
- Zunächst **beschränkte Kalorienzufuhr** und schlackenarme Kost, Stuhlregulierung.
- Weiterhin intramuskuläre Injektion streng **kontraindiziert.**
- Nach den aktuellen Richtlinien der Deutschen Gesellschaft für Kardiologie ist eine Beta-Blocker-Therapie vor allem bei Tachykardie (bei fehlenden Zeichen einer Herzinsuffizienz), Hypertonie oder opiatrefraktären Schmerzen angezeigt (ggf. Behandlungsbeginn mit Metoprolol 5 mg langsam i.v.). In den meisten Fällen dürfte die frühe orale Gabe ausreichend sein. **Kontraindikationen:** höhergradiger AV-Block, schwere Linksherzinsuffizienz, Bradykardie (< 50/min), Hypotonie (systolischer RR < 100 mmHg), obstruktive Ventilationsstörung.
- **Nitrate:** In der Ära der Reperfusionstherapie ist keine Prognoseverbesserung durch die Gabe von Nitraten bei akutem Myokardinfarkt belegt. Eine generelle Empfehlung für den Einsatz von Nitraten kann daher nicht gegeben werden. Individuell können Nitrate in der Akutphase zur Behandlung von Angina pectoris, zur Blutdruckregulation oder Herzinsuffizienztherapie eingesetzt werden.
  - An **Nebenwirkungen** muss mit Kopfschmerz, Blutdruckabfall und reflektorischer Tachykardie gerechnet werden.
  - Bei einem systolischen Blutdruck unter 100 mmHg sollten keine Nitrate eingesetzt werden.
  - Als **Dosierung** folgt eine Dauerinfusion mit 1 – 5 mg/h unter Blutdruckkontrolle.
- **ACE-Hemmer:** Alle Patienten mit reduzierter LV-Funktion oder klinischen Zeichen der Herzinsuffizienz sollten bereits in den ersten Tagen einen ACE-Hemmer erhalten. Die Gabe innerhalb der ersten 24 h nach Infarkt ist dabei nicht zwingend notwendig. .
  - Als **Hauptnebenwirkung** ist auf eine relevante Hypotension zu achten.
  - In der Akutphase kann zunächst Captopril wegen der kurzen HWZ gewählt werden: Dosierung 6,25 mg initial, gefolgt von 12,5 mg nach 2 h und weiteren 25 mg nach 12 h, in den folgenden Tagen bis 2 × 50 mg täglich oder Umstellung auf einen anderen ACE-Hemmer.
- Weitere Medikamente
  - Weder für **Calciumantagonisten**, noch für **Magnesium** oder die **Glucose-Insulin-Kalium-Infusion** ist ein Nutzen in randomisierten Studien belegt.
  - **Lidocain:** Eine generelle prophylaktische Anwendung von Lidocain bei akutem Infarkt ist **nicht indiziert**.
  - **Heparin:** Bei einer konservativen Infarktbehandlung ohne Thrombolyse sollte Heparin i.v.

▶

oder s.c. beginnend mit einem Bolus und für mindestens 48 h gegeben werden. Insbesondere bei einem hohen Risiko für systemische Embolien (großer Infarkt, Vorhofflimmern, frühere Embolie, bekannter linksventrikulärer Thrombus) ist eine therapeutische intravenöse Heparinisierung erforderlich.

Reperfusions-Therapie

Die Wiederherstellung des Blutflusses im ischämischen und damit von einer definitiven Nekrose bedrohten Myokard gilt heute als wichtigste Maßnahme bei der Behandlung des akuten Myokardinfarktes. Es konnte gezeigt werden, dass hierdurch eine Reduktion der Infarktgröße und damit eine Verbesserung der linksventrikulären Funktion sowie letztendlich eine Reduktion der Letalität des akuten Myokardinfarktes erreicht werden kann.

Im Wesentlichen stehen **drei Therapiestrategien** zur Reperfusion zur Verfügung:
- Fibrinolysetherapie,
- perkutane Koronarintervention,
- frühe Bypass-Chirurgie.

Flächendeckend kann sicherlich nur die Fibrinolysetherapie zur Anwendung kommen.

Fibrinolysetherapie

Wirkmechanismus

Thrombolytische Substanzen bewirken als Plasminogenaktivatoren eine Umwandlung von Plasminogen in Plasmin. Durch Plasmin wird das im Thrombus gebundene Fibrin gespalten. Auch zirkulierendes Fibrinogen und andere Gerinnungsfaktoren werden abgebaut.

Die so genannten fibrinspezifischen Fibrinolytika (rt-PA), Reteplase (r-PA) und Tenecteplase (TNK-PA) aktivieren bevorzugt fibringebundenes Plasminogen zu Plasmin. Dies führt zu einem geringeren Fibrinogenabbau im Vergleich zu Streptokinase oder Urokinase.

Die wichtigsten Eigenschaften der zurzeit zugelassenen Fibrinolytika sind in Tab. 3.**64** wiedergegeben.

Streptokinase

- Streptokinase wird aus betahämolysierenden Streptokokken gewonnen. Sie bildet zunächst einen Komplex mit Plasminogen. Dieser Aktivatorkomplex kann noch freies Plasminogen in Plasmin überführen.
- Wegen der langen Halbwertszeit und der erhöhten Konzentration von Fibrinogen und Fibrinspaltprodukten besteht eine ausgeprägte lang anhaltende Antikoagulation.
- Gelegentlich treten allergische Reaktionen auf, häufiger auch ein Blutdruckabfall und Fieber. Eine generelle Prophylaxe mit Corticosteroiden ist nicht indiziert.
- Bei einem **Blutdruckabfall** sollte die Infusionsgeschwindigkeit reduziert werden, neben Schocklagerung kann zusätzlich eine Volumengabe erforderlich werden.
- Die Therapie sollte nicht innerhalb von 2 Jahren wiederholt werden, da eine verringerte Wirksamkeit nicht ausgeschlossen werden kann.

▶

Tabelle 3.**64** Thrombolytika

	Streptokinase	APSAC	t-PA	r-PA	TNK-PA
Plasminogen-Aktivierung	indirekt	indirekt	direkt	direkt	direkt
Antigenität	+	+	-	-	-
Fibrinspezifität	-	-	++	+	+++
Halbwertszeit (min)	ca. 20	ca. 90	ca. 6	ca. 14	ca. 20
Dosis	1,5 Mio E	30 mg	100 mg	2 × 10 U	0,5 mg/kg
Infusionszeit	30 – 60 min	5 min	90 min („Front-loaded“)	Bolus im Abstand von 30 min	Bolus

Urokinase

Urokinase wird aus Urin- oder Nierenzellkulturen gewonnen und besitzt keine antigene Wirkung, daher sind auch keine Nebenwirkungen in Form von allergischen Reaktionen oder Blutdruckabfall zu erwarten. Eine Zulassung für den akuten Myokardinfarkt besteht nicht.

APSAC

- Der acylierte Plasminogen-Streptokinase-Aktivator-Komplex (APSAC) besteht bereits aus einem Komplex aus Plasminogen und Streptokinase. Durch Deacylierung kommt es zur Aktivierung von Plasminogen zu Plasmin.
- Wegen der langen Halbwertszeit ist eine Bolusgabe möglich, allergische Reaktionen werden wie bei der Streptokinase beobachtet.

Gewebsplasminogenaktivator (t-PA, Tissue Plasminogen Activator)

- Es handelt sich um den wichtigsten physiologischen Fibrinolyseaktivator, der überwiegend in Endothelzellen synthetisiert wird und heute gentechnologisch hergestellt werden kann.
- t-PA verfügt über eine hohe Fibrinaffinität, sodass nur eine geringe systemische Aktivierung des fibrinolytischen Systems erfolgt. Nach der Bindung an Fibrin wird die Affinität zu Plasminogen um mehr als 100fach gesteigert. Daher kommt es zur Plasminbildung überwiegend lokal begrenzt am Thrombus.
- Eine Reduktion von Blutungskomplikationen konnte durch fibrinspezifische Thrombolytika jedoch nicht erreicht werden, da sowohl physiologische „erwünschte" Gerinnsel als auch pathologische „unerwünschte" Thromben gleichermaßen lysiert werden.
- Als **etabliertes Therapieschema** gilt das „Frontloaded Regime", bei dem 15 mg initial als Bolus gegeben werden, gefolgt von einer Infusion mit 50 mg über 30 min und anschließend 35 mg über 60 min.

Reteplase (r-PA) und Tenecteplase (TNK-PA)

Die genannten fibrinspezifischen Lytika sind genauso effektiv wie t-PA und zeichnen sich durch eine längere Halbwertzeit aus, sodass eine Einzel-Bolus-Gabe (Tenecteplase) oder Doppel-Bolus-Gabe im Abstand von 30 min (Reteplase) möglich ist.

Indikationen

Die Indikation zur Thrombolysetherapie besteht bei einem **typischen Infarktschmerz** (innerhalb von 12 h nach Symptombeginn) und gleichzeitigem Vorliegen einer **ST-Hebung** von mehr als 0,1 mV in den Extremitäten- bzw. mehr als 0,2 mV in den Brustwandableitungen, und zwar in mindestens zwei benachbarten Ableitungen.

Eine Lyse ist auch indiziert bei typischem Infarktschmerz innerhalb von 12 h nach Symptombeginn und Vorliegen eines (mutmaßlich) neu aufgetretenen Linksschenkelblocks.

Die Lysetherapie sollte so früh wie möglich beginnen („time is muscle").

Komplikationen

Im Wesentlichen muss unter der Thrombolysetherapie mit **Blutungskomplikationen** gerechnet werden.

Als gravierendste Komplikation ist die **intrakranielle Blutung** mit einer Häufigkeit von 0,5 – 1 % der Fälle anzusehen. Etwa ein Drittel dieser Patienten verstirbt. Das Risiko einer intrazerebralen Blutung nimmt mit höherem Lebensalter und erhöhtem systolischen Blutdruck zu. Bei diesen Patientengruppen ist das Blutungsrisiko nach einer Behandlung mit t-PA höher als bei Streptokinase.

Häufig sind auch Blutungen im Bereich der Punktionsstelle, wenn invasive Maßnahmen durchgeführt wurden.

Therapie

- Bei **Blutungskomplikationen** müssen die Thrombolyse- und Heparininfusion unterbrochen werden, dann kann Aprotinin in einer Dosierung von 1,0 Mill. K.I.E. als Kurzinfusion gegeben und, falls erforderlich, nach 4 – 6 h wiederholt werden.
- Ggf. kann Fresh-frozen-Plasma (600 – 1000 ml) über 1 – 2 h infundiert werden.
- Bei vorhergehender Heparinbehandlung ist auch die Gabe von Protamin angezeigt.

Kontraindikationen

Bei jedem Patienten ist das Verhältnis zwischen dem möglichen Nutzen der Thrombolysetherapie und dem möglichen Risiko von Blutungskomplikationen abzuwägen.

Als absolute Kontraindikationen gelten nur noch die in Tab. 3.**65** angegebenen Situationen.

▶

Tabelle 3.**65** Risikokonstellation bei thrombolytischer Therapie

geringes Risiko	hohes Risiko	Kontraindikation
• Zahnextraktion < 2 Wochen • i.m. Injektion < 2 Wochen • Z.n. Reanimation < 10 min • Menstruation • diabetische Retinopathie • Hypertonie • Nierensteine (keine Kolik)	• aktives Ulkus • Punktion nicht kompressibler Gefäße • Z.n.Reanimation > 10 min • unkontrollierte Hypertonie (RR syst. > 200, diast. > 110 mmHg) • Sepsis, Endokarditis • Schwangerschaft • Aortenaneurysma • Ösophagusvarizen • Malignom • OP/Trauma oder Organbiopsie < 6 Wochen • Perikarditis	• akute innere Blutung • zerebrale OP/Trauma < 6 Wochen • zerebraler Insult < 6 Wochen • zerebraler Tumor • innere Blutung < 6 Wochen • Aortendissektion • hämorrhagische Diathese • nekrotisierende Pankreatitis

Begleittherapie

- Eine begleitende **intravenöse Heparintherapie** ist insbesondere bei den fibrinspezifischen Lytika für die Dauer von 48 h angezeigt.
- Nach einer Thrombolyse mit **Streptokinase** sollte erst nach 24 h mit einer Heparintherapie begonnen werden.
- Eine aPTT zwischen 50 – 70 s sollte angestrebt werden.

Laborkontrolle

Unter der Thrombolyse kommt es zu einem Abfall des Plasminogens, zu einem Verbrauch von α_2-Antiplasmin, zum Anstieg von Fibrin- und Fibrinogenspaltprodukten und zur Verlängerung der Reptilasezeit.

Für die klinische Routine ist in den folgenden zwei Tagen nach der Thrombolysetherapie jedoch nur die Bestimmung der **aPTT** zur Überwachung der adjuvanten Heparintherapie sowie des **Blutbildes** zur Erkennung von Blutverlusten erforderlich.

Auswahl des Thrombolytikums

Eine möglichst frühe und vollständige Reperfusion wird mit den fibrinspezifischen Thrombolytika häufiger als mit Streptokinase erreicht. Die einfache Handhabung mit entsprechend geringerem Risiko für Dosierungsfehler spricht für die Verwendung der Bolus-Lyse.

Prähospitale Thrombolysetherapie

Eine prähospitale Thrombolysetherapie sollte nur bei **sicherer Diagnose** (Vorhandensein eines 12-Kanal-EKGs) und der Möglichkeit zur Defibrillation bei Patienten mit langen Transportzeiten zum nächstgelegenen Krankenhaus in Erwägung gezogen werden. Der Zeitgewinn gegenüber einer Katheter-Intervention sollte mindestens 90 min betragen. Nur in der frühen Infarktphase (< 3 h) ist eine ausreichende Wirkung der Lyse zu erwarten.

Reokklusion

In etwa 10 – 15 % der Fälle muss man nach der Thrombolysetherapie mit einer **Reokklusion** und **möglichem Reinfarkt** rechnen.

Diese Patienten sollten zur Akut-PCI in ein entsprechend ausgestattetes Zentrum verlegt werden.

Reperfusionszeichen

Der Erfolg der Thrombolysetherapie ist erkennbar
- am Rückgang des Infarktschmerzes,
- am raschem Rückgang der ST-Streckenhebung,
- an der Kinetik kardialer Enzyme und Proteine mit raschem Anstieg und Abfall („Wash out"),
- an eventuellem Auftreten von Reperfusionsarrhythmien (idioventrikulärer Rhythmus),
- am direkten angiographischen Nachweis.

►

PCI bei akutem Myokardinfarkt

In Metaanalysen zahlreicher randomisierter Studien konnte gezeigt werden, dass die primäre PCI (ohne vorhergehende Thrombolysetherapie) im Vergleich zu einer Thrombolysetherapie zu einer höheren Reperfusionsrate, besseren linksventrikulären Funktion, geringeren Rate an Blutungskomplikationen, insbesondere zerebralen Butungen, deutlichen Reduktion der Reinfarkt-Rate und geringeren Letalität führt. Daher gilt die direkte PCI als Mittel der ersten Wahl zur Reperfusion. Krankenhäuser, die nicht über ein Herzkatheter-Labor und ein entsprechend geschultes Team verfügen, sollten sich einem lokalen Netzwerk zur Akutversorgung der Infarkt-Patienten in einem Zentrum mit entsprechender Logistik anschließen. Die Thrombolyse-Therapie sollte nur noch ausnahmsweise (s. o.) zur Anwendung kommen. Aber auch in diesen Fällen sollten die Patienten baldmöglichst in ein Zentrum mit Möglichkeit der Herzkatheter-Intervention verlegt werden.

Chirurgische Therapie bei akutem Myokardinfarkt

Bei Patienten mit sehr großem Infarkt bzw. kardiogenem Schock und einer für die PTCA ungeeigneten Koronarmorphologie (z. B. Hauptstammstenose, schwere 3-Gefäßerkrankung) oder erfolglosem PTCA-Versuch sollte die **notfallmäßige aortokoronare Bypass-Operation** erwogen werden.

Bei **Infarktkomplikationen** wie Ventrikelseptumdefekt oder Papillarmuskelruptur ist die operative Versorgung vordringlich.

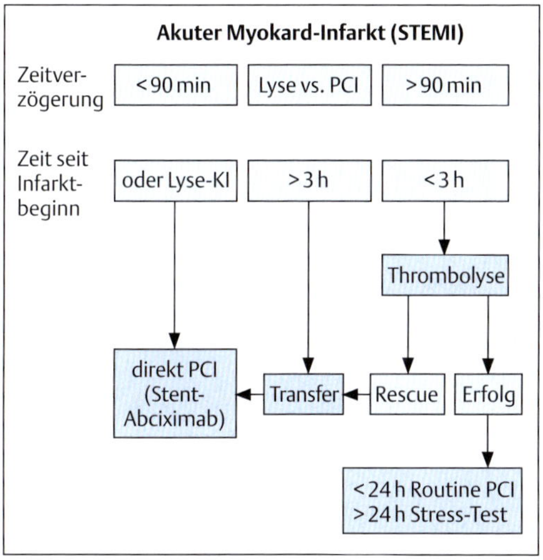

Abb. 3.29 PCI bei akutem Myokardinfarkt

Komplikationen

Herzrhythmusstörungen

Ventrikuläre Extrasystolie

Bei mehr als 90 % der Patienten treten in den ersten Infarktstunden ventrikuläre Extrasystolen auf. Früher wurden so genannte Warnarrhythmien (Bigeminus, Couplets, ventrikuläre Salven, R-auf-T-Phänomen oder häufige polymorphe VES) als Vorboten des Kammerflimmerns angesehen. Kammerflimmern tritt jedoch genauso häufig ohne Warnarrhythmien auf. Eine generelle Lidocain-Prophylaxe ist daher nicht indiziert.

Therapie: Ventrikuläre Extrasystolen wie Bigeminus, Couplets oder Salven sollten nur dann behandelt werden, wenn eine ungünstige Wirkung auf den kardialen Sauerstoffverbrauch oder die Hämodynamik besteht. Dann wird Lidocain als Medikament der 1. Wahl in einer Dosierung von 100 mg als Bolus und einer anschließenden Dauerinfusion von 2 – 4 mg/min gegeben.

Oft sind ventrikuläre Extrasystolen jedoch auch auf die erhöhte sympathoadrenerge Stimulation in der akuten Infarktphase zurückzuführen und entsprechend durch Beta-Blocker zu bessern. Ein hochnormaler Kaliumspiegel sollte angestrebt werden.

Ventrikuläre Tachykardie

Eine ventrikuläre Tachykardie ist definiert als eine Folge von mindestens 3 Extrasystolen in Reihe.

Bei einer Frequenz von weniger als 120 Schlägen/min spricht man von **beschleunigtem idioventrikulärem Rhythmus**, der mit einer guten Prognose einhergeht (oft Reperfusionszeichen) und keiner speziellen Behandlung bedarf.

Therapie

Kurze Salven oder **nichtanhaltende Kammertachykardien** werden nur bei hämodynamischer Beeinträchtigung, vorzugsweise mit Beta-Blockern, behandelt.

Anhaltende Kammertachykardien (HF > 120, Dauer > 30 s) sind ein prognostisch ungünstiges Zeichen. Bei hämodynamischer Beeinträchtigung sollte sofort eine **Kardioversion** durchgeführt werden. Oft ist eine geringe Energiedosis (50 Joule) als synchronisierter DC-Schock ausreichend. Ein präkordialer Faustschlag kann vorher versucht werden. Bei einer sehr schnellen Herzfrequenz ist eine Synchronisation nicht möglich, dann erfolgt eine Defibrillation, beginnend mit 200 Joule.

Bei anhaltenden oder rezidivierenden Kammertachykardien oder Kammerflimmern ist die intravenöse Gabe von Amiodaron (300 – 900 mg Bolus langsam i.v.) die bevorzugte Behandlungsstrategie.

Bei geringer Tachykardiefrequenz (unter 160/min) und stabiler Hämodynamik kann ein Behandlungsversuch mit Lidocain ausreichend sein.

Kammerflimmern

Primäres Kammerflimmern tritt als elektrische Komplikation in Zusammenhang mit der akuten Ischämie innerhalb der ersten 24 h des Infarktes auf. Es ist die häufigste Todesursache in der frühen Infarktphase. Der Gipfel des Auftretens liegt in der ersten Stunde nach Beginn der Symptomatik. Daher besteht eine hohe Infarktsterblichkeit vor Erreichen des Krankenhauses. Eine Hypokaliämie begünstigt das Auftreten des Kammerflimmerns. Die Häufigkeit im Krankenhaus beträgt bis zu 10 % der Patienten.

Therapie

Therapie: Primäres Kammerflimmern ist durch rasche **Defibrillation** mit 360 J in der Regel rasch konvertierbar.

Sekundäres Kammerflimmern tritt dagegen meist zwischen dem 2. und 4. Infarkttag als terminales Ereignis bei ausgedehntem Infarktareal und kardiogenem Schock oder schwerer koronarer 3-Gefäßerkrankung auf. Aufgrund der ausgedehnten Myokardschädigungen ist die Prognose dieser Patienten äußerst schlecht und Reanimationsversuche bleiben häufig erfolglos.

Therapie

Als wirksame **Therapie** kommt die sofortige elektrische Defibrillation mit 360 Joule zur Anwendung. Bei Erfolglosigkeit kann ein erneuter Rhythmisierungsversuch nach Gabe von 1 mg Adrenalin i.v. erfolgen.

Bei **wiederholtem Kammerflimmern** sollte Amiodaron i.v. appliziert werden.

Generell sind Rhythmusstörungen in der Akutphase des Infarktes (< 48 h) als prognostisch günstiger anzusehen als Rhythmusstörungen in den späteren Infarktphasen. Bei wiederholt auftretenden bedrohlichen ventrikulären Arrhythmien sollte in der weiteren Postinfarkt-Phase eine genauere Evaluierung mittels Langzeit-EKG und ggf. elektropysiologischer Untersuchung angestrebt werden.

Vorhofflattern und Vorhofflimmern

Häufiger bei ausgedehnten Infarkten bzw. Patienten mit Herzinsuffizienz. Bei beeinträchtigter Hämodynamik durch eine Tachyarrhythmie ist eine Behandlung mit Beta-Blockern, Digitalis oder ggf. auch Amiodaron möglich. Eine Wiederherstellung des Sinusrhythmus muss wegen des hohen Rezidivrisikos in der Akutphase nicht erzwungen werden.

Therapie: Vorhofflattern kann durch Overdrive-Stimulation terminiert werden. Bei einer bedrohlichen hämodynamischen Beeinträchtigung ist die sofortige elektrische Kardioversion indiziert.

Therapie

Sinustachykardie

Geht die Sinustachykardie mit Hypertonie einher und fehlen Zeichen der Herzinsuffizienz, so ist sie meist Ausdruck eines überhöhten Sympathikotonus, und die Gabe von Beta-Blockern ist indiziert.

Sinusbradykardie

Wird häufig bei Patienten mit Hinterwandinfarkt beobachtet und ist oft durch einen Verschluss der Sinusknotenarterie verursacht. Die Therapie erfolgt mit Atropin (0,5 – 1,0 mg i.v.).

Sinuatrialer Block oder Sinusarrest

Tritt häufig bei Hinterwandinfarkt auf, meist nur passager und spricht gut auf Atropin an, nur selten ist eine passagere Schrittmacherstimulation erforderlich.

AV-Blockierung

Der AV-Knoten wird durch die AV-Knotenarterie versorgt, die meist der rechten Koronararterie entspringt. Deshalb wird ein AV-Block häufiger bei Hinterwandinfarkten beobachtet. In der Regel besteht eine gute Prognose und ein gutes Ansprechen auf Atropin.

Höhergradige AV-Blockierungen (AV-Block II Typ II und AV-Block III) entwickeln sich bei etwa 10 % der Patienten, häufiger beim ausgedehnten Hinterwandinfarkt mit Rechtsherzbeteiligung. Wird die Akutphase überlebt, so ist die Langzeitprognose gut. Bei Nichtansprechen auf Atropin ist eine passagere Schrittmacherstimulation notwendig (Tab. 3.**66**).

Höhergradige AV-Blockierungen bei Vorderwandinfarkt sind dagegen meist Ausdruck einer ausgedehnten Infarzierung auch des Septums und daher oft nicht reversibel. Die Prognose dieser Patienten ist ungünstig.

Intraventrikuläre Erregungsleitungsstörung (Schenkelblock)

Sie sind mit einer schlechten Prognose verbunden, da sie in der Regel Ausdruck einer ausgedehnten Myokardnekrose sind. Insgesamt tritt ein Schenkelblock bei etwa 20 % der Patienten auf, häufiger bei Vorderwandinfarkten. Die häufigste Todesursache bei diesen Patienten ist terminales Pumpversagen.

Der isolierte linksanteriore Hemiblock geht dabei nur mit einer geringfügigen Erhöhung der Letalität einher, die anderen Leitungsstörungen (linksposteriorer Hemiblock, Rechtsschenkelblock, kompletter Linksschenkelblock, Kombination aus Rechtsschenkelblock und linksanteriorem bzw. posteriorem Hemiblock) führen zu einer deutlich erhöhten Letalität.

Bei etwa 10 % der Patienten entwickelt sich ein totaler (trifaszikulärer) Block, insbesondere bei Patienten mit bifaszikulären Blockierungen. Dieser unterhalb des AV-Knotens gelegene totale Block hat

Tabelle 3.**66** Indikationen zur passageren Schrittmacherstimulation bei akutem Myokardinfarkt

- AV-Block III. Grades
- AV-Block II. Grades, Typ II
- neu aufgetretener bifaszikulärer Block
- neu aufgetretener kompletter Linksschenkelblock

nur bei symptomatischer Bradykardie und/oder Hypotonie sowie unzureichendem Ansprechen auf Atropin

- auch bei AV-Block II. Grades, Typ I
- Sinusbradykardie oder Sinusarrest

eine besonders schlechte Prognose wegen der zugrunde liegenden massiven Myokardnekrose.

Herzinsuffizienz

Bei etwa 1/3 der Patienten entwickeln sich Zeichen der Linksherzinsuffizienz. Der Schweregrad des myokardialen Versagens kann nach der Einteilung von Killip klinisch beurteilt werden (Tab. 3.**67**).

Mit Zunahme des Schweregrades der Herzinsuffizienz verschlechtert sich die Prognose des Patienten.

Durch die Verwendung von **Balloneinschwemmkathetern** kann die aktuelle hämodynamische Situation beurteilt werden (Tab. 3.**68**). Die gemessenen hämodynamischen Parameter gehen klinischen und radiologischen Befunden oft mehrere Stunden voraus.

- Das Herzminutenvolumen kann als Ausdruck der Pumpleistung des Herzens gemessen werden.
- Durch Messung des Pulmonalkapillardrucks (PCP) oder des enddiastolischen Pulmonalarteriendrucks (PAEDP) lässt sich in guter Näherung der linksventrikuläre Füllungsdruck (LVEDP) abschätzen, sofern keine Mitralstenose vorliegt.
- Durch Messung auch des rechten Vorhofdruckes kann eine Stauungsherzinsuffizienz im rechten Ventrikel bzw. die Volumenfüllung beurteilt werden. Der ZVD eignet sich dagegen nicht zur Beurteilung der Linksherzinsuffizienz.

Die exakte **Erfassung der hämodynamischen Situation** erlaubt eine optimierte Therapie (Tab. 3.**61**). Insbesondere bei der isolierten Hypoperfusion oder isolierten Stauung ergeben sich im Vergleich zur klinischen Einschätzung oft diskrepante Befunde.

Tabelle 3.**67** Schweregradeinteilung nach Killip

Einteilung		klinische Zeichen
Grad I	keine Herzinsuffizienz	
Grad II	leichte Herzinsuffizienz	basale Rasselgeräusche und/oder 3. Herzton
Grad III	schwere Herzinsuffizienz	Atemnot, Rasselgeräusche über der ganzen Lunge, 3. Herzton, radiologisch Lungenödem
Grad IV	kardiogener Schock	arterielle Hypertonie, Oligurie, kalte, feuchte Haut, evtl. Bewusstseinsstörungen

Tabelle 3.**68** Hämodynamik

	syst. RR (mmHg)	Herzindex (l/min x m²)	linksventrikulärer Füllungsdruck (mmHg)	mittlerer rechter Vorhofdruck (mmHg)	Letalität	Therapie
I. Normale Ventrikelfunktion		> 2,2–3,5	< 15	< 8	~ 5 %	–
Hyperkinesie	> 100	> 3,5	< 15	< 8	< 5 %	Beta-Blocker
II. Isolierte Hypoperfus. (meist Volumenmangel)		< 2,2	< 15	< 8	10–20 %	Volumen
III. Isolierte Lungenstauung		> 2,2	> 15	> 8	10–20 %	Diuretika, Nitrate
IV. Stauung + Hypoperfus. (kardiogener Schock)	< 90	< 2,2	> 20	> 10	70–80 %	Dopamin, Dobutamin
Rechtsherzinfarkt	< 100	< 2,2	< 15	> 10	40–60 %	Volumen, Pacing

Therapie

- Bei Zeichen der **isolierten Lungenstauung** reicht oft die Gabe eines Schleifendiuretikums, z. B. **Furosemid** 20–40 mg, ggf. nach 2–4 h wiederholt, aus. Zusätzlich kann eine intravenöse Nitratbehandlung (Nitroglycerin) unter engmaschiger Blutdruckkontrolle zu einer Entlastung des Ventrikels führen.
- Nach 24–48 h kann eine **ACE-Hemmer-Therapie** eingeleitet werden, sofern keine Hypotonie oder ein Nierenversagen vorliegen.
- Bei deutlich reduziertem Herzzeitvolumen und letztlich Entwicklung eines **kardiogenen Schocks** ist der Einsatz von **Katecholaminen** unvermeidlich. Bei Blutdruckwerten unter 80 mmHg ist zunächst die alleinige Gabe von Dopamin (2,5–5 μg/kg KG/min) angezeigt. Bei einem systolischen Blutdruckwert über 80–90 mmHg kann zusätzlich Dobutamin in einer Dosierung von 5–10 μg/kg KG/min gegeben werden. Bei Blutdruckwerten < 70 mmHg systolisch ist die Gabe von Arterenol indiziert. Phosphodiesterase-Hemmer (Amrinon, Milrinon) wirken auch noch bei Down-Regulation der β-Rezeptoren. Eine Prognose-Verbesserung durch diese Substanzen ist jedoch nicht belegt. Auch der Einsatz des Calciumsensitizers Levosimendan kann erwogen werden
- Für eine ausreichende **Oxygenierung** ist Sorge zu tragen, ggf. muss eine maschinelle Beatmung erwogen werden, wenn bei einer Sauerstoffzufuhr von 8–10 l/min über eine Atemmaske der arterielle pO_2 nicht über 60 mmHg gehalten werden kann.
- Im Rahmen des hämodynamischen Monitorings sollte ein linksventrikulärer Füllungsdruck zwischen 15 und 20 mmHg sowie ein Herzindex über 2 l/min × m² angestrebt werden.
- Eine eventuell vorliegende **Azidose** muss korrigiert werden.
- Ggf. ist der Einsatz einer intraaortalen Ballonpumpe erforderlich.
- So früh wie möglich sollten **Reperfusionsmaßnahmen** (Notfall-PCI oder Bypass-OP) in die Wege geleitet werden, da nur hierdurch eine relevante Senkung der hohen Letalität bei kardiogenem Schock erreicht werden kann.

Herzruptur

Eine Ruptur der freien Ventrikelwand wird mit einer Häufigkeit von etwa 1–3 % bei Patienten mit akutem Myokardinfarkt angegeben.

In der Regel entwickelt sich rasch eine Herztamponade. Meist kommt es perakut zum Herzkreislaufstillstand mit den Zeichen der elektromechanischen Entkopplung. Gelegentlich erfolgt eine gedeckte Perforation, bei der die Ruptur häufiger überlebt werden kann. Die umgehende chirurgische Versorgung ist angezeigt.

Tabelle 3.**69** Indikation zum hämodynamischen Monitoring

- schwere Linksherzinsuffizienz und kardiogener Schock
- begleitende Rechtsherzinsuffizienz bei Verdacht auf rechtsventrikulären Infarkt
- mechanische Komplikation wie Mitralklappeninsuffizienz durch Sehnenfaden- bzw. Papillarmuskelabriss oder Ventrikelseptumdefekt
- ungenügendes Ansprechen der Herzinsuffizienz auf therapeutische Maßnahmen
- unklare hämodynamische Situation

Ventrikelseptumruptur (VSD)

Ein VSD kann bei etwa 1–2 % der Infarktpatienten innerhalb der ersten 14 d mit einem Häufigkeitsgipfel nach 5–7 d auftreten. Nach einer Lysetherapie wird das Häufigkeitsmaximum bereits nach 24 h erreicht.

Klinisch imponiert eine plötzliche Verschlechterung mit Zeichen der Rechtsherzinsuffizienz und neuem lauten Pressstrahlgeräusch am linken Sternalrand.

Echokardiographisch kann der Defekt direkt dargestellt werden oder es gelingt dopplersonographisch der Nachweis des Links-rechts-Shunts.

Mithilfe des Einschwemmkatheters beweist ein Sauerstoffsättigungssprung (Oxymetrie) auf Ventrikelebene den Defekt.

Insgesamt besteht eine schlechte Prognose.

Therapie

■ **Therapie**

- Medikamentös kann die Gabe von nachlastsenkenden **Vasodilatatoren** zu einer Verringerung des Shuntvolumens führen.
- Bei **größeren Defekten**, die zur Entwicklung eines kardiogenen Schocks führen, sollte schnellstmöglich ein **operativer Verschluss** des Defektes versucht werden. Ggf. wird präoperativ auch die intraaortale Ballonpumpe eingesetzt.
- Wegen technischer Schwierigkeiten bei der Operation im frisch infarzierten Gewebe kann bei kleineren, hämodynamisch nicht beeinträchtigenden Ventrikelseptumdefekten zunächst die Infarktheilung abgewartet werden. In jedem Fall ist präoperativ die Durchführung einer Koronarangiographie erforderlich.

Papillarmuskelabriss

Eine plötzlich auftretende schwere Linksherzinsuffizienz mit unbeherrschbarem Lungenödem und kardiogenem Schock kann die Folge eines Papillarmuskelabrisses sein. Die Häufigkeit beträgt weniger als 1 %. Häufiger als die Papillarmuskelruptur wird eine ischämische Papillarmuskeldysfunktion mit geringgradiger Mitralklappeninsuffizienz und guter Prognose beobachtet.

Echokardiographisch gelingt der Nachweis der schweren Mitralklappeninsuffizienz. Insbesondere im transösophagealen Ultraschall kann der abgerissene Papillarmuskel direkt dargestellt werden.

Hämodynamik: In PCW-Position zeigt die Druckkurve eine ausgeprägte V-Welle.

Therapie

■ **Therapie**

- **Medikamentös** können Nachlastsenker zur Verringerung der Regurgitationsfraktion gegeben werden.
- Eventuell muss der Einsatz der intraaortalen Ballonpumpe erwogen werden.
- Nur der umgehende **operative Klappenersatz**, gelegentlich auch die klappenerhaltende Rekonstruktion, kann die sonst infauste Prognose dieser Patienten abwenden.
- Eine **Koronarangiographie** muss präoperativ erfolgen.

Infarktausdehnung (Reinfarkt)

Innerhalb der ersten zwei Wochen kann in etwa 15 % der Fälle ein Reinfarkt (nach Lysetherapie, seltener nach PCI) mit erneuter ST-Hebung (DD: Perikarditis) und erneutem Enzymanstieg auftreten. Mit dem Auftreten eines Reinfarktes verschlechtert sich die Prognose dieser Patienten.

Rechtsventrikulärer Infarkt

Bei Hinterwandinfarkten ist in bis zu 40 % der Fälle neben der Infarzierung der linksventrikulären Hinterwand auch eine Beteiligung der rechtsventrikulären Hinterwand möglich.

Bei ausgedehnten Infarzierungen des rechten Ventrikels kann **klinisch** das Bild des überwiegenden Rechtsherzinfarktes imponieren. Häufig fällt eine Halsvenenstauung ohne wesentliche Lungenstauung auf. Bradykardie und Hypotonie können sich bis hin zum kardiogenen Schock entwickeln.

EKG: Typischerweise bestehen ST-Hebungen in den rechtspräkordialen Ableitungen V1 bis Vr3 und Vr4. Daher sollten bei jedem Hinterwandinfarkt initial auch die rechtspräkordialen Ableitungen registriert werden. In seltenen Fällen kann auch das Bild des Anteroseptal-Infarktes mit ST-Hebungen von V1 bis V4 imitiert werden.

Echokardiographisch zeigt sich in der Regel ein dilatierter, schlecht kontrahierender rechter Ventrikel.

Hämodynamisch sind der mittlere, rechte Vorhofdruck sowie der enddiastolische Druck im rechten Ventrikel erhöht, der enddiastolische Pulmonalarteriendruck bzw. der Füllungsdruck im linken Ventrikel dagegen im Normbereich oder nur gering erhöht. Oft kommt es zu einem Angleich des enddiastolischen Drucks im rechten Ventrikel und in der Pulmonalarterie. Das Herzzeitvolumen ist reduziert.

Bei der **Linksherzkatheteruntersuchung** zeigt sich häufig ein proximaler Verschluss einer dominanten rechten Kranzarterie.

Beim klinischen Bild des Rechtsherzinfarktes ist die Prognose deutlich eingeschränkt.

Therapie

Therapie

- Therapeutisch steht die **Reperfusionstherapie** im Vordergrund. Eine Volumenzufuhr bis zu einem mittleren rechten Vorhofdruck von max. 18 mmHg kann ebenso wie ein Vorhof-Pacing oder eine AV-sequenzielle Stimulation von Vorhof und rechtem Ventrikel die hämodynamische Situation verbessern. Vorhofflimmern sollte rasch wieder in Sinusrhythmus überführt werden.
- Nach Möglichkeit sollten keine Nitrate eingesetzt werden, da eine Vorlastsenkung nicht erwünscht ist.
- Bei Zeichen des kardiogenen Schocks müssen Katecholamine zum Einsatz kommen.

Pericarditis epistenocardica

Eine umschriebene Perikarditis tritt häufig innerhalb der ersten Woche nach einem transmuralen Myokardinfarkt mit flüchtigem Perikardreiben auf. Eventuell kann sich auch ein Pleuraerguss entwickeln.

Therapie

Therapie: Bei stärkeren Schmerzen kann Acetylsalicylsäure Linderung bringen. Steroide oder nichtsteroidale Antiphlogistika sollten dagegen nicht gegeben werden, um die Narbenentwicklung der Myokardnekrose nicht zu beeinträchtigen.

In der Regel kommt es zu einer spontanen Rückbildung der Perikarditis.

Dressler-Syndrom (Postinfarktperikarditis)

Etwa ein bis sechs Wochen nach Herzinfarkt kann sich eine Perikarditis mit Fieber, hoher BSG, Leukozytose, gelegentlich auch Nachweis zirkulierender Antikörper gegen Herzmuskel entwickeln. Eine immunologische Genese wird diskutiert.

Bis zum Rückgang der Perikarditis sollten **keine Antikoagulanzien** gegeben werden (Therapie siehe Kap. 3.6).

Ventrikelaneurysma

In etwa 10 % der Fälle entwickelt sich ein Aneurysma des linken Ventrikels.

Im **EKG** fällt dann meist eine bleibende ST-Hebung auf.

Im Rahmen der **Echokardiographie** oder Ventrikulographie zeigt sich eine paradoxe Ventrikelwandbewegung (Dyskinesie) im Aneurysmabereich.

Gefahren drohen durch

- Ruptur des Aneurysmas mit Entwicklung einer Herztamponade,
- Zeichen der Linksherzinsuffizienz,
- maligne Arrhythmien,
- Bildung von Thromben im Aneurysmabereich mit nachfolgenden arteriellen Embolien.

In den letzten Jahrzehnten nimmt die Inzidenz von Ventrikelaneurysmen aufgrund der frühzeitigen intravenösen Heparinisierung und Reperfusionsbehandlung deutlich ab.

LV-Thromben

Bei bis zu 20 % der Patienten, insbesondere beim großen Vorderwandinfarkt, sind linksventrikuläre Thromben nachweisbar. Sofern die Thromben wandständig und nicht mobil sind, ist das Embolie-Risiko als gering einzustufen.

Therapie

Therapeutisch ist eine Antikoagulation mit Heparin und überlappend oraler Antikoagulation über 3 – 6 Monate indiziert.

Beinvenenthrombose und Lungenembolie

Auch das Auftreten tiefer Bein-Beckenvenenthrombosen und nachfolgender Lungenembolien ist durch die Antikoagulationsbehandlung und Frühmobilisierung ein seltenes Ereignis nach einem Myokardinfarkt geworden.

Prognose

Etwa 30% der Infarktpatienten versterben bereits akut vor der Krankenhausaufnahme. Die Krankenhausletalität beträgt ca. 10–20%. In den folgenden zwei Jahren versterben weitere 5–0% aller Infarktpatienten.

Folgende Parameter **verschlechtern die Prognose** nach einem Infarkt:

- Deutliche linksventrikuläre Funktionseinschränkung (EF < 30%),
- Angina pectoris oder Ischämienachweis,
- höhergradige ventrikuläre Rhythmusstörung, Nachweis von Spätpotenzialen, verminderte Herzfrequenzvariabilität,
- koronare Mehrgefäßerkrankung und Hauptstammstenose,
- fortbestehende Risikofaktorenkonstellation.

Die **Prognose** kann **verbessert** werden durch eine frühzeitige optimale Reperfusionstherapie, frühe Defibrillation bei Kammerflimmern und Langzeittherapie mit Beta-Blockern, Acetylsalicylsäure und Gabe von ACE-Hemmern bei linksventrikulärer Dysfunktion.

ACE-Hemmer können das so genannte **Remodeling** des Herzens nach Herzinfarkt günstig beeinflussen und Reinfarktrate und Mortalität bei Patienten mit eingeschränkter linksventrikulärer Funktion reduzieren.

Beta-Blocker ohne ISA senken die Häufigkeit plötzlicher Todesfälle nach Herzinfarkt.

Insbesondere bei **Infarktkomplikationen** wie Ventrikelthromben, Herzwandaneurysmen, sehr schlechter Kammerfunktion oder Vorhofflimmern ist eine **langfristige Antikoagulation** indiziert. Ansonsten kann Acetylsalicylsäure in einer Dosierung von 100 mg/d gegeben werden.

Eine invasive Abklärung sollte heute nach jedem Myokardinfarkt mit Ausnahme der o. g. Kontraindikationen erfolgen (Patienten im Endstadium schwerer Grunderkrankungen oder bei fehlenden therapeutischen Konsequenzen, z. B. Patienten in weit fortgeschrittenem Alter).

3.11 Lungenembolie

H.-J. Rupprecht, M. Buerke
(Frühere Bearbeitung: H.-J. Rupprecht, J. Meyer)

Definition und Epidemiologie

Verschluss von Lungenarterien durch Thromben (selten auch Fett, Luft, Fremdkörper, Tumor, Fruchtwasser) aus einer anderen Gefäßregion.

Bei einer jährlichen Inzidenz von etwa 260 Neuerkrankungen pro 100 000 Einwohner rangiert die Lungenembolie in der Todesursachenstatistik der Krankenhäuser an 3. Stelle.

Fehldiagnosen sind häufig. In mehr als 50% der Fälle wird die Diagnose erst postmortal gestellt. Insbesondere kleinere Embolien mit flüchtiger Symptomatik werden oft übersehen. Sie können jedoch Vorboten nachfolgender größerer Embolien sein.

Ätiologie/Pathogenese

Die Entstehung einer Lungenembolie ist in der Regel an zwei Vorbedingungen geknüpft:

- Vorhandensein einer Phlebothrombose,
- Embolisation in die Lunge, die häufig z. B. durch Husten, Pressen, Aufstehen oder eine plötzliche körperliche Kraftanstrengung ausgelöst wird. Gelegentlich kann bei offenem Foramen ovale auch eine gekreuzte Embolie in den großen Kreislauf auftreten.

Die für die Lungenembolie verantwortlichen **Thrombembolien** entstammen in 95% der Fälle dem tiefen Beinvenensystem, vornehmlich dem Gebiet der Venae poplitea oder weiter proximal gelegenen Abschnitten.

Nur etwa ⅓ der tiefen Beinvenenthrombosen wird klinisch vor dem Auftreten einer Lungenembolie diagnostiziert.

Zahlreiche **prädisponierende Faktoren** (Tab. 3.**63**) können die Entwicklung einer Phlebothrombose begünstigen. Sie können im Wesentlichen auf die bekannte Virchow-Trias „Stase, Gefäßalteration und Hyperkoagulabilität" zurückgeführt werden.

Pathophysiologie

Infolge der Lungenarterien-Obstruktion kommt es zur **plötzlichen Nachlasterhöhung** für das rechte Herz und damit zu einem Druckanstieg im kleinen Kreislauf. Bei einer mehr als 50%igen Verlegung der Lungenstrombahn entwickelt sich das Bild des **akuten Cor pulmonale** mit Zeichen des akuten Rechtsherzversagens. Bei bereits vorbestehender pulmo-

Tabelle 3.70 Prädisponierende Faktoren für die Entwicklung einer Phlebothrombose

• Immobilisation • Malignome (bes. Pankreaskarzinom) • postoperativ, Z. n. Trauma • Z. n. Thrombose • Adipositas • Schwangerschaft • postpartale Periode • Östrogen-Einnahme • höheres Lebensalter • Nicotinabusus	• Varikosis • Langstreckenflüge (Abknickung der Vena poplitea) • Herzinsuffizienz • forcierte Diurese • Thrombozytose • Antithrombin-III-Mangel • Protein-C- oder Protein-S-Mangel • Lupus anticoagulans • Antiphospholipid-AK • APC-Resistenz

naler Hypertonie können auch kleinere Embolien zum akuten Cor pulmonale führen.

Der verminderte **Blutstrom** zum linken Herzen hat eine Abnahme des Herzzeitvolumens und des arteriellen Blutdrucks zur Folge.

Die nicht mehr perfundierten, aber weiterhin ventilierten Lungenbezirke bedingen eine inhomogene Perfusionsverteilung mit Zunahme des funktionellen Totraumes der Lunge. Die Perfusion über arteriovenöse Shunts führt zu einer arteriellen **Hypoxämie**.

Durch freigesetzte Mediatoren, z. B. Thromboxan A_2, Serotonin, Fibrinopeptide und Leukotriene (aus Thrombozytenaggregaten und polymorphkernigen Granulozyten) kommt es zusätzlich zu einer generalisierten Vasokonstriktion.

Darüber hinaus führt die Freisetzung der genannten Mediatoren auch zu einer Bronchokonstriktion.

Arterielle Hypoxämie und Hypotonie bedingen eine zunehmende **Koronarinsuffizienz** mit der möglichen Folge eines globalen Herzversagens.

Kleinere Embolien können zu keilförmigen, subpleural lokalisierten **hämorrhagischen Lungeninfarkten** führen, wenn bei vorbestehender Linksherzinsuffizienz die Versorgung über das Bronchialarteriensystem unzureichend ist. Auch eine Permeabilitätserhöhung des Endothels wird als Ursache diskutiert.

Die **Prognose** ist direkt vom Ausmaß der Gefäßobstruktion abhängig. So beträgt die Letalität nur 5 %, wenn weniger als 50 % der Lungenquerschnittsfläche verlegt sind, gegenüber einer Letalität von 32 %, wenn mehr als 50 % der Lungenstrombahn verlegt sind.

Klinik

! Jedes **plötzliche** Auftreten von **Atemnot, thorakalem Schmerz, Kreislaufschock** oder **Synkope** muss an das Vorliegen einer Lungenembolie denken lassen.

Ein atemabhängiger scharfer Schmerz deutet auf eine periphere Embolie mit Pleurareizung (somatischer Schmerz). Ein retrosternaler dumpfer infarktähnlicher Schmerz (viszeraler Schmerz) spricht für eine zentrale Lungenembolie.

Je nach dem Ausmaß der Strombahnverlegung finden sich die Zeichen der akuten Rechtsherzdekompensation mit Tachykardie und gleichzeitiger arterieller Hypotonie. Eine Bradykardie mit Schocksymptomatik und evtl. Bewusstseinsverlust ist in der Regel Ausdruck einer massiven Lungenembolie.

Die Mehrzahl der letalen Lungenembolien verläuft in Schüben.

Typische Symptome bei **rezidivierenden Lungenembolien** sind Schwindelanfälle, kurzfristige Synkopen, unklares Fieber und Tachykardie.

Über ein offenes Foramen ovale auch mögliche gekreuzte Embolie mit entsprechender klinischer Symptomatik. Klinische Zeichen der Beinvenenthrombose sind oft diagnostisch wegweisend.

Diagnostik

Laborparameter

Ein besonderer Stellenwert kommt der **Blutgasanalyse** im Rahmen der Akut-Diagnostik der Lungenembolie zu. Eine Erniedrigung des arteriellen pO_2 spiegelt bei nachgewiesener Lungenembolie sehr gut das Ausmaß der Embolie wider. Ein pO_2 über 80 mmHg schließt in der Regel eine hämodynamisch wirksame Lungenembolie aus, nicht dagegen eine leichte Lungenembolie. Bei einer schweren Lungenembolie lässt sich die Hypoxie durch eine

Tabelle 3.71 Symptome und Befunde bei Lungenembolie

- Dyspnoe/Tachypnoe (> 90 %; Leitsymptom)
- Thoraxschmerz (85 %)
- Tachykardie (60 %)
- Angst (60 %)
- Husten (50 %)
- Schweißausbruch (30 %)
- Thrombosezeichen (30 %)
- 4. Herzton (25 %)
- Synkope/Schock (15 %)
- Hämoptoe (15 %)
- Zyanose (5 %)

O_2-Gabe kaum bessern. Typischerweise findet sich in Frühstadien auch eine Erniedrigung des pCO_2 durch Hyperventilation des Patienten. Eine sichere Interpretation der Blutgasanalyse ist jedoch nur bei Kenntnis der Anamnese und etwaiger kardiopulmonaler Vorerkrankungen möglich.

Als sehr sensitiver Laborparameter kann bei frischer Phlebothrombose und Lungenembolie das **D-Dimer** als Produkt der sekundären Fibrinolyse nachgewiesen werden. D-Dimere findet man allerdings auch nach Operationen, bei Tumorpatienten und bei Verbrauchskoagulopathie, daher kann das D-Dimer zum Ausschluss einer Lungenembolie herangezogen werden.

Eine Erhöhung der **Troponine** ist offensichtlich auch als Zeichen einer hämodynamisch bedeutsamen Lungenembolie zu werten und sowohl mit einer RV-Vergrößerung (Echo!) als auch einer schlechteren Prognose korreliert. In letzter Zeit konnte auch für das Brain natriuretic Peptide (BNP) und sein Prohormon eine klare Assoziation zur Prognose nachgewiesen werden.

EKG

Nur in etwa 50 % der Fälle findet man richtungsweisende EKG-Veränderungen (Tab. 3.**72**). Kurzfristige Kontrollen im Verlauf sind wichtig, da die Veränderungen oft nur flüchtig nachweisbar sind.

Die genannten EKG-Veränderungen sind insbesondere dann von Bedeutung, wenn sie im Vergleich zu einem früheren EKG neu aufgetreten sind. Ein normales EKG schließt eine Lungenembolie jedoch nicht aus.

Tabelle 3.**72** EKG-Veränderungen bei Lungenembolie

1. Sinustachykardie (am häufigsten)
2. S_I-, Q_{III}-Typ (McGinn-White-Syndrom) oder S_I-, S_{II}-, S_{III}-Typ durch Dilatation des rechten Ventrikels mit Rotation des Herzens um die Längsachse im Uhrzeigersinn (Vergleich mit Vor-EKG)
3. Inkompletter/kompletter Rechtsschenkelblock
4. Verschiebung der Übergangszone in den Brustwandableitungen nach links, sodass S bis V_5, V_6 überwiegt
5. ST-Hebung mit terminal negativem T in Ableitung III (DD Hinterwandinfarkt, Perikarditis)
6. T-Negativierung rechtspräkordial ($V_1 - V_4$) (DD Vorderwandschichtinfarkt) bei 50 % der Patienten
7. P-pulmonale
8. Rhythmusstörungen, insbesondere Vorhofflimmern, Extrasystolen, AV-Blockierung

Tabelle 3.**73** Röntgen-Befunde bei Lungenembolie

- Atelektase/Infiltrat (80 %)
- Pleuraerguss (50 %)
- Zwerchfellhochstand (einseitig) (30 %)
- Gefäßrarefizierung (helle Lunge) (20 %)
- prominentes Pulmonalsegment (15 %)
- Hilusamputation (Westermarck-Zeichen) (10 %)
- keilförmige pleuranahe Verdichtung (Lungeninfarkt) (10 %)

Besondere Bedeutung kommt dem EKG zur differenzialdiagnostischen Abgrenzung des akuten Myokardinfarktes zu.

Röntgen-Thorax

Die Röntgen-Thorax-Untersuchung eignet sich weniger zum Nachweis oder Ausschluss einer Lungenembolie. Die am häufigsten beobachteten Veränderungen sind wenig spezifisch, lungenemboliespezifische Zeichen treten dagegen nur selten auf (Tab. 3.**73**).

Die Röntgen-Thorax-Untersuchung ist insbesondere zur **differenzialdiagnostischen Abgrenzung** von anderen Krankheitsbildern wie Pneumonie, Lungenödem und Pneumothorax von Bedeutung.

Ein normales Röntgenbild schließt eine hämodynamisch relevante Lungenembolie nicht aus.

Echokardiographie

Die Echokardiographie ist die diagnostisch und für die Therapieplanung wegweisende Untersuchung und sollte daher baldmöglichst durchgeführt werden.

Sie zeigt indirekte Zeichen der Druckbelastung des rechten Ventrikels:

- Dilatation der A. pulmonalis, des rechten Ventrikels und des rechten Vorhofes,
- Hypokinesie der freien RV-Wand, paradoxe Septumbewegung zum linken Ventrikel hin,
- Trikuspidalklappeninsuffizienz (Beurteilung des systolischen Pulmonalarteriendrucks möglich),
- Vena cava erweitert, inspiratorischer Kollaps vermindert.

Allerdings können die indirekten Zeichen der Rechtsherzbelastung auch bei chronischer Druckbelastung oder Shuntvitien auftreten. Als wichtige Unterscheidungsmerkmale können die oft schwer bestimmbare Wanddicke, die bei rechtsventrikulärer Hypertrophie mehr als 5 mm beträgt, sowie das Troponin herangezogen werden.

Gelegentlich gelingt ein **direkter Thrombennachweis** im rechten Herzen oder in der A. pulmonalis (insbesondere mithilfe der transösophagealen Anlotung möglich).

Darüber hinaus ermöglicht die Echokardiographie die wichtige differenzialdiagnostische Abgrenzung von Perikarderguss, Rechtsherzinfarkt, Aortendissektion und Linksherzinsuffizienz.

Echokardiographische Zeichen der Rechtsherzbelastung sind mit einer deutlich schlechteren Prognose verbunden (MAPPETT-Studie).

Lungenszintigraphie

Ein normales Perfusionsszintigramm schließt eine hämodynamisch bedeutsame Lungenembolie mit mehr als 90%iger Wahrscheinlichkeit aus.

Andererseits gelten Perfusionsausfälle im Rahmen der Lungenperfusionsszintigraphie bei Vorliegen eines normalen Röntgen-Thorax-Befundes als deutlicher Hinweis auf eine Lungenembolie.

Die Kombination von normalem Röntgenbild und Perfusionsdefekt weist zwar eine hohe Sensitivität, jedoch nur eine geringe Spezifität auf. Insbesondere bei einem pathologischen Röntgen-Thorax-Bild ergibt die Perfusionsszintigraphie häufig falsch positive Befunde.

Zur Verbesserung der Spezifität sollte nach Möglichkeit auch ein **Lungenventilationsszintigramm** durchgeführt werden. Typischerweise findet man bei einer Lungenembolie ein Mismatch mit erhaltener Ventilation bei aufgehobener Perfusion. Wegen des relativ hohen Zeitaufwandes und der erforderlichen Mitarbeit des Patienten ist insbesondere die Ventilationsszintigraphie für die akute Notfallsituation jedoch nicht geeignet.

Die Domäne der szintigraphischen Verfahren ist generell die **Ausschlussdiagnostik** der Lungenembolie, wenn aufgrund von Anamnese, klinischem Befund, EKG, D-Dimer, Blutgasanalyse und Echokardiographie eine Lungenembolie nicht mit hinreichender Sicherheit ausgeschlossen werden kann und eine Spiral-CT-Untersuchung nicht verfügbar oder nicht hinreichend aussagekräftig ist.

Spiral-Computertomographie

Das Spiral-CT kann Lungenembolien mit hoher Spezifität nachweisen (95%) und hat zunehmend die Szintigraphie als entscheidendes bildgebendes Verfahren abgelöst. Die CT-Untersuchung kann darüber hinaus in vielen Fällen wichtige differenzialdiagnostische Befunde darstellen.

Wie die Szintigraphie kann das Spiral-CT aber ebenfalls nur eingesetzt werden, wenn keine akute Gefährdung des Patienten vorliegt.

Invasive Diagnostik

Im Rahmen einer **Rechtsherzkatheteruntersuchung** kann zum einen die aktuelle hämodynamische Situation beurteilt werden, zum anderen eine Angiographie der Pulmonalgefäße erfolgen.

Hämodynamisch findet man bei akuter Lungenembolie folgende Befundkonstellation:

- Erhöhung des mittleren Pulmonalarteriendrucks,
- Erhöhung des Lungengefäßwiderstandes,
- erniedrigtes Herz-Zeit-Volumen,
- normaler pulmonal-kapillarer Wedge-Druck.

Eine Erhöhung des pulmonalarteriellen Mitteldruckes auf mehr als 25 mmHg wird in der Regel erst bei einer mehr als 50%igen Verlegung der Lungenstrombahn beobachtet. Bei Druckwerten über 30 mmHg liegt eine massive Lungenembolie vor.

Druckwerte über 40 mmHg können üblicherweise von einem nicht vorbelasteten rechten Ventrikel nicht aufgebracht werden. Ein mittlerer Pulmonalarteriendruck in dieser Höhe spricht also für eine bereits vorbestehende pulmonale Hypertonie.

Insgesamt korreliert der mittlere Pulmonalarteriendruck gut mit dem Ausmaß der Lungengefäßobstruktion. Normale Druckwerte schließen allerdings eine leichte Lungenembolie nicht aus. Die Höhe des Pulmonalarteriendrucks eignet sich gut zur Verlaufsbeurteilung bzw. Therapiekontrolle nach Reperfusionsbehandlung.

Die **Pulmonalisangiographie** gilt als historischer Goldstandard zum Nachweis einer Lungenarterienembolie. Ihre Domäne ist die **massive** bis **submassive Lungenembolie**. Die Methode erlaubt den direkten intravitalen Nachweis von Thromben, wobei sowohl das Ausmaß als auch die Verteilung der Gefäßobstruktion beurteilt werden kann. Als sichere Zeichen gelten Gefäßabbrüche sowie das Vorliegen von Füllungsdefekten. Durch die Verbesserung der CT-Technologie hat die Pulmonalis-Angiographie deutlich an Bedeutung verloren.

Eine Pulmonalisangiographie ist nur bei begründetem Verdacht auf eine schwere Lungenembolie (massive Lungenembolie, submassive Lungenembolie) und vorhersehbar therapeutischen Konsequenzen indiziert.

Ein weiterer Vorteil der Rechtsherzkatheteruntersuchung besteht in der Möglichkeit, unmittelbar im Anschluss an die Diagnostik auch **therapeutische Interventionen** wie die **Katheterfragmentation** von Thromben durchführen zu können.

Nachweis der Phlebothrombose

In jedem Fall muss nach **klinischen Zeichen** der Phlebothrombose gesucht werden.

Bei jeder gesicherten Lungenembolie, oder falls eine Lungenembolie nicht mit hinreichender Sicherheit ausgeschlossen werden kann, müssen weiterführende Untersuchungen wie **Farbdopplersonographie**, gelegentlich auch noch eine **Phlebographie** erfolgen, um eine mögliche Gefährdung durch Rezidivembolien abschätzen zu können. Insbesondere proximale Beinvenenthrombosen können sonographisch mit hoher Sensitivität erfasst werden. Bei nachgewiesener Beinvenenthrombose und typischer Klinik kann ggf. auf eine Bildgebung zum Nachweis der LE verzichtet werden. Für die Therapie sind dann Kreislaufparameter und das Ausmaß der Rechtsherzbelastung im Echokardiogramm maßgeblich.

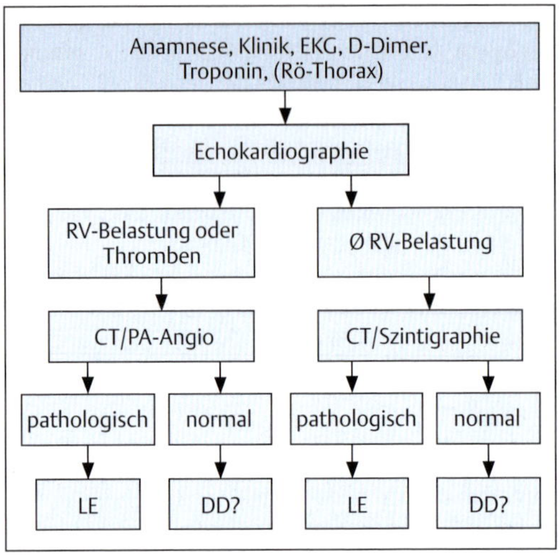

Abb. 3.30 Diagnostik bei Lungenembolie.

Diagnostisches Vorgehen beim Verdacht auf Lungenembolie

Das diagnostische Vorgehen richtet sich je nach dem Schweregrad der Lungenembolie (Tab. 3.**74**) und den örtlich gegebenen diagnostischen Möglichkeiten.

Zur **Basisdiagnostik** gehört neben Anamnese und klinischer Untersuchung die Ableitung eines **Ruhe-EKGs**, Durchführung einer **Blutgasanalyse sowie die Bestimmung von D-Dimer und Troponin.**

Nur bei hämodynamisch stabilen Patienten kann insbesondere zum differenzialdiagnostischen Ausschluss anderer Krankheitsbilder eine Röntgen-Thorax-Untersuchung erfolgen.

So schnell wie möglich sollte eine orientierende **echokardiographische Untersuchung** erfolgen (Abb. 3.**30**).

Bei fehlenden indirekten Zeichen der Rechtsherzbelastung kann in der Regel eine hämodynamisch relevante Embolie ausgeschlossen werden. Zum weiteren Ausschluss einer kleineren Lungenembolie dient das D-Dimer und das Spiral-CT oder die Szintigraphie.

Bei deutlichen echokardiographischen Zeichen der Rechtsherzbelastung sollte nur bei hämodynamisch stabilem Zustand eine Spiral-CT-Untersuchung erfolgen.

Bei **Patienten im Schock** muss zeitraubende Vorfeld-Diagnostik minimiert und die Therapie sofort eingeleitet werden.

Tabelle 3.**74** Risikogruppeneinteilung der Lungenembolie

I	Hämodynamisch stabil ohne RV-Dysfunktion
II	Hämodynamisch stabil mit RV-Dysfunktion
III	Schock
IV	Reanimationspflichtig
Therapie-Empfehlungen nach Risikogruppen	
I	Antikoagulation
II	Antikoagulation, ggf. (bei geringem Blutungs-Risiko) Thrombolyse
III	Systemische Thrombolyse (ggf. mechan. Fragmentation, OP)
IV	Systemische Thrombolyse (ggf. mechan. Fragmentation, OP)

Tabelle 3.**75** Differenzialdiagnose Myokardinfarkt – Lungenembolie

	Lungenembolie	**Myokardinfarkt**
Anamnese	längere Bettruhe (z. B. postoperativ, Thrombose, Herzerkrankung)	Angina pectoris
Beginn	schlagartig	oft allmählich
Symptome	Leitsymptom: Dyspnoe, Tachypnoe. Oft inspiratorisch verstärkter pleuritischer Schmerz	atemunabhängiger Schmerz mit Ausstrahlung (Arm, Hals, Oberbauch)
Labor	CK normal	CK (und CK-MB) hoch
EKG	Zeichen der Rechtsherzbelastung (gel. Bild wie Hinterwandinfarkt)	infarkttypische EKG-Veränderungen
Echo	Zeichen rechtsventrikulärer Druckbelastung	Hypo- oder akinetische Infarktareale insbes. des linken Ventrikels

Differenzialdiagnosen

Zahlreiche Krankheitsbilder können klinisch wie eine Lungenembolie imponieren bzw. müssen von der akuten Lungenembolie abgegrenzt werden.

Besonders **unklare Schockzustände** geben Anlass zu Fehldiagnosen. Nicht selten wird ein beginnender septischer Schock, häufig postoperativ, mit relativ akut einsetzender Dyspnoe und Tachypnoe, erniedrigtem pO_2 und pCO_2 als Lungenembolie fehlgedeutet.

Als weitere wichtige Differenzialdiagnosen müssen der akute Myokardinfarkt (Tab. 3.**75**), das Lungenödem, der akute Asthmaanfall, eine Pneumonie und/oder Pleuritis sowie der Pneumothorax abgegrenzt werden.

Bei Schmerzen im oberen Abdomen müssen auch eine Ulkusperforation, Gallenkolik und Pankreatitis ausgeschlossen werden.

Eine Hämoptoe kann auch bei Tbc, Stauungslunge oder Bronchialkarzinom vorkommen.

Therapie

Im Rahmen der Therapie müssen zwei **Ziele** erreicht werden:

- Ein **Embolierezidiv** muss **verhindert** werden (⅔ der letalen Embolien verlaufen in Schüben),
- bei hämodynamisch schweren Lungenembolien ist eine **Reperfusionstherapie** zur Reduktion der Frühletalität und Verhinderung von Spätschäden (chronisches Cor pulmonale) anzustreben.

Notfalltherapie

- Vorsichtiger Transport in die Klinik, halbsitzende Lagerung.
- O_2 6 l/min über Nasensonde. Bei ausgeprägter respiratorischer Insuffizienz oder muskulärer Erschöpfung: Intubation und Beatmung.
- Venöser Zugang.
- 10 000 E Heparin i.v.
- Ggf. Sedierung 5 mg Diazepam i.v., falls erforderlich Analgesie.

! Keine i.m. Injektion beim geringsten Verdacht auf eine Lungenembolie!

- Bei Kreislaufstillstand: Reanimation mit Herzdruckmassage.

Gelegentlich kann im Rahmen der Herzdruckmassage ein verschließender Thrombus im PA-Stamm fragmentiert und eine Kreislauffunktion wiederhergestellt werden.

Behandlung in der Klinik

- Immobilisation.
- Wickeln der Beine, leichte Hochlagerung, z. B. auf Schaumstoff-Schiene.

▶

Therapie

- Therapeutische Heparinisierung 20 E/kg KG/h (PTT 1,5 – 2,5fach). Alternativ niedermolekulare Heparine (z. B. Tinzaparin, Fondaparinux).

Thrombolysetherapie

Eine möglichst rasche und vollständige Beseitigung der Thromben ist anzustreben, da ⅓ der primär zur Aufnahme kommenden überlebenden Patienten innerhalb der folgenden 3 h verstirbt. Verglichen mit einer alleinigen Heparin-Behandlung führt die Thrombolyse-Behandlung schneller zu einer Reperfusion mit Reduktion des Perfusionsdefektes und des pulmonalarteriellen Mitteldrucks. Früher gebräuchliche Langzeitthrombolyse-Regime über 12 – 24 h sind wegen der verzögerten Wirkung und wegen einer relativ hohen Rate an Blutungskomplikationen verlassen worden.

Gegenwärtig können **Kurzzeit- und Boluslyse-Regime** empfohlen werden:

Je bedrohlicher die Situation, umso mehr ist das Konzept der Boluslyse mit einer hohen initialen Dosis zu bevorzugen.

Ggf. kann im Rahmen einer Pulmonalisangiographie das Thrombolytikum direkt in die Pulmonalarterie infundiert werden.

Bereits während der Lyse ist eine ausreichende Antikoagulation mit **Heparin** (PTT 1,5 – 2,5fach) anzustreben.

Indikation zur Thrombolyse

- Die Indikation ist im Stadium III und IV gegeben, gelegentlich auch im Stadium II bei chronisch rezidivierenden Lungenembolien oder echokardiographischen Zeichen der Rechtsherzbelastung.
  Durch die Thrombolyse konnte bei Patienten mit massiver Lungenembolie und echokardiographischer RV-Funktionsfärbung in der MAPPET-Studie eine deutliche Reduktion der Letalität und Rezidiv-Embolierate im Vergleich zu Heparin nachgewiesen werden. Bei Thromben im rechten Herzen war die Rezidiv-Embolie-Rate unter Thrombolyse erhöht. Auch bei postoperativer Thrombolyse innerhalb der ersten 10 Tage ließ sich ein Überlebensvorteil für die Thrombolyse nachweisen, allerdings nicht bei unmittelbarer postoperativer Behandlung.
- Die Thrombolyse ist insbesondere in den ersten Stunden nach einer Lungenembolie indiziert, kann aber auch bei verspäteter Aufnahme des Patienten und entsprechender Klinik noch bis zu 1 Woche (eventuell 2 Wochen) nach dem embolischen Ereignis durchgeführt werden.

Bei begründetem Verdacht auf eine Lungenembolie ist auch eine **prolongierte Reanimation** nicht als Kontraindikation zur Thrombolyse anzusehen.

Bei **fulminanten Lungenembolien** mit ausgeprägter Schocksymptomatik und drohender oder manifester Reanimationspflichtigkeit kann ggf. auch in den ersten Tagen nach einem operativen Eingriff eine Thrombolysetherapie erfolgen. Dieses Vorgehen bietet sich insbesondere an, wenn etwaige Blutungskomplikationen im Operationsgebiet durch lokale Kompressionsmaßnahmen beherrschbar wären (Z. n. Kniegelenk-OP).

Gegebenenfalls kann nach dem Eintreten des klinischen Lyseerfolgs der Lyseeffekt durch die Gabe von Antifibrinolytika bzw. durch Fresh-Frozen-Plasma wieder antagonisiert werden.

Alternativ bieten sich jedoch auch **interventionelle Verfahren** an. Insbesondere bei Patienten im Kreislaufschock, aber auch bei einer Kontraindikation zur Thrombolyse kann eine **mechanische Katheterfragmentation** versucht werden. Meist lässt sich diese Maßnahme durch eine systemische oder lokale Lyse unterstützen.

▶

Tabelle 3.**76** Mögliche Kurzzeit- und Boluslyse-Regime

	Kurzzeit-Lyse	**Bolus-Lyse**
Urokinase	1 Mio E Bolus 2 Mio E über 2 h	3 Mio E Bolus
rt-PA	20 mg Bolus 80 mg über 2 h	50 mg Bolus, ggf. 2. Bolus nach 30 min gewichtsadaptiert
Reteplase	–	2 × 10 U innerhalb 30 min

Ein Beleg für die Überlegenheit eines der genannten Therapieregime existiert nicht.

Operative Therapie der Lungenembolie

Die früher häufig durchgeführte klassische Trendelenburg-Limburg-Operation, die ohne extrakorporalen Kreislauf durchgeführt wird, ist mit einer sehr hohen Letalität (ca. 80%) verbunden und wird nur noch als Ultima ratio bei fulminanter Lungenembolie durchgeführt.

Die Ergebnisse der **Embolektomie mit extrakorporalem Kreislauf** im Stadium III–IV der Lungenembolie sind deutlich besser (Letalität 20–40%).

Eine **Embolektomie mit extrakorporalem Kreislauf** sollte vor allem bei folgenden Patienten zur Anwendung kommen:

- Patienten mit Lungenembolie und größeren Thromben im rechten Vorhof oder rechten Ventrikel.
- Patienten mit fehlendem Erfolg einer Thrombolysetherapie.
- Patienten mit klaren Thrombolysekontraindikationen im Stadium IV der Lungenembolie

Vena-cava-Filter

Als mögliche **Indikationen** für die Implantation eines Vena-cava-Filters galten:

- Das Auftreten einer Rezidivembolie trotz adäquater Antikoagulation.
- Eine hämodynamisch relevante Lungenembolie bei gleichzeitiger Kontraindikation zur Antikoagulation.

Wegen der hohen **Komplikationsrate** im kurzfristigen und langfristigen Verlauf von permanenten Vena-cava-Filtern (insbesondere Verschluss der Vena cava inferior, Perforation in Nachbarorgane) wird die Indikation zur Implantation eines **permanenten** Filters kaum noch gestellt.

Einer möglichen vorübergehenden Gefährdung des Patienten kann durch das Legen eines passageren Vena-cava-Filters begegnet werden, so z. B. als prophylaktische Maßnahme nach einer hämodynamisch bedeutsamen Lungenembolie, wenn noch größere flottierende Thromben in der Bein-Becken-Strombahn nachweisbar sind.

Antikoagulation als Erhaltungs-Therapie

Innerhalb der ersten Woche überlappende Einstellung auf **Marcumar.** Es sollte ein INR-Wert von 2–3 erreicht werden. Die Antikoagulation wird bei erstmaliger Thrombose bzw. Embolie für 3–6 Monate bei getriggertem Erstereignis (z. B. postoperativ) oder 12 Monate bei idiopathischem Ereignis durchgeführt, bei Rezidivthrombose/-embolie oder Vorliegen einer Koagulopathie lebenslang.

3.12 Pulmonale Hypertonie/ Cor pulmonale

M. Buerke, H.-J. Rupprecht
(Frühere Bearbeitung: H.-J. Rupprecht, J. Meyer)

Definition

Chronische Erhöhung des pulmonalarteriellen Mitteldruckes (PAP mittel):

- in Ruhe > 20 mmHg,
- unter Belastung > 28 mmHg.

Primäre pulmonale Hypertonie: Form der pulmonalen Hypertonie, bei der die Ätiologie unbekannt ist und keine andere Erkrankung für die erhöhten pulmonalen Drücke angeschuldigt werden kann.

Sekundäre pulmonale Hypertonie: Jede prä- und postkapillare pulmonale Hypertonie mit bekannter Ätiologie.

Akutes Cor pulmonale: Akute Rechtsherzbelastung/Insuffizienz durch einen plötzlichen Anstieg der Nachlast (fulminante Lungenembolie, Status asthmaticus).

Chronisches Cor pulmonale: Beim chronischen Cor pulmonale handelt es sich um eine Hypertrophie und/oder Dilatation des rechten Ventrikels durch eine Struktur-, Funktions- oder Zirkulationsstörung der Lunge mit pulmonaler Hypertonie.

Klassifikation

Tabelle 3.77 WHO-Klassifikation der pulmonalen Hypertonie

1. Pulmonalarterielle Hypertonie
1.1 Primäre pulmonale Hypertonie a) Sporadisch b) Familiär 1.2 Sekundäre pulmonale Hypertonie a) Kollagenosen b) Angeborene systemisch-pulmonale Shunts c) Portale Hypertonie d) HIV-Infektionen e) Medikamente/Toxine • Anorektika (Aminorex, Fenfluramin, Dexfenfluramin) • Amphetamine (Metamphetamin), Toxic-oil-Syndrom (verunreinigtes Rapsöl) f) Persistierende Pulmonalhypertonie des Neugeborenen
2. Pulmonalvenöse Hypertonie
2.1 Erkrankungen des linken Vorhofs oder Ventrikels 2.2 Klappenvitien des linken Ventrikels 2.3 Kompression der zentralen Lungenvenen von außen a) Fibrosierende Mediastinitis b) Lymphknotenschwellung oder Tumoren 2.4 Pulmonale venookklusive Erkrankungen (z. B. Bleomycin)
3. Pulmonale Hypertonie mit Störung des respiratorischen Systems/Hypoxämie assoziiert
3.1 COPD 3.2 Interstitielle Lungenerkrankung 3.3 Schlafbezogene Atemstörung (Schlafapnoe-Syndrom) 3.4 Alveoläre Hypoventilation (Obesitas-Hypoventilations-Syndrom) 3.5 Chronische Höhenexposition 3.6 Angeborene Lungenerkrankung 3.7 Alveolär-kapillare Dysplasie
4. Pulmonale Hypertonie durch chronisch thrombotische oder embolische Erkrankungen
4.1 Thromboembolischer Verschluss proximaler Pulmonalarterien 4.2 Obstruktion peripherer Pulmonalarterien a) Lungenembolien (Thrombus, Tumor, Parasiten, Fremdmaterial) b) Thrombosen c) Sichelzellerkrankung
5. Pulmonale Hypertonie durch Erkrankungen, die die Pulmonalgefäße beeinträchtigen
5.1 Entzündlich a) Schistosomiasis b) Sarkoidose 5.2 Pulmonal-kapillare Hämangiomatose

Physiologie und Pathophysiologie

Tabelle 3.**78** Normale pulmonale Zirkulation

Normwerte in Ruhe	
PAP systolisch	20–30
PAP diastolisch	8–12
PAP mittel	12–17
PCWP	5–12
PVR	45–120 dyn × s × cm^{-5}
RAP mittel	< 8 mmHg

Berechnung des Lungengefäßwiderstandes:

$$\text{PVR} = \frac{(\text{PAP mittel} - \text{PCWP})}{\text{HZV}}$$

HZV = Herzzeitvolumen
PVR = Lungengefäßwiderstand
PAP mittel = pulmonalarterieller Mitteldruck
PCWP = pulmonal-kapillarer Verschlussdruck

Primäre pulmonale Hypertonie

Bei der Hälfte aller Fälle von familiärer pulmonaler Hypertonie bzw. bei Patienten mit sporadischer pulmonaler Hypertonie konnten Mutationen im BMPR2-Gen (Bone morphogenetic Protein Receptor Type 2) nachgewiesen werden. Dieses Gen kodiert ein Protein der TGF-β-Rezeptorfamilie, welche die Proliferationshemmung glatter Muskelzellen im Lungenkreislauf reguliert. Der genaue Pathomechanismus der primären pulmonalen Hypertonie ist noch nicht vollständig geklärt. Die Schädigung des vaskulären Endothels (endotheliale Dysfunktion) scheint im Mittelpunkt des Geschehens zu stehen. Dadurch kommt es zur Obliteration der kleinen und mittelgroßen Pulmonalarterien. Durch die endotheliale Dysfunktion kommt es zum Überwiegen vasokonstringierender Mediatoren (Endothelin, Thromboxan, Angiotensin II), die so zur Druckerhöhung weiter beitragen. Ein Teil der endothelialen Dysfunktion kann durch reduzierte NO-Freisetzung bzw. Prostacyclin-Freisetzung erklärt werden. Durch die gestörte Endothelfunktion können sich auch in der Mikrozirkulation so genannte In-situ-Mikrothromben bilden.

Sekundäre pulmonale Hypertonie

Eine pulmonale Hypertonie entsteht durch Widerstandserhöhung in verschiedenen Abschnitten des pulmonalen Kreislaufs von der Pulmonalarterie bis zum linken Vorhof. Auch durch Flusserhöhung bzw. Steigerung der Blutviskosität kann ein höherer Widerstand resultieren.

1. Postkapillare, pulmonalvenöse Hypertonie resultiert aus Linksherzerkrankung oder direkte pathologische Gefäßprozesse in den Lungenvenen.
2. Vasokonstriktion durch alveoläre Hypoxie.
3. Euler-Liljestrand Mechanismus: durch Vasokonstriktion in den Lungenarterien von unterbelüfteten Lungenarealen; führt zur Umverteilung des Blutflusses in belüftete Bereiche.
4. Reduktion des pulmonalen Gefäßquerschnittes: Reduktion um mehr als 50 % führt zur Druckerhöhung (Lungenembolie, Emphysem, Z. n. Lungenteilresektion).
5. Remodeling-Vorgänge in der pulmonalarteriellen Strombahn.

Rechtsventrikuläre Funktion

Der rechte Ventrikel besteht aus einer dünnen freien Wand bzw. einem dickwandigen intraventrikularen Septum. Der rechte Ventrikel kann so durch gute Dehnbarkeit bei Bedarf ein hohes Herzzeitvolumen aufbringen. Eine akut erhöhte Nachlast kann er jedoch nicht bewältigen.

Klinik

Zunächst sind die Beschwerden häufig gering und wenig richtungsweisend. Insgesamt besteht häufig nur eine diskrete klinische Symptomatik trotz deutlicher Druckerhöhung.

Symptome: Dyspnoe (80 %), Schwäche (19 %), belastungsabhängige Synkopen/Schwindel (30 %), Sinustachykardie, Zyanose, thorakale Schmerzen, periphere Ödeme, Aszites, Heiserkeit (Kompression des Nervus recurrens), Husten, Hämoptysen.

Diagnostik

Kardiale Untersuchung

Linksparasternale Pulsation bei vergrößertem rechtem Ventrikel; P2-Segment des 2. Herztones verstärkt.

Labordiagnostik

Allgemeine Laborparameter zusätzlich Differenzialblutbild, HIV-Antikörper, Leberfunktionswerte, antinukleare Antikörper, BNP.

EKG

EKG-Veränderungen sind häufig untypisch; in 50 % der Erkrankten lassen sich typische EKG-Veränderungen der Rechtsherzbelastung nachweisen; Rechtstyp, Rechtsschenkelblock, P-Pulmonale (P-Welle in II > 0,25 mm), Rechtsherzhypertrophie.

Sokolow-Index: R in V1 + S in V5 oder V6 > 1,05 mV; rechtsventrikuläre Repolisationsstörung (ST-Streckensenkung in V1–V3, T-Inversion/biphasisches T in V1–V3), Herzrhythmusstörung, VES, SVES, Vorhofflimmern und -flattern.

Röntgen-Thorax

Deutliche Veränderungen im Röntgen-Thorax fallen erst bei fortgeschrittener Erkrankung auf: prominenter Pulmonalisbogen, erweiterte zentrale Lungenarterien, Kalibersprünge zu den engen peripheren Arterien – Hilusamputation, helle Lunge (fehlende oder stark verminderte Gefäßzeichnung in der Peripherie), Ausfüllung des Retrosternalraumes (Zeichen der Rechtsherzvergrößerung).

Echokardiographie

Ausschluss von linksventrikulären Ursachen der pulmonalen Hypertonie (eingeschränkte LV-Funktion, Mitralklappenvitien, Shunt-Vitien); Bestimmung akuter und chronischer Druckbelastung des rechten Ventrikels; Geometrie des rechten Ventrikels (Linksventrikularisation des rechten Ventrikels); paradoxe Septumbewegung (systolische Einwälzbewegung des interventrikulären Septums in Richtung des rechten Ventrikels). Bestimmung des pulmonalarteriellen Druckes (systolische Flussgeschwindigkeit über der Trikuspidalklappe bei Trikuspidalklappeninsuffizienz), zu diesem Druck muss der geschätzte Druck im rechten Vorhof hinzu addiert werden.

Lungenfunktionsprüfung

Bodyplethysmographie zur Unterscheidung von obstruktiven und restriktiven Lungenerkrankungen; Bestimmung der Diffusionskapazität.

Ventilations-/Perfusionsszintigraphie

Fraglicher Nutzen zum Nachweis von thromboembolisch verursachter pulmonaler Hypertonie bei Patienten mit COPD; häufig unspezifische Perfusions-/ Ventilationsausfälle.

Thorax-Spiral-CT

Methode der Wahl zur Detektion größerer Lungenembolien (Subsegmentarterien); Beurteilung des Lungenparenchyms (interstitielle Lungenerkrankung, Emphysem, Narben); Bestimmung der Herzhöhlen bzw. Dimension der Lungengefäße kann erfasst werden.

MRT

Beurteilung der Herzhöhlen, der großen Gefäße sowie der Wanddicken, Funktionsverhalten des rechten Ventrikels (RV – EF-Bestimmung).

Pulmonalisangiographie

Goldstandard zum Nachweis von Lungenembolien; OP-Vorbereitung bei Thrombendarteriektomie.

Herzkatheteruntersuchung

- **Linkskatheteruntersuchung:** zum Ausschluss sekundärer Ursachen (Mitralklappenstenose, Shunt-Vitium, Linksherzinsuffizienz).
- **Rechtsherzkatheteruntersuchung:** Standarddiagnostik zur Therapieeinstellung (inhalative Iloprost-Therapie); Registrierung der Druckwerte in RA, RV, PA sowie PCWP, ggf. unter fahrradergometrischer Belastung.
- Durchführung einer **Oxymetrie** zum Ausschluss relevanter Shunt-Vitien.
- Überprüfung möglicher Therapieoptionen (Sauerstoffgabe, Nitrate, Prostacyclin).

Therapie

Therapie

Allgemeinmaßnahmen

Körperliche Schonung, konsequente Behandlung der Grunderkrankung (bei Schlafapnoe CPAP-Beatmung, bei Kollagenosen Immunsuppression, antibiotische Behandlung bei pulmonalen Infekten, Schutzimpfung gegen Influenza und Pneumokok- ▶

ken), Vermeidung einer Schwangerschaft, Vermeidung von Höhenaufenthalten.

Antikoagulation

Als Rezidivprophylaxe bei rezidivierenden Lungenembolien (Marcumar, INR-Einstellung von 2,5 – 3,5). Bei anderen Formen der pulmonalen Hypertonie wird eine niedrige Antikoagulation mit Marcumar (Ziel-INR 2,0 – 2,5) zur Reduktion der Mikrothrombenbildung empfohlen.

Sauerstofftherapie

Ein verminderter pO_2 geht bei Patienten pulmonaler Hypertonie mit einer ungünstigen Prognose einher. Durch Sauerstoffmangel kann die Vasokonstriktion und die Gewebehypoxie verstärkt werden. Unter einer Sauerstofflangzeittherapie können der Lungengefäßwiderstand und der pulmonalarterielle Druck bzw. die rechtsventrikuläre Dysfunktion gebessert werden.

Indikation bei: chronischer Hypoxie (pO_2 < 65 mmHg), nächtlichen Hypoxien, sicherer Anhebung des pulmonalarteriellen Sauerstoffs, kein bedrohlicher CO_2-Anstieg unter Therapie, Patientenkooperation (mehrstündige Sauerstofftherapie/d).

Vasodilatanzien

Da die pulmonale Hypertonie durch eine Vasokonstriktion bedingt ist, werden unterschiedliche Vasodilatanzien als Therapieoptionen getestet und eingesetzt. Eine effektive Therapie kann mithilfe eines Rechtsherzkatheters getestet bzw. validiert werden. Von einem längerfristigen Therapieerfolg ist auszugehen, wenn eine Drucksenkung des mittleren pulmonalarteriellen Druckes um mindestens 25 % erfolgt, Abfall des pulmonalen Gefäßwiderstandes um mehr als 30 %, geringer Abfall des systemischen Druckes, Zunahme des Herzzeitvolumens, keine oder minimale Änderungen der Herzfrequenz, Anstieg der systemischen bzw. pulmonalarteriellen Sättigung.

Verwendete Substanzen

Calcium-Antagonisten: Intravenöse Gabe hat häufig systemische Wirkung wie Blutdruckabfall, reflektorische Tachykardie oder negative Inotropie und kann so zu gefährlichen Nebenwirkungen bei der Testung führen.

Stickstoffmonoxid (NO): Aufwendige Therapie mit hohen technischen Anforderungen.

Prostacyclin/Prostacyclin-Analoga (Iloprost, Ventavis): Unter inhalativer Iloprost-Gabe kann eine selektive pulmonale Wirkung erzielt werden und so im Gegensatz zur intravenösen Prostacyclin-Gabe das Nebenwirkungsprofil deutlich gemindert werden. Die Wirkung der inhalativen Iloprost-Therapie hält ca. 2 – 3 Stunden an. Deswegen ist eine mehrmals tägliche Inhalation mit Dosen zwischen 50 und 150 µg nötig. Eine Verlängerung der Inhalationsintervalle kann mit Sildenafil (Viagra), einem spezifischen Blocker der Phosphodiesterase 5, erzielt werden. Durch die Inhibierung kommt es zur Wirkungsverlängerung des inhalativen Iloprost (CAMP-Anstieg), so kann zum einen die Wirkung verstärkt, aber auch das Inhalationsintervall verlängert werden.

Endothelin-Rezeptor-Antagonist: Bosentan ist in Deutschland für die Behandlung der primären pulmonalen Hypertonie zugelassen. Endothelin ist einer der wichtigsten vasokonstriktorischen Mediatoren bei der pulmonalen Hypertonie. Bosentan blockiert den endothelialen Rezeptor, wirkt so der Vasokonstriktion entgegen und führt eine pulmonalarterielle Drucksenkung herbei. Eine wichtige Nebenwirkung der Bosentan-Therapie ist eine Lebertoxizität (Transaminasenanstieg).

Operative Maßnahmen

Pulmonale Thrombendarteriektomie: Bei chronischen Lungenembolien kommt es zur Verlegung der pulmonalarteriellen Strombahn und so zu einer mechanischen Druckerhöhung. Unter Zuhilfenahme der Herz-Lungen-Maschine können diese chronischen Thromben aus der pulmonalarteriellen Strombahn entfernt werden und so kann eine effektive Drucksenkung erzielt werden. Allerdings beträgt die Letalität auch in erfahrenen Zentren mindestens 5 %. Deswegen wird diese Operation lediglich im NYHA-Stadium III – IV durchgeführt.

Lungentransplantation: Indiziert bei jüngeren Patienten im Stadium NYHA III – IV. Möglichkeit der Lungentransplantation bzw. der kombinierten Herz-Lungen-Transplantation (kombinierte Transplantation nur bei gleichzeitig bestehender Linksherzinsuffizienz). 1-Jahres-Überlebensrate transplantierter Patienten zwischen 60 – 80 %; 5-Jahres-Überlebensrate 50 %.

Prognose

Abhängig von der Höhe des mittleren pulmonalarteriellen Druckes. PAP mittel > 30 mmHg, 5-Jahres-Überlebensrate 30–50%; PAP mittel > 50 mmHg 5-Jahres-Überlebensrate 10–30%; deutlich geringer nach mehrmaliger Rechtsherzdekompensation, bei erniedrigtem Cardiac Index, bei schwerer arterieller Hypoxämie.

3.13 Herztumoren

M. Buerke, H.-J. Rupprecht
(Frühere Bearbeitung: I. Kupferwasser, H.-J. Rupprecht)

Epidemiologie

Primäre Herztumoren sind mit einer Inzidenz von 0,002–0,1% sehr selten. 75% der primären Herztumoren sind benigne. Der häufigste gutartige primäre Herztumor ist das Myxom. Primäre Herztumoren können in jedem Lebensalter vorkommen, treten aber bevorzugt im Erwachsenenalter zwischen dem 3. und 6. Lebensjahrzehnt auf. Sekundäre Herztumoren sind wesentlich häufiger als primäre. Sie lassen sich in ca. 10–15% der Fälle von Patienten mit Metastasen und Tumorerkrankungen nachweisen. Eine Zunahme kardialer Lymphome ist vor dem Hintergrund steigender HIV-Infektionen zu verzeichnen.

3.13.1 Benigne primäre Herztumoren

Primäre Herztumoren können vom Perikard, Myokard und Endokard sowie vom kardialen Bindegewebe abstammen.

Tabelle 3.**79** Häufigkeit benigner Herztumoren

Myxom	46%
Lipom	21%
papilläres Fibroelastom	16%
Hämangiom	5%
Fibrom	3%
Mesotheliom des AV-Knotens	3%
Rhabdomyom	2%
Teratom	1%
Neurofibrom	1%
Lymphangiom	1%
Zelltumor	1%

Myxome

Frauen erkranken häufiger an einem Myxom als Männer. Der größere Anteil der Myxome tritt sporadisch auf, allerdings wird auch eine familiäre Häufung (autosomal dominanter Erbgang) angenommen. Myxome treten überwiegend in den Vorhöfen auf. Ca. 80% der Myxome befinden sich im linken Vorhof. Selten lassen sich Myxome im linken oder rechten Ventrikel sowie an multiplen Lokalisationen nachweisen. Myxome bilden sich aus dem Endothel. Gewöhnlich inserieren die Tumoren am interatrialen Septum, nahe der Fossa ovalis. Gelegentlich lassen sie sich in der freien Vorhofwand bzw. im Vorhofohr nachweisen. Die überwiegende Anzahl der Myxome ist gestielt, durch ein rasches Wachstum charakterisiert und erreicht Größen bis 6 cm und darüber (bis zu 15 cm sind in der Literatur beschrieben). Der Tumor besteht aus einer myxoiden Grundsubstanz. Bei rundlicher und ovaler Form lassen sich gelegentlich polypöse Vorsprünge nachweisen. Überwiegend haben die Myxome eine gallertartige Beschaffenheit, können allerdings auch eine bröcklige Konsistenz aufweisen und so zur Embolisation neigen. Vereinzelt lassen sich auch kalzifizierte Anteile nachweisen. Gelegentlich werden auch thrombotische Auflagerungen an den Myxomen beobachtet. Histologisch bestehen Myxome aus eosinophilen Zellen, Plasmazellen und Lymphozyten und werden von kleinen Kapillaren durchzogen. An der Basis der Myxome lassen sich Blutgefäße nachweisen.

Klinik

Die klinische Symptomatik wird von Größe, Lokalisation, Mobilität des Myxoms bestimmt. In ca. 20% der Fälle wird ein Myxom zufällig nachgewiesen. Ein embolisches Ereignis tritt bei Myxomen in ca. 30–40% der Fälle auf (zerebraler Insult bei linksseitigem Myxom, Lungenembolie bei rechtsseitigem Myxom). Da das linksatriale Myxom häufig die Ausstrombahn des linken Vorhofs verlegt, lassen sich die gleichen Symptome wie bei der Mitralklappenstenose beobachten: Belastungsdyspnoe, Schwindel, Synkope, paroxysmale Ruhedyspnoe. Gelegentlich treten die Symptome in Abhängigkeit von der Position auf (Schwindel und Synkopen beim Bücken bzw. Aufrichten, Rhythmusstörungen, Vorhofflimmern, Extrasystolie bis hin zum plötzlichen Herztod). Allgemeinsymptome wie Fieber, Arthralgien, BSG- und CRP-Erhöhung, Anämie, Gewichtsverlust, Leistungsschwäche (Myxomkrankheit).

Diagnostik

Auskultation

Beim Myxom können sowohl diastolische als auch systolische Geräusche über der Mitralklappe nachweisbar sein. Gelegentlich ist ein frühdiastolischer Zusatzton (Tumorplop) auskultierbar. Variable Geräusche oder Änderungen in Abhängigkeit der Lage des Patienten sind typisch für ein atriales Myxom.

Echokardiographie

Die transthorakale und transösophageale Echokardiographie ist die Methode der Wahl bei der Diagnostik von intrakardialen Tumoren. Sie erlaubt Aussagen über Lokalisation, Wandanheftung, Mobilität, Konsistenz sowie hämodynamische Beeinträchtigung der Klappenfunktion. Auch Verlaufsuntersuchungen zur Bestimmung der Größenzunahme sind möglich.

Doppler-Echokardiographie

Wird zur Beurteilung der valvulären Insuffizienzen bzw. Stenosen eingesetzt. Da Myxome bevorzugt im linken Vorhof auftreten, ist die transösophageale Echokardiographie unerlässlich. Gerade das atriale Septum bzw. die Fossa ovalis können gut eingesehen werden. Charakteristisch ist die diastolische Prolabierung des Myxoms in die Mitralklappenöffnungen. Die typischerweise gestielte Anheftung des Myxoms lässt sich mithilfe der TEE-Untersuchung gut nachverfolgen. Die Echokardiographie erlaubt keine Aussage über die histologische Beschaffenheit. Wichtig erscheint hier die Differenzialdiagnose gegenüber Thromben bzw. endokarditischen Vegetationen.

CT und MRT

Beide Untersuchungsmethoden erlauben Aussagen über die Ausdehnung des Tumors in die atriale und ventrikuläre Wand bzw. über die Organgrenzen hinaus. Auch dic Vaskularisierung bzw. die Beschaffenheit kann beurteilt werden. Auch ein infiltratives Wachstum in benachbarte Strukturen wie in das Medastinum oder die Lunge kann nachgewiesen werden.

Herzkatheter

Intrakavitäre Tumoren stellen sich angiographisch durch einen Defekt dar. Durch die Verbesserung der diagnostischen Auflösung der nichtinvasiven Techniken in den letzten Jahren wurden die invasiven Methoden in den Hintergrund gedrängt. Bei Patienten über 40 Jahre empfiehlt sich jedoch die Durchführung einer Koronarangiographie zum präoperativen Ausschluss einer begleitenden koronaren Herzerkrankung. Gelegentlich lässt sich hierdurch auch die Beteiligung der Koronararterien an der Blutversorgung des Tumors darstellen.

Therapie

Therapie der Wahl ist die operative Entfernung des Myxoms durch eine offene Herzoperation vor dem Hintergrund drohender embolischer Ereignisse. Aufgrund der teilweise schwierigen Differenzialdiagnose eines Tumors gegenüber einem Thrombus ist eine echokardiographische Untersuchung direkt vor der chirurgischen Intervention anzuraten, um die Anwesenheit der zu entfernenden Zusatzstruktur zu bestätigen. Intraoperativ muss die Inspektion aller Herzkammern durchgeführt werden, um die Präsenz weiterer Tumoren auszuschließen. Um Rezidive nach einer Myxomentfernung zu verhindern, ist es notwendig, den Tumor im gesunden Gewebe zu entfernen. Häufig wird deshalb zusammen mit dem Myxom ein Teil des Vorhofseptums exzidiert und anschließend mit einer Patchplastik wieder verschlossen.

Prognose

Nach operativer Entfernung des Myxoms kommt es in der Regel zu einer Restitutio ad integrum. Bei einzelnen Myxomen liegt die Rezidivrate bei 1–3 %. Bei multipel fokalen Myxomen dagegen bei 12–22 %. Die meisten Rezidive treten innerhalb der ersten 4 Jahre postoperativ auf. Deswegen müssen regelmäßig echokardiographische Kontrolluntersuchungen durchgeführt werden.

Andere benigne Herztumoren

Lipom

Lipome wachsen überwiegend an der endokardialen bzw. epikardialen Oberfläche, selten auch im Myokard des linken Ventrikels, des rechten Vorhofs oder des intraatrialen Septums. Sie können sehr groß werden (mehrere Kilogramm) und so aufgrund ihrer Verdrängung zur klinischen Symptomatik führen.

Papilläres Fibroelastom

Typische Lokalisation überwiegend im Bereich der Herzklappen. Papillärer, gelegentlich auch multipel auftretender Tumor.

Fibrom

Fibrome befinden sich überwiegend am ventrikulären Myokard. Es lässt sich ein umschriebener fibrosierender, zystischer oder kalzifizierender Tumor von bis zu mehreren Zentimetern nachweisen.

Angiom

Typischerweise finden sich Angiome am subendokardialen Myokard des rechten Vorhofs oder Ventrikels. Sie können mehrere Zentimeter groß werden.

Rhabdomyom

Häufigster Tumor bei Kindern. Es lassen sich auch multiple Tumoren im Vorhof- und Ventrikelmyokard nachweisen.

Teratom

Zweithäufigster Tumor bei Kindern. Überwiegende Lokalisation im Perikard, rechten Vorhof und Ventrikel sowie im intraventrikulären Septum.

3.13.2 Primär maligne Herztumoren

Die überwiegende Anzahl der primären malignen Herztumoren lassen sich den Sarkomen zuordnen.

Tabelle 3.**80** Häufigkeit primär maligner Herztumoren

Angiosarkom	33 %
Rhabdomyosarkom	21 %
Mesotheliom	16 %
Fibrosarkom	11 %
maligne Lymphome	6 %
Osteosarkom	4 %
Thymome	3 %
neurogene Sarkome	3 %
Leiomyosarkom	1 %
Liposarkom	1 %
Synovialsarkom	1 %

Angiosarkom

Häufigster maligner Herztumor beim Erwachsenen, der sich üblicherweise im Bereich der Vorhöfe befindet und die AV-Klappen infiltriert. Ebenfalls kann eine Infiltration der kardialen Venen bzw. des Perikards auftreten. Beim Angiosarkom handelt es sich um einen polypösen Tumor mit fokalen Nekrosen und hämorrhagischen Bestandteilen.

Rhabdomyosarkom

Es lässt sich typischerweise im Bereich des Vorhof- und Ventrikelmyokards nachweisen. Ein polypöser Tumor, der verdrängend in die Herzhöhlen hineinwächst.

Mesotheliom

Typische Lokalisation überwiegend am Perikard. Können zur Kompression der großen Arterien der Vena cava führen.

3.13.3 Sekundäre maligne Herztumoren

Nahezu alle metastasierenden Tumoren können sich über Lymphwege, hämatogen oder direkt im Herzen absiedeln. Am häufigsten ist das Perikard (52 %), seltener das Myokard (42 %) oder das Endokard (6 %) betroffen. In seltenen Fällen können auch intrakavitäre Metastasen zu einer Obstruktion führen. Ebenso kann es durch Kompression der Koronararterien zu tumorassoziierten Myokardinfarkten kommen.

Tabelle 3.**81** Die häufigsten Ursprungsorte kardialer Metastasen

Bronchialkarzinom	32 %
hämatologische Tumoren	16 %
Mammakarzinom	15 %
Ösophaguskarzinom	6 %
Magenkarzinom	5 %
sonstige (Melanome, Sarkome, Keimzelltumoren)	26 %

Therapie maligner Herztumoren

Maligne Herztumoren können nur sehr selten kurativ operiert werden. Je nach Tumorhistologie wird im weiteren Verlauf eine Chemo- oder Radiotherapie notwendig. Bei sekundären malignen Herztumoren ist die kardiale Metastasierung häufig Ausdruck eines fortgeschrittenen Tumorstadiums und ebenfalls nicht mehr kurativ therapierbar. Da häufig auch das Perikard befallen sein kann, stehen Maßnahmen wie Perikardiozentese bzw. Perikardfensterung im Vordergrund. Die Überlebenszeit der primären oder sekundären malignen Tumoren ist insgesamt schlecht und liegt selten über 3 Jahren.

3.14 Erkrankungen der Aorta

H.-J. Rupprecht, M. Buerke

3.14.1 Aneurysma verum der Aorta

Definition, Ätiologie und Pathogenese

Ca. 60 % der thorakalen Aortenaneurysmen betreffen die Aortenwurzel bzw. Aorta ascendens, 40 % die Aorta descendens und ca. 10 % den Aortenbogen. Dabei können mehrere Segmente in den Krankheitsprozess involviert sein.

Häufigste Ursache ist die **zystische Mediadegeneration**, die sich zum Teil altersabhängig entwickelt und durch das Vorliegen einer **arteriellen Hypertonie** begünstigt wird. Als Folge entwickelt sich eine Wandschwäche der Aorta mit Dilatation und Ausbildung eines Aneurysmas. Häufig findet sich bei diesen Patienten auch eine **bikuspide Aortenklappe**.

Bei jungen Patienten liegen typischerweise angeborene Bindegewebserkrankungen wie das **Marfan-Syndrom** oder das Ehlers-Danlos-Syndrom der Aneurysma-Bildung zugrunde.

Die **Atherosklerose** führt nur gelegentlich zur Entwicklung eines Aneurysmas im Bereich der Aorta ascendens, gilt aber als wesentliche Ursache des Aneurysmas der Aorta descendens.

Luetische Aneurysmen der Aorta ascendens entwickeln sich mit einer Latenzzeit von ca. 10 – 30 Jahren nach Infektion, werden in der heutigen Ära der effektiven antibiotischen Therapie aber nur noch selten gesehen.

Auch das **Turner-Syndrom** ist neben anderen kardiovaskulären Anomalien häufig mit einem Aneurysma der Aorta ascendens assoziiert.

Die **Takayasu-Arteriitis** und die **Riesenzell-Arteriitis** können im Rahmen eines chronischen Entzündungsprozesses zur Aneurysma-Bildung führen.

Ein hohes Risiko für die Ausbildung eines Aneurysmas besteht auch bei der **chronischen Aortendissektion**.

Stumpfe Thoraxtraumen, insbesondere Dezelerationstraumen können zu einer traumatischen Aortenruptur und damit in der Regel zum Tode des Patienten führen. In einigen Fällen kommt es zu einer meist zunächst nicht entdeckten Ausbildung eines Pseudoaneurysmas, typischerweise im Bereich der Aorta descendens, in Höhe des Abgangs der Arteria subclavia.

Im Durchschnitt nimmt der Durchmesser des Aneurysmas ca. 0,1 cm/Jahr zu. Ab einem Durchmesser von 6,0 cm steigt das Risiko für eine Ruptur des thorakalen Aortenaneurysmas deutlich.(ca. 7 % jährlich). Eine Operationsindikation wird daher ab einem Durchmesser von 5,5 cm oder bei rascher Progredienz des Aneurysmas gesehen, ist aber bei Hochrisiko-Patienten, wie zum Beispiel Patienten mit Marfan-Syndrom auch schon ab ca. 5,0 cm zu erwägen.

Klinik

Das Aneurysma verum der Aorta ist zunächst asymptomatisch.

Mit fortschreitender Dilatation können Schmerzen auftreten. Die Kompression benachbarter Organe kann ebenfalls Symptome hervorrufen. Hauptsächlich bei abdominellen Aortenaneurysmen kommt es in Bereichen verlangsamten Blutflusses zu einer wandständigen Thrombosierung, die Quelle von peripheren Embolien sein kann.

Die bedeutendste Komplikation stellt die **Ruptur** dar, die zu einer lebensbedrohlichen Blutung führen kann.

Diagnostik

Die Diagnostik erfordert Aussagen über die Länge und Breite des Aneurysmas, über die Anatomie der übrigen Aorta und über die Lage des Aneurysmas in Beziehung zu Gefäßabgängen und Nachbarorganen.

Die Dilatation der thorakalen Aorta ist meist auf dem **Thorax-Röntgenbild** erkennbar.

Die transthorakale und transösophageale **Echokardiographie** erlaubt eine zuverlässige Bestimmung des Aortendurchmessers.

Der Vorteil der **Computertomographie** mit Kontrastmittelgabe liegt in der Darstellung des topographischen Bezuges des Aneurysmas zu den umgebenden Strukturen. Der Nachweis wandständiger Thromben ist ebenfalls zuverlässig möglich.

Die **Magnetresonanztomographie** scheint eine noch bessere Darstellung der topographischen Gefäßanatomie zu ermöglichen. CT- und MR-Angiographie erlauben eine achsengerechte Bestimmung des Aorten-Durchmessers.

Die klassische invasive Angiographie erlaubt eine Beurteilung der longitudinalen Ausdehnung des Aneurysmas sowie seiner Beziehung zu aus der Aorta abgehenden Gefäßen, erfasst allerdings nur das Innenlumen. Der Außendurchmesser kann z. B. durch das Vorhandensein wandständiger Thromben wesentlich größer sein.

Therapie

Therapie

Grundsätzlich besteht eine **Operationsindikation** oder eine Indikation zur endovaskulären Stent-Implantation bei einem thorakalen Aortendurchmesser über 5,5 cm.

Eine **absolute Operationsindikation** ist bei symptomatischen Aneurysmen, bei rascher Größenzunahme des Aneurysmas unabhängig vom Durchmesser sowie notfallmäßig bei einem rupturierten Aortenaneurysma gegeben.

Außerhalb der Notfallindikation sollte präoperativ eine koronare Herzerkrankung sowie das Vorliegen von Vitien ausgeschlossen werden.

Zur Verhinderung oder Verlangsamung des Fortschreitens eines Aortenaneurysmas sowie zur Vermeidung eines Rezidivs nach operativer Intervention ist eine **konsequente Blutdruckeinstellung** (< 120 mmHg) vordringlich.

3.14.2 Aortendissektion (Aneurysma dissecans)

Definition und Epidemiologie

Die Aortendissektion ist eine longitudinal gerichtete Aufspaltung der Aortenwand nach lokalisiertem Intimaeinriss.

Die Häufigkeit der Aortendissektion liegt bei 5 – 20 Fällen/1 Mio. Einwohner. Durch die Fortschritte der modernen bildgebenden Methoden können heute Aortendissektionen zuverlässig erkannt werden.

Ätiologie/Pathogenese

Bei der Aortendissektion kommt es zu einem **lokalisierten Einriss** („Entry") der Aortenwand. Dieser Einriss kann sich vom Aortenlumen ausgehend durch die Intima bis in die Media erstrecken. Auch kann eine primäre Blutung im Bereich der Media zunächst zu einem **Aortenwandhämatom** und in der Folge zu einem Einriss in Richtung Aortenlumen führen. Pathogenetisch und im klinischen Verlauf ist aber das intramurale Hämatom ebenso wie das penetrierende **atherosklerotische Ulkus** von der Aortendissektion abzugrenzen. Das intramurale Hämatom kann aber als Vorläufer der Aortendissektion angesehen werden.

Von diesem lokalisierten Einriss der Aortenwand aus setzt sich unter dem Einfluss des unter hohem Druck stehenden Blutstroms in der Aorta die Dissektion entlang der Media in longitudinaler Richtung nach antegrad und/oder retrograd fort.

Durch diese **Längsspaltung der Media**, die sich meist zwischen dem mittleren und äußeren Mediadrittel befindet, entsteht ein zweites **„falsches Aortenlumen"** (Aneurysma dissecans; Abb. 3.**31** und 3.**32**). Dieses erfasst im Gegensatz zum Aneurysma verum nicht alle Wandschichten.

Die Längsspaltung der Aorta kann zu einem teilweisen Abriss der Aortenklappe mit nachfolgender **Aortenklappeninsuffizienz** führen. Auch kann sie sich nach distal bis in die Aortenbifurkation oder in die Beinarterien hinaus fortsetzen. Alle aus der Aorta abgehenden Blutgefäße können dabei akut verlegt werden oder aus dem falschen Lumen der Aorta entspringen, sodass unter Umständen keine ausreichende Perfusion mehr gewährleistet ist (**Malperfusions-Syndrome**).

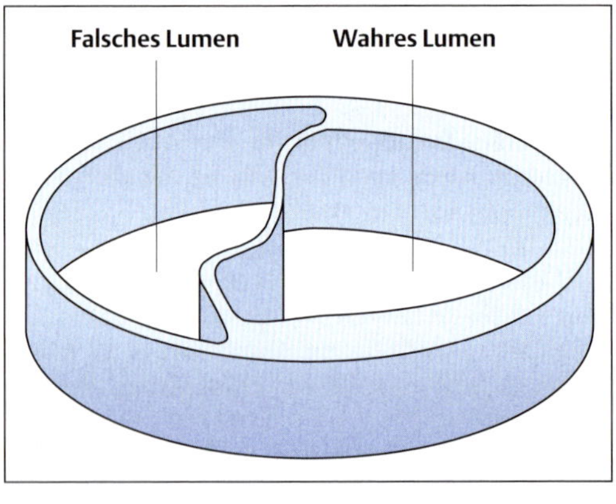

Abb. 3.31 Aneurysma dissecans.

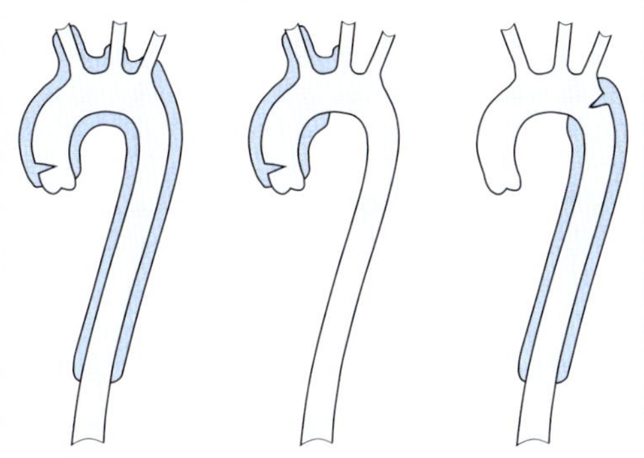

Abb. 3.32 Typen der Aortendissektion

Gelegentlich kommt es im distalen Anteil der Aorta zu einem erneuten Einriss, der von dem falschen Lumen in Richtung wahres Lumen fortschreitet (**„Reentry"**). In diesem Fall ist auch ein Blutfluss aus dem falschen Lumen gewährleistet. Häufig erfolgt hierbei auch eine Ausweitung des falschen Lumens und eine Komprimierung des wahren Lumens.

In einigen Fällen kommt es zu einer Thrombosierung des falschen Lumens und so zu einer Spontanheilung. Unter Umständen bleibt das falsche Lumen aber durchströmt, wobei abgehende Seitenäste in der Regel suffizient versorgt werden.

Ein Fortschreiten der Dissektion durch die Adventitia nach außen hat eine lebensbedrohliche Blutung zur Folge.

Am häufigsten tritt die Aortendissektion im Zusammenhang mit arteriosklerotischen Gefäßprozessen und **langjähriger arterieller Hypertonie** auf. Letztere führt zu einer Intimaverdickung, die zusammen mit sklerotischen Gefäßveränderungen der Vasa vasorum zu einer Ernährungsstörung und zu einem fibrotischen Umbau der Media führt. Eine aufgrund der arteriellen Hypertonie bestehende Ektasie der Aorta begünstigt hierbei das Auftreten einer Dissektion.

Auch eine angeborene Gefäßwandschwäche (z. B. Marfan-Syndrom, Ehlers-Danlos-Syndrom) kann in ursächlichem Zusammenhang mit einer Aortendissektion stehen. So ist beim **Marfan-Syndrom** die Aortendissektion eine wesentliche Ursache für Mortalität und Morbidität. Histologisch lassen sich hierbei die Zeichen einer zystischen Medianekrose nachweisen. Auch entzündliche Gefäßprozesse (Takayasu, Riesenzellarteritis) oder ein (Dezelerations-)Trauma können der Dissektion zugrunde liegen.

Morphologie und Klassifikation

Im Bereich der thorakalen Aorta beginnt die Dissektion meist dicht oberhalb der Aortenklappe und setzt sich von hier aus oftmals über die gesamte Aorta und die Aortenbifurkation hinaus nach antegrad fort.

Häufig beginnt die Dissektion aber auch am proximalen Anteil des Aortenbogens, da hier die Scherkraft am ausgeprägtesten ist. Sie kann sich dann nach antegrad in den deszendierenden oder nach retrograd in den aszendierenden Teil der Aorta fortsetzen. Die Dissektion kann aber auch im abdominellen Teil der Aorta descendens beginnen.

Nach **De Bakey** wird die Aortendissektion entsprechend ihrer Lokalisation, Prognose und Therapie in 3 Typen eingeteilt (Abb. 3.**32**):

- **Typ I:** Die Dissektion umfasst die Aorta ascendens, den Aortenbogen und die Aorta descendens.
- **Typ II:** Die Dissektion ist auf die Aorta ascendens beschränkt (Grenze: A. subclavia).
- **Typ III:** Die Dissektion ist auf die Aorta descendens beschränkt.

Geläufiger ist heute die **Stanford-Klassifikation**:

- **Typ A:** Die Aorta ascendens ist in die Dissektion mit einbezogen.
- **Typ B:** Die Dissektion ist auf die Aorta descendens beschränkt (Grenze: A. subclavia).

Die Prognose der Typ-A-Dissektion (Letalität 50 % in 2 Wochen) ist dramatisch schlechter als bei Typ-B-Dissektion (Letalität 10 % innerhalb von 4 Wochen). Die Prognose des intramuralen Hämatoms entspricht dabei in etwa dem der Dissektion.

Klinik

Leitsymptom der akuten Aortendissektion ist ein plötzliches, stärkstes, thorakales Schmerzereignis („Beilhieb", „Inneres Zerreißen"). Dieses kann retrosternal, links-, rechtsthorakal oder auch dorsal zwischen den Schulterblättern (meist Typ-B-Dissektion) lokalisiert sein. Charakteristisch, aber nicht zwingend erforderlich ist die Ausstrahlung nach distal entsprechend der Ausdehnung der Dissektion.

Das klinische Bild ist darüber hinaus sehr variabel, je nachdem, welche der aus dem Aortenlumen abgehenden Gefäße in den Dissektionsprozess involviert sind.

Eine neurologische Symptomatik (Hemiparesen, sensible oder motorische Ausfallserscheinungen) durch eine kritische Perfusionsminderung der hirn- oder rückenmarksversorgenden Arterien tritt in ungefähr 40 % der Fälle auf.

Der Abriss einer oder mehrerer Aortenklappentaschen führt zu einer hochgradigen, akuten Aortenklappeninsuffizienz bis hin zum kardiogenen Schock.

Die Ruptur der Aorta ascendens innerhalb des Perikardbeutels führt zu einer Perikardtamponade.

Eine Beteiligung der Koronararterien kann einen Myokardinfarkt verursachen. Nicht selten werden die Patienten unter dem Bild einer zunächst unklaren Synkope aufgenommen.

Eine Minderperfusion der Mesenterialarterien geht mit dem Bild des akuten Abdomens einher. Periphere arterielle Durchblutungsstörungen bis hin zum akuten arteriellen Verschluss können auftreten. Durch Okklusion der Nierenarterien kommt es zum akuten Nierenversagen.

Diagnostik

Bei der körperlichen Untersuchung können hypertensive oder hypotensive Blutdruckwerte vorliegen. Hinweisend für eine Aortendissektion sind Seitendifferenzen des Pulsstatus oder des peripheren Blutdrucks. In jedem Fall sollte daher eine Messung an beiden Armen und an den unteren Extremitäten erfolgen.

Ein neu aufgetretenes diastolisches Herzgeräusch muss in diesem Zusammenhang den Verdacht auf eine akute Aortenklappeninsuffizienz lenken.

Über der Lunge weisen ein abgeschwächtes Atemgeräusch und ein gedämpfter Klopfschall auf einen Pleuraerguss, eine Halsvenenstauung auf einen Perikarderguss hin.

Labor

Im Verlauf einer Aortendissektion kommt es vor dem Hintergrund einer abakteriellen Entzündungsreaktion häufig zu einem deutlichen Anstieg der Entzündungsparameter. Darüber hinaus dient die Labordiagnostik der Kontrolle eines Blutverlustes sowie als Hinweis auf eine Beteiligung von Organsystemen wie Nieren oder Darm.

EKG

Bei der akuten Aortendissektion ist das **EKG** zur Erkennung der Beteiligung der Koronararterien von Bedeutung. Es können Bilder wie bei einer Myokardischämie oder einem -infarkt entstehen. Darüber hinaus können Zeichen der Linksherzhypertrophie im Rahmen der arteriellen Hypertonie oder eine Niedervoltage bei Perikarderguss auffallen.

Röntgen-Thorax

Im **Röntgenbild des Thorax** kann eine Mediastinalverbreiterung oder ein neu aufgetretener Pleuraerguss auf eine Aortendissektion hinweisen, darüber hinaus sind unspezifische Veränderungen wie eine Aortenektasie, -elongation oder -sklerose erkennbar. Gelegentlich ist eine Doppelkonturierung der Aortenwand in der Nativaufnahme als Zeichen einer Dissektion erkennbar. Ein unauffälliges Röntgenbild des Thorax schließt eine thorakale Aortendissektion aber keinesfalls aus.

Echokardiographie

Mithilfe der **transthorakalen Echokardiographie** kann in erster Linie eine Aortenklappeninsuffizienz, ein Perikarderguss oder ein Pleuraerguss festgestellt werden. Auch lässt sich die Aorta ascendens beurteilen, ggf. auch der Aortenbogen. Während der Durchmesser der Aorta zuverlässig vermessen werden kann, gelingt die Darstellung einer Dissektionsmembran mit der transthorakalen Echokardiographie nicht regelmäßig.

Die **transösophageale Echokardiographie** erlaubt mit hoher Sensitivität und Spezifität die sichere Darstellung eines Wandhämatoms und einer Dissektionsmembran. Darüber hinaus ist im Bereich der thorakalen Aorta die Unterscheidung zwischen dem wahren und falschen Lumen, zwischen retrograder und antegrader Flussrichtung im falschen Lumen sowie auch eine Aussage über das Alter der Dissektion möglich. Aufgrund ihrer raschen Verfügbarkeit am Krankenbett, der kurzen Untersuchungsdauer und der sicheren Aussagemöglichkeit insbesondere im Bereich der Aorta ascendens und descendens gilt die transösophageale Echokardiographie bei der akuten Aortendissektion als bildgebendes Verfahren der Wahl.

Bei sicherem Nachweis einer Dissektion im Bereich der Aorta ascendens sollten therapeutische Maßnahmen im direkten Anschluss erfolgen, weitere bildgebende diagnostische Verfahren müssen nicht mehr durchgeführt werden. Von prognostisch besonderer Bedeutung ist eine Aussage über das Vorliegen eines Mediastinalhämatoms.

Sonographie

Sonographisch kann eine Dissektionsmembran im Bereich der Aorta abdominalis dargestellt werden. Auch eine abdominelle Blutung kann auffallen. Häufig lässt sich auch beurteilen, ob die Mesenterialgefäße aus dem falschen oder dem wahren Lumen der Aorta entspringen. Die Beziehung der hirnversorgenden Arterien zur Dissektion kann ebenfalls sonographisch abgeklärt werden.

CT und MRT

Mittels Computertomographie und Magnetresonanztomographie lässt sich die gesamte Aorta in Quer- und Längsschnitten darstellen. Eine genaue Analyse der oftmals komplexen Anatomie ist nach Kontrastmittelgabe möglich. Auch kleinere Hämorrhagien im Bereich des Mediastinums oder der Pleura sind sicher nachweisbar.

Insbesondere zur Beurteilung der unterhalb des Zwerchfells gelegenen Anteile der Aorta stellt die CT bzw. die MRT die Methode der Wahl dar. Der Nachteil der MRT ist bislang häufig noch die längere Untersuchungsdauer.

Die Durchführung einer Computertomographie ist bei vermuteter Dissektion oder zum Ausschluss einer Aortendissektion grundsätzlich immer indiziert, wenn die Durchführung einer transösophagealen Echokardiographie nicht möglich ist oder wenn diese nicht zu einer definitiven Klärung geführt hat.

Invasive Abklärung

Die Diagnose einer akuten thorakalen Aortendissektion mittels invasiver Verfahren ist heute im Hinblick auf die hohe Qualität der nichtinvasiven Verfahren nur noch selten angezeigt.

Bei Hinweisen für eine Beteiligung der Koronararterien kann eine selektive Koronarangiographie durchgeführt werden. Gegebenenfalls empfiehlt sich hierzu die Durchführung in der Technik nach Sones über die rechtsseitige A. brachialis.

Auch die Beteiligung aortaler Seitenäste wie Lumbal- oder Nierenarterien ist durch invasive Verfahren sicher beurteilbar.

Der Schweregrad einer Aortenklappeninsuffizienz kann zuverlässig bestimmt werden, falls die vorausgegangenen nichtinvasiven Untersuchungsverfahren hierüber keine sichere Aussage zuließen.

Differenzialdiagnosen

- Myokardinfarkt,
- Lungenembolie,
- Perikarditis,
- Pleuritis,
- hypertensive Krise,
- zerebraler Insult,
- Kostovertebralsyndrom,
- akutes Abdomen,
- peripher-arterielle Embolie,
- Nierenkolik.

Therapie

Therapie der akuten Aortendissektion

1. Neben **Allgemeinmaßnahmen** (Bettruhe, Analgesie, Sedierung) ist beim Verdacht auf eine akute Aortendissektion noch vor der Einleitung diagnostischer Maßnahmen die rasche und konsequente **Senkung des oft erhöhten Blutdrucks** vorrangiges Therapieziel. In erster Linie sind **Beta-Blocker** indiziert. Hierdurch wird nicht nur der Blutdruck, sondern auch die Kontraktilität gesenkt und damit das Fortschreiten der Dissektion verhindert. Anzustreben sind systolische Blutdruckwerte zwischen 100 und 120 mmHg. Ebenso gilt es, Blutdruckspitzen während der diagnostischen Maßnahmen, z. B. der transösophagealen Echokardiographie, zu vermeiden.

2. Beim Vorliegen eines **Pleura- oder Perikardergusses** und dem Verdacht auf eine zugrunde liegende Aortendissektion ist größte Zurückhaltung bei der Indikation zur Punktion geboten. Sie sollte nur bei einem vital bedrohlichen Ausmaß der Ergussbildung erfolgen, da es durch den Erguss zu einer „Selbst-Tamponade" der Blutung kommen kann.

3. Die weitere Therapie richtet sich nach der Lokalisation der Dissektion.

Bei einer Beteiligung der Aorta ascendens (Typ-A-Dissektion) ist die schnellstmögliche operative Sanierung anzustreben, da vitale Komplikationen sich in diesem Fall rasch entwickeln. Die frühzeitige Bereitstellung von Blutkonserven gilt hierbei als wichtige Maßnahme. Schon bei einem begründeten Verdacht auf eine Beteiligung der Aorta ascendens empfiehlt sich die frühzeitige Einbeziehung der herzchirurgischen Abteilung bzw. die Verlegung in ein Zentrum, das mit einer herzchirurgischen Klinik ausgestattet ist. Operativ wird ein Teil der Aorta ascendens reseziert und durch eine Dacronprothese meist unter Anwendung eines Kunststoffklebers ersetzt. Falls erforderlich, wird hierbei zusätzlich die Aortenklappe rekonstruiert oder eine Aortenklappenprothese implantiert, bei Beteiligung der Koronararterienabgänge werden diese reimplantiert.

Auch beim Vorliegen eines Wandhämatoms im Bereich der Aorta ascendens ist die rasche operative Sanierung anzustreben.

Bei einer Beschränkung der Dissektion auf die **Aorta descendens** wird (Typ-B-Dissektion) aufgrund der hohen operativen Komplikationsra- ▶

te und der günstigeren Prognose des Spontanverlaufs eine konservative Therapie angestrebt. Die operative Intervention ist nur bei therapierefraktären Schmerzen, einem Fortschreiten der Dissektion, Organkomplikationen wie z. B. ischämisch bedingtem Nierenversagen oder einer Blutung indiziert.

Therapie der chronischen Aortendissektion

Nach der Diagnose einer Aortendissektion im chronischen und nicht mehr symptomatischen Stadium ist die **Indikation zur Operation elektiv** zu stellen. Relevante Indikationen sind Ektasien der Aorta mit einem Durchmesser von mehr als 4 cm, eine zunehmende Aortenklappeninsuffizienz, Durchblutungsstörungen der unteren Extremitäten oder ein Fortschreiten der Dissektion. Zur Vermeidung von Ischämien, vorzugsweise von Extremitäten oder der Nieren, dient die invasive Fenestrierung der Dissektionsmembran und/oder Stentimplantation.

Bei einer **Spontanheilung** im Sinne einer Thrombosierung des falschen Lumens ohne wesentliche Einengung des wahren Lumens und bei ausreichendem Fluss im Bereich der relevanten aortalen Seitenäste besteht keine Indikation zur Operation.

Im weiteren Verlauf ist die **konsequente orale Blutdruckeinstellung** von wesentlicher Bedeutung.

Von schweren körperlichen Leistungen und plötzlichen Belastungssituationen im beruflichen und sportlichen Bereich muss abgeraten werden.

Regelmäßige Kontrolluntersuchungen, einschließlich bildgebender Verfahren, sind indiziert.

Prognose

Die unbehandelte Dissektion der Aorta ascendens hat eine Mortalität zwischen 80% und 90% innerhalb von drei Monaten, bei einem Wandhämatom in diesem Bereich beträgt die Letalität zwischen 70% und 80%, da ein hoher Anteil der Wandhämatome in eine klassische Dissektion oder Ruptur mündet. Die Frühletalität beträgt hierbei innerhalb der ersten 48 h nach der Diagnosestellung 30%.

Die chirurgisch sanierte Dissektion der Aorta ascendens hat eine gute Prognose, der größte Teil der Patienten lebt auch noch nach 5 Jahren.

Auch die konservative Therapie einer Dissektion im Bereich der Aorta descendens hat bei zufrieden stellender antihypertensiver Therapie eine gute Prognose.

3.14.3 Entzündliche Erkrankungen der Aorta

Definition und Epidemiologie

Die entzündlichen Erkrankungen der Aorta betreffen meistens die Aorta ascendens oder den Aortenbogen und führen zu einer Dilatation im betroffenen Bereich sowie gelegentlich zu einem Verschluss von Seitenästen der Aorta.

Die Aortitis ist eine seltene Erkrankung. Häufigste Ursachen sind Erkrankungen aus dem rheumatischen Formenkreis. So wird geschätzt, dass 1–4% der Patienten mit Morbus Bechterew entzündliche Veränderungen des Aortenklappenrings mit Beteiligung der Aortenwurzel aufweisen.

Dagegen stellt eine Aortitis im Rahmen einer Syphilis, die früher Ursache für bis zu 10% der kardiovaskulären Todesfälle war, heute eine Rarität dar.

Die Takayasu-Arteriitis betrifft vorwiegend junge Frauen asiatischer Herkunft.

Ätiologie/Pathogenese

Rheumatische Arteriitis

Über Aortitiden wird im Zusammenhang mit dem Morbus Bechterew, dem Reiter-Syndrom, der Psoriasis-Arthritis und dem Behçet-Syndrom berichtet. Betroffen sind vorwiegend der Aortenklappenring und die Aorta ascendens. Auf dem Boden einer Ringdilatation kommt es zu einer Aortenklappeninsuffizienz.

Bei bestehender Aortitis zeichnet sich die zugrunde liegende rheumatische Erkrankung durch einen schwerwiegenden Verlauf unter Einbeziehung multipler Organmanifestationen aus.

Histopathologisch findet man entzündliche Zellinfiltrate, eine Degeneration der elastischen Anteile der Aortenwand, eine subendotheliale Fibrose mit Intimaverdickung sowie eine Endarteriitis obliterans.

Takayasu-Arteriitis

Charakteristisch für die Takayasu-Arteriitis ist der Verschluss auch großer Seitenäste der Aorta.

Histopathologisch kennzeichnet sie vorwiegend eine Proliferation der Intima und Adventitia mit Verschluss der Vasa vasorum. Dies führt zu einer Lumeneinengung der Aorta und involvierter Seitenäste mit nachfolgender lokalisierter Ausbildung von Aneurysmen und Gefäßwandkalzifizierungen.

Die Erkrankung kann sich im gesamten Bereich der Aorta wie auch der Pulmonalarterie ausbilden.

Syphilis-Arteriitis

Von der Syphilis-Arteriitis, die eine Spätmanifestation der Lues darstellt, sind vorwiegend die Aortenwurzel und die proximale Aorta ascendens betroffen. Die initiale Läsion ist eine Endarteriitis obliterans der Vasa vasorum.

Die resultierende Gefäßwandschwäche führt zu einer aneurysmatischen Dilatation der Aorta ascendens mit Kalzifizierung und Gefahr der Ruptur.

Klinik

Vorherrschend sind Allgemeinsymptome wie Fieber, Gewichtsverlust und Leistungsschwäche.

Ein zunehmendes Aneurysma der Aorta ascendens kann durch Schmerzen auffallen, eine Aortenklappeninsuffizienz durch die Symptome der Herzinsuffizienz.

Typisch für die Takayasu-Arteriitis ist eine Claudicatio-Symptomatik der oberen oder unteren Extremitäten je nach betroffenem Gefäß.

Diagnostik

Laborchemisch ist neben den für die jeweilige Erkrankung spezifischen Parametern eine systemische Entzündungskonstellation nachweisbar.

Durch echokardiographische und invasive bildgebende Verfahren lässt sich eine Aortenklappeninsuffizienz sowie die Morphologie der Aorta sowie ihrer Seitenäste darstellen. Auch CT und MRT sind insbesondere durch die Möglichkeiten einer Gewebsanalyse in den betroffenen Bereichen der Aorta sehr hilfreich.

! Vor dem Hintergrund einer Aortenklappeninsuffizienz, echokardiographisch nachweisbaren Veränderungen des Aortenklappenringes, einer laborchemischen Entzündungskonstellation und Fieber ist die **Differenzialdiagnose** einer **infektiösen Endokarditis** wichtig.

Therapie

Vorherrschend ist zunächst die **kausale Therapie der jeweiligen Erkrankung**, wie die antibiotische Therapie einer Syphilis oder die immunsuppressive Therapie der rheumatischen Erkrankungen oder der Takayasu-Arteriitis.

Eine hochgradige Aortenklappeninsuffizienz sowie ein symptomatisches oder rupturgefährdetes Aneurysma der Aorta ascendens machen ebenso wie ein Verschluss wichtiger Seitenäste der Aorta eine **operative Intervention** notwendig. Diese Eingriffe sind oftmals risikoreicher als bei einem Aneurysma arteriosklerotischer Genese, da die Anastomosierung der systemisch erkrankten Aorta technisch schwieriger ist.

4 Angiologie

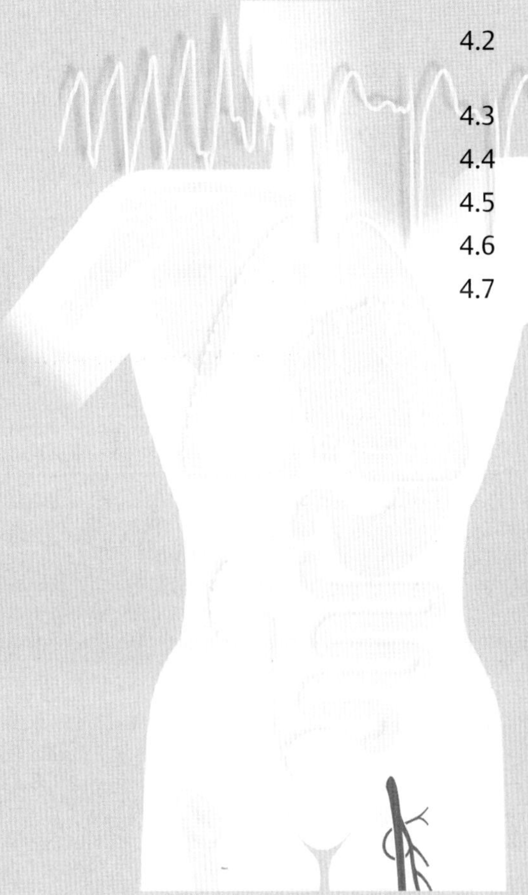

4 Angiologie

S. Schellong
(Frühere Bearbeitung: A. Scheffler, H. Rieger)

4.1 Arterielle Verschlusskrankheit der Beine

4.1.1 Chronische periphere arterielle Verschlusskrankheit

Definition

Der Begriff periphere arterielle Verschlusskrankheit (pAVK oder **AVK**) bezeichnet im weiteren Sinne stenosierende und okkludierende Prozesse der extremitätenversorgenden Arterien. Im engeren Sinne wird darunter die chronische Atherosklerose der Becken- und Beinarterien verstanden.

Pathogenese und Pathophysiologie

Die **obliterierende** Atherosklerose stellt mit fast 90% die häufigste, die isoliert **dilatierende** (Aneurysmakrankheit) mit nur ca. 2% eine seltene Ursache der AVK dar. Eine **dilatierend-obliterierende** Mischform kommt hingegen häufiger vor (ca. 5%).

Für die Manifestation der Atherosklerose am peripheren Arteriensystem werden die üblichen kardiovaskulären **Risikofaktoren** verantwortlich gemacht, allerdings in einer speziellen Gewichtung:

- **Zigarettenrauchen:** Raucher ohne zusätzlichen Risikofaktor weisen in Abhängigkeit von der Anzahl der täglich konsumierten Zigaretten ein ca. 1,5- bis 3fach erhöhtes Risiko auf, an einer AVK zu erkranken.
- **Diabetes mellitus:** Diabetiker entwickeln 2- bis 3-mal häufiger eine AVK als Nichtdiabetiker. Diese befällt zudem vorwiegend die distalen Gefäßprovinzen des Unterschenkels und Fußes.
- **Hypercholesterinämie:** Erhöhte Cholesterinwerte spielen offenbar für die Manifestation einer AVK auf aorto-iliakaler Ebene als Kofaktor des Rauchens eine größere Rolle als im femoro-poplitealen Segment (Risikoerhöhung um den Faktor 1,5).
- **Arterielle Hypertonie:** Die arterielle Hypertonie hat für die AVK einen geringeren Stellenwert als für die Manifestation einer zerebrovaskulären Durchblutungsstörung (Risikoerhöhung um den Faktor 1,5).
- **Hyperinsulinämie:** Statistische Analysen haben angedeutet, dass Patienten mit erhöhten C-Peptidspiegeln ein erhöhtes kardiovaskuläres Risiko besitzen. Dabei kommt der peripheren Insulinresistenz im Rahmen des metabolischen Syndroms eine besondere Bedeutung zu.
- **Sonstige**: Erhöhte Spiegel an **Fibrinogen, Homozystein** und **Lipoprotein-α** sollen ebenfalls unabhängige Risikoindikatoren für die Entwicklung einer AVK darstellen.

Eine Kombination verschiedener Risikofaktoren vervielfacht dabei die Wahrscheinlichkeit einer peripheren Durchblutungsstörung. Eine Person mit drei Risikofaktoren unterliegt etwa dem 6fachen Risiko, an einer AVK zu erkranken.

Neben der Atherosklerose findet man – eher bei jüngeren Patienten – als seltene Ursachen einer AVK (in zusammen weniger als 10%):

- Embolien,
- entzündliche Gefäßerkrankungen (Vaskulitiden),
- degenerative Gefäßerkrankungen (fibromuskuläre Dysplasie, zystische Adventitiadegeneration, Pseudoxanthoma elasticum),
- Gefäßtraumen und Kompressionssyndrome,
- chemische und physikalische Schädigungen (z. B. Ergotaminmissbrauch, Zytostatika, Bestrahlungen).

Der **chronische Arterienverschluss** entwickelt sich langsam über eine zunächst stenosierende Lumeneinengung auf der Basis eines zumeist atherosklerotischen Gefäßwandprozesses. So bleibt in der Regel genügend Zeit für die Entwicklung eines Kollateralkreislaufs, der eine unmittelbare Extremitätengefährdung verhindert.

Chronische Arterienverschlüsse entwickeln sich zu 90% an den unteren und nur zu 10% isoliert an den oberen Extremitäten. Der Befall der Beinstrombahn betrifft das Becken in 35%, den Oberschenkel in 50% und den Unterschenkel mit Fuß in 15%. Im Bereich der Arme dominiert die peripher-akrale Lokalisation mit 70%.

Ein arterielles Strombahnhindernis führt zu **Makro- und Mikrozirkulationsstörungen** in den stromabwärts gelegenen Extremitätenbezirken.

Auf **makrozirkulatorischer Ebene** fällt der arterielle Perfusionsdruck in Abhängigkeit von der Funktionsfähigkeit des Kollateralkreislaufes entlang des Strombahnhindernisses ab.

Bei einer in Ruhe ausreichenden Kompensation zeigt sich die Einschränkung der muskulären Durchblutungsreserve erst unter Arbeitsbedingungen.

Im Falle einer kritischen Dekompensation hingegen reicht der postokklusive Restdruck nicht mehr aus, um den Ruhestoffwechsel der v. a. akralen Hautbezirke aufrechtzuerhalten. Ein kritischer Druckabfall liegt dann vor, wenn der periphere Perfusionsdruck bereits in Ruhe weniger als 50 mmHg beträgt.

Der transkollaterale Druckabfall ergibt sich aus der Relation von peripherem zu kollateralem Widerstand. Daraus folgt, dass der flussadaptierten Erweiterung der Kollateralen im Falle einer peripheren Vasodilatation etwa unter Muskelarbeit eine wichtige Rolle zukommt. Physiologischerweise regen hohe Perfusionsraten ein Kaliber- und Längenwachstum der Kollateralgefäße an.

Als Folge der limitierten Transportkapazität und der von proximal nach distal abnehmenden arteriovenösen Druckgradienten entwickeln sich je nach hämodynamischer Kompensation nur unter Belastung bzw. bereits in Ruhe Umverteilungsphänomene auf verschiedenen Perfusionsebenen („Steal"-Effekte: Fuß → Wade, Haut → Muskel etc.).

Auf **mikrozirkulatorischer Ebene** nimmt die Bandbreite der lokalen arteriolären Durchblutungsregulation mit sich verschlechternder hämodynamischer Kompensation immer weiter ab, bis schließlich bei maximaler Weitstellung der Arteriolen anstelle einer widerstandsregulierten eine rein druckpassive Gewebeperfusion vorliegt. In dieser Situation ist die Reservekapazität zur Anpassung an Belastungssituationen verloren gegangen. Die chronische Ischämie führt auch zu einer pathologischen Permeabilitätssteigerung der transkapillaren Austauschstrecke und einer Abnahme der Kapillardichte. Plasmaviskositätssteigerungen um ca. 10 % sowie eine erhöhte Erythrozytenaggregationsneigung als Folge erhöhter Spiegel an Akute-Phase-Proteinen (v. a. Fibrinogen) treten hinzu.

Epidemiologie

Die Angaben zu **Inzidenz und Prävalenz** der AVK schwanken in Abhängigkeit von den verwendeten Untersuchungsmethoden und dürften sich mit der Weiterentwicklung sensitiverer nichtinvasiver Untersuchungsverfahren verändern.

- Gegenwärtig wird die jährliche **Inzidenz** der asymptomatischen AVK auf ca. 12 und die der symptomatischen Form auf ca. 4 pro 1000 Einwohner im Alter über 35 Jahre geschätzt. Sie steigt mit der Anzahl der Risikofaktoren. So erkrankten in einem Zeitraum von 5 Jahren etwa 10 % der Personen mit drei Risikofaktoren an einer AVK gegenüber nur 2 % ohne Risikofaktor (Basler Studie II/III).
- Die **Prävalenz** der AVK nimmt mit dem Alter zu und liegt zwischen 5 – 20 pro 1000.

Klinik

Die klinische Einordnung des Schweregrades der AVK entsprechend der Stadieneinteilung nach Fontaine (Tab. 4.**1**) liefert die Grundlage für die spätere Therapieplanung. In der Praxis übliche Unterteilungen der einzelnen Stadien dienen dem Zweck, die differenzialtherapeutischen Entscheidungen an den Einzelfall anpassen zu können.

- **Claudicatio intermittens** (Stadium II)
  - Unter Belastung kommt es zu einer Minderversorgung der durchblutungsgestörten Muskulatur eine Etage unterhalb des Strombahnhindernisses. Claudicationsbeschwerden (Schmerzen, Ermüdung, Steifigkeit der Muskulatur) können

Tabelle 4.**1** Stadieneinteilung nach Fontaine

Stadium nach Fontaine	Klinik
I	Asymptomatisches Strombahnhindernis
II	**Claudicatio intermittens**, belastungsabhängiger Schmerz • IIa: Patient kommt mit seiner Gehstreckeneinschränkung zurecht • IIb: Patient kommt mit seiner Gehstreckeneinschränkung nicht zurecht • (kompliziertes II): traumatische, sekundär nicht heilende akrale Läsion
III	**Ischämische Ruheschmerzen** • III: nächtliche Ruheschmerzen (zumeist lageabhängig)
IV	**Ischämische Gewebsnekrose** • akrale Gangrän, trocken oder feucht

Tabelle 4.**2** Mögliche Schmerzlokalisationen je nach betroffenen Gefäßabschnitten

Strombahnhindernisse	Mögliche Schmerzlokalisationen
Aorta, A. iliaca communis	Gesäß, Oberschenkel, Wade
A. iliaca interna	Gesäß
A. iliaca externa, A. femoralis communis, A. femoralis superficialis, A. poplitea, proximale Unterschenkelarterien	Wade, selten Fuß
Unterschenkelarterien	Fußsohle

daher beim Beckentyp in Gesäß- und Oberschenkel, beim Oberschenkeltyp in der Wade, sowie beim peripheren Typ im Fuß auftreten (Tab. 4.**2**).
- Charakteristischerweise sind Claudicationsbeschwerden reproduzierbar, nehmen an Steigungen und bei höherem Schritttempo zu und weisen eine kurze Abklingzeit auf. Im Gegensatz zu orthopädisch begründeten Schmerzen bewirken Schonhaltungen keine Linderung.
- Die verbliebene schmerzfreie bzw. maximale Gehstrecke hängt wesentlich von der Lokalisation und Kollateralisation der Obstruktionen ab und variiert mit der Belastungsart und -intensität. Je weiter proximal die Gefäßläsionen liegen, desto größer wird die Spannweite des Perfusionsdruckabfalls zwischen Ruhe- und Belastungsphase. So werden mittelgradige Stenosen der infrarenalen Aorta oder proximalen Beckenarterien mitunter erst an Steigungen klinisch wirksam.

▸ **Ruheschmerzen** (Stadium III)
- Ischämische Ruheschmerzen treten typischerweise nachts in den Akren während der horizontalen Lagerung der Extremität auf. Der vorherrschende Vagotonus induziert während der nächtlichen Ruhephase über einen systemischen Blutdruckabfall und die Redistribution der Extremitätenperfusion von distal nach proximal eine Mangelperfusion der Füße und Zehen („letzte Wiese"). Die Skala der Beschwerden reicht von milden Dysästhesien und Berührungsempfindlichkeit bis hin zu unerträglichen Ruheschmerzen.
- Lassen sich die Beschwerden durch Beintieflagerung oder Umhergehen bessern, so spricht dies für eine noch erhaltene orthostatische Redistributionsreserve der Gesamtdurchblutung zugunsten der Akren.

▸ **Periphere Gewebsläsionen** (Stadium IV)
- Die akralen Ulzerationen entstehen spontan im Anschluss an eine Episode stärkster Ruheschmerzen als Folge einer insuffizienten Ruhedurchblutung. Die palpatorisch kühle Haut weist auch makroskopisch oft Zeichen einer schweren Durchblutungsstörung in Form livider Staseareale und petechialer Blutungen auf. Ischämiebedingte Ulzerationen verlaufen ohne Revaskularisation zumeist progredient. Die ischämischen Schmerzen sprechen schlecht auf Analgetika an. Die apparativen hämodynamischen Messgrößen sind mit einer kritischen Ischämie vereinbar. Derartige Läsionen können auch von Mikrotraumen ausgehen.

! Die Stadien III und IV werden unter dem Begriff der „**kritischen Extremitätenischämie**" zusammengefasst. Der Begriff ist elementar wichtig, da er die kurzfristige Gefährdung der Extremität anzeigt.

Von den Gewebsdefekten bei kritischer Extremitätenischämie ist das sog. „komplizierte Stadium II" abzugrenzen: Hierbei handelt es sich um akrale Hautläsionen, die durch ein Bagatelltrauma entstanden sind. Die begleitende (nicht ursächliche) Durchblutungsstörung führt über die herabgesetzte Hyperämiereserve jedoch zu einer gestörten Wundheilung, deren Ausmaß mit der hämodynamischen Kompensation des Verschlussleidens korreliert. Die betroffenen Patienten litten vor dem Auftreten der Läsion nicht an Ruheschmerzen, sondern lediglich an einer Claudicatio. Gelegentlich erinnern sie sich an das Trauma.

Diagnostik

Diagnostische Maßnahmen an den peripheren Arterien haben zum Ziel:
- eine arterielle Verschlusskrankheit nachzuweisen bzw. auszuschließen, sowie
- arterielle Strombahnhindernisse in ihrer Morphologie (Stenose vs. Verschluss) zu charakterisieren, und
- ihre hämodynamische Wirksamkeit zu erfassen, und schließlich
- die Dringlichkeit eines revaskularisierenden Eingriffs festzulegen.

Sie folgen einem diagnostischen Stufenschema:
- zunächst Anamnese, körperliche Untersuchung, Belastungsuntersuchung, Knöcheldruckmessung,
- dann ggf. Zusatzmethoden (Stufenoszillographie, akrale Lichtplethysmographie, $tcpO_2$-Messung)
- schließlich bildgebende Verfahren (Duplex-Sonographie, DSA, MR-Angiographie).

Die **Anamnese** erfasst die vaskulären Risikofaktoren sowie andere Manifestationen der Atherosklerose (Herz, Gehirn). Belastungsabhängige Beschwerden müssen nach Zeitraum des Bestehens, Intensität im Langzeitverlauf, Lokalisation, sowie Grad der Belastung bis zum Auftreten charakterisiert werden. Die Beeinträchtigung im Alltag ist für spätere Therapieentscheidungen wesentlich. Ruheschmerzen sind in ihrer Lokalisation, Intensität und Lagerungsabhängigkeit, akrale Ulzerationen in ihrer Genese und ihrem Verlauf zu charakterisieren.

Die **klinische Untersuchung** umfasst:
- Die **Inspektion** der Extremitäten auf Störungen des Nagelwachstums oder der Behaarung, Stasezeichen und Ulzerationen. Die Interdigitalräume müssen einzeln eingesehen werden.
- Die **Pulspalpation** im Seitenvergleich an der oberen und unteren Extremität (A. subclavia, A. brachialis, A. radialis und ulnaris; A. femoralis communis, A. poplitea, A. tibialis posterior, A. dorsalis pedis). Der Pulstastbefund sollte Angaben über die Pulsqualität enthalten (normal – abgeschwächt – fehlend).
- Die **Auskultation der Beinstrombahn** in der Region zwischen Bauchnabel und Kniekehle (supraaortale Arterien s. o.). Strömungsgeräusche im Bereich der Iliakal- bzw. der Femoralarteriengabelung können stets aus verschiedenen Gefäßästen stammen. In jedem Fall belegt ein Strömungsgeräusch, dass das betreffende Gefäßsegment nicht verschlossen ist.
- Zwei Belastungsuntersuchungen geben weiteren Aufschluss:
  - Die **Laufbandergometrie** wird unter standardisierten Bedingungen durchgeführt (3 km/h, 12 % Steigung). Sie erlaubt die für die Differenzialdiagnose wichtige qualitative Charakterisierung der Beschwerden, sowie im Verlauf deren Quantifizierung.
  - Die **Lagerungsprobe nach Ratschow** untersucht die Kompensation arterieller Strombahnhindernisse. Nach einer 2-minütigen Beinhochlagerung in Rückenlage mit kreisenden Fußbewegungen wird der Bluteinstrom im Unterschenkel- und Fußbereich mit der zugehörigen Venenfüllung beobachtet, der beim Gesunden nach ca. 5 – 7 Sekunden einsetzt. Eine verzögerte und dafür verlängerte, eventuell zyanotisch wirkende Rötung spricht für eine schlechte Kollateralisation.
- Bei Ulzerationen und Gangrän muss ein **Wundabstrich** für das **Antibiogramm** abgenommen werden, um die antibiotische Therapie steuern zu können. Die **Röntgenaufnahme** des Fußes klärt die Frage nach einer Knochenbeteiligung.

Apparative Untersuchungsverfahren (Tab. 4.**3**) dienen der Objektivierung einer peripheren arteriellen Durchblutungsstörung und ihrer Ursachenabklärung.

Tabelle 4.**3** Lokalisationsdiagnostik und Beurteilung der hämodynamischen Kompensation

Messung der systolischen Knöchelarteriendrücke	Die A. tibialis posterior und A. dorsalis pedis werden mit einer unidirektionalen Doppler-Sonde (8 MHz) aufgesucht. Die Druckmessung erfolgt dann mit einer gewöhnlichen Blutdruckmanschette, die oberhalb der Knöchelregion platziert wird. Die Referenzmessung wird über der A. brachialis an beiden Armen vorgenommen. Üblicherweise liegt der systolische Knöchelarteriendruck um ca. 5 bis 20 mmHg über dem Systemdruck. In der Praxis werden die absoluten peripheren Druckwerte bei normotoner Blutdrucklage bevorzugt, Druckquotienten dienen nur interindividuellen Vergleichen. Die klinische Beurteilung der hämodynamischen Kompensation orientiert sich an folgendem Schema: • > 80 mmHg – befriedigend • 60 – 80 mmHg – ausreichend • < 50 – 60 mmHg – mangelhaft bis kritisch. Die Knöchelarteriendruckmessung kann mit einem Belastungstest kombiniert werden. Hierzu werden 30 Zehenstände ausgeführt und Druckmessungen vor und 1 Minute nach der Arbeit vorgenommen. Bei Gefäßgesunden fällt der Knöchelarteriendruck nicht unter 90 % des Systemdrucks ab.

Tabelle 4.3 Fortsetzung

Bidirektionale cw-Doppler-Sonographie	Mit einer bidirektionalen Doppler-Sonde (4 MHz, 8 MHz) können die arteriellen Flusskurven in der Ellenbeuge, über dem Unterarm, in der Leiste, der Kniekehle und in Knöchelhöhe bzw. über dem Fußrücken aufgezeichnet werden. Der Messstelle vorgeschaltete arterielle Strombahnhindernisse lassen sich anhand des akustischen Signals und der analogen Registrierung identifizieren (Verlust der Rückflusskomponente, Dämpfung des systolischen Signalanstiegs).
Mechanische oder elektronische Mehretagen-Oszilligraphie	Die Volumenpulskurven werden bei definierten Anpressdrücken zwischen 60 und 180 mmHg mittels pneumatischer Manschetten am proximalen und distalen Oberschenkel, am proximalen und distalen Unterschenkel sowie an Fußrücken und -sohle abgeleitet. Bewertet wird die Druckstufe mit den maximalen Oszillationen (oszillographischer Index) sowohl hinsichtlich ihrer Lage im Seitenvergleich als auch ihrer Verschiebung entlang einer Extremität. Ähnlich werden auch die Oszillationsamplituden verglichen. Die Methode liefert Informationen über das Vorhandensein, die Lokalisation und die globale Kompensation arterieller Strombahnhindernisse. Die Belastungsoszillographie nach Kniebeugen (aorto-iliakale Obstruktionen) und Zehenständen (femoro-popliteale und krurale Obstruktionen) erfolgt mit der Manschettenposition am distalen Unterschenkel bei der dem oszillographischen Index entsprechenden Druckstufe. Die deckt mitunter in der Ruheoszillographie nicht erkennbare mittelgradige Stenosen auf und liefert anhand der Zeit bis zur Rekonstituierung der Ruheoszillographieamplituden nach Belastung gute Aussagen über die Belastungskompensation.
Venenverschluss-plethysmographie	Die VVP erlaubt eine quantitative Messung der Extremitätendurchblutung in $ml \times min^{-1} \times 100\ ml^{-1}$. Für die Diagnostik ist ein Hyperämietest erforderlich, da sich die AVK-Patienten und Gefäßgesunde anhand der Ruhedurchblutung häufig nicht unterscheiden lassen. Da die Methode weder eine Höhenlokalisation der Obstruktion erlaubt noch zwischen Verschluss und Stenose zu differenzieren vermag, liefert sie in der Praxis neben den Doppler- und Oszillographieverfahren keine relevanten zusätzlichen Informationen.
Akrale elektronische Oszillographie	Die elektronisch verstärkte Oszillographie eignet sich aufgrund ihrer höheren Empfindlichkeit insbesondere zur Ableitung der Volumenpulskurven an Fingern und Zehen. Temperatureffekte und Sympathikotonus spielen eine große Rolle, sodass eine Aufwärmphase der Akren der Messung vorangehen muss. Beurteilt werden Amplituden, Anstiegszeiten und Kurvenform im Vergleich zur Gegenseite sowie zu den benachbarten Fingern. Pathologische Befunde (Verlust der dikroten Pulsform, intraindividuelle Amplitudenreduktionen um ca. 35 %, verzögerte Gipfelzeiten) resultieren aus vorgeschalteten Obstruktionen oder aus Digitalarterienverschlüssen, die mit der Methode aufgespürt werden sollen.
Transkutane Sauerstoffpartialdruckmessung ($tcpO_2$)	Indirekte Erfassung des lokalen mikrovaskulären Blutflusses mit einer O_2-sensitiven Platinelektrode bei einer Elektrodentemperatur von 44 °C. Die Registrierung erfolgt zumeist am Vorfuß. Die Methode dient bei einer schlecht kompensierten AVK der weitergehenden Abklärung einer kritischen Ischämie im Akralbereich. Die Messung soll am liegenden und sitzenden Patienten vorgenommen werden. $tcpO_2$-Werte von unter 10 mmHg in horizontaler und unter 45 mmHg in aufrechter Position sind prognostisch ungünstig.

Tabelle 4.**4** Bildgebende Diagnostik bei chronischen peripheren arteriellen Verschlüssen

Konventionelle und farbkodierte Duplex-Sonographie	Die Kombination aus B-Bild und im interessierenden Gefäßsegment abgeleitetem Doppler-Signal liefert Informationen über Plaquemorphologie, Stenosegrad usw. Auch Aneurysmen lassen sich im B-Bild in verschiedenen Achsen vermessen. Die zusätzliche Farbkodierung des Blutflusses erleichtert das Auffinden der Arterien und die Identifizierung von Stenosen und Verschlüssen. Unter Berücksichtigung des Beschallungswinkels können Flussgeschwindigkeiten errechnet werden. Die Duplex-Sonographie sollte in der Praxis zur gezielten Untersuchung einzelner Gefäßsegmente eingesetzt werden: • Abklärung und Verlaufskontrolle eines Aneurysmas • hämodynamische Wirksamkeit einer Stenose • Verschlusslokalisation und -länge • Prüfung der Möglichkeit einer Angioplastie • Nachkontrollen nach Angioplastie oder Operation.
Konventionelle Angiographie und digitale Subtraktionsangiographie (DSA)	Vor jeder Angiographie sollte anhand der Befunde und der klinischen Verdachtsdiagnose eine konkrete Fragestellung formuliert werden. Die Kontrastmittelapplikation kann über einen transfemoralen oder transbrachialen venösen oder arteriellen Zugang vorgenommen werden, die Bildgebung konventionell oder digital nach Subtraktion erfolgen. Die geeignete Angiographietechnik hängt von der zu untersuchenden Gefäßregion ab. Weit peripher gelegene Strombahnhindernisse (Füße und Zehen, Hände und Finger) verlangen eine intraarterielle KM-Gabe in Verbindung mit einem Vasodilatator (Pharmakoangiographie, z. B. 5 mg Nitroglycerin i.a.). Eine Angiographie sollte angefertigt werden • als Übersicht vor einer invasiven Therapie, • vor und nach Lysetherapie, • bei unklarer Ätiologie eines Verschlusses, • in diagnostischen Zweifelsfällen mit praktischer Relevanz, • bei gutachterlichen Fragestellungen. Als Variante bei der Abklärung gefäßrekonstruktiver Optionen ermöglicht die intraarterielle DSA in Feinnadelpunktionstechnik die komplette Darstellung der Arterien eines Beines von der Aortenbifurkation bis zum Fuß mit einem minimalen Punktionstrauma und KM-Verbrauch.
CT-Angiographie (Spiral-CT)	Die Methode hat einen Stellenwert in der Diagnostik von Aneurysmen und Dissektionen, insbesondere der aorto-iliakalen Achse.
Magnetresonanzangiographie (MRA)	Die Gefäßdarstellung gelingt mit der „Time of Flight"-, der „Phasenkontrast"-Methode oder mit intravenösem Kontrastmittel. Probleme sind die Überschätzung des Stenosegrades und die fehlende Darstellung von Gefäßkalk. Der wesentliche Vorteil liegt in der fehlenden Invasivität, sodass niereninsuffiziente Patienten und solche mit schwerer KM-Unverträglichkeit ebenfalls untersucht werden können.

Bildgebende Verfahren (Tab. 4.**4**) dienen der Therapieplanung und zur Therapiekontrolle nach invasiven Eingriffen. Zu rein diagnostischen Zwecken werden sie nur in Ausnahmefällen eingesetzt (z. B. Verschlüsse distal der Knöchelregion, Fingerarterienverschlüsse, gutachterliche Fragestellungen). Verlaufsbeobachtungen arterieller Aneurysmen sowie die Ursachenabklärung akuter Verschlüsse (V. a. Embolie, Kompressionssyndrom etc.) stellen ebenfalls gängige Indikationen dar.

Differenzialdiagnostik

- Belastungsabhängige Beinbeschwerden
  - chronische venöse Insuffizienz („Claudicatio venosa"),
  - enger Spinalkanal („Claudicatio nervosa"),
  - Arthrose,
  - Wurzelreizsyndrom.
- Ischämische Ruheschmerzen
  - Polyneuropathie,

- Wurzelreizsyndrom,
- Entzündungsschmerz bei peripheren Ulzerationen,
- lagerungsabhängig schmerzhafte Arthrosen.

Therapie

Allgemeine Grundsätze

Die Therapieziele der AVK orientieren sich am klinischen Stadium. In allen Stadien ist die Basistherapie die Kontrolle der kardiovaskulären Risikofaktoren. Bei symptomatischer Atherosklerose erweitert sich die Basistherapie um Thrombozytenfunktionshemmer zur Senkung der Rate an Herzinfarkt, Schlaganfall und kardiovaskulärem Tod. Bei kritischer Extremitätenischämie zählen zur Basistherapie Schmerzbehandlung und Wundversorgung. Im Stadium II müssen alle rekanalisierenden Maßnahmen streng nach ihrem Risiko-Nutzen-Verhältnis abgewogen werden, da sie der Verbesserung der Lebensqualität dienen. Bei kritischer Extremitätenischämie soll das therapeutische Rüstzeug voll ausgeschöpft werden, da es um den Extremitätenerhalt geht.

Basisbehandlung

1. **Progressionsprophylaxe** der AVK durch Kontrolle der Risikofaktoren:
- Rauchen einstellen, evtl. Raucherentwöhnungstraining und Nikotinpflaster bei kooperativen Patienten,
- adäquate Therapie eines Diabetes mellitus, einer arteriellen Hypertonie, einer Hypercholesterinämie.
- bei symptomatischer AVK ist die Gabe von Thrombozytenfunktionshemmern indiziert (z. B. Acetylsalicylsäure 100 mg 1 × tgl.), um die Rate an atherothrombotischen Ereignissen (akutes koronares Syndrom, plötzlicher Herztod, Schlaganfall) zu senken.

2. **Fußprophylaxe** je nach hämodynamischer Kompensation, bei Patienten mit Diabetes obligatorisch und mit Schulung:
- gut passendes Schuhwerk,
- regelmäßige Fußinspektion durch Patienten oder Angehörige,
- nicht traumatisierende Fußpflege.

3. **Wundversorgung** von Gewebsdefekten. Diese ist bei Patienten mit Diabetes ungleich aufwendiger als bei Patienten ohne Diabetes. Die Maßnahmen sind:
- Entlastung der Wunde. Meist ist Bettruhe erforderlich, manchmal können druckentlastende Verbandsschuhe verordnet werden.
- Wundreinigung. Hierzu sind mechanische und enzymatische Maßnahmen geeignet.
- Bekämpfung der Wundinfektion. Jede klinisch fassbare lokale Infektion muss antibiotisch behandelt werden, zunächst empirisch, nach Erhalt des Antibiogramms aber gezielt.
- Granulations- und Epithelisierungsförderung. Hierzu dient die Abdeckung mit Materialien, die das physiologische Wundmilieu erhalten (hydrokolloide Verbände).

4. **Schmerzbehandlung** bei kritischer Extremitätenischämie nach etablierten Stufenschemata:
- Nichtopioide Analgetika, ggf. plus Antidepressiva.
- Opioide, am ehesten mit transdermaler Applikation. Diese können bei Bedarf mit nichtopioiden Analgetika oder oralen Opioiden kombiniert werden.
- Gelegentlich wird zur Überbrückung auch die Schmerzausschaltung über einen Periduralkatheter erforderlich. Im chronischen Verlauf kann ein Neurostimulator erwogen werden.

Radiologisch-interventionelle Maßnahmen

Für eine **Ballonangioplastie (PTA)** der peripheren Arterien eignen sich kurzstreckige Stenosen und Verschlüsse (bis 5 cm, maximal 10 cm Länge), die mit dem Katheter gut erreicht werden können. Der primäre technische Erfolg hängt von der Morphologie, aber auch von den technischen Möglichkeiten und der persönlichen Erfahrung der Behandler ab. Eine grundsätzliche Übersicht gibt Tab. 4.**5**. Der mittelfristige Erfolg wird von der durch Intimahyperplasie hervorgerufenen Restenose bestimmt, der Langzeiterfolg von der Rezidivstenose und der Progression der Grunderkrankung. Die 5-Jahres-Offenheitsraten betragen für die Beckenstrombahn ca. 85 % und für die Oberschenkelstrombahn ca. 65 %.

▶

Tabelle 4.5 Übersicht zum Einsatz der Ballonangioplastie

Klinisches Stadium	Beckenetage	Oberschenkeletage	Unterschenkeletage
Stadium II	Stenosen, Verschlüsse bis zu 10 cm (Stent erforderlich)	Stenosen, Verschlüsse bis zu 15 cm	nur in Ausnahmefällen ohne proximales Hindernis
Kompliziertes Stadium II	wie Stadium II	wie Stadium II, zusätzlich auch längere Verschlüsse	einfach angehbare Stenosen und Verschlüsse an der proximalen Wade
Stadium III/IV	wie Stadium II	alle kathetertechnisch angehbaren Hindernisse (Zugang und periphere Wiederauffüllung sind erforderlich)	Ziel ist mindestens *eine* bis zum Fuß durchgängige Unterschenkelarterie

Die **Implantation ballon- oder selbstexpandierender Stents** verbessert die Primärergebnisse der PTA hauptsächlich im Bereich der Beckenarterien und erlaubt eine Kathetertherapie auch bei Patienten, die ansonsten einer Operation zugeführt werden müssten (Beckenarterienverschlüsse und -dissektionen, PTA-refraktäre Stenosen). Die Ergebnisse der Stentimplantation im femoro-poplitealen Abschnitt sind enttäuschend, sodass sie hier nur in Fällen mit einer kritischen Zirkulationsstörung ohne Erfolg versprechende chirurgische Maßnahme oder zur Behandlung eines akuten Gefäßverschlusses bei konventioneller PTA („bail-out-stenting") zum Einsatz kommen sollten.

Komplikationen betreffen die Punktionsstelle (Hämatom, Verschluss), den PTA-Bereich (Dissektion, Perforation) und den Ausstrom (Embolie). Global treten gravierende Nebenwirkungen in ca. 5% auf, in ca. 2% wird eine Operation erforderlich.

Eine regelmäßige **Nachkontrolle** insbesondere innerhalb des ersten Jahres ist erforderlich, um Rezidive im Stentbereich rechtzeitig zu erkennen und einer Reintervention zuzuführen. Im Bereich der Beckenarterien lassen sich für komplexe Strombahnhindernisse durch Stentimplantation und ggf. Reinterventionen 5-Jahres-Offenheitsraten von ca. 80% erzielen.

Eine **kathetergeführte Lyse mit Aspirationsembolektomie** kommt in erster Linie bei der kritischen Ischämie durch akute und subakute Arterienverschlüsse in Betracht. Sie kann als Kurzzeit- (30 min) oder Über-Nacht-Lyse gestaltet werden. Zur Anwendung kommen Urokinase und rtPA, nur noch sehr selten Streptokinase. Meist schließt sich eine PTA der dem Verschluss zugrunde liegenden Stenose an die Lyse an.

Chirurgische Maßnahmen

Gefäßchirurgische Maßnahmen sind die **lokale Thrombendarteriektomie** und die **Bypass-Anlage.** Bypässe können aus Vene oder aus Fremdmaterial (Dacron oder PTFE) bestehen, ihr Verlauf kann anatomisch oder extraanatomisch sein. Bypässe werden zur Überbrückung langer Verschlussstrecken angelegt, die lokale TEA dient zur Ausschälung – meist mit anschließender Erweiterungsplastik durch patch – an strategisch wichtigen Segmenten, insbesondere an der Femoralisgabel.

Komplikationen der Bypasschirurgie sind neben dem Bypassverschluss (Sofort-, Früh-, Spätverschluss) die Anastomosenstenose (proximal, distal), das Anastomosenaneurysma und der Bypassinfekt. Die primären technischen Erfolgsraten wie die **Langzeitergebnisse** der Gefäßchirurgie sind etagenabhängig (Becken > supragenual > infragenual) und entsprechen – bei deutlich unterschiedlicher Indikation – denen der Angioplastie mit oder ohne Stent. Kombinationseingriffe beider Verfahren sind möglich (z. B. Becken-PTA mit Stent + femoro-poplitealer Bypass).

Eine **Amputation** ist indiziert, wenn die kritische Ischämie nicht zu beheben ist, und daher Weichteil- und Hautgewebe irreversibel nekrotisch werden. Sie bedeutet entsprechend der Amputationshöhe einen schweren Funktionsverlust der Extremität mit Auswirkungen für die gesamte Lebensgestaltung. Andererseits ist sie häufig die Beendigung einer übermäßig belastenden Krankheitsphase. Die Indikation kann nur gestellt werden, wenn alle Möglichkeiten zur Revaskularisierung geprüft wurden.

▶

Die **Minor-Amputation** (Zehe, Vorfuß, Rückfuß) unter Erhalt der Ferse sichert die Belastbarkeit des Beines, während die **Major-Amputation** (Unterschenkel, Kniegelenk, Oberschenkel) die prothetische Versorgung erfordert. Die Mortalität der Major-Amputation liegt wegen der Multimorbidität der Patienten bei über 10%.

Medikamentöse Behandlung

Für das Stadium II sind mehrere sog. **vasoaktive Substanzen** zugelassen, die eine Verlängerung der Gehstrecke und dadurch im weiteren Sinne eine Verbesserung der Lebensqualität bewirken sollen (Naftidrofuryl, Buflomedil, Pentoxifyllin). Wegen schlechter Studienlage sollte ihre Verordnung zunächst nur probehalber erfolgen, wenn Behandlungswunsch besteht, wenn eine Revaskularisierung nicht möglich ist, und wenn eine Therapie mit Gehtraining erfolglos geblieben oder vom Patienten nicht gewünscht ist. Für die kritische Extremitätenischämie sind diese Medikamente nicht zugelassen und nicht geeignet.

Für das Stadium III und IV kommen als medikamentöse Behandlung **intravenöse Prostanoide** (PGE1 = Alprostadil, PGI2 = Iloprost) in Betracht. Zielgrößen der Behandlung sind die Verringerung von Ruheschmerzen und die Unterstützung der Wundheilung bei Gewebsdefekten.

Physikalische Therapie und Rehabilitation

1. Im Stadium II stellt die Trainingstherapie die Methode der Wahl dar und sollte daher immer dann eingesetzt werden, wenn eine Revaskularisierung nur mit erhöhtem Risiko durchgeführt werden kann.

Gute Voraussetzungen sind:

- eine Claudicatioanamnese von unter 1 Jahr,
- eine verbliebene Gehstrecke von 200 – 300 m,
- einseitige Verschlusslokalisation möglichst unterhalb der Leiste,
- gute hämodynamische Kompensation (Knöchelarteriendruck > 70 mmHg)
- Fehlen von kardiopulmonalen und orthopädischen Beschwerden.

Als **Trainingsmethoden** kommen ein einfaches Gehtraining, ein Intervalltraining oder ein Ergometertraining in Betracht, bei dem jeweils die der Verschlusslokalisation unmittelbar nachgeschaltete Muskulatur zur Erreichung der transkollateralen Flusssteigerung (Wachstumsreiz für die Kollateralen) gezielt beansprucht werden sollte.

Auf metabolischer Ebene wird die Sauerstoffutilisation durch eine Zunahme des oxidativen Enzymbesatzes gesteigert. Eine Trainingsbehandlung führt möglicherweise außerdem zu einer Anpassung des Gangbildes mit einer Entlastung der durchblutungsgestörten Muskulatur.

Das Training muss **täglich** und auf Dauer **konsequent** durchgeführt werden. Wenn möglich, sollte der Kontakt zu einer ambulanten Gefäßsportgruppe hergestellt werden. Erfahrungsgemäß trainieren jedoch nur ca. 30% der infrage kommenden Patienten.

2. Im Stadium III und IV ist die Trainingsbehandlung kontraindiziert. Stattdessen sollte der immobile Patient eine allgemein aktivierende **krankengymnastische Therapie** erhalten, um Gelenkversteifungen und Inaktivitätsschäden an Muskeln und Knochen zu verhindern.

3. Nach größeren gefäßchirurgischen Maßnahmen ist häufig eine angiologische Rehabilitation sinnvoll, um die Phase der Operation mit Bettlägerigkeit zu überwinden und die neu gewonnene Belastbarkeit aufzutrainieren. Auf angiologische Rehabilitation spezialisierte Einrichtungen übernehmen auch die Phase der abschließenden Wundheilung nach Wiederherstellung der Durchblutung.

4. Nach Amputationen ist die Rehabilitation obligatorisch, um den Patienten mit seinen Hilfsmitteln (orthopädisches Schuhwerk, Prothese, Rollstuhl) vertraut zu machen und an seine Umgebung zu adaptieren.

Verlauf und Prognose

Entwicklung neuer Strombahnhindernisse: Patienten mit einer manifesten AVK entwickeln beim Fortbestehen der Risikofaktoren häufig neue Strombahnhindernisse. Die Progression hängt dabei von der betrachteten Lokalisation ab. So treten bei Patienten mit einseitigem Femoralarterienverschluss nach 5 Jahren in 30 – 80% der Fälle auch Okklusionen der anderen Seite auf. Diese Tendenz ist in der Beckenetage mit 10 – 30% geringer ausgeprägt.

Verschlechterung des klinischen Stadiums: Etwa 20% der Patienten im Stadium der Claudicatio intermittens entwickeln im Laufe von 5 – 10 Jahren eine kritische Ischämie, die bei einem Viertel von ihnen zur Amputation führt. Es gibt keinen Hinweis darauf, dass Revaskularisierungen im Stadium II den Übergang zur kritischen Extremitätenischämie verhindern.

Amputationen: Etwa 20% der Patienten mit kritischer Extremitätenischämie müssen sich einer Amputation unterziehen. Für Patienten mit Diabetes ist dieses Risiko aufgrund der Besonderheiten des diabetischen Fußsyndroms um ein Vielfaches höher.

Kardiovaskuläre Morbidität und Mortalität: Etwa 50% der Patienten im Stadium II und etwa 90% der Patienten im Stadium III/IV sind zusätzlich an einer signifikanten KHK erkrankt. Angina pectoris und Myokardinfarkte treten daher 3- bis 5-mal häufiger auf als bei Personen ohne AVK. Zerebrovaskuläre Ereignisse sind ebenfalls ca. 3fach wahrscheinlicher. Die 10-Jahres-Mortalität erreicht das 3fache einer Kontrollgruppe und resultiert in einer Verkürzung der Lebenserwartung um ca. 5 Jahre (Basler Follow-Up-Studie). Bei einer kritischen Ischämie steigt die 5-Jahres-Mortalität auf ca. 50% an, wobei die Mortalität im ersten Jahr ca. 20% beträgt.

4.1.2 Akute periphere Arterienverschlüsse

Definition

Es handelt sich um eine akute partielle oder komplette Verlegung des Arterienlumens durch eine Embolie oder lokale Thrombose.

Akute Arterienverschlüsse können ein- oder mehrzeitig an einer oder verschiedenen Lokalisationen auftreten. Je nach dem Schweregrad der resultierenden Durchblutungsstörung spricht man von einem kompletten oder inkompletten Ischämiesyndrom.

Pathogenese und Pathophysiologie

Der **akute Arterienverschluss** beruht häufiger auf einer Embolie (60–80%) als auf einer lokalen Thrombose (20–40%).

Das embolisierende Material entstammt

- dem Herzen (Arhythmien, Klappenfehler und -ersatz, Aneurysmen),
- atheromatösen Plaques der thorakalen oder abdominellen Aorta,
- vorgeschalteten Aneurysmen,
- einer vorgeschalteten Stenose,
- einem arteriellen Trauma (auch iatrogen durch Katheter, Operation, Lyse) oder
- einer Venenthrombose (paradoxe Embolie).

Bei den Emboli kann es sich entweder um frische oder ältere (d.h. nicht mehr komplett lysierbare) Thromben handeln.

Eine **akute arterielle Thrombose** resultiert hingegen in der Regel aus einer vorbestehenden Stenose oder einem Aneurysma. In diesem Zusammenhang können Embolie und Thrombose auch kombiniert auftreten, wenn der Koagulationsprozess vor dem kompletten lokalen Gefäßverschluss zu arterio-arteriellen Embolien in die distale Strombahn führt. Auch gefäßchirurgische Rekonstruktionen (Bypässe) oder kathetertechnische Revaskularisationen werden gehäuft von akuten Re-Verschlüssen betroffen.

Mikroembolien betreffen die kleinsten Endarterien oder ausgedehntere Kapillarbereiche mit sekundärer mikrovaskulärer Thrombosierung. In der Regel handelt es sich um Cholesterinkristalle aus rupturierten atheromatösen Plaques. Auslöser können eine Lyse oder Antikoagulation sowie Kathetermanipulationen und Gefäßoperationen sein. Gelegentlich treten sie auch spontan auf. Cholesterinkristalle können nicht abgebaut werden und induzieren daher eine unspezifische zelluläre Entzündungsreaktion mit Ausbildung eines Fremdkörpergranuloms. Da die Mikroembolisation zu einer kritischen Reduktion der Kapillardichte führt, bei der die Gewebeversorgung über die langen Diffusionswege limitiert wird, kommt es zur Nekrosebildung.

Seltene **nichtatherosklerotische Ursachen** akuter peripherer Gefäßverschlüsse (< 5%) finden sich vorrangig bei jüngeren Patienten (< 45 Jahre):

- Kompressionssyndrome,
- entzündliche Gefäßerkrankungen (Vaskulitiden),
- degenerative Gefäßerkrankungen (zystische Adventitiadegeneration, fibromuskuläre Dysplasie) und
- mechanische oder chemische Gefäßtraumen.

Hinsichtlich **Lokalisation und Häufigkeit** betreffen akute arterielle Ischämien

- in ca. 15% die oberen Extremitäten (A. axillaris 8%, A. brachialis 6%, Unterarmarterien 1%)
- in ca. 85% die unteren (Aorta 8%, A. iliaca 15%, A. femoralis communis 46%, A. poplitea 13%, Unterschenkelarterien 3%).

Die **hämodynamische Kompensation** des akuten Verschlusses hängt von der Verschlusslokalisation und dem Verschlussmechanismus ab. In Abhängigkeit von den anatomisch vorgegebenen Umgehungskreisläufen und den eventuell bereits vorgebildeten Kollateralen kann die betroffene Extremität daher von einem akuten kompletten Ischämiesyndrom betroffen sein (akuter Verschluss bei ansonsten normalen Gefäßen) oder eine noch grenzwertig kompensierte Zirkulationsbeeinträchtigung erfahren (inkomplettes Ischämiesyndrom bei akuter Thrombose einer vorbestehenden Stenose).

In Abhängigkeit von ihrer Größe und Quelle verlegen arterielle Embolien **bevorzugt physiologische Engstellen und Gefäßaufzweigungen**, die mit abrupten Querschnittsänderungen einhergehen (z. B. Aortengabel, Iliakagabel, Femoralisgabel, Truncus tibiofibularis). Da in diesen Fällen neben der Haupttransportarterie zugleich auch ihre wichtigsten präformierten Kollateralwege betroffen sind, resultiert in der Regel ein komplettes Ischämiesyndrom mit nahezu komplettem distalen Perfusionsausfall. Vergleichbares gilt für den akuten Verschluss funktioneller Endarterien.

In der **postokklusiven Strombahn** tritt in der Initialphase zunächst ein über afferente sensorische und efferente sympathische Fasern vermittelter Gefäßspasmus auf, der später durch die Akkumulation vasodilatatorischer Metabolite und das O_2-Defizit der Gefäßmuskulatur in eine Vasoparalyse übergeht. Gefäßerweiterung und Stase begünstigen die Ausbildung einer nach distal reichenden appositionellen intraarteriellen Thrombosierung.

Als **Ischämietoleranzzeiten** werden angegeben:
- periphere Nerven < 4 h
- Muskulatur < 6 h
- Haut < 12 h.

Während inkompletter oder kompletter Ischämie wird eine pathophysiologische Reaktionsfolge angestoßen, die ohne, insbesondere aber nach Revaskularisierung ein erhebliches Schädigungspotenzial besitzt (**Ischämie-Reperfusions-Kaskade**). Während fortbestehender Ischämie akkumulieren in der untergehenden Muskulatur saure Metabolite, Kalium und Degradationsprodukte der Muskelenzyme. Gehen sie in die systemische Zirkulation über, können sie zu Nierenversagen sowie zu kardialen und Kreislaufkomplikationen führen. Zugleich stellt die Ischämie aber einen Aktivierungsreiz für das Endothel im ischämischen Gewebe dar. Nach erfolgter Rekanalisierung (Reperfusion) führt die vermehrte endotheliale Permeabilität zu einem Gewebsödem, das in ein akutes Kompartmentsyndrom münden kann. Gleichzeitig werden Granulozyten attrahiert und permeieren in maximalem Aktivierungszustand in die Muskulatur, wo sie ein überschießendes unspezifisches Entzündungsgeschehen induzieren. Das Ausmaß des Reperfusionsschadens kann den im engeren Sinne ischämischen Gewebsuntergang bei weitem übertreffen.

Epidemiologie

Epidemiologische Daten über akute periphere Arterienverschlüsse fehlen. In einem großen gefäßchirurgischen Patientengut betragen sie ca. 10%. Der Anteil an hoch- und höchstbetagten Patienten ist bei diesem Krankheitsbild besonders hoch.

Klinik

Als **klassische klinische „P"-Symptome** eines akuten Arterienverschlusses gelten:
- *Pain* – Schmerz
- *Paleness* – Blässe
- *Pulselessness* – fehlende Extremitätenpulse
- *Paresthesia* – Sensibilitätsstörungen
- *Paralysis* – Kraftlosigkeit der Muskulatur
- *Prostration* – vasovagale Kollapsneigung.

Diese Symptome treten jedoch nur ausnahmsweise gemeinsam auf. Oligosymptomatische Verläufe kommen insbesondere bei thrombotischen Verschlüssen und bei älteren bettlägerigen Patienten vor.
- Der **akute Verschluss der infrarenalen Aorta (Leriche-Syndrom)** wird durch mesenteriale, epigastrische und lumbale Kollateralen überbrückt. In der Regel sind ab der Leiste keine peripheren Pulse tastbar und es entwickelt sich eine symmetrische Ischämie der unteren Extremitäten. Ein auf der Aortengabel reitender Thrombus mit inkompletter Verlegung des Lumens kann zu einer wechselnden Intensität der Symptome führen. Eine begleitende Rückenmarkischämie kann vorkommen.
- Der **akute Verschluss der Beckenarterien** zeichnet sich durch eine unilaterale Symptomatik aus, die im Wesentlichen der des infrarenalen Aortenverschlusses entspricht.
- Der **akute Verschluss der Leistenarterien** in Höhe der Femoralisgabel betrifft sowohl die A. femoralis superficialis als auch ihre wichtigste präformierte Kollaterale, die A. profunda femoris. Es resultiert eine schwere Extremitätenischämie bei fehlenden Pulsen unterhalb des Leistenbandes. Der Puls oberhalb des Leistenbandes lässt sich häufig verstärkt palpieren (Pulswellenreflexion).
- Bei einem **akuten Verschluss der Oberschenkel- oder Kniekehlenarterien** entwickelt sich eine Unterschenkel- und Fußischämie. Der Leistenpuls lässt sich normal palpieren. Liegt das Hindernis unterhalb der Kniekehle im so genannten P3-Segment der A. poplitea, kann der Kniekehlenpuls normal oder auch verstärkt tastbar sein. Bei dieser Lokalisation muss neben einer Embolie insbesondere an ein Popliteaaneurysma oder -kompressionssyndrom gedacht werden.
- **Akute Verschlüsse einzelner Unterschenkelarterien** können symptomlos eintreten und müssen, wenn sie spontan und nicht iatrogen im Rahmen einer Gefäßintervention auftreten, Anlass

zur Suche nach einer Emboliequelle geben, da sie im Wiederholungsfalle eine kritische Unterschenkelischämie ohne Möglichkeit zur Revaskularisation (kein peripherer Anschluss) auslösen können. Mitunter äußern sie sich in einer spontan einsetzenden Fußclaudicatio oder in Zehennekrosen bei Mitbefall der Fuß- und Digitalarterien. Klinisch fehlen die Pulse der betroffenen Arterien (cave: retrograde Füllung bei guter peripherer Anastomosierung über die Fußarkaden). Akute Verschlüsse einzelner Muskeläste bewirken häufig Wadenschmerzen und werden dann von einer CK-Erhöhung begleitet (Muskelzellnekrosen).

Wesentlich für eine rasche Therapieentscheidung zur Revaskularisation sind neurologische Ausfälle betreffend die Sensibilität und Motorik. Im Bereich der unteren Extremität gelten eine Hypästhesie an Digitus I und II sowie eine Schwäche des M. extensor hallucis longus als Warnsymptome.

Diagnostik

Die **Anamnese** erfragt

- das akute Ereignis,
- die aktuellen Beschwerden in ihrer Intensität und Lokalisation sowie den bisherigen Spontanverlauf,
- vorbekannte Herz- und Gefäßerkrankungen,
- diagnostische oder therapeutische Eingriffe an den peripheren Arterien,
- die Risikofaktoren,
- Medikamente und
- berufliche und private Aktivitäten (Gefäßtrauma?).

Die **klinische Untersuchung** umfasst

- die Betrachtung der Extremitäten auf Farbunterschiede und Stasezeichen hin,
- die Pulspalpation und Auskultation (auch des Herzens) sowie
- eine Hauttemperaturprüfung auf abrupte Temperatursprünge hin, die häufig ca. zwei Handbreit unterhalb des Arterienverschlusses lokalisiert sind.

Apparative Untersuchungsverfahren dienen der Lokalisation des akuten Verschlusses und der Beurteilung seiner hämodynamischen Kompensation; **Bildgebende Verfahren** dienen der Ursachenabklärung und Therapieplanung:

- Konventionelle und farbcodierte Duplex-Sonographie: Lokalisation des Hindernisses, Suche nach zusätzlichen arteriellen Gefäßveränderungen, Suche nach einer arteriellen Emboliequelle (z. B. Aneurysma), Suche nach einem Dissekat.
- Digitale Subtraktionsangiographie (DSA): Lokalisation des Hindernisses, Suche nach zusätzlichen arteriellen Gefäßveränderungen, Suche nach einer arteriellen Emboliequelle. Auf eine Angiographie kann verzichtet werden, wenn eindeutig eine Embolie vorliegt, deren Etagenlokalisation klar ist. In diesem Falle kann und sollte direkt zur notfallmäßigen Embolektomie übergegangen werden.
- CT-Angiographie (Spiral-CT): bei V. a. Verschluss, Aneurysma oder Dissektion im aorto-iliakalen Abschnitt.
- EKG zur Klärung des Rhythmus. Bei Sinusrhythmus könnnen mittels transthorakaler oder transösophagealer Echokardiographie andere Emboliequellen gesucht werden

Differenzialdiagnostik

Die klinische Präsentation des akuten embolischen Verschlusses ist so eindeutig, dass kein Raum für Differenzialdiagnosen bleibt. Thrombotische Verschlüsse können zunächst auch als Polyneuropathie, Neuritis oder Diskusprolaps fehlgedeutet werden. Wegweisend sind der Pulstastbefund und die Lageabhängigkeit der Beschwerden.

Therapie

Der akute Arterienverschluss ist ein Notfall, der innerhalb der Ischämietoleranz des abhängigen Gewebes definitiv versorgt werden muss.

Das Vorgehen ist zweistufig:

1. Erstversorgung

- Venösen Zugang legen.
- i.v. Gabe von 10 000 IE UFH (unfraktioniertes Heparin), um eine appositionelle Thrombosierung zu verhindern.
- Schmerzbekämpfung (ggf. Opiate), jedoch keine i.m. Injektionen.
- Schockbekämpfung (keine Beinhochlagerung).

▶

- Beintieflagerung und -polsterung, einschließlich Wärmeisolierung (keine zusätzliche Erwärmung, um den O_2-Verbrauch nicht zu steigern).
- Keine gefäßerweiternden Medikamente!
- Klinikeinweisung als Notfall, möglichst in ein Zentrum mit gefäßmedizinischer Expertise.

2. Revaskularisierung

- Die Therapie der akuten Embolie besteht in der Entfernung des Embolus (Embolektomie). Diese kann chirurgisch oder radiologisch-interventionell erfolgen. Das chirurgische Vorgehen erfordert eine kleine Arteriotomie, über die der sog. Fogarty-Katheter zur Embolektomie eingeführt wird. Mit diesem Instrument sind alle Embolisations-Lokalisationen zu erreichen. Der Eingriff ist wegen seiner geringen Invasivität auch höchstbetagten und multimorbiden Patienten zuzumuten.
- Die radiologisch-interventionelle Versorgung der akuten Embolie benötigt den transfemoralen Zugang sowie eine Vorlaufstrecke von einigen cm Länge für die Schleuse. Daher ist dieses Vorgehen vor allem für die Embolie der A. poplitea bzw. der Trifurkation geeignet. Die einfache Katheter-Aspirations-Thrombektomie kann mit einer lokalen Katheterlyse kombiniert werden.
- Die Therapie einer arteriellen Thrombose erfordert die vorherige vollständige Darstellung des Gefäßsystems, da dieses in verschiedenen Etagen vorgeschädigt ist. Es kann wiederum sowohl der radiologisch-interventionelle wie der chirurgische Weg gewählt werden. Kathetertechnisch wird die Sequenz aus lokaler Thrombolyse mit oder ohne Aspirationsthrombektomie und anschließender PTA mit oder ohne Stent verfolgt. Chirurgisch kommt das gesamte Repertoire aus Thrombektomie, Thrombendarterektomie und Bypassversorgung zum Einsatz.
- Bei allen Patienten, deren Ischämiezeit eine kritische Dauer erreicht hat, muss die primäre Kompartmentspaltung zur Verhinderung eines dauerhaften Reperfusionsschadens erwogen werden. Wo sie nicht ausgeführt wird, muss eine strenge Überwachung bezüglich des Reperfusionsödems durchgeführt werden, um den Zeitpunkt der sekundären Kompartmentspaltung nicht zu versäumen. Die Kompartmentspaltung bedeutet die großflächige Eröffnung aller drei Unterschenkel-Muskellogen, die dann mit wiederholtem Débridement nekrotischer Muskulatur sekundär heilt, bzw. plastisch gedeckt wird.
- Lediglich bei subakuten arteriellen Thrombosen, die technisch nicht revaskularisiert werden können und eine gewisse Kompensation im kurzfristigen Verlauf zeigen, kann die medikamentöse Behandung mit Prostaglandinen zur weiteren Stabilisierung versucht werden.
- Insbesondere wegen Verzögerungen in der Versorgungskette, aber auch wegen technisch nicht zu revaskularisierender Gefäßverhältnisse gibt es nach wie vor Patienten, die infolge einer akuten Extremitätenischämie amputiert werden müssen. Meist handelt es sich hierbei um Major-Amputationen.

Nachbehandlung und Rehabilitation

Als **Nachbehandlung** ist nach einer erfolgreichen Thromboembolektomie in der Regel eine Antikoagulation notwendig. Die Ätiologie des akuten Verschlusses sollte geklärt werden, um Rezidiven vorzubeugen (Aneurysmaausschaltung, Behebung einer Kompression etc.).

Eine **Anschlussheilbehandlung** zur Wiederherstellung der Belastbarkeit und Gehfähigkeit wird häufig erforderlich. Nach einer Amputation dient die stationäre Rehabilitation der Optimierung der Prothesenanpassung und der Gehschulung.

Komplikationen

- Amputation,
- Kompartmentsyndrom,
- Nieren- und Kreislaufversagen,
- weitere akute Verschlüsse bei Verkennung der Ätiologie.

Verlauf und Prognose

- Bei einem kompletten Ischämiesyndrom hängt die Beinerhaltungsrate wesentlich von dem Zeitintervall zwischen dem Eintritt der akuten Symptomatik und der Wiedereröffnung der Strombahn ab (Amputationsraten: < 6 h ca. 10 %, 6 – 12 h ca. 25 %, 12 – 24 h ca. 50 %, 24 – 72 h ca. 60 %, > 72 h ca. 50 %).

- Die Mortalität wird bei einer Ischämiedauer von > 12 h mit durchschnittlich 30 % angegeben, während sie nach 6 h noch unter 15 % liegt.
- Die Operationsergebnisse werden durch eine vorbestehende AVK und vorangegangene gefäßchirurgische Maßnahmen ungünstig beeinflusst.
- Die Ätiologie des akuten Verschlusses muss abgeklärt werden, um Folgeereignissen vorzubeugen (z. B. bilaterales Popliteakompressionssyndrom oder -aneurysma).

4.1.3 Thrombangiitis obliterans (Buerger-Syndrom)

Definition

Die Thrombangiitis obliterans (Endangitis obliterans, M. Winiwarter-Buerger) ist eine ätiologisch ungeklärte peripher-akrale Angiopathie mit thrombotischer und entzündlicher Komponente.

Ätiologie/Pathogenese

Die **Ätiologie** ist ungeklärt. Da sie praktisch nur bei Rauchern auftritt, wurde neben einer hyperergischen vielfach eine autoimmunologische Genese angenommen, konnte aber nicht bewiesen werden.

Für eine zusätzliche genetische Disposition spricht das häufige Vorkommen von HLA-A9 und HLA-B5.

Der **Entzündungsprozess** verläuft schubweise und spielt sich an mehreren Gefäßen (multilokulär) unter Beschränkung auf kürzere Abschnitte (segmental) ab, sodass in der Regel intakte neben erkrankten Wandsegmenten anzutreffen sind.

Die **Pathomorphologie der Gefäßveränderungen** lässt sich unterteilen in:

- **Akute Läsionen:** Entzündung der Intima mit Infiltration durch Granulozyten. Thrombotischer Gefäßverschluss mit Anhäufungen von Granulozyten und Riesenzellen („Mikroabszesse") innerhalb des Thrombus. Paradoxerweise ist keine Nekrose der Gefäßwand anzutreffen.
- **Subakute Läsionen:** Beginnende Thrombusorganisation mit deutlicher Infiltration durch Lymphozyten und Granulozyten.
- **Chronische Läsionen:** Stadium der abgeschlossenen Organisation und teilweisen Rekanalisation des Thrombus, Fibrose der Gefäßscheide.
- Das Verteilungsmuster ist charakteristischerweise peripher-akral, die obere Extremität ist sehr häufig beteiligt. Ein Jahr nach Diagnosestellung weisen ca. 40 % der Patienten eine Beteiligung aller vier Extremitäten auf. Die femoropopliteale Strombahn ist nur in Form einer aszendierenden Thrombose einbezogen, die koronare und die zerebrale Strombahn werden nicht befallen. Charakteristisch ist eine Mitbeteiligung epifaszialer Venen (Thrombophlebitis, Phlebitis migrans sive saltans).

Die **pathophysiologischen Auswirkungen** der peripheren Zirkulationsstörung entsprechen denen akuter und chronischer Arterienverschlüsse. Wegen des peripheren Befalls ohne Chance zur Kollateralisierung sind akrale Nekrosen die Regel.

Epidemiologie

Die TAO manifestiert sich vor dem 40. Lebensjahr.

Epidemiologisch zuverlässige Daten fehlen aufgrund der diagnostischen Schwierigkeiten. Ca. 2 % der Patienten mit einer peripheren Durchblutungsstörung sind an einer TAO erkrankt. In der BRD sollen etwa 20 000 Patienten an einer TAO leiden. Die Prävalenz ist im Mittelmeerraum, in Osteuropa und im Fernen Osten höher als in westlichen Industriestaaten.

Der Anteil der Männer überwiegt mit ca. 70 %. Durch verändertes Rauchverhalten nimmt der Anteil der Frauen stetig zu.

Klinik

Die klinischen Beschwerden ergeben sich aus dem peripher akralen Befall.

- Heftige ischämische Schmerzen und frühzeitige Ausbildung von Nekrosen stehen im Vordergrund, der Verlauf in Schüben ist ein wesentliches Kennzeichen,
- über eine **Claudicatio** der Wade oder (häufiger) der Fußsohle klagen etwa 70 % der Patienten,
- eine **Phlebitis ist zu irgendeinem Zeitpunkt** bei in ca. 40 % anzutreffen, häufig kündigt sie einen neuen Schub an.

Patienten mit TAO sind häufig auch psychisch auffällig mit autodestruktiven (süchtiges Rauchen, anderes selbst verletzendes Verhalten) und selbst isolierenden Zügen, Abwehrhaltung und Pessimismus.

Diagnostik

! Diagnostische Kriterien eines Buerger-Syndroms

Die Diagnose einer TAO beruht einzig auf klinischen Kriterien. Apparative, histologische oder immunserologische Nachweismöglichkeiten existieren nicht. Wesentliche Diagnosekriterien sind:

1. Alter unter 40 Jahre bei Erstmanifestation,
2. Rauchen als einziger kardiovaskulärer Risikofaktor,
3. Verschlüsse distal des Kniegelenks oder Ellenbogens,
4. Mitbeteiligung der oberen Extremität,
5. floride oder abgelaufene Thrombophlebitis.

Die **Anamnese** erfasst die üblichen für eine AVK wichtigen Informationen und das Rauchverhalten. Dokumentiert werden müssen insbesondere akrale Ruheschmerzen hinsichtlich Intensität und Lagerungsabhängigkeit (Ischämie vs. Entzündung) sowie Ulzerationen hinsichtlich Genese und Verlauf. Nach abgelaufenen Phlebitiden sollte gezielt gefragt werden.

Die **klinische Untersuchung** entspricht dem üblichen Vorgehen bei arteriellen Durchblutungsstörungen (s. o.). Die Methoden zur Suche nach distalen Verschlüssen (Allen-Test, Faustschlussprobe) müssen regelmäßig eingesetzt werden.

Die **apparativen Untersuchungsverfahren** zur Objektivierung der peripheren Durchblutungsstörung entsprechen denen der chronisch arteriellen Verschlusskrankheit. **Angiographische Maßnahmen** werden in der Regel durch intraarterielle Kontrastmittelgabe in Verbindung mit einem Vasodilatator vorgenommen und dienen dem Nachweis distaler Verschlüsse. Das typische (nicht pathognomonische) Angiogramm zeigt: Verschlusslokalisation distal des Knie- bzw. Ellenbogengelenks, arterielle Spasmen, segmentale periphere Verschlüsse neben unauffälligen Gefäßabschnitten, „Korkenzieher-Kollateralen", langsamer Kontrastmittelfluss (hoher Tonus, distale Verschlüsse). Die Angiographie wird auch zur Planung invasiver Therapien benötigt.

Differenzialdiagnosen

- Anderer Typ einer Vaskulitis (z. B. Panarteriitis nodosa),
- Ischämiesyndrom anderer Ätiologie,
- arterielle Verschlusskrankheit anderer Ätiologie,
- Raynaud-Phänomen anderer Ätiologie,
- orthopädische Ursache bei Claudicatio,
- neurologische Ursache bei Dysästhesien oder Claudicatio.

Therapie

Therapie

1. Konservative Therapiemaßnahmen

- Die prognostisch wichtigste Maßnahme stellt die **absolute Nikotinabstinenz** dar. Eine alleinige Reduktion des Zigarettenkonsums reicht nicht aus.
- Im Stadium der Claudicatio wird ein **Trainingsprogramm** eingeleitet, wenn Erfolg versprechende lumeneröffnende Maßnahmen nicht möglich sind.
- Die **lokale Behandlung peripherer Hautläsionen** entspricht der im Stadium IV einer arteriellen Verschlusskrankheit.
- Eine resistenzgerechte **Antibiose** wird bei allen superinfizierten Läsionen erforderlich.
- Bei der Thrombangitis obliterans sind zur Unterstützung der Wundheilung und zur Verringerung von Ruheschmerzen die Prostaglandine besonders wirksam.
- Die **Schmerztherapie** kommt in der Regel ohne Opioide nicht aus. Bei einem stark entzündlichen Geschehen können auch Antiphlogistika eine Linderung bringen (z. B. Diclofenac 150–200 mg/d). Kritische Krankheitsphasen mit beginnender peripherer Demarkation ischämischen Gewebes müssen zur Vorbereitung einer Grenzzonenamputation unter stabilen Perfusionsverhältnissen gelegentlich mit einem Periduralkatheter überbrückt werden. Die Analgesie soll auch als **Ödemprophylaxe** dienen (kürzere Phasen der schmerzbedingten Beintieflagerung) und eine Perfusionsverbesserung erzielen (Sympathikusdämpfung).

2. Invasive Therapiemaßnahmen

- Revaskularisierende Maßnahmen sind wegen der Biologie der Erkrankung in den befallenen Gefäßsegmenten nicht möglich. Thrombosierung nach proximal kann beseitigt werden, wegen des fehlenden Abstroms aber meist ohne dauerhaften Erfolg.
- **Amputation:** Amputationen werden bei progredienten Läsionen oder bei nicht beherrschbaren ischämischen Ruheschmerzen ohne Möglichkeiten zu perfusionsverbessernden Maßnahmen erforderlich. Die Amputationshöhe richtet sich nach den prothetischen Möglichkeiten und der Ausdehnung der Ischämie.

Rehabilitation

Der Rehabilitation im Rahmen einer Anschlussheilbehandlung (nach Revaskularisation oder Amputation) oder mit dem Ziel einer Abheilung langwieriger Ulzerationen unter stationären Bedingungen kommt eine große Bedeutung zu. Sie bietet auch die besten Voraussetzungen für eine Rauchentwöhnung mit allen zur Verfügung stehenden unterstützenden Maßnahmen (Nikotinpflaster, autogenes Training, Gruppentherapie).

Komplikationen

- Rezidivierende Venenthrombosen mit deren Komplikationen,
- Entwicklung einer Analgetikaabhängigkeit,
- kritische Ischämie mit Amputation,
- Verlust der Hände/Unterarme sowie Füße/Unterschenkel.

Verlauf und Prognose

- Bei fortgesetztem Zigarettenkonsum ist mit einer 5-Jahres-Amputationsrate von ca. 20–30% zu rechnen.
- Gelegentlich kommt die Erkrankung zum Stillstand, insbesondere, wenn der Patient das Rauchen einstellt. In diesem Fall ist jedoch der spätere Übergang in eine Atherosklerose in höheren Lebensjahren möglich.
- Statistisch weisen Patienten mit TAO eine normale Lebenserwartung auf.

4.2 Andere arterielle Verschlusslokalisationen

4.2.1 Karotisstenose

Definition

Als Karotisstenose wird die atherosklerotisch bedingte abgangsnahe Einengung der A. carotis interna bezeichnet.

Pathophysiologie

Die Wandveränderungen der Atherosklerose entwickeln sich akzentuiert an Krümmungen und Abzweigungen. Die Karotisgabel ist daher eine Prädilektionsstelle für Plaquebildungen.

Je nach Grad der Einengung (Stenosegrad) beschleunigt sich der Blutstrom in der Stenose, bei sehr hochgradigen Stenosen (> 70%) kann das Stromzeitvolumen trotz Strömungsbeschleunigung abnehmen.

Das abhängige Stromgebiet (Territorien der A. ophthalmica interna, A. cerebri media oder A. cerebri anterior derselben Seite) wird geschädigt durch

- Embolisation von thrombotischem Material, das am Ort der Karotisstenose durch momentane Gerinnungsaktivierung entsteht, oder durch
- Minderperfusion bei nicht ausreichender Kollateralisierung über den Circulus Willisii (Grenzzoneninfarkt).

Das Risiko einer Embolie oder Minderperfusion korreliert mit dem Stenosegrad. Es variiert zusätzlich in Abhängigkeit von der prothrombotischen Gesamtsituation des Organismus. Einem ersten kleinen embolischen Ereignis in einer Phase der Gerinnungsaktivierung folgt häufig im Abstand von Tagen bis Wochen ein zweites (symptomatische Karotisstenose). Wenn mehrere Monate kein zweites Ereignis folgt, sinkt das Risiko wieder auf das der asymptomatischen Stenose ab.

Klinik

Die klinischen Folgen einer Karotisstenose hängen vom betroffenen Stromgebiet ab:

- Embolisiert kleines thrombotisches Material in die A. ophthalmica interna, tritt eine flüchtige Sehminderung im Auge auf der betroffenen Seite auf (**Amaurosis fugax**). Sie dauert Sekunden bis wenige Minuten und hinterlässt keinen Visusverlust oder sichtbaren Schaden an der Retina.
- Größere Gerinnsel embolisieren in das Territorium der A. cerebri media, wo sie eine **TIA**, ein **PRIND** oder einen **completed stroke** hervorrufen mit Hemiparese auf der der Karotisstenose gegenüberliegenden Körperseite.
- Grenzzoneninfarkte als Folge einer dekompensierten Minderperfusion machen oft weniger umschriebene Ausfälle oder bleiben klinisch stumm.

! Plötzlicher Bewusstseinsverlust, Schwindel, Hirnleistungsminderung sind **keine** Symptome der Karotisstenose.

Diagnostik

- Die **Auskultation** deckt ein Strömungsgeräusch auf, das allerdings nicht der A. carotis interna oder externa zugeordnet werden kann.
- Die **CW-Dopplersonographie** kann die Strömungsbeschleunigung in der Stenose detektieren, eignet sich aber im Wesentlichen als Screening-Verfahren.
- Die **farbkodierte Duplexsonographie** ist in der Lage, die exakte Anatomie der Läsion darzustellen. Anhand der Geschwindigkeitsprofile in und hinter der Stenose kann der Stenosegrad strömungsphysiologisch exakt gemessen werden.
- Die **transkranielle Dopplersonographie** kann die Kollateralisierung intrakraniell darstellen und ggf. eine Stenose im Karotissiphon oder in der A. cerebri media aufdecken.
- Die **MR-Angiographie** mit Kontrastmittel gibt eine vollständige Übersicht über die hirnversorgenden Gefäße, zeigt aber nicht den Verkalkungsgrad der Läsionen. Stenosegrade werden tendenziell überschätzt.

- Die **intraarterielle DSA** gibt die morphologisch genauesten Informationen und eine zuverlässige Einschätzung des Stenosegrades. Sie hat allerdings ein eigenes prozedurales Risiko von ca. 1%.
- Schnittbildverfahren (**CT, MRT**) können abgelaufene Infarkte, frisch diffusionsgestörte Areale und Zonen von Minderperfusion abbilden.

Therapie

Therapie

Die Beseitung des Strömungshindernisses beseitigt auch das mit der Karotisstenose verbundene Schlaganfallrisiko. Jeder Eingriff an der Karotisgabel hat aber ein eigenes **prozedurales Risiko** (Schlaganfall oder Tod in den ersten 30 Tagen nach dem Eingriff), dessen Höhe von patientenbezogenen ebenso wie von behandlerbezogenen Faktoren abhängt. Es liegt nicht unter 2%, kann aber in manchen Patientengruppen oder Einrichtungen ein Mehrfaches davon betragen.

Die **Indikation zur Revaskularisierung** ist gesichert bei einer Stenose mit einem Stenosegrad von > 70%, die in den vergangenen 6 Monaten Symptome verursacht hat (**symptomatische hochgradige Stenose**). Voraussetzung ist eine Komplikationsrate < 6%.

Asymptomatische Stenosen mit einem Stenosegrad > 70% sollten beseitigt werden, wenn die Lebenserwartung des Patienten mindestens 5 Jahre beträgt und die Komplikationsrate nicht höher als 3% liegt. Als zusätzliche Argumente für den Eingriff werden gewertet ein Verschluss der A. carotis interna auf der Gegenseite, eine rasche Zunahme des Stenosegrades, sowie klinisch stumme Läsionen im Media-Territorium derselben Seite.

Als Operationsverfahren werden die **klassische Thrombendarteriektomie** der Karotisgabel mit Längsarteriotomie oder aber die sog. **Eversions-TEA** mit Gewinnung eines Atherom-Zylinders aus dem Anfangsteil der Carotis interna nach Querarteriotomie durchgeführt.

Alternativ kann die Karotisstenose kathetergeführt **angioplastiert** werden. Zum Schutz vor Embolisierung und Dissektion wird die PTA-Stelle primär mit einem **Stent** geschützt.

Nicht hochgradige Stenosen werden nicht revaskularisiert, da das natürliche Risiko zu gering ist. Lediglich die symptomatische Stenose > 50% kann hiervon eine Ausnahme machen.

Ist die A. carotis interna verschlossen, kann eine Revaskularisierung nicht mehr durchgeführt werden. Das embolische Risiko ist dann ebenfalls nicht mehr vorhanden, die Minderperfusion muss über die intrakranielle Kollateralversorgung ausgeglichen werden.

4.2.2 Subklaviastenose

Definition

Als Subklavia-Stenose wird die atherosklerotisch bedingte hochgradige Einengung der A. subclavia bezeichnet.

Pathophysiologie

Insbesondere das erste Segment der linken A. subclavia zwischen dem Abgang aus dem Aortenbogen und dem Abgang der A. vertebralis ist eine Prädilektionsstelle für die Atherosklerose. Die resultierende Minderversorgung des Armes wird kompensiert durch bedarfsabhängigen Zustrom aus der A. vertebralis, die dafür ihre Strömungsrichtung umkehrt und dem hinteren Hirnkreislauf Blut entzieht (Subclavian-Steal-Phänomen).

Die hämodynamischen Auswirkungen einer hochgradigen Stenose und des kompletten Verschlusses sind gleich.

Klinik

Die Verminderung der Reservekapazität kann belastungsabhängige Symptome vergleichbar der Claudicatio intermittens des Beines hervorrufen. Rasche Ermüdbarkeit des Armes und Schmerzen insbesondere bei Über-Kopf-Arbeiten (ischämische Arbeit) werden als **Dyspraxia intermittens** bezeichnet.

Eine kritische Armischämie tritt bei der atherosklerotischen proximalen Subklavia-Stenose nicht auf.

Wird bei forcierter Armarbeit dem hinteren Hirnkreislauf über den Subclavian-Steal-Mechanismus zuviel Blut entzogen, können Schwindel und Bewusstseinsverlust auftreten (Subclavian-Steal-Syndrom).

Diagnostik

Die Messung des **Blutdrucks im Seitenvergleich** erlaubt den Ausschluss wie Nachweis einer hochgradigen Stenose, wobei eine konstante Differenz von mehr als 15 – 20 mmHg als Grenze gelten kann.

Die **Ultraschall-Diagnostik** kann die Stenose bzw. den Verschluss selbst nicht darstellen, da er von der Klavikula verdeckt ist. Leitbefunde sind die Poststenosecharakteristik des Strömungssignals im weiteren Verlauf der A. subclavia, sowie die – häufig während eines Herzzyklus wechselnde – Strömungsumkehr in der A. vertebralis derselben Seite (Pendelfluss).

Eine weitere Bildgebung ist nur erforderlich, wenn aufgrund der Symptomatik eine Behandlungsindikation besteht. Am weitesten zielführend ist die **intraarterielle DSA** in PTA-Bereitschaft.

Therapie

Eine **Behandlungsindikation** besteht nur, wenn eine klare, auf die Stenose zu beziehende Symptomatik vorhanden ist. Dies ist aufgrund der ausreichenden Kompensation über den Vertebralis-Kreislauf bei weniger als der Hälfte der Patienten der Fall.

Die Behandlungsmethode der ersten Wahl ist die **Angioplastie mit Stenteinlage**. Sowohl der Verschluss wie die Stenose sind für dieses Verfahren geeignet.

Gelingt die Angioplastie (z. B. wegen zu starker Kalzifizierung des Verschlusses) nicht, kommt als Operation die Transposition der A. subclavia an die A. carotis communis infrage.

4.2.3 Durchblutungsstörungen der Finger

Definition

Als **Raynaud-Phänomen** wird bezeichnet eine vasospastische Attacke, in der die Fingerdurchblutung temporär vollständig sistiert. Liegt eine organische Grunderkrankung vor, spricht man von sekundärem Raynaud-Phänomen. Fehlt eine solche, handelt es sich um ein primäres Raynaud-Phänomen oder um einen Morbus Raynaud.

Ist ohne anfallsartige Charakteristik die Hautdurchblutung verlangsamt, liegt eine **Akrozyanose** vor; sie ist krankheitsunspezifisch.

Verschiedene Erkrankungen können **Digitalarterienverschlüsse** verursachen, die in Abhängigkeit von der Kollateralisierung bis zur **akralen Nekrose** führen.

Ätiologie/Pathogenese

1. Raynaud-Phänomen

- Die glatte Gefäßmuskulatur der Akren steht im Dienste der Thermoregulation und weist einen dichten Besatz an Alpharezeptoren auf. Hinzu kommt ein ungünstiges Verhältnis zwischen Gefäßlumen und Gefäßmuskelmasse, das sich durch große Querschnittsänderungen bei geringfügigen Tonusänderungen auszeichnet.
- Für die Entstehung akraler Vasospasmen werden u. a. Störungen des peripheren Katecholaminumsatzes (erhöhte Freisetzung, verminderter Abbau) und der Katecholaminrezeptoreigenschaften (erhöhte Dichte an Alpharezeptoren, verminderte Dichte an Beta-2-Rezeptoren) verantwortlich gemacht („Local-fault"-Theorie).
- Möglicherweise spielen auch aus Thrombozyten vermehrt freigesetztes Thromboxan A_2, ein erniedrigter cAMP/cGMP-Quotient (vergl. Bronchialmuskulatur) oder eine Störung der EDRF-Synthese eine Rolle.
- Ein erniedrigter intravasaler Druck der Digitalgefäße (organische Gefäßverschlüsse) begünstigt deren Okklusion bei nur geringen Steigerungen des Vasomotorentonus.
- Kälte und emotionale Belastungen sind die häufigsten Auslöser von Raynaud-Attacken. Der kritische Umgebungstemperaturbereich liegt bei ca. 15–20 °C. Andererseits lässt sich in ca. 20% der Fälle keine Beziehung zu äußeren Einwirkungen herstellen
- Die Sklerodermie ist diejenige organische Grunderkrankung, die am häufigsten Raynaud-Attacken hervorrufen kann. Sie können den anderen Manifestationen der Erkrankung um viele Jahre vorausgehen. Andere Kollagenosen zeigen diese Assoziation sehr viel seltener, anders geartete Erkrankungen mit Digitalarterienverschlüssen nur ganz ausnahmsweise. Sekundär sind Raynaud-Attacken allerdings noch beim Vibrationssyndrom, bei dem die chronische Exposition gegenüber vibrierenden Werkzeugen (Kettensäge, Trennschleifer, Presslufthammer) die entscheidende pathophysiologische Komponente für die Induktion der glattmuskulären Hyperreagibilität darstellt.

2. Akrozyanose

Die längerfristige, nicht attackenartige Blauverfärbung der Akren spiegelt lediglich eine verzögerte Hautdurchblutung mit vermehrter Sauerstoff-Extraktion wider. Sie kommt vor bei Kälte, Herzinsuffizienz, Nikotinabusus mit erhöhtem Sympathikotonus, Gabe von β-Blockern mit intrinsischer Aktivität, oder idiopathisch.

3. Digitalarterienverschlüsse

Ursachen für Digitalarterienverschlüsse sind:
- obliterierende Arteriopathien mit bevorzugt peripher-akralem Befall, d. h. Diabetes mellitus, Thrombangitis obliterans, aber auch die gewöhnliche AVK,
- Systemerkrankungen aus dem rheumatischen Formenkreis: Sklerodermie und andere Kollagenosen, Vaskulitiden,
- Medikamente und toxische Substanzen mit akraler Gefäßschädigung (z. B. Ergotamin, Vinylchlorid, Zytostatika),
- embolische Verschlüsse, wobei die Emboliequelle meist in den Arm- und Handarterien liegt (Subclavia-Aneurysma, Ulnaris-Aneurysma), seltener zentral (kardial, Aorta),
- dauerhafte Stase in Gefäßen ohne Wandschädigung (paraneoplastische Koagulopathie oder Hyperviskosität).

Epidemiologie

Das primäre und sekundäre Raynaud-Phänomen manifestiert sich typischerweise im zweiten bis vierten Dezennium und betrifft praktisch ausschließlich Frauen. Die Häufigkeitsangaben variieren, sie sind von den klimatischen Bedingungen, dem Lebensstil und wohl auch von der genetischen Disposition abhängig. Die Lebenszeit-Prävalenz wird für Deutschland mit ca. 5 % angenommen.

Digitalarterienverschlüsse folgen in der Epidemiologie ihren Grunderkrankungen. Streng berufsbezogen ist das Vibrationssyndrom (z. B. Waldarbeiter).

Klinik

1. Die **Raynaud-Attacke** betrifft die Langfinger meist beider Hände unter Aussparung der Daumen und hat einen gesetzmäßigen Ablauf. Sie beginnt mit der schlagartigen Weißverfärbung der Finger, die Minuten bis allenfalls ein oder zwei Stunden anhält. Löst sich der Spasmus allmählich, tritt eine vorübergehende Zyanose ein. Nach vollständiger Wiederherstellung der Perfusion tritt eine flammende Rötung als Zeichen der reaktiven Hyperämie auf, bis das normale Hautkolorit wieder hergestellt ist. Regelhaft ist ein Triggerfaktor vorhanden, meist Feuchtigkeit, Kälte, oder emotionale Anspannung. Die Attacke kann von heftigen Schmerzen sowohl in der Ischämie wie in der Reperfusion begleitet sein. Die Frequenz der Attacken ist sehr variabel und reicht von einmal monatlich bis täglich mehrfach. Auch bei schwerster Ausprägung treten keine Gewebsdefekte auf.

2. Die **Akrozyanose** hat keinen Anfallscharakter, die Assoziation zu einem Triggerfaktor ist allenfalls lose. Die Finger sind livide und kalt. Neben den Langfingern können auch die Daumen-Endglieder betroffen sein. Die Ausprägung ist allerdings ebenfalls symmetrisch. Es besteht subjektiv Kältegefühl, Schmerzen werden nicht geklagt

3. Bei **Digitalarterienverschlüssen** sind einzelne Finger betroffen. Sie sind blass oder livide, das Muster insbesondere der Blässe spiegelt die Verteilung der Arterienverschlüsse exakt wider. Es kann durch die Faustschlussprobe (ischämischer Arbeitsversuch) akzentuiert werden. Bei hämodynamischer Dekompensation treten Gewebsdefekte auf. Diese betreffen bei Diabetes, AVK und Thrombangitis obliterans die gesamte Kuppe, das Endglied oder alle Fingerglieder. Bei Sklerodermie sind sie typisch rattenbissartig in der Kuppe lokalisiert, bei Rheumavaskulitis am Nagelfalz. Die Gefahr einer feuchten Gangrän ist insbesondere beim Diabetes gegeben.

Diagnostik

Das wesentliche diagnostische Ziel ist die Klärung der Frage, ob es sich um eine funktionelle oder eine organisch fixierte Gefäßerkrankung handelt. Diese Entscheidung kann zuverlässig anhand der Anamnese und der körperlichen Untersuchung getroffen werden. Bildgebende Verfahren sind nur bei organisch fixierten Durchblutungsstörungen notwendig.

- Die **Anamnese** erfragt
  - klinische Beschwerden hinsichtlich Art, Dauer und Auslöser,
  - kardiovaskuläre Risikofaktoren,
  - Medikamente,
  - Begleiterkrankungen.
- Die **körperliche Untersuchung** umfasst einen kompletten internistischen Status mit einem ausführlichen arteriellen Gefäßstatus unter Einbeziehung der Faustschlussprobe (Suche nach Digitalarterienverschlüssen). Besonders geachtet werden sollte ferner auf akrale Läsionen, Staseflecken und die Hautbeschaffenheit (Konsistenz, Temperatur, Teleangiektasien).

- Das **akrale Lichtplethysmogramm** kann die vasospastische Diathese oder im Anfall die fehlende Durchblutung darstellen. Bei Digitalarterienverschlüssen zeigt es zuverlässig den Grad der akralen Kompensation in den betroffenen Fingern an.
- Handelt es sich um eine funktionelle Erkrankung, wird eine **Kapillarmikroskopie** durchgeführt, die Frühveränderungen der Sklerodermie (avaskuläre Felder, Riesenkapillaren, Mikroblutungen) aufdecken kann. Gleichzeitig wird ein **rheumatologisches Basislabor** abgenommen (unspezifische Entzündungsserologie, Rheumafaktoren, ANA mit ENA, ANCA, Antiphospholipid-Antikörper, Lupusantikoagulans).
- Im Falle von organisch fixierten Gefäßverschlüssen sollte eine **digitale Subtraktionsangiographie** der Arm-, Hand- und Fingerarterien erfolgen, um das Ausmaß und ggf. die Ursache der Verschlüsse (Aneurysmata) darzustellen. Die Beurteilung der Fingerarterien ist nur in pharmakologischer Dilatation (i.a. Nitroglycerin) möglich.

Differenzialdiagnosen

- Erythromelalgie: Anfallsweise, mitunter schmerzhafte Überwärmung und Rötung häufiger der Zehen als der Finger, durch Wärme oder Belastung getriggert.
- Paroxysmales Fingerhämatom (Fehlbezeichnung: Fingerapoplexie): Plötzliche Blau- oder Dunkelverfärbung eines Fingers infolge eines Hämatoms nach spontaner oder durch Bagatelltrauma induzierter subkutaner Rhexisblutung.

Therapie

Therapie

Therapiemaßnahmen werden erforderlich, wenn Raynaud-Attacken häufiger als 2-mal pro Woche auftreten oder akrale Läsionen vorhanden sind. Bei einem sekundären Raynaud-Phänomen ist vorrangig die Grunderkrankung zu behandeln.

1. Vermeidung von Triggermechanismen:

- Kälteexpositionen sind zu vermeiden, in der kalten Jahreszeit sollte eine adäquate Schutzkleidung getragen werden (Fausthandschuhe, Schal, Wollmütze).
- Eine Nicotinkarenz ist obligat.
- Orale Kontrazeptiva sollten versuchsweise abgesetzt werden.
- Bei einer psychoemotionalen Komponente empfiehlt sich ein autogenes Training.

2. Gefäßerweiternde Pharmaka:

- Infrage kommen hauptsächlich
  - Calciumantagonisten (z. B. Nifedipin),
  - Alpharezeptorenblocker (z. B. Prazosin),
  - ACE-Hemmer (z. B. Captopril).
- Um Nebenwirkungen zu vermeiden, sollte die Dosierung möglichst niedrig gewählt und Kombinationen vermieden werden.
- Alternativ kann auch eine topische Applikation nitroglycerinhaltiger Salben versucht werden.

3. Regionale Sympathikolyse:

In schweren Fällen kann unter einer Bier'schen Sperre ein länger wirkendes Sympathikolytikum (z. B. Guanethidin) über das Venensystem retrograd bis in die Endstrombahn injiziert werden. Nach 2–3 Sitzungen hält die Wirkung im günstigen Falle einige Wochen an.

4. Chirurgische oder CT-gesteuerte Sympathektomie:

Aufgrund der nur vorübergehenden Wirkung stellt sich die Indikation zur chirurgischen oder CT-gesteuerten Sympathikusausschaltung nur bei Patienten mit ausgedehnten akuten bis subakuten Digitalarterienverschlüssen und drohendem Fingerverlust zur Überbrückung der Zeit, bis sich eine ausreichende Kollateralisation entwickelt hat.

5. **Akrale Läsionen** werden nach den gleichen Prinzipien behandelt wie bei einer AVK.

Verlauf und Prognose

Die Anfälle sistieren meist von alleine. Der Verlauf des **primären** Raynaud-Phänomens ist gutartig, Läsionen treten nicht auf und gelegentlich verschwindet das Krankheitsbild (z. B. postmenopausal).

Beim **sekundären** Raynaud-Phänomen hängt der Verlauf von der Grunderkrankung und dem Ansprechen auf die Therapie ab. Bei ausgedehnten Digitalarterienverschlüssen und Fingernekrosen werden auch Amputationen erforderlich.

Komplikationen ergeben sich aus der Grunderkrankung oder einer falschen Diagnose. Wird z. B. ein embolischer Digitalarterienverschluss nicht erkannt und die Emboliequelle nicht ausgeschaltet, können weitere Embolieschauer zu ausgedehnten Ischämien mit Gliedmaßenverlust führen.

4.2.4 Nierenarterienstenose

Definition

Als Nierenarterienstenose wird die meist atherosklerotisch bedingte Einengung der A. renalis bezeichnet. Sie kann – seltener – auch Folge einer fibromuskulären Dysplasie sein.

Pathophysiologie

- Die kalzifizierende Atherosklerose der Aorta produziert Plaqueformationen, die sich über das Ostium in die A. renalis ausdehnen (ostiale Stenose). Weniger häufig findet sich eine autochthone Plaquebildung im Hauptstamm der Arterie (Hauptstammstenose).
- Die fibromuskuläre Dysplasie ist eine nur Frauen angeborene Texturstörung der Tunica media von mittelgroßen Arterien. Sie führt zu Irregularitäten des Lumens und manchmal zu hochgradigen Stenosen. Prädilektionsstellen sind der distale Abschnitt der A. carotis interna und die distalen Abschnitte der A. renalis.
- Die hochgradige Einengung der Nierenarterie führt entsprechend dem Goldblatt-Mechanismus über die Aktivierung des Renin-Angiotensin-Systems zur Erhöhung des arteriellen Blutdrucks.
- Eine chronisch eingeschränkte Nierendurchblutung führt zur Atrophie des Organs (vaskuläre Schrumpfniere) mit Niereninsuffizienz.

Klinik

Hinweisend auf eine Nierenarterienstenose ist ein Hypertonus mit fehlender Nachtabsenkung, der auch durch eine Kombinationstherapie nicht vollständig einzustellen ist. Ein weiteres Hinweiszeichen ist eine fortschreitende Niereninsuffizienz.

! Da beide Hinweiszeichen sehr unspezifisch sind, ist es insbesondere bei älteren Patienten mit Atherosklerose und vorbestehendem Hypertonus oder anderen Erkrankungen, die eine Niereninsuffizienz hervorrufen können, schwierig, diejenigen zu identifizieren, die tatsächlich eine funktionell wirksame Nierenarterienstenose haben. Leichter gelingt dies bei Frauen im 2. bis 4. Dezennium mit schwerer Hypertonie.

Diagnostik

- Bei manchen Patienten kann periumbilikal mit Fortleitung in die Flanke ein Strömungsgeräusch auskultiert werden.
- Die farbkodierte Duplexsonographie kann eine Nierenarterienstenose bei guten Untersuchungsbedingungen darstellen und ihren Stenosegrad quantifizieren. Der definitive Ausschluss ist unsicher, da u. U. mehrere Nierenarterien für eine Seite vorliegen, die nicht einzeln darstellbar sind.
- Die MR-Angiographie schafft eine gute Übersicht. Stenosegrade werden eher überschätzt, falsch negative Befunde kommen nicht vor.
- Der Goldstandard der Diagnostik ist die intraarterielle DSA. Sie sollte nach entsprechender Vordiagnostik nur noch in PTA-Bereitschaft durchgeführt werden. Häufig finden sich Nierenarterienstenosen allerdings als Zufallsbefund auf Angiogrammen, die wegen der koronaren oder der peripheren Atherosklerose angefertigt wurden.
- Die funktionelle Wirksamkeit einer Nierenarterienstenose kann in der Nierensequenzszintigraphie abgeschätzt werden, die ggf. nach Gabe eines ACE-Hemmers, der den Renin-Angiotensin-Mechanismus unterbricht, wiederholt wird.

Therapie

Therapie

Die Indikation zur Beseitigung der Nierenarterienstenose ist bei der fibromuskulären Hyperplasie mit schwerem Hypertonus eindeutig.

Unsicher ist die Abschätzung des Behandlungserfolges bei Patienten mit Atherosklerose, da sowohl Niereninsuffizienz als auch Hypertonus andere Gründe haben können. Prädiktor für einen Behandlungserfolg bezüglich des Blutdrucks kann bei einigen Patienten die Captopril-Szintigraphie sein, häufig bleibt es aber bei einer vagen Abschätzung aufgrund der aufgehobenen Tag-Nacht-Rhythmik oder aufgrund des schlechteren Ansprechens auf die zuvor wirksame medikamentöse Therapie. Noch schwieriger ist die Vorhersage, ob die Beseitigung der Nierenarterienstenose die Entwicklung der Niereninsuffizienz verlangsamen oder gar umkehren wird. Eindeutig ist allerdings, dass bei bereits geschrumpfter Niere oder bei Nieren mit schwerer Parenchymschädigung z. B. durch Nephrosklerose die Nierenarterienstenose nicht mehr beseitigt wird.

Die Behandlung besteht heute ausschließlich in der Angioplastie der Stenose; die chirurgische Korrektur ist verlassen. Bei atherosklerotischen ▶

Läsionen wird primär ein Stent zur Sicherung des Ergebnisses eingesetzt. Komplikationen wie Dissektion oder Embolieschauer können bis zum Nierenfunktionsverlust führen. Daher muss die Indikation streng gestellt werden. Zufallsbefunde werden nicht generell behandelt, sondern zunächst beobachtet.

4.3 Periphere arterielle Aneurysmen

Definition

Als Aneurysma wird eine unphysiologische Aufweitung des Arterienlumens bezeichnet, die mehr als 50 % des originären Gefäßdurchmessers beträgt.

Hinsichtlich der Veränderungen der Arterienwandschichten sind zu unterscheiden:

- Das **Aneurysma verum** stellt eine Ausbuchtung aller Wandschichten dar.
- Das **Aneurysma spurium (falsum)** resultiert aus einer kompletten Durchtrennung der Intima und Media (ggf. auch der Adventitia), sodass sich ein von der Adventitia sowie benachbarten Weichteilstrukturen nach außen hin begrenzter, blutdurchströmter paravasaler Raum bilden kann.
- Das **Aneurysma dissecans** resultiert ebenfalls aus einem Einriss der Intima und Teilen der Media. Innerhalb der Gefäßwand entsteht ein blutdurchflossenes Neolumen, das stromabwärts durch eine zweite Wandläsion wieder Anschluss an das normale Gefäßlumen gewinnt.

Auch das morphologische Erscheinungsbild variiert:

- **Zylindrisches Aneurysma (Aneurysma tubulare):** homogene Gefäßerweiterung, die sich über mehrere Zentimeter erstreckt.
- **Spindelförmiges Aneurysma (Aneurysma fusiforme):** nach stromabwärts gleichmäßige Zunahme des Gefäßumfangs bis zum Erreichen des Maximaldurchmessers, gefolgt von einer gleichmäßigen Abnahme.
- **Sackförmiges Aneurysma (Aneurysma sacculare):** seitliche Vorwölbung der Gefäßwand.

Ätiologie/Pathogenese

Über 90 % aller Aneurysmen bilden sich an atherosklerotisch veränderten Gefäßen, vorrangig in der Peripherie unterhalb des Abgangs der Nierenarterien. Die Aneurysmaentstehung lässt sich als eine dilatierende Variante der Atherosklerose auffassen, die in eine dilatierende Arteriopathie übergehen kann.

Zu dem multifaktoriellen degenerativen Umwandlungsprozess tragen mit großer Variabilität bei:

- **Verlust an elastischen Fasern** (Elastinolyse) im Rahmen einer erhöhten proteolytischen Aktivität. U. a. kommt es zu einer vermehrten granulozytären und glattmuskulären Elastasefreisetzung als Reaktion auf die atherosklerotischen Gefäßwandnoxen (Rauchen, oxidiertes LDL).
- **Veränderungen der Vasa vasorum** führen zu einer mangelhaften Nutrition der den mechanischen Kräften dauerhaft ausgesetzten Gefäßwand. Untergegangene Muskelzellen der Media werden durch kollagenhaltiges Narbengewebe mit zunehmend zirkulärer Orientierung der Fasern ersetzt. Der Ersatz von Elastin- (hohes Elastizitätsmodul) durch Kollagenfasern (niedriges Elastizitätsmodul) bewirkt einen zunehmenden Dehnbarkeitsverlust der Wand. Aufgrund der veränderten Druck-Spannungs-Kurve führen dann intravasale Volumenschwankungen über größere Druckschwankungen zu einer höheren Wandbelastung.
- Wahrscheinlich trägt die **Zerstörung dieser Kollagenfasern** (Kollagenolyse) wesentlich zur Aneurysmaruptur bei. Da sich der Wandumbau nicht homogen vollzieht, entstehen Schwachstellen, die bei Blutdruckspitzen zunehmend aussacken können.
- Epidemiologische Studien fanden eine **familiäre Disposition**. So weisen ca. 16 % der Verwandten ersten Grades eines Patienten mit einem Bauchaortenaneursyma (BAA) ebenfalls ein BAA auf, was einem um ca. 12 % erhöhten Erkrankungsrisiko entspricht. Es scheint X-chromosomale sowie autosomal dominante Vererbungsvarianten zu geben, die sich möglicherweise u. a. über eine herabgesetzte Elastase-Inaktivierung manifestieren (Haptoglobin α_1-Allel).
- Bei einem **inflammatorischen BAA** findet sich eine dichte adventitielle Infiltration mit Lymphozyten und Plasmazellen sowie ein fibrotisches periaortales Gewebe.

Die betroffenen Patienten weisen häufig mehrere Aneurysmen auf, insbesondere wenn eine periphere Manifestation im Bereich der Beinstrombahn vorliegt: So findet man bei einem Popliteaaneurysma in ca. 65% ein BAA und in ca. 50% auch ein Aneurysma der kontralateralen A. poplitea.

Genetische Defekte der interstitiellen Fibrillen (Marfan-Syndrom) oder des Typ-III-Kollagens (Ehlers-Danlos-Syndrom) führen ebenfalls zur Aneurysmabildung vorwiegend der Aorta ascendens.

Etwa 10% aller Aneurysmen gehen auf andere Ursachen zurück:

- Arterielle **Traumen** im Rahmen von Unfällen oder diagnostischen bzw. therapeutischen Eingriffen (Punktion, Operation) können zur Bildung eines Aneurysma spurium führen. Ein Aneurysma spurium kann sich bis zu 4 Wochen nach einer Gefäßpunktion entwickeln.
- **Infektionen** durch verschiedene Erreger, die, auf dem Wege der Durchwanderung vom Darm her oder aber im Rahmen einer Bakteriämie über die Vasa vasorum bzw. vom Gefäßlumen her, auf die Wand übergreifen, können diese durch Abszedierungen u. ä. derart beschädigen, dass sie den arteriellen Druckpulsationen nicht mehr standhalten kann. Häufigste Ursachen sind die Salmonellen-Infektion oder eine bakterielle Endokarditis. Durch Spirochäten bedingte luetische Aneurysmen sind selten geworden.
- **Vaskulitiden** können ebenfalls zu einer Destabilisierung der Arterienwand führen (M. Behçet, Takayasu-Syndrom, Riesenzellarteritis, Panarteriitis nodosa usw.)

Neben der Wandinstabilität kommt den **biophysikalischen Mechanismen** eine entscheidende Bedeutung zu. Ein Aneurysma manifestiert sich über eine Dysbalance zwischen tangentialer Wandspannung und Wandelastizität. Die Wandspannung T folgt dem Laplace'schen Gesetz:

$$T = P \times r/d$$

(P Blutdruck, r Gefäßradius, d Wanddicke). Die Gleichung zeigt, dass mit zunehmendem Aneurysmadurchmesser und zunehmender Wandverdünnung (intraluminale wandadhärente Thromben sind bedeutungslos) ein Circulus vitiosus in Gang gesetzt wird. Innerhalb des Aneurysmas bewirkt die Strömungsverlangsamung einen zusätzlichen Anstieg des Gefäßinnendrucks (Bernoulli-Prinzip: Umwandlung dynamischer in statische Energie).

Pathophysiologische Folgen und Komplikationen eines Aneurysmas

Eine **Ruptur** ist zu befürchten, wenn der Kollagenfasermantel lokal den Gefäßinnendrücken nicht mehr standzuhalten vermag. Das Ausmaß der anschließenden Hämorrhagie hängt wesentlich von der Aneurysmalokalisation und der Beschaffenheit des paravasalen Gewebes ab. Studien liegen für das infrarenale BAA vor.

- Für den Spontanverlauf stellt die Wachstumsgeschwindigkeit einen entscheidenden prognostischen Parameter dar. Tendenziell findet man eine Zunahme der Wachstumsgeschwindigkeit mit dem Ausgangsdurchmesser (besonders > 5 cm), sie lässt sich jedoch im Einzelfall nicht vorhersagen (Bedeutung der Verlaufskontrolle, kritischer Wert ca. 0,5 cm/Jahr).
- Die Rupturrate nimmt auch mit dem Ausgangsdurchmesser zu. Eine kritische Schwelle wird derzeit bei 5 cm angenommen: Im Laufe von mehreren Monaten bis Jahren rupturieren weniger als 5–10% der Aneurysmen < 4 cm, jedoch mehr als 25–50% der Aneurysmen > 5 cm. Auch erhöhte diastolische Blutdruckwerte (minimale Dauerbelastung der Wand) steigern das Risiko einer Ruptur.

Innerhalb des Aneurysmas induzieren Strömungsturbulenzen mit Totwasserzonen eine **Thrombozytenaktivierung.** Das entstehende wandadhärente thrombotische Material kann

- zu einem allmählichen oder akuten lokalen **Verschluss** (insbesondere bei peripheren Aneurysmen) oder
- zu einer peripheren arteriellen **Embolie** führen.

Durch Verdrängung benachbarter Strukturen können **Kompressionssyndrome** (Venenthrombosen, Nervenirritationen, Ureteren) auftreten. Sehr selten kann das chronische pulsatile Drucktrauma auch zu **Erosionen** von Nachbarorganen bis hin zum Aneurysmaeinbruch führen (Darm, Venen).

Epidemiologie

Die **Inzidenz** des Bauchaortenaneurysmas wird in Sektionsstatistiken mit ca. 0,4% angegeben. Die **Prävalenz** nimmt mit dem Alter deutlich zu. Mehr als 90% der Patienten sind älter als 60 Jahre. Das Verhältnis von Männern zu Frauen beträgt etwa 3:1. Im Alter über 65 Jahre liegt die Prävalenz des BAA über 3%, bei ca. 0,5% ist ein Durchmesser > 6 cm zu erwarten (hohe Rupturgefahr).

Klinik

Ein **asymptomatisches Aneurysma** wird in der Regel im Rahmen einer Abdomensonographie aus anderer Indikation oder im Rahmen einer angiologischen Untersuchung diagnostiziert.

Das klinische Bild eines **symptomatischen Aneurysmas** ergibt sich aus seiner Lokalisation und den

Tabelle 4.**6** Arterielle Aneurysmata

1. Aneurysma der infrarenalen Bauchaorta (Definition: Ektasie 2,5 – 3 cm, Aneurysma > 3,0 – 3,5 cm, Kriterium der umschriebenen 100%igen Durchmesserzunahme). Das Aneurysma kann auf die angrenzenden Iliakalarterien übergreifen.	
Ruptur	**Symptome bei drohender Ruptur:** • fehlen häufig bzw. sind unspezifisch • diffuse Abdominalschmerzen • diffuse Leistenschmerzen • Subileus • chronische Rückenschmerzen mit steigender Intensität • großer pulsierender Abdominaltumor **Symptome bei Ruptur:** • Akutes Abdomen • stärkste Rückenschmerzen • bei Perforation in Nachbarorgane (Hämaturie, Meläna, Hämatemesis, a.v. Fistelgeräusch) • Volumenmangelschock
Thrombose (Verschluss, Embolie)	• akute, mitunter multiple bilaterale periphere Verschlüsse zumeist kleinerer Arterien (Digitalarterien) • Ischämiesyndrom bei Verschleppung größerer Thromben, ein akuter Aortenverschluss kommt praktisch nicht vor
Kompression	• (selten) Druckschädigung der Ureteren, des Ileums etc. • Abflusshindernis der V. cava inferior
2. Aneurysma der A. iliaca (Definition: Ektasie 1,3 – 1,5 cm, Aneurysma > 1,5 – 2,0 cm, Kriterium der umschriebenen 100%igen Durchmesserzunahme).	
Ruptur	Im Wesentlichen wie beim BAA mit Lateralisation in Richtung der Aneurysmalokalisation.
Thrombose (Verschluss, Embolie)	• vorwiegend embolisch wie beim BAA, jedoch auf die ipsilaterale Beinstrombahn begrenzt • ein lokaler Gefäßverschluss ist selten
Kompression	• Leistenschmerz, Hodenschmerz, ipsilateraler Harnstau • Thrombose der V. iliaca communis/externa • Beinschmerz durch Nervenkompression
3. Aneurysma der A. femoralis communis (Definition: Ektasie 1,2 – 1,5 cm, Aneurysma > 1,5 – 1,8 cm, Kriterium der umschriebenen 100%igen Durchmesserzunahme).	
Ruptur	Akute Leisten-, Bein-, Abdominalbeschwerden: • pulsierendes Leistenhämatom • evtl. retroperitoneale Blutung mit Harn- und Stuhlverhalt • akute Extremitätenischämie • hämorrhagischer Schock
Thrombose (Verschluss, Embolie)	• rezidivierende periphere Embolien (s. o.) • akutes Ischämiesyndrom
Kompression	• ausstrahlende Schmerzen bei Druck auf den N. femoralis • venöse Kongestion oder Thrombose bei Druck auf die V. femoralis communis

Tabelle 4.6 Fortsetzung

4. Aneurysma der A. poplitea (Definition: Ektasie 0,7 – 1,0 cm, Aneurysma > 1,0 – 1,4 cm, Kriterium der umschriebenen 100%igen Durchmesserzunahme).	
Ruptur	• (seltenes Ereignis) Schmerz, Hämatom, Schock • akute Schwellung des Ober- und Unterschenkels, akute Ischämie des Unterschenkels
Thrombose (Verschluss, Embolie)	• „Blue toe"-Phänomen • Embolien in einzelne Unterschenkelarterien können asymptomatisch bleiben • akutes Ischämiesyndrom des Unterschenkels bei wiederholten Embolien mit Verschluss aller Unterschenkelarterien
Kompression	Kompression der V. poplitea: • Schwellneigung im Unterschenkel- und Fußbereich • Thrombose der V. poplitea Kompression der Nerven: • Dysästhesien, Dauerschmerz etc.

im Einzelfall vorliegenden Komplikationen (Tab. 4.6).

Diagnostik

Im Rahmen der Diagnostik müssen
- die Art und Lokalisation des Aneurysmas,
- bereits eingetretene Komplikationen,
- der übrige Status des Gefäßsystems und
- allgemeine Operationsrisiken

abgeklärt werden.

Weitere Aneurysmen sind zu suchen und ebenso hinsichtlich Morphologie und Komplikationen zu dokumentieren.

Die **Anamnese** erhebt
- die kardiovaskulären Risikofaktoren,
- eine familiäre Disposition,
- die Beschwerden hinsichtlich Art, Auslöser und zeitlicher Entwicklung,
- Symptome möglicher Komplikationen,
- Vor- und Begleiterkrankungen,
- vorherige diagnostische und therapeutische Maßnahmen mit arteriellem Zugang.

Bei der **körperlichen Untersuchung** wird u. a. ein kompletter arterieller Gefäßstatus erhoben. Dabei ist besonders auf verbreiterte Pulse zu achten. Auch Narben nach Gefäßoperationen, Hämatome nach Punktionen etc. können wichtige Hinweise liefern.

Labordiagnostik: bei V. a. nichtatherosklerotische Ätiologie ggf. Entzündungsparameter, Blutkulturen, Immunologie.

Stufendiagnostisches Vorgehen

In der **Notfallsituation** einer Aneurysmaruptur werden die diagnostischen Maßnahmen infolge des Kreislaufschocks etc. auf das Notwendige beschränkt (Sonographie, Labor ggf. CT.).

Als **Screeninguntersuchung** dient die **Sonographie**. Sie sollte bei jedem AVK-Patienten regelmäßig erfolgen, ebenso sollte jeder Patient mit Hypertonus oberhalb des 60. oder 65. Lebensjahres mindestens einmal mit dieser Fragestellung sonographiert werden.
- Bei der Erstdiagnose ohne Notfallsituation werden sowohl eine Sonographie als auch ein **CT** benötigt, um die Längen- und Breitenausdehnung für die Therapieplanung oder eine zunächst konservative Verlaufsbeobachtung zu dokumentieren.
- Begleitend dazu muss das kardiale, zerebrale und periphere arterielle Gefäßsystem hinsichtlich einer signifikanten KHK, asymptomatischer Karotisprozesse und schlecht kompensierter peripherer Arterienverschlüsse abgeklärt werden.

Differenzialdiagnostik

Ein Aneurysma kann mittels bildgebender Verfahren eindeutig nachgewiesen werden. Es muss im Rahmen der Differenzialdiagnostik eines akuten Abdomens, unklarer Abdominal- oder Rückenschmerzen, akuter peripherer Ischämiesyndrome und akraler Embolisationen sowie venöser Thrombosen und Kompressionserscheinungen berücksichtigt werden.

Therapie

1. Konservative Therapie

- Um einer weiteren Größenzunahme und Ruptur vorzubeugen, muss eine sorgfältige **Blutdruckeinstellung** erfolgen. Medikamente der ersten Wahl sind β-Blocker, da sie nicht nur den Blutdruck senken, sondern auch die Anstiegssteilheit der Pulswelle verzögern, was die mechanische Belastung der Aneurysmawand verringert.
- Auch eine **körperliche Schonung** sollte eingehalten werden.
- Eine **Antikoagulation** mit INR-Werten von 2 – 3 zur Vermeidung thromboembolischer Komplikationen empfiehlt sich bei peripheren Aneurysmen distal des Leistenbandes. Bei Aneurysmen der infrarenalen Bauchaorta sowie der Becken- und Leistenarterien ist die Antikoagulation aufgrund der höheren Rupturneigung problematisch.
- Die regelmäßige sonographische (ca. 6-monatige) und ggf. computertomographische (ca. 1- bis 2-jährige) **Verlaufskontrolle** ist ein essenzieller Bestandteil des konservativen Vorgehens, um eine rasche Größenzunahme mit erhöhter Rupturgefahr nicht zu verpassen.
- Patienten mit bekannten Aneurysmen müssen über die **Symptome** der möglichen Komplikationen aufgeklärt werden, um im Notfall Zeit zu gewinnen.

2. Operative Therapie

- Die operative Ausschaltung eines Aneurysmas hat die Vermeidung der möglichen Komplikationen zum Ziel. Bei der **Indikationsstellung** sind die interventionsbedingten Komplikationen gegen den statistisch zu erwartenden Spontanverlauf abzuwägen. Da die Rupturgefahr vom bereits erreichten Durchmesser abhängt, lässt sich die Operationsindikation vereinfacht anhand kritischer Aneurysma-Durchmesser stellen. Sie betragen für das infrarenale Aortenaneurysma 50 – 55 mm und für Iliakal-Aneurysmata 20 – 25 mm. Die Operationsindikation für das Poplitealarterien-Aneurysma richtet sich weniger nach dem Diameter als nach dem emboligenen Potenzial.
- Das **Prinzip der Operation** eines Aneurysmas besteht in der Überbrückung des aneurysmatisch erweiterten Segments durch eine Gefäßprothese. Je nach Lokalisation kommt eine Rohrprothese (nur infrarenale Aorta), eine Y-Prothese (infrarenale Aorta und Beckenachse) oder ein einfaches Interponat (nur Beckenachse, Poplitea) infrage.
- Die Alternative zur Operation besteht darin, Aneurysmata durch die Einlage ummantelter **Stents** aus der Strombahn auszuschalten. Dies ist insbesondere in der Beckenetage und für das infrarenale Bauchaortenaneurysma möglich. Das unmittelbare Trauma des Eingriffs ist gegenüber der Operation bei diesem Vorgehen deutlich vermindert. Der mittelfristige Verlauf ist etwas aufwendiger durch Diagnostik und ggf. Versorgung von Leckagen. Die Langzeitergebnisse sind noch nicht genau abzusehen.
- Ein Aneurysma spurium der Leiste z. B. nach Kathetereingriff kann mit **Kompression** unter sonographischer Sicht zur spontanen Thrombosierung gebracht werden. Eine begleitende Analgetikagabe ist dabei erforderlich.

Rehabilitation

Im Anschluss an eine operative Aneurysmaausschaltung oder nach eingetretenen thromboembolischen Komplikationen mit oft langwierigem Verlauf ist eine angiologische Rehabilitation angezeigt.

Komplikationen

- Aufgrund der Ruptur
  - Schock, Multiorganversagen etc,
  - Herzinfarkt,
  - Schlaganfall,
  - Extremitätenischämie.
- Aufgrund einer Thromboembolie (vergl. Akute Arterienverschlüsse)
- Aufgrund einer Kompression
  - Venenthrombose mit deren Komplikationen,
  - Erosionen am Urogenital- und Gastrointestinaltrakt.

Verlauf und Prognose

- Hinsichtlich der Beinerhaltung insbesondere beim Popliteaaneurysma gilt, dass die Langzeitergebnisse bei einer Operation im symptomatischen Stadium deutlich schlechter sind als bei einem prophylaktischen Eingriff. Die Ursache liegt in den schlechteren Rekonstruktionsmöglichkeiten nach einer Unterschenkelarterienembolisation mit ungenügendem „run off".
- Zahlreiche Patienten erkranken an mehr als einem Aneurysma, sodass sich Komplikationen

langfristig summieren und gegenseitig negativ beeinflussen.

- Die Letalität des rupturierten Bauchaortenaneurysmas beträgt mindestens 50%. Auch Patienten mit elektiv operiertem BAA weisen aufgrund der begleitenden KHK, Hypertonie etc. nur eine 50–60%ige 5-Jahres-Überlebensrate auf (Vergleichspopulation ca. 80%).
- Innerhalb des Gesamtkollektivs der zur Hälfte multimorbiden Aneurysmaträger findet man eine Häufung an KHK, Hypertonie, Herzinsuffizienz, Niereninsuffizienz, Diabetes mellitus und chronisch obstruktiver Lungenerkrankungen. Patienten mit kleineren, nicht operationspflichtigen Aneurysmen versterben daher ebenfalls häufiger an kardiovaskulären Ereignissen.

4.4 Tiefe Venenthrombose

Definition

Als tiefe Venenthrombose (Phlebothrombose, TVT) wird bezeichnet der thrombotische Verschluss einer oder mehrerer tiefer Leitvenen der Extremitäten. Je nach Thromboseausdehnung spricht man von einem Ein- oder Mehretagenbefall. Die Thrombosierung einer epifaszialen Vene wird als Thrombophlebitis bezeichnet.

Pathogenese und Pathophysiologie

Entsprechend der **Virchow'schen Trias** sind

- eine Schädigung der Venenwand,
- eine gestörte venöse Hämodynamik mit verlangsamter Blutströmung und
- eine Verschiebung des endogenen hämostaseologischen Gleichgewichts in Richtung einer erhöhten Gerinnbarkeit,

die prinzipiellen Pathomechanismen bei der Entstehung der TVT. Bei den meisten Risikokonstellationen sind mehrere Pathomechanismen in Kombination wirksam.

Vorübergehende (temporäre) Risikokonstellationen einer tiefen Venenthrombose sind:

- Operation und Trauma,
- akute nichtchirurgische Erkrankung mit Immobilisierung,
- Schwangerschaft und Wochenbett,
- hormonelle Kontrazeption und Hormonersatztherapie,
- länger dauernde Zwangsimmobilisierung z. B. auf Interkontinental-Flugreisen.

Dauerhafte Risikokonstellationen sind:

- Krebserkrankung
- erworbene oder hereditäre Thrombophilie:
  - Antiphospholipid-Antikörper bzw. Lupusantikoagulans
  - Faktor-V-Leiden-Mutation, APC-Resistenz
  - Prothrombin 20210-Mutation
  - Protein-C-Mangel
  - Protein-S-Mangel
  - Antithrombin-Mangel
  - Faktor-VIII-Erhöhung
  - Faktor-IX-Erhöhung
  - Hyperhomocysteinämie
  - Faktor-XII-Mangel
  - Faktor-XIII-Mangel.

Lässt sich zum Zeitpunkt der Diagnosestellung der TVT kein auslösender Faktor ermitteln, spricht man von **idiopathischer Thrombose**.

Thrombosearten

Im Wesentlichen kann man vier Arten von TVT unterscheiden:

- Am häufigsten ist die **aszendierende Thrombose**. Sie beginnt in den Muskelvenen oder den paarigen tiefen Venen der Wade und aszendiert von dort durch Thrombusapposition nach proximal, d. h. in die Popliteal-Etage, die Femoral- oder die Beckenetage. Geschwindigkeit und Ausmaß der Aszension hängen von der Intensität und Dauer der Risikokonstellation ab. Je rascher das Thrombuswachstum, desto größer das Risiko, dass der frische Appositionsthrombus losgelöst und vom Blutstrom über das rechte Herz in die Lungenstrombahn transportiert wird (Lungenembolie, Kap. 3.11). Umgekehrt kann in Fällen mit rasch nachlassender Risikokonstellation der Prozess auch ohne Behandlung zum Stillstand kommen. In diesem Moment sinkt das Risiko für eine Lungenembolie deutlich ab.
- Seltener, aber klinisch eindrucksvoller ist die **deszendierende TVT**. Sie beginnt primär in der Beckenetage und wächst von dort durch Thrombusapposition nach distal. Diese Form der Thrombose ist typisch für die Schwangerschafts- und Wochenbett-Thrombose, für die pillenassoziierte Thrombose oder als paraneoplastische Thrombose bei Malignomen im Becken. 90% der deszendierenden Thrombosen sind linksseitig, da der Venensporn nach May und Thurner (narbige Verengung der Vene an der Stelle der Unterkreuzung der V. iliaca communis sinistra unter der A. iliaca communis dextra) als Präzipitationsfaktor wirkt.
- Der dritte Weg der TVT-Entstehung ist die **transfasziale Thrombose**. Sie entsteht durch Aszension einer Thrombophlebitis der V. saphena magna oder parva durch die Mündungsklappe hindurch

in das tiefe Venensystem (V. femoralis communis bzw. V. poplitea).

- Die **Armvenenthrombose** (V. subclavia, V. axillaris) ist häufig Folge einer Kathetereinlage in diese Venenabschnitte. Sie kann allerdings auch nach muskulärer Überbeanspruchung (Thrombose par effort, Paget-v.-Schroetter-Syndrom) oder idiopathisch auftreten.

Thrombusorganisation

Kommt der Prozess der Thrombusapposition spontan oder durch Behandlung zum Stillstand, beginnen die körpereigenen Reparaturmechanismen. Die endogene Fibrinolyse kann frische Thrombusmasse auflösen. Thrombus-Anteile, die bereits Kontakt zur Venenwand bekommen haben, werden organisiert und auf dem Umweg über Granulationsgewebe beräumt. Bei diesem langfristigen Prozess werden die Venenklappen, die im zu beräumenden Thrombus liegen, zerstört.

Venöse Hämodynamik

Die Verlegung des venösen Rückflusses führt zu einer Drucksteigerung in den distal gelegenen Venenabschnitten, die sich retrograd bis in das Kapillarbett ausdehnt. Durch die Anhebung des postkapillaren Widerstands steigt der Filtrationsdruck in der Endstrombahn und die Flüssigkeitsrückresorption in den venösen Schenkel kommt zum Erliegen.

Überschreitet die interstitielle Flüssigkeitsanreicherung die Transportkapazität des Lymphsystems, bildet sich ein sub- und epifasziales Ödem aus, dessen Ausprägung wesentlich von der Thrombuslokalisation bestimmt wird.

Die Drucksteigerung bewirkt auch eine passive Eröffnung venöser Kollateralgefäße (Tab. 4.**7**). Dabei kann sich die physiologische Strömungsrichtung zwischen sub- und epifaszialem Venensystem umkehren, wenn die Klappen der Vv. perforantes unter der Druck-Volumensteigerung schließunfähig werden.

Ist der Gewebsbinnendruck durch die Abflussbehinderung sehr stark erhöht, kann in extremen Fällen der arterielle Einstrom dadurch zum Erliegen kommen. Die Extremität ist dann akut gefährdet (Phlegmasia coerulea dolens).

Epidemiologie

Die jährliche Inzidenz der TVT wird in der erwachsenen Bevölkerung mit bis zu 1 – 2 Promille angenommen. Sie ist allerdings streng altersabhängig

Tabelle 4.**7** Wichtige Kollateralkreisläufe

Thromboselokalisation	Wichtige Kollateralvenen
V. cava inferior	• Gonadalvenen • V. lumbalis ascendens • Plexus epiduralis • V. azygos-hemiazygos-System • epigastrische Venen
V. iliaca communis	• innere Beckenplexus mit Anschluss zur Gegenseite • V. lumbalis ascendens • pubische und suprapubische Venen • epigastrische Venen
V. iliaca externa, V. femoralis communis	• innere Beckenplexus mit Anschluss an die V. iliaca interna • pubische und suprapubische Venen • epigastrische Venen
V. femoralis superficialis	• Doppelanlage • V. profunda femoris • V. saphena magna • V. femoro-poplitea → V. saphena accessoria medialis
V. poplitea	• Doppelanlage der V. poplitea • V. saphena magna
Unterschenkelvenen	• benachbarte Unterschenkelvenen • epifasziale Venen

mit einer Inzidenz von 1:10 000 bei Menschen unter 40 Jahren und von 1:100 bei Menschen über 70 Jahren. Männer und Frauen sind gleich häufig betroffen mit Ausnahme des Lebensalters unter 40 Jahren.

Klinik

Das klinische Bild einer Thrombose hängt von der **Thromboselokalisation** und von der muskulären Beanspruchung der betroffenen Extremität ab. Es kann daher erheblich variieren:

- Bei bettlägerigen Patienten können Thrombosen weitgehend **asymptomatisch** bleiben, obwohl nach Operation oder bei akuter Erkrankung die Aszension besonders rasch verläuft.
- Nicht selten ist die akute **Lungenembolie** die klinische Erstmanifestation der TVT.
- Die gestörte Hämodynamik führt zur **Schwellung**, der erhöhte Gewebsbinnendruck zu **Schmerzen**. Die Haut kann gespannt sein und bekommt dann eine spiegelnde Oberfläche (**Glanzhaut**). Eine ausgeprägte venöse Stase kann zur **Zyanose** verschiedenen Schweregrades führen.
- Bei der deszendierenden Thrombose treten alle klinischen Symptome innerhalb von Stunden auf und sind stark ausgeprägt, bei der aszendierenden Thrombose kommt es meist nur zu Schwellung und Schmerzen. Oft sind die Beschwerden hier gering und uncharakteristisch.
- Unabhängig von den durch die venöse Stauung hervorgerufenen Symptomen kann die mit der Thrombosierung einhergehende entzündliche Reizung der Venenwand lokalisierte Schmerzen hervorrufen. Bei der deszendierenden Thrombose geht dieser Schmerz dem thrombotischen Verschluss manchmal um Tage voraus. Bei der aszendierenden Thrombose lässt er sich nur durch tiefe Palpation entlang der Gefäßloge auslösen.

Diagnostik

Anamnese und körperliche Untersuchung allein sind nicht geeignet, eine Thrombose sicher nachzuweisen oder auszuschließen. Sie müssen immer mit anderen diagnostischen Methoden kombiniert werden, um den klinischen Verdacht auf TVT definitiv abzuklären. Anamnese und körperlicher Befund enthalten jedoch wichtige Elemente zur Einschätzung der klinischen Wahrscheinlichkeit, die vom Untersucher explizit angegeben werden sollte (Tab. 4.**8**).

D-Dimere sind Degradationsprodukte des quervernetzten Fibrins, die durch endogene Fibrinolyse entstehen. Sie werden zwangsläufig bei jeder Aktivierung der Gerinnung gebildet. Der Nachweis von D-Dimeren ist unspezifisch, ein Normalwert dagegen macht das Vorliegen einer TVT unwahrscheinlich.

Das Standardverfahren zur Bildgebung der TVT ist die Sonographie der Beinvenen. Sie erfolgt vom Leistenband bis zum Knöchel als sog. **Kompressionssonographie**. Ein geübter Untersucher kann bis auf wenige Ausnahmefälle das gesamte Venensystem mit genügend großer Sicherheit einsehen.

Die Röntgendarstellung der Venen mit über eine Fußrückenvene eingebrachtem Kontrastmittel (**Phlebographie**) sollte wegen ihrer Verfahrensnachteile (Risiko der Allergie auf Kontrastmittel und der Hyperthyreose, Strahlenbelastung, Unbequemlichkeit für den Patienten) nur noch in den wenigen Fällen angewendet werden, die mit der Kompressionssonographie nicht geklärt werden können.

Zur Darstellung der Beckenvenen und der V. cava inferior eignen sich moderne Schnittbildverfahren wie **Computertomographie** und **MR-Tomographie**.

Die Abklärung des Verdachts auf TVT ist eine klinische Standardsituation. Sie kann am einfachsten wie folgt bearbeitet werden:

- Die Kombination aus niedriger klinischer Wahrscheinlichkeit und negativem D-Dimer schließt die TVT mit so großer Sicherheit aus, dass keine weitere Diagnostik erforderlich ist.

Tabelle 4.**8** Bestimmung der klinischen Wahrscheinlichkeit einer TVT

Klinische Charakteristik	Score
Aktive Krebserkrankung	1
Lähmung oder kürzliche Immobilisation der Beine	1
Bettruhe (> 3 Tage); große Chirurgie (< 12 Wochen)	1
Schmerz/Verhärtung entlang der tiefen Venen	1
Schwellung ganzes Bein	1
US-Schwellung > 3 cm gegenüber Gegenseite	1
Eindrückbares Ödem am symptomatischen Bein	1
Kollateralvenen	1
Frühere, dokumentierte TVT	1
Alternative Diagnose mindestens ebenso wahrscheinlich wie tiefe Venenthrombose	−2
Score ≥ 2: Wahrscheinlichkeit für TVT hoch Score < 2: Wahrscheinlichkeit für TVT nicht hoch	

- Bei hoher klinischer Wahrscheinlichkeit und/ oder positivem D-Dimer erfolgt die Kompressionssonographie der Beinvenen vom Leistenband abwärts. Wenn der sonographische Befund unklar ist, kann die Sonographie nach einer Woche wiederholt oder aber gleich eine Phlebographie durchgeführt werden.
- Nur im Falle einer starken einseitigen Beinschwellung und negativer Kompressionssonographie muss gezielt die Beckenachse untersucht werden.
- Wenn die diagnostischen Elemente nicht sofort zur Verfügung stehen, kann zur Überbrückung (z. B. einer Nacht) eine Dosis niedermolekularen Heparins gegeben werden.

Wenn eine Thrombose gesichert wurde, sollte eine dem Patienten angepasste Umfelddiagnostik durchgeführt werden:

- Lässt sich kein transienter Risikofaktor als Trigger der TVT ermitteln, ist es sinnvoll, bei älteren Patienten (> 50 Jahre) eine Tumordiagnostik durchzuführen. Sie besteht neben gezielter Anamnese, körperlicher Untersuchung und Basislabor in der gewissenhaften Aktualisierung der geschlechtsspezifischen Früherkennungsmaßnahmen.
- Bei jüngeren Patienten mit idiopathischer Thrombose sowie bei positiver Familienanamnese ist ein Thrombophilie-Screening indiziert.

Differenzialdiagnosen

- Ödeme anderer Genese:
  - chronische venöse Insuffizienz,
  - Lymphödem und Lipödem,
  - kardiale, nephrogene, hypoproteinämische Ödeme,
  - orthostatische Ödeme,
- Erysipel,
- oberflächliche Thrombophlebitis,
- Baker-Zyste,
- Muskel- oder Gelenktrauma,
- Hämatome,
- Angiodysplasie,
- Kompartmentsyndrom,
- artefizielle Stauung.

Therapie

Therapie

Therapieziele bei TVT sind:

- Verhinderung der Lungenembolie; hierzu dient die initiale Antikoagulation,
- Verhinderung des Rezidivs; hierzu dient die Erhaltungstherapie mit Antikoagulanzien (Sekundärprophylaxe),
- Verhinderung des postthrombotischen Syndroms; hierzu dient die Kompressionstherapie und in seltenen, ausgewählten Fällen die akute Thrombusbeseitigung durch Fibrinolyse oder Operation.

Die initiale **Antikoagulation** beginnt mit der Diagnosestellung und wird über mindestens 5–7 Tage durchgeführt. Die Standardmedikation ist **niedermolekulares Heparin oder Pentasaccharid** (Tab. 4.**9**). Die Dosierung erfolgt entsprechend dem Körpergewicht. Laborkontrollen sind nicht erforderlich. Nur bei Niereninsuffizienz (Kreatinin-Clearance < 30 ml/min) muss auf unfraktioniertes Heparin ausgewichen werden. Es wird kontinuierlich intravenös verabreicht. Die Dosisadaptation erfolgt anhand der PTT, die auf das 1,5- bis 2,0fache des oberen Normwerts verlängert sein muss.

Die Erhaltungstherapie wird mit **Vitamin-K-Antagonisten** durchgeführt (Cumarine). Sie werden nach anamnestischer Klärung eines ggf. erhöhten Blutungsrisikos ebenfalls mit Stellung der Diagnose begonnen. Die Dosisadaptation für die Gerinnungshemmung wird anhand der International Normalized Ratio (INR) vorgenommen. Der Zielbereich liegt zwischen 2,0 und 3,0. Die Dauer der Erhaltungstherapie richtet sich nach dem Rezidivrisiko. Dieses ist gering, wenn ein transienter Risikofaktor vorlag. Es ist hoch, wenn der bekannte Risikofaktor fortbesteht oder kein Risikofaktor bekannt ist. Bei niedrigem Risiko genügen 3–6 Monate. Bei hohem Risiko muss mindestens 12 Monate behandelt werden, ggf. auch auf Dauer.

Die **Kompressionstherapie** wird mit graduierten Kompressionsstrümpfen durchgeführt. Für die meisten Fälle ist die Verordnung eines wadenlangen Kompressionsstrumpfes der Kompressionsklasse 2 angemessen. Schenkellange Strümpfe sind nur bei starkem Ödem auch des Oberschenkels sinnvoll. Vor Verordnung der Kompressionsware muss eine AVK ausgeschlossen werden (tastbare Fußpulse, normale Knöcheldrücke). Die Kompressionstherapie wird für 2 Jahre vorgesehen. Danach ist ein Auslassversuch sinnvoll.

Da eine Immobilisierung von Patienten mit TVT nicht erforderlich ist, ermöglicht die Verwendung von subkutanem niedermolekularem Heparin die **ambulante Behandlung** der akuten Erkrankung.

Bei einer primären Beckenvenenthrombose, die nicht älter als 2 oder 3 Tage ist, kann über

▶

Tabelle 4.9 Initiale Antikoagulation der Bein- und Beckenvenenthrombose

Wirkstoff	Präparat	Hersteller	Dosierung	Intervall
Niedermolekulare Heparine				
Tinzaparin*	Innohep	Leo Pharma	175 E/kg KG s.c.	1 × tgl.
Nadroparin	Fraxiparin	Glaxo Smith Kline	85 E/kg KG s.c.	2 × tgl.
	Fraxodi	Glaxo Smith Kline	171 E/kg KG s.c.	1 × tgl.
Enoxaparin*	Clexane	Sanofi-Aventis	1,0 mg/kg KG s.c.	2 × tgl.
Dalteparin**	Fragmin	Pharmacia	200 E/kg KG s.c.	1 × tgl.
Certoparin	Mono-Embolex	Novartis	8000 IE s.c.	2 × tgl.
Pentasaccharid				
Fondaparinux*	Arixtra	Glaxo	7,5 mg (< 50 kg KG 5 mg, >100 kg KG 10 mg) s.c.	1 × tgl.

* auch zur Behandlung der Lungenembolie zugelassen

** in Deutschland nicht zugelassen

eine **invasive Thrombusentfernung** nachgedacht werden. Infrage kommt die kathetergeführte Thrombolyse, ggf. mit anschließendem Stent zur Ausschaltung des Venensporns, oder aber die chirurgische Thrombektomie. Bei aszendierender Thrombose haben invasive Maßnahmen keinen Vorteil gegenüber der alleinigen Antikoagulation und Kompression.

Die Einlage eines **Cava-Filters** hat zum Ziel, thrombotisches Material abzufangen, bevor es als Lungenembolie wirksam werden kann. Das Konzept hat sich nicht als tragfähig herausgestellt. Die Indikationsstellung ist seltenen individuellen Problemkonstellationen vorbehalten.

Komplikationen

- Bei Verwendung von UFH zur initialen Antikoagulation für mehr als 7 Tage muss in 1–2 % mit dem Auftreten einer heparininduzierten Thrombopenie Typ II gerechnet werden. Kennzeichen sind Thrombozytensturz auf < 50 % des Ausgangswertes, sowie arterielle oder venöse thromboembolische Ereignisse.
- Phlegmasia coerulea dolens (insbesondere bei Thrombusdeszension und Malignomen),
- Lungenembolie,
- postthrombotisches Syndrom mit chronischer venöser Insuffizienz,
- Rezidivthrombose.

Prognose

Abhängig von der Risikokonstellation ist innerhalb von 2 Jahren in 2– 20 % der Fälle mit einem Thromboserezidiv zu rechnen.

Die Entwicklung eines **postthrombotischen Syndroms** der unteren Extremitäten hängt von der Lokalisation und Ausdehnung, dem Rekanalisierungsgrad der Thrombose sowie dem Ausmaß der Klappendestruktion ab. Isolierte Becken- und Unterschenkelvenenthrombosen führen selten zu einem PTS. Unter konsequenter Kompressionstherapie beträgt die 5-Jahres-Inzidenz des PTS mit einer chronisch venösen Insuffizienz in den Stadien I und II ca. 40 %, im Stadium III ca. 4 %. Das schwere PTS kann sich als **Claudicatio venosa** manifestieren: belastungsabhängige Wadenschmerzen, hervorgerufen durch ein intermittierendes Kompartmentsyndrom.

Die **Mortalität** nach Erstdiagnose einer TVT wird maßgeblich davon bestimmt, dass vor allem ältere Patienten ein Malignom als Grundkrankheit aufweisen.

Thrombophlebitis

Folgende Formen von Thrombophlebitis müssen unterschieden werden:
- Infusionsphlebitis: Folge von intravenösen Verweilkanülen; kann septischen Verlauf nehmen.
- Phlebitis migrans oder saltans: Tritt als Paraneoplasie auf, bei Autoimmunkrankheiten, oder bei der Thrombangitis obliterans (Kap. 4.1.3).
- Varikophlebitis: Entzündung von epifaszialen Venen in einem Konvolut varikös veränderter Venen.
- Aszendierende Saphena-Phlebitis, entweder der V. saphena magna oder der V. saphena parva (siehe transfasziale Thrombose in diesem Kapitel).

Therapie

Die **Therapie der Thrombophlebitis** richtet sich nach dem Typ der Erkrankung:
- Bei Vorliegen einer Infusionsphlebitis muss die Verweilkanüle entfernt werden. Lokale Maßnahmen reichen meist aus zur Behandlung. Handelt es sich um einen septischen Verlauf, muss eine intravenöse Antibiose gegeben werden.
- Eine Phlebitis migrans oder saltans gibt Anlass, nach der zugrunde liegenden Erkrankung zu fahnden. Bei starken Schmerzen können nichtsteroidale Antiphlogistika gegeben werden.
- Die Varikophlebitis ist mit lokalen Maßnahmen (Stichinzision, Kühlung, NSAIDs) adäquat behandelt.
- Eine aszendierende Saphena-Phlebitis sollte mit niedermolekularem Heparin behandelt werden, bis sie zum Stillstand gekommen ist.

Therapie

Thromboseprophylaxe

Da das Auftreten von Thrombosen an Risikokonstellationen gebunden ist, muss in Situationen, die ein nennenswertes Thromboserisiko beinhalten, eine Thromboseprophylaxe durchgeführt werden. Sie kann mechanisch oder medikamentös erfolgen. Bei medikamentöser Prophylaxe muss das individuelle Blutungsrisiko und das Risiko einer Heparin-induzierten Thrombopenie in die Abwägung einbezogen werden. Art und Dauer der Thromboseprophylaxe richten sich nach dem Ausmaß des Risikos. Risikosituationen sind:
- Operationen, insbesondere Hüft- und Kniegelenksersatz, große abdominelle Operationen, Operationen bei aktiver Tumorerkrankung,
- Trauma der Extremitäten oder der Wirbelsäule,
- Gipsimmobilisierung des Beines,
- Nichtchirurgische Erkrankungen mit Immobilisierung, vor allem Schlaganfall, dekompensierte respiratorische oder kardiale Insuffizienz, Infektionserkrankungen oder systemisch-inflammatorische Erkrankungen,
- Immobilisierung bei aktiver Tumorerkrankung, insbesondere unter Chemotherapie.

1. Mechanische Prophylaxe
- Graduierte Antithrombosestrümpfe (Andruck an der Fessel 13 – 15 mmHg),
- Frühmobilisierung,
- krankengymnastische Übungen bei bettlägerigen Patienten,
- intermittierende Kompression mit speziellen Pumpsystemen.

2. Medikamentöse Prophylaxe
- Mittleres Risiko:
  - Niedermolekulares Heparin, ca. 3000 aXa Einheiten (Präparate-abhängig) 1 × tgl.
  - Unfraktioniertes Heparin 5000 IE 2 × oder 3 × tgl. s.c. (HIT-Risiko je nach Eingriff zwischen 0,1 % (nichtchirurgische Patienten) und 2,0 % (Gefäß-Operationen).
- Hohes Risiko:
  - Niedermolekulares Heparin ca. 4000 – 5000 aXa Einheiten 1 × tgl. s.c. (HIT-Risiko < 0,1 %).
  - Fondaparinux 2,5 mg 1 × tgl. s.c. (kein HIT-Risiko).
  - Unfraktioniertes Heparin mindestens 3 × 5000 IE s.c., oder höher mit aPTT am oberen Normbereich, ggf. i.v. (HIT-Risiko bei Hüftgelenksersatz bis 3,0 %).

Nach Hüftgelenksersatz und nach Operation einer Hüftfraktur ist eine verlängerte Thromboseprophylaxe für 35 Tage erforderlich.

4.5 Varikose

Definition

Der Begriff Varikose bezeichnet die Ausbildung erweiterter und verlängerter epifaszialer Venen an den Beinen. Die Veränderungen können primär auftreten oder als Folge einer venösen Abflussstörung.

Pathogenese und Pathophysiologie

Die **primäre Varikose** entwickelt sich aus dem Zusammenwirken einer entsprechenden Disposition mit mechanischen Manifestationsfaktoren. Die Disposition ist genetisch fixiert und häufig hereditär. Sie besteht in einer biochemisch bisher nicht näher fassbaren Veränderung der Bestandteile der Venenwand, die zu einer überhöhten Dehnbarkeit führt. Manifestationsfaktoren sind das Alter, stehende Tätigkeit, Adipositas und Schwangerschaft.

Die Ausprägung der Varikose nimmt im Verlauf der Zeit zu und wird durch einen Circulus vitiosus gefördert. Jede Druckbelastung führt durch die übersteigerte Durchmesserzunahme über das Laplace-Gesetz (Wandspannung = Radius × Druck) zu einer Wandüberdehnung, die auf zellulärer Ebene die Freisetzung lysosomaler Enzyme aus metabolisch transformierten Myozyten induziert. Gewebsdestruktion und Reparatur durch minderwertige Fasern verstärken wiederum die Wanddegeneration mit dem Effekt einer weiteren Dehnbarkeitszunahme.

Die **sekundäre Varikose** entwickelt sich als Folge einer Abflussbehinderung im tiefen Leitvenensystem, z. B. als Teil des postthrombotischen Syndroms (Kap. 4.4). Der erhöhte Abflusswiderstand bewirkt eine vermehrte Dehnung der distal gelegenen Venensegmente, die durch das Auseinanderweichen von Mündungsklappen oder Klappen der Perforansvenen zur Ausbildung eines proximalen Überlaufpunktes führt. Die erhöhte Druckbelastung teilt sich nun dem epifaszialen Venensystem mit, das damit ebenfalls insuffizient wird.

Als Folge eines venösen Refluxes im epifaszialen Stammvenensystem bei der primären wie bei der sekundären Varikose entwickelt sich im Laufe der Zeit ein **Rezirkulationskreislauf**: proximaler Überlauf aus dem tiefen Venensystem in das insuffiziente Segment der epifaszialen Stammvene, peripherer Abfluss über variköse Seitenäste und retikuläre Varizen, Wiedereinstrom des vermehrten Volumens über die Perforansvenen in das tiefe Venensystem, subfaszialer Abstrom in den tiefen Leitvenen bis zum proximalen Überlaufpunkt. Proximale Überlaufpunkte können die Mündungsklappe der V. saphena magna oder parva sein oder aber insuffiziente Perforansvenen mit Strömungsumkehr vom tiefen ins epifasziale Venensystem. Auf die zusätzliche Volumenbelastung reagiert das tiefe Leitvenensystem mit einer Durchmesser- und Längenzunahme, die letztendlich zu einer Schlussunfähigkeit seiner Venenklappen führt. Mit dem Auftreten dieser sekundären tiefen femoro-poplitealen Leitveneninsuffizienz dekompensiert der Rezirkulationskreis zum Vollbild der chronischen venösen Insuffizienz (Kap. 4.6). Je weiter peripher der distale Insuffizienzpunkt liegt, desto eher tritt die Dekompensation ein.

Die primäre Varikose führt nicht zwangsläufig zu einer chronischen venösen Insuffizienz. Tatsächlich hat die überwiegende Zahl der Patienten keine begleitende chronische venöse Insuffizienz. Bei ihnen ist die Varikose ausschließlich ein kosmetisches Problem.

Varizen können Teil einer Gefäß-Malformation sein und zeigen dann die Beteiligung des tiefen Leitvenensystems an (vaskuläre venöse Malformation trunkulären Typs).

Die Drucküberlastung mit erhöhter Wandspannung kann bereits bei Bagatelltraumata oder sogar spontan zur Ruptur eines varikösen Segmentes führen mit Ausbildung eines großen subkutanen **Hämatoms** oder einer offenen **Blutung**.

Der in den Varizen deutlich herabgesetzte Fluss kann bei kompletter Stase zur Thrombosierung varikös degenerierter Segmente führen, die sich primär als – sterile – Entzündung manifestiert (**Varikophlebitis**).

Epidemiologie

Bis zu 50% der Erwachsenen entwickeln im Lauf ihres Lebens zumindest leichtgradige variköse Veränderungen an den unteren Extremitäten. Allenfalls ein Zehntel der Varizenträger bildet gleichzeitig eine chronische venöse Insuffizienz irgendeines Schweregrades aus. Die Prävalenz der Varikose ist streng altersabhängig. Eine Geschlechtsabhängigkeit besteht nicht, mit Ausnahme der schwangerschaftsassoziierten Varikose.

Klinik

- **Stammvarikose:** Die variköse Umformung betrifft die V. saphena magna oder die V. saphena parva, entweder von der Mündungsklappe in der Leiste (sog. „Crosse") bzw. der Kniekehle abwärts, oder aber in einzelnen Segmenten im Verlauf. Ist die Mündungsklappe der proximale Überlaufpunkt, können nach Hach vier bzw. drei Schweregrade der Stammvarikose unterschieden werden, je nachdem, auf welcher Höhe der sog. distale Insuffizienzpunkt liegt (Saphena magna: proximaler Oberschenkel, distaler Oberschenkel, proximaler Unterschenkel, distaler Unterschenkel; Saphena parva: proximaler, mittlerer oder distaler Unterschenkel).
- **Seitenastvarikose:** Sie kommt isoliert oder gemeinsam mit der Stammvarikose vor. Sehr häufig bildet sich am distalen Insuffizienzpunkt einer Stammvarikose eine Seitenastvarize zur hämodynamischen Entlastung aus.
- **Perforansvarikose:** Insuffiziente Perforansvenen lassen sich bei der Palpation an der dazugehörigen Faszienlücke erkennen. Bei isoliertem Auftreten bildet sich am Durchtrittsort eine sog. Blow-out-Varize aus. Meist ist sie aber Teil einer segmentalen Stammvarikose bzw. Speisungspunkt einer Seitenastvarikose.
- **Besenreiservarizen:** Diese Sonderform der Varikose besteht in einer Erweiterung intrakutaner kleinster Venen, die wie ein Fächer oder ein aus Reisig gebundener Besen angeordnet sind. Sie werden aus einer einzigen oder sehr wenigen zentralen kleinen Venen gespeist.

Klinische Beschwerden im Zusammenhang mit einer Varikose können sich in Form von **Missempfindungen** (Spannung, Schwere, Hitze, Juckreiz, ziehender Schmerz) äußern. Nächtliche Wadenkrämpfe haben weder einen pathophysiologischen noch einen etymologischen Bezug zur Varikose.

Diagnostik

Ziele der Diagnostik sind:
- Erfassung aller an der Varikose beteiligten Segmente des epifaszialen und tiefen Venensystems,
- Klärung der Genese (primär, sekundär),
- Erfassung einer begleitenden chronischen venösen Insuffizienz

Die wesentlichen Informationen ergeben sich aus **Anamnese** und **körperlichem Untersuchungsbefund.** Besondere Beachtung verdienen Beschwerden und Hautveränderungen, die auf eine chronische venöse Insuffizienz hindeuten.

Eine ergänzende Doppler-Sonographie klärt,
- ob die Mündungsklappen der Saphena-Venen suffizient sind oder nicht,
- wo der distale Insuffizienzpunkt liegt,
- ob Refluxe im tiefen Venensystem als Zeichen einer beginnenden Leitveneninsuffizienz vorhanden sind,
- und ob das tiefe Venensystem Verschlüsse durch Residualthromben nach abgelaufener Beinvenenthrombose enthält.

Therapie

Die Therapie der Varikose besteht in der chirurgischen Sanierung oder in der chemisch oder physikalisch herbeigeführten Obliteration variköser Segmente. Behandlungsindikationen sind:
- das Ziel der Besserung einer durch die Varikose hervorgerufenen und unterhaltenen chronischen venösen Insuffizienz,
- die Vermeidung erneuter Komplikationen nach Varikophlebitis oder Ruptur,
- die kosmetische Zufriedenheit des Patienten; diese Indikation muss von den im engeren Sinne medizinischen Indikationen getrennt und als solche ausgewiesen werden.

Als Operationsverfahren kommen in Betracht:
- die vollständige Stripping-Operation mit Entfernung der V. saphena magna oder parva sowie Ligatur aller insuffizienten Seitenäste und Perforanten,
- die Crossektomie mit oder ohne Exhairese insuffizienter Segmente der V saphena magna,
- die isolierte Exhairese variköser Seitenäste,

▶

- die isolierte Dissektion bzw. Ligatur von Perforanten.

Bei den Verödungsverfahren werden die Venen in situ belassen. Mittels Applikation eines chemischen oder thermischen Reizes (Ethoxysklerol, Radiofrequenzstrom, Laser) im Venenlumen mit anschließender fester Kompression wird eine Verklebung mit anschließender Vernarbung der gegenüberliegenden Venenwände angestrebt. Es können keine Stammvarikosen behandelt werden, die Rezidivraten sind höher als bei der Operation.

Ist die Sanierung einer Varikose medizinisch indiziert, kommt am ehesten das vollständige Stripping infrage, in Sonderfällen auch limitierte operative Eingriffe. Die Verödungsverfahren dienen eher kosmetischen Zwecken.

4.6 Chronische venöse Insuffizienz

Definition

Unter dem Begriff der chronischen venösen Insuffizienz werden die klinischen Folgen einer chronischen venösen Hypertension der unteren Extremitäten zusammengefasst.

Pathogenese

Die chronische venöse Insuffizienz entsteht als Folge einer dauerhaften Druckerhöhung im venösen Schenkel des Kreislaufs bei:

- einer primären Varikosis,
- einer abgelaufenen tiefen Beinvenenthrombose im Sinne eines postthrombotischen Syndroms (PTS) oder
- einem neurologisch oder orthopädisch bedingten Ausfall der Muskelpumpe.

Veränderungen bei der primären Varicosis siehe Kap. 4.5.

Veränderungen nach abgelaufener tiefer Venenthrombose

Im Anschluss an eine akute Abflussbehinderung durch eine tiefe Venenthrombose (Kap. 4.4) setzen nach ca. 2–4 Wochen Adaptations- und Kompensationsmechanismen in Form einer Thrombusrekanalisation und -kollateralisation ein. Je nach der Thrombuslokalisation und -ausdehnung findet innerhalb der folgenden Jahre eine weitgehende **Rekanalisation** statt. Auch bei guter Rekanalisation resultiert allerdings in der Regel ein **Verlust der Klappenfunktion**, da die Klappen durch den Reparationsmechanismus narbig schrumpfen und schließunfähig werden.

Im Rahmen der **Ausbildung sub- und epifaszialer Kollateralsysteme** lassen die einbezogenen Perforansvenen den venösen Blutstrom auch unphysiologisch von innen nach außen passieren. Über die Volumenbelastung entwickelt sich auf Dauer neben der sekundären Perforansinsuffizienz auch eine sekundäre Varikose der epifaszialen Stammvenen.

Den Stadien der akuten Drainagestörung sowie der Adaptation und Kollateralisation schließen sich die Stadien des kompensierten und ggf. dekompensierten **postthrombotischen Syndroms** an. Eine hohe Inzidenz des PTS findet sich nach einer Mehretagenthrombose und bei rezidivierender Thrombose.

Der Ausfall der Muskelpumpe kann bedingt sein durch

- altersbedingte Hypomobilität mit vermehrtem Sitzen ohne Tonisierung der Beinmuskulatur („wheel chair leg"),
- orthopädisch bedingte Aufhebung des physiologischen Gehmusters mit Verlust der Abrollbewegung über den Großzehenballen (Kniegelenk, Hüftgelenk, Sprunggelenk).

Beide Faktoren werden begünstigt durch Adipositas. So gibt es bei morbid adipösen Personen eine äußerst schwere chronische venöse Insuffizienz trotz strukturell intakter epifaszialer und tiefer Venen.

Pathophysiologie

Das zentrale pathophysiologische Prinzip der chronischen venösen Insuffizienz ist die chronische venöse Hypertension, d. h. die aus verschiedenen Ursachen resultierende Rücktransportstörung des venösen Blutes mit Druckerhöhung in den Venen. Die Druckerhöhung setzt sich retrograd bis in die Mikrozirkulation fort.

- Mit der vermehrten Auswärtsfiltration und verminderten Flüssigkeitsresorption entsteht ein **interstitielles Ödem**, das anfangs noch durch die Reserven des Lymphsystems kompensiert werden kann.
- Mit zunehmender Flüssigkeits- und Proteinbelastung versagt dieses Sicherheitsventil jedoch. Die Kapillaren nehmen über eine zunehmende Schlängelung und Elongation schließlich glomerulaartige Strukturen an. Auch steigt die Kapil-

larpermeabilität an, sodass neben höhermolekularen Proteinen letztlich auch Erythrozyten austreten können (Ausgangspunkt der späteren **Hämosiderinbildung**). Interstitielle Gerinnungsprozesse bilden perikapillare Fibrinmanschetten und beeinträchtigen die diffusionsabhängigen Stoffwechselprozesse.

- Die **interstitielle Eiweißakkumulation** induziert eine Einwanderung von Makrophagen, Fibroblasten und Granulozyten, die eine extrazelluläre Fasermatrix synthetisieren und eine Reihe von Entzündungsmediatoren freisetzen. Letztendlich resultiert eine **Gewebeinduration und -sklerosierung.**
- Die Kombination aus Stase und Entzündungsreaktion begünstigt die Mikrothrombosierung einzelner Kapillaren, sodass die Gewebenutrition weiter beeinträchtigt wird. Am Ende konfluieren ausgedehnte Mikroinfarkte zu einem **Ulcus cruris venosum**. Nach dessen narbiger Abheilung sind im Bereich einer Atrophie blanche regelhaft keine Kapillaren nachweisbar.
- Im Gefolge der rezidivierenden Entzündungen entsteht durch zunehmende Fibrosierung und Sklerosierung ein Narbengewebe, das sich bis zu den Muskelfaszien und Gelenkkapseln erstreckt (Dermato- und/oder Lipo- und/oder Fasziosklerose).
- Die schmerz- und vernarbungsbedingte Einschränkung der Muskelkontraktion und der Beweglichkeit im oberen Sprunggelenk verschlechtert die antegrade Strömungsinsuffizienz weiter (arthrogenes Stauungssyndrom).

Kutane Neigung zu hyperergischen Reaktionen: Der chronische Entzündungszustand bei einem dekompensierten PTS steigert die lokale Reaktionsbereitschaft des Immunsystems durch häufigen Kontakt mit verschiedensten Allergenen. Die Haut zeigt daher überaus häufig hyperallergische Reaktionen u. a. gegen zu therapeutischen Zwecken aufgebrachte Externa.

Epidemiologie

Die Prävalenz der medizinisch relevanten chronischen venösen Insuffizienz wird mit ca. 10 – 15 % angenommen. Die Punktprävalenz des Ulcus cruris venosum beträgt 0,1 %, die Lebenszeitprävalenz ca. 1,5 %. Pathogenetisch sind etwa je zur Hälfte eine dekompensierte Varikosis und ein postthrombotisches Syndrom verantwortlich zu machen.

Klinik

Die klinischen Erscheinungen der chronischen venösen Insuffizienz werden in drei Schweregrade nach Widmer eingeteilt (Tab. 4.**10**):

- **Stadium I:** Leitsymptom ist das venöse **Ödem**. Es nimmt im Tagesverlauf, bei Wärme und bei stehender oder fixierter sitzender Körperhaltung zu. Es verursacht Schwere- und Spannungsgefühl der Beine und andere **Missempfindungen** bis hin zu Schmerzen. Es ist vollständig reversibel. Zum Stadium I gehört als sichtbare Veränderung die **Corona phlebectatica paraplantaris** (palisadenartig angeordnete dilatierte intrakutane Venen am inneren Fußrand). Episodenartig kann das Stauungsödem zur Stauungsdermatitis mit Rötung, Überwärmung und Schmerzen führen.
- **Stadium II:** Leitsymptom sind Hautveränderungen bei erhaltenem Epithel. Das wesentliche Zeichen ist die **Hämosiderose** (Braunverfärbung von Arealen am Unterschenkel). Eingestreute weißliche Areale werden als **Atrophie blanche** bezeichnet. Sie zeigen die schwere nutritive Störung der Haut und die Vernarbung als Antwort auf den Entzündungsreiz an. Die Veränderungen im Stadium II sind irreversibel.
- **Stadium III:** Dieses Stadium wird durch das floride oder abgeheilte **Ulcus cruris venosum** definiert. Das Ulcus findet sich regelhaft in der Region des Innenknöchels. Es entsteht durch Bagatellverletzungen oder auch spontan. Es ist schmerzhaft und häufig superinfiziert. Seine Heilungstendenz ist ohne spezifische Behandlung schlecht. Insbesondere beim arthrogenen Stauungssyndrom (Ausfall der Muskelpumpe) bilden sich großflächige, den distalen Unterschenkel zirkulär umfassende Ulzerationen (**Gamaschen-Ulkus**). Im Stadium III ist die Region des Innenknöchels zusätzlich durch ein häufig florides und stark ju-

Tabelle 4.**10** Klinische Stadieneinteilung nach Widmer

Stadium	Befunde
I	Ödem (insbesondere perimalleolär in der Bisgaard-Kulisse), Corona phlebectatica paraplantaris
II	zusätzlich zu Stadium I: Hyperpigmentierung, Stauungsinduration (Dermatofasziosklerose), Atrophie blanche
III	zusätzlich zu Stadium II: florides Ulkus, abgeheiltes Ulkus

ckendes **Kontaktekzem** verändert, das eine Folge der Hyperallergisierung auf langjährig aufgetragene Externa ist. Bei Austestung findet sich eine ausgeprägte multivalente Allergie.

Diagnostik

Die eigentliche Diagnose und die Festlegung des Schweregrades ergibt sich aus Anamnese und körperlichem Befund. Besondere Aufmerksamkeit verdient die Differenzierung der Ursachen der chronischen venösen Insuffizienz: frühere tiefe Venenthrombose, Varikose, Ausfall der Muskelpumpe.

Das Ausmaß der venösen Rückstrombehinderung kann mithilfe der Venen-Verschlussplethysmographie (im Liegen) oder der Lichtreflexionsrheographie (unter Belastung) dargestellt werden.

Eine ursächliche Varikose kann mithilfe der Dopplersonographie genauer beschrieben werden (Kap. 4.5).

Cave: In jedem Falle muss eine begleitende AVK nachgewiesen oder ausgeschlossen werden, da dies für die Therapie erhebliche Konsequenzen hat.

Tabelle 4.**11** Apparative Diagnostik bei chronischer venöser Insuffizienz

Bidirektionale cw-Doppler-Sonographie	• Die Doppler-Sonographie (4 – 8 MHz-Sonden) dient dem Nachweis von Mündungs- und Schleusenklappeninsuffizienzen mit Ortung der proximalen und distalen Insuffizienzpunkte, der Untersuchung der Perforansvenen, der Suche nach venösen Abflusshindernissen und Kollateralkreisläufen. • Abgeleitet werden regelmäßig die venösen Strömungssignale in der Leiste, in der Kniekehle, in Knöchelhöhe, im Mündungsbereich der V. saphena magna und parva sowohl im Liegen als auch im Stehen. • Atem-, Valsalva- und Kompressionsmanöver stellen gängige Funktionstests dar.
Lichtreflexrheographie (LRR), digitale Photoplethysmographie (DPPG)	• Gemessen wird die Wiederauffüllzeit eines kleinen Ausschnittes des kutanen Venenplexus nach einer Aktivierung der Wadenmuskelpumpe. • Die Methode dient als Screeningtest der globalen Pumpfunktion und der Refluxdiagnostik. • Zeiten > 25 s gelten als normal (arterielle Füllung), die Einteilung pathologischer Werte (venöser Reflux) erfolgt in Intervallen (20 – 25 s, 10 – 19 s, < 10 s). • Lässt sich die Kurvenform durch Okklusion einer insuffizienten epifaszialen Stammvene oder Perforansvene normalisieren, spricht dies für eine durch deren Ausschaltung besserbare CVI (nach Partsch).
Venenverschluss-plethysmographie	• Gemessen werden die venöse Kapazität und die Drainage (s. o.). • Eine ausgeprägte Varikosis zeichnet sich durch eine erhöhte Kapazität bei normaler Drainage aus. • Bei einem Abflusshindernis zeigt sich hingegen sowohl eine Reduktion der Kapazität als auch der Drainage.
Phlebodynamometrie	• Nach Punktion der Fußrückenvene kann der Venendruck im Stehen in Ruhe und während eines Belastungstests kontinuierlich blutig gemessen werden. • Der Ruhewert entspricht normalerweise dem hydrostatischen Druck im Stehen, bei einem Abflusshindernis kann es zu einer geringen Druckerhöhung kommen. • Nach einer standardisierten Aktivierung der venösen Pumpvene wird der Druckabfall bestimmt (Norm mindestens 50 mmHg bzw. 50 % des Ruhedrucks). • Am Ende der Belastungsphase kann auch das systolische Druckniveau ermittelt werden (Werte über dem Ruhedruck sprechen für ein Abflusshindernis). • Tourniquet-Manöver erlauben die weitere Differenzierung einer venösen Pumpstörung und untermauern chirurgische Indikationsstellungen in fortgeschrittenen CVI-Stadien. • Wenn möglich, sollten Phlebodynamometrie und Phlebographie bei einmaliger Punktion kombiniert werden.

Tabelle 4.11 Fortsetzung

Konventionelle und farbkodierte Duplexsonographie	• Die Duplexsonographie erlaubt anhand des B-Bildes und der Farbdopplersignale eine differenzierte Diagnostik der venösen Flussverhältnisse hinsichtlich Klappeninsuffizienzen, Ausdehnung des Refluxes, Perforansinsuffizienzen, einer tiefen Leitveneninsuffizienz und des Rekanalisationsgrades sowie der Kollateralisation nach einer TVT. • Die funktionellen Provokationstests entsprechen denen der cw-Doppler-Sonographie. • Auch Angiodysplasien, AV-Fisteln und eine venöse Kompression lassen sich darstellen. Unter günstigen Bedingungen können dabei Shuntvolumina geschätzt werden.
Phlebographie	• Die phlebographische Darstellung erfolgt in der Regel vom Fußrücken aus als aszendierende Pressphlebographie mit supramalleolärem Stau. • Stets sind Aufnahmen in mehreren Ebenen anzufertigen, um die Venen anhand ihres Verlaufs sicher identifizieren zu können. • Gelegentlich muss die Verbindung epifaszialer Varizen mit dem tiefen Venensystem durch eine Varikographie geklärt werden. • Die Darstellung der Beckenvenen und der V. cava inferior erfordert häufig eine Punktion der V. femoralis communis. • Die Phlebographie eignet sich zur Abklärung der Pathogenese einer CVI (primäre Varikose vs. PTS), der Darstellung einer Varikosis mit ihren Rezirkulationskreisen und der Erfassung der Rekanalisation und Kollateralisation nach einer TVT.

Differenzialdiagnostik

- **Beinschwellung** anderer Ursache:
  - akute Venenthrombose,
  - Lymphödem,
  - kardiale oder nephrogene Ödeme.
- **Ulzerationen** anderer Ursache:
  - arterielle Verschlusskrankheit,
  - Vaskulitis,
  - Hautkrankheiten (Malignom, Pyoderma gangraenosum etc.).

Therapie

1. Physikalische Therapie

- **Krankengymnastische Übungen** dienen dem Training der Muskelpumpe und sollen die Beweglichkeit in den Gelenken sowie den venösen Rückstrom fördern. Somit gelten sie auch als Prophylaxe gegen ein arthrogenes Stauungssyndrom.
- Beinhochlagerung ist eine sehr wirksame entstauende Maßnahme
- Der Wechsel der Körperhaltungen verringert die Stauungssymptomatik. Maßvoll betriebenes Schwimmen, Wandern und Radfahren fördern den Rückstrom eher als die Stauung.

2. Kompressionstherapie

Die Kompressionsbehandlung bildet die **unverzichtbare Basistherapie** der CVI. Sie wirkt direkt dem pathophysiologischen Agens, der chronischen venösen Hypertension und ihrer Auswirkungen auf die Mikrozirkulation der Haut, entgegen. Sie muss graduiert erfolgen, d. h. mit von distal nach proximal gerichtetem Druckgradienten.

- Zur Kompressionstherapie sind elastische Binden oder Kompressionsstrümpfe geeignet. Letztere sind in verschiedenen Längen und in verschiedenen Kompressionsstärken erhältlich. In aller Regel genügt wadenlange Kompressionsware. Die Standard-Kompressionsklasse II bedeutet einen Andruck an der Fessel von 35 mmHg. Je nach individueller Situation kann hiervon nach unten (Klasse I: 23 mmHg) oder oben (Klasse III: 40 mmHg) abgewichen werden.
- Mechanische Vorrichtungen zur intermittierenden Wadenkompression oder die sog. „foot pump" sind sehr wirksam, allerdings logistisch aufwendiger.
- Bei einer nur mäßig kompensierten AVK mit Knöchelarteriendrücken unter 80 mmHg ist die

▶

Therapie

Kompressionstherapie kontraindiziert, da sie zusätzliche Druckläsionen hervorrufen würde.

3. Medikamentöse Therapie

- Der Effekt von sog. „Venentherapeutika" ist nicht überzeugend belegt und daher auch nicht erstattungsfähig. Im Stadium I kann der Patient einen Versuch zur Beschwerdelinderung unternehmen.
- Die Gabe von Diuretika zur Ausschwemmung von venösen Ödemen ist pathophysiologisch falsch.

4. Ulkusbehandlung

Die Elemente der Behandlung des Ulcus cruris sind:

- Konsequentes Fortlassen jeglicher Externa, um die Kontaktallergie auszuschalten.
- Sorgfältig überwachte Kompressionstherapie, wobei auf dem Ulkus selbst der größte Druck zu applizieren ist, ggf. mithilfe druckübertragender Pelotten in der Retromalleolargrube.
- Mechanische Wundreinigung nur bei derben Belägen.
- Wundabdeckung nach dem Prinzip der feuchten Wundbehandlung mit Erhalt des physiologischen Wundmilieus.
- Keine lokale Antibiose.
- Systemische Antibiose nur bei Infekt der Ulkus-Umgebung. Ein Keimnachweis im Ulkusgrund rechtfertigt keine Antibiose.
- Bei therapieresistenten Ulzera sollte die paratibiale Fasziotomie mit Perforantendissektion versucht werden, um alle lokalen Faktoren der venösen Hypertension zu beseitigen.

Verlauf und Prognose

Der chronische Verlauf der chronischen venösen Insuffizienz hängt wesentlich von der Qualität der Kompressionstherapie ab. Bei unzureichender Kompressionstherapie und Eintritt rezidivierender Ulzera droht auf Dauer die Erwerbsunfähigkeit.

Ausgedehnte Rezirkulationskreise bedürfen einer operativen Sanierung, bevor das tiefe Leitvenensystem dekompensiert. Auf eine ausreichende Beweglichkeit im oberen Sprunggelenk muss geachtet werden.

Tritt bei älteren Patienten mit kardiovaskulären Risikofaktoren eine AVK hinzu, gestaltet sich die Behandlung der kombinierten Ver- und Entsorgungsstörung zunehmend schwieriger. Gleiches gilt, wenn es bei einem PTS zu weiteren Venenthrombosen kommt.

4.7 Lymphödem

Definition

Als Lymphödem wird bezeichnet die interstitielle Anreicherung lymphpflichtiger Substanzen (Wasser, Eiweiße) mit klinisch manifester Schwellung.

Ein primäres Lymphödem tritt ohne ursächlichen Zusammenhang mit einer Begleiterkrankung auf, während ein sekundäres Lymphödem als deren Folgeerscheinung angesehen wird.

Ätiologie/Pathogenese

Primäres Lymphödem

- Als Ursache wird eine hypo- oder hyperplastische Fehlanlage der Lymphkollektoren (in ca. 90%; Aplasie, Hypoplasie, Hyperplasie) oder auch der Lymphknoten (in ca. 10%; Hypoplasie, Fibrose) mit einer reduzierten Transportkapazität angenommen.
- Die Manifestation vollzieht sich, wenn eine im Normalfall unkritische Volumenbelastung zur regionalen Überlastung der Lymphbahnen führt.
- Das kongenitale Lymphödem tritt innerhalb der ersten 3 Lebensmonate auf. Familiäre Typen des primären Lymphödems wurden beschrieben (Typ Nonne-Milroy, Typ Meige).

Sekundäres Lymphödem

Ein sekundäres Lymphödem entsteht durch eine herabgesetzte Transportkapazität als Folge von Lymphgefäß- und Lymphknotenobliterationen oder Kontinuitätsunterbrechung der Kollektorenbündel. Als Ursachen kommen in Betracht:

- **Bestrahlungen und Operationen** stellen iatrogene Schäden dar. Klinisch relevant sind die Tumortherapie, Lymphknotenexstirpationen, orthopädische Eingriffe sowie die Gefäßchirurgie der unteren Extremitäten mit Verletzungen des ventromedialen oder dorsolateralen Kollektorenbündels.

- **Benigne und maligne Tumoren** beeinträchtigen den Lymphtransport durch Verdrängung und Infiltration (z. B. Lymphangiosis carcinomatosa).
- **Entzündungen der lymphatischen Strukturen** resultieren in narbigen Obliterationen der Lymphwege; dies ist insbesondere beim Erysipel der Fall.
- Verlegung mit **Parasiten** kommt hauptsächlich in tropischen Ländern vor (z. B. Filariose).
- Fortgeschrittene Stadien einer **chronischen venösen Insuffizienz** erzeugen das gemischte Phleb-Lymphödem.
- **Traumen mit Ablederung größerer Hautpartien** können die subkutanen Kollektoren zerstören.
- **Artefizielle Ödeme** durch Strangulation und andere patienteninduzierte mechanische oder chemische Einflüsse. Anfangs überwiegt hier die venöse Komponente, erst nach längerer Überlastung des Lymphsystems entwickelt sich ein Lymphödem.

! Die gestörte interstitielle Clearance bereitet den Boden für Infektionen, am häufigsten einer Streptokokkeninfektion (Erysipel). Das heißt, das Lymphödem ist sowohl Folge als auch Ursache von Erysipelen. Beide Erkrankungen sind miteinander vergesellschaftet.

Pathophysiologie

Hinsichtlich des Gleichgewichts zwischen dem Anfall lymphpflichtiger Lasten und der lymphatischen Transportkapazität (maximal mögliches Lymphzeitvolumen) lassen sich drei **Insuffizienztypen** unterscheiden:

- Die mechanische **Niedrigvolumeninsuffizienz** folgt aus angeborenen oder erworbenen Schäden der lymphatischen Strukturen. Die Ödeme entstehen bereits unter physiologischen Filtrationsbedingungen, da die funktionelle Reserve praktisch fehlt.
- Die dynamische **Hochvolumeninsuffizienz** resultiert aus einer überschießenden Flüssigkeitsfiltration (z. B. postischämisches Ödem) bei erhaltener funktioneller Reserve.
- Eine **Sicherheitsventilinsuffizienz** entspricht einem Überangebot an lymphpflichtigen Substanzen bei gleichzeitig eingeschränkter funktioneller Reserve (z. B. im Rahmen einer fortgeschrittenen CVI).

Die chronische Überlastung mit lymphpflichtigen Substanzen (insbesondere Proteine) initiiert eine **Entzündungsreaktion** (Makrophagen, Granulozyten), in deren Verlauf u. a. Fibroblasten vermehrt interstitielles Fasermaterial synthetisieren. Die resultierende Fibrosklerose mündet in eine weitere Obliteration der Lymphbahnen (Circulus vitiosus).

Inflammatorische Prozesse können auf verschiedene Strukturen übergreifen und hier zu Sekundärschäden führen (Tendinosen, lymphostatische Arthropathie). Auch steigt die Infektanfälligkeit (Neigung zu rezidivierenden Erysipelen).

Nach langem Krankheitsverlauf droht immer die Entwicklung einer Sicherheitsventilinsuffizienz.

Epidemiologie

Primäre Lymphödeme betreffen überwiegend Frauen (ca. 85 % der Fälle) und manifestieren sich zu ca. 80 % vor dem 35. Lebensjahr (ca. 50 % vor dem 25. Lebensjahr). Die Prävalenz eines latenten subklinischen Lymphödems wird bei jungen Frauen mit ca. 12 % und bei jungen Männern mit ca. 2 % angegeben.

Sekundäre Lymphödeme treten vorrangig nach Tumorchirurgie und -radiatio auf. Auch im Stadium III einer chronischen venösen Insuffizienz finden sie sich mit großer Häufigkeit. Das mit Abstand häufigste Lymphödem ist das Arm-Lymphödem nach Ablatio mammae mit Axillarevision und/oder Bestrahlungstherapie.

Klinik

Ein **primäres Lymphödem** manifestiert sich initial in ca. 75 % der Fälle uni- und in ca. 25 % bilateral. Bei einseitigem Beginn tritt später bei ca. 25 % der Patienten ein kontralaterales Ödem hinzu. Häufigste auslösende Faktoren (plötzliche Überlastung) sind ein lokales Trauma (Distorsion, Kontusion) oder eine Schwangerschaft. Die Ausbreitung erfolgt in der Regel zentripetal von distal nach proximal.

Bei einem **sekundären Lymphödem** kommen die Symptome der Grunderkrankung hinzu. Auch manifestiert es sich häufig primär körperstammnah, um sich dann zentrifugal von proximal nach distal auszubreiten.

Im Gegensatz zum Lipödem bereitet das Lymphödem **keine Schmerzen**. Lediglich in der Initialphase kann Spannungsgefühl auftreten. Spätere Beschwerden resultieren aus sekundär betroffenen Strukturen (Sehnen, Gelenke usw.) oder einer Grunderkrankung (Malignom, Entzündung usw.)

Leitbefunde sind das dellende Ödem, ein positives **Stemmer-Zeichen** (palpabel verdickte Kutis der 2. und 3. Zehe), vertiefte natürliche Hautfalten und Fußrücken- sowie Knöchelkulissenödeme. In fortgeschrittenen Stadien kann sich eine Papillomatosis cutis entwickeln.

Die klinische Einteilung des Lymphödems erfolgt anhand der Befunde (nach Brunner).

Diagnostik

Die Diagnostik zielt auf
- die Bestätigung oder den Ausschluss eines Lymphödems,
- die Differenzierung zwischen einem primären und sekundären Lymphödem,
- die klinische Stadieneinteilung sowie
- die Abschätzung der therapeutischen Möglichkeiten.

Die **Anamnese** erhebt
- klinische Beschwerden hinsichtlich Art, Dauer und Auslöser,
- eine familiäre Disposition,
- Medikamente,
- bereits erfolgte diagnostische und therapeutische Maßnahmen,
- die Compliance hinsichtlich einer Kompressionstherapie,
- abgelaufene Thrombosen und Thrombophlebitiden,
- Begleiterkrankungen und Eingriffe.

Die **körperliche Untersuchung** zur Abklärung eines Lymphödems umfasst
- die Inspektion im Stehen von ventral und dorsal (Ödemlokalisation, Umfangsdifferenz, Varikosis, PTS, Hautkolorit, Lipodystrophie),
- die Prüfung des Stemmer-Zeichens (positiv: eingeschränkte Abhebbarkeit der dorsalen Hautfalten an der 2. und 3. Zehe),
- die Palpation (Gewebekonsistenz, Wadenballottement, Ödeme, Druckschmerz, Lymphknoten),
- die Messung der Beinumfänge (15 cm ober- und unterhalb der Patella, Knöchelhöhe, Mittelfuß) bzw. Armumfänge (jeweils Maximaldurchmesser an Oberarm, Unterarm, Handrücken),
- die Untersuchung auf eine AVK vor einer erforderlichen Kompressionstherapie.

Die bildgebende Diagnostik trägt weder zur eigentlichen Diagnose noch zur Differenzialdiagnose etwas Entscheidendes bei. Theoretisch kann eine Lymphszintigraphie zur Visualisierung des Lymphtransportes durchgeführt werden.

Differenzialdiagnostik

Ödeme anderer Ursache:
- Venenthrombose,
- chronische venöse Insuffizienz,
- venöse Kompression,
- kardiales Ödem,
- nephrotisches und hypoproteinämisches Ödem,
- endokrines Ödem,
- idiopathisch-zyklisches Ödem,
- orthostatisches Ödem (wheel chair leg).

Die wichtigste Differenzialdiagnose ist das **Lipödem**:
- Als Lipödem wird eine symmetrische, sich reithosenartig von den Hüften nach distal bis zu den Knöchel ausdehnende unproportionierte Fettgewebsanreicherung bezeichnet. Sie ist konstitutionell und folgt im Schweregrad dem Body-Mass-Index.
- Das Lipödem imponiert durch Fettkragen in Höhe der Oberschenkel, der Knie oder der Knöchel. Man findet weder eine Fußrückenschwellung noch ein pathologisches Stemmer-Zeichen.
- Das pathophysiologische Geschehen beinhaltet nur unter anderem eine lymphatische Funktionsstörung (Lip-/Lymphödem), die auf eine externe Kompression der epifaszialen Lymphgefäße durch das hypertrophierte Unterhautfettgewebe zurückgeht. Gleichzeitig nimmt die Compliance des Gewebes zu, sodass die externen Pumpmechanismen des Lymphtransports beeinträchtigt werden.

Therapie

Therapie

Basistherapie des Lymphödems ist eine einwandfreie **Hygiene**: Interdigitale Hautläsionen und Pilzinfektionen lösen rezidivierende Entzündungen aus (Erysipel), die zu einer weiteren Verschlechterung des Lymphabflusses führen. Eine regelmäßige Hautpflege muss dies verhindern.

Die spezifische Therapie wird unter dem Begriff der **komplexen physikalischen Entstauung** zusammengefasst (nach Földi) Sie erfordert eine spezielle Ausbildung zum Lymphtherapeuten. Für schwere Fälle stehen lymphologische Fachkliniken zur Verfügung. (Tab. 4.**12**).

- **Manuelle Lymphdrainage:** Sie dient der Förderung des Lymphtransports durch Stimulation anatomisch vorgegebener Kollateralwege. Die Behandlung muss am Rumpf beginnen und dann nach peripher ausgedehnt werden. Am Ende der Sitzung muss eine Kompression angelegt werden, ansonsten bleibt die Maßnahme wirkungslos. (Kontraindikationen: Herzinsuffizienz, Entzündung, Erysipel, evtl. Malignom).

▶

Tabelle 4.12 Therapie des Lymphödems

Phase der Entstauung	Diese Phase sollte in der Regel **stationär** durchgeführt werden. Sie beinhaltet: • Maßnahmen zur Beseitigung von Mykosen • manuelle Lymphdrainage • intermittierende maschinelle Kompression • Wickelkompression • entstauende Bewegungstherapie
Phase der Konsolidierung und Optimierung	Sie dient der andauernden **ambulanten** Weiterbehandlung mit • Hautpflege • Kompressionsstrümpfen • Bewegungstherapie • evtl. häuslicher intermittierender Kompression • evtl. ambulanten manuellen Lymphdrainagen

- **Kompressionstherapie:** Die Wickelkompression in der Initialphase erfolgt mit Kurzzugbinden. Bei der Strumpfversorgung wird die Kompressionsklasse II nur in den klinischen Anfangsphasen ausreichen, später sind höhere Kompressionsdrücke erforderlich.
- **Bewegungstherapie:** Die Aktivierung der Muskel- und Gelenkpumpen erfolgt über ein gezieltes Übungsprogramm. Atemgymnastik unterstützt die thorako-abdominale Saugwirkung. Während der Behandlung sollte eine Kompression angelegt sein.
- **Erysipele** müssen frühzeitig und energisch antibiotisch behandelt werden (Penicillin oder Erythromycin), bei rezidivierender Erkrankung auch als Langzeitprophylaxe.

Komplikationen

- Rezidivierendes Erysipel,
- Schäden am Bewegungsapparat,
- Angiosarkom (Stewart-Treves-Syndrom),
- Komplikationen im Zusammenhang mit der Grunderkrankung.

Verlauf und Prognose

Jedes Lymphödem stellt ein **chronisches Leiden** dar, das unbehandelt zur Progression neigt. Mit zunehmendem Umbau des Bindegewebes und zunehmender Obliteration der verbliebenen Lymphbahnen im Gefolge rezidivierender Entzündungen erschwert sich die Therapie und verschlechtert sich die Prognose.

Die Compliance des Patienten in der konsequenten Durchführung der komplexen physikalischen Entstauung hat entscheidenden Einfluss auf den Verlauf.

Im Übrigen hängen Verlauf und Prognose von den assoziierten Begleiterkrankungen ab.

5 Nephrologie und Hochdruck

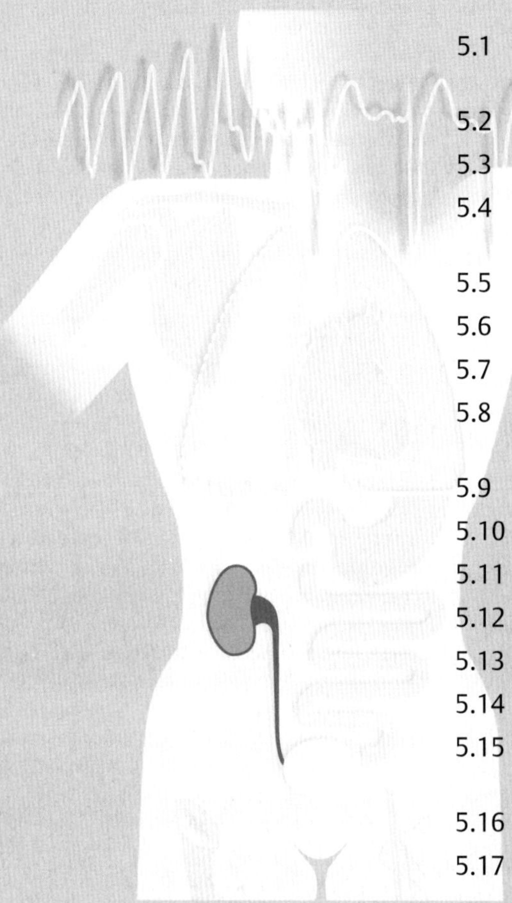

5 Nephrologie und Hochdruck

M. Girndt, E. Wandel, H. Köhler

5.1 Nierenphysiologische Grundlagen

Die Nierendurchblutung (**renaler Blutfluss, RBF**) beträgt etwa 25% des Herzminutenvolumens, dies entspricht etwa 1 – 1,25 l/min.

Abzüglich des Hämatokrits liegt somit der **renale Plasmafluss (RPF)** bei 500 – 600 ml/min. Bei der Passage des glomerulären Kapillarfilters wird normalerweise etwa 1/5 des renalen Plasmaflusses filtriert, d. h. die **Filtrationsfraktion FF** als Quotient aus GFR/RPF beträgt 0,2. Daraus ergibt sich eine **glomeruläre Filtrationsrate (GFR)** von 100 – 120 ml/min (entspricht dem glomerulär gebildeten Primärharn von 144 – 180 l/d).

Um unabhängig von Veränderungen des systemischen Blutdrucks eine gleichmäßige Filtration aufrecht erhalten zu können, unterliegt die Nierendurchblutung einer **Autoregulation**. Bei einem systemischen arteriellen Mitteldruck zwischen 75 – 190 mmHg bleibt durch die Regulationsfähigkeit des Vas afferens der glomeruläre Kapillardruck konstant bei 70 mmHg.

Diesem Kapillardruck wirken ein Druck in der Bowman-Kapsel von –15 mmHg sowie ein onkotischer Druck von –25 mmHg entgegen. Daraus ergibt sich ein **effektiver Filtrationsdruck** von 30 mmHg, mit dem der Primärharn gebildet wird. Durch tubuläre Rückresorption und Sekretion wird dieser Primärharn konzentriert und zum Endharn modifiziert.

Als **Clearance** bezeichnet man das pro Zeiteinheit von einer bestimmten Substanz befreite Plasmavolumen. Sie errechnet sich nach der Formel von van Slyke aus

$$C = U \times V/P$$

(C = Clearance, U = Urinkonzentration, V = Urinvolumen, P = Plasmakonzentration). Bei ausschließlich und vollständig glomerulär filtrierten Substanzen wie Inulin entspricht die Clearance der GFR und beträgt etwa 120 ml/min. Wird die Substanz glomerulär filtriert und fast vollständig tubulär resorbiert, so liegt die Clearance bei 0 ml/min. Liegt hingegen eine glomeruläre Filtration und eine quantitative tubuläre Sekretion vor, so wird nicht nur der filtrierte Teil des Plasmas (20%), sondern das gesamte Plasma, das pro Zeiteinheit durch die Niere fließt, von der Substanz befreit. Die Clearance entspricht dann dem renalen Plasmafluss. Modellsubstanz hierfür ist die Paraaminohippursäure (PAH), die zur Bestimmung des renalen Plasmaflusses eingesetzt wird und eine Clearance von etwa 600 ml/min hat.

Eine wichtige Funktion der Niere ist die **Harnkonzentrierung im Gegenstromprinzip**. Aus 144 – 180 l Primärharn entstehen ca. 1,5 l Endharn. Voraussetzung hierfür ist eine enge räumliche Beziehung zwischen tubulären und vaskulären Strukturen, eine Wasserimpermeabilität im aufsteigenden Teil der Henle-Schleife und eine ADH-abhängige Wasserpermeabilität in den Sammelrohren. Durch das Gegenstromprinzip baut sich ein ansteigender interstitieller Konzentrationsgradient von der Nierenrinde (300 mosmol) in Richtung Papillenspitze (1200 mosmol) auf.

Neben der **exkretorischen Funktion** für Wasser, Natrium, Kalium, saure Valenzen sowie harnpflichtige Toxine weisen die Nieren auch zahlreiche **inkretorische Funktionen** auf. Die bedeutendsten sind die Produktion von Calcitriol und Erythropoetin, in die Kreislaufregulation greifen Renin, Kallikrein, Prostaglandine und Endothelin ein.

Die **glomeruläre Filterfunktion** wird durch das Endothel, zusammen mit einer dreischichtigen Heparansulfat-haltigen, negativ geladenen Basalmembran und einer Epithel-/Podozytenschicht, die ebenfalls eine negative Ladung aufweist, wahrgenommen. Die Filtrationseigenschaften im Blut gelöster Moleküle hängen von deren Größe, Form und Ladung ab. Kleine Moleküle mit einem Molekulargewicht < 30 000 D werden frei filtriert, größere Moleküle werden mit zunehmendem Radius effektiver zurückgehalten und ab einem Molekulargewicht von etwa 200 000 D nahezu komplett retiniert. Bei gleicher Molekülgröße werden Kationen leichter als Anionen filtriert. Die effektive Porengröße der glomerulären Kapillare beträgt etwa 29 Å (2,9 nm). Daneben existiert eine kleine Zahl an Makroporen mit 10- bis 100facher Porengröße, die bei einer Erhöhung des intraglomerulären Drucks und bei unselektiver Proteinurie vermehrt in Anspruch genommen werden.

Die **tubuläre Bearbeitung** der filtrierten Proteine erfolgt, indem kleine Peptide mit einem Molekulargewicht < 2000 D von den Enzymen des Bürstensaumes im Tubuluslumen gespalten und als Bruchstücke rückresorbiert werden. Größere Peptide und Proteine werden durch Endozytose in die Zellen aufgenommen, mit Lysosomen fusioniert und proteolytisch gespalten. Die freigesetzten Aminosäuren werden über die basolaterale Membran rückresorbiert, „unverdauliche Reste" ins Tubuluslumen durch Exozytose zurückgegeben. Resorptionsfördernd sind: positive Proteinladung, kleine Molekülgröße, bestimmte Molekülkonfigurationen. Eine kompetitive Resorptionshemmung erfolgt durch andere Proteine, kationische Aminosäuren, insbesondere Ornithin, Lysin und Arginin, welche die tubuläre Rückresorption fast vollständig hemmen können.

5.2 Renale Diagnostik

5.2.1 Labordiagnostik

Für die Einschätzung der Nierenfunktion hat sich die Bestimmung von Serumkreatinin und Serumharnstoff als sog. **Retentionsparameter** durchgesetzt. In Kenntnis der Limitationen dieser Diagnostik sind sie als Verlaufsparameter bei eingeschränkter Nierenfunktion geeignet. Aufgrund der nichtlinearen Beziehung zwischen GFR und Serumkreatinin bzw. -harnstoff eignen sie sich jedoch nur sehr bedingt für die Erkennung mittelgradiger Nierenfunktionsstörungen. Ein renaler Funktionsverlust von 50% kann bei Betrachtung des Serumkreatinins übersehen werden!

Kreatinin als Abbauprodukt des Muskelstoffwechsels wird glomerulär filtriert und bei hohen Plasmakonzentrationen zusätzlich tubulär sezerniert. Bei GFR-Werten oberhalb ca. 60 ml/min bleibt ein Kreatininanstieg aus, im mittleren GFR-Bereich zwischen 60 und 20 ml/min wird die Nierenfunktion relativ präzise eingeschätzt, unter einer GFR von 20 ml/min überschätzt das Serumkreatinin die Nierenfunktion.

Während bei chronischer Niereninsuffizienz eine Funktionsabschätzung anhand des Serumkreatinins möglich ist, reflektiert dieser Wert im akuten oligoanurischen Nierenversagen und beim anurischen Dialysepatienten ausschließlich die Kreatinin-Produktionsrate. Er korreliert in diesen Fällen mit Muskelmasse und -aktivität, hat jedoch keine Aussagekraft für die Nierenfunktion.

Harnstoff wird ebenfalls glomerulär filtriert, aber auch in hohem Maße tubulär sezerniert und rückresorbiert. Neben der Nierenfunktion wirken sich der Volumenstatus des Organismus (hoher Serumharnstoff bei Aktivierung des Renin-Angiotensin-Systems), der Ernährungsstatus (hoher Harnstoff bei Katabolie), eine Herzinsuffizienz oder diuretische Therapie aus. Obwohl weniger präzise bei der Abschätzung der GFR, korreliert der Serumharnstoff besser mit der urämischen Toxizität als das Kreatinin.

Die Bestimmung von Elektrolyten und Säure-Basen-Status gehört zu jeder nephrologischen Labordiagnostik. Serum-Gesamteiweiß sowie die Serum-Elektrophorese sind bei proteinurischen Erkrankungen von großer Bedeutung. Serologische Tests zur Diagnostik der autoimmunen oder parainfektiösen Nierenerkrankungen werden bei den jeweiligen Krankheitsbildern besprochen.

5.2.2 Urindiagnostik

Besonders wertvoll zur Funktionsdiagnostik der Nieren ist die Untersuchung des Urins. Ein großer Vorzug von Urinuntersuchungen besteht darin, dass sie beliebig oft wiederholt werden können, ohne den Patienten zu belasten.

Uringewinnung

Der Urin wird als spontan gelassener Mittelstrahlurin, als Sammelurin und seltener als Blasenpunktionsurin oder Katheterurin gewonnen. Bis auf spezielle Ausnahmen ist der spontan gelassene Urin zur Analyse gut geeignet. Der Patient sollte dabei vor der Miktion die Vorhaut retrahieren bzw. die Labien spreizen, Desinfektionsmaßnahmen sind zu vermeiden. Der Urin wird in einem sauberen Gefäß aufgefangen. Vermieden werden sollten vorausgehende körperliche Belastungen, die eine Proteinurie und Erythrozyturie hervorrufen können, eine übermäßige Volumenzufuhr oder die Einnahme von diuretisch wirksamen Substanzen wie Tee, Kaffee und Alkohol, da hierdurch gelöste und geformte Bestandteile im Urin verdünnt werden.

Eine Diagnostik aus dem Sammelurin (z. B. 24-h-Urin oder 10-h-Nachturin) gleicht das Problem stark wechselnder Urinkonzentrationen abhängig von Mahlzeiten oder körperlicher Tätigkeit aus. Die Vollständigkeit einer 24-h-Sammelperiode wird durch eine Kreatininbestimmung überprüft (normalerweise mindestens 1–2 g Kreatinin/d).

Eine Uringewinnung über die **suprapubische Blasenpunktion** oder als **Katheterurin** ist nur in speziellen Fällen erforderlich.

Visuelles Vorscreening der Urinproben

Die normale **Harnfarbe** ist durch Urinpigmente hell- bis strohgelb. Eine Rotverfärbung findet sich bei frischer Blut- oder Hämoglobinbeimengung. Etwa

5000 Erythrozyten/µl Urin sind als beginnende Rotfärbung bzw. als Makrohämaturie zu erkennen. Eine **Braunfärbung** ergibt sich bei bluthaltigem Urin im sauren Milieu.

Trübungen des Urins können durch amorphe Urate, die durch Einlagerung von Farbstoff rot verfärbt sind (Ziegelmehl), Phosphate, Bakterien, Pilze und Leukozyten verursacht werden.

In seltenen Fällen kann bei Karzinomen mit Arrosion der umgebenden Strukturen eine **Lipidurie, Chylurie** und **Pneumaturie** auftreten. Derart verunreinigte Proben sind nur begrenzt zur Urindiagnostik brauchbar. Dies gilt auch für stark alkalische Proben, die mit einer Zersetzung der Zellen einhergehen und daher zu falsch niedrigen Zellzahlen führen, sowie für stark verdünnte wasserhelle Urinproben mit einem spezifischen Gewicht < 1008.

Teststreifen

Teststreifenmethoden sind zum Screening weit verbreitet und haben sich hierfür bewährt. Sinnvoll sind Testfelder für **Blut, Eiweiß, Glucose und pH**, ergänzende Information liefert ein Testfeld für das **spezifische Gewicht**.

Cave: Bei positivem Teststreifen und bei allen Patienten mit Erkrankungen der Nieren und ableitenden Harnwege ist eine mikroskopische Urinanalyse unerlässlich.

Überwiegend aus kommerziellen Gründen enthalten die meisten Teststreifen zusätzliche Angaben, die den Teststreifen verteuern und das Ablesen erschweren. Solche überflüssigen Angaben sind:

- Die **Nitritreaktion**. Weist ausschließlich Nitrit bildende Bakterien bei einer Blasenverweilzeit über 4 h nach (d. h. keine Enterokokken). Da der Test lediglich eine Sensitivität von 50% aufweist, ist er unbrauchbar.
- Die **Leukozytenreaktion**. Weist die Esterasenaktivität von Granulozyten nach. Der Test ist bei Frauen in 40% falsch positiv und aufgrund seiner geringen Spezifität überflüssig. Der eindeutige Leukozytennachweis erfolgt mit der Urinmikroskopie.
- Weitere für die nephrologische Routinediagnostik überflüssige Informationen sind der Nachweis von Bilirubin, Urobilinogen und von Ketonen.

Der **pH-Nachweis** ist in erster Linie ein Artefakt-Indikator. Ein lange stehender Urin wird durch bakterielle Zersetzung alkalisch. Somit bedeutet ein pH > 7, dass Leukozyten, Erythrozyten und Zylinder zerstört sein können und dadurch dem mikroskopischen Nachweis entgehen oder aber eine falsch positive Eiweißreaktion bewirken können. Darüber hinaus ist der Urin-pH-Wert zur Therapiekontrolle von Steinleiden erforderlich.

Der **Glucosenachweis** empfiehlt sich, da er einen Hinweis auf eine bisher nicht erkannte diabetische Stoffwechsellage geben kann.

Besondere Bedeutung für die Beurteilung von Nierenleiden hat der Nachweis von **Protein** und **Blut**:

- **Erythrozyten-Nachweis:** Die handelsüblichen Teststreifen sind sehr empfindlich und erfassen eine Erythrozytenausscheidung von 5–10 Erythrozyten/µl in über 90% der Fälle. Die Teststreifen beruhen auf dem Nachweis der pseudoperoxidatischen Aktivität des Hämoglobins, die ein Sauerstoffatom von einem Peroxid auf ein Chromogen überträgt und somit eine Farbreaktion hervorruft. Falsch positive Reaktionen sind möglich durch Myoglobin oder stark oxidierende Reinigungsmittel, bei modernen Teststreifen jedoch nicht mehr durch Ascorbinsäure.
- **Protein-Nachweis:** Das Testprinzip besteht im Farbumschlag einer pH-Indikatorsubstanz bei Kontakt mit Aminogruppen des Proteins, wobei der pH-Wert durch ein im Teststreifen eingelassenes Puffersystem konstant sauer gehalten wird. Die Reaktivität der Indikatorstreifen gegenüber einzelnen Proteinen ist unterschiedlich (Albumin 100%, α- und β-Globuline 15%, γ-Globuline 10% und L-Ketten 0%), sodass in erster Linie Albumin erfasst wird. Die Empfindlichkeitsgrenze für Albumin liegt bei 100–200 mg/l, eine Mikroalbuminurie wird mit Standard-Teststreifen nicht erfasst. Ebensowenig lassen sich freie L-Ketten nachweisen. Ein negativer Proteinnachweis im Teststreifen bei gleichzeitig positivem quantitativen Nachweis einer Proteinurie ist ein wichtiger Hinweis auf eine L-Ketten-Proteinurie. Da Proteinkonzentrationen erfasst werden, kann eine normale Eiweißmenge im stark konzentrierten Urin von Gesunden (150 mg/500 ml in 24 h = 300 mg Protein/l) fälschlich als Proteinurie angezeigt werden. Bei einem stark verdünnten Urin ist andererseits eine falsch negative Reaktion möglich. Der Test reagiert falsch positiv bei stark alkalischem Urin und bei Rückständen von bestimmten Desinfektionsmitteln, gelegentlich auch bei Chinidin- und Trimethoprim-Medikation.

Das **spezifische Gewicht** kann mit einem Teststreifen nur geschätzt werden. Das Testprinzip basiert auf der Freisetzung von H^+-Ionen aus einem immobilisierten Polyelektrolyten durch Kationenaustausch, wobei die freigesetzten Protonen einen pH-Indikator zum Farbumschlag bringen. Gemessen wird also die Kationenkonzentration im Urin, die nur locker mit dem spezifischen Gewicht und der Osmolalität korreliert. So werden wichtige osmotisch aktive

Substanzen wie Harnstoff und Glucose selbst in hohen Konzentrationen nicht erfasst.

Mikroskopische Urinuntersuchung

Mit Hilfe der Urinmikroskopie wird spontan gelassener Urin nach Zentrifugation als klassisches „Urinsediment“ oder in der Zählkammer als „Kammerurin“ untersucht. Wird Sammelurin analysiert, so wird die Zellausscheidung auf das 24-h-Urinvolumen bezogen (Addis-Count). Pathologische Werte zeigt Tab. 5.**1**. Die mikroskopische Urinanalyse sollte möglichst rasch, zumindest innerhalb von 2 Stunden nach der Miktion erfolgen. Bei Dysurie ist die sofortige Untersuchung unerlässlich, da Trichomonaden nur im warmen Urin durch ihre Geißelbeweglichkeit zu erkennen sind.

Urinsediment

Mit der einfachen und aussagekräftigen Sedimentuntersuchung werden Erythrozyten, Leukozyten, Epithelien, Zylinder, Erreger (Bakterien, Trichomonaden, Pilze) sowie Kristalle erfasst. Zur Analyse des Urinsedimentes werden 10 ml Spontanurin 5 min bei 2000 U/min zentrifugiert, 9,5 ml abpipettiert und 0,5 ml des Sediments resuspendiert. Die Betrachtung erfolgt vorzugsweise im Phasenkontrastmikroskop bei 400facher Vergrößerung. Im Gegensatz zur einfachen Lichtmikroskopie können dabei kontrastarme Elemente des Urins besser sichtbar gemacht werden.

Erythrozyturie

Der Erythrozytennachweis im Phasenkontrastmikroskop kann zwischen einer glomerulären und nichtglomerulären Blutung unterscheiden. Dies gelingt durch den Nachweis von **Akanthozyten**, ringförmigen Erythrozytendeformitäten mit Ausstülpungen, die für eine glomeruläre Läsion charakteristisch sind. Der Akanthozyt lässt sich im Unterschied zu anderen Erythrozytendeformitäten nicht durch exogene Einflüsse, wie Osmolalitätschwankungen, Diuretika, mechanische Kompression oder längeres Stehenlassen des Urins provozieren. Liegt der Akanthozytenanteil ≥ 5 % an der gesamten Erythrozytenausscheidung (= Akanthozyturie), so ist mit einer Spezifität von 98 % eine Glomerulonephritis anzunehmen. Die Sensitivität beträgt bei einmaliger Untersuchung 52 % und erhöht sich bei viermaliger Urinanalyse auf 84 %.

Leukozyturie

Die Leukozyturie ist Ausdruck einer Entzündung, die sehr unterschiedlicher Genese sein kann (bakteriell, toxisch, immunologisch). In erster Linie muss man an eine bakterielle Infektion der Nieren oder ableitenden Harnwege denken und eine mikrobiologische Untersuchung durchführen. Eine Leukozyturie ohne Bakteriurie findet sich bei Analgetikaniere, Chlamydien-, Trichomonaden- oder Pilzinfektionen und bei Tuberkulose.

Leukozytenzylinder sind ein Hinweis auf eine renale Beteiligung an der Infektion.

Besteht der Verdacht auf eine akute interstitielle Nephritis, so ermöglicht die Wright-Färbung den Nachweis einer Eosinophilurie, deren Sensitivität und Spezifität hierfür aber begrenzt ist.

Zylinder

Urinzylinder sind längliche Gebilde mit unterschiedlichem Durchmesser, die zum größten Teil aus Tamm-Horsfall-Glykoprotein bestehen. Das Tamm-Horsfallprotein wird in der dicken, aufsteigenden Henle-Schleife und im proximalen Anteil des distalen Tubulus gebildet. Unter bestimmten (z. T. auch physiologischen) Bedingungen, z. B. saurer pH-Wert, erhöhte Osmolalität, Stase, erhöhte Konzentration von Serumproteinen oder von Kontrastmittel im distalen Tubulus, geht das Tamm-Horsfall-Protein aus dem Sol- in den Gelzustand über und bildet unlösliche Zylinder.

Zylinder sind immer renalen Ursprungs. Enthalten sie Einschlüsse, so erlauben sie diagnostische Rückschlüsse: Erythrozytenzylinder sind Ausdruck der „renalen“ Genese einer Hämaturie (nicht jedoch der „glomerulären“ Genese!), Leukozytenzylinder sind ein Hinweis auf eine Pyelonephritis.

Kristalle

Eine Kristallurie kann, besonders im polarisierten Licht ästhetisch bemerkenswerte Bilder hervorru-

Tabelle 5.**1** Pathologische Werte der Zellausscheidung (GF = Gesichtsfeld)

Zellexkretion	Sediment	Kammer	Addis-Count
Erythrozyturie	≥ 5/GF	≥ 8/µl	≥ 3 Mio/d
Leukozyturie	≥ 10/GF	≥ 10/µl	≥ 5 Mio/d

fen. Kristalle finden sich vermehrt im kühlen, konzentrierten oder medikamentenhaltigen Urin. Art und Zahl der Kristalle sind vor allem pH- und temperaturabhängig. Saurer Urin begünstigt amorphe Urate, Harnsäurekristalle oder Calciumoxalate, alkalischer Urin dagegen Phosphate oder Calciumcarbonate.

Die diagnostische Bedeutung der Kristalle beschränkt sich jedoch im Wesentlichen auf die folgenden Aussagen:

- **Zystinkristalle,** die als sechseckige farblose Tafeln imponieren, finden sich nur bei Zystinurie, im Rahmen einer Zystinose oder einer tubulären Aminoazidurie.
- Wenn die Verdachtsdiagnose auf eine Nephrolithiasis besteht, kann die Art der Kristallurie einen Hinweis auf die Steingenese geben.
- Eine nichtglomeruläre Hämaturie kann durch eine Hyperkalzurie oder eine Hyperurikosurie ausgelöst sein. An diesen Zusammenhang ist zu denken, wenn Calciumoxalat- oder Harnsäurekristalle neben Erythrozyten im Urin nachweisbar sind.

Proteinurie-Nachweis

Folgende Proteinurieformen können unterschieden werden:

- physiologische Proteinurie,
- prärenale oder Überlaufproteinurie,
- glomeruläre Proteinurien (selektiv oder unselektiv),
- tubuläre Proteinurie,
- postrenale oder sekretorische Proteinurie.

Physiologische Proteinurie

Der Urin nierengesunder Erwachsener zeigt eine mittlere Gesamtproteinausscheidung von 40 – 80 mg/d mit einem mittleren Albumingehalt von 4 – 8 mg/d. Als obere Grenze einer physiologischen Proteinurie wird 150 – **300** mg/d und für Albumin 20 mg/d gesehen. Vor allem durch die hohe Variabilität der Tamm-Horsfall-Proteinsekretion können beim Gesunden diese relativ hohen Werte erreicht werden.

Im Urin finden sich physiologischerweise auch geringe Mengen IgG (< 10 mg/d), Leichtketten-Kappa und -Lambda (< 10 mg/d) sowie α_1-Mikroglobulin (< 5 mg/d).

Prärenale oder Überlaufproteinurie

Eine erhöhte Konzentration eines Plasmaproteins, das wie die Immunglobulin-Leichtketten frei filtriert werden kann, führt zu einer Überlastung der Rückresorptionsmechanismen des Tubulus. Obwohl das Nephron intakt ist, tritt Eiweiß im Urin auf.

Tubuläre Proteinurie

Die tubuläre Proteinurie entsteht aufgrund von Rückresorptionsstörungen im proximalen Tubulus. Bei rein tubulären Schäden können nur die Proteine zur Ausscheidung kommen, die glomerulär filtriert wurden. Die reinen tubulären Proteinurien betragen deshalb in der Regel weniger als 2 g/d. Ursachen sind:

- eine tubulointerstitielle Schädigung,
- tubulotoxische Effekte bei Ausscheidung freier L-Ketten,
- Überlastung der Rückresorptionsmechanismen durch Albumin bei glomerulärer Proteinurie,
- eine Hyperperfusion der Restnephrone bei ausgeprägter Nierenschädigung, die mit einem überhöhten tubulären Angebot an niedermolekularen Proteinen einhergeht.

Glomeruläre Proteinurie

Glomeruläre Proteinurien können selektiv oder nichtselektiv sein. Selektive Proteinurien entstehen durch den Ladungsverlust der glomerulären Basalmembran. Diese negative Ladung wird durch die kontinuierliche Nachbildung von Heparansulfat und anderen Sekretionsprodukten der Podozyten aufrechterhalten.

- Selektive Proteinurien finden sich fast ausschließlich bei Minimal-change-Glomerulonephritis, bei der die Podozyten verschmolzen sind und die negative Ladung der Basalmembran verloren geht. Dabei überwiegt die Ausscheidung von Albumin und Transferrin.
- Unselektive glomeruläre Proteinurien setzen eine Rekrutierung der großen Basalmembranporen oder einen schweren strukturellen Schaden voraus. Sie sind durch die Ausscheidung von Immunglobulinen gekennzeichnet.

! Als **Plausibilitätstest für die Proteinbestimmung** kann der Quotient aus der Summe von Albumin, IgG und α_1-Mikroglobulin zum Gesamtprotein angesehen werden, der über 0,6 liegen sollte. Werte unter 0,6 weisen auf das Vorliegen eines nicht bestimmten Proteins hin, wie z. B. freie L-Ketten oder Myoglobin.

Nachweismethoden

Der **Papierstreifentest** erlaubt eine Bereichsabschätzung der Proteinurie.

Der **quantitative Proteinuriennachweis** beruht im Wesentlichen auf folgenden Testprinzipien:

1. Farbstoff-Bindungstest mit Coomassiebrillantblau oder Pyrogallolrot,

2. Präzipitationsteste mit nephelometrischer oder turbidimetrischer Auswertung und
3. Chelatkomplexbildung der Säureamidbindung mit Kupfersalzen nach dem Prinzip der Biuretreaktion.

Diese Methoden sind klinisch brauchbar, da sie alle Albumin erfassen. Sie erfassen auch freie L-Ketten, die quantitativ allerdings mit immunologischen Verfahren bestimmt werden müssen.

Zur Quantifizierung einer Proteinurie wird Sammelurin (z. B. über 24 h) analysiert. Die Eiweißkonzentration in einer Spontanurinprobe kann abhängig vom Urinvolumen stark schwanken. Als Anhaltspunkt kann der Quotient aus Protein und Kreatinin aus dem Spontanurin gelten, da die Kreatininausscheidung relativ konstant ist. Die Angabe des Urineiweißes in g pro g Kreatinin entspricht näherungsweise der Proteinurie pro 24 h in g.

Der **qualitative Proteinurienachweis** erlaubt die diagnostische Differenzierung der Proteinurie. Er erfolgt entweder mit der **Einzelproteinbestimmung** oder der **reduzierenden Polyacrylamidgel-Elektrophorese (SDS-PAGE)**. Überwiegt die Albumin- und Transferrinausscheidung (> 95 %), so spricht man von selektiver Proteinurie. Werden höhermolekulare Proteine wie IgG und Ferritin ausgeschieden, liegt eine unselektive Proteinurie vor. Zur Differenzierung dient auch der sog. **Selektivitätsindex** (= Quotient aus Urin-IgG und Urin-Transferrin), der bei Werten < 0,2 für eine selektive Proteinurie spricht.

Zum Ausschluss einer Leichtketten-Proteinurie (**Bence-Jones-Proteinurie**) wird eine Immunelektrophorese durchgeführt. Diese ist in allen unklaren Fällen obligat, wenn die Einzelproteinbestimmung keine diagnostische Einordnung erlaubt.

Der **Nachweis einer Mikro-Albuminurie** (30 – 300 mg/d) hat zunehmend an Bedeutung gewonnen. Albuminausscheidung unterhalb des Messbereichs herkömmlicher Teststreifen stellt die erste Manifestation der diabetischen Nephropathie dar. Darüber hinaus hat sich gezeigt, dass das Auftreten einer Mikroalbuminurie auch bei arterieller Hypertonie und Herzkreislauferkrankungen eine prognostische Bedeutung hat, da das kardiovaskuläre Ereignisrisiko bei bestehender Mikroalbuminurie wesentlich höher liegt. Als Ursache wird eine allgemeine endotheliale Schädigung angenommen, die sich an der Niere in erhöhter Durchlässigkeit der Kapillaren manifestiert.

Mikrobiologische Untersuchung und Keimzahlbestimmung

Es werden überwiegend Eintauchnährböden mit Agarbeschichtung auf jeder Seite verwendet, auf der die wichtigsten Erreger wachsen. Nach kurzem Eintauchen in das Uringefäß lässt man den Urin abtropfen und bebrütet den Agar bei 37 °C für 24 bis 48 Stunden.

Bei 95 % aller Harnwegsinfektionen liegt eine **Monokultur** vor. Mischinfektionen oder das Fehlen einer begleitenden Leukozyturie sprechen für eine Kontamination.

Die von Kass (1957) vorgeschlagene Definition einer „signifikanten" Bakteriurie > 10^5 Keime/ml erlaubt lediglich eine statistische Aussage ohne Relevanz für den Einzelfall. Aufgrund der kurzen Generationszeit der typischen Erreger hängt die Keimzahl in der Praxis mehr vom Zeitverlauf bis zur Untersuchung der Probe als vom Krankheitsbild ab.

Auch bei einer sog. „signifikanten" Bakteriurie liegt in 30 % der Fälle ein steriles Blasenpunktat vor, während beim akuten Urethralsyndrom mit „insignifikanter" Bakteriurie in 46 % der Fälle dennoch Bakterien in der Blase nachzuweisen sind.

5.2.3 Bildgebende Diagnostik

Die **Sonographie** ist heute aus der nephrologischen Diagnostik nicht mehr wegzudenken. Sie erlaubt eine Vielzahl grundsätzlicher Feststellungen in der Differenzialdiagnostik. Sehr vorteilhaft ist dabei die fehlende Invasivität und beliebige Wiederholbarkeit der Methodik, deren Aussagekraft allerdings mit der Expertise des Untersuchers steht und fällt.

- Die Bestimmung der **Nierengröße** erlaubt eine Unterscheidung zwischen chronischen Nierenerkrankungen mit verkleinerten Organen und schmalem Parenchymsaum sowie akuten Verlaufsformen mit eher großen, z. T. geschwollenen Nieren.
- Ein **Aufstau** von Nierenbecken und Ureteren ist sonographisch sicher und schnell feststellbar. Postrenale Ursachen eines Nierenversagens können so diagnostiziert oder ausgeschlossen werden.
- Der Nachweis einer **Nephrolithiasis** oder von **Parenchymverkalkungen**, wie sie bei der vaskulären Nephropathie oder der Analgetikaniere gesehen werden, kann auch die Genese einer nichtglomerulären Hämaturie erhellen.

Die **Duplexsonographie** erlaubt bei Einsatz von hochwertigen Geräten bereits in den meisten Fällen den Nachweis oder Ausschluss von **Nierenarterienstenosen**. In vielen Fällen kann auch die Frage nach einer renalen Infarzierung, z. B. bei kardialen Thromben beantwortet werden.

Die Bildgebung der Nieren kann in bestimmten Fällen durch die **Computertomographie** oder **Kernspintomographie** ergänzt werden. Dies kann z. B. bei Tumoren, eingebluteten Zysten oder der Suche nach Nebennierenraumforderungen erforderlich werden.

Die **arterielle Angiographie in DSA-Technik** stellt heute den Goldstandard für die Diagnostik der Nierengefäße dar. Vorteilhaft ist, dass hierbei je nach Zentrum auch direkt interventionelle Therapieverfahren zur Verfügung stehen. Um bei eingeschränkter Nierenfunktion die Anwendung von Röntgenkontrastmittel zu umgehen, kann auch eine Kernspinangiographie erfolgen.

5.2.4 Nierenbiopsie

Trotz aller nichtinvasiven Diagnostik ist für viele renale Krankheitsbilder die Durchführung einer Nierenbiopsie unabdingbar. Sie wird heute überwiegend mit teilautomatisierten Biopsiesystemen unter Ultraschallsicht durchgeführt. Hierdurch hat sich die Sicherheit der Maßnahme erhöht.

Eine Nierenbiopsie ist prinzipiell indiziert bei:

- akuter Niereninsuffizienz, deren Genese nicht anderweitig geklärt werden kann,
- Verdacht auf renale Erkrankungen, die eine eingreifende immunsuppressive Therapie erfordern, z. B. bei nephrotischem Syndrom,
- Verdacht auf renale Erkrankungen, für die eine Einschätzung der Prognose bedeutsam ist,
- Verdacht auf eine Nierenbeteiligung bei Systemerkrankung, z. B. SLE,
- als diagnostischer Schlussstrich, um dem Patienten weitere diagnostische Maßnahmen zu ersparen.

Eine Beurteilung der Biopsiezylinder erfolgt immer mittels Lichtmikroskopie und Immunhistochemie (Ablagerung von Immunglobulinen, Komplement in den Kapillarschlingen?). In vielen Fällen kann die Elektronenmikroskopie die Aussagekraft deutlich erweitern. So lässt sich die Verschmelzung der Podozyten bei Minimal-change-Glomerulonephritis nur elektronenmikroskopisch nachweisen.

Als Kontraindikationen zur Biopsie gelten das Vorliegen einer Einzelniere, erhöhtes Blutungsrisiko, unbeherrschte arterielle Hypertonie oder das Vorliegen von Schrumpfnieren, die keine histologische Aussage mehr erwarten lassen.

5.3 Glomerulonephritis

Definition

Als **Glomerulonephritis (GN)** bezeichnet man eine beidseitige, diffuse Nierenerkrankung, welche die Glomeruli generalisiert, fokal (ein Teil der Glomeruli beider Nieren) oder segmental (ein Teil der Schlingen eines Glomerulus) befällt. Die Schädigung des Glomerulus kommt nahezu immer durch einen immunologischen Mechanismus zustande, wenngleich die Auslöser hierfür unterschiedlich sind.

Allgemeine Pathogenese

Pathogenetisch können sowohl humorale als auch zelluläre Immunmechanismen im Vordergrund stehen. Primäre Zielstrukturen der Immunaktivierung können Selbstantigene der Niere (z. B. Antigene in der glomerulären Basalmembran bei Antibasalmembrannephritis) oder Fremdantigene (z. B. Streptokokkenantigene) sein. Fremdantigene können sich entweder aufgrund ihrer physikochemischen Eigenschaften im Glomerulus ablagern und dort eine Immunkomplexbildung induzieren, oder die Immunkomplexe bilden sich bereits in der Zirkulation und lagern sich anschließend im Glomerulus ab. Bei einigen Formen (z. B. Minimal-change-GN) scheinen es vor allem Sekretionsprodukte von Lymphozyten zu sein, die nach Passage der Basalmembran die Schädigung auslösen.

Entscheidend für die histologische Form der GN ist die Lokalisation, an der sich die nephritogenen Antikörper, Immunkomplexe oder sonstigen immunogenen Stoffe im Glomerulus ablagern. Im **Mesangium** lagern sich bevorzugt große Immunkomplexe ab, die über eine Komplementaktivierung eine Mesangialzellproliferation, mononukleäre Zellinfiltration und Schädigung im Sinne einer mesangialproliferativen GN auslösen. Kleinere oder kationische Antigene lagern sich **subendothelial** (auf der Blutseite der glomerulären Basalmembran) ab und lösen hier eine Entzündungsreaktion mit Makrophageninfiltration aus. Antigene oder lymphozytäre Mediatoren, die die Basalmembran passieren und sich **subepithelial** auf der Harnseite ablagern, können eine solche Entzündung nicht induzieren, da hierzu der Blutkontakt fehlt. Sie können jedoch die Podozyten, das Epithel der Kapillarschlingen schädigen.

Entsprechend dieser Pathogenese findet sich ein lockerer Zusammenhang zwischen histologischer Form und Klinik, wenngleich das Erscheinungsbild im Einzelfall durchaus abweichen kann. So gehen die auf der Blutseite der Basalmembran ablaufenden Erkrankungen (mesangiale und subendotheliale Ablagerungen) häufiger mit dem nephritischen

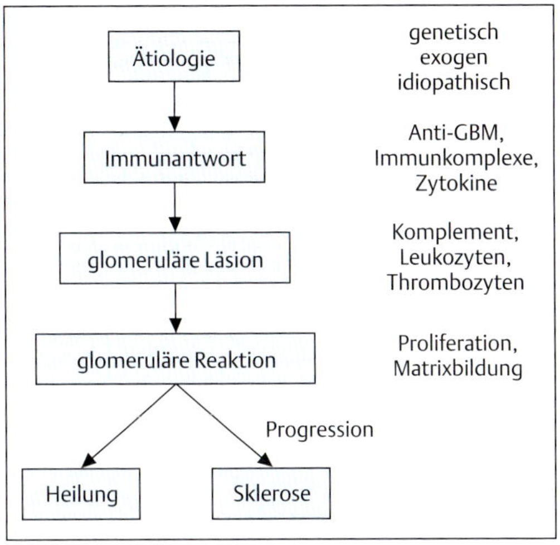

Abb. 5.1 Pathogenese der Glomerulonephritis.

Tabelle 5.**2** Ätiologie der Glomerulonephritiden (GN)

1. GN mit bekanntem Antigen
• Streptokokken, Staphylokokken, Pneumokokken, Treponema pallidum, Plasmodium falciparum, Toxoplasma, Hepatitis-B-Virus, Hepatitis-C-Virus • Penicillamin, Gold- und Quecksilberpräparate • Vakzinen • maligne Tumoren
2. GN ohne bekannte Ursache
• Minimal-change GN • idiopathische Formen der GN
3. GN bei Systemerkrankungen
• systemischer Lupus erythematodes, Vaskulitiden, Wegener-Granulomatose, Goodpasture-Syndrom

Erscheinungsbild (Hämaturie, mäßige Proteinurie, evtl. Nierenfunktionseinschränkung), harnseitige Erkrankungen (subepithelial, Podozytenerkrankungen) häufiger mit dem nephrotischen Syndrom (große Proteinurie) einher.

In der Regel entsteht die glomeruläre Läsion erst durch die Immunantwort des Organismus auf einen exogenen oder endogenen Auslöser. Je nach Art und Schwere der Läsion kommt es in Form einer glomerulären Reaktion zur Restitution und Heilung oder zur Sklerosierung und Zerstörung des Glomerulus (Abb. 5.**1**). Die glomeruläre Reaktion besteht aus einer Zellproliferation und Matrixbildung.

Die **Ätiologie** kann ausgesprochen vielfältig sein, in vielen Fällen bleibt sie auch unbekannt (Tab. 5.**2**). Zwischen Ätiologie und histologischer Erkrankungsform bestehen nur lockere Beziehungen, manche Auslöser können in unterschiedlichen Individuen oder unter unterschiedlichen Bedingungen verschiedene glomeruläre Krankheitsbilder induzieren. Für den praktischen Alltag bewährt es sich daher, eine Einteilung der GN nach dem klinischen Verlauf zu wählen. Man unterscheidet 5 glomerulopathische Syndrome, die jeweils gewisse Vorzugsbeziehungen zu histologischen Verlaufsformen aufweisen (Tab. 5.**3**).

5.3.1 Akute Glomerulonephritis

Definition

Akut einsetzende glomeruläre Nierenerkrankung mit akutem nephritischen Syndrom, d. h. mit unterschiedlich ausgeprägter Hämaturie, Proteinurie, Nierenfunktionseinschränkung, Salz- und Wasserretention, Blutdruckerhöhung und auch Oligurie.

Tabelle 5.**3** Vorzugsbeziehungen zwischen klinischem Verlauf der GN und der Histologie

Klinischer Verlauf	**Histologie**
akute GN	endokapillär-proliferative GN
rasch-progrediente GN	intra-extrakapillär proliferierende GN mit Halbmondbildung
nephrotisches Syndrom	• Minimal-change GN • fokal-segmental sklerosierende GN • membranöse GN
chronische GN	• mesangioproliferative GN • IgA-Nephritis
asymptomatische Hämaturie/Proteinurie	mesangioproliferative GN

Ätiologie, Pathogenese, Histologie

Klassische Form ist die postinfektiöse GN etwa 10 Tage nach Streptokokkeninfektion (nephritogene Streptokokkenstämme, Pharyngitis oder Hautinfektionen). Es gibt aber eine große Vielzahl von Auslösern einer akuten GN (Tab. 5.**4**).

Pathogenetisch kommt es zu einer Ablagerung von Immunkomplexen auf der Kapillarseite der Basalmembran. Teilweise können die Immunkomplexe auch auf die Urinseite der Basalmembran transloziert werden, was mit dem Ausmaß einer Proteinurie assoziiert ist. Typisch ist die Ablagerung und Aktivierung von Komplement, was für die endokapilläre, z. T. auch mesangiale Zellproliferation sowie leukozytäre Infiltration verantwortlich ist.

Lichtmikroskopie: endokapillär-proliferative Glomerulonephritis (Proliferation von Endothel, Mesangialzellen), oft mit exsudativer Komponente (infiltrierende Leukozyten).

Immunhistochemie: Immunglobuline und reichlich Komplement.

Elektronenmikroskopie: subepitheliale Immunkomplexe, z. T. auch in der Basalmembran (sog. „humps").

Tabelle 5.**4** Ursachen der akuten Glomerulonephritis

Infektionen
• Poststreptokokken-GN • postinfektiöse GN anderer Genese – Bakterien: bakterielle Endokarditis, Shuntnephritis, Sepsis, Pneumokokken-Pneumonie – Viren: Hepatitis B, C, infektiöse Mononukleose, Varizellen – Parasiten: Malaria, Toxoplasmose
Systemerkrankungen
• systemischer Lupus erythematodes • Vaskulitiden • Purpura Schoenlein-Henoch
Idiopathische GN
• IgA-Nephritis • membranoproliferative GN
Sonstige Ursachen
• Guillain-Barré-Syndrom • Wilms-Tumor • Vakzinen, Serumkrankheit

Klinik

Nach 1 – 4wöchiger Latenz tritt die akute GN mit allgemeinem Krankheitsgefühl, Kopfschmerzen, oft Lendenschmerzen (Kapseldehnung der Nieren) auf. In unterschiedlichem Schweregrad finden sich: Proteinurie (selten > 3 g/d), Mikrohämaturie (Akanthozyturie), Makrohämaturie, geringe Leukozyturie, Zylindrurie (Erythrozytenzylinder), GFR-Einschränkung, mäßige Hypertonie, selten Oligurie, Normalisierung nach 3 – 6 Wochen.

Diagnostik

- Urinanalyse: Erythrozyturie > Leukozyturie, glomeruläre Erythrozyten (Akanthozyten), Proteinurie (selektiv bzw. unselektiv glomerulär).
- Allgemeines Labor: BKS, CRP, harnpflichtige Substanzen erhöht, GFR-Bestimmung.
- Immunologische Diagnostik: Zeichen des Komplementverbrauchs (CH-50 und C3), erhöhter Antistreptolysin-Titer in 50 % (max. 3 – 4 Wochen nach Infekt), differenzialdiagnostisch ANA, ANCA.
- Virale und bakterielle Diagnostik.
- Bildgebende Verfahren: Sonographie (geschwollene Nieren), Röntgen-Thorax (Überwässerung?).
- Augenhintergrund (Fundus hypertonicus?).
- Nierenbiopsie bei schweren und diagnostisch unklaren Verläufen.

Therapie

Therapie

- **Erregerelimination:** Bei einer Streptokokken-induzierten GN sollte möglichst frühzeitig eine Penicillin-Behandlung eingeleitet werden, um eine Infektion der Umgebung mit nephritogenen Streptokokken zu verhindern (z. B. 3 × 1,2 Mio. E Phenoxymethylpenicillin p.o., bei Penicillin-Allergie z. B. Cephalosporin oder Erythromycin). Es ist allerdings nicht gesichert, ob sich der Verlauf der GN durch eine antibiotische Behandlung beeinflussen lässt. Die Penicillin-Therapie erfolgt während des Infektes, in der Regel über 7 – 10 Tage. Der Nutzen einer Langzeitbehandlung mit Antibiotika ist nicht erwiesen! In vielen Fällen wird die Infektion bei Auftreten der GN bereits abgeklungen sein. Bei nicht Strepto-

▶

kokken-assoziierter Erkrankung Ursachensuche und Elimination.

- **Diuretikagabe**, wenn Ödeme oder Hypertonie vorliegen. Einsatz von stark wirksamen Schleifendiuretika (Furosemid), Kalium sparende Diuretika vermeiden.
- **Antihypertensive** Behandlung.
- Bei oligo-anurischen Verläufen ggf. Dialysetherapie zur Überbrückung, bis die Nierenfunktion wieder einsetzt.
- Eine **immunsuppressive Behandlung** ist in der Regel wirkungslos. Lediglich bei Übergang in eine rasch-progrediente GN kommt sie infrage.
- Tritt die GN in Folge einer Tonsillitis auf, wird zur Vermeidung von Infektrezidiven die **Tonsillektomie** empfohlen, die jedoch keinen Einfluss auf den Verlauf der GN hat. Eine Herdbeseitigung sollte nur bei eindeutiger Indikation (nachgewiesene Eiterherde in Tonsillen) 4–6 Wochen nach dem Abklingen der akuten Symptome und unter Penicillinschutz (1–3 Mio. E/d, ab 1 Tag vor Operation über etwa 8 Tage) durchgeführt werden.

Prognose

Im Erwachsenenalter ist die Prognose der seltenen, epidemisch auftretenden Poststreptokokken-GN wie im Kindesalter gut (Heilung > 80 %). Bei der häufigeren sporadischen Poststreptokokken-GN heilen lediglich 50 % innerhalb von 2 Jahren aus, etwa 5 % verlaufen rasch progredient und können innerhalb von Wochen bis Monaten in eine terminale Niereninsuffizienz übergehen, 40 % zeigen eine unvollständige Remission mit Wiederauftreten von Symptomen innerhalb von 10 Jahren. Prognostisch ungünstig sind das Auftreten eines nephrotischen Syndroms zu Beginn der akuten GN (ca. 20 %) sowie eine schwere Hypertonie.

5.3.2 Rasch progrediente Glomerulonephritis (RPGN)

Definition

Rasch fortschreitende, oft oligo-anurische glomeruläre Nierenerkrankung, die meist innerhalb von Wochen bis Monaten zur terminalen Niereninsuffizienz führt (GFR-Abfall > 50 % innerhalb von 3 Monaten).

Ätiologie, Pathogenese

Die Ätiologie ist vielgestaltig (Tab. 5.**5**). Man unterscheidet die primären Formen von solchen, die infolge von Systemerkrankungen, Infektionen oder Medikamenten auftreten. Allen Formen gemeinsam ist der rasche klinische Verlauf sowie die typische Histologie mit Proliferation der parietalen Epithelien der Bowman-Kapsel („Halbmondbildung“). Pathogenetische Voraussetzung hierfür ist die Ruptur der glomerulären Basalmembran, wodurch es zum Kontakt des Kapselepithels mit Plasmabestandteilen kommt. Fibrin-Niederschläge und Makrophageneinwanderung in den Kapselraum induzieren eine Proliferation des Epithels.

Tabelle 5.**5** Ursachen der rasch-progredienten Glomerulonephritis

Idiopathische oder primäre RPGN
• Typ I (lineare IgG-Ablagerungen): Antibasalmembran-Nephritis • Typ II (granuläre IgG-Depots): Immunkomplex-Nephritis • Typ III (wenige oder keine IgG-Ablagerung): Pauci-immune GN, häufig ANCA
Komplikationen einer anderen primären GN
• membranoproliferative GN • membranöse GN • IgA-Nephritis
Systemerkrankungen
• Goodpasture-Syndrom (vgl. Typ I, mit Lungenbeteiligung) • systemischer Lupus erythematodes, Purpura Schoenlein-Henoch (vgl. Typ II) • Wegener-Granulomatose, mikroskopische Polyangiitis (vgl. Typ III) • Rheumatoide Arthritis, Sklerodermie, Gammopathien
Infektionen, Medikamente
• Streptokokken, bakterielle Endokarditis • Penicillamin, Allopurinol, Rifampicin

Histologie

- **Lichtmikroskopie:** Charakteristisch sind die halbmondförmigen Proliferationen des Epithels der Bowman-Kapsel (mindestens 2–3 Zellschichten) in mehr als 50% der sichtbaren Glomeruli. Die Kapillarschlingen können komprimiert werden und Nekrosen aufweisen. Bei schweren Formen rupturiert die Bowmansche Kapselmembran.
- **Immunhistochemie:** Die Immunhistochemie unterscheidet sich zwischen den Typen I–III: Bei der Antibasalmembran-Nephritis (Typ I) ist die lineare Immunfluoreszenz pathognomonisch. Beim Typ II (Immunkomplex-GN) werden granuläre, bei Typ III wenig oder keine Immunglobulinablagerungen („pauci-immun") nachgewiesen.
- **Elektronenmikroskopie:** Basalmembranrupturen können nachweisbar sein, sonst keine über die Immunhistochemie hinausgehenden Befunde.

Klinik

- **Typ I (Antibasalmembran-Nephritis):** Sie geht in 70% mit Lungenblutungen („Goodpasture-Syndrom") einher und entwickelt sich vorwiegend bei jungen Männern. Beginn zunächst meist mit Bluthusten, Atemnot, Müdigkeit, Abgeschlagenheit, später tritt eine renale Symptomatik mit Hämaturie, Proteinurie und evtl. Ödemen hinzu. Meist überproportionale Anämie, die sich durch Hämoptoe und Niereninsuffizienz nicht ausreichend erklären lässt. Radiologisch fallen feine milchglasartige Eintrübungen bis zu groben unscharf begrenzten, z. T. konfluierenden Herden auf, welche möglicherweise durch die Überwässerungszeichen überlagert sind. Charakteristisch ist das spontane Verschwinden und überraschend schnelle Wiederauftreten dieser pulmonalen Veränderungen. Die auf die Niere beschränkte Form tritt überwiegend bei Frauen im 50. und 60. Lebensjahr auf.
- **Typ II (Immunkomplex-bedingte RPGN):** Die Klinik ist sehr heterogen und durch die Grundkrankheit bestimmt (z. B. SLE, Purpura Schoenlein-Henoch), wobei der renale Verlauf mit Hämaturie, Proteinurie, Nierenfunktionsverlust und Ödemen bei allen Formen sehr gleichartig sein kann.
- **Typ III (RPGN ohne Immundepots, ANCA-assoziiert):** Auch hierbei treten wie bei Typ II zu den Symptomen der Grundkrankheit die Zeichen der Nierenerkrankung hinzu.

Diagnostik

- Urinanalyse: Glomeruläre Erythrozyturie, Erythrozytenzylinder, Leukozyturie, Proteinurie (meist nicht-nephrotisch, selektiv oder unselektiv-glomerulär), evtl. Oligurie.
- Allgemeines Labor: Zeichen des raschen Nierenfunktionsverlustes, harnpflichtige Substanzen erhöht, überproportionale Anämie, CRP erhöht, Thrombozytose.
- Immunologische Diagnostik: Antikörper gegen glomeruläre Basalmembran (AGBM) in der Nierenbiopsie und/oder in der Zirkulation (ELISA), p-ANCA, c-ANCA, ANA, anti-dsDNA, Kryoglobuline und zirkulierende Immunkomplexe.
- Bildgebende Verfahren: Sonographie (geschwollene Nieren), Röntgen-Thorax (pulmonale Infiltrate? Überwässerung?)
- Nierenbiopsie regelhaft zur Diagnosesicherung, möglichst rasch.

Differenzialdiagnose

Ohne GBM-Antikörper: Nierenvenenthrombose mit Lungenembolie, Herzinsuffizienz bei Urämie.

Mit GBM-Antikörpern: Bei der idiopathischen Lungenhämosiderose bestehen ebenfalls Lungenblutungen, GBM-Antikörper und auch glomeruläre Veränderungen, die allerdings nur geringgradig sind und zu keiner wesentlichen renalen Symptomatik bzw. Niereninsuffizienz führen.

Therapie

Therapie

- **Methylprednisolon-Stoßbehandlung:** 50–1000 mg i.v. tgl. über 3–5 Tage gefolgt von Prednison 1 mg/kg p.o. in absteigender Dosis über 3–6 Monate.
- Zusätzlich **Cyclophosphamid** 2–3 mg/kg p.o. unter Berücksichtigung der Granulozytenzahl (Dosisreduktion bei Leukozyten < 3000/µl) und Nierenfunktion (Dosishalbierung bei GFR < 10 ml/min). Gegenüber Steroid-Monotherapie sicher vorteilhaft bei systemischer Vaskulitis und SLE, wahrscheinlich auch bei anderen Formen der RPGN.
- Beim Goodpasture-Syndrom zusätzlich **Plasmaseparation** zur Elimination der Autoantikörper. Nach unkontrollierten Studien ist eine Besserung der Lungenblutung in 90% und eine Verbesserung der Nierenfunktion in 40% erreichbar. Bei Kreatininwerten über 6,5 mg/dl wird der ▶

Nutzen der Plasmaseparation geringer und die Gefahr einer Über-Immunsuppression nimmt zu. Bei Typ-II- und -III-RPGN ist der Nutzen einer Plasmaseparation zweifelhaft.

Behandlungsdauer: Beim **Goodpasture-Syndrom** mindestens 3 – 6 Monate. Die Autoantikörper verschwinden auch ohne Behandlung nach im Mittel 11 Monaten. Bei der **Wegener-Granulomatose** und den **übrigen Vaskulitiden** mindestens 24 Monate, in Abhängigkeit von Aktivitätszeichen (ANCA, BKS, Proteinurie, Erythrozyturie) evtl. länger.

Prognose

Entscheidend für den Verlauf ist der rasche Beginn einer immunsuppressiven Therapie. Prognostisch ungünstig ist eine bei Einleitung der Therapie bereits bestehende Dialysepflicht. Auch die initiale Nierenhistologie hat einen prädiktiven Wert. Sind hier bereits mehr als 30 – 50 % der Glomeruli nekrotisiert, so sind die Aussichten auf renale Remission gering.

Unbehandelt führt die RPGN in 90 % der Fälle zur terminalen Niereninsuffizienz. Je nach Grundkrankheit und Typ kann die unbehandelte Mortalität bei > 50 % liegen.

Unter Kombinationsbehandlung aus Steroiden und Cyclophosphamid sind Remissionsraten und Dialysefreiheit von bis zu 50 % der Patienten erreichbar. Bei eingeschränkter Nierenfunktion nach Therapieende entwickelt sich jedoch nicht selten eine weitere schleichende Nierenfunktionsverschlechterung. Vor allem bei den vaskulitischen Erkrankungen verschlechtert sich die Prognose durch Rezidive.

5.3.3 Nephrotisches Syndrom

Definition

Große Proteinurie (meist > 3,5 g/d) aufgrund einer erhöhten glomerulären Permeabilität mit der Ausbildung einer **Hypo- und Dysproteinämie, Ödemen** und **Hyperlipidämie**.

Ätiologie, Pathogenese, Histologie

Zahlreiche glomeruläre Erkrankungen verlaufen unter dem klinischen Bild des nephrotischen Syndroms (Tab. 5.**6**). Die wichtigsten primären histologischen Formen sind die **Minimal-change-GN (MCGN)**, die **fokal-segmental sklerosierende GN (FSGN)**, die **membranöse GN** und die **membranoproliferative GN (MPGN)**. Daneben können jedoch nahezu alle glomerulären Erkrankungen mehr oder weniger häufig auch als nephrotisches Syndrom verlaufen.

- Bei der **MCGN** kommt es durch Schädigung der Podozyten zum Verlust der negativen Basalmembranladung. Experimentelle Befunde sprechen dafür, dass lymphozytäre Sekretionsprodukte im Plasma große Bedeutung für die Auslösung der Erkrankung haben. Lichtmikroskopisch und immunhistologisch sind die Veränderungen nicht diagnostizierbar, elektronenmikroskopisch zeigt sich die beweisende Verschmelzung der Podozytenfortsätze.
- Die **FSGN** kann als idiopathische Erkrankung unklarer Ätiologie (wahrscheinlich ähnlich der MCGN) oder als gemeinsame Endstrecke einer Reihe anderer Glomerulonephritiden entstehen. Lichtmikroskopisch erkennt man einen Kollaps einzelner Kapillarschlingen neben völlig normalen Arealen innerhalb eines Glomerulus, ferner

Tabelle 5.**6** Ursachen des nephrotischen Syndroms

Primäre Glomerulonephritis
• Minimal-change GN • mesangioproliferative GN • fokal-segmental sklerosierende GN • membranöse GN • membranoproliferative GN
Sekundäre Glomerulonephritis
• postinfektiöse GN, Endokarditis, Shuntnephritis, Virusinfektionen • medikamentenassoziierte GN: Gold, Quecksilber, Penicillamin, Heroin, Captopril • paraneoplastische GN: solide Tumoren, Morbus Hodgkin, Lymphome, Leukämien • Systemerkrankungen: SLE, Purpura Schoenlein-Henoch, Leichtketten-Nephropathie • verschiedene: Thyreoiditis, Bienenstich
Andere renale Erkrankungen
• diabetische Nephropathie • Nierenvenenthrombose • Amyloidose • Präeklampsie

Ablagerung hyalinen Materials an der Kapillarseite der Basalmembran. Die Immunhistologie zeigt (wahrscheinlich unspezifische) Immunglobulinablagerungen. Elektronenmikroskopisch sieht man wie bei der MCGN eine Verschmelzung der Podozytenfortsätze. Aufgrund des fokalen Auftretens kann die Erkrankung dem bioptischen Nachweis entgehen und wird dann elektronenmikroskopisch als MCGN klassifiziert.

- Eine **membranöse GN** entsteht durch die Einlagerung von Immunkomplexen in die Basalmembran oder den subepithelialen Raum, idiopathische Formen können mit Autoantikörpern gegen glomeruläre Epithelzellen assoziiert sein. Nicht selten wird die Immunkomplexbildung auch durch Infektionen, Medikamente oder paraneoplastisch ausgelöst (Malignome finden sich bei bis zu 10% der Patienten mit membranöser GN). Lichtmikroskopisch erkennt man die stark verbreiterte Basalmembran, z. T. mit spitzen Ausziehungen auf der Harnseite („spikes") bei sonst völlig normaler Architektur des Glomerulus. Immunhistologisch sind IgG- und Komplementablagerungen vorhanden, elektronenmikroskopisch zeigen sich subepithelial von Basalmembran-Spikes umgebene Immundepots.
- Die relativ seltene **membranoproliferative GN (MPGN)** ist eine Immunkomplexnephritis, die durch die lang andauernde Auseinandersetzung des Organismus mit Fremdantigenen oder durch Kryoglobuline (bei chronischer Hepatitis C) ausgelöst wird. Lichtmikroskopisch erkennt man eine Mesangialzellproliferation, bei der sich Ausläufer der Mesangiumzellen zwischen Endothel und Basalmembran schieben und so eine Pseudomembran parallel zur Basalmembran bilden (charakteristische Doppelkontour der Basalmembran). Immunhistologisch ist vor allem Komplement zusammen mit Immunglobulinen vorhanden. Elektronenmikroskopisch erkennt man eine Verschmelzung der Podozytenfortsätze sowie bei der seltenen MPGN Typ II so genannte „dense deposits", elektronendichte Ablagerungen unklaren Ursprungs.

Pathogenese der Leitsymptome des nephrotischen Syndroms

- Die **große Proteinurie** (> 3,5 g/d) kommt in erster Linie durch **Albumin** zustande, dessen Molekulargewicht niedrig und Serum-Konzentration hoch ist. Die daraus resultierende Hypoproteinämie hat eine globale Steigerung der hepatischen Eiweißsynthese zur Folge, wodurch sich dann aufgrund der unterschiedlichen glomerulären Permeabilität ein neues Gleichgewicht, d. h. eine **Dysproteinämie** einstellt: Albumin, α_1- und γ-Globuline vermindert, α_2- und β-Globuline erhöht.
- Die **Hyperlipidämie** (Hypertriglyceridämie und Hypercholesterinämie) entsteht durch den renalen Verlust von Lipoproteinlipase und eine gesteigerte Lipoproteinsynthese der Leber.
- Für die Bildung von **Ödemen** spielen bei jedem Patienten in unterschiedlichem relativen Ausmaß der renale Eiweißverlust mit Abfall des kolloidosmotischen Druckes, die Aktivierung des Renin-Angiotensin-Aldosteronsystems und eine Natrium- und Wasserretention eine Rolle.

Klinik

Klinisch fallen die Ödeme auf, hinzu kommen nicht selten Pleuraergüsse und Aszites, eine Hypertonie ist eher ungewöhnlich und weist auf die FSGN hin. Überwiegend findet sich bei Diagnosestellung keine Nierenfunktionseinschränkung.

Es besteht eine gesteigerte Thromboseneigung (Verlust von gerinnungshemmenden Proteinen wie AT III, gesteigerte Thrombozyten-Aggregation sowie evtl. Hypovolämie), eine erhöhte Infektneigung (Verlust von γ-Globulinen), außerdem eine veränderte Pharmakokinetik von Substanzen mit hoher Eiweißbindung.

Diagnostik

- Urindiagnostik: Quantifizierung der Proteinurie, SDS-Gelelektrophorese oder Markerproteinbestimmung zur Feststellung der Selektivität (selektive Proteinurie nahezu nur bei MCGN, prognostisch günstiger). Urinmikroskopie: Lipidurie (Zylinder mit Fettkugel-Einschlüssen, Cholesterinkristalle als „Malteserkreuze"), Erythrozyturie ist ungewöhnlich und hinweisend auf die FSGN.
- Allgemeines Labor: Dysproteinämie und Hypalbuminämie, Differenzialdiagnostik zur diabetischen Nephropathie, zur Proteinurie bei Plasmozytom und Amyloidose.
- Immunologische Diagnostik: keine spezifischen Marker.
- Erregerdiagnostik: Suche nach sekundären Formen der membranösen GN.
- Aufgrund der unterschiedlichen Therapie der zugrunde liegenden Erkrankungen ist bei nephrotischem Syndrom nahezu immer eine **Nierenbiopsie** erforderlich.
- Tumordiagnostik: Bei membranöser GN sollte bei allen Patienten ab dem 50. Lebensjahr eine Tumorsuche erfolgen.

Differenzialdiagnostisch ist eine Abgrenzung gegenüber den Ödemen anderer Genese erforderlich:

Renales Ödem bei fortgeschrittener Niereninsuffizienz, kardiales Ödem, hepatisches Ödem, exsudative Enteropathie, Medikamenten-induziertes Ödem (Laxanzien, nichtsteroidale Antiphlogistika, Calciumantagonisten), Lymph-, Myx-, Lipödem.

Therapie

Allgemeine therapeutische Maßnahmen

- Wenn möglich, **Ausschalten einer Noxe** (z. B. Medikamente).
- **Kochsalzrestriktion.** Um Ödeme wirksam behandeln zu können, muss die NaCl-Zufuhr deutlich unter der Natriumexkretion im Urin liegen.
- Das Ausmaß der **Eiweißzufuhr** wird kontrovers diskutiert. Eine eiweißreiche Kost (> 1,5 g/kg täglich) ist nicht empfehlenswert, da exogen zugeführtes Eiweiß einen proteinurischen Effekt hat. Auch die intravenöse Albuminzufuhr sollte nur in Ausnahmefällen und kurzfristig erfolgen. Sinnvoll erscheint eine moderate Eiweißzufuhr (etwa 1 g/kg), der Wert einer Eiweißrestriktion ist unzureichend belegt.
- Die **Ödembehandlung** erfolgt mit evtl. steigender Dosis eines Schleifendiuretikums (z. B. Furosemid 40 – 80 – 120 – 250 mg). Bei unzureichender Wirkung zusätzliche Gabe einer weiter distal am Tubulus angreifenden Substanz. Bei Hyperkaliämie sollte hierzu vorzugsweise ein Thiazid, bei Hypokaliämie ein Kalium sparendes Diuretikum eingesetzt werden. Die Diuretikagabe darf nur unter strenger Kontrolle des Volumenstatus erfolgen, da eine Hypovolämie durch Diuretika verstärkt wird und zum akuten Nierenversagen führen kann.
- Falls eine **arterielle Hypertonie** vorliegt, sind Angiotensinhemmer die bevorzugten Blutdrucksenker.
- Die **Hyperlipoproteinämie** verschwindet mit erfolgreicher Behandlung des nephrotischen Syndroms. Besteht dieses jedoch länger, so ist eine Behandlung mit Statinen in Erwägung zu ziehen.
- Die erhöhte **Thromboseneigung** kann eine **antithrombotische Behandlung** mit niedermolekularem Heparin oder Cumarinen erfordern. Eine Indikation hierzu besteht bei bereits stattgehabten thrombotischen Ereignissen. Ob eine generelle Indikation bei nephrotischem Syndrom besteht, ist umstritten. Manche Autoren empfehlen eine Antikoagulation bei einem Serum-Albumin < 2 g/dl oder vermindertem Antithrombin III (< 50 %, **cave:** Heparin weniger wirksam), wobei für diese Werte keine Evidenz vorliegt.

Pharmakotherapie der Minimal-change-GN und der fokal-sklerosierenden GN

Vor Beginn einer immunsuppressiven Pharmakotherapie sollte die Nierenhistologie vorliegen, das therapeutische Vorgehen ist prinzipiell bei beiden Formen gleich.

Die **MCGN** ist durch spontane Remissionen und Rezidive, eine gute Ansprechbarkeit auf Steroide und Zytostatika sowie eine insgesamt günstige Prognose gekennzeichnet, zur Niereninsuffizienz kommt es in der Regel nicht. Die Letalität beträgt 5 % innerhalb von 10 Jahren durch Komplikationen des nephrotischen Syndroms (Infektanfälligkeit, Hypovolämie, Thrombembolien) und der Therapie (Steroide, Cyclophosphamid). Es ist somit nicht in allen Fällen sofort die Indikation zur medikamentösen Behandlung gegeben, vielmehr gilt es, die Risiken des nephrotischen Syndroms und einer längerfristigen Steroidtherapie gegeneinander abzuwägen.

Initialtherapie mit Corticosteroiden:

- 1. – 4. (evtl. bis 8.) Woche 1 mg Prednisolon/kg KG/d.
- 5. – 8. Woche bzw. bei dem Eintreten der Remission (Proteinurie < 1 g/d) schon früher: 1 mg Prednisolon/kg KG jeden 2. Tag. Diese Dosis sollte ab dem Einsetzen der Remission noch über 4 Wochen beibehalten werden.
- Anschließend schrittweise Reduktion und Absetzen innerhalb von 4 Wochen.
- Bei einem Rezidiv während der Dosisreduktion oder 2 – 3 Monate nach Behandlungsende erneuter Beginn des o. g. Zyklus und anschließend verlängerte Reduktionsphase über 6 Monate.
- Bei geringen Steroidnebenwirkungen ist eine länger anhaltende Therapie in Erwägung zu ziehen, um die Rezidivrate niedriger zu halten: Prednisolon 2 mg/kg KG jeden 2. Tag über 3 Monate, dann schrittweise Reduktion über die folgenden 9 Monate.

Etwa 80 % der Patienten mit MCGN sprechen auf eine Steroidbehandlung an. Bei primärer Steroidresistenz liegt häufig eine FSGN (Steroidresistenz in 64 %) vor. Im Unterschied zur MCGN geht die fokale Sklerose mit einer Verschlechterung der Nierenfunktion einher. Bei Steroidresistenz ist in 55 % der Fälle mit einer terminalen Niereninsuffizienz

▶

zu rechnen, während sie nur in 8 % der steroidempfindlichen Patienten auftritt.

Bei **Steroidresistenz** (fehlende Remission nach 8 Wochen Initialtherapie), schweren Steroidnebenwirkungen oder häufigen Rezidiven:

- **Cyclophosphamid:** als Monotherapie den Steroiden ebenbürtig, in Kombination mit Steroiden wirksamer. Die Dosierung beträgt 2 mg/kg KG Cyclophosphamid oral täglich über 8 Wochen. Nebenwirkungen sind eine Knochenmarksdepression, Infektionsanfälligkeit, selten kommt es zu irreversiblen Gonadenschäden, daher strenge Indikationsstellung.
- **Cyclosporin A:** 4 – 5 mg/kg KG täglich über 8 Wochen unter Blutspiegelkontrolle (Talspiegel 90 – 140 ng/ml). Evtl. Schwellendosis zur Remissionserhaltung prüfen. Nach Absetzen der Behandlung kommt es in 60 – 90 % der Patienten innerhalb von 6 Monaten zum Rezidiv, bei der Langzeittherapie droht Nierenfunktionsverschlechterung aufgrund der Nephrotoxizität.
- Unkontrollierte Studien sprechen dafür, dass bei einer Steroidresistenz eine Dauerbehandlung mit **Azathioprin** (einschleichend auf 2 – 2,5 mg/kg KG täglich) als Monotherapie Remissionen induzieren und erhalten kann. **Mycophenolat mofetil** (2 × 750 – 1000 mg/d) scheint zur Remissionserhaltung bei Steroidabhängigkeit wirksam zu sein.

Pharmakotherapie der membranösen GN

Die Prognose der membranösen GN ist sehr heterogen. Vor einer Therapieentscheidung sind sekundäre Formen auszuschließen, die durch die Behandlung des Auslösers gebessert werden. Im Spontanverlauf entwickelt sich nach 4 Jahren bei 65 % eine komplette oder partielle Remission, bei 16 % eine terminale Niereninsuffizienz. Risikofaktoren für einen ungünstigen Verlauf sind männliches Geschlecht, Alter > 30 Jahre, eine Proteinurie > 10 g/d und eine bei Diagnosestellung bereits eingeschränkte Nierenfunktion.

Zunächst sollte der **Spontanverlauf abgewartet** werden. Ein Behandlungsbeginn ist bei einer Verschlechterung der Nierenfunktion, einer Zunahme der Proteinurie oder einer Persistenz der Eiweißausscheidung > 8 g/d über 6 Monate sinnvoll. Es sind jedoch engmaschige Kontrollen erforderlich, um bei Verschlechterung der Nierenfunktion sofort mit einer Therapie zu beginnen. Beginnt diese erst bei einem Kreatinin > 1,5 mg/dl, so sind die Erfolgaussichten geschmälert.

Alleinige Steroidbehandlung ist unwirksam. Erfahrung besteht mit Cyclophosphamid, Chlorambucil und Cyclosporin A. Aufgrund der relativ hohen Toxizität sind die Schemata II und III bei therapieresistenten, schweren, prognostisch ungünstigen Formen der membranösen GN gerechtfertigt.

- **Schema I:** Kombinierte Behandlung mit Cyclophosphamid 2 – 3 mg/kg KG täglich und Prednison 1 mg/kg KG/d.
- **Schema II:** Alternierende Steroid-Chlorambucilgabe über 6 Monate: in den Monaten 1, 3 und 5 über 3 Tage Methylprednisolon 1 g, dann 27 Tage 0,5 mg/kg KG; in den Monaten 2, 4 und 6 Chlorambucil 0,2 mg/kg KG tgl. (Ponticelli-Schema).
- **Schema III:** Cyclosporin-A-Monotherapie 4 – 5 mg/kg KG täglich (Blutspiegel 80 – 120 ng/ml) oder in Kombination mit 0,5 mg/kg KG Prednisolon über einen Zeitraum von etwa 15 Monaten. Bei fehlendem Ansprechen sollte die Behandlung nach 3 – 4 Monaten abgesetzt werden.

Pharmakotherapie der membranoproliferativen Glomerulonephritis

Eine immunsuppressive Therapie ist nicht gesichert. Nicht kontrollierte Untersuchungen sprechen für einen günstigen Einfluss einer früh einsetzenden und auf etwa 2 Jahre begrenzten **Corticosteroid-Behandlung** bei Kindern und jungen Erwachsenen. Die Intensität der Behandlung wird an die Krankheitsaktivität angepasst.

Bei sekundären Formen ist die Grundkrankheit zu behandeln. So spricht die membranoproliferative GN mit Kryoglobulinen im Rahmen einer **Hepatitis C** sehr gut auf eine Therapie der Virusinfektion mit Interferon-α und Ribavirin an.

5.3.4 Chronische Glomerulonephritis

Definition

Über Jahre oder Jahrzehnte persistierende oder fortschreitende GN, die bis zur terminalen Niereninsuffizienz führen oder aber zum Stillstand kommen kann. Sie kann als Folge aller primären und sekundären Glomerulonephritiden auftreten.

Ätiologie/Pathogenese

Der Begriff chronische GN beschreibt eine klinische Verlaufsform, nicht jedoch eine spezifische Pathogenese oder Ätiologie. Im eigentlichen Sinn der Definition beruht die Erkrankung auf einer persistierenden Immunpathogenese (z. B. IgA-Nephritis). Während der immunologische Prozess an den Nieren in den meisten Fällen nach Antigenelimination z. B. bei Poststreptokokken-GN ausheilt, kann die Entzündungsreaktion mitunter jedoch auch persistieren. Das Bild einer chronischen GN kann auch durch eine langsame Nierenfunktionsverschlechterung imitiert werden, die bei vorgeschädigten Nieren durch nichtimmunologische Mechanismen, z. B. eine dauerhafte Hyperfiltration entsteht. Im Einzelfall ist der Beitrag immunologischer und hämodynamischer Mechanismen schwer abzuschätzen.

Histologie

Histologisch findet sich bei chronischem Verlauf häufig das Bild einer **mesangioproliferativen GN**. Sie kann sich als Folge einer postinfektiösen GN oder als Nierenbeteiligung bei Systemerkrankungen (Lupus erythematodes, Schoenlein-Henoch-Syndrom) entwickeln. Als primäres Krankheitsbild beobachtet man die mesangioproliferative GN meist mit IgA-Ablagerungen, man spricht dann auch von einer **IgA-Nephritis**. Insgesamt handelt es sich bei der mesangioproliferativen GN um die häufigste Form der Glomerulonephritiden mit vielgestaltigen klinischen Verlaufsformen. Da sie überwiegend unter dem Bild der chronischen GN verläuft, soll sie an dieser Stelle besprochen werden. Dabei darf jedoch nicht vergessen werden, dass die mesangioproliferative GN durchaus auch als asymptomatische Hämaturie oder aber als rapid-progressive GN verlaufen kann.

Lichtmikroskopie: Proliferation der Mesangialzellen führt zu einer deutlichen mesangialen Verbreiterung, Hyperzellularität und Sklerose. Bei leichten Formen sind die glomerulären Kapillarschlingen nahezu normal, bei ausgeprägten Befunden veröden sie.

Immunhistochemie: Die Erkrankung geht mit ausgeprägten Immunglobulinablagerungen im Mesangium einher, bei IgA-Nephritis findet sich polymeres IgA nicht nur in den lichtmikroskopisch betroffenen, sondern in allen Glomeruli.

Elektronenmikroskopie: Immunglobulinablagerungen lassen sich ganz überwiegend in mesangialer Lokalisation nachweisen, Veränderungen der Basalmembran oder Immunkomplexablagerungen subendothelial bzw. subepithelial sind nicht typisch.

Klinik

Überwiegend besteht die Klinik der chronischen GN in einer rezidivierenden oder persistierenden Mikrohämaturie, z. T. auch Makrohämaturie und/oder mäßigen Proteinurie (< 2 g/d). Oftmals besteht eine arterielle Hypertonie, die schwer sein kann und eine ungünstige Prognose markiert. Aufgrund der geringen Symptome werden diese GN-Formen oft rein zufällig oder erst bei fortgeschrittener Niereninsuffizienz entdeckt. Teilweise besteht über viele Jahre oder Jahrzehnte eine langsame und unentdeckte Progredienz. Unterhalb einer GFR von 10 ml/min treten dann sehr rasch die Zeichen der Urämie auf, sodass man klinisch an eine rapid-progressive GN denkt (so genannter **pseudo-akuter Beginn eines chronischen Nierenleidens**). Eine IgA-Nephritis kann allerdings auch im Verlauf in eine progrediente Erkrankung bis hin zur rapid-progressiven GN übergehen.

Diagnostik

- Urindiagnostik: Eine glomeruläre Hämaturie findet sich oft nur phasenweise, gelegentlich assoziiert mit Infektionen der oberen Luftwege. Die Proteinurie kann selektiv oder unselektiv sein, üblicherweise nicht in nephrotischem Ausmaß.
- Allgemeines Labor: Bestimmung der Nierenfunktionsparameter, die Bestimmung des Serum-IgA hat keine diagnostische Aussagekraft.
- Immunologische Diagnostik: keine spezifischen Marker

Die Diagnose der IgA-Nephritis ist sicher nur histologisch zu stellen. Wenngleich sie bei chronisch-stabilem Verlauf keine unmittelbaren therapeutischen Konsequenzen hat, kann die **Nierenbiopsie** vielfach aus prognostischen Gründen wichtig sein und einen diagnostischen Schlussstrich bei Patienten ziehen, die aufgrund der Hämaturie oftmals umfangreichen urologischen Untersuchungen unterzogen werden.

Therapie

Therapie

Allgemeine Therapie

- Wichtigste Maßnahme zur Progressionsverzögerung ist die Senkung des systemischen **Blutdrucks unter 130/80 mmHg**. Eine überproportionale, Proteinurie und Progression vermindernde, intraglomeruläre Drucksenkung gelingt durch Angiotensinhemmung.
- Beseitigen weiterer Risikofaktoren wie Hypercholesterinämie, Zigarettenrauchen, Behandlung von extrarenalen Erkrankungen (z. B. Herz-/Leberinsuffizienz, freie L-Ketten, Hyperkalzämie, Hyperurikämie).
- Striktes Vermeiden von nephrotoxischen Faktoren (Kontrastmittel, nephrotoxische Antibiotika, nichtsteroidale Antiphlogistika).
- Eine moderate Proteinrestriktion von etwa 0,8 g Eiweiß/kg KG/d trägt nur gering zur Progressionsverzögerung bei. Der Effekt ist bei gleichzeitiger ACE-Hemmung nicht mehr relevant nachzuweisen.

Spezielle Pharmakotherapie der IgA-Nephritis

Die meisten Verläufe der IgA-Nephritis sind benigne und erfordern über die allgemeinen Maßnahmen hinaus keine spezielle Therapie. Das Risiko einer terminalen Niereninsuffizienz liegt bei ca. 10% innerhalb von 10 Jahren. Allerdings lässt sich bei der Mehrzahl der Fälle eine leichte Nierenfunktionsabnahme über die Zeit (1–3 ml/min jährlich) nachweisen.

Risikoindikatoren für einen progredienten Verlauf sind: initial bereits erhöhtes Serumkreatinin, arterieller Hypertonus, Proteinurie > 1 g/d.

Bei progredienter Nierenfunktionsverschlechterung und Proteinurie zwischen 1,0 und 3,5 g/d hat sich die Steroidbehandlung nach folgendem Schema als prognoseverbessernd erwiesen: **Methylprednisolon** 1,0 g i.v. für drei aufeinander folgende Tage zu Beginn der Monate 1, 3 und 5 gefolgt von 0,5 mg/kg KG oral jeden 2. Tag für insgesamt 6 Monate.

5.3.5 Asymptomatische Proteinurie und/oder Hämaturie

Definition

Milde Proteinurie (< 2 g/d) und/oder Hämaturie, wobei Symptome wie Hypertonie, Nierenfunktionsverschlechterung oder Ödeme fehlen.

Ätiologie/Pathogenese

Asymptomatische Verlaufsformen mit Hämaturie treten bei mesangioproliferativer GN, insbesondere IgA-Nephritis, bei postinfektiöser oder fokal-segmental sklerosierender GN auf. Außerdem wird eine glomeruläre Hämaturie bei hereditären Nephropathien (Alport-Syndrom) und Systemkrankheiten wie Purpura Schoenlein-Henoch beobachtet.

Die milde glomeruläre Proteinurie kann das Zeichen einer beginnenden GN sein oder aber auch Ausdruck eines Restzustandes nach abgeheilter GN. Differenzialdiagnostisch sind die Nephrosklerose und diabetische Glomerulosklerose zu berücksichtigen.

Diagnostik

Ein Leitsymptom ist die **glomeruläre Mikrohämaturie** (Vorliegen von > 5% glomerulären Erythrozyten, Akanthozyten = Ringformen mit Ausstülpungen).

Die **selektiv glomeruläre Proteinurie** lässt sich durch Gelelektrophorese oder Markerproteinbestimmung von orthostatischer Proteinurie, Überlaufproteinurien (z. B. freie L-Ketten, Myoglobinurie), tubulären Erkrankungen oder sekretorischer Proteinurie abgrenzen.

Therapie

Therapie

Eine kausale Therapie der glomerulär bedingten asymptomatischen Proteinurie und/oder Hämaturie ist nicht möglich. Verlaufsbeobachtungen sind angezeigt, damit bei einer Zunahme von Erythrozyturie, Proteinurie und bei GFR-Einschränkungen bzw. beim Auftreten von Hochdruck und Ödemen die Diagnostik intensiviert und so gegebenenfalls ein therapierbares Nierenleiden frühzeitig erfasst werden kann.

5.4 Systemerkrankungen mit Glomerulonephritis

5.4.1 Systemischer Lupus erythematodes (SLE)

Definition

Der SLE ist eine schubweise verlaufende, chronisch entzündliche Erkrankung des Gefäßbindegewebes. Besonders häufig erkranken junge Frauen. Die Diagnose SLE wird nicht durch einen einzelnen Parameter, sondern durch das Vorliegen einer **Befundkonstellation** gestellt. Das Vorhandensein von 4 der 11 ARA-Kriterien sichert die Diagnose mit einer Sensitivität und Spezifität von > 95%.

Die **„Lupus-Nephritis"** ist eine häufige und prognostisch wichtige Manifestation des SLE. Bei 70% der Patienten entwickelt sich ein pathologischer Urinbefund und/oder eine Niereninsuffizienz, bei 90% sind lichtmikroskopische und bei fast allen Patienten immunfluoreszenzmikroskopische Veränderungen feststellbar.

Häufig stehen extrarenale Manifestationen klinisch im Vordergrund (Pleuritis, Perikarditis, hämolytische Anämie, thrombozytopenische Purpura, Vaskulitis des ZNS) und bestimmen dann auch das therapeutische Vorgehen.

Ätiologie/Pathogenese/Histologie

Als Auslöser der Lupus-Erkrankung wird heute eine Aktivierung von autoreaktiven T-Lymphozyten mit Spezifität gegen Nukleosomen gesehen, also gegen Komplexe aus Doppelstrang-DNA (dsDNA), die um ihre Trägerproteine, die Histone gewickelt ist. Diese T-Lymphozyten induzieren die Produktion von anti-dsDNA in B-Lymphozyten, dsDNA-Antikörper sind bei Lupusnephritis als Bestandteil von Immunkomplexen in der Niere nachweisbar. Die renale Schädigung entsteht zumindest zum Teil durch ihre Fähigkeit zur Komplementaktivierung. Warum es zur Aktivierung dieser autoreaktiven T-Lymphozyten kommt, ist heute erst zum Teil geklärt. DNA-Histon-Komplexe werden vor allem beim physiologischen Zelluntergang durch Apoptose frei. Möglicherweise spielt eine gestörte Abräumreaktion von apoptotischem Material in der Pathogenese eine wichtige Rolle.

Das histologische Bild der Lupus-Nephritis ist sehr vielgestaltig (Tab. 5.**7**). Da sich Prognose und Therapie der einzelnen Formen sehr unterscheiden, ist in den meisten Fällen bei Zeichen einer renalen Beteiligung eine Nierenbiopsie erforderlich.

Tabelle 5.**7** WHO-Klassifikation der Lupus-Nephritis

Klasse	Histologie	Häufigkeit
I	fehlende oder minimale glomeruläre Veränderungen	< 1%
II	mesangiale GN	26%
III	fokal-segmental proliferierende GN	18%
IV	diffus proliferierende GN	38%
V	membranöse GN	16%
VI	chronisch-sklerosierende GN	2%

Klinik

Die Nierenbeteiligung bei SLE entwickelt sich überwiegend in den ersten 6–36 Monaten nach Diagnosestellung der Erkrankung. Während bei Klasse-I-Nephritis keine klinische Symptomatik zu erwarten ist, findet sich bei Klasse II eine Hämaturie, in manchen Fällen auch eine Proteinurie, jedoch überwiegend kein nephrotisches Syndrom und keine progrediente Niereninsuffizienz. Der Verlauf der Klasse-III-Nephritis ist variabel und schlecht prognostizierbar, in einigen Fällen kommt es hierbei zur progredienten Nierenfunktionsverschlechterung. Die schwerste renale Verlaufsform beobachtet man bei der Klasse-IV-Nephritis, die zur progredienten Nierenfunktionsverschlechterung und terminalen Niereninsuffizienz führen kann. Die Klasse-V-Nephritis entspricht histologisch und klinisch der membranösen GN, überwiegend mit nephrotischem Syndrom. Bei der histologischen Klasse VI wird typischerweise eine langsam fortschreitende Erkrankung mit Nierenfunktionseinschränkung und relativ blandem Sediment sowie geringer Proteinurie beobachtet.

Zwischen Klinik und Histologie besteht ein statistischer Zusammenhang, im Einzelfall lässt sich die Histologie aufgrund des klinischen Bildes nur sehr bedingt vorhersagen. Im längeren Verlauf kann der histologische Typ auch wechseln. So ist eine Rebiopsie indiziert, wenn z. B. bei einer als Klasse II eingestuften Nephritis eine Nierenfunktionsverschlechterung oder ein nephrotisches Syndrom auftreten.

Diagnostik

Bedeutend ist der Nachweis von **antinukleären Antikörpern** (ANA), die in über 95% der Fälle vorliegen, allerdings wenig spezifisch sind. Die **dsDNA-Antikörper** sind zwar hoch spezifisch, haben jedoch nur eine Sensitivität von etwa 40%.

Eine Aktivitätsbeurteilung erfolgt weniger an den Antikörpertitern als anhand klinischer Parameter, Zeichen des Komplementverbrauchs (C3, C4, CH-50) sowie allgemeiner Entzündungsreaktionen.

Die Therapie wird in der Regel an der histologischen Form der Lupus-Nephritis ausgerichtet. Daher ist die **Nierenbiopsie** Voraussetzung für eine adäquate Behandlung, zumindest bei Patienten mit aktivem Urinsediment, Proteinurie oder Nierenfunktionseinschränkung.

Therapie

Therapie

Erkrankungen der **Klassen I und II** haben einen benignen Verlauf. Eine Immunsuppression wird meist nicht empfohlen. Eine Behandlung kann sich auf allgemeine nephroprotektive Maßnahmen wie Blutdrucksenkung und Vermeidung nephrotoxischer Substanzen beschränken. Ein Einsatz von Angiotensinhemmern bei Proteinurie ist empfehlenswert, wenngleich nicht in randomisierten Studien erwiesen. Bei Verschlechterung der Proteinurie oder Nierenfunktion ist eine Rebiopsie zu erwägen, weil möglicherweise ein Übergang in die Klassen III – V stattgefunden hat.

Die fokal-segmentale GN bei SLE (**Klasse III**) wird bei schweren klinischen Verlaufsformen mit Nierenfunktionseinschränkung und großer Proteinurie behandelt, bei blander Klinik ist ein Vorteil der Immunsuppression nicht sicher erwiesen. Die Therapie erfolgt analog zur Klasse-IV-Nephritis.

Eine nachgewiesene Indikation zur Immunsuppression besteht bei der proliferativen GN (**Klasse IV**). Eine Kombinationsbehandlung aus Steroiden und Cyclophosphamid ist einer alleinigen Steroidtherapie überlegen. Die etablierten Behandlungsschemata sehen eine Induktionsphase von 3 – 6 Monaten sowie eine Erhaltungstherapie über 1 – 3 Jahre vor.

- **NIH-Schema: Cyclophosphamid-Stoßtherapie** 0,75 – 1 g/m^2 i.v. für 6 Zyklen im 4wöchentlichen Abstand, anschließend in 3monatigem Abstand über 1 – 3 Jahre. Dosisreduktion bei Kreatinin > 2,5 mg/dl. Zum Schutz gegen Nebenwirkungen (hämorrhagische Zystitis) ist eine gute Hydratisierung (3 l/d) und Uromitexan 200 mg i.v. oder p.o. nach 0 – 4 – 8 – 12 h wichtig. Zusätzlich 0,5 – 1 mg **Prednisolon**/kg KG/d p.o. über 4 – 8 Wochen. In Abhängigkeit von der Krankheitsaktivität später Dosisreduktion auf < 20 mg/d als Erhaltungstherapie.
- **Euro-Lupus-Schema: Cyclophosphamid-Stoßtherapie** in fester Dosis 500 mg i.v. für 6 Zyklen im 2wöchentlichen Abstand, anschließend **Azathioprin** 2 mg/kg KG bis zum Monat 30. Zusätzlich zu Beginn der Behandlung ein **Prednisolon-Stoß** 750 mg i.v. an drei aufeinander folgenden Tagen gefolgt von 0,5 mg/kg KG täglich über 4 Wochen und Übergang auf eine niedrig dosierte Erhaltungstherapie. Als Alternative zum Azathioprin scheint sich **Mykophenolat** zunehmend zu etablieren.
- Bei **rasch progredientem Verlauf:** initiale Methylprednisolon-Stoßbehandlung und Cyclophosphamid. Eine Plasmaseparationsbehandlung hat sich nicht als wirksam erwiesen.

Die membranöse GN (**Klasse V**) spricht insgesamt nicht gut auf Immunsuppression an. Analog zur Behandlung der idiopathischen membranösen GN kann bei schwerem nephrotischem Syndrom ein Behandlungsversuch mit Steroiden oder auch Cyclosporin A erfolgen.

Wenn histologisch eine bereits eine fortgeschrittene **glomeruläre Sklerose (Klasse VI)** vorliegt, sind Steroide und Immunsuppressiva in der Regel nicht indiziert, da keine Beeinflussung des Nierenleidens mehr zu erwarten ist.

Bei fortgeschrittener Niereninsuffizienz ist die Immunsuppression abzusetzen, da ihr Nutzen gering ist, die Nebenwirkungen zunehmen und die Aktivität des SLE mit zunehmender Niereninsuffizienz abnimmt bzw. erlischt.

5.4.2 Wegener-Granulomatose/ mikroskopische Polyangiitis

Definition

Die **Wegener-Granulomatose** ist eine systemische Vaskulitis der mittelgroßen und kleinen Arterien mit typischer Manifestation im Bereich der oberen Atemwege und der Nieren. Über 90% der Erkrankten weisen Antikörper gegen Neutrophilen-Zytoplasma-Antigene mit zytoplasmatischem Bindungsmuster (c-ANCA) auf.

Bei der **mikroskopischen Polyangiitis** handelt es sich um eine systemische nekrotisierende Vaskulitis, die vor allem die Nieren, Mesenterial- und Muskelgefäße und der Vasa nervorum betrifft. In 90%

der Fälle finden sich ANCA mit perinukleärem Bindungsmuster (p-ANCA).

Ätiologie/Pathogenese

Wodurch es zur Bildung von Antikörpern gegen normalerweise für das Immunsystem nicht zugängliche Enzyme der neutrophilen Granulozyten kommt, ist unbekannt. Die ANCA sind pathogenetisch von Bedeutung, indem sie über eine Neutrophilen-Aktivierung zur Auslösung der Vaskulitis beitragen.

Klinik

Die typischerweise schleichend beginnende **Wegener-Granulomatose** manifestiert sich häufig zunächst mit einer verstopften Nase oder chronischen Sinusitis. Im Generalisationsstadium werden beobachtet: Iridozyklitis, Uveitis, Protrusio bulbi (retroorbitale Granulome), borkige und blutende Entzündungen der Nasenschleimhaut, tracheobronchialer Befall, Lungenrundherde und diffuse Infiltrationen, Purpura, Organvaskulitis (Koronariitis, Polyneuropathien, zerebrale Durchblutungsstörungen), Arthritis, Fieber, Gewichtsverlust und Anämie sowie eine rasch progrediente GN.

Das klinische Bild der **mikroskopischen Polyangiitis** kann durchaus ähnlich sein mit systemischer Vaskulitis, GN und Arthritis, schwerer Allgemeinerkrankung, in der Regel jedoch nicht mit Befall des oberen Atemwegstrakts. Pulmonale Infiltrate hingegen sind ebenfalls häufig, ferner können vaskulitische Veränderungen je nach befallenem Organsystem ganz unterschiedliche Symptome auslösen. Man unterscheidet folgende Verlaufsformen:

- **Makro-Form** (Polyarteriitis nodosa): Entzündung und fibrinoide Nekrosen der mittelgroßen und kleinen Nierenarterien. Klinisch Proteinurie, Mikro-, Makrohämaturie, meist Hochdruck. Schubweiser Verlauf mit zunehmender Niereninsuffizienz, intrarenale Aneurysmabildung, evtl. Flankenschmerz, Rindeninfarkte. In 10–30% der Fälle gelingt ein HBsAg-Nachweis, dann antivirale Behandlung!
- **Mikro-Form**: Intra-/extrakapillär-proliferative GN, z. T. herdförmige fibrinoide Nekrosen der Arteriolen. Klinisch meist ausgeprägte Hämaturie und Proteinurie. Rasch progredienter Verlauf und evtl. Lungenbeteiligung (DD: Goodpasture-Syndrom).

Diagnostik

Die Diagnose erfolgt durch Klinik, ANCA-Nachweis und Histologie (bei Wegener-Erkrankung Biopsie im HNO-Bereich, in beiden Fällen sensitiver: Nierenbiopsie).

Die ANCA bei Wegener-Granulomatose sind gegen das Neutrophilen-Enzym Proteinase-3 gerichtet und weisen in der Immunfluoreszenz ein zytoplasmatisches Bindungsmuster (daher: c-ANCA) auf. Nur etwa 10% der Betroffenen weisen keine c-ANCA auf. Die Therapieeinleitung darf nicht verzögert werden, auch wenn der Nachweis von Granulomen noch nicht gelungen ist!

Die für die mikroskopische Polyangiitis typischen ANCA mit perinukleärem Bindungsmuster (p-ANCA) sind gegen die ebenfalls von Neutrophilen produzierte Myeloperoxidase gerichtet. Eine Reihe weiterer Vaskulitiden können ebenfalls durch p-ANCA gekennzeichnet sein, z. B. das Churg-Strauss-Syndrom.

Therapie

Die Therapiekonzepte unterscheiden sich zwischen beiden Krankheitsentitäten nicht. Ohne Behandlung beträgt die 1-Jahres-Überlebenswahrscheinlichkeit < 20%! Rasch einsetzende und aggressive Behandlung erreicht Remissionsraten von 80 bis 93%.

! Steroide allein sind nicht ausreichend wirksam!

Folgendes Behandlungsschema wird empfohlen:

- **Cyclophosphamid** 2 mg/kg KG/d oral bis zur Remission und dann ein weiteres Jahr. Danach schrittweise Reduktion um 25 mg Cyclophosphamid alle 2–3 Monate. In Abhängigkeit von der Aktivität des Grundleidens niedrig dosierte Cyclophosphamidgabe (z. B. 25 mg jeden 2. Tag, evtl. vollständiges Absetzen). **Ziel:** Alleinige Weiterbehandlung mit Cyclophosphamid in niedriger Dosierung. Nach 2–4 Jahren evtl. Erhaltungstherapie mit Azathioprin. Regelmäßige Leukozytenkontrolle, Dosisanpassung bei Kreatinin > 2,5 mg/dl!
- **Zusätzlich Prednisolon** 1 mg/kg KG/d für 2–4 Wochen. Dann schrittweise Dosisreduktion auf 60 mg jeden 2. Tag (1–2 Monate), danach innerhalb von 6–12 Monaten auf 20 mg jeden 2. Tag bzw. vollständiges Absetzen.

▶

- Bei schlechter Verträglichkeit des Cyclophosphamid kann eine intravenöse Gabe 0,5 – 1,0 g/m^2 alle 4 Wochen analog zur Behandlung des SLE erwogen werden, eine Gleichwertigkeit mit der oralen Gabe ist jedoch nicht sicher nachgewiesen.
- Der zusätzliche Nutzen einer Plasmapherese ist bislang nicht in kontrollierten Studien belegt. Ein potenzieller Nutzen besteht bei Patienten mit Lungenblutung sowie bei bereits initial dialysepflichtiger Niereninsuffizienz.
- Bei einer rasch progredienten GN empfiehlt sich die Kombination einer intravenösen **Cyclophosphamid-** und **Methylprednisolon-Stoßtherapie.** Anschließend Weiterbehandlung nach dem oben genannten Schema.

! Eine konsequente **antihypertensive Medikation** ist prognostisch wichtig.

5.4.3 Purpura Schoenlein-Henoch

Definition

Entzündliche, allergische Gefäßerkrankung mit hämorrhagisch-nekrotischen Hautveränderungen, Beteiligung von Gelenken, Nieren und Darm. Die IgA-Nephritis wird als monosymptomatische Form der Purpura Schoenlein-Henoch gesehen.

Ätiologie/Pathogenese/Histologie

Die Ätiologie der Erkrankung ist nicht bekannt, sowohl Infektionen als auch Medikamente kommen als Auslöser in Betracht. Es kommt zur Gewebeablagerung von IgA-haltigen Immunkomplexen, vor allem in der Haut, dem Gastrointestinaltrakt und den Nieren. Das histologische Bild in der Nierenbiopsie entspricht der IgA-Nephritis mit mesangioproliferativen Veränderungen, es besteht die Möglichkeit eines Übergangs in eine rapidprogressive Form mit extrakapillärer Halbmondbildung.

Klinik

Neben Veränderungen der Haut (95 %), der Gelenke, des Gastrointestinaltraktes (Durchfall, Koliken, Invaginationsileus) sind die Nieren in über 30 % beteiligt. In seltenen Fällen kommt es zum Lungenbefall mit Hämoptoe und rezidivierenden Pleuritiden.

Die renale Symptomatik ist sehr variabel, einige Patienten weisen lediglich eine Mikrohämaturie auf, prognostisch ungünstig ist das Hinzutreten eines nephrotischen Syndroms, einer Hypertonie oder Oligo-Anurie. Insgesamt ist die Prognose günstig, besonders bei Kindern. Das Risiko einer terminalen Niereninsuffizienz beim Erwachsenen mit ausschließlicher Hämaturie liegt bei etwa 20 %, kann jedoch bei ungünstigen Prognosefaktoren auf bis zu 50 % ansteigen.

Therapie

Therapie

Eine immunsuppressive Behandlung mit Steroiden und Cyclophosphamid kann die IgA-Ablagerung und die renale Symptomatik nicht beeinflussen. Allerdings lassen sich extrarenale Symptome (Gelenke, Gastrointestinaltrakt) durch eine **Steroidmedikation** bessern.

Bei **rascher Nierenfunktionsverschlechterung** kann eine hoch dosierte Steroidbehandlung analog zur mesangioproliferativen GN versucht werden: Methylprednisolon 1,0 g i.v. für drei aufeinanderfolgende Tage zu Beginn der Monate 1, 3 und 5 gefolgt von 0,5 mg/kg KG oral jeden 2. Tag für insgesamt 6 Monate.

5.4.4 Plasmozytom

Definition

Das Plasmozytom (maligne Myelom) ist eine maligne Neoplasie der Plasmazellen, die durch infiltratives Wachstum zur Knochenmarks- und Skelettschädigung und durch die Sekretion monoklonaler Immunglobuline zur renalen Schädigung führen kann. Eine Nierenbeteiligung findet sich in unterschiedlicher Form und Ausprägung bei bis zu 43 % der Patienten mit Plasmozytom.

Ätiologie/Pathogenese

Es gibt 4 häufigere und einige seltene Formen einer renalen Beteiligung bei Plasmozytom. Welche Art der Nierenschädigung im Einzelfall auftritt, wird überwiegend durch die physikochemischen Eigenschaften des vom Plasmazellklon produzierten Paraproteins bestimmt. Aufgrund der Monoklonalität tritt überwiegend bei einem Patienten nur eine Form der Nierenbeteiligung auf.

- Immunglobulin-Leichtketten können mit ihrem Molekulargewicht von 22 000 D das glomeruläre Filter passieren und im Urin als Bence-Jones-Proteine auftreten. Das Risiko der Nierenschädigung korreliert mit der von einem Plasmozytom sezernierten Leichtkettenmenge.
- Kommt es im Tubuluslumen zur Präzipitation von Leichtketten mit dem Tamm-Horsfall-Protein, einem physiologischen tubulären Sekretionsprodukt, so verlegen unlösliche, lamellierte Zylinder die distalen Tubulusabschnitte. Aufgrund der lokalen Toxizität infiltrieren mononukleäre Zellen diese Tubulusabschnitte, es entsteht eine Entzündungsreaktion mit nachfolgender interstitieller Fibrosierung. Man spricht bei dieser tubulo-interstitiellen Nephropathie von einer **Myelomniere**, die in ca. 30% der Plasmozytome beobachtet wird.
- Seltener ist die **Leichtketten-Ablagerungserkrankung** (light-chain deposition disease), die bei glomerulärer Ablagerung von (meist kappa-) Leichtketten entlang der glomerulären, aber auch der tubulären Basalmembran entsteht.
- Kommt es bei Ablagerung der Immunglobuline zu einer Konformationsänderung, so bildet sich eine **AL-Amyloidose** aus. Sie ist durch hyaline Ablagerungen mesangial, entlang der Basalmembran und interstitiell mit typischem Refraktionsverhalten (Polarisationsmikroskopie) gekennzeichnet und findet sich bei bis zu 10% der Plasmozytompatienten.
- Ein weitere wesentlicher renaler Schädigungsmechanismus ist die **Hyperkalzämie**, die infolge Osteolysen bei Plasmozytom vorkommen kann.

Klinik

Bei der Myelomniere zeigt sich vor allem eine Proteinurie, die überwiegend aus Leichtketten besteht und daher mit Protein-Teststreifen nicht nachzuweisen ist. Nicht selten fällt diese Form der Nierenschädigung durch ein akutes Nierenversagen auf, es kann allerdings auch zum chronischen Nierenfunktionsverlust kommen.

Auch bei der Leichtketten-Ablagerungserkrankung und der Amyloidose finden sich Proteinurie und Nierenfunktionsverlust, hier besteht die Proteinurie jedoch überwiegend aus Albumin und sonstigen Plasmaproteinen, häufig wird ein nephrotisches Syndrom beobachtet.

Therapie

Eine spezielle Therapie der renalen Beteiligung bei Plasmozytom existiert nicht. Bei der Myelomniere kann eine Harnalkalisierung sowie ausreichende Hydratisierung das Risiko der Leichtkettenausfällung im distalen Tubulus senken. Schleifendiuretika erhöhen, zumindest theoretisch, das Risiko durch eine erhöhte NaCl-Konzentration im Tubulus.

Wichtigstes Therapieprinzip ist in vielen Fällen die Senkung der Paraproteinbildung durch Chemotherapie des Plasmozytoms. Diese kann allerdings durch das Nierenversagen erschwert werden.

Bei akutem Nierenversagen und hoher Paraproteinkonzentration kann eine Plasmapherese zur Erholung der Nierenfunktion beitragen und eine Prognoseverbesserung herbeiführen. Ob dies auch bei chronischem Nierenfunktionsverlust gilt, ist nicht erwiesen.

5.4.5 Hämolytisch-urämisches Syndrom (HUS)/thrombotisch-thrombozytopenische Purpura (TTP)

Definition

HUS und TTP stellen eine mikroangiopathische hämolytische Anämie mit Thrombozytopenie und unterschiedlich intensiver Funktionsstörung von Nieren, ZNS sowie anderen Organen dar. Trotz sehr ähnlicher Symptomatik zeigen neuere Erkenntnisse, dass die Pathogenese beider Erkrankungen unterschiedlich ist.

Ätiologie/Pathogenese

Die Thrombopenie bei der **TTP** entsteht durch die Aggregation von Thrombozyten am Gefäßendothel aufgrund eines vermehrten Anfalls von Multimeren des von-Willebrand-Faktors (vWF). Dieses Gerinnungsprotein wird in Form von Multimeren von Endothelzellen und Thrombozyten produziert und normalerweise durch eine Protease in kleinere (nicht Thrombozyten-aggregierende) Proteineinheiten zerteilt. Ursache der TTP ist entweder eine Bildung von Autoantikörpern gegen die vWF-Protease oder eine genetisch bedingte Minderproduktion dieser Protease. Die akute Erkrankung kann durch virale oder bakterielle Infektionen oder auch Medikamente induziert werden.

Das **HUS** wird in den meisten Fällen durch ein Toxin des Escherichia-coli-Stammes O157:H7 ausgelöst. Dieses Toxin, das bei Lebensmittelinfektionen durch den Darm aufgenommen werden kann, bindet an Endothelzellen in der Zirkulation und im Glomerulus sowie an Thrombozyten und löst eine Apoptose aus.

Bei beiden Erkrankungen führt die intravaskuläre Thrombenbildung und Endothelaktivierung zur viszeralen Minderperfusion. Man nimmt an, dass die Ausbildung von Thrombinfäden in der Mikrozirkulation auch für die oft schwere hämolytische Anämie verantwortlich ist.

Klinik

Beide Krankheitsbilder sind durch Hämolyse und Thrombozytopenie mit Funktionsstörung verschiedener Organsysteme gekennzeichnet. Klinisch steht bei der TTP der ZNS-Befall, beim HUS die Nierenbeteiligung im Vordergrund, vom klinischen Erscheinungsbild sind beide Entitäten jedoch oft nicht zu differenzieren. Das HUS wird häufiger bei Kindern, typischerweise in der Folge schwerer Durchfallerkrankungen, die TTP in der Regel beim Erwachsenen beobachtet. Die Nierenbeteiligung tritt häufig als akutes Nierenversagen, oft mit schwerem Hochdruck, auf.

Diagnostik

- Die hämolytische Anämie ist durch das Vorhandensein von Fragmentozyten im Blutausstrich sowie einen negativen Coombs-Test gekennzeichnet.
- Die plasmatische Gerinnung ist nicht verändert, im Gegensatz zur disseminierten intravasalen Gerinnung mit schwerer Thrombopenie sind Fibrinspaltprodukte (z. B. D-Dimere) nicht erhöht.
- Die ausgeprägte LDH-Ausschüttung rührt wahrscheinlich mehr von der Organ-Minderperfusion als von der Hämolyse her.

Therapie

Therapie

! Ohne Behandlung ernste Prognose mit terminaler Niereninsuffizienz und sehr hoher Mortalität.

- Beseitigung der auslösenden Ursache, soweit möglich.
- Bei schwerer Erkrankung ist die **Plasmapherese** die Behandlung der ersten Wahl. Bei der antikörpervermittelten Form der TTP kann sie eine Elimination des pathogenen Antikörpers bewirken, bei der Form, die durch Proteasemangel hervorgerufen wird, beruht die Wirksamkeit auf der Zufuhr der vWF-Protease. Daher ist zur Substitution Frischplasma zu verwenden. Der Plasmaaustausch sollte täglich bis zu einem Thrombozytenanstieg auf > 50.000/μl erfolgen, bei Therapieresistenz auch 2-mal täglich, anschließend 3-mal wöchentlich. Fortführung der Behandlung bis zur Normalisierung der Thrombozytenzahl und der LDH-Aktivität.
- Beim Diarrhö-assoziierten HUS des Kindes ist die Prognose günstiger, hier besteht nur bei schwerem Verlauf die Indikation zur Plasmapherese.
- Eine Steroidbehandlung wird nur noch in Ausnahmefällen bei mildem Verlauf empfohlen, wenn keine Indikation zum Plasmaaustausch gestellt wird.

5.5 Diabetische Nephropathie (DN)

Definition

Chronisch-progrediente Nierenerkrankung bei Diabetes mellitus Typ 1 oder 2 mit persistierender Mikro- oder Makroalbuminurie, in späteren Stadien auch Niereninsuffizienz. Die diabetische Nephropathie ist Bestandteil des diabetischen Spätsyndroms.

Ätiologie/Pathogenese

Die diabetische Nephropathie ist durch eine Kombination aus mesangialer Verbreiterung und Sklerose der glomerulären Kapillarschlingen gekennzeichnet. Für das Wachstum der Mesangialzellen scheint die **Hyperglykämie** der wichtigste Auslösefaktor zu sein. Bei Hyperglykämie kommt es auch zu einer vermehrten nichtenzymatischen Glykosyliserung von Proteinen. Dieser Prozess wird beim Hämoglobin diagnostisch genutzt, das glykosylierte HbA1c gibt Aufschluss über die mittelfristige Stoffwechselkontrolle. Es werden jedoch auch andere Proteine, so beispielsweise Basalmembranbestandteile, glykosyliert, was ihren physiologischen Stoffwechsel verändert. Endprodukte der hyperglykämischen Proteinmodifikation werden als „advanced glycated endproducts" (AGE) bezeichnet. Diese Stoffe, die auch beim Gesunden in geringer Menge vorkommen, steigen in der Zirkulation und im Gewebe an und sind mit kardiovaskulären Veränderungen korreliert.

Die Glomerulosklerose wird vor allem durch die gestörte **intraglomeruläre Hämodynamik** verursacht. Einerseits kommt es durch Störung der Autoregulation der intrarenalen Gefäße zu einer Hyperperfusion (dilatiertes Vas afferens und konstringiertes Vas efferens), andererseits kann es durch die Mesangiumverbreiterung schließlich auch zur Verödung von Kapillarschlingen kommen.

Wichtigste **Risikofaktoren** für das Auftreten der diabetischen Nephropathie sind:

- genetische Disposition,
- unzureichende Stoffwechselkontrolle,
- Hypertonie,
- Nikotinabusus.

Klinik

Die Entwicklung einer diabetischen Nephropathie im Zeitverlauf ist in Abb. 5.**2** sowie Tabelle 5.**8** dargestellt. Zur klinischen Manifestation kommt es bei Typ-1-Diabetikern etwa 10 – 15 Jahre nach Diagnosestellung, beim Typ-2-Diabetiker kann dies bereits nach 3 – 5 Jahren auftreten.

Veränderungen der glomerulären Hämodynamik beginnen bereits sehr früh mit Entwicklung eines Diabetes mellitus. Sie sind funktioneller Natur, bereiten jedoch die strukturellen Veränderungen vor. Eine manifeste Nephropathie liegt vor bei Nachweis einer konstanten Mikroalbuminurie (30 – 300 mg Albumin/d im Sammelurin oder 20 – 200 mg/l im Spontanurin).

Die diabetische Nephropathie ist Bestandteil des **diabetischen Spätsyndroms**. Sehr häufig liegen andere Manifestationen dieses Syndroms parallel vor (Vaskulopathie, Neuropathie, diabetischer Fuß, Retinopathie, Gastroenteropathie). Beim Typ-1-Diabetiker geht die Nephropathie nahezu immer auch mit der Retinopathie einher, während dieser Zusammenhang beim Typ-2-Diabetes weniger eng ist.

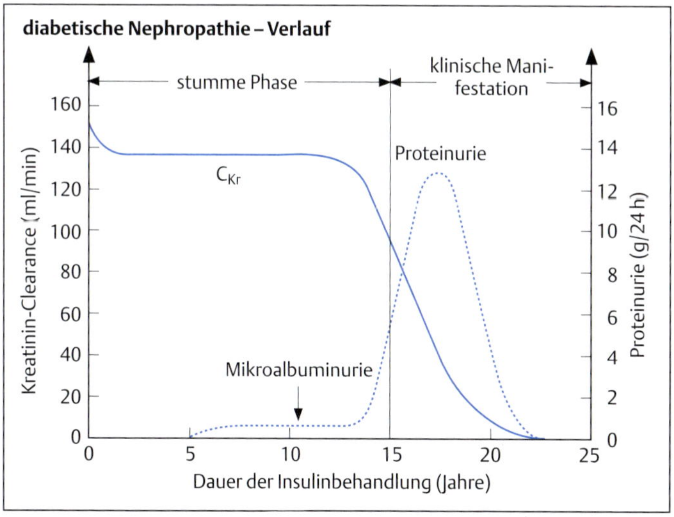

Abb. 5.2 Typischer Zeitverlauf der diabetischen Nephropathie.

Tabelle 5.8 Stadieneinteilung der diabetischen Nephropathie (Zeitverlauf gilt für Typ-1-Diabetiker)

Stadium	Zeit	Nierenfunktion	Albuminurie	Blutdruck
I: Hyperfiltration	bei Diagnose	GFR erhöht	keine	normal
II: Latenzstadium	2–5 Jahre	GFR hochnormal	keine	normal
III: Mikroalbuminurie	5–15 Jahre	GFR normal	30–300 mg/d	normal/leicht erhöht
IV: Manifeste DN	15 Jahre	GFR vermindert	> 300 mg/d	erhöht
V: Nierenversagen		Dialysepflicht	rückläufig	erhöht

Beim Diabetes mellitus Typ 2 tritt mit zunehmender Niereninsuffizienz oft eine Verbesserung der diabetischen Stoffwechsellage auf, da der renale Insulinkatabolismus geringer und die Plasmaverweildauer des Insulins länger wird.

Die diabetische Nephropathie tritt bei 25–30% der Diabetiker auf. Sie stellt heute die häufigste Ursache der terminalen, dialysepflichtigen Niereninsuffizienz dar.

Diagnostik

! Frühzeitiger Nachweis einer **Mikroalbuminurie** (mit Standard-Teststreifen nicht nachweisbar!).

Eine Indikation zur **Nierenbiopsie** besteht in der Regel nicht, nur bei Hinweisen auf andere Nierenkrankheiten, bei einer inadäquat kurzen Verlaufszeit und/oder beim Fehlen anderer Organmanifestationen des diabetischen Spätsyndroms kann sie sinnvoll sein. Eine Mikrohämaturie findet sich in bis zu 30% und erfordert von daher nicht zwingend eine Nierenbiopsie. Eine Makrohämaturie oder der Nachweis einer glomerulären Genese der Hämaturie (Akanthozyten!) sind jedoch klärungsbedürftig.

Therapie

Therapie

- Prävention (vor Auftreten der Mikroalbuminurie): Die Manifestation der diabetischen Nephropathie kann verhindert, später eine Mikroalbuminurie reversibel gemacht werden.
- Progressionsverzögerung (manifeste Makroalbuminurie): Das Fortschreiten der diabetischen Nephropathie kann wesentlich verzögert werden.
- Behandlung der Spätstadien (reduzierte GFR): Lediglich mäßige Progressionsverzögerung erreichbar, Intervallverlängerung bis zur Dialysepflicht.
- **Normnahe Stoffwechselkontrolle (HbA1c < 6,5%)** durch diätetische Maßnahmen, orale antidiabetische Therapie oder Insulin ist sowohl präventiv als auch progressionsverzögernd wirksam.
- Medikamentöse **Blutdrucksenkung auf subnormale Werte (< 120/80)**, sobald eine Blutdruckerhöhung auftritt, wirkt progressionsverzögernd.
- Bevorzugter Einsatz von **ACE-Hemmern** oder **Angiotensin-Rezeptorblockern** hat gegenüber einer gleich wirksamen Blutdrucksenkung mit anderen Substanzen einen zusätzlichen nephroprotektiven Effekt.
- Eine **Raucherentwöhnung** ist anzustreben, da der Nikotinabusus die Progression der Niereninsuffizienz beschleunigt und einen relevanten zusätzlichen vaskulären Risikofaktor darstellt.
- Eine **moderate Proteinzufuhr (ca. 0,8 g/kg KG/d)** soll die Balance zwischen einer Steigerung der Hyperfiltration (bei Proteinzufuhr > 1,2 g/kg KG) und einer Protein-Mangelernährung (bei strenger Proteinrestriktion) halten. Frühere Empfehlungen zur streng eiweißarmen Kost gelten als überholt.
- Eine frühzeitige Einleitung der **Nierenersatztherapie** in der Terminalphase bereits bei einer Kreatininclearance um 10–15 ml/min wird vielfach vorgeschlagen. Ob sich hierdurch die gegenüber nicht diabetischen Dialysepatienten erhöhte Mortalität senken lässt, ist bislang unzureichend erwiesen.
- Kontrolle und Therapie der **Begleiterkrankungen**:

▶

- Diabetische Retinopathie: regelmäßige ophthalmologische Untersuchung, ggf. Laserkoagulation, Vitrektomie.
- Diabetische Neuropathie (Polyneuropathie, neuropathischer Fuß, Mal perforans), Patientenschulung!
- Diabetische Makroangiopathie (periphere arterielle Verschlusskrankheit, koronare Herzkrankheit, zerebrale Arteriosklerose): klinischer und sonographischer Gefäßstatus, Therapie der Hypercholesterinämie.
- Diabetische Kardiomyopathie (Kombination von stummer KHK, LVH und diastolischer Dysfunktion).

5.6 Vaskuläre Nierenerkrankungen

Definition

Man unterscheidet **mikrovaskuläre Erkrankungen** (hypertensive Nephrosklerose, maligne Nephrosklerose) von **makrovaskulären Krankheitsbildern** wie der Nierenarterienembolie oder auch der Nierenarterienstenose. Letztere wird im Kontext der sekundären Hypertonieformen besprochen.

Ätiologie, Pathogenese

Die **hypertensive („benigne") Nephrosklerose** ist die renale Folgeerkrankung des lange bestehenden arteriellen Hypertonus. Durch die dauerhafte Druckbelastung kommt es zur Hypertrophie der Muskelwand sowie zur Atherosklerose der präglomerulären Arteriolen. In der Folge entsteht entweder eine fixierte Lumenverengung und das nachgeschaltete Glomerulus verödet, oder der Hochdruck überwindet die Autoregulationsmechanismen und führt zur Druckschädigung der Kapillarschlingen.

Die **sekundär maligne Nephrosklerose** kann bei vorbestehender Hypertonie durch einen krisenhaften Blutdruckanstieg ausgelöst werden. Der Druckanstieg löst akut Einrisse in der Gefäßintima der präglomerulären Arteriolen aus. In der Folge kommt es zu fibrinoiden Nekrosen in der Gefäßwand sowie zur Thrombozytenaggregation. Die nachgeschalteten Glomeruli und Tubuli veröden. Da jedoch die Intimaeinrisse nicht gleichzeitig in allen Nephronen auftreten, finden sich die Verödungen in der Regel fokal. Eine seltene Spielart mit fibrinoiden Gefäßwandnekrosen ohne vorbestehenden Hochdruck wird als **primär maligne Nephrosklerose** bezeichnet, hier besteht aufgrund des primären Endothelschadens ein enger pathogenetischer Zusammenhang zu HUS/TTP.

Die **Nierenarterienembolie** entsteht bei kardialer oder makrovaskulärer Emboliequelle, z. B. bei absoluter Arrhythmie oder bei Thrombusauflagerungen auf atherosklerotischen Plaques der Aorta. Durch den hohen renalen Blutfluss gehören die Nieren zu bevorzugten Embolisationszielen.

Klinik

Die hypertensive Nephrosklerose ist durch den langsam progredienten Nierenfunktionsverlust gekennzeichnet. Je nach Druckschädigung der Glomeruluskapillaren kommt eine glomeruläre Proteinurie hinzu, die selten nephrotische Ausmaße annimmt. Diagnostisch wegweisend ist das Vorhandensein weiterer hypertensiver Folgeschäden (Linksherzhypertrophie, Augenhintergrundsveränderungen). Oft sind die Nieren bei Diagnosestellung bereits verkleinert. Eine Nierenbiopsie ist selten erforderlich.

Die maligne Nephrosklerose unterscheidet sich klinisch vor allem durch die krisenhafte Blutdrucksteigerung und den raschen Verlauf (Kopfschmerzen, Linksherzversagen, Lungenödem, akutes Nierenversagen, Fundus hypertonicus III – IV mit retinalen Einblutungen).

Die Nierenembolie tritt häufig mit dumpfem Flanken- und Abdominalschmerz, Übelkeit und Erbrechen und Hämaturie auf. Bei ausgedehnten Embolien kann die Freisetzung vasopressorischer Substanzen aus dem betroffenen Areal auch zu einer kontralateralen Nierenperfusionminderung und zu akuten Nierenversagen führen.

Therapie

Alle Formen der Nephrosklerose werden durch **konsequente Blutdrucksenkung** gebessert. Bei der „benignen" Form hängt es vom Ausmaß der bereits entstandenen (fixierten) Schäden ab, ob eine wesentliche Nierenfunktionsverbesserung erreichbar ist. Bei den akuten Formen führt die ▶

Therapie

Blutdrucksenkung zur Abheilung der fibrinoiden Nekrosen und oftmals zu einer wesentlichen Besserung. Unbehandelt führt die maligne Nephrosklerose in der Regel binnen Wochen oder Monaten zum Tode.

Bei Nierenembolisation entscheidet die rasche Diagnosestellung über die Aussichten der Therapie. Mittels Kontrastmittel-CT oder Angiographie kann das Ausmaß der Perfusionsminderung bestimmt werden. Bei kleineren Befunden erfolgt eine systemische Antikoagulation, ausgedehntere Embolien können lokal thrombolysiert werden. Die früher angegebene Ischämietoleranz von ca. 2 h ist sicher zu kurz, sofern eine Erhaltungsperfusion über Gefäße der Nierenkapsel besteht. Hier sind erfolgreiche Lysebehandlungen auch nach 8 – 12 h noch möglich.

5.7 Interstitielle Nephritis

Definition

Unter einer interstitiellen Nephritis werden bakterielle und nichtbakterielle entzündliche Nierenerkrankungen verstanden, bei denen das Entzündungsgeschehen nicht im Bereich der Glomeruli, sondern peritubulär und im Interstitium abläuft. Die bakterielle interstitielle Nephritis (Pyelonephritis) wird im Abschnitt „Harnwegsinfektionen“ abgehandelt.

5.7.1 Akute nichtbakterielle interstitielle Nephritis (AIN)

Ätiologie/Pathogenese/Histologie

Bei der AIN handelt es sich um eine immunologische Erkrankung, die durch unterschiedliche Auslöser hervorgerufen werden kann (medikamentenallergisch, parainfektiös, bei Autoimmunerkrankungen). Wahrscheinlich liegt oft eine Kreuzreaktion des Auslösers mit Autoantigenen von Tubuluszellen oder tubulären Basalmembranen zugrunde, in manchen Fällen sind Antikörper gegen tubuläre Basalmembranen nachweisbar.

- Am häufigsten kommt die **medikamenteninduzierte AIN** vor, eine nicht dosisabhängige Überempfindlichkeitsreaktion, die mit allergischen Begleitphänomenen wie Exanthem und Eosinophilie und Eosinophilurie einhergeht. Eine Vielzahl unterschiedlicher Medikamente kommt als Auslöser infrage.
- Die **parainfektiöse AIN** kann durch sehr viele unterschiedliche Erreger ausgelöst werden. Typische Beispiele sind Streptokokken, Diphtheriebakterien, Leptospiren, Brucellen, Rickettsien und Viren. Nicht ganz selten ist die parainfektiöse AIN bei Scharlach, die im Gegensatz zur akuten Glomerulonephritis (nach 2 – 3 Wochen) bereits innerhalb der ersten Tage nach Infektion vorkommt.

Bei mikroskopisch unauffälligen Glomeruli finden sich Infiltrate von Granulozyten und/oder Lymphozyten im Niereninterstitium. Hierdurch kommt es zu einer Verbreiterung und Schwellung des Gewebes zwischen den Tubuli.

Klinik

Bei unspezifischem Krankheitsgefühl und uncharakteristischen oder auch fehlenden Beschwerden kommt es zur akuten, mitunter rasch fortschreitenden Nierenfunktionsverschlechterung, z. T. bis zur Dialysepflicht. Typischerweise zeigt sich ein Exanthem, im Labor Eosinophilie und Komplementabfall. Die Nieren sind normal groß bis vergrößert. Im Urinsediment sieht man eine nichtglomeruläre Erythrozyturie und Leukozyturie, die mitunter nur mäßig ausgeprägt ist. Der Nachweis von Eosinophilen im Urin ist wegweisend, fehlt aber in nahezu 50% der Fälle. Die Proteinurie ist selten ausgeprägt und weist ein tubuläres Proteinmuster auf. Meist ist eine Nierenbiopsie angezeigt.

Therapie

Therapie

- Wichtigste therapeutische Maßnahme ist die **Beseitigung des Auslösers**, d. h. Absetzen des verantwortlichen Medikaments oder Sanierung der Infektion. Dies ist in vielen Fällen zur Ausheilung der Erkrankung ausreichend.
- Bei fehlender Besserung innerhalb von 3 – 5 Tagen oder bei initial bereits bestehender Dialy-

▶

sepflicht sollten zusätzlich **Steroide** gegeben werden (Prednisolon 1 mg/kg KG/d p.o., Dosisreduktion bei Normalisierung des Serumkreatinins, Ausschleichen über 8 – 12 Wochen).

- Symptomatische Maßnahmen, ggf. temporär Dialyse.

Prognose

Die Prognose der AIN ist prinzipiell günstig. Trotz massiver Zellinfiltrationen ist die Parenchymschädigung gering, bei längerem Verlauf kann es jedoch zur Ausbildung einer irreversiblen interstitiellen Fibrose kommen. Meist kommt es zur Normalisierung der Nierenfunktion, bei etwa 40 % der Patienten bleibt jedoch eine milde Niereninsuffizienz bestehen. Ist die Erkrankung durch nichtsteroidale Antiphlogistika ausgelöst, sind die Ansprechraten auf Steroide und die Prognose schlechter als bei anderen Auslösern.

5.7.2 Chronische nichtbakterielle interstitielle Nephritis (CIN)

Ätiologie/Pathogenese

Ursachen der chronischen nicht-bakteriellen interstitiellen Nephritis sind Analgetikaabusus, vesikoureteraler Reflux, metabolische Störungen (Hypokaliämie, Hyperurikämie, Hyperoxalurie, Hyperkalzämie), Blei, Lithium, Zytostatika, Bestrahlungen und andere seltene Ursachen.

Große praktische Bedeutung hat die **Analgetikanephropathie**: Die langjährige Einnahme von Mischanalgetika (> 1 g/d über 3 Jahre oder > 3 kg unabhängig vom Zeitraum) kann zur CIN führen. Die Schädigung erfolgt über einen direkten medikamententoxischen Effekt auf Tubuli und Gefäße sowie über eine Hemmung der Prostaglandinsynthese mit Abnahme der Markdurchblutung. Eine Dehydratation erhöht die tubuläre Analgetikakonzentration und die Toxizität. Sämtliche nichtsteroidalen Antiphlogistika können zur CIN führen, als besonders ungünstig haben sich Kombinationspräparate erwiesen.

Klinik der Analgetikanephropathie

Charakteristisch ist eine Kopfschmerzanamnese (z. B. Migräne seit früher Jugend) mit entsprechendem Analgetikaverbrauch (> 3 kg Mischanalgetika), Neigung zur Polytoxikomanie. Schleichender Verlauf, oft asymptomatisch bis zur fortgeschrittenen Niereninsuffizienz.

Im Urinsediment findet sich eine Leukozyturie ohne Bakteriennachweis („sterile Leukozyturie"), eine tubuläre Proteinurie meist unter 1 g/d, sonographisch sieht man Papillenverkalkungen girlandenförmig um das Nierenbecken.

Komplikationen sind bakterielle Superinfektionen, der Abgang von nekrotischen Papillen mit Hämaturie und Koliken. Typischerweise ist das Risiko von kardiovaskulären Begleiterkrankungen sowie Malignomen der Harnwege deutlich erhöht.

Therapie

Therapie der Analgetikanephropathie

- Striktes Aussetzen der Noxe, keine spezifischen Therapiemaßnahmen.
- Behandlung interkurrenter Harnwegsinfekte.
- (Kopf-)Schmerzbekämpfung (Patientenführung).
- Die übrigen Maßnahmen richten sich nach dem Grad der Niereninsuffizienz.

Prognose

Die Prognose ist vom Stadium der Niereninsuffizienz bei Diagnosestellung abhängig. Wird der Analgetikakonsum eingestellt, ist bei einer GFR > 30 ml/min die Prognose günstig. Dennoch leiden mit regionalen Unterschieden bis zu 10 % der Dialysepatienten an einer Analgetikanephropathie als Grundkrankheit.

5.8 Medikamentöse und toxische Nierenschäden

Definition

Ein breites Spektrum von Medikamenten und Toxinen kann Nierenschäden auslösen. Hierbei lassen sich die Substanzen nach dem Mechanismus und der Lokalisation der renalen Schädigung einteilen.

Die **klinische Bedeutung** ergibt sich aus der großen Häufigkeit und in den z. T. fatalen Folgen. Die Symptome reichen von der leichten, passageren und nur zufällig entdeckten Nierenfunktionsverschlechterung über das reversible, akute Nierenversagen bis hin zur chronischen, dialysepflichtigen Niereninsuffizienz.

Pathophysiologie/Pathogenese

Prinzipiell ist zwischen einem rein **toxischen** Schaden (z. B. Aminoglykosid-induziertes ANV) und einer **Überempfindlichkeitsreaktion** (Penicillin-induzierte AIN) zu unterscheiden. Auch kann eine Substanz über beide Pathomechanismen ihre Schädigung entfalten (z. B. tubulo-toxisches ANV und/oder AIN durch Cephalosporine).

Klinik

Klinisch brauchbar ist eine Unterscheidung der medikamentösen und toxischen Nierenschäden aufgrund ihrer klinischen Symptomatik:

- **Akutes Nierenversagen:**
  Aminoglykoside, Amphotericin B, Cephalosporine, Polymyxin B, Röntgenkontrastmittel, nichtsteroidale Antiphlogistika, Dextrane, EDTA-, Glykolverbindungen, Methoxyfluran, Oxalsäure, Phenylbutazon, Pilzgifte, Tetrachlorkohlenstoff, Arsen, Blei, Cadmium, Chrom, Eisen, Gold, Kupfer, Platin, Quecksilber, Silber, Thallium, Uran, Uranylnitrat, Wismut.
- **Nephritisches Syndrom:**
  - Akute interstitielle Nephritis häufig durch: Penicillin G, Methicillin, Ampicillin, Rifampicin, Sulfonamide, Chinolone, Co-trimoxazol, NSAR, Allopurinol, Protonenpumpeninhibitoren, Aminosalicylate; seltener durch: Oxacillin, Amoxycillin, Azlocillin, Carbenicillin, Cefalotin, Cefalexin, Thiazide, Furosemid, Azathioprin, Phenylbutazon, Phenytoin, Phenobarbital.
  - Renale Vaskulitis durch: Allopurinol, Amphetamin, Arsen, Gold, Jodverbindungen, Penicillin G, Phenytoin, Propylthiouracil, Sulfonamide, Thiazide und Wismut.
- **Nephrotisches Syndrom:**
  Quecksilberverbindungen, Gold, Wismut, Thallium, Penicillamin, Heroin, Captopril, Paramethadion, Trimethadion, Mephenytoin, Phenindion, Tolbutamid, Perchlorat, Trichlorethylen und Probenecid.
- **Störung des Konzentrierungsmechanismus:**
  - **Flüssigkeitsretention** durch: Nicotin, Opiate, Clofibrat, Carbamazepin und Vincristin (durch eine ADH-Freisetzung). Cyclophosphamid (durch eine ADH-Imitation). Orale Antidiabetika (Chlorpropamid, Tolbutamid), Biguanide, Analgetika (wie Acetylsalicylsäure, Indometacin, Paracetamol) (durch zelluläre ADH-Potenzierung), Diuretika (Hydrochlorothiazid, Furosemid) (ADH-unabhängig) und Thioridazin (Durst erzeugend). Bei chronischer Applikation können auch Diuretika, ADH-unabhängig, zur Hyponatriämie, zur Abnahme der GFR mit vermehrter Reabsorption des Restfiltrats und damit zur Flüssigkeitsretention führen. Außerdem dürfte eine Hypertrophie des juxtaglomerulären Apparates von Bedeutung sein.
  - **Polyurie** durch: Alkohol, Phenytoin, Noradrenalin, Levallorphan (durch eine verminderte ADH-Freisetzung). Lithium, Demeclocyclin, Fluoride (Methoxyfluran), Colchicin, Amphotericin B, Gentamicin (durch ADH-abhängige Störung des Konzentrierungsmechanismus) sowie Lithium, Sulfonylharnstoffe (durch ADH-unabhängige Störung des Konzentrierungsmechanismus).

5.9 Hereditäre Nephropathien

5.9.1 Autosomal-dominante polyzystische Nierenerkrankung (ADPKD)

Definition

Autosomal-dominant erbliche Nephropathie mit progredienter Zystenbildung in Nephronen und Sammelrohren und Mitbeteiligung anderer Organsysteme wie Leber, Gefäße, Herz. Prävalenz ca. 10% der chronischen Dialysepatienten, die Erkrankung ist jedoch insgesamt wesentlich häufiger, führt aber nicht in allen Fällen zur terminalen Niereninsuffizienz. In 85% der Fälle wird die Erkrankung durch das PKD1-Gen (Chromosom 16) verursacht, in ca. 15% durch das PKD2-Gen (Chromosom 4), mindestens ein 3. Locus besteht, ist jedoch noch nicht identifiziert.

Klinik

Sehr variabler Verlauf. Bei Patienten mit dem PKD1-Gen manifestieren sich Zysten (30.–40. Lebensjahr) und terminale Niereninsuffizienz (50.–60. Lebensjahr) etwa 10 Jahre früher als bei PKD2-Trägern. Schwierige Diagnosestellung bei jungen Menschen mit noch kleinen oder nicht ausgebildeten Zysten.

Frühzeitig Hypertonie, Harnwegsinfektionen, schmerzhafte Zysteneinblutungen, Makrohämaturie, Nephrolithiasis. Meist große, palpable Nierentumoren, die durch die Raumforderung abdominelle Symptome machen.

! In bestimmten Familien hohe Assoziation mit Hirnarterienaneurysmen. Keine Prädisposition zu renalen Malignomen.

Diagnostik

Diagnosestellung erfolgt sonographisch oder mittels CT/MRT, aufgrund der Altersabhängigkeit der Zystenbildung gemäß folgender Diagnosekriterien:

- Positive Familienanamnese und
  - < 30. Lebensjahr: mindestens 2 Zysten uni- oder bilateral,
  - 30.–60. Lebensjahr: mindestens jeweils 2 Zysten pro Seite oder insgesamt ≥ 5 Zysten,
  - > 60. Lebensjahr: insgesamt mindestens 8 Zysten bilateral.
- In Risikofamilien ist die Suche nach Hirnarterienaneurysmen mittels MRT indiziert.
- Genetische Diagnostik ist aufwendig und nicht in der Routine durchführbar.

Therapie

- **Konsequente Blutdrucknormalisierung.** ACE-Hemmer haben hier keine (über die Blutdrucksenkung hinausgehende) zusätzliche progressionshemmende Wirkung.
- **Behandlung von Harnwegsinfektionen:** Chinolone (gute Zystenpenetration), Cephalosporine.
- Behandlung von Komplikationen: Blutung, Raumforderung. Eine Zystendrainage hat keinen günstigen Einfluss auf die Progression der Niereninsuffizienz.

Therapie

5.9.2 Autosomal-rezessive polyzystische Nierenkrankheit (ARPKD)

Definition

Angeborene Nephropathie mit Manifestation perinatal oder im Säuglingsalter (meist letal) bzw. im Jugendalter (frühzeitige Dialysepflicht) mit zystischer Erweiterung vor allem der Sammelrohre. Obligate Leberbeteiligung im Sinne der kongenitalen Leberfibrose.

Klinik und Diagnostik

Bilateral vergrößerte, hyperechogene Nieren mit sonographisch nicht auflösbaren Mikrozysten, Hypertonie, rezidivierende Harnwegsinfektionen, portale Hypertension.

5.9.3 Alport-Syndrom

Definition

Hereditäre Nephropathie mit Mikrohämaturie, unterschiedlich ausgeprägter Proteinurie, progredienter Niereninsuffizienz, begleitender Innenohrschwerhörigkeit und Augenveränderungen (Lenticonus anterior). In 80% der Fälle liegt eine X-chromosomale Erbkrankheit vor, bei der es zu einer Mutation des Typ-IV-Kollagens kommt. Seltener findet man autosomal-rezessive oder -dominante Erbgänge.

Klinik und Diagnostik

Bis zur Dialysepflicht (20.–30. Lebensjahr) fortschreitende glomeruläre Erkrankung, die bei der X-chromosomalen Form nahezu nur Männer betrifft, Frauen können als Merkmalsträgerinnen eine milde Form der Erkrankung entwickeln.

Diagnosestellung durch Familienanamnese, Ohren- und Augenuntersuchung sowie in der Regel Nierenbiopsie. Elektronenmikroskopisch wird eine Aufsplitterung und Mehrschichtigkeit der Basalmembran nachgewiesen.

Nach einer Nierentransplantation in 5% der Fälle Entwicklung einer anti-GBM-Transplantatnephritis durch Immunisierung gegen das (bei diesen Patienten zuvor fehlende) normale Basalmembrankollagen.

Therapie

Konsequente Blutdrucknormalisierung, bevorzugt unter Einsatz von Angiotensinhemmern, keine spezifische Therapie bekannt.

Therapie

5.10 Harnwegsinfektion

Definition

Vorliegen eines uropathogenen Erregers mit begleitender Leukozyturie in der Blase oder den oberen Harnwegen. Eine **asymptomatische Bakteriurie** ist ein Keimnachweis in der Blase ohne typische Symptomatik, als **untere Harnwegsinfektion** bezeichnet man eine Besiedlung der Blase unterhalb der Harnleitermündung, eine **obere Harnwegsinfektion** betrifft Ureteren und Nierenbecken (**akute Pyelonephritis**). Das **Urethralsyndrom** ist eine typische Symptomatik mit Leukozyturie, jedoch ohne Keimnachweis.

Ätiologie/Pathogenese

Harnwegsinfektionen entstehen ganz überwiegend aszendierend (98%), nur selten hämatogen.

Die Erreger stammen in aller Regel aus der Darmflora (häufig E. coli). Die Blase ist normalerweise keimfrei, während die Urethra Keime enthält. Voraussetzung für eine Zystitis ist bei der Frau eine vaginale und urethrale Keimbesiedlung, beim Mann eine Besiedlung der Prostata.

Die Urethra hat eine Schrankenfunktion, die durch verschiedene Faktoren durchbrochen werden kann: Instrumentelle Eingriffe (z. B. Zystoskopie, Katheterismus), Missbildungen, neurogene Störungen, verminderter Harnfluss, sexuelle Aktivität. Weitere Risikofaktoren für die Keimaszension sind Abflusshindernisse (vesiko-ureteraler Reflux, Steinleiden, Schwangerschaft, Diabetes mellitus).

Insgesamt gibt es drei Lebensphasen mit **erhöhtem Risiko** einer Harnwegsinfektion:

- Säuglings-/Kleinkindesalter (Harnwegsmissbildungen, Schmierinfektionen),
- Erwachsenenalter der Frau (sexuelle Aktivität, Schwangerschaft),
- Senium (Prostatahyperplasie, Descensus uteri).

Klinik

Zeichen der **akuten Zystitis** sind Pollakisurie, Dysurie und suprapubische Schmerzen.

Die **akute Pyelonephritis** äußert sich mit Flankenschmerz, Fieber, Übelkeit, Brechreiz, druck- und klopfempfindlichem Nierenlager, evtl. Makrohämaturie.

Eine sichere Unterscheidung zwischen einer unteren und oberen Harnwegsinfektion aufgrund klinischer Kriterien ist nicht möglich, sodass eine symptomarme Pyelonephritis als „unkomplizierte untere Harnwegsinfektion" erscheinen kann.

Diagnostik

Neben dem klinischen Beschwerdebild ist der Nachweis eines bakteriellen Organismus in **Monokultur mit begleitender Leukozyturie** der wichtigste diagnostische Hinweis. Mischinfektionen sind selten, meist handelt es sich um Probenkontaminationen.

Die unkomplizierte Zystitis der Frau kann initial ohne weitere Diagnostik behandelt werden. In allen anderen Fällen erfolgt eine Urinkultur mit Resistenzbestimmung, bei schweren Verläufen Blutkultur, eine Sonographie zum Ausschluss eines Abflusshindernisses. Bei rezidivierenden Infektionen, insbesondere bei Kindern, ist im Intervall eine bildgebende Diagnostik des Harntrakts mit Ausschluss eines Refluxes erforderlich.

Therapie

Therapie

Therapie der akuten Pyelonephritis

Initial oft kalkulierte intravenöse Antibiotikabehandlung, wobei die ungezielte Monotherapie mit einem Ampicillin- oder Cephalosporinpräparat der ersten Generation aufgrund der Resistenzlage unzureichend ist. Empfehlenswert ist:

- Kombinationsbehandlung aus **Aminoglykosid** (Netilmycin, Gentamicin, Tobramycin) 3–5 mg/kg KG einmal täglich mit einem **Breitspektrum-Penicillin** (Ampicillin, Amoxicillin, Mezlocillin, Piperacillin) 3-mal 2–5 g.
- **Alternativ kann ein Breitspektrum-Cephalosporin** (Cefotaxim, Ceftriaxon) 2-mal täglich 1–2 g (Pseudomonas-Lücke!) mit einem **Acylamino-Penicillin** (Mezlocillin, Piperacillin) 3 × 2 g kombiniert werden.
- Ebenfalls in Betracht kommen **Fluorochinolone** wie Ciprofloxacin (2 × 200–400 mg/d) oder Ofloxacin (2 × 100–200 mg/d). Bei Urosepsis sollte mit einem Aminoglykosid oder Acylaminopenicillin kombiniert werden.

Sobald der Keim identifiziert ist, sollte auf eine möglichst wenig toxische orale Monotherapie umgestellt werden.

Bei einem **leichten Krankheitsverlauf** kann die Behandlung bereits initial ambulant mit einer breit wirksamen, oral gut resorbierbaren Substanz ▶

mit hoher Gewebeverfügbarkeit begonnen werden, beispielsweise mit Ciprofloxacin oder Ofloxacin.

Für die **Dauer einer Pyelonephritisbehandlung** gilt, dass bei einwöchiger Behandlung 91 % der Patienten beschwerdefrei und 28 % keimfrei sind. Bei einer dreiwöchigen Behandlung sind dagegen 97 % der Patienten beschwerdefrei und 69 % keimfrei. Nach zweiwöchiger Behandlung der akuten Pyelonephritis beträgt die Rezidivrate innerhalb von 4 Wochen bei Frauen 15 % und bei Männern 40 %. Dies unterstreicht, dass die Behandlung der Pyelonephritis bei **Frauen mindestens (2)–3 Wochen und bei Männern mindestens (4)–6 Wochen dauern sollte.** Bei Rezidiven ist die Behandlungsdauer von vornherein auf 6 Wochen auszudehnen.

Therapie der unkomplizierten Harnwegsinfektion

Bei unkomplizierten Harnwegsinfektionen liegt eine oberflächliche Schleimhautinfektion vor. Deshalb ist eine Kurzzeitchemotherapie mit Substanzen ausreichend, die im Urin in hoher Konzentration ausgeschieden werden. Die Kurzzeitchemotherapie kann in Form einer **Einmal-, Eintages- oder Dreitages-Behandlung** durchgeführt werden, wobei die Resultate vergleichbar sind. Mit Co-trimoxazol und Amoxicillin bestehen die größten Erfahrungen (Tab. 5.**9**).

Begleitende Therapiemaßnahmen sind: Wärme, Spasmolytika, ausreichende Trinkmenge (> 1,5 l/d).

Die weiteren Therapieentscheidungen hängen vom Ansprechen auf die Behandlung ab (Abb. 5.**3**). Somit ist eine Kontrolle nach 4–7 Tagen in allen Fällen unabdingbar.

Therapie rezidivierender Harnwegsinfektionen

Das prinzipielle Vorgehen ist in Abb. 5.**4** dargestellt.

Bei 50 % der Harnwegsinfektionen kommt es innerhalb eines Jahres zu einer weiteren Infektion. Dabei handelt es sich meist (80 %) um eine **Reinfektion**, die nach einem längeren Intervall auftritt, seltener um ein **Rezidiv** mit demselben Organismus, das durch sein frühzeitiges Auftreten, meist innerhalb eines Monats, charakterisiert ist.

Ein Rezidiv mit demselben Organismus bedeutet ein Versagen der Behandlung und kann folgende Ursachen haben:

- falsches Medikament,
- zu kurze Behandlung,
- schlechte Compliance,
- zu niedrige Konzentration des Medikaments am Wirkort,
- Auftreten von resistenten Keimen,
- Vorliegen von Nierensteinen.

Tabelle 5.**9** Voraussetzungen und Durchführung einer Kurzzeit-Chemotherapie

Voraussetzungen
• Symptomdauer < 48 h • nur wenige vorangegangene Infektionen • keine anatomische oder funktionelle Obstruktion • kein Katheter • kein Steinleiden
Durchführung
• Einmalbehandlung – 960 mg Co-trimoxazol oder 3 g Amoxicillin • Eintages-Behandlung – 2 × 960 mg Cotrimoxazol oder – 3 × 1 g Amoxicillin oder – 2 × 200 mg Ofloxacin • Dreitages-Behandlung: – Behandlung wie bei Eintages-Therapie über 3 Tage

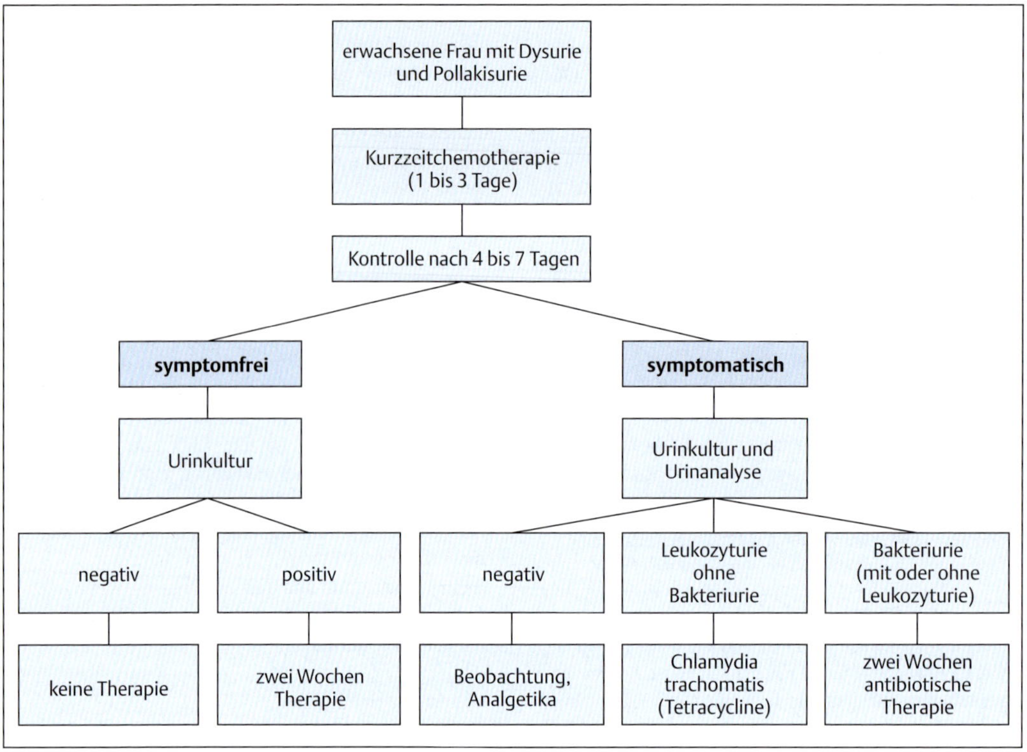

Abb. 5.3 Vorgehensweise bei der unkomplizierten Harnwegsinfektion der Frau.

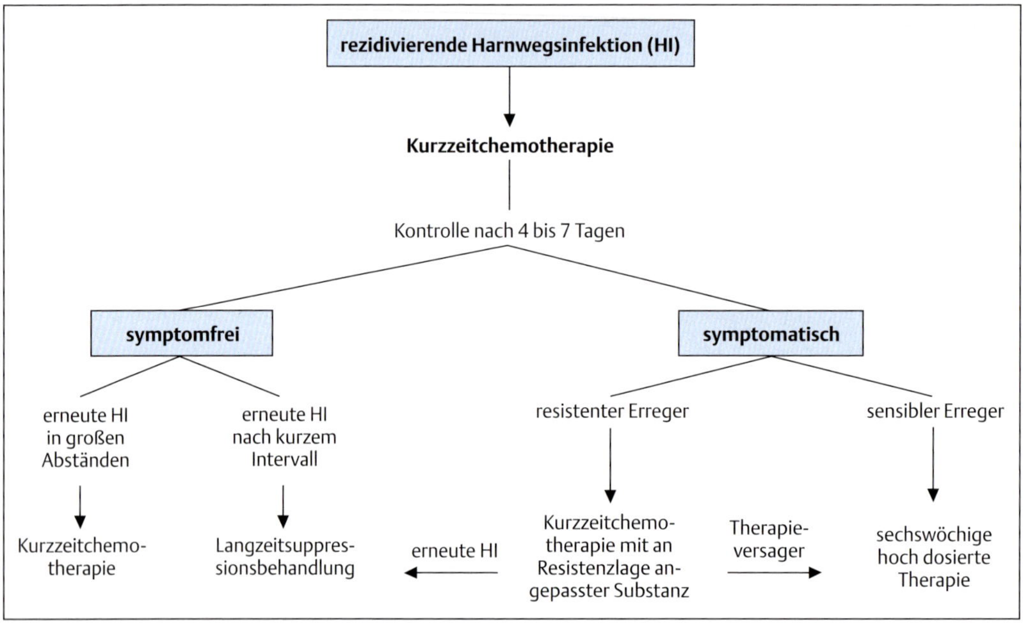

Abb. 5.4 Vorgehen bei rezidivierender Harnwegsinfektion.

Bei rasch und häufig rezidivierenden Harnwegsinfektionen kommen folgende Maßnahmen in Betracht:

- Niedrig dosierte Dauertherapie mit 240 mg Cotrimoxazol 3-mal pro Woche abends über 6 Monate. Alternativ können Ciprofloxacin 250 mg oder Ofloxacin 100 mg 3-mal wöchentlich eingesetzt werden.
- Bei zeitlicher Assoziation zum Geschlechtsverkehr postkoitale Prophylaxe mit je einer Einzeldosis 960 mg Co-trimoxazol.
- Ansäuerung des Urins mit L-Methionin, die Dosis wird bis zum Erreichen eines Urin-pH ≤ 5 gesteigert von 2-mal 0,5 g bis 3-mal 1 g täglich.

5.11 Nephrolithiasis

Definition

Als Nephrolithiasis werden Steinbildungen in den Hohlsystemen der Nieren und den ableitenden Harnwegen bezeichnet, die intrarenalen Verkalkungen gehören nicht dazu.

Ätiologie/Pathogenese

Die Nierensteinbildung beginnt mit der Kristallisation (**Nukleation**) lithogener Substanzen aus einer mehrfach übersättigten, metastabilen Lösung. Fördernd wirken Kristallkeime der eigenen oder anderer Steinarten oder Fremdkörper (homogene und heterogene Nukleation). Hemmstoffe der Kristallisation sind Zink, Magnesium, Citrat, Pyrophosphat, Mucopolysaccharide und inhibitorische Proteine.

Das weitere **Kristallwachstum** erfolgt durch Apposition oder Aggregation. Hierzu reicht eine einfache Übersättigung des Urins aus (Überschreitung des Löslichkeitsprodukts der entsprechenden Steinart, z. T. pH-abhängig). Eine solche Übersättigung entsteht bei verminderter Wasserausscheidung und vermehrter renaler Exkretion lithogener Substanzen, besonders bei geringer Löslichkeit.

Bei der geringen Passagezeit des Urins in der Niere (Minuten) bedarf es zum Heranwachsen vom Mikrokristall zum Stein einer Absiedlung (**Nidation**) im Tubulus-Kelchsystem.

Prädisponierende Faktoren zur Steinbildung sind bakterielle Infektionen (lokale Alkalisierung durch Ammoniakfreisetzung aus Harnstoff mittels Urease), Steinreste und Fremdkörper, sowie lokale Stase durch anatomische Variationen oder Läsionen. Saurer Urin begünstigt Steinbildung aus Harnsäure, im alkalischen Urin werden Calciumphosphat- und Struvitsteine gebildet.

Tabelle 5.**10** Einteilung und Häufigkeit der Nierensteine

- Calciumhaltige Steine (70 – 80 %)
  - 2/3 Calciumoxalat
  - 1/3 Calciumphosphat
- Infektsteine = Struvitsteine (7 – 20 %)
- Harnsäuresteine (5 – 15 %)
- Zystin- und Xanthinsteine (< 2 %).

Klinik

- 5 % der Erwachsenen haben während ihres Lebens eine oder mehrere Nierensteinepisoden, die Rezidivhäufigkeit liegt bei 20 – 50 %.
- Die Symptomatik hängt von der Größe, Form und Lokalisation des Nierensteines ab und kann sehr vielgestaltig sein.
- Die Nierenkolik ist das führende Symptom, häufig jedoch sind Nierensteine stumm. Bei Lokalisation im Ureter meist krampfartige Schmerzen längs des Ureterenverlaufes mit Ausstrahlung bis in die Leiste.
- Die oft dramatische Nierenkolik kann mit Übelkeit, Erbrechen, Meteorismus, fluktuierender Diurese, Oligo-Anurie und passagerem Ileus einhergehen.
- Im Urin findet sich beim aseptischen Stein eine Erythrozyturie, beim infizierten Stein eine Leukozyturie, im Sediment sind evtl. Kristalle des steinbildenden Kristalloids nachweisbar.
- Die obstruktive Pyelonephritis mit Fieber, Flankenschmerz, Leukozytose und -Leukozyturie sowie sonographisch erfassbarer Kelchdilatation kann in selteneren Fällen als Erstmanifestation eines Nierensteinleidens auftreten.

Diagnostik

Die **Urinanalyse** zeigt eine Erythrozyturie, bei begleitender Infektion auch Leukozyturie. Der Nachweis von Kristallen im Urin ist lediglich im Fall von Zystinkristallen diagnostisch, alle anderen Kristallarten können unter bestimmten Bedingungen auch beim Gesunden nachgeweisen werden.

Der **Steinnachweis** erfolgt mittels Sonographie (Stein, Steinschatten, evtl. Aufstau) oder der Röntgen-Abdomenübersicht (Schatten gebendes Konkre-

Tabelle 5.11 Obere Normgrenzen für die Tagesausscheidung lithogener Substanzen

	Männer	Frauen
Calcium	300 mg (7,5 mmol)	250 mg (6,25 mmol)
Harnsäure	800 mg (4,8 mmol)	750 mg (4,5 mmol)
Citrat	450 – 600 mg (2,3 – 3,1 mmol)	
Oxalat	45 mg (0,5 mmol)	
Zystin	30 mg (0,13 mmol)	

ment). Hilfreich kann die Computertomographie sein, insbesondere zum Nachweis von Harnsäurekonkrementen, die nicht spontan Schatten gebend sind.

Die **i.v.-Urographie** wird erst nach dem Abklingen der Nierenkolik durchgeführt, da das rasch anflutende Kontrastmittel zu einem weiteren Anstieg des Binnendruckes führen kann.

Die **Steinanalyse** erfolgt mit IR-Spektometrie, Röntgendiffraktometrie und chemischer Steinanalyse.

Beim **aktiven Nierensteinleiden** (= Bildung von Steinen oder Gries innerhalb der letzten 12 Monate bei bekannter Steinanamnese oder bei Wachstum eines vorhandenen Steines) werden im Speziallabor folgende Parameter bestimmt:

- Calcium/Kreatininquotient, pH-Wert, qualitativer und quantitativer Zystinnachweis.
- Im 24 h-Urin: Calcium- und Harnsäureausscheidung, Kreatinin-Clearance, Phosphat-Clearance, Citratausscheidung, Oxalatausscheidung.
- Im Serum: ionisiertes Calcium, Gesamteiweiß, Phosphat, Harnsäure, Kreatinin, Parathormon.

Therapie

Therapie

Therapiegrundsätze

- Nicht jeder Nierenstein erfordert eine medikamentöse oder operative Therapie bzw. eine Behandlung mit der Schlinge. 70 % der Steine gehen spontan ab. Für die Beurteilung ist das Verhältnis von „Geburtswegen" (ableitende Harnwege) und „Geburtsobjekt" (Stein) wichtig.
- Eine **operative Behandlung** ist im Allgemeinen dann indiziert, wenn nach Größe, Form und Lage des Konkrementes ein spontaner Abgang unwahrscheinlich ist, die Schlingenextraktion nicht infrage kommt oder durch Stauung und Infektion die Gefahr einer Nierenschädigung besteht.
- Die berührungsfreie Nierensteinzertrümmerung durch Stoßwellen (**extrakorporale Stoßwellenlithotripsie**) ist ein nichtinvasives Verfahren, das in zahlreichen Fällen eine Operation wirkungsvoll ersetzt. Die Schlingenbehandlung wird in der Regel dann eingesetzt, wenn im Prinzip eine operative Indikation besteht (s. o.) und der Stein „schlingengerecht" ist (bis Bohnengröße, unterhalb der Ureter-Iliakalgefäßkreuzung lokalisiert).
- Bei abgangsfähigem Konkrement reichliche Flüssigkeitszufuhr, körperliche Bewegung, um den Steinabgang zu begünstigen (Laufen, Hüpfen, Treppensteigen).
- Bei **Fieber:** Urinkultur und hoch dosierte antibiotische Behandlung, da die Gefahr einer Urosepsis besteht.
- Bei **Nierenkolik:** spasmoanalgetische Behandlung (Buscopan, Diclofenac, Opiate). Bei persistierenden Koliken Daueranästhesie über Periduralkatheter.

Metaphylaxe

- Gleichmäßige und reichliche Flüssigkeitszufuhr von 2 – 3 l pro 24 h zur Erhöhung des Urinflusses und Herabsetzung der Konzentration lithogener Stoffe. Wasser, Fruchtsäfte, Kräutertee.
- Reduktion der Zufuhr von Eiweiß: Absenkung der Harnsäureausscheidung (eigenständiges Konkrement oder Kofaktor der Calciumoxalatbildung); insbesondere tierisches Eiweiß steigert die Säureausscheidung im Urin; Empfehlung: max. 1 g Eiweiß/kg KG/d.
- Reduktion der Kochsalzzufuhr auf 6 – 8 g pro Tag. Niedrige Natriumzufuhr steigert die Na-Rückresorption und parallel dazu die Calcium-Rückresorption aus dem Urin.

▶

- Keine Calciumrestriktion, auch nicht bei Ca-haltigen Steinen. Ca-arme Kost steigert die Resorption des lithogenen Oxalats.

5.11.1 Calciumnephrolithiasis

Die Einteilung erfolgt aufgrund der Serum- und Urin-Calciumkonzentrationen:

- Hyperkalzämie und Hyper-/Normokalzurie,
- • Normokalzämie und Hyperkalzurie (idiopathische Hyperkalzurie),
- Normokalzämie und Normokalzurie.

Calciumnephrolithiasis mit Hyperkalzämie und Hyper-/Normokalzurie

- **Phosphat niedrig oder normal, Parathormon erhöht**
  - primärer Hyperparathyreoidismus: operative Therapie.
- **Phosphat hoch oder normal, Parathormon niedrig**
  - Sarkoidose und andere Granulomatosen: Lungenbefund, Lymphadenopathie, erhöhtes ACE (Ursache ist eine vermehrte Calcitriolbildung bei granulomatösen Erkrankungen).
  - Milch-Alkali-Syndrom: Antazida, meist Niereninsuffizienz und metabolische Alkalose.
  - Vitamin-D-Intoxikation.
  - Immobilisierung.
  - Selten: maligne Tumoren, familiäre hypokalzurische Hyperkalzämie.

Therapie

- Behandlung der auslösenden Ursache, Entfernung der Noxe.
- Volumenexpansion, evtl. Steroide.

Calciumnephrolithiasis mit Normokalzämie und Hyperkalzurie

- **Idiopathische Hyperkalzurie (am häufigsten)**
  - Ursachen: genetisch, idiopathisch, nutritiv, renaler Calciumverlust.
- **Renale tubuläre Azidose Typ I (distale Form, selten)**
  - Hyperkalzurie, Hypocitraturie. Bei Säurebelastung fehlende Ansäuerung des Urins auf pH < 5,5. Zitratausscheidung < 100 mg/d. Bildung von Calciumphosphatsteinen und Nephrokalzinose. Demineralisation des Skelettes.

Therapie

- Idiopathische Formen: Bei metabolisch aktiven Nierensteinleiden Hydrochlorothiazid bis 2 × 50 mg täglich bei gleichzeitiger NaCl-Restriktion. Kaliumcitratsubstitution.
- Renal tubuläre Azidose I: Calciumcitrat, K-Substitution, Bicarbonatsubstitution. Behandlung des Grundleidens bei erworbenen Formen

Calciumnephrolithiasis mit Normokalzämie und Normokalzurie

- Mit **Hyperurikosurie:** Ursache meist nutritiv.
- Mit **Hyperoxalurie:** Ursache nutritiv, selten genetisch, enterale Hyperoxalurie (z. B. Kurzdarmsyndrom).

Therapie

- Bei enteraler Hyperoxalurie Calciumcarbonat 1–4 g, Cholestyramin 4–16 g/d. Calciumcitrat bei gleichzeitiger Neigung zur Azidose und Hypocitraturie.
- Bei primärer Hyperoxalurie hohe Trinkmengen, Thiazid, Kaliumzitrat, Pyridoxin bis 200 mg/d.

- Mit **Hypocitraturie:** Erhöhte Aufnahme tierischer Proteine, renal-tubuläre Azidose Typ I.
- Kombinierte Defekte.

5.11.2 Struvitsteine (Infektsteine)

Magnesium-Ammoniumphosphat und Carbonat-Apatit, Ausgusssteine mit raschem Wachstum, chronische Harnwegsinfektionen mit Urease-spaltenden Bakterien (Proteus, Pseudomonas, Klebsiella, Enterokokken). Urin-pH meist > 7.

Therapie

Therapie

Steinentfernung (s. o.) und antibiotische Behandlung.

5.11.3 Harnsäurenephrolithiasis

Röntgennegative Steine, Urin-pH < 5,5. Niedriges Harnzeitvolumen bei geringer Trinkmenge, erhöhte Harnsäure bei Überproduktion (nutritiv, endogen).

Therapie

Therapie

Diät, Flüssigkeit, Alkalisierung, Allopurinol.

5.11.4 Zystinsteine

Erhöhte Zystinausscheidung im Urin. Behandlungsbedarf bei Zystinurie > 0,8 mmol = 192 mg/24 h. Zystinausscheidung bei homozygotem genetisch bedingtem proximalem Tubulusdefekt über 1 g/d. Zusätzlich Resorptionsstörungen für Lysin, Arginin, Ornithin. Plättchenförmige gelbliche hexagonale Zystinkristalle im Urinsediment. Zystinsteine sind röntgennegativ.

Therapie

Therapie

- Nach Quantifizierung der Zystinurie Steigerung der Flüssigkeitszufuhr. Nachts Wecker stellen und trinken. pH-abhängige Löslichkeit von Zystin bis 250 mg/l Urin, daher Alkalisierung des Urins auf pH > 7,5 mittels Kaliumcitrat. Harnwegsinfektion muss vorher ausgeschlossen werden.
- Natriumrestriktion, Vermeidung tierischer Proteine.
- Medikamente: D-Penicillamin bis 3 g täglich plus 50 mg Pyridoxin, Captopril (wirken über eine Komplexbildung mit Zystin im Urin, die die Löslichkeit verbessert).

5.12 Akutes Nierenversagen (ANV)

Definition

Unter den Begriff „akutes Nierenversagen" wird vielfach sowohl die akute prärenale und postrenale Niereninsuffizienz, die akute renale Niereninsuffizienz (z. B. bei Glomerulonephritis) als auch das akute Nierenversagen im engeren Sinne gefasst, das im englischen Schrifttum als „akute Tubulusnekrose" beschrieben wird. Die Differenzialdiagnose ist in Tab. 5.**12** dargestellt. Die weiteren Ausführungen beziehen sich auf das ANV im engeren Sinne.

Pathophysiologie/Pathogenese

Die häufigste Ursache des ANV ist eine **zirkulatorisch-ischämische Störung** (Schockniere). Wie bei der prärenalen akuten Niereninsuffizienz kommt es beim ANV durch Kreislaufzentralisation zur Vasokonstriktion und zum Rückgang der Nierendurchblutung. Gerade das Nierenmark weist physiologischerweise bereits eine sehr knappe Sauerstoffversorgung auf. Daher ist die Ischämietoleranz in diesem Bereich gering. Während die prärenale Störung funktioneller Natur und unmittelbar reversibel ist, kommt es beim ANV zur hypoxischen tubulären Schädigung. Besonders betroffen sind die oberflächlichen Nephrone („kortikale Nekrose") mit der langen, ins Nierenmark reichenden Henle-Schleife.

Infolge der Tubuluszellnekrose kommt es zur tubulären Obstruktion (im Tierexperiment, Bedeutung beim Menschen unklar) und zur tubulären Rückdiffusion (Verlust des osmotischen Gradienten im Nierenmark). Der tubuloglomeruläre Feedback löst eine präglomeruläre arterioläre Konstriktion und mesangiale Kontraktion (Verminderung der kapillären Filtrationsoberfläche) aus, in deren Folge die GFR abfällt.

Bei einer leichten Schädigung bleiben vorwiegend die Nephrone mit kurzer Henle-Schleife funktionsfähig, die weniger empfindlich sind, aber auch ein geringeres Konzentrationsvermögen aufweisen. Die Folge ist das primär norm- oder polyurische ANV.

Klinik

Leitsymptom ist die Oligo-/Anurie. Folgende Definitionen sind gebräuchlich: Oligurie < 500 ml/d; Anurie < 100 ml/d, totale Anurie = 0 ml („kein Tropfen").

Typischerweise verläuft das ANV in **4 Stadien:**

1. Schädigungsphase: Je nach Schädigungsereignis (Schock, Nephrotoxine) dauert sie Stunden bis Tage.

2. Oligo-/anurisches Stadium (Dauer 2 Tage bis 9 Monate, im Mittel 10 Tage): Die Folgen sind:

- Natrium- und Wasserretention, generalisierte Ödeme. Die „fluid lung", ein vorwiegend interstitielles Lungenödem, tritt meist erst nach > 5 l Überwässerung auf und lässt sich zuerst röntgenolo-

Tabelle 5.**12** Differenzialdiagnose des akuten Nierenversagens

	akute prärenale Niereninsuffizienz	akutes renales Nierenversagen	akute postrenale Niereninsuffizienz
Pathogenese	prärenale Zirkulationsstörung mit renaler Minderperfusion	renale Schädigung	Obstruktion der Harnwege
Klinik	nach Beseitigung der Zirkulationsstörung normalisieren sich Nierendurchblutung und Nierenfunktion	keine rasche Normalisierung nach Beseitigung der Zirkulationsstörung	nach Beseitigung der Obstruktion rasches Einsetzen der Nierenfunktion
Ursachen	• Hypovolämie (Dehydratation, Blutverluste) • Schock, Herzinsuffizienz	• Schockniere bei Einsetzen der strukturellen Schäden • Crushniere • intravasale Gerinnung • Nephrotoxine → ANV im engeren Sinne Akute Glomerulonephritis, interstitielle Nephritis, Vaskulitis, bilaterale Nierenarterien- oder venenthrombose, etc.	Obstruktion der ableitenden Harnwege (Steine, Tumoren, Kompression von außen)

gisch nachweisen. Hirnödem (Unruhe, gesteigerte neuromuskuläre Erregbarkeit, Bewusstseinsstörung), Herz-Kreislauf-Überlastung, Hypertonie.

- Hyperkaliämie, besonders bei erhöhtem Kaliumanfall: exogen (Diät, Transfusionen) und endogen (Azidose, Hyperkatabolismus, Trauma, Hämolyse). Gefahr von Herzrhythmusstörungen und Herzstillstand (EKG!). Serum-Kaliumanstieg um 0,3 – 3,0 mmol/l tägl.
- Retention harnpflichtiger Substanzen: Anstieg von Kreatinin (um 1 – 3 mg/dl tägl.), Harnstoff (um 20 – 50 mg/dl tägl., bei Hyperkatabolismus durch Eiweißmangel, Fieber, Steroide bis 200 mg/dl tägl.), Harnsäure und „Urämietoxinen". Klinisch treten nach 1–5 Tagen die Symptome der Urämie auf: Übelkeit, Erbrechen, gastrointestinale Blutungen, gesteigerte neuromuskuläre Erregbarkeit und Bewusstseinsstörungen.

3. Polyurisches Stadium (Dauer ca. 3 Wochen): Stufenweise Zunahme der Diurese auf ca. 5 l und mehr durch die fehlende Konzentrationsfähigkeit der Nieren.

4. Stadium der Restitution (Dauer Monate bis ca. 2 Jahre): Nicht immer kommt es zur vollständigen Restitutio ad integrum, Defektheilung ist möglich.

Differenzialdiagnose

Entscheidend für das therapeutische Vorgehen ist die **diagnostische Klärung der Niereninsuffizienz** (Abgrenzung der postrenalen Niereninsuffizienz durch Sonographie, Unterscheidung der prärenalen und renalen Niereninsuffizienz gemäß Tab. 5.**13**). Die Übergänge zwischen der prärenalen Niereninsuffizienz („Niere im Schock"), die sich durch Beseitigung des Schockzustandes rasch beheben lässt, und dem ANV („Schockniere"), das dann unabhängig vom auslösenden Ereignis abläuft, sind fließend und werden u. a. durch die Dauer eines Schockzustandes bestimmt.

Von der akuten renalen Niereninsuffizienz ist das Terminalstadium der chronischen Niereninsuffizienz abzugrenzen (Anamnese, Schrumpfnieren, Hochdruck und seine Folgen, Anämie, Hypokalzämie).

Cave: Eine postrenale Niereninsuffizienz muss immer ausgeschlossen werden (Sonographie!). Sie geht oft mit kompletter Anurie einher (DD: Glomerulonephritis, Vaskulitis, Nierenarterienverschluss, totale Nierenrindennekrose).

Diagnostisches Vorgehen

- **Urinproduktion:** Blasenkatheter zum Ausschluss eines subvesikalen Hindernisses und zur Feststellung des Harnzeitvolumens (während der ersten Stunden). Wenn die Oligo-Anurie nachgewiesen ist, sollte der Blasenkatheter entfernt werden, da er überflüssig ist und Infektionen begünstigt.
- **Klinische Untersuchung:** Blutdruck, Venendruck, Pulsfrequenz, Atmung, Temperatur, Hautturgor, Ödeme, Reflexe, Krampfneigung, Bewusstseinslage, Augenhintergrund.
- **Laboruntersuchungen:**
  - Im Blut: Kreatinin, Harnstoff, Harnsäure, Phosphat, Kalium, Natrium, Calcium, Blutbild, Säure-Basen-Status, Gesamteiweiß, Osmolalität; ggf. Thrombozyten, Gerinnungsfaktoren.
  - Im Urin: Osmolalität, Natriumkonzentration, Sediment.

Tabelle 5.**13** Abgrenzung von prärenaler Niereninsuffizienz und akutem oligurischem Nierenversagen

	prärenale Niereninsuffizienz, hepatorenales Syndrom	akutes Nierenversagen i.e.S.
Urin-Natrium (mmol/l)	< 10	> 40
Urin-Osmolarität (mOsmol/kg)	> 500	< 350
Urin/Plasma Osmolarität	> 1,3	< 1,1
Urin/Plasma Harnstoff	> 8	< 3
Urin/Plasma Kreatinin	> 40	< 20
FeNa (%)	< 1	> 1
Urinsediment	normal, evtl. hyaline oder feingranulierte Zylinder	grobgranulierte und tubuläre Zylinder

(FeNa = fraktionelle Natriumexkretion, $Na_{Urin} \times Krea_{Serum} / Na_{Serum} \times Krea_{Urin} \times 100$)

- Zusatzuntersuchungen: Myoglobin und Hämoglobin im Serum und im Urin.
- **Sonographie:** Aufstau des Nierenhohlraumsystems bei postrenaler Obstruktion, parenchymatös geschwollene Nieren beim ANV. Durch die **farbkodierte Duplexsonographie** lassen sich arterielle oder venöse Gefäßverschlüsse nichtinvasiv diagnostizieren.
- **Röntgen-Thorax:** Überwässerung, „fluid lung".
- **Computertomographie:** ist in unklaren Fällen hilfreich, u. a. zum Nachweis von abszedierenden Veränderungen.
- **Retrograde Pyelographie:** Infektionsgefahr! Nur noch selten als diagnostische Maßnahme erforderlich, da die Sonographie meist ausreichende Information liefert. Bei postrenaler supravesikaler Obstruktion (z. B. Uratschlammniere) kann die Ureterensondierung allerdings die entscheidende therapeutische Maßnahme darstellen.
- **Renovasographie** oder **MRT-Angiographie** bei Verdacht auf einen Verschluss der Nierenarterien.
- **Nierenbiopsie:** Bei unklarem ANV, bei persistierender Oligo-/Anurie und zur Abgrenzung von Glomerulonephritis, akuter interstitieller Nephritis, Vaskulitis oder primär maligner Nephrosklerose. In der Regel erst einige Tage nach dem akuten Ereignis nach Ausschöpfung der übrigen diagnostischen Maßnahmen sinnvoll.

Therapie

Prophylaxe des ANV

Die prompte und wirksame **Beseitigung potenzieller Schockursachen** (Hypovolämie, Sepsis, kardiale Insuffizienz) verhindert die häufigste Form des ANV, die Schockniere. Potenziell nephrotoxische Substanzen sollten nur unter Abwägung von Nutzen und Risiken, in adäquater Dosis und unter Kontrolle der Nierenfunktion eingesetzt werden. Besonders gefährlich ist die gleichzeitige Einwirkung von mehreren nephrotoxischen Substanzen.

Spezielle prophylaktische Maßnahmen sind in folgenden Fällen zu ergreifen:

- **Myoglobinurie und Hämoglobinurie:** Alkalisierung des Harns (Urin-pH > 7,0) und Steigerung des Urinflusses > 100 ml/h.
- **Akute Hyperurikosurie:** Alkalisierung des Harns und Steigerung des Urinflusses > 100 ml/h, zusätzlich Allopurinol p.o., in schweren Fällen Urikase zur Umwandlung von Harnsäure in besser lösliches Allantoin.
- Hoch dosierte **Methotrexattherapie:** Alkalisierung des Harns und Steigerung des Urinflusses > 100 ml/h, Beginn 12 h vor der Methotrexatgabe.
- **Cisplatintherapie:** Keine pH-Abhängigkeit. Steigerung des Urinflusses > 100 ml/h, Beginn 12 h vor der Cisplatinapplikation.
- **Kontrastmittel(KM)-Belastung** von **Risikopatienten** (Ausgangskreatinin > 1,5 mg/dl, Diabetes mellitus, Proteinurie, Plasmozytom): Volumengabe mit NaCl 0,9% mit 1 ml/kg KG/h jeweils 12 h vor und 12 h im Anschluss an KM-Belastung, Verwenden von nichtionischen, niederosmolaren KM, keine Gabe von Diuretika zur Steigerung des Urinflusses (Kontraktion des Intravasalvolumens), jedoch Belassen einer diuretischen Vormedikation. KM ist dialysabel. Eine Dialysebehandlung nach KM-Belastung kann bei Hochrisikopatienten mit Ausgangskreatinin > 3,0 mg/dl und großer KM-Menge (> 100 ml) erwogen werden, sofern die Behandlung binnen 90 min nach KM-Injektion durchgeführt werden kann. Ein prognostischer Vorteil durch Dialyse ist jedoch nicht bewiesen.

Therapie des ANV

Therapieziele sind:

- Beseitigung der auslösenden Ursache (Schock, Nephrotoxine),
- Bilanzierung des Wasser- und Elektrolythaushaltes,
- Verhinderung der Urämie und ihrer Komplikationen,
- Behebung von Komplikationen (z. B. Anämie, Hyperkaliämie, Katabolie, Infektionen u. a.).

Die Flüssigkeitsbilanzierung, Erhaltung der Elektrolytbalance und Vermeidung der Katabolie sind für die Behandlung und Prognose des ANV entscheidend. Voraussetzung ist ein zentraler Gefäßzugang sowie adäquate Indikationsstellung zur Dialyse (Tab. 5.**14**). Demgegenüber ist die spezielle Pharmakotherapie von untergeordneter Bedeutung.

Flüssigkeitsbilanzierung:

Der Nettowasserverlust beträgt ca. 500 ml/d: Flüssigkeitsverlust durch Perspiratio sensibilis und insensibilis (700 ml) und Fäzes (100 ml) abzüglich des endogen produzierten Oxidationswassers ►

Tabelle 5.**14** Indikationsstellung zur Dialysebehandlung bei akutem Nierenversagen

Parameter	Dialyseindikation
Volumenbilanzierung	Diuretika-unterstützte Diurese unzureichend (< 0,5 ml/kg KG/h) oder Notwendigkeit einer hohen Volumenzufuhr (Ernährungstherapie)
Urämie	Harnstoff > 150 – 200 mg/dl und/oder rasch steigende Tendenz
Azidose	Bicarbonat < 20 mmol/l trotz Substitution
Elektrolytstörung	therapierefraktäre Hyperkaliämie oder Hyponatriämie
Symptomatik	Perikarditis, Perikarderguss, Übelkeit, Erbrechen

(300 ml). Die Flüssigkeitszufuhr bei Anurie ergibt sich demnach aus maximal 500 ml/d und dem Ersatz von zusätzlichen Verlusten (durch Fieber, Schwitzen, Hyperventilation, Erbrechen, Durchfall, Fisteln).

Um die Entstehung einer schleichenden Überwässerung zu vermeiden, ist eine Gewichtsabnahme von ca. 300 g/d (5 g/kg KG/d), je nach Hyperkatabolismus, anzustreben. Wichtig ist die tägliche Gewichtskontrolle und bei Überwässerungstendenz die rechtzeitige Dialysebehandlung!

Ernährung

- Keine zusätzliche Kaliumzufuhr (Hyperkaliämie!). Natriumzufuhr auf Ersatz extrarenaler Verluste beschränken (Überwässerung, Hypertonie!).
- Ausreichende Kalorienzufuhr > 35 kcal/kg KG/d (Katabolie, Infektneigung, Wundheilungsstörung), in vielen Fällen als parenterale Ernährung.
- Bei Übelkeit, Brechreiz, Schluckstörung oder Bewusstseinsstörung ist die parenterale Zufuhr unumgänglich: Kohlenhydrat-Lösungen 10 – 70 %, deren Konzentration sich nach der Wasserbilanz richtet. Gleichzeitige Infusion von Aminosäuren 1 – 1,4 g/kg KG/d.
- Das Eiweißangebot von 0,5 – 0,6 g/kg KG/d stellt einen Kompromiss dar zwischen dem erforderlichen Angebot zur Verhinderung von Hyperkatabolismus und Infekten einerseits und dem erhöhten Anfall von toxischen Abbauprodukten des Eiweißmetabolismus andererseits. Bei einer Dialysebehandlung kann und soll das Eiweißangebot erhöht werden, zumal bei einer Hämodialysebehandlung ca. 5 – 10 g Aminosäuren über die Dialysemembran verloren gehen.

Pharmakotherapie des ANV

Generell hat das nichtoligurische ANV eine bessere Prognose als das anurische ANV. Dies gilt jedoch ausschließlich für den Spontanverlauf. Der Versuch, ein oligurisches Nierenversagen mittels Diuretika oder Dopamin in ein nichtoligurisches ANV zu konvertieren, führt **nicht** zur Verbesserung der Prognose.

Schleifendiuretika hemmen die Na^+-/K^+-ATPase, sind dadurch theoretisch Sauerstoff sparend, wirken direkt vasodilatatorisch und hemmen das tubuloglomeruläre Feedback. Zur Erleichterung der Flüssigkeitsbilanzierung können sie initial (über 1 – 2 Tage) eingesetzt werden. Dosierung: Furosemid bis zu 4-mal tägl. 250 mg i.v. (Infusion über mind. 1 h, da bei rascherer Zufuhr eine Innenohrschädigung auftreten kann). Alternativ: Torasemid 200 mg/24 h als Dauerinfusion. Kontraindikationen sind: Hypovolämie und Exsikkose, postrenale Obstruktion. Eine längere hoch dosierte Applikation von Schleifendiuretika empfiehlt sich jedoch nicht (Gefahr der Ototoxizität und der Hypovolämie)! Mit Beginn der Dialysebehandlung wird die Diuretika-Applikation überflüssig und sollte beendet werden.

Dopamin in niedriger Dosierung kann zur Diuresezunahme führen, **verbessert jedoch nicht die renale Prognose**. In kontrollierten Untersuchungen wurde bei Intensivpatienten kein Einfluss auf Diurese, Serumkreatinin und Kreatininclearance nachgewiesen. Da die Flüssigkeitsbilanzierung durch Dialyse erfolgen kann, wird der symptomatische Einsatz von Dopamin zur Stabilisierung der Nierenfunktion nicht mehr empfohlen, zumal die Nebenwirkungen auch bei niedrig dosiertem Dopamin (1 – 3 μg/min) relevant sind: Tachykardie, Arrhythmie, mesenteriale Vasokonstriktion und bakterielle Translokation. Unabhängig hiervon kann Dopamin in kreislaufwirksamer ▶

Dosierung zur Behandlung eines Schockzustandes erforderlich sein.

Keinen Effekt auf das ANV haben: ACE-Hemmer, Prostaglandine, β- und α-Rezeptorenblocker, Isoprotenerol, Adrenalin, Thyroxin u. a.

! Die Dosierung von Medikamenten muss der jeweiligen Nierenfunktion angepasst werden. Das Serumkreatinin ist hierbei kein Maß für die jeweils aktuelle Nierenfunktion, besser erfolgt eine Einschätzung auf der Basis von Urinvolumen oder Kreatininclearance. Zu berücksichtigen ist, dass beim ANV die Nierenfunktion rasch wechselt (z. B. bei Einsetzen der Oligo-/Anurie oder Polyurie) und dass die einzelnen Substanzen in Abhängigkeit von Molekulargewicht und Proteinbindung eine unterschiedliche Dialysierbarkeit aufweisen.

Therapie der Komplikationen

Die Mehrzahl der aufgeführten Komplikationen lässt sich durch eine frühzeitige und häufige Dialyse vermeiden. Die genannten konservativen Maßnahmen sind in erster Linie als Überbrückung bis zum Dialysebeginn und in einigen Fällen als unterstützende Maßnahmen zu verstehen:

- **Überwässerung:** Symptome sind Hyponatriämie, Flüssigkeitslunge, Herzinsuffizienz, Hypertonie, Steigerung der neuromuskulären Erregbarkeit. In einigen Fällen ist eine Diuresesteigerung durch Furosemid möglich. Meist liegt eine dringliche Dialyseindikation vor.
- **Hyperkaliämie:** Die schwere Hyperkaliämie erfordert Sofortmaßnahmen (Serumkalium > 7,5 mmol/l, bei rascher Entwicklung und kardialer Vorschädigung schon bei niedrigeren Kaliumwerten). Die Maßnahmen sind im Detail in Kapitel 5.17.2 dargestellt. Zur Prophylaxe der Hyperkaliämie sind die Beseitigung der auslösenden Ursachen, u. a. auch von Medikamenten, wie Kalium sparenden Diuretika, Konversionsenzymhemmer und nichtsteroidalen Antiphlogistika, sowie die diätetische Kaliumrestriktion von entscheidender Bedeutung.
- **Metabolische Azidose:** Zielwerte im akuten Nierenversagen ist ein Bikarbonat > 22 mmol/l, da die Azidose nachteilige Einflüsse auf den Stoffwechsel hat. Natriumbicarbonat oral oder i.v. kann die Azidose kompensieren, hierbei ist jedoch die hohe Natriumzufuhr zu beachten, die die Überwässerung verschlechtern kann. Bei nicht dialysierten Patienten kann daher Calcium-Natriumcitrat (Acetolyt) 5–15 g/d p.o. hilfreich sein.
- **Hypokalzämie:** Die Hypokalzämie führt selten zu einer therapiebedürftigen Symptomatik, da der Anteil des freien Calciums durch die Azidose erhöht ist. Beim Ausgleich der Azidose treten gelegentlich Muskelkrämpfe auf, die durch 10–20 ml Calciumglukonat 10% beseitigt werden können.
- **Infektionen:** Allgemeine Infektionsprophylaxe! Blasenkatheter entfernen, sobald die Oligo-/Anurie gesichert ist. Strenge Asepsis bei Venen- und Blasenkathetern. Antibiotische Therapie bei nachgewiesenen Infekten in einer der Nierenfunktion angepassten Dosierung. Keine prophylaktische Antibiotikagabe!
- **Anämie:** Sie entwickelt sich innerhalb weniger Tage, wobei sich der Hämatokrit in der Regel bei 20–25% stabilisiert. Extrarenale Ursachen (Blutverlust, Hämolyse) müssen ausgeschlossen oder behandelt werden. Transfusionen sind erst bei klinischer Symptomatik (Schwäche, Schwindel, Bewusstseinsstörungen, Stenokardien) indiziert.
- **Blutungen:** Intestinale Blutungen (erosive Gastritis, gastroduodenale Ulzera) waren vor dem breiten Einsatz der Protonenpumpenhemmer besonders häufige Komplikationen des ANV. Die Blutung wird begünstigt durch die urämische Hämostasestörung (im Wesentlichen Thrombozytenfunktionsstörung), in bestimmten Fällen zusätzlich durch die medikamentöse Behandlung (Penicilline, Cephalosporine, Heparin).
- Eine **Perikarditis** tritt in bis zu 10% der Patienten mit fortgeschrittener Niereninsuffizienz und unter Dialysebehandlung auf. Sie ist ein Zeichen der Urämie, d. h. einer zu spät einsetzenden oder unzureichenden Dialysebehandlung sowie einer Hyperhydratation. Darüber hinaus sind die gängigen Ursachen einer Perikarditis wie Infektionen (z. B. Staphylokokkensepsis) in Betracht zu ziehen. Eine epikardiale Beteiligung mit ST- und T-Hebung ist bei der „urämischen" Perikarditis selten. **Therapeutisch** steht eine intensive, zunächst tägliche Dialysebehandlung mit Beseitigung der urämischen Intoxikation und einer eventuellen Hyperhydratation an erster Stelle. Bei unzureichendem Effekt oder bei hämodynamischen Auswirkungen des Ergusses ist die Anlage eines intraperikardialen Verweilkatheters erforderlich.

▶

Therapie des polyurischen Stadiums

Zu Beginn der Polyurie findet sich häufig eine tägliche Verdoppelung der Urinvolumina bis auf im Mittel 4 – 6 l/d. Die massive Diurese von plasmaisotonem Urin kann zu erheblichen Verlusten von Natrium, Kalium und Chlorid führen. Die harnpflichtigen Substanzen können zu Beginn des polyurischen Stadiums noch ansteigen, besonders bei Katabolie. Im Rahmen der Polyurie kommt es zu einer raschen Änderung der Nierenfunktion. Um eine Unterdosierung von Medikamenten zu vermeiden, muss die Dosierung der verbesserten Nierenleistung angepasst werden.

- **Überwachung:** Täglich Körpergewicht, Urinvolumen mit Einfuhr/Ausfuhr-Bilanzierung, Serumnatrium und Serumkalium. Außerdem harnpflichtige Substanzen, Serumcalcium, Hämatokrit. Eine tägliche Messung der Natrium- und Kaliumausscheidung im Urin ist meist nicht erforderlich.
- **Dialysebehandlung:** Die Dialysebehandlung sollte wenigstens so lange fortgesetzt werden, wie die Harnstoff-Werte 150 – 180 mg/dl übersteigen, dann Auslassversuch.
- **Diät, Flüssigkeits- und Elektrolytzufuhr:**
  - Kalorisch ausreichende Ernährung, die Einschränkung der Eiweißzufuhr darf parallel zum Verschwinden der Azotämie gelockert werden.
  - Die täglichen Verluste von Wasser und Natrium (u. U. > 300 mmol/d) müssen quantitativ ersetzt werden. In der Regel genügen hierzu ein reichliches Flüssigkeitsangebot und eine kräftig gesalzene Normalkost. Eine negative Flüssigkeits- und Natriumbilanz lässt sich aus dem Verhalten des Körpergewichts und des Serumnatriums ablesen. Konstanz bzw. tägliche Reduktion des Körpergewichts um 200 – 500 g bei steigender Kreatinin-Clearance bzw. sinkendem Serumkreatinin spricht für eine angemessene Flüssigkeitszufuhr.
  - Nimmt die Harnmenge 5 – 6 Tage nach Diuresebeginn weiterhin zu, so sollte die Flüssigkeitszufuhr für 6 Stunden eingestellt und während dieser Zeit das Harnzeitvolumen gemessen werden. Fällt es signifikant ab, so ist zuviel Flüssigkeit gegeben worden.
  - Die Hyperkaliämie bildet sich in der polyurischen Phase meist schneller zurück als die Azotämie. Bei Harnvolumina über 1500 ml/d ist in der Regel eine diätetische Kaliumrestriktion nicht mehr nötig. Bei Polyurie besteht eher die Gefahr der Hypokaliämie. Zum Ausgleich der Verluste genügt oft eine kaliumreiche Vollkost, nur bei Serumkalium < 3,5 mmol/l wird eine medikamentöse Substitution erforderlich.
  - Mit fortschreitender Normalisierung der Nierenfunktion (Normalisierung des Serumkreatinins und der Kreatinin-Clearance, Anstieg der Konzentrationsleistung bei kurzfristiger probatorischer Flüssigkeitsrestriktion) können Flüssigkeitszufuhr und Elektrolytsubstitution schrittweise bis zur Norm abgebaut werden.

! Häufige Fehler bei Diagnostik und Therapie des ANV

- Verspätetes Erkennen des ANV infolge einer Vernachlässigung der Nierenfunktionsdiagnostik (Harnzeitvolumen, harnpflichtige Substanzen) bei ausschließlicher Konzentration auf das oft dramatische auslösende Ereignis.
- Fehlerhafte Durchführung der Diuretikatherapie. Ihre Anwendung bei Hypovolämie bzw. Exsikkose vor Volumensubstitution kann den Volumendefekt als auslösende prärenale Ursache verstärken und damit das ANV verschlimmern.
- Ungenügende Asepsis bei der Katheterisierung der Harnwege.
- Überwässerung bzw. Herz-Kreislauf-Überlastung („fluid lung") als Folge wiederholter Versuche, die initiale Oligurie durch forcierte Flüssigkeitszufuhr zu durchbrechen.
- Elektrolytstoffwechselstörungen durch fehlerhafte und/oder ungenügend kontrollierte Intensivbehandlung.
- Zu späte Verlegung des Patienten bzw. Indikationsstellung zur Nierenersatzbehandlung.
- Zu später Übergang vom kontinuierlichen auf ein intermittierendes Nierenersatzverfahren, um einer Immobilisation entgegenzuwirken.

5.13 Hepatorenales Syndrom (HRS)

Definition

Unter hepatorenalem Syndrom wird eine ausschließlich funktionelle Niereninsuffizienz bei fortgeschrittener Lebererkrankung verstanden. Histologische Veränderungen sind in der Niere nicht vorzufinden. Die funktionelle Natur zeigt sich u. a. darin, dass eine erfolgreiche Lebertransplantation zur Normalisierung der Nierenfunktion führt, umgekehrt kann die Niere eines Patienten mit HRS erfolgreich einem Patienten mit gesunder Leber transplantiert werden.

Pathogenese

Eine Schlüsselrolle in der Auslösung des HRS kommt der portalen Hypertension und der Verminderung des peripheren Gefäßwiderstands, vor allem im Splanchnikusgebiet zu. Durch renale Minderperfusion führt sie zur Aktivierung des Renin-Angiotensin-Systems und zur Natrium- und Wasser-Retention (Abb. 5.**5**).

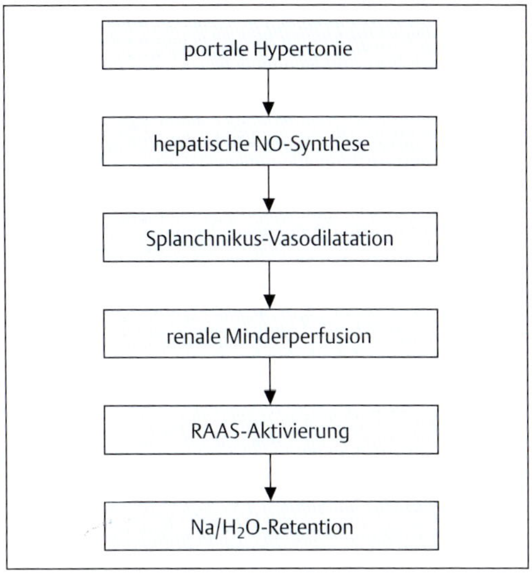

Abb. 5.5 Pathogenese des hepatorenalen Syndroms.

Klinik

Das HRS entwickelt sich meist erst im Terminalstadium einer Lebererkrankung. Fast immer liegt eine portale Hypertension und Aszites vor, in 75 % außerdem eine hepatische Enzephalopathie.

Typischerweise bestehen eine weitgehend diuretikarefraktäre Oligurie, eine sehr niedrige Natriumexkretion (< 10 mmol/d), eine fraktionelle Natriumexkretion < 1 % sowie eine progrediente Erhöhung der harnpflichtigen Substanzen. Die diagnostischen Parameter entsprechen der akuten prärenalen Niereninsuffizienz (Tab. 5.**13**, S. 528).

Das HRS ist eine **Ausschlussdiagnose**, es müssen vor allem folgende Krankheitsbilder ausgeschlossen werden:

- akutes Nierenversagen (evtl. durch Aminoglykoside, Röntgen-Kontrastmittel, Sepsis oder Blutungen),
- prärenale Niereninsuffizienz (bei HRS keine Diuresesteigerung auf probatorische Volumenzufuhr),
- primäre Nierenerkrankung (z. B. akute Glomerulonephritis).

Therapie

Therapie

- Natrium- und Wasserrestriktion (minimale Natriumausscheidung, jegliche Zufuhr führt fast quantitativ zur Asziteszunahme).
- Strikte Vermeidung aller zusätzlichen nephrotoxischen Einflüsse (nichtsteroidale Antiphlogistika, ACE-Hemmer, nephrotoxische Antibiotika)
- Limitierter Versuch einer Expansion des intravasalen Volumens (z. B. mit Volumenexpandern oder Humanalbumin, **cave:** Enzephalopathiegefahr bei hoher Eiweißzufuhr, ZVD-Kontrolle!).
- Versuche zur Korrektur der Splanchnikus-Vasodilatation mittels Terlipressin oder Octreotid + Midodrin können derzeit noch nicht allgemein empfohlen werden.
- Ein Nierenersatzverfahren ist nur indiziert zur Überbrückung bei akuten und besserungsfähigen Lebererkrankungen, bei geplanter Lebertransplantation und in diagnostisch noch unklaren Fällen mit Überwässerung. Eine chronische Dialysebehandlung sollte aufgrund der schlechten Prognose des HRS in der Regel nicht eingeleitet werden.
- Durch die erfolgreiche Lebertransplantation wird das HRS geheilt.

5.14 Chronische Niereninsuffizienz

Definition

Fortschreitender, irreversibler Ausfall funktionstüchtiger Nephrone auf dem Boden unterschiedlicher Nierenerkrankungen mit entsprechender Einschränkung der Nierenfunktion, die bis zur terminalen Niereninsuffizienz (= Dialysepflichtigkeit) gehen kann. In vielen Fällen entwickelt sich eine Eigendynamik, die auch nach Ausheilung der auslösenden Ursache zur fortschreitenden Verschlechterung der Nierenfunktion führen kann.

Ätiologie/Pathogenese

Die **wichtigsten Ursachen** der terminalen, dialysepflichtigen Niereninsuffizienz, des Endstadiums der chronischen Niereninsuffizienz (CNI), sind in Tab. 5.**15** aufgeführt.

Tabelle 5.**15** Ursachen der terminalen Niereninsuffizienz bei Dialysepatienten in Deutschland (Stand 2001)

Erkrankung	Häufigkeit
Diabetes Typ I/II	36 %
Glomerulonephritis	14 %
interstitielle Nephritis	9 %
vaskuläre/hypertensive Nephropathie	17 %
Zystennieren	5 %
sonstige	8 %
Diagnose nicht geklärt	10 %

Diese einzelnen Grundkrankheiten können unterschiedlich schnell zur terminalen Niereninsuffizienz führen. Mit fortschreitender Niereninsuffizienz treten die Symptome der Grundkrankheit zunehmend in den Hintergrund, und die uniforme, urämische Symptomatik beherrscht das klinische Bild. Aufgrund dieses gleichartigen Verlaufs werden Stadien der chronischen Nierenkrankheit abgegrenzt, die unabhängig von der Grundkrankheit durchlaufen werden (Tab. 5.**16**).

Die Einteilung der Stadien erfolgt anhand der GFR, die durch Messung der Kreatininclearance oder mit nuklearmedizinischen Methoden bestimmt werden kann. Von einer Einteilung aufgrund des Serumkreatinins ist man abgekommen, da dies neben der Nierenfunktion sehr von der Muskelmasse abhängt.

Die klinische Symptomatik der chronischen Niereninsuffizienz entsteht durch den Ausfall der exkretorischen und der inkretorischen Funktionen der Nieren (Tab. 5.**17**)

Die **Retention harnpflichtiger Substanzen** betrifft nahezu alle nierengängigen Substanzen im Molekulargewichtsspektrum von 60 D (Harnstoff) bis 60 kD (Albumin). In allen Molekulargewichtsklassen finden sich Stoffe, die zur Symptomatik der CNI beitragen. Das „urämische Toxin" ließ sich trotz jahrzehntelanger Suche nicht identifizieren. Unter dem Aspekt der unterschiedlichen technischen Eliminierbarkeit durch Nierenersatzverfahren unterscheidet man niedermolekulare (< 500 D), mittelmolekulare (500 – 1500 D) und hochmolekulare (> 1500 D) Retentionsprodukte.

Unter den **niedermolekularen** Stoffen sind vor allem Kreatinin, Harnstoff, Phosphat und Harnsäure bedeutsam. Das nicht toxische Kreatinin spielt für die urämische Symptomatik keine Rolle, eher wenig toxisch ist auch der Harnstoff, beide sind Marker der Ausscheidungsstörung. Die Hyperurikämie führt bei Niereninsuffizienz nur selten zur symptomatischen

Tabelle 5.**16** Stadien der chronischen Niereninsuffizienz (nach der Definition der Dialysis Outcomes and Quality Initiative [DOQI] der amerikanischen National Kidney Foundation)

Stadium	Bezeichnung	GFR (ml/min × 1,73 m²)	Symptome
1	Nierenschaden mit normaler oder erhöhter GFR	> 90	z. B. Proteinurie, nephrotisches Syndrom
2	Nierenschaden mit leichter GFR-Einschränkung	60 – 89	keine
3	mäßiggradige GFR-Einschränkung	30 – 59	Hypertonie
4	schwere GFR-Einschränkung	15 – 29	Azidose, Anämie, Hyperparathyreoidismus
5	terminale Niereninsuffizienz	< 15	Vollbild der chronischen Niereninsuffizienz

Tabelle 5.**17** Inkretorische und exkretorische Nierenfunktion

Exkretorische Funktion		**Inkretorische Funktion**	
Elimination von	**Folgen der Störung**	**Sekretion von**	**Folgen der Störung**
Natrium/Wasser	Überwässerung, Hypertonie	Erythropoetin	Anämie
Kalium	Hyperkaliämie	Calcitriol	Osteopathie, Hyperparathyreoidismus
Protonen	Azidose	Renin	Hypertonie
harnpflichtige Substanzen	urämische Symptome	Kallikrein	Blutdruckdepression
Medikamente, Toxine	erhöhte Wirkung, Intoxikation	Prostaglandine	Abnahme von RBF, GFR, Na-Exkretion
		Endothelin	Gefäßkonstriktion

Gicht. Phosphatretention hat große Bedeutung im Zusammenhang mit dem Calciummetabolismus und als Auslöser des sekundären Hyperparathyreoidismus. Aus dem Proteinmetabolismus stammen niedermolekulare zyklische Amine, die mit der urämischen Intoxikation in Verbindung gebracht werden.

Im **mittelmolekularen** Spektrum finden sich viele Stoffwechselmetabolite, die für die Auslösung der urämischen Symptomatik (Übelkeit, Brechreiz, Appetitverlust, Perikarditis, Polyneuropathie) verantwortlich gemacht werden.

Hochmolekulare Retentionsprodukte sind vor allem Proteine, die physiologischerweise renal ausgeschieden werden. Beispiele sind Insulin, β_2-Mikroglobulin oder Zytokine, deren Halbwertszeiten durch Verlust der tubulären Metabolisierung deutlich ansteigen.

Klinik

- Im **Stadium 1** der chronischen Nierenkrankheit stehen oftmals erkrankungsspezifische Symptome wie das nephrotische Syndrom im Vordergrund.
- Das **Stadium 2** ist oligosymptomatisch und wird oft klinisch übersehen.
- Im **Stadium 3** findet sich gelegentlich eine Zwangspolyurie (Mehrausscheidung harnpflichtiger Substanzen pro Nephron unter den Bedingungen einer osmotischen Diurese) sowie Durstgefühl und Polydipsie. Eine arterielle Hypertonie wird häufig beobachtet.
- Klinisch relevante Zeichen der CNI (z. B. Osteopathie, Azidose, Anämie) treten erst im **Stadium 4** auf.
- Der Übergang ins dialysepflichtige **Stadium 5 (terminale Niereninsuffizienz)** ist gekennzeichnet durch eine rasche Abnahme des Urinvolumens, Überwässerung, Hyperkaliämie und Azidose. Liegt das Vollbild der terminalen Niereninsuffizienz (Urämie) vor, so ist im Prinzip die Funktion aller Organe gestört:
  - Zentralnervensystem (Kopfschmerz, Übererregbarkeit des neuromuskulären Systems, Wesensveränderung, Somnolenz, Koma),
  - peripheres Nervensystem (Polyneuropathie),
  - Gastrointestinaltrakt (Übelkeit, Erbrechen, Durchfälle, Blutungen),
  - Blut (Anämie, hämorrhagische Diathese, Leukozytose),
  - Herz-Kreislauf-System (Hochdruck, Herzinsuffizienz, Perikarditis),
  - Lunge („fluid lung"),
  - Haut (blass, trocken, schuppig, Juckreiz),
  - Knochen (Osteomalazie und Ostitis fibrosa).

Diagnostik

Einige Nierenerkrankungen verlaufen symptomarm mit jahre- und jahrzehntelanger Latenz, ohne erkannt zu werden. Der Übergang ins Stadium der terminalen Niereninsuffizienz erfolgt dann meist rasch (sog. pseudoakuter Beginn eines chronischen Nierenleidens), sodass eine Abgrenzung gegenüber der akuten Niereninsuffizienz erforderlich ist (Tab. 5.**18**).

Tabelle 5.**18** Unterscheidung von akutem Nierenversagen (ANV) und chronischer Niereninsuffizienz (CNI) mit pseudoakutem Beginn

	ANV	CNI
Auslöser	meist akutes Ereignis, z. B. Schock	kein akutes Ereignis
Progredienz	rasche Progredienz	oft erhöhtes Kreatinin vorbekannt
Diurese	Oligo/Anurie	selten Oligurie
Sonographie	große Nieren	verkleinerte Nieren
Anämie	gering ausgeprägt	deutlich ausgeprägt
Hyperparathyreoidismus	Ca^{2+} normal, PTH normal	Ca^{2+} ↓, PTH ↑

Therapie

Therapie

Die Behandlung des chronischen Nierenversagens basiert zunächst auf einer Therapie des auslösenden Grundleidens. Darüber hinaus sind Maßnahmen zur Progressionsverzögerung zu ergreifen, die bei nahezu allen Nierenerkrankungen identisch sind und das eigendynamische Fortschreiten der Nierenfunktionsverschlechterung hemmen sollen.

Ab dem Stadium 3 der Niereninsuffizienz muss die Behandlung der urämischen Folgeerkrankungen beginnen. Nähert sich das terminale Stadium 5, ist rechtzeitig eine Nierenersatztherapie zu planen. Eine frühzeitige Einleitung der geeigneten Maßnahmen führt zu einer Minderung von Mortalität und Morbidität der Patienten. Eine Vernachlässigung der nephrologischen Begleittherapie in den Stadien 3–4 ist später nicht mehr aufzuholen.

5.14.1 Progressionsverzögerung

Bei renaler Vorschädigung führt die Überlastung der verbliebenen Nephrone zur Progredienz der Nierenfunktionsverschlechterung. Maßnahmen zur Progressionsverzögerung zielen vor allem auf die Senkung des intraglomerulären Drucks. Darüber hinaus sollen sie weitere schädigende Einflüsse auf die Nieren verhindern.

- Systemische **Blutdrucksenkung auf Werte < 130/80 mmHg**. Eine Senkung des systemarteriellen Drucks auf möglichst niedrige Werte wirkt erwiesenermaßen nephroprotektiv.
- Bevorzugter Einsatz von **Angiotensin-Hemmstoffen** zur Blutdrucksenkung. Für Patienten mit diabetischer Nephropathie sowie allen proteinurischen glomerulären Nierenerkrankungen ist ein Vorteil der Angiotensinhemmung gegenüber gleichstarker Senkung des systemarteriellen Blutdrucks mit anderen Medikamenten erwiesen. Hierbei scheinen ACE-Hemmer und AT1-Rezeptorblocker gleichwertig zu sein. Die Angiotensinhemmung reduziert über eine Dilatation des renalen Vas efferens den intraglomerulären Druck besonders effektiv.
- Eine **moderate Proteinrestriktion** (0,8–1,0 g/kg KG) führt ab dem Stadium 2–3 der chronischen Niereninsuffizienz zu einer Verminderung der glomerulären Hyperfiltration. Frühere Empfehlungen zur strengen Proteinrestriktion sind verlassen, da sie unter Angiotensinhemmung an Bedeutung verloren haben. Hingegen droht durch die diätetische Beschränkung die Entwicklung einer Protein-Kalorien-Malnutrition, die mit einer erhöhten Mortalität in späteren Stadien der Niereninsuffizienz vergesellschaftet ist.
- Ebenfalls progressionsverzögernd wirkt eine **Nikotinkarenz**. Es ist bedeutsam, dem Patienten zu verdeutlichen, dass durch Raucherentwöhnung die Zeit bis zur Dialysepflichtigkeit spürbar verlängert werden kann.
- Eine an den Bedarf des individuellen Patienten angepasste **Natriumzufuhr** soll eine Natriumverarmung, Schrumpfung des Extrazellulärvolumens und weitere Reduktion der GFR vermeiden. Der Natriumbedarf variiert in Abhängigkeit von den renalen Natriumverlusten (Messung im 24-h-Sammelurin!) zwischen 10 bis ca. 300 mmol/d. Eine generelle Kochsalzbeschränkung darf nicht erfolgen, sie ist lediglich bei Herzinsuffizienz oder schwerer Hypertonie indiziert.
- Eine stadienangepasste **Flüssigkeitszufuhr** erfordert häufig viel Aufklärungsarbeit. In den frühen Stadien ist die Konzentrationsfähigkeit der Nieren gestört. Bei vermindertem Flüssig-

►

keitsangebot entsteht rasch eine Exsikkose, die zur Nierenfunktionsverschlechterung beiträgt. Sinnvolle Trinkmengenempfehlungen liegen bei 2 – 3 l täglich. Das Maximum der Harnstoffausscheidung liegt bei einer Diurese von ca. 2,5 l/d. Darüber hinausgehende Flüssigkeitszufuhr ist nutzlos und gefährlich. In späteren Stadien ist dann auch die Verdünnungsfähigkeit gestört, hohe Wasserbelastungen können dann nicht mehr kompensiert werden und führen zu Ödemen und Lungenstauung. Hier ist dann die tägliche Gewichtskontrolle zur Flüssigkeitskontrolle unumgänglich!

- Alle **nephrotoxischen Einflüsse** auf die chronisch geschädigten Nieren sind strikt zu vermeiden. Derartige Einflüsse stammen vor allem von Medikamenten wie nichtsteroidalen Antiphlogistika, Antibiotika, Röntgen-Kontrastmitteln.
- Eine Herz- oder Leberinsuffizienz kann die chronische Niereninsuffizienz sehr ungünstig beeinflussen. Gelingt eine therapeutische Besserung dieser Begleiterkrankungen, so bessert sich oftmals auch die Nierenfunktion.

5.14.2 Komplikationen durch die gestörte exkretorische Nierenfunktion

Die Störungen der exkretorischen und inkretorischen Nierenfunktionen führen zu einer Reihe typischer Komplikationen, die sich unabhängig vom renalen Grundleiden ab dem Stadium 3 – 4 der CNI entwickeln und in besonderer Ausprägung den Dauerdialysepatienten betreffen.

Überwässerung

Aufgrund der eingeschränkten Adaptationsfähigkeit entwickelt sich bei einem überproportionalen Flüssigkeitsangebot rasch eine Überwässerung. Klinische Zeichen der Überwässerung sind Hyponatriämie, Lungenödem, Herzinsuffizienz und Hypertonie.

Therapie

- In Abhängigkeit von der Nierenfunktion empfehlen sich steigende Dosen an Schleifendiuretika (z. B. Furosemid 125 – 1000 mg/d). Thiaziddiuretika sind alleine nicht mehr ausreichend wirksam, können in Kombination mit Schleifendiuretika hilfreich sein.
- Ab etwa einem Serumkreatinin von 2 mg/dl sollten Kalium sparende Diuretika nicht mehr eingesetzt werden, da sie unzureichend wirken und die Gefahr der Hyperkaliämie bergen.
- Bei fortgeschrittener Niereninsuffizienz mit ausgeprägter Überwässerung und Hyponatriämie liegt meist Dialysepflichtigkeit vor.

Therapie

Hypertonie

Die Hypertonie entsteht bei fortgeschrittener Niereninsuffizienz vorwiegend durch die Natrium- und Wasserretention.

Therapie

- Therapeutisch strebt man eine Blutdrucknormalisierung an, um eine kardiale Entlastung zu erreichen und einen weiteren Nierenparenchymuntergang zu verhindern. Drastische Blutdrucksenkungen sind zu vermeiden. Durch systemische Drucksenkung kann es zur temporären Nierenfunktionsverschlechterung kommen, die sich jedoch in der Regel nach Tagen bis Wochen zurückbildet.
- Bei der malignen Hypertonie korreliert die Prognose eng mit der Drucksenkung, die hier von besonderer Wichtigkeit ist.

▶

Therapie

- Die antihypertensive Therapie wird dadurch vereinfacht, dass die erforderliche Dosis unabhängig von der Nierenfunktion durch Blutdruckmessungen ermittelt werden kann. Es gelten die üblichen Regeln der Hochdruckbehandlung.
- Dosisreduktion ist nicht erforderlich für: Dihydralazin, Prazosin, Minoxidil, Diazoxid, Oxprenolol, Propranolol, Metoprolol, Nitrendipin, Nifedipin, Diltiazem, Verapamil.
- Eine Dosisreduktion entsprechend Wirkung und Nebenwirkungen erfolgt bei: Clonidin, α-Methyldopa, Atenolol, Sotalol, Enalapril, Lisinopril und Captopril.

Hyperkaliämie

Die Kaliumausscheidung erfolgt vorwiegend über die Nieren, sodass bei Niereninsuffizienz in erster Linie mit einer Hyperkaliämie zu rechnen ist. Bei Urinvolumina > 1000 ml/d tritt eine Hyperkaliämie nur selten auf und beruht dann meist auf einer ungünstigen Begleitmedikation.

Medikamente, die eine Hyperkaliämie begünstigen, sind: Kalium sparende Diuretika, Aldosteronantagonisten, nichtsteroidale Antiphlogistika, Angiotensinhemmer, β-Blocker.

Therapie

Therapie

Eine diätetische Kaliumrestriktion ist meistens erst bei fortgeschrittener oder dialysepflichtiger Niereninsuffizienz erforderlich. Wichtig ist eine diätetische Beratung des Patienten (kaliumreiche Nahrungsmittel wie Obst, Gemüse, Fruchtsäfte meiden, Gemüse und Kartoffeln zweimal wässern und das Wasser verwerfen). Bei Serumkalium > 6 mmol/l sind zusätzliche medikamentöse Maßnahmen erforderlich (Kationentauscherharz in Calciumphase zu den Mahlzeiten).

Azidose

Bei CNI kommt es erst im Spätstadium mit erheblicher Reduktion der GFR zur Azidose. Oft wird diese durch eine akute endogene (vermehrter Katabolismus) oder exogene (z. B. Acetylsalicylsäure, Methionin) Säurebelastung und/oder zusätzlichen Alkaliverlust (Durchfälle) ausgelöst.

Therapie

Therapie

Alkalisierende Therapiemaßnahmen sollten bei Serumbikarbonatwerten < 20 mmol/l erfolgen, da dann mit erhöhtem Proteinkatabolismus zu rechnen ist. Behandlung mit Natriumbicarbonat 2 – 4 g/d oral, alternativ Calciumcarbonat oder Calciumnatriumcitrat.

Cave: Durch Citrat wird die intestinale Resorption von Aluminium begünstigt, daher keine Kombination mit aluminiumhaltigen Phosphatsenkern!

Liegt eine nicht kompensierbare Azidose vor, die mit klinischen Symptomen einhergeht, so muss meist mit der Dialyse begonnen werden. Nicht zu empfehlen sind Natriumlactat (Gefahr der Lactatazidose bei gleichzeitig eingeschränkter Leberfunktion) und Tris-Puffer (Risiko der Hyperkaliämie, Hypoglykämie, Atemdepression).

Hyperurikämie

Ab dem Stadium 3 – 4 der chronischen Niereninsuffizienz findet sich sehr häufig eine Hyperurikämie. Gichtattacken sind, außer bei Patienten mit primärer Gicht, selten.

Therapie

Eine Harnsäuresenkung mit Allopurinol (Dosisreduktion, max. 150 mg/d bei fortgeschrittener Niereninsuffizienz) soll ab einer Serumharnsäure > 10 mg/dl eine weitere Nierenfunktionsverschlechterung vermeiden helfen.

Bei Dialysepatienten sollte Allopurinol nur mit Zurückhaltung eingesetzt werden, zumal der Schutz der Nierenfunktion dann eine untergeordnete Rolle spielt. Die Allopurinolgabe sollte auf die symptomatische Gicht und sehr hohe, diätetisch nicht zu beeinflussende Harnsäurewerte begrenzt werden.

Urämische Perikarditis

Sie ist Ausdruck einer zu spät einsetzenden oder auch unzureichenden Dialysebehandlung und wird heute nur noch selten beobachtet.

Therapie

- Einleitung oder Intensivierung der Dialyse → hochfrequente, evtl. zunächst tägliche Dialyse. Zur Vermeidung der Hämorrhagie wird eine niedrige Heparindosis gewählt. Zusätzlich ist eine Hyperhydratation zu beseitigen.
- Außerdem hochkalorische, eiweißreiche Ernährung zur Vermeidung der Hyperkatabolie.
- Bei rasch zunehmendem Perikarderguss mit hämodynamischen Auswirkungen (ZVD-Anstieg, Blutdruckabfall) ist ein Perikardverweilkatheter erforderlich.

Polyneuropathie

Die urämische Polyneuropathie ist häufig, 10 – 20 % der terminal niereninsuffizienten Patienten sind in unterschiedlichen Schweregraden betroffen.

Klinisch finden sich strumpf- und handschuhförmig angeordnet sensible Störungen, die der diabetischen Polyneuropathie ähneln. Zum Taubheitsgefühl kommen nicht selten quälende brennende Schmerzen hinzu, motorische Störungen treten erst im Spätstadium auf.

Therapie

Therapeutisch steht die Einleitung oder Optimierung einer Nierenersatztherapie im Vordergrund. Die pathogenetisch bedeutsamen Toxine sind nicht bekannt, dennoch lässt sich die Polyneuropathie in vielen Fällen durch eine hocheffiziente (sog. High-flux-) Dialyse oder durch die Ausweitung der Dialysezeit pro Woche bessern. Symptomatisch werden trizyklische Antidepressiva, Carbamazepin oder α-Liponsäure eingesetzt.

β_2-Mikroglobulin (β_2M)-Amyloidose

Diese Komplikation entwickelt sich im Laufe der Langzeitdialyse (meist nach 3 – 5 Jahren). Die Amyloidablagerungen bestehen aus β_2-Mikroglobulin und finden sich in Gelenken, Bandscheiben und Sehnenscheiden. Klinische Manifestationen sind destruierende Arthropathie und Spondarthropathie sowie das Karpaltunnel-Syndrom.

Therapie

Therapie

β_2-Mikroglobulin wird bei terminaler Niereninsuffizienz nicht mehr renal eliminiert, die Plasmaspiegel sind in der Regel deutlich erhöht. Durch konventionelle Dialysatoren wird das Protein nicht effizient aus der Zirkulation entfernt, möglicherweise erfolgt durch eine Dialysemembran-bedingte Aktivierung von Monozyten und Granulozyten sogar eine vermehrte Bildung. β_2-Mikroglobulin muss im Serum über einen Zeitraum von mehreren Jahren um ein Mehrfaches der Norm erhöht sein, bevor erste klinische Zeichen der β_2-Mikroglobulin-Amyloidose auftreten. Eine besonders effiziente High-flux-Dialyse mit entsprechenden Dialysatoren kann die Komplikation zumindest teilweise aufhalten.

Die Nierentransplantation verhindert zusätzliche Ablagerungen, ein Rückgang der Amyloidose ist nicht gesichert. Allerdings ist die frühzeitige Nierentransplantation die einzige gesicherte prophylaktische Maßnahme bei Patienten mit terminaler Niereninsuffizienz.

5.14.3 Komplikationen durch die gestörte inkretorische Nierenfunktion

Renale Anämie

Bei der Mehrzahl der Patienten mit fortgeschrittener Niereninsuffizienz entwickelt sich eine normo- oder hypochrome und normozytäre Anämie. Ihre wichtigste Ursache ist der Erythropoetinmangel, da die Funktion der Erythropoetin produzierenden Zellen im Übergang von Nierenrinde zum Mark parallel zum GFR-Verlust abnimmt. Weitere pathogenetische Faktoren der Anämie sind eine Erythroblastenhemmung durch die urämische Intoxikation, eine deutlich verkürzte Erythrozytenüberlebenszeit und oftmals ein Eisenmangel (besonders bei Hämodialysepatienten). Hierdurch werden sogar supranormale Erythropoetinkonzentrationen zur Aufrechterhaltung eines normalen Hämatokrit benötigt.

Therapie

Therapie

Das gentechnologisch hergestellte **Erythropoetin** führt zu einer Normalisierung der renalen Anämie. Über 80 % der Patienten mit terminaler Niereninsuffizienz benötigen eine Erythropoetinsubstitution zur Aufrechterhaltung eines Hämoglobinwertes von 12,0 bis 12,5 g/dl. Eine Behandlungsindikation besteht bei Hb < 11,0 g/dl nach Ausschluss anderer Anämieursachen, hierdurch lässt sich die Mortalität bei chronischer Niereninsuffizienz senken. Da sich die renale Anämie oftmals bereits in der Stadien 3 – 4 der Niereninsuffizienz entwickelt, ist in vielen Fällen bereits bei diesen Patienten eine Erythropoetinsubstitution indiziert.

Erythropoetin-Dosierung: Beginn mit 3-mal wöchentlich 50 U/kg KG s.c. (Epoetin alfa, Epoetin beta) oder 1-mal wöchentlich 0,75 μg/kg KG s.c. (Darbepoetin alfa, ein lang wirksames Erythropoetinderivat mit geändertem Glykosylierungsmuster). Der Hämatokritanstieg sollte 0,7 – 2,5 g/dl innerhalb von 4 Wochen betragen, sonst Dosiskorrektur nach oben oder unten.

Nebenwirkungen der Erythropoetin-Behandlung sind Hochdruck (erhöhter peripherer Widerstand durch Aufhebung der Anämie-kompensierenden Vasodilatation), Thromboseneigung in Fistel und Dialysator, Hyperkaliämie (erhöhter Appetit, verminderte Dialyseeffektivität) und leichter Anstieg der harnpflichtigen Substanzen.

In der Regel ist eine zusätzliche **Eisensubstitution** erforderlich, Erythropoetin kann nur bei gut gefüllten Eisenspeichern wirksam werden. Eine orale Eisensubstitution ist bei Niereninsuffizienz mengenmäßig und durch reduzierte Resorption nahezu immer unzureichend, und erfolgt daher durch intravenöse Gabe von Eisenglukonat (60 mg). Zeichen des Eisenmangels: Ferritin < 100 μg/l oder Transferrinsättigung < 20 %.

▶

Bluttransfusionen sind heute beim chronisch niereninsuffizienten Patienten nur noch selten indiziert. Sie sollten nur bei dringlicher klinischer Indikation gegeben werden (Atemnot, Stenokardien, Tachykardie, Schwindelgefühl), wenn der Erfolg einer Erythropoetintherapie nicht abgewartet werden kann. Vor Einführung von Erythropoetin in die Therapie waren regelmäßige Bluttransfusionen erforderlich, verbunden mit der Gefährdung des Patienten durch mögliche Erregerübertragung, Transfusionsreaktionen und Hämosiderose.

Ausgleich von Mangelzuständen: Meist ist die Eisenzufuhr indiziert, da ein erhöhter intestinaler Verlust besteht. Bei makrozytärer Anämie (selten) sollte Folsäure und/oder Vitamin B_{12} ersetzt werden, die über die Dialyse verloren gehen können. Hiervon abzugrenzen ist eine vorübergehende Makrozytose, die nach Einleitung einer Erythropoetintherapie entsteht.

Weitere Maßnahmen: Wichtig ist die Beseitigung von Faktoren, die zusätzlich eine Anämie begünstigen (z. B. Beseitigung eines Hyperparathyreoidismus, einer chronischen Inflammation oder unzureichenden Dialyseintensität).

! Heute kaum mehr Bedeutung haben die Gabe des Aluminium-Chelators **Deferoxamin**, der den anämisierenden Effekt einer Aluminiumüberladung (Phosphatbinder!) reduziert, sowie **Anabolika** (Testosteron, Nandrolon).

Sekundärer Hyperparathyreoidismus

Pathogenese

Die beiden wichtigsten pathogenetischen Faktoren des sekundären Hyperparathyreoidismus (sHPT) sind die **Hyperphosphatämie** und die **verminderte Bildung von aktivem Vitamin D** (1,25-$[OH]_2$-Vitamin D_3 = Calcitriol). Ab einer GFR von ca. 30 – 40 ml/min kommt es zu einer Phosphatretention. Parallel dazu nimmt die 1-Hydroxylierung von 25-OH-D_3 in den Nieren ab, die für die Aktivierung des Vitamins erforderlich ist.

In einem komplexen Regelkreislauf bedingen Phosphatstau und Mangel an aktivem D-Vitamin eine dauernde Nebenschilddrüsenstimulation (Abb. 5.**6**). Parathormon aktiviert Osteoklasten und induziert die bei chronischer Niereninsuffizienz häufig beobachtete **Ostitis fibrosa** (vermehrter Skelettumbau mit erhöhter osteoklastärer Resorption). Dabei kommt es zur Freisetzung von Ca^{2+} und Phosphat aus dem Knochen. Wird das Löslichkeitsprodukt von Ca^{2+} und Phosphat im Plasma überschritten, entstehen die gefürchteten **ektopen Kalzifikationen** im Gefäßsystem und in den Weichteilen.

Bei langfristiger Stimulation der Nebenschilddrüsen kommt es zur Proliferation der Parathyreoidea-Zellen. Mit steigender Zellmasse nimmt die PTH-Sekretion kontinuierlich zu und wird schlechter therapierbar. Schließlich kann es auch zur Bildung eines autonomen, nicht mehr durch Ca^{2+} regulierten Adenoms kommen.

Therapie

Therapeutisches Ziel ist die Normalisierung von Calcitriol, Calcium, Phosphat und Parathormon, um den Veränderungen des Knochenstoffwechsels und den extraossären Verkalkungen entgegenzuwirken:

- **Diätetische Phosphatrestriktion:** Durch reduzierte Zufuhr von Fleisch- und Milchprodukten kann die Phosphatzufuhr von 1 – 2 g/d auf 0,5 – 1 g/d gesenkt werden. Die diätetische Phosphatrestriktion ist die Voraussetzung für die weiteren medikamentösen Maßnahmen. Bei chronischer Niereninsuffizienz sollte ab einer GFR von < 30 ml/min eine Ernährungsberatung erfolgen.
- **Hemmung der intestinalen Phosphatresorption:** Das Prinzip besteht in der Bildung unlöslicher Phosphatkomplexe im Darm, was eine Resorption des Nahrungsphosphats erschwert. Hierzu müssen die oralen Phosphatbinder zu den Mahlzeiten und entsprechend dem Phosphatgehalt der jeweiligen Mahlzeit eingenommen werden. Die meisten Patienten benötigen ab einer GFR < 30 ml/min eine orale Phosphatsenkertherapie. Hierzu stehen zur Verfügung:
  - **Calciumhaltige Phosphatbinder** (Calciumcarbonat, Calciumacetat) gleichen zusätzlich eine Hypokalzämie aus. Andererseits besteht bei ihnen die Gefahr von Hyperkalzämie und Weichteilverkalkungen. Beide Substanzen werden hoch dosiert gegeben (3 – 8 g/d) und

▶

Therapie

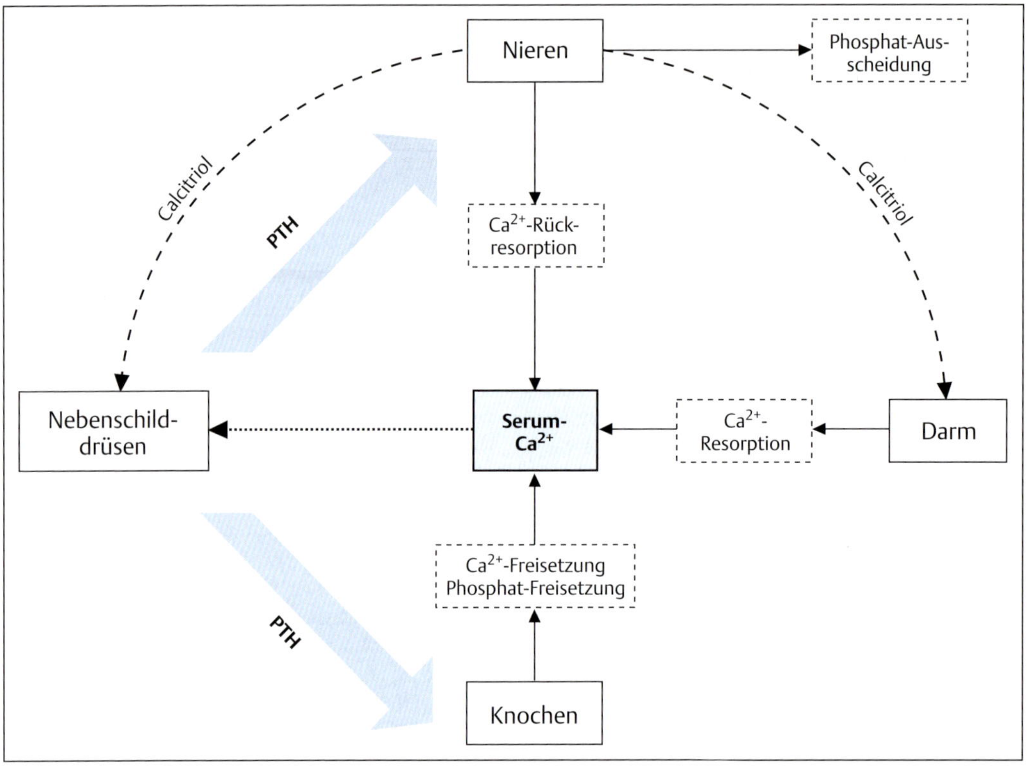

Abb. 5.6 Regelkreise des Calcium-und Phosphatstoffwechsels. Bei Hypokalzämie kommt es zur Stimulation der Nebenschilddrüsen. Die PTH-Freisetzung aktiviert die renale Ca^{2+}-Rückresorption und Phosphatausscheidung sowie die Ca^{2+}- und Phosphatfreisetzung aus dem Knochen. Bei Niereninsuffizienz entsteht eine Phosphatakkumulation. Verminderte Calcitriolbildung bei Niereninsuffizienz reduziert die Hemmwirkung auf die Nebenschilddrüsen und die enterale Ca^{2+}-Aufnahme.

bilden schwer lösliches Calciumphosphat im Darm. Calciumcarbonat wirkt im sauren Milieu und ist in Kombination mit Säureblockern nur wenig wirksam, Calciumacetat hemmt die Phosphatresorption auch im neutralen Bereich. Ziel ist eine Normalisierung des Serumphosphats (4,5–6 mg/dl). Aufgrund des Calciumgehaltes von Calciumcarbonat und Calciumphosphat ist eine Senkung des Dialysatcalciums von den früher üblichen 1,75 auf 1,5 (–1,25) mmol/l erforderlich.

- Der stark wirksame Phosphatsenker **Aluminiumhydroxid** wird heute zurückhaltend eingesetzt, um eine aluminiuminduzierte Enzephalopathie, Osteopathie und Anämie zu vermeiden. Oft wird jedoch initial eine Kombination aus aluminium- und calciumhaltigen Phosphatbindern erforderlich. Nach Normalisierung des Serumphosphats kann Aluminiumhydroxid stark reduziert und in den meisten Fällen ganz abgesetzt werden. Die Aluminiumresorption wird im sauren Milieu begünstigt, eine gleichzeitige Gabe saurer Substanzen wie Calciumcitrat ist zu meiden, Protonenpumpeninhibitoren dürften protektiv wirken.
- Das Ionentauscherharz **Sevelamer** stellt eine Alternative zur Phosphatresorptionshemmung dar, ohne die Nachteile von Calciumbelastung und Aluminiumtoxizität in Kauf nehmen zu müssen. Aufgrund der hohen einzunehmenden Substanzmenge und den hohen Kosten kann es jedoch die klassischen Phosphatsenker nicht gänzlich ersetzen.

▸ **Normalisierung des Serumcalciums** (stets erst nach Senkung des Serumphosphats): Eine zusätzliche Calciumzufuhr (z. B.: Calcium Brausetabletten 1000 mg) zum Ausgleich der Hypokalzämie ist nur sehr selten erforderlich und bei Hyperphosphatämie kontraindiziert. Eine Hypokalzämie wird am besten durch Gabe

▶

von aktivem Vitamin D behandelt. Ein Calcium-Phosphat-Produkt im Serum von > 55 mg^2/dl^2 (Produkt aus beiden Ionen in mg/dl) ist zu vermeiden, da die Gefahr metastatischer Verkalkungen besteht und die kardiovaskuläre Mortalität deutlich ansteigt.

- **Vitamin D-Substitution:** Bei fortgeschrittener Niereninsuffizienz besteht ein absoluter Mangel an 1,25-$(OH)_2D_3$ = Calcitriol, wodurch der Hemmeffekt auf die Parathormonsekretion entfällt. Zur Prophylaxe des sHPT werden 0,125 – 0,25 µg Calcitriol/d eingesetzt, die therapeutische Dosis zur Suppression des sHPT beträgt 0,5 – 2 µg/d. Engmaschige Laborkontrollen sind erforderlich, um die Überschreitung des Calcium-Phosphat-Produktes zu vermeiden.
  - Die **prophylaktische Gabe** von Calcitriol bei **Frühformen** der Niereninsuffizienz ist nicht generell indiziert, sondern nur bei Patienten mit erhöhtem sHPT-Risiko, d. h. bei langsam progredienter Niereninsuffizienz oder bei erhöhtem Vitamin-D-Bedarf zu empfehlen. Ein bereits manifester sHPT ist jedoch zu behandeln. Wird Calcitriol eingesetzt, sind sowohl Serum- als auch Urincalcium engmaschig zu kontrollieren. Es hat sich gezeigt, dass Calcitriol nur dann zu keiner Progredienz der Niereninsuffizienz führt, wenn Hyperkalzämie und Hyperkalzurie vermieden werden.
  - Bei **Dialysepatienten** hat sich eine generelle Prophylaxe weitgehend durchgesetzt, da hier mit der Entwicklung eines sekundären HPT zu rechnen ist. Vorteile einer hoch dosierten intravenösen Applikation gegenüber der regelmäßigen oralen Applikation sind unzureichend belegt.
- Direkte Nebenschilddrüsenhemmung durch **Calcimimetika:** Dieses neue Therapieprinzip beginnt sich für Dialysepatienten zu etablieren, bei denen die Überschreitung des Calcium-Phosphat-Produktes den Einsatz von Calcitriol erschwert. Calcimimetika modulieren die Sensitivität des Rezeptors, mit dem die Nebenschilddrüsenzelle die extrazelluläre Calciumkonzentration bestimmt. Hierdurch kann ohne Hyperkalzämiegefahr die Parathormonsekretion gehemmt werden.
- Die Indikation zur **Parathyreoidektomie** ist gegeben, wenn ein schwerer sHPT mit therapieresistenter Hyperkalzämie oder Hyperphosphatämie vorliegt, besonders bei ausgeprägter Ostitis fibrosa oder extraossären Verkalkungen. Bei 15 – 20-fach über dem Normbereich liegenden Parathormonwerten liegt meist eine erhebliche Massenzunahme der Nebenschilddrüse (schlechte Rückbildungsfähigkeit) oder ein autonomes Adenom vor. Heute wird überwiegend die totale Parathyreoidektomie mit Autotransplantation von Parathyreoideagewebe in den Unterarm vorgenommen. Durch diese Maßnahme soll eine adyname Knochenerkrankung mit Frakturgefahr bei Parathormonmangel vermieden werden.

5.14.4 Vorbereitung eines Nierenersatzverfahrens

Patientenaufklärung und Verfahrenswahl

Patienten mit chronisch progredienter Niereninsuffizienz sollten frühzeitig darüber aufgeklärt werden, dass die Erkrankung in das terminale Stadium mit Notwendigkeit einer Nierenersatztherapie münden wird. Insbesondere ist darauf hinzuweisen, dass der Verlauf des Serumkreatinins über die wahre Ausprägung des Nierenschadens täuscht. Patienten, die erlebt haben, dass ein Kreatininanstieg von 1,5 auf 2 mg/dl mehrere Jahre in Anspruch genommen hat, verstehen ohne weitere Aufklärung nicht, warum vom Kreatininwert von 3,0 mg/dl bis zur Dialysepflicht mitunter nur wenige Monate vergehen.

In die **Auswahl des Nierenersatzverfahrens** soll der Patient mit einbezogen werden. Peritonealdialyse und Hämodialyse werden heute für viele Patienten nicht als Alternativen, sondern als Behandlungskonzepte für bestimmte Krankheitsabschnitte aufgefasst. So kann bei noch erhaltener renaler Restfunktion die Peritonealdialyse ein sehr geeignetes Verfahren sein, verliert der Patient im Verlaufe der Zeit jedoch die Eigenausscheidung, kann ein Wechsel zur Hämodialyse vorteilhaft werden.

Der Peritonealdialyse stehen bei einigen Patienten Kontraindikationen entgegen (fehlendes Verständnis für Therapiedurchführung und Hygienevorschriften, Unfähigkeit zur manuellen Durchführung der Behandlung oder starke Visuseinschränkung, größere Voroperationen am Bauch, chronisch-entzündliche Darmerkrankungen, rezidivierende Divertikulitis oder peritoneale Verwachsungen). Eine Kontraindikation zur Hämodialyse gibt es kaum, lediglich bei Unmöglichkeit, einen Gefäßzugang zu etablieren, kann dieses Verfahren nicht verwendet werden. Vor- und Nachteile beider Therapien sind zur Patientenberatung in Tab. 5.**19** zusammengefasst.

Tabelle 5.**19** Vergleich der Peritonealdialyse mit extrakorporalen Dialyseverfahren

Peritonealdialyse	Extrakorporale Verfahren
kein Blutungsrisiko	regelmäßige Antikoagulation
langsamer Volumenentzug, gute Kreislaufstabilität	Volumenentzug diskontinuierlich in kurzen Zeiträumen
Neigung zur Überwässerung	häufig bessere Volumenkontrolle
sehr hohe Hypertonieprävalenz, oft unzureichend beherrscht	Hypertonie besser beherrschbar
Proteinverluste über die Peritonealmembran	nur geringe Proteinverluste
hohe Selbstständigkeit und Unabhängigkeit des Patienten	vielfach passive Patienten, weniger Eigenverantwortlichkeit
bessere Erhaltung der Nierenrestfunktion	schnellerer Verlust der Nierenrestfunktion
Peritonitis-Risiko	Infektionen seltener

Vorbereitende Maßnahmen

Bei absehbarer Nierenfunktionsverschlechterung sollte rechtzeitig die Wahl des Behandlungsverfahrens erfolgen, um den Patienten darauf vorbereiten zu können. Ist eine Dialysepflichtigkeit in 2–3 Monaten zu erwarten, so sollte entweder eine **AV-Fistel („Shunt")** zur Hämodialysetherapie oder ein **Peritonealkatheter** angelegt werden. Eine AV-Fistel kann in der Regel nach ca. 4–6 Wochen verwendet werden, von der Einlage eines Peritonealkatheters bis zur effektiven Dialyse vergehen je nach Technik 2–6 Wochen.

Zum Zeitpunkt der Anlage einer Dialysefistel sollte eine **Hepatitis-B-Impfung** begonnen werden. Vor Einführung regulärer Impfprogramme war die Hepatitis B eine der gefürchtetsten Begleiterkrankungen bei Hämodialysepatienten.

Parallel zur Dialysevorbereitung, spätestens aber mit Beginn der Nierenersatztherapie, sollten bei Patienten ohne erhebliche Komorbidität die **Vorbereitungsuntersuchungen zur Nierentransplantation** durchgeführt werden.

Dialysebeginn

Die chronische Dialysebehandlung sollte vor Eintreten von urämischen Komplikationen begonnen werden. **Hinweise** sind eine Abnahme der Urinproduktion, Gewichtszunahme, das Auftreten von urämischen Symptomen wie Übelkeit, Brechreiz, Müdigkeit und Juckreiz.

Prognostisch vorteilhaft ist ein relativ früher Beginn bei einer Kreatininclearance um 10 ml/min, bei diabetischer Nephropathie bereits bei 15 ml/min.

! **Absolute Indikationen** sind therapieresistente Überwässerung und Hypertonie, schwere Azidose, urämische Perikarditis und Polyneuropathie und das nur noch selten auftretende urämische Koma.

5.15 Nierenersatzverfahren und Blutreinigungsverfahren

Definitionen

Alle Blutreinigungsverfahren beruhen entweder auf dem physikalischen Prinzip der Diffusion (Austausch gelöster Substanzen über eine semipermeable Membran entlang eines Konzentrationsgradienten) oder der Konvektion (Elimination gelöster Substanzen zusammen mit dem Plasmawasser, in dem sie gelöst sind). Einige Behandlungsverfahren kombinieren beide Prinzipien. Dies geschieht durch den Einsatz von künstlichen Membranen mit unterschiedlicher Permeabilität (Hämodialyse, Hämofiltration, Plasmaseparation), unter Verwendung der natürlichen Peritonealmembran (Peritonealdialyse) oder von Adsorbenzien (Hämoperfusion, Plasmaperfusion).

- **Hämodialyse** (HD): Stoffaustausch über eine semipermeable Membran entlang eines Konzentrationsgradienten zwischen Blut und Dialyseflüssigkeit.
- **Ultrafiltration** (UF): Flüssigkeitsentzug durch eine Filtrationsmembran mittels eines Druckgradienten oder eines osmotischen Gradienten.
- **Hämofiltration** (HF): Ultrafiltration hoher Flüssigkeitsvolumina, um die in ihnen gelösten Substanzen zu eliminieren. Die abfiltrierten Volumi-

na werden durch Infusion von Substituatlösung ersetzt.

- **Membranplasmaseparation** (MPS): Filtration von Proteinen und höhermolekularen Substanzen durch Membranen mit sehr hoher Permeabilität, die nur die zellulären Blutbestandteile zurückhalten.
- **Peritonealdialyse** (PD): Das Peritoneum dient als „physiologische Dialysemembran", der Stoffaustausch erfolgt zwischen dem Blut in den peritonealen Kapillaren und der intraperitonealen Dialyseflüssigkeit durch Diffusion und Konvektion, ein Flüssigkeitsentzug lässt sich durch einen osmotischen Gradienten (hohe Glucosekonzentration im Dialysat) erreichen.
- **Hämo- oder Plasmaperfusion** (HP): Blut oder Plasma wird über granulierte Adsorbenzien mit großer Oberfläche, z. B. Aktivkohle geleitet, die Stoffelimination erfolgt durch Adsorption.

In der Intensivmedizin stehen zusätzlich die kontinuierlich betriebenen Varianten der Eliminationsverfahren (**kontinuierliche arteriovenöse Hämofiltration CAVHF, kontinuierliche veno-venöse Hämofiltration oder Hämodialyse CVVHF, CVVHD**) zur Verfügung, die sich von den intermittierenden Verfahren lediglich durch den 24stündigen automatisierten Einsatz unterscheiden.

Einsatz extrakorporaler Verfahren

Akutes Nierenversagen (ANV)

Die Entwicklung von Nierenersatzverfahren hat die Prognose des ANV zunächst dramatisch verbessert. Allerdings hat sich die Überlegenheit einer sehr früh einsetzenden („prophylaktischen") Dialyse nicht nachweisen lassen. Hingegen gibt es Hinweise, dass die extrakorporale Therapie auch nachteilige Effekte für die Nieren haben kann. So vermindert sich unter Dialyse häufig die Diurese, es besteht die Gefahr von Blutdruckabfällen mit ischämischer Nierenschädigung, und der Kontakt des Blutes mit den Fremdkörperoberflächen der Dialysemembran führt zur Komplementaktivierung. Deshalb sollten Nierenersatzverfahren beim ANV zur Behebung von urämischen Symptomen oder von Störungen des Wasser-Elektrolyt- und Säure-Basen-Haushaltes eingesetzt werden (Überwässerung, Urämie, Hyperkaliämie, Azidose), nicht jedoch zur kosmetischen Korrektur eines Harnstoffwertes.

Zur Behandlung des ANV werden häufig auch **kontinuierliche Nierenersatzverfahren** (Laufzeit 24 h am Tag) eingesetzt. Die klassische CAVHF, die eine arterielle und venöse Punktion erforderlich macht, dafür jedoch auf Pumpensysteme verzichten kann, wird nur noch selten verwendet. Im allgemeinen werden heute veno-venöse Verfahren bevorzugt, die mit doppellumigen Venenkathetern (z. B. in der V. jugularis) durchgeführt werden können, für den Blutfluss jedoch Pumpen benötigen. Die Vorteile der kontinuierlichen Verfahren sind: optimale Volumenkontrolle durch kontinuierliche Ultrafiltration, dadurch bessere hämodynamische Stabilität, Erleichterung der parenteralen Ernährung und der Applikation von Transfusionen. Allerdings hat sich kein Vorteil durch die kontinuierlichen Verfahren im Vergleich zur intermittierenden Dialyse hinsichtlich der Prognose des ANV zeigen lassen.

Chronisches Nierenversagen

Zur Behandlung des chronischen Nierenversagens eignen sich sowohl die intermittierende Hämodialyse als auch die Hämofiltration oder Kombinationen aus beidem. Diese extrakorporalen Verfahren werden als Zentrumsdialyse (Durchführung der Therapie durch Ärzte und Pflegepersonal) oder als limited-care bzw. Heimdialyse (Durchführung durch den Patienten oder Angehörigen) betrieben. Alternativ kann die Peritonealdialyse als kontinuierliche ambulante PD (CAPD) oder als automatisierte PD (APD) durchgeführt werden. In beiden Fällen übernimmt der Patient in der Regel die Therapiedurchführung selbst. Bei der CAPD wird 3 – 5-mal täglich über entsprechende sterile Beutelsysteme die Dialyseflüssigkeit im Peritoneum gewechselt. Bei der APD erfolgt abends eine Konnektion an einen Automaten, der über die Nacht fraktioniert ca. 15 l Dialyseflüssigkeit ins Peritoneum einlaufen und wieder auslaufen lässt.

Vergiftungen

Zur Behandlung akuter Vergiftungen können Dialyseverfahren eingesetzt werden, wenn es sich bei den Medikamenten oder Toxinen um dialysierbare, d. h. wasserlösliche, kleine Moleküle handelt. Eine sehr hohe Plasmaproteinbindung steht allerdings der Elimination durch Dialyse entgegen. Zahlreiche Substanzen werden besser durch Hämoperfusion eliminiert, wobei die Toxine durch Adsorption an Kohle- oder Kunstharzoberflächen eliminiert werden. Ob eine Detoxikation durch Hämoperfusion möglich ist, hängt unter anderem vom Verteilungsraum des Toxins ab, da das extrakorporale Verfahren nur auf das intravasale Volumen wirken kann.

Plasmapherese/Immunadsorption

Die **Plasmapherese** ist ein unspezifisches Verfahren, bei dem das Plasma von den korpuskulären Anteilen des Blutes abgetrennt und eliminiert wird. Zur Substitution können hierbei Frischplasma (FFP) oder Humanalbuminlösungen verwendet werden. Mit diesem Verfahren ist die Entfernung von Antikörpern, zirkulierenden Immunkomplexen und von Mediatoren des Immun- und Entzündungsgeschehens möglich. In einigen Fällen ist es weniger die Entfernung einer schädigenden Substanz, sondern vielmehr die Zufuhr einer nützlichen, dem Plasma fehlenden Substanz mit dem Substituat, so bei der TTP.

Die Indikation zur Plasmapherese sollte kritisch gestellt werden, da sie ein invasives, mit Komplikationen behaftetes Verfahren mit erheblichen Kosten darstellt. Bei Verwendung von Frischplasma als Substituat besteht das Risiko einer Infektionsübertragung, da hohe Plasmavolumina erforderlich sind. Wird Humanalbumin verwendet, so entsteht ein Defizit an wichtigen Plasmaproteinen wie z. B. Gerinnungsfaktoren. Ist das Ziel der Therapie die Elimination von Antikörpern oder Immunkomplexen, so kommt alternativ die **Immunadsorptionsbehandlung** infrage. Hierbei wird das Plasma über eine Chromatographiesäule geleitet und von Immunglobulinen befreit. Das behandelte Plasma kann dann dem Patienten zurückinfundiert werden, sodass keine Fremdeiweißsubstitution erforderlich ist.

Die folgenden **Indikationen** der Plasmapherese/Immunadsorption können als weitgehend gesichert gelten, wenn auch bei einigen der Krankheitsbilder kontrollierte Studien schwer oder überhaupt nicht durchführbar sind, weil sie sehr selten sind und vital bedrohlich verlaufen. Zu beachten ist, dass bei immunologisch induzierten Erkrankungen die Plasmapherese nur als zusätzliche, potenziell rasch wirksame Maßnahme und nicht als alleinige Therapie anzusehen ist. Sie kann eine Langzeit-Basismedikation nicht ersetzen.

- **Goodpasture-Syndrom,** besonders bei schwerem Verlauf und bei Lungenblutungen.
- **Myasthenia gravis,** besonders bei schweren und krisenhaften Verläufen. Die Entfernung des gegen den Acetylcholin-Rezeptor der Muskelendplatte gerichteten Autoantikörpers hat häufig einen prompten Effekt.
- **Guillain-Barré-Syndrom.** Bei rascher Progredienz (< 1 Woche) und Respiratorpflichtigkeit scheint die Plasmapherese am wirkungsvollsten, doch konnten nicht alle Studien den Effekt belegen.
- **Hyperviskositätssyndrom:** Die IgM-Paraproteinämie mit Hyperviskosität lässt sich aufgrund des hohen intravasalen Anteils von IgM besonders gut beeinflussen.
- **Kryoglobulinämie mit hoher Aktivität** (hohe Kryoglobulin-Titer und rasche Verschlechterung der Organfunktion).
- **Hämolytisch-urämisches Syndrom (HUS).**
- **Thrombotisch-thrombozytopenische Purpura (TTP):** Je nach der Form der Erkrankung wirkt hier die Elimination auslösender Immunglobuline oder die Substitution der fehlenden Protease mit dem substituierten Frischplasma.

5.16 Nierentransplantation

Die Nierentransplantation als „natürliches" Nierenersatzverfahren ist bei Patienten mit terminaler Niereninsuffizienz die Behandlung der Wahl, sofern keine Kontraindikationen bestehen. Im längerfristigen Verlauf verbessert die Nierentransplantation die Lebenserwartung eines terminal Niereninsuffizienten im Vergleich zum Verbleib an der Dialyse.

Aufgrund der hohen Komorbidität bei terminaler Niereninsuffizienz sind nur schätzungsweise 30% der Patienten für eine Nierentransplantation geeignet. Verbesserte Transplantationsergebnisse und erweiterte Indikationsstellung zur Nierentransplantation konnten diesen Anteil im Laufe der Jahre nicht wesentlich anheben, da gleichzeitig auch die Indikationsstellung für die Dialysebehandlung ständig erweitert wurde. Der Altersdurchschnitt und die Komorbidität limitieren den Anteil der Patienten, die einer Transplantation zugeführt werden können.

Aufgrund des Mangels an geeigneten Spenderorganen Verstorbener müssen heute mehrjährige Wartezeiten bis zur Transplantation in Kauf genommen werden. Wichtigste Kriterien für die Organzuteilung auf der bundesweiten Warteliste sind die Gewebeverträglichkeit (Übereinstimmung im HLA-System) und die Wartezeit.

Die mittlere Transplantatfunktionsrate beträgt bei der Leichennierentransplantation 80–90% nach 1 Jahr und 60% nach 5 Jahren. Bei einer Organfunktionsdauer von im Mittel 12 Jahren sind Retransplantationen keine Seltenheit mehr. Der Organmangel führt zu einer stetigen Zunahme der Transplantation nach Lebendorganspende, die in Deutschland zwischen erstgradigen Verwandten, Lebenspartnern und sich persönlich sehr nahe stehenden Personen gestattet ist.

5.16.1 Immunsuppression

Voraussetzung für die allogene Transplantation ist die Durchführung einer Immunsuppression, die heute zumindest initial als Kombinationstherapie durchgeführt wird. Das **Risiko einer Transplantatabstoßungsreaktion** ist innerhalb der ersten drei Monate am größten, sodass hier eine höher dosierte Immunsuppression erforderlich ist („**Induktionstherapie**"). Die anschließende „**Erhaltungstherapie**" liegt deutlich niedriger und soll sowohl eine Abstoßungsreaktion verhindern als auch die langfristigen Nebenwirkungen der Immunsuppression (Infektionen, Tumoren, medikamentenspezifische Nebenwirkungen) niedrig halten.

Die Immunsuppression wird von den einzelnen Transplantationszentren sehr unterschiedlich gehandhabt. Darüber hinaus müssen **individuelle Gegebenheiten des Patienten** berücksichtigt werden. Unter folgenden Voraussetzungen ist eine intensivierte Behandlung erforderlich: Retransplantation, vorausgegangene Abstoßungsreaktion, geringe HLA-Übereinstimmung, hoch immunisierter Empfänger.

In den letzten Jahren sind eine Reihe neuer Immunsuppressiva verfügbar geworden, sodass die Behandlung heute sehr individuell an den jeweiligen Patienten und das immunologische Risiko angepaßt werden kann. Folgende Substanzen stehen für die Nierentransplantation zur Verfügung:

- **Glucocorticoide:** Glucocorticoide hemmen die Aktivierung der zellulären Immunreaktion auf der Ebene der antigenpräsentierenden Zellen, ferner wirken sie auch hemmend auf die T-Lymphozyten. Sie limitieren sowohl die Antigenpräsentation als auch die kostimulatorische Signalgebung zur T-Zell-Aktivierung. In der Regel erfolgt direkt perioperativ eine relativ hoch dosierte Gabe, während im weiteren Verlauf aufgrund des Nebenwirkungsprofils eine möglichst geringe Dosierung angestrebt wird. In den einzelnen Zentren werden hier sehr unterschiedliche Protokolle angewandt. Typische Dosierungen können sein: Methylprednisolon intraoperativ 2 × 250 mg i.v., in den ersten postoperativen Tagen 1-mal tgl. 125 – 100 mg, schrittweise Reduktion auf 20 mg am 20. postoperativen Tag, Erhaltungsdosis 4 mg/d nach 6 Monaten. Aufgrund der hohen immunsuppressiven Potenz eignen sich Glucocorticoide auch zur Behandlung der akuten Abstoßungsreaktion.
- **Calcineurin-Inhibitoren:** Diese Substanzen greifen in die Signaltransduktionskaskade der T-Lymphozyten ein und hemmen die Produktion verschiedener aktivierender Zytokine, vor allem von Interleukin-2. Hierdurch wird die Aktivierung von T-Zellen sehr effektiv reduziert. Im Einsatz sind **Ciclosporin A** und **Tacrolimus**, die einen sehr ähnlichen Wirkmechanismus und eine geringe therapeutische Breite haben. Die Dosierung erfolgt unter Blutspiegelkontrolle, wobei in den ersten drei Monaten höhere Spiegel angestrebt werden als in der Erhaltungsphase. Beide Substanzen werden über das Cytochrom-P450-Enzymsystem (Isoenzym 3A4) metabolisiert. Daher sind eine Reihe klinisch sehr bedeutsamer Arzneimittelinteraktionen zu beachten (Spiegelerhöhung z. B. durch Verapamil, Diltiazem, Erythromycin, Clarithromycin, Ketoconazol, Itraconazol und Fluconazol, Grapefruitsaft; Spiegelerniedrigung z. B. durch Phenytoin, Phenobarbital, Carbamazepin, Rifampicin, Johanniskraut).
- **Azathioprin, Mycophenolsäure-Derivate:** Diese Substanzen hemmen die T-Zell-Aktivierung im Stadium der Zellproliferation. Mycophenolat hat zusätzlich auch einen inhibitorischen Effekt auf B-Lymphozyten und die humorale Immunantwort. Wegen der möglichen Blutbildveränderungen müssen die Leukozytenzahlen überwacht werden.
- **Sirolimus, Everolimus:** neuere Immunsuppressiva mit viel versprechendem Nebenwirkungsprofil, ebenfalls unter Spiegelkontrolle zu dosieren. Die Substanzen weisen eine ähnliche immunsuppressive Potenz auf wie die Calcineurin-Inhibitoren. Ihnen fehlt jedoch die typische nephrotoxische Spätwirkung, durch die es im Langzeitverlauf zu einem chronischen Nierenfunktionsverlust kommen kann. Aufgrund der möglichen Induktion von Wundheilungsstörungen werden sie jedoch bisher überwiegend in späteren Phasen nach Transplantation eingesetzt.
- **Antikörper gegen den Interleukin-2-Rezeptor** blockieren relativ selektiv nur T-Lymphozyten, die im Rahmen der Auseinandersetzung des Immunsystems mit dem Fremdorgan aktiviert werden. Das immunologische Repertoire zur Infektionsabwehr wird daher nicht beeinträchtigt. Sie sind jedoch von der immunsuppressiven Potenz nur als unterstützender Partner in einer Kombinationsbehandlung zu verwenden.
- **T-Zell-Antikörper** (Antilymphozytenglobuline, OKT3) führen zu einer temporären Elimination großer Teile des T-Zell-Repertoires. Sie eignen sich als hochpotente Immunsuppressiva sowohl zur Induktionsbehandlung als auch zur Behandlung steroidrefraktärer Abstoßungsreaktionen.

5.16.2 Typische Komplikationen

Akute Transplantatabstoßung

In etwa 20 – 30% der Fälle ist mit dem Auftreten einer Transplantatabstoßungsreaktion zu rechnen. Wenngleich eine Abstoßungsreaktion heute in der Regel therapeutisch beherrschbar ist, stellt sie doch den wichtigsten prognostischen Faktor für ein chronisches Transplantatversagen im längerfristigen Verlauf dar.

Zeichen der Transplantatabstoßungsreaktion sind ein Anstieg des Serumkreatinins, Rückgang der Diurese, Blutdruckanstieg, Veränderung des sonographisch erkennbaren Organperfusionsmusters. Unter moderner Immunsuppression sind die klassischen Zeichen wie Fieber, Transplantatschmerz und -schwellung selten geworden.

Therapie

Therapie

Behandlung der ersten Wahl ist eine **Stoßtherapie mit Glucocorticoiden**, z. B. Methylprednisolon 500 mg i.v. über 3 – 5 Tage. Der Erfolg dieser Maßnahme beträgt 60 – 70 %. Bei **Steroidresistenz** (Serumkreatinin und Diurese bleiben unbeeinflusst) ist die perkutane Nierenbiopsie empfehlenswert, an die sich eine Behandlung mit OKT3 (oder alternativ Antilymphozytenglobulin) anschließt. Eine Umstellung von Ciclosporin A auf Tacrolimus kann leichtere Abstoßungsreaktionen durchbrechen und Rezidive verhindern.

Infektionen

Die Immunsuppression prädestiniert zu infektiösen Komplikationen. In der Frühphase bis etwa 1 Monat nach Transplantation stellen vor allem bakterielle Infektionen ein Problem dar (Wundinfektionen, Harnwegsinfektionen). Im ersten halben Jahr sind es dann Pilzinfektionen (Aspergillose etc.), atypische Erreger (Pneumocystis) oder virale Infektionen (CMV), auf die geachtet werden muss. Im Spätverlauf kommt es dann häufiger zu viralen Infektionen, die bestimmte Malignome induzieren (EBV-assoziierte Lymphome, Papillomavirus-assoziierte Tumoren).

Eine der klinisch bedeutsamsten Infektionen ist die **Cytomegalie**. Aufgrund der hohen Durchseuchung mit dem lebenslang persistierenden Virus kommt es oftmals zur Reaktivierung unter der Immunsuppression. Im Gegensatz zum Gesunden, bei dem die CMV-Infektion überwiegend asymptomatisch und selbstlimitiert verläuft, kann der Immunsupprimierte an lebensbedrohlichen Krankheitserscheinungen leiden (Pneumonie, Leukopenie, Kolitis, Hepatitis). Ein regelmäßiges Monitoring auf CMV-Aktivierung kann die Gefahr vermindern.

Therapie

Therapeutisch kommen Ganciclovir-Derivate zum Einsatz.

Chronisches Transplantatversagen

In den meisten Fällen ist die Langzeitfunktion von Nierentransplantaten durch die Entwicklung eines bis heute recht unscharf definierten Krankheitsbildes limitiert, das als chronisches Transplantatversagen bezeichnet wird. Pathogenetisch spielen hier verschiedene Veränderungen eine Rolle, von denen die meisten wohl nicht immunologischer Natur sind. Insofern wird heute die Bezeichnung „chronische Abstoßung" vermieden. Wichtige Faktoren sind: chronische intrarenale Gefäßsklerose, hypertensive Folgeschäden, Hyperfiltration ähnlich der Nephrosklerose, Toxizität der Calcineurin-Inhibitoren.

5.16.3 Organspende

Weltweit ist nahezu generell anerkannt, dass der irreversible Hirntod mit dem Tod des menschlichen Individuums gleichzusetzen ist. Nur in der Phase des „dissoziierten" Todes des Gehirns bei artifiziell aufrechterhaltener Funktion der übrigen Organe können ausreichend funktionstüchtige Transplantate entnommen werden.

Der Hirntod ist durch den irreversiblen Verlust der Großhirn- und der Hirnstammfunktion und das Auftreten der folgenden **Symptome** gekennzeichnet:

- Bewusstlosigkeit (Koma),
- Ausfall der Spontanatmung,
- Ausfall von Hirnstammreflexen:
  - Lichtstarre beider, wenigstens mittel-, meistens maximal weiten Pupillen, wobei keine Wirkung eines Mydriatikums vorliegen darf,

- Fehlen des okulozephalen Reflexes,
- Fehlen des Kornealreflexes,
- Fehlen von Reaktionen auf Schmerzreize im Trigeminusbereich,
- Fehlen des Pharyngeal-Trachealreflexes.

Das Vorliegen aller dieser Befunde muss übereinstimmend von zwei intensivmedizinisch erfahrenen Untersuchern festgestellt werden, die unabhängig von der Transplantations- oder Entnahmegruppe sind. Als wichtigste ergänzende Untersuchung dient das Null-Linien-EEG über 30 min, der Nachweis des zerebralen Perfusionsstillstands (Doppler, Szintigraphie) oder entsprechende Beobachtungszeiten.

Ursachen des dissoziierten Hirntodes sind:

- primär: Schädelhirntrauma, spontane intrakranielle Blutung, Hirninfarkt, primärer Hirntumor, akuter Verschlusshydrozephalus.
- sekundär: Hypoxie, kardial bedingter Kreislaufstillstand, lang dauernder Schock.

Eine Organspende ist immer in Betracht zu ziehen, wenn

- sich die klinischen Zeichen des Hirntodes andeuten,
- kein eindeutiger irreversibler Schaden des zu entnehmenden Organs anzunehmen ist,
- eine Übertragung nicht behandelbarer Krankheiten (Sepsis, Malignom) unwahrscheinlich ist (eine lokale Infektion stellt keine Kontraindikation dar).

! Eine Altersgrenze zur Organspende besteht nicht mehr.

5.17 Störungen des Wasser- und Elektrolythaushaltes

5.17.1 Störungen des Natrium- und Wasserhaushaltes

Pathophysiologie

Der menschliche Organismus besteht zu 60 % seines Gesamtkörpergewichts aus **Wasser**. 2/3 davon (40 % des Körpergewichts) entfallen auf das intrazelluläre (IZV), 1/3 (20 % des Körpergewichts) auf das extrazelluläre Volumen (EZV). Das EZV setzt sich aus Intravasalvolumen IVV (ca.1/3 des EZV) und interstitiellem Volumen ISV (ca. 2/3) zusammen.

Der gesamte **Natriumbestand** des Organismus beträgt 60 mmol/kg KG. 30 % davon befinden sich im Knochen und beteiligen sich nicht am Natriumaustausch, 70 % dagegen sind rasch austauschbar (41 mmol/kg). 97 % des austauschbaren Na verteilen sich auf das EZV (40 mmol/kg) und nur 3 % auf das IZV (1,5 mmol/kg).

Wasser verteilt sich aufgrund seiner guten Permeabilität gleichmäßig intra- und extrazellulär, Natrium dagegen infolge aktiver Transportmechanismen (Na/K-ATPase) fast ausschließlich extrazellulär. Veränderungen des **Natriumbestands** ziehen immer Wasserverschiebungen nach sich. Sie führen daher nicht zur Veränderung der Plasmanatriumkonzentration, sondern zur **Kontraktion oder Expansion des EZV**, erkennbar an klinischen Parametern (z. B. gestaute Halsvenen, Oligurie, Ödeme u. a.).

Im Unterschied hierzu äußern sich Störungen des **Wasserbestandes** in Änderungen des **Serumnatriums** oder der **Serumosmolalität**, da sich – bedingt durch die gute Membrangängigkeit von Wasser – sowohl EZV als auch IZV gleichzeitig verändern (Tab. 5.**20**).

Natriumbestand

Störungen des Natriumbestandes verändern das EZV und sind vor allem an klinischen Zeichen, nicht jedoch am Serumnatrium zu erkennen. Das **Intravasalvolumen** lässt sich klinisch abschätzen anhand von:

- **Halsvenenfüllung:** Normalerweise füllen sich die Vv. jugulares ext. beim flach liegenden Patienten bis zum Oberrand des M. sternocleidomastoideus, was einem ZVD von ca. 8 cmH_2O entspricht. Bei einem EZV-Defizit fehlt diese Füllung („flache Jugularvenen"). Im Unterschied hierzu wird der erhöhte ZVD am um 45° aufgerichteten Patienten geprüft. Bei normalem EZV ist in dieser Lage keine Jugularvenenstauung mehr erkennbar.
- **Zentraler Venendruck:** ZVD-Werte < 4 cmH_2O sprechen für ein EZV-Defizit, liegt der ZVD > 15 cmH_2O, besteht eine EZV-Expansion, sofern nicht eine Herzinsuffizienz vorliegt. Aufrichten des Patienten um 45° während der Messung demaskiert ein EZV-Defizit, wenn es zum Abfall des ZVD um mehr als 10 cmH_2O kommt.
- **Blutdruck und Puls:** Der Blutdruck wird meist bis zu einem intravasalen Defizit von ca. 30 % über eine Vasokonstriktion aufrechterhalten. Ein früher Hinweis auf ein Volumendefizit ist der orthostatische Blutdruckabfall. Auszuschließen sind medikamentöse Einflüsse. Eine Tachykardie ist vieldeutig, stellt jedoch einen weiteren diagnostischen Baustein dar.
- **Diurese,** Urinosmolalität, Urinnatrium: Eingeschränktes Urinvolumen, erhöhte Osmolalität > 400 mOsmol/kg und Urinnatrium < 20 mmol/l sprechen für ein EZV-Defizit.
- **Hämatokrit und Hämoglobinkonzentration:** Diese beiden Laborparameter sind zur Beur-

Tabelle 5.**20** Störungen des Natrium- und Wasserbestandes und ihre Therapie

Störung	Veränderung	Klinische Zeichen	Therapie
Natriumbestand	EZV	Halsvenenfüllung, ZVD, Gewicht, Urinosmolalität, Urinnatrium, Hautturgor, Schleimhäute	Natriumrestriktion, Natriumzufuhr, Natriumelimination
Wasserbestand	EZV und IZV	Plasmaosmolalität, Serumnatrium, Durst	Wasserrestriktion, Wasserzufuhr, Wasserelimination

teilung des Intravasalvolumens nur verwertbar, wenn das Erythrozytenvolumen bzw. die Hämoglobinkonzentration normal ist oder zumindest durch die Kompensationsmechanismen, d. h. zwischen den Vergleichsmessungen, konstant bleibt. Akute Blutungen führen erst nach ca. 6 – 12 h zum Abfall von Hb und Hämatokrit. Ein Wasserüberschuss führt charakteristischerweise zu einem Abfall des Hb, aber zu keiner Hämatokrit-Veränderung, da sich H_2O gleichermaßen intra- wie extrazellulär verteilt.

- **Serumeiweiß:** Die Verwertbarkeit dieses Parameters setzt auch hier eine Konstanz der intravasalen Eiweißmenge voraus.

Folgende Parameter erlauben eine Abschätzung des interstitiellen Volumens:

- **Ödeme:** Die Pathogenese von Ödemen ist vielschichtig, eine Expansion des interstitiellen Volumens infolge Natriumüberladung gehört hinzu. Meist muss die Flüssigkeitseinlagerung jedoch mehrere Liter betragen, um klinisch manifest zu werden.
- **Lungenstauung, 3. Herzton:** Eine Lungenstauung ist radiologisch oft viel früher zu erkennen als auskultatorisch. Andererseits kann das Fehlen von feuchten Rasselgeräuschen die Vermutung eines EZV-Defizits unterstreichen. In die Bewertung von pulmonalen Stauungszeichen und 3. Herzton geht die kardiale Leistungsbreite mit ein.
- **Hautturgor, Schleimhäute:** Beim älteren Patienten ist die Abnahme des Hautturgors physiologisch und deshalb diagnostisch wertlos, wenn nicht sogar gefährlich, da nicht selten eine Überinfusion die Folge ist. Auch trockene Schleimhäute sind häufig irreführend, da sie durch eine vermehrte Mundatmung oder durch Medikamente bedingt sein können.
- Ursachen einer **Natriumdepletion** sind: Verluste über den Magen-Darm-Trakt (Erbrechen, Diarrhoe, Ableitung über Magensonde), renale Verluste (polyurische Phase des ANV, Hypoaldosteronismus).
- Ursachen einer **Natriumüberladung** sind: Herzinsuffizienz, Leberinsuffizienz, chronische Nierenerkrankungen.

Wasserbestand

Störungen des Wasserbestandes führen zu Veränderungen von Serumnatrium und -osmolalität. In der praktischen Anwendung wird üblicherweise das Serumnatrium bestimmt. Für die meisten Fälle kann die folgende Formel Anwendung finden:

$$\text{S-Osmolarität (mOsmol/l)} = \text{S-Natrium (mmol/l)} \times 2 + \text{R.}$$

Der Normwert beträgt 280 – 290 mOsmol/l. Der **Korrekturfaktor R** beschreibt osmotisch wirksame Substanzen in unphysiologischer Konzentration. R entspricht bei Hyperglykämie 1/18 der Serumglucose (mg/dl), bei Urämie 1/6 des Harnstoffs (mg/dl) und bei Alkoholintoxikation1/6 des Ethanols (mg/dl).

Beim Gesunden stimmt die errechnete Osmolarität (mOsmol/l) in der Regel recht gut mit der über die Gefrierpunkterniedrigung direkt ermittelten Serumosmolalität (mOsmol/kg) überein. Im klinischen Alltag können Osmolalität und Osmolarität meist gleichgesetzt werden. Ein Unterschied ergibt sich mit der Zunahme des spezifischen Volumens der Lösung, was für klinische Belange nur bei Hyperlipidämie und Hyperproteinämie von Bedeutung ist.

Klinik

Die klinischen Zeichen von Störungen des Wasserbestandes sind recht unspezifisch. Im Vordergrund stehen sowohl bei der Hypo- als auch bei der Hypernatriämie **zentralnervöse Symptome:** Schwäche, Apathie, Übelkeit, Brechreiz, Kopfschmerzen, generalisierte Krämpfe, Hirnblutungen, Koma und Hirntod. Die besondere Anfälligkeit des ZNS beruht vor allem darauf, dass das Gehirn bei ödematöser Schwellung durch seine knöcherne Hülle keine Möglichkeit zur Ausdehnung hat.

- **Akute Störungen** sind weitaus bedrohlicher als chronische, langsam entstandene Veränderungen, die z. T. ohne wesentliche Symptome verlaufen können.

- **Vital bedrohlich** ist eine Hyperosmolalität > 340 mOsmol/kg bzw. eine Hypoosmolalität < 250 mOsmol/kg.
- Wenn eine **Hyponatriämie mehr als 24–48 h** besteht, hat sich die Hirnzelle bereits durch langsame Verlagerung von K^+, Aminosäuren, Na^+ und Cl^- nach extrazellulär adaptiert. Wird nun therapeutisch sehr rasch eine Normonatriämie erreicht, so besteht ein Osmolalitätsgradient, demzufolge Wasser aus der Hirnzelle nach extrazellulär abströmt. Somit besteht die Gefahr einer schweren Hirnschädigung durch zelluläre Dehydratation, die irreversible osmotische Myelinolyse.
- Bei **länger bestehender Hypernatriämie** kommt es zum intrazellulären Anstieg von Osmolyten. Ein rascher Ausgleich des Serumnatriums führt dann zum Anschwellen der Hirnzellen und zum Hirnödem. Langsam entstandene Wasserbestandsstörungen müssen daher immer auch langsam ausgeglichen werden.

Hyponatriämie

Ursachen und Differenzialdiagnose

Die pathogenetische Zuordnung der Hyponatriämie erfolgt mittels der Parameter Extrazellulärvolumen und Urinnatrium. Das EZV ist dabei klinisch abzuschätzen. Tab. 5.**21** fasst die verschiedenen Ursachen der hyponatriämischen Wasserbestandsstörungen zusammen.

Bei **Hyponatriämie mit normalem EZV** liegt ein normaler Natriumbestand des Körpers vor, dem jedoch ein überhöhter Gehalt an freiem Wasser gegenübersteht. Auslösend ist entweder die **hohe Zufuhr freien Wassers** oder eine zu hohe **Sekretion von ADH**, da dieses Hormon die Rückresorption von Wasser reguliert. Kommt es unter Diuretikatherapie, insbesondere bei Thiaziden, zu einer ADH-Stimulation, so kann im distalen Tubulus und Sammelrohr überproportional viel Wasser aus dem Primärharn rückresorbiert werden. Andere Medikamente wie Cyclophosphamid oder Antidepressiva (Serotonin-Reuptake-Hemmer) können eine inadäquate ADH-Sekretion auslösen oder, wie Carbamazepin, die ADH-Wirkung am Sammelrohr verstärken. Zahlreiche maligne und infektiöse Lungenerkrankungen (Produktion einer ADH-artig wirkenden Substanz) oder zerebrale Prozesse (vermehrte ADH-Sekretion) können zum Syndrom der inadäquaten ADH-Sekretion (SIADH) führen. Ein diagnostischer Hinweis auf die starke ADH-Wirkung ist eine niedrige Serumharnsäure (< 4 mg/dl). Die Natriumkonzentration im Urin ist bei Hyponatriämie mit normalem EZV lediglich von der Natriumzufuhr abhängig und reflektiert nicht die zugrunde liegende Störung.

Die **Hyponatriämie mit vermindertem EZV** entsteht durch parallele Natrium- und Wasserverluste, bei denen entweder die renale Gegenregulation mit Natriumrückresorption gestört ist, sodass über eine nonosmolare ADH-Sekretion im Verhältnis zuviel Wasser rückresorbiert wird, oder die Verluste erfolgen extrarenal in solchem Ausmaß, dass die renale Kompensation unzureichend ist. Auch hier kommt es nur unter dem Einfluss von ADH zur überpropor-

Tabelle 5.**21** Differenzialdiagnose der Hyponatriämie

	EZV vermindert	EZV erhöht	EZV normal oder gering erhöht
Urinnatrium hoch (> 20 mmol/l)	**renaler Natrium- und Wasserverlust** (Diuretika, Mineralocorticoidmangel, Nierenerkrankungen)	Niereninsuffizienz (akut oder chronisch)	• **erhöhte Wasserzufuhr** (Biertrinker, Infusionstherapie) • **SIADH** (ZNS- und Lungenerkrankungen) • **non-osmolare ADH-Stimulation** (Schmerzen, emotionaler Stress, Psychose, Glucocorticoidmangel, Hypothyreose) • **Medikamente** (Antidepressiva, Cyclophosphamid, Carbamazepin, Thiazide)
Urinnatrium niedrig (< 20 mmol/l)	**extrarenaler Natrium- und Wasserverlust** (Erbrechen, Durchfall, Schweiß, Verlust in 3. Raum durch Verbrennung, Ergüsse)	Herzinsuffizienz, Leberzirrhose	wie oben bei geringer Natriumzufuhr

tionalen Wasserresorption und damit zur Hyponatriämie.

Die **Hyponatriämie mit erhöhtem EZV** wird ebenfalls durch ADH-Stimulation vermittelt. Da ADH nicht nur durch verminderte Osmolarität, sondern auch durch Stimulation der Barorezeptoren im Karotissinus bei Hypotonie induziert wird, findet sich diese Form der Hyponatriämie häufig bei Herzinsuffizienz und Leberzirrhose. Die verminderte GFR mit eingeschränkter Wasserausscheidungskapazität ist bei fortgeschrittener Niereninsuffizienz die entscheidende Ursache des Wasserüberschusses.

Eine **ausgeprägte Hyperlipidämie, Hyperglykämie** oder **Hypergammaglobulinämie** kann den Plasmaanteil derart reduzieren, dass eine Hyponatriämie ohne Hypoosmolalität und ohne Krankheitswert auftritt („Pseudohyponatriämie").

Therapie

Therapie

Es sollte immer versucht werden, die **zugrunde liegende Störung** zu beheben.

Bei **asymptomatischer Hyponatriämie > 120 mmol/l** erfolgt generell eine Restriktion der Wasserzufuhr. Da in den meisten Fällen kein Mangel an Gesamtkörpernatrium besteht, erfolgt die Natriumzufuhr (oral oder i.v.) hauptsächlich bei vermindertem EZV.

Bei **asymptomatischer langsam entstandener „chronischer"** Hyponatriämie < 120 mmol/l ist eine langsame Korrektur sehr wichtig, um die gefürchtete osmotische Myelinolyse zu vermeiden. Diese langsame Korrektur empfiehlt sich auch für alle unklaren Situationen, die keine Abschätzung der Entstehungsgeschwindigkeit der Hyponatriämie erlauben. Der Anstieg des S-Natrium sollte maximal 0,5 mmol/l pro Stunde betragen.

Demgegenüber sollte eine **symptomatische akut entstandene Hyponatriämie** (Abfall des S-Natrium > 0,5 mmol/l/h) rasch angehoben werden (Anstiegsrate des S-Natrium = 1 mmol/l/h). Das Vorliegen einer Symptomatik spricht für die Ausbildung eines Hirnödems aufgrund des osmotischen Gefälles zum Plasma.

Bei **Hyponatriämie mit erniedrigtem EZV** erfolgt die Korrektur durch Zufuhr von NaCl 0,9% i.v., bei leichten asymptomatischen Formen ist eine perorale Korrektur möglich (z. B. gesalzene Fleischbrühe, NaCl-Tabletten mit mäßiger Trinkmenge). Durch die Korrektur des Volumendefizits geht die ADH-Sekretion zurück, sodass sich das Verhältnis zwischen Natrium- und Wasserbilanz ausgleicht.

Bei **Hyponatriämie mit normalem oder erhöhtem EZV** ist die konsequente Wasserrestriktion die entscheidende Maßnahme. Die Flüssigkeitszufuhr muss naturgemäß geringer sein als der obligatorische Flüssigkeitsverlust (d. h. < 500 ml + Urinvolumen).

Bei einer **symptomatischen Hyponatriämie** kann die zerebrale Gefährdung derart im Vordergrund stehen, dass neben der Wasserrestriktion zusätzliche Maßnahmen erforderlich sind: Die hoch dosierte Gabe von Schleifendiuretika in Kombination mit hypertoner NaCl-Lösung kann die einzige Möglichkeit sein, den Zustand zu bessern, ohne ein extrakorporales Verfahren einsetzen zu müssen.

- **Vorgehen:** Furosemid 20 – 40 mg i.v. und gleichzeitiger Flüssigkeitsersatz mit 3% NaCl-Lösung i.v. kann die Ausscheidung von hypotonem Urin induzieren. Ggf. Wiederholung nach 2 – 4 Stunden.
- Kontrolle von Urinvolumen sowie Na^+- und K^+-Ausscheidung im Urin, häufige, anfangs 2stündliche Messung des Serumnatriums. Es muss eine negative Volumen- bei ausgeglichener Natriumbilanz erreicht werden.

Die Hyponatriämie bei **Niereninsuffizienz** kann eine Indikation zur extrakorporalen Flüssigkeitselimination darstellen (Hämodialyse, Peritonealdialyse).

Bei **Leberzirrhose** mit diuretikaresistenter Aszitesbildung und Hyponatriämie kann ein peritoneo-kavaler Shunt (Le Veen-Shunt) das effektive Blutvolumen, die Nierenfunktion und den Flüssigkeitshaushalt normalisieren.

Bei chronischer, asymptomatischer Hyponatriämie ist ein Versuch mit Demeclocyclin-Hydrochlorid 600 – 1200 mg/d möglich, das einen milden nephrogenen Diabetes insipidus induziert. Die Hyponatriämie ist jedoch zuvor zu normalisieren, da die Substanz bei Hyponatriämie ein akutes Nierenversagen auslösen kann. Das Risiko einer Nierenschädigung durch Demeclocyclin ist bei Leberzirrhose besonders hoch, sodass sich der Verzicht auf diese Substanz empfiehlt.

Hypernatriämie

Differenzialdiagnose

Hypernatriämie bedeutet in jedem Fall Hyperosmolalität und Defizit an freiem Wasser, sie tritt selten auf, ist aber mit einer sehr hohen Mortalität assoziiert.

Hypernatriämie durch Verlust an freiem Wasser bei normalem oder gering vermindertem Gesamtkörpernatrium:

- verminderte Wasserzufuhr bei Bewusstseinsstörung, gestörtem Durstempfinden,
- verminderte ADH-Sekretion (zentraler Diabetes insipidus),
- verminderte Ansprechbarkeit der Sammelrohre auf ADH (nephrogener Diabetes insipidus): chronische Pyelonephritis, polyurische Phase des ANV oder nach postrenaler Obstruktion, Hypokaliämie, Hyperkalzämie, Medikamente (Lithium, Demeclocyclin, Fluoride wie z. B. Methoxyfluran, Colchicin, Amphotericin B, Gentamicin),
- Osmodiurese: Mannitol, länger anhaltende Hyperglykämie.

Die Hypernatriämie mit normalem EZV (sog. „essenzielle zentralnervöse Hypernatriämie") entsteht über eine Sollwertverstellung durch organische Läsionen des Hypothalamus.

Hypernatriämie mit erhöhtem Natriumbestand und EZV:

- häufig iatrogen bedingt (z. B. Natriumbikarbonat-, Natrium-Penicillin-Zufuhr),
- Trinken von Meerwasser.

Therapie

Therapie

- Zentraler Diabetes insipidus: 10 – 20 µg Desmopressin (0,1 – 0,2 ml DDAVP) intranasal.
- Nephrogener Diabetes insipidus: Thiazide (z. B. 1 – 2 mg Hydrochlorothiazid/kg KG/d) führen paradoxerweise zur Abnahme der Diurese um ca. 50 %. Der Mechanismus dürfte auf einer Natriumelimination mit Schrumpfung des EZV und konsekutiv vermehrter proximal-tubulärer Natrium-Wasser-Reabsorption beruhen. Deshalb ist die gleichzeitige Kochsalzrestriktion (auf ca. 4 g/d) wichtig, da der Thiazideffekt durch NaCl-Zufuhr aufgehoben wird.
- Vorsichtiger Ausgleich der chronischen Hypernatriämie (1 – 2 mmol/h über 48 h), da eine rasche Korrektur durch Wasserzufuhr ein Hirnödem induzieren kann.
- Bei **Hypernatriämie mit vermindertem EZV** genügt meist reichliches Trinken. Bei klinischer Symptomatik oder Serumnatrium > 160 mmol/l sollte eine intravenöse Zufuhr von freiem Wasser erfolgen (Glucose 5 %). Infusionsgeschwindigkeit < 500 ml/h, da sonst eine Glukosurie mit Verlust von freiem Wasser möglich ist.
- Bei **Hypernatriämie mit erhöhtem EZV** erfolgt eine NaCl-Restriktion und Diuretikagabe. In schweren Fällen sowie bei fortgeschrittener Niereninsuffizienz kann der Einsatz eines extrakorporalen Verfahrens (Hämofiltration, Dialyse) erforderlich werden.
- Eine **Hypernatriämie mit normalem EZV** infolge einer Sollwertverstellung entwickelt sich bei einer Reihe von hypothalamischen Prozessen („zentrale Hypernatriämie"). Die Hypernatriämie kann Werte von 160 – 190 mmol/l betragen und einen Kaliumverlust begünstigen. Die Therapie ist problematisch, wenn die zerebrale Störung nicht zu beheben ist. Als Richtlinie kann gelten: Zufuhr von freiem Wasser (Glucose 5 %), Natriumrestriktion und Kaliumersatz. Diuretika sind nachteilig, weil sie die Hypokaliämie verstärken.

5.17.2 Störungen des Kaliumhaushaltes

Pathophysiologie

Kalium ist das quantitativ wichtigste Kation der menschlichen Zelle. Der Kaliumbestand beträgt 54 mmol/kg KG, wovon 45 mmol/kg rasch austauschbar sind.

98 % des Gesamtkörperkaliums finden sich intrazellulär, 2 % extrazellulär und maximal 0,4 % im Plasma. Da der extrazelluläre Pool lediglich 60 – 80 mmol beträgt (Serumkalium 4,1 ± 0,5 mmol/l), besteht bei der exogenen Zufuhr die Gefahr, dass das EZV mit Kalium überladen wird.

Die **Kaliumausscheidung** erfolgt zu 90 % über den Urin (ca. 50 – 90 mmol/d), zu 10 % über den Intestinaltrakt und nur in geringem Prozentsatz über den Schweiß. Im Hauptausscheidungsorgan Niere wird Kalium ungehindert glomerulär filtriert und nahezu vollständig proximal-tubulär reabsorbiert. Die tatsächlich ausgeschiedene Kaliummenge wird durch das Ausmaß der Sekretion im distalen Tubulus bestimmt. Voraussetzung ist ein ausreichender tubulärer Fluss, der Kalium abtransportiert und den

Diffusionsgradienten zwischen Tubuluszelle und Lumen erhöht.

Für die Klinik lässt sich die **Regel** ableiten, dass eine tägliche Diurese über 1000 ml die Entstehung einer Hyperkaliämie verhindert.

Die maximale Ausscheidungskapazität beträgt bei akuter Belastung 200 mmol Kalium täglich. Bei chronischer Belastung steigt sie auf annähernd das Doppelte, ca. 350 mmol/d. Der Organismus kann sich von einer erhöhten Kaliumzufuhr prompt und wirksam befreien. Eine verminderte Kaliumzufuhr wird dagegen erst nach mehreren Tagen bis Wochen mit einer verminderten renalen Kaliumexkretion beantwortet, sodass relativ leicht eine Hypokaliämie entsteht.

Die **Mineralocorticoidsekretion** wird ganz überwiegend durch das Intravasalvolumen gesteuert. Eine Hypokaliämie hemmt die Aldosteronsekretion nur gering, ebenso wirkt eine Hyperkaliämie nur bedingt fördernd.

Die **physiologische Bedeutung von Kalium** liegt neben seiner Beeinflussung von Eiweiß- und Glykogensynthese und Aktivitätssteuerung zahlreicher Enzyme vor allem in der intrazellulären Volumenkontrolle und der Einstellung von Membranpotenzialen. Durch die Na/K-ATPase wird Kalium nach intrazellulär und Natrium nach extrazellulär transportiert. An der Membran der ruhenden Zelle ist die Permeabilität für Kalium ca. 100fach höher als die für Natrium, sodass durch das passiv nach extrazellulär diffundierende Kalium eine Potenzialdifferenz entsteht (Membranruhepotenzial).

Störungen im Kaliumhaushalt können prinzipiell durch Änderungen der Zufuhr, der Ausscheidung sowie der Verteilung zwischen Intra- und Extrazellulärraum entstehen.

Hypokaliämie

Pathophysiologie

Ursachen der Hypokaliämie sind:

- Verminderte Zufuhr, z. B. bei parenteraler Ernährung ohne Kalium, Alkoholismus, Anorexia nervosa. Bei unzureichender Kaliumzufuhr entsteht ein Kaliummangel, da die renale Ausscheidung nicht unter eine Basalausscheidung von 5 – 20 mmol/d abgesenkt wird.
- Extra-/intrazelluläre Umverteilung: Alkalose, Hyperinsulinismus, Diuretika, idiopathische hypokaliämische Lähmung.
- Vermehrte renale Ausscheidung:
  - ohne Hochdruck: Diuretika! (häufigste Ursache), Alkalose, sekundärer Hyperaldosteronismus (Leberzirrhose, nephrotisches Syndrom), Bartter-Syndrom, persistierende Alkalose nach Erbrechen bei Natriummangel.
  - mit Hochdruck: primärer Hyperaldosteronismus, Hyperreninismus (Nierenarterienstenose, Reninom), Morbus Cushing, Lakritzenabusus, Carbenoxolontherapie.
- Vermehrte gastrointestinale Ausscheidung:
  - mit metabolischer Alkalose: Erbrechen, Verluste durch Magen- oder Duodenalsonde.
  - mit metabolischer Azidose: Durchfall, Laxanzienabusus, Kolon-Papillom, Enterostomie, Darmfistel.
- Auch bei einer weit **fortgeschrittenen Niereninsuffizienz** kann eine Hypokaliämie auftreten. Dies ist besonders der Fall bei vergleichsweise guter Diurese, Diuretikagabe, Laxanzienabusus und Alkalose.
- Bei **Alkalose** gibt die Zelle Protonen ab und nimmt Kaliumionen auf. Die intrazelluläre Kaliumanreicherung findet auch in der Tubuluszelle statt und bewirkt eine vermehrte Sekretion von Kalium im Austausch gegen Natrium.
- Eine klinisch häufige Ursache der Hypokaliämie stellt das **Erbrechen** dar. Hierbei entsteht der Kaliummangel weniger durch Verlust des vergleichsweise kaliumarmen Magensaftes als durch eine vermehrte renale Kaliumausscheidung, die durch die Alkalose und die volumeninduzierte Aldosteronsekretion zustande kommt. Dieser Mechanismus ist bei der Beurteilung der renalen Kaliumausscheidung zu berücksichtigen. Eine Urin-Kaliumausscheidung > 20 mmol täglich spricht deshalb nur dann für die renale Genese einer Hypokaliämie, wenn nicht ein Verlust von Magen- und Dünndarmflüssigkeit vorliegt.

Klinik

Im Rahmen der Hypokaliämie entstehen neuromuskuläre, kardiovaskuläre, aber auch metabolische und renale Störungen.

- Die Zunahme des Ruhemembranpotenzials und die Verlängerung der Aktionspotenzialdauer führen an der quergestreiften Muskulatur zur Lähmung, die an den unteren Extremitäten beginnt und aufsteigend die Atemmuskulatur befallen kann. Bei schwerer Hypokaliämie kommt es zum Verlust der Querstreifung der Skelettmuskulatur und zur Rhabdomyolyse.
- Durch Wirkung an der glatten Muskulatur kann eine Magenatonie oder ein Ileus auftreten, im Bereich der Harnwege eine Blasenlähmung mit Harnretention.

- Am Herzen kommt es zur Abnahme der T-Welle und zum Auftreten einer U- bzw. TU-Verschmelzungswelle. Außerdem finden sich Extrasystolen, vorwiegend aber bei gleichzeitiger Digitaliseinnahme. Bei schwerer Hypokaliämie kann sich eine myogene Herzinsuffizienz entwickeln.
- Metabolische Veränderungen manifestieren sich bei Hypokaliämien in Form einer verminderten Insulinsekretion und einer verminderten Glucosetoleranz.
- An der Niere werden in den Tubuli Vakuolen sowie interstitielle Veränderungen beobachtet, bei chronischer Hypokaliämie kann es zu dauernden tubulären Schäden kommen. Dann finden sich eine eingeschränkte Konzentrationsfähigkeit, eine Polyurie sowie eine vermehrte Reninsekretion.

Diagnostische Hinweise

Primär renale Kaliumverluste lassen sich durch eine Kontrolle der Urinausscheidung in Relation zur Kaliumzufuhr erfassen. Bei intakter Nierenfunktion ist ein extrarenal bedingter Kaliummangel an der unvollständigen Ausscheidung (normalerweise: 90 % der Belastung in 24 h) einer oralen Kaliumbelastung (z. B. 6 g KCl) erkennbar.

Azidose erhöht die Serum-Kaliumkonzentration durch K^+-Übertritt von intra- nach extrazellulär, Alkalose erniedrigt sie durch Kaliumverschiebung in der Gegenrichtung. Azidose kann daher einen Kaliummangel verschleiern, Alkalose ein zu hohes Kaliumdefizit vortäuschen. pH-Änderungen von 0,1 haben reziproke Änderungen des Serumkaliums von 0,4 – 1,2 mmol/l zur Folge.

Therapie

Der Kalium-Substitutionsbedarf ist nur sehr schwer abschätzbar, da die Verteilungsprozesse von intra- nach extrazellulär eine große Rolle spielen. Als Faustregel mag gelten, dass das Kaliumdefizit bei einem Abfall des Serumkaliums von 4,0 auf 3,0 mmol/l zwischen 200 und 400 mmol beträgt.

Therapie der schweren Hypokaliämie

- Bei einer schweren Hypokaliämie mit klinischer Symptomatik, bei Bewusstseinsstörungen, EKG-Veränderungen oder gestörter intestinaler Funktion ist die **intravenöse Kaliumzufuhr** erforderlich. Aufgrund des kleinen extrazellulären Kaliumpools (2 %, 60 – 80 mmol) und der damit verbundenen Gefahr der Kaliumüberladung bei zu rascher Applikation sollte die **Richtdosis 0,2 mmol/kg KG/h** betragen (maximal 10 – 20 mmol/h, lediglich bei vitaler Bedrohung 40 mmol/h). Praktisch wird 1 molares KCl-Konzentrat einer Vollelektrolytlösung zugesetzt, wobei die K^+-Konzentration der infundierten Lösung letztlich nicht über 40 mmol/l liegen soll. Die Gefahr einer zu raschen, hoch dosierten Kaliumzufuhr liegt vor allem im Kammerflimmern.
- Bei Gabe von Kalium in Glucoselösungen kann ein Kaliumshift nach intrazellulär begünstigt werden, der die extrazelluläre Konzentration noch weiter absinken lässt. Bei **digitalisierten Patienten** sollte Kalium daher generell in Elektrolytlösungen gegeben werden, um die Gefahr von bedrohlichen Arrhythmien zu vermindern. Nur wenn sich bei schwerer kardialer Stauungsinsuffizienz eine Kochsalzinfusion verbietet, darf Kaliumchlorid langsam in isotoner Glucoselösung infundiert werden.
- Eine u. U. tödliche Hypokaliämie kann durch die kombinierte Gabe von Glucose, Insulin und Natriumbikarbonat bei **diabetischer Ketoazidose** entstehen, wenn nicht bereits initial ausreichend Kalium zugeführt wird.
- Infusionslösung bei **ausgeprägter hypokaliämischer Alkalose:** 36 mmol/l KCl, 103 mmol/L NaCl (Darrow-Lösung I).
- Infusionslösung bei **hypokaliämischer Azidose:** 36 mmol/l KCl, 52 mmol/l Lactat (Darrow-Lösung II) oder rektale Instillation von 20 ml 1 M Kaliumacetat.

Therapie der mäßiggradigen Hypokaliämie

- Bei der mäßiggradigen Hypokaliämie ist die **orale Kaliumzufuhr** vorzuziehen, da die Gefahr geringer ist, den kleinen extrazellulären Kaliumpool zu überschwemmen. Geeignet ist Kaliumchlorid, weil es zusätzlich die Alkalose beseitigt.

Cave: Verstärkung der diuretikainduzierten hypokaliämischen Alkalose durch Brausetabletten mit Kaliumhydrogencarbonat!.

- Um Schleimhautreizungen zu vermeiden, sollte die Einnahme nach den Mahlzeiten mit reichlich Flüssigkeit erfolgen. Dünndarmlösliche Dragees können zu Jejunalulzera führen.

▶

Therapie

- Die **Tagesdosis** (40 – 80 mmol/d) orientiert sich am Serumkalium. Kaliumchlorid-Kapseln enthalten zwischen 8 und 13,4 mmol, Kaliumhydrogencarbonat-Brausetabletten bis 40 mmol.
- Alkalisierende Kaliumsalze werden bei der selteneren **hypokaliämischen Azidose** eingesetzt (Polyurie bei akutem Nierenversagen, renale tubuläre Azidose, Therapie mit Acetazolamid).

! Magnesiummangel kann den renalen K-Verlust verstärken und den K-Ausgleich behindern!

Prophylaxe der Hypokaliämie

Die alleinige oder zusätzliche Gabe eines **Kalium sparenden Diuretikums** kann zur Prophylaxe der Hypokaliämie bei Langzeitdiuretikatherapie erforderlich sein. Als Einzelstoffe sind lediglich Aldosteronantagonisten verfügbar (Spironolacton, Eplerenon), die Kaliumsparer Amilorid und Triamteren sind ausschließlich als Kombinationen, z. B. mit Hydrochlorothiazid im Handel.

Kalium sparende Diuretika sind bei eingeschränkter Nierenfunktion (Serumkreatinin > 2 mg/dl) wegen der Hyperkaliämiegefahr nur unter engmaschiger Kontrolle zu verwenden.

Hyperkaliämie

Pathophysiologie

Die wesentlichen Ursachen einer Hyperkaliämie sind:

- Verminderte Ausscheidung bei akuter oder chronischer Niereninsuffizienz, unter Therapie mit Kalium sparenden Diuretika, ACE-Hemmern, nichtsteroidalen Antiphlogistika, bei Hypoaldosteronismus (Morbus Addison, Hyporeninämie, u. a. bei Diabetes mellitus), isolierter renaler Kaliumexkretionsstörung, schwerer Obstipation bei chronischer Niereninsuffizienz (durch Wegfallen der bei diesen Patienten kompensatorischen intestinalen K^+-Ausscheidung).
- Intra-/extrazelluläre Umverteilung: Azidose (Hyperkaliämie bei Ketoazidose geht oft mit vermindertem Kaliumbestand einher), Digitalisvergiftung, Succinylcholingabe, Argininfusion, Zelluntergang (Trauma, Hämatombildung, Chemotherapie bei Malignomen), idiopathische hyperkaliämische Lähmung.
- Vermehrte Zufuhr: Bluttransfusionen, kaliumhaltige Penicilline, Diätfehler bei chronischer Niereninsuffizienz.

Differenzialdiagnostisch muss immer die sog. **„Pseudohyperkaliämie“** ausgeschlossen werden. Sie entsteht durch Kaliumfreisetzung aus Erythrozyten, Leukozyten und Thrombozyten bei langem Stehenlassen des Blutes, durch intensiven Oberarmstau und kräftigen Sog bei der Blutentnahme. Bei ausgeprägter Leukozytose oder Thrombozytose besteht eine erhebliche Neigung zur Pseudohyperkaliämie. Im Serum können die Kaliumwerte 0,2 – 0,5 mmol/l höher liegen als im Plasma, da Kalium beim Gerinnungsprozess freigesetzt wird.

Klinik

Die Symptome der Hyperkaliämie sind recht uncharakteristisch, werden schwer erkannt und sind deshalb besonders gefährlich.

- Neben der Bestimmung des **Serumkaliums** liefern die EKG-Veränderungen den besten Hinweis auf eine Hyperkaliämie. Gefährlich sind Kaliumwerte über 7,0 mmol/l, insbesondere wenn sie sich rasch entwickeln.
- An der **Skelettmuskulatur** äußert sich die Abnahme des Ruhemembranpotenzials in einer Muskelschwäche, die bis zur Lähmung fortschreiten kann. Sie beginnt an den unteren Extremitäten, steigt nach oben und kann die Atemmuskulatur einbeziehen.
- Am **Herzen** ist die Arbeitsmuskulatur durch einen fortschreitenden Kontraktilitätsverlust und eine myogene Dilatation betroffen. Außerdem kommt es durch Beeinflussung der spezifischen Reizbildungs- und Erregungsleitungsmuskulatur zu atrialen, atrioventrikulären und später auch ventrikulären Leitungsstörungen.
- Im **EKG** findet man als Frühzeichen der Hyperkaliämie eine Verkürzung der QT-Zeit (raschere Repolarisation) mit Entwicklung einer hohen, spitzen und zeltförmigen T-Welle. Dann zeigen sich eine Verlängerung der PQ-Zeit sowie ein Verschwinden der T-Welle. Schließlich kommt es zur Höhenabnahme und zur Verbreiterung des QRS-Komplexes. Im fortgeschrittenen Stadium können sich QRS-Komplexe und T-Welle sinusförmig verbinden und das Kammerflimmern einleiten.

! **Cave:** Durch gleichzeitige Azidose, Hyponatriämie oder Hypokalzämie können die klinischen Manifestationen der Hyperkaliämie verstärkt werden. Bedrohliche Arrhythmien werden dann schon bei mäßiger Hyperkaliämie möglich.

Therapie

Therapie der schweren Hyperkaliämie

Die schwere Hyperkaliämie erfordert Sofortmaßnahmen (Serumkalium > 7,5 mmol/l. Bei rascher Entwicklung und kardialer Vorschädigung schon bei niedrigeren Kaliumwerten):

- Unmittelbare Hemmung des depolarisierenden Kaliumeffektes an der Zellmembran: 10–30 ml **Calciumglukonat** 10% über 2 min i.v. unter EKG-Monitorkontrolle. Die Wirkung tritt nach 1–3 min ein. Bei persistierenden EKG-Veränderungen erneute Calciuminjektion nach ca. 5 min.

Cave: Keine Calciuminjektion bei digitalisierten Patienten!

- Da sich durch diese Maßnahme die Serum-Kaliumkonzentration nicht vermindert, wird eine Umverteilung von Kalium von extra- nach intrazellulär angestrebt: 200 ml **Glucose** 20% + 20 E **Altinsulin** in 20 min i.v.; Inhalation von **Beta-2-Mimetika**, z. B. 2 × 2 Hub Salbutamol; 100 ml Natriumbikarbonat 8,4% in 20 min i.v. evtl. auch in Kombination. Wirkungseintritt dieser Maßnahmen in 15–30 min, Wirkungsdauer ca. 2 h.
- Anschließend sollte die Kaliumelimination eingeleitet werden: **Kationenaustauscherharze** binden Kalium und führen zur intestinalen Kaliumausscheidung. 3-mal 20 g Sorbisterit in Calciumphase p.o. oder 3-mal 50 g Sorbisterit in 200 ml Glucose 5% als Klysma, das 30–60 min gehalten werden muss. Zu beachten ist, dass die Wirkung der Kationenaustauscher erst nach ca. 8 h einsetzt.
- Bei intakter Diurese ist eine vermehrte renale Kaliumelimination durch **Schleifendiuretika** i.v. möglich.
- Die effektivste Kaliumelimination gelingt durch **Hämodialyse**.

Therapie der mäßiggradigen Hyperkaliämie

Hier genügt meist die Gabe von Kationenaustauscherharzen oral. Die Präparate sollten während der Mahlzeiten eingenommen werden.

5.17.3 Störungen des Calciumhaushaltes

Pathophysiologie

Der menschliche Körper enthält ca. 1000 g Calcium (25 000 mmol), die zu 99% im Knochen vorliegen. In gelöster Form entfallen auf IZV und EZV zusammen ca. 140 mmol, auf das EZV allein 33 mmol.

Das Serumcalcium beträgt normalerweise 2,2–2,6 mmol/l. Davon sind 50% frei ionisiert, 40% an Proteine gebunden und 10% komplex gebunden (Bikarbonat, Citrat und Phosphat). Etwa 75% der Proteinbindung erfolgt an Albumin.

Die Calciumzufuhr mit der Nahrung beträgt etwa 25 mmol (1 g) täglich, wovon nur 5 mmol intestinal absorbiert werden. Entsprechend werden 5 mmol mit dem Urin ausgeschieden, die nicht resorbierten 20 mmol sind im Stuhl aufzufinden. Der Austausch löslichen Calciums mit dem knöchernen Skelett liegt ebenfalls in der Größenordnung von 5 mmol Calcium täglich.

Der Calciumstoffwechsel wird über Vitamin D, Parathormon und Calcitonin gesteuert. Parathormon und Azidose steigern, Calcitonin und Alkalose senken den ionisierten Anteil.

Änderungen der Serumproteine werden von direkt proportionalen Änderungen des Serumcalciums begleitet: 1 g Albumin bindet 0,2 mmol (0,7 mg) Calcium. Bei einem Anstieg des Serumalbumins um 1 g/dl steigt der Calciumwert um 0,2 mmol/l (0,8 mg/dl), ein Anstieg des Serumgesamteiweißes um 1 g/dl schlägt beim Calcium nur mit 0,04 mmol/l (0,16 mg/dl) zu Buche.

Wichtig: Nur die **Änderungen des ionisierten Anteils des Calciumgehalts im EZV** gehen mit klinischen Manifestationen einher. Die Aussagefähigkeit der üblicherweise bestimmten Gesamtkonzentration des Calciums im Serum ist daher begrenzt. Azidose und Alkalose können das Verhältnis zwischen ionisiertem und gebundenem Calcium verschieben.

Hypokalzämie

Pathophysiologie

Ursachen der Hypokalzämie sind:

- **Verminderte intestinale Absorption:** Vitamin-D-Mangel (ungenügende Zufuhr, Malabsorption, Niereninsuffizienz, Phenylhydantoin, Barbiturate), Hypoparathyreoidismus, verminderte Calciumabsorption bei Malabsorption.
- **Verminderte Calciummobilisation aus dem Knochen:** Hypoparathyreoidismus (idiopathisch,

Nebenschilddrüsenresektion, Magnesiummangel), Pseudohypoparathyreoidismus.
- **Vermehrte renale Ausscheidung:** renale tubuläre Azidose, Schleifendiuretika.
- **Extraossäre Calciumablagerungen:** akute Pankreatitis, Hyperphosphatämie, Phosphatinfusionen, Rhabdomyolyse.

Klinik

- Neuromuskuläre Übererregbarkeit: Periorale Parästhesien, Karpopedalspasmen, Laryngospasmus mit Dyspnoe, fokale oder generalisierte Krampfanfälle, Verwirrtheit, Müdigkeit, Vergesslichkeit, Psychosen. Positives Chvostek- (N. facialis), Lust- (N. peronaeus) und Trousseau-Phänomen (Armmuskelkrampf durch Blutdruckmanschette). Durch Hyperventilation (respiratorische Alkalose) kann die Krampfbereitschaft verstärkt werden, da die Alkalose den Anteil an ionisiertem Calcium senkt.
- Intestinale Symptome: Diarrhoe.
- Kutane Symptome: trockene Haut, Ekzeme, Alopezie, brüchige Nägel.
- Kardiovaskuläre Symptome: QT-Verlängerung, Herzinsuffizienz, Rhythmusstörungen, Hypotonie.

Therapie

Therapie

Therapie der akuten symptomatischen Hypokalzämie

Calciumglukonat 10% 10–40 ml i.v. über 10–15 min bis zum Nachlassen der Symptome.

Cave: Gefahr von Rhythmusstörungen bei gleichzeitiger Digitalismedikation.

Therapie der chronischen Hypokalzämie

- **Orale Calciumgabe**, das tägliche Angebot soll 1800–2400 mg Ca^{2+} betragen. Calciumreiche Nahrungsmittel (Milch, Milchprodukte) bevorzugen.
- **Vitamin-D-Präparate:** Bei chronischem, durch orale Calciumzufuhr nicht zu beseitigendem Calciummangel (Rachitis, Osteomalazie durch Mangelernährung oder intestinale Malabsorption; Gallengangsverschluss; Hypoparathyreoidismus; chronische Niereninsuffizienz) müssen zur Verbesserung der intestinalen Calciumresorption Vitamin D_3 (Cholecalciferol) bzw. dessen Metaboliten gegeben werden. Bei D_3-Substitution wird die Erhaltungsdosis nach der renalen Ausscheidung von Calcium (Ziel: 100–150 mg = 2,5–3,75 mmol/24 h) eingestellt, sobald sich die Serum-Calciumkonzentration der Norm nähert. Hyperkalzurie bedeutet Überdosierung, Hypokalzurie Unterdosierung.

Hyperkalzämie

Pathophysiologie

Ursachen der Hyperkalzämie sind:
- **Vermehrte Zufuhr:** Milch-Alkali-Syndrom bei kombinierter Zufuhr von Milchprodukten und basischen Antazida, calciumhaltige Ionenaustauscher.
- **Vermehrte intestinale Absorption**: Vitamin-D-Überdosierung, gesteigerte Vitamin-D-Empfindlichkeit (Sarkoidose, idiopathische Hyperkalzämie des Kindes), Hyperparathyreoidismus, Nebennierenrindeninsuffizienz.
- **Vermehrte Calciummobilisierung** aus dem Knochen: Hyperparathyreoidismus, Knochentumoren (primär, sekundär, Plasmozytom), paraneoplastische Parathormonsekretion, Hyperthyreose, Immobilisierung, Morbus Paget.
- **Verminderte renale Calciumausscheidung:** Thiazide.

Klinik

- Neuromuskuläre Symptome: Verwirrtheit, Psychosen, Bewusstseinsstörungen, Muskelschwäche.
- Renale Symptome: Polyurie, Polydipsie, Nephrokalzinose, Nephrolithiasis, Niereninsuffizienz.
- Intestinale Symptome: Ulzera, Obstipation, Ileus.
- Kutane Symptome: Pruritus.
- Kardiovaskuläre Symptome: QT-Verkürzung, Hypertonie.
- Ubiquitäre Symptome: Gewebsverkalkungen (Herz, Lunge, Gefäße, periartikulär, Kornea).

Die **hyperkalzämische Krise** beginnt stürmisch mit Polyurie, gefolgt von Dehydratation, Oligurie und Azotämie. Im Vordergrund des klinischen Bildes stehen gastrointestinale Symptome (Erbrechen, Leibschmerzen, Obstipation bis zum paralytischen Ileus), generalisierte Muskelschwäche und Bewusstseinsveränderungen (Benommenheit, Verwirrtheit,

Koma). Nicht selten (20 – 30 %) tritt eine Pankreatitis als Komplikation hinzu.

Therapie

- **Rehydratisierung** durch Gabe von 0,9 % NaCl i.v.
- **Schleifendiuretika:** Furosemid 40 – 120 mg im Abstand von 4 h mit Substitution der Natrium-, Kalium- und Wasserverluste.
- **Calcitonin** 1 I.E./kg KG i.v. im Abstand von 12 h (Wirkung nach 8 – 12 h). Innerhalb von einigen Tagen entwickelt sich häufig eine Resistenz.
- **Bisphosphonate** hemmen den tumorbedingten osteoklastären Knochenabbau. Bei Tumorosteolysen Senkung des Serumcalciums und Besserung der Knochenschmerzen: Bei (albuminkorrigiertem) Serumcalcium > 3,0 mmol/l (> 12 mg/dl) einmalig z. B. 4 mg Zoledronsäure in 250 ml Glucose 5 % über 15 min.
- **Prednison** 50 – 100 mg/d wirkt bei Sarkoidose, Vitamin-D-Überdosierung und einigen Tumorformen, nicht jedoch bei Hyperparathyreoidismus (Wirkung nach 2 – 3 Tagen).
- Extrakorporale Eliminationsverfahren: Hämodialyse.
- Therapie der zugrunde liegenden Störung, soweit möglich (z. B. rasche Operation eines zugrunde liegenden primären Hyperparathyreoidismus).

! Phosphatinfusionen sind auch bei Hypophosphatämie aufgrund der extraossären Kalzifikationen bei Überschreiten des Löslichkeitsprodukts von Calciumphosphat kontraindiziert.

5.17.4 Störungen des Magnesiumhaushaltes

Pathophysiologie

Von den 22 g Magnesium (900 mmol) des menschlichen Körpers sind 50 % im Knochen gebunden. Das gesamte austauschbare Magnesium beträgt 140 mmol, wovon sich 10 mmol im EZV befinden.

Das Serummagnesium liegt normalerweise bei 0,7 – 1,0 mmol/l. Davon sind 60 % ionisiert, 25 % an Proteine gebunden und 15 % komplex gebunden. Magnesium und Calcium haben am Eiweiß die gleichen Bindungsstellen.

Normalerweise werden mit der Nahrung ca. 12 – 15 mmol Magnesium täglich zugeführt, von denen 25 – 60 % absorbiert werden. Intestinal werden 0,5 – 1 mmol und renal ca. 4 mmol täglich ausgeschieden. Magnesium wird wie Na^+ und Ca^{2+} in einem hohen Prozentsatz im Bereich der aufsteigenden Henle-Schleife reabsorbiert. Dies erklärt, dass Zustände mit einem erhöhten Natrium- und Calciumverlust auch mit einer hohen Magnesiumelimination einhergehen.

Hypomagnesiämie

Pathophysiologie

Ursachen der Hypomagnesiämie sind:

- **Verminderte Zufuhr:** Mangelernährung, Alkoholabusus, unbalancierte parenterale Ernährung.
- **Magnesium-Verlagerung:** akute Pankreatitis, „hungry bones“-Syndrom nach Parathyreoidektomie, Gravidität, Therapie der diabetischen Ketoazidose.
- **Intestinale Verluste:** Diuretika, osmotische Diurese, Hyperkalzämie, Hyperparathyreoidismus, kongenitaler tubulärer Defekt, erworbener tubulärer Defekt (Aminoglykoside, Cisplatin, Ciclosporin A), primärer Hyperaldosteronismus, Phosphatmangel, chronischer Alkoholismus.

Klinik

- **Neuromuskuläre Symptome**: Muskelschwäche, Faszikulationen, Psychosen, Bewusstseinsstörungen, Krämpfe.
- **Kardiovaskuläre Symptome**: Stenokardien, Rhythmusstörungen, Herzinsuffizienz, erhöhte Digitalisempfindlichkeit (verminderte Na/K-ATPase-Aktivität).
- **Viszerale Symptome**: Dysphagie, Ösophagospasmus, Darmkrämpfe.

Therapie

Therapie

- Bei akuter, symptomatischer Hypomagnesiämie: 50% Magnesiumsulfat (8 mmol Mg^{2+} in 100 ml Glucose 5%) über 10–20 min und anschließend ca. 10 mmol Mg^{2+}/24 h als Dauerinfusion.
- Bei chronischen Zuständen: Magnesiumhaltige Nahrung (Obst, Nüsse, Gemüse) bzw. Magnesiumsalze in einer Dosis von ca. 25 mmol/d.
- Bei parenteraler Ernährung prophylaktische Zufuhr von ca. 4 mmol Magnesium/d.

Hypermagnesiämie

Pathophysiologie

Ursachen der Hypermagnesiämie sind:
- **Vermehrte Zufuhr:** Antazida, Magnesiumtherapie, magnesiumhaltige Laxanzien.
- **Endogene Freisetzung:** Rhabdomyolyse, Zytostatikatherapie.
- **Verminderte renale Ausscheidung:** akute und chronische Niereninsuffizienz, Nebennierenrindeninsuffizienz, Hypothyreose, Lithiumtherapie.

Klinik

- **Neuromuskuläre Symptome**: Verwirrtheit, Bewusstseinsstörungen, Atemlähmung, Reflexabschwächung.
- **Kardiovaskuläre Symptome**: Hypotonie, Bradykardie, verbreiterte QRS-Komplexe, PQ-Verlängerung.
- **Viszerale Symptome**: Übelkeit, Brechreiz, Blasen- und Mastdarmlähmung.

Therapie

Therapie

- Calciumglukonat 10% i.v. ist in der Lage, die neuromuskulären Symptome zu antagonisieren, deren Ursache eine Hemmung der Acetylcholin-Freisetzung ist.
- Glucose-Insulininfusion begünstigt die Magnesiumaufnahme nach intrazellulär.
- Bei vitaler Bedrohung sollte die Hämodialyse eingesetzt werden.

5.18 Arterielle Hypertonie

Definition und Normwerte

Die Rechtfertigung für die Definition von Blutdruckgrenzwerten ergibt sich aus der epidemiologischen Beobachtung, dass die Morbidität und Mortalität an kardiovaskulären Erkrankungen kontinuierlich mit Anstieg sowohl des systolischen **als auch** des diastolischen Blutdrucks zunimmt. Die therapeutische Blutdrucksenkung verringert das kardiovaskuläre Risiko und verlängert die Lebenserwartung. Definition und Einteilung erfolgt auf der Basis der Empfehlungen der WHO (WHO-ISH Guidelines for the Management of Hypertension, Journal of Hypertension 1999;17:151–183). Das folgende Kapitel entspricht im Wesentlichen den Empfehlungen der deutschen Hochdruckliga.

Voraussetzung für die Diagnose und Beurteilung der Schwere der Hypertonie (Tab. 5.**22**) sind mindestens 3 Blutdruckmessungen an zwei verschiedenen Tagen. Dabei soll der Blutdruck nach 2 bis 3 min im Sitzen oder Liegen unter Ruhebedingungen gemessen werden. In bestimmten Fällen müssen auch die Selbstmessungen durch den Patienten oder die ambulante Blutdrucklangzeitmessung in die Diagnostik einbezogen werden.

Als **maligne oder akzelerierte Hypertonie** bezeichnet man das Vorliegen eines diastolischen Blutdrucks > 120 mmHg mit einer malignen hypertensiven Retinopathie (Fundus hypertonicus III–IV mit Blutungen, Exsudaten und/oder Papillenödem) sowie progredienter Einschränkung der Nierenfunktion. Die maligne oder akzelerierte Hypertonie kann sich im Verlauf aller Hochdruckformen entwickeln.

Eine **hypertensive Krise** liegt vor, wenn stark erhöhte Blutdruckwerte mit Folgeerscheinungen wie einer Hochdruckenzephalopathie (frische Blutungen, Papillenödem am Augenhintergrund, Sehstörungen, Schwindel, Bewusstseinsstörungen, neurologischen Ausfällen), Lungenödem, Angina pectoris oder disseziierendem Aortenaneurysma vorliegen.

Allgemeine Pathophysiologie

Der Blutdruck ist ein Produkt aus Herzminutenvolumen (HMV) und totalem peripherem Widerstand

Tabelle 5.**22** Definition und Klassifikation von Blutdruckbereichen nach der WHO-Empfehlung 1999

Klassifikation		**systolisch (mmHg)**	**diastolisch (mmHg)**
optimal		< 120	< 80
normal		< 130	< 85
hochnormal		130 – 139	85 – 89
milde Hypertonie	(WHO Grad 1)	140 – 159	90 – 99
mittelschwere Hypertonie	(WHO Grad 2)	160 – 179	100 – 109
schwere Hypertonie	(WHO Grad 3)	≥ 180	≥ 110

Die Klassifikation bezieht sich prinzipiell auf die unbehandelte Hypertonie. Wenn systolischer und diastolischer Blutdruck bei einem Patienten in unterschiedliche Klassen fallen, sollte die höhere Klasse Anwendung finden. Der Begriff der Grenzwerthypertonie wird als Untergruppe zum WHO-Grad 1 (140 – 159/90 – 94 mmHg) eingeordnet.

(TPW). Das HMV seinerseits setzt sich zusammen aus kardialem Schlagvolumen und Herzfrequenz. Das Schlagvolumen wird durch das Extrazellulärvolumen und die Natriumbilanz beeinflusst, die Herzfrequenz durch die Sympathikusaktivität, die wiederum durch Stress und Alkohol erhöht wird. Der Anstieg des totalen peripheren Widerstandes ist zunächst Folge einer funktionellen Konstriktion, die durch ein aktiviertes Renin-Angiotensin-Aldosteron-System (RAAS) beeinflusst wird. Darüber hinaus wird der TPW durch eine strukturelle Komponente in Form einer Gefäßwandhypertrophie bestimmt, begünstigt durch Hyperinsulinämie und Adipositas. Dem können entsprechende therapeutische Ansatzpunkte (Abb. 5.**7**) zugeordnet werden.

Die häufigste Ursache der Hochdruckkrankheit (> 90%) ist die essenzielle Hypertonie, die auf dem Boden von genetischen Faktoren und von Umweltfaktoren (Überernährung, überhöhte Kochsalzzufuhr, Alkohol, Bewegungsarmut und Stress) entsteht.

Grundsätzlich abzugrenzen sind die sekundären Hochdruckformen (Tab. 5.**23**), bei denen der Hochdruck im Wesentlichen durch eine Aktivierung des Renin-Angiotensin-Aldosteron-Mechanismus, Natriumretention, Hyperaldosteronismus oder Katecholaminexzess entsteht. Diese Unterscheidung ist vor allem für die Therapie wichtig.

Klinik und Diagnostik

Patienten mit Hypertonie sind überwiegend beschwerdefrei, bei höheren Blutdruckwerten treten evtl. Kopfschmerzen, Sehstörungen, Palpitationen etc. auf. Ausnahmen hiervon bilden die hypertensiven Notfallsituationen.

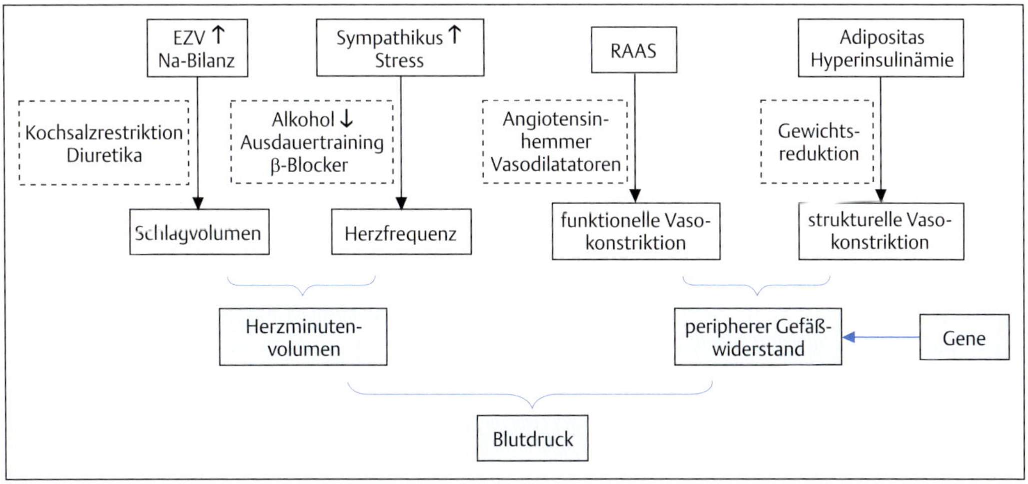

Abb. 5.7 Pathomechanismen der arteriellen Hypertonie.

Tabelle 5.**23** Sekundäre Hypertonieformen

Form	Pathophysiologie	spezielle Diagnostik
renale Hypertonie		
renoparenchymatös	chronische Glomerulonephritis, alle Formen chronischer Nierenerkrankungen; Renin-Stimulation, Natrium-Wasser-Retention	Nieren-Retentionsparameter, Kreatinin-Clearance, Proteinurie, Urinsediment, Nierensonographie
renovaskulär	Nierenarterienstenose, RAAS-Stimulation durch renale Minderperfusion	Nierenduplexsonographie, seitengetrennte Isotopennephrographie, MRT-Angiographie, arterielle DSA
Nierentumoren (sehr selten)	Reninom, Reninproduktion bei anderen Nierentumoren	Nierensonographie, CT
Endokrine Hypertonie		
Phäochromozytom	Katecholamin-produzierender Tumor in Nebennierenmark oder Grenzstrangganglien	Katecholamin- und Vanillinmandelsäureausscheidung im 24-h-Urin, Sonographie, CT
primärer Hyperaldosteronismus	singuläres Adenom (Morbus Conn, ca. 75 % der Fälle), bilaterale NNR-Hyperplasie (25 %), Karzinom (sehr selten)	24-h-Kaliumausscheidung, Aldosteron/Renin-Quotient im Plasma, Sonographie, CT
Cushing-Syndrom	mineralocorticoide Wirkung des Cortisols, erhöhte Sensibilität des Gefäßsystems auf Katecholamine	Cortisol im 24-h-Urin, Plasmacortisol-Tagesprofil, Sonographie, CT
Sonstige sekundäre Hypertonieformen		
Aortenisthmusstenose	RAAS-Aktivierung bei renaler Minderperfusion	Blutdruckdifferenz obere/untere Extremität, Rippenusuren im Röntgenbild, Echokardiographie, Angiographie
medikamenteninduzierte Hypertonie	Östrogene, Glucocorticoide, nichtsteroidale Antiphlogistika	Medikamentenanamnese, Auslassversuch
seltene monogenetische Formen	Glucocorticoid-supprimierbarer Aldosteronismus, Liddle-Syndrom, Hochdruck-Brachydaktylie-Syndrom	

Blutdruckmessung

Die Manschette soll fest anliegen ohne abzuschnüren und etwa 2,5 cm oberhalb der Ellenbeuge enden. Der Blutdruck wird am sitzenden (evtl. auch am liegenden) Patienten in entspannter Haltung nach 2 – 3 min Ruhe gemessen.

Bei der Erstuntersuchung erfolgt die Blutdruckmessung an beiden Armen, im Sitzen, Liegen, Stehen sowie am Unterschenkel.

Der diastolische Druck wird abgelesen, wenn die Korotkoff-Geräusche völlig verschwinden (Phase V). Zwischen aufeinander folgenden Messungen sollten wenigstens 30 s verstreichen. Ungeachtet der bekannten Fehlerbreite, ist der Blutdruck auf 2 mmHg genau abzulesen und nicht auf- oder abzurunden.

Vor der Diagnose „Hypertonie" sind mindestens drei Messungen an 2 verschiedenen Tagen erforderlich. Seitendifferenzen sind erst verwertbar, wenn sie 20/15 mmHg überschreiten.

Die Standardmanschette (aufblasbarer Gummiteil 12 – 13 cm × 24 cm) ergibt bei Erwachsenen bis zu einem Oberarmumfang von 33 cm verlässliche Werte, bei Abweichungen ist eine Anpassung erforderlich. Eine rechnerische Korrektur sollte nicht erfolgen, da sie die Fehlerbreite erhöht. Zu kleinen Manschetten führen zur Überschätzung, zu große zur Unterschätzung des Blutdrucks (Tab. 5.**24**).

Tabelle 5.**24** Anpassung der Blutdruckmanschette an den Oberarmumfang

Patient	Oberarm-umfang	Gummiteil der Manschette
Kleinkind		5 × 8 cm
Kind		8 × 13 cm
Erwachsener	< 33 cm	12 × 24 cm
	33 – 41 cm	15 × 30 cm
	> 41 cm	18 × 36 cm

Vollautomatische Blutdruckmessgeräte basieren nicht auf der Erfassung von Korotkoff-Geräuschen, sondern von Druckoszillationen und sind für die praktische Handhabung vergleichbar genau und nützlich. Insbesondere bei der Handgelenksmessung ist auf das Einhalten der korrekten Armposition zu achten.

Indikationen für eine **24-h-Langzeitblutdruckmessung** sind: Missverhältnis zwischen der Höhe des Praxisblutdrucks und dem Ausmaß der hypertensiven Organschäden, Verdacht auf Weißkittelhypertonie, Bestimmung des zirkadianen Blutdruckrhythmus (Nachtabsenkung aufgehoben bei sekundärer Hypertonie), Verdacht auf krisenhaften Hochdruck.

Allgemeine Diagnostik der Hypertonie

Empfehlungen zur **Diagnostik** (obligate Untersuchungen nach den Empfehlungen der Deutschen Hochdruckliga 2003) sind in Tab. 5.**25** zusammengefasst. Die Empfehlungen tragen der Tatsache Rechnung, dass zur Therapieentscheidung neben dem Hochdruck auch das kardiovaskuläre Gesamtrisiko zu beachten ist. Weitere Untersuchungen bei Verdacht auf sekundäre Hochdruckformen sind in Tab. 5.**23** angegeben.

Diagnostische Besonderheiten:

- Bei Verdacht auf eine **Kontrazeptiva-induzierte Hypertonie** Absetzen des Hormonpräparates für mindestens 3 Monate.
- Beim **Phäochromozytom** treten häufig Blutdruckkrisen auf, in über 50 % besteht jedoch ein Dauerhochdruck. Charakteristische Symptome sind krisenhafter Blutdruckanstieg oder Therapieresistenz bei Dauerhochdruck, Schweißausbruch (Blässe), Kopfschmerzen und Tachykardie. Zur Bestätigung kann ein Clonidintest durchgeführt werden (bei Phäochromozytom fehlt der physiologische Abfall der Plasmakatecholaminkonzentration auf unter 500 pg/ml 3 h nach 300 µg Clonidin).
- Zum Ausschluss eines **Cushing-Syndroms** eignet sich der Dexamethason-Kurztest (bei Cushing-Syndrom fehlt die Suppression des Plasmacortisols bei Bestimmung morgens um 8 Uhr nach der oralen Einnahme von 2 mg Dexamethason um Mitternacht).
- Leitsymptome des **primären Hyperaldosteronismus** sind eine Erhöhung des Plasma- und Urin-Aldosterons bei supprimierter Plasma-Reninaktivität und Hypokaliämie (hypokaliämische Hypertonie).
- Die **Nierenarterienstenose** wird definitiv mit der Renovasographie nachgewiesen. Als **funktioneller Suchtest** ist die Captopril-Szintigraphie geeignet (nicht verwertbar bei beidseitiger Nierenarterienstenose und/oder Serum-Kreatinin > 2 mg). Mit guter Sensitivität kann die **Duplexsonographie** eingesetzt werden. Indikationen zur über das Basisprogramm hinausgehenden Diagnostik sind in Tab. 5.**26** dargestellt.

Therapieentscheidung und Kontrolluntersuchungen

Für die Auswahl der geeigneten Therapieform ist neben der **Höhe des Blutdrucks** bedeutsam, ob **weitere kardiovaskuläre Risikofaktoren** vorliegen, bereits **Endorganschäden** vorhanden und **Folge- und Begleiterkrankungen** nachweisbar sind. Die Faktoren zur Beurteilung des kardiovaskulären Gesamtrisikos sind in Tab. 5.**27** zusammengefasst.

Unter Berücksichtigung des Hypertoniegrades und des Gesamtrisikos erfolgt eine Kategorisierung in 4 Risikoklassen (Tab. 5.**28**). Auf der Grundlage großer epidemiologischer Studien lässt sich das 10-Jahres-Risiko hinsichtlich kardiovaskulär bedingtem Tod, nicht tödlichem Schlaganfall, Myokardinfarkt für diese Risikoklassen wie folgt beziffern:

- niedriges Risiko < 15 %,
- mittleres Risiko etwa 15 – 20 %,
- hohes Risiko etwa 20 – 30 %,
- sehr hohes Risiko > 30 %.

▶

Therapie

Tabelle 5.25 Empfehlungen zur Diagnostik bei arterieller Hypertonie

obligates Programm		
Anamnese	eigen- oder familienanamnestisch Hochdruck, Schlaganfall, Myokardinfarkt?	genetische Prädisposition
	NSAR, Steroide, Kontrazeptiva?	medikamentöse Genese
	Alkohol, Nikotinabusus, Bewegungsmangel?	prädisponierende Lebensgewohnheiten für Atherosklerose
	Hochdruckdauer, Krisen, Symptomatik?	Phäochromozytom, Komplikationen
	Nierenerkrankungen, Diabetes mellitus, Schwangerschaftskomplikationen?	
	Tagesmüdigkeit, Schnarchen	Schlafapnoe
körperliche Untersuchung	Blutdruckmessung	
	Auskultation von Herz, Carotiden und Abdomen	Stenosegeräusche, Nierenarterienstenose
	Cushingoider Phänotyp?	Cushing-Syndrom
	Blutdruckdifferenz Arme/Beine	Aortenisthmusstenose
Labor	Serumkreatinin	Nierenfunktion
	Urin-Eiweiß, Sediment	Nierenerkrankung
	Mikroalbuminurie	renaler Folgeschaden
	Serumkalium	Hyperaldosteronismus, Cushing-Syndrom, Nierenarterienstenose
	Nüchternglucose, LDL- und HDL-Cholesterin, Triglyceride	kardiovaskuläres Gesamtrisiko
apparative Untersuchungen	EKG	linksventrikuläre Hypertrophie
	Sonographie Aorta, Nieren, Nebennieren	renoparenchymatöse Erkrankung, Aortenaneurysma, Nierenarterienstenose, Nebennierenraumforderung
weiterführendes Programm		
	Echokardiographie	linksventrikuläre Hypertrophie
	Fundoskopie	Augenhintergrundsveränderungen

Tabelle 5.26 Indikationen zur weiterführenden Diagnostik auf renovaskuläre Hypertonie

- unbehandelter diastolischer Druck > 110mmHg
- therapierefraktärer Hochdruck (unter 3 Medikamenten diastolisch > 95 mmHg)
- Patienten < 30 Jahre
- akute Nierenfunktionsverschlechterung
- Seitendifferenz der Nierengröße
- plötzlicher Beginn oder Exazerbation
- Nierenfunktionsverschlechterung nach Angiotensin-Hemmung

Tabelle 5.**27** Faktoren für die Risikostratifizierung des Hochdruckpatienten

I. Kardiovaskuläre Risikofaktoren* (anzuwenden bei der Risikostratifizierung)	
beeinflussbar	**nicht beeinflussbar**
• Nicotinabusus • Dyslipidämie • Diabetes mellitus	• positive Familienanamnese • bei Männern: Alter > 55 J. • bei Frauen: Alter > 65 J.
II. Kardiovaskuläre Risikofaktoren* (nicht anzuwenden bei der Risikostratifizierung)	
• Übergewicht • körperliche Inaktivität • Erhöhtes Fibrinogen	
III. Endorganschäden	**IV. Folge- und Begleiterkrankungen**
• Linksherzhypertrophie • Mikroalbuminurie • sonographischer Nachweis atherosklerotischer Plaques an den großen Gefäßen • Proteinurie oder leichte Kreatininerhöhung • Fundus hypertonicus	• koronare Herzerkrankung mit Angina pectoris oder Myokardinfarkt, Bypass- Operation oder PTCA in der Anamnese • Herzinsuffizienz • Schlaganfall oder TIA • chronische Nierenerkrankung, Proteinurie • periphere arterielle Verschlusskrankheit

* Die unter I aufgeführten Risikofaktoren werden zur Indikationsstellung der Therapie herangezogen. In Hinblick auf die Gesamtprognose sind jedoch auch die unter II aufgelisteten Faktoren bedeutsam.

Tabelle 5.**28** Risikostratifizierung anhand von Blutdruck (Gradeinteilung gemäß Tab. 5.22), Risikofaktoren (RF) und Begleiterkrankungen (nach WHO-Empfehlung 1999)

Hypertonie	Grad 1	Grad 2	Grad 3
keine weiteren RF	niedriges Risiko	mittleres Risiko	hohes Risiko
1 – 2 RF	mittleres Risiko	mittleres Risiko	sehr hohes Risiko
3 oder mehr RF oder Diabetes mellitus oder Endorganschäden	hohes Risiko	hohes Risiko	sehr hohes Risiko
Folge- und Begleiterkrankungen	sehr hohes Risiko	sehr hohes Risiko	sehr hohes Risiko

Niedriges und mittleres Risiko

Bei Patienten mit niedrigem und mittlerem Risiko sollte zunächst versucht werden, durch Allgemeinmaßnahmen den Blutdruck auf Werte < 140/90 mmHg zu senken, und damit das kardiovaskuläre Risiko zu mindern. Eine primäre Pharmakotherapie ist in der Regel nicht indiziert.

Bleibt der Blutdruck dauerhaft (3 – 6 Monate) > 140/90 mmHg, so kann es sich um überhöhte Werte in der Sprechstunde (Praxishypertonie, Weißkittelhypertonie) handeln. Liegen die durch den Patienten selbst gemessenen und regelmäßig protokollierten Werte oder eine Blutdrucklangzeitmessung < 135/85 mmHg, besteht keine Indikation für eine medikamentöse Therapie. Dann sind jährliche Kontrolluntersuchungen sowie Selbstmessungen durch den Patienten erforderlich.

Nur wenn über 6 – 9 Monate mit Allgemeinmaßnahmen keine dauerhafte Absenkung des Blutdrucks unter 140/90 mmHg erreichbar ist, kann eine medikamentöse Blutdrucksenkung erforderlich werden. Auch für diese Patienten ist eine, allerdings sehr langfristige, Prognoseverbesserung unter Therapie erreichbar.

▶

Hohes und sehr hohes Risiko

Bei schwerer Hypertonie (Schweregrad 3) mit Werten von > 180/110 mmHg oder erheblichem Risikoprofil sind Kontrollmessungen zur Bestätigung der Diagnose innerhalb weniger Tage notwendig. Bei Bestätigung ist neben der Ausschöpfung der Allgemeinmaßnahmen immer auch eine primär medikamentöse Hochdruckbehandlung indiziert.

Bei Blutdruckwerten > 210/115 mmHg ist in der Regel der sofortige Beginn der medikamentösen Therapie angezeigt, ohne mehrere Verlaufsmessungen abzuwarten. Liegt eine maligne oder akzelerierte Hypertonie oder eine hypertensive Krise vor, muss die Therapie unmittelbar unter stationären Bedingungen begonnen werden.

Isolierte systolische Hypertonie

Die isolierte systolische Hypertonie ist durch mehrfach gemessene systolische Blutdruckwerte > 140 mmHg bei diastolischen Blutdruckwerten < 90 mmHg gekennzeichnet. Sie findet sich besonders häufig beim älteren Patienten und ist wie die systolisch/diastolische Hypertonie mit einem Anstieg des kardiovaskulären Risikos verbunden. Auch hier führt die medikamentöse Senkung gemäß der Risikoklassifikation zu einer deutlichen Verminderung von der Hypertonie-bedingten Morbidität und Mortalität.

Verlaufsbeobachtung

Bei langfristig guter Blutdruckeinstellung < 120/80 mmHg über 1–2 Jahre sollte ein sorgfältig kontrollierter Auslassversuch unternommen werden. Auch bei Patienten, deren Blutdruck sich unter Allgemeinmaßnahmen oder ohne Behandlung normalisiert, muss der Blutdruck in Abständen von 3–6 Monaten kontrolliert werden.

Therapie

Die chronische arterielle Hypertonie bedarf meist einer Dauertherapie, Ziel ist die Normalisierung des Blutdrucks (< 140/90 mmHg). An erster Stelle stehen die Allgemeinmaßnahmen, je nach Risikostratifizierung sind sie durch eine medikamentöse Behandlung zu ergänzen. Da die antihypertensive Behandlung eine prognostische Therapie des in den meisten Fällen asymptomatischen Patienten ist, sind an die Verträglichkeit besondere Anforderungen zu stellen. Die Vielzahl der heute verfügbaren Medikamente erlaubt eine weitgehende Individualisierung. Sekundäre Hochdruckformen sollten wenn möglich kausal therapiert werden. Dies kann interventionelle (Angioplastie bei Nierenarterienstenose) oder operative (Nebennierenresektion) Behandlungskonzepte umfassen.

Allgemeinmaßnahmen

Sie stellen die Basis jeder Hochdruckbehandlung dar und können bei optimaler Ausschöpfung ähnlich wirksam sein wie eine medikamentöse Therapie. Geeignete Allgemeinmaßnahmen zur Senkung des Blutdrucks sind:

- Beseitigung eines Übergewichtes (Ziel: BMI 18–25 kg/m²),
- Einschränkung des Kochsalzkonsums (Ziel < 6 g/d),
- Senkung des Alkoholkonsums (Ziel < 30 g/d),
- regelmäßige körperliche Aktivität (Ziel: 30 min aerobe Aktivität/d),
- Abbau von Stressfaktoren,
- Überprüfung der Indikation für eine laufende Therapie mit nichtsteroidalen Antiphlogistika, Steroiden und oralen Kontrazeptiva.

Das kardiovaskuläre Risiko wird vermindert durch:

- Einstellung des Nicotinabusus,
- Beseitigung einer Fettstoffwechselstörung durch Diät und/oder medikamentöse Therapie,
- konsequente Behandlung eines Diabetes mellitus (Ziel: HbA_{1c} < 6,5 %).

Medikamentöse Therapie

Die Einleitung einer antihypertensiven Medikation kann zwei verschiedenen Strategien folgen. Bei milder bis mittelschwerer Hypertonie wird es oft ausreichen, eine antihypertensive Substanz zur **Monotherapie** zu verordnen. Diese wird in niedriger Dosis begonnen und ggf. nach 2–3 Wochen gesteigert. Die Empfehlungen der Deutschen Hochdruckliga (2003) sehen jedoch die Monotherapie nicht mehr als generell ersten Schritt der medikamentösen Therapie vor. Vielmehr kann bei schwereren Hochdruckformen schon primär mit einer **Kombinationsbehandlung** begonnen werden. Diese hat vielfach den Vorteil, dass sich die Kombinationspartner niedriger dosieren lassen und daher auch weniger Nebenwirkungen aufweisen.

▶

Monotherapie

Fünf Klassen antihypertensiver Medikamente stehen für die initiale Behandlung zur Verfügung. Für sie ist in Interventionsstudien jeweils eine Senkung der kardiovaskulären Morbidität und Mortalität nachgewiesen. Eine Reihe weiterer Antihypertensiva kann eine Kombinationsbehandlung bei schweren Hochdruckformen ergänzen, wird jedoch heute für die Initialbehandlung aufgrund ihres Nebenwirkungsprofils nicht mehr empfohlen. Die Auswahl der Substanz erfolgt unter Berücksichtigung von Kontraindikationen, Unverträglichkeiten sowie dem Risikoprofil und Begleiterkrankungen (Tab. 5.**29**). Auch sind Kostenaspekte bei der Medikamentenwahl mit zu beachten.

Neben den seit Jahrzehnten eingesetzten **Beta-Blockern** und **Diuretika** haben sich in der Initialtherapie auch die **Calciumantagonisten** sowie die Angiotensinantagonisten (**ACE-Hemmer**, **AT1-Blocker**) etabliert. Eine globale Überlegenheit eines dieser Prinzipien konnte nicht nachgewiesen werden, auch die mit diesen Substanzklassen erreichbaren maximalen blutdrucksenkenden Effekte sind vergleichbar (etwa jeweils 8 – 10 mmHg).

Ziel ist die Blutdrucknormalisierung bei guter Verträglichkeit. Ist die Verträglichkeit mit der zunächst verabreichten Substanz nicht gegeben, sollte eine Monotherapie mit einer anderen Substanzgruppe erfolgen. Bei unzureichender Wirksamkeit empfiehlt sich eher der Übergang auf eine Kombinationstherapie.

Kombinationstherapie

Da sich bei gleichzeitiger Gabe zweier antihypertensiver Wirkprinzipien zwar deren blutdrucksenkender Effekt, nicht jedoch die Nebenwirkungen addieren, kann eine primäre Kombinationstherapie durchaus sinnvoll sein. Besonders geeignet erscheinen hierzu Kombinationen aus Beta-Blocker und Diuretikum oder ACE-Hemmer und Diuretikum. Die Verwendung von Fixkombinationen hat Vorteile hinsichtlich der Therapietreue des Patienten.

Unter den fünf Substanzklassen der Primärtherapie bestehen zahlreiche sinnvolle Kombinationsmöglichkeiten (Abb. 5.**8**), die ebenfalls unter

▶

Tabelle 5.**29** Auswahl der Antihypertensiva nach Begleiterkrankungen

ältere Patienten (> 65 J.)	Diuretika und Calciumantagonisten bevorzugen
Linksherzhypertrophie	ACE-Hemmer, Beta-Blocker, Calciumantagonisten und zentrale Antisympathotonika bevorzugen
koronare Herzkrankheit	Beta-Blocker, lang wirksame Calciumantagonisten bevorzugen
vorausgegangener Myokardinfarkt	ACE-Hemmer und Beta-Blocker bevorzugen
Herzinsuffizienz	ACE-Hemmer, Diuretika und niedrig dosierte Beta-Blocker bevorzugen
Niereninsuffizienz	Diuretika bevorzugen (ab Serumkreatinin 2 mg/dl Schleifendiuretika), Angiotensinhemmer zur Progressionsverzögerung bevorzugen (**Cave:** Kreatininanstieg, Kaliumkontrolle!)
Diabetes mellitus	Zurückhaltung mit unselektiven Betablockern, bei jüngeren Patienten β_1-selektive Blocker, sonst Calciumantagonisten, bei Mikro-/Makroalbuminurie Angiotensinhemmer
obstruktive Ventilationsstörungen	unselektive Beta-Blocker meiden, Calciumantagonisten und Angiotensinhemmer bevorzugen
Hyperurikämie/Gicht	Zurückhaltung mit Diuretika
Dyslipidämie	Angiotensinhemmer und Calciumantagonisten sind Lipidstoffwechsel-neutral, Diuretika und Beta-Blocker besitzen dosisabhängig einen eher ungünstigen, Alpha-Blocker einen eher günstigen Effekt. Die klinische Relevanz dieser Befunde ist jedoch fraglich
benigne Prostatahyperplasie	Alpha-Blocker bevorzugen

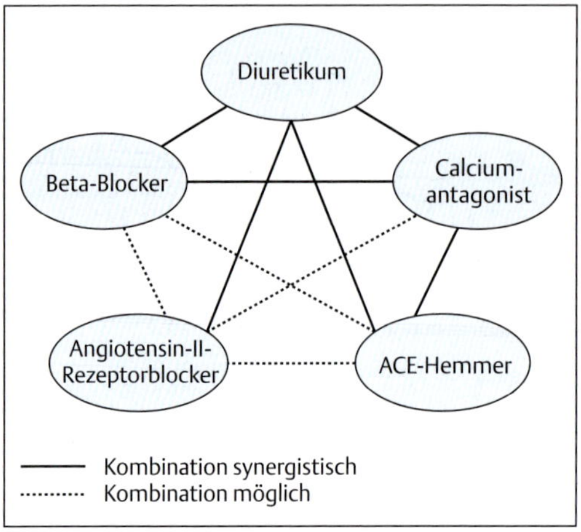

Abb. 5.8 Kombinationsempfehlungen für Antihypertensiva (Deutsche Hochdruckliga 2003).

Berücksichtigung der Begleiterkrankungen (Tab. 5.**29**) ausgewählt werden sollten.

Erweist sich die Zweifach-Kombination als nicht ausreichend wirksam, können neben den in der Primärtherapie berücksichtigten Substanzen weitere, sog. Reserveantihypertensiva in Betracht gezogen werden. Hierzu gehören vor allem die zentralen Antisympathotonika oder auch die peripheren Alpha-Blocker.

Therapieresistente Hypertonie

Eine sog. therapieresistente Hypertonie liegt vor, wenn nach Ausschluss einer „Sprechstundenhypertonie" bei gesicherter Therapietreue bei ausreichend dosierter Dreifachkombination keine ausreichende Blutdrucksenkung erreicht wird. Dann sind bislang nicht erkannte sekundäre Hochdruckformen und vor allem auch Wechselwirkungen mit anderen Arzneimitteln (Steroide, orale Kontrazeptiva, nichtsteroidale Antirheumatika) auszuschließen.

Therapie

Wenn derartige Ursachen nicht vorliegen, kann ein Therapieversuch mit Minoxidil in Verbindung mit einem Schleifendiuretikum und einem Beta-Blocker unternommen werden. Diese Behandlung sollte über eine Spezialambulanz erfolgen. Das gleiche gilt für niereninsuffiziente Patienten mit schwerer Hypertonie.

Hypertensiver Notfall

Eine hypertensive Krise liegt vor bei stark erhöhten Blutdruckwerten und Folgeerscheinungen wie **Hochdruckenzephalopathie** (klinische Symptome: Sehstörungen, Schwindel, Bewusstseinsstörungen, neurologische Ausfallerscheinungen), frischen Blutungen oder Papillenödem am Augenhintergrund, **Lungenödem, Angina pectoris** oder **dissezierendem Aortenaneurysma**. Hier ist eine rasche Blutdrucksenkung erforderlich.

Cave: Beim akuten (ischämischen) **apoplektischen Insult** kommt es häufig zu einem reaktiven Blutdruckanstieg und zur spontanen Normalisierung innerhalb weniger Stunden. Eine generelle Blutdrucksenkung ist bei einem frischen Schlaganfall nicht angebracht, um nicht durch Perfusionsminderung das Infarktareal zu vergrößern.

Tabelle 5.**30** Dosierungsbeispiele für Antihypertensiva

Substanz	Tagesdosis (mg)	Nebenwirkungen
Beta-Blocker		
relativ β_1-selektiv		Bradykardie, Bronchospasmus, Raynaud-Phänomen, verminderte Herzleistung (bei relativer Überdosierung), verminderte Insulinfreisetzung
• Atenolol	1 × 25 – 100	
• Bisoprolol	1 × 2,5 – 10	
• Metoprolol	2 × 50 – 100	
nicht β_1-selektiv		
• Oxprenolol	1 – 2 × 80 – 160	
• Propranolol	2 × 40 – 80	
kombinierte α/β-Blocker		
• Carvedilol	1 – 2 × 12,5 – 25	
Diuretika		
Thiazid-Diuretika		Hypokaliämie, Hyperglykämie, Hyperurikämie, Hyponatriämie, Dehydratation
• Butizid	1 × 2,5 – 5	
• Chlorthalidon	1 × 12,5 – 25	
• Hydrochlorothiazid	1 × 12,5 – 50	
• Xipamid	1 × 5 – 40	
Schleifendiuretika		
• Furosemid	1 – 2 × 20 – 80	
• Piretanid	1 – 2 × 1,5 – 3	
• Torasemid	1 – 2 × 2,5 – 5	
Calciumantagonisten		
Dihydropyridine		Kopfschmerzen, Exanthem, Flush, Knöchelödeme
• Amlodipin	1 × 5 – 10	
• Felodipin	1 × 2,5 – 10	
• Nifedipin ret.	1 – 2 × 20	
• Nitrendipin	1 – 2 × 10 – 20	
Nicht-Dihydropyridine		zusätzlich AV-Überleitungsstörungen
• Diltiazem	2 × 90 – 180	
• Verapamil	2 – 3 × 40 – 120	

Tabelle 5.**30** Fortsetzung

ACE-Hemmer		
• Benazepril	1 × 2,5 – 40	Husten, angioneurotisches Ödem, Exanthem, Hyperkaliämie, Nierenfunktionsverschlechterung
• Captopril	2 – 3 × 12,5 – 50	
• Enalapril	1 – 2 × 2,5 – 20	
• Lisinopril	1 × 2,5 – 40	
• Ramipril	1 × 2,5 – 10	
AT1-Rezeptorblocker		
• Irbesartan	1 × 150 – 300	Hyperkaliämie, Nierenfunktionsverschlechterung
• Losartan	1 – 2 × 50	
• Valsartan	1 – 2 × 80	
Periphere Alphablocker		
• Doxazosin	2 × 1 – 8	orthostatische Hypotonie, Tachykardie, Kopfschmerzen, Müdigkeit
• Prazosin	2 – 3 × 0,5 – 5	
• Urapidil	2 – 3 × 30 – 60	
Antisympathotonika		
• Clonidin	2 × 0,075 – 0,3	Bradykardie, Sedierung, Potenzstörung, Mundtrockenheit
• Methyldopa	1 – 4 × 125 – 500	
• Moxonidin	1 – 2 × 0,2 – 0,3	
Arterioläre Vasodilatatoren		
• Dihydralazin	2 × 12,5 – 50	Tachykardie, Kopfschmerz
• Minoxidil	2 – 3 × 5 – 10	zusätzlich Ödeme, Hypertrichose

Eine abrupte Blutdrucksenkung ist ohne nachgewiesenen Nutzen bei einer **asymptomatischen Blutdrucksteigerung** ohne Hinweise auf einen akuten Endorganschaden und bei niedrigem Kurzzeitrisiko. Darüber hinaus besteht die Gefahr einer zerebralen, myokardialen und retinalen Ischämie durch die Blutdrucksenkung. Fehlen die oben genannten Folgeerscheinungen und Symptome, auch bei stark erhöhten Blutdruckwerten, so reicht zunächst die orale Gabe von Antihypertensiva in üblichen Dosierungen aus.

Therapie

Therapie der hypertensiven Krise

- **Nifedipin** (Adalat)-Kapsel 5 mg zerbeißen und schlucken! Wirkungseintritt innerhalb weniger Minuten. Wiederholung bzw. Steigerung der Dosis auf 10 mg und 20 mg nach 10 – 15 min, (alternativ Nitrendipin in schnell resorbierbarer Form)

oder

- **Nitroglycerin** 0,8 – 1,2 mg, z. B. als Sublingualspray. Wirkungseintritt innerhalb weniger Minuten. Wiederholung möglich.

Bei ausbleibender oder ungenügender Wirkung:

- **Urapidil** (Ebrantil) 25 mg fraktioniert i.v., Wirkungseintritt nach 10 min. Wiederholung bzw.

▶

Steigerung der Dosis auf 50 mg und 100 mg möglich, dann 6 – 20 mg/h

oder

- **Clonidin** (Catapresan) 0,075 – 0,15 – 0,3 mg langsam i.v., bzw. als Infusion (0,01 – 0,07 mg/h), ggf. kombiniert mit **Dihydralazin** (Nepresol) 6,25 – 12,5 – 25 mg langsam i.v., bzw. als Infusion 0,1 – 0,2 mg/min (max. 300 mg/24 h)

oder

- **Diazoxid** (Hypertonalum) 75 – 150 – 300 mg als Bolusinjektion i.v., bzw. als Infusion.

Zusätzliche Maßnahmen:

- Durch **Hochlagerung** des Oberkörpers und Tieflagerung der Beine (Herzbett) kann die orthostatische Nebenwirkung antihypertensiver Pharmaka therapeutisch genutzt werden.
- Sofern keine Kontraindikation vorliegt (z. B. Dehydratation), empfiehlt sich zusätzlich die Gabe von 20 – 40 mg **Furosemid i.v.** Bei Niereninsuffizienz und Überwässerung gegebenenfalls höhere Dosis.
- Beim **Verdacht auf ein Phäochromozytom** Alpharezeptorenblocker: **Phenoxybenzamin** (Dibenzyran) 10 – 20 mg/d p.o., maximale Tagesdosis 200 mg. Wirkungseintritt nach 1 – 2 h. Alternativ: **Urapidil** (Ebrantil) 25 – 100 mg i.v. oder Doxazosin (Cardular) 1 – 16 mg p.o., Prazosin (Minipress) 1 – 15 mg p.o.

In den verbleibenden **therapieresistenten Fällen:**

- **Nitroprussid-Natrium** (Nipride, Nipruss) als Dauerinfusion (Dosis: 200 – 900 μg/min). In seltenen Fällen, bei begleitender Niereninsuffizienz, kann eine Dialysebehandlung erforderlich sein.

Hochdruck und zerebrale Funktionsstörungen

Die **Ursachen** eines Schlaganfalles sind beim Hochdruckkranken:

- ischämischer Hirninfarkt (80 %),
- intrakranielle Blutung (15 %),
- Subarachnoidalblutung (5 %).

Die Letalität beträgt innerhalb der ersten 4 Wochen 20 %.

Allgemein gilt, dass die Blutdrucksenkung im Akutstadium sehr vorsichtig erfolgen muss, da die Autoregulation des Hirnkreislaufes oft erst nach Wochen oder Monaten wieder vorhanden ist.

Blutdrucksenkung nur bei Blutdruckwerten über 200 – 210 mmHg und dann nur sehr langsam, d. h. in den ersten 24 Stunden um nicht mehr als 20 % des Ausgangswertes.

Antihypertensive Therapie im Akutstadium des Schlaganfalles

- Keine generelle Senkung erhöhter Blutdruckwerte.
- Blutdruck initial nur senken, wenn bei primär normotensiven Patienten die Blutdruckwerte länger als 2 – 3 Tage über 200 – 210 mmHg erhöht bleiben.
- Blutdruck generell langsam senken, Hypotonien strikt vermeiden.
- Antihypertensiva initial niedrig dosieren.
- Zielwerte zunächst nicht unter 160/90 mmHg.
- Hämodynamisch relevante Karotisstenosen sind vor Beginn einer antihypertensiven Therapie durch Doppler-Sonographie auszuschließen.
- Mäßig erhöhte Blutdruckwerte erst 2 – 6 Wochen nach Beginn des Schlaganfalles behandeln.
- Orthostase vermeiden.

5.19 Nieren- und Hochdruckkrankheiten in der Schwangerschaft

Definition

In der Schwangerschaft können Nieren- und Hochdruckkrankheiten neu auftreten, fortbestehen oder sich verschlimmern, dadurch eine Eklampsie verursachen und für Mutter und Kind ein Risiko darstellen.

Hypertonie in der Schwangerschaft ist definiert als Blutdruck ≥ **140/90 mmHg** (oder Zunahme gegenüber Werten vor der Schwangerschaft um mindestens 30/15 mmHg). Der diastolische Blutdruck wird dabei, entgegen der früheren WHO-Empfehlung, als Phase V nach Korotkoff bestimmt. Lediglich für die etwa 10% Patienten, bei denen eine große Diskrepanz zwischen plötzlich leiser werdenden Tönen (Phase IV) und ihrem völligen Verschwinden (Phase V) besteht, wird die Phase IV als diastolischer Wert angenommen.

Als **Präeklampsie** bezeichnet man den Symptomenkomplex von **Hypertonie** (≥ 140 mmHg systolisch oder 90 mmHg diastolisch) und **Proteinurie** (≥ 0,3 g/d). Die **Ödembildung** ist prognostisch von untergeordneter Bedeutung. Zum Bild der **Eklampsie** gehören zusätzlich Krampfanfälle. Präeklampsie ist ein Symptom, nicht die Bezeichnung für die zugrunde liegende Erkrankung.

Folgende Krankheitsbilder, die sich als Präeklampsie manifestieren können, werden in der Schwangerschaft beobachtet:

- **Idiopathische Präeklampsie** (auch als Gestose bezeichnet): Schwangerschaftsbedingte Hypertonie mit Proteinurie bei einer Frau, die zuvor normale Blutdruckwerte aufwies. Auftreten regelhaft nach der 20. Schwangerschaftswoche.
- **Präeklampsie auf der Basis einer vorbestehenden Nieren- und Hochdruckkrankheit** (sog. Pfropfgestose). Auftreten meist vor der 20. Schwangerschaftswoche.
- Chronische, **schwangerschaftsunabhängige Hypertonie** essenzieller oder sekundärer Genese.
- **Passagere Schwangerschaftshypertonie:** Schwangerschaftsbedingte Hypertonie ohne Proteinurie. Entsteht im 3. Trimenon oder im Wochenbett und normalisiert sich innerhalb von längstens 3 Monaten nach der Entbindung. Bei späteren Schwangerschaften in 80% erneut Hypertonie, mitunter auch später im Leben Manifestation einer chronischen Hypertonie.

Pathophysiologie/Pathogenese

In der normalen Schwangerschaft nimmt der diastolische Blutdruck zwischen der 13.–20. SSW im Mittel um 10 mmHg ab und steigt dann bis zum 3. Trimenon wieder auf die Ausgangswerte vor der Schwangerschaft an. Der systolische Blutdruck bleibt im Wesentlichen unverändert.

Bei vorbestehender Nieren- oder Hochdruckkrankheit kann sich die Präeklampsie als Symptom einer Verschlechterung der zugrunde liegenden Störung ausbilden.

Bei **schwangerschaftsbedingter Hypertonie/idiopathischer Präeklampsie** liegt eine Erkrankung des Trophoblasten vor. Die physiologische Invasion des Trophoblasten in die Uterusschleimhaut, durch die sich die Funktionseinheit der Plazenta bildet, kommt unvollständig zustande. Als Ursachen werden immunologische und genetische Störungen diskutiert, charakteristisch ist das gehäufte Auftreten in der Erstschwangerschaft oder bei einer Schwangerschaft mit einem neuen Partner. Bei positiver Familienanamnese sowohl von Seiten der Schwangeren als auch ihres Partners (!) für schwangerschaftsassoziierte Hypertonie ist das Risiko deutlich erhöht. Die gestörte Trophoblastdifferenzierung führt zu einer plazentaren Minderdurchblutung (deshalb gehäuft Komplikationen bei Mehrlingsschwangerschaften). Eine Folge ist die vermehrte Freisetzung bestimmter Mediatoren, darunter VEGF (vascular endothelial growth factor) sowie ein systemischer Endothelschaden bei der Schwangeren. Aufgrund eines Missverhältnisses von vasodilatatorischem Prostazyklin und vasokonstriktorischem Thromboxan entsteht ein allgemeiner Gefäßspasmus, der mit einer Abnahme des Plasmavolumens und mit Hämokonzentration einhergeht. Risikofaktoren für das Auftreten einer idiopathischen Präeklampsie sind in Tab. 5.**31** aufgeführt.

Tabelle 5.**31** Risikofaktoren für das Auftreten einer idiopathischen Präeklampsie

- Erstschwangerschaft
- Präeklampsie in einer früheren Schwangerschaft
- Alter < 18 Jahre oder > 35 Jahre
- positive Familienanamnese für idiopathische Präeklampsie
- Hydramnion, Blasenmole
- Mehrlingsschwangerschaft
- Adipositas (Bodymass Index > 35 kg/m²)

Klinik und Diagnostik

Die **Hypertonie** ist die prognostisch entscheidende Störung. Charakteristisch ist die Umkehr der zirkadianen Rhythmik mit nächtlichen Blutdruckspitzen!

Eine **Proteinurie** > 0,3 g/d erhöht das fetale Risiko, wenn sie zusätzlich zur Hypertonie auftritt.

Ödeme sind prognostisch von untergeordneter Bedeutung, da in der Schwangerschaft physiologischerweise unter hormonellem Einfluss die interstitielle Wasserbindungsfähigkeit zunimmt.

Zur **Früherkennung** sind folgende Kontrollen erforderlich: Blutdruck, Proteinurie, Gewicht, Harnsäure im Serum (Anstieg in der Frühschwangerschaft prognostisch ungünstig), Augenhintergrund, Hämatokrit, gynäkologische Kontrolluntersuchung. Warnzeichen einer drohenden Eklampsie sind in Tab. 5.**32** angegeben.

Tabelle 5.**32** Zeichen einer drohenden Eklampsie

- Blutdruck ≥ 160/110 mmHg
- neu aufgetretene Proteinurie > 2 g/d
- Kreatininanstieg > 2,0 mg/dl
- Thrombozytenzahl < 100.000/µl
- Fragmentozyten, hämolytische Anämie
- Oberbauchschmerzen, besonders epigastrisch und rechter Oberbauch
- Kopfschmerzen, Sehstörungen, neurologische Symptome
- kardiale Dekompensation (bei kardialer Vorerkrankung)
- Retinablutung, Exsudate, Papillenödem
- Zeichen der fetalen Wachstumsretardierung
- Rückgang der Diurese

Prognose

Das Symptom **Präeklampsie** bedeutet aufgrund der Eklampsiegefahr stets ein unmittelbares Risiko für die Mutter, vor allem durch eine mögliche Hirnblutung, unabhängig davon, ob es als idiopathische Form oder als Exazerbation einer vorbestehenden Hochdruck- oder Nierenerkrankung auftritt.

Eine vorbestehende Nierenerkrankung verschlechtert sich sehr häufig unter der Schwangerschaft. Unabhängig von der zugrunde liegenden Nierenkrankheit muss mit dauerhafter Nierenfunktionsverschlechterung in 50% der Fälle gerechnet werden, wenn vor der Schwangerschaft ein Serumkreatinin zwischen 1,4 und 1,9 mg/dl gemessen wurde. Bei Kreatininwerten > 2,0 mg/dl liegt sogar ein 35%iges Risiko der terminalen Niereninsuffizienz infolge der Schwangerschaft vor. Bei Lupus-Nephritis und Amyloidose auf dem Boden eines familiären Mittelmeerfiebers ist in besonderem Maße mit einer Verschlechterung des Nierenleidens durch die Schwangerschaft zu rechnen.

Das **kindliche Risiko** ist bei der Pfropfgestose am höchsten (Totgeburt und perinatale Mortalität > 20%), bei der idiopathischen Präeklampsie und chronischen, schwangerschaftsunabhängigen Hypertonie ebenfalls erhöht (ca. 10%), bei der passageren Schwangerschaftshypertonie aber unverändert. Ein Serumkreatinin > 2 mg/dl bedeutet eine deutlich verminderte Chance einer normalen Geburt.

Therapie der Schwangerschaftshypertonie

Eine **milde Hypertonie** in der Schwangerschaft sollte nicht medikamentös gesenkt werden, da dies mit einer fetalen Wachstumsverzögerung assoziiert ist. Allerdings sind regelmäßige Kontrollen erforderlich. Eine Behandlungsindikation ist bei Blutdruckwerten systolisch > 170 mmHg oder diastolisch > 110 mmHg zu stellen. Behandlungsziel ist die Vermeidung der Eklampsie und die Sicherstellung der fetalen Reifung, langfristige kardiovaskuläre Ziele bei der Mutter sind während der Schwangerschaft von untergeordneter Bedeutung.

Bettruhe verbessert die uteroplazentare Durchblutung (wichtig!). Hierbei sollte besonders die Linksseitenlage empfohlen werden, um Kompression der V. cava durch Uterus zu vermeiden.

Kochsalzarme Ernährung ist weiterhin umstritten, die Gefahr liegt in einer Abnahme des EZV mit plazentarer Minderperfusion. Deshalb empfiehlt sich eine normale NaCl-Zufuhr (ca. 10 g/d).

Liegt eine Nierenerkrankung oder Endorganschäden durch Hypertonie vor, so empfiehlt sich ein Therapiebeginn bereits bei diastolischen Blutdruckwerten ≥ 90 mmHg.

Eine **vorbestehende antihypertensive Medikation** bei schwangerschaftsunabhängiger Hypertonie kann in den meisten Fällen belassen werden, Angiotensinhemmer müssen allerdings abgesetzt oder ausgetauscht werden. Oft kann die Medikation aufgrund des blutdrucksenkenden Effekts der Schwangerschaft reduziert oder sogar pausiert werden, hypotone Blutdruckwerte sind wegen der Gefahr der Plazentaminderperfusion zu vermeiden.

▶

Medikamente

Die antihypertensive Medikation kann den Feten direkt beeinflussen oder indirekt über eine verminderte Durchblutung der uteroplazentaren Einheit wirken. Es werden bevorzugt Substanzen eingesetzt, mit denen langjährige Erfahrungen im Bereich der Schwangerschaftshypertonie bestehen. Medikamente der ersten Wahl sind α-Methyldopa und β_1-selektive Blocker (vor allem Metoprolol). Es wird ein diastolischer Zielblutdruck von 90 – 105 mmHg unter Therapie angestrebt.

Empfohlene Medikamente:

- **α-Methyldopa**: Mit dieser Substanz (Tagesdosis [TD] = 250 – 2000 mg) besteht die breiteste (auch Langzeit-) Erfahrung in der Schwangerschaft. Außerdem liegt eine Nachuntersuchung der Kinder über mehr als 7 Jahre vor. Bei einem Therapiebeginn zwischen der 16. und 20. SSW wurde ein verminderter Kopfumfang der Neugeborenen beobachtet, der sich aber in der Nachbeobachtung als bedeutungslos herausgestellt hat.
  α-Methyldopa gelangt nur in niedriger Konzentration in die Muttermilch und kann in der Stillperiode weiter eingenommen werden.
- **β_1-selektive Blocker**: Substanz der ersten Wahl ist Metoprolol (TD bis 200 mg), daneben können auch Atenolol (TD bis 100 mg) oder Acebutolol (TD bis 400 mg) eingesetzt werden. Beta-Blocker sind wirkungsvoll und sicher in der fortgeschrittenen Schwangerschaft. Bei einem Behandlungsbeginn vor der Schwangerschaftsmitte sind Wachstumsverzögerungen beschrieben. Außerdem kann eine fetale Bradykardie auftreten. Es wird z. T. empfohlen, Beta-Blocker einige Tage vor der Entbindung abzusetzen.

! Atenolol, Metoprolol und Acebutolol werden über die Muttermilch ausgeschieden, sodass bei den Säuglingen von behandelten Müttern auf die Zeichen einer Betarezeptorenblockade geachtet werden sollte. Insgesamt wird die Einnahme dieser Substanzen als „mit dem Stillen vereinbar“ beurteilt.

In bestimmten Situationen vertretbare Medikamente:

- **Dihydralazin:** verbessert die uteroplazentare Durchblutung, die Monotherapie führt jedoch zu einer Reflextachykardie und Natriumretention. Es bestehen Erfahrungen in der Schwangerschaft, die Substanz gilt als sicher, ist aber Methyldopa und Metoprolol unterlegen und daher nicht die erste Wahl.
- **Diuretika:** vermindern das bei einer Präeklampsie ohnehin verringerte EZV und können eine fetale Minderperfusion induzieren. Diuretika sind bei Präeklampsie und fetaler Wachstumsstörung abzusetzen, die Ödembildung ist keine Indikation für Diuretika. In der oralen Therapie sind sie nur in besonderen klinischen Situation vertretbar:
  - bei Linksherzinsuffizienz,
  - zur Fortführung einer Diuretikatherapie, die schon vor der Schwangerschaft oder der 20. SSW begonnen wurde.
- Diuretika sind während der Stillperiode nicht geeignet. Thiazide unterdrücken die Laktation, für Furosemid, Amilorid und Triamteren gibt es keine entsprechenden Untersuchungen.
- **Calciumantagonisten:** Verapamil kann gegeben werden, insbesondere dann, wenn gleichzeitig eine tokolytische Therapie erfolgt. Dihydropyridin-Calciumantagonisten sollten wegen des fetotoxischen Potenzials eher gemieden werden, wenngleich die neuere Literatur nicht mehr von einer strengen Kontraindikation spricht.

! Nicht geeignete Antihypertensiva: ACE-Hemmer und Angiotensin-Rezeptorblocker sind kontraindiziert, da sie zu Wachstumsstörungen, Oligohydramnion, Missbildungen und fetaler Niereninsuffizienz führen können. Sie sind auch während der Stillperiode nicht geeignet.

Prophylaxe der Schwangerschaftshypertonie

ASS in niedriger Dosierung (60 – 100 mg) verschiebt das Thromboxan-Prostacyclin-Gleichgewicht zugunsten des vasodilatatorischen Prostacyclins. Inzwischen existieren große Studien zum Einsatz von ASS in der Prävention der Präeklampsie, aus denen sich aber weder eine klare Empfehlung noch die Definition präziser Subgruppen von Schwangeren ableiten lässt, die von einer ASS-Gabe profitieren. Es wurde lediglich deutlich, dass Schwangere mit niedrigem Risiko der Präeklampsie nicht profitieren und die Substanz unwirksam ist, wenn sich der Hochdruck bereits manifestiert hat. Gynäkologische Fachgesellschaften empfehlen den **Einsatz bei Hochrisikopatientinnen** ab der 12. SSW. Es wird empfohlen, ASS 5 Tage vor dem erwarteten Geburtstermin abzusetzen, um Blutungskomplikationen zu vermeiden.

▶

Therapie der Eklampsie

Behandlungsziel: Beseitigung der Krampfbereitschaft und rasche Blutdrucksenkung, ohne die plazentare Durchblutung zu gefährden.

- Unterbrechung der Krampfanfälle: Magnesiumsulfat 2–4 g (20–40 ml 10%ige Lösung) langsam innerhalb von 5 min i.v. Dann ca. 1 g/h als Dauertropf. Serum-Magnesiumspiegel sollte 3–4 mmol/l betragen. Tagesmaximaldosis 20 g. Vorsicht bei Kombination mit Calciumantagonisten: Gefahr der schweren Hypotonie.
- Alternativ oder zusätzlich Diazepam 5 mg i.v. (ggf. wiederholen bis max. 20 mg).
- Blutdrucksenkung: Dihydralazin i.v. Beginn mit niedriger Dosis, 5–25 mg.
- α-Methyldopa oder β_1-Rezeptorenblocker als antiadrenerges Prinzip, wenn auf Dihydralazin eine Reflextachykardie auftritt.
- Geburtseinleitung: 4–6 h nach dem letzten eklamptischen Anfall.

6 Pneumologie

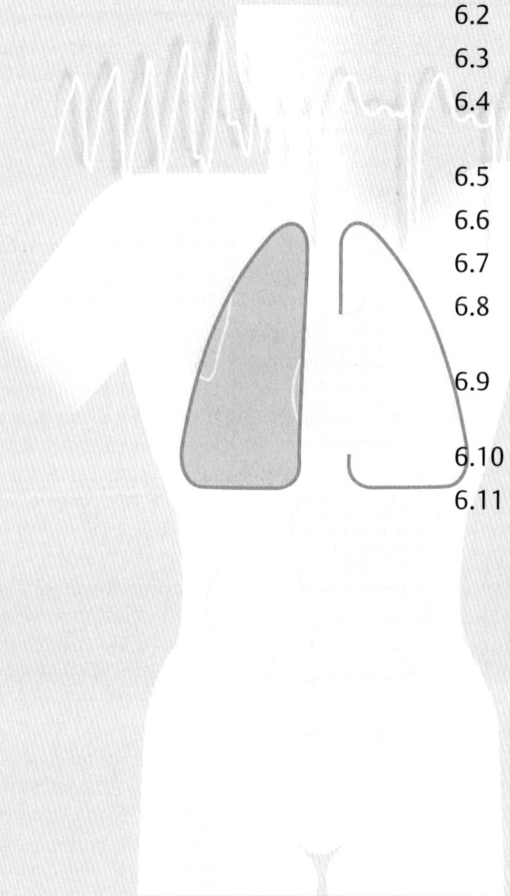

6 Pneumologie

6.1 Pathophysiologische Grundlagen

J. Schlegel

Zur Aufrechterhaltung des Zellstoffwechsels des Organismus ist eine ausreichende Sauerstoffzufuhr und ein ständiger Abtransport der anfallenden Stoffwechselendprodukte erforderlich.

Die für den Gasaustausch notwendige Belüftung der **Lungenalveolen** wird durch einen Wechsel von Inspiration und Exspiration bewirkt und als Ventilation bezeichnet. Das Ausmaß der Belüftung ist von der Tiefe der einzelnen Atemzüge, vom Atemzugvolumen und von der Anzahl der Atemzüge pro Zeiteinheit, der Atemfrequenz, abhängig.

Atemfrequenz, Atemzugvolumen und damit auch das Atemminutenvolumen werden durch die Atemregulationsmechanismen so aufeinander abgestimmt, dass eine optimale alveoläre Ventilation zur Aufrechterhaltung des erforderlichen Gasaustausches gewährleistet ist.

Aufgrund der engen Beziehung zwischen Kohlendioxid und dem Säure-Basen-Status und der Fähigkeit, über die Atmung Kohlendioxid entweder vermehrt abzuatmen oder zu retinieren, stellen die Lungen für den Säure-Basen-Haushalt das wichtigste Regulationsorgan dar. Außerdem spielen sie eine Rolle im Wärmehaushalt.

Der **Gasaustausch** in den Lungen ist von drei Faktoren, der Ventilation, der Perfusion und der Diffusion, abhängig.

Störungen des Gasaustausches

Bei den Gasaustauschstörungen unterscheidet man zwischen einer respiratorischen Partial- und einer respiratorischen Globalinsuffizienz.

- **Respiratorische Partialinsuffizienz:** Pathologische Erniedrigung des Sauerstoffpartialdruckes bei normwertigem Kohlendioxidpartialdruck.
- **Respiratorische Globalinsuffizienz:** Pathologische Erniedrigung des Sauerstoffpartialdruckes bei gleichzeitig pathologisch erhöhtem Kohlendioxidpartialdruck.

Ventilationsstörungen

Die **Gesamtventilation** der Lungen ist die Summe aus alveolärer Ventilation und Totraumventilation.

Beim **Totraum**, definiert als der Teil der Atemwege und der Lungen, der zwar ventiliert wird, in dem aber kein Gasaustausch erfolgt, wird zwischen einem anatomischen und einem funktionellen Anteil differenziert.

- Anatomischer Totraum: Trachea, Bronchien und Bronchiolen.
- Funktioneller Totraum: Alveolarbereiche, die zwar belüftet werden, die aber nicht zum Gasaustausch beitragen (z. B. aufgrund von Perfusionsstörungen in diesen Bereichen).

Die **restriktiven Ventilationsstörungen** sind durch eine Erniedrigung der Ausdehnungsfähigkeit der Lungen und/oder des Thorax, der Compliance, charakterisiert. Die Totalkapazität, das Residualvolumen und die Vitalkapazität sind vermindert. Die Strömungsverhältnisse in den Atemwegen sind bei rein restriktiven Funktionsstörungen nicht beeinträchtigt.

Bei **obstruktiven Ventilationsstörungen** liegt eine Strömungsbehinderung in den Atemwegen vor. Sie stellen zahlenmäßig die größte Gruppe dar. Pathophysiologisch unterscheidet man eine endobronchiale und eine exobronchiale Obstruktion. Häufig finden sich Mischformen.

- Endobronchiale Obstruktion: Strömungsbehinderung durch Bronchospasmus, Schleimhautödem, Hyper- und Dyskrinie sowie durch Hypertrophie der Bronchialmuskulatur (z. B. Asthma bronchiale).
- Exobronchiale Obstruktion: Strömungsbehinderung bedingt durch exobronchiale Mechanismen bei Verlust der Retraktionskraft der Lungen beim Lungenemphysem. Der exspiratorische intrathorakale Druckanstieg führt zu einer frühzeitigen Kompression und zum Kollaps der kleinen Atemwege. Die Strömung aus den peripher dieser kollabierten Atemwege gelegenen Lungenanteilen wird abgeschnitten.

Störungen des Ventilations-Perfusions-Verhältnisses

Die Arterialisierung des Blutes hängt wesentlich vom Ventilations-Perfusions-Verhältnis ab. Störungen dieses Verhältnisses werden auch als Verteilungs- oder Distributionsstörungen bezeichnet. Sie können durch Veränderungen der Ventilation und/oder Perfusion der Lungen bedingt sein.

Die Verteilungsstörungen zählen zu den häufigsten Funktionsstörungen. Sie treten regelmäßig bei obstruktiven, aber auch bei restriktiven Ventilationsstörungen auf.

Meist liegt eine Hypoventilation kleinerer Alveolarbereiche vor, die zunächst auch in Ruhe noch durch kompensatorische Hyperventilation anderer Bereiche ausgeglichen werden kann. Beim Fortschreiten der Erkrankung und zunehmenden Belüftungsinhomogenitäten reicht dieser Mechanismus in Ruhe nicht mehr zur Kompensation aus und es entwickelt sich eine Partialinsuffizienz der Atmung.

Aufgrund der Ventilationssteigerung stellen sich dann aber unter körperlicher Belastung wieder normale Blutgaspartialdrücke ein. Dies ist für die ventilatorisch bedingte Verteilungsstörung charakteristisch.

Zeigt sich keine Normalisierung der Blutgase unter Belastung, spricht man von einer **fixierten Verteilungsstörung**. Im Extremfall ist hier bei fehlender Ventilation nur noch die Perfusion der betroffenen Lungenabschnitte erhalten (z. B. bei Atelektasen).

Diffusionsstörungen

Die Diffusion von Sauerstoff bzw. Kohlendioxid in den Lungen beruht auf den Partialdruckdifferenzen zwischen Alveolarluft und Lungenkapillarblut. Kohlendioxid hat aufgrund seiner etwa 20fach größeren Diffusionskonstante gegenüber Sauerstoff eine entsprechend günstigere Diffusionsfähigkeit. Dies ist der Grund dafür, dass sich reine Diffusionsstörungen nur auf den Sauerstoffpartialdruck auswirken (Partialinsuffizienz der Atmung).

Die Diffusion hängt von den spezifischen Eigenschaften des Gases, der Partialdruckdifferenz zwischen Alveole und Kapillare, von der Gewebsdicke und deren spezifischen Eigenschaften sowie von der Größe der Diffusionsoberfläche ab.

6.2 Diagnostik

T. Welte
(Frühere Bearbeitung: J. Schlegel)

6.2.1 Lungenfunktionsanalytik

Definition

Fortlaufende Registrierung der ventilationsbedingten Volumenänderungen der Lungen am Mund und deren Aufzeichnung in einem Volumen-Zeit-Diagramm.

Die Methode ist einfach, kostengünstig und erfordert keinen größeren apparativen Aufwand.

Messmethodik

Geschlossene Systeme: Wasserspirometer und Trocken-/Balgspirometer.

Offene Systeme: Pneumotachographie und andere Methoden der Flussmessung (z. B. Turbinenrad, Ultraschall).

Spirometrische Messgrößen

Bei den spirometrisch ermittelten Lungenfunktionsparametern unterscheidet man zwischen statischen, zeitunabhängigen und dynamischen, zeitabhängigen Messgrößen.

Zu den **statischen Messgrößen** zählen die verschiedenen, standardisierten Lungenvolumina. Statische Messgrößen, die sich aus mehreren Teilvolumina zusammensetzen, werden als Kapazitäten bezeichnet.

Statische Lungenvolumina und Kapazitäten

- **Atemzugvolumen** (V_T): das Volumen, das bei jedem Atemzug ventiliert wird.

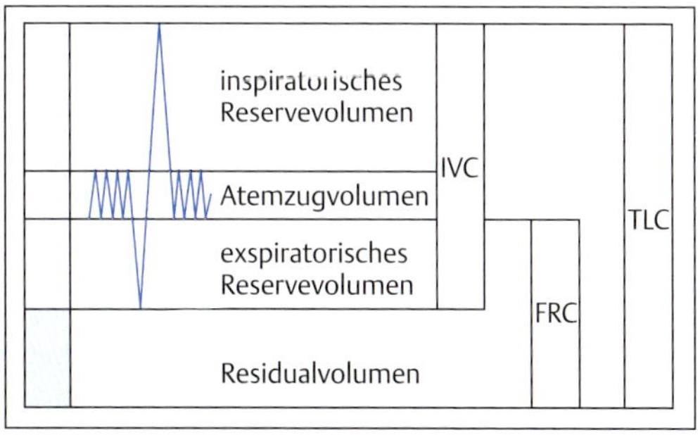

Abb. 6.1 Schematische Darstellung der statischen Lungenvolumina und Kapazitäten.

- **Exspiratorisches Reservevolumen** (ERV): das Volumen, das zusätzlich zu einer normalen Exspiration ausgeatmet werden kann.
- **Inspiratorisches Reservevolumen** (IRV): das Volumen, das zusätzlich zu einer normalen Inspiration eingeatmet werden kann.
- **Inspiratorische Vitalkapazität** (IVC = V_T + ERV + IRV): Summe aus Atemzugvolumen, inspiratorischem und exspiratorischem Reservevolumen; sie repräsentiert damit das maximale, willkürlich mobilisierbare Lungenvolumen.
- **Residualvolumen** (RV): das Volumen, das auch nach maximaler Exspiration noch in den Lungen verbleibt. Es wird rein spirometrisch nicht erfasst.
- **Funktionelle Residualkapazität** (FRC = RV + ERV): das Volumen, das am Ende einer **normalen** Exspiration in den Lungen verbleibt. Es setzt sich aus dem Residualvolumen und dem exspiratorischen Reservevolumen zusammen.
- **Totale Lungenkapazität** (TLC = RV + IVC): Summe aus Vitalkapazität und Residualvolumen; entspricht damit dem maximalen Füllungszustand der Lungen; zur Berechnung muss das Residualvolumen bekannt sein. Erniedrigung der TLC bei restriktiven Funktionsstörungen, Erhöhung bei Überblähung (reversibel im akuten schweren Asthmaanfall, irreversibel beim Lungenemphysem).

Dynamische Lungenvolumina

Forciertes exspiratorisches Volumen in 1 Sekunde (FEV_1) = absolute Einsekundenkapazität: Atemstoßtest; entspricht dem Volumen, das in der 1. Sekunde einer forcierten Exspiration maximal ausgeatmet werden kann. FEV_1 ist typischerweise bei obstruktiven Ventilationsstörungen erniedrigt; bei ausgeprägteren Restriktionen findet man jedoch auch eine Einschränkung des Absolutwertes.

FEV_1 in Prozent der Vitalkapazität (Tiffeneau-Wert) = relative Einsekundenkapazität: entspricht dem relativen Anteil von FEV_1 an der inspiratorischen Vitalkapazität (IVC); typischerweise bei obstruktiven Ventilationsstörungen erniedrigt; bei rein restriktiven Ventilationsstörungen ergeben sich besonders hohe Werte.

Forcierte exspiratorische Vitalkapazität (FVC): im Gegensatz zur langsam geatmeten inspiratorischen Vitalkapazität (Messung vom Residualvolumen ausgehend hin zur Totalkapazität), erfolgt die Messung forciert von der Totalkapazität ausgehend hin zum Residualvolumen. Die forcierte exspiratorische Vitalkapazität (FVC) wird im Vergleich zur inspiratorischen Vitalkapazität aufgrund des forcierten Atemmanövers und der damit einhergehenden

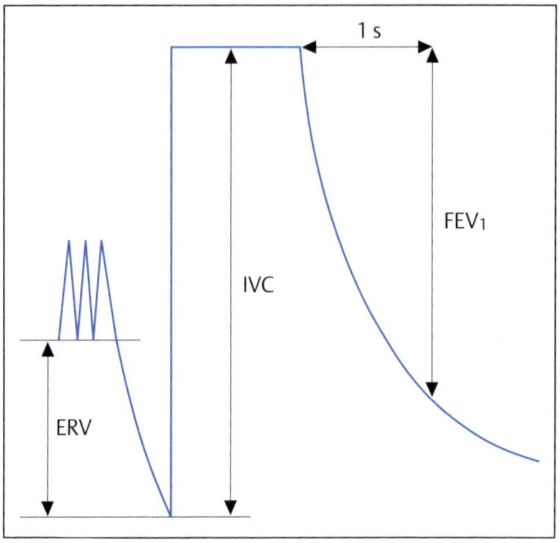

Abb. 6.2 Schematische Darstellung der dynamischen Messgröße FEV_1 (absolute Einsekundenkapazität). ERV = exspiratorisches Reservevolumen, IVC = inspiratorische Vitalkapazität.

Kompression der Atemwege, insbesondere bei bereits vorbestehender Obstruktion, in der Regel zu klein ermittelt. Deshalb sollte die Messung der inspiratorischen Vitalkapazität bevorzugt werden.

Atemgrenzwert: beschreibt die maximale willkürliche Ventilation in einer Minute; wird heute nicht mehr verwendet, da ohne praktische Bedeutung.

Untersuchungsgang (Spirometrie und Fluss/Volumen-Kurve)

Der Untersuchungsgang ist unabhängig vom verwendeten Gerätetyp. Das Atemmanöver ist einheitlich. Qualität und Aussagekraft der Untersuchung werden entscheidend von der Mitarbeit des Patienten beeinflusst. Es müssen immer Mehrfachmessungen, mindestens drei, durchgeführt werden.

Die Messung erfolgt sitzend. Die Nase des Patienten wird mit einer Nasenklemme verschlossen. Auf guten Sitz des Mundstückes und Dichtheit ist besonders zu achten. Bevor die eigentliche Messung gestartet werden kann, muss sich der Patient zunächst bei Ruheatmung an die Apparatur gewöhnt haben.

Die **Auswertung der Messkurven** erfolgt heute in der Regel elektronisch. Jeweils der Maximalwert aus mehreren Durchgängen wird zur Bewertung herangezogen. Die Standardisierung der Untersuchung und die Beurteilung der Messergebnisse richtet sich nach den Vorgaben der gemeinsamen Kommission der europäischen und amerikanischen Pneumologen.

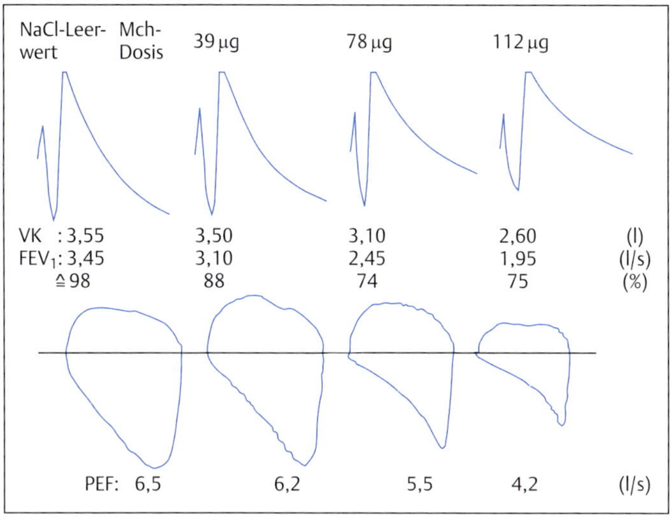

Abb. 6.3 Originalspirogramme mit den jeweils korrespondierenden Fluss-Volumen-Kurven eines stufenweisen, unspezifischen, inhalativen Methacholinprovokationstests mit Entwicklung einer obstruktiven Ventilationsstörung (endobronchiale Obstruktion).

Grundsätzlich soll die Beurteilung der Lungenfunktion nicht alleine auf der Basis der reinen Zahlenwerte erfolgen. In die Befundung müssen die Analyse der Messkurven und das klinische Bild mit eingehen.

Reversibilitätstest

Definition: Kontrollmessung 15–20 min nach der Inhalation eines handelsüblichen kurzwirksamen β_2-Sympathomimetikums oder Parasympathikolytikums.

Die Untersuchung gibt Informationen über die Rückbildungsfähigkeit der Obstruktion.

- Reversibilität = volle Rückbildung der Obstruktion.
- Teilreversibilität = Anstieg von FEV_1 um mindestens 15% und/oder 200 ml und/oder Absinken des Atemwegswiderstandswertes (Resistance) um mindestens 50%.

Fluss-Volumen-Kurve

Bei der Fluss/Volumen-Kurve handelt es sich um die atemsynchrone, simultane Registrierung des Atemstroms und der jeweiligen Volumenänderung während eines Atemzyklus. Das Atemmanöver unterscheidet sich nicht von der Spirometrie. Aus der Fluss/Volumen-Kurve lassen sich auch die spirometrischen Messgrößen ableiten.

Messparameter der Fluss-Volumen-Kurve:

- inspiratorische Vitalkapazität (IVC),
- Peak flow = maximal exspiratorischer Fluss (PEF),
- MEF_{75} = maximal exspiratorischer Fluss bei 75% IVC,
- MEF_{50} = maximal exspiratorischer Fluss bei 50% IVC,
- MEF_{25} = maximal exspiratorischer Fluss bei 25% IVC.

Die maximalen exspiratorischen Flusswerte bei 25% und 50% der Vitalkapazität gelten, ein korrektes Atemmanöver vorausgesetzt, als mitarbeitsunabhängig. Die Strömung in diesen Bereichen wird ganz überwiegend von der Retraktionskraft der Lunge bestimmt und ist durch Kraftanstrengung nicht beeinflussbar. Typische Kurvenformen, z. B. beim Emphysem, erlauben Rückschlüsse auf den zugrunde liegenden Obstruktionsmechanismus (Abb. **6.4**).

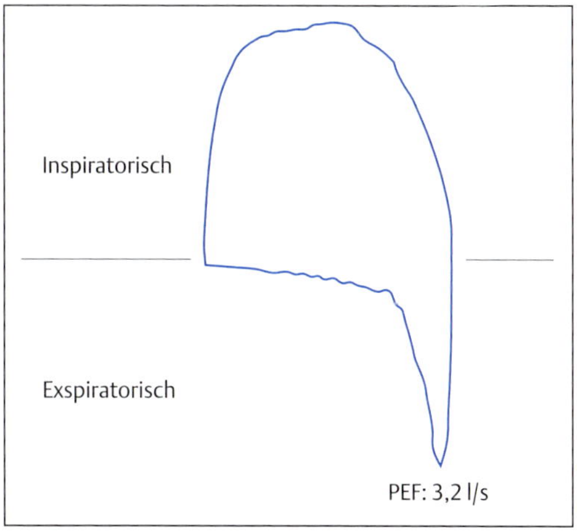

Abb. 6.4 Fluss-Volumen-Kurve bei Lungenemphysem mit Darstellung des so genannten „Emphysemknicks" im exspiratorischen Anteil der Messkurve (exobronchiale Obstruktion).

Peak-flow-Messung

Die Messung des Peak-flow, des maximalen exspiratorischen Flusses, kann mit einfachen Kleingeräten erfolgen, die der Patient auch zuhause einsetzen kann. Der Peak-flow ist typischerweise bei obstruktiven Ventilationsstörungen erniedrigt. Die Geräte werden zur Therapiekontrolle eingesetzt. Der Patient trägt seine Messwerte in ein Diagramm ein.

Änderungen des Peak-flow unter die sonst üblichen Ergebnisse sollten den Patienten veranlassen, sich frühzeitig zur Therapiekontrolle und ggf. zur Anpassung der Therapie in ärztliche Behandlung zu begeben.

6.2.2 Spezielle Untersuchungsmethoden

Ganzkörperplethysmographie

Die Ganzkörperplethysmographie dient der Bestimmung des bronchialen Strömungswiderstandes (Resistance = R_{aw} = Atemwegswiderstand) und des intrathorakalen Gasvolumens (ITG).

Die Messungen erfolgen bei Ruheatmung und sind praktisch mitarbeitsunabhängig.

Mit der Messung des Atemwegswiderstandes liegt ein Parameter vor, der die Strömungsverhältnisse in den größeren Atemwegen widerspiegelt. Die Strömungsverhältnisse der kleineren Atemwege gehen in diesen Wert nur zu etwa 10% ein.

Über die Messung des intrathorakalen Gasvolumens am Ende einer normalen Exspiration (FRC-Niveau) lässt sich das Residualvolumen (ITG minus exspiratorisches Reservevolumen) berechnen. Mit Hilfe des Residualvolumens ist dann auch die totale Lungenkapazität (RV + IVC) berechenbar.

Eine Alternative zur Bodyplethysmographie stellt die Heliumdilution dar. Bei dem Heliumdilutionsverfahren atmet der Patient aus einem Reservoir mit einem bekannten Luftvolumen, das eine genau definierte „Markierungs"-Menge Helium enthält. Das Helium wird durch die zuvor in der Lunge befindliche Luft verdünnt und nur zu einem sehr geringen Teil in den Lungenkreislauf absorbiert. Durch die Kenntnis des Reservoirvolumens sowie der initialen und finalen Heliumkonzentration wird das in der Lunge befindliche Luftvolumen berechnet.

Messung des Atemwiderstandes mittels Oszillometrie und Unterbrechermethode

Der Atemwiderstand setzt sich aus dem bronchialen Strömungswiderstand und dem Gewebswiderstand von Lunge und Thorax zusammen. Der Atem**wegs**widerstand beschreibt dagegen den reinen Strömungswiderstand.

Da in den Atemwiderstand auch die elastischen Eigenschaften der Lunge und des Thorax eingehen, ist er im Vergleich zum Atem**wegs**widerstand etwas größer.

Die Messung erfolgt oszillatorisch oder mit der Unterbrechermethode.

Das Messergebnis ist bei beiden Methoden weitgehend mitarbeitsunabhängig. Beide Verfahren haben den Nachteil, dass schwere Obstruktionen aus methodischen Gründen nicht in vollem Ausmaß erfasst werden können.

Messung der Diffusionskapazität (Transferfaktor-Bestimmung)

Die Diffusionskapazität stellt ein Integral der respiratorischen Funktion dar. In die Messung gehen Ventilations-, Diffusions- und Perfusionsgrößen ein. Als Prüfgas dient in der Regel Kohlenmonoxid in sehr geringen Konzentrationen.

Methodisch stehen zwei Verfahren, die Single-breath- und die Steady-state-Technik, zur Verfügung.

Messung der Dehnbarkeit der Lunge und des Thorax (Compliance)

Die statische Compliance ist der reziproke Wert des elastischen Gewebswiderstandes und ein Maß für die elastischen Eigenschaften der Lunge und des Thorax. Sie gibt an, wieviel Milliliter Atemvolumen pro Druckdifferenz (1 cm Wassersäule) in die Lunge einströmen können.

Dieses Volumen ist bei einer starren, wenig dehnbaren Lunge reduziert (Restriktion) und bei einer schlaffen, stark dehnbaren Lunge (Emphysem) erhöht.

Zur indirekten Messung der atemsynchronen pleuralen Druckschwankungen, deren Kenntnis neben der des geatmeten Volumens zur Berechnung der Compliance erforderlich ist, muss der Patient eine kleine Messsonde (Druckaufnehmer) schlucken, die im Ösophagus platziert wird.

Inhalative Provokationstests

Unter **unspezifischen** inhalativen Provokationen versteht man inhalative Provokationstests mit bronchokonstriktorisch wirksamen, pharmakologischen Substanzen (Histamin, Methacholin oder Carbachol, zugelassen für Provokationstests ist zurzeit nur Methacholin). Die Indikation ergibt sich bei chronischem Husten oder Atemnot unklarer Genese, wenn spontan keine messbare Obstruktion vorliegt. Die Untersuchung ist, eine sorgfältige und fachgerechte Durchführung vorausgesetzt, für den Patienten ungefährlich. Ein pathologisch positiver Test im Sinne eines hyperreagiblen Bronchialsystems liegt vor, wenn sich in einem niedrigeren Dosisbereich als bei Gesunden eine obstruktive Ventilationsstörung (FEV_1 – Abfall > 20 % vom Ausgangswert) einstellt. Ein hyperreagibles Bronchialsystem ist ein wichtiger diagnostischer Hinweis auf ein Asthma bronchiale.

Spezifische inhalative Provokationen dienen dem Nachweis eines die Beschwerden auslösenden Allergens. Im Gegensatz zu den unspezifischen Provokationen kann eine Gefährdung des Patienten nicht ausgeschlossen werden. Die erwartete allergische Reaktion vom Soforttyp kann unter Umständen sehr rasch und unkontrollierbar ablaufen. Außerdem ist mit allergischen Spätreaktionen zu rechnen. Die Indikation zu solchen Untersuchungen sollte deshalb sehr eng gefasst werden. Mögliche Indikationen liegen zum Beispiel im gutachterlichen Bereich (z. B. Bäckerasthma).

Befundkonstellationen

Obstruktive Ventilationsstörung

Kennzeichen ist die Verminderung der exspiratorischen Flussraten. Bei voll ausgebildeter Erkrankung ist der Quotient FEV_1/FVC ebenso wie der $FEF_{25-75\%}$ vermindert. Der exspiratorische Teil der Fluss-Volumen-Schleife weist auf einen verminderten Fluss bei jedem beliebigen Lungenvolumen hin. Im Frühstadium einer obstruktiven Ventilationsstörung, die in den kleinen Atemwegen beginnt, kann der Quotient FEV_1/FVC normal sein. Die einzigen Veränderungen, die bei den routinemäßig durchgeführten Lungenfunktionsprüfungen auffallen, können die Verminderung des $FEF_{25-75\%}$ und der veränderte Verlauf des terminalen Abschnitts der forcierten Fluss-Volumen-Kurve sein. Bei der obstruktiven Lungenerkrankung ist die TLC normal oder erhöht. Das Residualvolumen ist aufgrund von dynamischen Atemwegsverschlüssen während der Exspiration vergrößert und der RV/TLC-Quotient ist erhöht. Die Vitalkapazität ist bei der obstruktiven Lungenerkrankung wegen der ausgeprägten Vergrößerung des RV bei nur geringeren Veränderungen der TLC häufig verkleinert.

Restriktive Ventilationsstörung

Kennzeichen ist die Abnahme der Lungenvolumina, insbesondere VC und TLC. Restriktive Ventilationsstörungen können in Abhängigkeit von der Lokalisation der pathologischen Veränderungen grundsätzlich in zwei Gruppen unterteilt werden: parenchymatöse und extraparenchymatöse Lungenerkrankung. Das Merkmal der restriktiven Form, das bei allen Untergruppen gefunden wird, ist die Abnahme der Lungenvolumina, in erster Linie der TLC und der VC. Bei der parenchymatösen Lungenerkrankung ist in der Regel außerdem das RV verkleinert, während die Flussgeschwindigkeiten bei forcierter Exspiration unverändert sind. Tatsächlich sind die Flussgeschwindigkeiten häufig hochnormal, das heißt überproportional hoch im Vergleich zur Lungengröße.

Bei der extraparenchymatösen Form, die durch eine inspiratorische Funktionsstörung als Folge einer Muskelschwäche oder einer starren Brustwand gekennzeichnet ist, wird der Einfluss der verminderten Dehnungskräfte durch die ansonsten normale Lunge vermindert. Als Folge sind die gemessenen TLC-Werte kleiner als die Sollwerte, das RV ist häufig nicht signifikant verändert und die exspiratorischen Flüsse sind unverändert. Bei der extraparenchymatösen Form, die durch eine inspiratorische und exspiratorische Funktionsstörung gekennzeichnet ist, ist außerdem die Fähigkeit eingeschränkt, bis zum normalen RV auszuatmen. Ursächlich hierfür ist entweder eine Schwäche der exspiratorischen Muskulatur oder eine Deformation der Thoraxwand, die bei Volumina unterhalb der FRC übermäßig starr ist. Daraus folgt, dass im Gegensatz zu anderen Untergruppen der restriktiven Lungenerkrankung das RV häufig vergrößert ist. Das FEV_1/FVC-Verhältnis ist variabel und hängt von der Kraft der exspiratorischen Muskulatur ab.

Kombinierte Ventilationsstörung

Charakteristika beider Ventilationsstörungen mit Erniedrigung der Vitalkapazität, der Totalkapazität und der FEV_1 sowie obstruktionstypischen Veränderungen der Fluss-Volumenkurve.

Diffusionsstörung

Erkrankungen, die ausschließlich die Atemwege befallen, beeinträchtigen die DLCO grundsätzlich nicht, wohingegen Krankheiten, die die Alveolarwände (Lungenepmphysem), das Lungeninterstitium (interstitielle Lungenerkrankung) oder das pulmonale Kapillarbett (pulmonale Hypertonie) betreffen, Auswirkungen auf die DLCO haben können. Eine Erniedrigung der DLCO kann jedoch vorgetäuscht werden, wenn zu wenig Erythrozyten (Anämie) vorhanden sind oder die Erythrozyten bereits mit Kohlenmonoxid besetzt sind (bei Rauchern). Eine alveoläre Hämorrhagie führt zur pathologischen Erhöhung der DLCO.

6.2.3 Messung des Gasaustauschs

Blutgasanalyse

Die am häufigsten verwendeten Messparameter sind die Partialdrücke von O_2 und CO_2 im arteriellen Blut, das heißt PaO_2 bzw. $PaCO_2$. Diese Partialdrücke drücken nicht unmittelbar die Menge von O_2 und CO_2 im Blut aus, sondern vielmehr den Druck dieser Gase im Blut. Die aktuelle Menge und der Gehalt dieser Gase im Blut hängen von der Löslichkeit der Gase im Plasma und von der Fähigkeit jeglicher Blutbestandteile ab, mit dem betreffenden Gas zu reagieren oder es zu binden. Da Hämoglobin in der Lage ist, große Mengen von O_2 zu binden, ist oxygeniertes Hämoglobin die vorherrschende Form, in der O_2 im Blut transportiert wird. Der aktuelle Gehalt an O_2 im Blut hängt demnach sowohl von der Hämoglobinkonzentration als auch vom PaO_2 ab. Der PaO_2 bestimmt, zu welchem prozentualen Anteil das Hämoglobin mit O_2 gesättigt wird, abhängig von der Position auf der Oxyhämoglobin-Dissoziationskurve.

Eine PaO_2-Erniedrigung (< 80 mmHg) wird als Hypoxämie, eine $PaCO_2$-Erniedrigung (< 35 mmHg) als Hypokapnie, eine $PaCO_2$-Erhöhung (> 45 mmHg) als Hyperkapnie bezeichnet.

Üblicherweise wird zur Beurteilung von Blutgasen eine arterielle Blutprobe gewonnen, die aus leicht zugänglichen Gefäßen (A. radialis, A. femoralis) gewonnen wird. Alternativ kann eine so genannte kapilläre Blutgasanalyse aus arterialisierten (z. B. mit Bienengiftsalbe) Kapillarbezirken (Ohrläppchen, Fingerspitze) genommen werden. Dies geht jedoch nur bei intakten Kreislaufverhältnissen ohne Zeichen der Kreislaufzentralisation.

Eine einfach zu handhabende Alternative stellt die Pulsoxymetrie dar. Bei dieser wird die Sauerstoffsättigung (nicht der PaO_2) bestimmt mittels einer Sonde, die an einen Finger (bzw. einen Zeh oder ein Ohrläppchen) des Patienten geklemmt wird. Das Gerät misst die Absorption von zwei Wellenlängen des Lichts durch das Hämoglobin des in der Haut pulsierenden arteriellen Blutes. Aufgrund der unterschiedlichen Absorption der beiden Wellenlängen des Lichts durch oxygeniertes und nichtoxygeniertes Hämoglobin kann der prozentuale Anteil des Hämoglobins, der mit Sauerstoff gesättigt ist (SaO_2), berechnet und unmittelbar angezeigt werden. Die Methode ist allerdings störanfällig (unzureichendes Pulssignal) und kann sowohl falsch niedrige als auch falsch hohe Sauerstoffsättigungen anzeigen.

Diffusionskapazität

Siehe unter 6.2.1.

Alveolar-Arterielle Sauerstoffdifferenz

Eine hilfreiche Berechnung zur Messung der Oxygenierung ist die alveolar-arterielle O_2-Differenz ($PAO_2 - PaO_2$), üblicherweise die alveolo-arterielle O_2-Druckdifferenz (oder $P[A-a]O_2$) genannt.

Diese kann mithilfe einer vereinfachten Form der Alveolargasgleichung

$$PAO_2 = FIO_2 \times (PB - PH_2O) - PaCO_2/R$$

bestimmt werden.

Dabei bedeutet: FIO_2 = Partialkonzentration an inspiriertem O_2 (~ 0,21 bei Einatmung von Raumluft); PB = Barometerdruck (760 mmHg oder 101 kPa auf Meereshöhe); PH_2O = Wasserdampfdruck (47 mmHg oder 6 kPa) bei vollständiger Luftsättigung bei 37 °C und R = respiratorischer Quotient (das Verhältnis von CO_2-Produktion und O_2-Aufnahme, normalerweise mit 0,8 angenommen). Werden für einen Patienten, der auf Meereshöhe atmet, in der Gleichung die oben genannten Werte eingesetzt, lautet die Gleichung:

$$PAO_2 = 150 - 1{,}25 \times PaCO_2.$$

Die alveolo-arterielle O_2-Differenz kann berechnet werden, indem der gemessene PaO_2 vom berechneten PAO_2 subtrahiert wird. Bei einer gesunden, jungen und Raumluft atmenden Person ist die $PAO_2 - PaO_2$-Differenz normalerweise geringer als 15 mmHg (2 kPa). Dieser Wert steigt mit zunehmendem Alter und kann bei älteren Patienten bei bis zu 30 mmHg (4 kPa) liegen.

6.2.4 Belastungsuntersuchungen

Belastungsuntersuchungen werden einerseits diagnostisch eingesetzt, um die Ursache einer Gasaustauschstörung näher zu charakterisieren (obstruktive, parenchymatöse, pulmonalvaskuläre oder kardiale Ursache für Dyspnoe). Zum anderen können sie als Verlaufsparameter eingesetzt werden, um die Leistungsfähigkeit und das Dyspnoeempfinden des Patienten zu ermitteln. Im Wesentlichen sind drei Untersuchungsverfahren in der Klinik etabliert.

6-Minuten-Gehtest

Der Patient soll innerhalb von 6 Minuten auf einer vorher festgelegten Strecke so weit wie möglich gehen. Die erreichte Gehstrecke wird notiert. Gleichzeitig kann das Dyspnoeempfinden des Patienten mithilfe etablierter, standardisierter Dyspnoeskalen (z. B. Borg-Skala) gemessen werden. Dieser Test wird in erster Linie zur Verlaufskontrolle über längere Zeiträume benutzt.

Ergotensiometrie

Eine Fahrradergometerbelastung wird entsprechend etablierter Protokolle aus der Kardiologie durchgeführt. In jedem Belastungsintervall werden die kapillären Blutgase kontrolliert. Ein Blutgasabfall unter Belastung ist ein sehr sensitives Zeichen für eine Diffusionsstörung. Bei obstruktiven Ventilationsstörungen kommt es (außer beim Vorliegen eines ausgeprägten Emphysems) eher zu einer Verbesserung der Oxygenierung, da sich anatomische intrapulmonale Shunts unter Belastung schließen.

Spiroergometrie

Bei der Spiroergometrie wird eine Fahrrad- oder Laufbandbelastung mit der Messung der Sauerstoffaufnahme und der Kohlendioxidabgabe kombiniert. Aus der Analyse der Atemgase kann auf die Art der zugrunde liegenden Störung geschlossen werden. Die Spiroergometrie erlaubt die bestmögliche Analyse von Atem- und Herz-Kreislauffunktion. Sie ist jedoch zeitaufwendig (mindestens 30–45 min) und erfordert einen in diesem Verfahren erfahrenen Untersucher.

6.2.5 Bronchoskopie

Die Bronchoskopie dient der Inspektion des zentralen Tracheobronchialbaums. Die Indikation zur Bronchoskopie ist dabei inzwischen vielfältig und reicht von der Materialgewinnung zur mikrobiologischen Diagnostik über die Tumordiagnostik zur Abklärung unklarer Lungenveränderungen im Röntgen-Thoraxbild.

Es wird unterschieden zwischen der – heute nur noch selten genutzten – Bronchoskopie mit starrem Gerät (im Operationssaal unter Allgemeinanästhesie) und der flexiblen Bronchoskopie (Glasfiberoptik oder Videotechnik), die heute den Standard darstellt.

Verschiedene diagnostische Verfahren zur Gewinnung von Zellen und Geweben zur diagnostischen Abklärung bronchialer und pulmonaler Auffälligkeiten sind heute mittels Bronchoskopie möglich. Bronchoskopie wird zunehmend auch therapeutisch genutzt, um benignes oder malignes Gewebe abzutragen (Kryo-, Laser-, Argonbeamertherapie) oder Bronchialstenosen abzustützen (Stentimplantation).

Noch nicht überall verfügbar ist die sog. Autofluoreszenz-Bronchoskopie (um frühe maligne Schleimhautveränderungen darzustellen) und der endobronchiale Ultraschall (um gezielt Befunde im Mediastinum abzuklären).

Nennenswerte Nebenwirkungen der Bronchoskopie sind Blutungen (vor allem bei Biopsieverfahren) und die Induktion eines Pneumothorax (vor allem bei der Biopsie durch den Bronchus hindurch zur Gewinnung von Lungengewebe). Unter der Bronchoskopie kann es zu einer signifikanten Verschlechterung der Sauerstoffsättigung um 10–15% kommen. Eine Gerinnungsanalyse, ein Blutbild und eine Blutgasanalyse sollten daher vor jeder Bronchoskopie durchgeführt werden.

6.2.6 Thorakoskopie und videoassistierte thorakale Chirurgie

Fortschritte der Bildverarbeitung haben die Entwicklung der videoassistierten Thorakoskopie bzw. der videoassistierten thorakalen Chirurgie (VATS) ermöglicht. Das Verfahren wird zur Abklärung unklarer Pleuraergüsse und Veränderungen der parietalen und viszeralen Pleura benutzt.

In Allgemeinnarkose wird ein starres Endoskop durch einen Trokar in die Pleurahöhle eingeführt. Über einen Monitor kann der Untersucher Instrumente steuern, die durch separate interkostale Zugänge in den Brustkorb eingeführt werden. Mit diesen Instrumenten können Pleuraveränderungen im Gegensatz zur Pleurablindbiopsie unter direkter Sicht biopsiert werden.

Darüber hinaus wird die VATS zur Biopsie oder Resektion von peripher gelegenem Lungenherden genutzt.

Auf die Möglichkeiten der **radiologischen Diagnostik** (Röntgen-Thorax, Computertomographie des Thorax, Kernspintomographie, Angiographie) und nuklearmedizinische Verfahren (Ventilations-Perfusionsszintigraphie, Positronenemissionstomographie) kann aus Platzgründen in diesem Kapitel nicht eingegangen werden.

6.3 Atemwegserkrankungen

T. Welte
(Frühere Bearbeitung: J. Schlegel)

6.3.1 Asthma bronchiale

Definition

Asthma ist eine entzündliche Erkrankung der Atemwege mit bronchialer Hyperreaktivität und variabler Atemwegsobstruktion. Typische Symptome sind Husten und anfallsartige Atemnot, insbesondere nachts und am frühen Morgen, Giemen und glasigzähes Sputum.

Tabelle 6.1 Diagnostisches Vorgehen bei Atemwegserkrankungen

- Anamnese
- Klinischer Befund
- Internistischer Laborstatus
- Speziallabor: α_1-Proteinaseninhibitor, theophyllinspiegel
- Allergologie: Prick-Test, Gesamt-IGE, allergospezifisches IgE
- ggf. bakteriologische Sputumuntersuchung
- Lungenfunktion: Spirometrie, Fluss/Volumen-Kurve, Peak-flow-Messung, Bodyplethysmographie, Atemwiderstandsmessung mittels Oszillometrie und Unterbrechermethode, Bronchospasmolysetest, Blutgasanalyse, Säure-Basen-Status, Diffusionskapazität, Compliance, unspezifischer und spezifischer inhalativer Provokationstest
- EKG
- Pulmonalisdruckmessung
- Röntgenübersichtsaufnahme der Thoraxorgane
- ggf. Computertomographie des Throrax

Prävalenz und Ätiologie

Die Prävalenz von Asthma nimmt in vielen Teilen der Welt zu, wobei nicht klar ist, ob die Zunahme Folge einer erhöhten Inzidenz ist oder die Diagnosestelung zuverlässiger und früher erfolgt. In Westeuropa und den USA sind etwa 6% der erwachsenen Bevölkerung betroffen.

Asthma kann sich in jedem Lebensalter manifestieren. Etwa die Hälfte der Patienten erkrankt vor dem 10. Lebensjahr und ein weiteres Drittel vor dem 40. Lebensjahr. Im Kindesalter sind Jungen doppelt so häufig von Asthma betroffen wie Mädchen. Die geschlechtsspezifische Prävalenz verliert sich bis zum 30. Lebensjahr. In den letzten Jahren wird zunehmend häufiger ein Asthmatyp beschrieben, der erst im vierten Lebensjahrzehnt beginnt, keine allergische Genese aufweist und einen schnell progredienten Verlauf mit hoher Steroidbedürftigkeit aufweist (so genanntes „late onset"-Asthma). Frauen sind wesentlich häufiger betroffen als Männer, hormonelle Faktoren (Menopause) scheinen eine wesentliche Rolle zu spielen.

Die Ätiologie des Asthmas ist heterogen. Die Asthma-auslösenden Faktoren können sieben Entitäten zugeordnet werden: (1) allergisch, (2) pharmakologisch, (3) umweltbedingt, (4) arbeitsbedingt, (5) infektiös, (6) belastungsassoziiert und (7) emotional.

Allergisches Asthma. Das allergische Asthma ist häufig mit anderen allergischen Erkrankungen wie Heuschnupfen, Urtikaria und Ekzem in der Eigen- oder Familienanamnese verbunden. Die allergische Genese wird durch einen positiven Hauttest (Prick- bzw. Intrakutantest) wahrscheinlich und kann durch ein erhöhtes spezifisches Serum-IgE oder einen positiven inhalativen Provokationstest mit einem spezifischen Antigen (Indikation nur bei gutachterlichen Fragestellungen) gesichert werden.

Die meisten Asthma-auslösenden Allergene werden inhaliert. Für die Sensibilisierung ist eine hohe Konzentration über einen längeren Zeitraum erforderlich. Einmal sensibilisiert, genügen kleinste Allergenmengen, um eine signifikante Exazerbation der Krankheit auszulösen. Immunologische Mechanismen sind in 25–35% der Fälle für die Entwicklung der Krankheit ursächlich und bei einem weiteren Drittel zumindest beteiligt. Es wurden auch höhere Prävalenzen angegeben, jedoch ist der Interpretationspielraum bei solchen Daten wegen der vielen Einflussfaktoren groß. Das allergische Asthma tritt oftmals saisonal auf und manifestiert sich am häufigsten bei Kindern und jungen Erwachsenen. Eine saisonunabhängige Form kann sich entwickeln, wenn Allergene wie Federn, Hausstaubmilben, Schimmel und Tierhaare ganzjährig vorkommen. Die Exposition zu Antigenen löst innerhalb von Minuten eine Obstruktion aus, die zumeist schnell reversibel ist. Bei 30–50% der Patienten kommt es nach einer Latenz von 6–10 h zur so genannten Spätreaktion.

Pharmakologisches Asthma. Zu den Arzneimittel, die häufig Asthmaanfälle auslösen, zählen Acetylsalicylsäure (ASS, Prävalenz 3–5% aller Asthmafälle), Farbstoffe wie Tartrazin, β-Rezeptorenblocker und Schwefelverbindungen. Das typische Analgetika-Asthma betrifft Erwachsene, in seltenen Fällen auch Kinder. Das Problem beginnt zumeist mit einer vasomotorischen Rhinitis, gefolgt von einer hyperplastischen Rhinosinusitis mit nasalen Polypen. Anschließend entwickelt sich ein progredientes Asthma (so genanntes „Aspirin insensitive Syndrome"). Eine Kreuzreaktivität besteht zwischen ASS und anderen nichtsteroidalen Antiphlogistika (insbesondere für Indometacin, Fenoprofen, Naproxen, Zomepirac, Ibuprofen, Mefenamin und Phenylbutazol). Bei Einnahme kleinster Mengen dieser Substanzen können sensibilisierte Patienten eine akute Atemwegsobstruktion entwickeln.

β-Rezeptorenblocker wirken bei Personen mit bronchialer Hyperreagibilität zumeist bronchokonstriktiv und sollten daher gemieden werden. Dies trifft auch für selektive β_1-Blocker und bei topischer Anwendung (Augentropfen) zu.

Schwefelverbindungen wie Kaliummetabisulfit, Natrium- und Kaliumbisulfit, Natriumsulfit und Schwefeldioxid, die als konservierende Zusätze in vielen Nahrungsmitteln und Kosmetika enthalten sind, können bei sensibilisierten Patienten einen Asthmaanfall provozieren. Die Betroffenen nehmen die Substanz meist mit der Nahrung auf (Salate, Früchte, Kartoffeln, Meeresfrüchte, Wein). Die Inzidenz sowie der Pathomechanismus dieses Phänomens sind noch nicht geklärt.

Umweltbedingtes Asthma entsteht normalerweise unter klimatischen Bedingungen, die erhöhte Schadstoff- und Antigenkonzentrationen fördern. Diese Bedingungen bestehen vor allem in stark industrialisierten oder dicht besiedelten Gebieten bei Inversionswetterlagen, die einen Luftaustausch verhindern. Ätiologisch verantwortlich für die Atemwegsobstruktion sind hohe Konzentrationen von Ozon, NO_2, SO_2 und von Feinpartikeln. Letzteren scheint nach neuen Untersuchungen eine besonders wichtige Bedeutung zuzukommen; ob Maßnahmen wie Rußfilter bei Dieselautos oder ein Verbot der Gartenabfallverbrennung zu einer substanziellen Verminderung der Emissionen führen, ist offen.

Eine Vielzahl **arbeitsplatzbezogener Noxen** können akute und chronische Atemwegsobstruktionen auslösen. Die betreffenden Substanzen sind in höher- und niedrig-molekular einteilbar. Höher-molekulare Substanzen führen über immunologische Mechanismen zu Asthma, während niedrig-molekulare Substanzen als Haptene wirken und die Freisetzung bronchokonstriktorischer Mediatoren einleiten. Zu den höher-molekularen Substanzen zählen Holz- und Pflanzenstäube (Eiche, Zeder, Getreide, Mehl, Rhizinus, Rohkaffee, Akazienharz, Traganth), Arzneimittel (Antibiotika, Piperazine, Cimetidin), biologische Enzyme (Waschmittel, Pankreasenzyme, Bacillus subtiles) sowie Staub, Kot und Sekrete von Tieren (z. B. Labortiere, Hühner, Krabben, Garnelen, Austern, Fliegen, Bienen und Motten). Problematisch ist die Exposition gegenüber Metallsalzen (Platin, Chrom, Nickel), Industriechemikalien und Plastik-Inhaltsstoffen (Toluendiisozyanat, Phthalsäureanhydrid, Persulfate, Ethylendiamin, p-Phenylendiamin sowie Farbstoffe). Gleichermaßen bedeutsam sind Formaldehyde. Die Sensibilisierung gegenüber solchen Stoffen muss keineswegs berufsbedingt sein, sondern kann durchaus auch bei häuslicher Arbeit oder Freizeitaktivitäten erworben werden.

Besteht ein enger zeitlicher Zusammenhang zwischen Exposition und Symptomatik, berichtet der Patient typischerweise über zyklische Beschwerden: Wohlbefinden bei Erreichen des Arbeitsplatzes, zunehmende Beschwerden während des Arbeitstages und Besserung nach Verlassen des Arbeitsplatzes. Charakteristisch ist völlige Beschwerdefreiheit am Wochenende und während des Urlaubs.

Virale (sehr selten nur bakterielle) **Atemwegsinfektionen** sind die häufigste Ursache eines akuten Asthmaanfalles. Virusinfektionen können das Asthma aktiv und nachhaltig destabilisieren, sodass es zu einer über Wochen anhaltenden Exazerbation kommt. Pathophysiologisch wird die Exazerbation durch virusbedingte Infiltration und Aktivierung von T-Zellen in der ohnehin vorgeschädigten Bronchialschleimhaut ausgelöst.

Asthmaanfälle werden häufig durch **körperliche Anstrengung** ausgelöst. Im Unterschied zu anderen bronchokonstriktorischen Stimuli wie Allergenen, Staubexposition oder Virusinfektionen wird keine Spätreaktion und auch keine erhöhte Atemwegsreagibilität beobachtet. Typischerweise treten die Asthma-Anfälle nicht während, sondern nach körperlicher Anstrengung auf. Die Stärke der Bronchokonstriktion wird durch die Lufttemperatur und -feuchtigkeit sowie das Atemminutenvolumen beeinflusst: Je tiefer die Temperatur und je größer das Atemminutenvolumen, desto heftiger die Reaktion. Bei gleichen Ventilationsparametern löst Laufen einen stärkere Reaktion aus als Gehen. Vergleichbare körperliche Belastungen werden bei niedrigen Temperaturen schlechter toleriert. So sind Wintersportarten wie Eishockey, Eislauf oder Langlauf (hohes Atemminutenvolumen, kalte Luft) weniger gut verträglich als Hallensportarten wie z. B. Schwimmen (mäßiges Atemminutenvolumen, feuchte Luft). Die Bronchokonstriktion wird vermutlich durch eine Hyperämie und erhöhte Kapillarpermeabilität im Bereich der Bronchialschleimhaut hervorgerufen.

Psychische Faktoren können den Verlauf der Krankheit wesentlich beeinflussen. Der Atemwegsdurchmesser kann hierbei sowohl durch vagale Reflexe als auch durch die Freisetzung von Endorphinen beeinflusst werden. Das Ausmaß psychologischer Faktoren auf die Dauer und Schwere einer Asthma-Exazerbation ist schwer abschätzbar und unterliegt offenbar großen individuellen Schwankungen.

Obwohl Asthma unzweifelhaft eine starke **erbliche Komponente** hat, konnte bisher keine klare genetische Zuordnung gefunden werden. Wahrscheinlich spielt eine Vielzahl genetischer Dispositionen eine Rolle, diese werden zudem durch den Einfluss von Umweltfaktoren moduliert. Eine kausale Asthmatherapie durch Gentherapie scheint daher wenig wahrscheinlich.

Pathogenese

Beim Asthma handelt es sich um eine chronische subakute Entzündung mit vier wesentlichen Charakteristika: Schleimhautödem, Bronchospasmus, Produktion eines zähen, viskösen Sekrets und Überempfindlichkeit (Hyperreagibilität) der Schleimhaut. Pathophysiologisch werden Antigene (Allergene, Virusbestandteile) von dentritischen Zellen aufgenommen und dem immunologischen System

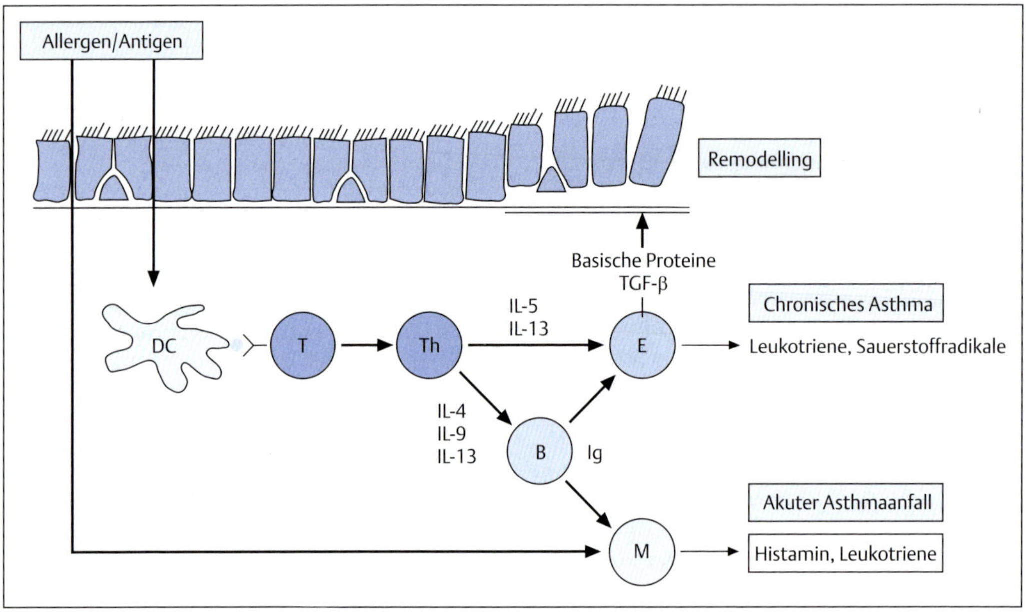

Abb. 6.5 Pathogenese des Asthma bronchiale (D = dentritische Zellen, T = T-Lymphozyten, Th2 = Th2-Helfer-Lymphozyten, Eo = eosinophile Granulozyten, B = B-Lymphozyten, M = Mastzellen).

präsentiert. Wahrscheinlich liegt beim Asthma eine Dysbalance zwischen verschiedenen Populationen von T-Helfer-Zellen (zugunsten von so genannten Th2-Zellen) vor. Diese setzen Zytokine und Mediatoren frei, die verschiedene zelluläre Prozesse (Eosinophileninfiltration, B-Zellaktivierung, Mastzelldegradierung) beeinflussen. Wodurch die von der zellulären Entzündung unabhängige Hyperreagibilität entsteht (neuroimmunologisch wirksame Mediatoren?) ist unklar.

Pathophysiologisch ist Asthma gekennzeichnet durch die Reduktion des Bronchiallumens infolge einer Kontraktion der glatten Muskulatur, Hyperämie und Ödeme der Bronchialwände sowie durch visköses Sekret. Daraus resultiert eine obstruktive Ventilationsstörung, die sich in einem erhöhten Atemwegswiderstand, verringerten forcierten Exspirationsvolumina und reduzierten exspiratorischen Flussraten niederschlägt. Die exspiratorische Flussbehinderung führt zur Überblähung der Lunge und Verschiebung der Atemmittellage in Richtung Inspiration. Dies verändert die elastischen Rückstellkräfte und erhöht die Atemarbeit. Infolgedessen kommt es zur Dysfunktion der Atemmuskulatur und zu Verteilungsstörungen im Ventilations/Perfusions-Verhältnis, was letztendlich zur respiratorischen Insuffizienz führt.

Klinik

Im symptomfreien Intervall unauffällig. Erst in fortgeschrittenen Stadien der Erkrankung besteht eine irreversible Atemwegsobstruktion mit Belastungsdyspnoe.

Tabelle 6.**2** Schweregrade des Asthmas (FEV1 = exspiratorische Einsekundenkapazität, PEF = exspiratorischer Peak Flow)

Bezeichnung	**Symptome** **Tag**	**Nacht**	**FEV1 bzw. PEF % Sollwert**
persistierend			
4 schwer	ständig	häufig	< 60 %
3 mittelgradig	täglich	> 1 × pro Woche	> 60 – < 80 %
2 leichtgradig	< 1 × täglich ≥ 1 × Woche	> 2 × pro Monat	> 80 %
1 intermittierend	< 1 × pro Woche	< 2 × pro Monat	> 80 %

Die klassische Symptomtrias bestehend aus Dyspnoe, Husten und Giemen (exspiratorische Spastik). Vor allem nächtlicher Husten ist häufig ein Frühsymptom.

Im Anfall zusätzlich Tachypnoe, Tachykardie und milde systolischer Hypertonie. Bei langen oder schweren Anfällen können die Atemgeräusche wieder abnehmen, das Giemen erreicht dann eine sehr hohe Tonlage und wird leiser. Bei hochgradiger Obstruktion und Überblähung wird die Atemhilfsmuskulatur sichtbar eingesetzt und oft entwickelt sich ein Pulsus paradoxus.

Spontanpneumothorax und/oder ein Pneumomediastinum können als schwerwiegende Komplikationen eines akuten Anfalls vorkommen.

Diagnostik

Die Diagnose des Asthma wird in erster Linie aus der Anamnese (Risikofaktorenevaluation) gestellt. Lungenfunktionsanalytisch findet sich eine reversible Atemwegsobstruktion. Eine positive allergologische Diagnostik und ein positiver unspezifischer Provokationstest untermauern die Diagnose Asthma. Positive Befunde in den allergologischen Untersuchungen lassen allerdings nur dann auf ein allergisches Asthma bronchiale schließen, wenn auch der anamnestische Bezug gegeben ist. Die Sensibilisierung gegenüber einem oder mehreren Allergenen bedeutet nicht, dass diese auch eine bronchiale Relevanz haben müssen. Der Nachweis spezifischer IgE-Antikörper bestätigt hier die Verdachtsdiagnose.

Differenzialdiagnose

Mit einer exspiratorischen Spastik können auch die COPD (jedoch in der Lungenfunktion nicht voll reversibel) und das kardiogen bedingte Lungenödem (zusätzlich feuchte Rasselgeräusche, pathologische Herzgeräusche, schaumiges Sputum) einhergehen.

Bei sonst gesunden Personen kann im Rahmen eines viralen Bronchialinfektes eine Übererregbarkeit des Bronchialsystems auftreten. Diese wurde bis zu 6 Wochen nach dem Infekt beobachtet. Normalerweise bildet sich diese Symptomatik im Verlauf spontan zurück.

Intrathorakale Tumoren oder Fremdkörper führen zu einer einseitig betonten exspiratorischen Spastik.

Erkrankungen im Bereich des Kehlkopfs (Stimmlippendysfunktion, Tumor) oder der oberen Trachea (subglottisches Ödem bei Infekt, Fremdkörper, Struma) führen primär zu einem inspiratorischen Stridor. Bei hoher Atemfrequenz sind in- und exspiratorische Geräusche schwer voneinander zu trennen.

Die Stimmlippendysfunktion (Vocal cord Dysfunction) imitiert schwere Asthmaanfälle (meist ist das Geräusch jedoch inspiratorisch). Diagnostisch hinweisend ist der schnelle Wechsel zwischen schwerer Beeinträchtigung und völligem Normalbefund sowohl klinisch als auch in der Lungenfunktion. Die Therapie ist nichtmedikamentös (Atemtherapie, spezialisierte Kliniken).

Therapie

Therapieziele

- Vermeidung von Asthmaanfällen,
- Vermeidung einer Progredienz der Erkrankung,
- Wiederherstellung und Erhaltung einer normalen Lungenfunktion und Reduktion der bronchialen Hyperreaktivität,
- Minimierung des Bedarfs an Notfallmedikation,
- Ermöglichung normaler körperlicher Aktivität,
- Verbesserung der asthmabezogenen Lebensqualität,
- Vermeidung von unerwünschten Wirkungen der Therapie,
- Verminderung der asthmabedingten Letalität.

Medikamentöse Therapie

Die Behandlung des Asthma bronchiale erfolgt stadienorientiert (Tab. 6.**3**).

Rasch wirkende β_2-Sympathomimetika sind die wichtigsten Mittel bei Atemnot (Bedarfsmedikation).

Bei persistierendem Asthma ist darüber hinaus eine antiinflammatorische Dauertherapie zwingend erforderlich. Inhalative Glucocorticoide haben dabei den höchsten Stellenwert. Bei Kontraindikationen oder bei Unverträglichkeit von Glucocorticoiden können alternativ Leukotrienrezeptorantagonisten (LTRA) oder Theophyllin zum Einsatz kommen. Die Dosierung wird dem Krankheitsverlauf angepasst.

Bei ungenügender Kontrolle der Symptome erfolgt primär die Kombination mit lang wirkenden β_2-Sympathomimetika (LABA, primär inhalativ, orale Anwendung mit schlechterer Wirkung alternativ). Reicht dies nicht aus, können Theophyllin oder LTRA zusätzlich zum Einsatz kommen. Evtl.

▶

Tabelle 6.3 Stufenplan für die Langzeittherapie des Asthma

Stufe	Bedarfsmedikation	Dauermedikation
4	inhalatives rasch wirkendes β_2-Sympathomimetikum (ggf. kurz wirksames Anticholinergikum)	wie Stufe 3, jedoch inhalative Glucocorticoide: hohe Dosis plus ggf. orale Glucocorticoide
3	inhalatives rasch wirkendes β_2-Sympathomimetikum (ggf. kurz wirksames Anticholinergikum)	inhalative Glucocorticoide: niedrige bis mittlere Dosis + lang wirkendes β_2-Sympathomimetikum + alternativ *Theophyllin u/o LTRA u/o orales LABA u/o Erhöhung der inhalativen Glucocorticoiddosis*
2	inhalatives rasch wirksames β_2-Sympathomimetikum (ggf. kurz wirksames Anticholinergikum)	inhalative Glucocorticoide: niedrige Dosis alternativ: *Theophyllin, evtl. LTRA*
1	inhalatives rasch wirksames β_2-Sympathomimetikum	keine

müssen Glucocorticoide systemisch angewandt werden.

Bei akutem Asthma setzt die Behandlung auf Stufe 4 des Stufenplans ein und wird nach Maßgaben der erreichten Besserung reduziert („Step down"). Angestrebt wird der Minimalbedarf. Die fixe Kombination von LABA mit inhalativen Glucocorticoiden ist etabliert, andere fixe Kombinationen sind nur in Ausnahmefällen sinnvoll

Die Aerosoltherapie mit der Möglichkeit der hohen lokalen Wirkstoffdeposition bei einer niedrigen systemischen Nebenwirkungsrate stellt eine Besonderheit der Therapie obstruktiver Atemwegserkrankungen dar. Grundsätzlich werden 3 Typen von Aerosolgenerationen unterschieden: Trockenpulverdosieraerosole (Dry Powder Inhaler: DPI), Treibgasdosieraerosole (Pressurized Metered Dose Inhaler: pMDI), Düsen- und Ultraschallvernebler. Wegen der leichteren Anwendung (Atemzug-getriggert) und der besseren Depositionsrate werden heute überwiegend DPI bevorzugt. Vernebler sind teuer und sollten nur dann zum Einsatz kommen, wenn eine Behandlung mit anderen Systemen nicht möglich ist (kleine Kinder, alte, multimorbide Patienten). Die Art des Dosieraerosols und seine richtige Anwendung tragen entscheidend zum Therapieerfolg bei.

Nichtmedikamentöse Therapiemaßnahmen

Allergenkarenz. Die allergenspezifische Immuntherapie ist bei Asthma bronchiale umstritten und sollte nur bei gleichzeitigem Vorliegen einer ausgeprägten Rhinokonjunktivitis angewandt werden.

Die Kosten-Nutzen-Effektivität von strukturierten, evaluierten, zielgruppenspezifischen und qualitätsgesicherten **Schulungsprogrammen** ist belegt. Jeder Asthmatiker soll zeitnah Zugang zu einem Schulungsprogramm bekommen.

Pneumologische Rehabilitation ist immer dann indiziert, wenn trotz adäquater ambulanter ärztlicher Behandlung beeinträchtigende Krankheitsfolgen drohen, bestehen oder persistieren.

Nicotinkonsum trägt zur Verschlechterung der Asthmaerkrankung bei und fördert Asthmaanfälle. Passive Nicotinexposition stellt einen kausalen Faktor für die Entwicklung des kindlichen Asthmas dar. Nicotinkarenz und Vermeidung nicotinexponierter Luft stellen daher eine präventive Maßnahme dar.

Therapie des schweren Asthmaanfalls

Leichtere obstruktive Episoden können durch Inhalation von rasch wirkenden β_2-Sympathomimetika und die orale Gabe von Glucocorticoiden therapiert werden.

Der schwere Anfall (Sprechdyspnoe, Atemfrequenz > 25/min, Herzfrequenz > 110/min) muss bei fehlendem Ansprechen auf die Initialtherapie stationär versorgt werden (Tab. 6.4).

Tabelle 6.4 Behandlung des schweren Asthmaanfalls

Sofortbehandlung
• Richtige Körperposition (z. B. Sitzen) mit Abstützen des Schultergürtels; „dosierte Lippenbremse", „Packgriff" o. ä. • 2 mg/kg kg Prednisolonäquivalent als Bolus, später alle 6 h 1 – 2 mg/kg kg bis zur Besserung • Inhalation von 2 – 8 Hüben eines β_2-Sympathomimetikums (Dosieraerosol), vorzugsweise mit Inhalationshilfe • Alternativ bzw. ergänzend: Inhalation über einen Düsenvernebler mit einem β_2-Sympathomimetikum (4 – 12 Tropfen), anfangs alle 20 min, später alle 2 – 4 h. Herzfrequenz 160 – 180/min tolerabel • SaO_2-Überwachung • Sauerstoffgabe 2 – 4 l/min über Nasensonde
Bei unzureichendem Behandlungserfolg
• Initial ca. 5 – 6 mg/kg kg Theophyllin langsam i.v., Erhaltungsdosis 0,7 – 1,3 mg/kg kg/h, Serumspiegel anfangs alle 2 h bestimmen, angestrebte Serumkonzentration ca. 15 mg/l. Bei oraler Vorbehandlung: kein initialer Bolus • Zusätzliche Inhalation mit Ipratropiumbromid 4 × 20 Tropfen/d oder Oxitropiumbromid 3 × 12 Tropfen/d • β_2-Sympathomimetikum parenteral – z. B. Terbutalin s.c. 5 – 10 µg/kg kg alle 4 – 6 h oder – Salbutamol i.v. initial 1 µg/kg kg innerhalb 10 min, Erhaltungsdosis ca. 5 µg/kg kg/h • Magnesiumsulfat 2 gr. i.v. • Ausreichende Flüssigkeitszufuhr 50 – 70 ml/kg kg/d • Überwachung von Herzfrequenz, Blutdruck, arteriellen Blutgasen

Bei zunehmender respiratorischer Insuffizienz und Erschöpfung (klinischer Eindruck, z. B. PaO_2 < 60 mmHg trotz O_2-Zufuhr, $PaCO_2$ > 65 mmHg) Versuch mit Maskenbeatmung (NIPPV), ggf. Intubation, maschinelle Beatmung, Bronchialtoilette

6.3.2 Akute Bronchitis

Definition

Akute Entzündung des Bronchialsystems, oft begleitet von Rhinitis, Laryngitis und Tracheitis. Erreger sind meist Viren (u. a. RS-, Rhino-, Myxo-, REO-, ECHO- und Adenoviren).

Pathogenese, Diagnostik

Die akute Bronchitis ist meist (> 90 % aller Fälle) viraler Genese, eine spezifische Therapie ist für die meisten Viren nicht bekannt. Üblicherweise limitiert sich die Erkrankung innerhalb einer Woche selbst. Eine Diagnostik ist nicht notwendig.

Therapie

Nur wenn eine eindeutige Hinweise auf eine bakterielle Superinfektion (eitriges Sputum, > 1 Woche bestehende Infektionszeichen) bestehen ist eine antibiotische Therapie gerechtfertigt, die sich am Schweregrad der Erkrankung, den Vorbehandlungen und der lokalen Resistenzsituation orientieren sollte. Geeignete orale Präparate sind neuere Makrolide und Amino-Penicilline, bei schwerer Erkrankung stehen zusätzlich Fluorchinolone der Gruppe 3 und 4 zur Verfügung. Diese Empfehlung gilt insbesondere für Patienten mit Grunderkrankungen, wie z. B. Diabetes mellitus, Malignomen etc., und für ältere Patienten.

Therapie

6.3.3 Chronische und chronisch-obstruktive Bronchitis

Definition

Eine chronische Bronchitis liegt vor, wenn Husten und Auswurf über wenigstens 3 Monate in mindestens 2 aufeinander folgenden Jahren bestehen. Wichtigster Risikofaktor der chronischen Bronchitis ist der chronische Nicotinabusus.

Die chronisch-obstruktive Bronchitis ist durch eine ständige, nur wenig reversible, üblicherweise progressive Atemwegsobstruktion mit oder ohne Symptome charakterisiert. Sie wird von einer

Überblähung und Zerstörung von Lungenparenchym begleitet (COPD = Chronic obstructive pulmonary Disease). Wichtigstes Symptom ist die Belastungsluftnot, gefolgt von Husten und Auswurf. Im Gegensatz zum Asthma sind nächtliche Atemwegssymptome selten. Mit zunehmender Lungenfunktionseinschränkung entwickeln mehr Patienten klinische Symptome.

Prävalenz und Ätiologie

Die COPD ist nach Schätzungen der WHO die vierthäufigste Erkrankung weltweit, in der Todesursachenstatistik ist sie bereits auf Platz 3 vorgerückt. Aufgrund eines steigenden Nicotinkonsums bei jungen Menschen und einer zunehmenden Umweltverschmutzung in den Entwicklungsländern ist mit einem weiteren Anstieg der Erkrankungszahlen zu rechnen. In Deutschland fällt momentan bei etwa 15% aller über 40-Jährigen eine nicht reversible obstruktive Atemstörung auf. Männer sind zurzeit noch etwa doppelt so häufig von COPD befallen als Frauen, infolge des veränderten Rauchverhaltens wird sich dies jedoch innerhalb des nächsten Jahrzehnts ausgleichen.

Zigarettenrauchen gilt als Hauptrisikofaktor für die Entstehung einer chronischen Bronchitis und der COPD. Eine Dosis-Wirkungs-Beziehung zwischen der Stärke des Zigarettenkonsums und dem Abfall der Einsekundenkapazität (FEV1) wurde nachgewiesen. Der Zigarettenkonsum wird hierbei als Gesamtzahl der Päckchenjahre (Zigarettenpäckchen/Tag × Anzahl der Jahre) angegeben. Aufgrund der Dosis-Wirkungsbeziehung ist es verständlich, warum die Prävalenz der COPD im Alter zunimmt.

Obwohl der kausale Zusammenhang zwischen dem Zigarettenrauchen und der Entwicklung einer COPD eindeutig nachgewiesen wurde, entwickeln nur etwa 30–50% aller Raucher eine COPD. Die andere Hälfte (Unsucceptable Smoker) hat jedoch trotzdem ein erhöhtes Risiko für andere rauchbedingte Erkrankungen wie das Bronchalkarzinom oder die koronare Herzerkrankung. Dies ist ein Hinweis dafür, dass zusätzlich Umwelt- und/oder genetische Faktoren Einfluss auf die Entwicklung einer Atemwegsobstruktion durch Zigarettenrauch nehmen. Auch wenn das Rauchen von Zigarren und Pfeifen ebenfalls zur Ausbildung einer COPD führen kann, so scheinen die Auswirkungen weniger ausgeprägt zu sein als bei Zigaretten. Das kann daran liegen, dass beim Rauchen von Zigarren oder Pfeifen eine geringere Konzentration von Schadstoffen inhaliert wird.

Kinder von rauchenden Müttern haben ein signifikant verringertes Lungenwachstum. Rauchen Mütter während der Schwangerschaft, so ist nach der Geburt die Lungenfunktion des Kindes deutlich reduziert. Auch wenn Passiv-Rauchen offensichtlich die Lungenfunktion negativ beeinflusst, ist die Bedeutung dieses Risikofaktors für die Verschlechterung der Lungenfunktion bei der COPD weiterhin unklar.

Ein charakterisierendes Merkmal des Asthmas ist die gesteigerte Bronchokonstriktion gegenüber einer Vielzahl von exogenen Reizen wie z. B. Metacholin und Histamin. Viele Patienten mit COPD weisen ebenfalls eine bronchiale Hyperreagibilität auf, die ein signifikanter Prädiktor für die Abnahme der Lungenfunktion ist. Die bronchiale Hyperreagibilität ist damit auch als ein Risikofaktor der COPD zu werten.

Eine Reihe von Stäuben, die im Kohle- und Goldbergbau sowie in der Textilindustrie vorkommen, werden als Risikofaktoren für eine chronische Atemwegsobstruktion betrachtet. Am besten untersucht ist dies für die Einatmung von Cadmium-Dämpfen. Auch wenn eine Reihe von berufsbedingten Stäuben und Dämpfen als Risikofaktoren für die COPD betrachtet werden können, ist ihr Stellenwert nicht so bedeutend wie der des Zigarettenrauchens.

Verschiedene Untersuchungen konnten zeigen, dass Atembeschwerden häufiger innerhalb der Stadtbevölkerung als bei der ländlichen Bevölkerung auftreten. Dies könnte Folge einer vermehrten Luftschadstoffbelastung in den Städten sein. Ein kausaler Zusammenhang zwischen einer Luftverschmutzung und einer chronischen Atemwegsobstruktion ist bisher jedoch noch nicht bewiesen worden. Da eine COPD nicht selten auch bei Nichtraucherinnen in Industrienationen auftritt, wurde postuliert, dass eine Atemluftbelastung im Haushalt, z. B. durch Kochen, hierfür verantwortlich sein könnte. Eine Luftschadstoffbelastung ist in den meisten Ländern für die COPD allerdings weit weniger bedeutsam als das Zigarettenrauchen.

Auch wenn das Rauchen als bedeutendster umweltbedingter Risikofaktor der COPD anzusehen ist, ist nicht klar, warum die Entwicklung einer Atemwegsobstruktion bei Rauchern sehr variabel ist. Ein schwerer **alpha$_1$-Antitrypsin (α_1-AT)-Mangel** gilt als ein gesicherter genetischer Risikofaktor der COPD.

Pathophysiologie und Pathogenese

Das charakteristische Merkmal der COPD ist die dauerhafte Verminderung des exspiratorischen Spitzenflusses und eine nicht vollständig reversible Atemwegsobstruktion. Des Weiteren kann ein vergrößertes Residualvolumen, eine Erhöhung des Quotienten aus RV und TLC, eine ungleichmäßige

Verteilung der Ventilation sowie ein Ventilations-Perfusions-Mismatch vorliegen.

Sowohl die großen als auch die kleinen Atemwege (< 2 mm Durchmesser) und der Alveolarraum werden bei der COPD in ihrer Funktion beeinflusst. Husten und Auswurf sind die Leitsymptome der Entzündung der großen Atemwege. Zu physiologischen Funktionseinschränkungen kommt es, wenn die kleinen Atemwegen und der Alveolarraum betroffen sind. Die meisten COPD-Patienten weisen sowohl ein Emphysem als auch Veränderungen im Bereich der kleinen Atemwege auf. Dabei kann der Einfluss auf die Obstruktion bei den Patienten variieren. Die Atemwegsobstruktion zu Beginn der Erkrankung ist zumeist Folge der Obstruktion der kleinen Atemwege, während später zunehmend emphysematöse Veränderungen eine Rolle spielen. Unter Emphysem verstehen wir eine Zerstörung der an der Gasaustauschfläche beteiligten Strukturen. Hierzu gehören z. B. die Bronchiolen, Alveolargänge und Alveolen. Nach Zerstörung dieser Strukturen entstehen später durch Vereinigung kleinerer Atemwege abnorme und größere Lufträume. Pathologisch werden drei primär unterschiedlichen **Formen des Emphysems** unterschieden:

- **Lokales Emphysem, bullöses Emphysem.** Als Bullae oder Blasen werden Lufträume von mindestens 1 cm Durchmesser bezeichnet. Sie entstehen spontan oder im Rahmen von Atemwegserkrankungen. Bei subpleuraler Lage ist die Entwicklung eines Spontanpneumothorax durch Platzen dieser Emphysemblasen möglich. Treten diese rezidivierend auf, kann eine operative Sanierung erforderlich werden.

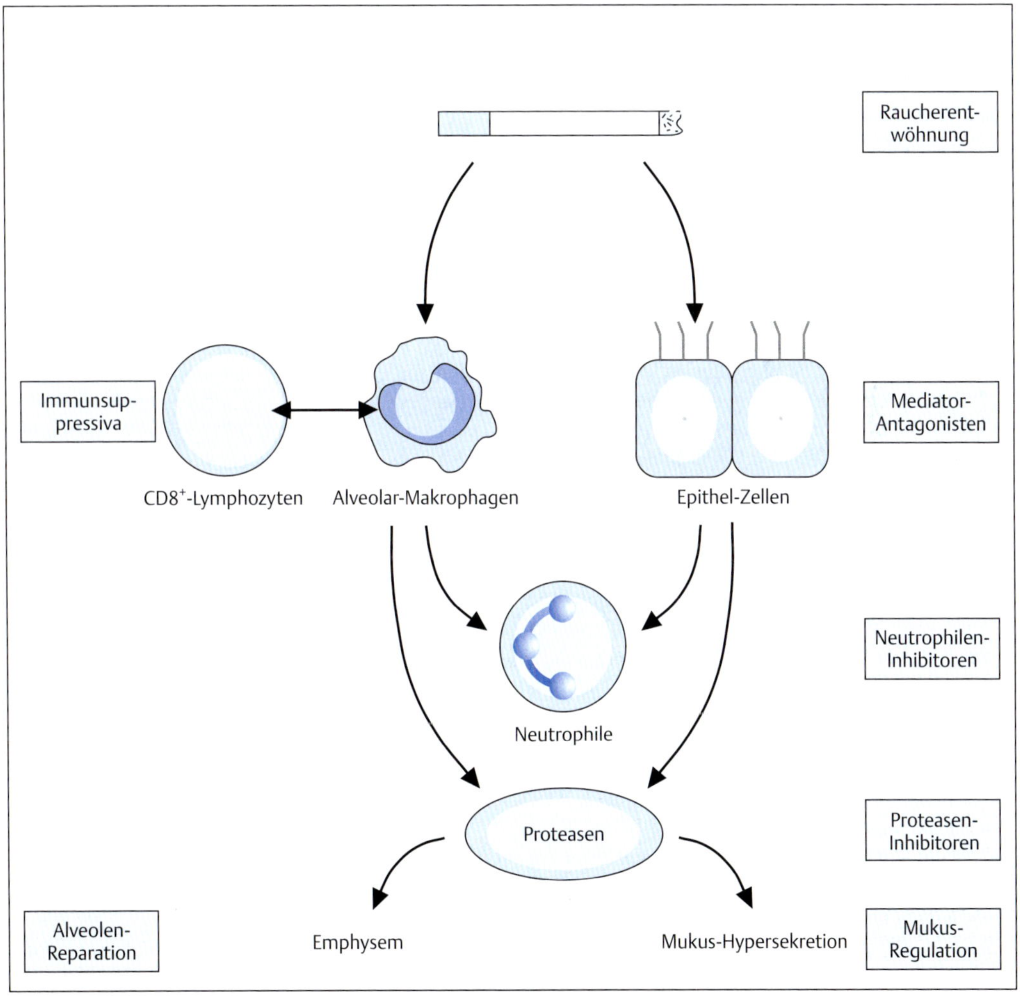

Abb. 6.6 Pathogenese der COPD. Mögliche neue Therapieansätze in grau.

- **Panlobuläres (panazinäres) Emphysem.** Beim panazinären Emphysem zeigen sich abnorme und vergrößerte Lufträume, die gleichmäßig innerhalb des Azinus verteilt sind oder diesen überschreiten. Patienten mit einem α_1-Antitrypsin-Mangel haben zumeist ein panazinäres Emphysem, bei dem vorwiegend die Unterlappen betroffen sind.
- **Zentrilobuläres (zentriazinäres) Emphysem.** Das zentriazinäre Emphysem ist durch erweiterte Lufträume im Bereich der Bronchiolen charakterisiert und ist der häufigste Zigarettenrauch-assoziierte Typ. Es ist zumeist in den Oberlappen und den superioren Unterlappen-Segmenten lokalisiert und ist häufig nur fokal anzutreffen.

Die **Pathogenese der COPD** lässt sich in drei Schritte unterteilen, die in individuell unterschiedlichen Zeitabständen aufeinander folgen:

1. Rekrutierung von Entzündungszellen (neutrophile Granulozyten) durch Aktivierung von ortsständigen Alveolarmakrophagen im Bereich der terminalen Atemwege.
2. Freisetzung elastolytischer Proteinasen aus den Entzündungszellen, Zerstörung der extrazellulären Matrix. Proliferation sekretorischer Drüsen mit Hypersekretion von Mukus.
3. Ineffektive Reparatur des Elastins und anderer Komponenten der extrazellulären Matrix mit Ausbildung eines Emphysems.

Neuere Untersuchungen belegen, dass mit Fortschreiten der Erkrankung auch eine Aktivierung von Lympozytenpopulationen stattfindet (T-Suppressorzellen, B-Lymphozyten). Diese Alteration des adaptiven lokalen Abwehrsystems scheint die Suszeptibilität des COPD Patienten gegenüber Infektionserregern zu verändern, rezidivierende Infektionen spielen jedoch für die COPD-Progression eine wesentliche Rolle.

Klinik

Die COPD kann in jedem Stadium der Erkrankung symptomlos bleiben, selbst bei schon deutlicher Einengung der Atemwege. Insgesamt besteht jedoch eine Korrelation zwischen der Schwere der Erkrankung und dem Auftreten von Symptomen

Leitsymptome sind Belastungsluftnot, chronischer Husten und Auswurf. Anders als beim Asthma sind Anfälle und nächtliche Symptome selten.

Infektbedingte Exazerbationen (Ursache: viral, bakteriell, Umwelteinflüsse) sind ein Merkmal der fortgeschrittenen Erkrankung.

Im Spätstadium der Erkrankung kann eine respiratorische Partial- oder Globalinsuffizienz auftreten. Eine pulmonale Hypertonie ist möglich, jedoch selten so ausgeprägt wie bei anderen Erkrankungen (interstitielle Lungenerkrankung).

Die COPD kann sich von einer lokalen zu einer systemischen Erkrankung ausweiten. Typische Zeichen sind ein progredienter Gewichtsverlust, ein Verlust an Muskelmasse und das Auftreten einer Osteoporose. Kardiovaskuläre Erkrankungen sind überzufällig häufig mit der systemischen Form der COPD korreliert.

Diagnostik

Anamnese: Vorhandensein der genannten Risikofaktoren, vor allem des Rauchens. Leitysymptome: Luftnot, Husten, Auswurf.

Untersuchungsbefund:

- Inspektion: Zeichen der chronischen Hypoxie (Uhrglasnägel, Trommelschlägelfinger, Zyanose). Zeichen der Überblähung (Fassthorax, tief stehende Zwerchfelle).
- Perkussion: hypersonorer Klopfschall.
- Auskultation: exspiratorisches Giemen, leise Atemgeräusche. Grobblasige Rasselgeräusche (Schleim-bedingt).

Labor: Meist normwertig. Im fortgeschrittenen Stadium kann eine reaktive Erythrozytose als Folge einer chronischen Hypoxämie auftreten. Eine geringfügige CRP-Erhöhung ist typisch für die systemische Form der COPD. Leicht erhöhte Leukozytenzahlen können Folge des Nicotinkonsums sein und haben nichts mit einer Infektion zu tun.

Lungenfunktion (siehe Schweregradeinteilung): Definitionsgemäß zeigt ein FEV1/VC < 70 % die Atemwegsobstruktion an. Der Schweregrad der Erkrankung richtet sich nach dem Grad der Einschränkung der FEV1 in der Spirometrie (Tab. 6.**5**). Bodyplethysmographisch zeigen sich erhöhte Werte für RV und FRC als Zeichen der Überblähung sowie ein erhöhter Atemwegswiderstand. Eine erniedrigte Diffusionskapazität ist typisch für das Entstehen eines Emphysems.

Blutgasanalyse: Anfänglich liegen Normalbefunde vor. Im Verlauf kann sich eine Partial- oder Globalinsuffizienz der Atmung einstellen. Im Rahmen akuter Exazerbationen können latente Gasaustauschstörungen passager manifest werden.

Röntgenuntersuchung der Thoraxorgane: Zur Abklärung anderer Ursachen eines chronischen Hustens mit Auswurf (z. B. Bronchopneumonie, Malignome). Im Thorax-CT können Art und Ausmaß des Emphysems dargestellt werden.

Tabelle 6.**5** Schweregradeinteilung der COPD

Schweregrad	Symptome	Lungenfunktion
sehr schwer (4)	Husten, Auswurf, Dyspnoe in Ruhe bzw. bei geringster Belastung	FEV1 < 30 % d. Sollwerts FEV1/FVC < 70 % oder FEV1 < 50 % plus respiratorische Insuffizienz oder Cor pulmonale
schwer (3)	Husten, Auswurf, Dyspnoe möglich	FEV1 30 – 50 % d. Sollwerts
moderat (2)	Husten, Auswurf, Dyspnoe möglich	FEV1 50 – 80 % d. Sollwerts FEV1/FVC < 70 %
mild (1)	Husten, Auswurf, Dyspnoe möglich	FEV1 > 80 % d. Sollwerts FEV1/FVC < 70 %
Risikogruppe	Husten, Auswurf	normal

Therapie

Therapieziele

- Verminderung der Symptome und Besserung der Belastbarkeit,
- Verbesserung der Lebensqualität,
- Vermeidung von Exazerbationen,
- Vermeidung der Progression der Atemwegsobstruktion,
- Vermeidung von COPD-Begleit- und -Folgeerkrankungen.

*Nichtmedikamentöse Therapiemaßnahmen (Tab. 6.**6**)*

Verzicht auf inhalativen Tabakkonsum! Dies ist die einzige Maßnahme, die den Progress der Atemwegsobstruktion verhindern kann. Als Hilfsmaßnahmen stehen neben psychologischen Therapieverfahren pharmakologische Ansätze zur Verfügung (Nicotinersatzpflaster, Antidepressiva wie Buproprion – Nebenwirkungen: Krampfanfälle, kardivaskuläre Ereignisse), die jedoch nur unter ärztlicher Aufsicht bei strenger Beachtung der Kontraindikationen zur Anwendung kommen sollten.

Bereits bei Patienten mit chronischer Bronchitis (ohne Atemwegsobstruktion), mit Sicherheit jedoch bei jeder messbaren Atemwegsobstruktion, reduziert eine jährlich durchgeführte Influenzaimpfung die Zahl mikrobieller Infektionen. Die Impfung wird daher in jedem Fall empfohlen. Sichere Daten über den Nutzen einer Pneumokokkenimpfung liegen nicht vor. Pneumokokken spielen jedoch eine wesentliche Rolle für die Exazerbation der COPD, ab Stadium III sollte eine solche Impfung erwogen werden.

Ab Schweregrad 2 sollte eine Rehabilitationsbehandlung zur Verbesserung der Belastbarkeit erwogen werden. Mäßige sportliche Betätigung unter ärztlicher Aufsicht verbessert eindeutig die Prognose der Patienten.

Schweregrad 4: Bei mehrfach nachgewiesener chronischer Hypoxie (pO_2 < 55 mmHg) oder bei Vorliegen einer pulmonalen Hypertonie verbessert eine Sauerstofflangzeit-Heimtherapie die Prognose. Eine intermittierende nichtinvasive Beatmung hat sich zur Behandlung der COPD-Exazerbation bewährt, ihr Nutzen in der Therapie der chronischen Hyperkapnie ist nicht belegt. Operative Maßnahmen (Volumenreduktion, Transplantation) sind nur für spezielle – schwer kranke – Patientenkollektive indiziert. Die Indikationsüberprüfung ist spezialisierten Zentren vorbehalten.

*Medikamentöse Therapie (Tab. 6.**6**)*

Eine kausale, lebensverlängernde medikamentöse Therapie der COPD ist anders als beim Asthma bisher nicht bekannt. Symptomatische Therapiemaßnahmen stehen daher im Vordergrund

Im Stadium 1 der Erkrankung sind wesentliche Symptome der Atemwegsobstruktion selten. Bei Bedarf können gleichberechtigt kurz wirksame Betamimetika oder Anticholinergika eingesetzt werden.

Im Stadium 2 ist eine Dauertherapie mit Bronchodilatatoren indiziert. Lang wirksame Betami-

▶

Therapie

Tabelle 6.6 Therapie der COPD

Stufe	medikamentös	nichtmedikamentös
4	wie 3. und Langzeitsauerstofftherapie bei $pO_2 < 55$ mmHg oder pulmonaler Hypertonie	wie 2.
3	wie 2. und inhalative Glucocorticosteroide bei ≥ 3 Exazerbationen/Jahr	wie 2.
2	inhalatives lang wirksames β_2-Sympathomimetikum (Formoterol/Salmeterol) und/oder lang wirksames Anticholinergikum (Tiotropiumbromid) und/oder Theophyllin	Rehabilitation körperliches Training
1	inhalatives rasch wirksames β_2-Sympathomimetikum oder inhalatives kurz wirksames Anticholinergikum	Raucherentwöhnung Impfung
Risiko		Raucherentwöhnung

metika (Formoterol, Salmeterol) oder lang wirksame Anticholinergika (Tiotropiumbromid) sind dabei besser wirksam als ihre kurz wirksamen Partner. Beide können auch mit additivem Effekt kombiniert werden. Theophyllin wird aufgrund seines ausgeprägten Nebenwirkungsprofils nur noch empfohlen, wenn mit den lang wirksamen Substanzen kein Therapieerfolg erzielt werden kann. Zur Vermeidung von Nebenwirkungen wird eine eher moderate (bis 500 mg) abendliche Dosis gewählt.

Orale Betamimetika sind aufgrund erheblicher Nebenwirkungen nur noch in absoluten Ausnahmefällen (wenn keinerlei inhalative Behandlung möglich ist) indiziert.

Die Behandlung mit inhalativen Corticosteroiden hat nicht zeigen können, dass sie einen positiven Einfluss auf den Verlauf der Erkrankung hat. Allerdings konnte bei Patienten im Stadium 3 ein Rückgang der Exazerbationsrate nachgewiesen werden, wenn mehrere Exazerbationen pro Jahr regelmäßig auftraten. Daher wird ihr Einsatz mit dieser Indikation empfohlen. Orale Glucocorticoide werden nur zur Behandlung der Exazerbation für maximal 14 d eingesetzt. Eine Dauertherapie mit diesen Substanzen bringt aufgrund der ausgeprägten Nebenwirkungen (Osteoporose, Katarakt, Infektanfälligkeit) mehr Schaden als Nutzen.

Sekretolytika (Acetylcystein, Ambroxol) haben keinen erkennbaren Effekt auf eines der Therapieziele nachweisen können und werden zurzeit nicht empfohlen.

Begleiterkrankungen (kardial, Depression, Osteoporose) sollten rechtzeitig erkannt und entsprechend therapiert werden.

Exazerbation der COPD

Definition

Akute Verschlechterung der Symptome (vermehrte Luftnot, Vermehrung und Verfärbung des Auswurfs) und der Lungenfunktion bei chronisch obstruktiver Bronchitis (häufig aufgrund von Infektionen). Eine vital bedrohliche Situation besteht bei Hypoxämie, Hyperkapnie, Verschlechterung des neurologischen Status oder gleichzeitiger Alteration des Herz-/Kreislaufsystems.

Pathogenese

In etwa 50% der Fälle Infektionen, wobei virale Trigger (Rhino-, RS-, Adenovirus, im Winter Influenzavirus) dominieren dürften. Bei bakteriellen Erregern dominiert Hämophilus influenza. Als nichtinfektiöse Trigger kommen Umwelteinflüsse (Inversionswetterlage, Smog) infrage. Viele Exazerbationen bleiben jedoch ätiologisch ungeklärt.

Exazerbationen scheinen die Verschlechterung der Lungenfunktion über die Zeit zu begünstigen. Einer Vermeidung von Exazerbationen (Impfung, evtl. inhalative Glucocorticoide) oder zumindest einer frühzeitigen Therapie derselben kommt daher erhebliche Bedeutung zu.

Therapie

Therapieziel: Verbesserung der Symptome und der Lungenfunktion, rasche Überwindung einer vital bedrohlichen Situation.

- Antiobstruktiv durch Intensivierung der Anwendung von Bronchodilatatoren (Kombination von β_2-Sympathomimetika und Anticholinergika inhalativ, ggf. Zugabe von Theophyllin in Abhängigkeit von der Vormedikation).
- Antiinflammatorisch durch Applikation von Glucocorticoiden (parenteral oder oral, 50 mg Prednisolonäquivalent, insgesamt für 7 – 14 d).
- Antibiotika sollten nur gegeben werden, wenn eine bakterielle Infektion nachgewiesen ist, im Zweifelsfalle bei Gelbgrün- bis Grünverfärbung des Sputums. Die Auswahl des Antibiotikums richtet sich nach der Schwere der Grunderkrankung (Ampicillin/± Inhibitor im Stadium 1/2, neuere Fluorchinolone im Stadium 3 und 4). Hämophilus sollte jedoch immer im Spektrum enthalten sein, deshalb sind Makrolidantibiotika als Monotherapie nicht geeignet.
- Primär therapierefraktäre Exazerbationen bzw. Anzeichen einer Hypoxämie oder Hyperkapnie sollten zur stationären Einweisung führen.
- Nasale Sauerstoffapplikation bei Hypoxämie (pulsoxymetrisch bestimmt, evtl. arterielle Blutgase). Bei Hyperkapnie ggf. intermittierende nichtinvasive Beatmung mit Nasen- oder Gesichtsmasken (nach Möglichkeit Intubation vermeiden).

6.3.4 Emphysem bei angeborenem α_1-Antitrypsinmangel

- α_1-PI: Kodierung auf Chromosom 14; Hauptallele M,S,Z; Vererbung: autosomal-kodominant; Häufigkeit: 1 : 2000, Männer bevorzugt betroffen (2 : 1), ca. 2 % aller Emphysempatienten
- Erhöhtes Emphysemrisiko bei α_1-PI-Spiegeln < 35 % des Sollmittelwertes, das heißt < 70 mg/dl; dann liegt meist ein homozygoter Mangel (ZZ-Typ) vor, dessen Nachweis durch Phänotypisierung erbracht wird. Hinweise auf einen Mangel ergeben sich bereits aus der Serumelektrophorese, wenn der Anteil der α_1-Globuline unter 2 % liegt
- Klinik: basal betontes Emphysem (in erster Linie bei homozygotem α_1-PI-Mangel vom Typ ZZ). Beginn im frühen Erwachsenenalter, tödlicher Verlauf i. R. Mitte der 5. Lebensdekade
- Therapie: wöchentliche Substitution mit Prolastin HS in einer Dosierung von 60 mg/kg KG; Ziel: α_1-PI-Spiegel > 80 mg/dl. **Nur** bei Patienten mit einer FEV1 < 65 und > 35 %. Beim gleichzeitigen Vorliegen einer chronisch obstruktiven Atemwegserkrankung erfolgt die übliche antiobstruktive Therapie.

6.3.5 Bronchiektasen

Definition

Irreversible Erweiterung insbesondere kleiner und mittelgroßer Bronchien (zylindrisch, varikös, sackförmig) mit begleitender akuter und/oder chronischer Entzündung der Bronchialwand und des umgebenden Lungenparenchyms.

Pathogenese

- Entwicklung in fortgeschrittenen Stadien chronisch obstruktiver Atemwegserkrankungen der unterschiedlichsten Genese,
- Folge frühkindlicher Pneumonien, Bronchitiden und Bronchiolitiden,
- kongenitale Fehlbildungen.

Klinik

- Rezidivierende bakterielle Infekte mit großen Mengen eitrigen Sekrets, vor allem morgens,
- rezidivierende Pneumonien (häufig mit Problemkeimen),
- gelegentlich Hämoptoe.

Diagnostik

Das Thoraxröntgenbild ist zur Bronchicktasendiagnostik trotz typischer Veränderungen mit verdickten Bronchialwänden und unscharfer Begrenzung der Pulmonalgefäße unspezifisch und wenig sensitiv. Die Methode der Wahl ist das hoch auflösende Computertomogramm (ohne Kontrastmittel, 1 – 1,5 mm Fenster alle 10 mm, Akquisitionszeit 1 Sekunde). Ob radiologische Veränderungen jedoch in allen Fällen eine klinische Bedeutung haben, ist fraglich.

Tabelle 6.7 Wichtigste Ursachen der Bronchiektasenbildung

Kongenitale Syndrome	Postinfektiös/ postinflammatorisch	Vorbestehende bronchopulmonale Erkrankungen
• Mukoviszidose • Alpha-1-Antitrypsinmangel • primäres Ziliendysfunktionssyndrom • A-Hypogammaglobulinämie • Young's Syndrom (Azoospermie und sinubronchiales Syndrom • Yellow-nail-Syndrom (Lymphödem, Pleuraerguss, hypertrophe Nägel)	• Mykobakterien-Spezies • bakterielle Infektionen (Staphylokokken, Bordetella pertussis) • virale Infektionen (Masern, Influenza, Röteln, Adenovirus) • Pilzinfektionen (Histoplasmen, Coccidiomykose) • allergische bronchopulmonale Aspergillose (ABPA) • Inhalationstrauma • rezidivierende Aspirationen	• Fremdkörper • Bronchialtumoren • Kompression des Bronchialbaums von außen • Anatomische Missbildungen (Sequester, Tracheomegalie) • interstitielle Lungenerkrankung • Systemerkrankungen (Kollagenosen, entzündliche Darmerkrankungen) • Mittellappensyndrom

Bei chronisch purulentem Auswurf ist eine Sputumdiagnostik besser als die mikrobiologische Aufarbeitung eines bronchoskopisch gewonnenen Atemwegsmaterials.

Die Lungenfunktion dient der funktionellen Verlaufskontrolle, typischerweise findet sich eine peripher betonte Atemwegsobstruktion mit wechselnder Ansprache auf Sympathikomimetika.

Kombinierte restriktive und obstruktive Muster bestimmen die Spätphase der Erkrankung.

! Die Blutgasanalyse ist für die frühzeitige Detektion einer respiratorischen Insuffizienz von Bedeutung.

Therapie

Therapie

- Antiobstruktive Therapie wie bei COPD.
- Sekretreinigung mit Lagerungsdrainage und Klopfmassage.
- Eine antibiotische Therapie sollte bei jeder Infektion (Fieber, bei Zunahme des eitrigen Sputums und/oder im Röntgenbild erkennbaren Infiltraten), wenn möglich antibiogrammgerecht durchgeführt werden. Bei häufigen Infekten ist auch an eine regelmäßige antibiotische Therapie alle 3 Monate (vor allem bei chronischer Pseudomononasbesiedlung) zu denken. Alternativ kann – ähnlich wie bei Mukoviszidose – über eine Dauer-Inhalationstherapie mit Aminoglykosiden nachgedacht werden.
- Eine operative Therapie ist nur bei einseitigen lokal begrenzten Bronchiektasen und in Fällen, in denen das Krankheitsbild konservativ nicht beherrscht werden kann, zu erwägen.

6.4 Interstitielle Lungenerkrankungen

T. Welte

(Frühere Bearbeitung: B. Fischer, R. Buhl)

6.4.1 Grundlagen

Die interstitiellen Lungenerkrankungen stellen eine große Gruppe von Erkrankungen des Lungenparenchyms, also der Alveolen, des Alveolarepithels, des Kapillarendothels, der Räume zwischen diesen Strukturen sowie des perivaskulären und lymphatischen Gewebes dar. Diese heterogenen Erkrankungen werden aufgrund einer ähnlichen klinischen, radiologischen, physiologischen oder pathologischen Manifestation in einer Gruppe zusammengefasst. Gemeinsam ist diesen Erkrankungen außerdem, dass sie häufig eine beachtliche Morbidität und Letalität aufweisen. Für die meisten von ihnen gibt es nur ein geringes Einvernehmen bezüglich der besten Behandlungsweise.

Die Klassifizierung der interstitiellen Lungenerkrankungen ist schwierig, da mehr als 200 eigenständige Krankheitsbilder durch diffusen, parenchymatösen Lungenbefall charakterisiert sind, entweder als Primärerkrankung oder als bedeutender Teil einer Multiorganerkrankung, wie dies bei Kollageno-

Tabelle 6.**8** Mit führender Entzündung und Fibrose einhergehende interstitielle Lungenerkrankungen, ohne Granulombildung

bekannte Ursache
• Astbest • Rauch, Gase • Arzneimittel (Antibiotika, Amiodaron, Gold) und Chemotherapeutika • Bestrahlung • Aspirationspneumonie, Residuen eines ARDS (Zustand nach Schocklunge)
unbekannte Ursache
• idiopathische interstitielle Pneumonien – Idiopathische Lungenfibrose (Usual Interstitial Pneumonia; UIP) – desquamative interstitielle Pneumonie (DIP) – mit respiratorischer Bronchiolitis assoziierte interstitielle Lungenerkrankung (RBILD) – akute interstitielle Pneumonie (AIP, früher Hamman-Rich-Syndrom) – kryptogene organisierende Pneumonie (Bronchiolitis obliterans mit organisierender Pneumonie, BOOP) – unspezifische interstitielle Pneumonie • Alveolarproteinose • infiltrative lymphozytäre Störungen (mit Kollagenosen assoziierte lymphozytäre interstitielle Pneumonitis) • eosinophile Pneumonien • Lymphangioleiomyomatose • Amyloidose • Erbkrankheiten: tuberöse Sklerose, Neurofibromatose, Niemann-Pick-Krankheit, Gaucher-Krankheit, Hermansky-Pudlak-Syndrom • gastrointestinale und Lebererkrankungen (Crohn-Krankheit, primär biliäre Zirrhose, chronisch-aktive Hepatitis, Colitis ulcerosa) • Kollagenosen – systemischer Lupus erythematodes – rheumatoide Arthritis – ankylosierende Spondylarthritis – systemische Sklerose – Sjögren-Syndrom – Polymyositis-Dermatomyositis • pulmonale Hämorrhagiesyndrome – Goodpasture-Syndrom – idiopathische Lungenhämosiderose – isolierte pulmonale Kapillarentzündung • Graft-versus-Host-Erkrankung (bei Knochennmarktransplantation, Organtransplantation)

sen der Fall sein kann. Ein sinnvoller Ansatz ist die Unterteilung der interstitiellen Lungenerkrankungen in zwei Gruppen entsprechend der zugrunde liegenden Histopathologie: (1) diejenigen mit führender Entzündung und Fibrose (Tab. 6.**8**) und (2) diejenigen mit führender granulomatöser Reaktion im Interstitium oder in Bereich von Gefäßen (Tab. 6.**9**). Jede dieser Gruppen kann in Abhängigkeit von bekannter oder unbekannter Ursache weiter unterteilt werden. Jede interstitielle Lungenerkrankung weist in der Regel eine akute und gewöhnlich auch eine chronische Phase auf. Selten kommt es zu intermittierenden Verläufen mit asymptomatischen Phasen.

Die idiopathische Lungenfibrose (englisch „Usual interstial Pneumonia, UIP) ist neben der Sarkoidose die häufigste interstitiellen Lungenerkrankungen unbekannter Ursache (ca. 3 Erkrankungen pro 100000 Einwohner).

Pathogenese

Interstitielle Lungenerkrankungen sind nichtmaligne Erkrankungen. Eine infektiöse Genese wurde bisher nicht identifiziert. Der genaue Ablauf, der von der Schädigung zur Fibrose führt, ist nicht bekannt. Obwohl zahlreiche Stoffe die Schädigung auslösen können, zeigt das Lungengewebe nur ei-

Tabelle 6.9 Erkrankungen mit granulomatöser Reaktion der Lunge

bekannte Ursache
• Erkrankungen durch Stäube – organische Stäube (exogen allergische Alveolitis) – anorganische Stäube (Asbest, Silikat, Beryllium)
unbekannte Ursache
• Sarkoidose • Langerhanszellgranulomatose (eosinophiles Granulom, Histiozytose X) • Granulomatöse Vaskulitiden – Wegener-Granulomatose – allergische Granulomatose (Churg-Strauss-Syndrom) • bronchozentrische Granulomatose • lymphomatoide Granulomatose

ne beschränkte Zahl von immunpathogenetischen Antworten. Die Reparaturmechanismen weisen gemeinsame Charakteristika auf. Wie oben bereits erwähnt, sind die zwei wesentlichen histopathologischen Formen die granulomatöse sowie eine mit überwiegender Entzündung und Fibrose.

Mit führender Entzündung und Fibrose einhergehende interstitielle Lungenerkrankungen, ohne Granulombildung

Der erste Schritt in der Pathogenese ist eine Epithelschädigung mit nachfolgender Entzündung in den Lufträumen und Alveolarwänden. Falls eine Chronifizierung eintritt, so breitet sich die Entzündung auf benachbarte Anteile des Interstitiums und des Gefäßsystems aus und führt möglicherweise zu einer interstitiellen Fibrosierung. Die Entwicklung einer irreversiblen Vernarbung (Fibrose) der Alveolarwände, der Atemwege oder des Gefäßsystems ist die am meisten gefürchtete Folge all dieser Entitäten, da sie meist fortschreitet und zu ausgeprägten Störungen der Ventilation und des Gasaustausches führt.

Granulomatöse Lungenerkrankungen

Dieser Prozess ist durch die Akkumulation von T-Lymphozyten, Makrophagen und Epitheloidzellen charakterisiert, die sich im Lungenparenchym zu Granulomen organisieren. Die granulomatösen Läsionen können zu einer Fibrose fortschreiten. Viele Patienten mit granulomatöser Lungenerkrankung bleiben von einer schweren Einschränkung der Lungenfunktion verschont, oder es kommt, falls Symptome auftreten, zu einer Besserung nach Therapie.

Klinik

Erstes Symptom der interstitiellen Lungenerkrankungen ist meist eine schleichend einsetzende, zunächst nur bei Belastung, erst im weiteren Verlauf auch in Ruhe auftretende Dyspnoe. Die Patienten deuten die Beschwerden anfänglich häufig als Zeichen des Älterwerdens oder mangelnder körperlicher Fitness. Oft führt erst der hinzutretende trockene Reizhusten die Patienten zum Arzt.

Inspiratorisch auskultierbares „Fibroseknistern" (ähnlich dem Öffnen eines Klettverschlusses), Uhrglasnägel, Trommelschlägelfinger und die klinischen Zeichen des Cor pulmonale zeigen bereits das fortgeschrittene Erkrankungsstadium an.

Typische Symptome der einzelnen zugrunde liegenden Krankheitsbilder können das klinische Bild zusätzlich strukturieren und überlagern.

Diagnostik

Eine ausführliche Anamnese mit besonderer Berücksichtigung potenzieller beruflicher und privater Noxen ermöglicht meist eine erste differenzialdiagnostische Orientierung. Bei unklaren Fällen gewährleisten standardisierte Fragebögen die vollständige Erfassung möglicher exogener und endogener ätiologischer Faktoren.

Bei der Erhebung des klinischen Befundes sollte auf extrapulmonale Manifestationen einer Systemerkrankung als Ursache bestehender Lungenveränderungen geachtet werden, wobei Haut, Schleimhäute, Augen, Herz, Nieren, Gelenke, Lymphknoten und Muskeln besonderes Augenmerk verdienen. Gerade bei Systemerkrankungen können pulmonale Beschwerden auftreten, ohne dass sich schon ein klinisches oder histologisches Korrelat fassen lässt. Andererseits können Patienten trotz fortgeschrittenen Lungenbefalls vonseiten der Lunge beschwerdefrei sein.

Die **Lungenfunktionsprüfung** objektiviert das Ausmaß der Lungenbeteiligung, kann jedoch meist keine weiteren diagnostischen Informationen liefern. Typisch sind vor allem restriktive Ventilationsstörungen mit Einschränkung der Diffusionskapazität, einer verminderten Compliance und einem Abfall des Sauerstoffpartialdruckes im Blut in Ruhe und/oder unter Belastung. Dennoch spricht eine zusätzliche Obstruktion nicht gegen eine interstitielle Lungenerkrankung.

Radiologische Methoden, vor allem die hoch auflösende Computertomographie (HRCT), ermöglichen oft schon eine wesentliche Einengung des differenzialdiagnostischen Spektrums. So vermag die HRCT beispielsweise zwischen einem alveolären und einem interstitiellen Verschattungsmuster zu differenzieren. Allerdings können die radiologisch nachweisbaren Lungenveränderungen verschiedener Alveolitiden gerade im Frühstadium ebenso uniform sein wie im fibrotischen Endstadium, zudem sind Mischformen häufig.

Spezifische Laboruntersuchungen für eine interstitielle Lungenerkrankung gibt es nicht. Alleine bei Kollagenosen und Vaskulitiden sind spezifische Antikörper wie z. B. **Autoantikörper** gegen Bestandteile des Zytoplasmas neutrophiler Granulozyten beim Morbus Wegener bekannt

Meist können allein durch die genannten Verfahren interstitielle Lungenveränderungen nicht geklärt werden. Im Rahmen einer **Bronchoskopie** lässt sich dann durch bronchoalveoläre Lavage (BAL) und transbronchiale Lungenbiopsie alveoläres Gewebe gewinnen. Typische Verschiebungen der **Differenzialzytologie in der BAL** gestatten die Unterteilung der Alveolitiden in eine lymphozytäre, eine neutrophile und eine eosinophile Form und ermöglichen bereits eine erste diagnostische Orientierung, allerdings sind Mischformen und Überschneidungen häufig. Die differenzialdiagnostische Wertigkeit der BAL kann durch Bestimmung der Subpopulationen der bronchoalveolären Lymphozyten (v. a. der CD4/CD8-Ratio, Norm: 1 – 1,5) noch erhöht werden.

Die transbronchiale Biopsie erlaubt aufgrund der Kleinheit der Proben häufig keine genaue histologische Diagnostik. Standardmäßig wird heute eine videoassistierte offene Lungenbiopsie durchgeführt. Bei Patienten mit respiratorischer Partial- und Globalinsuffizienz ist die Biopsie allerdings mit einem hohen Risiko behaftet und sollte nur in Ausnahmefällen durchgeführt werden, wenn eine kausale Therapiemöglichkeit vom Ergebnis der Biopsie abhängt.

Therapie

Allgemeine Therapiemaßnahmen

1. Interstitielle Lungenerkrankungen bekannter Ätiologie können in vielen Fällen kausal behandelt werden.
   - Ist die auslösende Noxe bekannt, bietet sich die Chance einer Verhinderung der Progredienz der Erkrankung durch spezifische Vermeidungsstrategien (z. B. Allergenkarenz, Expositionsprophylaxe).
   - Gleichwohl ist auch bei interstitiellen Lungenerkrankungen bekannter Ätiologie häufig eine immunsuppressive Therapie unumgänglich, insbesondere wenn Karenzmaßnahmen oder eine vollständige Elimination des bereits in der Lunge deponierten Materials nicht möglich sind.

2. Bei **interstitiellen Lungenerkrankungen unbekannter Ätiologie** bleibt die **immunsuppressive Therapie** die einzige Alternative. Ziel ist die Unterdrückung der alveolitischen Aktivität in der Lunge, bereits eingetretene fibrotische Veränderungen sind einer Therapie nicht mehr zugänglich.
   - In erster Linie werden Glucocorticoide eingesetzt, bei den idiopathischen Lungenfibrosen (s. u.) besteht die Behandlung aus einer Kombination mit Azathioprin oder Cyclophosphamid.
   - Selbstverständlich muss diese Behandlung durch **adjuvante, supportive Therapiemaßnahmen** ergänzt werden (z. B. Sauerstofftherapie bei fortgeschrittener Lungenfibrose, broncholytische Therapie bei Obstruktion, kardiale Therapie bei Insuffizienz des rechten Herzens, Osteoporoseprophylaxe).
   - In vielen Fällen, vor allem bei jüngeren Patienten, bleibt als therapeutische Ultima ratio nur die **Lungentransplantation,** die je nach der zugrunde liegenden Erkrankung und der Ausprägung des Lungenbefalls als Einzel- oder Doppellungentransplantation durchgeführt wird.

Im Folgenden sollen die wichtigsten Differenzialdiagnosen der interstiellen Lungenerkrankung abgehandelt werden. Genauere Angaben – vor allem für die rheumatologischen, kollagenotischen und vaskulitischen Erkrankungen finden sich in den betreffenden Kapiteln.

6.4.2 Sarkoidose

Definition

Chronische Erkrankung unklarer Genese, die durch eine Ansammlung von T-Lymphozyten, mononukleären Phagozyten und nichtverkäsende Epitheloidzellgranulome gekennzeichnet ist. Alle Organe können befallen sein, Hauptmanifestationsorte sind jedoch Lunge, Haut, Auge, Leber und Lymphknoten.

Prävalenz und Pathogenese

In Deutschland beträgt die Prävalenz der Sarkoidose ca. 50, die Inzidenz ca. 10/100 000 Einwohner.

Die gleichzeitige Ansammlung von T-Zellen, mononukleären Phagozyten und Granulomen ist das Kennzeichen der floriden Sarkoidose. Allerdings kommt es in frühen Krankheitsstadien nicht zu irreversiblen Umbauprozessen in den befallenen Organen. Erst bei Persistenz der Erkrankung über Jahre kommt es zu einer Fibroblastenaktivierung mit bindegewebigem Umbau des Organs.

Klinik und Diagnostik

Die Diagnostik basiert auf der Kombination aus klinischen, radiologischen und histologischen Untersuchungsergebnissen. Dabei werden folgende Kriterien berücksichtigt: 1. das typische klinisch-radiologische Bild mit Allgemeinsymptomen, Erythema nodosum und bihilärer Adenopathie; 2. das histologische Bild nichtverkäsender Granulome und 3. dem Ausschluss von anderen Erkrankungen mit ähnlichem Bild (Tuberkulose, Morbus Wegener, etc.), aber pathognomonischen Befunden.

Einen krankheitsspezifischen Labortest gibt es nicht. Weder das ACE noch der lösliche Interleukin-2-Rezeptor haben eine ausreichende Sensitivität und Spezifität, sie sind zudem teuer. In Ausnahmefällen können sie als Verlaufsparameter eingesetzt werden, für die Diagnosesicherung sind sie nicht hilfreich. Eine Hyperkalzämie/-urie (Mehrproduktion eines Vitamin-D-Metaboliten durch aktivierte Makrophagen) sollte ausgeschlossen werden.

Bei pulmonaler Sarkoidose ist eine Bronchoskopie mit bronchoalveolärer Lavage indiziert. Ein hoher Anteil an CD4-positiven T-Zellen (CD4:CD8 3 – > 5:1) spricht für eine Sarkoidose, ist allerdings nicht beweisend. Entscheidend, wenn auch nicht beweisend (siehe unten) ist der histologische Befund.

Tabelle 6.**10** Organbeteiligung bei der Sarkoidose

- Lunge und hiläre Lymphknoten
- Leber und Milz (nur selten symptomatisch)
- Haut (z. B. Keloide, Plaques)
- extrapulmonale Lymphknoten
- Skelettmuskulatur
- Augen (z. B. Iridozyklitiden, Uveitiden)
- ZNS
- Herz (z. B. Rhythmusstörungen)
- Knochen (z. B. zystische Knochenläsionen)

! Ältere nuklearmedizinische Verfahren wie die Gallium-67-Szintigraphie sind aufgrund ihrer mangelnden Spezifität, ihrer Nebenwirkungen und der Kosten inzwischen verlassen.

Die Diagnose einer Sarkoidose ist immer eine Ausschlussdiagnose. Sie darf bei mit einer Sarkoidose zu vereinbarenden klinischen Befunden nur gestellt werden, wenn nichtverkäsende epitheloidzellige Granulome bioptisch nachgewiesen und andere Erkrankungen mit entsprechenden histologischen Veränderungen (vor allem Tuberkulose) ausgeschlossen sind.

Das Löfgren-Syndrom, die akute, häufig fieberhafte Form der Sarkoidose mit bihilärer Lymphadenopathie, Erythema nodosum (keine Hautsarkoidose) und arthritischen Beschwerden vor allem der Sprunggelenke, heilt in ca. 90 % der Fälle folgenlos aus. Prinzipiell kann jedes andere Organ von einer Sarkoidose befallen werden. Am häufigsten betroffen sind Auge, Herz, Leber, Speicheldrüsen und Haut.

Weitere Zeichen der Immundysregulation sind die häufige Hypergammaglobulinämie (polyklonale B-Zell-Stimulation) und Störungen der zellulären Immunität (**Cave:** negative Typ-IV-Hauttests, z. B. Tuberkulin, Tetanus).

Differenzialdiagnostik

Angesichts des breiten Spektrums möglicher Befallsmuster der Sarkoidose müssen stets eine Vielzahl anderer, nicht nur interstitieller Lungenerkrankungen konsequent ausgeschlossen werden (**Cave:** Lymphome, Infektionen).

! Es ist nicht zu vertreten, eine Sarkoidose allein aufgrund eines typischen klinischen Befundes zu diagnostizieren.

Klassifikation

Tabelle 6.**11** Klassifikation der Sarkoidose nach dem Röntgenbefund des Thorax

Internationale Klassifikation	Röntgenbefund
Typ 0	Normalbefund bei extrapulmonaler Sarkoidose
Typ I	bihiläre Lymphadenopathie
Typ II	bihiläre Lymphadenopathie mit Infiltration der Lunge
Typ III	Lungenbefall ohne Lymphadenopathie
Typ IV	irreversible Lungenfibrose

Therapie

Therapie und Prognose

Die Prognose der Erkrankung ist gut. Mehr als 70% der Patienten hat eine Spontanremission innerhalb von 1–3 Jahren.

Bei Patienten mit einer Einschränkung der Lungenfunktion (restriktive Ventilationsstörung und/oder Diffussionsstörung), einer Beteiligung von Auge, Herz, ZNS und Leber (mit Anstieg der Transaminasen oder Beeinträchtigung der Synthesefunktion der Leber) und einer Hyperkalzämie ist eine orale Cortisontherapie (0,5–1 mg/kg KG für 6–12 Wochen, dann langsames Ausschleichen über 3–6 Monate) indiziert. Bei Haut-, Lymphknoten und Parotisveränderungen kann eine solche Therapie eingeleitet werden. 70–90% der Sarkoidosen zeigen eine Remission unter Glucocorticoidtherapie. Bei Rezidiven führt eine erneute Therapie mit diesen Substanzen in der Regel zum Erfolg. Inhalative Glucocorticoide haben bei pulmonaler Sarkoidose keinen überzeugenden Erfolg nachweisen können.

Eine etablierte Therapie cortisonrefraktärer Sarkoidosen gibt es nicht. Es kann ein Versuch mit Azathioprin (2 × 50–75 mg) unternommen werden. Bei persistierendem Augenbefall sind Therapieversuche mit Methotrexat, bei Hautbefall mit Resochin beschrieben worden. Pentoxifyllin in hoher Dosierung wurde als erfolgreich beschrieben, hat sich jedoch aufgrund hoher Nebenwirkungsraten nicht durchgesetzt. Neuere Studien mit TNF-Alpha-Inhibitoren brachten ebenfalls keine überzeugenden Erfolge. Therapieversuche mit neuen teuren Substanzen sollten nur im Rahmen multizentrischer Studien in erfahrenen Zentren durchgeführt werden.

6.4.3 Exogen-allergische Alveolitis

Definition

Interstitielle Lungenerkrankung als Folge einer Immunreaktion (Typ III und IV) in der Lunge auf wiederholt inhalierte organische Stäube.

Bestimmte Formen der exogen-allergischen Alveolitis sind meldepflichtige Berufskrankheiten.

Pathogenese

Eine Vielzahl organischer Stäube (vor allem Antigene von Bakterien, Pilzen und Tieren, aber auch Pflanzen und Chemikalien; Tab. 6.**12**) können bei hierzu disponierten Individuen zu einer Sensibilisierung führen.

Tabelle 6.**12** Häufige exogen-allergische Alveolitiden

Erkrankung	Antigenquelle	Antigen
Farmerlunge	schimmliges Heu	Micropolyspora faeni, Thermoactinomyces
Befeuchterlunge	Luftbefeuchter, Klimaanlagen	Thermoactinomyces, Micropolyspora faeni
Vogelhalterlunge	Tauben, Wellensittiche, Hühner	Vogelproteine (Kot, Serum, Federn)

Die erneute Inhalation führt dann zu einer Entzündungsreaktion in der Lunge, an der spezifische Antikörper und Immunzellen, möglicherweise auch toxische Effekte der Stäube beteiligt sind.

Klinik und Diagnostik

Die **klassische Form** der exogen-allergischen Alveolitis (EAA) setzt akut mit Husten, Atemnot, Fieber und Schüttelfrost 4–8 h nach der Antigenexposition ein. Ohne weitere Antigenexposition gehen die Beschwerden innerhalb weniger Stunden und Tage zurück.

Im Gegensatz dazu führt die längerfristige Inhalation nur geringer Antigenmengen zur **chronischen Form** der EAA, die durch die allmähliche Entwicklung von Husten, Dyspnoe und allgemeinem Krankheitsgefühl gekennzeichnet ist. Im Erkrankungsschub lassen sich über den Lungen häufig inspiratorisch betonte Rasselgeräusche auskultieren.

Das **Röntgenbild** zeigt homogene alveoläre Infiltrationen, kann initial aber auch normal sein. Wird die Diagnose nicht gestellt, entwickelt sich eine progrediente Lungenfibrose.

Die entzündliche alveoläre Infiltration verursacht eine **restriktive Ventilations- und Diffusionsstörung,** die sich im Intervall in frühen Erkrankungsstadien wieder zurückbilden kann.

Der akute Erkrankungsschub kann von einer milden Leukozytose begleitet sein, gelegentlich mit Eosinophilie.

Der EAA-Verdacht wird durch den Nachweis **spezifischer IgG-Antikörper** gegen das auslösende Antigen (sog. Präzipitine) gestützt, die aber auch bei gesunden Exponierten vorkommen können.

Die Zahl der Entzündungszellen in der **BAL** ist stark vermehrt. Im akuten Schub besteht eine ausgeprägte neutrophile Granulozytose, die im Verlauf von einer CD8-positiven T-Lymphozytose (niedrige CD4/8-Ratio) abgelöst wird. BAL-Profile wie bei chronischer EAA finden sich allerdings auch bei gesunden Sensibilisierten.

In der **Lungenbiopsie** sind nichtverkäsende epitheloidzellige Granulome mit Zeichen einer obliterierenden Bronchiolitis nachweisbar.

In **Zweifelsfällen** kann die Diagnose nach Antigenkarenz durch inhalative Provokation zur Auslösung eines akuten Erkrankungsschubes im Labor oder am Expositionsort gesichert werden.

Die **Diagnose einer EAA** setzt eine entsprechende Exposition, die dem Betroffenen nicht bewusst sein muss (Anamnese!), mit typischen klinischen Befunden voraus. An eine EAA sollte immer bei wiederkehrenden thorakalen Beschwerden, rezidivierenden Pneumonien und progredienten, unklaren Lungenfibrosen gedacht werden.

Differenzialdiagnostik

Die akute EAA ist vor allem von exogen-allergischen asthmatischen Reaktionen und Infektionen (z. B. atypische Pneumonie), die chronische Form von anderen interstitiellen Lungenerkrankungen abzugrenzen.

Therapie

Therapie

- Konsequente Antigenkarenz.
- Bei akuten Formen und einem progredienten Verlauf müssen zusätzlich Corticoide (vgl. Therapie der Sarkoidose) und je nach Beschwerdebild noch symptomatisch wirksame Therapeutika eingesetzt werden.
- Ist nach 3-wöchiger Therapie noch ein Restfunktionsausfall nachweisbar, ist eine zusätzliche Gabe von Azathioprin 100–150 mg täglich in Kombination mit Prednison 15–25 mg täglich über Monate indiziert.

Prognose

Das Ausmaß des fibrotischen Lungenumbaus bei der Diagnosestellung und die Effizienz der Karenz bestimmen die Prognose. Bei einem kleinen Teil der Patienten entwickelt sich trotz Karenz und Therapie eine schwere Lungenfibrose.

6.4.4 Histiozytosis X

Definition

Pulmonale Manifestation des eosinophilen Granuloms, histologisch gekennzeichnet durch eine entzündliche Infiltration der Alveolarsepten und der Bronchialwände durch Histiozyten und eosinophile Granulozyten.

Klinik und Diagnostik

! Die Erkrankung betrifft fast ausschließlich Zigarettenraucher, meist in der ersten Lebenshälfte.

Neben den typischen Beschwerden interstitieller Lungenerkrankungen fällt die ausgeprägte Neigung zu Spontanpneumothoraces auf. Rezidivierende Spontanpneumothoraces bei Rauchern sollten immer an eine Histiozytosis X denken lassen.

Das HRCT zeigt das charakteristische Nebeneinander zystischer und nodulärer Lungenveränderungen, bevorzugt in den Ober- und Mittelfeldern.

Aus einer zunächst restriktiven Lungenfunktionsstörung kann sich im Verlauf ein Mischbild mit Obstruktion entwickeln.

Die Erkrankung kann isoliert die Lunge befallen, immer muss aber eine systemische Manifestation in Betracht gezogen werden.

Histiozyten in der **BAL** können durch das CD1-Oberflächenantigen (früher OKT 6) identifiziert werden, eine Vermehrung über 4% ist diagnoseweisend. Im Zweifelsfall sichert der pathognomonische Nachweis der X-Bodies oder Bierbeck-Granula in den Histiozyten aus BAL oder Lungenbiopsie die Diagnose.

Therapie

- Spontanremissionen und rasch progrediente Verläufe kommen vor.
- Wichtig ist die Aufgabe des Zigarettenkonsums.
- Bei Progredienz Corticosteroide (1 mg/kg KG), bei Steroidresistenz Vinblastin oder Cyclophosphamid.
- Gezielte Bestrahlung von Knochenherden.

6.4.5 Idiopathische Lungenfibrose

Definition

Die idiopathische Lungenfibrose (IPF) ist eine chronische, progredient verlaufende fibrosierende Lungenerkrankung. Sie ist der Prototyp der interstitiellen Lungenerkrankungen unbekannter Ätiologie, da sie keine pathognomonischen Eigenschaften aufweist.

Einteilung

Nach der Verlaufsform, der Histologie und den radiologischen Befunden (besonders HRCT) wird nach Katzenstein u. Myers (1998) die Differenzierung in folgende Untergruppen empfohlen:

- **AIP (Acute interstitial Pneumonitis, Hamman-Rich)**
  Die akute idiopathische (kryptogene) interstitielle fibrosierende Alveolitis wurde bisher auch Hamman-Rich-Syndrom nach den englischen Erstbeschreibern (1933) genannt. Sie führt innerhalb von etwa 6 Monaten zum Tode.
- **UIP (Usual interstitial Pneumonitis, Liebow)**
  Die gewöhnliche interstitielle fibrosierende Alveolitis zeigt die zweitgeringste Lebenserwartung aller idiopathischen Alveolitiden mit einer mittleren Überlebenszeit von 2,8 Jahren.
- **DIP (Desquamative interstitial Pneumonitis)**
  Patienten mit einer desquamativen Alveolitis erkranken im Allgemeinen 15 Jahre früher als Patienten mit einer AIP und sprechen auf Steroid- und Azathioprintherapie gut an. Die Erkrankung gilt als tabakrauchassoziiert (Oxidanzienüberlastung)! Prognostisch und therapeutisch verläuft die DIP günstiger als die AIP und UIP.
- **RBILD (Respiratory Bronchiolitis interstitial Lung Disease)**
  Es handelt sich um eine alveoläre Makrophagenakkumulation ohne wesentliche interstitielle Fibrose und Bronchiolitis bei Rauchern. Die Erkrankung besitzt keine Eigenmortalität, die Steroidresponse ist gut.
- **NSIP (Non-specific interstitial Pneumonitis)**
  Es handelt sich histologisch um eine unspezifische Alveolitis, klinisch ohne Trommelschlägelfinger und Uhrglasnägel mit einer signifikant besseren Prognose als die UIP.
- **BOOP (Bronchiolitis obliterans organizing Pneumonia)**
  Bronchioläre und interstitielle Entzündung, idiopathisch und im Rahmen von Knochenmarks- und Organtransplantationen.

Pathophysiologie

Hauptkriterium für die Diagnose einer idiopathischen Lungenfibrose ist das heterogene Erscheinungsbild des Lungengewebes mit abwechselnden Bereichen von normalem Lungengewebe, solchen mit Foci proliferierender Fibroblasten, dichter Kollagenfibrose und honigwabenartigen Veränderungen. Diese histologischen Veränderungen sind im peripheren, subpleuralen Parenchym am stärksten ausgeprägt. Die interstitielle Entzündung ist normalerweise fleckig verteilt und besteht aus lymphoplasmazellulären Infiltraten in den Alveolarsepten in Verbindung mit einer Hyperplasie der alveolären Pneumozyten II. Die fibrotischen Bereiche bestehen vorwiegend aus dichtem Kollagen, obwohl auch verstreute Foci mit proliferierenden Fibroblasten regelmäßig gefunden werden.

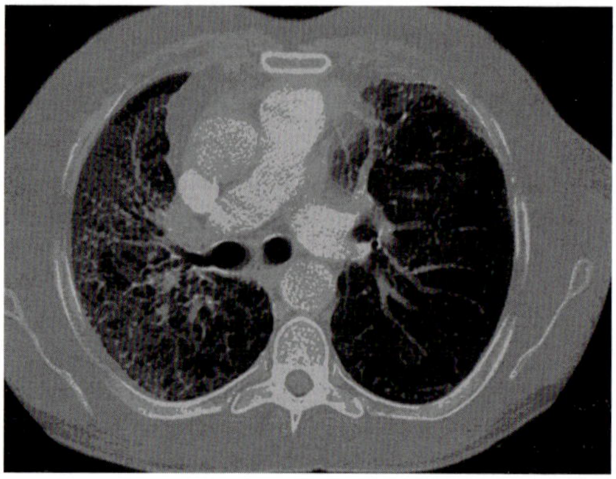

Abb. 6.7 UIP. Retikuläre Infiltrate mit Honeycombing pattern im rechten Lungenunterlappen.

Diagnostik

Eine restriktive Ventilationsstörung und/oder eine Diffusionsstörung in der Lungenfunktion geben einen ersten Hinweis auf die Erkrankung.

Im HRCT findet sich vor allem in fortgeschrittenen Stadien das typische Bild einer beidseits basalen, peripher betonten retikulären Veränderung mit Traktionsbronchiektasen und Honigwabenbildung. Meist ist das CT so eindeutig, dass sich eine histologische Sicherung erübrigt.

In Zweifelsfällen sollte eine Histologie über eine offene Lungenbiopsie gewonnen werden, transbronchiale Biopsien sind in der Regel zu klein, um eine definitive Aussage zuzulassen. Bei Patienten mit respiratorischer Insuffizienz ist die offene Biopsie aufgrund einer nennenswerten Komplikationsrate nur in Ausnahmefällen indiziert.

Therapie

Therapie und Prognose

Der klinische Verlauf ist in der Regel bei der AIP, UIP und der NSIP rasch progredient. Die Fünf-Jahres-Überlebensrate nach Diagnosestellung beträgt 20–40%.

Eine gesicherte Therapieoption gibt es für diese Formen der Erkrankung zurzeit nicht. In der Regel wird ein Therapieversuch mit Glucocorticoiden (1 mg Prednisolonäquivalent/kg KG für 6–12 Wochen) unternommen. Bei Ansprechen kann das Corticoid auf eine niedrige Erhaltungsdosis reduziert und ein Zytostatikum (wie Azathioprin 2 × 50–75 mg/d) addiert werden. Zeigt sich kein therapeutischer Effekt sollte die Medikation beendet werden.

Für andere zytostatische Substanzen liegen nur Einzelfallberichte vor, ohne dass sich eine Therapieoption besonders empfohlen hätte. Studien mit antifibrotischen Medikamenten (z. B. Colchicin, Perfenidon oder Interferon gamma-1b), monotherapeutisch oder in Kombination mit Glucocorticoiden erbrachten bisher keinen Hinweis auf eine Verbesserung des Überlebens oder der Lebensqualität.

Eine gerade beendete Studie zeigt eine Reduktion der Krankheitsprogredienz durch Einsatz von hoch dosiertem (3 × 600 mg) N-Acetylcystein, diese preiswerte Therapie kann – wenn nicht Übelkeit und gastrointestinale Nebenwirkungen auftreten – bei allen Patienten eingesetzt werden.

Bei DIP, RBILD und BOOP ist in der Regel ein gutes Ansprechen auf Corticosteroide mit langfristigen Remissionen möglich.

Bei respiratorischer Insuffizienz ist eine Langzeitsauerstofftherapie (über mehr als 16 h) indiziert. Eine nichtinvasive Beatmungsmaßnahme kann als Bridging zur Lungentransplantation dienen, sonst ist der Erfolg dieser – teuren – Behandlung nicht belegt.

Eine Lungentransplantation sollte bei Patienten erwogen werden, die trotz optimaler medizinischer Betreuung eine zunehmende Verschlechterung aufweisen und die etablierten Transplantationskriterien (unter 60 Jahre, keine wesentliche Begleiterkrankung) erfüllen. Aufgrund der eingeschränkten Zahl an Spenderorganen und der langen Wartezeit sollte eine Anmeldung in einem Transplantationszentrum erfolgen, sobald eine respiratorische Insuffizienz evident wird.

6.4.6 Alveolarproteinose

Pathogenese

Die gegenwärtige Hypothese in Bezug auf die Pathogenese der Alveolarproteinose geht von einem Defekt in der Makrophagenfunktion aus. Es wird eine gestörte Fähigkeit zum Surfactant-Metabolismus vermutet. Diese die Lunge diffus befallende Erkrankung ist durch eine Akkumulation von amorphem, in der Periodsäure-Schiff-Reaktion (PAS) positivem, lipoproteinösem Material in den distalen Atemwegen und Alveoli gekennzeichnet. Es besteht keine oder allenfalls eine geringe Entzündung. Die Lungenarchitektur bleibt erhalten. Mäuse mit einer Deletion des Gens für den Granulozyten-Makrophagen-Kolonie-stimulierenden Faktor (GM-CSF) weisen eine ähnliche Akkumulation von Surfactant und Surfactant-Apoproteinen in den Alveolen auf. Ferner führt bei diesen Knock-out-Mäusen eine Reetablierung des GM-CSF-Gens im respiratorischen Epithel zu einer kompletten Beseitigung der Alveolarproteinose. Ergebnisse von BAL-Studien bei Patienten mit Alveolarproteinose lassen vermuten, dass die Alveolarproteinose eine Autoimmunerkrankung ist, bei der Autoantikörper vom Typ IgG gegen GM-CSF gebildet werden. Diese Ergebnisse legen nahe, dass eine Neutralisation der biologischen Aktivität von GM-CSF zu einer Dysfunktion der Alveolarmakrophagen mit eingeschränkter Clearance von Surfactant führt.

Es existieren drei verschiedene Gruppen von Alveolarproteinose: die erworbene (> 90 % aller Fälle), die angeborene und die sekundäre Alveolarproteinose. Die angeborene Alveolarproteinose wird autosomal-rezessiv vererbt und durch eine homozygote Frame-shift-Mutation (121ins2) im SP-B-Gen verursacht, welches zu einer instabilen SP-B-mRNS, verminderten Eiweißspiegeln und sekundär zu einer Störung der SB-C-Prozessierung führt. Die sekundäre Alveolarproteinose ist bei Erwachsenen selten und wird durch eine Lysinunverträglichkeit, eine akute Silikose und andere durch inhalative Noxen ausgelöste Syndrome, Immundefizienzsyndrome und bösartige Erkrankungen (fast ausschließlich hämatopoetischen Ursprungs) und hämatopoetische Erkrankungen ausgelöst.

Klinik und Diagnostik

Die Alveolarproteinose tritt meist bei Erwachsenen im Alter von 30 – 50 Jahren auf und kommt häufiger bei Männern vor.

Der Beginn ist gewöhnlich schleichend und durch zunehmende Belastungsdyspnoe, Müdigkeit, Gewichtsverlust und subfebrile Temperaturen gekennzeichnet. Es besteht meist ein unproduktiver Husten, gelegentlich kann es jedoch auch zum Abhusten von bröckeligem, gelatinösem Material kommen.

Laborchemisch zeigt sich eine Polyglobulie, eine Hypergammaglobulinämie und erhöhte LDH-Werte. Selten finden sich erhöhte Serumspiegel von Surfactantprotein A und D.

Radiologisch zeigen sich bilateral symmetrische, noduläre, weiche Infiltrate, die zentral in den Mittel- und Unterfeldern lokalisiert sind und so eine schmetterlingsförmige Verteilung aufweisen. Im HRCT sieht man milchglasartige Infiltrate sowie verdickte intralobuläre Strukturen und interlobuläre Septen.

Therapie

Seitengetrennte Lavage (meist in mehreren Sitzungen) der gesamten Lunge durch einen doppellumigen Endotrachealtubus führt zu teilweise jahrelanger Remission.

Zurzeit laufen Erfolg versprechende Versuche mit einer GM-CSF-Therapie, die jedoch schnell rezidivierenden Erkrankungen vorbehalten sein soll.

6.4.7 Lymphangioleiomyomatose

Die Lymphangioleiomyomatose der Lunge ist eine seltene Erkrankung, die vorwiegend bei prämenopausalen Frauen auftritt.

Sie sollte stets bei jungen Frauen mit Emphysem, rezidivierenden Pneumothoraces oder chylösen Pleuraergüssen vermutet werden.

Pathophysiologie

Proliferation von atypischen interstitiellen glatten Muskelzellen und Zysten-Bildung. Die unreif erscheinenden glatten Muskelzellen reagieren mit dem monoklonalen Antikörper HMB45, der ein 100 kDa großes Glykoprotein (gp100) erkennt, welches initial auf menschlichen Melanomzellen gefunden wurde. Kaukasier sind wesentlich häufiger betroffen als andere Rassen. Während einer

Schwangerschaft kommt es zu einer raschen Progredienz der Erkrankung.

Klinik und Diagnostik

- Dyspnoe, Husten und Thoraxschmerzen.
- Lebensbedrohliche Hämoptysen können auftreten.
- Bei 50% der Patienten kommt es zum Spontanpneumothorax. Diese können sogar mehrfach und bilateral auftreten und eine Pleurodese erforderlich machen. Ein Chylothorax, Chyloperitoneum (chylöser Aszites), Chylurie und ein Chyloperikard sind weitere Komplikationen.
- Meningiome und renale Angiomyolipome (Hamartome) sowie charakteristische Befunde der genetisch bedingten tuberösen Sklerose sind ebenfalls häufig
- In der Lungenfunktionsuntersuchung zeigt sich gewöhnlich eine obstruktive oder obstruktiv-restriktive Ventilationsstörung. Der Gasaustausch ist häufig gestört.
- Im HRCT sieht man dünnwandige Zysten ohne zonale Prädominanz, die von normalem Lungengewebe umgeben sind. Die Erkrankung verläuft meist progredient.

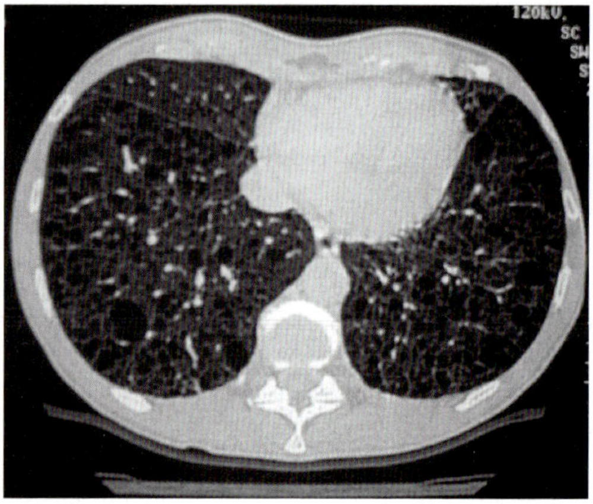

Abb. 6.8 Lymphangioleiomyomatosis. Das HRCT zeigt bilateral diffuse retikulär-noduläre Veränderungen mit Zysten.

Therapie

Prognose und Therapie

Die Patienten haben nach Diagnosestellung eine mittlere Lebenserwartung von acht bis zehn Jahren.

Ovarektomie, Progesteron (10 mg/d) und in neuerer Zeit Tamoxifen und Luteinisierendes-Hormon-Releasing-Hormon-(LHRH-)Analoga führen zu einer Verlangsamung der Krankheitsprogredienz.

Sirolimus, ein neueres antiproliferatives Medikament, hat in Einzelfällen zu lang anhaltenden Remissionen geführt. Eine multizentrische internationale Studie ist in Vorbereitung.

Eine Lungentransplantation bietet die einzige Heilungschance, obwohl auch Rezidive in der transplantierten Lunge beschrieben wurden.

6.4.8 Kollagenosen

Definition

Entzündliche Systemerkrankungen des Gefäß-/Bindegewebsapparates unbekannter Ätiologie, histologisch charakterisiert durch fibrinoide Nekrosen im Bereich der Interzellularsubstanz des Bindegewebes.

Klinik

Das klinische Bild ist bei Kollagenosen weitgehend geprägt durch die typischen Organmanifestationen an anderen Organen (Lunge, Niere, etc.), ansonsten ähnelt es dem der idiopathischen Lungenfibrose.

Am häufigsten entwickeln sich interstitielle Lungenveränderungen bei der progressiven systemischen Sklerose (Syn.: Sklerodermie). Hier ist zwischen einem alveolitischen, meist überwiegend die Lunge befallenden Typ mit schlechter Prognose und einem fast ausschließlich das Gefäßsystem befallenden Typ mit pulmonaler Hypertonie (CREST-Syndrom) zu unterscheiden.

Differenzialdiagnose

Neben allen anderen in diesem Kapitel genannten Erkrankungen muss vor allem auch an eine arzneimittelinduzierte Lungenschädigung als Folge der Behandlung der Grunderkrankung gedacht werden.

Therapie

Mit Ausnahme der Sklerodermie vom alveolitischen Typ, bei der der Einsatz von Cyclophosphamid zu einer deutlichen Verbesserung der Prognose führt, gibt es keine lungenspezifische Therapie bei Kollagenosen. Die jeweilige Grunderkrankung bestimmt den Therapieansatz.

6.4.9 Vaskulitiden

Als Vaskulitiden werden eine heterogene Gruppe seltener Erkrankungen zusammengefasst, denen eine nekrotisierende Entzündung der Blutgefäße gemeinsam ist. Es können sowohl arterielle als auch venöse Gefäße betroffen sein, sodass das Befallsmuster je nach Erkrankung sehr unterschiedlich sein kann. Von Bedeutung für die Pneumologie sind vor allem der Morbus Wegener sowie die allergische Angiitis und Granulomatose (Syn.: Churg-Strauss-Syndrom), da bei diesen Erkrankungen ein Lungenbefall häufig ist und prognosebestimmend sein kann.

Typische Lungenmanifestationen beim Morbus Wegener sind meist einzelne oder multiple Rundherde, oft mit zentraler Nekrose, selten interstitiell fibrosierende Bilder. Diagnostisch wegweisend ist der Nachweis des gegen ein Protein im Zytoplasma neutrophiler Granulozyten gerichteten Autoantikörpers (c-ANCA). In 5% der Fälle kommen c-ANCA-negative Verläufe vor, die Diagnose wird dann in der Regel bioptisch gestellt.

Die Standardtherapie des Morbus Wegener besteht in einem Hochdosis-Corticosteroid-Regime in der Akutphase. Zur Aufrechterhaltung der Remission wird auf Cyclophosphamid umgestellt. Bei Therapieversagen kann auf andere Immunsuppressiva umgestellt werden, ohne dass zuverlässige Aussagen über den Therapieerfolg möglich sind. Neuere Untersuchungen zeigen Erfolg versprechende Resultate mit einem CD20-Antikörper, der sich jedoch noch in der Erprobungsphase befindet.

Die allergische Angiitis und Granulomatose nach Churg und Strauss ist durch die klinischen Merkmale Asthma bronchiale mit allergischer Diathese, Herzbeteiligung, eosinophile Lungeninfiltrationen und Eosinophilie im Blut charakterisiert. Das Asthma bronchiale kann der klinischen Manifestation des Vollbildes der Erkrankung um Jahre vorausgehen.

In beiden Fällen bestimmt die Vaskulitis Diagnostik und Therapie. Differenzialdiagnostisch müssen andere Krankheitsbilder mit hoher Eosinophilenzahl in Erwägung gezogen werden (hypereosinophiles Syndrom, Eosinophilenleukämie, Lymphom). Die Therapie ähnelt der des Morbus Wegener.

6.4.10 Pulmo-renale Syndrome

Eine seltene Differenzialdiagnose der Hämoptyse stellt das Goodpasture-Syndrom dar, bei dem Antibasalmembran-Antikörper in Niere und Lunge nachzuweisen sind. Die Lungenblutung kann lebensbedrohliche Ausmaße annehmen. Bei nicht erfolgreicher Corticosteroidtherapie wird häufig eine Plasmapherese zu Entfernung der Antikörper mit Erfolg durchgeführt.

Differenzialdiagnostisch müssen alle Erkrankungen mit diffusen Lungenerkrankungen beachtet werden (Morbus Wegener, idiopathische Hämosiderose, aber auch Lungenembolie, Tuberkulose, diffuse Tumorerkrankung).

6.5 Pneumonien

T. Welte

(Frühere Bearbeitung: J. Lorenz, B. Fischer)

Definition

Pathologisch: Infektion von Alveolen, terminalen Bronchioli und interstitiellem Lungengewebe, die durch ein erhöhtes Lungengewicht, eine Konsolidierung der normalerweise schwammförmigen Lungenstruktur und durch mit Erythrozyten, Leukozyten und Fibrin gefüllten Alveolen gekennzeichnet ist.

Klinisch: Neu aufgetretenes oder deutlich vergrößertes Infiltrat im Thoraxröntgenbild im Zusammenhang mit verschiedenen Symptomen einer Infektionskrankheit (Fieber oder Hypothermie, Schüttelfrost, Husten, pleuritischer Thoraxschmerz, gesteigerte Sputumproduktion, erhöhte Atemfrequenz, Klopfschalldämpfung, Bronchialatmen, ohrnahe Rasselgeräusche, Pleurareiben).

Aufgrund der verschiedenen Diagnostik und Therapie werden die Pneumonien hinsichtlich des Keimspektrums und der Resistenzsituation unterschieden:

- ambulant erworbene Pneumonie (Kap. 6.5.1),
- im Krankenhaus erworbene Pneumonie (nosokomiale Pneumonie, Kap. 6.5.2),
- Pneumonie bei immunkompromittierten Patienten (nach Organtransplantation, nach Chemotherapie etc., Kap. 6.5.3).

Wegen ihrer besonderen Charakteristika gilt die Tuberkulose nicht als Pneumonie.

6.5.1 Ambulant erworbene Pneumonie

Definition

Eine Pneumonie, die außerhalb der Klinik (im ambulanten Bereich) erworben worden ist. Aufgrund der Inkubationszeit der wichtigsten Erreger wird eine Pneumonie auch innerhalb der ersten 48 h nach Krankenhausaufnahme noch als ambulant erworben betrachtet, umgekehrt gilt sie bis eine Woche nach Krankenhausentlassung noch als nosokomial. Eine Sonderform der ambulant erworbenen Pneumonie stellt die im Englischen als „Health care associated Pneumonia" benannte Form der Lungenentzündung bei Patienten mit häufigem Kontakt zu Einrichtungen des Gesundheitswesens dar (Dialysepatienten, Patienten im Alten- und Pflegeheim).

Ätiologie

Eine definitive Klärung der Ätiologie einer ambulant erworbenen Pneumonie gelingt selbst unter Studienbedingungen in maximal 60 % aller Fälle. Der am häufigsten detektierte Erreger ist weltweit Streptococcus pneumoniae (Pneumokokken, in ca. 30 – 50 % aller Fälle), gefolgt von Haemophilus influenzae (20 %) und Mycoplasma pneumoniae. Seltener (Häufigkeit bis zu ca. 3 – 5 %) findet man Legionellen, Chlamydia pneumoniae, Moraxella catarrhalis, Staphylococcus aureus und Enterobacteriaceae (die beiden letzteren vor allem bei der „Health care associated Pneumonia"). Mischinfektionen mehrerer Erreger sind möglich. Die Bedeutung von Viren (vor allem von Influenza A/B im Herbst/Winter) ist nicht geklärt. Wahrscheinlich lösen sie nur in seltenen Fällen selbst eine Pneumonie aus. Sie sind jedoch in der Lage, das Atemwegsepithel zu schädigen und die Immunabwehr negativ zu beeinflussen, sodass der Weg für bakterielle Infektionen bereitet wird.

Pathogenese

Nicht jeder Kontakt mit einem Mikroorganismus führt zu einer Infektion. Die Kapazität der pulmonalen Infektabwehr, die Menge und Virulenz der Erreger und spezifische Wirtsfaktoren bestimmen, ob tatsächlich eine Pneumonie entsteht.

- **Pulmonale Infektabwehr.** Die Lunge ist ein Organ mit dauerhaftem Kontakt zur Außenwelt. Sie besitzt eine große Oberfläche (ca. 70 m^2), beides zusammen führt zu regelmäßigem Kontakt mit einer Vielzahl von Pathogenen. Gegen diese existiert ein effizientes Abwehrsystem, das angeboren (unspezifisch) oder erworben (spezifisch) sein kann. Komponenten des angeborenen Immunsystems sind dabei beispielsweise Fibronektin, Lysozym, Lactoferrin, IgG, antimikrobielle Peptide (Defensine, Kathelizidine), die Surfactant-Proteine A und D und Komplement sowie verschiedene Funktionen der Alveolarmakrophagen. Typisch für das erworbene Immunsystem ist die Aktivierung spezifischer T-Lymphozyten, die über Zytokin- und Mediatorfreisetzung gezielte Abwehrprozesse steuern können.
- **Virulenzfaktoren der Erreger.** Pathogene Mikroorganismen haben eine Vielzahl von Mechanismen entwickelt, um die Wirtsabwehr zu überwinden. Zu nennen ist hier beispielsweise das von Pneumokokken produzierte 53 kDa-Polypeptid Pneumolysin, ein Zytolysin, welches alle Cholesterol enthaltenden Zellmembranen angreift. Die Ausprägung dieser Virulenzfaktoren bestimmt die Pathogenität des Erregers für den Menschen.
- **Wirtsfaktoren.** Genetisch bedingte (Polymorphismen im Bereich des TNF-α-Gens oder bestimmter Rezeptoren) oder erworbene (Milzentfernung, HIV-Erkrankung) Beeinträchtigungen der Immunabwehr führen zu einer erhöhten Empfänglichkeit für Infektionskrankheiten.

Infektionsweg: Mögliche Infektionswege sind Aspiration und Mikroaspiration (Pneumokokken, Staphylokokken, gramnegative Erreger), Tröpfcheninfektion (Legionellen, respiratorische Viren), hämatogene Streuung oder direkte, kontagiöse Übertragung von einem anderen Infektionsherd. Bei bakterieller Pneumonie ist die Mikroaspiration von oropharyngealem Sekret – nachdem der Oropharynx mit einem pathogenen Keim besiedelt wurde – der weitaus häufigste Infektionsweg.

Pathophysiologie

Vitalkapazität (VC), Compliance, funktionelles Reservevolumen (FRC) und die totale Lungenkapazität (TLC) sind bei Pneumoniepatienten erniedrigt. Das Ventilations-Perfusions-Missverhältnis und intrapulmonale Shunts führen zu der bei Pneumonie häufig beobachteten Hypoxämie.

Epidemiologie

Genaue Angaben zur Inzidenz liegen für Deutschland nicht vor. In den USA erkranken jährlich vier Millionen Erwachsene, ca. 20 % davon müssen stationär behandelt werden. Die ambulant erworbene Pneumonie verursacht dort jährlich Kosten von ca. 9,7 Milliarden Dollar. Die Inzidenz beträgt damit in etwa 8 – 15/1000 Personen pro Jahr, während der

Wintermonate ist sie deutlich erhöht. Vor allem Ältere und Kinder sind betroffen, Männer erkranken häufiger als Frauen.

Unabhängige Risikofaktoren für das Auftreten einer ambulant erworbenen Pneumonie sind Alkoholabusus (relatives Risiko [RR] 9), Asthma (RR 4,2), Immunsuppression (RR 1,9) und ein Alter > 70 Jahre (RR 1,5 im Vergleich zur Altersgruppe von 60–69 Jahren). Demenz, Anfallsleiden, Herzinsuffizienz, zerebrovaskuläre Erkrankungen, Zigarettenrauchen und die chronisch-obstruktive Lungenerkrankung (COPD) stellen zusätzliche Risikofaktoren dar.

Klinik

Respiratorische Symptome (Husten, purulenter Auswurf, Dyspnoe), Fieber, Tachypnoe (beim Kleinkind Nasenflügeln als Zeichen der Dyspnoe), Zyanose, Pleuraschmerzen. Allgemeinsymptome wie allgemeines Krankheitsgefühl, Schüttelfrost, Kopf- und Gliederschmerzen, Appetitlosigkeit. Extrapulmonale Symptome wie Durchfall oder eine neurologische Symptomatik (Verwirrtheit, Halluzinationen) können vor der pulmonalen Symptomatik auftreten. Zeichen einer viralen Erkrankung (Pharyngitis, Rhinitis, Otitis) können vorausgegangen sein. Man findet nur selten alle klinischen Symptome gleichzeitig, gerade beim alten Menschen kann eine Pneumonie sehr symptomarm verlaufen.

Bei der körperlichen Untersuchung findet man eine Klopfschalldämpfung, ein verschärftes Atemgeräusch und ohrnahe Rasselgeräusche. Sensitivität und Spezifität des Auskultationsbefundes sind jedoch gering, sodass man sich nicht alleine auf diese Befunde verlassen kann.

Diagnostik

Radiologie: Die Routinediagnostik für Pneumonie besteht in einer Thoraxröntgenaufnahme in zwei Ebenen, die allerdings keine Sensitivität von 100% hat. Die hoch auflösende Computertomographie (CT) zeigt gelegentlich Infiltrate bei Patienten mit unauffälliger Thoraxröntgenaufnahme. Besteht daher trotz unauffälliger Röntgenthoraxaufnahme ein begründeter klinischer Verdacht auf eine Pneumonie und zeigt sich keine Verbesserung des klinischen Zustands des Patienten, kann die Röntgenaufnahme nach 24–48 h wiederholt oder eine CT durchgeführt werden. Andererseits ist nicht jede Verschattung auf einem Thoraxröntgenbild durch eine Pneumonie bedingt (siehe Differenzialdiagnostik).

Labor: Der Anstieg des C-reaktiven Proteins oder des Procalcitonin III (noch sehr teuer, zurzeit keine Routinediagnostik) sind wegweisend, wenn auch nicht infektionsbeweisend. Bei bakteriellen Pneumonien liegt in der Regel eine Leukozytose mit Linksverschiebung vor. Eine Leukopenie kann Zeichen einer bereits septisch verlaufenden Infektion sein und ist prognostisch ein schlechtes Zeichen.

Mikrobiologische Diagnostik (bei Patienten im ambulanten Bereich **nicht** empfohlen):

Die mikrobiologische Diagnostik schnell wachsender Bakterien wie Pneumokokken, Hämophilus, Moraxella, Staphylokokken, Enterobacteriaceae oder P. aeruginosa, erfolgt über die Mikroskopie und die Kultur.

Geeignete Proben sind dabei Materialien aus den tiefen Atemwegen (Sputum, bronchoalveoläre Lavageflüssigkeit [BAL] und Biopsien), Pleuraflüssigkeit (bei Ergussnachweis durch Sonographie) und Blutkulturen.

- Bei Sputumproben muss darauf geachtet werden, dass wegen der häufigen Kontamination mit der physiologischen Flora des Mund-Rachenraums nur eitriges Sputum (> 25 Leukozyten, < 10 Plattenepithelien pro Gesichtsfeld) untersucht wird. Die Sputumprobe sollte vor Beginn einer antimikrobiellen Therapie gewonnen werden und umgehend – möglichst innerhalb von 2 h – im Labor bearbeitet werden. Bei längeren Transportzeiten (> 4 h) ins Labor kommt es aufgrund der unterschiedlichen Überlebenszeiten von Pathogenen außerhalb des Menschen zu Falschbefunden.
- Blutkulturen werden in 10–20% der Fälle positiv (Pneumokokken) und sollten bei schwereren Infektionen immer durchgeführt werden.
- Bei Verdacht auf Legionelleninfektion (Auslandsaufenthalt, immunsupprimierter Patient, Alkoholabusus) ist eine Antigenbestimmung im Urin auf Legionella pneumophila zu empfehlen.
- Serologische Untersuchungen (Mykoplasmen, Chlamydien, Viren) werden zurzeit nicht routinemäßig empfohlen.

Bei Patienten mit Therapieversagen und problematischem klinischen Verlauf ist eine invasive Erregerdiagnostik erforderlich (bronchoalveoläre Lavage, ggf. transbronchiale Lungenbiopsie).

Differenzialdiagnostik

- Wesentliche Differenzialdiagnosen der Pneumonie sind pulmonale Tumoren. Ein schnelles Pneumonierezidiv nach primärem Therapieerfolg kann ebenfalls auf eine poststenotische Pneumonie bei Bronchialkarzinom hinweisen.
- Pulmonale Stauung bei kardialen Erkrankungen imitiert häufig eine Pneumonie, zumal auch bei akuter Herzinsuffizienz subfebrile Temperaturen und Erhöhungen der Laborentzündungsparameter häufig sind.

- Infarktpneumonie nach Lungenembolie, vor allem bei pleuraständigem Infiltrat.
- Lungentuberkulose, vor allem bei Infiltraten mit zentraler Einschmelzung.
- Bei therapieresistentem Fieber und pulmonaler Infiltration sollten interstitielle Lungenerkrankungen und Erkrankungen aus dem rheumatischen und vaskulitischen Formenkreis ausgeschlossen werden.

Therapie

Therapie

! Die Therapie der ambulant erworbenen Pneumonie muss stets ohne Kenntnis des Erregers begonnen werden.

Sie richtet sich nach dem Risikoprofil des Patienten und seinen spezifischen Risikofaktoren. Die Therapie in verschiedenen Situationen wird durch die deutsche S3-Leitlinie „ambulant erworbene Pneumonie“ (Therapie im ambulanten Bereich Tab. 6.**13**, 6.**14**, bei stationärem Aufenthalt Tab. 6.**15** und 6.**16**) festgelegt.

Als wichtigste Risikofaktoren wurden in mehreren Arbeiten das krankheitsbedingte Auftreten einer Bewusstseinstrübung (C), eine Atemfrequenz ≥ 30/min (R), ein diastolischer Blutdruck ≤ 60 mmHg, ein systolischer Blutdruck < 90 mm Hg (B) und ein Alter ≥ 65 Jahre (65) herausgefunden. Das Alter wurde dabei in einigen Untersuchungen durch eine Erhöhung des Harnstoff-N > 7 mmol/L (U) ersetzt. Hat ein Patient keines der CRB-65- bzw. CURB-Zeichen (Niedrig-Risiko-Patient), so kann bis auf Ausnahmen ambulant behandelt werden. Bei einem Zeichen, muss eine stationäre Aufnahme aufgrund anderer Risikofaktoren (Begleiterkrankungen, soziale Situation) erwogen werden, ab 2 Zeichen sollte stationär behandelt werden.

Eine schwere akute respiratorische Insuffizienz ($PaO_2/FiO_2 < 250$), multilobäre Infiltrate in der Röntgen-Thoraxaufnahme und ein systolischer Blutdruck < 90 mmHg sind Zeichen einer schweren ambulant erworbenen Pneumonie. Eine Aufnahme auf eine Überwachungsstation ist notwendig. Bei Vorliegen eines Vasopressor-bedürftigen septischen Schocks oder bei Beatmungspflicht ist eine Intensivbehandlung notwendig.

Die Therapie der schweren ambulant erworbenen Pneumonie orientiert sich unter anderem danach, ob ein Risiko für das Vorliegen von Pseudomonas aeruginosa besteht. Als Risikofaktoren für Pseudomonas gelten eine mögliche Aspiration (Alten- und Pflegeheimpatienten), eine COPD in fortgeschrittenem Krankheitsstadium (GOLD-Stadium III und IV), ein Krankenhausaufenthalt in den letzten drei Monaten und eine Antibiotikavorbehandlung (aus welchen Gründen auch immer) im letzten Monat.

Die Behandlungsdauer mit Antibiotika sollte bei der ambulant erworbenen Pneumonie (bis auf Ausnahmen wie Lungenabszess) 7 (maximal

▶

Tabelle 6.**13** Therapieempfehlung für Niedrig-Risiko-Patienten mit unkomplizierter ambulant erworbener Pneumonie ohne Risikofaktoren

Substanzen	Dosierung/d	Therapiedauer
Mittel der Wahl		
Aminopenicillin		
• Amoxicillin	≥ 70 kg: 3 × 1 g oral < 70 kg: 3 × 0,75 g oral	7 – 10 d
Alternativen		
Makrolid		
• Azithromycin	1 × 500 mg oral	3 d
• Clarithromycin	2 × 500 mg oral 3 Tage, anschl. 2 × 250 mg	7 – 10 d
• Roxithromycin	1 × 300 mg oral	7 – 10 d
oder Tetracyclin		
• Doxycyclin	1 × 200 mg oral initial, ≥ 70 kg: 1 × 200 mg < 70 kg: 1 × 100 mg	7 – 10 d

10) Tage (Azithromycin 3 Tage) nicht überschreiten (Tab. 6.**13**–**16**).

Im ambulanten Bereich wird bis auf Ausnahmen eine Therapie mit oral zu verabreichenden Antibiotika angestrebt. Im Krankenhaus wird primär mit parenteraler Therapie begonnen, bei klinischer Besserung kann frühzeitig (Tag 3) auf orale Therapie umgestellt werden (so genannte Sequenztherapie).

Neben der antibiotischen Therapie stehen **allgemeine Maßnahmen:** Bettruhe bei schwerem Krankheitsbild, ausreichende Flüssigkeitszufuhr (2–2,5 l/d) entsprechend der Fieberhöhe, Atemtherapie, Thromboseprophylaxe.

! Bei fehlender klinischer Besserung innerhalb von 72 h muss eine intensivierte Diagnostik durchgeführt werden.

Tabelle 6.**14** Therapieempfehlung für Niedrig-Risiko-Patienten mit ambulant erworbener Pneumonie mit Risikofaktoren

Substanzen	Dosierung/d	Therapiedauer
Mittel der Wahl		
Betalaktam		
• Amoxicillin/Clavulansäure	≥ 70 kg: 3 × 1 g oral < 70 kg: 2 × 1 g oral	7–10 d
• Sultamicillin	2 × 0,75 g oral	7–10 d
Alternativen		
• Levofloxacin	1 × 500 mg oral	7–10 d
• Moxifloxacin	1 × 400 mg oral	7–10 d
• Cefpodoxim-Proxetil	2 × 0,2 g oral	7–10 d
• Cefuroxim-Axetil	2 × 0,5 g oral	7–10 d

Tabelle 6.**15** Therapieempfehlung für die kalkulierte Initialtherapie bei hospitalisierten Patienten mit ambulant erworbener Pneumonie ohne Risiko einer Infektion durch P. aeruginosa

Substanzen für die Initialtherapie	Dosierung der Initialtherapie/d	Gesamttherapiedauer
Betalaktam		
• Amoxicillin/Clavulansäure	3 × 2,2 g i.v.	7–10 d
• Ampicillin/Sulbactam	3 × 3,0 g i.v.	7–10 d
• Cefuroxim	3 × 1,5 g i.v.	7–10 d
• Ceftriaxon	1 × 2,0 g i.v.	7–10 d
• Cefotaxim	3 × 2,0 g i.v.	7–10 d
± **Makrolid***		7–10 d
oder Fluorchinolon		
• Levofloxacin	1 × 500 mg i.v.	7–10 d
• Moxifloxacin	1 × 400 mg i.v.	7–10 d

* je nach klinischer Entscheidung initial parenteral oder oral; die parenterale Verabreichung wird bevorzugt. Für die orale Therapie sollten die modernen Makrolide (Clarithromycin, Roxithromycin oder Azithromycin) den älteren Makroliden vorgezogen werden.

Tabelle 6.16 Therapieempfehlung für die kalkulierte Initialtherapie bei hospitalisierten Patienten mit ambulant erworbener Pneumonie mit Risiko einer Infektion durch P. aeruginosa

Substanzen für die Initialtherapie	Dosierung der Initialtherapie/d	Gesamttherapiedauer
Pseudomonas-aktives Betalaktam		
• Piperacillin/Tazobactam	3 × 4,5 g i.v.	7 – 14 d
• Cefepim	3 × 2,0 g i.v.	7 – 14 d
• Imipenem	3 × 1,0 g i.v.	7 – 14 d
• Meropenem	3 × 1,0 g i.v.	7 – 14 d
± **Makrolid oder Fluorchinolon**		7 – 10 d
• Levofloxacin	2 × 500 mg i.v.	7 – 10 d
• Ciprofloxacin plus Pneumokokken- und S.-aureus-wirksames Antibiotikum	3 × 400 mg i.v.	7 – 10 d

Komplikationen

Lungenabszesse und Pleuraempyeme sind die wichtigsten Komplikationen der ambulant erworbenen Pneumonie. Pleuraergüsse sollten deshalb diagnostisch zum Ausschluss eines infizierten Ergusses punktiert werden. Die Ergussflüssigkeit wird nach Gram gefärbt und mikrobiologisch kulturell untersucht. Wichtig ist neben der allgemeinen Erregersuche die Untersuchung auf Anaerobier und Mykobakterien. Einen indirekten Hinweis auf einen infizierten Erguss liefert ein pH-Wert < 7,2. Ein infizierter Erguss sollte in der Regel drainiert werden.

Therapie

Prophylaxe

Eine Ko-Infektion zwischen Influenza und bakteriellen Erregern scheint in der Grippesaison häufig für eine Pneumonie verantwortlich zu sein. Impfungen gegen Influenza führten in großen Studien in USA zu einem Rückgang der Pneumoniesterblichkeit um 20 %.

Influenzaimpfung

- Spaltvirus-Vakzine am weitesten verbreitete Influenza-Vakzine.
- Bei Gesunden protektive Titer gegen Influenzavirus A und B in 70 bis 100 %.
- Immunantwort bei älteren Patienten nur 30 bis 70 %.
- Lebend- und inaktivierter Impfstoff gleich gut wirksam mit einer Schutzwirkung von 70 bis 80 % gegenüber Kultur-positiver Influenza bei Personen im Alter von 1 bis 65 Jahren.
- Schutzwirkung der Vakzine von 56 % für respiratorische Erkrankungen, 53 % für Pneumonien, 50 % für die Hospitalisation und 68 % für einen tödlichen Ausgang.
- Bei Personen über 60 Jahre Schutzwirkung gegenüber einer serologisch nachgewiesenen Influenza bei 50 % der Impfpersonen, einer klinisch manifesten Influenza bei 47 % und gegenüber einer Kombination von beidem bei 58 %.
- Gute Verträglichkeit des Impfstoffes, nur in ca. 6 % der Fälle systemische, unerwünschte Wirkungen.
- Entsprechend der Empfehlungen der Ständigen Impfkommission wird die Influenzaimpfung für folgende Personengruppen empfohlen:
  - Alter > 60 Jahre,
  - Wohnsitz in einem Seniorenheim,
  - chronische kardiale Erkrankung,
  - chronische pulmonale Erkrankung,
  - chronische Lebererkrankungen,
  - chronische Nierenerkrankungen,
  - Diabetes mellitus,
  - Personen mit angeborenem oder erworbenem Immundefekt,

►

- Personen mit erhöhter Gefährdung durch erhöhte Exposition (z. B. medizinisches Personal).
- Impfung intramuskulär.
- Keine Zeitabstände zu anderen Impfungen.
- Kontraindikationen: Hühnereiweiß-Allergie und bei Vorliegen einer akuten Infektion.

Pneumokokkenimpfung

- Zwei Pneumokokken-Impfstoffe verfügbar
  - 23-valenter kapsulärer Polysaccharid-Impfstoff (umfasst etwa 90% aller Serotypen, die eine invasive Pneumokokkenerkrankung verursachen,
  - 7-valenter Protein-Polysaccharid-Konjugat-Impfstoff für Kleinkinder.
- Immunantwort auf den Polysaccharid-Impfstoff bei jüngeren und älteren Impfpersonen vergleichbar.
- Ungenügende Impfantwort in 20% bei älterer Population.
- Schwere systemische unerwünschte Reaktionen extrem selten.
- Polysaccharid-Impfstoff wirksam gegen bakteriämische Pneumokokken-Pneumonien.
- Schutzwirkung ca. 70 bis 80% bei jungen gesunden Erwachsenen, 42%ige Reduktion des Risikos für gesicherte Pneumokokken-Pneumonien bei geimpften Personen > 55 Jahre.
- Entsprechend der Empfehlungen der Ständigen Impfkommission wird die Pneumokokkenimpfung für folgende Personengruppen empfohlen:
  - Alter > 60 Jahre,
  - Wohnsitz in einem Seniorenheim,
  - chronische kardiale Erkrankung,
  - chronische pulmonale Erkrankung,
  - chronische Lebererkrankungen,
  - chronische Nierenerkrankungen,
  - chronische zerebrovaskuläre Erkrankungen, Demenzen,
  - Diabetes mellitus,
  - Personen mit angeborenem oder erworbenem Immundefekt,
  - Liquorfistel,
  - Personen mit erhöhter Gefährdung durch erhöhte Exposition (z. B. medizinisches Personal),
  - Impfung auch für Personen vor Organtransplantation sowie elektiver Splenektomie.
- Impfung vorzugsweise intramuskulär.
- Keine Zeitabstände zu anderen Impfungen.
- Revakzination fünf bis zehn Jahre nach der Erstimpfung.

6.5.2 Nosokomiale Pneumonien

Definition und Epidemiologie

Jede im Krankenhaus ≥ 48 h nach Aufnahme erworbene Pneumonie und jede Pneumonie in den ersten Tagen (bis zu 4 Wochen) nach Krankenhausentlassung wird als nosokomiale Pneumonie bezeichnet. Sie unterscheiden sich im Erregerspektrum teilweise von den ambulant erworbenen Pneumonien. Neben gramnegativen Erregern (vor allem E. coli und P. aeruginosa) kommt Stapylococcus aureus eine zunehmende Bedeutung zu. Es finden sich zunehmend Erreger, die gegen die wichtigsten Antibiotika resistent sind (z. B. sind ca. 30% der S. aureus Methicillin-resistent). Ob das Vorliegen resistenter Erreger in jedem Fall die Prognose des Patienten verschlechtert, ist unklar.

Eine besondere Form der nosokomialen Pneumonie ist die beatmungsassoziierte Pneumonie, die erheblich zur Verschlechterung der Prognose der Patienten auf Intensivstationen beiträgt (ca. 30% zusätzliche Sterblichkeit).

Nach Schätzungen handelt es sich bei 15 – 35% aller nosokomialer Infektionen um Pneumonien. Betrachtet man jedoch nur nosokomiale Infektionen mit schwerem Verlauf, so liegen in mehr als 60% der Fälle Pneumonien zugrunde.

Neben der erhöhten Sterblichkeit führt die nosokomiale Pneumonie – vor allem durch Liegezeitverlängerung – zu erheblichen Kostensteigerungen (geschätzt 7500 Euro pro Pneumonieepisode). Resistente Erreger tragen besonders zur Kostensteigerung bei.

Pathogenese

Bei der nosokomialen Pneumonie wird eine endogene (intrinisische) von einer exogenen (extrinsischen) Genese unterschieden.

Endogene Infektion. Der Patient infiziert sich mit Erregern, die außerhalb der Lunge (Gastrointestinaltrakt, Oropharynx, Nasennebenhöhlen) kolonisieren. Die Infektion kann über Aspiration (am häufigsten) oder hämatogene Aussaat in die Lunge gelangen. Besondere Risikofaktoren sind: hohes Alter, Beatmung über einen Endotrachealtubus mit

Reduktion der Schutzreflexe und unvermeidbarer Mikroaspiration, Begleiterkrankungen mit Organinsuffizienz, neurologische Erkrankungen, erhöhte Aspirationsgefahr (Alkoholismus, Krampfleiden, ischämischer Insult, Tracheostoma, Ösophaguserkrankungen, Bewusstseinstrübung), Diabetes mellitus, große abdominal- oder thoraxchirurgische Eingriffe, Immobilisation, Immunsuppression.

Exogene Infektion. Übertragung von Erregern von einem Patienten auf den anderen durch Personal oder Geräte. Übertragungen sind durch moderne molukulargenetische Erregerdiagnostik („Fingerprinting") heute zuverlässig aufdeckbar. Eine gezielte Infektionssurveillance durch die Krankenhaushygiene reduziert die Wahrscheinlichkeit exogener Infektionen.

Klinik

Wie bei der ambulant erworbenen Pneumonie. Beim intensivpflichtigen Patienten ist häufig kein Thoraxbild in zwei Ebenen möglich. Bei schwer kranken und beatmeten Patienten ist keine ausreichende Anamnese und Untersuchung möglich. Insgesamt ist die Diagnosestellung der nosokomialen Pneumonie daher wesentlich schwieriger als die der ambulant erworbenen. Der Zusammenschau aller Befunde und der Erfahrung des Diagnostikers kommt eine wesentlich höhere Bedeutung zu als im ambulanten Bereich.

Für den Sonderfall der beatmungsassozierten Pneumonie wird der so genannte „Clinical Pulmonary Infection Score" (CPIS,) als Kriterium zur Diagnostik herangezogen (Tab. 6.**17**).

Diagnostik

Röntgen-Thorax, wenn möglich in 2 Ebenen: Häufig schlechte, schwer zu beurteilende Bilder mit breiter Differenzialdiagnostik. Besonders wichtig ist der Vergleich mit Vorbildern. Im Zweifelsfall kann erweiternd eine CT gemacht werden.

Labor: Wie ambulant erworbene Pneumonie. Gerade nach Operationen sind jedoch leichte bis mittelgradige Erhöhungen von CRP und Leukozyten nicht wegweisend. Auch hier kommt dem Verlauf der Parameter eine größere Bedeutung zu als der Einzelbestimmung. Eine Sauerstoffsättigung sollte bestimmt werden (Pulsoxymetrie), um die Notwendigkeit einer Sauerstoffapplikation zu prüfen. Bei septischem Verlauf der Pneumonie ist eine arterielle Blutgasanalyse indiziert.

Mikrobiologische Diagnostik: Für Sputum, Trachealsekret und Blutkultur gelten dieselben Regeln wie bei der ambulant erworbenen Pneumonie (Diagnostik möglichst vor Therapiebeginn, kurze Transportzeiten). Die bronchoalveoläre Lavage ist bei Beatmeten, schwerem Verlauf und Therapieresistenz gegenüber Sputum und Trachealsekret zu bevorzugen.

Beim Verdacht auf eine Pneumonie im Rahmen einer Sepsis (multifokale, dichte Infiltrate, ggf. mit Einschmelzung) muss nach dem primären Sepsisfokus (Peritonitis, Cholangitis, Endokarditis, Katheterinfektion) gesucht werden. Fremdmaterialien (z. B. Verweilkatheter) müssen bei V. a. Infektion umgehend entfernt werden.

Tabelle 6.**17** Clinical Pulmonary Infection Score, ≥ 6 Punkte Pneumonie wahrscheinlich

	0	1	2
Temperatur	≥ 36,0 – ≤ 38,3 °C	≥ 38,4 – ≤ 38,9 °C	< 36 o. ≥ 39 °C
Leukozytenzahl (/mm³)	≥ 4000 – ≤ 11.000	< 4000 o. > 11.000	50 % Stabkernige
Trachealsekret	keines	nicht eitrig	eitrig
Oxygenierungsindex (paO_2/FiO_2, mmHg)	>240 o. ARDS		≤ 240 + kein ARDS
Röntgen-Thorax	kein Infiltrat	diffuses Infiltrat	lokalisiertes Infiltrat
Progression pulmonaler Infiltrate	nein		ja (kein ARDS oder Lungenödem)
Kultur des Trachealsekrets	geringe Keimzahl	moderate bis hohe Keimzahl	gleicher Keim in Kultur + Gram-Färbung

Tabelle 6.**18** Risikofaktoren für das Auftreten multiresistenter Erreger

- antibiotische Vortherapie in den letzten 90 Tagen
- Hospitalisation seit mindestens 5 Tagen
- hohe Prävalenz multiresistenter Erreger für die Region bzw. das Krankenhaus bekannt
- Risikofaktoren für das Vorliegen einer „Health care associated" Pneumonia
  - Hospitalisation für zwei oder mehr Tage in den letzten 3 Monaten
  - Bewohner eines Alten- und Pflegeheims
  - parenterale Therapie zuhause (auch Antibiotika)
  - chronische Hämodialyse
  - offene Wundbehandlung zu Hause
  - Familienangehöriger mit Nachweis einer Kolonisation mit multiresistenten Erregern
- immunsupprimierende Erkrankung oder Therapie

Differenzialdiagnosen

Siehe ambulant erworbene Pneumonie. Ein erworbenes Atemnotsyndrom (ARDS) nach Polytrauma oder im Rahmen einer Sepsis erschwert die radiologische Pneumoniediagnose erheblich.

Therapie

! Eine empirische Therapie muss bei V.a auf nosokomiale Pneumonie umgehend eingeleitet werden, auch wenn kein mikrobiologisches Ergebnis vorliegt.

Die Therapie der nosokomialen Pneumonie wird entsprechend dem oben aufgeführten Risiko für eine Pseudomonasinfektion und dem Risiko für das Auftreten eines multiresistenten Erregers (Tab. 6.**18**) stratifiziert. Entsprechend ergeben sich zwei Stratifikationen:

1. Kein Risiko für Pseudomonas oder multiresistente Erreger (hohe Prävalenz von Multiresistenz im Krankenhaus oder Angehörige mit resistenten Erregern oder immunsuppressive Therapie), Beatmungsdauer < 5 Tage: Ampicillin/Sulbactam oder Ceftriaxon, alternativ bei Unverträglichkeit neuere Fluorchinolone oder Ertapenem. Therapiedauer 7 bis maximal 10 Tage.

2. Risiko für Pseudomonas oder multiresistente Erreger, Beatmungsdauer > 5 Tage (Tab. 6.**19**): Therapie mit Piperacillin/Sulbactam oder Tazobactam, Ceftazidim oder Cefipime, Imipenem oder Meropenem. Bei schwerer Erkrankung Kombination mit einem pseudomonaswirksamen Fluorchinolon (Levofloxacin oder Ciprofloxacin) oder einem Aminoglykosid. Die Therapiedauer wird dafür jedoch für diesen Kombinationspartner auf 3 – 5 Tage begrenzt. Ceftazidim hat eine schlechte grampositive Wirksamkeit und sollte daher in der empirischen Therapie nur in Kombination mit einer grampositiv wirksamen Substanz gegeben werden.

Nach Erhalt eines validen mikrobiologischen Ergebnisses kann (nach Ermessen des Behandlers) von Kombinations- auf Monotherapie bzw. von einem Breitspektrumantibiotikum auf ein Antibiotikum mit schmalerem Wirkspektrum umgestellt werden.

Die Therapiedauer beträgt in der Regel 7 Tage. Längere Therapiezyklen können für multiresistente Erreger, insbesondere Pseudomonas (hier maximal 14 Tage) oder bei Komplikationen wie Lungenabszess oder Pleuraempyem erforderlich sein

Zeigt sich nach 3 Tagen klinisch kein Therapieerfolg, ist der Patient als Therapieversager einzustufen. Grundsätzlich kommen dann 3 Handlungsoptionen infrage:

1. Erweiterung der Antibiotikatherapie von Mono- auf Kombinationstherapie (unter Berücksichtigung möglicher resistenter Erreger) bzw. von einem Antibiotikum mit schmalerem Wirkspektrum auf ein Breitbandantibiotikum.

2. Neue Diagnostik unter Zuhilfenahme invasiver Diagnostikverfahren (Bronchoskopie mit BAL). Extrapulmonale Infektionsherde müssen in Erwägung gezogen werden. Wenn möglich, sollte die ▶

Tabelle 6.**19** Therapieempfehlung für die kalkulierte Initialtherapie bei Patienten mit nosokomialer Pneumonie mit Risiko einer Infektion durch P. aeruginosa oder multiresistente Erreger

Substanzen für die Initialtherapie	Dosierung der Initialtherapie/d*	Gesamttherapiedauer
Pseudomonasaktives Betalaktam		
• Piperacillin/Tazobactam	3 × 4,5 g i.v.	8 – (15 d)
• Ceftazidim/Cefepim	3 × 2,0 g i.v.	8 – (15 d)
• Imipenem	3 × 1,0 g i.v.	8 – (15 d)
• Meropenem	3 × 1,0 g i.v.	8 – (15 d)
plus Aminoglykosid		
• Gentamycin/Tobramycin	5 – 7 (– 10) mg/kg kg 1 × tgl.	3 – 5 d
• Amikacin	20 – 25 mg/kg kg 1 × tgl.	3 – 5 d
plus Fluorchinolon**		
• Levofloxacin	2 × 500 mg i.v.	8 – (15 d)
• Ciprofloxacin	3 × 400 mg i.v.	8 – (15 d)

* Die initiale parenterale Verabreichung wird bevorzugt
** Die Empfehlung basiert auf einem in vitro beobachteten Synergismus, nicht auf klinischen Studien.

primäre Antibiotikatherapie vor der diagnostischen Maßnahme beendet werden.

3. Evaluation von Komplikationen der Pneumonie (Pleuraempyem, Lungenabszess) und Nebenwirkungen der Antibiotikatherapie (Medikamentenfieber, pseudomembranöse Kolitis). Grundsätzlich kann durch jedes Antibiotikum eine antibiotikaassoziierte Diarrhö mit Clostridium difficile ausgelöst werden. Wässrige Durchfälle bei einer Antibiotikatherapie über 5 Tage sollten Anlass sein, an eine solche Komplikation zu denken. Ein zweimaliger Nachweis von C.-difficile-Toxin im Stuhl ist bei entsprechender Klinik diagnostisch beweisend. Das Antibiotikum muss sofort abgesetzt werden und eine Therapie mit 4 × 400 mg Metronidazol (alternativ 4 × 250mg Vancomycin oral) eingeleitet werden.

6.5.3 Pneumonie bei Immundefizienz

Definition

Pneumonie bei Antikörpermangelsyndromen, Granulozytopenie, Komplementdefekten, B-, T- Zelldefekten u. a.

Pathogenese

Bei Antikörper- und Komplementdefekten sowie B-Zelldefekten besteht eine erhöhte Infektanfälligkeit gegenüber bakteriellen Erregern.

Bei T-Zelldefekten dominieren Infektionen durch Mykobakterien, Pilze und Viren.

Bei Granulozytendefekten nimmt das pulmonale Infektionsrisiko mit fallender Zellzahl und der Dauer der Granulozytopenie zu. In den ersten Tagen dominieren gramnegative, bakterielle Infektionen, später werden Pilzinfektionen (Aspergillus) häufiger.

Klinik und Diagnostik

Radiologisch können pulmonale Infiltrationen bei schwerer Neutropenie mit < 500 Zellen/µl fehlen. Das Computertomogramm ist sensitiver als die Röntgenübersicht des Thorax.

Unter hoch dosierter Corticosteroidtherapie kann Fieber unterbleiben.

Aufgrund des breiten Spektrums der infrage kommenden Erreger sowie der uncharakteristischen klinischen Symptome sollte grundsätzlich eine invasive Erregerdiagnostik, in der Regel die gezielte **bronchoalveoläre Lavage**, erfolgen. Simultane

Infektionen durch mehrere Erreger sind möglich. Das bronchoskopisch gewonnene Material wird zunächst mikroskopisch untersucht (Ziehl-Neelsen, Gram, Gomori-Grocott, Toluidin-Blau, HE, Giemsa) und anschließend bakteriologisch (incl. Mykobakterien-Diagnostik), virologisch und auf Protozoen und Pilze kulturell und ggf. mit weiteren Spezialtechniken (direkte Immunfluoreszenz gegen Legionella pneumophila, PCR auf Viren) untersucht.

Differenzialdiagnosen

Wichtige nichtinfektiöse pulmonale Komplikationen sind: Lungenembolie, Linksherzinsuffizienz, allergisch, toxisch oder medikamentös induzierte pulmonale Reaktionen (z. B. durch Bleomycin).

Therapie

Therapie

Beginn als empirische Behandlung entsprechend der Richtlinien für die nosokomiale Pneumonie bei Patienten mit Risiko für Pseudomonas aeruginosa oder multiresistente Erreger. Bei Nichtansprechen der antibakteriellen Therapie nach 48 – 72 h müssen Pilzinfektionen (vor allem Aspergillus, pathognomonische CT-Befunde), virale Infektionen (Herpes- und Zytomegalievirus, aber auch „klassische" Viren wie Influenza-, Adeno- oder RS-Virus, Diagnostik durch PCR, für Zytomegalie zusätzlich Early-Antigen im Serum) oder Pneumozystis carinii berücksichtigt werden.

Eine spezifische antivirale Therapie ist für die **Influenza-A-Infektion** mit Neuraminidasehemmern (Zanamavir, Oseltamivir) verfügbar. Diese führen zu einem abgeschwächten Krankheitsverlauf, allerdings nur, wenn sie innerhalb der ersten 36 h nach Krankheitsbeginn appliziert werden. Sie können auch prophylaktisch bei Epidemien zum Einsatz kommen. Dosis: Zanamavir 2 × 10 mg inhalativ für 5 d, Oseltamivir 2 × 75 mg p.o. für 5 d. Alternativ, allerdings mit schlechterer Wirksamkeit und deutlich höherer Nebenwirkungsrate, steht Amantadin 200 mg p.o. am 1. Tag, danach 100 mg/d p.o. zur Verfügung.

Die Therapie der Pilzinfektionen hat sich durch die Entwicklung neuer Substanzen mit besserer Wirksamkeit gegenüber Nicht-Candida-albicans-Spezies und Aspergillus stark verändert. Aufgrund der hohen Kosten dieser Substanzen variieren die Empfehlungen zur antimykotischen Therapie von Krankenhaus zu Krankenhaus und bei verschiedenen Fachgesellschaften stark. Allgemein gilt, dass Candida albicans weiterhin mit Fluconazol (400 – 800 mg/d) behandelt werden kann. Für Nicht-Candida-albicans und für Aspergillus kommen Voriconazol (cave: Lebertoxizität, Dosierungsunklarheiten bei Nierenversagen) und Caspofungin in Betracht. Zur Kombinationstherapie verschiedener Antimykotika fehlen gesicherte Ergebnisse.

Bei iatrogen verursachter Immunsuppression, z. B. im Rahmen der Knochenmarktransplantation, ist die Dauer bis zur Rekonstitution der zellulären Abwehr von entscheidender prognostischer Bedeutung.

Pneumonien bei HIV-Infektion

Pathogenese

Bei einer T-Helferzellzahl unter 400/μl entwickeln sich vermehrt bakterielle Pneumonien.

Unterhalb einer T-Helferzellzahl von 250/μl finden sich rezidivierende bakterielle Pneumonien, Tuberkulose, Pneumocystis carinii und andere opportunistische Infektionen, Malignome (z. B. Kaposi-Sarkom) und interstitielle Pneumonien ungeklärter Ätiologie.

Bei T-Helferzellzahlen unterhalb 100/μl treten zusätzlich disseminierte atypische Mykobakteriosen auf.

Epidemiologie

Jährlich ist mit ca. 1000 neuen AIDS-Fällen zu rechnen. Die Zahl war aufgrund effizienter antiretroviraler Therapie in den letzten Jahren rückläufig, steigt jetzt jedoch aufgrund eines rückläufigen Gefahrenbewusstseins und des damit verbundenen Verzichts auf Schutzmaßnahmen („safer sex", Kondom) wieder an.

Insgesamt entwickeln mehr als 80 % aller HIV-Infizierten pulmonale Komplikationen im Verlauf der Erkrankung, die in mehr als der Hälfte der Betroffenen zum Tode führen (Tab. 6.**20**).

Tabelle 6.**20** Pulmonale Komplikationen im Rahmen der Infektion mit dem humanen Immundefizienzvirus

Viren	• Zytomegalievirus • Herpes-simplex-Virus • Herpes-zoster-Virus • Epstein-Barr-Virus
Bakterien	• pyogene Organismen (besonders Streptococcus pneumoniae und Haemophilus influenzae) • Mycobacterium tuberculosis • Mycobacterium-avium-Komplex • andere atypische Mykobakterien
Pilze	• Histoplasma capsulatum (nur Amerika) • Coccidioides immitis (nur Amerika) • Cryptococcus neoformans • Candida-Species • Aspergillus-Species
Parasiten	• Pneumocystis carinii • Toxoplasma gondii • Cryptosporidium-Species • Strongyloides stercoralis
Malignome	• Kaposi-Syndrom • Non-Hodgkin-Lymphom
Interstitielle Pneumonien	• lymphozytäre interstitielle Pneumonie • unspezifische interstitielle Pneumonie • medikamenteninduzierte Reaktionen
verschiedene	• ARDS • sekundäre Alveolarproteinose • primäre pulmonale Hypertonie • Bronchiolitis obliterans

Klinik

Kategorie A der HIV-Infektion umfasst die asymptomatische Infektion, die persistierende, generalisierte Lymphadenopathie und das seltene, akute, symptomatische HIV-Infektionssyndrom (mononukleoseähnlich).

Zur **Kategorie B** gehören Komplikationen, die nicht das Vollbild AIDS definieren (z. B. bakterielle Pneumonien, sofern sie nicht häufiger als 1 × pro Jahr auftreten, isolierter Mundsoor, konstitutionelle Symptome).

Kategorie C umfasst das Vollbild AIDS mit Infektionen durch opportunistische Erreger und HIV-assoziierten Neoplasien. Neben den disseminierten atypischen Mykobakteriosen (> 95 % verursacht durch M.-avium-Komplex) definieren auch die pulmonale und extrapulmonale Tuberkulose das Vollbild AIDS.

Die Symptomatik ist in Hinblick auf die Vielzahl der möglichen Infektionserreger völlig unspezifisch. Führende Symptome sind Belastungsdyspnoe, unproduktiver Husten, Fieber und Zyanose.

Diagnostik

Die **radiologischen Veränderungen** sind vielfältig und unspezifisch.

- Bis zu 20 % der Erkrankungen an Pneumocystis carinii können mit einem unauffälligen Thoraxröntgenbild einhergehen, bei klinischem Verdacht kann eine Computertomographie indiziert sein.
- Bilaterale, retikulo-noduläre Veränderungen kommen unter anderem vor bei Pneumocystis carinii, Kryptokokkose, interstitieller Pneumonie ungeklärter Ätiologie und diffusem Befall durch Kaposi-Sarkom.
- Bei Erkrankungen an **Tuberkulose** findet man pneumonische Mittel- oder Unterlappeninfiltrate (30 %) oder hiläre/mediastinale Lymphadenopathie (60 %).
- Noduläre Verdichtungen mit hilären/mediastinalen Lymphombildungen und ggf. pleurale Ergussbildung sind verdächtig auf ein Kaposi-Sarkom.

Laborbefunde legen die Schwere des Immundefektes fest (T-Helferzellzahl) und erlauben eine Beurteilung der Schwere der pulmonalen Komplikation (LDH, CRP).

Eine invasive Diagnostik mittels **bronchoalveolärer Lavage** und soweit nicht kontraindiziert transbronchialer Lungenbiopsie ist in der Regel umgehend erforderlich und sollte die Einleitung einer kalkulierten Therapie nicht verzögern. Die schlechte Deposition von Pentamidin in den Oberlappen bei Inhalation im Sitzen begünstigt dort die Entwicklung einer Pneumocystis-Pneumonie, sodass diagnostisch immer auch ein Segment des Oberlappens lavagiert werden sollte.

Bei Verdacht auf Pneumocystis carinii kann eine Erregerisolierung durch induziertes **Sputum** versucht werden (Trefferquote 50 %).

Eine **transbronchiale Biopsie** ist notwendig zur Diagnose des Kaposi-Sarkoms und anderer neoplastischer Komplikationen, einer Pilzinfektion, einer unspezifischen interstitiellen Pneumonie sowie häufig einer Zytomegalievirus-Pneumonie.

Differenzialdiagnostik

Bei HIV-Infizierten kann es selten zu einer ätiologisch ungeklärten pulmonalen Hypertonie kommen, die ebenfalls zur Belastungsdyspnoe führt. Ebenso wurden Kardiomyopathien beschrieben. Aus diesen Gründen ist im Zweifel ein Echokardiogramm erforderlich.

Therapie

Therapie

Wird ein pulmonaler Infekt vermutet, muss unverzüglich eine Therapie gegen das häufigste Pathogen, **Pneumocystis carinii,** mit Co-trimoxazol 10/50 mg/kg KG/12 h i.v. für 3 Wochen eingeleitet werden. Jede Therapieverzögerung bedeutet ein Risiko. Die Einleitung der Therapie beeinträchtigt nicht die Ergiebigkeit der Diagnostik auf Pneumocystis carinii in den ersten 24 h.

Corticosteroide parallel zur antibiotischen Therapie der Pneumocystis-Pneumonie reduzieren die Inzidenz der respiratorischen Insuffizienz und sollten bei pulmonaler Funktionseinschränkung eingesetzt werden.

Beim Nachweis von **M. tuberculosis** gelten die allgemeinen Richtlinien der antituberkulösen Therapie. Auch in westlichen Ländern erkranken vermutlich mehr als 10 % aller HIV-Infizierten an einer Tuberkulose.

Pneumokokken stellen den häufigsten Erreger einer bakteriellen Pneumonie bei HIV-Patienten dar, septische Verläufe sind häufig. Die Therapie orientiert sich an den Richtlinien für die ambulant erworbene Pneumonie. Zweithäufigster Erreger ist Pseudomonas aeruginosa, die schon mehrfach genannten Risikofaktoren für eine Pseudomonasinfektion müssen evaluiert werden.

Prognose

Bei frühzeitiger Diagnose und Therapie der Pneumocystis-carinii-Pneumonie beträgt die Mortalität etwa 10 %. Liegen allerdings bereits schwere Gasaustauschstörungen vor, steigt die Mortalität dramatisch. Die Höhe der Serum-LDH korreliert mit der Schwere einer Pneumocystis-carinii-Pneumonie. Bakterielle oder virale Ko-Infektionen sind häufig und müssen bei fehlendem Ansprechen auf eine Pneumozystistherapie berücksichtigt werden.

Das Ansprechen bakterieller Pneumonien und der Tuberkulose auf die übliche Therapie ist gut.

Die Frequenz disseminierter atypischer Mykobakteriosen steigt mit zunehmender Schwere der Immundefizienz. In diesem Stadium ist die Prognose schlecht.

Therapie

Prophylaxe

Bei einer T-Helferzellzahl < 300/µl oder nach abgelaufener Pneumocystis-carinii-Pneumonie Prophylaxe mit Co-trimoxazol 160/800-mg p.o. an drei Tagen der Woche. Ein Vorteil der Prophylaxe mit Co-trimoxazol ist der gleichzeitige Schutz vor der Reaktivierung einer Toxoplasmose. Bei Wiederanstieg der T-Zellen unter antiretroviraler Therapie kann die Prophylaxe abgeschlossen werden.

Bei Unverträglichkeit Dosisreduktion bis zur Hälfte oder Prophylaxe mit Dapson 50-mg/12 h p.o. oder Inhalation mit Pentamidin (300 mg an 3 aufeinander folgenden Tagen, danach 1 × alle 4 Wochen).

6.5.4 Aspirationspneumonie

Definition

Pneumonie nach Inhalation größerer Mengen flüssiger oder fester Materialien.

Ätiologie/Pathogenese

- Toxische Wirkung (z. B. Mendelson-Syndrom: Aspiration von Magennüchternsekret).
- Aspiration von bakterienhaltigen Sekreten (z. B. anaerobe Keime aus der Mundhöhle).
- Neben anaeroben Keimen kommt es bei Patienten aus dem ambulanten Bereich gehäuft zu Aspirationspneumonien durch Pneumokokken, Haemophilus influenzae und Staphylokokken.

- Bei Klinikpatienten stehen Enterobakterien und Pseudomonas aeruginosa im Vordergrund.
- Bei Fremdkörperaspiration kann es zum Bolussyndrom (Verschluss auf Trachea- oder Carinaniveau) oder zu Atelektasen bzw. Retentionspneumonien kommen.
- Die Aspiration von organischen oder mineralischen Ölen führt zur exogenen Lipidpneumonie.

Klinik

Atemnotanfall, heftige Hustenattacken, bei Fremdkörperaspiration ggf. stridoröse Atmung, bei Bewusstlosigkeit ist lediglich eine bronchiale Spastik auffällig.

Im Verlauf kann es zur Ausbildung von Lungenabszessen und einem Pleuraempyem kommen.

Diagnostik

- Laborchemisch entwickelt sich meist eine Entzündungskonstellation.
- Toxische Aspirationen führen radiologisch zum Bild des nichtkardiogenen Lungenödems bis hin zum ARDS.
- Aspirationen kommen wegen des anatomischen Verlaufes des Hauptbronchus wesentlich häufiger in der rechten Lunge vor.
- Die abhängigen Lungenpartien sind bevorzugt betroffen.
- Außer bei einem bereits vorliegenden toxischen Lungenödem ist eine diagnostische und therapeutische **Bronchoskopie** bei größeren Aspiratmengen indiziert.

Differenzialdiagnostik

Die klinischen Symptome können zur Verwechslung mit einem Asthmaanfall führen.

Therapie

Therapie

In der Regel ist die umgehende gezielte **bronchoskopische Absaugung** indiziert. Auf Spülungen mit Kochsalz zum Entfernen des Aspirats sollte verzichtet werden, da hier in der Regel eine Verschleppung des sauren Mageninhalts nach peripher und damit eine Erhöhung des Schadens induziert wird. Bei Fremdkörperaspirationen empfiehlt sich eine Bronchoskopie mit starrem Instrumentarium.

Nicht jede Aspiration führt zu einer Aspirationspneumonie. In der Regel ist der Mageninhalt steril, sodass kein Risiko besteht. Eine antibiotische Therapie wird daher nur bei großen Aspirationsmengen empfohlen. Entsprechend des oben aufgeführten Keimspektrums kommen dabei Ampicillin/Inhibitorkombinationen, eine Kombination aus Cephalosporinen und Clindamycin oder das Anaerobier-wirksame Fluorchinolon Moxifloxacin (1 × 400 mg) zum Einsatz. Die Therapiedauer beträgt bei komplikationslosem Verlauf 7 (–10) Tage.

Prognose

Die höchste Letalität besitzen nosokomiale Aspirationen sowie Aspirationen sauren Magensekretes, die zur maschinellen Beatmung führten.

6.5.5 Lungenabszess

Definition

Eitrige Einschmelzung von Lungengewebe auf dem Boden bakterieller Infektionen einschließlich Amöbenabszess.

Pathogenese

Lungenabszesse entstehen nach Aspirationen, bei stenosierenden Veränderungen im Bronchialbaum, in pulmonalen Hohlraumbildungen anderer Genese sowie bei Immunstörungen verschiedenster Ätiologie. Mischinfektionen mit anaeroben Keimen sind häufig.

Klinik

Vergleichbar mit einer schweren Pneumonie. Bei innerer Drainage über die Atemwege können plötzlich größere Mengen flüssig-eitrigen Materials abgehustet werden.

Diagnostik

Ausgeprägte Entzündungskonstellation im Labor, Infektanämie. Radiologisch: homogene Verdichtung, ggf. mit Spiegelbildung.

Differenzialdiagnosen

- Einschmelzende Tumoren (breite, unregelmäßig konturierte Wandung; Tumorzapfen).
- Intrathorakale Hernien.
- Einschmelzende Lungeninfarkte.

Therapie

Therapie

- Die medikamentöse Therapie entspricht dem Vorgehen bei Aspirationspneumonien. Die Therapiedauer richtet sich nach der klinischen und radiologischen Besserung und kann mehr als 12 Wochen andauern.
- Entleerung der Nekrosehöhle (perkutane Abszessdrainage).
- Persistierende Hohlräume und broncho-pleurale Fistelungen sind Indikationen für einen chirurgischen Eingriff.

6.5.6 Besonderheiten bei bakteriellen Pneumonien

Ambulant erworbener Methicillin-resistenter Staphylococcus aureus

- Unterscheidung zwischen den häufigen nosokomial erworbenen Erregern und den in Deutschland bisher sehr seltenen, „echten" ambulant erworbenen MRSA (c-MRSA – englisch für „Community-acquired MRSA") beim Nachweis von MRSA aus respiratorischen Sekreten.
- Zumeist nosokomiale Besiedlung nach einem vorhergehenden Krankenhausaufenthalt.
- Prüfung vor Therapie, ob MRSA kausaler Erreger.
- Evtl. Konsil durch Infektiologen oder klinisch versierten Mikrobiologen.

Therapie

Eine Evidenz-basierte Therapieempfehlung gibt es aufgrund der mäßigen Studienlage nicht. Eine mögliches Therapieschema, auch unter Berücksichtigung von Kostenaspekten, zeigt Tab. 6.**21**.

Legionella species

Eine wesentliche Infektionsquelle stellt die Trinkwasserkolonisierung dar. Besonders gefährdet sind immunsupprimierte sowie ältere Patienten und Patienten mit sonstigen chronischen Erkrankungen.

Am bedeutendsten ist Legionella pneumophila. Etwa 1 – 5 % der ambulant erworbenen Pneumonien werden durch Legionellen hervorgerufen.

Tabelle 6.**21** Therapieempfehlungen für eine Infektion mit Methicillin-resistentem Staphylococcus aureus

	Substanz	Alternative
Standardtherapie	Vancomycin	Teicoplanin
Gewebeinfektion oder Therapieversager der Standardtherapie	Vancomycin/Teicoplanin + Rifampicin oder Fosfomycin	Linezolid
Rescuemedikation bei Therapieversagen	Quinupristin/Dalfopristin	Vancomycin/Teicoplanin + Fusidinsäure Linezolid + Rifampicin oder Fosfomycin*

* bisher keine klinischen Daten für diese Kombinationen

Klinik und Diagnostik

- Nach einer Inkubation von 2–10 Tagen abrupter Beginn mit hohem Fieber, Neigung zu extrapulmonalen Manifestationen.
- Radiologisch zeigen sich raumfordernde, flächige Infiltrationen ohne Respektierung der Lappengrenzen.
- Der Erregernachweis gelingt nur in speziellen Kulturmedien (durchschnittliche Wachstumszeit: 3–4 Tage).
- Direkte Immunfluoreszenz aus der bronchoalveolären Lavage sowie als Screening-Methode Antigennachweis im Urin sind weitere Nachweismethoden.
- In der Akutphase der Erkrankung sind beweisende Serotiter nicht zu erwarten.

Therapie

Therapie

Hoch dosierte Fluorchinolontherapie mit Levofloxacin (1000 mg/d) oder Moxifloxacin (400–800 mg/d). Alternativ hoch dosierte neuere parenterale Makrolide (Clarithro- oder Azithromycin).

Mycoplasma pneumoniae

Ultrafiltrable Bakterien, sie besitzen keine Zellwand (Penicilline und Cephalosporine sind deshalb wirkungslos). Bevorzugt Pneumonien bei Schulkindern und jungen Erwachsenen.

Klinik und Diagnostik

Die Infektion geht mit Symptomen eines grippalen Infektes einher. Eine Pharyngitis mit ausgeprägten Halsschmerzen ist häufig. Das klinische Spektrum reicht von einer asymptomatischen Erkrankung über eine Bronchitis bis zur Pneumonie.

Die klinischen Zeichen einer Pneumonie sind eher spärlich, häufig wird die Mykoplasmen-Pneumonie klinisch nicht diagnostiziert. Es gibt aber in seltenen Fällen schwere Verläufe unter dem Bild eines ARDS.

Extrapulmonale Symptome (u. a. Transaminasenanstieg, Pankreatitis, Myalgien, Arthralgien, Myokarditis, Perikarditis, Meningoenzephalitis) werden beobachtet.

Radiologisch können interstitielle Verdichtungen oder Milchglasinfiltrate nachweisbar sein.

Ein direkter Keimnachweis ist schwierig. In der Akutphase der Erkrankung ist die Serologie häufig nicht wegweisend und sollte daher nicht routinemäßig angewandt werden.

Therapie

Therapie

In vitro Tetracycline, Makrolide, Azalide, Ketolide und Fluorchinolone wirksam. Vergleichbare Responseraten mit Levofloxacin oder Moxifloxacin wie mit Makroliden.

Chlamydia pneumoniae

Von den drei humanpathogenen Chlamydienspezies (C. pneumoniae, C. psittaci, C. trachomatis) kommt Chlamydia pneumoniae die größte Bedeutung als Pneumonieerreger zu (etwa 5–10% aller spontan erworbenen Pneumonien).

Dagegen geht man von weniger als 100 Erkrankungen an Ornithose/Psittakose (C. psittaci) pro Jahr in Deutschland aus.

Chlamydia trachomatis ist für Neugeborenenpneumonien verantwortlich.

Klinik und Diagnostik

Das klinische Bild ähnelt dem der Mykoplasmenpneumonie.

Eine etablierte diagnostische Methode existiert nicht. Die serologischen Titer sind aufgrund der langen Persistenz positiver Titer für die akute Infektion nicht wegweisend. Eine spezifische Diagnostik – außerhalb von Studien – wird daher zurzeit nicht empfohlen.

Therapie

Therapie

Die Therapie entspricht dem Vorgehen bei Mycoplasma pneumoniae.

Die Sterblichkeit der Chlamydienpneumonie liegt deutlich unter 2 %.

Coxiella burneti (Q-Fieber)

- Übertragung durch Kontakt mit Schafen, Kühen, Ziegen.
- Kopf- und Muskelschmerzen. Die Klinik ähnelt der Mykoplasmenpneumonie.
- Radiologisch: interstitielle Pneumonie oder Bronchopneumonie.
- Serologischer Erregernachweis (KBR).

Therapie

Therapie

Tetracycline (z. B. Doxycyclin 2 × 100 mg). Alternativ neuere Makrolide, Azalide oder Fluorchinolone ggf. in Kombination mit Rifampicin.

Pseudomonas aeruginosa

Ambulant erworbene Pneumonien durch Pseudomonas aeruginosa sind selten (siehe Risikofaktoren). Hauptsächlich kommt der Keim bei Bronchiektasenerkrankung vor.

Bei nosokomialen Pneumonien ist Pseudomonas neben Staphylokokken der wichtigste Erreger.

Klinik und Diagnostik

Hohes Fieber, Tachypnoe, Dyspnoe, Zyanose sind klinische Zeichen der Pseudomonas-Pneumonie. Es kommt rasch zur respiratorischen Insuffizienz.

Radiologisch fallen diffuse Infiltrationen bevorzugt der Unterlappen auf.

Therapie

Therapie

Die Pseudomonas-Pneumonie ist schwer zu behandeln. Es wird eine Kombination von Pseudomonas-aktiven Penicillinen, Cephalosporinen und Aminoglykosiden eingesetzt (Tab. 6.**19**).

Bei Kontraindikationen für Aminoglykoside können ein Chinolon und ein Pseudomonas-aktives Betalaktam-Antibiotikum kombiniert werden.

Ob eine Kombinationstherapie der Monotherapie überlegen ist, ist unklar. Eine Keimelimination gelingt häufig nicht. Wegen der Gefahr von Resistenzentwicklungen sollte die Therapie nicht unnötig über 2 – 3 Wochen ausgedehnt werden. Pneumonierezidive müssen erneut therapiert werden.

Prognose

Hohe Letalität von 30 – 70 %.

Actinomyces israelii

- Anaerobier aus der Mundhöhle (z. B. Tonsillen, kariöse Zähne).
- Die Aktinomykose ist relativ selten.
- Um pathogen wirken zu können, braucht Actinomyces isralii stets Begleitkeime.

Klinik und Diagnostik

- Histologisch findet man ein nekrotisierendes Granulationsgewebe. In den Nekrosen sind strahlenförmige Actinomyces-Kolonien, die so genannten Drusen („Strahlenpilz“), nachweisbar.
- Klinisch kommt es zu dichten pneumonischen Infiltrationen, anatomisch gegebene Grenzen werden per continuitatem überschritten (Pleuraempyem, Rippenosteomyelitis, Thoraxwandfisteln).

- Der Verlauf ist unbehandelt chronisch progredient mit letalem Ausgang nach 1–2 Jahren.
- Differenzialdiagnostisch wird häufig zunächst von Tumorerkrankungen, gelegentlich auch von einer Tuberkulose ausgegangen.

Therapie

Therapie

Penicillin G 10–20 Mega/d i.v. plus Erythromycin oder Tetracycline. Therapiedauer insgesamt mindestens 12 Wochen.

6.6 Tuberkulose

M. Pletz, T. Welte
(Frühere Bearbeitung: B. Fischer, J. Lorenz)

Definition

Die Tuberkulose ist eine meldepflichtige Infektionskrankheit, die durch Erreger des Mycobacterium-tuberculosis-Komplexes, überwiegend durch M. tuberculosis, hervorgerufen wird.

Histopathologisch ist sie durch die Ausbildung von verkäsenden Granulomen charakterisiert und führt zu einer zellulär vermittelten Immunität.

Epidemiologie

Die Tuberkulose ist nach wie vor die häufigste zum Tode führende Infektionskrankheit im Erwachsenenalter weltweit. Nach **Schätzungen der WHO** für das Jahr **2003** werden weltweit 8,8 Millionen Menschen an Tuberkulose erkranken, davon werden 1,8 Millionen an den Folgen der Tuberkulose sterben. Etwa ein Drittel der Menschheit ist mit dem Erreger infiziert.

In der Bundesrepublik Deutschland lag die Tuberkuloseinzidenz 1998 bei 8,7/100 000, entsprechend 7184 Neuzugängen an aktiver Tuberkulose.

Anfang der 1990er Jahre wurde über eine Zunahme der Inzidenz der Tuberkulose und von Resistenzen gegenüber den antituberkulös wirksamen Chemotherapeutika der ersten Wahl in amerikanischen Ballungsräumen berichtet (u. a. New York, Miami, San Francisco). Besonders betroffen waren unterernährte Personen im Zusammenhang mit i.v.-Drogenabhängigkeit, HIV-Infektion, chronischem Alkoholismus, Obdachlosigkeit und mangelndem Zugang zum Gesundheitswesen. Daraus wird erkennbar, dass es sich bei der Tuberkulose nicht nur um ein medizinisches, sondern auch um ein soziales Problem handelt.

In Deutschland ist die Tuberkulosesituation zurzeit nicht Besorgnis erregend, aber man muss den weiteren Verlauf sorgfältig beobachten. Von Bedeutung sind Fälle mit Doppelresistenzen (definiert als „Multiresistenz“) gegenüber den beiden wichtigsten Antituberkulotika Isoniazid und Rifampicin. Diese sind zwar in der Bundesrepublik heute (noch) selten (Tab. 6.**22**), kommen aber häufig in Entwicklungsländern, Osteuropa und den GUS-Staaten (z. B. in Kasachstan mehr als 15 % der Neuerkrankungen) vor, sodass die Gefahr der Einschleppung und Verbreitung solcher Keime durch die Wanderungsbewegungen auch bei uns besteht.

Ätiologie/Pathogenese

Die **Tröpfcheninfektion** stellt den häufigsten Infektionsweg der Tuberkulose dar. Ausgehend vom Bronchioloalveolarraum breitet sich die Infektion in den regionalen Lymphknoten (Primärkomplex) und sekundär über das Blut aus. Bestimmte Organe werden bevorzugt befallen: Oberlappen der Lungen, Leber, Milz, Knochenmark oder Nieren.

Tabelle 6.**22** Resistenzlage der Tuberkulosebakterien in Deutschland (Daten des Robert Koch Instituts)

	2001 n = 4451	2002 n = 4693	2003 n = 4346
Jegliche Resistenz	11,0 %	12,1 %	13,3 %
Multiresistenz (Isoniazid + Rifampicin)	2,2 %	2,0 %	2,1 %

Die spezifische zellvermittelte Immunität ist im Mittel um den 37. Tag nach der Infektion ausgebildet (Konversion der Tuberkulin-Hautreaktion).

Bei weniger als 10% der Frischinfizierten kommt es innerhalb der ersten 24 Monate zu Krankheitssymptomen. Die überwiegende Mehrzahl der Fälle heilt nach der Ausbildung von Granulomen, z. T. mit Entwicklung von Residualherden im Bereich der Lungenoberfelder, ab.

Die **häufigste Tuberkuloseform des Erwachsenen** ist Folge einer Reaktivierung. In bestimmten Risikogruppen (Drogenabhängige, HIV-Infizierte) kommen auch primäre Infektionen im Erwachsenenalter vor.

Besonders gefährdet für endogene Reaktivierungen sind Patienten mit anderweitigen schweren Erkrankungen (Diabetes mellitus, Silikose, Tumoren, Lymphome, immunsuppressive Therapie, HIV-Infektion, Gastrektomie u. a.).

Klinik und Diagnostik

Die klinische Symptomatik (Nachtschweiß, Gewichtsverlust, Leistungsknick, Hämoptoe) ist wenig spezifisch.

Die pulmonale Manifestation der postprimären Tuberkulose ist durch das Auftreten von apikoposterior gelegenen, häufig kavernösen Infiltraten gekennzeichnet.

Je nach der klinischen Ausprägung werden im Verlauf fibrotische Veränderungen des Lungenparenchyms mit Kranialraffung intrathorakaler Strukturen gefunden. Bei HIV-Infizierten können ganz untypische Veränderungen beobachtet werden.

Extrapulmonale Tuberkulosen finden sich in Lymphknoten, Pleura, Urogenitaltrakt, Knochen und Gelenken, seltener Meningen und Peritoneum.

Selten liegt eine Miliartuberkulose vor, die bei älteren Menschen wegen des chronisch-protrahierten Verlaufs häufig verkannt wird.

Eine Tuberkulindiagnostik ist indiziert zur Differenzialdiagnose von Krankheitsbildern oder Röntgenbefunden, die auf eine Tuberkulose verdächtig sind. Ein negativer Ausfall des Tuberkulintestes noch bei 100 TE schließt eine Tuberkulose mit hoher Wahrscheinlichkeit aus (Ausnahme z. B. Miliartuberkulose).

Neben bildgebenden Verfahren beruht die Diagnostik auf der mikroskopischen und mikrobiologischen Untersuchung geeigneter Materialien.

Beweisend für eine Tuberkulose ist die **Kultur** mit Verwendung fester und flüssiger Kulturmedien (Abb. 6.**9**).

Das Ergebnis der Mikroskopie liegt nach ca. 1 h vor. Eine Kultur sollte jedoch immer angelegt werden, da es mithilfe der Mikroskopie nicht möglich

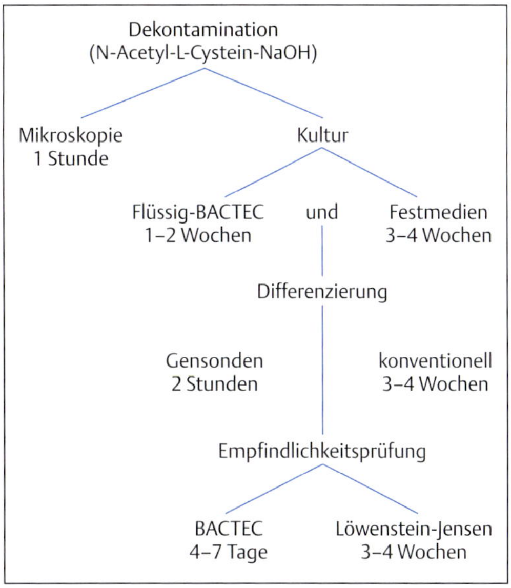

Abb. 6.9 Konventionelle Mykobakteriendiagnostik.

ist, zwischen Tuberkulosebakterien und ubiquitären Mykobakterien und zwischen lebenden und toten Bakterien zu unterscheiden.

Als Flüssigmedium ist zzt. in Deutschland am verbreitesten das radiometrische Verfahren (z. B. BACTEC). Ergebnisse liegen nach 1 – 2 Wochen vor.

Der **Nachweis von bakterieller DNA oder RNA** bietet den Vorteil einer schnellen Diagnose innerhalb von 1 – 2 Tagen und einer höheren Sensitivität. Aus mehreren Gründen können diese molekularbiologischen Methoden zzt. aber nur die herkömmliche Diagnostik ergänzen, nicht ersetzen:

- Es liegen nicht für alle Arten von Materialien ausreichende Erfahrungen vor,
- Empfindlichkeitsprüfungen sind nicht möglich,
- auch nicht lebende Bakterien werden nachgewiesen.

Dem Nachweis von Mykobakterien folgt die **Typendifferenzierung**. Bei Nachweis von **ubiquitären Mykobakterien** muss immer geklärt werden, ob es sich um eine Zufallsisolierung (Kolonisation) oder um eine Infektion handelt. Für eine Infektion durch ubiquitäre Mykobakterien müssen folgende Kriterien erfüllt sein:

- Mehrere Isolate desselben Keims in ausreichender Koloniezahl,
- das klinische Bild muss zu einer Mykobakteriose passen.

Von jedem Erstisolat wird eine **Empfindlichkeitsprüfung** durchgeführt. Bei ubiquitären Mykobakterien, die oft natürlicherweise resistent sind, werden nicht nur Einzelsubstanzen, sondern auch Chemotherapeutika in Kombination getestet. Neue molekularbiologische Methoden zur Resistenzbestimmung, mit denen in sehr kurzer Zeit ein Ergebnis vorliegt, sind zzt. noch in Erprobung.

Therapie

Therapie

Die Therapie der Tuberkulose wird immer mit einer **Medikamentenkombination** durchgeführt. Eine Kombination mehrerer antituberkulös wirksamer Chemotherapeutika erreicht die Mykobakterien in unterschiedlichen Wachstumsphasen (alkalisches Milieu, hoher Sauerstoffpartialdruck = schnelles Wachstum; saures Milieu, Hypoxie = „Dormant Persisters"). Außerdem liegen bei den hohen Keimzahlen (kavernöse Lungentuberkulose etwa 10^{10} Keime) primär resistente Keime vor, die nur durch eine kombinierte Therapie eliminiert werden (in jeder Kolonie von sensiblen Mykobakterien liegen mit einer Wahrscheinlichkeit von $1/10^4$ bis $1/10^8$ Erreger mit einer Einfachresistenz [spontane Punktmutation] gegen die bekannten Antituberkulotika vor).

Heute steht eine heute eine Vielzahl von **antituberkulös wirksamen Substanzen** zur Verfügung.

- In erster Linie kommen die hoch wirksamen und im Allgemeinen gut verträglichen **Substanzen der ersten Reihe infrage** (Tab. 6.**23**): Isoniazid (INH), Rifampicin (RMP), Pyrazinamid (PZA) und Ethambutol (EMB).
- In zweiter Linie kommen bei Resistenzen gegen First-line-Medikamente oder bei Kontraindikationen weniger wirksame aber ebenfalls gut verträgliche Substanzen wie z. B. Amikacin infrage.
  Dazu gehören seit kurzem auch die Fluorochinolone. Das ältere Ciprofloxacin wird, trotz relativ geringer Wirksamkeit bereits von der WHO als Zweitlinienmedikament empfohlen.
  Neuere Fluorochinolone sind in vitro wesentlich besser wirksam als Ciprofloxacin und zeigen auch in klinischen Studien eine gute Aktivität. Nach bisheriger Datenlage scheint Moxifloxacin die beste antituberkulöse Wirksamkeit, die durchaus mit der von INH vergleichbar ist, zu besitzen.
- Bei nachgewiesenen **Multiresistenzen** muss gelegentlich auf weniger wirksame Medikamente mit deutlich mehr unerwünschten Wirkungen zurückgegriffen werden: p-Aminosalicylsäure (PAS), Protionamid (PTH) und Terizidon (TZ). Schwierige Fälle können den „off label"-Einsatz von Substanzen mit nachgewiesener in-vitro-Wirksamkeit erfordern, bei denen die klinische Wirksamkeit noch nicht durch Studien belegt wurde (z. B. Linezolid).

Neuere Studien zeigen, dass die zusätzliche chirurgische Intervention bei ausgewählten Fällen mit Multiresistenz die Prognose verbessern kann.

Die **Standardtherapie** wird in Form einer 6monatigen Kurzzeitchemotherapie durchgeführt (Tab. 6.**24**). Bei Sensibilität wird bei 90% der Patienten innerhalb von 2 Monaten eine Sputumnegativierung erreicht. Die bakteriologische Rückfallrate liegt bei 3- bis 5jähriger Nachbeobachtungszeit zwischen 0–3%. Diese guten Ergebnisse dürfen allerdings nicht darüber hinweg täuschen, dass bei vorliegender Multiresistenz nur bei etwa 50–60% der Patienten mittels hoch toxischer Therapie mit bis zu 6 oder mehr Antituberkulotika eine Sputumkonversion erreicht werden kann.

Das **sechsmonatige Regime** besteht in der Initialphase in der täglichen Gabe von 4 wirksamen Antituberkulotika, die Kombination von **INH + RMP + PZA** ist obligat. Das vierte Mittel ist **SM oder EMB**.

! Die Kombination von INH + RMP + PZA + SM erwies sich als die effektivste Therapie überhaupt.

Die **Initialphase** ist im Regelfall auf zwei Monate begrenzt. Bei sehr ausgedehnten Prozessen oder mangelhafter klinischer und/oder radiologischer Rückbildung kann eine Verlängerung auf drei Monate angezeigt sein.

In der anschließenden **Stabilisierungsphase** werden für weitere vier Monate INH + RMP täglich bis zum Ende des sechsten Monats verabreicht. Bei regelmäßiger Einnahme der Medikamente und günstigem klinischem Verlauf wird die Chemotherapie nach einer Gesamtdauer von sechs Monaten beendet. Eine Verabreichung von PZA über die Initialphase hinaus ist ohne Gewinn.

Die intermittierende Gabe von INH und RMP während der Stabilisierungsphase zwei- oder dreimal pro Woche ist der täglichen Einnahme nahezu gleichwertig. Sie kann vorzugsweise bei Patienten eingesetzt werden, bei denen dadurch eine bessere Überwachung der Einnahme gewährleistet wird („dot": Directly observed Treatment).

▶

Tabelle 6.**23** Antituberkulotika-Reihen, geordnet nach Wirksamkeit gegen M. tuberculosis und Verträglichkeit

Isoniazid, Rifampicin, Pyrazinamid, Moxifloxacin	hoch wirksam, gut verträglich
Etambutol, Amikacin, Ciprofloxacin, Rifabutin	weniger wirksam, gut verträglich
p-Aminosalicylsäure, Protionamid, Terizidon, Streptomycin, Clarithromycin	weniger wirksam und/oder schlecht verträglich
Linezolid	gute in-vitro Wirksamkeit, klinische Daten fehlen, Langzeitverträglichkeit ungewiss

Tabelle 6.**24** Übliche Behandlungssysteme

6-Monats-Regime	
Initialphase 2 (–3) Monate	**Stabilisierungsphase 4 Monate**
INH + RMP + PZA + EMB (Alternative: SM)	INH + RMP täglich oder INH + RMP 2–3 × wöchentlich
9 (–12) Monats-Regime	
Initialphase 2 (–3) Monate	**Stabilisierungsphase 4 Monate**
INH + RMP + EMB täglich	INH + RMP täglich
INH + RMP + SM täglich	INH + RMP täglich
INH + RMP + EMB (oder SM) täglich	INH + RMP 2–3 × wöchentlich
Chemoprävention	
INH täglich	
INH 2–3 × wöchentlich	

Therapie in der Schwangerschaft

! Streptomycin und Protionamid sind wegen möglicher fetaler Schädigungen kontraindiziert! Ebenso sind Gyrasehemmer wegen möglicher fetaler Knorpelschäden kontraindiziert!

Rifampicin sollte sicherheitshalber nur in der zweiten Schwangerschaftshälfte gegeben werden, wird allerdings in den USA zusammen mit INH und EMB als Therapie der Wahl auch unabhängig vom Stadium der Schwangerschaft empfohlen.

Präventive Chemotherapie

Als präventive Chemotherapie wird die vorbeugende Anwendung eines Antituberkulotikums bei **vorhandener Tuberkulinreaktion**, aber ohne Erkrankung an Tuberkulose bezeichnet.

Empfohlen wird Isoniazid in der üblichen Dosierung, maximal 300 mg/d über eine Dauer von 9 Monaten.

Indikationen sind:

- positiver Tuberkulintest und nachgewiesene HIV-Infektion,
- Tuberkulinkonversion innerhalb eines Jahres,
- Gefahr der Reaktivierung eines älteren tuberkulösen Prozesses durch schwerwiegende Grunderkrankungen (Hämoblastosen, Corticosteroidtherapie [> 15 mg Prednisolon-Äquivalent/d], immunsuppressive Dauertherapie).

Unter **Chemoprophylaxe** versteht man die vorbeugende Gabe von Antituberkulotika bei fehlender Tuberkulinreaktion. Eine Indikation besteht selten.

Chemotherapie bei Niereninsuffizienz

INH und RMP können in der üblichen Dosierung verabreicht werden.

▶

Tabelle 6.**25** Dosierung für Kinder und Erwachsene bei täglicher Einnahme

Antituberkulotikum	Kinder u. Erwachsene mg/kg KG	maximale Tagesdosis	
Isoniazid	5		300 mg
Rifampicin	10	< 50 kg > 50 kg	450 mg 600 mg
Pyrazinamid	25–35	< 50 kg 51–75 kg > 75 kg	1,5 g 2,0 g 2,5 g
Streptomycin (i.m.)*	15–20	< 50 kg > 50 kg	0,75 g 1,0 g
Ethambutol**	25, nach 2monat. Anwendung 20		2,0 g
Moxifloxacin***			400 mg
Protionamid	10–15		750 mg
Terizidon	10		1,0 g Erwachs. 0,5 g Kinder
PAS (i.v.)	12 g/d bei Erwachsenen		12 g

* Bei Personen im Alter von über 60 Jahren sollten 0,75 g/d nicht überschritten werden.
** Ethambutol sollte bei Kindern unter 10 Jahren nicht angewendet werden.
*** Bei Kindern und Jugendlichen in der Wachstumsphase nicht empfohlen.

Tabelle 6.**26** Dosierung für Kinder und Erwachsene bei intermittierender Therapie abweichend von der Dosierung bei täglicher Gabe (2–3-mal/Woche)

Antituberkulotikum	Kinder mg/kg KG	Erwachsene mg/kg KG	maximale Tagesdosis
Isoniazid	15	15	900 mg
Rifampicin	15	10	600 mg (900 mg)*
Ethambutol	**	50	2,5 g

* Bei einer Tagesdosis, die 600 mg übersteigt, können bei intermittierender Anwendung öfters ernste UAW („Flush-Syndrom") vorkommen.
** Nicht angebracht.

PZA, EMB und SM werden bei Niereninsuffizienz 2–3-mal wöchentlich in konventioneller Dosis gegeben (intermittierende Therapie).

Chemotherapie bei eingeschränkter Leberfunktion

INH, RMP und PZA sind bei floriden Lebererkrankungen kontraindiziert. Von den drei genannten Substanzen soll eines, am besten RMP, versuchsweise unter stetiger Kontrolle der Leberfunktion verabreicht werden.

Der Einsatz von Gyrasehemmern ist in dieser Situation zu überlegen.

EMB, SM und TZ sind bei eingeschränkter Leberfunktion geeignete Substanzen.

Prävention

Die epidemiologische Entwicklung in Deutschland hat im Rahmen einer aktuellen Nutzen-Risikoabwägung die Ständige Impfkommission am Robert Koch-Institut (STIKO) im März 1998 bewogen, in Deutschland die BCG-Impfung mit dem derzeit verfügbaren Impfstoff **generell** nicht mehr zu empfehlen. Am effektivsten lässt sich die Weiterverbreitung der Tuberkulose verhindern, indem ▶

(infektiöse) Erkrankte rasch diagnostiziert, isoliert und behandelt werden, denn gerade die unerkannten Tuberkulosepatienten stellen eine Infektionsgefahr für die Umgebung dar.

Tabelle 6.**27** Nebenwirkungen der Antituberkulotika

Wirkstoff	häufig	selten	sehr selten
INH	Akne bei Jugendlichen	Aminotransferasenanstieg, Hepatits, periphere Neuropathie, Allergie	Vertigo, Krämpfe, psychische UAW, hämolytische Anämie, aplastische Anämie, Agranulozytose, lupoide Reaktionen, Arthralgien, Opticus-Neuritis, Gynäkomastie
RMP		Aminotransferasenanstieg, Hepatitis, Allergie, thrombozytopenische Purpura, Flush-Syndrom (bei intermittierender oder unregelmäßiger Einnahme)	(nur bei intermittierender oder unregelmäßiger oder unregelmäßiger Einnahme): akuter Nierenversagen, hämolyitsche Anämie, Schock
PZA	Hyperurikämie, Anorexie, Flush, Brechreiz	Aminotransferasenanstieg, Hepatitis (dosisabhängig), Erbrechen, Arthralgie, Allergie	sideroblastische Anämie, Photosensibilisierung
SM	Allergie (Haut), Schwindelgefühl, Tinnitus	Drehschwindel, Ataxie, Hörverlust	Nephropathie, aplastische Anämie, Agranulozytose
EMB		Retrobulbär-Neuritis (dosisabhängig), Arthralgien	Allergie (Haut), Aminotransferasenanstieg, periphere Neuropathie
PTH	gastrointestinale Störungen	Aminotransferasenanstieg, Hepatitis	Allergie (Haut), Leukopenie, Einwirkung auf verschiedene endokrine Systeme
TZ	neurotoxische Reaktionen (dosisabhängig)	gastrointestinale Störungen	Allergie (Haut)
Gyrasehemmer*	gastrointestinale Störungen	Allergie, leichte ZNS-Störungen (Kopfschmerzen, Unruhe, Schwindel)	schwere ZNS-Reaktionen, wie z. B. Schlaflosigkeit, halluzinatinen, Krämpfe etc., Schädigung der Knorpel (Kinder)
TSC*	gastrointestinale Beschwerden, ZNS-Störungen	hämolytische Anämie, Agranulozytose, Allergie	Allergie (Haut; Lyell- u. Stevens-Johnson-Syndrom)

* In der Bundesrepublik Deutschland für die Tuberkulosebehandlung nicht zugelassen.

Tuberkulose bei HIV-Infektion

Während das Risiko zur Entwicklung einer manifesten Tuberkulose nach einer Infektion für nicht HIV-Koinfizierte zwischen 5 – 10 % lebenslang liegt, entwickeln Patienten mit HIV- und Tuberkuloseinfektion klinisch manifeste Tuberkulosen in 5 – 7 % **pro Jahr**.

Zu den klinischen Besonderheiten der Tuberkulose bei HIV-Koinfektion zählen häufigere Lymphknoten- und ZNS-Manifestationen, dagegen ist die kavernöse Tuberkulose seltener.

Nach bisherigem Kenntnisstand wird die Tuberkulose bei HIV-Infizierten unter Beachtung der oben ausgeführten Therapiegrundsätze mit gutem Erfolg behandelt. Allerdings ist wegen mangelnder Compliance bzw. ärztlicher Kontrolle der Therapie häufiger mit Resistenzen zu rechnen!

Bei Rezidiverkrankungen ist im Anschluss an die Akutbehandlung eine lebenslange Prophylaxe mit INH, RMP oder Rifabutin indiziert.

Sinken die CD4-Zahlen unter 100/μl häufen sich disseminierte Verläufe bis hin zur Landouzy-Sepsis.

MDR-(multi-drug-resistent-)Tuberkulose

Abweichend von der generellen Empfehlung der Vierer-Kombination müssen Einrichtungen, in denen MDR-Tuberkuloseausbrüche vorliegen, initial mit einer **Fünfer- oder Sechserkombination** behandeln. Die Therapie sollte mindestens **drei** wirksame Antituberkulotika umfassen.

Frühere Behandlungen müssen wegen der möglicherweise gegen sie entstandenen Resistenz berücksichtigt werden.

Die Behandlungsdauer beträgt etwa 18 – 24 Monate.

6.7 Lungen- und Bronchialtumoren

N. J. Dickgreber, T. Welte

(Frühere Bearbeitung: B. Fischer, J. Lorenz)

6.7.1 Bronchialkarzinom

Definition

Maligner, epithelialer Tumor, der von der Bronchialschleimhaut oder – viel seltener – vom Alveolarepithel ausgeht.

Das Bronchialkarzinom stellt 95 – 98 % aller bösartigen Lungentumoren.

Nichtepitheliale, mesenchymale Tumoren werden in einer Häufigkeit von 0,5 – 1 % beobachtet.

Klassifikation

Die pathomorphologische Klassifizierung des Bronchialkarzinoms erfolgt nach der überarbeiteten Fassung der WHO, 3. Ausgabe, 1999 (Tab. 6.**28**). Die anatomische Ausbreitung wird nach den Regeln der UICC (1997) bestimmt (Tab. 6.**29**, 6.**30**, 6.**31**).

Entsprechend ihres biologischen Verhaltens unterscheidet man die **kleinzelligen** sowie die **nichtkleinzelligen Bronchialkarzinome** (SCLC von engl. „Small Cell Lung Cancer" und NSCLC von engl. „Non Small Cell Lung Cancer")

Plattenepithelkarzinome stellen die am häufigsten anzutreffende Entität dar (30 – 40 %). Der Anteil an Adenokarzinomen nimmt in den letzten Jahren sowohl in Europa als auch in Nordamerika zu (25 – 30 %). Groß- und kleinzellige Karzinome werden zu je 10 – 25 % gefunden.

Das **kleinzellige Bronchialkarzinom** zeigt ein rasches Wachstum mit einer hohen Proliferationsrate und eine frühzeitige Metastasierung. Es findet sich häufig histologisch eine neuroendokrine Differenzierung. Entsprechend seiner hohen Proliferationsrate hat es eine hohe Chemo- und Radiotherapieempfindlichkeit.

Das **nichtkleinzellige Bronchialkarzinom** wächst in der Regel langsamer und metastasiert auch später als das kleinzellige Bronchialkarzinom.

Tabelle 6.**28** Histologische Klassifikation des Bronchialkarzinoms in Anlehnung an die WHO

1. **Plattenepithelkarzinom**
2. **Kleinzelliges Karzinom**
   kombiniertes kleinzelliges Karzinom
3. **Adenokarzinom**
   a) azinäres Adenokarzinom
   b) pappiläres Adenokarzinom
   c) bronchioloalveoläres Karzinom
   d) solides Karzinom mit Schleimbildung
   e) andere
4. **Adenosquamöses Karzinom**
5. **Großzelliges Karzinom**
   a) großzelliges neuroendokrines Karzinom
   b) klarzelliges Karzinom
   c) basaloides Karzinom
   d) lymphoepitheliales Karzinom
6. **Pleomorphes sarkomatoides Karzinom**
7. **Karzinoidtumoren**
   a) typisch
   b) atypisch
8. **Bronchialdrüsenkarzinom**
   a) adenoidzystisches Karzinom
   b) mukoepidermoides Karzinom
9. **Andere Karzinome**

Tabelle 6.**29** Primärtumor

Größe	intrapulmonale Lage	extrapulmonale Ausdehnung	Atelektase; obstruktive Pneumonie	Pleurabfall/ Pleuraerguss	T
≤ 3 cm	keine Infiltration proximal eines Lappenbronchus	keine	nein	kein Befall der Pleuera visceralis	1
> 3 cm	≥ 2 cm Abstand zur Carina		kleiner als ein ganzer Lungenflügel	Infiltration der Pleura visceralis	2
	< 2 cm Abstand zur Carina, aber kein Befall der Carina	Brustwand Zwerchfell mediastinale Pleura parietales Perikard	ein ganzer Lungenflügel	Infiltration der Pleura parietalis	3
	Befall der Carina	Mediastinum Herz große Gefäße Trachea Ösophagus Wirbelsäule		Pleuraerguss mit malignen Zellen	4

Tabelle 6.**30** Lymphknotenbefall und Fernmetastasen

Lymphknoten				
regionäre Lymphknoten nicht beurteilbar	○	N X		
kein Anhalt für Befall regionärer Lymphknoten	○	N_0		
befallene Lymphknoten	Ipsilateral		kontralateral	
bronchopulmonal/lobär	○	N1	○	N3
interlobär	○	N1	○	N3
Hauptbronchus	○	N1	○	N3
tracheobronchial	○	N2	○	N3
Bifurkation	○	N2	○	N3
paratracheal	○	N2	○	N3
subaortal/aortal	○	N2	○	N3
Lig. pulmonale	○	N2	○	N3
paraosophageal	○	N2	○	N3
supraklavikulär	○		○	

Fernmetastasen		
Fernmetastasen nicht beurteilbar	○	M X
kein Anhalt für Fernmetastasen	○	M_0
Knochenmark (MAR)	○	
Lunge (PUL)	○	
Pleura (PLE)	○	M1
Leber (HEP)	○	M1
Nebenniere (ADR)	○	M1
Peritoneum (PER)	○	M1
Knochen (OSS)	○	M1
Haut (SKI)	○	M1
Gehirn (BRA)	○	M1
Lymphknoten (LYM)	○	M1
andere Organe (OTH)	○	M1

Aufgrund der oft geringeren Proliferationsrate ist allerdings die Ansprache auf Chemotherapie auch deutlich geringer.

Aus diesem unterschiedlichen biologischen Verhalten ergibt sich auch die Notwendigkeit für ein unterschiedliches therapeutisches Vorgehen.

Ätiologie/Pathogenese

Etwa 90% der Bronchialkarzinome sind auf inhalatives **Zigarettenrauchen** zurückzuführen (Abb. 6.**10**). Das Erkrankungsrisiko des Rauchers ist 10–20-mal höher. Es besteht eine Dosisabhängigkeit des Karzinomrisikos („20er-Regel": 20 Zigaretten pro Tag über 20 Jahre erhöhen das Risiko etwa um den Faktor 20).

Tabelle 6.**31** Stadiengruppierung entsprechend UICC, 1997

okkultes Karzinom	Tx	N0	M0
Stadium 0	Tis	N0	M0
Stadium IA	T1	N0	M0
Stadium IB	T2	N0	M0
Stadium IIA	T1	N1	M0
Stadium IIB	T2	N1	M0
	T3	N0	M0
Stadium IIIA	T3	N1	M0
	T1	N2	M0
	T2	N2	M0
	T3	N2	M0
Stadium IIIB	jedes T	N3	M0
	T4	jedes N	M0
Stadium IV	jedes T	jedes N	M1

Passivrauchen stellt ebenfalls einen gesicherten Risikofaktor dar.

Die Aufgabe des Rauchens führt zur Verringerung des Risikos, es bleibt jedoch immer höher, als wenn der Betroffene nie geraucht hätte.

Rauchen hat hinsichtlich des Risikos **berufsabhängige Karzinogene** (Abb. 6.**10**) einen multiplikativen Effekt.

Von den berufsbedingten Karzinogenen hat Asbest die größte Bedeutung. Dabei ist das Risiko, nach Asbestexposition an einem Bronchialkarzinom zu erkranken, für Nichtraucher eher gering. Dagegen bedeutet das Zusammentreffen von Asbestexposition und langjährigem Rauchen eine Erhöhung des Karzinomrisikos auf das 90fache im Vergleich zu einer nichtrauchenden „Normalpopulation".

Die Anthrakosilikose geht nicht mit einer überhöhten Inzidenz von Bronchialtumoren einher.

Genetische Faktoren spielen eine wesentliche Rolle.

Dem invasiv wachsenden Tumor gehen dysplastische Epithelveränderungen voraus.

Epidemiologie

Das Bronchialkarzinom ist in den westlichen Industrienationen der weitaus häufigste zum Tode führende Tumor des Mannes.

Bei Frauen steht das Bronchialkarzinom sowohl in der Häufigkeit als auch in der Zahl der Sterbefälle nach Mamma- und Kolonkarzinom an dritter Stelle (2000).

2000 stellte das Bronchialkarzinom 27% aller Krebstodesfälle bei Männern (28 724) und 10% bei Frauen (10 757) (Daten: RKI 2004). Die Tendenz ist steigend. Kein anderer Tumor hat im Verlauf der letzten fünf Jahrzehnte so stark zugenommen wie das Bronchialkarzinom.

Der Häufigkeitsgipfel liegt in der Altersgruppe der 60- bis 70jährigen, die Anzahl junger Patienten steigt, auch bedingt durch früheres Eintrittsalter zum Rauchen.

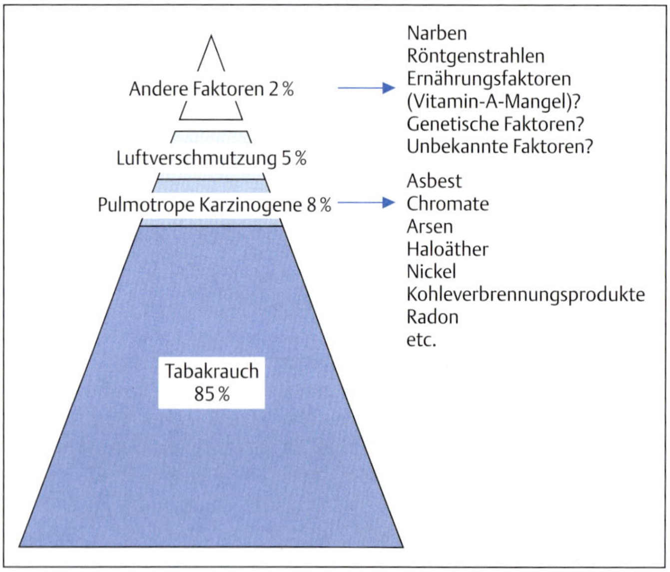

Abb. 6.10 Ätiologie des Bronchialkarzinoms (modifiziert nach K. E. Häußinger u. M. Kohlhäufl: Manual Tumoren der Lunge und des Mediastinums, Zuckschwerdt Verlag, München, 2000).

Klinik

Klinische Frühsymptome fehlen!

B-Symptomatik: Nachtschweiß, Gewichtsverlust, Leistungsknick, Appetitlosigkeit.

Bei zentral lokalisierten Tumoren kommt es zu anhaltendem Husten, Auswurf (oft klar, teils blutig tingiert als Hämophthysen), Fieber, Dyspnoe, Hämoptoe. Bei einem ausgedehnten Befund kann sich eine lebensbedrohliche Atemnot (z. B. Carinasyndrom) entwickeln.

Peripher lokalisierte Tumoren sind lange Zeit symptomlos.

Symptome einer **mediastinalen Invasion** oder einer ausgedehnten **mediastinalen Lymphknotenmetastasierung** können sein: Vena-cava-superior-Syndrom (obere Einflussstauung), Dysphagie, Aspiration (tracheobroncho-ösophageale Fistel, DD Ösophaguskarzinom), Rekurrensparese, Phrenikusparese, Perikarderguss, Pneumoperikard.

Weitere klinische Symptome sind: Thoraxschmerzen, Horner-Syndrom bei Pancoast-Tumoren, Symptome extrathorakaler Metastasen (hepatisch, ossär, zentralnervös), paraneoplastische Syndrome (z. B. inadäquate ADH-Sekretion, Hyperkalzämie, Lambert-Eaton-Syndrom, hypertrophische Osteoarthropathie [Pierre-Marie-Bamberger-Syndrom]).

Tumoren oberhalb des Sulcus superior pulmonalis mit Ausbruch in Pleura und Weichteile der Lungenspitze werden als **Pancoast-Tumoren** bezeichnet. Der Einbruch in den Plexus brachialis geht mit Schmerzen und Schwäche in Schulter und Arm sowie mit Sensibilitätsstörungen einher. Das Hornersyndrom (Miosis, Ptosis, Enophthalmus) weist auf einen ipsilateralen Pancoast-Tumor mit Befall des Ganglion stellatum hin.

Diagnostik

Nur etwa 15–30% der Patienten gelten zum Zeitpunkt der Diagnosestellung als operativ therapierbar (Stadien Ia–IIb UICC). Eine möglichst exakte Stadieneinteilung ist für die sorgfältige Therapieentscheidung unabdingbar.

Die Basisdiagnostik umfasst:

- Anamnese, klinische Untersuchung.
- Röntgen-Thorax in 2 Ebenen.
- Thorakales Spiral-CT (Schichtdicke ≤ 8 mm) mit Kontrastmittel inklusive der Oberbauchorgane (incl. Nebennieren).
- Bronchoskopie mit Biopsie, ggf. Pleurapunktion.
- Oberbauchsonographie (alternativ CT-Abdomen).
- Laborbestimmungen: Blutbild, Gerinnung, Elektrolyte, Kreatinin, Transaminasen, γ-GT, LDH, AP, Bilirubin.

Die **erweiterte Diagnostik** dient der Feststellung von Fernmetastasen, technischer und funktioneller Operabilität:

- Lungenfunktionsuntersuchung incl. Spirometrie, Ganzkörperplethysmographie, arterielle Blutgasanalyse und CO-Diffusionskapazität.
- Abb. 6.**11** zeigt die unteren Grenzen der funktionellen Operabilität. Wesentliche Bezugsgröße ist die Sekundenkapazität (FEV_1). Beim Unterschreiten der Referenzwerte kann man mithilfe von Formeln das frühpostoperative bzw. spätpostoperative FEV_1 berechnen (Abb. 6.**12**).

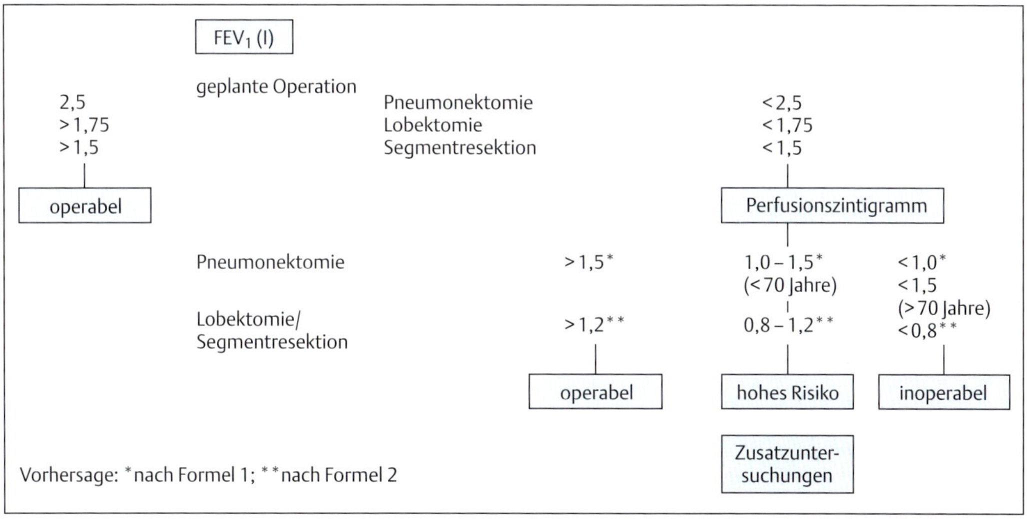

Abb. 6.11 Funktionelle Operabilität bei Bronchialkarzinom.

Formel 1 (späte postoperative Funktion):

$$FEV_1 \text{ postoperativ} = FEV_1 \text{ präoperativ} \times \left(1 - \frac{\dot{Q}\,\%\,Op}{100}\right)$$

Formel 2 (frühe postoperative Funktion):

$$FEV_1 \text{ frühpostoperativ} = FEV_1 \text{ präoperativ} - FEV_1 \text{ präoperativ} \times \frac{\dot{Q}\,\%\,Op}{100} - FEV_1 \text{ präoperativ} \left(\frac{\dot{Q}\,\%\,\text{op. Seite} - \dot{Q}\,\%\,Op}{100}\right) \times K$$

FEV_1 präoperativ = präoperativ gemessener Atemstoß

$\frac{\dot{Q}\,\%\,Op}{100}$ = Perfusion des Resektats in Prozent der Gesamtlunge

$\frac{\dot{Q}\,\%\,\text{op. Seite} - \dot{Q}\,\%\,Op}{100}$ = Perfusion des Restes der zu operierenden Seite in Prozent der Gesamtlunge

k = 0,37 (Konstante für die frühe postoperative Phase)

Abb. 6.12 Formeln zur Berechnung des früh- bzw. spätpostoperativen FEV_1.

- Spiroergometrie vor Lungenresektion, falls DL_{CO} oder FEV_1 < 80 % vom Soll.
- Lungenperfusionsszintigraphie vor Lungenresektion, falls V_{O_2max} 40 – 75 % vom Soll (Spiroergometrie).
- Neben diesen formalen Operabilitätskriterien ist selbstverständlich auf wesentliche Begleiterkrankungen (z. B. V. a. koronare Herzerkrankung) zu achten.
- Mediastinoskopie bei mediastinalen Lymphknoten > 1 cm.
- Skelettszintigraphie.
- Schädel-CT mit Kontrastmittel, ggf. Schädel-MRT des Schädels, in Stadium I/II nicht kosteneffektiv; immer in weiter fortgeschrittenen Stadien sowie bei zerebraler Symptomatik oder unspezifischen Zeichen der Metastasierung oder Ausschluss eines M1-Status beim SCLC.
- Knochenmarkpunktion zum Ausschluss des M1-Status beim SCLC.
- MRT nur bei speziellen Fragestellungen (z. B. Pancoast-Tumor); ggf. zum endgültigen Operationsentscheid (z. B. Invasion in mediastinale Gefäße). Ferner bei Leberläsionen unklarer Dignität, bei Nebennierenraumforderung und als sensitivster Hirnmetastasennachweis.
- Ggf. Angiographie.
- Ggf. Swan-Ganz-Katheter (Rechtsherzkatheter).

Differenzialdiagnostik

Radiologisch eindeutige Befunde gibt es nicht.

So genannte „chronische Pneumonien" sind verdächtig auf ein Bronchialkarzinom, insbesondere hinsichtlich des **Alveolarzellkarzinoms (bronchoalveoläres Karzinom)** → histologische Sicherung anstreben!

Tabelle 6.**32** Differenzialdiagnostik des pulmonalen Rundherdes

Solitäre Rundherde:
• **Maligne Herde** (40 %): Bronchialkarzinom (30 %), Lungenmetastasen (8 %), Bronchuskarzinom (2 %) • **Benigne Herde** (60 %): Infektgranulome (50 %), andere entzündliche Granulome (3 %), benigne Tumoren (3 %), Verschiedenes
Multiple Rundherde:
• **Maligne Herde:** Metastasen, multizentrisches bronchioloalveoläres Karzinom, Lymphome, multiple Primärtumoren, Plasmozytome • **Benigne Tumoren:** Hamartome, Chondrome, Leiomyofibrome, juvenile Papillome • **Infektgranulome:** tuberkulöse Rundherde, Abszesse, Myzetome, außereuropäische Pilze, Parasiten • **Andere entzündliche Granulome:** Sarkoidose, Rheumaknoten, Morbus Wegener • **Verschiedenes:** Pneumokoniose, Schleimverschluss, allergische bronchopulmonale Aspergillose, sakkuläre Bronchiektasen, arteriovenöse Fisteln

Therapie des nichtkleinzelligen Bronchialkarzinoms

Die Therapie erfolgt **stadienbezogen** entsprechend der UICC-Klassifikation:

- **Stadium Ia:** Alleinige Operation, keine weitergehende Therapie nach momentaner Studienlage indiziert.
- **Stadium Ib – IIb sowie inzidentelles IIIa (intraoperativ N2-Situation):** Operation gefolgt von adjuvanter Polychemotherapie, nach derzeitiger Studienlage 4 Zyklen Vinorelbin/Cisplatin, für das Stadium Ib alternativ auch Paclitaxel/Carboplatin, in Einzelfällen auch zusätzlich noch Radiotherapie.

! Für alle operativen Therapieansätze gilt, dass eine Pneumonektomie nach Möglichkeit vermieden werden sollte, da sie mit einer schlechteren Prognose einhergeht.

- **Stadium IIIa und IIIb ohne malignen Pleuraerguss:** Radiochemotherapie, abhängig vom Performancestatus (cave: erhöhte Toxizität bei simultaner Therapie, bei eingeschränktem Performancestatus ggf. sequenzielles Vorgehen erwägen); im Rahmen von Studien ggf. als neoadjuvanter Therapieansatz mit nachfolgender Operation nach erfolgtem Downstaging.
- **Stadium IIIb mit malignem Pleuraerguss sowie IV:** Platinhaltige Kombinationstherapie mit Drittgenerationschemotherapeutikum (Taxan, Gemcitabin, Vinorelbin), bei eingeschränktem Performancestatus auch platinfreie Poly- oder Monotherapie erwägen.

Palliative Radiotherapie bei ossären oder zerebralen Filiae, bei ossären Filiae zusätzlich Gabe von Bisphosphonaten.

Rezidiv: Zweitlinientherapie derzeit zugelassen mit Docetaxel, Pemetrexed und Erlotinib (oraler Tyrosinkinaseinhibitor).

Therapie des kleinzelligen Bronchialkarzinoms

1. Eine **Operation** ist beim kleinzelligen Bronchialkarzinom bei einer Tumorformel T1/T2N0M0 zu erwägen.

2. In allen Fällen ist eine **Polychemotherapie** über 4 – 6 Kurse in 3wöchigen Abständen indiziert (hohe Chemo- und Strahlensensibilität!).

- Für die Therapieplanung entscheidend ist die Unterscheidung in **Limited** und **Extensive Disease** (Tab. 6.**33**).
- **Standardregime** sind unter anderem die Kombinationen Adriamycin, Cyclophosphamid, Etoposid (ACE) und Cisplatin, Etoposid (PE).
- Die Remissionsraten liegen bei etwa 80 %. Bei begrenzter Krankheitsausdehnung werden in 40 – 70 % klinische Vollremissionen erreicht, bei fortgeschrittener Erkrankung erreichen etwa 30 % der Patienten eine Vollremission.
- Eindeutige Vorteile für bestimmte Zytostatikakombinationen aus der Vielzahl der vorgeschlagenen Schemata haben sich nicht ergeben. Auch die alternierende Anwendung verschiedener, nicht kreuzresistenter Kombinationen hat sich nicht als überlegen erwiesen.
- Auch mit einer Erhaltungstherapie nach dem Erreichen einer Remission lässt sich keine Lebensverlängerung erzielen.

3. Im Stadium Limited Disease wird nach Beendigung der Chemotherapie im Abstand von 3 – 4 Wochen eine **thorakale Strahlentherapie** (50 Gy) angeschlossen (Konsolidierung).

- Beim Erreichen einer **Vollremission** ist eine prophylaktische Schädelradiatio (PCI) indiziert (30 Gy).
- Zur **Palliation** von lokalen Komplikationen oder bei Chemotherapieresistenz besitzt die Strahlentherapie einen festen Stellenwert.
- Die hochaggressive Chemotherapie in Kombination mit autologer Knochenmarktransplantation ist aufgrund der unbefriedigenden Ergebnisse von nahezu allen Zentren in den letzten Jahren wieder verlassen worden.
- Innerhalb kontrollierter Studien wird die Operation der ehemals tumortragenden Lungenabschnitte im Anschluss an eine Vollremission bei Patienten im Stadium Limited Disease geprüft.

Therapie der Komplikationen

Pancoast-Tumor

Zur Therapie ist eine präoperative Bestrahlung (30 – 40 Gy), ggf. als kombinierte Radiochemotherapie, die anschließende Operation sowie eine postoperative Bestrahlung (20 – 30 Gy) sinnvoll.

Maligner Pleuraerguss

Diagnostische und therapeutische Punktion.

Ist eine Entlastungspunktion innerhalb von einigen Tagen wiederholt notwendig, ergibt sich die Indikation zur Pleurodese. Diese kann entwe- ▶

der operativ mittels Thorakoskopie (ggf. videoassistiert, VATS) erfolgen (ggf. mit Dekortikation) oder aber über Einlage einer Pleuradrainage (in der Regel durch Instillation von Tetracyclin oder Talkum). Die Erfolgsquote liegt je nach Patientenselektion bei bis zu 80 %.

Vena-cava-superior-Syndrom

Hoch dosierte Steroidgabe.

Einleiten einer notfallmäßigen Bestrahlung oder ggf. Einlage von Gefäßstents.

Prognose

Ungünstig.

Die wichtigsten prognostisch relevanten Faktoren sind: Tumorstadium, Histologie, Performancestatus (Karnofsky-Index, ECOG), Gewichtsabnahme, LDH.

Die mediane Überlebenszeit für das **kleinzellige Bronchialkarzinom** beträgt ohne spezifische Therapie bei Limited Disease 11 – 14 Wochen, bei Extensive Disease 5 – 7 Wochen.

Unter Therapie erhöht sich die Überlebenszeit der gesamten Patientengruppe mit kleinzelligem Bronchialkarzinom auf 12 – 13 Monate, bei fortgeschrittenen Erkrankungen auf 9 – 12 Monate, bei der Limited Disease auf 12 – 18 Monate.

Für das **nichtkleinzellige Bronchialkarzinom** beträgt die 5-Jahres-Überlebensrate nach Therapie in großen kumulativen Statistiken für alle Stadien zusammengenommen etwa 10 – 15 %, während im Stadium I 5-Jahres-Überlebensraten bis 67 % und im Stadium II bis 55 % verzeichnet werden können (Abb. 6.**13**).

Tabelle 6.**33** Stadieneinteilung des kleinzelligen Bronchialkarzinoms

Very limited Disease (Stadium I nach TNM) T_1 oder T_2 ohne ipsilaterale hiläre LK-Metastasen
Limited Disease (Stadium II u. III nach TNM) • ipsilateralen hilären LK-Metastasen • ipsi- oder kontralateralen medioastinalen LK-Metastasen • Skalenus- oder supraklavikulären LK-Metastasen • Pleuraerguss (auch bei positiver Zytologie!)
Extensive Disease Alle Patienten, die nicht Limited Disease sind

6.7.2 Andere pulmonale Malignome

Bronchuskarzinoid

Niedrig maligner bronchialer Tumor, embryonal vom „Foregut" ausgehend. Etwa 4 % aller Bronchialtumoren. **Klinisch** pulmonale Obstruktion, ggf. atypische neurohumorale Symptome.

Therapie der Wahl: chirurgische Entfernung.

Morbus Hodgkin, Non-Hodgkin-Lymphome

Raritäten: Bronchus-associated-lymphoid-Tissue-(BALT-)Lymphome und lymphomatoide Granulomatose (angiozentrische, lymphoproliferative Erkrankung unklarer Ätiologie).

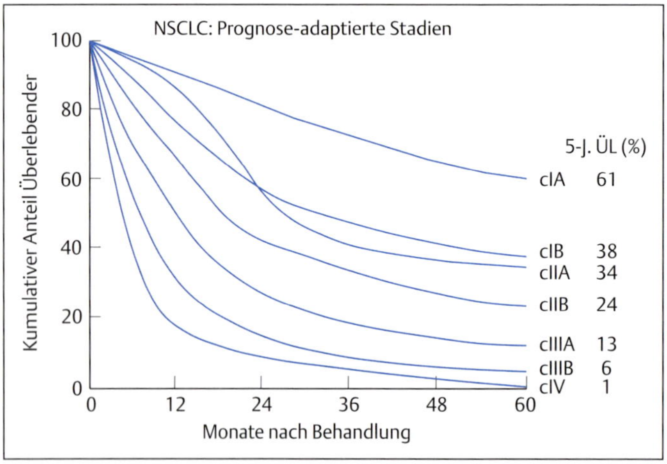

Abb. 6.13 Nichtkleinzelliges Bronchialkarzinom: Prognose abhängig vom Tumorstadium.

Lungenmetastasen

Metastasen chemotherapiesensibler Tumoren werden in der Regel abhängig vom Primärtumor zunächst zytostatisch behandelt.

Nach einer unvollständigen Remission kann bei einem günstigen thorakalen Lokalbefund, extrathorakaler Tumorfreiheit und funktioneller und allgemeiner Operabilität eine chirurgische Entfernung durch multiple atypische Lungenresektionen erwogen werden.

Voraussetzung der Operation ist die Beurteilung der Lokalisation und Zahl der Metastasen mittels Computertomographie in Spiraltechnik, evtl. mit CT-Reevaluation in einem Zeitfenster von ca. 6 Wochen, um eine disseminierte Tumoraussaat in der Lunge auszuschließen.

Insbesondere bei Metastasen von kolorektalen Karzinomen, malignem Melanom und Nierenzell-Karzinom ist wegen der bekannten Resistenz gegenüber chemotherapeutischen Ansätzen eine Operation zu erwägen.

Generell sollte eine interdisziplinäre Entscheidung im Rahmen einer Tumorkonferenz herbeigeführt werden, dies insbesondere beim Vorliegen von Metastasen gonadaler Keimzelltumoren, Osteosarkomen, Mamma- und Ovarialtumoren.

Therapie

6.7.3 Interventionelle Maßnahmen in der Pneumologie

Lasertherapie/Argon-Plasma-Coagulation (APC)

Indikationen

- In der Regel palliative Therapiemaßnahme (Ausnahme: Beseitigung einer zentralen Tumorverlegung der Atemwege mittels Laserstrahl/APC und zweizeitige Tumortherapie mit kurativem Ansatz).
- Entfernung **exophytischer** Tumoranteile.
- In der Regel Einsatz nach dem Ausschöpfen der chirurgischen und konservativen Maßnahmen (zytostatische Therapie und/oder Strahlentherapie).
- Stenosen distal der Lappenbronchien stellen in der Regel keine Indikation mehr dar, weil der funktionelle Gewinn gering ist.
- Poststenotische Pneumonie zur Verbesserung der bronchialen Reinigungsmechanismen.
- Iatrogene Stenosen im Bereich der Trachea (z. B. Zustand nach Tracheotomie, Langzeitbeatmung) stellen nur eine Indikation dar, wenn es sich um membranöse Stenosen oder granulomatöse Veränderungen bei erhaltener Stabilität der Trachea handelt.
- Kurativer Ansatz bei Carcinomata in situ.

Technik

Starre Intubation in Allgemeinnarkose.

In der Bronchologie wird überwiegend der Neodym-Yttrium-Aluminium-Granat-Laser oder aber, als kostengünstigeres Verfahren, aber auch einfacher in der Handhabung, der Argon-Plasma-Coagulator eingesetzt.

! Während des Laser-/APC-Betriebs keine zusätzliche Sauerstoffgabe (Explosionsgefahr, Brandgefahr!).

Komplikationen

- Schwere Tumorblutung,
- letale Komplikationen (ca. 1 %),
- Mediastinitis,
- tracheoösophageale Fistel,
- fibrinöse Membranen auf dem Wundbett, mehrfache Abtragung ggf. erforderlich,
- akute bronchospastische Reaktion.

Kontraindikationen

- Stenosierung vorwiegend durch **intramurales** Tumorwachstum.
- Tracheomalazie.
- tracheoösophageale Fistel,
- hämorrhagische Diathese,
- fortgeschrittene Tumorkachexie.

Ergebnisse

Bei erfolgreicher Abtragung kommt es zu einer deutlichen Besserung der Dyspnoe bzw. einer Retentionspneumonie.

Die objektivierbaren Verbesserungen der Lungenfunktion sind in vielen Fällen nicht sehr ausgeprägt, der Hauptvorteil liegt in der Verbesserung der Lebensqualität des Patienten.

Die mittlere Überlebenszeit nach einer endobronchialen Lasertherapie liegt zwischen 4 und 7 Monaten.

►

Afterloading-Therapie (Brachytherapie)

Indikationen

Palliative Therapiemaßnahme beim Verschluss der zentralen Atemwege durch **intramurales** Tumorwachstum oder durch peribronchialen Tumordruck bei weitgehend intakter Bronchialschleimhaut.

Bei kleinem Tumorvolumen alleinige Anwendung, bei größeren Tumoren Kombination mit perkutaner Bestrahlung.

Technik

- High-Dose-Rate-Bestrahlung. Als Strahlenquelle dient in der Regel ^{192}Iridium mit einer Quellenaktivität zwischen 10 und 20 Curie.
- Das strahlenbiologische Konzept der Brachytherapie besteht darin, durch eine schnelle Applikation einer hohen Strahlendosis auf ein kleines Tumorareal einen großen biologischen Effekt im stenosierenden Tumorgewebe zu erreichen. Gleichzeitig wird durch den raschen Dosisabfall in dem den Tumor umgebenden Lungengewebe eine größtmögliche Schonung des gesunden Gewebes gewährleistet.
- Fiberbronchoskopisches Einbringen eines Hohlapplikators durch den Instrumentierkanal und Platzierung unter Durchleuchtung in den Bereich der Tumorstenose.
- Mit einem Dummy mit 1-cm-Markierung kann die Bestrahlungsstrecke festgelegt werden.
- Anschließend Einbringen der Strahlenquelle in den Hohlapplikator („Afterloading"). Die Bestrahlung selbst nimmt nur wenige Minuten in Anspruch. Es werden je nach Therapiekonzept in 3 – 4 Sitzungen in wöchentlichen Abständen Gesamtherddosen von 20 – 30 Gy appliziert.

Komplikationen

- Akute Komplikationen durch die Katheterpositionierung kommen praktisch nicht vor.
- Letale Blutungen im Zusammenhang mit einer Brachytherapie wurden in 7 – 40 % der Fälle angegeben.
- Vernarbungen.
- Nekrosen, Fistelungen.

Ergebnisse

- Komplette und partielle Remissionen in ca. 60 – 80 % der Fälle.
- Subjektive Befundbesserung bei ca. 2/3 aller Patienten.
- Die mittlere Überlebenszeit beträgt nach einer palliativen endobronchialen Brachytherapie 4 – 9 Monate.

Bronchoskopische tracheobronchiale Schienung (Stenteinlage)

Indikationen

Maligne Stenosen: Tumorkompression, Tumorfisteln zum Ösophagus oder zum Mediastinum.

Benigne Stenosen: Narbenstriktur (Postintubationsstenosen), Granulationen, Tracheobronchomalazie.

Stent-Typen

Vorstellung einer bronchoskopisch platzierbaren **Silikon-Prothese durch Dumon** 1989. Der Dumon-Stent kann jedoch luxieren und zu lebensbedrohlichen Verlegungen der Atemwege führen. Ferner wurden Verborkungen mit hochgradiger Lumeneinengung beobachtet, die mit Fremdkörperzangen beseitigt werden müssen.

Einen weiteren Stent-Typ stellen **expandierbare Metallendoprothesen** dar (z. B. **Palmaz-Stent**). Nach dem Einbringen in die Stenose werden sie mit einem Ballonkatheter dilatiert. Da sie den intrathorakalen Druckschwankungen nicht folgen, neigen sie vermehrt zu Stenoserezidiven.

Selbst-expandierbare Metallendoprothesen (z. B. Nitinol-Stent) nehmen eine vorgegebene geometrische Konfiguration nach der Freigabe vom Implantationskatheter an (sog. „Memory Effect"). Sie führen weniger häufig zur Reokklusion.

Zusammenfassend gibt es zurzeit für die Atemwege noch **kein ideales Stentsystem**, das alle gestellten Anforderungen befriedigend erfüllt.

Für alle Stent-Typen gilt: Anwendung nur in den **großen** Atemwegen nach präziser Indikationsstellung mithilfe des Bronchoskops.

Ergebnisse

Bei malignen Stenosen handelt es sich um eine palliative Maßnahme, die Überlebensrate nach 1 Jahr liegt unter 10 %.

Der Einsatz bei benignen Stenosierungen nimmt zu (z. B. nach Lungentransplantation).

►

Photodynamische Therapie

Bei dieser Therapieform macht man sich die mehr oder weniger selektive Speicherung von Photosensitizern (z. B. Hämatoporphyrinderivaten) im Tumorgewebe zunutze.

Nach der systemischen oder inhalativen Gabe des Photosensitizers wird Laserlicht entsprechender Wellenlänge bronchoskopisch unter weitgehender Schonung der gesunden Schleimhaut auf das Tumorgewebe appliziert.

Nur in wenigen Zentren vorhanden.

6.8 Akute und chronische Atmungsinsuffizienz

T. Köhnlein, T. Welte
(Frühere Bearbeitung: J. Lorenz, B. Fischer)

Definition

Durch pulmonale und/oder extrapulmonale Ursachen wird die Funktion des Systems Lunge-Atmungspumpe-Atmungsantrieb so weit eingeschränkt, dass es zu pathologischen Veränderungen der arteriellen Blutgase kommt (Hypoxämie, Hyperkapnie, respiratorische Azidose).

Einteilung

Man unterscheidet zwei Formen der Ateminsuffizienz:

- Die **respiratorische Insuffizienz** ist in erster Linie durch eine Hypoxämie mit vermindertem Sauerstoffpartialdruck (PaO_2) und verminderter arterieller Sauerstoffsättigung gekennzeichnet.
- Die **ventilatorische Insuffizienz** manifestiert sich durch einen ansteigenden Kohlendioxidpartialdruck ($PaCO_2$). Erst bei weit fortgeschrittener ventilatorischer Insuffizienz entsteht zusätzlich eine Hypoxämie.

Ätiologie der Atmungspumpeninsuffizienz

Pulmonale Ursachen: Lungenerkrankungen unterschiedlicher Genese.

Extrapulmonale Ursachen:

- Störungen im Bereich des zentralen Atmungsantriebs (z. B. zentrale Ischämien, Sedativa-Überhang, Z. n. Schädel-Hirn-Trauma, Infektionen im Bereich des ZNS),
- hohe spinale Läsionen und Schäden des N. phrenicus (z. B. traumatische oder degenerative Schäden),
- neuromuskuläre Störungen (z. B. Myasthenia gravis, amyotrophe Lateralsklerose, angeborene Muskelerkrankungen),
- Erkrankungen der Thoraxwand oder Pleura (z. B. schwere Kyphoskoliose, Rippenserienfraktur, Pneumothorax, Pleuraerguss, Residuen einer Tuberkulose wie Fibrothorax oder Z. n. Thorakoplastik),
- Erkrankungen der extrathorakalen Atemwege (z. B. laryngeale Schleimhautschwellungen nach der Einwirkung von chemischen Dämpfen, Verletzungen im Mund- und Rachenraum, Tumore).

Neben der Einteilung in pulmonale und extrapulmonale Ursachen ist für die klinische Einschätzung einer Ateminsuffizienz die **zeitliche Entwicklung** von Bedeutung:

- akut einsetzende und schnell fortschreitende Schäden (**akute Ateminsuffizienz**),
- langsam progrediente, sich über Monate oder Jahre entwickelnde Pathologien (**chronische Ateminsuffizienz**).

Pathophysiologie/Pathogenese

Die Blutgasanalyse erlaubt die Differenzierung zwischen einer respiratorischen und einer ventilatorischen Insuffizienz.

Respiratorische Insuffizienz

Die **respiratorische Insuffizienz,** in erster Linie gekennzeichnet durch eine Hypoxämie, hat drei wesentliche Ursachen:

- Ventilations-Perfusions-Mismatch (Verteilungsstörungen),
- Diffusionsstörungen,
- arteriovenöse Shunts.

Am häufigsten liegt eine **Störung der Ventilations-Perfusions-Verhältnisse** vor. Dabei wird die Perfusion der Lunge nicht optimal in die Organabschnitte geleitet, die am besten ventiliert werden, oder eine ungenügende Ventilation führt bei normaler Perfusion zu einer Erniedrigung der arteriellen Oxygenierung. Der Ventilations-Perfusions-Quotient weicht unter diesen Bedingungen vom physiologischen Verhältnis von 0,8 ab.

Häufige Beispiele für eine gestörte Belüftung der Alveolarräume sind Pneumonien mit Atelektasenbildung und ausgeprägtem Sekretverhalt, obstruk-

Therapiegrundsätze

Bei allen Formen der Atmungsinsuffizienz ist die Sicherstellung einer ausreichenden Oxygenierung der Gewebe zu gewährleisten. Primär muss versucht werden, die der Atmungsinsuffizienz zugrunde liegende Erkrankung zu beseitigen. Zur kurzfristigen Korrektur einer Hypoxämie eignet sich die Gabe von Sauerstoff über eine Nasensonde. Bei Hypoxämie und begleitender Hyperkapnie ist die Beatmungstherapie erforderlich. Parallel zu diesen Maßnahmen ist eine ausreichende Kapazität an Sauerstoffträgern (Hämoglobin) und eine suffiziente Hämodynamik zu gewährleisten.

Eine Sauerstoffinsufflation als Dauertherapie kann zur Verbesserung der Oxygenierung, zum Rückgang der Polyglobulie und zur Senkung des pulmonalarteriellen Drucks führen. Sie ist eine etablierte Behandlungsform für alle chronisch-hypoxämischen Zustände mit Ausnahme des ausgeprägten arteriovenösen Shunts. Eine Langzeit-Sauerstofftherapie ist indiziert, wenn unter optimierter medikamentöser Therapie die im Ruhe-Steady-State gemessenen PaO_2-Werte unter 55 mmHg liegen (7,3 kPa), oder die Oxygenierung unter körperlicher Belastung erheblich abfällt. Die Entscheidung zur Sauerstofflangzeittherapie kann durch den Nachweis einer pulmonal-arteriellen Hypertonie und einer sekundären Polyglobulie untermauert werden (vgl. Tab. 6.**34**).

Eine mögliche **sauerstoffinduzierte Atemdepression** bei Patienten mit chronischer Hypoxämie muss vor der Langzeitversorgung mit einem Sauerstoffgerät durch eine Sauerstofftestung abgeklärt werden. Gegebenenfalls muss die Sauerstofflangzeittherapie mit einer nichtinvasiven Beatmung kombiniert werden.

Die Anwendungszeit der Langzeit-Sauerstofftherapie muss mindestens 16 h/d betragen. Der PaO_2 sollte auf mindestens 8,7 kPa bzw. auf die Altersnormwerte eingestellt werden.

Therapie der chronischen ventilatorischen (hyperkapnischen) Insuffizienz

Zunächst steht die **Behandlung der Grunderkrankung** im Vordergrund (z. B. Therapie einer Lungengerüsterkrankung, einer chronisch obstruktiven Bronchitis oder einer Myasthenia gravis). Medikamentöse Therapien, die auf den Atmungsantrieb gerichtet sind, spielen heute bei Patienten mit chronischer ventilatorischen Insuffizienz keine Rolle mehr.

Durch **intermittierende Selbstbeatmung (sog. Heimbeatmung)** wird die ermüdete Atmungsmuskulatur für die Dauer der Beatmung entlastet. Die muskulären Energiespeicher füllen sich, und die Kapazität der Atmungspumpe ist auch im beatmungsfreien Intervall gebessert. Die Beatmungszeiten sollten mindestens 6 bis 8 h täglich betragen. Von besonderem Vorteil ist die Beatmung während des Schlafs.

Das Ziel der intermittierenden Selbstbeatmung ist die Beseitigung der Symptome der ventilatorischen Insuffizienz (Dyspnoe, Tagesmüdigkeit, Kopfschmerzen u. a.), und die Verbesserung des Blutgasstatus in Ruhe und unter Belastung.

In der Regel wird die Beatmung über einen nichtinvasiven Beatmungszugang in Form einer Nasen- oder Mund-Nasenmaske durchgeführt.

In **seltenen Fällen** (z. B. bei regelmäßig notwendiger bronchialer Absaugung) kann die Indikation zur Anlage eines **Tracheostomas** bestehen, worüber ebenfalls langfristig beatmet werden kann.

Therapie des ARDS

Vermeidung/Behandlung der Auslöser des ARDS (z. B. Aspiration, Sepsis).

Beatmungstechniken zur Verbesserung der Oxygenierung und Rekrutierung atelektatischer Alveolarbezirke, wobei Baro-/Volutrauma vermieden werden müssen. Die sog. „Protective Ventilation" sieht einen maximalen Inspirationsdruck < 35 cm-H_2O, einen PEEP über dem alveolären Verschlusspunkt („Lower inflection Point", meist 12 – 15 cm-H_2O), und ein Atemzugvolumen von 6 – 10 ml/kg KG vor.

Experimentelle Ansätze: Medikamentöse Hemmung plasmatischer Kaskadensysteme (Gerinnungssystem, Kallikrein-Kinin-System, Komplement-System) und zirkulierender inflammatorischer Zellen; antiinflammatorische Therapie (z. B. Corticoide, Cyclooxygenasehemmstoffe, Anti-TNF, PAF-Antagonist etc.); bronchoskopische Surfactantapplikation, extrakorporale Membranoxygenation (ECMO) und weitere extrakorporale Verfahren zum Gasaustausch.

Tabelle 6.**34** Indikationen zur Sauerstofflangzeittherapie

- chronisch-obstruktive Atemwegserkrankungen
- Lungenfibrosen unterschiedlicher Ätiologie
- Mukoviszidose
- chronische Lungengefäßerkrankungen, einschließlich primäre pulmonale Hypertonie
- Z. n. rezidivierender Lungengefäßembolie
- Herzinsuffizienz und Herzrhythmusstörungen mit arterieller Hypoxämie und pulmonaler Hypertonie
- Z. n. Lungenteilresektion
- Bewegungstraining bei nachgewiesener Belastungshypoxämie

Prognose

Prognose des ARDS

Die Letalität des ARDS beträgt etwa 50–60%, wobei Fortschritte auf dem Gebiet der Beatmungstechniken dazu führten, dass nur noch etwa 25% dieser Todesfälle durch eine Hypoxie verursacht werden. Die meisten Patienten versterben an einem Multiorganversagen und/oder Kreislaufversagen. 2 Jahre nach dem Überleben eines ARDS ist bei der überwiegenden Mehrzahl der Patienten keine pulmonale Funktionseinschränkung mehr feststellbar.

Prognose der Patienten unter Sauerstofflangzeittherapie

Mehrere qualitativ hochwertige Studien konnten für Patienten mit chronisch obstruktiven Atemwegserkrankungen eine signifikant höhere Lebenserwartung zeigen (Nocturnal Oxygen Therapy Trial, 1980; Medical Research Council, 1981).

Prognose der Patienten unter intermittierender Selbstbeatmung (Heimbeatmung)

Die Lebenserwartung und auch die Lebensqualität von Patienten mit Thoraxwanderkrankungen oder neuromuskulären Erkrankungen kann mit langfristiger häuslicher Beatmung erheblich gebessert werden. Die Studien bei Patienten mit chronisch obstruktiver Bronchitis sind widersprüchlich, sodass bei diesen Patienten jeder Einzelfall individuell betrachtet werden muss.

Indikationen und Ergebnisse der Lungen- bzw. Herz-Lungen-Transplantation

Indikationen

Die wesentliche Voraussetzung für die Indikationsstellung zur Lungen- oder Herz-Lungen-Transplantation ist **Ausschöpfung sämtlicher anderer therapeutischer Alternativen**. Nach klinischer Einschätzung sollte die Lebenserwartung bei der Indikationsstellung ca. ein bis zwei Jahre betragen.

Die Bestimmung des optimalen **Zeitpunkts, wann ein Patient auf die Warteliste aufgenommen werden sollte**, gehört zu den schwierigsten Aufgaben des Transplantationsteams. Hilfreich ist hierzu die langjährige Kenntnis des Patienten, sodass ein akutes Ereignis vor dem Hintergrund des Verlaufs der Erkrankung gesehen werden kann.

Heute werden **Einzel- und Doppel-Lungentransplantationen** durchgeführt. Nur bei fortgeschrittener, irreversibler Herzschädigung (z. B. schwere Trikuspidalinsuffizienz mit erheblicher rechtsventrikulärer Schädigung) kommt eine Herz-Lungen-Transplantation infrage.

Kontraindikationen

Die Lungentransplantation ist ein sehr komplexes Therapieverfahren, das mit einer nennenswerten Komplikationsrate und einer lebenslangen, nebenwirkungsreichen Nachbehandlung verbunden ist.

Ein sehr schlechter Allgemeinzustand, Kachexie mit massiv reduzierter Muskelmasse, Malignome, und weitere schwerwiegende Beeinträchtigungen anderer Organfunktionen sind als Kontraindikationen für eine Transplantation zu betrachten. Das gleiche gilt für neurologisch-psychiatrische Erkrankungen, bei fortgesetztem Drogen- oder Nicotinabusus, und bei zu erwartender schlechter Patientencompliance.

Die Altersgrenze für eine Lungentransplantation ist von der Grunderkrankung abhängig und liegt in den meisten Transplantationszentren bei 55 bis 60 Jahren.

Ergebnisse

Nach den Eurotransplant-Daten muss angenommen werden, dass etwa 15–30% der Patienten auf der Warteliste für eine Lungen- oder Herz-Lungentransplantation versterben.

Die **wichtigsten Komplikationen** nach erfolgreicher Transplantation beinhalten die akute und chronische Abstoßung des Spenderorgans (Bronchiolitis-Obliterans-Syndrom), Infektionen und Hei-

Tabelle 6.**35** Indikation zur Lungentransplantation weltweit

Diagnose	**Einzel-Lungentransplantation** (n = 5793)		**Doppel-Lungentransplantation** (n = 5166)		**Summe** (n = 10.959)	
COPD	3091	53,0 %	1201	23,0 %	4292	39 %
idiopathische Lungenfibrose	1369	24 %	503	9,7 %	1872	17,0 %
zystische Fibrose	131	2,3 %	1615	31,0 %	1746	16,0 %
Alpha-1-AT-Mangel	493	8,5 %	491	9,5 %	984	9,0 %
idiopathische pulmonal-arterielle Hypertonie	68	1,1 %	391	7,8 %	457	4,2 %
Sarkoidose	143	2,5 %	144	2,8 %	287	2,6 %
Bronchiektasen	21	0,4 %	254	4,9 %	275	2,5 %
Eisenmenger-Syndrom	8	0,2 %	95	2,3 %	103	1,2 %
Lymphangioleiomyomatose	50	0,9 %	72	1,4 %	122	1,1 %
Re-Transplantation (BOS)	67	1,2 %	46	0,9 %	115	1,0 %
Re-Transplantation (non BOS)	49	0,8 %	42	0,8 %	91	0,8 %

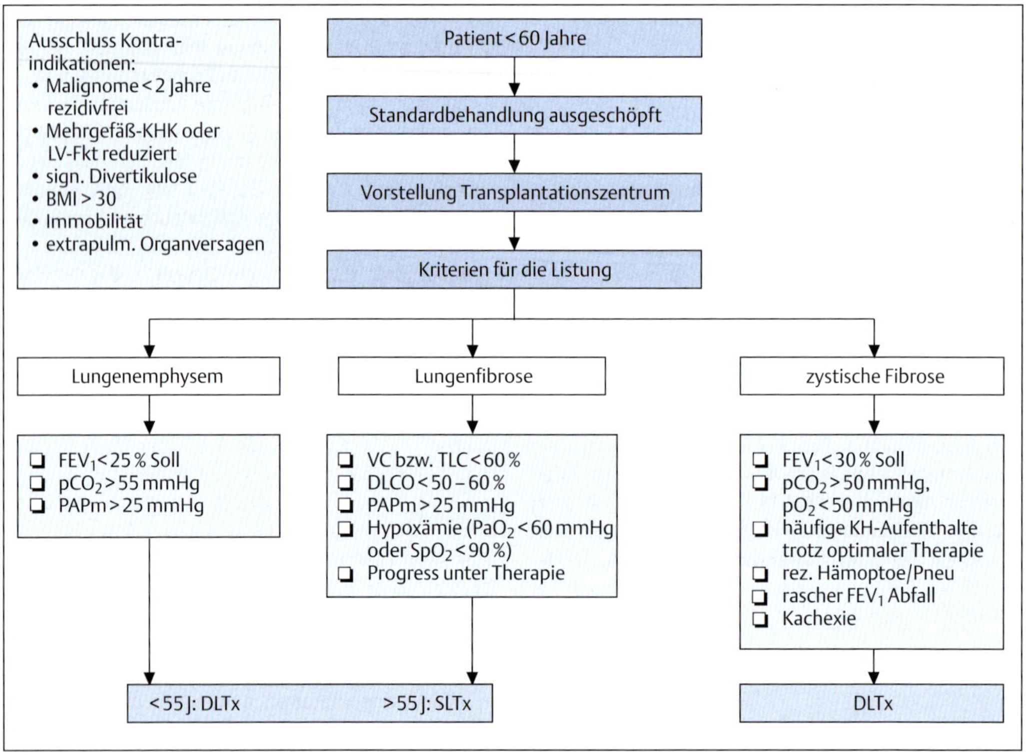

Abb. 6.14 Auswahl der Transplantationskandidaten bei den häufigsten Indikationen.

lungsstörungen im Bereich der Bronchus-Anastomosen.

Wie bei allen anderen Transplantationen wird eine medikamentöse, kombinierte **Immunsuppression** lebenslang erforderlich (am häufigsten sind Glucocorticoide, Ciclosporin A, Azathioprin, Tacrolimus u. a.).

Heute beträgt nach der Sammelstatistik von Eurotransplant die durchschnittliche 5-Jahres-Überlebensjahre 40 bis 45%, die 10-Jahres-Überlebensrate ca. 35 bis 40%. Allerdings bestehen starke Schwankungen der Überlebensraten hinsichtlich der Grunderkrankung des Patienten und in Abhängigkeit von der Erfahrung des Transplantationzentrums.

6.9 Schlafbezogene Atmungsstörungen

T. Köhnlein, T. Welte
(Frühere Bearbeitung: J. Schlegel)

Schlafbezogene Atmungsstörungen zählen zu den häufigsten internistischen Erkrankungen. Schnarchen wird bei bis zu 40% der Gesamtbevölkerung beobachtet. Die Prävalenz des obstruktive Schlaf-Apnoe-Syndroms beträgt in der europäischen Bevölkerung 2–4%, die Prävalenz des zentralen Schlaf-Apnoe-Syndroms liegt bei ca. 0,1%.

Definitionen

- **Apnoe:** Sistieren des Atemflusses > 10 Sekunden.
- **Hypopnoe:** Reduktion des Atemzugvolumens über > 10 Sekunden und Absinken der Sauerstoffsättigung um mindestens 4%.
- **Apnoe-Hypopnoe-Index:** Durchschnittliche Anzahl an Apnoen und Hypopnoen/h (pathologisch > 15).
- **Obstruktive Apnoe:** Komplette Obstruktion der oberen Atemwege. Der zentrale Atmungsantrieb ist ungestört und es kommt zu frustranen Atmungsversuchen (inverse Atmung, Schaukelatmung).
- **Zentrale Apnoe:** Fehlender zentraler Atmungsantrieb. Keine muskuläre Atemaktivität.
- **Gemischte Apnoe:** Zentral beginnende Apnoe mit Übergang in eine obstruktive Form.

6.9.1 Schlafbezogene Atmungsstörungen mit Obstruktion der oberen Atemwege (obstruktives Schlafapnoe-Syndrom)

Pathogenese

Mit Erreichen tieferer Schlafstadien nimmt der Muskeltonus des gesamten Körpers ab. Dies gilt auch für die Muskulatur des Hypopharynx. Normalerweise sollte der verbleibende Querschnitt im Hypopharynx eine ausreichende Ventilation erlauben. Bei Patienten mit Schlaf-Apnoe-Syndrom werden die räumlichen Verhältnisse zwischen Zungengrund und Rachenhinterwand so eng, dass entweder nur noch vermindert (= Hypopnoe) oder gar keine Atemluft mehr hindurchströmen kann (= Apnoe). Der zentrale Atmungsantrieb bleibt erhalten und scheint bei einigen Patienten im Laufe einer Apnoe sogar zuzunehmen. Die Kontraktion des Zwerchfells verursacht bei verschlossenen oberen Atemwegen extreme intrathorakale Druckschwankungen (bis –80 cmH_2O).

Die mit der Apnoe entstehende Hypoxämie, Hyperkapnie und möglicherweise auch die intrathorakalen Druckschwankungen lösen nach durchschnittlich 10–20 s eine zentrale Weckreaktion (sog. Arousal) aus. Durch diese Weckreaktion verlässt der Patient sein tiefes Schlafstadium, ohne jedoch komplett zu erwachen. Der Muskeltonus des gesamten Körpers nimmt zu, wodurch sich auch der Hypopharynx wieder öffnet und die Ventilation wieder möglich wird. Aufgrund der eingetretenen Abweichungen von den normalen Sauerstoff-, Kohlendioxid- und pH-Werten ist der zentrale Atmungsantrieb für einige Sekunden gesteigert. Danach wird der Schlaf wieder tiefer, und der gesamte Zyklus wiederholt sich. In vielen Fällen können 200 bis 300 Apnoen pro Nacht beobachtet werden.

Durch die sich sehr häufig wiederholenden Arousals wird die physiologische Schlafarchitektur zerstört. Die für einen erholsamen Schlaf notwendigen Tief- und Traumschlafstadien werden ständig unterbrochen und sind am Ende der Nacht nicht in ausreichender Menge durchlaufen worden. Es besteht gewissermaßen ein chronisches Schlafentzugssyndrom. Zusätzlich gehen die nächtlichen Arousals mit erheblichen Aktivierungen des sympathischen Nervensystems einher, wodurch die in Tab. 6.**36** aufgeführten, typischen Begleiterkrankungen verstärkt werden können.

Primäres Schnarchen kann als Vorstufe des obstruktiven Schlaf-Apnoe-Syndroms verstanden werden. Auch beim Schnarchen kommt es zur partiellen, aber unkritischen Verengung der oberen Atemwege. In der Regel entstehen keine Hypoxämien und keine

Arousals, sodass sich aus medizinischer Sicht bei der Mehrzahl der schnarchenden Patienten keine Interventions-Notwendigkeit ergibt.

Klinik

Die Patienten berichten typischerweise über ausgeprägte Tagesmüdigkeit und die Tendenz, in monotonen Situationen ungewollt einzuschlafen. Durch Fremdanamnese ist lautes, unregelmäßiges Schnarchen mit Atempausen, sowie ein unruhiger Schlaf zu eruieren. Langfristig können die Patienten neben Aufmerksamkeitsstörungen eine intellektuelle Leistungsminderung, Persönlichkeitsveränderungen und Libidoverlust/Potenzstörungen erleiden. Weitere internistische Erkrankungen, die häufig mit dem obstruktiven Schlaf-Apnoe-Syndrom vergesellschaftet sind, sind in Tab. 6.**36** aufgeführt.

Wichtige Differenzialdiagnosen

Müdigkeit oder Erschöpfung aus anderer Ursache: Gestörter Schlaf-Wach-Rhythmus (z. B. Schichtarbeit), jahrelang bestehende Insomnie, langjähriger Abusus von Sedativa und depressive Syndrome. Sehr seltene Differenzialdiagnosen sind z. B. Narkolepsie und idiopathische zentralnervöse Hypersomnie.

Tabelle 6.**36** Häufige internistische Erkrankungen, die mit einem obstruktiven Schlaf-Apnoe-Syndrom assoziiert sind

- Adipositas
- ischämische Herzkrankheit
- Diabetes mellitus
- arterielle Hypertonie
- Herzrhythmusstörungen
- apoplektischer Insult

Diagnostik (gemäß BUB-Richtlinien 2004)

1. Stufe: Erheben einer typischen Anamnese, ggf. schematisiert und mit Fragebögen.

2. Stufe: Klinische Untersuchung und fachärztliche Untersuchung zum Ausschluss der o. g. Differenzialdiagnosen.

3. Stufe: Ambulantes Screening (sog. Polygraphie) bei Patienten mit typischer Befundkonstellation. Das Screening erfolgt in der Regel zuhause beim Patienten und zeichnet über eine Nacht Atemexkursionen von Thorax und Abdomen, Atemluft-Fluss vor Mund und Nase, Sauerstoffsättigung, Herzrhythmus und Körperposition auf.

4. Stufe: Polysomnographie mit den gleichen Messparametern wie im Screening, zusätzlich jedoch EEG und auch Elektrookulogramm/Elektromyogramm-Ableitung zur Beurteilung der Schlafqualität.

Therapie

Therapie

Bei allen Patienten soll eine verhaltensmedizinische Beratung erfolgen. Gewichtsreduktion, Schlafhygiene (regelmäßige Zubettgeh-Zeiten) und Verzicht auf Sedativa und Alkohol vor dem Schlafengehen sind wichtige Maßnahmen. Medikamentöse Therapieversuche des Schlaf-Apnoe-Syndroms mit Theophyllin gelten heute als obsolet.

Die Standard-Therapie des obstruktiven Schlaf-Apnoe-Syndroms ist die Anwendung von Continuous Positive Airway Pressure (CPAP). Mithilfe einer Nasenmaske (nCPAP) oder einer Mund-Nasen-Maske wird kontinuierlich ein Druck von 7 bis 12 cmH_2O auf die oberen Atemwege appliziert. Dieser Luftdruck bewirkt eine „pneumatische Schienung" des Hypopharynx und soll damit ein Kollabieren der muskulären Wände verhindern (Abb. 6.**15**). In Einzelfällen kann auch eine BiPAP-Therapie versucht werden, bei der der Ein- und Ausatmungsdruck getrennt eingestellt werden kann.

Operative Therapieverfahren, wie z. B. die Uvulopalatopharyngoplastik (UPPP) zielen darauf ab, Weichteilgewebe im Meso- und Hypopharynx zu resezieren und dadurch die räumliche Enge zu beseitigen. Die klinischen Erfolge sind jedoch sehr limitiert, sodass dieses Verfahren hauptsächlich bei angeborenen Fehlbildungen im Bereich der oberen Atemwege zur Anwendung kommen sollte.

Prognose

Unter suffizienter nCPAP-Therapie kann in den meisten Fällen mit einer vollständigen Beseitigung der Symptome gerechnet werden. Zahlreiche klinische Studien belegen auch einen positiven Effekt auf die Begleiterkrankungen (vgl. Tab. 6.**36**), womit eine erhebliche Prognoseverbesserung für die therapierten Patienten erklärt wird.

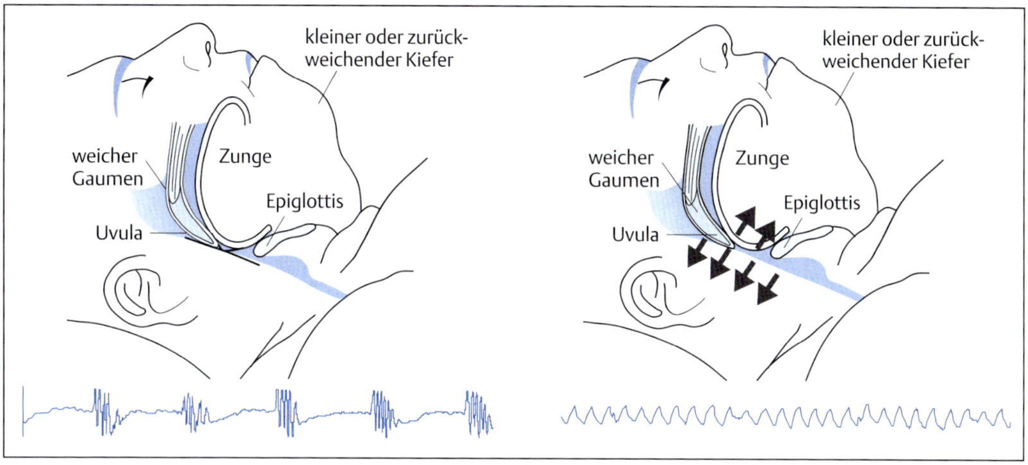

Abb. 6.15 Kompletter Verschluss des Hypopharynx bei einer obstruktiven Apnoe (links). Durch die Therapie mit Continuous Positive Airway Pressure (CPAP) wird der Druck im Hypopharynx erhöht und dadurch das Kollabieren der oberen Atemwege verhindert (rechts). Mit dieser Therapie können die obstruktiven Apnoen im Schlaf verhindert werden.

6.9.2 Schlafbezogene Atmungsstörungen ohne Obstruktion der oberen Atemwege (zentrales Schlafapnoe-Syndrom)

Ätiologie

Das zentrale Schlaf-Apnoe-Syndrom beruht auf einer kurzzeitigen Unterbrechung des Atmungsantriebs. Ursächlich kommen Störungen im Bereich des Atmungszentrums, Perfusionsstörungen im Bereich des ZNS, oder eine übermäßige Empfindlichkeit der zentralen und peripheren Rezeptoren für CO_2 infrage.

Klinik

Das klinische Bild besteht in einem sich gleichförmig wiederholenden Muster aus Apnoen und Hyperpnoen (Cheyne-Stokes-Atmung) im Schlaf. Die Sauerstoffentsättigungen sind meist milder ausgeprägt als beim obstruktiven Schlaf-Apnoe-Syndrom, den Apnoen folgen jedoch regelmäßig Arousals mit den oben beschriebenen Auswirkungen auf die Schlafqualität und den Sympathikotonus.

Die beschriebenen zentralen Atmungsregulationsstörungen treten regelmäßig im Schlaf, und bei einigen Patienten auch im Wachzustand auf. Typische Begleiterkrankungen sind die chronische Herzinsuffizienz und stattgehabte zerebrale Insulte. Schätzungen gehen davon aus, dass bis zu 40 % der Patienten mit chronischer Linksherzinsuffizienz an einem therapiebedürftigen Schlaf-Apnoe-Syndrom leiden.

Diagnostik und Therapie

Die Routinediagnostik und -therapie orientiert sich an den Maßnahmen des obstruktiven Schlaf-Apnoe-Syndroms, wobei für den Erfolg der nCPAP-Therapie widersprüchliche Therapiestudien vorliegen. Weitere Therapieoptionen sind BiPAP (= Pressure Support Ventilation), adaptive Servo-Ventilation (sog. Autoset CS-Therapie) oder die nächtliche Applikation von hoch dosiertem Sauerstoff (4 l/min).

6.10 Pleuraerkrankungen

Tobias Welte
(Frühere Bearbeitung: J. Schlegel, R. Buhl)

6.10.1 Pleuritis sicca

Definition

Entzündung der Pleura, seltener primär, meist Mitreaktion bei Erkrankungen der Lunge oder anderer Organe (z. B. Perikard).

Eine initiale Pleuritis sicca geht fast immer in eine Pleuritis exsudativa mit Ergussbildung über.

Ätiologie

- Infektiös (meist Viren, selten als Folge einer bakteriellen Erkrankung),
- Systemerkrankungen aus dem rheumatologischen Formenkreis und Kollagenosen,
- Urämie,
- Trauma.

Klinik

Fibrinauflagerungen auf der Pleura verursachen atemabhängige Schmerzen in der Brust (selten: Epigastrium) und das typische Pleurareiben (Auskultation).

Mit dem Übergang in die exsudative Form verschwinden diese Symptome (vgl. Pleuraerguss).

Therapie

Therapie

Die **unkomplizierte Pleuritis** erfordert lediglich eine symptomatische Therapie (z. B. Analgesie bei Pleurodynie, Antiphlogistika, Antibiotika bei bakteriellen Infekten, evtl. Antitussiva).

Bei **sekundären Formen** Therapie der Grundkrankheit (z. B. Dialyse bei Urämie, antiinflammatorische Therapie bei rheumatischer Systemerkrankung).

6.10.2 Pleuraerguss

Definition

Der Pleuraraum befindet sich zwischen Lunge und Brustwand und enthält normalerweise einen sehr dünnen Flüssigkeitsfilm, der als Kopplungssystem dient. Von einem Pleuraerguss ist die Rede, wenn es zu einer vermehrten Flüssigkeitsansammlung im Pleuraraum kommt.

Pathogenese

Pleurale Flüssigkeit sammelt sich an, wenn die Produktion die Resorption übersteigt. Normalerweise gelangt die Flüssigkeit aus den Kapillaren der parietalen Pleura, aus dem Interstitium über die viszerale Pleura oder aus der Peritonealhöhle über kleine Löcher im Zwerchfell in den Pleuraraum und wird von dort über die Lymphgefäße der parietalen Pleura wieder resorbiert. Die Kapazität des Lymphgefäßsystems reicht aus, das Zwanzigfache der normalerweise produzierten Menge aufzunehmen.

Ein Pleuraerguss entsteht also entweder durch exzessive Produktion pleuraler Flüssigkeit (durch die parietale Pleura, das Lungeninterstitium oder die Peritonealhöhle) oder durch herabgesetzte Flüssigkeitsresorption.

Klinik und Diagnostik

Mit zunehmendem Pleuraerguss kommt es zu Atemnot, Husten, gelegentlich Druckgefühl oder Schmerzen auf der befallenen Brustseite.

Ab einer Ergussmenge von 300 – 500 ml ist eine Objektivierung durch die klinische Untersuchung möglich (Perkussion, Auskultation).

Die Lungenfunktion zeigt je nach Ergussmenge eine mehr oder weniger ausgeprägte restriktive Ventilationsstörung.

Die **Röntgenübersichtsaufnahme** der Thoraxorgane zeigt ab einer Ergussmenge von ca. 200 – 300 ml eine typische, nach dorsal und lateral ansteigende Verschattungsfigur (Ellis-Damoiseau-Linie, atypische Bilder bei Pleuraadhäsionen), im Zweifel bestätigt ein Auslaufen des Ergusses in der Ergussaufnahme (liegend seitlich) die Diagnose.

Sonographisch sind Ergussbildungen bereits ab einer Menge von 50 ml nachweisbar.

Bei unklarer Genese und/oder deutlicher klinischer Symptomatik ist eine diagnostische und/oder entlastende **Pleurapunktion** erforderlich. Diese sollte in der Regel unter sonographischer Kontrolle durchgeführt werden.

Transsudate und **Exsudate** können durch Bestimmung der LDH und des Eiweißgehalts unterschieden werden. Bei exsudativen Ergüssen trifft zumindest eines der folgenden **Kriterien** zu:

- Eiweißgehalt der Pleuraflüssigkeit/Serumeiweiß > 0,5,
- LDH in der Pleuraflüssigkeit/Serum-LDH > 0,6,
- LDH in der Pleuraflüssigkeit mehr als zwei Drittel oberhalb der oberen Normgrenze der Serum-LDH.

Mit diesen Kriterien werden allerdings bis zu 25 % aller Transsudate als Exsudate falsch klassifiziert. Wenn eines oder mehrere dieser Kriterien erfüllt sind, die klinische Situation aber eher für ein Transsudat spricht, sollte eine simultane Bestimmung der Albumin-Konzentration in Serum und Pleuraflüssigkeit erfolgen. Ein Gradient von mehr als 12 g/l (1,2 g/dl) spricht eindeutig gegen ein Exsudat.

Tabelle 6.**37** Ätiologie der Pleuraergüsse (modifiziert nach Hoeper MM, Welte T. Harrisons Innere Medizin, 16. Aufl., deutsche Ausgabe, 2005)

Transsudative Ergüsse
• Herzinsuffizienz
• Leberzirrhose
• Lungenembolie
• nephrotisches Syndrom
• Peritonealdialyse
• Obstruktion der Vena cava superior
• Myxödem
• Urothorax
Exsudative Ergüsse
• neoplastische Erkrankungen
– Metastasen
– Mesotheliom
• Infektionen
– bakterielle Infektion
– Tuberkulose
– Mykosen
– Virusinfektionen
– Parasitosen
• Lungenembolien
• gastrointestinale Erkrankungen
– Ösophagusperforation
– Pankreaserkrankung
– intraabdominelle Abszesse
– Zwerchfellhernie
– nach abdomineller Operation
– endoskopische Ösophagusvarizenverödung
– nach Lebertransplantation
• rheumatologische Systemerkrankungen und Kollagenosen
• nach kardialen Eingriffen
• Asbestexposition
• Sarkoidose
• Urämie
• Meigs-Syndrom
• Yellow-Nail-Syndrom
• arzneimittelinduzierte Pleuraerkrankung (z. B. Amiodaron)
• Strahlentherapie
• Dressler-Syndrom
• Hämatothorax, iatrogene Verletzung
• ovariales Hyperventilationssyndrom
• Perikarderkrankungen
• Chylothorax

Bei Nachweis eines Exsudats sollten folgende weitere Untersuchungen der Pleuraflüssigkeit veranlasst werden:

- Makroskopische Beschreibung des Punktats (Farbe, Trübung, Blutbeimengungen etc.),
- pH-Wert,
- Amylaseaktivität,
- Zellzahl und -differenzierung,
- bakteriologische Untersuchungen,
- Zytologie (maligne Zellen?).

Ein **pH-Wert** im Erguss < 7,2 weist auf eine parapneumonische Genese bzw. ein Empyem hin.

Ein hoher **Amylase-Spiegel** stützt die Annahme eines (v. a. linksseitigen) Begleitergusses bei Pankreatitis.

Ein **chylöser Erguss** (Aussehen, Nachweis von Chylomikronen, Triglyceride > 110 mg/dl) kann neoplastisch (v. a. Lymphome) oder traumatisch (auch postoperativ) bedingt sein. Chylothoraces sind typisch für seltene Lungenerkrankungen wie die Lymphangioleiomyomatose.

! Kann die Diagnose mit allen bisherigen Maßnahmen nicht gestellt werden, muss eine bioptische Klärung erwogen werden. Methode der Wahl ist die videoassistierte Thorakoskopie; eine Pleura(blind)biopsie (Ramel-Nadel) ist nur noch in Ausnahmefällen indiziert.

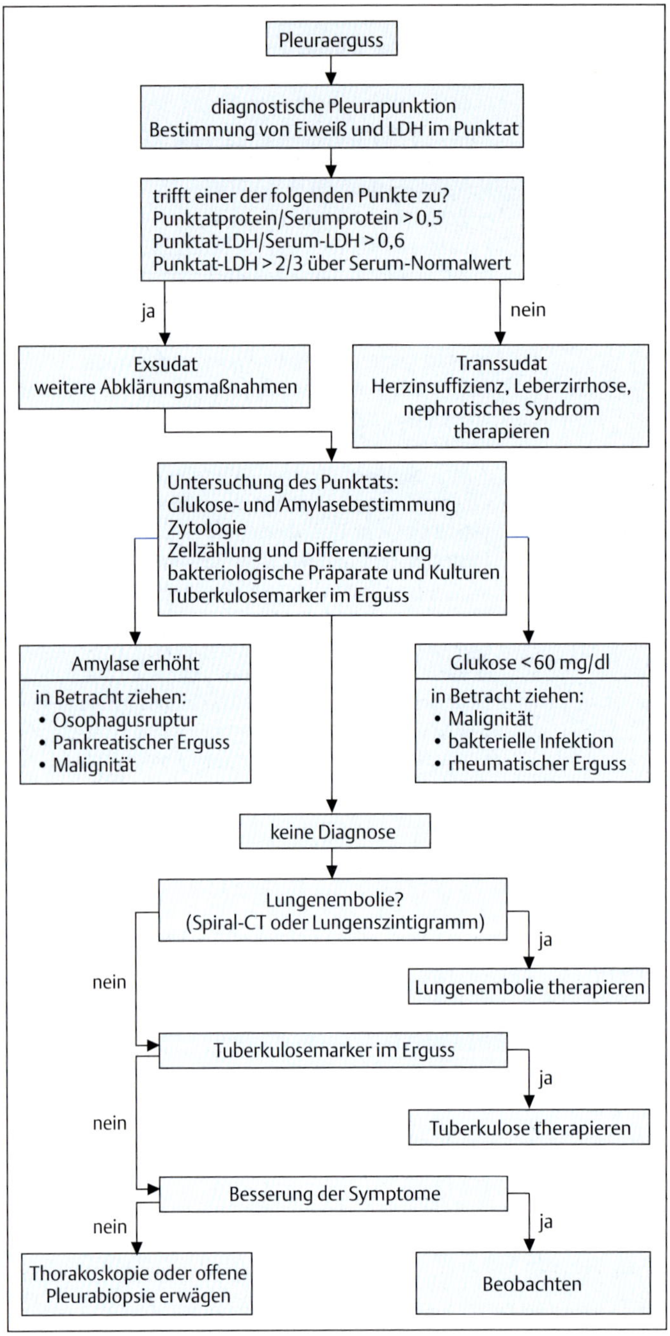

Abb. 6.16 Diagnostisches Vorgehen beim Pleuraerguss (Hoeper MM, Welte T, Harrison Innere Medizin, 16. Aufl., deutsche Ausgabe, 2005)

Therapie

Therapie

Behandlung der Grundkrankheit

Für die häufigsten Ursachen des Pleuraergusses gelten dabei folgende Grundregeln:

Herzinsuffizienz: Therapie s. Kap. 3.7. Primär zunächst Diuretika. Kommt es trotz diuretischer Therapie nicht zu einer Resorption der Ergüsse, erneute diagnostische Abklärung.

▶

Leberzirrhose: Ein hepatischer Hydrothorax ist normalerweise rechtsseitig und häufig sehr ausgeprägt, sodass eine schwere Dyspnoe resultiert. Wenn der Aszites nicht medikamentös beherrscht werden kann, ist eine Lebertransplantation die beste Therapieoption. Ist der Patient kein geeigneter Kandidat, bleibt als beste Alternative die Anlage eines transjugulären intrahepatischen portosystemischen Shunts.

Pleuraempyem: Anlage einer Thoraxdrainage, bei gekammerten Ergüssen kann die Instillation eines Fibrinolytikums (250 000 IE Streptokinase oder 100 000 IE Urokinase) erwogen werden. Alternativ kann auch eine videoassistierte Thorakoskopie mit Adhäsiolyse durchgeführt werden. Bleiben diese Maßnahmen ineffektiv, muss eine chirurgische Dekortikation in Betracht gezogen werden.

Maligner Pleuraerguss: Je nach Art und Ausbreitung des zugrunde liegenden Tumors chemo- oder strahlentherapeutische Behandlung. Bei Misserfolg dieser Behandlungsoption symptomatische Therapie. Das einzige Symptom, das durch den Erguss hervorgerufen wird, ist Dyspnoe. Bei erheblicher Beeinträchtigung der Lebensqualität durch die Dyspnoe kann eine der folgenden Maßnahmen durchgeführt werden (falls sich die Dyspnoe durch eine therapeutische Entlastungspunktion bessern lässt): Pleuradrainage mit Instillation eines Sklerosierungsmittels (z. B. Talkum oder Tetracyclin) oder die ambulante Anlage eines kleinen Verweilkatheters zur kontinuierlichen Drainage.

Pleuramesotheliom: Mit dem Folatantagonisten Pemetrexed (Alimta) steht seit kurzem ein neues Chemotherapeutikum zur Verfügung, das bei Pleuramesotheliomen wirksam und in Kombination mit Cisplatin für die Therapie zugelassen ist. Alternativ kann Gemcitabin eingesetzt werden. Operative und strahlentherapeutische Verfahren haben nicht zur Prognoseverbesserung beigetragen. Bei therapierefraktären Pleuraergüssen kann eine Pleurodese (siehe unten) erwogen werden.

Chylothorax: Die Therapie der Wahl bei den meisten Formen ist die Implantation eines pleuroperitonealen Shunts. Eine längerfristige Saugdrainage der Pleurahöhle sollte bei einem Chylothorax nicht durchgeführt werden, weil dies zu Malnutrition und Immunschwäche führen kann. Diätetische Maßnahmen zur Reduktion der Chylomikronenbelastung können versucht werden, sind jedoch nicht evaluiert.

Hämatothorax: Die meisten Patienten mit einem Hämatothorax müssen mit einer Drainage behandelt werden, die auch eine kontinuierliche Beurteilung des Ausmaßes der Blutung ermöglicht. Falls die Blutung von einer Zerreißung der Pleura herrührt, kommt sie meist zum Stillstand, wenn beide Pleurablätter sich unter Drainagebehandlung aneinanderlegen. Falls die pleurale Hämorrhagie über 200 ml/h hinausgeht, muss eine Thorakotomie erwogen werden.

Pleurodese

Wirkungsmechanismus: Induktion einer sterilen Pleuritis (z. B. durch Tetracyclin, Bleomycin, Fibrin, Talkum) mit reaktiver interpleuraler Fibrose und Obliteration des Pleuraspaltes.

Technik:

1. Einlage einer Drainage zur vollständigen Entleerung des Ergusses, fraktioniert bei großen Ergüssen (ca. 1 – 1,5 l/d).
2. Anästhesie der Pleuraoberflächen durch intrapleurale Instillation eines Lokalanästhetikums (z. B. 20 ml Procain 1 % oder Lidocain 1 %) über die Drainage, evtl. zusätzlich systemische Analgesie (z. B. Pentazocin).
3. Intrapleurale Instillation z. B. einer Tetracyclin-Präparation (1 g Tetracyclin-HCl, Supramycin pro Inf., gelöst in 70 ml Aqua ad inject. und 30 ml Xylocain Lsg. 1 % in einer Blasenspritze), Nachspülen von 10 ml NaCl 0,9 %, dann Katheter für 2 h abklemmen und Patient zu gelegentlichem Lagewechsel anhalten, danach Absaugung. Wiederholung jeweils am Folgetag bis die Ergussproduktion < 100 ml/d beträgt (i. d. R. 5 – 8 Instillationen, weitere zeigen nicht mehr Erfolg). Danach Entfernung der Drainage mit Röntgenkontrolle.

Typische **Nebenwirkungen** sind Schmerzen im Bereich der Pleura, CRP-Anstieg, gelegentlich auch Fieber.

Das früher häufig verwendete Fibrin (intrapleurale Instillation von Fibrinogen und Thrombin, z. B. Beriplast HS, Tissucol Duo) ist wegen hoher Kosten weitgehend verlassen.

Prognose: Die Pleurodese mit Tetracyclin führt bei ca. 80 % der Patienten zu einem zumindest temporären Rückgang der Ergussproduktion. Ähnliche Ergebnisse lassen sich durch den sklerosierenden Effekt von Bleomycin (60 mg intrapleural) und anderen Zytostatika erzielen. Talkumsuspension (5 g sterilisiertes Talkum in 40 ml NaCl 0,9 % und 10 ml Lidocain 1 %, **cave:** präkanzerogen) scheint insgesamt effektiver und wird in der Behandlung maligner Ergüsse bevorzugt.

Bei Rezidiven kann die Pleurodesebehandlung ggf. wiederholt werden.

▶

Die Indikation zur **chirurgischen Pleurektomie** bei therapierefraktären rezidivierenden Pleuraergüssen sollte in Abhängigkeit vom Allgemeinzustand des Patienten und der Prognose der Grunderkrankung streng gestellt werden.

Komplikationen: Pneumothorax, Kammerung und Verschwartung des Ergusses (restriktive Ventilationsstörung, gefesselte Lunge), Pleuraempyem, Hypoproteinämie bei häufigen Ergusspunktionen.

6.10.3 Pneumothorax

Definition

Luftansammlung im Pleuraraum.

Ätiologie

- Lungenerkrankungen (z. B. Bullae bei Emphysem, Lungenfehlbildungen, Bronchialkarzinom, Histiozytosis X),
- traumatisch/iatrogen (z. B. Punktion der Pleura oder intrathorakaler Venen),
- idiopathisch (evtl. Anomalien der Pleura).

Klinik und Diagnostik

Oft nehmen Patienten ein Schmerzereignis in der Brust wahr, das nicht von Dauer sein muss. Je nach Ausdehnung des Befundes kann es zu Atemnot, evtl. zu Hustenreiz kommen.

- Abgeschwächtes Atemgeräusch, hypersonorer Klopfschall, Tachypnoe und Tachykardie nur bei ausgedehnten Befunden,
- Röntgenuntersuchung (in Exspiration),
- thorakoskopische Pleuradiagnostik bei Rezidiven.

Differenzialdiagnosen

Lungenembolie, Myokardinfarkt, Pleuritis, Erkrankungen der Oberbauchorgane.

Therapie

Therapie

- Verlaufsbeobachtung bei **geringen Befunden** (z. B. kleiner Spitzen-/Mantelpneumothorax),
- großlumige Pleuradrainage bei **ausgedehnten Befunden** (> 20% des Hemithorax), Sero-/Hämatothorax oder respiratorischer Insuffizienz,
- symptomatisch (Analgetika, Antitussiva, Sauerstoff unter Kontrolle der Blutgase),
- Therapie der Grundkrankheit bei **sekundären Formen**,
- Pleurodese bei Rezidiv auf der Gegenseite bzw. beim 2. Rezidiv auf der gleichen Seite,
- chirurgische Therapie bei persistierenden Pleurafisteln, ausgeprägtem Hämatothorax (> 300 ml), Pleuraempyem, chirurgischer Grunderkrankung.

Komplikationen

Spannungspneumothorax, Hämatothorax, Pleuraempyem, Haut- und/oder Mediastinalemphysem, bronchopleurale Fistel.

6.10.4 Spannungspneumothorax

Definition

Progrediente kardiopulmonale Insuffizienz als Folge des Anstiegs des intrapleuralen Druckes durch inspiratorisch wirksamen Ventilmechanismus bei Pneumothorax.

Klinik und Diagnostik

Thoraxschmerzen, zunehmende Atemnot, abgeschwächtes Atemgeräusch, hypersonorer Klopfschall, Tachypnoe und Tachykardie, Blutdruckabfall, Schock.

Röntgenologisch großer Pneumothorax mit Mediastinalverlagerung auf die gesunde Seite.

Therapie

- Die sofortige (!) Druckentlastung nach Einstechen einer großlumigen Kanüle im zweiten vorderen Interkostalraum bestätigt die Diagnose.
- Pleuradrainage.
- Supportive Therapie: Sauerstoff, Analgetika, Kontrolle der kardiovaskulären Parameter.

Therapie

6.10.5 Pleuraschwarte

Definition

Flächenhafte, organisierte Fibrinablagerungen auf der Pleura (Syn.: Pleuraschwiele), im Verlauf Verkalkung möglich.

Ätiologie

- Postinfektiös (v. a. nach Pleuraexsudat),
- postoperativ,
- posttraumatisch.

Klinik und Diagnostik

(Belastungs-)Dyspnoe bei ausgedehnten Schwarten durch Einschränkung der Beweglichkeit von Lungen und Brustwand, evtl. Entwicklung einer Skoliose.

- Röntgenuntersuchung (nicht auslaufender Erguss),
- Sonographie (evtl. Probepunktion),
- Lungenfunktion (Restriktion).

Therapie

Eine Dekortikation ist nur bei ausgedehnten Befunden mit deutlicher Funktionseinschränkung sinnvoll, wenn die gefesselte Lunge noch expansionsfähig ist.

Entscheidungshilfen können eine Computertomographie des Thorax und die Ventilations-Perfusions-Szintigraphie geben.

Therapie

Komplikationen

Pneumothorax, Blutungen.

6.11 Berufskrankheiten

N. J. Dickgreber, T. Welte
(Frühere Bearbeitung: J. Schlegel, R. Buhl)

Berufskrankheiten werden in der Anlage der Berufskrankheitenverordnung vom 31.10.1997 aufgeführt. Unter der BK-Nr. 4 werden Erkrankungen der Atemwege, der Lunge, des Rippen- sowie des Bauchfells zusammengefasst, die auf anorganische und organische Stäube, auf allergisierende oder aber chemisch-irritativ oder toxisch wirkende Stoffe zurückzuführen sind.

Unter der BK-Nr. 11 sind durch Metalle oder Metalloide bedingte Berufserkrankungen genannt. Hiervon können Arsen, Beryllium, Cadmium, Chrom, Mangan und Vanadium unter anderem toxische bronchopulmonale Erkrankungen verursachen.

Auch andere chemische (z. B. Isozyanate) und physikalische Einwirkungen (z. B. ionisierende Strahlen, Druckluft) oder aber Infektionen (z. B. Tuberkulose) können direkt die Lunge betreffen.

Bereits der entsprechende Verdacht auf das Vorliegen einer Berufskrankheit muss der zuständigen Berufsgenossenschaft gemeldet werden.

Damit eine Lungenerkrankung als Berufskrankheit anerkannt wird, ist ein kausaler Zusammenhang zwischen den schädigenden Einflüssen am Arbeitsplatz und der Erkrankung gefordert, auf den sich mit Wahrscheinlichkeit eine medizinische und juristische Überzeugung gründen lässt.

6.11.1 Silikose (BK-Nr. 4101)

Definition

Pneumokoniose durch Inhalation von Kieselsäure (SiO_2) bzw. kristallinen Quarzsand (z. B. im Bergbau, Steinmetzbetrieben, Schleifereien, Zementherstellung, Gießereien, Steinbrüchen).

Pathogenese

Quarzkristalle werden inhaliert und phagozytiert. Die im Interstitium freigesetzte Kieselsäure führt zu bindegewebigem Umbau und somit zur Ausbildung einer Fibrose. Typisch ist die Ausbildung silikotischer Knötchen aus Histiozyten, welche staubbeladen sind, einem zellfreiem Kern sowie einer kollagenen Faserhülle meist mit jahrelanger Latenz. Bei hoher Quarzstaubbelastung ist auch eine akute Verlaufsform bereits nach einer Expositionszeit von nur etwa 10 Monaten möglich, welche trotz Karenz der Exposition rapid fortschreiten und innerhalb von weniger als 2 Jahren zum Tode führen kann.

Die knötchenförmigen Parenchymveränderungen konfluieren zu größeren Aggregaten, die im Verlauf schrumpfen und sowohl zu Alterationen der Bronchiallumina als auch kompensatorisch zum emphysematösen Parenchymumbau führen können.

Klinik

! Die **obstruktive Ventilationsstörung** der Silikose als fibrotische Lungenerkrankung bestimmt die Klinik!

Die Silikose ist oft trotz ausgedehnten röntgenologischen Befundes symptomlos. Trockener Husten, später auch mit grauem Auswurf sowie zunehmende Belastungsdyspnoe können auftreten. Das Spätstadium ist durch die ausgeprägte obstruktive Symptomatik mit den entsprechenden Symptomen geprägt.

Die akute Silikose zeichnet sich durch rasch zunehmende Dyspnoe bis hin zur respiratorischen Insuffizienz mit ggf. letalem Ausgang aus (s. o.).

Komplikationen ergeben sich durch eine erhöhte Infektanfälligkeit der Lunge, insbesondere durch die häufig vergesellschaftete Tuberkulose (Silikotuberkulose; Prävalenz bis zu 25 %!), ferner durch die sich entwickelnde chronisch obstruktive Bronchitis, ein Lungenemphysem sowie ein sich ausbildendes Cor pulmonale. Das Bronchialkarzinomrisiko verdoppelt sich in etwa, ferner besteht ein erhöhtes Risiko für die Ausbildung von Kollagenkrankheiten.

Diagnostik

Die **Röntgenuntersuchung** zeigt beidseits noduläre Verdichtungen (silikotische Knötchen) mit identischer Dichte, betont in den Lungenober- und Mittelfeldern. Größere Granulome konfluieren zu Konglomerattumoren. Die vergrößerten mediastinalen und hilären Lymphknoten zeigen charakteristische eierschalenförmige Verkalkungen. Es kann sich eine retikuläre Zeichnungsvermehrung mit Zwerchfellhochstand zeigen. Die röntgenologischen Befunde bei der Silikose und anderen Pneumokoniosen werden nach einer von der International Labour Organisation (ILO) eingeführten Klassifikation beschrieben.

Die Einschränkung der **Lungenfunktion** setzt spät ein und dokumentiert Entwicklung und Ausmaß einer sich komplizierend entwickelnden chronisch obstruktiven Atemwegserkrankung. Deren Anerkennung als Folge einer Silikose setzt das Vorliegen fortgeschrittener silikotischer Veränderungen im Röntgenbild der Lunge voraus.

Silikotische Gewebsveränderungen (hyaline Knötchen oder Nachweis von Quarz) sind in **Lungen-** und **Lymphknotenbioptaten** nachweisbar. Bioptische Eingriffe im Rahmen eines Begutachtungsverfahrens sind allerdings nicht duldungspflichtig, die Indikation ist nur gegeben, wenn die Expositionsanamnese unsicher oder der Röntgenbefund untypisch ist.

Therapie

Therapie

Die **Therapie** ist symptomatisch (vgl. obstruktive Atemwegserkrankungen). Eine spezifische Beeinflussung des silikotischen Entzündungsprozesses ist nicht möglich.

Prognose

Die Silikose ist eine chronische Erkrankung, die auch nach dem Ende der Quarz-Exposition weiter fortschreiten kann (Berufsanamnese).

Eine Jahrzehnte überspannende Progredienz ist ebenso möglich wie ein spontaner Stillstand. Ausmaß und Folgen der pulmonalen Funktionsstörungen bestimmen den klinischen Verlauf.

Die chronische Silikose ist meist nicht mit einer Einschränkung der Lebenserwartung verbunden.

Sonderformen

Die **akute Form der Silikose** tritt bei einer massiven Quarz-Exposition auf. Innerhalb weniger Monate (s. o.) entwickeln sich ein trockener Reizhusten, ein Engegefühl in der Brust und Atemnot. Der röntgenologische Aspekt des Thorax ähnelt initial einer beidseitigen Pneumonie oder einem Lungenödem. Die meist rasch progrediente respiratorische Insuffizienz ist therapeutisch kaum zu beeinflussen und endet in der Regel letal. Die akute Silikose kann durch eine konsequente Expositionsprophylaxe sicher vermieden werden.

Silikotuberkulose (BK-Nr. 4102): Durch die Quarzbelastung der Lunge bei der Silikose wird die Abwehr von Mykobakterien beeinträchtigt. Dadurch ist das Tuberkuloserisiko so stark erhöht, dass die Silikotuberkulose als eigenständige Berufserkrankung definiert wurde. Klinik und Diagnostik entsprechen unkomplizierten Tuberkulosen, allerdings kann die radiologische Beurteilung der Lunge durch die silikotischen Veränderungen erschwert sein. Die antituberkulöse Therapie sollte über mindestens 12 Monate fortgeführt werden.

Caplan-Syndrom: Klinisches Bild aus typischer Rundherdsilikose und seropositiver rheumatoider Arthritis, welches auf einem immunpathologischen Mechanismus beruht. Typisch sind in Schüben auftretende, multiple pulmonale Rundherde, die histologisch Merkmale der rheumatischen Erkrankung aufweisen.

6.11.2 Erkrankungen der Lunge und Pleura durch Asbest

Asbestexposition

Asbest ist ein Sammelbegriff für verschiedene siliziumhaltige Mineralfasern. In industriellem Ausmaß wurden vor allem Chrysotil (Weißasbest, ca. 95 %), seltener Krokydolith (Blauasbest), Amosit (Braunasbest) und der finnische Antophyllit verwendet. Die Gefährdung durch lungengängige Asbestfasern beruht auf deren pleuratroper, fibrogener und kanzerogener Wirkung.

Als kritische zur Krankheitsinduktion fähige Fasergröße gilt eine Länge von >5 µm, ein Durchmesser <3 µm und ein Verhältnis von Länge zu Durchmesser von > 3:1.

Eine ausführliche Berufsanamnese muss Art und Ausmaß einer möglichen Asbestexposition (z. B. Isolation, Feuerschutz, Eternit, Bremsbeläge, Talkum) hinterfragen, die auch indirekt (z. B. Reinigung kontaminierter Berufskleidung) oder außerberuflich verursacht (z. B. Hobbys) sein kann.

Pleuraasbestose (BK-Nr. 4103)

Definition

Diffuse Pleurafibrose oder umschriebene hyaline, später verkalkende Pleuraplaques (evtl. auch Pleuraergüsse) nach Asbestexposition, die meist beidseits die laterale oder diaphragmale Pleura befallen.

Klinik und Diagnostik

Die Pleuraasbestose kommt häufig auch ohne Asbestose der Lunge vor und zeigt lediglich eine frühere, relevante Asbestexposition an. Die Betroffenen sind meist asymptomatisch, nur bei massiver Ausprägung kommt es selten zu restriktiven Ventilationsstörungen mit entsprechenden Beschwerden.

Die CT des Thorax zeigt Lokalisation und Ausdehnung der Pleuraveränderungen.

Komplikationen der Asbestexposition: Bronchialkarzinom in Verbindung mit Lungen- oder Pleuraasbestose (BK-Nr. 4104), Pleuramesotheliom (BK-Nr. 4105).

Therapie

Eine Therapie der Pleuraasbestose ist nicht erforderlich, bei gleichzeitigem Vorliegen einer Lungenasbestose symptomatisch. Patienten mit asbestassoziierten Pleuraveränderungen sollten allerdings angesichts des erhöhten Karzinomrisikos regelmäßig überwacht werden.

Therapie

Asbestose der Lunge

Definition

Fibrosierende Lungenerkrankung durch lungengängige Asbestfasern mit Obliteration des Kapillarbettes; oft liegt gleichzeitig eine Pleuraasbestose vor.

Pathophysiologie

Die fibrogene Wirkung der Asbestfasern verursacht diffuse fibrosierende Lungenveränderungen, deren Ausmaß von der Dauer und der Intensität der Asbestexposition mitbestimmt wird. Der frustrane zelluläre Versuch des Abbaus der Asbestfasern führt zu einer Unterhaltung der Entzündungsaktivität.

Die Latenz zwischen dem Beginn der Asbestexposition und dem Auftreten einer Asbestose beträgt zwischen 10 und mehr als 40 Jahren.

Klinik und Diagnostik

Initial oft schleichender Erkrankungsbeginn mit trockenem Reizhusten und Belastungsdyspnoe. Bei progredientem Verlauf entwickelt sich das typische klinische Bild einer fibrosierenden Lungenerkrankung (s. interstitielle Lungenerkrankung).

Die **Röntgenuntersuchung** zeigt fibrosierende Lungenveränderungen, die von diskreten interstitiellen Verschattungen vor allem in den Lungenunterfeldern bis zur klassischen Lungenfibrose des Spätstadiums reichen können, oft begleitet von Pleuraasbestosen.

In gleicher Weise ist die **Lungenfunktion** zunehmend im Sinne einer restriktiven Ventilationsstörung eingeschränkt mit verminderter Diffusionskapazität.

Die **broncho-alveoläre Lavage** ermöglicht den Nachweis und die Quantifizierung von Asbestkörperchen, Asbestfasern mit Hämosiderinhülle, die aber lediglich eine Asbestexposition anzeigen.

Der histologische Nachweis einer Asbestose gelingt nur selten in transbronchialen Lungenbioptaten, meist ist eine **operative Lungenbiopsie** erforderlich (dann ggf. Veraschung zur quantitativen Asbestanalyse für die Anerkennung einer Berufserkrankung).

Komplikationen der Asbestexposition: Bronchialkarzinom in Verbindung mit Lungen- oder Pleuraasbestose (BK-Nr. 4104), Pleuramesotheliom (BK-Nr. 4105).

Diagnostische Kriterien

- Hauptkriterien:
  - zuverlässige Expositionsanamnese („Asbestfaserjahre", klinisch relevant > 25),
  - Latenzintervall zwischen Exposition und Symptomatik.
- Nebenkriterien:
  - Röntgenbefund,
  - Lungenfunktionsstörung,
  - spätinspiratorische Rasselgeräusche über der Lungenbasis.

Therapie

Therapie

Die Behandlung ist **symptomatisch** (s. interstitielle Lungenerkrankungen). Immunsuppressive Maßnahmen (vor allem die Therapie mit Corticoiden) scheinen wirkungslos.

Asbest-Lungenkrebs

Definition: Durch Asbest verursachtes Bronchialkarzinom in Verbindung mit Lungen- und/oder Pleuraasbestose oder nach einer kumulativen Asbestfaserstaubdosis von 25 Faserjahren.

Ätiologie: Die kanzerogene Wirkung der Asbestfasern wird durch den überadditiven Effekt anderer Karzinogene (vor allem Zigarettenrauch) noch potenziert und führt etwa 15–20 Jahre nach erstmaliger Asbestexposition ggf. zum Auftreten von Lungenkrebs.

Klinik, Diagnostik, Therapie und Prognose des Asbest-Lungenkrebses unterscheiden sich nicht von Bronchialkarzinomen ohne Asbestose.

! Die Anerkennung eines Bronchialkarzinoms nach Asbestexposition als **Berufserkrankung** erfordert das Vorliegen von sog. **Brückensymptomen** und setzt eine „minimale" Lungen- und/oder Pleuraasbestose bzw. den Nachweis der Einwirkung einer kumulativen Asbestfaserstaub-Dosis am Arbeitsplatz von mindestens 25 Faserjahren (25×10^6 Fasern/$m^3 \times$ Jahre) voraus.

6.11.3 Mesotheliom der Pleura, des Peritoneums oder des Perikards

Definition

Von mesothelialen Zellen der Pleura oder des Peritoneums (selten: Perikard) ausgehender Tumor.

Ätiologie

Mesotheliome der Pleura, des Peritoneums oder des Perikards stellen Spätrisiken nach einer Asbestexposition dar, in Abhängigkeit von Ausmaß und Dauer vergehen vom Beginn bis zum Auftreten von Mesotheliomen 20–40 Jahre.

Klinik

Das Initialstadium des **Pleuramesothelioms** ist symptomarm. Trockener Reizhusten und Thoraxschmerzen können ein erstes Zeichen des Tumorwachstums sein, meist weist erst die Dyspnoe infolge eines (oft einseitigen) Pleuraergusses auf das maligne Geschehen hin, ferner kann sich eine B-Symptomatik finden. Die Ausbreitung der Geschwulst im Pleuraverlauf mauert die Lunge ein. Die Affektion thorakaler Nerven kann starke Schmerzen verursachen.

Die Frühzeichen der **Peritonealmesotheliome** sind noch unspezifischer, oft führen erst die Auftreibung des Abdomens durch Aszites und Geschwulst den Patienten zum Arzt. Das Tumorwachstum in der Bauchhöhle kann das Darmlumen stenosieren.

Diagnostik

Die Computertomographie zeigt Lokalisation und Ausmaß der Pleuraveränderungen. Ergusszytologie und Pleurabiopsie sind nicht immer diagnostisch, oft klärt erst die Thorakoskopie die Diagnose (Zytologie zur BK-Anerkennung nicht ausreichend, Histologie erforderlich!).

Die histologische Unterscheidung eines Mesothelioms von einem Adenokarzinom kann sehr schwierig sein (Referenzpathologie!).

Histologische Typen:

- epithelialer Typ (ca. 50 %),
- fibrosarkomatöser Typ (ca. 25 %),
- biphasischer Typ (ca. 25 %) mit epithelialen und sarkomatösen Merkmalen,
- undifferenzierter polyklonaler Typ (selten).

Therapie

- Eine kurative Operation ist nur in wenigen Ausnahmefällen im Rahmen multimodaler Therapieansätze in Zentren möglich,
- Chemotherapie mit Pemetrexed und Cisplatin hat eine signifikante Verlängerung des Überlebens gezeigt,
- Radiotherapie hat rein palliativen Charakter, allerdings teils deutlich symptomverbessernd,
- Pleurodese bei rezidivierende Ergüssen,
- andere Komplikationen werden symptomatisch behandelt.

Prognose

Die Prognose ist schlecht, die Überlebenszeit nach Diagnosestellung beträgt im Mittel etwa 10 – 18 Monate, allerdings kommen auch langsame Verläufe vor. Bei Patienten mit beruflicher Asbestexposition werden Mesotheliome der Pleura und des Peritoneums auch ohne gleichzeitige Pleura- oder Lungenasbestose als Berufskrankheit anerkannt.

6.11.4 Obstruktive Atemwegserkrankungen

Die Berufskrankheitenverordnung unterscheidet die durch allergisierende Stoffe verursachten obstruktiven Atemwegserkrankungen (einschließlich der Rhinopathie) von denen durch chemisch-irritativ oder toxisch wirkenden Stoffen verursachten.

Die **Anerkennung als Berufskrankheit** bedeutet die Unterlassung aller Tätigkeiten, die für die Entstehung, Verschlimmerung oder das Wiederaufleben der Krankheit ursächlich waren oder sein können.

Eine durch **allergisierende Stoffe** beruflich verursachte obstruktive Atemwegserkrankung kann angenommen werden, wenn Allergene die Atemwegsobstruktion eindeutig hervorrufen und die Allergenexposition ausschließlich am Arbeitsplatz ohne oder mit weitaus geringerem außerberuflichem Allergenkontakt erfolgt (z. B. „Bäckerasthma“ durch Mehlstaub oder Mehladditive).

Klinik, Diagnostik (Berufs- und allergologische Anamnese, Labor, z. B. RAST, Lungenfunktionsprüfung, Hauttests, nasale/inhalative Provokation), **Therapie und Prognose** der beruflich verursachten exogen allergischen obstruktiven Atemwegserkrankungen unterscheiden sich nicht von exogen allergischen Atemwegserkrankungen ohne beruflichen Bezug. Allerdings lässt sich bei beruflich relevanten Allergenen eine prognostisch günstige konsequente Allergenkarenz durch einen Arbeitsplatz- oder Berufswechsel meist besser verwirklichen als bei ubiquitären Umweltallergenen.

Voraussetzung für die durch **chemisch-irritativ wirkende Stoffe** beruflich verursachte obstruktive Atemwegserkrankung ist eine lang dauernde, sich ständig wiederholende Schadstoffexposition. Die Abgrenzung des Effekts konkurrierender, sicher außerberuflicher Noxen (z. B. Zigarettenrauch) kann im Einzelfall oft ebenso schwierig sein wie die Abwägung, inwieweit eine vermehrte bronchiale Reagibilität die Folge einer vorbestehenden, nicht berufsbedingten Grundkrankheit (z. B. Asthma bronchiale, chronische Bronchitis) ist.

Im Gegensatz dazu erfüllt die durch **toxisch wirkende Stoffe** beruflich verursachte obstruktive Atemwegserkrankung meist die Anforderungen an eine unfallartige Vergiftung (z. B. toxische Gase/Dämpfe). Auch in diesen Fällen kann die Abgrenzung von vorbestehenden außerberuflichen Bronchialerkrankungen schwierig sein. Eine detaillierte Arbeitsplatzanalyse und Expositionsanamnese (vor allem Noxe, Konzentration, Einwirkungsdauer) ist unerlässlich.

Daneben wurde mit der BK 4111 die „Chronische obstruktive Bronchitis oder Emphysem von Bergleuten unter Tage im Steinkohlebergbau bei Nachweis der Einwirkung einer kumulativen Dosis von in der Regel 100 Feinstaubjahren [(mg/m^3) × Jahre]“ in die Anlage zur Berufskrankheitenverordnung aufgenommen. Die Stichtagsregelung sieht dabei vor, dass eine BK-Anerkennung ausscheidet, sofern der Versicherungsfall vor dem 01.01.1993 eingetreten ist.

7 Hämatologie/ Onkologie

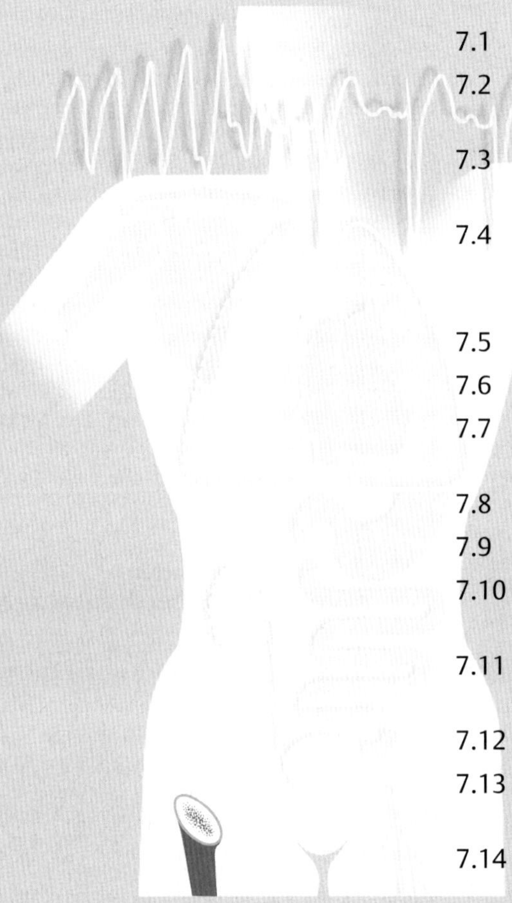

7 Hämatologie/Onkologie

W. E. Aulitzky, M. Schuler, Ch. Peschel

7.1 Die Regulation der Hämatopoese

Ch. Peschel

7.1.1 Das System der hämatopoetischen Stammzellen

Reife Blutzellen weisen eine begrenzte Lebenszeit auf, die nach Verlassen des Knochenmarkes für Erythrozyten ca. 120 Tage, für Thrombozyten 5 – 10 Tage und für Granulozyten nur 12 – 24 Stunden beträgt. Daher ist die lebenslange Aufrechterhaltung von konstanten Zahlen funktioneller Blutzellen von einer ständigen Neuproduktion abhängig. Alleine um den regulären Zellverlust auszugleichen, werden im Knochenmark täglich ca. 1×10^{11} Blutzellen gebildet. Zusätzlich vermag das Knochenmark bei vermehrtem Bedarf, z. B. durch Infektionen oder Blutungen, reaktiv die betreffende Zelllinie innerhalb kurzer Zeit zu expandieren und in die Peripherie auszuschwemmen. Eine ungezielte Expansion von Blutzellen muss andererseits durch negative Feed-back-Mechanismen verhindert werden. Diese lebenswichtige Rolle des Knochenmarks ist durch ein komplexes System von hämopoetischen Progenitorzellen gewährleistet.

Die Funktion der Hämatopoese beruht auf einer *pluripotenten Stammzelle*, die die Fähigkeit besitzt, mit großer proliferativer Kapazität in jede hämatopoetische und lymphatische Zelllinie zu differenzieren. Um zu verhindern, dass die Zahl der Stammzellen durch Ausdifferenzierung in reife Blutzellen vermindert wird, muss die Stammzelle auch befähigt sein, nach einer Zellteilung auf dem Niveau der unreifen Stammzelle zu verbleiben. Diese unikale Eigenschaft von hämatopoetischen Stammzellen wird als Selbsterneuerungskapazität bezeichnet. Aufsehen erregende neuere Daten über eine unerwartete Plastizität von adulten Stammzellen aus dem Knochenmark wurden in letzter Zeit teilweise relativiert. Während endotheliale Zellen einen gemeinsamen Ursprung mit hämatopoetischen Stammzellen im Hämangioblasten haben dürften, spielt offenbar die Regenerationskapazität für andere Gewebstypen zumindest in vivo keine quantitativ relevante Rolle.

Die nächste Differenzierungsstufe der frühen Hämatopoese wird durch *myeloische und lymphatische Progenitorzellen* repräsentiert. Diese Zellen besitzen ebenfalls eine hohe Proliferationskapazität. Multipotente, unreife Progenitorzellen vermögen in unterschiedliche Zelllinien, wie Erythrozyten, Granulozyten, Makrophagen und/oder Megakaryozyten zu differenzieren, während reifere Vorläuferzellen nur mehr in eine dieser Zellarten weiterdifferenzieren können. Im Unterschied zur pluripotenten Stammzelle weisen diese hämatopoetischen Progenitorzellen keine oder nur eine geringe Selbsterneuerungsfähigkeit auf. Für diese Zellen ist eine Proliferation mit einer Ausreifung in morphologisch erkennbare Differenzierungsstufen der Hämatopoese verbunden. Der Prozess der Proliferation und Differenzierung von hämatopoetischen Stammzellen findet unter physiologischen Bedingungen in den Stammzellnischen im Knochenmark statt. Erst funktionell kompetente reife Blutzellen verlassen die Sinusoide des Knochenmarks, um im peripheren Blut zu zirkulieren bzw. ins Gewebe zu infiltrieren.

7.1.2 Nachweismethoden hämatopoetischer Progenitorzellen

Der Anteil der hämatopoetischen Progenitorzellen im Knochenmark beträgt weniger als ein Prozent. Die Gesamtzahl der pluripotenten Stammzellen beim Erwachsenen wird auf wenige Millionen Zellen geschätzt. Daher waren für den Nachweis dieser morphologisch kleinen Lymphozyten entsprechenden Zellpopulation spezielle Methoden erforderlich, die auf deren in vitro Proliferationsverhalten in semisoliden Medien oder stromazellabhängigen Langzeitkulturen beruhen. Der tatsächlichen Stammzelle am nächsten kommt vermutlich eine Zellpopulation, die in immundefekten NOD-SCID-Mäusen in vivo nach Bestrahlung eine Repopulation des Knochenmarks mit humaner Hämatopoese ermöglicht.

Von klinisch relevanter Bedeutung ist der immunzytologische Nachweis von hämatopoetischen Progenitorzellen. Das Oberflächenantigen CD34 ist auf etwa 1 – 2 Prozent der Zellen im Knochenmark exprimiert, die die gesamte Vorläuferzellpopulation beinhalten. Linienspezifische Antigene (z. B. CD33,

CD19, CD13) und aktivierungsabhängige Antigene (CD38, CD71) kennzeichnen die hämatopoetischen und lymphatischen Progenitorzellen, während die pluripotenten Stammzellen in der CD34-positiven, Linien-negativen, HLA-DR-negativen und CD38-negativen Zellpopulation enthalten sind.

7.1.3 Regulation der Hämatopoese

Die Proliferation und Differenzierung von hämatopoetischen Stammzellen ist durch ein komplexes Netzwerk von stimulatorischen und inhibitorischen Zytokinen und zellulären Interaktionen reguliert. Eine wesentliche Rolle in der Regulation der Stammzellentwicklung kommt dem Mikromilieu des Knochenmarks zu, das sich aus Stromazellen, Adipozyten, Endothelzellen, Gewebsmakrophagen und extrazellulären Matrixproteinen zusammensetzt. Die zellulären Elemente des Mikromilieus bilden hämatopoetisch aktive Zytokine, die teilweise membrangebunden der Hämatopoese präsentiert werden. Die Adhäsion der unreifen Progenitorzellen an das Mikromilieu des Knochenmarks erfolgt durch diverse Adhäsionsmoleküle, die an Stromazellen und Matrixproteine binden. Die Ausschwemmung von differenzierten Endstufen der Hämatopoese in die Zirkulation wird durch Interaktion mit den Endothelzellen der Sinusoide des Knochenmarks durch noch wenig verstandene Mechanismen ermöglicht.

Der überwiegende Teil der pluripotenten Stammzellen befindet sich ruhend in der G_0-Phase des Zellzyklus. Die Proliferation und Differenzierung von Stammzellen wird durch Zytokine, die von Stromazellen synthetisiert werden, reguliert. Stammzellfaktor (SCF), FLT3-Ligand, IL-1, IL-3, IL-6 und IL-11 spielen in der Stimulation der frühen Hämatopoese eine wesentliche Rolle. Die weiter differenzierten Progenitorzellen werden durch eine Gruppe von Zytokinen stimuliert, die als Kolonien-bildende Faktoren (**c**olony-**s**timulating factor – CSF) bezeichnet werden. G-CSF, GM-CSF, M-CSF stimulieren das Wachstum von granulozytären und monozytären Vorläuferzellen. Das überwiegend in der Niere produzierte Erythropoetin stimuliert Vorläuferzellen der Erythropoese, teilweise in Kombination mit anderen Faktoren wie IL-3 und SCF. Die Thrombopoese wird durch Thrombopoetin stimuliert, IL-3, IL-6 und IL-11 sind Kostimulatoren der thrombopoetischen Progenitorzellen. Chemokine, insbesondere Stroma Derived Factor 1 (SDF-1), spielen eine entscheidende Rolle in der Einnistung von Stammzellen in das Mikromilieu des Knochenmarks.

7.1.4 Pathophysiologische und klinische Aspekte

Die Biologie des hämatopoetischen Stammzellsystems gewinnt zunehmende Bedeutung in der Translation in die Klinik. Die Transplantation von hämatopoetischen Stammzellen ist die Voraussetzung für die lebenslange Rekonstitution nach myeloablativer Therapie in der Behandlung von Tumorerkrankungen. Die Mobilisierung von hämatopoetischen Stammzellen in das periphere Blut führte zu einer wesentlichen Reduktion der therapiebedingten Morbidität und Mortalität bei autologen und allogenen Transplantationen. Auch die pathophysiologische Grundlage hämatologischer Erkrankungen beruht in vieler Hinsicht auf Dysregulationen der frühen Hämatopoese. Beispiele dafür sind die aplastische Anämie, klonale Stammzellerkrankungen wie die myeloproliferativen Syndrome, aber auch akute Leukämien und lymphoproliferative Erkrankungen. Hämatopoetische Wachstumsfaktoren wie G-CSF und Erythropoetin haben einen wichtigen Stellenwert in der supportiven Therapie und Transplantationsmedizin gewonnen, während bisher die klinische Entwicklung anderer Hämopoetine nicht den erhofften Erfolg zeigte.

7.2 Hämatologische Untersuchungsmethoden

W. E. Aulitzky

7.2.1 Untersuchung des peripheren Blutes

Die mikroskopische Untersuchung eines Blutausstriches gehört zu den essenziellen diagnostischen Maßnahmen bei Patienten mit abnormen Blutwerten. Es werden üblicherweise Blutausstriche nach May/Grünwald/Giemsa oder ähnlichen Methoden gefärbt. Dabei färben sich basische Zellelemente wie z. B. Hämoglobin oder manche Granula mit Eosin, während saure Zellbestandteile wie RNA oder DNA sich mit z. B. Methylenblau färben.

Beurteilt werden die Zahl und Morphologie von Leukozyten und Plättchen, sowie Zahl, Hämoglobingehalt, Größe, Form und Einschlüsse von Erythrozyten.

Retikulozyten: Retikulozyten sind Erythrozyten mit erhöhtem RNA-Gehalt, der mittels Supravitalfärbungsmethoden als Präzipitat nachgewiesen werden kann. Die Zahl der Retikulozyten ist ein Maß für die Produktion von roten Blutkörperchen durch das Knochenmark.

Tabelle 7.1 Blutbild: Normalwerte des Erwachsenen (zentrale 95%-Perzentile)

Hämoglobin (g/dl)	♀ 12–16	♂ 13,5–17,5
Erythrozyten (× 10⁶µ)	♀ 4,0–5,4	♂ 4,5–6,0
Thrombozyten (pro µl)		150 000–300 000
	rel. Anteil	Zellzahl G/l
Retikulozyten	0,5–1,5	24–84
Leukozyten		4,6–10,2
reife neutrophile Granulozyten	37–80%	2,0–6,93
stabkernige Granulozyten	0–12%	0–0,87
eosinophile Granulozyten	0–9,5%	0–0,67
basophile Granulozyten	0–2,5%	0–0,20
Lymphozyten	10–50%	0,6–3,44
Monozyten	0–12%	0,03–0,90
Lymphozytenvarianten	0–8,5%	0–0,66

7.2.2 Knochenmarkuntersuchung

Knochenmarkuntersuchungen ermöglichen eine direkte Untersuchung der Blutbildung. Die **Punktion** erfolgt sowohl für Aspiration als auch für Knochenmarkbiopsie beim Erwachsenen in den meisten Fällen am Beckenkamm. Die früher häufig geübte Sternalpunktion wird aus Sicherheitsgründen nur in Ausnahmefällen durchgeführt.

Eine **Biopsie** muss auf jeden Fall zusätzlich zur Aspiration bei Sicca-Aspiration oder beim Verdacht auf Myelofibrose, Lymphome, aplastische Anämie, disseminierte Granulome, metabolische Knochenerkrankungen oder Vaskulitis durchgeführt werden. Aufgrund des geringen zusätzlichen Aufwandes ist in den meisten anderen Fällen eine gleichzeitige Knochenmarkbiopsie nützlich.

Beurteilt werden die Zellularität sowie Morphologie und Zahl der Blut bildenden Zellen. Die Zellularität ist mit Routinemethoden nur schwer quantifizierbar. Daher werden Aussagen über eine Hypozellularität erst bei einer Reduktion unter 20% verlässlich.

Indikationen zur Knochenmarkuntersuchung

Absolute Indikationen

- Zytopenie unklarer Ursache,
- Panzytopenie,
- makrozytäre Anämie,
- leukoerythroblastisches Blutbild,
- unreife weiße Zellformen im peripheren Blut,
- im Rahmen der Abklärung von Lymphomen, myeloproliferativen Erkrankungen und kleinzelligem Bronchuskarzinom,
- Paraproteinämie oder Paraproteinurie,
- Lipidspeicherkrankheiten.

Relative Indikationen

- Fieber unklarer Ursache,
- Infektionen,
- Abklärung granulomatöser Erkrankungen,
- unklare Eisenmangelanämie.

7.2.3 Durchflusszytometrie

In der Hämatologie wird die Durchflusszytometrie verwendet, um mit hoher Sensitivität Oberflächenmoleküle auf Zellen des Knochenmarkes und peripheren Blutes spezifisch nachweisen zu können. Dadurch können Blutkörperchen und deren Funktionszustände erheblich differenzierter charakterisiert werden als durch lichtmikroskopische Verfahren.

Um ein bestimmtes Molekül nachzuweisen, werden Zellen mit Fluorochrom-markierten Antikörpern gegen dieses Zielmolekül beladen. Während der Passage durch eine Kammer werden die Zellen mit einem Laserstrahl angestrahlt. Dabei werden das Streulicht des Lasers und die Fluoreszenz des Fluorochroms gemessen. Das „Vorwärts-Streulicht" (Forward Scatter) ist proportional zu der Größe der Zelle, das „Seitwärts-Streulicht" (Side Scatter) korreliert mit der Granulierung der Zellen. Die Intensität der Fluoreszenz ist proportional zur Menge des an die Zelle gebundenen Antikörpers und damit zur Menge des Zielproteins auf der Zelle. Durch Mehrfachfärbungen mit unterschiedlichen Antikörpern sowie Messung von Größe und Granulierung können normale Blutzellen sowie unterschiedliche maligne Zellen exakt unterschieden werden. Die meisten der für die Differenzierung hämatopoetischer Zellen wichtigen Oberflächenmoleküle sind durch eine CD-Nummer definiert (CD = Cluster of differentiation).

Tabelle 7.**2** Differenzialblutbild des Knochenmarks normaler Erwachsener (nach Jandl, J., H. Blood: Textbook of hematology, Boston, Little Brown. 1987: 27)

	Mittelwert	Bereich
Neutrophile Reihe	**56%**	**45–66%**
Myeloblasten	1%	0,5–1,8%
Promyelozyten	3,4%	2,6–4,6%
Myelozyten	11,9%	8,1–16,9%
Metamyelozyten	18%	9,8–25,3%
Stabkernige	11%	8,5–20,8%
Segmentkernige	10,7%	8–16%
Eosinophile	**3,2%**	**1,2–6,2%**
Myelozyten	0,9%	0,3–1,9%
Metamyelozyten	1,4%	0,5–2,3%
Stabkernige	1,0%	0,3–2,7%
Segmentkernige	0,9%	1,1–1,7%
Basophile	**<0,1%**	**0–0,2%**
Erythroide Zellen	**21,5%**	**14,2–30,7%**
Proerythroblasten	0,6%	0,2–1,4%
Basophile Erythroblasten	2%	0,7–3,7%
Polychromatische Erythroblasten	12,4%	12,2–24,2%
Orthochromatische Erythroblasten	6,5%	2,0–22,7%
Lymphozyten	**15,8%**	**10,8–22,7%**
Monozyten	**1,8%**	**0,2–2,8%**
Plasmazellen	**1,8%**	**0,2–2,2%**
Retikulumzellen	**0,3%**	**0–0,5%**
Megakaryozyten	**<0,1%**	**0–0,2%**

7.3 Erkrankungen der hämatopoetischen Stammzelle

W. E. Aulitzky

7.3.1 Angeborene Knochenmarkinsuffizienz

Fanconi-Anämie

Die Fanconi-Anämie ist eine autosomal-rezessiv vererbte Erkrankung. Sie wird durch Defekte in einem von 8 Genen verursacht (Fanconi A-G), die alle an DNA-Reparatur beteiligt sind. Die Erkrankung ist durch ein gehäuftes Auftreten von Chromosomenbrüchen in verschiedenen Zellen, eine schwere aplastische Anämie und angeborene Fehlbildungen charakterisiert.

Die **Diagnose** wird üblicherweise zwischen dem 2.–12. Lebensjahr gestellt. Es wurden jedoch Einzelfälle berichtet, bei denen erst im Erwachsenenalter die Erkrankung erkannt wurde.

Die **Prognose** der Erkrankung ist infaust. Die Patienten versterben meist innerhalb weniger Jahre an Komplikationen der aplastischen Anämie oder malignen Erkrankungen.

Therapie

Bei Vorhandensein eines adäquaten Spenders ist die Therapie der Wahl die allogene Knochenmarktransplantation.

reicht von gering suboptimalen Retikulozytenwerten bis zum Vollbild einer aplastischen Anämie. Bei 2/3 der Patienten findet man zusätzlich eine Thrombozytopenie und/oder Granulozytopenie.

Ösophagusspasmus: Bei Patienten mit schwerer Hämoglobinurie kommen Schluckbeschwerden vor, die durch eine abnorm erhöhte Peristaltik des Ösophagus bedingt sind. Die Ursache ist unklar.

Impotenz: Während hämoglobinurischer Phasen tritt häufig eine erektile Impotenz auf. Die Ursache ist unklar, neurologische Defizite liegen nicht vor.

Akute Leukämie: 1–3% der Patienten mit PNH entwickeln eine akute Leukämie, die im Median nach 5–8 Jahren auftritt.

Diagnostik

Sucrose-Hämolyse- (Zuckerwasser-)Test: Serum wird mit einer isoosmotischen Glucoselösung verdünnt und damit die Ionenkonzentration des Serums verringert. Durch Aktivierung der Komplementkaskade über den klassischen Weg werden komplementsensitive Erythrozyten lysiert. Dieser Test ist als Screening geeignet, die Spezifität zur definitiven Diagnosestellung ist jedoch unzureichend.

Säure-Hämolyse-Test (Ham-Test): Erythrozyten von PNH-Patienten werden durch normales Serum bei saurem pH verstärkt lysiert. Dieser Test ist hoch spezifisch.

Durchflusszytometrie: Diagnostisch ist der Nachweis einer Erythrozytenpopulation, der mindestens 2 GPI-gebundene Proteine (CD55, CD59) an der Oberfläche fehlen. Der Anteil des PNH-Klones wird am Anteil von PNH-Granulozyten abgeschätzt, da dieser nicht durch Hämolyse oder Transfusionen verfälscht ist.

! Der Ham-Test zum Nachweis der erhöhten Komplementsensitivität ist deutlich weniger sensitiv als die Durchflusszytometrie und sollte daher allenfalls als Screeningtest durchgeführt werden.

Therapie

Therapie

1. Prävention und Behandlung der Thrombosen: Nach Thrombosen ist bei PNH eine lebenslange Antikoagulation erforderlich. Eine primäre Prophylaxe kann bei Patienten mit einem PNH-neutrophilen Klon > 50% in Erwägung gezogen werden. In dieser Gruppe wurde ein Schutzeffekt einer primären Prophylaxe in einer retrospektiven Studie gezeigt.

2. Hemmung der Komplementkaskade: In kleinen Studien wurde der Nutzen von Glucocorticoiden gezeigt. Die dafür erforderlichen Dosen sind aber relativ hoch (> 20 mg) und damit für eine Langzeitbehandlung problematisch. In der letzten Zeit wurden mehrere Medikamente entwickelt, deren Ziel eine direkte Hemmung der Komplementkaskade ist. Dabei zeigte Eculizumab, ein Anti-C5-Antikörper, in Kurzzeitstudien eine hohe Wirksamkeit. Der klinische Stellenwert wird derzeit in Studien geprüft.

3. Ersatz von Nährstoffen: Durch die Hämoglobinurie kommt es zu einer erhöhten Eisenausscheidung, die häufig eine Substitutionstherapie notwendig macht. Bei Einleitung einer Eisenbehandlung von Patienten mit Eisenmangel kommt es durch die Zunahme der Produktion von komplementsensitiven Zellen häufig zu einer Verschlechterung der Hämolyse, die durch die gleichzeitige Behandlung mit Steroiden meist verhindert werden kann.

4. Transfusion: Der Einsatz von Erythrozyten verursacht meist keine krankheitsspezifischen Probleme. Bei Patienten mit milder Hypoplasie der Erythropoese wurden Erfolge mit Androgenen berichtet.

5. Aplastische Anämie bei PNH: Über erfolgreiche Behandlungen mit ALG wurde berichtet. Es kommt dabei nicht zu Remission der PNH, aber zur Korrektur der Thrombopenie und Granulozytopenie.

6. Allogene Stammzelltransplantation: Allogene Stammzelltransplantationen führt bei PNH-Patienten zu einem 2-Jahres-Überleben um 50%. Dieses Verfahren kommt daher bei jungen Patienten mit optimalem Spender und hohem Risiko der PNH infrage. Solche Risikofaktoren sind z. B. stattgehabte Thrombosen, Progression in Panzytopenie oder klonale Evolution.

Prognose

Die Prognose der PNH ist sehr variabel und wird im Wesentlichen durch das Auftreten von Komplikationen bestimmt. Spontanremissionen oder spontane Besserungen treten bei ca. der Hälfte der Patienten nach 5 – 20 Jahren Krankheitsdauer auf.

Myelodysplastische Syndrome

Definition

Myelodysplastische Syndrome (MDS) nennt man eine heterogene Gruppe klonaler Erkrankungen der Hämatopoese. Sie sind gekennzeichnet durch eine inadäquate und dysmorphe Hämatopoese sowie durch ein hohes Risiko der Entwicklung sekundärer Leukämien.

Ätiologie/Pathogenese

Bei den MDS verdrängt ein abnormer Zellklon die normale Blutbildung im Knochenmark, ist aber gleichzeitig nicht in der Lage, eine normale Zahl funktioneller peripherer Blutzellen aufrechtzuerhalten.

Die zugrunde liegenden zellbiologischen Mechanismen sind bisher nicht völlig geklärt. Eine verminderte proliferative Kapazität von Vorläuferzellen sowie Defekte bei der Differenzierung in allen drei hämatopoetischen Zellreihen wurden beschrieben.

Die Ursache des MDS sind erworbene **genetische Aberrationen**. Bei ca. 2/3 der Patienten werden chromosomale Aberrationen gefunden. Die Deletion des langen Arms des Chromosoms 5, Trisomie 8 und Monosomie 7 sind die am häufigsten gefundenen Veränderungen. Während der Progression in eine sekundäre AML treten häufig zusätzliche chromosomale Veränderungen auf. Die für die Erkrankung relevanten Gene sind bisher nicht identifiziert.

Epidemiologie

MDS sind Erkrankungen des höheren Lebensalters mit einem medianen Manifestationsalter in der siebten Lebensdekade, sie können aber in allen Altersstufen auftreten. Männer sind etwas häufiger betroffen als Frauen.

Risikofaktoren sind die Exposition mit Chemikalien (z. B. petrochemische Produkte). Sekundäre MDS durch Zytostatika, z. B. Epipodophyllotoxine, treten nach einer Latenz von 5 – 10 Jahren auf.

Klinik

Ca. 50 % der Patienten sind zum Zeitpunkt der Diagnose beschwerdefrei und das MDS wird im Rahmen von Routineuntersuchungen entdeckt.

Bei der anderen Hälfte stehen Symptome der **Knochenmarkinsuffizienz** im Vordergrund. Bi- oder Panzytopenie bestehen bei ca. 1/3 der Patienten. Eine isolierte Anämie ist bei einem weiteren Drittel der Patienten das Initialsymptom, während isolierte Neutro- und Thrombopenien bei ca. 10 % gefunden werden.

- **Anämie:** bei ca. 50 – 80 % der Patienten, häufig Makrozytose, Anisopoikilozytose und andere morphologische Abnormalitäten der Erythrozyten.
- **Thrombopenie:** 30 – 50 % der Patienten.
- **Neutropenie:** 20 – 40 % der Patienten. Morphologische Veränderungen der Granulozyten mit Hyposegmentation (Pseudo-Pelger-Zellen) oder Hypersegmentation sind häufig.

Eine **Splenomegalie** wird bei ca. 20 % der Patienten, vorwiegend mit CMML, gefunden.

Der **klinische Verlauf** der Patienten wird durch das Auftreten von Komplikationen und die Transformation in eine akute Leukämie bestimmt. Letztere stellt bei ca. 1/3 der Patienten die Todesursache dar. Ca. 40 % der Patienten versterben an Komplikationen der Knochenmarkinsuffizienz (Blutung, Infektionen) oder an der Transfusionshämosiderose. Ca. 1/3 der Patienten versterben altersbedingt an Krankheiten, die nicht in einem direkten Zusammenhang mit dem MDS stehen.

Einteilung siehe Tab. 7.**7**.

Spezielle Syndrome

5q-Syndrom: Das 5q-Syndrom ist in der letzten Revision der WHO-Kriterien als eigene Entität berücksichtigt. Patienten mit dieser Verlaufsform haben häufig eine etwas günstigere Prognose und eine relativ geringe Progressionstendenz. Ansonsten ähneln klinische Symptome denen anderer MDS-Formen, eine Thrombozytose kommt im Initialstadium relativ häufig vor.

Chemotherapieassoziiertes MDS: AML und MDS treten nach intensiven Chemotherapien gehäuft auf. Die Inzidenz variiert in Abhängigkeit von der angewandten Chemotherapie, kann aber bis zu 10 % betragen. Die mediane Dauer bis zum Auftreten eines therapieassoziierten MDS und AML beträgt 48 – 68 Monate. Die therapieassoziierte AML entwickelt sich in der Regel nach einer MDS-Vorphase. Alkylierende Substanzen spielen bei der Pathogenese dieser Spätkomplikationen die Hauptrolle. Behandlungssche-

Tabelle 7.7 WHO-Klassifikation der MDS

Subtyp	Abkürzung	peripheres Blut	Knochenmark
refraktäre Anämie	RA	Anämie Blasten < 1 % < 1× 10^9/l Monozyten	nur erythroide Dysplasie <10 % Gran. oder Mega. dysplastisch < 5 % Blasten <15 % Ringsideroblasten
refraktäre Anämie mit Ringsideroblasten	RARS	Anämie Blasten < 1 %	nur erythroide Dysplasie < 10 % Gran. oder Mega. dysplastisch < 5 % Blasten ≥ 15 % Ringsideroblasten
refraktäre Zytopenie mit multilineärer Dysplasie	RCMD	Bi- oder Panzytopenie Blasten < 1 % keine Auerstäbchen < 1× 10^9/l Monozyten	Dysplasie > 10 % der Zellen ≥ 2 myeloide Zelllinien < 5 % Blasten keine Auerstäbchen < 15 % Ringsideroblasten
refraktäre Zytopenie mit multilineärer Dysplasie mit Ringsideroblasten	RCMD-RS	Bi- oder Panzytopenie Blasten <1 % keine Auerstäbchen < 1× 10^9/l Monozyten	Dysplasie > 10 % der Zellen ≥ 2 myeloide Zelllinien < 5 % Blasten keine Auerstäbchen ≥ 15 % Ringsideroblasten
refraktäre Anämie mit Blastenexzess 1	RAEB-1	Zytopenien < 5 % Blasten keine Auerstäbchen < 1 10^9/l Monozyten	uni- oder multilineäre Dysplasie 5 – 9 % Blasten keine Auerstäbchen
refraktäre Anämie mit Blastenexzess 2	RAEB-2	Zytopenien 5 – 19 % Blasten Auerstäbchen ± < 1× 10^9/l Monozyten	uni- oder multilineäre Dysplasie 10 – 19 % Blasten Auerstäbchen ±
MDS, unklassifiziert	MDS-U	Zytopenie < 1 % Blasten keine Auerstäbchen	unilineäre Dysplasie, myeloide Zelllinie < 5 % Blasten keine Auerstäbchen
MDS mit isolierter del(5q)	5q-	Anämie < 5 % Blasten Plättchen normal oder erhöht	normal oder vermehrte Megakaryozyten mit hypolobulierten Kernen < 5 % Blasten keine Auerstäbchen isolierte Deletion 5q
akute myeloische Leukämie	AML		> 20 % Blasten

mata, die keine alkylierende Substanzen enthalten, z. B. bei Keimzelltumoren, haben kein wesentlich erhöhtes Risiko der AML- und MDS-Entwicklung. Das AML-Risiko nach einer therapeutischen Bestrahlung scheint ebenfalls deutlich geringer zu sein als nach alkylierenden Substanzen. Die WHO-Klassifikation ist für die therapieassoziierten MDS nicht validiert, die Prognose ist unabhängig von den initialen Blutwerten ungünstig.

Diagnostik

Die Diagnose eines MDS ist eine **Ausschlussdiagnose**. Andere Ursachen für Zytopenien bei normo-hyperzellulärem Knochenmark müssen ausgeschlossen werden.

Eine **Aspiration** und **Biopsie des Knochenmarkes** gehört zu den essenziellen Untersuchungen beim Verdacht auf ein MDS. Auch wenn das MDS ei-

Tabelle 7.**8** Differenzialdiagnose der chronischen Zytopenie bei zellulärem Knochenmark

Ernährungsstörungen	Vitamin B_{12}-Mangel, Folsäuremangel, Eisenmangel
toxische KM-Schädigung	Alkohol, Erholungsphase bei Z.n. Chemotherapie, Toxine und medikamentöse Schäden
Anämie bei chronischen Erkrankungen	renale Anämie, chronische Infektionen, chronische Entzündungen, Tumoren
Virusinfektionen	HIV, Parvovirus B 19
angeborene KM-Insuffizienz	
myeloproliferative Erkrankungen	Polyzythämie, Thrombozythämie, CML, Osteomyelosklerose
paroxysmale nächtliche Hämoglobinurie MDS	
Hypersplenismus	

Tabelle 7.**9** Knochenmarkbefunde bei MDS

	Veränderung	Häufigkeit
Zellularität	erhöht	mehr als 80 %
	vermindert	bis 20 %
Fibrose		20 %
Dyserythropoese	nukleäre Abnormalitäten, megaloblastische Veränderungen, Ringsideroblasten, Vakuolisierung, Reifungsstopp	nahe 100 %
	Riesengranula, Granulationsdefekte, Auerstäbchen, Reifungsstopp	bis 80 %
Dysmegakaryopoese	Mikromegakaryozyten, verminderte Polyploidisierung der Megakaryozyten	> 80 %

ne Ausschlussdiagnose ist, gibt es jedoch zahlreiche morphologische Charakteristika, die die Diagnose eines MDS wahrscheinlich machen.

Ringsideroblasten (RS) sind ein wichtiges morphologisches Kriterium beim MDS. Als Ringsideroblasten werden Erythroblasten bezeichnet, die mindestens fünf mit Preußischblau anfärbbare Granula besitzen, welche mindestens 1/3 des Kernes zirkulär umgeben. Ringsideroblasten treten bei ca. 50 % der Patienten mit MDS auf. Daneben werden Ringsideroblasten auch bei hereditären sideroblastischen Anämien und bei toxischen KM-Schädigungen (Alkohol, Isoniazid, Chloramphenicol, Zink u. a.) beobachtet.

Pathologische Chromosomenbefunde können je nach angewandter Technik bei bis zu 80 % der Patienten mit MDS und bis zu 100 % der Patienten mit therapieassoziiertem MDS gefunden werden. Diese Untersuchung beweist die klonale Natur der Erkrankung und kann daher für die Differenzialdiagnose entscheidend sein. Zusätzlich sind die chromosomalen Veränderungen eine der wichtigsten prognostischen Parameter bei MDS. Daher ist diese Untersuchung essenziell. Veränderungen am Chromosom 7, 5, 17 und 20 sowie 5q- und Trisomie 8, Verlust des Y-Chromosoms sind die häufigsten Veränderungen bei MDS.

Therapie

1. Supportive Therapie

Abhängig von Art und Schweregrad der Knochenmarkinsuffizienz benötigen die Patienten eine antiinfektiöse Therapie, eine Erythrozyten- und Thrombozytensubstitution.

- Bei der antiinfektiösen Therapie gelten die gleichen Prinzipien wie bei Patienten mit Neutropenie anderer Ursachen.
- Thrombozyten sollten in den meisten Fällen nur bei manifesten Blutungen und zur Vorbereitung chirurgischer Eingriffe gegeben werden. Eine prophylaktische Gabe von Thrombozyten ist nur in Ausnahmefällen indiziert.
- Bei Patienten mit prognostisch günstigen Formen des MDS ist eine Eisenüberladung durch multiple Transfusionen häufig. Daher sollte eine Behandlung mit **Eisenchelatbildnern** (Desferri- ▶

Therapie

oxamine) bei Patienten mit RARS (refraktäre Anämie mit Ringsideroblasten) frühzeitig, bei Patienten mit anderen MDS-Formen nach 12–18 Monaten (50–75 Erythrozytenkonzentraten) eingeleitet werden, falls keine Zeichen der Progression der Erkrankung bestehen.

2. Unspezifische Knochenmarkstimulation

Ein Teil der Patienten mit angeborenen oder medikamenteninduzierten sideroblastischen Anämien sprechen auf eine Behandlung mit hohen Dosen (100 mg/d) **Pyridoxin** an. Da diese Erkrankungen manchmal schwierig von der RARS abzugrenzen sind, ist ein dreimonatiger Therapieversuch bei Patienten mit isolierter Anämie und Ringsideroblasten sinnvoll. Androgene und Corticosteroide besitzen keine Wirksamkeit bei MDS und sollten nicht angewandt werden.

3. Chemotherapie

Durch eine aggressive Chemotherapie mit **AML-Therapieschemata** können bei Patienten mit RAEB (refraktäre Anämie mit Blastenexzess), RAEB-t (refraktäre Anämie mit Blastenexzess in Transformation) und CMML (chronische myelo-monozytäre Leukämie) komplette Remissionen induziert werden. Die Morbidität und Mortalität ist höher, die Rate und Dauer der kompletten Remissionen niedriger als bei Patienten mit AML. Faktoren, die einen Therapieerfolg wahrscheinlicher machen, sind eine rasche Progression von MDS in AML (6 Monate) und ein jüngeres Alter des Patienten. Niedrig dosiertes Cytosin-Arabinosid wurde in zahlreichen Studien untersucht. Bei einem Teil der Patienten kommt es mit dieser Behandlung zu einer kurz dauernden Verbesserung der Blutzellzahlen. Anhaltende Remissionen oder Verbesserung der Überlebenszeit wurden nicht berichtet.

4. Hämatopoetische Wachstumsfaktoren

Die Behandlung mit G-CSF, GM-CSF und Erythropoetin führt bei einem Teil der Patienten zur Verbesserung der jeweiligen peripheren Blutwerte. Eine Kombination dieser Faktoren mit IL-3 verbessert möglicherweise den Therapieerfolg. Obwohl die Blastenzahl bei einigen Patienten unter der Behandlung mit G-CSF und GM-CSF zunahm, wurden anhaltende Auswirkungen auf den natürlichen Verlauf der Erkrankung nicht berichtet. Eine Behandlung mit diesen Faktoren kann im Einzelfall bei Patienten sinnvoll sein, bei denen die isolierte Defizienz einer Zellreihe für die vorherrschende Symptomatik verantwortlich ist.

5. Knochenmarktransplantation

Die allogene Knochenmarktransplantation stellt die einzige Behandlungsmöglichkeit dar, mit der Patienten mit MDS geheilt werden können. Deshalb ist die allogene KMT bei Patienten mit progredientem MDS und einem Alter < 50 Jahre angebracht.

6. Immunsuppressive Therapie

Durch Behandlung mit Antithymozytenglobulin (ATG) kann bei einem Teil der Patienten mit RA (refraktäre Amämie), RARS und RAEB eine Besserung der Hämatopoese erreicht werden. Besonders häufig sprechen jüngere Patienten nach kurzer Transfusionsdauer mit einem HLA-DRB15-Phänotyp an. Zum Teil halten diese Remissionen lange. Somit ist ein Überlebensvorteil bei diesen selektionierten Patienten durch die Behandlung mit ATG wahrscheinlich. Auch nach Ciclosporintherapie wurden Remissionen berichtet. Diese Daten lege nahe, dass immunologische Mechanismen eine wesentliche Rolle bei der Störung der Hämatopoese bei MDS spielen.

7. Inhibitoren der DNS-Methylierung

In den letzten Jahren wurden viel versprechende Ergebnisse nach Behandlung mit DNA-Methylierungsinhibitoren berichtet. Verbesserung der hämatopoetischen Insuffizienz und/oder Remissionen wurden nach Therapie mit 5-Azacytidine (AZT) oder 5-Aza-2-deoxycytidine (DAC) bei bis zu 50% der Patienten beobachtet. Ergebnisse kontrollierter Studien zur Untersuchung der Wirkung auf Überlebenszeit stehen noch aus.

Prognose

Das Krankheitsrisiko kann mit einem Scoring-System eingeschätzt werden. Es kann damit eine Niedrig-Risikogruppe mit einem medianen Überleben von 5,7 Jahren, eine mittlere mit 3,5 bzw. 1,2 Jahren und eine Hochrisikogruppe mit einem mittleren Überleben von 0,4 Jahren unterschieden werden.

Tabelle 7.**10** Internationales Prognose Score System (IPSS)

	Score				
	0	0,5	1	1,5	2
Knochenmarkblasten %	< 5	5 – 10		11 – 20	21 – 30
Karyotyp1)	gut	mittel	schlecht		
Zytopenien2)	0 – 1	2 – 3			
Risikogruppen	niedrig	Score 0			
	intermediär 1	Score 0,5 – 1			
	intermediär 2	Score 1,5 – 2			
	hoch	Score > 2			
1) Karyotyp	gut	normal, del(5q), del (20q)			
	schlecht	> 2 Abnormitäten, Chromosom 7			
	mittel	andere Veränderungen			
2) Zytopenie	Hb < 10 g/dl, Granulozyten > 1,5 G/l, Thrombozyten > 100 G/l				

7.3.3 Myelodysplastisch-myeloproliferative Syndrome

Definition

In dieser Gruppe sind klonale hämatopoetische Neoplasien zusammengefasst, die sowohl Eigenschaften myeloproliferativer Erkrankungen besitzen als auch morphologische Kriterien myelodysplastischer Erkrankungen erfüllen. In dieser Gruppe werden nach WHO folgende Erkrankungen unterschieden:

- chronische myelomonozytäre Leukämie (CMML),
- atypische chronisch myeloische Leukämie,
- juvenile myelomonozytäre Leukämie,
- unklassifizierbare myelodysplastische/myeloproliferative Erkrankung.

7.3.4 Myeloproliferative Erkrankungen

Chronische myeloische Leukämie (CML)

Definition

Die CML ist eine biphasisch verlaufende klonale Erkrankung der hämatopoetischen Stammzelle. Die Frühphase, die als chronische Phase bezeichnet wird, ist durch eine Hyperplasie funktionell normaler myeloischer Zellen gekennzeichnet. Nach im Median ca. vier Jahren transformiert die Erkrankung in eine sekundäre akute Leukämie, den so genannten Blastenschub.

Ätiologie/Pathogenese

Die Erkrankung wird bei mehr als 90% der Patienten durch das **Philadelphia-Chromosom** verursacht. Dieser Aberration liegt eine reziproke Translokation t 9;22 zugrunde. Als Folge entsteht ein Fusionsprotein aus dem zellulären Onkogen c-abl und dem bcr-Protein, einem Protein unklarer Funktion. Dieses Fusionsprotein zeigt eine abnorm erhöhte Kinaseaktivität sowie eine abnorme Lokalisation im Zellplasma. Substrate dieser leukämiespezifischen bcr-abl-Kinase sind vorwiegend Proteine, die an der Signalübertragung von Wachstumsfaktorsignalen beteiligt sind. Somit führt das bcr-abl-Protein zu einer konstitutiven Aktivierung von Wachstumsfaktorsignalübertragungswegen und verursacht damit die Leukämie.

Die CML ist eine **Stammzellerkrankung**, d. h. alle hämatopoetischen Zellreihen entstammen dem malignen Klon. In der Initialphase ist die CML durch eine Hyperplasie aller drei Zellreihen, vorwiegend jedoch der Granulopoese gekennzeichnet. Nach Jahren entwickelt sich eine meist therapierefraktäre akute Leukämie. Dabei können alle bekannten klinischen und zytogenetischen Varianten der akuten Leukämien entstehen. Verursacht wird diese klonale Evolution durch eine Akkumulation weiterer genetischer Aberrationen. Somit sind die Hyperplasie und die genetische Instabilität die wesentlichen pathogenetischen Faktoren bei der CML.

Der einzige bekannte prädisponierende Faktor ist eine ionisierende Bestrahlung. Andere Risikofaktoren wurden bisher nicht identifiziert.

Epidemiologie

Die CML ist eine seltene Erkrankung mit einer Inzidenz von 1/100 000 pro Jahr. Eine geringfügig höhere Inzidenz bei Männern wurde beschrieben. Die

CML ist eine Erkrankung des mittleren Lebensalters mit einem Altersgipfel um 40 – 50 Jahre.

Klinik

Chronische Phase: Ein großer Teil der Patienten ist bei der Diagnose asymptomatisch. Symptome können durch den Hypermetabolismus, durch Plättchendysfunktion oder Splenomegalie verursacht werden.

- Allgemeinsymptome: Schwäche, Nachtschweiß, Gewichtsverlust.
- Oberbauchbeschwerden durch Hepatosplenomegalie: Völlegefühl, Schmerzen linker Oberbauch.
- Blutungen oder Mikrozirkulationsstörungen (Priapismus).

Nach der Einleitung der Behandlung sind die meisten Patienten asymptomatisch. Selten tritt während der Behandlung eine Gicht auf. Ansonsten sind die Beschwerden bei einer suffizient behandelten Erkrankung meist entweder eine Folge der Therapie oder erste Anzeichen einer Akzeleration.

Akzeleration: Nach einigen Jahren geht die CML meist schrittweise über eine so genannte akzelerierte Phase in den Blastenschub über. Die Akzeleration ist nicht klar definiert. Es wurden jedoch zahlreiche Faktoren identifiziert, die eine schlechtere Prognose und damit diesen Übergang anzeigen (nach Definition des International Bone Marrow Transplant Registry):

- Ansteigen der Leukozytenzahlen unter adäquater Therapie,
- rasche Leukozytenverdoppelungszeit (< 5 Tage),
- mehr als 10 Blasten im peripheren Blut und/oder Knochenmark oder mehr als 20 % Blasten und Promyelozyten im peripheren Blut und/oder Knochenmark,
- mehr als 20 % Basophile und Eosinophile in Blut oder Knochenmark,
- persistierende Thrombozytose,
- persistierende Anämie oder Thrombopenie,
- zusätzliche Chromosomenanomalien,
- extramedulläre Manifestationen.

Blastenschub: Die klinische Präsentation des Blastenschubes ist außerordentlich variabel. Ein Blastenschub kann sich schleichend und asymptomatisch mit einer Zunahme der Blastenzahl und der Knochenmarksinsuffizienz entwickeln. Die Transformation kann aber auch durch eine Knochenmarksinsuffizienz, refraktäre Splenomegalie und/oder extramedulläre Manifestationen von schwerwiegenden Symptomen begleitet sein. Bei ca. 10 % der Patienten entwickelt sich anstelle des Blastenschubes ein Bild ähnlich der Osteomyelofibrose mit Splenomegalie, extramedullärer Blutbildung und Knochenmarkfibrose.

Diagnostik

Chronische Phase

Peripheres Blut: Leukozytose bis zu 500 000/µl mit Auftreten myeloischer Vorstufen im peripheren Blut. Den Großteil der granulozytären Zellen stellen reife Granulozyten und Myelozyten dar. Bei sehr hohen Leukozytenzahlen kann der Blastenanteil auch bei der Erstdiagnose deutlich erhöht sein (bis 12 %). Thrombozyten sind meist mäßig erhöht (300 000 – 700 000/µl). Die alkalische Leukozytenphosphatase ist erniedrigt, der Serumspiegel von Vitamin B_{12} erhöht.

Knochenmark: Man findet ein hyperzelluläres Knochenmark. Das Verhältnis erythroider zu myeloischer Zellen ist zugunsten der Granulopoese verschoben, Megakaryozyten sind vermehrt.

Zytogenetik: Das Philadelphia-Chromosom (Ph) ist beweisend für die Diagnose. Bei ca. 5 % der Patienten mit klinischer CML und Fehlen eines Philadelphia-Chromosoms kann die bcr-abl-Fusions-RNA mit molekularen Methoden nachgewiesen werden. Bei der Diagnosestellung sind im Knochenmark üblicherweise > 95 % der Mitosen Philadelphia-Chromosom-positiv. Ph-negative und bcr-abl-negative chronische myeloische Leukämien sind eine heterogene Gruppe von CML-ähnlichen Erkrankungen mit deutlich schlechterer Prognose als die CML.

Blastenschub

Peripheres Blut und Knochenmark: Vermehrung der Blasten auf > 30 %.

Immunphänotypisierung: Bei ca. 70 % der Patienten sind myeloisch differenzierte Blasten nachweisbar, bei 20 % lymphatische Blasten, bei 10 % treten megakaryozytäre, erythroide oder gemischte Formen auf.

Zytogenetik: Bei 80 % der Patienten findet man häufig multiple, zum Teil komplexe zytogenetische Aberrationen unterschiedlicher Chromosomen.

Therapie

Therapie der chronischen Phase

Ziel der Behandlung ist einerseits die Heilung oder Verhinderung der Progression der Erkrankung, andererseits die Beseitigung von Beschwerden durch Kontrolle der myeloiden Hyperplasie.

1. Imatinib: Imatinib ist ein hochspezifischer Inhibitor einiger Tyrosinkinasen und u. a. der bcr-abl-Tyrosinkinase. Behandlung mit Imatinib stellt die Therapie der Wahl bei Patienten in chronischer Phase dar. Imatinib führt bei fast allen Patienten in dieser Phase zu hämatologischer kompletter Remission. Bei den Patienten, die eine komplette zytogenetische Remission, d. h. ein Verschwinden des Ph-positiven Klones im Knochenmark, innerhalb eines Jahres erreichen, ist die Progressionsrate < 1 %. Diese Progressionsrate, und damit verbunden die Mortalität in der bisherigen Beobachtungszeit, ist niedriger als mit den bisher üblichen Behandlungsverfahren wie z. B. allogener Knochenmarkstransplantation.

Dem Auftreten molekularer, hämatologischer oder klinischer Rezidive unter Imatinibtherapie liegen häufig Mutationen in der Kinasedomäne des bcr-abl-Onkogens zugrunde. Je nach Art der Mutation kann ein Therapieversuch mit einem bcr-abl-Inhibitor der 2. Generation im Rahmen einer klinischen Studie sinnvoll sein.

2. Allogene Knochenmarktransplantation: Bei Patienten < 55 Jahre mit Imatinibresistenz oder Akzelerationszeichen ist eine allogene Stammzelltransplantation angezeigt.

3. Interferon-α: Die Therapie mit IFN-α ist seit Zulassung von Imatinib nur noch Ausnahmefällen angezeigt.

4. Hydroxyurea: Hydroxyurea ist das Mittel der Wahl zur Zytoreduktion, wenn eine solche Therapie eingeleitet werden muss, bevor ein molekularer Nachweis des Ph-Chromosoms erfolgt ist.

5. Leukapheresen werden bei symptomatischen Hyperleukozytosen durchgeführt.

Therapie des Blastenschubs

Die Behandlungsmöglichkeiten eines Blastenschubs sind sehr begrenzt.

Bei einem **myeloischen Blastenschub** kann durch Behandlungen ähnlich denen akuter Leukämien in 10 – 20 % der Fälle eine meist einige Monate anhaltende zweite chronische Phase induziert werden.

Ein Teil der Patienten mit **lymphatischem Blastenschub** spricht auf Therapieschemata an, die zur Remissionsinduktion bei der ALL angewandt werden.

Prognose

Ohne Behandlung ist die mediane Überlebenszeit ca. 4 Jahre. Langzeitbeobachtungen mit Imatinibtherapie fehlen bisher. Dennoch ist die sehr geringe Progressionsrate in den ersten 4 Jahren der derzeit noch laufenden Studien ein sehr starker Hinweis für eine exzellente Prognose vor allem bei jenen Patienten, bei denen sich nach Imatinibtherapie eine zytogenetische Remission einstellt. Mit allogener Stammzelltransplantation können je nach Transplantationsrisiko zwischen 50 – 80 % geheilt werden.

Polycythaemia vera rubra

Definition und Epidemiologie

Die Polycythaemia vera rubra (PV) ist eine klonale Erkrankung der hämatopoetischen Stammzelle, die zur Hyperplasie aller Zellreihen des Knochenmarks führt.

Es handelt sich um eine seltene Erkrankung mit einer Inzidenz 4 – 16/Mio./Jahr. Männer sind im Verhältnis 1,4 : 1 häufiger betroffen als Frauen. Ein gehäuftes Auftreten in bestimmten Familien deutet auf eine erbliche Komponente hin.

Ätiologie

Die Polycythaemia vera rubra ist eine neoplastische Erkrankung. Dies ist durch den Nachweis der Klonalität der Knochenmarkszellen gezeigt worden. Außerdem können bei einem Teil der Patienten zytogenetische Aberrationen gefunden werden. Mit zunehmender Dauer der Erkrankung nimmt die Häufigkeit zytogenetischer Abnormitäten zu.

Die Ursache der Hyperplasie ist eine erhöhte Empfindlichkeit hämatopoetischer Vorläuferzellen gegenüber mehreren Wachstumsfaktoren. Bei ca. 80 % der Patienten mit Polycythaemia vera rubra wurde kürzlich als Ursache dieser Hypersensitivität eine Mutation (V617F) in der Jak-2-Kinase nachgewiesen. Diese Mutation führt zu konstitutiver Aktivierung der Jak-2-Kinase und stellt daher eine gute Erklärung für den biologischen Phänotyp von Polycythaemia-vera-rubra-Stammzellen dar.

Klinik

Kopfschmerzen, Schwäche und Pruritus sind die häufigsten Beschwerden zum Zeitpunkt der Diagnosestellung. Auch Juckreiz, der durch Wärme (Duschen, Baden) verstärkt werden kann und auf eine Behandlung mit Antihistaminika nicht anspricht, ist ein relativ typisches Symptom.

Seltener treten Schwindel, Sehstörungen und Nachtschweiß auf.

Komplikationen

Thrombosen treten bei ca. 50% der Patienten im Verlauf der Erkrankung auf und stellen bei ca. 1/3 der Patienten die Todesursache dar. Zerebrale Insulte, Myokardinfarkt und tiefe Venenthrombosen sind die häufigsten Ereignisse. Ein verminderter Blutfluss, die Zunahme der Thrombozytenzahlen und Funktionsstörungen der Thrombozyten tragen zur Thrombophilie dieser Patienten bei.

Blutungen treten häufig als Epistaxis, Ekchymosen oder Menorrhagien auf. Schwere lebensbedrohende Blutungen kommen im Bereich des Gastrointestinaltraktes und ZNS vor und sind eine wesentliche Todesursache bei diesen Patienten.

Myeloide Metaplasie: Bei einem Teil der Patienten tritt ein klinisches Bild mit Knochenmarkfibrose und extramedullärer Blutbildung auf. In diesem Stadium kann es zu einem Verschwinden der Erythrozytose kommen. Im weiteren Verlauf entwickelt sich das Vollbild einer Osteomyelosklerose.

Leukämie: Eine sekundäre akute Leukämie ist für ca. 1/4 der Todesfälle verantwortlich. Weitere 16% der Todesfälle werden durch andere Neoplasien verursacht. Diese Erkrankungen treten vermehrt bei Patienten auf, die mit radioaktivem Phosphor oder Chlorambucil behandelt werden.

Diagnostik

Klinische Untersuchung: Splenomegalie ist bei 70% der Patienten nachweisbar. Weitere typische Befunde sind die Zeichen der Plethora. Eine Hepatomegalie findet man bei 40%.

Peripheres Blut: Zusätzlich zur Erhöhung des Hämatokrits findet man bei 40% eine Leukozytose > 12 000/μl und bei 60% eine Erhöhung der Thrombozytenzahlen über 400 000/μl. Unreife Zellen der Granulopoese sieht man bei 50%, Erythroblasten bei 10% der Patienten. Eine Erhöhung des Hämoglobins oder Hämatokrits kann durch die Vermehrung der Erythrozytenmasse oder durch eine Verminderung des Plasmavolumens verursacht sein. Sowohl primäre als auch sekundäre Polyzythämien sind durch eine Vermehrung der Erythrozytenmasse gekennzeichnet.

Knochenmarkuntersuchung: Hyperzellularität und Vermehrung der Megakaryozyten wird bei fast allen Patienten gefunden. Es sind jedoch auch

Tabelle 7.**11** Differenzialdiagnose der Polyzythämie

Differenzialdiagnose	Pathomechanismen	Ursachen
normale oder verminderte	Hämokonzentration	
Erythrozytenmasse	relative Polyzythämie (Hb obere Normgrenze und Plasmavolumen untere Normgrenze)	Stress-Polyzythämie
erhöhte Erythrozytenmasse		
1. Sekundäre Polyzythämie	physiologisch vermehrte Erythropoetinproduktion	• Höhenaufenthalt • Herz-Kreislauf-Erkrankungen • chron. CO-Vergiftung (Rauchen) • Nierenarterienstenose • Hämoglobinopathien
	autonome Erythropoetinproduktion	• **Tumoren:** Hypernephrome, Hepatome, Ovarialkarzinome, Phäochromozytome u. a. • **Nierenerkrankungen:** Zysten, Hydronephrose, Transplantation, Bartter-Syndrom
2. Polycythaemia vera		

Tabelle 7.**12** WHO-Kriterien für die Diagnose PV

A-Kriterien		**B-Kriterien**	
A1	Erythrozytenmasse > 25 % erhöht oder Hb > 18,5 g/dl (Männer) oder 16,5 g/dl (Frauen)	**B1**	Thrombozytose > 400 G/l
A2	• Ausschluss sekundärer Erythrozytosen • keine familiäre Erythrozytose • keine Erhöhung Erythropoetinserumspiegel aufgrund von: – Hypoxie (pO_2 < 92 %) – Hämoglobinopathien – Mutation des Erythropoetin-Rezeptors – Erythropoetinproduktion durch Tumoren	**B2**	Leukozytose > 12 G/l
A3	Splenomegalie	**B3**	Knochenmarkhistologie mit Hyperzellularität und prominenter erythroider und megakaryozytärer Proliferation
A4	klonale zytogenetische Veränderung außer Ph-Chromosom oder bcr-abl Translokation	**B4**	niedrige Erythropoetinspiegel
A5	spontane erythroide Kolonienbildung in vitro		

einzelne Fälle mit weitgehend normalem Knochenmark dokumentiert.

Zytogenetik: Bei 26% der Patienten findet man bei der Diagnosestellung einen abnormalen Karyotyp. Weitere 50% entwickeln chromosomale Abnormalitäten im Verlauf ihrer Erkrankung. Veränderungen an den Chromosomen 8, 9, 20, 13 und 1 wurden berichtet. Nach Entdeckung der krankheitstypischen Mutation im Jak-2-Gen müssen diese Veränderungen als sekundär betrachtet werden.

Molekulare Diagnostik: Bei 80% der Patienten mit Polycythaemia vera rubra wird eine spezifische Mutation im Jak-2-Gen gefunden (V617F).

Kriterien zur Diagnose der PV

Zur sicheren Diagnostik der PV wurden Kriterien entwickelt. In diese Kriterien geht derzeit die Mutationsanalyse noch nicht ein. Eine Polycythaemie wird diagnostiziert bei Vorliegen von A1, A2 und einem weiteren A-Kriterium oder 2 B-Kriterien.

Diese Kriterien wurden mit dem Ziel einer möglichst geringen Rate an falsch positiven Ergebnissen entwickelt (< 0,5%). Deshalb erfüllen besonders im frühen Stadium viele Polycythaemia-vera-rubra-Patienten diese Kriterien nicht vollständig. Bei diesen Patienten ist die Bestimmung des Serum-Erythropoetin-Spiegels nützlich. Ein erhöhter **Erythropoetinspiegel** zeigt die reaktive Natur der Erythrozytenvermehrung an und schließt die Diagnose einer Polycythaemia vera rubra weitgehend aus.

Therapie

Die Behandlung zielt auf eine Verminderung des Hämatokrits auf 40–45%. Aufgrund des chronischen Verlaufes sollte die Therapie möglichst wenig belastend sein, aber möglichst effektiv vor Komplikationen schützen. Daher muss ein individuelles, am Risiko des Patienten orientiertes Vorgehen gewählt werden.

- **Phlebotomie** (Aderlass): Diese Behandlung reicht bei 2/3 der Patienten aus, um die angepeilte Verminderung des Hämatokrits zu erreichen. Häufig entsteht durch die Aderlasstherapie ein Eisenmangel, der nicht behandelt werden sollte. Diese Behandlung ist mit dem geringsten Risiko von Sekundärleukämien behaftet, schützt aber weniger effizient vor thrombembolischen Komplikationen.
- **Myelosuppressive Therapie:** Bei allen Patienten, die häufiger als monatlich einen Aderlass benötigen, die kardiovaskuläre Risikofaktoren aufweisen oder thrombembolische Komplika- ▶

tionen unter der Aderlasstherapie erleiden, ist eine zusätzliche Myelosuppression erforderlich. Mittel der Wahl ist Hydroxyurea. Die Dosierung liegt meist im Bereich von 1 g/d p.o.

- **Thrombozytenaggregationshemmer.** Die Behandlung mit 100 mg Acetylsalicylsäure kann die Rate an thrombotischen Komplikationen vermindern und sollte daher bei allen Patienten angewandt werden, bei denen keine Kontraindikationen für ASS bestehen.

Prognose

Ohne Behandlung ist die Prognose der Polycythaemia vera rubra mit einem medianen Überleben von 18 Monaten schlecht. Mit adäquater Behandlung ist ein medianes Überleben von mehr als 8 Jahren zu erreichen.

Osteomyelosklerose (OMS, agnogene myeloide Metaplasie, Osteomyelofibrose)

Definition und Epidemiologie

Die Osteomyelosklerose ist eine klonale Erkrankung des Knochenmarks, die durch Fibrose von über 1/3 des Markraumes, Splenomegalie und ein leukoerythroblastisches Blutbild mit Poikilozytose im peripheren Blutbild gekennzeichnet ist.

Die OMS stellt eine seltene Erkrankung des fortgeschrittenen Erwachsenenalters dar. Aufgrund der geringen Inzidenz gibt es keine verlässlichen epidemiologischen Daten.

Ätiologie/Pathogenese

Die Ätiologie und Pathogenese der Erkrankung ist ungeklärt. Abnorme Zellklone wurden in zahlreichen Untersuchungen nachgewiesen. Bei etwas weniger als 50 % der Patienten wird die gleiche Mutation des Jak-2-Gens gefunden wie bei der Polycythaemia vera rubra. Welche sekundären Veränderungen den klinischen Unterschied zwischen diesen Erkrankungen bewirken, ist unklar.

Die Fibrose wird durch eine abnorme Fibroblastenproliferation mit vermehrter Kollagensynthese verursacht. Die Fibroblasten gehören jedoch nicht dem malignen Klon an. Vermutlich sind lösliche Faktoren, z. B. der durch Plättchen gebildete Wachstumsfaktor (PDGF), die durch Megakaryozyten des malignen Klones synthetisiert werden, für die Entstehung der Fibrose verantwortlich.

Klinik

Die OMS ist eine langsam progrediente Erkrankung. Bei der Diagnosestellung sind die Patienten häufig asymptomatisch.

Bei einer Progredienz treten vorwiegend Beschwerden durch die Splenomegalie und Panzytopenie auf. Die Splenomegalie ist langsam progredient, nimmt aber manchmal enorme Ausmaße an.

Transformation: Bei ca. 10 % entwickelt sich aus der Osteomyelofibrose eine sekundäre akute Leukämie.

Diagnostik

Peripheres Blut: Es entwickelt sich eine Anämie mit Vermehrung der Erythroblasten im peripheren Blut, eine ausgeprägte Poikilozytose mit tränentropfenförmigen Erythrozyten. Eine Panzytopenie kommt häufig vor, andere Patienten zeigen aber in frühen Stadien eine Leukozytose mit pathologischer Linksverschiebung und/oder Thrombozytose.

Knochenmark: Eine Aspiration ist häufig erfolglos, in Biopsien findet man eine, im Anfangsstadium häufig fokale, Fibrose.

! Die Diagnose eines OMS wird beimVorliegen der **Trias** Knochenmarkfibrose, leukoerythroblastische Blutbild mit Anämie und Splenomegalie gestellt.

Differenzialdiagnosen

Differenzialdiagnostisch müssen andere myeloproliferative Syndrome sowie andere Ursachen von Knochenmarkfibrose abgegrenzt werden. Eine CML muss durch Ausschluss des Philadelphia-Chromosoms, eine Polycythaemia vera rubra durch Nachweis einer normalen Erythrozytenmasse ausgeschlossen werden.

Therapie

- Eine spezifische Behandlung existiert nicht.
- Vollremissionen nach einer allogenen KM-Transplantation wurden bei jungen Patienten beschrieben.
- Je nach der Symptomatik sind eine supportive Therapie (z. B. Transfusionen) oder zytoreduktive Behandlungen bei massiver Splenomegalie oder Thrombozytose erforderlich.
- Befundverbesserungen nach einer Therapie mit Chelatbildnern oder Androgenen wurden berichtet. Der Stellenwert dieser Behandlungen ist unklar.
- **Splenektomie:** Eine Milzentferung kann bei Patienten mit Hydroxyurea-resistenter symptomatischer Splenomegalie indiziert sein. Zusätzlich kann auch in Einzelfällen bei progredienter Anämie eine Splenektomie sinnvoll sein.
- **Milzbestrahlung:** Zur Verminderung der Beschwerden durch die Splenomegalie ist die Bestrahlung der Milz geeignet. Eine Verschlechterung der Zytopenie tritt dabei bei 1/4 der Patienten nach Milzbestrahlung ein. Somit muss die Indikation streng gestellt werden.

Prognose

Die Prognose ist sehr variabel, die mediane Überlebenszeit beträgt ca. 5 Jahre nach der Diagnosestellung.

Essenzielle Thrombozythämie

Definition und Epidemiologie

Die essenzielle Thrombozythämie (ET) ist eine vermutlich klonale Erkrankung der hämatopoetischen Stammzelle, die zu einer autonomen Vermehrung der Megakaryopoese und der Thrombozyten führt.

Es handelt sich um eine sehr seltene Erkrankung. Deshalb liegen verlässliche epidemiologische Daten nicht vor.

Tabelle 7.**13** Differenzialdiagnose der Knochenmarkfibrose

Neoplasien	• myeloproliferative Syndrome (PV, CML) • akute Leukämie • Haarzell-Leukämie • multiples Myelom • Lymphome • systemische Mastozytose • Solide Tumoren
metabolische Ursachen	• Vitamin-D-Mangel • Morbus Paget • Hyper- und Hypoparathyroidismus
toxische Schäden	• Bestrahlung • Benzol
Infektionen und chron.-entzündliche Erkrankungen	• Tuberkulose • Osteomyelitis • syst. Lupus erythematodes

Pathogenese

Die essenzielle Thrombozythämie ist eine klonale Erkrankung der hämatopoetischen Stammzelle mit vermehrtem spontanen Wachstum von megakaryozytären Vorläuferzellen, welche vermehrt qualitativ abnorme Blutplättchen bilden. Bei einem Teil der Patienten kann die V617F-Mutation im Jak-2-Gen nachgewiesen werden. Die abnormen Blutplättchen zeigen häufig eine Aggregationsstörung.

Klinik

Ein großer Teil der Patienten ist asymptomatisch. Ein Teil leidet unter uncharakteristischen Beschwerden wie Kopfschmerzen, Schwindel und Schwäche. Thrombosen und Blutungen sind die wesentlichsten Komplikationen. Budd-Chiari-Syndrom und koronare Herzkrankheit sind die häufigsten thrombotischen Ereignisse.

Eine Transformation in eine akute Leukämie wurde beschrieben, tritt aber wesentlich seltener auf als bei CML oder Polycythaemia vera rubra.

Erythromelalgie ist eine Mikrozirkulationsstörung, meist der distalen Extremitäten, die durch Rötung, Überwärmung und Schmerzen gekennzeichnet ist und makroskopisch der Livedo reticularis ähnelt.

Diagnostik

Bei der **körperlichen Untersuchung** lässt sich bei ca. 40 % eine Splenomegalie nachweisen, ansonsten ist der Befund uncharakteristisch.

Tabelle 7.14 Differenzialdiagnose der Thrombozytose

reaktive Thrombozytose	persistierend	• entzündliche Erkrankungen • Infektionoen (Tb) • Neoplasien • entzündliche Darmerkrankungen • rheumatoide Arthritis • Vaskulitiden
	akut	• Blutungen • Eisenmangel • hämolytische Anämien • Post-Splenektomie-Syndrom • postpartal
autonome Thrombozytose	myeloproliferative Erkrankungen	• chronisch myeloische Leukämie • Polyzythämie • essenzielle Thrombozythämie • Osteomyelosklerose
	myelodysplastisches Syndrom	• 5q-Syndrom • refraktäre Anämie mit Ringsideroblasten

Peripheres Blut: Man findet eine Mischung aus normalen und abnormalen Thrombozyten mit großer Form- und Größenvariabilität. Die Leukozyten sind häufig mäßig erhöht, selten aber > 20 000/µl.

Knochenmark: Große Megakaryozyten sind stark vermehrt, Mikroformen eher die Ausnahme. Irreguläre Nuklei mit variablem Chromatingehalt kommen vor.

Zur sicheren Diagnose der essenzielle Thrombozythämie wurden **Diagnosekriterien** entwickelt:
- persistierende Thrombozytenzahlen > 600 000/µl,
- Hämoglobin < 13 g/dl oder normale Erythrozytenmasse,
- Ausschluss eines Eisenmangels durch Fe-Färbung im Knochenmark oder Nichtansprechen auf einen therapeutischen Versuch mit Eisensubstitution (< 1 g/dl Anstieg Hb in 1 Monat),
- Ausschluss eines Philadelphia-Chromosoms,
- keine Knochenmarkfibrose,
- keine Ursachen für sekundäre Thrombozytose.

Zusätzlich deuten eine Thrombozytenzahl > 1 000 000/µl, das Vorhandensein einer Splenomegalie, eine große Variabilität der Thrombozytengröße und Leukozytose eher auf eine autonome Ursache der Thrombozytose hin.

Therapie

Therapie

Ziel der Behandlung ist die Verhütung von Komplikationen. Da die Erkrankung chronisch verläuft und die Behandlung sich daher über Jahre erstreckt, muss sie wenig belastend sein, aber effektiv vor Komplikationen schützen.

1. Zytoreduktive Therapie: Symptomatische Patienten benötigen eine zytoreduktive Behandlung, die mit Hydroxyurea durchgeführt werden sollte. Bei rasch zunehmenden Thrombozytenzahlen und/oder einem Anstieg auf über 1 000 000–1 500 000/µl wird auch die Behandlung asymptomatischer Patienten diskutiert. Therapie mit Anagrelide ist ebenfalls in der Lage, bei akzeptabler Verträglichkeit die Zahl der Thrombozyten stabil zu senken. Eine Vergleichsstudie mit Hydroxyurea erbrachte ein komplexes Resultat. Während venöse Thrombosen und Leukämien etwas seltener nach Anagrelide auftraten, waren unter Hydroxyurea weniger arterielle thrombembolische Erkrankungen und Transformationen in myeloide Metaplasie beobachtet worden. In einer summarischen Auswertung aller Endpunkte wurde Hydroxyurea als überlegen eingestuft.

2. ASS ist das Mittel der Wahl bei **Erythromelalgie** oder bei **transienter zerebraler Ischämie.** Bei der Erythromelalgie führt ASS meist zu einer schlagartigen Besserung. Bei Patienten mit sehr hohen Thrombozytenzahlen (> 1 000 000/µl) und ►

Blutungsneigung sollte ASS nicht zur Prophylaxe gegeben werden, da damit Blutungskomplikationen induziert werden können.

3. Vermeidung von Thromboserisiken anderer Art, z. B. Rauchen.

Prognose

Die Prognose der essenziellen Thrombozythämie wird durch die Komplikationen bestimmt. Eine Transformation in sekundäre akute Leukämien spielt keine wesentliche Rolle. Daher ist die Langzeitprognose unter optimaler Behandlung gut.

7.4 Lymphoproliferative Erkrankungen, Immundefekte, Hämochromatose

Ch. Peschel, W.E. Aulitzky

7.4.1 Morbus Hodgkin

Definition

Der Morbus Hodgkin ist eine maligne Erkrankung, die ihren Ursprung üblicherweise in Lymphknoten nimmt und histopathologisch durch den Nachweis von Reed-Sternberg-Zellen charakterisiert ist, die von reaktiven Zellen unterschiedlicher Herkunft umgeben sind.

Epidemiologie

Die Inzidenz des M. Hodgkin liegt bei 5 – 7/100 000. Die Altersverteilung zeigt eine bimodale Verteilung mit einem Altersgipfel zwischen 20 und 29 Jahren und einem zweiten Gipfel über 60 Jahren. Männer sind häufiger betroffen als Frauen. Eine Häufung findet sich insbesondere bei jungen Männern aus gehobener sozialer Schicht, was auf eine gemeinsame Exposition für einen Umweltfaktor oder einen infektiösen Erreger hinweist.

Ätiologie und Pathogenese

Die Transformation einer reifen lymphatischen Zelle als Ursprung dieser lymphoproliferativen Tumorerkrankung steht heute außer Zweifel. Obwohl die Hodgkin-Zellen keine lymphozytentypischen Oberflächenantigene exprimieren, konnte durch Untersuchung der Immunglobulingen-Umlagerung auf Einzelzellebene die Zuordnung zur lymphatischen Zellreihe, speziell zu aus dem Keimzentrum stammenden B-Lymphozyten, bewiesen werden. In Abhängigkeit vom histologischen Subtyp wurde das Ebstein-Barr-Virus-Genom in Reed-Sternberg Zellen in 10 – 95 % nachgewiesen, was eine Virus-bedingte Transformation nahe legt. EBV-positive Hodgkin-Zellen exprimieren die viralen Latenzgene LMP-1, EBER-1 und mit geringerer Häufigkeit EBNA1 und LMP-2. Die starke reaktive Infiltration von nicht-malignen Zellen dürfte durch die abnorme Produktion von Zytokinen durch die Hodgkin-Zellen bedingt sein.

Pathologie

Für die histologische Diagnose ist der Nachweis der charakteristischen Reed-Sternberg-Zellen im Biopsiematerial erforderlich. Die Tumorzellen sind immer in reaktives Gewebe eingebettet, aufgrund dessen Zusammensetzung histopathologische Untereinheiten beschrieben wurden, die mit einer unterschiedlichen klinischen Präsentation und damit einer gewissen prognostischen Bedeutung assoziiert sind. Man unterscheidet zwischen den biologisch unterschiedlichen Entitäten des klassischen Hodgkin-Lymphoms und des Lymphozyten-prädominanten nodulären Hodgkin-Lymphoms. Innerhalb dem klassischen Hodgkin-Lymphom wird zwischen lymphozytenreichem Typ (5 – 15 %), nodulär-sklerosierendem Typ (40 – 75 %), gemischtzelligem Typ (20 – 40 %) und lymphozytenarmem Typ (5 %) unterschieden. Immunhistologisch exprimieren die Hodgkin-Zellen das CD30-Antigen, das jedoch auch auf aktivierten Lymphozyten und beim anaplastischen Non-Hodgkin-Lymphom nachzuweisen ist.

Klinik

Der Morbus Hodgkin präsentiert sich in der Mehrzahl mit einer schmerzlosen Lymphknotenvergrößerung, die meist oberhalb des Zwerchfelles lokalisiert ist. Da die Ausbreitung der Tumorzellen überwiegend kontinuierlich auf dem Lymphweg erfolgt, hat sich ein Staging-System zur Erfassung der Ausbreitung von therapeutischer Relevanz erwiesen (Tab. 7.**15**). Allgemeinsymptome wie Fieber, Nachtschweiß, Gewichtsabnahme und Pruritus stellen eine ungünstige Prognose dar und werden als B-Symptomatik bezeichnet. Weitere prognostisch ungünstige Merkmale sind mediastinale Lymphome im Durchmesser von mehr als einem Drittel

Tabelle 7.**15** Ann-Arbor-Klassifizierung zum Staging des Morbus Hodgkin

Stadium	**I**	Befall einer einzigen Lymphknotenregion oder einer lymphatischen Struktur (z. B. Milz, Waldeyer-Rachenring, Thymus)
Stadium	**II**	Befall von zwei oder mehreren Lymphknotenregionen auf derselben Seite des Zwerchfells. Die Zahl der beteiligten Lymphknotenregionen soll in einem Subskript angegeben werden (z. B. II_2)
Stadium	**III**	Befall von Lymphknotenregionen oder lymphatischen Strukturen auf beiden Seiten des Zwerchfells
	III_1	supradiaphragmaler Befall mit Beteiligung von zöliakalen, lienalen und/oder portalen Lymphknoten
	III_2	supradiaphragmaler Befall mit Beteiligung von paraaortalen, iliakalen und/oder inguinalen Lymphknoten
	III_3	Stadium III mit Befall der Milz
Stadium	**IV**	diffuser oder disseminierter Befall eines oder mehrerer extralymphatischer Organe mit oder ohne Lymphknotenbefall (z. B. Leber, Knochenmark, Lunge, Haut)
	A	keine Symptome
	B	Fieber > 38 °C bei fehlender Infektion; Nachtschweiß; unerklärter Gewichtsverlust von > 10 % des Körpergewichtes innerhalb der letzten 6 Monate
	X	große Tumormassen („bulky disease") bei mediastinalem Befall > 1/3 des Thoraxdurchmessers maximaler Durchmesser eines Lymphknotenpaketes > 10 cm
	E	singulärer extralymphatischer Befall, im Anschluss oder nahe an einer bekannten lymphatischen Struktur

der Thoraxapertur, extranodaler Befall an mindestens zwei Lokalisationen, Befall von mehr als drei Lymphknotenregionen und eine erhöhte Blutsenkungsgeschwindigkeit (≥ 50 mm/h ohne B-Symptome, ≥ 30 mm/h bei B-Symptomen).

Diffuser Organbefall (Stadium IV) ist als Zeichen einer fortgeschrittenen Erkrankung von ungünstiger prognostischer Bedeutung. Lunge, Leber und Knochen können in 5 – 20 % der Patienten initial betroffen sein. Infektiöse Komplikationen sind bei Hodgkin-Patienten vor allem bei refraktärer Erkrankung für Morbidität und Mortalität von Bedeutung. Typisch sind immunologische Störungen, vor allem der zellulären Immunreaktion, die bereits vor Einleitung der Therapie als kutane Anergie beobachtet werden und auch nach Erreichen einer klinischen Remission persistieren können.

Diagnostik

Voraussetzung für die Diagnose ist eine ausreichende Biopsie zur histopathologischen Beurteilung. Die Exstirpation eines kompletten Lymphknotens, nach Möglichkeit nicht aus der Leistenregion, sollte angestrebt werden. Eine sorgfältige Anamnese muss die Frage einer B-Symptomatik berücksichtigen. Die klinische Untersuchung muss sämtliche Lymphknotenstationen einschließlich Waldeyerscher Rachenring, Leber, Milz, Skelettsystem, Neurostatus umfassen. Essenzielle Laboruntersuchungen sind komplettes Blutbild, BSG, LDH, alkalische Phosphatase, Leber-, Nierenfunktionstests. Radiologisch sollte das Staging Thoraxröntgen, CT von Hals, Thorax, Abdomen und Becken umfassen. Durch Positronen-Emissionstomografie (PET) mit dem Tracer ^{18}F-FDG kann eine höhere Spezifität bei fraglich befallenen Lymphknoten insbesondere im Abdomen erreicht werden. Der PET kommt aber vor allem in der Beurteilung der Dignität residueller Raumforderungen nach Therapie eine zunehmende Bedeutung zu. Die früher in limitierten Stadien routinemäßig durchgeführte Staginglaparotomie hat aufgrund der verbesserten nicht-invasiven Diagnostik und dem Verzicht auf eine alleinige Großfeldbestrahlung praktisch keinen Stellenwert mehr. Weitere diagnostische Verfahren, wie MRT des Schädels oder des Skelettsystems, sind nur bei klinischer Symptomatik indiziert. Eine beidseitige Knochenmarkbiopsie soll bei Patienten mit fortgeschrittenen Stadien (IIB – IV) durchgeführt werden, im Stadium I und IIa kann darauf verzichtet werden.

Therapie

Dank der Entwicklung der modernen Strahlentherapie und systemischen Chemotherapie weist der Morbus Hodgkin in allen Stadien eine hohe Heilungsrate auf. Durch genaue Staginguntersuchungen und Kenntnis der prognostischen Faktoren sowie möglicher Spätkomplikationen sollte es möglich sein, den Patienten eine optimale Therapie anzubieten, die mit einem vertretbaren Ausmaß an therapiebedingter Belastung und Spätkomplikationen ein maximale Heilungsrate erreicht.

Strahlentherapie: Es wird die alleinige Strahlentherapie der befallenen Lymphknoten („involved field") oder ein Einschluss der benachbarten Lymphknotenregionen („extended field") unterschieden. Bei alleiniger Strahlentherapie umfasst das Strahlenfeld bei Befall oberhalb des Zwerchfelles das obere Mantelfeld, unterhalb des Zwerchfelles das umgekehrte Y-Feld. Die angestrebte Strahlendosis bei alleiniger Strahlentherapie beträgt 40 Gy oder 30 Gy mit Aufsättigung der befallenen Regionen auf 40 Gy.

Chemotherapie: Die Kombinationstherapie ABVD (Doxorubicin, Bleomycin, Vinblastin, Dacarbacin) wurde zunächst als Rezidivtherapie entwickelt, löste aber dann das ursprüngliche COPP-Schema aufgrund eines geringeren Risikos von Spätfolgen bei mindestens gleichwertiger Effektivität ab. Das komplexere BEACOPP-Schema (Bleomycin, Etoposid, Doxorubicin, Cyclophosphamid, Vincristin, Procarbacin, Prednisolon) in Standarddosierung oder eskalierter Dosierung wurde durch die Deutsche Studiengruppe für fortgeschrittene Stadien bzw. für Patienten mit hohem Risikoprofil entwickelt.

Therapie des Hodgkin-Lymphoms in Stadium I und II ohne Risikofaktoren

In dieser Patientengruppe besteht auch bei reduzierter Therapieintensität eine hohe Heilungswahrscheinlichkeit. Im aktuellen Protokoll der Deutschen Hodgkin-Lymphom-Studiengruppe (DHSG) werden zwei Zyklen von ABVD bzw. Varianten davon in Kombination mit involved field (IF)-Bestrahlung geprüft. Eine alleinige Strahlentherapie (oberes Mantelfeld) stellt eine Alternative dar. Zusätzliche Bestrahlung der Paraaortalregion sollte wegen des erhöhten Spätrisikos von Sekundärmalignomen vermieden werden.

Therapie des Hodgkin-Lymphoms im Stadium I und II mit Risikofaktoren

Aufgrund des höheren Rezidivrisikos bei B-Symptomen und/oder mehreren der oben aufgeführten Risikofaktoren ist eine Kombination von vier Chemotherapiezyklen mit IF-Bestrahlung (Protokoll der DHSG) indiziert. Alternativ werden sechs Zyklen ABVD mit Bestrahlung von initial großen Lymphommassen (bulky disease) empfohlen. Eine alleinige Strahlentherapie ist in dieser Patientengruppe nicht angezeigt.

Therapie des Hodgkin-Lymphoms in fortgeschrittenen Stadien (IIB mit Risikofaktoren – IV)

Im randomisierten Vergleich konnte die DHSG die Überlegenheit von eskaliertem BEACOPP gegenüber ABVD nachweisen, sodass in Deutschland diese Therapie als Standard angesehen wird und in neuen Studienprotokollen hinsichtlich Intensität variiert wird. Außerhalb von Studien und bei älteren Patienten kann ABVD als Standardtherapie angesehen werden. Ursprünglich große Lymphome oder residuelle PET-positive Lymphome sollen als involved field bestrahlt werden.

Therapie des Rezidivs

Die Rezidivtherapie bei Morbus Hodgkin richtet sich nach der Art der Vortherapie und dem Zeitpunkt des Auftretens eines Rezidives. Bei vorheriger alleiniger Strahlentherapie sind Rezidive außerhalb des ursprünglichen Strahlenfeldes durch systemische Chemotherapie mit guter Wahrscheinlichkeit heilbar. Ein Rezidiv nach Chemotherapie soll mit einer intensiveren „Salvagetherapie" behandelt werden. Ein Rezidiv innerhalb eines Jahres oder nach einer intensivierten Primärtherapie hat eine ungünstige prognostische Bedeutung. Obwohl auch mit alleiniger Chemotherapie im Rezidiv eine kurative Chance besteht, konnte sowohl für Früh- als auch für Spätrezidive eine Verbesserung der Heilungschancen durch Hochdosistherapie mit autologer Stammzelltransplantation nachgewiesen werden.

Prognose

Der Morbus Hodgkin ist bei entsprechender Therapie auch in fortgeschrittenen Stadien eine heilbare maligne Erkrankung. Die 5-Jahresüberlebensrate liegt bei über 80%. Im Stadium IV beträgt die Wahrscheinlichkeit eines erkrankungsfreien Überlebens von mehr als 5 Jahren 55 – 70%, in niedrigeren Stadien 70 – 90%. Auch im Rezidiv bestehen noch kurative Chancen, insbesondere nach Hochdosistherapie mit autologer Stammzelltransplantation. Durch Vermeidung von Alkylanzien-haltiger Chemotherapie und Großfeldbestrahlung ist eine deutliche Reduktion von Sekundärmalignomen zu erwarten.

Spätkomplikationen

Bei Spätkomplikationen nach Therapie eines Morbus Hodgkin ist zwischen malignen und nicht-malignen Erkrankungen zu unterscheiden. Strahlenpneumonitis, Hypothyreose, Infektionen und Fertilitätsstörungen sind die wesentlichen nicht-malignen Spätfolgen. Das Risiko einer Unfruchtbarkeit steigt bei Frauen in Abhängigkeit des Alters. Bei Männern findet man deutlich weniger Fertilitätsstörungen nach Behandlung mit ABVD als nach dem COPP-Schema. Akute myeloische Leukämien und solide Tumore als Sekundärneoplasien treten vor allem nach kombinierter Chemo- und Strahlentherapie oder nach Rezidivbehandlung eines bestrahlten Patienten mit intensiver Chemotherapie auf. Insbesondere solide Tumoren im initialen Strahlenfeld stellten in den früheren Protokollen eine wesentliche Problematik dar, da diese Komplikation auch nach einer Beobachtungszeit von über 20 Jahren keine Plateaubildung zeigt. Das Risiko eines Sekundärmalignoms ist neben der Wahl der Zytostatika und der Bestrahlungsstrategie vor allem auch altersabhängig. Insbesondere bei Mädchen und jungen Frauen sollte eine ausgedehntere Bestrahlung im Thoraxbereich wegen eines hohen Mammakarzinom-Risikos vermieden werden.

7.4.2 Non-Hodgkin-Lymphome

Definition

Non-Hodgkin-Lymphome sind die größte Gruppe von Neoplasien des Immunsystems. Sie repräsentieren eine Vielzahl von unterschiedlichen Entitäten und sind als monoklonale Expansion von reifzelligen malignen B- oder T-Lymphozyten zu verstehen.

Epidemiologie

Non-Hodgkin-Lymphome (NHL) können in jedem Lebensalter vorkommen und nehmen an Häufigkeit mit steigendem Lebensalter zu. Ihr Anteil an den malignen Lymphomen ist ca. 75% gegenüber den Hodgkin-Lymphomen mit 25%. Obwohl sie nur 5% aller malignen Tumoren ausmachen, gehören sie zu den fünf häufigsten tumorbedingten Todesursachen bei jungen Erwachsenen. Die Inzidenz von NHL nahm während der letzten Jahrzehnte zu, was nur teilweise auf eine vermehrte Zahl von Patienten mit angeborener oder erworbener Immundefizienz zurückzuführen ist. In den letzten Jahren scheint ein Plateau in der Inzidenz von NHL eingetreten zu sein.

Ätiologie und Pathogenese

Die Ätiologie der NHL ist in den meisten Fällen unklar. Es werden jedoch Zusammenhänge mit genetischen Erkrankungen, exogenen Noxen und infektiösen Erkrankungen gefunden. Eine Assoziation mit EBV-Infektionen wurde zunächst beim endemischen Burkitt-Lymphom gezeigt. Die zunächst polyklonale Transformation von B-Lymphozyten durch EBV-Infektion mit nachfolgender Entwicklung eines monoklonalen B-Zellmalignoms ist die Ursache für maligne Lymphome bei Patienten mit kongenitalen oder erworbenen Defekten der T-Zellimmunität, wie HIV-Infektion, Immunsuppression nach Organtransplantation usw. T-Zell-Lymphome beim Erwachsenen sind im Südwesten Japans endemisch und auf eine retrovirale Infektion mit HTLV-1 zurückzuführen. Lymphome des Mukosa-assoziierten lymphatischen Gewebes (MALT) sind mit einer Infektion mit Helicobacter pylori assoziiert. Eine gehäufte Inzidenz von NHL wird nach erhöhter Exposition gegenüber ionisierender Strahlung, Chemikalien, Pestiziden und bei Patienten mit Autoimmunerkrankungen, wie Hashimoto-Struma, Sjögren-Syndrom, Zöliakie, systemischem Lupus erythematodes, beobachtet.

Spezifische chromosomale Translokationen sind mit typischen klinischen Verlaufsformen von Non-Hodgkin-Lymphomen assoziiert und dürften ursächlich an der Transformation der betroffenen Lymphozyten beteiligt sein. Durch nicht-zufällige Translokationen kommt es zu einer Dysregulation von funktionell wichtigen Genprodukten, die an der Bruchstelle lokalisiert sind. Diese können Protoonkogene (c-myc), Regulatoren der Apotpose (bcl-2), Zellzyklus-Regulatoren (Cyclin D1), Repressoren der Signaltransduktion (bcl-6) oder Regulatoren der Signaltransduktion (alk, bcl-10) betreffen. Beispiele für spezifische Translokationen sind in Tabelle 7.**16** aufgelistet.

Tabelle 7.**16** Chromosomale Aberrationen bei Non-Hodgkin-Lymphomen

		beteiligte Genregionen		
Lymphomtyp	chromosomale Translokation	Protoonkogen	Partnergen	biologische Funktion
follikulär, diffus großzellig	t(14;18), t(2;18), t(18;22)	bcl-2	Ig_H, Ig_κ, Ig_λ	Regulation der Apoptose
diffus großzellig	t(3;?)	bcl-6	Ig_H, Ig_L,?	Transkriptionsfaktor
Burkitt	t(8;14), t(2;8), t(8;22)	c-myc	Ig_H, Ig_κ, Ig_λ	Transkriptionsfaktor
lymphoplasmazytoid	t(9;14)	pax-5	Ig_H	Transkriptionsfaktor
Mantelzell	t(11;14)	bcl-1/CCND1	Ig_H	Regulation des Zellzyklus
großzellig anaplastisch	t(2;5)	ALK	NPM	Fusionsgen, Transkriptionsfaktor

Pathologie und Klassifizierung

Non-Hodgkin-Lymphome entstehen durch maligne Transformation von reifen B- oder T-Lymphozyten unterschiedlichen Differenzierungsgrades. Die monoklonalen Populationen stellen das maligne Äquivalent normaler Lymphozyten dar, die die Fähigkeit zur weiteren Differenzierung verloren haben und daher auf einer Entwicklungsstufe akkumulieren. Zahlreiche Klassifikationen für Non-Hodgkin-Lymphome haben zum Ziel, histopathologische Untergruppen von klinischer Relevanz zu schaffen. Die im deutschsprachigen Raum gebräuchliche Kiel-Klassifizierung kam lange Zeit dem genannten pathophysiologischen Konzept am nächsten. Wesentliche Aspekte der Kiel-Klassifizierung gingen in die R.E.A.L.-(Revised European American Lymphoma-) Klassifizierung, die morphologische, immunologische und molekulare Aspekte der Lymphome zu berücksichtigen sucht. Schließlich wurde auf deren Basis die WHO-Klassifizierung weiterentwickelt (Tab. 7.**17**). Eine Immunphänotypisierung der malignen Lymphomzellen ist für die Zuordnung der Linienzugehörigkeit (B-, T-Zelltyp) von Bedeutung. Teilweise findet sich auch eine Korrelation zwischen histopathologischen Entitäten und dem immunologischen Expressionsmuster (z. B. CD5-Expression beim Mantelzell-Lymphom, CD10-Expression bei follikulären Lymphomen, CD30 bei anaplastisch-großzelligem Lymphom). Auch der immunhistochemische Nachweis von Lymphom-typischen Genprodukten (bcl-2, Cyclin D1) ist für die histopathologische Differenzialdiagnose von zunehmender Bedeutung.

Klinik

Von klinischer Relevanz ist eine Unterteilung dieser komplizierten Klassifizierung nach dem natürlichen Verlauf (Tab. 7.**18**) in:

- indolente Lymphome (Überlebenszeit der unbehandelten Erkrankung gemessen in Jahren),
- aggressive NHL (Überlebenszeit der unbehandelten Erkrankung gemessen in Monaten),
- hoch aggressive NHL (Überlebenszeit der unbehandelten Erkrankung gemessen in Wochen).

Indolente Non-Hodgkin-Lymphome

Patienten mit indolentem NHL präsentieren sich mit langsam progredienten oder über längere Zeit konstanten Lymphomen. Die Lymphome sind indolent, verschieblich und können von beträchtlicher Größe sein („bulky disease": > 10 cm Durchmesser). Es besteht häufig ein diffuser Befall von Leber, Milz und Knochenmark, der anfangs von geringer klinischer Symptomatik geprägt ist. Andere extranodale Manifestationen sind Pleura, Lunge, Haut und Gastrointestinaltrakt. ZNS, Niere und Hoden sind selten betroffen. Die Patienten können Autoimmunphänomene wie hämolytische Anämie und Thrombopenie aufweisen. Durch Hypersplenismus oder Verdrängung der normalen Hämatopoese ist in späteren Erkrankungsphasen eine Zytopenie einer oder mehrerer Zellreihen häufig. Durch Granulozytopenie und Suppression der normalen Immunglobulinbildung sind infektiöse Komplikationen wesentliche Ursachen von Morbidität und Mortalität. Trotz des anfangs indolenten klinischen Verlaufes sind genera-

Tabelle 7.**17** WHO-Klassifikation der lymphatischen Neoplasien (1999)

B-Zell-Neoplasien	**T-Zell-Neoplasien**
Vorläufer-B-Zell-Neoplasien	Vorläufer-T-Zell-Neoplasien
• Vorläufer-B-lymphoblastische Leukämie/Lymphom	• Vorläufer-T-lymphoblastisches Lymphom/Leukämie
periphere B-Zell-Neoplasien	reife T-Zell-Neoplasien
• B-Zell-chronisch-lymphatische Leukämie/kleinzelliges lymphozytisches Lymphom • B-Zell-Prolymphozyten-Leukämie • lymphoplasmazytisches Lymphom • Mantelzell-Lymphom • follikuläres Lymphom Grad I – III • Marginalzonen-B-Zell-Lymphom vom Mukosa-assoziierten lymphatischen Gewebe (MALT)-Typ • nodales Marginalzonen-Lymphom +/– monozytoides extranodales B-Zell-Lymphom (MALT-Typ +/– monozytoide B-Zellen) • splenisches Marginalzonen-Lymphom • Haarzell-Leukämie • diffuses großzelliges B-Zell-Lymphom • Subtypen: mediastinal (thymisch), intravaskulär, primäres Erguss bildendes Lymphom • Burkitt-Lymphom • Plasmazell-Myelom	• T-Zell-Prolymphozyten-Leukämie • T-Zell-große-granulierte-Lymphozyten-Leukämie (LGL) • NK-Zell-Leukämie • extranodales NK/T-Zell-Lymphom, nasaler Typ (angiozentrisches Lymphom) • Mycosis fungoides • Sézary-Syndrom • angioimmunoblastisches T-Zell-Lymphom (AILD) • periphere T-Zell-Lymphome, unklassifiziert • adultes T-Zell-Lymphom/Leukämie (HTLV-1) • systemisches großzellig-anaplastisches Lymphom (T- und Nullzell-Typ) • primär kutanes großzellig-anaplastisches Lymphom • subkutanes Pannikulitis-artiges Lymphom • hepatosplenisches γδ-T-Zell-Lymphom
Hodgkin-Lymphome (Morbus Hodgkin)	
• noduläres lymphozytenreiches Hodgkin-Lymphom • klassisches Hodgkin-Lymphom, lymphozytenreich • Hodgkin-Lymphom, nodulär-sklerosierend (Grad I und II) • Hodgkin-Lymphom, gemischtzellig • Hodgkin-Lymphom, lymphozytenarm (einschließlich manche „Hodgkin-artige“ großzellig anaplastische Lymphome)	

lisierte indolente NHL mit konventioneller Therapie nicht heilbar. Die Lymphome sind mit fortschreitender Erkrankung von zunehmender Resistenz gegenüber Chemotherapie gekennzeichnet. Eine Transformation in einen aggressiveren Phänotyp ist vor allem bei follikulären Lymphomen häufig.

Aggressive/hoch aggressive Non-Hodgkin-Lymphome

Diese Entitäten sind durch plötzlich auftretende und rasch progrediente Lymphome gekennzeichnet. In Mediastinum, Retroperitoneum und Mesenterium können die befallenen Lymphknoten zu großen Tumoren mit > 10 cm Durchmesser verbacken. Allgemeinsymptome (B-Symptomatik) wie Fieber, Gewichtsverlust, Nachtschweiß können das klinische Bild prägen. Befall von extranodalem Gewebe, wie Gastrointestinaltrakt, Lunge, Haut, Knochen und ZNS ist relativ häufig. Knochenmarkinfiltration und leukämische Ausschwemmung sind seltener als bei indolenten NHL. Unbehandelt führen hoch maligne Lymphome innerhalb von Monaten zum Tode, im Falle von hoch aggressiven Typen, wie Burkitt-Lymphom und lymphoblastische Lymphome, ist die unbehandelte Krankheit innerhalb von Wochen tödlich. Im Gegensatz zu den indolenten Lymphomen kann bei hoch malignen Lymphomen jedoch bei adäquater Therapie eine hohe Rate von kompletten Remissionen erreicht werden und mehr als die Hälfte der Patienten dauerhaft geheilt werden.

Klinische Parameter für das Erreichen und Erhalten einer kompletten Remission und damit für die Wahrscheinlichkeit einer dauerhaften Heilung von Lymphompatienten wurden in zahlreichen Studien

Tabelle 7.**18** Häufigkeit von Non-Hodgkin-Lymphomen

indolente Lymphome	
follikuläres Lymphom	22%
kleinzelliges lymphozytäres Lymphom (nicht leukämisch)	6%
Mantelzell-Lymphom	6%
Marginalzonen-Lymphom	5%
lymphoplasmozytisches Lymphom, Mycosis fungoides/Sezary-Syndrom, splenisches Marginalzonen-Lymphom	je < 1%
aggressive Lymphome	
diffus großzelliges B-Zell-Lymphom	31%
peripheres T-Zell-Lymphom	6%
anaplastisch-großzelliges Lymphom	2%
hoch aggressive Lymphome	
Burkitt-Lymphom Vorläufer-B-lymphoblastische Leukämie/Lymphom Vorläufer-T-lymphoblastische Leukämie/Lymphom adultes T-Zell-Lymphom/Leukämie	je < 2%

Tabelle 7.**19** Internationaler prognostischer Index (IPI) bei NHL

Patienten aller Altersstufen	Patienten ≤ 60 Jahre
– Alter ≥ 60 Jahre – LDH > normal – Performance Status ≥ 2 – Ann Arbor Stadium III oder IV – Extranodaler Befall > 1 Region	– LDH > normal – Performance Status ≥ 1 – Ann Arbor Stadium III oder IV

untersucht. Der internationale prognostische Index (IPI) beruht auf einfach messbaren Kriterien und besitzt für aggressive Lymphome und teilweise für indolente Lymphome eine zufrieden stellende Aussagekraft (Tab. 7.**19**).

Diagnostik

Prognose und Therapie der NHL hängen vom histologischen Typ und der klinischen Ausbreitung ab. Es ist daher eine ausreichende Biopsie von lymphatischem Gewebe erforderlich, sodass nach Möglichkeit eine Biopsie einer Punktion der Vorzug gegeben werden sollte. Die Stadien der klinischen Ausbreitung sind wie beim Morbus Hodgkin nach der Ann-Arbor-Klassifizierung (Tab. 7.**15**) festgelegt. Die Staginguntersuchungen müssen daher mit bildgebenden Verfahren und klinischer Untersuchung sämtliche Lymphknotenstationen sowie Leber, Milz und Lunge erfassen. Eine Abklärung des Gastrointestinaltraktes oder des Skelettsystems ist nur bei entsprechender klinischer Symptomatik bzw. bei Befall des Waldeyerschen Rachenrings angezeigt. Eine, nach Möglichkeit beidseitige, Knochenmarksbiopsie ist zur Abklärung obligatorisch. Bei hoch aggressiven Lymphomen und aggressiven Lymphomen mit Bezug zu Schädelbasis oder Spinalkanal ist eine Liquorpunktion zum Ausschluss einer Meningiosis durchzuführen, manche Autoren empfehlen auch eine Liquordiagnostik bei diffus großzelligen Lymphomen mit Knochenmarkbefall. Aufgrund der vorwiegend hämatogenen Streuung der Non-Hodgkin-Lymphome ist eine Staging-Laparotomie zur Verifizierung von lokalisierten Stadien nicht indiziert.

Therapie

Die Behandlungsstrategie der Non-Hodgkin-Lymphome muss den histologischen Typ, die Ausdehnung, die Größe und Lokalisation des Tumorbefalls, das Alter und begleitende Erkrankungen berücksichtigen und dementsprechend gestaltet werden. Strahlentherapie, zytostatische Che- ▶

motherapie, Immuntherapie mit monoklonalen Antikörpern und Hochdosistherapie mit autologer Stammzelltransplantation sind die therapeutischen Optionen, die gegebenenfalls in Kombination oder sequenziell zur Anwendung kommen, während chirurgische Maßnahmen nur in Ausnahmefällen indiziert sind.

Indolente Non-Hodgkin-Lymphome

Strahlentherapie: Niedrig-maligne NHL sind je nach histologischem Subtyp in 11–27% auf die Stadien I und II beschränkt und in diesen Fällen durch Strahlentherapie (extended field bzw. Großfeld-Bestrahlung) mit großer Wahrscheinlichkeit heilbar. In Stadien III mit geringer Tumorlast kann eine total-nodale Bestrahlung dauerhafte Remissionen induzieren, kompromittiert jedoch die Knochenmarkreserve für spätere Chemotherapie und die Möglichkeit einer autologen Transplantation.

Systemische Chemotherapie: In den Stadien III und IV besteht mit konventioneller Chemotherapie zwar die Chance auf längerfristige Remissionen, dauerhafte Heilungen sind jedoch kaum zu erzielen. Eine Standardtherapie für fortgeschrittene NHL niedriger Malignität besteht nicht. Jüngere Patienten ohne Begleiterkrankungen können von einer Antrazyklin-haltigen Chemotherapie im Sinne von langen krankheitsfreien Intervallen profitieren. Bei älteren Patienten mit hohem therapiebedingtem Risiko ist eine abwartende Haltung gerechtfertigt. Orale Therapien mit Alkylanzien (Chlorambucil, Cyclophosphamid) in Kombination mit Prednisolon sollen bei symptomatischer Erkrankung gegeben werden. Als klare Therapieindikationen gelten Anämie und Thrombopenie durch Knochenmarkinfiltration, progrediente und symptomatische Lymphome und B-Symptomatik. Lokale Strahlentherapie ermöglicht eine gute palliative Kontrolle symptomatischer Lymphome.

Purinanaloga (Fludarabin, 2-Chlorodesoxyadenosin) weisen gute Wirksamkeit bei indolenten Lymphomen auf, eine klinische Überlegenheit gegenüber Alkylanzien konnte bisher nicht bewiesen werden. Insbesondere Fludarabin wird als Rezidivtherapie häufig in Kombination mit Cyclophosphamid und/oder Mitoxantron eingesetzt. Interferon-α verlängert das Rezidiv-freie Intervall bei indolenten Lymphomen, eine Verlängerung der Überlebenszeit durch IFN-α konnte nur in einzelnen Studien gezeigt werden. Bei jüngeren Patienten mit sensibler Erkrankung kann durch eine allogene oder autologe Transplantation mit hämopoetischen Stammzellen nach Hochdosischemotherapie oder Ganzkörperbestrahlung eine lang dauernde Remission und eventuell Heilung erzielt werden. Die Auswahl der von einer intensiven Therapie profitierenden Patienten sowie Zeitpunkt und Modalität der Transplantation sind Gegenstand aktueller Therapiestudien.

Monoklonale Antikörper: Der humanisierte anti-CD20-Antikörper Rituximab wurde zunächst für die Therapie des Zweitrezidivs von follikulären Lymphomen zugelassen. Rituximab kann als Monotherapie auch bei prognostisch ungünstigem Krankheitsverlauf, wie Rezidiven nach Hochdosistherapie, Rezidiv nach multiplen Vortherapien und Chemotherapie-refraktärer Erkrankung zu Remissionen führen. Die Effektivität des Antikörpers ist bei Mantelzell-Lymphom, aggressiven Lymphomen und CLL geringer als bei follikulären Lymphomen. Aktuelle Daten sprechen für eine synergistische Wirkung von Rituximab in Kombination mit Chemotherapie bei den meisten Lymphomtypen. Unabhängig von der Wahl der Chemotherapie konnten in zahlreichen randomisierten Studien eine höhere Remissionsrate und längeres rezidivfreies Überleben für die Kombination mit Rituximab nachgewiesen werden. Die Konjugation eines Radionuklids (^{131}Iod, ^{90}Yttrium) an CD20-Antikörper ermöglicht eine gezielte Applikation der ionisierenden Strahlung an Lymphome. Ibritumomab tiuxetan (Zevalin) wurde vor kurzem in Deutschland für die Behandlung des Rituximab-refraktären follikulären Lymphoms zugelassen.

Aggressive Non-Hodgkin-Lymphome

Diffus großzellige Lymphome, follikuläre Lymphome Grad III und großzellig anaplastische Lymphome werden in einheitlichen Therapieschemata behandelt. Die hoch aggressiven Lymphome wie Burkitt-Lymphom und lymphoblastische Lymphome müssen entsprechend den reifzelligen akuten B-Zell-Leukämien behandelt werden. Im Stadium IA ohne Risikofaktoren sind eine alleinige Chemotherapie in Kombination mit Rituximab über 6 Zyklen oder drei Zyklen mit anschließender involved-field-Bestrahlung vermutlich gleichwertige Alternativen mit sehr hoher Heilungswahrscheinlichkeit. Eine alleinige Strahlentherapie sollte nur bei Kontraindikation gegen eine adäquate Chemotherapie durchgeführt werden. Als Standardtherapie in fortgeschritteneren Stadien ist nach wie vor die Gabe von 6–8 Zyklen nach dem CHOP-Schema (**C**yclophosphamid, **H**ydroxydaunomycin [Adriamycin], **O**ncovin, **P**redniso- ▶

lon), bei CD20-positiven Tumoren zunehmend in Kombination mit Rituximab, anzusehen. Auch im fortgeschrittenen Alter muss aufgrund des häufig dauerhaften Therapieerfolges eine adäquate Chemotherapie angestrebt werden. Eine zusätzliche Strahlentherapie ist bei großen initialen Tumormassen und residuellen Lymphomen, insbesondere bei positivem PET-Befund, nach Chemotherapie indiziert.

Eine Optimierung der Therapie von Patienten mit NHL ist Gegenstand zahlreicher nationaler und internationaler klinischer Studien. In der Deutschen Non-Hodgkin-Lymphom-Studiengruppe wurde für ältere Patienten mit diffus großzelligem Lymphom ein Vorteil für eine zeitintensivierte Gabe von CHOP (CHOP14) unter supportiver Therapie mit G-CSF gezeigt. Jüngere Patienten mit niedrigem IPI-Index profitierten von einer Kombination mit Etoposid (CHOEP). Die Kombination von CHOP mit Rituximab führte bei älteren Patienten nicht nur zu einer signifikanten Verbesserung der Remissionsrate, sondern auch des rezidivfreien Überlebens und Gesamtüberlebens. Auch jüngere Patienten mit niedrigem IPI-Index scheinen von einer Kombination mit R-CHOP deutlich zu profitieren. Rezidive von hoch malignen NHL nach adäquater Therapie haben eine ungünstige Prognose. Mit konventioneller Therapie können neuerlich längere krankheitsfreie Intervalle erreicht werden, eine dauerhafte Remission ist selten möglich. Durch eine Hochdosistherapie mit Stammzelltransplantation kann bei Patienten mit Chemotherapie-sensiblem Rezidiv eine dauerhafte Remission erreicht werden und ist bei Patienten unter 60–65 Jahren mit vertretbarem Risiko für eine Hochdosistherapie anzustreben.

Stammzelltransplantation bei Non-Hodgkin-Lymphomen

Eine Hochdosischemotherapie (HDCT) mit autologer Stammzelltransplantation ist die Therapie der Wahl bei Patienten mit Chemotherapie-sensitivem Rezidiv eines aggressiven NHL. Auch bei indolenten Lymphomen kann, meist mit Ganzkörperbestrahlung anstelle von Chemotherapie, durch autologe Transplantation eine lang dauernde Remission erreicht werden. Der Stellenwert einer HDCT als Primärbehandlung bei Patienten mit aggressivem Lymphom und ungünstigem Risikoprofil nach IPI ist derzeit noch unklar und wird in Studien geprüft. Auch in HDCT-Protokollen scheint ein Vorteil für eine zusätzliche Therapie mit Rituximab zu bestehen. Eine myeloablative Radioimmuntherapie mit autologer Stammzelltransplantation zeigte bei Patienten mit ungünstigem Verlauf nach Chemotherapie viel versprechende Ergebnisse. Die allogene Transplantation, insbesondere nach reduziert intensiver Konditionierung, ist eine kurative Option bei selektionierten Patienten mit indolenten Lymphomen aufgrund eines zusätzlichen immunologischen Effekts („Graft-versus-Lymphoma") des Transplantats.

Prognose

Non-Hodgkin-Lymphome niedriger Malignität treten in der Mehrzahl der Fälle in generalisierten Stadien auf. Trotz initial relativ indolenter Präsentation sind diese Lymphome mit konventioneller Therapie nicht heilbar und führen durch Infekt, therapierefraktäre Tumorprogression und Transformation in aggressive Lymphome innerhalb von Jahren zum Tode. Durch neue Therapiestrategien mit aggressiver Therapie und Transplantation in der frühen Krankheitsphase ist eine Änderung dieses fatalen Verlaufes zu erhoffen. Bei Non-Hodgkin-Lymphomen hoher Malignität kann durch systemische Polychemotherapie auch in fortgeschrittenen Stadien in 70–80% eine komplette Remission erreicht werden. Eine dauerhafte Heilung ist damit bei etwa der Hälfte dieser Patienten möglich. Im Rezidiv bietet die Hochdosistherapie mit Stammzelltransplantation die Chance einer dauerhaften Remission für 35–40% der Patienten mit Chemotherapie-sensibler Erkrankung.

Spezielle Probleme bei Subtypen von Non-Hodgkin-Lymphomen

Hoch aggressive Lymphome vom Burkitt-Typ und lymphoblastischen Typ

Diese Lymphome sind mit intensiven Therapieschemata, wie sie bei reifzelliger akuter B-Zell-Leukämie verwendet werden, heilbar. Eine intrathekale zytostatische Therapie zur Prophylaxe von ZNS-Rezidiven ist obligatorisch.

Primäre ZNS-Lymphome

Bei schlechten Ergebnissen einer alleinigen Strahlentherapie gilt heute eine systemische Chemotherapie mit liquorgängigen Zytostatika (hoch dosiertes Methotrexat und Cytosinarabinosid), gefolgt von Ganzhirnbestrahlung als Standardtherapie. Aufgrund der Spätkomplikationen wird versucht, bei sehr gutem Therapieerfolg nach Chemotherapie auf Strahlentherapie zu verzichten. Primäre ZNS-Lymphome treten häufig im Rahmen einer HIV-Infektion auf.

Lymphome des Mukosa-assoziierten lymphatischen Gewebes (MALT-Lymphome)

MALT-Lymphome treten lokalisiert im Magen und anderen Bereichen des Gastrointestinaltraktes auf, können sich aber auch in Speicheldrüsen, Tränendrüsen und anderen glandulären Organen entwickeln. Sie zeigen die Tendenz zu primär lokalisierter Ausbreitung. Eine Eradikation von Helicobacter pylori kann in frühen Stadien zu einer kompletten Remission von MALT-Lymphomen des Magens führen. In fortgeschrittenen Fällen kann jedoch auf eine systemische Chemotherapie nicht verzichtet werden. Aufgrund des lokalisierten Wachstums sind frühe Stadien der MALT-Lymphome mit lokoregionaler Strahlentherapie heilbar, sodass auf eine chirurgische Intervention verzichtet werden kann. MALT-Lymphome weisen eine hohe Sensitivität gegenüber Rituximab auf.

Lymphome bei erworbener Immundefizienz

Bei Patienten mit HIV-Infektionen sind hoch maligne NHL eine häufige Komplikation der fortgeschrittenen Erkrankung. Isolierte ZNS-Lymphome sind in der Regel EBV-positiv, auch generalisierte Lymphome entstehen häufig als Folge einer EBV-bedingten Transformation der B-Lymphozyten. Die Therapie kann durch Knochenmarkinsuffizienz und opportunistische Infektionen erschwert sein. Seit Einführung einer effizienten Tripeltherapie bei AIDS können HIV-assoziierte Lymphome nach ähnlichen Konzepten wie immunkompetente Patienten behandelt werden.

Auch Patienten mit immunsuppressiver Therapie nach Organtransplantationen, insbesondere nach Therapie von Abstoßungsreaktionen, weisen eine erhöhte Inzidenz von hoch malignen Lymphomen auf. Ätiologisch besteht häufig eine EBV-bedingte Transformation von B-Lymphozyten, die zunächst eine Lymphadenopathie mit polyklonalen Lymphoblasten hervorruft, woraus sich schließlich ein monoklonaler maligner Klon selektioniert. In der Frühphase der Erkrankung kann eine Reduktion der immunsuppressiven Therapie in Kombination mit antiviraler Behandlung zu einer Remission der Lymphome führen.

Kutane T-Zell-Lymphome

Kutane Lymphome werden durch T-Lymphozyten vom T-Helfer-Typ (CD4+) mit auffälliger Morphologie (cerebriforme Zellkerne) und besonderem Tropismus zum Hautgewebe gebildet. Die Lymphominfiltration kann auf die Haut beschränkt bleiben, aber auch Lymphknoten und Knochenmark befallen sowie zu leukämischer Ausschwemmung führen. Eine Plaque-förmige Inflitration der Haut wird als Mycosis fungoides bezeichnet, das Sézary-Syndrom ist durch generalisierte Erythroderma charakterisiert. Die Therapie richtet sich nach dem Ausbreitungsstadium. Auf die Haut beschränkte Lymphome werden durch topisch applizierte Alkylanzien, Photochemotherapie (PUVA) oder durch Ganzkörperbestrahlung mit Elektronen behandelt. Generalisierte Stadien und Erkrankungsformen mit Tumorbildung werden durch systemische Chemotherapie mit Alkylanzien, eventuell in Kombination mit Anthrazyklinen, Methotrexat oder Purinanaloga behandelt. Interferon-alpha weist eine ausgezeichnete therapeutische Wirkung bei kutanen T-Zell-Lymphomen auf.

7.4.3 Chronische Leukämien lymphatischer Genese

Chronische lymphatische Leukämie

Definition

Die chronische lymphatische Leukämie (CLL) ist charakterisiert durch eine Akkumulation von reifen klonalen Lymphozyten, die zum überwiegenden Teil (> 95 %) vom B-Zell-Phänotyp sind und nur in seltenen Fällen (< 5 %) von T Lymphozyten abstammen. Die leukämische Population ist durch eine sehr geringe Teilungsrate und durch eine lange Überlebenszeit in vivo charakterisiert.

Epidemiologie

Die CLL ist die häufigste leukämische Erkrankung der westlichen Hemisphäre. Das mittlere Alter bei Diagnosestellung beträgt 55 Jahre. Die Erkrankung nimmt mit steigendem Lebensalter zu. Im Alter von 80 Jahren beträgt die Inzidenz 20/100 000, unter 30 Jahren ist die CLL eine Rarität. Die Inzidenz ist bei Männern doppelt so hoch wie bei Frauen.

Ätiologie und Pathogenese

Die Ätiologie der CLL ist unklar. Es besteht kein Zusammenhang mit der Exposition zu leukämogenen Chemikalien wie Benzol, Zytostatika oder Bestrahlung. Eine höhere Inzidenz bei amerikanischen Landarbeitern könnte auf eine ätiologische Rolle von Pestiziden oder Herbiziden hinweisen.

Die leukämischen Zellen der CLL sind morphologisch durch eine große Homogenität gekennzeichnet. Sie exprimieren an der Zelloberfläche Immunglobuline, üblicherweise vom IgM-Isotyp. Die Monoklonalität der B-Lymphozyten findet ihren Ausdruck in der Restriktion der Leichtketten des Immunglobulins mit überwiegender Expression von Leichtketten vom kappa- oder lambda-Typ. Immunologisch sind die B-Zellen durch die Expression von reifen B-Zellmarkern (CD19, CD20, CD24) und von CD23 gekennzeichnet. Neben B-Zell-spezifischen Antigenen findet sich charakteristischerweise bei > 85 % der B-CLL die Expression des T-Zellantigens CD5. Die Zellen der CLL weisen einen geringen Proliferationsindex auf, während die mittlere Lebenszeit der malignen Zellen deutlich erhöht ist. Die Krankheit entwickelt sich demnach durch eine Akkumulation und weniger durch Proliferation der malignen Zellpopulation. Durch Zerstörung der Lymphknotenstruktur und Suppression der normalen B-Lymphopoese sowie funktioneller Defekte der T-Lymphozyten in vivo entwickelt sich eine humorale sekundäre Immundefizienz mit einer quantitativen Verminderung des Immunglobulins bei über 50 % der Patienten, die Ursache der infektbedingten Morbidität und Mortalität der CLL-Patienten ist. Bei jeweils 10 % der Patienten entwickelt sich in der späten Erkrankungsphase eine Transformation in ein hoch malignes Lymphom (Richter-Syndrom) oder in eine Prolymphozytenleukämie.

Klinik

Viele Patienten mit CLL sind asymptomatisch oder berichten über unspezifische Beschwerden wie Müdigkeit, Gewichtsverlust, Leistungsminderung oder Appetitlosigkeit. Bei der physikalischen Untersuchung findet sich eine indolente Lymphadenopathie unterschiedlichen Ausmaßes mit variabler Hepato- und/oder Splenomegalie. Mit fortschreitender Erkrankung nimmt die Häufigkeit an infektiösen Komplikationen zu, die mit dem Immunglobulinspiegel im Serum korrelieren. Nach anfänglich gutem therapeutischem Ansprechen ist die CLL in der Spätphase durch eine zunehmende Therapieresistenz der Lymphknotentumore gekennzeichnet. Eine ZNS-Beteiligung ist selten. Auch exzessive Lymphozytenzahlen im peripheren Blut führen selten zu Hyperviskositäts-Symptomen. Große Lymphknotenkonglomerate und Splenomegalie können Ursache wesentlicher subjektiver Beschwerden sein. Autoimmunphänomene wie Coombs-positive hämolytische Anämie, Immunthrombozytopenie, isolierte Erytroblastophthise u. ä. werden relativ häufig bei CLL-Patienten beobachtet.

Diagnostik

Die Diagnose der CLL beruht auf dem Nachweis einer absoluten Lymphozytose von > 5000/μl und erreicht häufig Werte von 40 000 – 150 000 Zellen/μl. In der Immunphänotypisierung finden sich B-Lymphozyten mit monoklonaler Expression von kappa- oder lambda-Leichtketten von meist schwacher Intensität und einer Expression von CD19, CD20, CD23, CD24 und CD5 an der Zelloberfläche. Im peripheren Blut ist eine Anämie und/oder Thrombopenie von prognostischer Bedeutung. Das Knochenmark kann nodulär, interstitiell oder diffus infiltriert sein.

Prognostische Faktoren

Der klinische Verlauf der CLL ist durch eine außerordentliche Heterogenität gekennzeichnet. Zwei Klassifizierungssysteme, nach Rai bzw. nach Binet, haben sich zur klinischen Stadieneinteilung durchgesetzt (Tab. 7.**20**) und beruhen auf dem unterschiedlichen Nachweis vom Ausmaß der Lymphadenopathie, Splenomegalie, Anämie und/oder Thrombopenie. Patienten im Stadium III und IV nach Rai bzw. Binet C weisen eine mittlere Überlebenszeit von 24 Monaten auf, während über 70 % der Patienten im Stadium Rai 0 nach 10 Jahren noch am Leben sind. Als weitere ungünstige prognostische Faktoren wurden eine Verdopplungszeit der Lymphozyten im peripheren Blut von < 6 Monaten, eine diffuse Infiltration des Knochenmarks, eine erhöhte LDH und eine erhöhte Thymidinkinase beschrieben.

Durch Untersuchung des Immunglobulingens können zwei prognostisch unterschiedliche Subtypen der B-CLL definiert werden, die unterschiedlichen Reifungsstufen der B-Zell-Entwicklung entsprechen. Eine günstigere Prognose haben Patienten, deren CLL-Zellen eine Hypermutation der variablen Region des B-Zellrezeptors aufweisen, die auf eine Reifung im Lymphfollikel hinweist (mutierter Phänotyp), während ein unmutierter Phänotyp der leukämischen Zellen mit rascherem Krankheitsprogress und kürzerer Überlebenszeit korreliert. Die aberrante Expression der Tyrosinkinase ZAP70 findet sich meist in der Subgruppe der unmutierten B-CLL. Die prognostische Bedeutung des Mutationsstatus und der ZAP70-Expression ist unabhängig vom klinischen Stadium nach Binet.

Tabelle 7.**20** Klassifizierung der CLL

Rai-Klassifizierung	
Stadium 0	nur Lymphozytose in Blut und Knochenmark
Stadium I	Lymphozytose plus vergrößerte Lymphknoten
Stadium II	Lymphozytose plus Hepato- und/oder Splenomegalie mit oder ohne vergrößerte Lymphknoten
Stadium III	Lymphozytose plus Anämie (Hb < 11 g/dl), mit oder ohne vergrößerte Lymphknoten, Milz, Leber
Stadium IV	Lymphozytose plus Thrombopenie (Thrombozyten < 100× 10^9/l), mit oder ohne Anämie und/oder vergrößerte Lymphknoten, Milz, Leber
Binet-Klassifizierung	
Stadium A	Lymphozytose, Hb > 10 g/dl, Thrombozyten > 100× 10^9/l, < 3 lymphatische Regionen betroffen*
Stadium B	Lymphozytose, Hb > 10 g/dl, Thrombozyten > 100× 10^9/l, > 3 lymphatische Regionen betroffen*
Stadium C	Lymphozytose, Hb < 10 g/dl, Thrombozyten < 100× 10^9/l

* Zervikale, axilläre, inguinale Lymphknoten (unilateral oder bilateral), Milz und Leber werden jeweils als eine Region bezeichnet

Auch zytogenetische Veränderungen sind von prognostischer Bedeutung. Prognostisch günstig ist die mit 53% häufigste Deletion 13q14 sowie eine Trisomie 12 (15%) und Deletion 6q21-23 (9%). Eine schlechte Prognose haben Patienten mit einer Deletion 11q22.3-23.1 (19%) und Deletion 17p13 (8%).

Therapie

Therapie

Aufgrund des langen indolenten Verlaufes der Erkrankung bei vielen Patienten ist die Diagnose einer CLL nicht gleichbedeutend mit einer Indikation zur Therapie. Als eindeutige Kriterien für die Einleitung einer Therapie gelten fortgeschrittenes Stadium der Erkrankung (Rai III und IV, Binet C), eine rasche Verdopplungszeit der Lymphozyten (< 12 Monate), rasch progrediente oder symptomatische Lymphome sowie Allgemeinsymptomatik. Die übrigen prognostischen Parameter einschließlich Mutationsstatus und ZAP70-Expression gelten außerhalb von Studien nicht als unabhängige Therapieindikation.

Zur **Ersttherapie der CLL** stehen Chlorambucil oder Fludarabin zur Verfügung. Gegenüber der traditionellen Therapie mit Chlorambucil kann durch Fludarabin eine deutlich höhere Zahl an kompletten Remissionen und ein signifikant verlängertes progressionsfreies Überleben erreicht werden. Die Überlebenszeit wurde durch Fludarabin nicht verlängert, teilweise wohl durch den häufigen Gebrauch von Fludarabin in der Rezidivtherapie nach Chlorambucil. Die Kombination von Fludarabin mit Cyclophosphamid war in einer Studie der Deutschen CLL-Studiengruppe bei jüngeren Patienten einer Behandlung mit Fludarabin überlegen. Damit ist außerhalb von Studien folgendes Vorgehen bei unbehandelten Patienten zu empfehlen: Patienten unter 65 Jahren können von einer intensiveren Primärtherapie mit Fludarabin und Cyclophosphamid profitieren. Ältere Patienten sollten mit Fludarabin oder, aufgrund der höheren Gefahr von opportunistischen Infektionen, mit Chlorambucil behandelt werden. Eine Kombination von Chlorambucil mit Prednisolon bietet keinen therapeutischen Vorteil.

Die **Behandlung der rezidivierten oder refraktären CLL** hängt von der Art der Vortherapie und

▶

von der Dauer des therapiefreien Intervalls ab. Rezidive nach Chlorambucil sollten mit Fludarabin behandelt werden. Nach einem längeren therapiefreien Intervall kann eine Fludarabintherapie wiederholt werden, ansonsten sollte Fludarabin mit Cyclophosphamid und/oder Mitoxantron kombiniert werden. Eine weitere Alternative sind Anthrazyklin-haltige Kombinationstherapien. Der monoklonale CD52-Antikörper Alemtuzumab ist für die Fludarabin-refraktäre CLL zugelassen. Beim Einsatz dieses hoch aktiven Antikörpers ist die lang dauernde Immunsuppression zu berücksichtigen.

Bei Patienten mit einem Immunglobulinmangel mit IgG-Spiegeln von < 4 g/l und gehäuften schweren Infektionen ist eine regelmäßige Substitution mit i.v. Immunglobulinen (400 mg/kg KG) indiziert.

In experimentellen Therapiekonzepten wurden bei unbehandelten Patienten durch die Kombination von Rituximab mit Fludarabin und Cyclophosphamid oder mit Alemtuzumab mehr als 50% komplette Remissionen erreicht, darunter zahlreiche molekulare Remissionen. Bei ausgewählten Patienten im prognostisch ungünstigen Rezidiv bietet die allogene Transplantation mit reduzierter Konditionierung aufgrund eines signifikanten „Graft-versus-Leukemia-Effekts" eine potenziell kurative Therapieoption.

Haarzell-Leukämie

Definition

Die Haarzell-Leukämie ist eine seltene Form einer chronischen B-Zell-Leukämie, die durch spezielle morphologische, immunologische und zytochemische Eigenschaften charakterisiert ist.

Epidemiologie, Pathogenese und biologische Aspekte

Die Haarzell-Leukämie ist eine seltene Erkrankung und repräsentiert 2–5% aller Leukämien. Die Ursache der Haarzell-Leukämie ist unklar. Die malignen Zellen entsprechen B-Lymphozyten auf einer Differenzierungsstufe nach Reifung im Keimzentrum, die am ehesten Prä-Plasmazellen oder Memory-B-Zellen gleichen. Die Suppression der normalen Blutbildung ist nicht nur durch räumliche Verdrängung zu erklären, sondern scheint auch durch die Produktion von inhibitorischen Zytokinen (z. B. TNF-α) bedingt zu sein.

Klinik

Klinische Manifestationen der Erkrankung resultieren häufig aus der Panzytopenie durch Suppression der normalen Hämatopoese. Anämie-bedingte Beschwerden, Infektanfälligkeit durch Granulozytopenie und abdominelle Beschwerden durch die meist bestehende Splenomegalie prägen die klinische Symptomatik. Nur 10–20% der Patienten weisen eine deutliche Leukozytose auf. Eine Lymphadenopathie ist selten, eine Hepatomegalie wird bei etwa einem Drittel der Patienten beobachtet. Septikämien und Pneumonien sind häufig letale Komplikationen der Erkrankung.

Diagnostik

Differenzialdiagnostisch muss bei Patienten mit Panzytopenie und Splenomegalie an die Haarzell-Leukämie gedacht werden. Die Diagnose erfolgt durch den Nachweis von leukämischen Zellen im Knochenmarkspräparat oder im peripheren Blutausstrich. Im Differenzialblutbild findet sich eine relative oder absolute Lymphozytose, ausgeprägte leukämische Verlaufsformen sind in der Anfangsphase selten. Die charakteristische Morphologie mit den haarförmigen Zytoplasma-Ausläufern gab der Erkrankung ihren Namen, kann jedoch wenig auffällig sein. Zytochemisch ist der Nachweis von Tartrat-resistenter saurer Phosphatase für Haarzellen beweisend. Die Immunphänotypisierung hat durch den Nachweis der typischen Antigenexpression von B-Zellmarkern, CD11c, CD25 und CD103 einen wesentlichen Stellenwert in der Diagnose der Haarzell-Leukämie.

Therapie

Eine Therapieindikation besteht nur bei ausgeprägter Knochenmarksinsuffizienz oder symptomatischer Splenomegalie. Die Therapie mit Purinanaloga (Pentostatin, 2-Chlorodesoxyadenosin) führt bei 90% der Patienten zu anhaltenden, meist kompletten Remissionen und hat Splenektomie ►

oder Interferon-α in der Erstbehandlung vollständig verdrängt. Eine einmalige einwöchige Therapie mit 2-Chlorodesoxyadenosin stellt vonseiten der Lebensqualität die günstigste Therapieform dar. Eine supportive Behandlung mit Wachstumsfaktoren sollte nur bei schwerer Neutropenie und infektiösen Komplikationen durchgeführt werden. Eine lang dauernde Immunsuppression nach Purinanaloga ist zu berücksichtigen. Bei Patienten mit Haarzell-Leukämie besteht eine erhöhte Rate von Zweitmalignomen, die offenbar durch Purinanaloga nicht negativ beeinflusst wird. Für die wenigen refraktären Patienten stehen Splenektomie, Interferon-α oder monoklonale Antikörper zur Verfügung.

7.4.4 Plasmazell-Erkrankungen

Definition

Plasmazell-Erkrankungen sind eine Gruppe von neoplastischen oder potenziell neoplastischen Erkrankungen, die mit der Proliferation eines einzelnen Klones von Immungloblin-produzierenden Plasmazellen verbunden sind. Diese Plasmazellen produzieren ein homogenes, monoklonales Immunglobulin, das in der Elektrophorese als monoklonales Protein (M-Protein) auffällt.

Monoklonale Gammopathie unklarer Signifikanz

Definition

Als monoklonale Gammopathie unklarer Signifikanz (MGUS) bezeichnet man das Vorhandensein eines M-Proteins ohne Nachweis eines multiplen Myeloms, einer Makroglobulinämie oder einer Amyloidose.

Epidemiologie

Das Auftreten eines M-Proteins ohne Hinweise für eine Plasmazell-Neoplasie ist altersabhängig. Im Alter von > 50 Jahren beträgt die Inzidenz eines MGUS 1 %, > 70 Jahren 3 %, > 80 Jahren bis zu 11 %.

Diagnose und Klinik

Das MGUS ist charakterisiert durch ein M-Protein von < 3 g/dl, weniger als 5 % Plasmazellen im Knochenmark, kein oder nur geringe Mengen von M-Protein im Harn, keine Verringerung der übrigen Immunglobulinwerte, Fehlen von Osteolysen, Anämie, Hyperkalzämie und Niereninsuffizienz sowie Stabilität des M-Proteins über lange Beobachtungszeiträume. Definitionsgemäß dürfen die Patienten im Rahmen der MGUS keine klinische Symptomatik aufweisen.

Prognose

Bei etwa einem Viertel der Patienten bleibt der M-Gradient ohne Progredienz über Jahrzehnte konstant. Ein größerer Teil der meist älteren Patienten verstirbt ohne Hinweise für eine Plasmazell-Neoplasie. Jährlich 1 – 2 % bzw. kumulativ 17 – 22 % der Patienten mit MGUS entwickeln im Laufe der weiteren Beobachtung ein multiples Myelom, eine Makroglobulinämie, Amyloidose oder eine lymphoproliferative Erkrankung. Daher sind regelmäßige Kontrollen dieser Patienten zur Erfassung einer therapiebedürftigen neoplastischen Erkrankung angebracht.

Multiples Myelom

Definition

Das multiple Myelom ist charakterisiert durch eine neoplastische Transformation eines einzelnen Plasmazellklones, der ein monoklonales Immunglobulin produziert. Die Invasion dieser malignen Plasmazellen in den Knochen führt häufig zu einer Destruktion des Skelettes mit Schmerzen und Frakturen.

Ätiologie und Pathophysiologie

Die Ätiologie des multiplen Myeloms ist unklar. Manche Fälle können mit Bestrahlung in Zusammenhang gebracht werden. Chemikalien scheinen eine geringe Rolle in der Induktion von Myelomen zu spielen. Eine Infektion mit dem Kaposi-Sarkom-assoziierten Herpesvirus HHV-8 wurde überwiegend in dendritischen Zellen des Knochenmarks von Myelompatienten nachgewiesen und ist mit der Produktion eines viralen Interleukin-6 (vIL-6) assoziiert, das eine Stimulation von Plasmazellen bewirkt. Durch Interphasenzytogenetik wurden bei Myelompatienten in einer Frequenz von 89 – 96 % häufig komplexe Veränderung des Karyotyps nachgewiesen. Am häufigsten finden sich Translokationen zwischen Chromosom 14 und unterschiedlichen Chromosomen (11q, 4p, 16q, 6p), sowie Deletionen am Chromosom 13 und Chromosom 1p. Prognostisch ungünstig sind Veränderungen am Chromosom 13 und 11q-Translokation. Trisomien der Chromosomen 6, 9 oder 17 weisen eine günstigere Prognose auf.

Die Tumorzellpopulation ist als diffuse oder noduläre Infiltration von malignen Plasmazellen im Knochenmark nachweisbar. Wahrscheinlich findet die maligne Transformation auf der Stufe der späten B-Zell-Differenzierung statt. Dann nisten sich maligne Plasmazellen, die ein monoklonales Immunglobulin (M-Protein) produzieren, in das Knochenmark ein. Eine wichtige Rolle spielt dabei das Mikromilieu des Knochenmarks, in dem durch den Kontakt zwischen Stromazellen und malignen Plasmazellen Interleukin-6 und andere Wachstumsfaktoren parakrin und autokrin stimuliert werden.

Die Interaktion zwischen Stromazellen und Plasmazellen ist auch für die Entstehung der charakteristischen Osteolysen essenziell. Durch abnorme Produktion von Zytokinen, wie IL-1, IL-6, TNF-α, TNF-β, RANKL und Osteopontin werden im Knochen Osteoklasten aktiviert und Osteoblasten inhibiert, was zur herdförmigen Destruktion von Knochensubstanz führt.

Klinik

Knochenschmerzen, am häufigsten im Rücken oder in der Brust, werden von zwei Drittel der Patienten bei Diagnosestellung berichtet. Die Beschwerden sind bewegungsabhängig und treten nicht in Ruhe auf. Schwächegefühl und Müdigkeit sind meist assoziiert mit einer normochromen **Anämie.** Fieber ist in der Anfangsphase der Erkrankung selten und ist dann meist durch Infektionen bedingt.

Die **Niere** kann durch Präzipitate von monoklonalen Immunglobulin-Leichtketten geschädigt werden. Die Präzipitation von Immunglobulin führt in der „Myelomniere" zur Dilatation und Atrophie der Tubuli und bedingt schließlich den funktionellen Ausfall des gesamten Nephrons. Das Ausmaß der Nierenschädigung ist direkt korreliert mit der Menge von freien Leichtketten im Urin. Durch Ablagerung von Immunglobulin in den Nierenglomeruli kann sich eine Niereninsuffizienz oder ein nephrotisches Syndrom entwickeln. Eine weitere Ursache einer renalen Schädigung ist die **Hyperkalzämie** im Rahmen eines multiplen Myeloms.

Neurologische Symptome sind meist durch Läsionen in der Wirbelsäule bedingt. **Radikuläre Schmerzen** werden verursacht durch Kompression des Rückenmarks durch Schädigung der Wirbelkörper oder durch Einwachsen des Myeloms in den extraduralen Raum des Rückenmarkskanals. Periphere Neuropathien sind selten und werden dann meist durch eine sekundäre Amyloidose bedingt.

Diagnose

Für die Diagnose eines multiplen Myeloms werden die in Tabelle 7.**21** aufgezählten Kriterien gefordert. Zur Abklärung erforderlich sind Blutbild, Serumelektrophorese, Immunfixation oder Immunelektrophorese in Serum und Harn, quantitative Immunglobulinbestimmung, Calcium, Kreatinin und β2-Mikroglobulin. Eine Knochenmarksdiagnostik ist bei Diagnosestellung esseztiell, zur Beurteilung des Verlaufes ist die Plasmazellzahl im Knochenmark nur von geringer Bedeutung. Radiologische Untersuchungen basieren auf dem Skelettröntgen, das die gesamte Wirbelsäule, das Becken, den knöchernen Thorax, die proximalen langen Röhrenknochen und den Schädel umfassen muss, eine Ganzkörper-Computertomografie stellt eine attraktive Alternative dar. Ein Knochenszintigramm ist beim multiplen Myelom aufgrund des Fehlens einer osteoblastischen Reaktion wenig aussagekräftig.

Das monoklonale Immunglobulin ist in 50% der Fälle vom IgG-Typ, IgA tritt in 20% auf, Leichtkettenmyelome in 17% und IgD in 2%. Im Harn kann in 80% der Patienten ein monoklonales Protein nachgewiesen werden. Bei 99% der Patienten ist bei Diagnosestellung ein M-Protein in Serum oder Harn nachweisbar.

Tabelle 7.**21** Diagnostische Kriterien des multiplen Myeloms

Hauptkriterien	
I.	Plasmozytom in Gewebsbiopsie nachgewiesen Plasmazellen im Knochenmark > 30%
II.	Monoklonale Globulinfraktion > 3,5 g/dl
III.	für IgG oder > 2,0 g/dl für IgA, > 1,0 g/24 h Leichtketten-Ausscheidung (lambda oder kappa) im Urin
Nebenkriterien	
a.	Plasmazellen im Knochenmark 10 bis 30%
b.	Monoklonale Globulinfraktion nachweisbar, aber weniger als in III.
c.	Osteolysen
d.	Residuelles normales IgM < 50 mg/dl, IgA < 100 mg/dl, oder IgG < 600 mg/dl
	Für Diagnose erforderlich: Mindestens ein Hauptkriterium und ein Nebenkriterium oder 3 Nebenkriterien, die a+b beinhalten müssen.

Therapie und Prognose

Das multiple Myelom ist mit konventioneller Therapie nicht heilbar. Es sollten daher nur symptomatische Patienten oder solche mit großer Tumorlast behandelt werden. Zur Beurteilung einer Therapiebedürftigkeit hat sich die Klassifikation nach Salmon und Durie bewährt (Tab. 7.**22**). Eine Therapieindikation wird für das Stadium III und für Patienten im Stadium II mit Zeichen der Progredienz gesehen. Eine prognostische Bedeutung kommt einer Erhöhung des β2-Mikroglobulins im Serum über 4 mg/l und einer Verminderung des Serum-Albumins unter 3 g/dl zu. Die stärkste prognostische Bedeutung hinsichtlich progressionsfreiem Überleben und Gesamtüberleben kommt einer chromosomalen Deletion (13q14) oder Translokation (11q) oder t (4; 14) zu.

Initiale Chemotherapie: Vor Einleitung einer initialen Chemotherapie muss geklärt werden, ob der Patient für eine Hochdosistherapie mit autologer Stammzelltransplantation geeignet ist (siehe unten). Nur Patienten ohne Transplantationsoption sollen mit oralem Melphalan und Prednisolon behandelt werden, da Melphalan die Stammzellmobilisation signifikant beeinträchtigt. Die Therapie mit Melphalan/Prednisolon erfolgt in sechswöchigen Abständen bis zum Erreichen einer maximalen Remission oder eines Plateaus, meist über 12 Monate. Alle anderen Patienten sollten mit einer Anthrazyklin-haltigen Therapie behandelt werden. Gegenüber dem intravenös zu verabreichenden Schema mit Vincristin, Adriamycin und Dexamethason (VAD) hat sich in den meisten deutschen Zentren die Therapie mit oralem Idarubicin und Dexamethason als Initialtherapie durchgesetzt. Nach 3–4 Zyklen folgt eine intensivere Chemotherapie zur Mobilisierung von peripheren Blutstammzellen.

Hochdosischemotherapie (HDCT) mit autologer Stammzelltransplantation: Im randomisierten Vergleich mit Melphalan/Prednisolon wurde durch HDCT bei Patienten bis 70 Jahren eine signifikante Verlängerung der Überlebenszeit erreicht. Deshalb gilt heute eine zweimalige HDCT mit hoch dosiertem Melphalan als Standard in der Primärtherapie des multiplen Myeloms, wobei bei über 60-jährigen Patienten die Melphalandosis reduziert wird. Auch Patienten mit nur stabiler Erkrankung nach Initialtherapie profitieren von der HDCT.

Erhaltungstherapie: Eine Erhaltungstherapie mit Interferon-α kann das rezidivfreie Intervall verlängern, ein Überlebensvorteil durch Interferon konnte nicht gesichert werden. Deshalb sollte diese durch Nebenwirkungen belastete Therapie außerhalb von Studien nicht eingesetzt werden.

Neuere Substanzen: Thalidomid, Bortezomib und Lenalidomid sind attraktive Neuentwicklungen in der Therapie des multiplen Myeloms. Der Proteosomeninhibitor Bortezomib ist für das rezidivierte multiple Myelom zugelassen und zeigt, ebenso wie Thalidomid und Lenalidomid, eine hohe Erfolgsrate auch im Rezidiv nach HDCT. Aufgrund der teratogenen Schädigungen von Thalidomid ist der Einsatz dieser Substanz restriktiv reguliert. Häufige Nebenwirkungen sind Thrombopenie (Bortezomib, Lenalidomid), ausgeprägte Neuropathie (Thalidomid > Bortezomib), Sedierung (Thalidomid) und Thromboembolien (Thalidomid). Die Anwendung dieser Substanzen in der Primärtherapie zeigte in ersten klinischen Studien insbesondere in Kombination mit Dexamethason und/oder Zytostatika attraktive Ergebnisse mit einer hohen Rate von kompletten Remissionen.

Bisphosphonate: Durch Bisphosphonate (Zoledronsäure, Pamidronsäure, Ibandronsäure) kann eine Progression von Knochenläsionen verringert werden und möglicherweise eine Hemmung der Plasmazellproliferation erreicht werden. Die Therapie mit Bisphosphonaten soll bei Patienten mit Osteolysen dauerhaft erfolgen. Osteonekrosen im Kieferbereich treten gehäuft nach mehr als einjähriger Therapie mit Bisphosphonaten und im Zusammenhang mit operativen Zahnbehandlungen auf.

Allogene Transplantation: Die allogene Stammzelltransplantation mit reduzierter Konditionierung stellt für ausgewählte Patienten im Rezidiv nach HDCT eine kurative Therapieoption dar. Insbesondere die Deletion 13q14 und Translokation 11q definiert eine Subpopulation mit exzessiv hohem Rezidivrisiko, bei der frühzeitig ein allogenes Transplantationskonzept diskutiert werden sollte.

Tabelle 7.**22** Klassifikation des multiplen Myeloms

Stadium I	Stadium II	Stadium III
Alle der folgenden Kriterien • Hämoglobin > 10 g/dl • normales Serum-Calcium • im Knochenröntgen normale Knochenstruktur oder nur eine solitäre Osteolyse • niedrige M-Gradienten IgG < 5 g/dl IgA < 3 g/dl • Leichtketten im Harn < 4 g/24 h	> Stadium I und < Stadium III	**Mindestens eines der folgenden Kriterien** • Hämoglobin < 8,5 g/dl • Serum-Calcium erhöht • im Knochenröntgen fortgeschrittene Osteolysen • hohen M-Gradienten IgG > 7 g/dl IgA > 5 g/dl • Leichtketten im Harn > 12 g/24 h

Subklassifizierung: A = Kreatinin < 2 mg/dl, B = Kreatinin > 2 mg/dl

Spezielle Formen des multiplen Myeloms

Plasmazell-Leukämie

Eine Plasmazell-Leukämie ist durch einen Prozentsatz von mindestens 20% Plasmazellen und einer Absolutzahl von > 2000 Plasmazellen/µl im peripheren Blut definiert. Die Plasmazell-Leukämie kann als primäre Manifestation oder sekundär bei einem bekannten multiplen Myelom auftreten. Die Prognose ist schlecht und die Therapie unbefriedigend. Bei geeigneten Patienten sind intensive Therapiekonzepte anzustreben.

Solitäres Plasmozytom des Knochens

Die Diagnose eines solitären Plasmozytoms beruht auf dem histologischen Nachweis einer monoklonalen Plasmazellpopulation in einer einzelnen Knochenläsion und dem Fehlen von weiteren Osteolysen bzw. einer diffusen Plasmazellinfiltration im Knochenmark. Nach lokaler Strahlentherapie kann bei 15–25% der Patienten ein krankheitsfreies Überleben nach 10 Jahren beobachtet werden. Die übrigen Patienten entwickeln im weiteren Verlauf ein multiples Myelom.

Extramedulläres Plasmozytom

Extramedulläre Plasmozytome sind Plasmazelltumore, die sich außerhalb des Knochenmarks entwickeln und durch eine sehr günstige Prognose gekennzeichnet sind. Am häufigsten (85%) treten extramedulläre Plasmozytome im oberen Respirationstrakt auf, können sich aber u. a. auch im Gastrointestinaltrakt, im zentralen Nervensystem, in der Harnblase, in drüsigen Organen und Lymphknoten entwickeln. Die Therapie besteht in lokaler Hochvolttherapie. Rezidive können lokalisiert auftreten oder in ein multiples Myelom übergehen.

Osteosklerotisches Myelom (POEMS-Syndrom)

Das Syndrom ist charakterisiert durch **P**olyneuropathie, **O**rganomegalie, **E**ndokrinopathie, **M**-**P**rotein und Haut(**S**kin)-Veränderungen. Die wesentlichen klinischen Manifestationen sind eine chronische demyelinisierende Polyneuropathie mit vorwiegend motorischen Ausfällen und sklerotische Knochenläsionen. Eine Hepatomegalie besteht in 50%, die meisten Patienten haben Hyperpigmentationen und Hypertrichosis. Das Knochenmark enthält < 5% Plasmazellen. Die meisten Patienten haben ein lambda-M-Protein. Bei lokalisierten osteosklerotischen Herden kann eine Strahlentherapie eine wesentliche Besserung der neurologischen Beschwerden bewirken. Bei systemischem Befall entspricht die Therapie der des multiplen Myeloms.

Makroglobulinämie Waldenström

Definition

Die primäre Makroglobulinämie Waldenström ist bedingt durch eine unkontrollierte Proliferation bzw. Akkumulation von monoklonalen lymphoplasmazytoiden Zellen, die ein monoklonales, großmolekuläres M-Protein von IgM-Typ sezernieren.

Pathophysiologie

Ursache der Makroglobulinämie ist ein Non-Hodgkin-Lymphom niedriger Malignität, das einem indolenten lymphoplasmazytoiden NHL entspricht. Die Zellen stellen eine späte Differenzierungsstufe der B-Lymphozyten vor dem Übergang in Plasmazellen dar. Morphologisch weisen die Tumorzellen Charakteristika von chronisch lymphatischer Leukämie und Plasmazellen auf. Immunologisch können Immunozytome durch die Expression von CD38 und das Fehlen von CD5 von CLL-Zellen unterschieden werden. Zum Unterschied von lymphoplasmazytischen Lymphomen ohne Sekretion von Makroglobulinen wird die Translokation t(9;14) mit Beteiligung des PAX-5-Gens selten gefunden. Die klinische Symptomatik ist einerseits durch physikalische und immunologische Eigenschaften des Makroproteins, wie Hyperviskosität, Agglutination und Kryoglobulinämie geprägt. Andererseits führt die Infiltration des Knochenmarks und anderer Organe durch die Lymphomzellen zu entsprechender klinischer Manifestation.

Klinik

Die klinischen Charakteristika der Makroglobulinämie sind folgende:

- monoklonales IgM,
- Hyperviskosität,
- Sehstörungen durch Fundus paraproteinämicus,
- neurologische Störungen durch Hyperviskosität,
- Hämorrhagien durch Bindung von Gerinnungsfaktoren,
- Lymphadenopathie und Splenomegalie,
- Kryoglobulinämie und Kälteagglutinin-Krankheit.

Des Weiteren können wie bei anderen NHL niedriger Malignität Symptome durch Knochenmarkinsuffizienz (Fatigue) und Infektionsneigung beobachtet werden. Lytische Knochenläsionen und Amyloidose wie beim multiplen Myelom sind selten.

Diagnose

Die Diagnose erfolgt durch den Nachweis eines M-Proteins vom IgM-Typ, meist von mehr als 3 g/dl und einer Infiltration des Knochenmarks durch lymphoplasmazytoide Zellen. Im Blutbild findet sich meist eine mäßige bis ausgeprägte normochrome Anämie. Kryoglobuline sind bei 10 %, Kälteagglutinine bei einem Drittel der Patienten nachweisbar.

Therapie

Therapie

Die Therapieindikation richtet sich nach Allgemeinsymptomatik und Ausmaß von Anämie sowie Makroglobulinämie. Die Behandlung symptomatischer Patienten erfolgt wie bei der CLL mit Chlorambucil oder Fludarabin, letzteres hat bei Alkylanzien-refraktären Patienten eine gute therapeutische Effizienz. Rituximab besitzt hohe Wirksamkeit bei Morbus Waldenström und wird von manchen Autoren zur Vermeidung der Spätfolgen einer Dauertherapie mit Alkylanzien bei jüngeren Patienten bevorzugt. Bei Patienten mit symptomatischer Hyperviskosität sollen Plasmapheresen bis zur Besserung der klinischen Symptome durchgeführt werden und mit einer zytoreduktiven Chemotherapie kombiniert werden. Die Indikation zur Plasmapherese erfolgt aufgrund der klinischen Symptomatik und nicht auf Basis der absoluten IgM-Werte.

Kryoglobulinämie

Kryoglobuline sind Proteine, die in Kälte präzipitieren und bei Wärme in gelöster Form auftreten. Man unterscheidet drei unterschiedliche Arten von Kryoglobulinen:

Monoklonale Typ-I-Kryoglobuline treten bei MGUS, multiplem Myelom und Makrogloblulinämie auf. Viele Patienten sind asymptomatisch. Klinische Manifestationen sind Schmerzen, Purpura, Raynaud-Symptomatik, Zyanose und Ulzerationen der Haut.

! Der Nachweis von Typ-I-Kryoglobulinen alleine stellt keine Therapieindikation dar. Bei symptomatischen Patienten steht die Therapie der Grundkrankheit im Vordergrund.

Gemischte Typ-II-Kryoglobuline bestehen meist aus monoklonalem IgM und polyklonalem IgG. Bei über 90 % der Patienten mit gemischter essenzieller Kryoglobulinämie wurde eine chronische Hepatitis-C-Virusinfektion nachgewiesen. Vaskulitis, Glomerulonephritis, lymphoproliferative Erkrankungen und chronische infektiöse Prozesse sind häufig. Purpura, Polyarthralgien und nephrotisches Syndrom sind die wesentlichen Symptome, Nierenversagen ist selten. In fulminanten Fällen mit schwerer renaler Schädigung ist eine Plasmapherese sinnvoll. Im Vordergrund steht die Therapie der chronischen HCV-Infektion, z. B. mit pegyliertem Interferon-α und Ribavirin. Corticosteroide und ggf. Alkylanzien sollen für HCV-negative Patienten, insbesondere mit lymphoproliferativer Erkrankung vorbehalten bleiben.

Polyklonale Typ-III-Kryoglobuline werden bei infektiösen oder inflammatorischen Erkrankungen gefunden und sind ohne klinische Relevanz.

Primäre Amyloidose

Definition und Pathogenese

Amyloid ist ein fibröses Protein, das aus aggregierten rigiden, linearen, nicht verzweigten Fibrillen mit einer Breite von 7,5 – 10 nm und undefinierter Länge besteht. Die Art des Amyloids kann nicht durch Organverteilung oder elektronenmikroskopische Untersuchungen differenziert werden. Bei der primären Amyloidose vom Typ AL besteht das Amyloid aus einer monoklonalen **L**eichtkette des Immunglobulins oder Teilen derselben. Bei sekundärer Amyloidose vom Typ AA ist der wesentliche Anteil des Amyloids Protein **A**. Das Amyloid lagert sich in diversen Organen ab und führt so zu klinischer Symptomatik.

Klinik

Unspezifische Allgemeinsymptome sind Müdigkeit, Schwäche und Gewichtsverlust. Die weitere Symptomatik ist abhängig von der Organmanifestation. Häufig sind Herz und Nieren betroffen mit Herzinsuffizienz, Rhythmusstörungen bzw. nephrotischem Syndrom als klinische Korrelate. Sensomotorische periphere Polyneuropathie tritt bei einem Sechstel der Patienten auf. Befall von Gastrointestinaltrakt und Lungen ist selten symptomatisch. Ablagerungen von Amyloid in der Skelettmuskulatur können zu Pseudohypertrophie der Muskulatur führen. Hepatomegalie findet sich bei 20 %, Splenomegalie bei 5 % der Patienten. Gerinnungsstörungen mit Verlängerung der Thrombinzeit und Purpura sind relativ häufige Symptome.

Diagnose

Ein monoklonales Protein ist durch Immunelektrophorese in Serum oder Urin bei mehr als zwei Drittel der Patienten nachweisbar. Die Zahl der Plasmazellen im Knochenmark ist bei den Patienten meist nur geringgradig erhöht. Der histologische Beweis einer Amyloidose erfolgt durch den Nachweis von Amyloid im abdominalen Fettgewebe. Mit Kongorot gefärbt bildet Amyloid eine grüne Lichtbrechung im polarisierten Licht. Wenn der Nachweis im abdominellen Fettgewebe nicht gelingt, soll eine tiefe Rektumbiopsie durchgeführt werden. Bei dringendem klinischen Verdacht und negativen Screeninguntersuchungen muss eine Biopsie von betroffenen Organen entnommen werden.

Therapie

Therapie und Prognose

Die Therapie der AL-Amyloidose ist unbefriedigend. Melphalan und Prednisolon scheinen eine gewisse therapeutische Wirkung zu haben, die von der Dosisintensität von Melphalan abhängig ist. Organkomplikationen müssen symptomatisch behandelt werden. Die Prognose hängt von der Art der Organmanifestation ab. Patienten mit manifester Herzinsuffizienz durch Amyloidose haben eine mittlere Überlebenszeit von nur sechs Monaten. Bei Patienten mit ausschließlicher peripherer Polyneuropathie beträgt die mittlere Überlebenszeit über fünf Jahre. Hoch dosiertes Melphalan mit autologer Stammzelltransplantation zeigte in größeren Serien günstige Ergebnisse mit einer deutlichen symptomatischen Besserung bei bis zu zwei Drittel der Patienten. Da keine randomisierten Studien gegenüber konventioneller Therapie vorliegen, muss eine positive Selektion der für HDCT geeigneten Patienten in der Interpretation dieser retrospektiven Daten berücksichtigt werden.

7.4.5 Angeborene Immundefekte

Definition

Das Immunsystem ist aus interagierenden Elementen zusammengesetzt, die durch spezifische und unspezifische Mechanismen gegen Infektionen schützen. Die Spezifität des Immunsystems wird durch Antikörper und den T-Zellrezeptor bedingt. Daher resultieren Defekte von T-Lymphozyten oder B-Lymphozyten zu Defekten in der spezifischen Immunabwehr, die wiederholte bakterielle, virale und mykotische Infektionen unterschiedlichen Schweregrades zur Folge haben. Es können Immundefekterkrankungen unterschieden werden, bei denen nur eine Störung der Antikörperproduktion besteht oder solche mit einem Defekt der zellulären Immunantwort. In den letzten Jahren wurde der genetische Defekt von mehreren angeborenen Immundefekterkrankungen aufgedeckt. In der Folge sollen angeborene Störungen des lymphozytären Systems besprochen werden. Neben diesen können Defekte der Neutrophilen und des Komplementsystems antigenunspezifische Abwehrmechanismen beeinträchtigen und dadurch zu rezidivierenden Infektionen führen.

Diagnostik bei Patienten mit suspektem Immundefekt

Viele Patienten kommen zur Abklärung eines Immundefektes aufgrund gehäuft auftretender Infektionen. Die Seltenheit von angeborenen Immundefekten lässt erwarten, dass die Zahl der Patienten mit dem Verdacht auf Immundefekt die derer mit einer nachgewiesenen Immunmangelerkrankung bei weitem übersteigt. Daher müssen die initialen Untersuchungen verlässlich, informativ, wenig belastend und kosteneffektiv sein.

Anamnese

Die Art des Infektes und der Zeitpunkt der klinischen Manifestation geben wesentliche Hinweise auf die Art eines möglichen zugrunde liegenden Immunmangelzustandes. Patienten mit schwerem Antikörpermangel, Störungen der phagozytierenden Zellen oder Defekten des Komplementsystems leiden an rezidivierenden Infekten mit hochgradig kapsulierten Bakterien. Es ist daher unwahrscheinlich, dass Patienten mit rezidivierenden viralen Infekten an einem derartigen Immundefekt leiden. Patienten mit gestörter T-Zellfunktion weisen häufig opportunistische Infektionen auf.

Routinelabor

Der Nachweis bzw. Ausschluss von quantitativen Abnormitäten des Blutbildes erlaubt wesentliche differenzialdiagnostische Rückschlüsse. Eine normale Neutrophilenzahl schließt eine angeborene Agranulozytose oder schwere Defekte der Chemotaxis aus, eine normale Thrombozytenzahl spricht gegen ein Wiskott-Aldrich-Syndrom, das Fehlen von Jolly-Körpern schließt eine Asplenie aus, eine normale Blutsenkungsgeschwindigkeit macht eine chronische bakterielle Infektion unwahrscheinlich, normale Lymphozytenzahlen sprechen gegen einen schweren T-Zelldefekt.

Immunphänotypisierung

Eine immunologische Typisierung der lymphatischen Subpopulationen kann zur genaueren Spezifizierung eines Immundefektes meist wenig beitragen. Die absolute Zahl der B-Lymphozyten ist bei der X-chromosomal-gekoppelten Agammaglobulinämie vermindert. Eine Verschiebung der T-Helfer/T-Suppressorzell-Rate ist zwar für fortgeschrittene HIV-Infektionen typisch, wird jedoch auch unspezifisch bei diversen Infektionen gefunden. Die absolute Zahl der T-Helferzellen ist von prognostischer Bedeutung für HIV-Infektionen. Außerordentlich selten werden angeborene Defekte in der Expression von HLA-Antigenen oder Adhäsionsmolekülen gefunden.

Bestimmung der Antikörperproduktion

Ein genereller Mangel an Immunglobulinen oder Abnormitäten in Bezug auf Immunglobulinsubtypen (IgA-Mangel, Hyper-IgM) kann durch quantitative Immunglobulinbestimmung nachgewiesen werden. Bestimmungen von IgG-Subtypen sind kaum aussagekräftig und daher nicht kosteneffektiv. Die Funktion von B-Lymphozyten kann jedoch durch den Nachweis von Antikörpertitern, z. B. gegen Tetanus, Diphtherie-Toxin, Pneumokokken oder Haemophilus influenzae nach entsprechender Immunisierung besser erfasst werden.

Zelluläre Immunantwort

Die effektivste Methode zur Erfassung der T-Zellfunktion ist ein intradermaler Hauttest mit verdünntem Candida-albicans-Extrakt. Ein positiver Test, definiert durch Erythem und Induration von mehr als 10 mm nach 48 Stunden schließt alle primären T-Zelldefekte praktisch aus. In-vitro-Untersuchungen zur antigenspezifischen bzw. Mitogen-stimulierten T-Zellproliferation ergeben keinen zusätzlichen Hinweis über diesen einfachen Intrakutantest.

Schwere kombinierte Immundefizienz (Severe combined Immundeficiency = SCID)

Pathophysiologie

Durch die Bezeichnung schwere kombinierte Immundefizienz ist ein klinisches Bild mit völligem Fehlen von T-Lymphozyten und zellvermittelter Immunität definiert, das jedoch durch unterschiedliche genetische Defekte bedingt sein kann. Die X-chromosomal-gekoppelte Form der SCID ist durch einen Defekt eines Zytokinrezeptorgens verursacht, das eine Expansion von T Lymphozyten verhindert. Die so genannte „common γ-chain“ bildet ein Dimer oder Trimer mit spezifischen Zytokinrezeptorketten und vermittelt die Signalübertragung von Interleukin (IL)-2, IL-4, IL-7, IL-9 und IL-13. Eine autosomal-rezessive Form der SCID kann durch einen genetischen Defekt von Enzymen bedingt sein, die die Degradierung von Purinen zur Aufgabe haben, nämlich die Adenosin-Deaminase (ADA) oder die Purin-Nukleosid-Phosphorylase (PNP). Durch den Ausfall dieser Enzyme erfolgt eine Anreicherung von Desoxyadenosin-Triphosphat bzw. Desoxyguanosin-Triphosphat. Dadurch wird das Enzym Ribonukleotid-Reduktase gehemmt, das für die DNA-Synthese in Lymphozyten erforderlich ist. Zusätzlich inhibiert eine Anreicherung von Adenosin in der Zelle das Enzym S-Adenosyl-Homocystein-Hydrolase, das für die Methylierung von DNA benötigt wird.

Klinik

Kleinkinder mit SCID entwickeln mit etwa 3 Monaten persistierende Infekte der Haut und Schleimhäute, Diarrhöen und eine interstitielle Pneumonie, häufig durch Pneumocystis carinii. Eine BCG-Impfung kann zu progressiver, fataler Infektion mit BCG-Virus führen. Nach Bluttransfusionen kann sich eine Graft-versus-Host-Reaktion entwickeln. Die Blutbefunde zeigen eine schwere Lymphopenie, der hypoplastische Thymus ist frei von Lymphozyten und röntgenologisch nicht zu erkennen. Die Kinder erliegen in der Regel im ersten Lebensjahr opportunistischen Infektionen.

Therapie

Die erfolgreichste Therapie ist eine allogene Knochenmarkstransplantation von HLA-identen Geschwistern. Auch mit haploidentischem Knochenmark, meist eines Elternteiles, können nach T-Zelldepletion Erfolge erzielt werden. Bei ADA-Defekt kann eine Substitution mit an Polyäthylenglykol gebundenem ADA-Enzym erfolgen. Erste Erfolge wurden mit gentherapeutisch manipulierten Lymphozyten oder hämatopoetischen Stammzellen, in denen das defekte ADA-Gen bzw. die Zytokinrezeptorkette durch retroviralen Gentransfer ersetzt wurden, erzielt. Allerdings entwickelte sich bei drei von elf Kindern nach Stammzelltransfer eine akute Leukämie, die auf eine Insertionsmutagenese durch den retroviralen Vektor zurückzuführen war.

Therapie

Angeborene MHC-Klasse-II-Defizienz

Diese Erkrankung ist durch eine fehlende Expression von MHC-Klasse-IIMolekülen an der Zelloberfläche gekennzeichnet. Der MHC-Genlokus ist dabei normal. Es scheint sich um einen Defekt eines an den MHC-Promotor bindenden Proteins zu handeln. Die Kinder haben normale Zahlen von B- und T-Lymphozyten, jedoch eine Vermehrung der CD8+-T-Suppressorzellen. Klinisch bestehen schwere virale und bakterielle Infekte, häufig schwere Diarrhöen durch intestinale Candidiasis und Kryptosporidiosis.

Therapie

Therapie und Prognose entsprechen der schweren kombinierten Immundefizienz. Die einzige kausale Therapiemaßnahme ist die allogene Knochenmarkstransplantation. Blutprodukte müssen bei diesen Kindern bestrahlt werden, um Graft-versus-Host-Reaktionen zu vermeiden.

Therapie

Brutonsche Agammaglobulinämie

Es handelt sich um eine X-chromosomal-gekoppelte rezessive Erbkrankheit. Vor kurzem wurde eine Mutation in einer B-Zell-spezifischen Tyrosinkinase, der Brutonschen Tyrosinkinase, als Ursache der Erkrankung nachgewiesen. Diese verhindert das Wachstum und die Differenzierung von B-Lymphozyten. Betroffene Knaben sind während der ersten 9–12 Monate des Lebens klinisch unauffällig durch die Protektion von transplazental übertragenem Immunglobulin der Mutter. Später entwickeln sie rezidivierende pyogene Infekte des oberen und unteren Respirationstraktes, der Haut und des Mittelohres. Die viralen Kinderkrankheiten werden problemlos überwunden, allerdings besteht eine Neigung zu pyogenen Sekundärinfektionen. Bei der klinischen Untersuchung fällt ein Fehlen der Tonsillen auf, die überwiegend aus B-Lymphozyten bestehen. Im Knochenmark ist die Zahl der prä-B-Lymphozyten normal, die jedoch nicht weiter zu B-Zellen ausreifen können. Das Serum enthält weniger als 10% des Normwertes für IgG und kein IgA, IgM, IgD und IgE. Die T-Zellfunktionen sind normal. Die Therapie erfolgt durch lebenslange intravenöse Substitution mit Immunglobulinen.

Immunglobulin-G-Defizienz mit erhöhtem Immunglobulin M (Hyper-IgM-Syndrom)

Diese Patienten haben einen angeborenen Mangel von IgG und IgA, während der Spiegel von IgM und manchmal auch von IgD deutlich erhöht ist. Die Erkrankung scheint autosomal-rezessiv vererbt zu sein. Klinisch bestehen wie bei der angeborenen Agammaglobulinämie schwere pyogene Infektionen. Zusätzlich entwickeln diese Patienten fast immer Autoimmunphänomene, wie autoimmune Neutropenie, Thrombozytopenie und hämolytische Anämie durch IgM-Antikörper gegen verschiedene Membranbestandteile. Die Erkrankung ist durch einen Defekt der T-Lymphozyten bedingt, der eine adäquate Hilfe für B-Zellen bei der Differenzierung verhindert. Der CD40-Ligand stimuliert durch Bindung an das CD40-Molekül an der Zelloberfläche von B-Zellen die Differenzierung und die Entwicklung der Immunglobulin-Isotypen IgG, IgA und IgE. Durch eine Mutation im CD40-Ligand-Gen der T-Lymphozyten fehlt diese Helferfunktion, sodass nur IgM-produzierende B-Lymphozyten akkumulieren. Die Therapie erfolgt durch Substitution mit hohen Dosen von Immunglobulinen, die auch zu einer Reduktion des IgM-Spiegels führen kann.

Isolierter Immunglobulin-A-Mangel

Dies ist die häufigste Form eines angeborenen Immunmangels mit einer Inzidenz bei Weißen von 1:700. IgA stellt die wesentliche Komponente von sezerniertem Immunglobulin im Bereich der Schleimhäute dar und erfüllt so eine wichtige Aufgabe in der lokalen Infektabwehr. Der Defekt hat häufig keine wesentlichen klinischen Konsequenzen, außer wenn er mit einem Mangel an IgG2 oder IgG4, wie es bei der Ataxia teleangiectatica gefunden wird, vergesellschaftet ist. Allerdings besteht bei Patienten mit IgA-Mangel eine erhöhte Neigung zu Infekten des Respirationstraktes sowie ein vermehrtes Auftreten von Allergien, Autoimmunerkrankungen und Kollagenosen. Es wird angenommen, dass durch den IgA-Mangel eine erhöhte Absorption von Fremdantigenen stattfindet, die zur entsprechenden Sensibilisierung führt. Patienten mit angeborenem IgA-Mangel bilden Antikörper gegen IgA, sodass bei der Gabe von Vollblut, Plasma oder Immunglobulinen anaphylaktische Reaktionen auftreten können. Die derzeit einzige Therapie besteht in der effektiven antimikrobiellen Behandlung bei entsprechenden Infektionen.

Common Variable Immunodeficiency

Das klinische Bild bei der CVID gleicht in vieler Hinsicht dem der Brutonschen Agammaglobulinämie. Im Unterschied zur X-chromosomal-gekoppelten Form der Agammaglobulinämie werden die Patienten meist erst nach einigen Lebensjahren durch rezidivierende bakterielle Infekte symptomatisch, die Geschlechtsverteilung ist gleich und die Infekte sind meist weniger schwer ausgeprägt. Die Tonsillen und das lymphatische Gewebe bei Patienten mit CVID haben normale Größe oder sind vergrößert. Die Zahl der B-Lymphozyten ist normal, aber die B-Zellen sind trotz Synthese von membranständigem Immunglobulin nicht in der Lage, in vivo oder in vitro Immunglobulin zu sezernieren. Patienten mit CVID haben eine hohe Wahrscheinlichkeit, eine perniziöse Anämie zu entwickeln und weisen eine erhöhte Inzidenz von gastrointestinalen Tumoren auf.

Die Ursache der Erkrankung ist unklar. Es besteht kein eindeutiges Vererbungsmuster, eine CVID zu erwerben. Allerdings besteht ein gehäuftes Auftreten bei Verwandten von Patienten mit angeborenem IgA-Mangel. Die Therapie besteht wie bei der Brutonschen Agammaglobulinämie in der lebenslangen Substitution mit Gammaglobulinen.

Wiskott-Aldrich-Syndrom

Auch das Wiskott-Aldrich-Syndrom ist eine X-chromosomal-gekoppelte Immundefizienz. Die Erkrankung ist gekennzeichnet durch Thrombozytopenie, Ekzeme und rezidivierende bakterielle Infekte. Die in der Zahl verminderten Thrombozyten sind abnormal klein und mit IgG bedeckt. Auch die zahlenmäßig normalen Lymphozyten weisen einen abnorm kleinen Durchmesser auf. Die zellvermittelte Immunreaktion verschlechtert sich mit zunehmendem Alter. Insbesondere die Reaktivität gegenüber Polysaccharid-Antigenen (Pneumokokken, H. influenzae) ist defekt, während Proteinantigene (z. B. Tetanus) eine normale Reaktivität hervorrufen. Die Serumspiegel von IgA und IgE sind erhöht, IgG ist normal und IgM erniedrigt. Die Therapie besteht in der symptomatischen Gabe von Thrombozytentransfusionen, evtl. Splenektomie sowie intravenösen Immunglobulinen. Eine HLA-idente Knochenmarktransplantation führt zu einer vollständigen Korrektur der Thrombozytenstörungen und immunologischen Defekte.

Hereditäre Ataxia teleangiectatica

Die hereditäre Ataxia teleangiectatica ist eine autosomal-rezessiv vererbte Erkrankung mit komplexer klinischer Manifestation. Nach ca. 18 Monaten entwickeln die betroffenen Kinder eine Ataxie, die von neuromotorischer Degeneration gefolgt ist. Teleangiektasien treten in den Konjunktiven und an exponierten Körperstellen auf. 80 % der Patienten weisen einen IgA-Mangel auf. Einige haben gleichzeitig ein Fehlen von IgG4 und IgG2, was zu einer erhöhten Infektempfänglichkeit führt. Die Patienten entwickeln meist in der zweiten Lebensdekade Tumoren des retikuloendothelialen Systems. Zellen von Patienten mit Ataxia teleangiectatica sind durch eine erhöhte Strahlenempfindlichkeit und Brüchigkeit der Chromosomen charakterisiert. Das ATM-Gen wurde vor kurzem am Chromosom 11 identifiziert und ist durch zwei funktionell unterschiedliche Domänen charakterisiert, die an der Reparatur von DNA-Schäden bzw. an der Signalübertragung von Zytokinen beteiligt sind.

Therapie

Eine kausale Therapiemöglichkeit besteht nicht. Antibiotika und Substitution von Immunglobulinen sind zur Behandlung von pulmonalen Infektionen indiziert. Die Patienten sollen vor Sonnenbestrahlung geschützt werden. Zur Therapie von Malignomen ist eine geringere Dosierung von Strahlentherapie oder Chemotherapie erforderlich.

Therapie

DiGeorge-Syndrom

Das DiGeorge-Syndrom besteht aus einer fehlenden Anlage des Thymus, einer Hypoplasie der Nebenschilddrüse, Abnormitäten der großen Gefäße und des Herzens (Fallotsche Tetralogie) und charakteristischen Veränderungen des Gesichts. Ursache ist eine Störung in der Embryogenese, die den dritten und vierten pharyngealen Bogen betrifft. Die Kinder sind primär durch kardiale Abnormitäten vital bedroht. Durch eine Reduktion der Zahl der T-Lymphozyten besteht eine Neigung zu opportunistischen Infektionen.

Therapie

Die Hypokalzämie erfordert eine Dauersubstitution mit Calcium und Vitamin D. Die T-Zellinsuffizienz bedarf meist keiner spezifischen Therapie, da sich die Funktion der T-Lymphozyten spontan mit zunehmendem Alter verbessert. Bei schwerer persistierender T-Zell-Insuffizienz kann eine allogene Knochenmarkstransplantation indiziert sein. Blutprodukte müssen wegen der Gefahr einer Graft-versus-Host-Reaktion bestrahlt werden.

Therapie

7.4.6 Angeborene und erworbene Hämochromatosen

Definition

Als Hämochromatose wird ein Zustand der Eisenüberladung bezeichnet, der durch einen Überschuss von Eisen im Körper gegenüber dem Bedarf an Eisen bedingt ist. Da der Körper über keine physiologischen Möglichkeiten verfügt, überschüssiges Eisen auszuscheiden, führt jede vermehrte Zufuhr von Eisen zu einer Akkumulation von Eisen im Gewebe. Man unterscheidet eine primäre (hereditäre) Form der Hämochromatose und sekundäre Hämochromatosen.

Epidemiologie

Die häufigste Form ist die hereditäre Hämochromatose, eine der häufigsten Erbkrankheiten beim Kaukasier, mit einem autosomal-rezessiven Erbgang und einer Inzidenz von 0,25–0,5 % Homozygoten. Die Zahl der symptomatischen Patienten wird mit 1/150 der homozygoten Mutationsträger angegeben und entspricht damit einer Penetranz der klinischen Manifestation von unter einem Prozent. Die Häufigkeit der sekundären Hämochromatosen ist von der Inzidenz der Grundkrankheit abhängig. Global stellt die Hämochromatose im Gefolge von Thalassämia major und anderen angeborenen hämolytischen Anämien ein schwerwiegendes Gesundheitsproblem im Mittelmeerraum, Südwestasien und Indien dar.

Ätiologie und Pathogenese

Der genetische Defekt der hereditären Hämochromatose wurde als Mutation des so genannten HFE-Gens am kurzen Arm des Chromosoms 6 lokalisiert. Etwa 85 % der Patienten mit symptomatischer hereditärer Hämochromatose weisen eine homozygote Mutation des HFE-Gens (C282Y) auf. Es besteht eine abnorm erhöhte Absorption von Eisen aus der Nahrung, die zu einem progredienten Anstieg der Eisenspeicher in parenchymatösen Organen führt. Eine klinische Symptomatik manifestiert sich bei einem gespeicherten Körpereisen von 15–40 Gramm bei Normwerten von 0,2–2 Gramm. Freies Eisen ist insbesondere für parenchymatöse Zellen toxisch, während retikuloendotheliale Zellen relativ wenig geschädigt werden. Die Ablagerung erfolgt in unlöslichen bräunlichen Aggregaten, die als Hämosiderin bezeichnet werden. Bei fortgeschrittener Hämosiderinablagerung kommt es zu einer verstärkten Fibrosierung und schließlich zum zirrhotischen Umbau der Leber. In den Pankreasinseln sind vor allem die B-Zellen betroffen, während die exokrine Funktion wenig beeinträchtigt wird. Im Herzmuskel erfolgt die Ablagerung im Sarkoplasma, in Gelenken entlang der Synovialmembran. In der Hypophyse werden vor allem die gonadotropen Zellen durch Hämosiderin infiltriert. Die bronzefarbene Hautpigmentierung ist durch eine Vermehrung des Melanins bedingt, während das Hämosiderin einen schiefergrauen Farbton verursacht.

Sekundäre Hämochromatosen treten im Rahmen von Anämien mit ineffektiver Erythropoese oder bei erhöhter enteraler oder parenteraler Eisenzufuhr auf. Bei ineffektiver Erythropoese, z. B. bei Thalassämia major und intermedia, Pyruvatkinase-Mangel und sideroblastischer Anämie ist der Einbau von Eisen in Hämoglobin blockiert, die Absorption von Eisen aus dem Darm jedoch gesteigert. Daraus resultiert eine Eisenüberladung des Körpers, die nicht mit dem Ausmaß der Anämie korreliert ist. Transfusionen von Erythrozyten tragen zusätzlich zur Entwicklung einer Hämochromatose bei.

Eine parenterale Eisenüberladung erfolgt üblicherweise durch wiederholte Bluttransfusionen bei Patienten mit chronischen Anämien, wie Thalassämia major und intermedia, Sichelzellanämie, aplastische Anämie, „pure red cell anemia“, myelodysplastische Syndrome, sowie Anämie bei chronischer Niereninsuffizienz. Ein Erythrozytenkonzentrat enthält 200–250 mg Eisen, sodass Patienten mit schweren refraktären Anämien pro Jahr durch Transfusionen 6–10 g Eisen erhalten. Iatrogene Ursachen einer Eisenüberladung sind die inadäquate orale oder parenterale Applikation von Eisenpräparaten. Eine mäßiggradige Eisenüberladung kann durch gesteigerte Resorption bei chronischen Lebererkrankungen einschließlich alkoholischer Leberzirrhose und bei Porphyria cutanea tarda auftreten.

Klinik

Bei der hereditären Hämochromatose entwickeln sich klinische Symptome meist erst im Alter zwischen 40 und 60 Jahren. Aufgrund des Eisenverlustes bei der Menstruation sind Frauen trotz gleicher Verteilung des Gendefektes seltener betroffen. Die wichtigsten klinischen Symptome der Hämochromatose sind Hepatomegalie, Hautpigmentierung, abdominelle Schmerzen, Diabetes mellitus, Arthralgien, dilatative Kardiomyopathie, Schwächegefühl, Libidoverlust und Impotenz. Lebererkrankungen sind die häufigste Komplikation bei Hämochromatose und reichen von asymptomatischer Hepatomegalie über Funktionsstörungen und Fibrosierung bis zur Leberzirrhose. Ein hepatozelluläres Karzinom kann als Spätkomplikation bei Zirrhose auftreten. Bei Diabetes mellitus können sich die typischen Spätfolgen wie Retinopathie, Nephropathie, Neuropathie und vaskuläre Erkrankungen entwickeln. Kardiomyopathie mit Herzinsuffizienz und Arrhythmien stellen die häufigste Todesursache bei transfusionsbedingter Hämochromatose dar, bei hereditärer Hämochromatose beträgt die Inzidenz von kardialen Komplikationen 10–15 %.

Diagnostik

Die Abklärung bei Verdacht auf Hämochromatose soll zunächst durch nicht-invasive Maßnahmen erfolgen. Eine Erhöhung des Serum-Eisens und der Transferrinsättigung sind typisch bei Hämochromatose, können jedoch unter verschiedenen Bedingungen falsch positive Ergebnisse zeigen. Der verlässlichste Laborparameter ist eine Erhöhung des Serum-Ferritins. Eine Ferritinerhöhung von > 300 μg/l beim Mann und > 200 μg/l bei der Frau ist ein Indiz für erhöhte Eisenspeicher. Bei Hämochromatose liegen die Ferritinspiegel in der Regel zwischen 700 und einigen Tausend μg/l. Eine reaktive Erhöhung des Ferritins ohne vermehrte Eisenspeicher findet sich bei Entzündungen, Neoplasmen, rheumatoider Arthritis, Lebererkrankungen und exzessivem Alkoholkonsum. Die Diagnose einer primären Hämochromatose sollte durch eine Leberbiopsie gesichert werden, während bei sekundären Hämochromatosen nach chronischer Transfusion oder bei angeborenen Anämien mit ineffektiver Erythropoese der Ferritinspiegel eine gute Aussage über eine Therapieindikation erlaubt. An der Leberbiopsie kann qualitativ und quantitativ die Eisenüberladung erfasst sowie das Ausmaß der Organschädigung mit Fibrose oder Zirrhose diagnostiziert werden.

Therapie

Therapie

Bei der hereditären Hämochromatose ist die Therapie der Wahl ein regelmäßiger Aderlass. Mit 500 ml Blut können etwa 200 – 250 mg Eisen depletiert werden. Beim Vollbild einer Hämochromatose werden wöchentliche Aderlässe über 2 – 3 Jahre benötigt, um normale Eisenspeicher zu erreichen. Nach Normalisierung des Ferritins sind Aderlässe in 2 – 3-monatigen Abständen erforderlich. Bei sekundärer Hämochromatose muss die Entfernung des Eisens durch Chelatbildner erfolgen. Desferrioxamin wird als subkutane oder intravenöse Dauerinfusion über 9 – 12 Stunden täglich verabreicht. Die Therapie muss bei gleich bleibendem Transfusionsbedarf auf Dauer fortgesetzt werden. Therapieintervalle richten sich nach den Ferritinwerten. Eine regelmäßige Desferrioxaminbehandlung verhindert Organschädigung und verlängert damit das Überleben der Patienten. In klinischer Erprobung befinden sich derzeit orale Chelatbildner, von denen bei guter klinischer Wirksamkeit eine wesentliche Verbesserung der Lebensqualität und, damit verbunden, der Compliance zu erwarten ist.

7.5 Anämien

Ch. Peschel

7.5.1 Grundlagen zur Abklärung von Anämien

Definition

Die Normwerte der Erythrozytenmaße sind in Tab. 7.**23** aufgeführt. Die Schwankungsbreite repräsentiert 2 Standardabweichungen des Mittelwertes eines gesunden Individuums, das auf Seehöhe lebt. Werte unterhalb der gezeigten Parameter sind als Anämie definiert. Aufgrund der strengen Korrelation von Hämoglobin und Hämatokrit ist die Angabe nur eines Parameters sinnvoll.

Klassifizierung von Anämien

Ein Blutverlust wird normalerweise durch eine verstärkte Regeneration der Erythropoese im Knochenmark ausgeglichen, die mit einer Erhöhung der Retikulozytenzahl einhergeht. Dieser Feedback-Mechanismus bietet die Grundlage einer wichtigen differenzialdiagnostischen Überlegung. Eine adäquate Reaktion der Erythropoese auf eine hämatologische Schädigung außerhalb des Knochenmarks besteht

Tabelle 7.**23** Normwerte der Erythrozytenmaße

Untersuchung	Frauen	Männer
Hämatokrit (%)	36 – 48	40 – 52
Hämoglobin (g/dl)	12 – 16	13,5 – 17,7
Eryhtrozyten (× 10^6/μl)	4,0 – 5,4	4,5 – 6,0
mittleres Zellvolumen (fl)	80 – 100	80 – 100

in einer Erhöhung der absoluten Retikulozytenzahl auf > 100 000/μl. Anämien mit einer erhöhten absoluten Retikulozytenzahl werden als **hyperregenerative Anämien**, solche mit erniedrigter Retikulozytenzahl als **hyporegenerative Anämien** bezeichnet.

Eine weitere generelle Möglichkeit zur Klassifizierung besteht in der Angabe der Größe und Färbung der Erythrozyten. Diese Parameter werden durch die Erythrozytenindizes geliefert. Man unterscheidet das mittlere korpuskuläre Volumen (MCV), das mittlere korpuskuläre Hämoglobin (MCH) und die mittlere korpuskuläre Hämoglobinkonzentration (MCHC). Ein mittleres Zellvolumen (MCV) von < 80 fl definiert eine **mikrozytäre Anämie**, ein MCV > 100 eine **makrozytäre Anämie**.

Neben diesen aufgrund maschineller Untersuchungen erstellten Einteilungen sind morphologische Kriterien von mindestens ebenso großer Bedeutung. Die morphologische Beurteilung eines Blutausstriches kann häufig eine eindeutige Klassifizierung der Anämieform ermöglichen, die mit dem Zellcounter nicht möglich ist.

Differenzialdiagnosen von Anämien

Aufgrund der oben angeführten Unterteilungen, die auf den basalen Kriterien der Diagnostik beruhen, ergeben sich differenzialdiagnostische Gruppen von Anämien, die durch spezielle Zusatzuntersuchungen weiter abgeklärt werden müssen (Tab. 7.**24** – 7.**27**).

7.5.2 Eisenmangelanämie

Definition

Hypochrome, mikrozytäre Anämie, die durch eine Verringerung der normalen Eisenspeicher des Körpers bedingt ist.

Tabelle 7.**24** Hyporegenerative, mikrozytäre Anämien

Differenzialdiagnose
- Eisenmangel
- sideroblastische Anämie
- Thalassämia minor
- chronische Entzündungen

Laboruntersuchungen
- Eisen, Eisenbindungskapazität, Ferritin
- Erythrozytenmorphologie (Targetzellen, basophile Tüpfelung)
- Hämoglobinelektrophorese
- Knochenmarkuntersuchung (Eisenspeicher, Ringsideroblasten)

Tabelle 7.**25** Hyporegenerative, makrozytäre Anämien

Differenzialdiagnose
- Vitamin-B_{12}-Mangel
- Folsäuremangel
- myelodysplastisches Syndrom
- medikamentös induzierte Anämie
- Lebererkrankungen
- Hypothyroidismus

Laboruntersuchungen
- Vitamin B_{12} im Serum, Folsäure
- Morphologie von Blutausstrich (Riesenthrombozyten, hypersegmentierte Neutrophile)
- Knochenmarkuntersuchung (myelodysplastisches Syndrom)
- Leberfunktionstests
- Schilddrüsenfunktionstests

Tabelle 7.**26** Hyporegenerative, normozytäre Anämien

Differenzialdiagnosen
- aplastische Anämie
- Blackfan-Diamond Syndrom
- Pure Red Cell Anemia
- Knochenmarksmetastasen
- chronische Entzündungen
- Niereninsuffizienz
- Nebenniereninsuffizienz
- Hypothyroidismus

Laboruntersuchungen
- Eisen, Eisenbindungskapazität, Ferritin
- Morphologie des Blutausstriches
- Serum-Kreatinin, Schilddrüsenfunktionstests, Leberwerte, Cortisol bei entsprechender Anamnese
- Erythropoetin
- Knochenmarksuntersuchung (Eisenspeicher, Zellularität, Tumorzellen, Erythropoese)

Physiologie des Eisenstoffwechsels

Eisen stellt als **Träger von Sauerstoff** und Elektronen einen wichtigen Katalysator für Oxygenierung, Hydroxylierung und andere metabolische Prozesse dar. Es ist damit quantitativ das wichtigste biokatalytische Element humaner Enzyme, das im oxidativen Metabolismus, Zellwachstum und Sauerstofftransport eine essenzielle Rolle spielt. Da Eisen in ionisierter Form außerordentlich toxisch ist und bereits geringe Konzentrationen von freiem intrazellulärem Eisen zu einer Schädigung von Membranen

Tabelle 7.**27** Hyperregenerative Anämien

Differenzialdiagnosen
- akuter Blutverlust
- Hypersplenismus
- Hämolyse
- immunhämolytische Anämien
- mechanische Klappenhämolyse
- thrombotisch-thrombozytopenische Purpura
- angeborene hämolytische Anämien
- paroxysmale nächtliche Hämoglobinurie
- infektionsbedingte Hämolyse (Clostridien, Malaria)

Laboruntersuchungen
- morphologische Untersuchungen des Blutausstriches (angeborene hämolytische Anämien, Fragmentozyten, usw.)
- Hämosiderin im Harn
- direkter und indirekter Coombstest
- Kälteagglutinine
- spezielle Tests, falls angezeigt:
  - Hämoglobinelektrophorese
  - Erythrozytenenzyme
  - Sukrose-Hämolyse-Test
  - osmotische Resistenz
  - Heinz-Körper
  - dicker Tropfen für Malariaerreger

und DNA führen kann, sind Eisenresorption, -stoffwechsel und -lagerung biologisch streng reguliert.

Der menschliche Körper enthält 40 – 50 mg Fe/kg KG, 65 % des Körpereisens sind im Hämoglobin enthalten, 30 % sind als Eisenspeicher an Ferritin gebunden, weniger als 0,5 % des Körpereisens sind im Rahmen des Transportes an Transferrin gebunden. Der tägliche Eisenverlust beträgt beim Mann ca. 1,0 mg Fe/d, bei der menstruierenden Frau 1,5 mg Fe/d, in der Schwangerschaft 2 mg Fe/d.

Die **Resorption von Eisen** erfolgt im oberen Dünndarm und wird durch die Menge des gespeicherten Körpereisens und die Aktivität der Erythropoese reguliert. Es wird zum Großteil aus Häm-gebundenem Eisen aus der Nahrung resorbiert, während nicht an Häm gebundenes Eisen nur zu ca. 5 % resorbiert wird. Die maximale Eisenmenge, die pro Tag resorbiert werden kann, beträgt etwa 3,5 mg, im Durchschnitt wird täglich etwa 1 mg Eisen durch den Darm aufgenommen. Nach Resorption wird Fe an Transferrin gebunden und zum Großteil in erythroiden Vorläuferzellen in das Hämoglobinmolekül eingebaut. Nach Abbau der Erythrozyten wird Hämoglobin von Makrophagen katabolisiert, das daraus abgebaute Fe wird wiederum durch Transferrin in das Knochenmark transportiert. Insgesamt werden im Plasma nur ca. 7 mg Fe an Transferrin gebunden, pro Tag werden jedoch 35 mg Fe durch Transferrin transportiert.

Transferrin-gebundenes Eisen wird durch den Transferrinrezeptor, der vor allem an Zellen der frühen Erythropoese stark exprimiert ist, aufgenommen, und intrazytoplasmatisch vom Transferrin dissoziiert. Fe wird in der Zelle entweder in das Häm-Molekül eingebaut oder an Ferritin gebunden gespeichert. Das Fe-freie Transferrinmolekül wird rezirkuliert und kehrt in das Plasma zurück. Die wesentlichen Regulatorsubstanzen des Eisenstoffwechsels, der Transferrinrezeptor und Ferritin, werden durch die Fe-Konzentration in der Zelle reguliert. Ein Eisen-responsives Element in der jeweiligen Promotorregion stimuliert die Synthese von Ferritin, während die Expression des Transferrinrezeptor durch dieses Element gehemmt wird.

Ätiologie und Pathogenese

Ein **Eisenmangel** entsteht als späte Manifestation einer negativen Eisenbilanz, die durch vermehrten Eisenverlust oder durch verringerte Eisenaufnahme bedingt ist. Während sich aufgrund der geringen Eisenresorption von ca. 1 mg Fe/d eine defiziente Aufnahme erst nach Jahren als Eisenmangelanämie manifestiert, kann Eisenverlust, z. B. durch den Gastrointestinaltrakt, innerhalb wesentlicher kürzerer Zeit symptomatisch werden. Es ist die wichtigste Aufgabe in der Betreuung des Patienten, die Ursache des Eisenmangels zu identifizieren und zu behandeln. Die Ursachen einer Eisenmangelanämie sind in Tab. 7.**28** zusammengefasst. Beim Mann und der postmenopausalen Frau ist die häufigste Ursache eines Eisenmangels ein Blutverlust aus dem Gastrointestinaltrakt. Da auch wiederholte Hämoccult-Tests trotz rezidivierender GI-Blutungen negativ bleiben können, ist diese Differenzialdiagnose in diesen Patientengruppen erst auszuschließen, wenn eine andere Ursache nachgewiesen werden konnte.

Epidemiologie

Eisenmangel ist die häufigste Ursache einer Anämie. Vor allem bei Kindern im Alter von 1 – 2 Jahren, bei Knaben im Alter von 11 – 14 Jahren und bei Frauen im Alter von 15 – 44 Jahren besteht trotz verbesserter Qualität der Nahrung eine erhöhte Prävalenz eines Eisenmangels. Bei ca. 20 % der prämenopausalen Frauen besteht ein Eisenmangel mit leeren Eisenspeichern, allerdings beträgt die Inzidenz einer manifesten Eisenmangelanämie nur 2,6 %.

Tabelle 7.**28** Ursachen eines Eisenmangels

I. **Verminderte Eisenaufnahme**
A. Inadäquate Nahrung
B. Gestörte Resorption
• Achlorhydrie
• Magenresektion
• intestinale Malabsorption
II. **Erhöhter Eisenverlust**
A. Gastrointestinale Blutungen
• Neoplasien
• peptisches Ulcus in Magen oder Duodenum
• Hiatushernie
• medikamentös bedingte erosive Gastritis (NSAR)
• Divertikulose
• Colitis ulcerosa und Morbus Crohn
• Bandwurmbefall
• Meckelsches Divertikel
• Hämorrhoiden
• arteriovenöse Malformationen
B. Menometrorrhagien
C. Wiederholte Blutspenden
D. Multiple Schwangerschaften
E. Hämoglobinurie durch chronische intravaskuläre Hämolyse
F. Angeborene hämorrhagische Teleangiektasien
G. Gerinnungsstörungen

Klinik

Die Eisenmangelanämie ist keine Krankheit, sondern ein Symptom. Die Symptomatik ist teilweise durch die zugrunde liegende Erkrankung, teilweise durch die Anämie geprägt. Die Entwicklung einer Eisenmangelanämie ist schleichend mit langsam zunehmender Symptomatik. Patienten können sich bei langsam progredienter Erkrankung sehr gut an die Anämie adaptieren und weisen häufig auch bei sehr niedrigen Blutwerten eine fast normale körperliche Leistungsfähigkeit auf. Die klinische Symptomatik entspricht im Wesentlichen der anderer Anämien. Blässe, Schwächegefühl, Herzklopfen, Schwindel, Tinnitus, Kopfschmerzen, leichte Ermüdbarkeit und andere unspezifische Symptome stehen im Vordergrund. Eisenmangel kann auch in nichterythrozytären Zellen eine verringerte Proliferation oder gestörte Funktion hervorrufen. Vor allem epitheliale Gewebe haben einen hohen Eisenbedarf und sind bei Eisenmangel betroffen. Glossitis, Stomatitis, postkrikoide ösophageale Strikturen oder atrophische Gastritis können sich entwickeln. Die als pathognomonisch angesehenen Störungen der Nagelentwicklung mit löffelförmigen Nägeln (Koilonychie) wird nur bei einer Minorität der Patienten beobachtet. Die Auswirkungen des Eisenmangels auf gestörte Immunität, verringerte Infektabwehr, verringerte Belastungsfähigkeit sowie Verhaltensstörungen und neuropsychologische Abnormitäten sind weiterhin Gegenstand von Untersuchungen.

Diagnostik

Das Ausmaß der Anämie ist unterschiedlich und hängt von der Dauer der auslösenden Ursache einer Eisendepletion ab. Zunächst werden die Eisenspeicher bei noch normaler Erythropoese reduziert, was sich in einem Abfall des Plasma-Ferritins manifestiert. Ferritinwerte unter 10 – 12 µg/l bedeuten eine völlige Entleerung der Eisenspeicher des Körpers. Gleichzeitig sinkt die Eisensättigung des Transferrins unter 15 % und es kommt zu einem Abfall des Serumeisens. Bei fehlendem Eisen ist die Biosynthese von Häm in der Zelle gestört und es bildet sich ein Überschuss von freiem Protoporphyrin in der Zelle. Bei einer sich neu entwickelnden Anämie sind die Erythrozytenindizes zunächst wenig verändert. Mit Fortschreiten der Anämie wird das morphologische Erscheinungsbild hypochrom und mikrozytär mit entsprechender Erniedrigung von MCV, MCH und MCHC.

Zur Diagnostik werden Blutbild, Morphologie, Serumeisen, Transferrinsättigung und als stabilster Parameter Ferritin benötigt. Bei Infektionen, Entzündungen, Lebererkrankungen, Malignomen und anderen chronischen Erkrankungen können Serumeisen und Ferritin inadäquat verändert sein und damit die Diagnose komplizieren. In diesen Fällen kann eine Knochenmarkuntersuchung mit Eisenfärbung erforderlich sein. Bei einer Eisenmangelanämie ist der Eisengehalt der Makrophagen hochgradig reduziert oder fehlend, die Zahl der Sideroblasten (Normoblasten mit Eisengranula) beträgt weniger als 10 %.

Therapie

Therapie

Die wichtigste Maßnahme ist die Diagnose und, wenn möglich, Behandlung der Ursache des Eisenmangels. Die **Substitution von Eisen** erfolgt oral durch Verabreichung von zweiwertigen Eisensalzen (Eisensulfat, Eisenfumarat, Eisenglukonat).

Folgende Regeln sollten beachtet werden:

▶

- Die Tagesdosis sollte ca. 200 mg elementares Eisen, aufgeteilt auf 3 Einzeldosen, betragen.
- Die Resorption von Eisen kann durch Nahrungsbestandteile erschwert werden, sodass die Einnahme zu den Mahlzeiten vermieden werden sollte und je nach Verträglichkeit nüchtern oder mindestens zwei Stunden nach der Mahlzeit erfolgen sollte. Ebenso muss die Einnahme von Antazida vor und bis vier Stunden nach der Eisenzufuhr vermieden werden.
- Die Resorption von Fe^{2+} kann durch Ascorbinsäure verbessert werden.
- Die gastrointestinale Unverträglichkeit wird vor allem durch freies Eisen bedingt. Falls gastrointestinale Beschwerden persistieren, kann eine Reduktion der Eisendosis die Verträglichkeit verbessern.
- Die Verabreichung von Magensaft-resistenten Tabletten kann nicht empfohlen werden, da dadurch auch die Resorption im oberen Dünndarm reduziert wird und damit eine effektive Eisensubstitution infrage gestellt ist.

Der Therapieerfolg zeigt sich häufig in einer raschen subjektiven Besserung der Allgemeinsymptome. Nach ca. 10-tägiger Therapie wird ein Anstieg der Retikulozyten mit Maximalwerten von 5 – 10 % verzeichnet. Eine Normalisierung der Hämoglobinkonzentration benötigt etwa 2 Monate. Nach Korrektur der Anämie muss die Behandlung zur Auffüllung der Eisenspeicher fortgesetzt werden, entweder empirisch für 4 – 6 Monate, oder bis die Plasma-Ferritin-Konzentration über 50 µg/l beträgt.

! Eine fortbestehende okkulte Blutung kann durch diese Strategien maskiert werden, sodass von manchen Autoren aus diesem Grund die Eiseneinnahme nur bis zur Normalisierung des Blutbildes empfohlen wird.

Ursachen eines fehlenden Therapieerfolges können sein:

- falsche Diagnose,
- fehlende Compliance,
- zusätzliche Erkrankung, die mit Eisenresorption interagiert,
- ineffektive Therapie,
- kontinuierlicher Blutverlust,
- Malabsorption von Eisen (sehr selten).

Eine **parenterale Eisentherapie** ist durch ein beträchtliches Risiko von Nebenwirkungen belastet und muss für Ausnahmefälle vorbehalten bleiben. Diese können sein:

- Intoleranz einer oralen Eisensubstitution trotz Modifikationen der Therapie,
- massiver Eisenbedarf durch fortgesetzten Blutverlust, der oral nicht substituiert werden kann,
- Malabsorption von Eisen.

Parenterales Eisen kann als Eisen-Dextran-Komplex intramuskulär oder intravenös bzw. als Eisen-Glukonat-Komplex i.v. verabreicht werden.

7.5.3 Sideroblastische Anämien

Definition

Sideroblastische Anämien sind eine heterogene Gruppe von hypoproliferativen Anämien, die durch das gemeinsame morphologische Merkmal von Ringsideroblasten im Knochenmark gekennzeichnet sind. Man unterscheidet angeborene und erworbene sideroblastische Anämien. Die erworbenen sideroblastischen Anämien werden in primäre und sekundäre Erkrankungen unterteilt.

Pathophysiologie

Bei Patienten mit sideroblastischer Anämie besteht eine ineffektive Erythropoese, die zu einer sekundären Eisenüberladung führt. Der Erbgang von angeborenen sideroblastischen Anämien ist an das X-Chromosom gekoppelt. Es besteht ein Defekt in der Hämsynthese, dessen molekularer Hintergrund teilweise geklärt ist und unterschiedliche Gene betrifft. Primäre erworbene sideroblastische Anämien stellen meist eine Untergruppe des myelodysplastischen Syndroms dar. Sekundäre erworbene sideroblastische Anämien sind assoziiert mit Medikamenten oder Toxinen. Alkohol, INH, Isoniazid, Pyrazinamid und Chloramphenicol können diesen toxischen Effekt auf das Knochenmark auslösen. Milde Formen von sideroblastischer Anämie werden bei Infektionen oder chronischen Entzündungen beobachtet.

Diagnostik

Die Diagnose erfolgt durch den Nachweis von Sideroblasten bei einer Berliner-Blau-Färbung von Knochenmarksausstrichen, die im Rahmen einer Anämieabklärung durchgeführt wurde. Bei angeborenen sideroblastischen Anämien finden sich manchmal neben der hypochromen Erythrozytenpopulation auch normale Erythrozyten, die keine Störung der Hämoglobinisierung aufweisen. Bei primär erworbenen sideroblastischen Anämien können die Erythrozyten normozytär oder sogar makrozytär sein, da offenbar der sideroblastische Zellklon bereits intramedullär als Ausdruck einer ineffizienten Hämopoese zerstört wird.

Klinik

Die klinische Symptomatik kann durch die Anämie, durch die Grunderkrankung oder durch die sekundäre Eisenüberladung geprägt sein. Bei angeborenen sideroblastischen Anämien entwickelt sich die Anämie häufig im zweiten Lebensjahrzehnt. Die Eisenüberladung des Knochenmarks trägt in fortgeschrittenen Fällen wesentlich zur defizienten Erythropoese bei.

Therapie

Therapie

Angeborene sideroblastische Anämien können die Gabe von Bluttransfusionen erfordern. Paradoxerweise kann bei manchen Patienten durch eine vorsichtige Aderlasstherapie eine Besserung oder zumindest Stabilisierung des Blutbildes erzielt werden, da eine Reduktion der Eisenüberladung zu einer effektiveren Erythropoese beiträgt. Eine Therapie mit Pyridoxin ist nur bei wenigen Patienten erfolgreich.

Primäre erworbene sideroblastische Anämien müssen je nach Schweregrad mit regelmäßigen Bluttransfusionen behandelt werden. Bei sekundären sideroblastischen Anämien führt die Entfernung der auslösenden Noxe zur Heilung. Die Inzidenz von Isoniazid-induzierten sideroblastischen Anämien wird durch die gleichzeitige Therapie mit Pyridoxin drastisch reduziert.

7.5.4 Thalassämie-Syndrome

Definition

Die Thalassämie-Syndrome sind eine heterogene Gruppe von angeborenen Anämien, die durch einen Defekt in der Synthese einer oder mehrerer Globin-Ketten des Hämoglobin-Tetramers gekennzeichnet sind. Das Fehlen einer für das Hämoglobin A ($\alpha_2\beta_2$) erforderlichen α- oder β-Globinketten führt einerseits zu einer verminderten Produktion von Hämoglobin und damit zu einer hypochromen, mikrozytären Anämie. Andererseits wird die korrespondierende Globinkette unbalanciert weitergebildet und akkumuliert als freie, ungepaarte Globinkette.

Nomenklatur und Klassifizierung

Die individuellen Syndrome werden nach der fehlenden Globinkette bezeichnet: Bei der α-Thalassämie ist die Synthese der α-Globinkette reduziert, bei der β-Thalassämie die der β-Globinkette. β^0-Thalassämien haben eine völlig fehlende Globinsynthese, bei β^+-Thalassämien führt die Mutation nur zu einer reduzierten Globinsynthese. Der klinische Schweregrad richtet sich nach der funktionellen Bedeutung der Mutation im Globingen (fehlende oder reduzierte Synthese) und nach dem Vorliegen eines homozygoten oder heterozygoten Gendefekts.

Die klinische Klassifikation der Thalassämien ist in Tab. 7.**29** aufgeführt.

Epidemiologie

Thalassämien wurden in jeder ethnischen Gruppe und jeder geographischen Lokalisation gefunden. Am häufigsten treten sie jedoch im Mittelmeerraum sowie in und nahe den äquatorialen Zonen von Afrika und Asien auf. Der „Thalassämie-Gürtel" zieht sich vom Mittelmeer über die Türkei, die arabische Halbinsel, Iran, Indien bis Südost-Asien. Die Häufigkeit von Genveränderungen beträgt in diesen Gebieten 2,5 – 15 %. Da die Thalassämie so wie andere Hämoglobinopathien vor schwerer Malaria schützt, findet sich eine Akkumulation von Thalassämien in Malariagebieten.

β-Thalassämie-Syndrome

Ätiologie und Pathophysiologie

Die β-Thalassämien werden als pathologische Allele des β-Globingens am Chromosom 11 vererbt. Viele unterschiedliche Mutationen können die β-Thalassämie verursachen. Prinzipiell kann jeder Schritt der Globinexpression durch eine Mutation, meist eine Punktmutation, betroffen sein: Transkription und Prozessierung der mRNA, Translation der mRNA und die posttranslationelle Zusammensetzung der β-Po-

Tabelle 7.29 Klinische Klassifizierung der Thalassämie-Syndrome

I. Schwere β-Thalassämie	schwere Anämie, Hepatosplenomegalie, Knochenmarksexpansion, Knochendeformitäten
• Thalassämia major	Transfusions-abhängig
• Thalassämia intermedia	nicht regelmäßiger Transfusionsbedarf
II. Thalassämia minor (α oder β)	milde Anämie mit Mikrozytose und Hypochromasie
III. HbH-Krankheit (α-Thalassämie)	mittelmäßig schwere hämolytische Anämie, Ikterus, Splenomegalie
IV. Hydrops fetalis (α-Thalassämie)	intrauteriner Tod durch schwere Anämie
V. Stiller Träger (α oder β)	hämatologisch normal

lypeptid-Kette. Diese Mutationen können die Synthese der β-Globinkette in quantitativ unterschiedlicher Weise beeinträchtigen. Auch können beide Allele funktionell unterschiedliche Mutationen aufweisen, sodass je nach molekularpathologischem Substrat ein sehr heterogenes Krankheitsbild entstehen kann.

Biochemisch ist die β-Thalassämie durch eine reduzierte Biosynthese der β-Globin-Einheit des HbA ($\alpha_2\beta_2$) charakterisiert. Diese reicht von 50–70% bei Heterozygoten über 5–30% bei Homozygoten mit einer β^+-Thalassämie bis zu einem völligen Fehlen bei einer β^0-Thalassämie. Die reduzierte oder fehlende Synthese von HbA führt zu hypochromen und mikrozytären Erythrozyten und einer Reaktivierung der γ-Kettensynthese, was einen relativ erhöhten Anteil von HbF bedingt. Die vermehrte γ-Kettenbildung kann jedoch die defekte β-Kettenproduktion nicht ersetzen.

Trotz reduzierter oder fehlender β-Kettensynthese wird die α-Globinkette weiter produziert, was bei homozygoten Thalassämien zu einer Akkumulation von freien α-Ketten mit schweren pathologischen Konsequenzen führt. Die freien α-Globinketten aggregieren und präzipitieren in Form von Einschlusskörpern, die oxidiert und mit Spektrin kreuzvernetzt werden. Dadurch entsteht eine Membranschädigung der Erythroblasten, die schließlich im Knochenmark zerstört werden (ineffektive Erythropoese). Die überlebenden Erythrozyten sind funktionell gestört, enthalten Einschlusskörper von präzipitierten α-Ketten und werden verfrüht im retikuloendothelialen System von Leber und Milz abgebaut, woraus eine hämolytische Anämie resultiert.

Die ineffektive Erythropoese, hämolytische Anämie und Hypochromie der überlebenden Erythrozyten führt zu einer hochgradigen Beeinträchtigung des Sauerstofftransportes und zu einer massiven reaktiven Stimulation der Erythropoetinproduktion. Die Folge ist eine kompensatorische erythroide Hyperplasie mit Überstimulation der ineffektiven Erythropoese, einer Expansion des Knochenmarkes und extramedullärer Erythropoese. Die Expansion des Knochenmarks führt zu Neubildung von Knochen, Destruktion und Deformation des Skelettsystems und Wachstumsstörungen. Die hämolytische Anämie verursacht eine massive Splenomegalie mit vermehrter Infektanfälligkeit und Herzinsuffizienz.

Die Symptome der exzessiven ineffektiven Erythropoese lassen sich durch Bluttransfusionen deutlich verbessern. Allerdings treten dadurch die Komplikationen einer chronischen Transfusionstherapie mit Eisenüberladung auf.

Diagnostik

Thalassämia major: Die Anämie ist durch eine schwere Hypochromasie und Mikrozytose gekennzeichnet. Die Anämie entwickelt sich während der ersten Lebensmonate. Die Erythrozytenmorphologie ist hochgradig abnorm mit Mikrozyten, Poikilozyten und Zielscheibenzellen und klumpigen Ablagerungen von Hämoglobin. Es finden sich reichlich kernhaltige Erythrozyten und eine aufgrund der intramedullären Zerstörung von Eryhtroblasten inadäqat geringe Retikulozytose von 2–8%. Das Knochenmark ist aufgrund der erythroiden Hyperplasie massiv hyperzellulär. Die osmotische Resistenz ist hochgradig vermehrt. Die Typisierung des Hämoglobins ergibt ein Überwiegen des HbF mit einem Anteil von 10–90%. Bei β^0-Thalassämien fehlt HbA völlig, die Ratio von HbA_2 zu HbA ist auf über 20:1 erhöht. Diese Werte können durch Bluttransfusionen verfälscht sein. Weiter prägen Hämolysezeichen, eine hochgradig verringerte Halbwertszeit der Erythrozyten, Leberdysfunktion, Folsäuremangel und Erhöhung der LDH die Labordiagnostik.

Thalassämia intermedia: Patienten mit homozygoter β^+-Thalassämie oder gemischten heterozygoten Formen sind durch einen Phänotyp von intermediärem Schweregrad charakterisiert. Das HbA ist erniedrigt, fehlt jedoch definitionsgemäß nie völlig. Die übrigen Laborabnormitäten entsprechen qualitativ den oben beschriebenen, sind quantitativ bei dieser heterogenen Patientengruppe jedoch geringer ausgeprägt.

Thalassämia minor: Die Vererbung eines einzelnen Alleles mit einer β-Thalassämie-Mutation führt zu einer milden hypochromen, mikrozytären Anämie. Die Erythrozytenzahl ist normal oder erhöht. MCV beträgt < 75 fl, MCH < 26 pg. Die Erythrozytenmorphologie zeigt Poikilozyten, Ovalozyten, Schießscheibenzellen und basophile Tüpfelung, ist jedoch weit weniger extrem als bei der Thalassämia major. Eine Erhöhung des HbA_2 auf mehr als 3,5 % ist diagnostisch. HbF kann mäßig erhöht sein (2,1 – 5 %), ist jedoch bei etwa der Hälfte der Patienten im Normbereich. Die osmotische Resistenz ist deutlich erhöht. Die Erythrozyten-Überlebenszeit und Retikulozyten sind normal. Während der Schwangerschaft kann sich die Anämie verstärken und transfusionsbedürftig werden.

Klinik

Thalassämia major: Durch die Prädominanz von HbF in der Pränatalphase sind Neugeborene mit einer Thalassämia major klinisch unauffällig. Die Erkrankung manifestiert sich nach ca. 6 Monaten. Unbehandelt beträgt die mittlere Überlebenszeit weniger als 4 Jahre, nach 5 Jahren sind mindestens 80 % der Kinder verstorben. Durch die moderne Hypertransfusionstherapie hat sich das klinische Bild der Thalassämia major wesentlich gewandelt. Die Symptomatik ist einerseits durch die schwere hypochrome Anämie, die ineffektive Erythropoese und Hämolyse, andererseits durch die Folgen der Hypertransfusionstherapie geprägt. Die Hyperstimulation der Erythropoese und Expansion des Markraumes führt zu Skelettdeformitäten. Die Maxilla ist regelmäßig beteiligt, Osteoporose und Verdünnung der Kortikalis verursachen pathologische Frakturen. Die Leber ist initial durch extramedulläre Blutbildung beeinträchtigt, die durch Hypertransfusionen reduziert werden kann. Später entwickelt sich das Bild einer sekundären Hämochromatose durch Eisenüberladung. Pigmentgallensteine entwickeln sich nach dem 4. Lebensjahr aufgrund der chronischen Hyperbilirubinämie. Herz, Lunge und Niere können durch Anämie, extramedulläre Hämatopoese und Eisenablagerung geschädigt werden. Wachstumsretardation, verzögerte Geschlechtsreife und andere endokrinologische Störungen sind Charakteristika der unbehandelten Thalassämie. Eine massive Splenomegalie ist bei Hypertransfusion ungewöhnlich. Ein Hypersplenismus kann die Transfusionstherapie beeinträchtigen und eine Indikation zur Splenektomie darstellen. Ein Post-Splenektomie-Syndrom mit dem Risiko von fulminanten lebensbedrohlichen Infektionen (Pneumokokken, Hämophilus influenzae, Meningokokken) bedroht vor allem jüngere Kinder.

Thalassämia intermedia: Patienten mit Thalassämia intermedia sind nicht regelmäßig transfusionsbedürftig. Das klinische Bild entspricht in abgeschwächter Form dem der Thalassämia major. Komplikationen der extramedullären Hämopoese können eine Hypertransfusionstherapie erforderlich machen. Diese Patienten sind durch die Komplikationen der Eisenüberladung bedroht.

Thalassämia minor: Träger eines einzelnen Thalassämie-Alleles sind in der Regel asymptomatisch. Während der Schwangerschaft können Transfusionen erforderlich werden. Bei fälschlicher Diagnose einer Eisenmangelanämie und lang dauernder Eisensubstitution besteht die Gefahr einer iatrogenen Eisenüberladung.

Therapie

Therapie

Thalassämia major

Standardtherapie ist heute eine regelmäßige Transfusion von Erythrozyten, um den Hb-Wert über 9 bis 10 g/dl zu halten. Diese so genannte Hypertransfusion führte zu einer dramatischen Besserung der klinischen Symptomatik mit Verhinderung der Komplikationen von Anämie und erythropoetischer Hypertrophie. Die gesteigerte, ineffektive Erythropoese kann weitgehend unterdrückt werden. Hepatosplenomegalie, Knochendeformationen, Herzinsuffizienz und Osteoporose werden verhindert oder rückgebildet. Die betroffenen Kinder entwickeln sich bezüglich Wachstum, Gewicht und Geschlechtsreife normal. Der erstrebte Hb-Wert kann durch Gabe von 2 – 3 Erythrozytenkonzentraten in dreiwöchigen Abständen erzielt werden. Das Risiko von Isoimmunisierung und Transfusionsreaktionen kann durch sorgfältige Untertypisierung und Verwendung von Leukozytenfiltern reduziert werden. Steigende Frequenz der erforderlichen Transfusionen kann Ausdruck eines Hypersplenismus sein und eine Splenektomie nach Immunisierung gegen Pneumokokken und H.-influenzae-B-Infektionen erforderlich machen.

▶

Neben der Gefahr von durch Transfusionen übertragenen Infektionen ist die Hämosiderose die wesentliche Ursache von später Morbidität und Mortalität bei Patienten mit Thalassämia major. Eine frühzeitige Therapie mit Chelatbildnern kann dieses Problem weitgehend verhindern, ist jedoch teuer und unbequem. Ab dem 5.–6. Lebensjahr sollen hypertransfundierte Patienten täglich 2 g Desferal mittels einer Subkutanpumpe über 10–12 Stunden erhalten. Die Effizienz der Therapie kann durch Ferritinbestimmung (< 1000 µg/l) kontrolliert werden. Orale Chelatbildner sind derzeit in klinischer Erprobung. Eine Verschlechterung der kardialen Auswurffraktion deutet auf eine zunehmende myokardiale Hämosiderose hin und kann durch eine intensivierte Therapie mit Desferal teilweise rückgängig gemacht werden.

Der Ersatz hämopoetischer Stammzellen durch allogene Knochenmarkstransplantation ist kurativ und befreit von der Abhängigkeit einer Dauertherapie mit Transfusionen und Desferal. Einer transplantationsbedingten Mortalität von 10–25% in Abhängigkeit von Alter und Eisenstatus ist jedoch die verbesserte Effektivität der modernen konventionellen Therapie gegenüberzustellen, sodass die Knochenmarkstransplantation derzeit noch als experimentelle Therapie zu bezeichnen ist. Patienten mit geringen Komplikationen vonseiten der Thalassämie weisen das geringste transplantationsassoziierte Risiko auf.

Aktivierung des γ-Globingenes durch Hypomethylierung mit 5-Azacytidin oder Stimulation des HbF durch Hydroxyurea sind experimentelle Therapien von derzeit noch unklarer Signifikanz. Bei technischer Verbesserung des Gentransfers ist in Zukunft eine erfolgreiche Gentherapie mit Ersatz des defekten β-Globingenes in hämopoetischen Stammzellen zu erwarten.

Thalassämia intermedia

Definitionsgemäß bedürfen Patienten mit Thalassämia intermedia keiner regelmäßigen Transfusionen zum Ausgleich der Anämie. Dennoch können sich bei diesen Patienten Splenomegalie, Herzinsuffizienz oder Komplikationen vonseiten der erythroiden Hyperplasie mit Knochendeformationen und Osteoporose entwickeln. Diese Komplikationen können eine Hypertransfusion und Therapie der Hämosiderose wie oben beschrieben erforderlich machen.

α-Thalassämien

Ätiologie und Pathophysiologie

Bei den α-Thalassämie-Syndromen besteht ein Defekt in einer unterschiedlichen Zahl der vier α-Globin-Ketten. Eine defekte α-Globin-Kette des beim Menschen doppelt angelegten Gens charakterisiert den asymptomatischen Träger (α-Thalassämie-2-Trait), bei zwei dysfunktionellen Genloci besteht eine α-Thalassämia minor. Das Fehlen von drei α-Globin-Ketten führt zu den schweren Symptomen der Hämoglobin-H-Erkrankung, die durch ein Überwiegen von β_4-Tetrameren gekennzeichnet ist. Diese sind etwas besser löslich als ihr Äquivalent von α-Globinketten bei der β-Thalassämia major und führen zu einer geringeren Schädigung der Erythrozyten und einer weniger ausgeprägten ineffektiven Erythropoese. Ein völliges Fehlen der α-Ketten ist nicht mit dem Leben vereinbar, da in der Fetalzeit die α-Ketten für die Bildung von HbF essenziell sind. Die intrauterine Asphyxie führt daher zum Hydrops fetalis.

Diagnostik und Klinik

Der Nachweis einer α-Thalassämie ist schwieriger, da die charakteristischen Veränderungen von HbA_2 und HbF fehlen. Die α-Thalassämia minor präsentiert sich als asymptomatische, mikrozytäre, hypochrome Anämie. HbA_2 ist erniedrigt oder im unteren Normbereich. Die Hämoglobin-H-Erkrankung entspricht im klinischen Bild der β-Thalassämia intermedia mit mäßigen Knochenveränderungen und Splenomegalie. HbH kann mit speziellen Methoden nachgewiesen werden.

Therapie

Patienten mit Hämoglobin-H-Erkrankung bedürfen üblicherweise keiner Therapie. Bei ausgeprägter Anämie kann eine Splenektomie indiziert sein.

7.5.5 Megaloblastische Anämien

Definition

Die megaloblastischen Anämien sind durch unterschiedliche Defekte der DNA-Synthese verursacht, die zu einheitlichen morphologischen Veränderungen von Blutzellen im Knochenmark und peripheren Blut führen. Es sind die erythrozytäre, granulozytäre und megakaryozytäre Zellreihe betroffen.

Ätiologie

Die Ursachen der megaloblastischen Anämien können in drei Gruppen eingeteilt werden:

- Cobalamin- (Vitamin-B_{12}-)Mangel,
- Folsäuremangel,
- medikamentöse Therapie mit Antimetaboliten.

Die Klassifizierung und ätiologische Mechanismen sind in Tab. 7.**30** und 7.**31** aufgelistet.

Pathophysiologie und Pathogenese

Mechanismus der Megaloblastose

Folsäure ist an zahlreichen enzymatischen Reaktionen beteiligt, die in Beziehung zur Synthese von DNA, RNA und Proteinen stehen. Beim Mangel an Folsäure werden Wachstum und Differenzierung

Tabelle 7.**30** Ätiologie des Vitamin-B_{12}-Mangels

I. Insuffiziente Aufnahme durch Nahrung
• strenge Vegetarier
II. Inadäquate Dissoziation von Cobalamin (Cbl) von Nahrungsprotein
• atrophische Gastritis, partielle Gastrektomie mit Hypochlorhydrie
III. Fehlender oder defekter Intrinsic-Faktor (IF)
• angeborener IF-Mangel
• Verlust oder Atrophie der Parietalzellen
• partielle Gastrektomie, totale Gastrektomie, autoimmun bedingte Zerstörung (perniziöse Anämie)
• Defekte des IF (selten)
IV. Störungen im Dünndarm
• fehlende Degradierung des R-Cbl-Komplexes: Pankreasinsuffizienz, Zollinger-Ellison Syndrom
• Verbrauch von freiem Cbl im Dünndarm durch Bakterien
• Stase postoperativ, Divertikel, Sklerodermie, Hypogammaglobulinämie
V. Störung der Bindung an IF-Rezeptor
• Resektion des Ileums, Bypass, tropische und nichttropische Sprue, Morbus Crohn, TBC
• medikamentös induziert
• Vit.-K-Mangel, Biguanide, Cholestyramin, Colchicin, Neomycin, PAS
• Defekte des IF-Rezeptors
VI. Defekte des Transportsystems (Transcobalamin)
VII. Metabolische Defekte mit gestörtem Verbrauch von Cbl durch die Zelle

Tabelle 7.**31** Ätiologie des Folsäuremangels

I. Nutritive Ursachen
• verminderte Aufnahme durch die Nahrung: Marasmus, chron. Erkrankungen, institutionalisierte Patienten, Nahrungszubereitung, spezielle Diäten
• vermehrter Verbrauch:
– Schwangerschaft, Stillperiode, Wachstumsperiode
– path. gesteigerte Hämopoese: autoimmunhämolytische Anämie (AIHA), Malaria, Sichelzellanämie, Thalassämie, PNH
– abnorme Hämopoese: Leukämien, Lymphome, Myelofibrose
II. Malabsorption
• bei normaler Mukosa: kongenital
• bei abnormer Mukosa: tropische, nichttropische Sprue, Enteritis regionalis
III. Gestörter zellulärer Verbrauch: Folsäureantagonisten (Methotrexat), angeborene Enzymdefekte
IV. Medikamentös-toxisch: Alkohol, Sulfasalazin, Triamteren, Pyrimethamin, TMPS, Phenytoin, Barbiturate

von rasch wachsenden Zellen, z. B. der Hämopoese, beeinträchtigt. So wird beispielsweise bei Folsäuremangel die Synthese von Thymidin (dTMP) aus Desoxyuridin (dUMP) durch Thymidilatsynthase verhindert. Dadurch kommt es zum Einbau von dUTP anstelle von dTTP in die DNA, woraus eine erhöhte DNA-Fragmentation, Störungen im Zellzyklus mit einer Vermehrung der Zellen in der G2-Phase und einer Anhäufung von Zellen mit einem DNA-Gehalt zwischen 2N und 4N resultieren.

Cobalamin (Cbl) ist ein essenzieller Kofaktor für zwei menschliche Enzyme, Methioninsynthase (Rezyklierung von Homocystein in Methionin mit 5-Methyltetrahydrofolat als Koenzym) und L-Methylmalonyl-CoA- (Coenzym-A-)Mutase. Bei Cobalaminmangel wird vermehrt intrazelluläres Folat verbraucht, um ein Defizit der essenziellen Aminosäure Methionin zu verhindern. Die Identität der hämatologischen Abnormitäten bei beiden Mangelzuständen ist dadurch zu erklären, dass Cobalaminmangel indirekt Folatmangel bedingt.

Antimetaboliten inhibieren diverse Enzyme, die in der DNA-Synthese von Bedeutung sind, wodurch megaloblastische Veränderungen von Blutzellen bewirkt werden. Die Ursache für megaloblastische Zellen bei manchen Patienten mit myelodysplastischen Syndromen oder akuten Leukämien sind unklar.

Mechanismen des Cobalamin-Mangels

Natürliches Cobalamin ist ausschließlich in Tierprodukten enthalten. Die Resorption von Cobalamin erfolgt in einem komplexen Prozess, an dem zwei Trägersubstanzen, das im Speichel und Magensaft vorhandene so genannte R-Protein und der in den Parietalzellen des Magens produzierte Intrinsic-Faktor (IF). Cobalamin wird zunächst im Magen durch Pepsin und HCl aus seiner Enzymbindung freigesetzt und an R-Protein gebunden, da dieses im sauren Milieu eine höhere Bindungsaffinität als IF aufweist. Zusätzlich wird im Duodenum Cobalamin aus dem enterohepatischen Kreislauf an R-Protein gebunden. Der R-Protein-Cobalamin-Komplex wird durch Proteasen aus dem Pankreas gespalten, worauf die Bindung von Cobalamin an IF erfolgt. Der IF-Cobalamin-Komplex wird im distalen Ileum an spezifische Rezeptoren gebunden und gelangt somit in den Pfortaderkreislauf. Im Blut erfolgt der Transport durch drei Cobalamin-bindende Proteine (Transcobalamin I, II, III). Cobalamin wird in die beiden Koenzymformen eingebaut, intrazelluläre Speicher von Cobalamin existieren nicht.

Ein Mangel an Cobalamin kann durch verringerte Aufnahme mit der Nahrung, durch multiple Störungen der Resorption, durch gestörten Transport oder durch metabolische Störungen bedingt sein (Tab. 7.**30**). Die häufigste Ursache ist ein Mangel an IF durch autoimmunologische Zerstörung der Parietalzellen (perniziöse Anämie). Aufgrund der ausgeprägten Rückresorption aus der Galle beträgt bei defizienter Aufnahme von Cobalamin aus der Nahrung die Dauer bis zur Entwicklung von klinischen Symptomen 10 – 15 Jahre. Da bei IF-Mangel auch die Resorption des biliären Cobalamins gestört ist, wird ein völliges Fehlen von IF bereits nach 3 – 5 Jahren symptomatisch.

Mechanismen des Folsäuremangels

Folsäure ist reichlich in grünen Pflanzen und tierischen Produkten enthalten. Im Dünndarm wird die Polyglutamatform des Folates in Mono- oder Diglutamate gespalten, die im proximalen Jejunum besser resorbiert werden können. Die Absorption erfolgt über aktive und passive Transportwege. Im Plasma ist Folat locker an Albumin gebunden, wovon es über hoch affine Folatrezeptoren in die Zelle aufgenommen wird. In der Zelle muss das 5-Methyltetrahydrofolat durch die Cobalamin-abhängige Methioninsynthase in Tetrahydrofolat umgewandelt werden, bevor es als Polyglutamat an Folat-abhängigen Enzymreaktionen teilnimmt.

Die häufigste Ursache eines Folsäuremangels ist eine reduzierte Aufnahme mit der Nahrung, wie z. B. bei Alkoholikern. Aufgrund der raschen Degradierung und Ausscheidung von Folaten über Galle und Urin treten bei Folsäuremangel klinische Symptome bereits nach wenigen Monaten auf. Die Absorption von Folsäure kann durch Erkrankungen der Mukosa des Jejunums, wie Sprue und Zöliakie, oder durch diverse Medikamente gestört sein (Tab. 7.**31**). Bei Erkrankungen, die mit Hypermetabolismus oder raschem Zellumsatz einhergehen, kann ein Folsäuremangel durch erhöhten Bedarf entstehen. Beispiele dafür sind Hyperthyreoidismus, Schwangerschaft, chronische hämolytische Anämien und exfoliative Hauterkrankungen.

Klinik

Hämatologische Manifestationen

Alle Ursachen einer megaloblastischen Anämie bewirken ein gemeinsames Muster von hämatologischen und laborchemischen Veränderungen (Tab. 7.**32**). Allerdings besteht eine große Variabilität in der Ausprägung und im Schweregrad der Symptomatik. Die Anämie entwickelt sich typischerweise langsam und bleibt lange Zeit asymptomatisch. Auch bei schwerer Anämie sind die Retikulozyten nicht erhöht, das MCV ist über 100 fl. Neutropenie und Thrombopenie sind seltener und meist von geringerer Ausprä-

Tabelle 7.**32** Hämatologische Störungen bei megaloblastischen Anämien

- Anämie
- Retikulozytopenie
- Makrozytose mit MCV > 100 fl
- Neutropenie
- Thrombopenie
- Peripherer Blutausstrich:
  - Hypersegmentierung der Neutrophilen
  - Makro-, Ovalozyten
  - Veränderungen in Größe und Form
- Serum:
  - erhöhte LDH
  - erhöhtes indirektes Bilirubin
  - erhöhtes Eisen
  - erniedrigtes Haptoglobin
- Knochenmark:
  - Hyperzellularität
  - Megaloblastose
  - Riesenstabkernige und Metamyelozyten
  - Riesenmegakaryozyten

gung. Die morphologischen Veränderungen umfassen eine Makrozytose der Erythrozyten, Hypersegmentation der Neutrophilen und megaloblastische Veränderungen von kernhaltigen erythrozytären Vorläufern. Das Knochenmark ist hyperzellulär mit einer Verschiebung des Verhältnisses Erythropoese/Granulopoese. Die Erythropoese weist megaloblastische Kernveränderungen auf. Es finden sich Riesen-Megakaryozyten. Die ineffektive Erythropoese findet ihren Ausdruck in Hämolysezeichen ohne reaktive Retikulozytose, mit deutlich erhöhter LDH, indirektem Bilirubin und vermindertem Haptoglobin.

Megaloblastische Veränderungen können auch in anderen rasch proliferierenden Zellen, wie epithelialen Zellen des oberen und unteren Intestinaltraktes und der Vagina auftreten. Entsprechende klinische Symptome sind Glossitis, Stomatitis, sekundäre Malabsorption und gelegentlich Infertilität. Es muss jedoch betont werden, dass bei einem Teil der Patienten trotz beträchtlichem Cobalaminmangel die hämatologischen Veränderungen gering ausgeprägt sein können, während die neuropsychiatrischen Störungen im Vordergrund stehen.

Neuropsychiatrische Manifestationen bei Cobalaminmangel

Zum Unterschied von Folsäuremangel und anderen Ursachen megaloblastischer Anämien führt Cobalaminmangel zu einer breiten Palette von neuropsychiatrischen Störungen (Tab. 7.**33**). Diese sind nicht spezifisch für Cobalaminmangel, sondern können auch bei diversen anderen Grunderkrankungen vorkommen. Ausprägung und Zeitpunkt des Auftretens von neuropsychiatrischen Störungen sind variabel und korrelieren nicht mit dem Ausmaß der Anämie. Sie können auch die Erstmanifestation eines Cobalaminmangels ohne Anämie darstellen.

Diagnostik

Die Diagnostik gliedert sich in drei Stufen:
- Nachweis einer megaloblastischen Anämie,
- Unterscheidung zwischen Cobalamin- und Folsäuremangel,
- Abklärung der Ursache des Substratmangels.

Tabelle 7.**33** Neuropsychiatrische Störungen bei Cobalaminmangel

Neurologische Störungen	Psychiatrische Störungen
• Parästhesien	• Depression
• Störungen des Vibrationsempfindens	• Paranoia
• Störungen der Tiefensensibilität	• Lustlosigkeit
• Störungen der Schmerzempfindung	• Verwirrtheit
• Ataxie	• Halluzinationen
• Gangstörungen	• Schlaflosigkeit
• Schwäche, Müdigkeit	• Angstzustände
• abgeschwächte oder gesteigerte Reflexe	• Psychosen
• Desorientiertheit	• geistige Verlangsamung
• Muskelschwäche	• Manie
• Spastik, positiver Babinski	• Panikattacken
• Harn- und Stuhlinkontinenz	• Suizid
• Impotenz	
• Riech- oder Geschmacksstörungen	
• Sehstörungen oder Optikusatrophie	

Die Diagnose einer megaloblastischen Anämie erfolgt durch Bestimmung des Blutbildes sowie durch morphologische Untersuchung von Blutausstrich und ggf. Knochenmark (Tab. 7.**32**). Serum-Cobalamin- und Folsäurespiegel sollen in der initialen Untersuchung bestimmt werden, da insbesondere ein Folsäuremangel durch kurzfristige nutritive Korrektur maskiert werden kann. (Laborwerte suggestiv für Mangel: Serum-Vitamin-B_{12}: < 200 pg/ml, Serum-Folat < 2,5 ng/ml). Bei megaloblastischer Anämie mit Normwerten für Cobalamin und Folsäure muss differenzialdiagnostisch ein myelodysplastisches Syndrom in Erwägung gezogen werden. In unklaren Fällen oder zur Unterscheidung zwischen Cobalamin- oder Folsäuremangel kann die Bestimmung der Serumspiegel von Methylmalonsäure und Homocystein erfolgen. Methylmalonsäure ist spezifisch bei Cobalaminmangel erhöht, während Homocystein bei Folsäure- und Cobalaminmangel massiv erhöht ist.

Bei nachgewiesenem Cobalaminmangel soll die Ursache durch weitere Maßnahmen geklärt werden. Ein positiver Nachweis von Antikörpern gegen IF besitzt hohen diagnostischen Wert, während Antikörper gegen Parietalzellen auch unspezifisch sein können. Der Schillingtest verliert zunehmend an diagnostischer Bedeutung und bleibt Ausnahmesituationen vorbehalten. Bei positivem Antikörpernachweis ist an die Abklärung weiterer Autoimmunerkrankungen zu denken. Zur Abklärung einer atrophischen Gastritis muss eine Gastroskopie mit Biopsien der Magenschleimhaut durchgeführt werden.

Therapie

Therapie und Prognose

Prinzipiell soll eine Substitutionstherapie mit Vitamin B_{12} und Folsäure nur bei schwer symptomatischen Patienten vor der Abklärung des Vitaminmangels erfolgen. Die Substitution mit Folsäure kann die hämatologischen Auswirkungen eines Vitamin-B_{12}-Mangels teilweise korrigieren, jedoch nicht die neurologischen Symptome. Bluttransfusionen sind nur in Ausnahmefällen erforderlich. Die Korrektur eines Cobalaminmangels erfolgt durch intramuskuläre oder subkutane Verabreichung von Cyanocobalamin, z. B. 1 mg CN-Cbl täglich während der ersten Woche, zweimal wöchentlich während der zweiten Woche, 1 mg/Woche für vier Wochen, und schließlich 1 mg/Monat als lebenslange Dauertherapie. Bei Vegetariern oder gestörter Hämostase kann die Substitution oral in Form von Tabletten oder Sirup in einer Dosierung von 50 µg täglich verabreicht werden.

Folsäure wird oral in einer Dosierung von 1–2 (–5) mg täglich gegeben. Diese Dosierung ist auch bei Malabsorption ausreichend. Je nach Ursache muss die Substitution mit Folsäure als Dauertherapie fortgesetzt werden.

Das hämatologische Ansprechen auf eine adäquate Substitutionstherapie ist in der Regel rasch und führt zu einer vollständigen Rückbildung der hämatologischen Abnormitäten. Ein Anstieg der Retikulozyten ist in wenigen Tagen, ein Abfall der LDH nach zwei Tagen zu erwarten. Die Prognose neurologischer Störungen ist schwieriger vorauszusagen. Eine Verschlechterung der Symptomatik kann immer verhindert werden, allerdings können vor allem bei lang dauernder Anamnese Restsymptome bestehen bleiben.

Patienten mit perniziöser Anämie weisen ein zweifach erhöhtes Risiko auf, ein Magenkarzinom zu entwickeln. Weiters besteht eine erhöhte Inzidenz von Hyperthyreoidismus, Hypothyreoidismus oder anderer Manifestationen einer polyglandulären Insuffizienz.

7.5.6 Autoimmun-hämolytische Anämien

Definition und Klassifizierung

Autoimmun-hämolytische Anämien sind eine Gruppe von Erkrankungen, bei denen Autoantikörper gegen Antigene an der Erythrozytenmembran eine Verkürzung der Lebensdauer der Erythrozyten bedingen. Die Autoantikörper gegen Erythrozytenantigene fallen in drei Kategorien:

- Kälteagglutinine, fast immer vom IgM-Typ, die eine Agglutination der Erythrozyten bei niedrigen Temperaturen bewirken.
- IgG-Autoantikörper vom Donath-Landsteiner-Typ, die bei Kälte an Erythrozyten binden und bei Erwärmung auf 37 °C eine Aktivierung einer hämolytischen Complementkaskade induzieren.
- IgG-Wärmeautoantikörper, die bei 37 °C an Erythrozyten binden und keine Agglutination verursachen.

Pathophysiologie

Autoantikörper können im Rahmen von diversen Erkrankungen, wie Infektionen, Neoplasien, Kollagenosen, in ausreichender Menge produziert werden, um eine hämolytische Reaktion hervorzurufen (sekundäre autoimmun-hämolytische Anämie) oder als primäre oder idiopathische Erkrankung auftreten. Zielantigene an Erythrozyten stellen häufig der Rhesuskomplex oder Glykophorin-Antigene dar.

Die Art der Zerstörung von Erythrozyten durch Autoantikörper ist von deren Struktur, Konzentration und immunologischen Eigenschaften abhängig. IgM-Antikörper wirken agglutinierend, fixieren Komplement und haben die größte Aktivität bei niedrigen Temperaturen. IgG-Antikörper sind aktiv bei 37 °C, haben geringe Fähigkeiten der Agglutination und unterschiedliche Kapazität der Komplementbindung (IgG1 > IgG3 > IgG2 > IgG4). Die Komplementkaskade kann durch Inhibitoren im Plasma oder an der Erythrozytenmembran (z. B. der C3b-Rezeptor CR1, „decay accelerating factor“ DAF) inaktiviert werden.

Die Zerstörung der Erythrozyten kann intravasal nach Bindung der Autoantikörper (IgM- und manche IgG-Antikörper) an die Erythrozytenmembran durch Aktivierung der klassischen Komplementkaskade erfolgen. Bei IgG-Antikörpern vom Wärmetyp ist die Kapazität der Komplementaktivierung geringer ausgeprägt oder diese wird durch das C3b-Inaktivatorsystem gehemmt. Die mit IgG opsonisierten Erythrozyten werden durch Makrophagen des RES phagozytiert oder durch proteolytische Enzyme der Fc-aktivierten Makrophagen angedaut. Durch diese Membranschädigung verlieren die Erythrozyten ihre scheibchenartige Form und es entstehen Sphärozyten. Diese sind in geringerem Maße deformierbar und leichter durch osmotischen Stress zu lysieren. Die Sphärozyten werden schließlich beschleunigt im RES der Milz und Leber abgebaut.

Der Nachweis von Autoantikörpern erfolgt durch den Coombs-Test. Ein polyspezifisches Antiserum mit Antikörpern gegen Immunglobulin (Anti-IgG) und/oder Komplementkomponenten (Anti-C3d) wird mit Erythrozyten des Patienten inkubiert. Beim direkten Coombs-Test führt die Bindung des Coombs-Serums an Antikörper oder C3d an der Erythrozytenmembran zu ihrer Agglutination. Der indirekte Coombs-Test dient zum Nachweis von freien Antikörpern im Serum. Patientenserum wird mit normalen Erythrozyten inkubiert. Die Bindung von Autoantikörpern an die Erythrozytenmembran wird wiederum durch Inkubation mit Coombs-Serum nachgewiesen.

Autoimmun-hämolytische Anämien vom Wärmetyp

Klinik

Die autoimmun-hämolytische Anämie (AIHA) mit IgG-Antikörpern ist eine seltene Erkrankung mit einer Inzidenz von 1 : 100 000 und tritt am häufigsten idiopathisch auf. Sekundäre AIHA können in Verbindung mit lymphoproliferativen Erkrankungen, vor allem mit chronisch lymphatischer Leukämie, oder mit Lupus erythemadodes und anderen Kollagenosen auftreten. Eindeutige Beziehungen gibt es auch für Adenokarzinome des Magens, Thymome, Colitis ulcerosa und Therapie mit Methyldopa.

Die klinische Symptomatik variiert in Abhängigkeit vom Grad der Anämie und der Art der Grundkrankheit. Bei plötzlich auftretender Hämolyse können die Symptome vonseiten der Anämie ausgeprägt sein. Häufig weisen die Patienten jedoch nur geringe Beschwerden auf. Mäßiger Ikterus und leichte Splenomegalie werden häufig gefunden.

Labor

Das Ausmaß der Anämie ist variabel und liegt im Durchschnitt zwischen Hämoglobinwerten von 7 – 10 g/dl. In ausgeprägten Fällen mit deutlich verkürzter Lebenszeit der Erythrozyten findet sich eine massive Retikulozytose (bis 40 %) und Ausschwemmung von Normoblasten. Gelegentlich kann die Anämie mit einer Thrombopenie und/oder Leukopenie assoziiert sein (Evans-Syndrom). Das morphologische Bild ist durch Sphärozyten gekennzeichnet. Bei chronischer Hämolyse kann durch Folsäuremangel eine Megaloblastose entstehen. Weitere Laborcharakteristika sind eine Erhöhung des indirekten Bilirubins, der LDH und reduziertes oder fehlendes Haptoglobin. Da der Abbau der Erythrozyten extravasal stattfindet, sind Serum-Hämoglobin normal oder nur leicht erhöht und Hämosiderin im Harn nicht nachweisbar. Die Unterscheidung gegenüber anderen hämolytischen Anämien beruht auf einem positiven direkten Coombs-Test für IgG und/oder C3d. Der indirekte Coombs-Test ist in 80 % positiv. Die Titerhöhe ist für eine prognostische Aussage von geringem Wert.

Therapie

Bei sekundären AIHA führt eine Therapie der Grundkrankheit meist zu einer deutlichen Besserung der Hämolyse. Die Behandlungsindikation richtet sich nach der Schwere der Anämie. Bei ausgeprägter Hämolyse soll eine orale Prednisolontherapie mit 1 – 1,5 mg/kg KG eingeleitet werden. Ein Therapieerfolg zeigt sich meist nach 5 – 10 Tagen in einem Rückgang der Retikulozytenzahlen und einem Anstieg des Hämatokrit. In den nächsten 3 – 4 Wochen soll die Prednisolondosis in 5 – 7-tägigen Intervallen bis auf 20 mg reduziert werden. Eine weitere, langsame Reduktion von Cortison ist von der Stabilität des Blutbildes und der Retikulozyten abhängig zu machen.

Bei Cortison-refraktären Patienten oder bei inakzeptabel hohen, chronischen Cortisondosen führt eine Splenektomie bei 65 – 80 % der Patienten zu einer deutlichen Besserung, etwa 50 % benötigen keine weitere Therapie.

Eine immunsuppressive Therapie bei refraktären Patienten erfolgt meist mit Azathioprin 50 – 200 mg/d oder Cyclophosphamid 50 – 150 mg/d und bedarf sorgfältiger Kontrollen. Für Ciclosporin A und Mycophenolatmofetil wurden ebenso wie für den monoklonalen CD20-Antikörper Rituximab Erfolge bei gegen Standardtherapie refraktären Fällen beschrieben. Vinca-Alkaloide und Danazol stellen weitere Alternativen bei therapierefraktären Patienten dar.

Eine Therapie mit hoch dosiertem intravenösem Immunglobulin ist weniger erfolgreich als bei Autoimmunthrombopenien.

Bei schwerer hämolytischer Anämie können vor allem bei älteren Patienten Transfusionen erforderlich sein. Aufgrund der zirkulierenden Autoantikörper ist die Lebenszeit der transfundierten Erythrozyten reduziert. Schwere Hämolysen wie bei Alloantikörpern treten jedoch nicht auf. Die Kompatibilitätstestung der Erythrozytenkonzentrate ist durch agglutinierende Antikörper im Serum der Patienten erschwert.

Autoimmun-hämolytische Anämie vom Kältetyp

Klinik

Am häufigsten präsentiert sich die AIHA mit IgM-Kälteantikörpern als mäßige, stabile Anämie, bei der die Akrozyanose und Raynaud-Symptomatik nach Kälteexposition im Vordergrund steht. Die Akrozyanose ist bedingt durch Agglutination der Erythrozyten in Arealen niedrigerer Temperatur, wie Finger- und Zehenspitzen, Ohrläppchen und Nase. Die hämolytische Aktivität hängt von der Kapazität der Antikörper ab, die Komplementkaskade an der Oberfläche der Erythrozyten zu aktivieren. Am häufigsten betrifft die chronische Kälteagglutinin-Erkrankung Patienten im siebten oder achten Lebensjahrzehnt, bei denen als Grundkrankheit eine B-Zellneoplasie, wie chronisch-lymphatische Leukämie, Non-Hodgkin-Lymphom niedriger Malignität oder Morbus Waldenström besteht. Eine akute Form von Kälteagglutinin-Erkrankung kann sich nach Infektionen mit Mykoplasma pneumoniae oder bei infektiöser Mononukleose entwickeln. Bei diesen meist jüngeren Patienten ist ein akutes Einsetzen einer teilweise schweren Anämie nach Abklingen der Infektion typisch, die Krankheit ist jedoch selbstlimitierend.

Diagnostik

Die typischen Zeichen einer hämolytischen Anämie – Retikulozytose, Polychromasie, Sphärozytose, erythroide Hyperplasie im Knochenmark, Erhöhung von LDH und indirektem Bilirubin – sind meist gering ausgeprägt, da die Komplementaktivierung durch den C3b-Inaktivator im Serum gehemmt wird. In seltenen Fällen kann nach Kälteexposition eine dramatische hämolytische Krise auftreten. Die Agglutination des Blutes kann mit der automatischen Blutbildbestimmung interferieren und exzessive MCV-Werte vortäuschen. Der Kälteagglutinin-Titer ist hoch ($> 1:10^5$). Der direkte Coombstest gegen C3d ist positiv, mit anti-IgG-Serum besteht keine Reaktivität, da die Kälteagglutinine vom IgM-Isotyp sind. Diese sind bei Patienten mit B-Zellneoplasien monoklonal, bei postinfektiösen Erkrankungen polyklonal. Eine Suche nach einer zugrunde liegenden lymphoproliferativen Erkrankung muss vor Beginn einer möglichen Therapie eingeleitet werden.

Therapie

Therapie

Bei der meist milden Verlaufsform einer Kälteagglutinin-Erkrankung besteht keine Indikation zur medikamentösen Intervention. Durch Schutz vor Kälte können Exazerbationen verhindert werden. Nach Möglichkeit sollte eine effektive Therapie der Grundkrankheit erfolgen. Bei symptomatischer Erkrankung ist eine Therapie mit Prednisolon in der Regel ohne Effekt und daher nicht indiziert. Nur bei Patienten mit niedrig-titrigen Kälteagglutininen mit hoher thermaler Amplitude oder den seltenen Patienten mit IgG-Kälteagglutininen kann eventuell ein Erfolg mit Prednisolon beobachtet werden. Da IgM-Antikörper auf den intravaskulären Raum beschränkt sind, ist eine Plasmapherese als akute Intervention bei schwerer Hämolyse Erfolg versprechend, durch die Agglutinationsneigung des Blutes bei niedriger Temperatur jedoch technisch schwierig. Eine Splenektomie ist üblicherweise nicht effektiv. Eine Reduktion der Antikörperbildung kann durch Alkylanzien, wie Alkeran oder Cyclophosphamid, erreicht werden. In unkontrollierten Studien zeigte sich ein guter Therapieerfolg mit Rituximab 375 mg/m^2 (Tag 1, 8, 15, 22). Transiente akute Verlaufsformen nach Infektionen bedürfen keiner spezifischen Therapie. Supportive Maßnahmen wie Schutz vor Kälte und Substitution von Erythrozyten sind ausreichend.

Paroxysmale Kältehämoglobinurie

Klinik

Paroxysmale Kältehämoglobinurie kann bei zwei Gruppen von Patienten auftreten: Personen mit tertiärer oder kongenitaler Syphilis oder bei Kindern und jungen Erwachsenen nach Viruserkrankungen. Die syphilitische Form wird heute kaum noch gesehen. In der postviralen Form können schwere hämolytische Krisen mit intravaskulärer Hämolyse, Hämoglobinurie, Ikterus, schwerer Anämie und gelegentlichem Nierenversagen auftreten. Die Erkrankung ist selbstlimitierend und dauert etwa 2 – 3 Wochen.

Labor

Die Erkrankung ist durch Autoantikörper vom IgG-Typ (Donath-Landsteiner-Antikörper) bedingt, die die zwei ersten Komponenten von Komplement bei Kälte binden und bei Erwärmung auf Körpertemperatur die Komplementkaskade kompletieren. Der direkte und indirekte Coombs-Test sind negativ. Donath-Landsteiner-Antikörper können in speziellen Tests nachgewiesen werden, die Diagnose erfolgt jedoch aufgrund des klinischen Bildes.

Therapie

Therapie

Es gibt keine spezifische Therapie der paroxysmalen Kältehämoglobinurie. Prednisolon ist wirkungslos. Supportive Maßnahmen wie Schutz vor Kälte und Transfusionen überbrücken die Zeit bis zur spontanen Remission.

Medikamentös induzierte hämolytische Anämien

Pathophysiologie

Es sind drei verschiedene Mechanismen einer medikamentös induzierten hämolytischen Anämie bekannt:

Haptenwirkung: Es werden Antikörper gegen ein Medikament gebildet, das an die Erythrozytenmembran binden kann, wodurch eine Haptenwirkung entsteht. Der Antikörper bindet an das Medikament an der Erythrozytenmembran und bewirkt eine Opsonisierung und extravasale Destruktion der Erythrozyten. Auslösende Medikamente sind Penicilline in hoher Dosierung sowie verschiedene Cephalosporine.

Immunkomplexbildung: Ein Medikament bindet an Plasmaproteine. Antikörper vom IgM-Typ gegen das Medikament formen mit dem Protein-gebundenen Medikament Immunkomplexe, die sich an die Erythrozytenmembran binden. Dadurch wird Komplement aktiviert und es kommt zur intravasalen Hämolyse mit entsprechender schwerer Symptomatik. Dieser Mechanismus ist für die meisten medikamentös induzierten hämolytischen Anämien verantwortlich und wurde mit einer Vielzahl von Medikamenten beobachtet.

Autoantikörper: Ein Medikament interagiert mit dem Immunsystem in einer Weise, dass die Bildung von typischen Autoantikörpern induziert wird und sich das Bild einer klassischen autoimmun-hämolytischen Anämie vom Wärmetyp entwickelt. Das klassische induzierende Medikament ist αMethyldopa, das bei 20% der Patienten zur Bildung von Autoantikörpern führt, die jedoch nur bei einer Minorität symptomatisch werden.

Klinik und Labor

Medikamentös induzierte hämolytische Anämien waren bei breiterer Anwendung von Penicillin in hohen Dosen (> 20 Mill. Einheiten/d) und von Methyldopa häufig, werden heute aber selten gesehen. Die klinische Symptomatik richtet sich nach dem Typ der hämolytischen Anämie. Der direkte Coombstest ist positiv, der indirekte Coombstest bei Immunkomplextyp und Haptentyp in der Regel negativ, wird jedoch in Gegenwart des auslösenden Medikamentes positiv. Die Diagnose wird aufgrund des Nachweises einer Coombs-positiven hämolytischen Anämie mit entsprechender Medikamentenanamnese gestellt.

Therapie

Die kausale Therapie besteht im Absetzen der auslösenden Medikamente, was in der Regel zu einer raschen Besserung der Symptomatik führt. Bei schwerer symptomatischer Hämolyse kann die Substitution mit Erythrozytenkonzentraten erforderlich sein. Bei Induktion von Autoantikörpern durch Methyldopa kann die Hämolyse über mehrere Wochen andauern, wodurch eine Therapie mit Prednisolon erforderlich werden kann. Patienten mit nachgewiesener medikamentös induzierter hämolytischer Anämie müssen eine neuerliche Exposition vermeiden.

Therapie

7.5.7 Erworbene nichtimmunologisch bedingte hämolytische Anämien

Hämolyse durch Fragmentation der Erythrozyten

Pathophysiologie

Durch vaskuläre Läsionen oder durch Entzündung der Wände kleiner Gefäße und daraus resultierender Bildung von Fibrinfäden können Erythrozyten während ihrer Passage in unregelmäßige Fragmente zerschnitten werden. Die Erythrozytenmembran ist viskös und elastisch und besitzt die Eigenschaft, wieder zu verkleben. Dadurch wird nur wenig Hämoglobin verloren und die Fragmentozyten vermögen einige Zeit zu überleben. Aufgrund ihrer schlechteren Verformbarkeit während der Passage durch Kapillaren werden die Fragmentozyten schließlich in den Sinusoiden des retikuloendothelialen Systems zerstört. Ursachen einer Fragmentation der Erythrozyten sind in Tab. 7.**34** aufgeführt.

Hypersplenismus

Pathophysiologie

Die Architektur der Milzsinusoide stellt einen doppelten Filter dar, durch den Erythrozyten während der Passage extrem verformt werden. Die langsame Passage erlaubt auch einen engen Kontakt an die Makrophagen des RES und eine eventuelle Bindung an Rezeptoren, die an Makrophagen exprimiert sind, wie Fc-Rezeptoren für die konstante Region des Immunglobulins oder Rezeptoren für die Komplementfraktion C3b. Dadurch ist eine Bindung und Entfernung von alternden, schlecht verformbaren oder Antikörper-/Komplement-beladenen Erythrozyten möglich. Diese Funktionen werden bei einer

Tabelle 7.**34** Ursachen von Hämolyse durch Fragmentation der Erythrozyten

- Mikroangiopathien
  - thrombotisch-thrombozytopenische Purpura/hämolytisch-urämisches Syndrom
  - Präeklampsie/Eklampsie, HELLP-Syndrom
  - maligne Erkrankungen
  - Vaskulitiden: Polyarthritis, Wegener-Granulomatose, akute Glomerulonephritis
  - disseminierte intravasale Gerinnung
- Atrioventrikuläre Missbildungen
  - Hämangioendotheliome
  - atrioventrikulärer Shunt
- Kardiale Ursachen
  - Klappenersatz
  - Aortenstenose

vergrößerten Milz verstärkt, sodass eine Anämie bei Hypersplenismus entstehen kann. Bestimmend für das funktionelle Ausmaß des Hypersplenismus sind die Größe der Milz und der Aktivierungszustand der Makrophagen, jedoch nicht der Pfortaderdruck. Neben der roten Zellreihe können auch Thrombozyten und Granulozyten vermehrt abgebaut werden.

Ätiologie

Die Ursachen eines Hypersplenismus sind mannigfaltig. Infrage kommen Neoplasien (Lymphome, Haarzell-Leukämie), Infektionen (bakterielle Endokarditis, Malaria, Tuberkulose), Leberzirrhose, Milzvenenthrombose, Kollagenosen, rheumatoide Arthritis, chronische angeborene oder erworbene hämolytische Anämien, Amyloidose.

Therapie

Therapie

Die Behandlung richtet sich nach der Art der Grundkrankheit. Meist ist die Anämie oder Panzytopenie wenig ausgeprägt. Bei schwerer, transfusionsbedürftiger Anämie ist eine Splenektomie zu erwägen.

7.5.8 Angeborene hämolytische Anämien: Membrandefekte

Hereditäre Sphärozytose (Kugelzellanämie)

Definition

Die hereditäre Sphärozytose ist eine autosomal-dominant vererbte hämolytische Anämie, die im peripheren Blutausstrich durch Kugelzellen charakterisiert ist und auf Splenektomie ein günstiges Ansprechen zeigt.

Epidemiologie

Die Sphärozytose tritt in allen ethnischen Gruppen auf. Die höchste Prävalenz besteht in Nordeuropa mit einer Inzidenz von 1 : 5000.

Pathogenese

Der primäre Defekt bei angeborener Sphärozytose liegt in einer Instabilität der Erythrozytenmembran, die zu einer vermehrten Brüchigkeit der roten Blutzellen bei mechanischem Stress führt. Die molekulare Grundlage ist ein quantitativer Defekt eines der beiden Hauptbestandteile der Erythrozytenmembran, von Spektrin (autosomal-rezessive Form) oder Ankyrin (autosomal-dominante Form). Der Membrandefekt führt zu einer Veränderung der Form der Erythrozyten, den Kugelzellen. Diese weisen durch das wesentlich ungünstigere Verhältnis von Volumen/Oberfläche eine schlechtere Verformbarkeit bei der Passage durch Kapillaren und eine erhöhte osmotische Resistenz auf. Die Folge ist eine drastisch verkürzte Lebenszeit durch Abbau der Sphärozyten in der Milz und anderen Stellen des RES, die mit dem quantitativen Ausmaß des Membrandefektes korreliert.

Klinik

Typischerweise sind Patienten mit Sphärozytose wenig symptomatisch. Es besteht ein milder Ikterus, geringgradige Anämie und eine Splenomegalie von gelegentlich beträchtlichem Ausmaß. Nur in seltenen Fällen entwickelt sich bereits in jungen Lebensjahren eine schwere, lebensbedrohliche Hämolyse. Als Komplikation entwickeln sich bei etwa 50% der Patienten Gallensteine. Hämolytische Krisen sind selten und können durch Infektionen ausgelöst werden. Durch die gesteigerte Erythropoese besteht ein erhöhter Folsäurebedarf, der sich vor allem in der Schwangerschaft als megaloblastische Krise manifestieren kann.

Labor

Als Ausdruck des gesteigerten Abbaus von Erythrozyten sind LDH, indirektes Bilirubin und Retikulozytenzahl erhöht. Morphologisch finden sich die charakteristischen Kugelzellen, bei denen die zentrale Aufhellung fehlt. Die osmotische Resistenz der Erythrozyten ist durch die verringerte Verformbarkeit deutlich reduziert.

Therapie

Eine Splenektomie kann die Symptome der Sphärozytose, wie Hyperbilirubinämie, Anämie und Retikulozytose in typischen Fällen völlig zum Verschwinden bringen. Sphärozytose und verringerte osmotische Fragilität bleiben bestehen. Allerdings besteht aufgrund der meist milden Symptomatik und der negativen Folgen einer Splenektomie im Kindesalter häufig keine Notwendigkeit einer Operation. Diese sollte für Patienten mit Wachstumsverzögerung, symptomatischer hämolytischer Anämie oder symptomatischen Gallensteinen vorbehalten bleiben.

Hereditäre Elliptozytose

Die angeborene Elliptozytose ist durch einen molekularen Defekt des Spektrins bedingt, der zu den typischen morphologischen Veränderungen der Erythrozytenmembran, den Elliptozyten, führt. In etwa 90 % der Fälle besteht eine asymptomatische Form ohne Anämie und Splenomegalie, die lediglich als morphologische Kuriosität zu bezeichnen ist. In seltenen Fällen tritt beim Neugeborenen mit Elliptozytose eine transiente Hämolyse auf, die sich nach 1 – 2 Jahren zurückbildet.

7.5.9 Angeborene hämolytische Anämien: Enzymdefekte

Metabolismus normaler Erythrozyten

Da während der Erythrozytenreifung der Zellkern ausgestoßen wird, sind Retikulozyten und reife Erythrozyten nicht in der Lage zur oxidativen Phosphorylierung, zur Synthese von Protein oder Lipiden bzw. anderen zellulären Aktivitäten. Gewisse zelluläre Funktionen während der Lebensdauer des Erythrozyten von vier Monaten sind jedoch essenziell und benötigen ein gewisses Maß an Energie. Diese sind u. a. Glykolyse, Synthese von Glutathion, Schutz des Hämoglobins und anderer Proteine vor Oxidation, Erhaltung des Eisens in der zweiwertigen Form, Aufrechterhaltung der Kationenkonzentration entgegen dem elektrochemischen Gradienten. Dieser minimale Energiestoffwechsel wird durch Metabolisierung von Glucose über zwei wesentliche Wege gewährleistet: den Embden-Meyerhof-Abbauweg und den Hexose-Monophosphat-Abbauweg. Etwa 90 – 95 % der Glucose wird über den Embden-Meyerhof-Weg zu Laktat metabolisiert, der eine geringe Menge von ATP generiert und die Quelle von NADH ist. Etwa 5 – 10 % der Glucose werden durch den Hexose-Monophosphat-Weg abgebaut, der die wesentliche Quelle von NADPH darstellt.

Glucose-6-Phosphat-Dehydrogenase-Mangel

Pathophysiologie

Die häufigste Form eines Enzymdefekts besteht in einem Mangel an Glucose-6-Phosphat-Dehydrogenase (G6PD), der den aeroben Glucosestoffwechsel über den Hexose-Monophosphat-Abbauweg und damit die Synthese von NADPH behindert. Daraus folgt ein verringerter Schutz vor Oxidation des Hämoglobins, wodurch die Produktion des funktionslosen Methämoglobins und die Ablagerung von intrazellulärem denaturiertem Hämoglobin (Heinz-Innenkörper) bedingt werden. Trotz dieses Enzymdefektes entsteht keine chronische Hämolyse, was bedeutet, dass unter normalen Bedingungen der oxidative Stress sehr gering ist. Bei Infektionen oder Gabe von oxidierenden Medikamenten kann jedoch eine massive Zerstörung der Erythrozyten durch Hämolyse auftreten. Die zwei häufigsten Varianten des G6PD-Mangels treten bei Farbigen bzw. bei Bewohnern der Mittelmeerregion auf. Bei Heterozygoten scheint eine Resistenz gegen Malariainfektionen zu bestehen.

Klinik

Durch Infektionen, diverse oxidierende Medikamente oder Nahrungsmittel (Fava-Bohne) kann bei den sonst asymptomatischen Patienten eine akute intravaskuläre Hämolyse ausgelöst werden mit Hämoglobinämie, Hämoglobinurie, Ikterus mit der Gefahr von tubulärer Nekrose und Nierenversagen in schweren Fällen. Auslösende Medikamente sind u. a. Primaquin, Sulfonamide, Nitrofurantoin, Nalidixinsäure, Para-Aminosalicylsäure, Acetylsalicylsäure, Phenacetin.

Diagnose

Die Diagnose erfolgt durch quantitative Tests der Enzymaktivität in befallenen Zellen. Der Nachweis von Heinz-Innenkörpern im Blutausstrich ist häufig positiv, aber unspezifisch.

Therapie

Therapie

Die Behandlung besteht in der Vermeidung auslösender Ursachen. Eine Splenektomie ist nur in seltenen Fällen von Nutzen, da die hämolytischen Krisen selbstlimitierend sind.

Pyruvatkinase-Mangel

Pathophysiologie

Pyruvatkinase katalysiert eine der wesentlichen Reaktionen für die ATP-Produktion im Rahmen der anaeroben Glykolyse. Ein Mangel an Pyruvatkinase resultiert in einer Reduktion von ATP und NADH und damit in chronischer Hämolyse.

Klinik und Diagnostik

Der klinische Verlauf ist in Abhängigkeit vom Ausmaß des Enzymmangels variabel und reicht von völlig kompensierten, asymptomatischen Fällen bis zu schweren, transfusionsbedürftigen Anämien. Die Labordiagnostik entspricht dem üblichen Bild chronisch-hämolytischer Prozesse. Der Nachweis des Enzymmangels erfolgt durch spektrophotometrische Enzymbestimmung.

Therapie

Therapie

Chirurgische Eingriffe, Schwangerschaft und Infektionen können zu einer Exazerbation des chronisch-hämolytischen Prozesses führen und Transfusionen erforderlich machen. Bei schweren Anämien kann eine Splenektomie zur Besserung der Symptomatik führen. Klare Parameter zur Indikationsstellung einer Splenektomie bestehen nicht. Bei chronischer Transfusionsbedürftigkeit kann eine Chelat-Therapie zur Eisendepletion indiziert sein.

7.5.10 Sichelzellanämie

Definition

Sichelzellerkrankungen sind eine Gruppe von angeborenen Hämoglobinabnormalitäten, die durch eine sichelartige Formveränderung der Erythrozyten nach Deoxygenierung charakterisiert sind. Diese durch Polymerisation des Hämoglobin S bedingte Eigenschaft bewirkt eine Anämie und veno-okklusive Komplikationen. Die wichtigsten klinischen Einheiten sind neben der Sichelzellanämie Hämoglobin-C-Erkrankung und Sichelzell-β-Thalassämie.

Pathophysiologie

Ursache des abnormen Hämoglobins (Hämoglobin S) ist eine Mutation der β-Globin-Kette an der Position 6, wo ein Valin durch ein Glutaminsäure-Molekül ersetzt ist. Diese Mutation verursacht eine Änderung der Ladung des Hämoglobin-Tetramers, die im deoxygenierten Zustand des Hämoglobins in der Ausbildung eines Polymers mit verminderter Löslichkeit und geringer Deformierbarkeit resultiert. Dieser mutierte Anteil ist im oxygenierten Zustand im Inneren des Globinmoleküls versteckt, sodass sich oxygeniertes HbS bezüglich Löslichkeit und Form normal verhält. Die Polymerbildung ist verbunden mit einer Sichelform des Erythrozyten, die die Ursache von Anämie und Veno-Okklusion ist. Hypoxie, Azidose und erhöhter Druck begünstigen die Polymerbildung. Diese Bedingungen werden in Nieren, Milz, Retina und Knochenmark erfüllt, sodass die Komplikationen der Erkrankung in diesen Organen am ausgeprägtesten sind.

So wie Thalassämie und G6PD-Mangel ist auch die Sichelzellanämie in Malariagebieten endemisch, da HbS eine relative Resistenz verursacht. Obwohl die Erkrankung in den Vereinigten Staaten vor allem bei Farbigen bekannt ist, besteht keine ethnische Prävalenz.

Klinik

Die klinischen Manifestationen der Sichelzellanämie können außerordentlich variabel sein, sind jedoch letztendlich durchwegs auf Anämie und Veno-Okklusion zurückzuführen.

Schmerzen sind die häufigsten Beschwerden bei Sichelzellanämie. Gefäßverschlüsse in den Knochen von Hand und Fuß führen bei kleinen Kindern zum typischen „Hand-Fuß-Syndrom“. Akut einsetzende Schmerzattacken werden als Sichelzellkrisen bezeichnet.

Die **Anämie** ist durch eine hochgradig reduzierte Lebensdauer der Erythrozyten auf 15 – 25 Tage bedingt. Aplastische Krisen können durch eine Infektion mit Parvovirus hervorgerufen werden. Die Regeneration der Erythropoese kann durch chronische Infektionskrankheiten behindert sein.

Infektionen sind eine wesentliche Ursache von Morbidität und Mortalität bei Sichelzellanämie. Die Immundefizienz ist durch eine funktionelle Asplenie bei rezidivierenden Milzinfarkten bedingt. Vor allem Infektionen mit S. pneumoniae und H. influenzae können bei diesen Patienten lebensbedrohlich werden. Pneumonien, Meningitis, Osteomyelitis, Sepsis und Harnwegsinfekte sind die wesentlichen Infektmanifestationen.

Komplikationen der Erkrankung können sich in multiplen Organsystemen manifestieren. Herz, Lunge, ZNS, Leber, Gallenblase, Urogenitaltrakt, Knochen und Augen können durch Anämie, Infekt oder Veno-Okklusion betroffen sein.

Labor

Patienten mit Sichelzellanämie sind charakterisiert durch ein Überwiegen von HbS, es ist etwas HbF und HbA_2 nachweisbar, HbA fehlt völlig. Beim Neugeborenen und in der pränatalen Diagnostik ist eine Differenzierung von fetalem und nichtfetalem Hämoglobin wichtig. Die typische Sichelform der Erythrozyten ist bereits bei der morphologischen Untersuchung richtungsweisend. Jolly-Körper weisen auf eine funktionelle Asplenie hin. Hämolysezeichen, infektionsbedingte Laborveränderungen und Regenerationszeichen der Hämopoese sind variabel.

Therapie

Die Therapie von akuten Schmerzattacken umfasst:
- die Behandlung von auslösenden Ursachen, wie Infektionen,
- reichliche orale oder parenterale Flüssigkeitszufuhr,
- effiziente analgetische Therapie.

! Gefäßerweiternde Medikamente erwiesen sich als nicht wirksam.

Infektionen und Anämie werden entsprechend der klinischen Notwendigkeit behandelt. Zur Infektprophylaxe sind Impfungen gegen Pneumokokken und H. influenza und Penicillinprophylaxe sinnvoll und indiziert.

Strategien zur Reduktion von HbS sind chronische Transfusionen, die eine Behandlung der sekundären Hämosiderose erforderlich machen. Die Induktion von HbF und damit Reduktion von HbS kann durch Hydroxyurea erreicht werden und ist in kontrollierten Studien gezeigt klinisch effektiv. Eine allogene Stammzelltransplantation stellt eine kurative Option für Hochrisikopatienten dar und sollte bei Vorhandensein eines geeigneten Spenders im Kindesalter angestrebt werden, da mit fortschreitender Erkrankung die Transplantationsbedingte Letalität deutlich ansteigt.

Therapie

7.6 Hämostase und Blutgerinnung

W. E. Aulitzky

7.6.1 Physiologie der Blutgerinnung

Prinzip der Hämostase

Bei einer Verletzung des Gefäßsystems ist eine rasche, streng lokalisierte und exakt regulierte Blutstillung essenziell für den Schutz vor Blutverlusten. Die Blutstillung wird durch den Kontakt von Blutplättchen mit dem Subendothelium eingeleitet. Blutplättchen verändern nach dem Kontakt mit subendothelialen Geweben ihre Gestalt und adhärieren an den verletzten Oberflächen.

Diese Adhäsion bewirkt eine Aktivierung der Blutplättchen, d. h. es werden einerseits neue Rezeptoren an der Oberfläche der Plättchen exprimiert, andererseits werden Faktoren aus den Speichern der Thrombozyten freigesetzt. Ein Teil dieser Faktoren bewirkt eine Aktivierung endothelialer Zellen, andere begünstigen die Aggregation von Thrombozyten. Diese Vorgänge führen zur Bildung eines **Plättchenthrombus**.

Darüber hinaus führen Plättchenfaktoren zur Vasokonstriktion und damit zur Verminderung des Blutflusses an der verletzten Stelle.

Gleichzeitig wird durch Freisetzung des Gewebsfaktors aus den Fibroblasten die lokale Blutgerinnung eingeleitet. Dabei wird ein **Fibrinnetzwerk** gebildet, das den Plättchenthrombus stabilisiert. Das Aktinomyosin-System der Blutplättchen führt durch Retraktion zu einer weiteren Konsolidierung des Gerinnsels.

Es sind **vier Kontrollsysteme** bekannt, die der Entstehung einer generalisierten Gerinnungsreaktion entgegenwirken.

- Die vasokonstriktorischen und aggregationsfördernden Eigenschaften von Thromboxan A_2 werden durch NO und Prostacyclin antagonisiert.
- Antithrombin-III-Heparan-Komplexe hemmen die Aktivität der Faktoren Xa und IIa.
- Das proteolytische System Protein C – Protein S – Thrombomodulin zerstört die nichtenzymatischen Kofaktoren der Hämatopoese VIIa und Va.
- Der Gewebsfaktorinhibitor antagonisiert die Aktivität des Gewebsfaktor/Faktor-VIIa-Komplexes.

Funktion der Plättchen und der Endothelzellen bei der Blutstillung

Endothelzellen spielen eine wichtige regulatorische Rolle bei der Hämostase. Sie bilden NO und Endothelin. Proteoglykane auf der Oberfläche von Endothelzellen sind an der Wirkung von AT III beteiligt, Thrombomodulin an der Protein-S-Protein-C-Interaktion.

Die Zerstörung des Endothels führt zu einer Exposition von Matrixbestandteilen mit Blutbestandteilen. Für die Bindung von Plättchen an Matrixproteine sind die Interaktion der Plättchenproteine GPIa-IIa mit Kollagen sowie die durch den von-Willebrand-Faktor (vWF) vermittelten Interaktionen mit den Plättchenproteinen GPIIb-IIIA und GPIb-IX von Bedeutung.

Die Aktivierung der Plättchen nach der Adhäsion führt zu einer vermehrten Expression von GPIIb-IIIa, welches gleichzeitig als Rezeptor für Plättchen-Plättcheninteraktionen über Fibrinogen dient. Im Zellinnern der Plättchen bindet nach der Aktivierung Aktinomyosin an dieses Protein und ermöglicht damit die **Retraktion des Gerinnsels**.

Aus den α-Granula wird Faktor Va an die Oberfläche der Plättchen verlagert, der dort als Rezeptor für Faktor Xa dient und damit die Prothrombinaseaktivität exakt an den Ort der Läsion lenkt.

Schließlich wird durch die Aktivierung der Phospholipase A_2 Thromboxan A_2 freigesetzt, das durch **Vasokonstriktion** die Verlangsamung des Blutstromes bewirkt und damit die Hämostase begünstigt.

Gerinnungsfaktoren

Die Blutgerinnung ist ein über mehrere Kaskaden ablaufender Prozess, bei dem **Prothrombinase**, ein Komplex aus den Faktoren Xa, Va, Ca^{2+} und Phospholipiden, gebildet wird. Diese Prothrombinase führt zur Aktivierung von **Thrombin** aus Prothrombinogen. Thrombin katalysiert über mehrere Schritte die Bildung von **Fibrin II** aus Fibrinogen.

Bei den meisten Schritten der Blutgerinnung katalysiert ein **Komplex aus Protease und Kofaktor** auf einer Membranoberfläche die Aktivierung des nächsten Enzyms der Kaskade durch Proteolyse.

Mit Ausnahme des von-Willebrand-Faktors werden alle Gerinnungsfaktoren in der Leber synthetisiert. Die Bildung der Faktoren IX, X, VII, II ist von der Gegenwart von **Vitamin K** abhängig. Das Gleiche gilt für die Bildung der antikoagulatorischen Faktoren Protein C und Protein S. Alle diese Faktoren benötigen Vitamin K für eine γ-Carboxylierung der Glutaminsäure. Diese γ-Carboxyglutaminsäure dient als Erkennungssignal für eine posttranslationale Modifikation dieser Proteine, die für deren biologische Aktivität essenziell ist.

Für die Einleitung der Blutgerinnung ist unter physiologischen Bedingungen die **Aktivierung des extrinsischen Systems** von größter Bedeutung. Nach einer Schädigung der Gefäßwand kommt es zur Bildung von Gewebsfaktor und dem Komplex Gewebsfaktor/Faktor VIIa. Dieser führt zur gleichzeitigen Aktivierung der Faktoren Xa und IXa.

Faktor IXa seinerseits begünstigt im Komplex mit dem Kofaktor VIIa (Tenase) die Bildung von Faktor Xa.

Faktor Xa bindet an Faktor Va an der Oberfläche aktivierter Thrombozyten (Prothrombinase) und leitet so lokalisiert am Ort der Läsion die **Bildung von Thrombin und Fibrin** ein (Abb. 7.**1**).

Das **intrinsische System**, bei dem nach der Kontaktaktivierung des Faktors XIIa der Faktor XIa gebildet wird, was zur Aktivierung des Faktors IXa und damit zur Bildung der Prothrombinase führt, scheint physiologisch von geringerer Bedeutung zu sein. Dies wird durch die Beobachtung gestützt, dass eine Defizienz der Faktoren IX und VIII schwere Blutungsneigung verursacht, während ein Fehlen des Faktors XII und XI keine hämorrhagische Diathese nach sich zieht.

Das fibrinolytische System

Nach der Heilung der Gefäßläsion müssen Gerinnsel wieder aufgelöst werden können, um den Blutstrom wiederherzustellen. Zu diesem Zweck wird durch Kontaktaktivierung und Endothelzellschäden

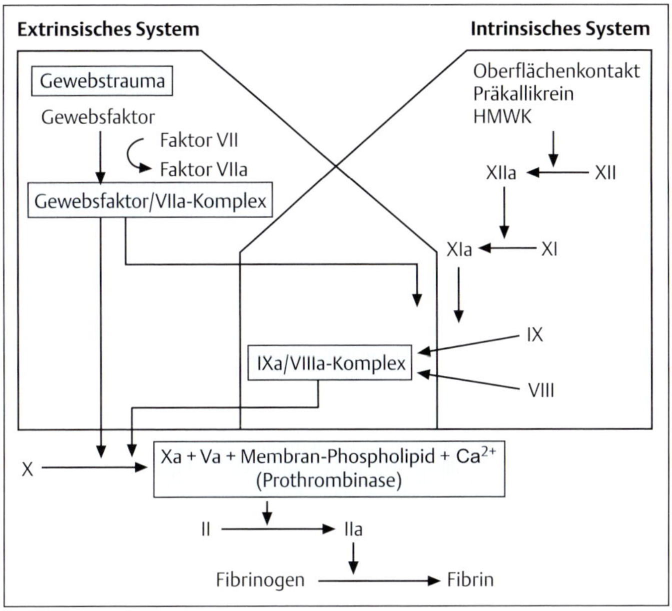

Abb. 7.1 Gerinnungssystem.

Tabelle **7.35** Gerinnungsfaktoren

Faktor	Mot. Gew. (kd)	Plasmakonzentration (μg/ml)	Funktion (Substrat)
Prokoagulatorische Faktoren			
• II (Prothrombin)	72	100	Protease-Zymogen (Fi6, V, VIII)
• X (Stuart Prower)	56	10	Protease-Zymogen (+Va: II)
• IX (Christmas-Faktor)	56	5	Protease-Zymogen (+VIII: X)
• VII (Proconvertin)	50	0,5	Protease-Zymogen (+TF: X)
• VIII (Antihämophiler Faktor A)	330	0,1	Kofaktor für IXa
• V (Proaccelerin)	330	10	Kofaktor für Xa
• XI (Plasmathromboplastin antecendent)	160	5	Protease-Zymogen (IX)
• XII (HagemanFaktor)	80	30	Protease-Zymogen (XI)
• I (Fibrinogen)	340	3000	strukturelles Protein
• vWF	225xn	10	Adhäsion
• Gewebsfaktor	37	0	Kofaktor
Antikoagulatorische Faktoren			
• Protein C	62	4	Protease-Zymogen inaktiviert Va und VIIIa
• Protein S	80	25	Kofaktor in Protein C
• Antithrombin III	65	140	Antiprotease mit Proteoglykan oder Heparin

gleichzeitig mit der Gerinnung auch das fibrinolytische System aktiviert.

Aktives Enzym ist die Protease **Plasmin**. Das Zymogen Plasminogen wird in einem Komplex mit dem Gewebsplasminogen-Aktivator (t-PA) und Fibrin zu dem aktiven Enzym Plasmin aktiviert. Dieser Aktivierungsmechanismus ermöglicht eine gezielte Wirkung von Plasmin am Ort des Gerinnsels.

Ein weiterer physiologischer Aktivator von Plasminogen ist die **Urokinase**.

Nach der Bindung an Fibrin ist Plasmin vor der hemmenden Aktivität seines Antagonisten, das α_2-Antiplasmin, geschützt. Die Bindung von Plasmin an

Fibrin erfolgt über Lysin-Bindungsstellen. α_2-Antiplasmin bindet ebenfalls an diese Bindungsstellen und kompetiert somit die Bindung an Fibrin.

Auch Medikamente, z. B. ε-Aminocapronsäure, die eine dem Lysin ähnliche Struktur besitzen, können die Aktivierung von Plasminogen hemmen.

Neben α_2-Antiplasmin wurden mehrere Inhibitoren der Plasminogenaktivierung (Plasminogenaktivator-Inhibitor, PAI) beschrieben. PAI-1 kann im Plasma nachgewiesen werden und ist der wichtigste Inhibitor von t-PA und Urokinase. PAI-1-Defizienzen führen durch ungehemmte Fibrinolyse zu schwerer hämorrhagischer Diathese.

Natürliche Antikoagulanzien

Das Antithrombin-III-Heparan-System

- Antithrombin III ist eine **Antiprotease**, die nach der Aktivierung durch Heparansulfate (Proteoglykan) an der Oberfläche endothelialer Zellen (oder durch therapeutisch angewandtes Heparin) die Aktivität der Faktoren IIa, Xa, IXa, XIa und XIIa hemmt.
- Durch Bindung von AT III an Heparan wird eine Konformationsänderung induziert, die die hemmende Aktivität z. B. gegen Faktor IIa um das 750fache steigert.
- Nach der Bindung von Xa oder IIa an Plättchen oder endotheliale Zellen sind diese Faktoren vor der inhibitorischen Wirkung von AT III geschützt.

Das Protein C-Protein S-Thrombomodulin-System

- Thrombomodulin ist ein **Thrombin-bindendes Protein**, welches an der Oberfläche von Endothelzellen und anderen Zellen lokalisiert ist. Durch Bindung von Thrombin an Thrombomodulin wird Thrombin inaktiviert und damit die Konvertierung von Fibrinogen in Fibrin gehemmt.
- Der Thrombomodulin-Thrombin Komplex aktiviert **Protein C**, eine Serinprotease, die die Gerinnungskofaktoren Va und VIIIa inaktiviert. Zusätzlich hemmt Protein C einen Plasminogen-Aktivator-Inhibitor und begünstigt damit die Fibrinolyse.
- Aktiviertes Protein C wirkt im Komplex mit zellgebundenem **Protein S**. Protein S existiert in zwei Formen: Die freie lösliche Form ist ein aktives Antikoagulanz, während eine zweite an das Komplementprotein C4b gebundene Form keine antikoagulatorische Aktivität besitzt. Beim Anstieg des Serumspiegels von C4b im Rahmen von Entzündungsreaktionen wird so der freie Protein-S-Spiegel vermindert und damit die Thromboseneigung erhöht.

„Tissue Factor pathway inhibitor" (TFPI)

- TFPI ist ein Lipoprotein, das durch den Faktor Xa aktiviert wird. Dieses Protein inaktiviert den Gewebsfaktor/Faktor VIIa-Komplex und hemmt damit den Initialschritt des extrinsischen Weges der Gerinnungsaktivierung.
- Aufgrund dieser negativen Feedback-Hemmung muss die Amplifikation der Gerinnungsreaktion vorwiegend über den Faktor-IXa-Aktivierungsweg stattfinden. Dies erklärt die schwere Gerinnungsstörung bei Defizienzen der Faktoren IX und VIII trotz normaler Funktion aller übrigen Faktoren des extrinsischen Systems.

7.6.2 Diagnostik

Untersuchung der Gerinnungsfaktoren

Partielle Thromboplastinzeit (PTT): Die PTT prüft die Funktion des **intrinsischen Systems** der Blutgerinnung. Durch Zugabe von Kaolin als aktivierende Oberfläche und Cephalin als Surrogat für Thrombozyten-Lipide zu Plasma wird die Gerinnung eingeleitet. Anschließend wird die Zeit bis zur Entstehung von Fibrin gemessen. Diese Zeit variiert je nach Labor von 25–39 Sekunden. Da die normale Prothrombinzeit ca. 12 Sekunden beträgt, ist klar, dass die PTT wesentlich von den Ereignissen vor der Aktivierung von Faktor X abhängt und daher vorwiegend die Funktion der Faktoren XII, XI, IX und VIII bestimmt. Da der AT-III-Heparin-Komplex die Aktivität der Faktoren XIa, IXa, IIa und Xa hemmt, kann durch die PTT die Wirkung von Heparin mit ausreichender Sensitivität gemessen werden.

Prothrombinzeit (PT) nach Quick: Die PT untersucht das **extrinsische System** und den **gemeinsamen Teil des Gerinnungssystems**. Sie ist bei verminderter Aktivität der Faktoren I, II, V, VII und X abnorm. Gewebsfaktor wird zu Plasma zugegeben und die Zeit bis zur Fibrinbildung gemessen (ca. 9–12 s). Dieser Wert kann als Zeit oder mittels Zeit-Aktivitätskurven als Prozent des Wertes eines Pool-Plasmas oder als Ratio der PT zum Normalwert angegeben werden. Aufgrund erheblicher Unterschiede zwischen Thromboplastinpräparationen wird die Anwendung einer „International normalized Ratio (INR)" empfohlen, bei der das lokal verwendete Thromboplastin gegen eine Standard-Thromboplastin kalibriert wird.

Thrombinzeit (TZ): Die TZ misst Veränderungen der Konversion von Fibrinogen zu Fibrin. Durch eine Titration von Thrombin können Inhibitoren der Fibrinogenkonversion, z. B. AT-III-Heparin-Komplexe oder Fibrinabbauprodukte, nachgewiesen werden.

Fibrinogen ist direkt biochemisch nachweisbar.

Fibrinogenspaltprodukte: Fibrin und/oder Fibrinogenspaltprodukte können im Serum nachgewiesen werden. Diese Untersuchung ist jedoch nicht spezifisch für eine Hyperplasminogenämie, da derartige Bruchstücke auch bei inflammatorischen Zuständen oder nach Traumata nachweisbar sind. Beweisend für eine erhöhte Fibrinolyse ist der Nachweis des D-Dimers, da dieses nur bei einer Plasmin-abhängigen Degradation voll polymerisierten Fibrins freigesetzt wird.

Faktor XIII: XIII kann durch die Löslichkeit eines Gerinnsels in Urea funktionell nachgewiesen werden. Dieser Test ist jedoch nur bei weitgehendem Fehlen von Faktor XIII positiv, sodass ein Ergebnis nur zu verwerten ist, wenn Patienten mindestens zwei bis drei Wochen vor der Untersuchung keine Blutprodukte erhalten haben. Diese Untersuchung ist beim Verdacht auf eine schwere hämorrhagische Diathese und normalen Globaltests indiziert.

Untersuchung der Plättchenfunktion

Thrombozytenzählung und Differenzialblutbild: Normalwert 150 000 – 300 000/µl.

Blutungszeit: Die Blutungszeit wurde lange Jahre als Screening-Test für thrombozytäre hämorrhagische Diathesen und von-Willebrand-Jürgens-Syndrom verwendet. Neuere Untersuchungen zeigten, dass durch die Messung der Blutungszeit weder hämorrhagische Diathesen ausgeschlossen werden können noch das Blutungsrisiko mit ausreichender Präzision vorausgesagt werden kann.

Thrombozytenaggregation: Bei dieser Untersuchung wird die Thrombozytenaggregation im Plättchen-reichen Citratplasma in Gegenwart von ADP oder Ristocetin gemessen. ADP induziert eine sofortige Plättchenaggregation. Nach einiger Zeit wird durch die Freisetzung von Faktoren aus den Plättchengranula diese Aggregation noch weiter verstärkt. Die ADP-induzierte Aggregation ist bei der Thrombasthenie reduziert. Ristocetin induziert auf unstimulierten Plättchen die Expression von GPIb-IX. Dieses Molekül bindet den von-Willebrand-Faktor und induziert durch Stimulation der Freisetzung von ADP aus den Plättchen die Aggregation. Dieser Test ist bei Patienten mit von-Willebrand-Jürgens-Syndrom pathologisch.

PFA-Test (Plättchenfunktionsanalyse): Dieser Test wurde in den letzten Jahren entwickelt, um die Limitationen der Blutungszeit zu überwinden. Dabei konnte gezeigt werden, dass ein abnormer Wert bei 93% der Patienten mit einer thrombozytären Funktionsstörung oder einem von-Willebrand-Jürgens-Syndrom assoziiert war.

Untersuchung der antikoagulatorischen Systeme

AT III, Protein S und Protein C können mithilfe von immunologischen und biologischen Tests gemessen werden. Eine aktivierte Protein-C-Resistenz wird an der Verlängerung der PTT nach der Zugabe von aktiviertem Protein C nachgewiesen. Bei einer verminderten antikoagulatorischen Antwort nach der Zugabe von aktiviertem Protein C kann die zugrunde liegende Mutation direkt nachgewiesen werden.

7.7 Erkrankungen der Thrombozyten

W. E. Aulitzky

7.7.1 Thrombozytopenien

Thrombozytopenien werden entweder durch eine verminderte Produktion oder durch einen beschleunigten Abbau durch immunologische Mechanismen, Sequestration in der Milz oder eine Kombination dieser Mechanismen verursacht.

Plättchenbildungsstörungen

Ätiologie/Pathogenese

Die Hypoplasie aller drei Zellreihen des Knochenmarks wird meist durch aplastische Anämien verursacht.

Eine isolierte Schädigung der Thrombopoese sollte den Verdacht auf Medikamententoxizität oder Virusinfektionen lenken.

Bei einer ineffektiven Megakaryozytopoese im Rahmen eines Vitamin-B_{12}-Mangels oder bei myeloproliferativen Erkrankungen werden entsprechende Veränderungen aller drei Zellreihen im Knochenmark gefunden.

Therapie

Die Therapie dieser Thrombozytopenien besteht in der Behandlung der Grundkrankheit und/oder der Beseitigung des auslösenden Agens.

Außerdem ist eine Thrombozytensubstitution indiziert.

Immunthrombozytopenische Purpura (ITP, Morbus Werlhof)

Definition und Epidemiologie

Die ITP ist eine autoimmun bedingte Thrombozytopenie, die durch einen immunologisch bedingten, meist durch IgG-Antikörper, beschleunigten Thrombozytenabbau bei normaler Thrombozytenbildung im Knochenmark charakterisiert ist.

Die Erkrankung kann in jedem Lebensalter auftreten. Am häufigsten sind Menschen zwischen 20 und 50 Jahren betroffen. Das Verhältnis zwischen männlichen und weiblichen Patienten beträgt 1 : 3.

Im Rahmen einer Schwangerschaft tritt ITP gehäuft auf.

Ätiologie/Pathogenese

Die gesteigerte Elimination von Plättchen wird durch **Plasmafaktoren** verursacht. Häufig werden hierbei IgG-Antikörper gegen die Plättchenproteine GPIIb-IIIa nachgewiesen. IgG1 ist die häufigste Subklasse dieser Antikörper. Andere IgG-Subklassen werden ebenfalls gefunden, während IgA- und IgM-Autoantikörper selten sind. Daneben kommen auch Immunkomplexe vor, die über den Fc-Teil an die Plättchen binden und deren Elimination beschleunigen.

Tabelle **7.36** Differenzialdiagnose der Thrombopenie

	Pathophysiolgie	Ursache
Bildungsstörungen	Knochenmarkaplasie	Bestrahlung, Medikamente, aplastische Anämie
	Knochenmarkinfiltration	Fibrose, Tumoren, Leukämie, Lymphome
	isolierte Thrombozytenbildungsstörung	Medikamente, Infektionen
	ineffektive Megakaryozytopoese	Vit. B_{12}-Mangel, Folsäuremangel, myeloproliferative Erkrankungen, Alkoholmissbrauch
	angeborene Thrombozytenbildungsstörungen	
beschleunigter Thrombozytenabbau	immunologische Zerstörung	ITP, ITP mit Coombs-Test-pos.-hämolyt. Anämie (Evans-Syndrom), Autoimmunerkrankungen, Infektionen, Medikamente
	nicht-immunologischer Abbau	disseminierte intravasale Gerinnung, hämolytisch-urämisches Syndrom (HUS), thrombotisch-thrombozytopenische Purpura (TTP), Medikamente (Heparin), Massentransfusion, Riesenhämangiome
	Sequestration	Hypersplenismus
Pseudothrombozytopenie	gesteigerte Agglutination mit EDTA, normale Thrombozytenzahl in Citratblut	kein Krankheitswert

Diese Antikörper-beladenen Plättchen werden vorwiegend in der Milz eliminiert.

Im Knochenmark lässt sich, vor allem bei ausgeprägten Fällen, eine Hyperplasie der Megakaryopoese nachweisen.

Die Ursache der Erkrankung ist unklar. Unterschiedliche funktionelle Defekte des lymphozytären Systems wurden beschrieben. Ob die autoimmune Dysregulation die Folge einer genetischen Prädisposition, z. B. HLA-Phänotyp, ist oder ob ein Ereignis, z. B. ein Virusinfekt, die Erkrankung auslöst, ist ebenfalls nicht geklärt.

Klinik

Der Beginn der Blutungsneigung ist meist schleichend. Eine Aspirineinnahme kann die Symptomatik auslösen.

Mukokutane Blutungen mit Petechien, Epistaxis, Menorrhagien, orale Mukosablutungen oder gastrointestinale Blutungen sind vorherrschend. In seltenen Fällen können lebensbedrohliche intrazerebrale Blutungen auftreten. Außer der Blutungsneigung treten bei ITP keine Symptome auf.

Diagnostik

Die Blutungszeit ist bei allen Patienten mit Thrombozytenzahlen < 20 000/μl verlängert. Darüber hinaus kann bei einem Teil der Patienten auch schon bei höheren Werten eine pathologische Blutungszeit nachweisbar sein. Im Blutbild zeigt sich eine isolierte Thrombozytopenie.

Eine Eisenmangelanämie kann manchmal bei chronischer Blutung zusätzlich vorliegen.

In vielen Fällen können niedrige Titer von antinukleären Faktoren nachgewiesen werden. Die Bedeutung dieser Autoantikörper ist unklar.

Im Knochenmark sind reichlich Megakaryozyten nachweisbar.

Es gibt unterschiedliche Testsysteme zum Nachweis von Autoantikörpern gegen Plättchen. Der klinische Stellenwert dieser Untersuchungsmethoden ist unklar.

Therapie

Ziel der Behandlung ist eine ausreichende Thrombozytenzahl zur Beseitigung des Blutungsrisikos. Dies ist nicht mit einer normalen Thrombozytenzahl gleichzusetzen. Blutungssymptome und Blutungszeit sind für die Einschätzung einer ausreichenden Thrombozytenzahl nützlich.

1. Corticosteroide: Steroide hemmen die Phagozytose antikörperbeladener Thrombozyten und verringern die Synthese von Autoantikörpern. Die Behandlung wird mit einer Prednisondosis von 1 – 1,5 mg/kg KG/d begonnen und bis zum Erreichen einer „sicheren" Thrombozytenzahl (meist ca. 50 000/μl) fortgesetzt. Danach wird die Dosis schrittweise vermindert. Neuere Studien zeigen, dass auch niedrigere Dosen um 0,5 mg/kg KG vergleichbar wirksam sind. Ebenso wurden gezeigt, dass eine Dexamethason-Stoßtherapie eine wirksame Alternative darstellen kann. Ein Ansprechen ist innerhalb der ersten vier Wochen der Behandlung zu erwarten, sodass ein erfolgloser Therapieversuch spätestens nach vier Wochen abzubrechen ist. Ungefähr die Hälfte der Patienten mit ITP erreicht mit dieser Behandlung eine zufrieden stellende Thrombozytenzahl (> 50 000/μl). Mit einer anhaltenden Langzeitremission durch Steroide ist jedoch nur bei einem deutlich geringerem Teil der Patienten zu rechnen (15 – 20 %).

2. Splenektomie: Die Splenektomie ist bei einem Großteil der Patienten wirksam, da die Milz ein wesentlicher Ort sowohl der Antikörperproduktion als auch der Elimination der Blutplättchen ist.

- Spätestens 2 Wochen vor der Operation sollte eine Impfung gegen Pneumokokken erfolgen.
- Perioperativ kann in den meisten Fällen eine adäquate Hämostase mit Corticosteroiden und Immunglobulingabe erreicht werden.
- Es kommt jedoch auch bei Patienten mit stark verminderten Thrombozytenzahlen nur selten zu perioperativen Blutungskomplikationen. Deshalb sollten Thrombozytenkonzentrate nicht prophylaktisch, sondern nur bei intraoperativen Blutungskomplikationen verabreicht werden.
- Postoperativ sind nach der Normalisierung der Thrombozytenzahl **thrombotische Komplikationen** häufig. Eine Thromboseprophylaxe ist bei anhaltender Immobilisierung und normalen Plättchenzahlen angebracht.
- Komplette Remissionen werden bei ca. 75 % der Patienten innerhalb der ersten 4 – 6 Wochen erreicht. Weitere 5 – 10 % zeigen eine deutliche Besserung der Thrombozytenwerte. Nach 6 Wochen postoperativ ist keine Besserung mehr zu erwarten. Rezidive werden nach einer Splenektomie selten beobachtet (10 – 15 %). Bei ungefähr der Hälfte dieser Patienten wird eine residuelle Nebenmilz gefunden. Die Entfernung der Ne- ▶

benmilz kann in dieser Situation zu einer erneuten Remission führen.

3. Hoch dosiertes Immunglobulin (Ig) führt bei 80% der Patienten zu einem Anstieg der Thrombozytenzahlen auf > 50 000/μl. Der Anstieg beginnt meist 2–3 Tage nach Beginn der Therapie. Dieser Therapieerfolg ist jedoch fast immer nur vorübergehend und nach 2–6 Wochen sind in den meisten Fällen die Ausgangswerte wieder erreicht. Der Wirkmechanismus ist nicht geklärt. Diese kostenintensive Behandlung ist **bei akuten Blutungen** oder zur **Vorbereitung chirurgischer Eingriffe** indiziert. Die Gesamtdosis liegt bei 2 g/kg KG, die an 2–5 Tagen verabreicht wird (Einzeldosis 0,4–1 g/kg KG/d).

4. Andere Behandlungsmethoden: 10–15% der Patienten mit ITP erreichen mit Corticosteroiden und Splenektomie keine zufrieden stellenden Thrombozytenzahlen. Bei jeweils ca. 50% der nach einer Splenektomie refraktären Patienten wurden mit unterschiedlichen Therapien (z. B. Azathioprin, Ciclosporin A, Mycofenolat, Cyclophosphamid, Rituximab, Danazol, IFN-α, Vincristin) Erfolge berichtet.

Therapie von Sonderformen

ITP in der Schwangerschaft

Die ITP in der Schwangerschaft stellt ein häufiges Problem dar. Eine Behandlung ist bei Thrombozytenwerten < 50 000/μl erforderlich. Steroide sind im ersten Trimenon kontraindiziert. Nach dieser Periode können Steroide verabreicht werden, sofern eine niedrige Dosierung (bis 20 mg/d) für eine Remission ausreichend sind. Ansonsten muss eine Behandlung mit i.v. Immunglobulinen für die Zeit der Schwangerschaft durchgeführt werden.

Unklar ist, ob ein Kaiserschnitt für das Kind das Blutungsrisiko vermindert. Postpartal kommen beim Kind Thrombozytopenien mit einem Nadir (Zeitpunkt des tiefsten Abfalls) um den Tag 5 vor, die in seltenen Fällen auch behandlungsbedürftig sind.

ITP im Kindesalter

Bei Kindern tritt die ITP häufig akut einige Wochen im Anschluss an einen viralen Infekt auf. Nur bei 10–20% dieser Patienten besteht die Thrombozytopenie länger als 6 Monate. Diese Kinder mit chronischer ITP werden analog den Erwachsenen behandelt.

Bei akuter ITP im Kindesalter treten fatale Blutungen mit einer Häufigkeit von 0,5% auf. Sowohl i.v. Immunglobuline als auch Corticosteroide können die Phase der Thrombozytopenie verkürzen. Bei schwerer Blutungsneigung wird eine Behandlung mit diesen Substanzen, evtl. auch in Kombination, empfohlen. Eine Splenektomie ist nur in Ausnahmefällen bei refraktären Patienten angezeigt.

Prognose

Mit Steroiden und Splenektomie können bei ca. 80% der Patienten zufrieden stellende Ergebnisse erzielt werden. Lebensbedrohliche Blutungen sind selten.

Medikamenten-induzierte Thrombopenie

Zahlreiche Medikamente, darunter sehr häufig eingesetzte Arzneimittel wie Heparin, Sulfonamide, kolloidales Gold oder Chinin, können eine immunmediierte Thrombopenie auslösen.

Die Thrombopenie kann schwerwiegend sein und zu lebensbedrohlichen Komplikationen führen.

Diesen Medikamenten-induzierten Thrombozytopenien liegt eine idiosynkratische Reaktion zugrunde. Es sind jedoch keine Risikofaktoren bekannt, die eine Voraussage ermöglichen.

Heparininduzierte Thrombopenie

Heparin induziert bei 1–5% der behandelten Patienten eine Thrombopenie. Es führt jedoch selten zu Thrombozytenzahlen unter 20 000/μl. Heparine, die aus Rinderlungen gewonnen werden, scheinen häufiger für Komplikationen verantwortlich zu sein. Blutungen sind selten. Bei 30% der Patienten treten jedoch zusätzlich thrombotische Komplikationen auf. Sowohl venöse als auch arterielle thrombotische Erkrankungen mit manchmal fatalem Ausgang wurden beschrieben.

Vorbeugung und Behandlung: Bei jedem Patienten, der Heparin erhält, müssen die Thrombozytenzahlen regelmäßig gemessen werden. Beim Auftreten einer Thrombopenie muss aufgrund der zwar seltenen, aber sehr bedrohlichen thrombotischen Komplikationen die Behandlung abgesetzt werden. Da In-vitro-Daten jedoch eine weitgehende Kreuzreaktion von fraktioniertem und normalem Heparin zeigen, kann niedermolekulares Heparin bei Patienten mit Heparin-induzierter Thrombopenie aber nicht allgemein als Substitut empfohlen werden. Andere Autoren wandten Heparinoide mit Erfolg als Ersatz für Heparin an.

Chinin-induzierte Thrombopenie

Schwere Thrombozytopenien werden relativ häufig durch Chinidin (1/1000) oder Chinin verursacht

Die Stereoisomere Chinin und Chinidin induzieren häufig Antikörper gegen das GPIb/IX auf Blutplättchen. Der exakte Mechanismus der Interaktion zwischen Medikament, Plättchen und Antikörper ist nicht geklärt. Als Folge tritt eine schwere Thrombopenie mit Blutungsneigung auf.

Meist kommt es nach dem Absetzen des Medikamentes zu einer raschen Besserung. Selten persistiert die Thrombopenie für einige Wochen.

! Die Überempfindlichkeit bleibt lebenslang erhalten, Chinidin und Chinin-haltige Getränke müssen gemieden werden.

Thrombotisch-thrombozytopenische Purpura (Morbus Moschcowitz)

Definition

Die thrombotisch-thrombozytopenische Purpura (TTP) ist eine Erkrankung unklarer Ätiologie, welche durch eine mikroangiopathische hämolytische Anämie mit Fragmentozyten, eine destruktive Thrombopenie und mikrovaskuläre Plättchenthromben charakterisiert werden kann.

Pathogenese

Ein Großteil der Patienten mit TTP weisen eine verringerte Aktivität einer Protease (ADAMTS13) auf, die proteolytisch auf den von-Willebrand-Faktor wirkt. Damit entstehen abnormal lange vWF-Multimere. Dieser Zustand wird entweder durch einen Mangel an Protease oder durch Antikörper gegen diese Protease verursacht. Folge dieses Mangels ist eine gesteigerte Plättchenaggregation durch die abnormen vWF-Multimere. Dieser Mechanismus wird für die Entstehung der TTP verantwortlich gemacht. Damit ist auch gut erklärbar, warum sowohl Ersatz von Plasma als auch Austausch bei akuten TTP-Schüben wirksam sind.

Epidemiologie

Die TTP ist meist eine primäre Erkrankung. Es wurden jedoch Assoziationen mit Infektionen, Schwangerschaft, Medikamenten und Toxinen, rheumatischen Erkrankungen, HIV-Infektion sowie familiäre Häufungen beschrieben.

Es handelt sich um eine seltene Erkrankung mit einer Inzidenz von 1/1 000 000 pro Jahr. Erwachsene im mittleren Lebensalter sind am häufigsten betroffen. Die TTP kann jedoch in jedem Lebensalter auftreten.

Klinik

- **Mikrozirkulationsstörungen:** Neurologische Störungen sind häufig und von variabler Ausprägung. Kopfschmerzen, fokale Defizite bis hin zu komatösen Zuständen werden beobachtet. Außerdem treten abdominelle Beschwerden, Myokardinsuffizienz, Arrhythmien sowie respiratorische Insuffizienz auf. Eine Nierenbeteiligung mit Hämaturie und Proteinurie ist häufig, führt jedoch selten zu schwerer Niereninsuffizienz.
- Die **Thrombozytopenie** wird durch eine beschleunigte Elimination verursacht und kann schwerwiegend sein, führt jedoch selten zu bedrohlichen Blutungen.
- **Mikroangiopathische hämolytische Anämie:** Fragmentozyten, Retikulozytose, erhöhtes freies Hb im Plasma, LDH und Bilirubin bei negativem Coombs-Test sind die typische Konstellation.
- Fieber.

Diagnostik und Differenzialdiagnostik

Die Diagnose wird an der krankheitstypischen Konstellation von klinischen und Laborbefunden gestellt. Andere Krankheitsbilder, bei denen eine mikroangiopathische Hämolyse und Thrombopenie auftreten können, müssen ausgeschlossen werden.

Tabelle **7.37** Differenzialdiagnose: Fragmentozyten und Thrombopenie

- disseminierte intravasale Gerinnung
- Vaskulitis
- Präeklampsie und Eklampsie
- disseminiertes Karzinom
- maligne Hypertonie
- Dysfunktion von Herzklappenprothesen und infektiöse Endokarditis
- thrombotisch-thrombozytopenische Purpura und hämolytisch-urämisches Syndrom

Therapie

Therapie

- **Plasmaaustausch durch Plasmapherese mit Ersatz durch Frischplasma** ist die Therapie der Wahl. Sollte es dadurch nicht innerhalb einiger Tage zu Besserung kommen, können das Volumen der Plasmapherese erhöht und zusätzlich vWF-depletierte Kryopräzipitate an Stelle von Frischplasma verwendet werden.
- Aspirin und Corticosteroide wurden empfohlen, der klinische Stellenwert dieser Maßnahmen ist jedoch unklar.
- Hoch dosierte Immunglobuline sind bei TTP nicht wirksam.
- Bei refraktären Patienten wurden Erfolge durch eine Splenektomie oder Vincristinbehandlung beschrieben.
- **Rezidive** nach einer erfolgreichen Behandlung werden häufig beobachtet und erneut mit der Primärtherapie behandelt.

Prognose

Ohne entsprechende Behandlung ist die TTP eine infauste Erkrankung und führt bei bis zu 95 % der Patienten zum Tode. Durch Plasmatherapie werden bei 50 – 80 % der Patienten Remissionen induziert.

Hämolytisch-urämisches Syndrom

Definition und Epidemiologie

Das hämolytisch-urämische Syndrom (HUS) ist charakterisiert durch die Kombination von mikroangiopathischer Hämolyse, Thrombopenie und akutem Nierenversagen.

Die Erkrankung tritt bevorzugt im Kindesalter mit einer Häufigkeit von 1/100 000 pro Jahr auf. Ein weiterer Altersgipfel im fortgeschrittenen Lebensalter ist beschrieben worden.

Pathogenese

Das HUS ist mit Infektionen, Schwangerschaft, Knochenmarktransplantation, Medikamenten und Toxinen in Verbindung gebracht worden.

Am besten untersucht ist die Assoziation mit Infektionen mit bestimmten E.-coli-Stämmen. Diese produzieren ein Shiga-ähnliches Toxin, das vermutlich durch die Schädigung des Endothels an der Pathogenese des HUS beteiligt ist.

Ein Plättchen-aggregierender Faktor wurde ebenfalls beschrieben.

Klinik und Diagnostik

Das HUS tritt häufig in einem zeitlichen Zusammenhang mit einer Durchfallerkrankung auf. Sowohl E.-coli-, Salmonellen-, Campylobacter- und Shigelleninfektionen wurden beschrieben. Seltener tritt ein HUS nach einer Infektion des oberen Respirationstraktes auf.

Thrombopenie und Anämie sind meist weniger ausgeprägt als bei TTP. Hingegen ist ein akutes Nierenversagen häufig, während neurologische Symptome fehlen.

Das klinische Bild ist entscheidend für die Diagnose. Stuhlkulturen für entsprechende Pathogene können positiv sein.

Nierenbiopsien zeigen eine präglomeruläre und glomeruläre Mikroangiopathie.

Therapie

Therapie

Eine supportive Therapie (Behandlung von Organkomplikationen) und die adäquate Behandlung der Niereninsuffizienz stehen im Vordergrund.

Der Einsatz der Plasmapherese ist bisher nicht kontrolliert untersucht worden, Einzelfallbeschreibungen lassen eine Wirkung möglich erscheinen. Eine Frischplasmabehandlung führte in einer Studie zu einer deutlichen Reduktion der Inzidenz der Niereninsuffizienz.

Prognose

Auch bei adäquater Behandlung versterben ca. 10% der Patienten an der Erkrankung, bei weiteren 10% führt die Erkrankung zu einer dialysepflichtigen chronischen Niereninsuffizienz.

Thrombopenie bei Präeklampsie (HELLP-Syndrom)

Als HELLP-Syndrom wird ein meist im Rahmen der Eklampsie auftretendes Krankheitsbild bezeichnet, das zusätzlich zu Hypertonie und Proteinurie durch mikroangiopathische **H**ämolyse, erhöhte Leberenzyme (**E**levated **L**iver enzymes) und Thrombopenie (**L**ow **P**latelets) gekennzeichnet ist.

Die betroffenen Patienten sind meist schwer erkrankt. Es ist unklar, ob diese Erkrankung ein eigenständiges Krankheitsbild ist oder eine Verlaufsform der Eklampsie darstellt.

Die Ätiologie ist unbekannt. Pathogenetisch scheint eine Aktivierung der Gerinnung und Fibrinolyse eine Rolle zu spielen.

Therapie

Therapie

Die Therapie besteht in der Beendigung der Schwangerschaft und supportiven Maßnahmen.

Andere Thrombopenien durch beschleunigten Abbau

- **Extrakorporale Perfusion:** Durch einen kardiopulmonalen Bypass bei herzchirurgischen Operationen kommt es durch extensiven Kontakt mit synthetischen Oberflächen und Heparineffekten zu einer komplexen hämorrhagischen Diathese. Thrombopenie, Thrombozytendysfunktion und residuelle Heparineffekte tragen zur Pathogenese dieser Hämostasestörung bei. Zahlreiche Studien zur Vorbeugung von Blutungen bei diesen Patienten wurden ohne konklusives Ergebnis durchgeführt.
- Auch bei der **Hämodialyse** oder bei **Apheresen** kann ein Verbrauch von Plättchen durch den extensiven Kontakt mit artifiziellen Oberflächen zu Thrombopenien führen.
- **Fettsäure-induzierte Thrombopenien:** Durch die intravenöse Applikation von Fettemulsionen können Thrombopenien verursacht werden. Ursache ist vermutlich eine Aktivierung des retikuloendothelialen Systems.
- **Massentransfusion:** Durch Verdünnung können im Rahmen von Massentransfusionen Thrombopenien entstehen. Ein Nutzen prophylaktischer Thrombozytentransfusionen ist nicht nachgewiesen worden, es wird jedoch häufig bei Patienten mit hohem Blutungsrisiko beim Abfall der Thrombozytenzahl auf unter 50 000/µl eine Substitution empfohlen.

7.7.2 Thrombozytopathien

Membrandefekte

Thrombasthenie Glanzmann-Naegeli

Diese angeborene Erkrankung wird durch einen Defekt des GPIIb-IIIa verursacht und autosomal-rezessiv vererbt. Man findet eine normale Morphologie der Thrombozyten bei verlängerter Blutungszeit.

Durch das Fehlen des GPIIb-IIIa ist die Interaktion von Thrombozyten mit Fibrinogen, Fibronectin und vWF gestört. Dies führt zu einer defekten Aggregation nach Zugabe von ADP und Kollagen. Die Ristocetin-induzierte Agglutination von Plättchen ist normal.

Therapie

Die **Behandlung** besteht in der Transfusion von Thrombozyten bei akuten Blutungen.

Bernard-Soulier-Syndrom

Bei dieser Erkrankung fehlt das GPIb-IX, der Rezeptor für den von-Willebrand-Faktor auf aktivierten Thrombozyten. Dadurch sind die Adhäsion und Aggregation von Thrombozyten gestört.

Im peripheren Blut werden abnorm vergrößerte Thrombozyten gefunden. Im Gegensatz zum von-Willebrand-Syndrom kann der Defekt der Ristocetin-induzierten Aggregation nicht durch Zugabe von normalem Plasma korrigiert werden.

Therapie

Die **Behandlung** besteht in der Transfusion normaler Thrombozyten bei schweren Blutungen.

Granuladefekte

Beim sog. „Gray Platelet Syndrome“ findet man etwas vergrößerte Thrombozyten, denen die α-Granula fehlen. Dies führt zu komplexen Defekten der Aggregation und Adhäsion von Plättchen. Zu ähnlichen Defekten führt ein weiterer seltener angeborener Defekt, bei dem die elektronendichten Granula der Thrombozyten fehlen.

Beide Erkrankungen werden bei akuten Blutungen mit Thrombozytentransfusionen behandelt.

Therapie

Therapie: DDAVP (1-desamino-D-arginino-vasopressin) kann bei der Vorbereitung chirurgischer Eingriffe zur Verbesserung der Plättchenfunktion angewandt werden.

Myeloproliferative Erkrankungen

Im Rahmen dieser Erkrankungen wurden Blutungsneigungen beschrieben, die einem erworbenen Defekt der Granula entsprechen. Die Blutungszeit ist verlängert, morphologisch können die Plättchen vergrößert sein und eine verminderte Granulation aufweisen.

Therapie

Die **Behandlung** besteht bei akuten Blutungen in der Transfusion von Thrombozyten, um eine Anzahl normaler Plättchen von mehr als 50 000/μl zu erreichen. Solche Transfusionen können auch bei Patienten mit normalen Thrombozytenzahlen erforderlich sein.

Urämie

Bei urämischen Patienten kommt eine Blutungsneigung mit verlängerter Blutungszeit auch bei normalen Thrombozytenzahlen vor. Die Ursachen sind nicht völlig geklärt, Defekte der Adhäsion an subendotheliale Oberflächen scheinen von wesentlicher Bedeutung.

Therapie

Therapie: Die verlängerte Blutungszeit kann durch die Gabe von DDAVP 0,3 µg/kg KG über 30 min i.v. korrigiert werden. Ebenfalls wirksam ist die Gabe von Kryopräzipitaten.

Medikamenteninduzierte Thrombozytopathien

Aspirin und **andere nichtsteroidale Antirheumatika** hemmen irreversibel die Cyclooxygenase der Blutplättchen und führen damit zu einer Defizienz von Thromboxan A_2 und Endoperoxiden, die für die Aggregation und Sekretion von Plättchen wichtig sind.

Durch Einnahme von 0,6 g Aspirin wird die Blutungszeit um 2–3 Minuten verlängert.

Therapie

Therapie: Aufgrund der Irreversibilität des Effektes können schwere Blutungen nur durch Transfusionen mit normalen Plättchen behandelt werden.

! Bei **urämischen Patienten** ist der aggregationshemmende Effekt von Aspirin besonders ausgeprägt. **Alkohol** und Aspirin können ebenfalls in synergistischer Weise die Plättchenfunktion behindern.

7.8 Gerinnungsstörungen

W. E. Aulitzky

7.8.1 von-Willebrand-Erkrankung (vWE)

Definition und Epidemiologie

Die vWE ist eine hereditäre Störung der Hämostase, die durch eine Verminderung oder defekte Funktion des von-Willebrand-Faktors verursacht wird.

Die vWE ist die häufigste hereditäre Gerinnungsstörung. Prospektive Studien zeigen, dass bis zu 0,5–1% der neugeborenen Kinder die Kriterien einer heterozygoten Typ-I-vWE erfüllen.

Ätiologie/Pathogenese

Das Gen für den von-Willebrand-Faktor ist am Chromosom 12 lokalisiert. Der vWF ist ein 270-kd-Protein und besitzt Domänen für die Bindung von Faktor VIII, Heparin, Kollagen und die Plättchenproteine IB-IX und IIb-IIIa. Er zirkuliert als Multimer mit einer Größe von 0,5–20 Millionen Dalton. Zusätzlich werden vWF-Multimere in den α-Granula der Plättchen und den endothelialen Zellen gespeichert.

Der vWF ist für drei Funktionen der Hämostase wichtig:

- Transport von Faktor VIII und damit Schutz vor Proteolyse dieses Proteins im Plasma.
- Plättchenadhäsion an subendotheliale Oberflächen bei hohen Scherkräften durch die Interaktion des vWF mit dem Plättchenprotein GPIb-IX.
- Plättchenaggregation durch die Interaktion mit dem Plättchenprotein GPIIa-IIIb.

Klinik und Diagnostik

Mehrere pathogenetisch distinkte Varianten der vWE müssen aufgrund der unterschiedlichen Klinik und der Art der Behandlung unterschieden werden.

Typ I und III liegt eine quantitative Verminderung des vWF zugrunde, während Typ II durch qualitative Abnormalitäten des vWF verursacht wird.

Entsprechend wird bei Typ I und III eine proportionale Verminderung des vWF-Antigens und der Ristocetin-Kofaktor-Aktivität gefunden, während bei Typ II die Verminderung der funktionellen vWF (Ristocetin-Kofaktor)-Aktivität überproportional im Vergleich zur immunologischen Bestimmung des vWF-Antigens ist.

Die Blutungsneigung bei Typ I ist meist mäßig ausgeprägt, bei Typ II variabel und bei Typ III schwerwiegend.

Tabelle **7.38** Einteilung der von-Willebrand-Erkrankung

Typ	Erbgang	Klinik	Multimere	Tests
Typ I	autosomal-dominant	milde – mäßige Blutungsneigung bes. nach Trauma oder Operationen	normal	Blutungszeit verlängert Ristocetin-Kofaktor entsprechend vWF und F VIIIC vermindert, Ristocetin-abhängige Agglutination vermindert
Typ II				
A	autosomal-dominant	milde – mäßige Blutungsneigung	hochmolekulare Multimere vermindert	Blutungszeit erhöht, Ristocetin-Kofaktor stärker vermindert als vWF-Antigen, Ristocetin-abhängige Agglutination vermindert
B	autosomal-dominant	milde – mäßige Blutungsneigung	hochmolekulare Multimere vermindertTyp	Blutungszeit erhöht, Ristocetin-Kofaktor stärker vermindert als vWF-Antigen, Ristocetin-abhängige Agglutination erhöht
andere	variabel	milde – mäßige Blutungsneigung	Muster abnorm	Blutungszeit erhöht, Ristocetin-Kofaktor stärker vermindert als vWF-Antigen, Ristocetin-abhängige Agglutination vermindert
Typ III	homozygote Form von Typ I	schwere Blutungsneigung	fehlend	vWF-Antigen fehlend

Therapie

Therapie

Die Behandlung **schwerer Fälle** (Verminderung des vWF auf < 5%) erfordert den Einsatz von **Kryopräzipitaten**. Die meisten Faktor-VIII-Konzentrate sind unzureichend, da in diesen Konzentraten die hochmolekularen Multimere des vWF fehlen. Bisher sind keine geeigneten Präparationen von vWF für die Substitution erhältlich.

Beim **Typ I** und **Typ IIA** kann der Plasmaspiegel von vWF mit **DDAVP** 0,3 μg/kg KG durch Freisetzung aus den endothelialen Speichern gesteigert werden. Der Effekt von DDAVP hält für ca. 8 Stunden an. Das Ansprechen der Patienten auf DDAVP ist variabel.

! Beim **Typ IIB** kann diese Therapie jedoch zu einer Thrombopenie führen und sollte daher nicht angewandt werden.

7.8.2 Hämophilie A

Definition und Epidemiologie

Die Hämophilie A ist eine erbliche hämorrhagische Diathese, die durch das Fehlen oder Defekte des Faktor VIII verursacht wird.

Die Hämophilie A tritt bei 1/10 000 aller männlichen Neugeborenen auf. Sie wird X-chromosomal-rezessiv vererbt, d. h. die Erkrankung wird in hemizygoten Männern manifest. Alle Töchter eines Hämophilen werden Überträgerinnen, während 50% der Söhne von Merkmalsträgerinnen erkranken.

Pathogenese

Das Faktor-VIII-Gen ist an der Bande Xq28 lokalisiert und kodiert für ein 330-kd-Protein. Bisher sind ca. 600 defekte Gene untersucht worden. Alle bisher gefundenen Defekte resultieren entweder in einer defekten Funktion oder einer verminderten Produktion des Proteins.

Der Schweregrad des Defektes variiert zwischen den Familien und hängt von der Art und Konsequenz des genetischen Defektes ab.

Klinik

Der Schweregrad der Erkrankung kann aufgrund der residuellen Faktor-VIII-Aktivität im Plasma eingeschätzt werden.

- **Faktor-VIII-Aktivität < 1%:** Diese Patienten leiden unter häufigen (bis zu mehrmals im Monat) spontanen Blutungen, vor allem in Gelenke und Weichteile.
- **Faktor-VIII-Aktivität 2 – 7%:** Bei diesen Patienten können selten spontane Blutungen auftreten. Häufiger sind lebensbedrohende posttraumatische Blutungen und Hämorrhagien nach chirurgischen Eingriffen. Diese können bis zu 14 Tage nach dem Trauma auftreten.
- **Faktor-VIII-Aktivität > 7%:** Diese milden Hämophilien gehen häufig mit Blutungskomplikationen variablen Ausmaßes nach Traumen einher. Spontanblutungen sind selten. Manche Patienten sind völlig asymptomatisch.

Tabelle **7.39** Anzustrebende Zielaktivität des Faktors VIII bei Blutungen

Blutungsort	Zielaktivität	Behandlungsintervall
Gelenk, Muskel	30%	Einzeldosis
Hämaturie	30%	Einzeldosis
retroperitoneal, gastrointestinal	50%	5 – 7 Tage
Hals, ZNS	100%	7 – 14 Tage

Diagnostik

Eine typische Familienanamnese ist bei 75% der Patienten nachweisbar. Eine Blutungsneigung mit Verminderung des Faktors VIII, normalem vWF und normaler Blutungszeit sind typisch für eine Hämophilie A.

Therapie

Faktorersatz: 100% Faktor VIII bedeutet 1 Einheit Procoagulant pro ml Plasma. Das Plasmavolumen eines normalen Erwachsenen beträgt ca. 40 ml/kg KG. Damit kann der Faktorbedarf entsprechend dem angestrebten Faktor-VIII-Spiegel errechnet werden. Die biologische Halbwertszeit von Faktor VIII liegt bei 8 – 12 Stunden.

! Formel zur Berechnung der Faktor-VIII-Dosis:
Dosis (Units) = (Zielaktivität [U/ml] – Ausgangsaktivität [U/ml]) × Plasmavolumen [ml]

Bei Patienten mit einer Faktor-VIII-Aktivität > 2% kann mit **DDAVP** reproduzierbar die Plasmaaktivität um den Faktor 2 – 3 gesteigert werden. Damit lässt sich bei milden Verlaufsformen mit einer Aktivität > 5% ein sicherer Spiegel vor kleinen invasiven Eingriffen erreichen. DDAVP kann als Kurzinfusion über 30 Minuten oder als Nasenspray appliziert werden.

Therapie

Prognose

Neben Komplikationen durch rekurrente Blutungen und die Substitutionstherapie (Hepatitis, HIV-Infektion) sind vor allem auch psychosoziale Faktoren für die Prognose von Hämophiliepatienten von großer Bedeutung. Suizid gehört zu den häufigsten Todesursachen bei dieser Erkrankung.

7.8.3 Hämophilie B

Bei 10% der Patienten mit hereditärer Hämophilie wird ein weitgehender oder völliger Defekt des Faktors IX gefunden. Mit seltenen Ausnahmen ist die Erkrankung X-chromosomal-rezessiv vererbt.

Das **klinische Bild** ist mit dem der Patienten mit Hämophilie A identisch. Der Schweregrad korreliert mit der Plasmaaktivität von Faktor IX.

Die **Diagnose** kann bei einer hämorrhagischen Diathese mit positiver Familienanamnese und verminderter Faktor-IX-Aktivität gestellt werden.

Differenzialdiagnostisch abzugrenzen sind Verminderungen des Faktors IX bei Neugeborenen und ein Vitamin-K-Mangel.

Tabelle **7.40** Faktordefizienzen

Defizienz	Erbgang	Klinik	Test	Behandlung
Faktor IX	X-chromosomal	Blutungsneigung	PTT verlängert	FFP, Prothrombin-Komplex
Faktor XI	autosomal-rezessiv	geringe Blutungsneigung	PTT verlängert	FFP
Faktor XII	autosomal-rezessiv	keine	PTT verlängert	keine
Faktor V	autosomal-rezessiv	Blutungsneigung	PT und PTT verlängert	FFP
Faktor X	autosomal-rezessiv	Blutungsneigung	PT und PTT verlängert	FFP, Prothrombin-Komplex
Faktor VII	autosomal-rezessiv	Blutungsneigung	PT verlängert	FFP, Prothrombin-Komplex
Faktor II	autosomal-rezessiv	Blutungsneigung	PT verlängert	FFP, Prothrombin-Komplex
Fibrinogen	autosomal-rezessiv	variabel	PT verlängert	Kryopräzipitat
Faktor XIII	autosomal-rezessiv	Blutungsneigung		FFP

Therapie

Therapie

Bei der Behandlung wird die Dosierung von Faktorkonzentraten aus Zielaktivität, vorhandener Restaktivität und doppeltem Plasmavolumen errechnet.

! Dosis (Units) = (Zielaktivität [U/ml] – Ausgangsaktivität [U/ml]) × 2 × Plasmavolumen [ml]

In dieser Formel wird durch den Faktor 2 ausgeglichen, dass sich Faktor IX aufgrund seines geringen Molekulargewichtes (56 kd) im Gegensatz zu Faktor VII gleichermaßen im intra- und extravasalen Extrazellulärraum verteilt. Andererseits ist die Aktivität, die für eine adäquate Blutgerinnung notwendig ist, etwas niedriger als bei Faktor VIII. Die biologische Halbwertszeit des Faktors IX liegt bei 24 Stunden.

7.8.4 Andere Faktordefizienzen

Neben Hämophilien treten selten weitere Faktordefizienzen auf. Dabei können mit Ausnahme des Faktor-XIII-Mangels alle hereditären Gerinnungsstörungen mithilfe der üblichen Gerinnungstests nachgewiesen werden. Der Faktor-XII-Mangel verursacht eine Verlängerung der PTT ohne hämorrhagische Diathese.

7.8.5 Disseminierte intravasale Gerinnung (DIC)

Definition

Die disseminierte intravasale Gerinnung ist ein ätiologisch heterogenes klinisch-pathologisches Syndrom, bei dem eine unkontrollierte intravaskuläre Aktivierung der Gerinnungskaskade zur Bildung von Mikrothromben und zum Verbrauch von Gerinnungsfaktoren mit Blutungsneigung führt.

Pathogenese

Die Blutgerinnung ist durch pro- und antikoagulatorische Faktoren so reguliert, dass es ausschließlich am Ort der Gefäßverletzungen zu einer überschießenden Bildung von Thrombin kommt.

Kommt es jedoch aufgrund einer massiven Aktivierung der Gerinnung zu einer generalisierten Bildung von Thrombin, so wird eine komplexe pathophysiologische Kette von Prozessen mit Bildung von Mikrothromben in Gang gesetzt, welche zu Mikrozirkulationsstörungen in den parenchymatösen Organen, Gewebsischämie, Verbrauchskoagulopathie und einer sekundären Fibrinolyse mit Blutungen führt.

Alle Noxen, die eine massive Aktivierung des intrinsischen oder extrinsischen Systems bewirken, können eine DIC auslösen. Dabei sind Infektionen und maligne Erkrankungen die häufigsten Ursachen, gefolgt von Polytraumen mit ausgedehnter Gewebszerstörung, geburtshilflichen Komplikationen und Lebererkrankungen.

Klinik

Bei der DIC findet man ein variables Mischbild aus Blutungen, Mikrozirkulationsstörungen mit Organversagen und Symptomen der Grunderkrankung.

Meist stehen am Beginn **Blutungen** in Haut und Schleimhäuten, massive Blutungen in innere Organe oder im ZNS kommen jedoch ebenfalls vor.

Die bei der DIC entstehenden **Mikrothromben** können zu einer erheblichen Dysfunktion aller inneren Organe führen. Nierenversagen, Leberinsuffizienz, neurologische Ausfallerscheinungen und respiratorische Insuffizienz treten bei einem Großteil der Patienten auf.

Diagnostik

- Thrombozytopenie (> 90% der Patienten mit DIC),
- zunehmender Abfall des Fibrinogens (> 60% der Patienten mit DIC),
- Fibrinogen-Spaltprodukte sind erhöht (> 80% der Patienten mit DIC),
- PT, PTT und TZ sind verlängert (variabel).

Therapie

- Behandlung der Grunderkrankung.
- Allgemeine Intensivtherapie.
- Ersatz von Plasma- und Blutprodukten: nur bei klinisch manifester DIC.
- **Heparin:** Theoretische Überlegungen und tierexperimentelle Daten haben zu einer weiten Verbreitung der Heparinbehandlung bei DIC geführt. Kontrollierte Studien zeigten allerdings keinen Nutzen. Eine Heparinbehandlung kann erwogen werden bei DIC-Patienten, die vorwiegend thrombotische Manifestationen aufweisen und bei Patienten mit Blutungen, die auf einen alleinigen Faktor- und Thrombozytenersatz keine Besserung zeigen.
- **AT-III-Substitution:** Eine Besserung der hämostatischen Funktionen wurde in kontrollierten Studien nachgewiesen. Diese Behandlung führt jedoch zu keiner Senkung der Mortalität. Deshalb ist ihr Stellenwert nach wie vor nicht geklärt.
- **ε-Aminocapronsäure:** Diese Therapie wird empfohlen bei Patienten mit akuter Promyelozytenleukämie, wenn der Spiegel von α_2-Antiplasmin unter 30% abgesunken ist.
- **Aktiviertes Protein C (Drotrecogin alfa aktiviert):** Behandlung mit diesem neuen Medikament zeigte in einer Studie bei Patienten mit Sepsis eine Reduktion der Mortalität um 6%, während die Rate schwerer Blutungen um 1,5% zunahm.

Therapie

Prognose

Die Prognose der DIC hängt von der Anzahl der beteiligten Organe und den Manifestationen ab (Blutungen, Thrombembolien, Niereninsuffizienz, Leberdysfunktion, respiratorische Insuffizienz, ZNS-Symptome). Bei einer Organmanifestation beträgt die Mortalität ca. 20% und erreicht bei 3 – 4 Manifestationen 80 – 100%.

7.8.6 Vitamin-K-Mangel

Pathogenese

Verminderte Aufnahme: Vitamin K wird großteils mit der Nahrung aufgenommen. Ob Darmbakterien eine wesentliche Quelle für Vitamin K darstellen, wird kontrovers beurteilt. Vitamin K wird im Ileum resorbiert, während Vitamin-K-synthetisierende Bakterien vorwiegend in den weiter distal gelegenen Darmabschnitten gefunden werden. Der Tagesbedarf liegt bei 1 – 3 µg/kg KG/d. Eine gleichzeitige Antibiotikaeinnahme ist die häufigste Ursache für eine verminderte Vitamin-K-Aufnahme. Bei Nahrungskarenz und Antibiotikatherapie kann sich eine klinisch manifeste Defizienz innerhalb von 2 – 3 Wochen entwickeln. Deshalb ist die Substitution mit Vitamin K Teil des Standardvorgehens bei länger dauernder parenteraler Ernährung. Daneben kann eine Vitamin-K-Defizienz auch im Rahmen schwerer Malabsorptionssyndrome auftreten.

Vitamin-K-Antagonisten: Neben der Einnahme therapeutischer Vitamin-K-Antagonisten kommen Intoxikationen mit Rattengiften oder die suizidale Einnahme von Vitamin-K-Antagonisten vor. Moderne Rodentizide enthalten z. T. lang wirksame Vitamin-K-Antagonisten, die einen Monate andauernden Vitamin-K-Mangel verursachen können. Bestimmte Beta-Laktam-Antibiotika, z. B. Moxalactam, können ebenfalls eine Vitamin-K-Defizienz verursachen. Möglicherweise spielt dabei eine direkte Hemmung der γ-Carboxylase eine Rolle.

Verminderte Synthese Vitamin-K-abhängiger Proteine bei Leberinsuffizienz: Alle infiltrativen und parenchymatösen Erkrankungen der Leber können mit einer Synthesestörung Vitamin-K-abhängiger Proteine einhergehen. Beim Verschlussikterus kann eine Resorptionsstörung aller fettlöslichen Vitamine einschließlich des Vitamins K auftreten.

Pathophysiologie

An den Gerinnungsfaktoren IX, X, VII und II sowie den antikoagulatorischen Proteinen S und C wird durch eine γ-Carboxylase die Glutaminsäure zu γ-Carboxyglutaminsäure posttranslational modifiziert. Diese γ-Carboxyglutaminsäure ist für die Bindung von Calcium-Ionen und damit für die biologische Funktion dieser Proteine essenziell.

Therapie

Diagnostik und Therapie

Da durch die defekte Funktion der Faktoren IX, X, VII und II sowohl der intrinsische als auch der extrinsische Weg der Blutgerinnung gestört sind, ist sowohl die PT als auch die PTT verlängert.

Zur Überwachung therapeutischer Vitamin-K-Defizienzen dient die PT. Eine Normalisierung der PT 12 – 24 Stunden nach der Gabe von 10 mg Vitamin K sind beweisend für einen Vitamin-K-Mangel.

7.8.7 Hemmkörperhämophilie

Definition

Die Hemmkörperhämophilie ist eine hämorrhagische Diathese, die durch zirkulierende Antikörper gegen Gerinnungsproteine verursacht wird.

Ätiologie/Pathogenese

Bei 50 % der Patienten können keine auslösenden Ursachen gefunden werden.

Bei der anderen Hälfte werden unterschiedliche auslösende Ursachen identifiziert, z. B. Autoimmunerkrankungen, lymphoproliferative Erkrankungen, Arzneimittelreaktionen. Eine Entwicklung von inhibitorischen Antikörpern wird außerdem bei ca. 15 % der Hämophilie-Patienten als Reaktion auf die Langzeittherapie mit Faktor VIII beobachtet.

Die gebildeten Antikörper sind IgG, meist IgG4, und meist gegen den Faktor VIII gerichtet.

Klinik und Diagnostik

Der Schweregrad der Blutungsneigung ist variabel, es kommen jedoch auch lebensbedrohende Blutungen vor.

Die Gerinnungstests sind entsprechend der Spezifität des Hemmkörpers verändert. Außerdem kann die hemmende Aktivität des Plasmas bei einer 1 : 1-Mischung mit normalem Plasma nachgewiesen werden.

Therapie

Therapie

Je nach der zugrunde liegenden Ursache kann die Bildung des Inhibitors durch eine **immunsuppressive Therapie** reduziert werden.

Auch hohe Dosen **intravenöser Immunglobuline** wurden als wirksam beschrieben.

Bei **akuten Blutungen** können trotz des hohen Infektionsrisikos für Hepatitis C hohe Dosen von Prothrombin-Komplex-Konzentraten, oder im Falle eines Anti-Faktor-VIII-Inhibitors die Verwendung eines Schweine-Faktor-VIII-Konzentrates sinnvoll sein.

7.9 Thrombotische Diathesen

W. E. Aulitzky

Obwohl meistens lokale Faktoren die Hauptrolle bei der Pathogenese thrombotischer Komplikationen spielen, können bei ca. 1/3 der Patienten mit rekurrenten thrombotischen Ereignissen erbliche Anomalien der Blutgerinnung gefunden werden. Darüber hinaus kann eine Thrombophilie sekundär als Folge von Erkrankungen, Medikamenten und physiologischen Faktoren entstehen.

7.9.1 Antithrombin-III-Mangel

Definition und Pathogenese

Angeborene Verminderung der Antithrombin-III-Synthese (Typ I) oder verminderte funktionelle Aktivität (Typ II) von Antithrombin III (AT III).

AT III ist ein 58 kd großes Plasmaprotein. Es neutralisiert Thrombin und andere Serumproteasen der Gerinnungskaskade einschließlich Xa, IXa, XIa und XIIa. Heparin beschleunigt die Interaktion zwischen AT III und den Serumproteasen der Gerinnung.

Ursache des AT-III-Mangels sind entweder Deletionen, Nonsense- oder Missense-Mutationen (Typ I) oder Punktmutationen in der Heparin- oder Thrombin-Bindungsdomäne des Moleküls.

Klinik

Die Inzidenz **venöser Thrombosen**, selten auch arterieller Thrombosen, ist gesteigert. Das Risiko thrombotischer Ereignisse nimmt mit zunehmendem Alter zu, sodass ca. 90% der Patienten bis zum Alter von 50 Jahren ein thrombotisches Ereignis erlitten haben. Die Familienanamnese ist meist positiv.

Das erste thrombotische Ereignis tritt bei 40% der Patienten spontan auf, bei den übrigen besteht zu diesem Zeitpunkt ein zusätzlicher prädisponierender Faktor wie Trauma, Operation oder Einnahme von oralen Antikonzeptiva.

Tabelle **7.41** Sekundäre Veränderungen des AT-III-Spiegels

Verminderte AT-III-Spiegel	Passagere Erhöhung der AT-III-Spiegel
• Medikamente: Heparin > 3 Tage, Asparaginase • nephrotisches Syndrom • Lebererkrankungen: Zirrhose • disseminierte intravasale Gerinnung • Neugeborene	• orale Antikoagulanzien

Diagnostik

Es besteht eine, bei manchen Subtypen nur mäßig ausgeprägte, Verminderung des AT-III-Spiegels auf 20–60% des Normalwertes. Dies macht die Diagnose einer AT-III-Defizienz in manchen Fällen schwierig, da zahlreiche Erkrankungen mit einer sekundären Verminderung der AT-III-Spiegel einhergehen.

Der Nachweis einer hereditären Verminderung von AT III durch Untersuchung von Familienangehörigen kann zur Klärung der Diagnose hilfreich sein.

Therapie

Prophylaxe

- Asymptomatische Patienten benötigen eine Antikoagulanzien-Behandlung nur bei zusätzlichen Ereignissen, die ein erhöhtes Thromboserisiko bedingen.
- Nach thrombotischen Ereignissen sollten die Patienten mit AT-III-Mangel lebenslang mit oralen Antikoagulanzien behandelt werden.
- Vor chirurgischen Eingriffen oder anderen Ereignissen, die eine Kontraindikation für eine Antikoagulanzientherapie darstellen, ist die Gabe von AT-III-Konzentraten indiziert.

AT-III-Mangel und Schwangerschaft

- Warfarin ist aufgrund seiner teratogenen Eigenschaften kontraindiziert. Obwohl das teratogene Risiko von Warfarin in den ersten 6 Wochen der Schwangerschaft eher gering eingeschätzt wird, sollte bei allen Patienten mit Kinderwunsch eine **subkutane Heparinbehandlung** eingeleitet werden.
- Die Substitution mit AT III über längere Zeiträume ist aufgrund der kurzen Halbwertszeit von 48 Stunden schwierig. Eine derartige Behandlung sollte aber vom Beginn der Wehentätigkeit bis zum Abschluss der Geburt durchgeführt werden.

▶

Therapie

Therapie von thrombotischen Erkrankungen

- Akute Ereignisse werden, wie bei anderen Patienten, mit Heparin oder fibrinolytischer Therapie behandelt.
- Bei Heparinresistenz kann die zusätzliche Gabe von AT-III-Konzentraten sinnvoll sein.

7.9.2 Protein-C-Mangel

Definition und Pathogenese

Autosomal-dominant vererbter Mangel an Protein C mit Neigung zu venösen Thrombosen. Ähnlich wie beim AT-III-Mangel wird ein Typ-I-Mangel (verminderte Synthese) und ein Typ-II-Mangel (normale Plasmaspiegel eines funktionell defekten Protein C) unterschieden.

Protein C ist ein Vitamin-K-abhängiges Plasma-Glykoprotein mit einem Molekulargewicht von 62 kd. Das Zymogen Protein C wird durch die Bindung an Thrombin/Thrombomodulin zu einer Serinprotease aktiviert, die die Faktoren Va und VIIIa spaltet.

Klinik

Purpura fulminans ist eine fatal verlaufende Erkrankung bei Kindern mit homozygotem Protein-C-Mangel, die durch eine Verbrauchskoagulopathie und Thrombosen gekennzeichnet ist.

Heterozygoter Protein-C-Mangel verläuft klinisch ähnlich wie ein AT-III-Mangel. Thrombosen sind meist venös und betreffen die Vv. saphenae, iliacea und mesentericae. Thrombosen treten selten vor dem 20. Lebensjahr auf. Die erste thrombotische Komplikation ist häufig spontan (70%), bei 1/3 tritt die Erkrankung erstmals im Rahmen anderer prädisponierender Ereignisse in Erscheinung.

Cumarin-induzierte Hautnekrose: Innerhalb der ersten Tage nach Beginn einer oralen Antikoagulation kommt es bei Patienten mit heterozygotem Protein-C-Mangel zu einer manchmal massiven, durch Thromben in den Hautgefäßen verursachten Nekrose der Haut. Ursache ist die im Vergleich zu anderen Vitamin-K-abhängigen Proteinen (mit Ausnahme Faktor VII) kurze Halbwertszeit des Proteins C und damit eine vorübergehende Hyperkoagulabilität.

Diagnostik

Die Diagnose eines Protein-C-Mangels ist nach dem Ausschluss sekundärer Mangelzustände bei einer Verminderung des Protein C auf < 55% wahrscheinlich.

Lebererkrankungen, Verbrauchskoagulopathie und orale Antikoagulanzien vermindern die Protein-C-Konzentration. Beim nephrotischen Syndrom ist Protein C meist nicht erniedrigt.

Therapie

Therapie

Prophylaxe: Indikationen für eine Prophylaxe bei asymptomatischen und symptomatischen Patienten sowie in der Schwangerschaft entsprechen den Empfehlungen bei einem AT-III-Mangel.

Behandlung thrombotischer Komplikationen: Die Richtlinien entsprechen den üblichen bei thrombotischen Erkrankungen. Eine orale Antikoagulation darf jedoch nur mit geringer Dosierung von Warfarin begonnen werden. Eine effektive Antikoagulation mit Heparin muss bis zur vollen Wirksamkeit der oralen Antikoagulation beibehalten werden.

7.9.3 Protein-S-Mangel

Ein heterozygoter Mangel an Protein S führt zu einer thrombotischen Diathese, die klinisch ähnlich wie ein AT-III-Mangel oder eine Protein-C-Defizienz verläuft. Cumarin-induzierte Hautnekrosen wurden bisher erst ein einziges Mal berichtet.

Die **Behandlung** thrombotischer Komplikationen entspricht dem Vorgehen bei Patienten ohne Protein S-Mangel.

7.9.4 APC-Resistenz

Definition und Epidemiologie

Eine Punktmutation im Faktor V verursacht eine Resistenz gegenüber dem aktivierten Protein C (APC) und dadurch eine thrombotische Diathese.

Diese Punktmutation liegt bei ca. 5% der Menschen vor. Eine APC-Resistenz wird bei 20% der Patienten mit Erstmanifestation einer tiefen venösen Thrombose und bei 30% der Patienten mit rekurrenten Thrombosen festgestellt. Erste Daten lassen vermuten, dass beim Vorliegen einer APC-Resistenz das Thromboserisiko durch andere prädisponierende Faktoren, z. B. orale Antikonzeptiva, massiv ansteigt.

Pathogenese

Die APC-Resistenz wurde erstmals beschrieben als verminderte antikoagulatorische Antwort gemessen an der Verlängerung der PTT nach Zugabe von aktiviertem Protein C.

Ursache ist ein APC-resistenter Faktor Va, der durch eine Punktmutation Arg506 in Gln506 entsteht. Dieser Faktor wird etwa zehnmal langsamer durch aktiviertes Protein C gespalten.

Diagnostik

Ein abnormes Verhältnis zwischen {aPTT + APC/aPTT} erlaubt die Verdachtsdiagnose, die durch den genetischen Nachweis der Mutation bestätigt werden kann.

Therapie

Die Antikoagulanzientherapie bei diesen Patienten wird entsprechend dem Thromboserisiko empfohlen. Dabei wird Hochrisikopatienten eine lebenslange Therapie geraten, bei intermediärem Risiko muss im Einzelfall entschieden werden.

Tabelle **7.42** Risikoklassifikation der APC-Resistenz

Risikoklassifikation	Maßnahmen
Hochrisiko • 2 oder mehr spontane thrombotische Ereignisse • 1 spontanes lebensbedrohendes Ereignis • 1 spontanes thrombotisches Ereignis bei Vorliegen zusätzlicher Störungen (Antiphospholipid-AK, andere genetische Defekte)	lebenslange AK-Therapie
Mäßiges Risiko • 1 Ereignis nach prädisponierendem Stimulus • asymptomatische Patienten	konsequente Prophylaxe in Risikosituationen

7.9.5 Erworbene thrombotische Diathesen

Physiologische Faktoren

Zahlreiche physiologische Faktoren steigern nachweislich das Thromboserisiko. Die pathogenetischen Faktoren sind im Einzelnen nicht geklärt.

- Schwangerschaft und postpartale Periode,
- Immobilisierung,
- postoperativer Zustand,
- Alter,
- Übergewicht.

Erkrankungen mit erhöhter Thromboseneigung

- Maligne Erkrankungen: Neoplasien sind eine häufige Ursache erhöhter Thromboseneigung. Es wurden Untersuchungen publiziert, in denen bei bis zu 30% der Patienten mit rekurrenten Thrombosen eine maligne Erkrankung identifiziert wurden.

- Nephrotisches Syndrom: Ursache ist vermutlich der Mangel an AT III und freiem Protein S.
- Thrombotisch-thrombozytopenische Purpura.
- Myeloproliferative Erkrankungen.
- Paroxysmale nächtliche Hämoglobinurie.
- Hyperviskositätssyndrom.
- Hyperlipidämie und Diabetes mellitus.

Medikamente

- Östrogene: Eine erhöhte Thromboseneigung wurde sowohl bei der Verwendung als orale Antikonzeptiva als auch beim therapeutischen Einsatz, z. B. beim Prostatakarzinom, nachgewiesen.
- Heparin-induzierte Thrombopenie.

Antiphospholipid-Syndrom (Lupusantikoagulans)

Ätiologie/Pathogenese

Lupusantikoagulans sind Autoantikörper, meist mit Proteinen interagierende IgG oder IgM, die an Phospholipide binden (Prothrombin) oder die Funktion der Phospholipide gebunden an Prothrombin beeinträchtigen. Daneben können Antikörper gegen Cardiolipin oder andere Phospholipide als Lupusantikoagulans fungieren.

Lupusantikoagulans verlängert die PTT, ohne direkt die Aktivität der Gerinnungsfaktoren zu beeinflussen.

Das Antiphospholipid-Syndrom tritt sekundär bei Autoimmunerkrankungen, Infektionen nach Medikamenten und ohne erkennbare Ursache auf.

Klinik

Diese Antikörper verursachen eine erhöhte Thromboseneigung. Auch wurde dieser Befund mit rekurrenten Aborten in Verbindung gebracht. Eine erhöhte Blutungsneigung ist nur bei gleichzeitig bestehenden anderen hämostatischen Defekten zu erwarten. Bei bis zu 30% der Patienten mit Phospholipid-Antikörpern treten arterielle oder venöse Thrombosen auf. Bei diesen Patienten ist die PTT zur Überwachung der Heparintherapie ungeeignet und sollte durch eine Messung des Heparinplasmaspiegels, z. B. als Anti-Xa-Aktivität, ersetzt werden.

Das klinische Bild ist sehr variabel, das Thromboserisiko deshalb im Einzelfall nicht abschätzbar. Aus diesem Grund ist eine prophylaktische Antikoagulation bei asymptomatischen Patienten nicht indiziert. Gleichwohl wird empfohlen, in Risikosituationen eine Thromboseprophylaxe zu erwägen bzw. das Thromboserisiko bei Verordnung von Antikonzeptiva mit in Erwägung zu ziehen.

7.10 Grundlagen der internistischen Onkologie

M. Schuler

7.10.1 Einleitung

Primäre Indikationen für eine konservative Tumortherapie sind maligne Systemerkrankungen und disseminierte Tumorerkrankungen. Therapeutisch stehen hierbei antineoplastische Pharmaka (Kap. 7.10.2), strahlentherapeutische Verfahren und Immuntherapeutika (Kap. 7.10.3) zur Verfügung. Neben der antineoplastischen Tumortherapie im engeren Sinne kommt den so genannten supportiven Maßnahmen (Kap. 7.12) bei der Betreuung von Tumorpatienten eine große Bedeutung zu.

Vor der Einleitung einer systemischen Tumortherapie muss ein **Behandlungsziel** definiert werden (Tab. 7.**43**): Dabei unterscheidet man einen **kurativen Behandlungsansatz**, bei dem der Behandlungserfolg im Vordergrund steht und somit ein aggressives Vorgehen gerechtfertigt ist sowie therapiebedingte Nebenwirkungen in Kauf genommen werden (z. B. Therapie akuter Leukämien bei jungen Patienten). Demgegenüber steht ein **palliativer Behandlungsansatz**, bei dem die Linderung bzw. Vorbeugung tumorbedingter Beschwerden und die Verbesserung der Lebensqualität des Tumorpatienten im Vordergrund stehen.

Eine weitere wichtige Indikation für eine systemische Tumortherapie stellen Tumorerkrankungen mit hohem Rückfall- oder Metastasierungsrisiko sowie lokal fortgeschrittene Tumorerkrankungen (**adjuvante** und **neoadjuvante Therapien**) dar (Tab. 7.**44**). Hier kann zur Verhinderung eines Lokalrezidivs, zur Verbesserung des lokalen Therapieansprechens oder zum Ermöglichen einer organerhaltenden Operation auch der Einsatz einer kombinierten

Tabelle 7.**43** Behandlungsziele der onkologischen Systemtherapie

Kurativer Behandlungsansatz
• Verabreichen der höchsteffektiven Dosis
• Erhalten der Dosisintensität (Dosis pro Zeit)
• Inkaufnahme therapieassoziierter Toxizitäten
Palliativer Behandlungsansatz
• Vorbeugen/Lindern tumorbedingter Komplikationen
• Verbessern/Erhalt der Lebensqualität
• Minimieren der therapieassoziierten Toxizitäten

Tabelle 7.**44** Adjuvante Tumortherapien

Neoadjuvante Therapie
- Senken des Rezidiv-/Metastasierungsrisikos
- „Downstaging" zur verbesserten Operabilität
- Bestimmung der Therapiesensitivität (Nekrose-Index)

Adjuvante Therapie
- Senkung des Rezidiv-/Metastasierungsrisikos
- Ergänzung organerhaltender operativer Verfahren

Tabelle 7.**45** RECIST (Response Evaluation Criteria in Solid Tumors)

- In mindestens einer Dimension messbare Läsionen
- Summe der längsten Durchmesser von bis zu 10 „Indikatorläsionen"
- Schnittbildverfahren (CT/MRT 10 mm Schichtdicke, Spiral-CT 5 mm Schichtdicke)

oder sequenziellen Chemo-Radiotherapie sowie der Einsatz einer Hormontherapie (**multimodale Therapie**) sinnvoll sein. Beispiele für den wissenschaftlich gesicherten Einsatz adjuvanter Chemotherapien sind das lokal fortgeschrittene kolorektale Karzinom (Dukes-Stadium C) und das operable nichtkleinzellige Bronchialkarzinom. Beispiele für den Einsatz neoadjuvanter Therapien sind das inflammatorische Mammakarzinom und die Behandlung von lokal fortgeschrittenen Sarkomen; multimodale adjuvante Therapien finden beispielsweise beim brusterhaltend operierten, lokal fortgeschrittenen Mammakarzinom ihre Anwendung.

Zum Nachweis der Behandlungseffizienz und zur Vermeidung unnötiger Toxizitäten ist eine Kontrolle des Therapieerfolges unerlässlich. Dies setzt ein suffizientes prätherapeutisches **Staging** aller Tumormanifestationen voraus, welches in der Regel mittels radiologischer Schnittbilddiagnostik erfolgt. Dabei unterscheidet man zwischen **„messbaren"** und **„evaluierbaren"** Tumorläsionen. Größenveränderungen „messbarer" Läsionen lassen sich beispielsweise nach den RECIST-Kriterien (Tab. 7.**45**) quantifizieren. „Evaluierbare" Läsionen hingegen erlauben einen Nachweis, aber keine numerische Quantifizierung des Therapieeffektes; hierzu zählen beispielsweise maligne Ergüsse oder Knochenmetastasen. Im Restaging nach einer Therapiephase wird die aktuelle Tumorausbreitung mit den Befunden des Stagings verglichen und der Therapieerfolg klassifiziert (Tab. 7.**46**).

7.10.2 Medikamentöse antineoplastische Therapie

Basis der medikamentösen Tumortherapie sind weiterhin vor allem unspezifische zytotoxische Substanzen (Tab. 7.**47**). Voraussetzung für deren antitumorale Wirksamkeit sind die relative Apoptosesensitivität, Instabilität und hohe Zellzyklusrate maligner Tumoren. Diese Wirkungsweise erklärt auch das uniforme Nebenwirkungsprofil eines Großteils der zytotoxischen Chemotherapeutika: die Schädigung von Geweben mit hohem proliferativem Index, wie z. B. Hämatopoese, Haarfollikel und Schleimhäute des Gastrointestinaltraktes. Daneben treten jedoch auch klassenspezifische Toxizitäten auf, die in Tab. 7.**47** zusammengefasst sind.

In Abgrenzung zu den unspezifischen zytotoxischen Chemotherapeutika wurde in den letzten Jahren eine Vielzahl so genannter „zielgerichteter" Medikamente entwickelt, von denen einige bereits Einzug in die klinische Onkologie gehalten haben. Gemeinsam ist diesen Substanzen, dass sie für die gezielte therapeutische Modulation bestimmter, in Tumoren deregulierter Signalwege oder Markerstrukturen entwickelt wurden. Pharmakologisch umfasst diese Gruppe vor allem kleine, zellpermeable Moleküle (Tab. 7.**48**) und monoklonale Antikörper (Tab. 7.**49**). Von einer klassischen Antikörpertherapie, die entweder über eine immunologisch vermittelte Zytotoxizität und/oder über die Blockade von Rezeptor-Liganden-Interaktionen ihre Wirkung entfaltet, ist das antikörpervermittelte „Immuntargeting" zu unterscheiden. Hierbei bestimmt der Antikörper die Spezifität der Therapie, die Zytotoxizität hingegen wird durch ein gekoppeltes Toxin oder Radionuklid ausgeübt.

Tabelle 7.**46** Klassifikation des Therapieerfolges nach RECIST

komplette Remission (CR)	Rückbildung aller Tumormanifestationen
partielle Remission (PR)	Größenrückgang der Tumorläsionen um ≥ 30 %
stabile Erkrankung (SD)	keine messbaren Veränderungen der Tumorläsionen
progrediente Erkrankung (PD)	Größenzunahme der Tumorläsionen um ≥ 20 % oder neue Tumormanifestationen

Tabelle 7.**47** Wichtige zytotoxische Chemotherapeutika

Klasse	Substanz	Eigenschaften
Antimetabolite	5-Fluorouracil Capecitabin	E: hepatische Metabolisierung, renale Exkretion T: Stomatitis, Diarrhö, „Hand-Foot-Syndrom", Hämatotoxizität
	Methotrexat	E: renal (verzögerte Freisetzung aus „dritten Räumen") T: Hämatotoxizität, Mukositis
	Cytarabin Fludarabin Gemcitabine	E: hepatische Metabolisierung, renale Elimination T: Hämatotoxizität, Mukositis, Neurotoxizität, Hepatotoxizität
Alkylanzien	Cyclophosphamid Ifosfamid	E: hepatische Metabolisierung, renale Exkretion T: Hämatotoxizität, Zystitis (Mesna-Prophylaxe), Neurotoxizität, Sterilität
	Melphalan Chlorambucil Bendamustin	E: Metabolisierung, renale Elimination T: verzögerte Hämatotoxizität
Platinderivate	Cisplatin Carboplatin Oxaliplatin	E: renal T: Neurotoxizität; Cisplatin: Nephrotoxizität, Ototoxizität (kumulativ), Emetogenität; Carboplatin: Hämatotoxizität
Taxane	Paclitaxel Docetaxel	E: hepatische Metabolisierung, geringe renale Exkretion T: Hämatotoxizität, Mukositis, Neurotoxizität, Überempfindlichkeitsreaktionen (Prämedikation)
Vincaalkaloide	Vincristin Vinblastin Vinorelbin	E: hepatische Metabolisierung, v.a. biliäre Exkretion T: Neuro-, Hämatotoxizität
Topoisomeraseinhibitoren		
a) Epipodophyllotoxine	Etoposid Teniposid	E: hepatische Metabolisierung, z.T. renale Exkretion T: Hämatotoxizität, Mukositis, Hepatotoxizität, Neurotoxizität
b) Anthrazykline	Daunorubicin Doxorubicin Epirubicin Idarubicin (Mitoxantron)	E: hepatische Metabolisierung, biliäre und renale Exkretion T: Hämatotoxizität, Kardiomyopathie (kumulative Dosis), Arrhythmien
c) Camptothecin-Analoga	Topotecan Irinotecan	E: renal (Topotecan), hepatische Metabolisierung (Irinotecan) T: Hämatotoxizität, Diarrhö, cholinerges Syndrom (Irinotecan)

E – Elimination, T – klassetypische Toxizitäten

Eine weitere wichtige therapeutische Modalität stellt die Hormontherapie hormonabhängiger Tumoren, wie des rezeptorpositiven Mammakarzinoms und des Prostatakarzinoms, dar. Dabei kommen peripher wirksame Substanzen, wie beispielsweise die Östrogene und die Antiöstrogene, Hemmstoffe der Steroidhormonsynthese, wie die steroidalen und nichtsteroidalen Aromataseinhibitoren, und Substanzen mit zentralem Wirkmechanismus, wie die GnRH-Analoga zur Anwendung (Tab. 7.**50**).

Tabelle 7.**48** Zielgerichtete antineoplastische Pharmaka

Zielmolekül	Substanz	Eigenschaften
BCR-ABL-Kinase	Imatinib	I: CML, GIST, Ph^{+}-ALL, weitere in klinischer Prüfung E: Metabolisierung, renale und intestinale Exkretion T: Hämatotoxizität, Übelkeit, Diarrhö
EGFR1-Kinase	Gefitinib Erlotinib	I: Cisplatin-refraktäres NSCLC, weitere in klinischer Prüfung T: Hautausschlag, Diarrhö
VEGFR1/2/3/RAF	Sorafenib	I: metastas. Nierenzellkarzinom T: Hypertonie, Ödeme, Hautausschlag, Diarrhö

I – Etablierte Indikationen, T – Toxizitäten

Tabelle 7.**49** Monoklonale Antikörper

Zielmolekül	Substanz	Eigenschaften
CD20	Rituximab	I: follikuläres B-NHL, aggressives B-NHL T: allerg. Reaktion, „Cytokine Release Syndrome", Hypogammaglobulinämie
CD20	Ibritumomab Tiuxetan (^{90}Y-gekoppelt)	I: $CD20^{+}$, Rituximab-refraktäres B-NHL T: allerg. Reaktion, Hämatotoxizität, „Cytokine Release Syndrome"
CD33	Gemtuzumab (Calicheamicin-gek.)	I: rezidiv. AML > 60 J. mit Kontraind. gegen erneute Chemotherapie T: Hämatotoxizität, Hepatotoxizität
CD52	Alemtuzumab	I: refraktäre CLL, weitere in klin. Prüfung T: allerg. Reaktion, „Cytokine Release Syndrome", schwere Immunsuppression mit opportunistischen Infektionen, Hämatotoxizität
EGFR1	Cetuximab	I: rez. kolorektales Karzinom (Kombinationstherapie), weitere in klin. Prüfung T: Hautausschlag, grippeähnliche Beschwerden, allerg. Reaktion
EGFR2/Her2	Trastuzumab	I: Her2-überexprimierendes Mammakarzinom (IHC 3+ oder FISH +) T: allerg. Reaktion, Kardiotoxizität (kumulativ, v. a. bei Kombination mit Anthrazyklinen)
VEGF	Bevacizumab	I: rez. kolorektales Karzinom (Kombinationstherapie), weitere in klin. Prüfung T: Hypertonus, thromboembolische Ereignisse , Blutungen

I – Etablierte Indikationen, T – Toxizitäten

7.10.3 Zytokintherapie

Zytokine sind regulatorische Peptide, die der Kommunikation von Zellen des Immunsystems und der Hämatopoese (Hämatopoetine) dienen. Der klinische Einsatz rekombinanter Zytokine zielt auf die Induktion einer antitumoralen Wirkung (Tab. 7.**51**). Im Gegensatz dazu werden die hämatopoetischen Zytokine (Tab. 7.**52**) in der Regel als Supportiva zur Milderung der Hämatotoxizität von Chemotherapeutika angewandt. Eine weitere Indikation für den Einsatz von Leukozytenwachstumsfaktoren ist die „Mobilisation" peripherer Blutstammzellen für die autologe oder allogene Blutstammzelltransplantation (Kap. 7.13).

Tabelle 7.**50** Hormontherapeutika

Klasse	Substanz	Eigenschaften
Östrogene	Polyestradiol Fosfestrol	I: Prostatakarzinom T: thromboembolische und kardiovaskuläre Ereignisse, Gynäkomastie
Gestagene	Medroxyprogesteronacetat Megestrolacetat	I: Mammakarzinom, Endometriumkarzinom T: Ödeme, Gewichtszunahme, thromboembolische und kardiovaskuläre Tox.
Antiöstrogene	Tamoxifen Toremifen Fulvestrant	I: Mammakarzinom T: Endometriumproliferation (-karzinom) Hyperkalzämie, Thrombozytopenie, „Hitzewallungen"
Antiandrogene	Cyproteronacetat Flutamid	I: Prostatakarzinom T: Gynäkomastie, Depression, Hepatotoxizität, kardiovaskuläre Toxizität
Aromatasehemmer		
a) nichtsteroidal	Anastrozol Letrozol	I: Mammakarzinom T: Ödeme, „Hitzewallungen", Kopfschmerzen
b) steroidal	Exemestan Formestan	I: metastasiertes Mammakarzinom T: „Hitzewallungen", Übelkeit
GnRH-Analoga	Buserelin Goserelin Triptorelin	I: Mammakarzinom, Prostatakarzinom T: Libidoverlust, „Hitzewallungen", Hyperkalzämie

I – Indikation, T – klassetypische Toxizitäten

Tabelle 7.**51** Antitumorale Zytokine

Zytokin	Substanz	Eigenschaften
Interferon-α	Interferon-α2a Interferon-α2b	I: CML, Melanom, Plasmozytom, Nierenzellkarzinom, Haarzellleukämie, peripheres T-Zell-Lymphom, Karzinoid T: „grippeähnliche" Beschwerden, Hypotonie, Autoimmunthyreoiditis, hirnorgan. Psychosyndrom
Interleukin-2	Aldesleukin	I: Nierenzellkarzinom T: Hypotonie, Arrhythmien, „Vascular Leak Syndrome" mit Lungenödem, Fieber, hirnorganisches Psychosyndrom

I – Zulassungsindikation, T – klassetypische Toxizitäten

Tabelle 7.**52** Hämatopoetische Zytokine

Zytokin	Substanz	Eigenschaften
G-CSF	Filgrastim Lenograstim Pegfilgrastim	I: therapiebedingte Granulozytopenie, Mobilisation von Blutstammzellen T: „grippeähnliche" Beschwerden, Knochenschmerzen
Erythropoetin	Epoetin-α Epoetin-β Darepoetin-α	I: therapieinduzierte Anämie T: Kopfschmerzen, Hypertonie, lokale Hautreaktionen

I – Indikation, T – klassetypische Toxizitäten

7.11 Onkologische Notfälle und Komplikationen

M. Schuler

7.11.1 Perikardbefall und -tamponade

Pathogenese

Perikardbeteiligungen werden vor allem bei thorakalen und mediastinalen Tumoren, aber auch bei Leukämien und Lymphomen beobachtet. Zum einen erfolgt eine direkte oder lymphogene Tumorinfiltration des Perikards. Zum anderen können Perikardtamponaden Folge einer Behandlung, z. B. einer mediastinalen Strahlentherapie oder hoch dosierter Chemotherapie mit Anthrazyklinen oder Cyclophosphamid, sein.

Klinik und Diagnostik

Klinisch äußern sich Perikardaffektionen häufig unspezifisch durch Dyspnoe, Husten, Brustschmerz, Zeichen der venösen Druckerhöhung sowie einen Pulsus paradoxus. Wichtigstes diagnostisches Verfahren ist die Echokardiographie. Eine neu aufgetretene Kardiomegalie im Röntgen-Thorax kann ebenfall ein erster Hinweis auf eine Perikardbeteiligung sein.

Therapie

- Behandlung der Grunderkrankung.
- Perikardiozentese oder Perikardektomie.
- Auch eine Kathetereinlage mit mehrtägiger Perikarddrainage oder eine Sklerosierung, z. B. mit Bleomycin, kann unter Umständen indiziert sein.

Therapie

7.11.2 Pleurabefall und -erguss

Pathogenese

Eine Pleurabeteiligung kann durch hämatogene Aussaat, aber auch durch lokale Infiltration vor allem bei thorakalen Tumoren, wie Bronchial- und Mammakarzinomen, auftreten. Als Folge einer pleuralen Metastasierung, aber auch als Komplikationen einer Behandlung, kann es zur Ausbildung eines Pneumothorax kommen.

Klinik und Diagnostik

Leitsymptome einer Pleurabeteiligung sind Dyspnoe und atemabhängige Schmerzen. Bei der Untersuchung fallen asymmetrische Lungengrenzen und seitendifferente Atemgeräusche auf. Zur Bildgebung kommen in erster Linie das Röntgenbild des Thorax und die Thoraxsonographie, ggf. ergänzt durch Schnittbildverfahren, zum Einsatz. Die Abgrenzung eines malignen Pleuraergusses von Ergüssen infektiöser oder kardialer Genese erfolgt durch laborchemische, zytologische und mikrobiologische Untersuchung des Pleurapunktats.

Therapie

- Behandlung der Grundkrankheit.
- Pleurozentese bei diagnostischer oder klinischer (Lungenfunktion, Blutgasanalyse) Indikation.
- Bei rezidivierenden oder ausgedehnten Ergüssen Drainagebehandlung und ggf. Pleurodese (Talkum, Tetrazyklin, Bleomycin).

Therapie

7.11.3 Vena-cava-superior-Syndrom

Pathogenese

Ursache eines Vena-cava-superior-Syndromes ist in der Regel eine Kompression der dünnen Wand der V. cava superior durch mediastinale Tumormassen. Zu 85 % ist das Vena-cava-superior-Syndrom die erste Manifestation eines Bronchialkarzinoms oder eines malignen Lymphoms. Weiterhin können auch Thymuskarzinome, mediastinale Keimzelltumoren oder metastasierte Karzinome zugrunde liegen. Differenzialdiagnostisch muss vor allem bei Patienten mit lange liegendem zentralvenösem Katheter an eine Thrombosierung der V. cava superior gedacht werden. Daneben sind eine Struma, eine Mediastinalfibrose, aszendierende Aortenaneurysmata sowie Infektionen zu erwägen.

Klinik und Diagnostik

Klinisch äußert sich das Vena-cava-superior-Syndrom durch Zeichen der oberen Einflussstauung an Armen, Kopf und Hals, durch Obstruktion der Atemwege und ggf. durch einen sekundären intrakraniellen Druckanstieg. Des Weiteren können sich Plethora, Dyspnoe, Gesichtödeme, venöse Kollateralen an Hals und Brust, Kopfschmerzen und Sehstörungen bis hin zu Bewusstseinsstörungen entwickeln.

Erstes diagnostisches Hilfsmittel ist die Thoraxübersichtaufnahme. Die wichtigste Untersuchung ist die CT des Thorax, welche eine Lokalisation und Organzuordnung sowie die Abgrenzung der wichtigsten Differenzialdiagnosen erlaubt. Zur Tumordiagnostik können Sputumzytologie, Bronchoskopie und Lymphknotenbiopsie oder -punktion herangezogen werden.

Therapie

Therapie

Eine Notfallbestrahlung ohne vorherige Diagnosesicherung ist nur bei Bewusstseinsstörungen, kardiovaskulärer oder respiratorischer Symptomatik indiziert. Ansonsten ist eine gezielte Behandlung der Grunderkrankung zu bevorzugen. Häufig werden zusätzlich Corticosteroide verabreicht, wobei eine Effektivität nur bei steroidsensiblen Tumoren, wie malignen Lymphomen, gesichert ist.

7.11.4 Disseminierte intravasale Gerinnung (DIC)

Siehe Kap. 7.8.5.

7.11.5 Thrombozytopenische Blutung

Pathogenese

Ursache kann eine maligne Knochenmarkinfiltration mit konsekutiver Verdrängung der Hämatopoese sein. Neben hämatopoetischen Neoplasien, wie Leukämien und malignen Lymphomen, findet sich beispielsweise auch bei Prostata-, Mamma- und Bronchialkarzinomen nicht selten ein symptomatischer Knochenmarkbefall. Alternativ kommen Hypersplenismus, DIC, Infekte oder Immunmechanismen als Ursachen einer Thrombozytopenie in Betracht. Häufig ist die Thrombozytopenie auch eine Folge der Behandlungstoxizität bei Chemo- und/oder Strahlentherapie.

Klinik

Eine verlängerte Blutungszeit findet sich bei Thrombozytenwerten unter 100 000/μl, ein erhöhtes Blutungsrisiko nach Traumata oder operativen Eingriffen lässt sich ab Werten unter 50 000/μl objektivieren. Das Risiko für spontane Blutungen ist bei Abwesenheit von Kofaktoren erst bei Thrombozytenzahlen unter 10 000/μl signifikant erhöht.

Erster klinischer Hinweis auf eine Thrombozytopenie sind petechiale Blutungen, die sich vor allem an den abhängigen Körperpartien, Schleimhäuten und auf der Retina finden.

Therapie

Therapie

Die Therapie besteht in der Thrombozytensubstitution, wobei durch die Gabe von Einzelspenderthrombapheresaten, der Verwendung von Leukozytenfiltern sowie einer engen Indikationsstellung das Risiko der Alloimmunisierung minimiert wird.

Prophylaktische Thrombozytentransfusionen sind bei Werten unter 10 000/μl oder bei Werten unter 20 000/μl und Petechien oder Infektion sowie vor invasiven Eingriffen indiziert.

7.11.6 Febrile Neutropenie

Definition

Die febrile Neutropenie ist definiert als Fieber unklarer Genese über 38,5 °C oder mehrfach innerhalb von 24 h über 38,0 °C und gleichzeitiger Granulozytopenie (Neutropenie) unter 1000/µl bzw. 500/µl.

Pathogenese

Eine Neutropenie ist häufige Nebenwirkung hämatotoxischer Chemotherapien. Daneben kann sie eine Folge der Grunderkrankung sein (aplastische Anämie, Verdrängung der Hämatopoese durch maligne Knochenmarkinfiltration). Neben dem eigentlichen Granulozytenmangel kommen prädisponierend weitere Faktoren, wie z. B. eine gestörte Barrierenfunktion durch therapiebedingte Schleimhautschäden und funktionelle Störungen der Immunzellen hinzu.

Diagnostik

Wichtiger Bestandteil der Diagnostik einer febrilen Neutropenie ist die intensive mikrobiologische Erregersuche: Bei allen Fieberschüben sollten Blutkulturen entnommen werden, bei therapierefraktären, radiologisch nachweisbaren Lungenfiltraten empfiehlt sich die Durchführung einer Bronchoskopie zum Gewinnen von Bronchialsekret und gezielter Lavage. Hinzu kommen die Röntgenuntersuchung des Thorax sowie weitere bildgebende Verfahren (Nasennebenhöhlen, Abdomen) nach klinischer Indikation. Serologische Untersuchungen sind in der Regel nur dann richtungsweisend, wenn eine Verlaufskontrolle möglich ist.

Therapie

! Fieber unklarer Genese über 38,5 °C oder mehrfach innerhalb von 24 h über 38,0 °C bei Granulozytopenie stellt einen Notfall dar, der eine sofortige Krankenhauseinweisung rechtfertigt.

Erste therapeutische Maßnahme ist die Einleitung einer kalkulierten, „empirischen" Antibiotikatherapie. Bei der Auswahl der Antibiotika sind die vermutliche Dauer und Schwere der Granulozytopenie sowie das potenzielle Erregerspektrum zu berücksichtigen (Tab. 7.**53**). Eine Ergänzung oder auch Deeskalation der initialen Antibiose wird durch den weiteren Verlauf der fieberhaften Episode, mikrobiologische Erregerisolationen und/oder wegweisende radiologische Befunde bestimmt. Bei kurz dauernden Neutropenien, wie sie nach nicht knochenmarkaplasierenden Chemotherapien auftreten, kann die Primärtherapie aus einem Pseudomonas-wirksamen Breitspektrumpenicillin oder Cephalosporin bestehen. Bei klinisch stabilen Patienten ohne Risikofaktoren kann eine primäre orale Antibiose bzw. die Deeskalation einer primär parenteralen Antibiose auf ein orales Schema, welches auch gramnegative Erreger abdeckt, erwogen werden (z. B. Kombination von Amoxycillin/Clavulanat mit einem Chinolon). Bei länger dauernden und schweren Neutropenien, wie z. B. nach knochenmarkaplasierender Therapie von Leukämien oder Hochdosistherapien, empfiehlt sich eine parenterale Antibiose, wie z. B. die Kombination von Piperacillin/Tazobactam mit einem Pseudomonas-wirksamen Aminoglykosid. Hat der Patient einen zentralvenösen Katheter als mögliche Eintrittspforte oder liegt eine persistierende Gram-positive Bakteriämie vor, so sollte die Antibiose zusätzlich um entsprechend wirksame Antibiotika wie Vancomycin oder Teicoplanin erweitert werden. Falls möglich, sollte ein Katheterwechsel in Betracht gezogen werden. Bei unter breiter Antibiose persistierendem Fieber ist vor allem bei längerer Neutropeniedauer eine empirische antimykotische Therapie einzuleiten. Hier steht heute eine Reihe wirksamer Antimykotika zur Verfügung (Tab. 7.**54**). Bei einer mikrobiologisch nachgewiesenen Candidämie ist ebenfalls eine Katheter-assoziierte Infektion auszuschließen.

Bei fehlendem klinischem Ansprechen auf eine „empirische" Antibiotikatherapie muss auch an atypische Erreger oder Virusinfekte gedacht und die entsprechende Diagnostik eingeleitet werden. Die antimikrobielle Therapie wird immer bis zum Abfiebern **und** bis zur Granulozytenregeneration > 500/µl fortgesetzt. Bei Erregernachweis und klinisch beherrschter Infektion kann jedoch eine Anpassung des Regimes erwogen werden (z. B. Deeskalation auf orales Schema, Absetzen des Aminoglykosids).

Durch die Gabe von Granulozytenwachstumsfaktoren (G-CSF, Tab. 7.**52**) kann die Neutropeniedauer verkürzt und die Dauer der Antibiotikatherapie und des Krankenhausaufenthaltes verringert werden. Eine positive Auswirkung auf die Mortalität febriler Neutropenien ist jedoch nicht gesichert; ferner handelt es sich um eine kosteninten-

▶

Tabelle 7.**53** Vorschläge zur empirischen Antibiose bei febriler Neutropenie

Neutropenie > 5 d	Neutropenie < 5 d, keine schwere Mukositis
Cephalosporin III oder Piperacillin/Tazobactam oder Imipenem/Cilastatin (+ Aminoglykosid)	Cephalosporin III oder Piperacillin/Tazobactam oder orales Chinolon + Amoxycillin/Clavulanat

Tabelle 7.**54** Wirksamkeit von Antimykotika

a) Aspergillus spp.	b) Candida spp.
Voriconazol Amphotericin B Caspofungin Itraconazol	Caspofungin Amphotericin B Fluconazol Itraconazol Voriconazol
c) Empirische Antimykose bei Neutropenie	
Amphotericin B Caspofungin (Itraconazol) (Voriconazol)	

sive Therapie. Es empfiehlt sich daher ein rationaler Einsatz entsprechend den Therapierichtlinien der Fachgesellschaften. Empfohlen wird der Einsatz von G-CSF z. B. bei Patienten mit dokumentierter febriler Neutropenie in einem vorangegangenen Therapiezyklus oder bei Patienten mit schwerer persistierender Infektion. Bei einem palliativen Behandlungsansatz ist in der Regel eine Dosisreduktion hämatotoxischer Zytostatika ausreichend.

7.11.7 Hyperkalzämie

Pathogenese

Bei 10 bis 20% aller Tumorpatienten wird eine Hyperkalzämie wechselnden Ausmaßes beobachtet. Häufigste Tumorentitäten sind hierbei das nichtkleinzellige Bronchialkarzinom, das Mammakarzinom, HNO-Tumoren, das Nierenzellkarzinom, das Plasmozytom und T-Zell-Lymphome.

Klinik und Diagnostik

Klinisch äußert sich eine Hyperkalzämie zunächst unspezifisch durch Polydipsie, Polyurie, Anorexie, Müdigkeit, Obstipation, abdominelle Schmerzen und/oder Übelkeit. Später treten Bewusstseinsstörungen bis hin zum Koma und kardiale Arrhythmien auf. Wichtig bei der Beurteilung des Calciumspiegels ist die Berücksichtigung der Eiweiß- oder Albuminkonzentration. Differenzialdiagnostisch kann das Vorliegen eines Hyperparathyreoidismus durch den Nachweis eines erniedrigten Parathormons abgegrenzt werden.

Therapie

Therapie

Bei der symptomatischen Behandlung der Hyperkalzämie ist zunächst in Betracht zu ziehen, ob für den Patienten hinsichtlich seiner Grunderkrankung weitere therapeutische Optionen bestehen. Patienten mit symptomatischer Hyperkalzämie, für deren Tumor keine effektive Therapie zur Verfügung steht, haben eine mediane Überlebenszeit von unter einem Monat. Im Vordergrund der symptomatischen Behandlung steht zunächst die Korrektur der extrazellulären Hypovolämie mit physiologischer Kochsalzlösung. Nach dem Ausgleich von Hypovolämie und Kaliumdefizit wird eine Erhöhung der glomerulären Filtrationsrate und der renalen Calciumexkretion durch Schleifendiuretika angeschlossen. Der zusätzliche Einsatz von Corticosteroiden ist vor allem bei cortisonsensiblen Neoplasien angezeigt.

Die effektivsten Pharmaka zur Hemmung der Knochenresorption bei nachgewiesener ossärer Metastasierung ebenso wie zur Behandlung einer manifesten Hyperkalzämie sind Bisphosphonate, wie Pamidronat, Zolendronat oder Ibandronat. Aufgrund der unsicheren und ineffektiven enteralen Resorption sollen Bisphosphonate parenteral verabreicht werden.

7.11.8 Tumorlyse-Syndrom

Pathogenese

Risikofaktoren für ein Tumorlyse-Syndrom sind eine große Tumorlast sowie rasch proliferierende und therapiesensible Neoplasien. Tumorlysen treten spontan und behandlungsbedingt vor allem bei Leukämien und malignen Lymphomen auf. Der kritische Zeitpunkt liegt zwischen 6 und 72 Stunden nach Beginn der Behandlung; Indikator kann eine deutlich erhöhte LDH sein.

Klinik und Diagnostik

Klinisch findet man eine Hyperkaliämie, Hyperurikämie, Hyperphosphatämie mit sekundärer Hypokalzämie. Es kann zum akuten Nierenversagen kommen.

Therapie

Die primäre Prophylaxe der Tumorlyse besteht in der Aufrechterhaltung einer suffizienten Diurese durch Hydrierung und ggf. Diuretika, einem engmaschigen Monitoring sowie der Korrektur von Volumen- und Elektrolytimbalancen. Die Gabe von Allopurinol empfiehlt sich; die Wertigkeit einer gleichzeitigen Harnalkalisierung ist umstritten. Der prophylaktische Einsatz einer rekombinanten Uratoxidase (Rasburicase) bei der Behandlung der akuten lymphatischen Leukämie ist Gegenstand klinischer Prüfungen.

Bei der Behandlung einer manifesten Tumorlyse ist ein aggressives Vorgehen einschließlich Intensivtherapie und Hämodialyse gerechtfertigt, da sie Ausdruck einer guten Therapiesensibilität der Neoplasie ist. Der interventionelle Einsatz von Rasburicase hat sich als hoch effektiv erwiesen.

Therapie

7.12 Supportive Tumortherapie

M. Schuler

Supportive Behandlungsmaßnahmen dienen der Vorbeugung und Kontrolle von Beschwerden, die entweder durch den Tumor selbst oder durch die antineoplastische Therapie bedingt sind. Sie sind Grundlage der Therapieakzeptanz, der Compliance und Eckpfeiler der palliativen Therapie.

7.12.1 Tumorschmerztherapie

In der Tumorschmerztherapie ist eine **Dauermedikation** sinnvoll, deren Dosierungsintervalle sich an der Wirkungshalbwertszeit der eingesetzten Analgetika orientiert. Dieses Vorgehen führt zu einer besseren Schmerzkontrolle und einem geringeren Analgetikabedarf, als eine intermittierende Behandlung. Die **individuelle Kombination und Dosis** werden anhand der Schmerzintensität und des Schmerzcharakters des Patienten zunächst mittels häufiger Gaben kurz wirksamer Analgetika titriert. Die Auswahl der Analgetika kann gemäß den WHO-Richtlinien nach einem Stufenplan erfolgen (Tab. 7.**55**), wobei die Kombination von Opiaten mit Nichtopiaten, nicht aber die Kombination zweier Opiate sinnvoll ist. Ebenso sollte eine Bedarfsmedikation für die Beherrschung von Durchbruchsschmerzen (z. B. nicht retardiertes Morphin) an die Hand gegeben werden sowie eine Prophylaxe der typischen **Nebenwirkungen** verschiedener Analgetika (Obstipation, Übelkeit, Gastritis, Müdigkeit) Berücksichtigung finden. Bei der Mehrzahl der Patienten ist eine enterale Gabe der Analgetika möglich. Als alternative Applikationsformen stehen heute vor allem transdermale Systeme (z. B. Fentanylpflaster), aber auch Suppositorien oder Pumpsysteme für eine kontinuierliche parenterale Infusion zur Verfügung. Transdermale Systeme (TTS) sollten sinnvollerweise erst nach der Ermittlung des stabilen Opiatbedarfs mittels enteraler oder parenteraler Verabreichung eingesetzt werden. Ansonsten kommt es gerade bei dieser Verabreichungsform nicht selten zu Unter-, aber auch Überdosierungen mit unnötigen Toxizitäten. Zusätzlich zur Analgetikatherapie kann im individuellen Fall eine **Komedikation** beispielweise mit Antidepressiva, Antiepileptika, Muskelrelaxanzien oder Corticosteroiden sinnvoll sein.

7.12.2 Antiemese

Die Induktion von Nausea und Emesis ist eine Hauptnebenwirkung der zytostatischen Chemotherapie. Man unterscheidet zwischen **akuter** Nausea und Emesis (Minuten bis 24 h nach Therapie), **verzögerter** Nausea und Emesis (Tage nach der Therapie) und **antizipatorischer** Nausea und Emesis (vor oder während der Therapie). Das antizipatorische Erbrechen ist ein Beispiel der klassischen Konditionierung und wird bei bis zu einem Drittel der Patienten, in der Regel nach dem 4. bis 5. Zyklus beo-

Tabelle 7.**55** WHO-Stufenplan der Schmerztherapie mit Beispielen

	Einzeldosis [mg]	Intervall [h]	Tageshöchstdosis [mg]
Stufe 1			
Paracetamol	500–1000	4–6	6000
Ibuprofen	300	4–6	2400
Metamizol	500–1000	4–6	4000
Diclofenac	25–50	4–8	300
Diclofenac retard	100	8–12	300
Stufe 2 (Kombination mit Stufe 1)			
Dihydrocodein retard	60–120	8–12	360
Tramadol	50–100	4	600
Tramadol retard	100	8–12	600
Stufe 3 (Kombination mit Stufe 1)			
Morphinhydrochlorid	≥ 10	4	individuell
Morphinsulfat retard	≥ 10	8–12	individuell
Hydromorphon retard	≥ 4	8–12	individuell
Buprenorphin	0,2	6–8	4
Fentanyl TTS	≥ 25 µg/h	72	individuell
Stufe 4			
Kontinuierliche Gabe (transdermal, parenteral, peridural, intrathekal) eines Medikaments der Stufe 3, ggf. in Kombination mit Medikament der Stufe 1			

bachtet. Die Inzidenz ist höher bei Patienten unter 50 Jahren. Ziel der antiemetischen Therapie ist die Prophylaxe dieser Nebenwirkungen. Applikationsform und -zeitpunkt der Antiemetika müssen so gewählt werden, dass während der Chemotherapie suffiziente Wirkspiegel erreicht sind und erhalten werden. Die Auswahl der hierbei eingesetzten Medikamente richtet sich nach der Emetogenität des jeweiligen zytostatischen Regimes (Tab. 7.**56**).

Zur Prophylaxe und Behandlung der **akuten und verzögerten Nausea und Emesis** steht eine Reihe von Substanzen zur Verfügung (Tab. 7.**57**).

Bei einer **stark und hoch emetogenen Chemotherapie** hat sich die Kombination eines Serotonin-Rezeptorantagonisten mit Dexamethason (8–20 mg vor und nach Chemotherapie) bewährt. Als neue Substanzklasse wurden hier die Neurokinin-1-Rezeptor-Antagonisten eingeführt.

Bei **mäßig emetogener Chemotherapie** ist die Monotherapie mit einem Serotonin-Rezeptorantagonisten ebenso effektiv wie die Gabe von Metoclopramid oder Dexamethason.

Bei **niedrig emetogener Therapie** kann auf eine prophylaktische Antiemese verzichtet werden.

Prinzipiell muss aber das antiemetische Regime an die Gegebenheiten angepasst sowie unter Umständen im Verlauf einer Therapie verändert werden.

Im Gegensatz dazu sind **antizipatorische Nausea und Erbrechen** gegenüber den herkömmlichen Antiemetika refraktär. Zur Vorbeugung empfehlen sich eine suffiziente Prophylaxe der akuten Nausea sowie verhaltenstherapeutische Maßnahmen. Interventionell kommen vor allem Anxiolytika, z. B. Lorazepam 0,05 mg/kg KG i.v. 1 h vor Chemotherapie und alle 4 h nach Bedarf, oder die einmalige Gabe von 2 mg Lorazepam s.l. ggf. in Kombination mit weiteren Antiemetika in Betracht.

Tabelle 7.**56** Emetogene Potenz verschiedener antineoplastischer Pharmaka

Stark emetogen (> 90 % der Pat. erleben Nausea oder Erbrechen)
• Cisplatin • Dacarbazin • hoch dosiertes Cytarabin
Hoch emetogen (60 – 90 % erleben Nausea oder Erbrechen)
• Cyclophosphamid, Ifosfamid • Carmustin (BCNU) • Procarbazin • Carboplatin • Dactinomycin • hoch dosiertes Methotrexat
Mäßig emetogen (30 – 60 % erleben Nausea oder Erbrechen)
• Daunorubicin, Doxorubicin • Mitomycin C • 5-Fluorouracil • Etoposid • L-Asparaginase
Niedrig emetogen (0 – 30 % erleben Nausea oder Erbrechen)
• Bleomycin • Cytarabin, Fludarabin • Methotrexat • Vincristin, Vinblastin • Thiotepa • 6-Mercaptopurin • Hydroxyurea • Paclitaxel • Melphalan, Busulphan • Thioguanin

7.13 Hämatopoetische Stammzelltransplantation

M. Schuler

7.13.1 Autologe Stammzelltransplantation

Ziel der autologen Stammzelltransplantation ist die Dosisintensivierung der antineoplastischen Therapie (Chemotherapie, Radiotherapie). Die so genannte Konditionierungstherapie kann in Dosen appliziert werden, die zu einem irreversiblen Knochenmarkschaden führen. Zuvor werden die hämatopoetischen Stammzellen gewonnen und in der Regel kryopräserviert. Als Quelle für autologe Stammzellen steht das Knochenmark des Patienten zur Verfügung. Dies kann durch multiple Knochenmarkpunktionen und -aspiration, was in der Regel als Eingriff in Allgemeinnarkose durchgeführt wird, gewonnen werden. Die daraus aufgereinigte mononukleäre Zellfraktion wird zur Transplantation verwendet. Heute wird im Gegensatz zur autologen Knochenmarktransplantation fast ausschließlich die Transplantation von aus dem peripheren Blut gewonnenen hämatopoetischen Stammzellen bevorzugt. Diese Methode hat den Vorteil, dass die Stammzellen ohne Allgemeinnarkose mittels Leukapheresen aus dem Blut gewonnen werden können. Daneben hat sich gezeigt, dass die Phase der Infektanfälligkeit und der Transfusionsbedürftigkeit infolge der Konditionierung nach der Transplantation von peripheren Blutstammzellen deutlich kürzer ist, als nach der autologen Knochenmarktransplantation. Dies bedingt einerseits eine deutliche Reduktion der transplantationsbedingten Mortalität auf unter 5 % und konsekutiv eine Erhöhung der Altersgrenze, sodass heute autologe Stammzelltransplantation bis zu einem biologischen Patientenalter von 65 Jahren durchgeführt werden können. Um die Ausbeute der Stammzellgewinnung aus dem Blut zu erhöhen, werden so genannte Mobilisierungsbehandlungen durchgeführt. Diese bestehen bei der autologen Transplantation aus einer zytostatischen Chemotherapie, welche in der Regel in die konventionelle Chemotherapie zur Reduktion der Tumorlast vor der eigentlichen Hochdosistherapie integriert ist, und der anschließenden Gabe von hämatopoetischen Zytokinen (in der Regel G-CSF, Kap. 7.10). In der Phase der Blutbildregeneration nach dieser Therapie wird der Anteil der hämatopoetischen Stammzellen im peripheren Blut anhand der durchflusszytometrischen Messung der für den Oberflächenmarker CD34 positiven Zellen festgestellt. In der Regel reicht der Anteil nur an wenigen Tagen aus, um eine zur Transplantation benötigte Ausbeute zu erzielen. Alternativ ist auch eine Mobilisierung peripherer Blutstammzellen durch die alleinige Gabe von G-CSF möglich (sog. „Steady-State"-Mobilisierung).

Sinnvolle Indikationen für eine Hochdosistherapie mit autologer Stammzelltransplantation sind therapiesensible Neoplasien, bei denen eine Dosis-Wirkungsbeziehung nachzuweisen ist (Tab. 7.**58**). Die Wertigkeit einer zusätzlichen Aufreinigung des autologen Stammzelltransplantats durch Anreicherung CD34-positiver Stammzellen („Positivselektion") bzw. durch immunologische oder pharmakologische Reduktion der Tumorzellkontamination („Purging") ist bislang durch klinische Studien nicht überzeugend nachgewiesen und muss daher als experimentelles Verfahren angesehen werden.

Tabelle 7.**57** Antiemetika

Klasse	Substanz	Indikation
Serotoninrezeptor- Antagonisten	Granisetron Tropisetron Ondansetron Dolasetron	Prophylaxe bei hochementogener und stark emetogener Chemotherapie
Neurokinin 1-Rezeptor-Antagonisten	Aprepitant	Prophylaxe bei hoch ementogener und stark emetogener Chemotherapie
Dopaminantagonisten	Metoclopramid	Prophylaxe bei mäßig emetogener Chemotherapie, interventionell bei Emesis
Antihistaminika	Dimenhydrinat Diphenhydramin	Prophylaxe bei mäßig emetogener Chemotherapie, interventionell bei Emesis
Corticosteroide	Dexamethason	Kombinationstherapie zur Prophylaxe der akuten Emesis, Monotherapie zur Prophylaxe der verzögerten Emesis
Benzodiazepine	Lorazepam	antizipatorische Emesis, Kombinationstherapie der schweren Emesis

Tabelle 7.**58** Indikationen zur Hochdosistherapie mit autologer Stammzelltransplantation

Hämatologische Neoplasien

- Non-Hodgkin-Lymphom im Rezidiv (Primärtherapie im Rahmen kontrollierter Studien)
- Morbus Hodgkin im Rezidiv
- Plasmozytom (multiples Myelom) in der Primärtherapie
- akute myeloische Leukämie im Rezidiv (Primärtherapie im Rahmen kontrollierter Studien)
- akute lymphatische Leukämie im Rezidiv (Primärtherapie im Rahmen kontrollierter Studien)

Solide Tumoren

- Hochrisiko-Keimzelltumoren (im Rahmen kontrollierter Studien)
- Sarkome (im Rahmen kontrollierter Studien)
- ZNS-Tumore (im Rahmen kontrollierter Studien)

7.13.2 Allogene Stammzelltransplantation

Bei der allogenen Stammzelltransplantation kommen im Vergleich zur autologen Transplantation neben der reinen Hochdosistherapie weitere Aspekte zum Tragen.

Einerseits kann von einem tumorfreien Transplantat ausgegangen werden. Zum anderen werden immunologische, antitumorale Effekte beobachtet („Graft-versus-Leukemia"- oder „Graft-versus-Tumor"-Effekt), die neben der Konditionierungstherapie zu einer Eradikation und Kontrolle der Grunderkrankung beitragen. Dies lässt sich dadurch erklären, dass im Rahmen der allogenen Stammzelltransplantation dem Patienten das Immunsystem sowie pluripotente Stammzellen des Spenders übertragen werden. Abgesehen von der syngenen Transplantation, bei der ein monozygoter Zwilling als Spender dient, finden sich bei der allogenen Stammzelltransplantation immer immunologische Disparitäten zwischen Spender im Empfänger zumindest im Bereich der sog. „Minor Histocompatibility"-Antigene. Diese Antigene dienen als therapeutischer Angriffspunkt für den „Graft-versus-Leukemia"-Effekt.

Auf der anderen Seite können diese immunologischen Unterschiede zwischen Spender und Empfänger Abstoßungskomplikationen, welche unter dem Begriff „Graft-versus-Host"-Erkrankung (GvHD) subsumiert sind, induzieren. Die Inzidenz einer GvHD steigt mit dem Patientenalter an und ist eine Hauptursache der therapieassoziierten Mortalität bei der allogenen Stammzelltransplantation. Die Vorbeugung und Behandlung der GvHD erfordert eine intensive immunsuppressive Therapie. Im Gegensatz zu Organtransplantationen kann die Immunsuppression bei komplikationsarmem Verlauf der allogenen Stammzelltransplantation in der Regel nach 6 bis 12 Monaten dauerhaft beendet werden.

Als Quelle für die Stammzellen dienen heute wie bei der autologen Stammzelltransplantation peri-

Tabelle 7.**59** Indikationen zur allogenen Stammzelltransplantation

- chronische myeloische Leukämie in der Primärtherapie
- akute myeloische Leukämie im Rezidiv, bei intermediärem und ungünstigem Risikoprofil (Zytogenetik, molekulare Marker) in erster Remission
- akute lymphatische Leukämie im Rezidiv, bei ungünstigem Risikoprofil in erster Remission
- myelodysplastische Syndrome mit hohem Risiko
- Non-Hodgkin-Lymphome im Rezidiv (im Rahmen kontrollierter Studien)
- Plasmozytom (im Rahmen kontrollierter Studien)
- metastasiertes Nierenzellkarzinom (im Rahmen kontrollierter Studien)
- metastasiertes Mammakarzinom (im Rahmen kontrollierter Studien)

phere Blutstammzellen, die bevorzugt bei einem HLA-identen Spender aus der Familie des Patienten nach einer mehrtägigen Gabe des Leukozytenwachstumsfaktors G-CSF mithilfe einer oder mehrerer Leukapheresen gewonnen werden. Alternativ steht national und international eine große Zahl freiwilliger Stammzellspender zur Verfügung, die in Spenderdatenbanken registriert sind.

Gesicherte Indikationen für eine allogene Stammzelltransplantation (Tab. 7.**59**) sind neben angeborenen und erworbenen Defekten der Hämatopoese oder des Immunsystems vor allem Leukämien. Des Weiteren wird der Einsatz der allogenen Stammzelltransplantation vor allem im Sinne einer Immuntherapie im Rahmen kontrollierter Studien bei einer Vielzahl weiterer Neoplasien, wie malignen Lymphomen, dem Plasmozytom, dem Nierenzellkarzinom oder dem Mammakarzinom überprüft. Neuere Entwicklungen zielen darauf ab, durch dosisreduzierte Konditionierungstherapien in Kombination mit immunologischen Verfahren zur Vermeidung von Transplantatabstoßung und GvHD die Toxizität dieses Verfahrens zu minimieren. Die allogene Stammzelltransplantation stellt mit ihren vielfältigen Komplikationen und immunologischen Voraussetzungen eine maximal aufwendige Behandlungsform dar. Sie kann nur an spezialisierten, in der Methode und Beherrschung der Komplikationen erfahrenen und entsprechend zertifizierten Zentren durchgeführt werden.

7.14 Spezielle internistische Onkologie

M. Schuler

In diesem Kapitel ist die Behandlung einiger klinisch relevanter Tumorentitäten zusammengefasst, die zumindest in fortgeschrittenen Krankheitsstadien häufig durch den internistischen Onkologen betreut werden.

7.14.1 Metastasiertes Mammakarzinom

Bei der Betreuung von Patientinnen mit metastasiertem Mammakarzinom ist neben dem Tumorstaging eine Reihe anamnestischer und biologischer Parameter (Tab. 7.**60**) zu berücksichtigen, welche die Indikationstellung und Auswahl einer medikamentösen Therapie beeinflussen.

Prinzipiell wird bei Hormonrezeptor-positiven Tumoren und fehlender unmittelbarer Belastung durch rasch wachsende, multiple oder symptomatische viszerale Metastasen in erster Linie eine Hormontherapie bevorzugt. Therapeutisch stehen vor allem die Antiöstrogene und – bei entsprechend vorbehandelten Patientinnen – die Aromatasehemmer zur Verfügung (Tab. 7.**50**). Bei prämenopausalen Patientinnen soll ferner eine ablative Hormontherapie mittels Gn-RH-Analoga (Tab. 7.**50**) oder Ovarektomie bzw. Radiomenolyse erfolgen.

Ein wichtiger Bestandteil der Behandlung des ossär metastasierten Mammakarzinoms ist neben lokalen radiotherapeutischen Maßnahmen die regelmäßige Gabe von Bisphosphonaten (Kap. 7.11.7), denen auch ein positiver Einfluss auf den Krankheitsverlauf zugeschrieben wird.

Bei etwa 20% der Patientinnen mit Mammakarzinom lässt sich im Tumorgewebe mithilfe molekularzytogenetischer Methoden (Fluoreszenz-in-situ-Hybridisierung, FISH) eine Amplifikation des *Her2/neu*-Onkogens nachweisen. Hinweis auf eine *Her2/neu*-Amplifikation kann eine hohe Expression

Tabelle 7.**60** Therapieauswahlkriterien beim metastasierten Mammakarzinom

- Alter, Allgemeinzustand
- Begleiterkrankungen
- symptomatische viszerale Metastasen
- prä-/postmenopausal
- Östrogen-/Progesteronrezeptorstatus
- *Her2/neu*-Amplifikation
- vorherige (adjuvante) Chemotherapie
- vorherige (adjuvante) Hormontherapie
- vorherige (adjuvante) Strahlentherapie

des hiervon kodierten EGFR2/Her2-Proteins in der immunhistochemischen Gewebeuntersuchung sein. Patientinnen mit *Her2/neu*-Amplifikation profitieren von einer Antikörpertherapie mit Trastuzumab (Tab. 7.**49**) alleine oder in Kombination mit zytotoxischen Chemotherapeutika.

Zur zytotoxischen Chemotherapie des metastasierten Mammakarzinoms steht eine Vielzahl von Substanzen zur Verfügung, für die sowohl in der Monotherapie, als auch in der Kombinationstherapie eine klinische Effektivität nachgewiesen werden konnte. Hierzu zählen unter anderem Anthrazykline, Taxane, Antimetabolite und Alkylanzien (Tab. 7.**47**). Die Auswahl des entsprechenden Therapieschemas muss eventuelle Vortherapien, die zu erwartenden Toxizitäten und die Ansprechwahrscheinlichkeit berücksichtigen.

7.14.2 Metastasiertes Prostatakarzinom

Auch die Behandlung des inoperablen oder metastasierten Prostatakarzinoms stützt sich in erster Linie auf die Hormontherapie. Dabei stellt der operative (Orchiektomie) oder medikamentöse (Gn-RH-Analoga) Testosteronentzug die primäre Maßnahme dar. Weitere sequenzielle Optionen sind periphere Antiandrogene sowie die Östrogentherapie (Tab. 7.**50**). Im weiteren Verlauf kommt es trotz einer suffizienten antiandrogenen Behandlung häufig zu einem Krankheitsprogress. In diesem Fall sollte die medikamentöse antiandrogene Therapie abgesetzt werden, was bei einem Teil der Patienten zu einem Abfall des Tumormarkers PSA führt.

Aufgrund der ossären Metastasierung des Prostatakarzinoms kommt lokalen Strahlentherapien sowie der parenteralen Gabe von Bisphosphonaten (Kap. 7.11.7) eine besondere Bedeutung zu.

In zwei großen, randomisierten Studien konnte kürzlich erstmalig nachgewiesen werden, dass eine Chemotherapie mit Docetaxel und Prednison eine geringe, aber signifikante Verlängerung des mittleren Überlebens von Patienten mit hormonrefraktärem Prostatakarzinom bewirkt, sodass dieses Schema als Standard für die zytotoxische Chemotherapie von Patienten mit Progress nach Hormontherapie angesehen wird.

7.14.3 Hodenkarzinome

Die histologische Einteilung der malignen Keimzelltumore des Mannes in Seminome und nichtseminomatöse Keimzelltumore ist von klinischer Relevanz. Grundsätzlich handelt es sich bei beiden Entitäten um besonders therapiesensible Malignome, die auch im metastasierten Stadium hohe Dauerheilungsraten aufweisen.

Die Behandlung des lokalisierten und lymphogen metastasierten Seminoms umfasst die Orchiektomie und eine paraaortale Strahlentherapie. Aktuelle Studien weisen darauf hin, dass eine kurze Chemotherapie mit Carboplatin ebenso effektiv sein kann, wobei diese Ergebnisse noch weiterer Bestätigung bedürfen.

Die Therapie eines lokalisierten oder lymphogen metastasierten nichtseminomatösen Keimzelltumors beinhaltet die Orchiektomie sowie eine adjuvante Chemotherapie (PEB-Schema aus Cisplatin/Etoposid/Bleomycin) oder eine retroperitoneale Lymphadenektomie.

Die Behandlung fortgeschrittener oder rezidivierter Keimzelltumore berücksichtigt einen Prognoseindex (Tab. 7.**61**), welcher sich aus Tumorausbreitung und Tumormarkern errechnet. Bei guter und intermediärer Prognose erfolgt eine Chemotherapie nach dem PEB-Schema; Patienten mit schlechter Prognose werden bevorzugt innerhalb klinischer Studien mittels aggressiver Therapieprotokolle unter Einschluss der autologen Blutstammzelltransplantation (Kap. 7.13.1) behandelt.

7.14.4 CUP-Syndrom

Der Begriff CUP- („Carcinoma of Unknown Primary"-)Syndrom beschreibt das Vorliegen eines histologisch gesicherten Tumorleidens, ohne dass ein Primärtumor identifiziert werden kann. Diese in der klinischen Praxis häufige Situation (geschätzte 5% des onkologischen Patientengutes) findet sich beispielsweise nach operativen Eingriffen bei symptomatischen Metastasen (Skelettsystem, ZNS) oder der Biopsie tumorverdächtiger Befunde. Durch die Erhebung von Risikofaktoren, weitere Diagnostik und eine umfangreiche immunhistologische Aufarbeitung des Biopsiematerials gelingt bei einem Teil der Patienten eine weitere Zuordnung, wodurch eine spezifische Therapie eingeleitet werden kann. Da in den meisten Fällen der Entdeckung des Primärtumors keine wesentliche prognostische Bedeutung zukommt, kann in der Regel auf eingreifende diagnostische Maßnahmen jenseits der modernen radiologischen und endoskopischen Verfahren verzichtet werden.

Die Auswahl einer medikamentösen Therapie des CUP-Syndroms richtet sich nach dem histologisch wahrscheinlichen Ursprungsgewebe. Beispielsweise kommen bei undifferenzierten Karzinomen, Plattenepithelkarzinomen oder neuroendokrin differenzierten Karzinomen platinhaltige Kombinationstherapien (z. B. Cisplatin/Etoposid oder Cisplatin/Paclitaxel) zum Einsatz, während für wahrscheinliche Tumoren aus dem Gastrointestinaltrakt entsprechende Kombinationen unter Einschluss von 5-Fluorouracil empfohlen werden.

Tabelle 7.**61** Prognoseindex fortgeschrittener Keimzelltumore

a) Tumormarker			
	LDH	**HCG** [IU/l]	**AFP** [ng/ml]
S0	normwertig	< 5	< 10
S1	< 1,5fach	< 5000	< 1000
S2	1,5- bis 10fach	5000 bis 50 000	1000 bis 10 000
S3	> 10fach	> 50 000	> 10 000

b) Tumorausbreitung	
A	primär mediastinale Erkrankung
B	nichtpulmonale Fernmetastasen (M1b)

c) Prognose mit Standardherapie (IGCCCG-Prognosegruppen)					
Histologie	**S**	**A**	**B**	**Prognose**	**3-Jahres-Überleben**
Nicht-Seminom	S1	nein	nein	gut*	> 90 %
	S2	nein	nein	intermediär*	> 80 %
	S3	ja	ja	schlecht**	50 %
Seminom			nein	gut	> 85 %
			ja	intermediär	> 75 %

*Alle Kriterien müssen erfüllt sein, **Vorliegen eines der Merkmale ausreichend

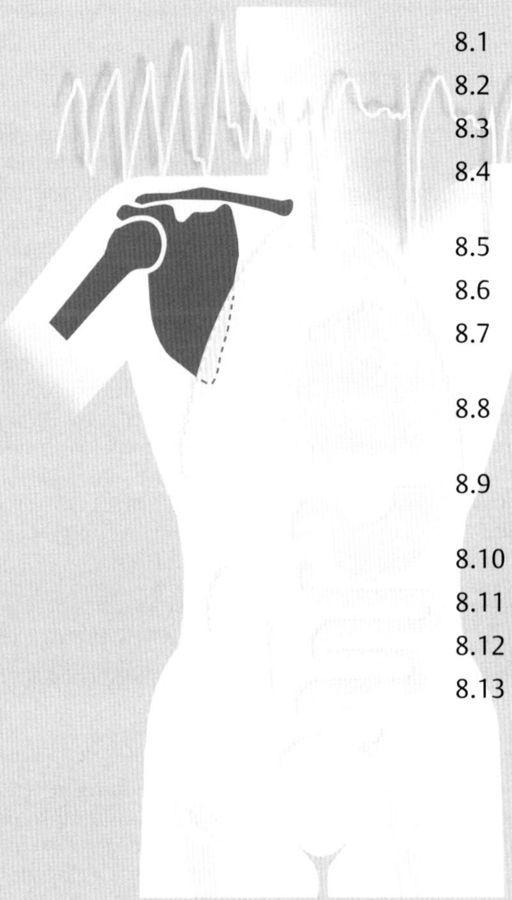

8 Rheumatologie/ Immunologie

8 Rheumatologie/Immunologie

E. Märker-Hermann, W.-J. Mayet, A. Schwarting

8.1 Grundlagen

E. Märker-Hermann

Immunologische Reaktionen sind an der Pathogenese fast aller entzündlich-rheumatischer Erkrankungen wesentlich mitbeteiligt. Obwohl durch die Forschung der letzten Jahre einzelne immunpathogenetische Schritte erkannt und besser verstanden werden konnten, ist die Ätiologie der unterschiedlichen rheumatischen Krankheitsbilder noch weitgehend unbekannt. Eine Mitbeteiligung mikrobieller Faktoren in der Pathogenese kann bislang nur für wenige rheumatische Erkrankungen (z. B. septische Arthritis, rheumatisches Fieber, reaktive Arthritis, Lyme-Arthritis) als gesichert gelten. Individuelle immunologische Reaktionsweisen („genetische Disposition") sind auch bei diesen genannten Krankheitsbildern entscheidend für die Manifestation einer entzündlichen Gelenk- oder Systemerkrankung.

Man nimmt heute an, dass durch ein **Zusammenwirken verschiedener immunologischer Faktoren** (1. HLA-Assoziationen von Erkrankungen, 2. das individuelle T- und B-Zell-Repertoire und 3. das lokale Zytokinmilieu) im Verlauf einer spezifischen Immunantwort festgelegt wird, ob ein potenzielles Fremdantigen eliminiert wird, eine primäre Gewebsläsion abheilen kann und ob die Immunantwort reguliert wird oder überschießend zur Induktion von Autoimmunreaktionen führt. Solche Autoimmunphänomene lassen sich im Verlauf verschiedener rheumatischer Erkrankungen häufig beobachten. Dabei ist derzeit noch strittig, ob diese im Einzelfall primär pathogene Faktoren oder aber sekundäre bzw. Epiphänomene darstellen.

8.1.1 Definitionen

Antigen

Antigen: Jede Substanz, die nach Kontakt mit einem Gewebe in der Lage ist, einen Status der spezifischen Sensitivität und/oder Resistenz des Organismus zu induzieren. Die primäre Reaktion eines Antigens erfolgt mit B-Zellen oder, nach Prozessierung durch **Antigen-präsentierende Zellen** (Makrophagen, dendritische Zellen, B-Zellen), mit T-Zellen und führt zur Bildung Antigen-spezifischer Antikörper oder T-Lymphozyten.

Immungenetik

Die Immungenetik befasst sich mit den genetisch angelegten Schutzmechanismen eines Organismus gegenüber Faktoren, die als fremd erkannt werden. Bei diesen Faktoren kann es sich um Mikroorganismen, Fremdeiweiße, Alloantigene (Organtransplantate), aber auch um körpereigene, häufig strukturell veränderte (z. B. Tumoren) oder „demaskierte" Antigene handeln. Die individuelle Reaktionsweise eines Organismus gegenüber solchen Antigenen wird mit dem Begriff der **genetischen Disposition** umschrieben und durch einen **genetischen Polymorphismus** der an den spezifischen Immunreaktionen beteiligten Systemen gewährleistet.

Genetischer Polymorphismus: Vorhandensein von zwei oder mehr Genotypen innerhalb einer Population. Für das Immunsystem ist der genetische Polymorphismus unter anderem folgender polymorpher Systeme von Bedeutung:

- HLA-System,
- T- und B-Zellrezeptoren,
- Immunglobuline,
- Polymorphismen der Komplement-Komponenten,
- Zytokin-Gen-Polymorphismen

Das HLA (Human-Leucocyte-Antigen-) System: Hierunter versteht man den Haupthistokompatibilitätskomplex (major histocompatibility complex, MHC) des Menschen, der von 4 Genloci der HLA-Region auf dem kurzen Arm des Chromosoms 6 kodiert wird. Die HL-Antigene sind unter anderem für die Abstoßung nicht kompatibler Organe in der Organtransplantation verantwortlich sowie in ihrer Aufgabe als Immunantwort-Antigene für die Präsentation antigener Peptide an spezifische T-Lymphozyten. Man unterscheidet drei HLA-Klassen (Klasse I, II, III):

- **HLA-Klasse I-Antigene (HLA-A, -B, -C)** sind biochemisch aus einem membranständigen Glykoprotein (α-Kette) und einem nichtkovalent gebundenen, invarianten β_2-Mikroglobulin-Molekül aufgebaut. Die Bindungsstelle („Groove") für das antigene Peptid und damit der strukturelle Polymorphismus des HLA-Moleküls wird durch die α_1- und α_2-Domäne der α-Kette gebildet. Der Komplex aus HLA-Klasse I-Molekül und Peptid kann von $CD8^+$-T-Zellen erkannt werden.

- Die Produkte der **HLA-Klasse-II-Gene (HLA-DR, -DP, -DQ)** sind Heterodimere aus einer schweren (α-) und einer leichten (β-) Glykoproteinkette. Die Antigenbindungsstelle wird von der α_1- und der β_1-Domäne gebildet. Das von einem HLA-Klasse II-Molekül präsentierte antigene Peptid wird von $CD4^+$-T-Lymphozyten erkannt.
- In der **HLA-Klasse III-Region** des HLA-Systems sind die Gene für die Komplementkomponenten C4, Bf und C2 und für die C21-Hydroxylase lokalisiert.

HLA-Assoziation von Krankheiten: Für eine Reihe von Autoimmunerkrankungen und von anderen rheumatischen Erkrankungen wurden Assoziationen mit bestimmten HL-Antigenen beschrieben (Beispiele: Spondylitis ankylosans und HLA-B27, M. Behçet und HLA-B51, rheumatoide Arthritis und HLA-DR4, systemischer Lupus erythematodes und HLA-B8, -DR3).

Antigen-präsentierende Zellen (APC): Zu den „professionellen" APC des Immunsystems gehören Makrophagen, dendritische Zellen und B-Lymphozyten. Sie können ein Fremdantigen z. B. durch Phagozytose (Makrophagen) oder spezifisch über ihren Antigenrezeptor (B-Zellen) aufnehmen, prozessieren und zusammen mit einem autologen HLA-Molekül auf ihrer Zelloberfläche an T-Zellen präsentieren. Nach Aktivierung durch bestimmte Zytokine wie IFN-γ können auch „nichtprofessionelle" Gewebezellen (z. B. Chondrozyten oder Endothelzellen) Antigen-präsentierende Funktionen wahrnehmen.

CD (Cluster of Differentiation)

International gebräuchliche Nomenklatur zur Benennung von Oberflächenmolekülen bzw. Differenzierungsmarkern auf Zellen.

T-Lymphozyten

Die Entwicklung und Reifung von T-Lymphozyten erfolgt im Thymus. Reife T-Lymphozyten exprimieren auf ihrer Oberfläche das CD3-Molekül und den $\alpha\beta$-T-Zellrezeptor (TCR) (s. u.), seltener auch einen γ-TCR, und lassen sich funktionell sowie phänotypisch unterscheiden:

- **T-Helferzellen**, die 50 – 60 % der T-Zellen des peripheren Blutes repräsentieren, sind charakterisiert durch das Oberflächenmolekül CD4 und erkennen ihr spezifisches antigenes Peptid in Assoziation mit HLA-Klasse-II-Molekülen (-DR, -DP, -DQ). Ihre Effektorfunktion üben sie durch die Produktion von bestimmten Zytokinen und Hilfe für B-Lymphozyten aus. Je nach Muster der sezernierten Lymphokine unterscheidet man TH1-artige (Produktion von IL-2, IFN-γ), TH2-artige (Produktion von IL-4, IL-5, IL-10) und TH0-artige (IL-2, IFN-γ, IL-4, IL-5 und IL-10) T-Helferzellen. TH1-artige Zellen spielen eine Rolle in der Abwehr intrazellulärer Bakterien und sind die Vermittler der typischen zellulären Immunreaktion vom verzögerten Typ (DTH-Reaktion). TH2-artige Zellen sind an der Immunreaktion gegen Parasiten, bei allergischen Reaktionen und bei der Immunregulation beteiligt.
- **Zytotoxische/Suppressor-T-Lymphozyten** (ca. 25 – 35 % der T-Zellen des Blutes) exprimieren das CD8-Molekül und erkennen den Komplex aus HLA-Klasse-I-Molekül (-A, -B, -C) und Peptid. Zytotoxische („Killer"-) T-Zellen führen über die Mechanismen der Perforin- und Granzym-Sekretion und Apoptose zur Abtötung der Zielzelle.

B-Lymphozyten

B-Zellen sind durch die Expression von Immunglobulin, der Rezeptoren für den Fc-Teil von IgG und für die Komplementkomponente C2 sowie von anderen spezifischen Antigenen (CD19, CD20) auf ihrer Zelloberfläche charakterisiert. Sie machen ca. 5 – 15 % der Lymphozyten des peripheren Blutes aus. B-Lymphozyten reifen unter dem Einfluss von Antigen, T-Helferzellen, Zytokinen und akzessorischen Zellen über Plasmoblasten zu Plasmazellen, welche Immunglobuline sezernieren.

Immunglobuline, Antikörper

Eine Gruppe von Proteinen, die überwiegend in der γ-Globulinfraktion der Serum-Eiweißelektrophorese wandert. Die Bildung von Antikörpern durch B-Zellen/Plasmazellen wird nach Kontakt des Organismus mit einem Antigen spezifisch induziert. Immunglobuline bestehen aus je 2 Paaren identischer leichter (L-) Ketten (κ oder λ) und schwerer (H-) Ketten (γ, α, μ, ε, δ), die durch Disulfidbrücken miteinander verbunden sind. Fünf Hauptklassen von Immunglobulinen (IgG, IgM, IgA, IgD und IgE) können nach ihren unterschiedlichen elektrophoretischen und serologischen Eigenschaften unterschieden werden. Der genetische Polymorphismus der Immunglobuline ist die Grundlage für die außerordentliche Vielfalt der möglichen Antikörperspezifitäten. Die für die unterschiedlichen Immunglobulin-Segmente (V-Region, D-Region, J-Region, C-Region) kodierenden

Gene in der Keimbahn werden während der B-Zell-Entwicklung rearrangiert (somatische Rekombination), wobei sich zahlreiche Rekombinationsmöglichkeiten und damit Variabilitäten ergeben.

NK-Zellen (natural killer cells)

Diese morphologisch als Lymphozyten mit großen Granula imponierenden Zellen exprimieren weder T- noch B -Zellmarker, lassen sich aber durch monoklonale Antikörper gegen die Oberflächenmoleküle CD16 und CD56 nachweisen. Sie sind an der frühen zytotoxischen zellulären Antwort, z. B. gegen Tumorzellen, beteiligt.

Komplement

Das Komplementsystem, das sich aus 18 Plasmaproteinen zusammensetzt, stellt ein wirksames Effektorsystem in der natürlichen und immunologisch vermittelten Abwehr gegen Infektionen und Gewebeschäden dar. Man unterscheidet einen klassischen und einen alternativen Weg der Komplementaktivierung, deren Komponenten eine Kaskade begrenzter proteolytischer Reaktionen darstellen, die letztlich beide zur Spaltung von C3 und in eine gemeinsame terminale Sequenz (C5-C9) zur Bildung des Membranangriffskomplexes (Membranporenbildung, Lyse einer Zielzelle) führen.

- Der **klassische Weg der Komplementaktivierung**, initiiert durch Antigen-Antikörper-Komplexe, benötigt die Komponenten C1q, C4 und C2 und wird inaktiviert durch die Faktoren C1-Inhibitor, C4-bp und J.
- Der **alternative Weg der Komplementaktivierung (Properdin-Weg)** benötigt die Faktoren P (Properdin), C3, B und D und wird eingeleitet, wenn C3b an eine Sialinsäure-arme Zelloberfläche bindet. Diese antikörperunabhängige Initialreaktion kann durch Inkubation frischen Serums mit verschiedenen Bakterien, Parasiten und Hefen entstehen (Rolle im Rahmen der unspezifischen Infektabwehr).
- Die biologische Funktion des Komplementsystems wird über die aktivierten Komplementkomponenten vermittelt, die die Freisetzung von Mediatoren aus Mastzellen, eine vermehrte Gefäßpermeabilität, Kontraktionen glatter Muskelzellen, eine Leukozyten-Chemotaxis, die Auflösung von Immunkomplexen, eine Virus-Neutralisation und die Abtötung von Mikroorganismen induzieren können.
- **Genetische Defizienzen** im klassischen Weg der Komplementaktivierung sind häufiger mit Immunkomplexerkrankungen (SLE-artige Erkrankungen) assoziiert, Defekte in einer der terminalen Komponenten haben den Ausfall des Membranangriffskomplexes zur Folge mit einem erhöhten Risiko der Erkrankung an rezidivierenden Neisserien-Infektionen. Ein hereditärer C1-Esterase-Inhibitormangel führt zum Krankheitsbild des angioneurotischen (Quincke-) Ödems.

Zytokine

Lösliche Proteine, die von bestimmten Zellpopulationen sezerniert werden und als interzelluläre Mediatoren und Effektoren des Immunsystems an der Regulation der Immunantwort, der Wundheilung, Entzündungsreaktionen, neuronalen Vorgängen und der Hämatopoese beteiligt sind. Zu den Zytokinen werden die vorwiegend von Leukozyten produzierten **Interleukine (IL)** und die hämatopoetischen Wachstumsfaktoren gerechnet sowie als Subgruppen der Zytokine die vorwiegend von Lymphozyten sezernierten **Lymphokine**, die **Interferone (IFN)** und die von Makrophagen produzierten **Monokine**. Ihre pleiotropen Funktionen, die sich zum Teil überlappen, werden über spezifische Membranrezeptoren vermittelt. Auf die Zytokinwirkungen in der Hämatopoese wird im Kapitel „Hämatologie" eingegangen. Für die Pathogenese entzündlich-rheumatischer Erkrankungen sind insbesondere die in Tab. 8.**1** genannten Zytokine von Bedeutung:

8.1.2 Pathogenetische Mechanismen in der Entstehung von Autoimmunerkrankungen

Autoimmunerkrankungen entstehen durch Reaktionen des Immunsystems mit körpereigenen Strukturen (Anti-Selbst-Reaktionen). Das Vorhandensein von autoimmunen T-Zellen oder von Autoantikörpern allein ist nicht gleichbedeutend mit Krankheit, da solche Phänomene physiologisch sind und mit sensitiven Techniken auch beim Gesunden nachweisbar sind; sie unterliegen einer spezifischen Netzwerkkontrolle. Erst eine Verschiebung des Gleichgewichts zwischen autoaggressiven und regulativen Faktoren und ein Versagen dieser Kontrollmechanismen führt zur Autoimmunerkrankung.

Autoantikörper-vermittelte Erkrankungen (Beispiele: Hashimoto-Thyreoiditis, Myasthenia gravis): Die Reaktion zwischen körpereigenen Strukturen und Autoantikörpern induziert eine Freisetzung von Entzündungsmediatoren und eine Komplementaktivierung. Die initiale Autoantikörperbildung kann z. B. durch ein molekulares Mimikry zwischen mikrobiellen und autologen Antigenen getriggert werden.

Immunkomplexerkrankungen (Beispiele: systemischer Lupus erythematodes, Purpura Schoenlein-

Tabelle 8.1 Zytokine und Interferone, die in der Pathogenese rheumatischer Erkrankungen eine Rolle spielen

Zytokin	Ursprung	Zielzellen	Hauptwirkungen
IL-1	Makrophagen, Synoviozyten	T-Zellen, Synoviozyten, Knorpelzellen	„pro-inflammatorisch", Katabolismus (Kachexie) Kostimulator
IL-2	T-Zellen	T- (u. B-)Zellen	T-Zell-Proliferation, Zytokinproduktion
IL-4	T-Zellen (TH-2)	T- (u. B-)Zellen, Makrophagen	T-Zellwachstum, Isotypen-Wechsel auf IgE
IL-5	T-Zellen, Eosinophile	Eosinophile, B-Zellen	Eosinophilenaktivierung, B-Zellwachstum, -aktivierung
IL-6	Fibroblasten, Monozyten, Synoviozyten, T-Zellen u. a.	Hepatozyten, B-Zellen und viele andere	„pro-inflammatorisch", Akute-Phase-Reaktion B-Zell-Reifung
IL-8	Makrophagen Synoviozyten	T-Zellen, Neutrophile	Chemotaxis für Neutrophile
IL-10	T-Zellen (TH-2), B-Zellen	T-Zellen (TH-1), Makrophagen	Hemmung der MHC- und Adäsionsmolekül-Expression auf Makrophagen
IL-12	Makrophagen, B-Zellen	T-Zellen (TH-1), NK-Zellen	Ausreifung von TH0 zu TH1-Zellen, Stimulation von NK-Zellen
IFN-γ	T-Zellen (TH-1), NK-Zellen	Makrophagen, multiple andere	Aktivierung, steigert die HLA-Klasse-I und -II-Expression
TNF-α	Makrophagen, T-Zellen, Synoviozyten	Lymphozyten, Endothelzellen, multiple andere	„pro-inflammatorisch", Aktivierung, Akute-Phase

Henoch): Durch eine Reaktion zwischen löslichen (Auto)-Antigenen und Autoantikörpern kommt es zur Immunkomplexbildung (IK). Diese präzipitieren je nach dem Verhältnis zwischen IK, freiem Antigen und freien Antikörpern und je nach der Größe und Ladung der IK in Blutgefäßen der Haut, in Glomerula und in der Synovialmembran und führen zur Komplementaktivierung.

Erkrankungen durch Reaktionen autoimmuner T-Zellen (Beispiele: vermutet wird eine Rolle dieses Mechanismus in der Pathogenese der multiplen Sklerose, der rheumatoiden Arthritis und der Spondyloarthritiden): T-Zellen erkennen körpereigene Reaktionen als fremd und führen über einen direkten zytotoxischen Mechanismus oder über die Sekretion von Zytokinen zur Gewebsläsion und chronischen Entzündung.

8.2 Rheumatoide Arthritis (RA)

E. Märker-Hermann

Definition

Die rheumatoide Arthritis (RA) ist eine Systemerkrankung mit bevorzugtem Befall der synovialen Strukturen von Gelenken, Sehnenscheiden und Bursen. Sie wird zu den Autoimmunerkrankungen mit immungenetischer Disposition gerechnet.

Rheumafaktoren kommen bei ca. 80% der Patienten vor (seropositive RA), ca. 20% der Fälle bleiben Rheumafaktor-negativ (seronegativ).

Der größte Teil der chronischen Polyarthritiden nimmt einen progredienten Verlauf mit zunehmender Destruktion und Funktionsverlust der befallenen Gelenke. Systemische Komplikationen (Serositis, Befall innerer Organe, sekundäre Vaskulitiden, sekundäre Amyloidose) und Therapiefolgen können zu einer eingeschränkten Lebenserwartung führen.

Epidemiologie

Die rheumatoide Arthritis ist die **häufigste entzündlich-rheumatische Erkrankung** mit einer Prävalenz von ca. 1 %, sie kommt weltweit in allen Rassen und Klimazonen vor. Die jährliche Inzidenz liegt bei 3 pro 10 000 Erwachsene.

Frauen erkranken häufiger als Männer (Frauen : Männer = 3 : 1), ein Manifestationsgipfel liegt in der 4. bis 6. Lebensdekade, es kommen aber auch Erstmanifestationen im höheren Alter vor (Late-Onset-RA).

Ätiologie/Pathogenese

Die **Ätiologie** der rheumatoiden Arthritis ist bisher nicht bekannt. Es wurde immer wieder versucht, infektiöse Mikroorganismen (z. B. Viren, Mycobakterien) als krankheitsauslösende exogene Antigene zu identifizieren, schlüssige Beweise für eine infektiöse Genese fehlen jedoch. Zelluläre und humorale Immunreaktionen gegen verschiedene Autoantigene werden im Krankheitsverlauf häufig beobachtet. Solche krankheitsassoziierten Autoantigene sind Knorpel-Proteoglykane, Kollagen Typ II und Hitzeschock-Proteine.

Genetik: Das HLA-Klasse-II-Antigen **HLA-DR4**, welches in der Normalbevölkerung bei 20 % der untersuchten Personen vorkommt, ist in ca. 60 % mit der RA assoziiert. Das relative Risiko eines DR4-positiven Merkmalsträgers, an einer RA zu erkranken, ist ca. 5-mal so hoch wie das einer DR4-negativen Person. Bei bestimmten ethnischen Gruppen ist eine Assoziation mit **HLA-DR1** beschrieben. Eine weitere molekulargenetische Typisierung der jeweiligen DRB1-Allele führte zur Definition der mit RA assoziierten HLA-DRB1-Allele und zur Korrelation bestimmter DRB1-Allelkombinationen mit der Krankheitsschwere: Homozygotie für HLA-DR B1*0401 ist demnach mit schweren vaskulitischen Komplikationen vergesellschaftet, die Kombination DR B1*0401/0404 ist ebenfalls mit schweren erosiven und nodulären Erkrankungsverläufen assoziiert. Das HLA-DR2-Antigen und die Kombinationen DR2/DR3 oder DR3/DR7 scheinen mit einem reduzierten Risiko bzgl. der Erkrankung an einer RA vergesellschaftet zu sein.

Frauen erkranken ca. 3-mal häufiger an RA, eine Schwangerschaft hat zumeist einen positiven Einfluss auf den Krankheitsverlauf.

Histopathologie: In sehr frühen Stadien der RA können Formationen transformierter mesenchymoider Zellen beobachtet werden, die nach Fassbender „tumorartig" entzündungsunabhängig den subchondralen Knochen infiltrieren und arrodieren. Das klassische histologische Bild der RA-Synovialitis zeigt eine Pannusbildung, fibrinoide Nekrosen, dichte zelluläre Infiltration mit HLA-DR-exprimierenden Monozyten/Makrophagen, aktivierten T-Lymphozyten und Plasmazellen, die z. T. perivaskulär und follikelartig angeordnet sind.

Pathogenese: Bezüglich der Pathogenese wird vermutet, dass in einem ersten Schritt ein noch unbekanntes Fremd- oder Autoantigen durch aktivierte Makrophagen prozessiert wird und auf HLA-DR4-Molekülen an $CD4^+$-T- (Helfer)- Lymphozyten präsentiert wird. Durch das aktivierte Gefäßendothel (Zusammenspiel von Adhäsionsmolekülen, die von intravasalen Lymphozyten und vom Endothel exprimiert werden) können Entzündungszellen in das synoviale Gewebe migrieren.

Die von den aktivierten Monozyten/Makrophagen und Synoviozyten freigesetzten **Zytokine** stellen zentrale Vermittler der Entzündung, der Freisetzung von Prostaglandinen und Proteasen, der Synovialisproliferation, der Knorpel- und Knochenarrosion und systemischer Allgemeinsymptome wie Gewichtsverlust, Müdigkeit, Temperaturerhöhung dar. Im entzündeten RA-Gelenk besteht ein Zytokin-Ungleichgewicht mit einem Überangebot an so genannten pro-inflammatorischen Zytokinen (TNF-α, IL-1, IL-6 und IL-8, GM-CSF) und einem relativen Mangel an inhibitorischen Zytokinen (IL-4, fraglich IL-10).

Die synovialen Plasmazellen produzieren polyklonal große Mengen von **Immunglobulinen**, zumeist **Rheumafaktoren** der Klassen IgG, IgM und IgA. Unter Rheumafaktoren versteht man Autoantikörper, die gegen Epitope auf alterierten autologen IgG (Fc-Region) gerichtet sind. IgG-Rheumafaktor-Immunkomplexe können ihrerseits Immunkomplex- und Komplement-vermittelte Immunreaktionen auslösen und den Krankheitsprozess unterhalten.

Klinik

Muskuloskelettale Symptome

Bei ca. 1/4 der Erkrankten beginnt die Allgemeinerkrankung RA mit unspezifischen Symptomen wie Abgeschlagenheit, subfebrilen Temperaturen, Gewichtsabnahme. Typisch für die RA ist eine Morgensteifigkeit, die zu Beginn meist die Fingergrund- (MCP-) und Mittelgelenke (PIP) sowie die Handgelenke betrifft.

Die chronische Arthritis manifestiert sich klassischerweise schleichend (in ca. 80 %) als symmetrische Polyarthritis der MCP, PIP, Handgelenke und gleichzeitigem Befall der Vorfüße mit nur geringer Überwärmung, livider Verfärbung der Haut über den Gelenken und palpabler Synovialitis. Tenosynovitiden (besonders der dorsalen Strecksehnen der Handgelenke) sind häufig (s. Farbtafel II, Abb. 8.**1**).

Seltener (ca. 20%) ist der Krankheitsbeginn akut mit starken Schmerzen und ausgeprägter Allgemeinsymptomatik.

Atypische mono- oder asymmetrische oligoartikuläre Erstmanifestationen der RA kommen vor. Nahezu alle peripheren Gelenke sowie die Halswirbelsäule können befallen werden; lediglich die Finger- (DIP) und Zehen-Endgelenke sind praktisch nie betroffen. Bei einer Erstmanifestation nach dem 60. Lebensjahr („Late-Onset-RA", LORA) ist ein früher Befall der Schultergelenke typisch.

Nach mehr als 10jährigem Krankheitsverlauf sind die Hand- und Fingergelenke in mehr als 95% der Fälle betroffen, es folgen die Kniegelenke (80%), Sprunggelenke (75%), Schultergelenke (70%), Zehengrundgelenke (68%). Die Halswirbelsäule (Zervikalarthritis) ist in ca. 45% der Fälle nach langjährigem Verlauf befallen. Neben Tenosynovitiden der Finger- und Zehen-Streck- bzw. Beugesehnen häufig Bursitiden (Baker-Zysten der Kniekehlen, Bursitis olecrani, Bursitis subacromialis).

Im Krankheitsverlauf ist die RA neben den klinischen Zeichen der chronisch-entzündlichen Synovialitis durch den fortschreitenden knöchernen Destruktionsprozess der Gelenke gekennzeichnet mit charakteristischen arthritischen Fehlstellungen und Funktionseinschränkungen.

Eine Zervikalarthritis manifestiert sich als Nackenschmerz vom entzündlichen Typ (Ruhe- und Nachtschmerz) mit Ausstrahlung in den Hinterkopf, in Schultern und Arme. Befallen sind vor allem das atlantodentale Gelenk und andere Gelenke des atlantoaxialen Übergangs (**cave:** Komplikation der atlantoaxialen Dislokation), die Unkovertebral- und Intervertebralgelenke. Seltener findet sich eine sterile Spondylodiszitis.

Besondere klinische Verlaufsformen der RA

Extraartikuläre Manifestationen: Die häufigste extraartikuläre Manifestation der RA stellen bei 20–35% der Patienten **Rheumaknoten** dar, die subkutan bevorzugt an mechanisch belasteten Stellen (z. B. Olekranon, Ulnakante, Achillessehne, Finger) entstehen. Histologisch handelt es sich um eine zentrale fibrinoide Nekrose mit einem Randwall von palisadenartigen Fibroblasten, einer kollagenen Kapsel und perivaskulären Ansammlungen von Entzündungszellen. Rheumaknoten können sich auch viszeral bilden (z. B. Lunge, Pleura, Myokard).

Sekundäre Vaskulitiden der Haut sind bei der RA durch Ulzerationen, Nagelfalznekrosen bis hin zu einer Gangrän der Finger und Zehen gekennzeichnet. Eine Vaskulitis der Vasa nervorum ist die Ursache von Polyneuropathien, die sowohl vom distal-symmetrischen als auch vom Mononeuritis-multiplex-Typ sein können.

Pleuropulmonale Beteiligung: Am häufigsten entwickelt sich hier eine (meist asymptomatische) Pleuritis, wesentlich seltener eine Pneumonitis oder interstitielle Fibrose, pulmonale Rheumaknoten oder eine pulmonale Hypertonie infolge einer Pulmonalarterien-Arteriitis. Unter einem **Kaplan-Syndrom** versteht man das gleichzeitige Vorkommen einer Pneumokoniose (meist einer Silikose) und einer RA mit röntgenologisch sichtbaren multiplen peripheren Lungenrundherden (Rheumaknoten intrapulmonal).

Kardiale Beteiligung: Perikarditis (asymptomatisch, Autopsiestudien), selten granulomatöse oder interstitielle Myokarditis, koronare Angiitis, endokardiale Rheumaknoten.

Augenbeteiligung: Häufig Keratoconjunctivitis sicca (sekundäres Sjögren-Syndrom), selten Skleritis, Episkleritis, Hornhautulzera.

Leberbeteiligung: Die Leber kann in Form einer unspezifischen Hepatitis beteiligt sein, die sich meist als geringe Erhöhung der alkalischen Phosphatase und γ-GT zeigt.

Sekundäre AA-Amyloidose: nach langjährigem aktiven Krankheitsverlauf.

Felty-Syndrom: Das Felty-Syndrom wird als Trias aus einer meist schweren Verlaufsform einer RA, einer Splenomegalie und einer Granulozytopenie definiert. An zusätzlichen Symptomen werden Rheumaknoten, Gewichtsverlust, Sjögren-Syndrom, Lymphadenopathie, Hautulzera, Hautpigmentationen, Infektionen, eine Pleuritis oder eine hämolytische Anämie beobachtet. In der Labordiagnostik sind Rheumafaktoren in 98% der Fälle positiv, es kommen Granulozyten-spezifische ANA vor, das Krankheitsbild ist in 95% mit HLA-DR4 assoziiert.

Sekundäres Sjögren-Syndrom: Miterkrankung ektodermaler Gewebe im Rahmen der RA mit konsekutivem Sicca-Syndrom (Tränenmangel mit pathologischem Schirmer-Test, Mundtrockenheit, trockene Nasenschleimhaut).

Morbus Still des Erwachsenen (Sonderform, nur fraglich zur Krankheitsentität der RA gehörend): Fieber (1× tgl. Normaltemperaturen erreichend), makulöses blassrosafarbenes Hautexanthem, Oligo-Polyarthritis (besonders Handgelenke, Finger), oft Perikarditis, Pleuraergüsse, Bauchschmerzen, Fehlen von Rheumaknoten. Laborchemisch Rheumafaktoren und ANA negativ, Ferritin stark erhöht.

Diagnostik

Die Diagnose der RA stützt sich in erster Linie auf die **typische Anamnese** und die **klinischen Befunde** der chronischen symmetrischen Polyarthritis

Tabelle 8.2 Revidierte Kriterien (1988) des American College of Rheumatology (ACR) zur Klassifikation der rheumatoiden Arthritis

1. Morgensteifigkeit von mindestens 1 Stunde
2. Durch den Arzt objektivierte arthritische Weichteilschwellung an mindestens 3 Gelenken
3. Arthritische Schwellung der proximalen Interphalangeal- oder Metacarpophalangeal- oder Handwurzelgelenke
4. Symmetrische Schwellungen (Arthritis)
5. Subkutane Rheumaknoten
6. Nachweis von Rheumafaktoren
7. Typischer Röntgenbefund (mindestens gelenknahe Osteoporose oder Erosionen im Handbereich)

Die Kriterien 1 – 4 müssen mindestens 6 Wo. bestehen.
Klassifikation als rheumatoide Arthritis, wenn mindestens 4 Kriterien positiv sind

mit Morgensteifigkeit, unterstützt durch die Laborparameter der systemischen Entzündung und durch typische röntgenologische Veränderungen der destruktiven Arthritis im Krankheitsverlauf. Rheumafaktoren fehlen häufig zu Krankheitsbeginn.

Die **Kriterien des American College of Rheumatology** (ACR), im engeren Sinne als Klassifikationskriterien der RA gedacht, erlauben mit großer Sensitivität und Spezifität die Diagnose einer RA und die Abgrenzung zu anderen Arthritiden, sind aber nicht zur Frühdiagnose geeignet.

Labor

Entzündungslabor: Zeichen der systemischen Entzündungsaktivität sind erhöhte BSG, CRP, Erhöhung der α2- und γ-Globuline in der Elektrophorese, Entzündungsanämie (normo-hypochrom, erniedrigtes Serumeisen, erhöhtes Ferritin), Thrombozytose.

Rheumafaktoren: Autoantikörper gegen alteriertes IgG (Fc). Im Krankheitsverlauf in 70 – 80 % der Fälle (besonders bei schwereren Verläufen und Rheumaknoten) nachweisbar, in Frühfällen aber häufig fehlend. Nachweis agglutinierender IgM-Rheumafaktoren mittels Waaler-Rose-Test, Latex-Test oder Nephelometrie.

Cave: Rheumafaktoren finden sich auch bei Gesunden mit steigendem Lebensalter und bei verschiedenen anderen Erkrankungen (Kollagenosen, chronische Lebererkrankungen, Endocarditis lenta, Tuberkulose, EBV-Infektionen).

Antikörper gegen zyklische citrullinierte Peptide (anti-CCP-AK): Hohe Spezifität für die RA. Bei früher RA häufiger nachweisbar als der Rheumafaktor. Hohe Titer mit schlechterer Prognose assoziiert.

Antinukleäre Antikörper (ANA): Relativ häufig (ca. 25 %) in niedrigen Titern nachweisbar, besonders bei Rheumafaktor-Positivität und vaskulitischen Komplikationen.

Synoviaanalyse: Entzündlicher Charakter des Gelenkpunktats mit reduzierter Viskosität, erhöhter Zellzahl (meist 5000 – 50 000/µl mit hohem Granulozytenanteil, Nachweis von Rhagozyten), Rheumafaktoren sind hier früher als im Serum nachweisbar.

Bildgebende Diagnostik

Als früheste **Röntgen**zeichen finden sich eine gelenknahe Osteopenie und uncharakteristische Weichteilschwellungen. Im weiteren Verlauf Zeichen des destruierenden Prozesses mit Schwund der subchondralen Grenzlamelle, typischer Erosionen, marginaler Usuren (Randusuren) und Zysten. Gelenkspaltverschmälerungen, Gelenkdeviationen, deutliche Subluxationen oder Mutilationen sind späte Röntgenveränderungen der RA. Es sollten immer beide Hände und beide Vorfüße geröntgt werden. Zur Beurteilung der Weichteile (Synovialitis, Gelenkerguss) ist die **Arthrosonographie** sehr gut geeignet; auch frühe Erosionen sind häufig darstellbar. In der Frühdiagnostik können auch **Skelettszintigraphie** und **Kernspintomographie** hilfreich sein.

Differenzialdiagnostik

Seronegative Spondyloarthritiden, insbesondere Psoriasisarthritis, Kollagenosen, primäre Vaskulitiden, virale Arthritiden, reaktive Arthritiden und Lyme-Borreliose, Endocarditis lenta mit Arthritiden/Arthralgien, Rheumafaktoren und Vaskulitis-artigen Hautveränderungen, Hämochromatose-Arthropathie, Kristallarthropathien (Chondrocalcinose, polyartikuläre Gicht, Hydroxyapatit-Erkrankung), familiäres Mittelmeerfieber, aktivierte Bouchard-Polyarthrosen, Polymyalgia rheumatica mit Begleitarthritis, Sarkoidose.

Therapie

Therapieprinzipien

Wegen der Chronizität des Krankheitsprozesses muss die Therapie der RA immer im Rahmen eines langfristigen Behandlungsplanes unter Einbeziehung des Hausarztes, eines internistischen Rheumatologen, eines Rheumachirurgen, von Krankengymnastik, Ergotherapie und Rehabilitationszentren angelegt werden. Nach der Sicherung der Diagnose sollte so früh wie möglich mit einer so genannten **Basistherapie** (s. u.) begonnen werden, um den Progress der destruierenden Erkrankung aufzuhalten.

Physikalische Therapie und Ergotherapie

Sie besteht bereits frühzeitig aus einer funktionellen Übungstherapie, Muskelkräftigung, Gelenkstabilisierung, Erlernen von Gelenkschutzmaßnahmen, aus Kryotherapie bei akuten arthritischen Schüben bzw. der Applikation von milder Wärme (z. B. Peloide oder Mittelfrequenzströme) in wenig aktiven oder sekundär-arthrotischen Krankheitsphasen.

Rheumachirurgische Maßnahmen und Synoviorthese

Wenn trotz adäquater medikamentöser Therapie (s. u.) Synovitiden in wenigen Gelenken persistieren, kann bereits in frühen Krankheitsstadien die Indikation zu rheumachirurgischen Eingriffen (sog. Frühsynovektomie) gegeben sein. Alternativ bieten sich häufig Synoviorthesen (intraartikuläre Injektion von Radionukliden wie Yttrium, auch chemische Synoviorthesen) an. In fortgeschrittenen Stadien der RA kommen Spätsynovektomien, Gelenk-rekonstruktive Maßnahmen (Endoprothesen) oder versteifende Operationen (Arthrodesen) zur Anwendung.

Medikamentöse Therapie

Die medikamentöse Therapie der RA stützt sich auf nichtsteroidale Antirheumatika (NSAR), Glucocorticoide und so genannte lang wirksame Antirheumatika (Basistherapeutika, Disease Modifying Antirheumatic Drugs „DMARD").

Nichtsteroidale Antirheumatika (NSAR)

NSAR sind schwach lipophile Säuren mit einer oder mehreren aromatischen/heteroaromatischen Ringsystemen, die die Prostaglandin-Biosynthese hemmen und eine entzündungshemmende sowie analgetische Wirkung entfalten. Diese „klassischen" unseletiven NSAR hemmen beide Isoformen der Cyclooxygenase (COX-1 und COX-2). Über die Inhibition der COX-2 wird im Wesentlichen die antiphlogistische und analgetische Wirkung vermittelt, die Hemmung der COX-1 ist für einen großen Teil der Nebenwirkungen verantwortlich. Bei entsprechenden Risikopatienten sollten neben einer strengen Indikationsstellung für die Therapie mit NSAR eine medikamentöse Prophylaxe gastrointestinaler Nebenwirkungen (vorzugsweise mit Protonenpumpen-Inhibitoren) durchgeführt werden. Ein erhöhtes Risiko besteht bei höherem Alter, Ulzera oder Blutungen in der Anamnese, Komedikation wie Steroide oder Antikoagulanzien, Helicobacter-Besiedlung. Die Präparate aus der Gruppe der Coxibe (COX-2-spezifische Hemmer) zeichnen sich durch weniger schwerwiegende gastrointestinale Nebenwirkungen (insbesondere weniger Ulkusblutungen) aus. Es kann allerdings zzt. noch nicht abschließend beurteilt werden, ob die Coxibe im Sinne eines Klasseneffektes mit einem erhöhten kardiovaskulären Risiko in der Langzeittherapie vergesellschaftet sind, nachdem die Substanz Rofecoxib kürzlich wegen gehäufter kardialer Ereignisse vom Markt genommen wurde.

Indikationen für NSAR: Neben der RA alle rheumatischen Erkrankungen mit Entzündungs- und Reizzuständen und entzündungsbedingten Schmerzen. Die Auswahl einer bestimmten Substanz richtet sich nach der Wirkstärke und der Halbwertszeit eines Präparates, nach der individuellen Erfahrung des Arztes im Umgang mit NSAR und nach begleitenden Risikofaktoren auf Seiten des Patienten. So eignen sich relativ schwach wirksame und nichtretardierte Medikamente wie Ibuprofen zur Behandlung geringer bis mäßiger Schmerzzustände. Starke Entzündungsschmerzen sollten eher mit stärker wirksamen und retardierten Präparaten oder mit Präparaten mit längerer Halbwertszeit behandelt werden (z. B. retardiertes Indometacin oder Diclofenac, Piroxicam). Bei älteren Patienten, eingeschränkter Nierenfunktion oder Leberschäden muss die Gefahr der Akkumulation von NSAR mit langer Plasmahalbwertszeit bedacht werden.

Unerwünschte Wirkungen der NSA: Gastrointestinale Beschwerden, Ulzera mit Perforation oder Blutung, Wasserretention und Ödeme, Herzinsuffizienz, Nierenfunktionsverschlechterung, Hepatopathien, allergische Reaktionen, Blutbild-

▶

veränderungen, teilweise zentralnervöse Störungen wie Schwindel oder Müdigkeit.

Glucocorticoide

Glucocorticoide werden bei der RA lokal (intraartikuläre Injektion) oder oral bei Schüben, zur Überbrückung bis zum Einsatz der Wirkung von Basistherapien, bei aktiven Erkrankungen in Kombination mit Basistherapeutika und – obligat – bei Organkomplikationen oder sekundären Vaskulitiden eingesetzt. Bei der senilen RA und Multimorbidität des Patienten kann eine niedrig dosierte Steroidmonotherapie sinnvoll und nach Abwägen der Risiken einer Basistherapie ausreichend wirksam sein.

Eine **Steroid-Stoßtherapie** sollte mit 0,5 mg/kg KG Prednisolon pro Tag (Einzeldosis am frühen Morgen zu nehmen) beginnen, Reduktion um 5 mg alle 5 Tage, niedrigst mögliche Erhaltungsdosis unterhalb der sog. Cushing-Schwelle (5 – 7,5 mg Prednisolon). Bei Steroid-Dauertherapie prophylaktische Gabe von Calcium und Vitamin D zur Osteoporoseprophylaxe.

Bei **vaskulitischen Komplikationen** oder **nicht beherrschbaren Schüben** werden „Pulse-Therapien" mit 500 – 1000 mg i.v. (1 Stunde Infusionsdauer) an drei aufeinander folgenden Tagen eingesetzt.

Zur **Osteoporoseprophylaxe** wird bei Steroid-Dauertherapie begleitend die Einnahme von Vitamin D und Calcium (1000 mg/d) empfohlen, ggf. Bisphosphonate.

An **unerwünschten Wirkungen** müssen die bekannten cushingoiden Nebenwirkungen, eine Kataraktentstehung und Blutzuckerentgleisungen bedacht werden.

Als **Kontraindikationen** gelten eine schwere Osteoporose, psychiatrische Erkrankungen in der Anamnese, Glaukom und Infektionserkrankungen; Vorsicht bei Tuberkulose in der Anamnese.

Basistherapeutika (disease modifying antirheumatic drugs „DMARD")

Nach Sicherung der Diagnose einer RA sollte möglichst früh mit einer Basistherapie begonnen werden, da von dieser eine Progressionshemmung der Erkrankung erwartet wird. Während in der Vergangenheit eher ein „Stufenschema" der Basistherapie empfohlen wurde (Beginn mit eher schwächer wirksamen, aber meist nebenwirkungsärmeren Präparaten, stufenweise Steigerung bzw. Umsetzen auf stärker wirksame Medikamente und Immunsuppressiva nach Evaluation der jeweiligen Therapie nach mindestens 6 Monaten), sollte man heute schon zum Zeitpunkt der Erstdiagnose die Wahl des Basistherapeutikums von der Prozessaktivität und der zu erwartenden Prognose (prognostisch ungünstige Prognoseparameter s. u.) abhängig machen. Falls es die individuelle Krankheitsaktivität notwendig macht, sollte so bereits frühzeitig ein stärker wirksames Medikament, evtl. in Kombination mit Steroiden eingesetzt (Tab. 8.**3**) und bei unzureichender Wirksamkeit nach 2 – 3 Monaten umgesetzt oder kombiniert werden.

Allgemeine Voraussetzungen für die Basistherapie sind die genaue Aufklärung und Gewährleistung der Compliance des Patienten, die Beachtung von Kontraindikationen und Arzneimittelinteraktionen, die Möglichkeit zur engmaschigen Kontrolle sowie die Erörterung antikonzeptiver Maßnahmen.

Antimalariamittel (Chloroquin, Hydroxychloroquin): Günstiges Risiko-/Nutzenverhältnis.

- *Indikationen:* vor allem initiale oder milde RA, positive ANA, auch in Kombination mit MTX.
- *Nebenwirkungen:* Magen-Darm-Beschwerden, selten reversible Kornea-Ablagerungen, Retina-Ablagerungen. Sehr selten Myopathie, Neuropathie, Leukopenie.
- *Kontraindikationen:* Retinopathien, Myasthenie, Glucose-6-Phosphat-Dehydrogenase-Mangel, Allergien, Knochenmarksdepression, Stillzeit.
- *Überwachungsprogramm:* Befragung über die genannten Nebenwirkungen. Alle 2 Monate (anfänglich alle 2 Wochen) Blutbild, CK. Alle 6 Monate augenärztliche Kontrolle.

Sulfasalazin

- *Indikationen:* frühe, mäßig aktive RA. Kann bei strenger Indikationsstellung auch in der Schwangerschaft verabreicht werden.
- *Nebenwirkungen:* Exanthem, gastrointestinale Symptome, Cholestase, Leuko-, Thrombopenie, Proteinurie, Induktion von ANA, Oligospermie, sehr selten fibrosierende Alveolitis.
- *Kontraindikationen:* Überempfindlichkeit gegenüber Sulfonamiden oder Salizylaten, Porphyrie, Glucose-6-Phosphat-Dehydrogenase-Mangel, Knochenmarkdepression, höhergradige Nieren- oder Leberfunktionsstörung.
- *Überwachungsprogramm:* alle 2 Wochen in den ersten 3 Monaten, später alle 3 Monate Blutbild, AP, GPT, Kreatinin, Urin auf Eiweiß.

▶

Tabelle 8.**3** Gebräuchliche Basistherapeutika (Disease modifying antirheumatic drugs „DMARD") in der Therapie der rheumatoiden Arthritis

Substanzgruppe	Substanz	Dosierung
Antimalaria-Mittel	Chloroquin	250 mg tgl. (1 Tbl.), bei Gewicht < 50 kg 162 mg (= 2 Tabl. à 81 mg) (1 Dosis)
	Hydroxychloroquin	2 × tgl. 1 Drg. à 200 mg, bei Gewicht < 50 kg 1 Drg. à 200 mg
schwer resorbierbare Sulfonamide	Sulfasalazin	einschleichend: 1. Woche 1 Tbl., 2. Woche 2 × 1 Tabl., 3. Woche 3 × 1 Tbl., ab 4. Woche 2 – 0 – 2 Tbl.. Steigerung auf 2 – 2 – 2 Tbl. bei Wirkungslosigkeit möglich
parenterale Goldpräparate (Injektion tief i.m.)	Aurothiomalat	**Aufsättigung:** 1. Woche 10 mg, 2. Woche 20 mg, 3. – 20. Woche 50 mg **Erhaltungstherapie** ab 21. Woche: 50 mg jd. 2.-4. Woche
Immunsuppressiva	Azathioprin	2 mg/kg KG. Dauertherapie meist 1 – 2 mg/kg KG tgl.
	Methotrexat	einmal wöchentliche Applikation von 7,5 mg bis 20 mg (max. 25 mg) oral oder parenteral (i.m., i.v., s.c.)
	Leflunomid	initial 100 mg tgl. über 3 Tage, Erhaltungsdosis 10 – 20 mg tgl.
	Cyclophosphamid	2 mg/kg KG/d kontinuierlich oral. Bei Vaskulitis auch Bolustherapie i.v.
	(Ciclosporin A, noch nicht zur Therapie der RA zugelassen)	(initial 2,5 bis 4 mg/kg KG/d auf 2 Tagesdosen verteilt)

Parenteral verabreichte Goldsalze (Aurothiomalat)

- Progressionshemmende Wirkung bei RA belegt, aber relativ hohe Abbruchrate wegen Nebenwirkungen. Oral verabreichte Goldsalze (Auranofin) werden wegen ihrer schwachen Wirksamkeit heute nur noch selten empfohlen.
- *Indikationen:* primär hoch entzündlich aktive und röntgenologisch erosive RA.
- *Nebenwirkungen:* Dermatitis, Pruritus, Stomatitis, Leuko- und Thrombopenie, Eosinophilie, Kornea-Ablagerung, Metallgeschmack, Proteinurie. Selten Chrysiasis, Bronchiolitis bzw. Lungenfibrose, nephrotisches Syndrom, Iritis, Neuritis.
- *Kontraindikationen:* Knochenmarksdepression, Schwangerschaft und Stillzeit, Kollagenosen, schwere Leber- oder Niereninsuffizienz, Colitis ulcerosa, Goldallergie, Blutungsneigung und Antikoagulationstherapie (i.m.-Injektionen!).
- *Überwachungsprogramm:* alle 2 Wochen, nach 3 Monaten alle 4 Wochen Blutbild, Leberwerte, Kreatinin, Urineiweiß und -sediment.

Methotrexat (MTX)

- In der niedrig dosierten (7,5 – 25 mg) 1 × wöchentlichen Therapie (oral oder parenteral) ist MTX das DMARD mit dem günstigsten Nutzen/Risiko-Profil in der Langzeittherapie, relativ rascher Wirkungseintritt nach 6 – 8 Wochen.
- *Indikationen:* entzündlich aktive und progrediente RA.
- *Nebenwirkungen:* als frühe Nebenwirkungen werden Übelkeit und Magenbrennen sowie Transaminasenanstieg genannt. Langzeit-NW: Stomatitis, Haarausfall, Transaminasenanstieg (sehr selten Leberfibrose), Leukopenie, makrozytäre Anämie, Abort und Teratogenität, Infektanfälligkeit. Selten Pneumonitis, Nierenfunktionsverschlechterung, vermehrte

▶

Rheumaknotenbildung. Eine Substitution mit Folinsäure (5 mg oral 12 h nach MTX-Einnahme) kann helfen, Nebenwirkungen wie eine Stomatitis, Haarausfall, Leukopenie und makrozytäre Anämie zu vermeiden.
- *Kontraindikationen:* Schwangerschaft oder Kinderwunsch in den nächsten Monaten, aktive Lebererkrankung, Alkoholabusus, Infektionen, Knochenmarksdepression, Niereninsuffizienz, unzuverlässige Einnahme
- *Überwachungsprogramm:* anfangs alle 1 – 2 Wochen, nach 2 Monaten alle 4 Wochen BB, γ-GT, AP, GPT, Kreatinin, Urinstatus. Einmal jährlich Sonogramm Leber, Röntgen-Thorax.

Azathioprin
- *Indikation:* aktive RA, insbesondere bei hoch positiven ANA und vaskulitischen Komplikationen oder Organbefall.
- *Nebenwirkungen:* gastrointestinale Symptome, Leukopenie, Anämie, Drug-Fever, intrahepatische Cholestase, akute Pankreatitis, Exanthem, sehr selten Alveolitis, Myalgien.
- *Kontraindikationen:* Azathioprinallergie, schwere Nieren-, Leber- oder Knochenmarksschäden, Schwangerschaft oder Stillzeit, Infektionserkrankungen.

! Keine gleichzeitige Therapie mit Allopurinol (wenn unbedingt notwendig: Reduktion der Azathioprindosis auf 25 %).

- *Überwachungsprogramm:* nach den genannten Symptomen fragen. Anfangs alle 1 – 2 Wochen, nach 2 Monaten alle 4 Wochen BB, γ-GT, AP, GPT, Lipase, Kreatinin, Urinstatus.

Leflunomid
- *Indikationen:* entzündlich aktive und progrediente RA.
- *Nebenwirkungen:* gastrointestinale Symptome (bes. Diarrhö, Übelkeit), Blutdruckerhöhungen, Allergien, Haarausfall, Transaminasenanstieg, gehäufte Infekte, toxische epidermale Nekrolyse (sehr selten), Lungenveränderungen (sehr selten), Sehnenscheidenentzündung, Leukopenie, selten Thrombopenie und Anämie. Beim Auftreten von Nebenwirkungen kann die Auswaschphase von Leflunomid durch Gabe von 8 g Colestyramin 3-mal tgl. verkürzt werden.
- *Kontraindikationen:* schwerer Immundefekt, eingeschränkte Knochenmarksfunktion, schwere Infektionen, eingeschränkte Leberfunktion, mittlere bis schwere Niereninsuffizienz, schwere Hypoproteinämie, Schwangerschaft.
- *Überwachungsprogramm:* Differenzialblutbild anfangs alle 2 Wochen, später alle 8 Wochen. Regelmäßige Kontrolle Transaminasen, Blutdruck, Röntgen-Thorax.

Cyclophosphamid
- *Strenge Indikation:* sekundäre Vaskulitis, Organbefall, Versagen anderer Therapien.
- *Nebenwirkungen:* Leukopenie, Infektionen, Infertilität, Teratogenität, Haarausfall, Übelkeit, Transaminasen-Erhöhung, hämorrhagische Zystitis, Malignomentstehung (Blase, maligne Lymphome).
- *Kontraindikationen:* Knochenmarksdepression, Infekte, Schwangerschaft und Stillzeit, schwere Leberfunktionsstörung.
- *Überwachungsprogramm:* anfangs alle 1 – 2 Wochen (nach Bolustherapie an Tag 8, 10, 12) Blutbild. Bei oraler Dauertherapie einmal monatlich BB, Leberwerte, Kreatinin, Urinstatus. Auf Infektzeichen achten.

Ciclosporin A
- *Indikation:* Als Basistherapeutikum der RA in der Monotherapie nicht etabliert und zugelassen, wird vorwiegend in Kombination mit MTX bei schwerer RA eingesetzt
- *Nebenwirkungen:* Hypertrichose, Gingivahyperplasie, Magen-Darm-Beschwerden, Niereninsuffizienz, Hypertonie, Tremor, selten Allergie, Pankreatitis, Hyperkaliämie, Ödeme, Konvulsionen.
- *Kontraindikationen:* Allergie, Infekte, Malignome, unbehandelte arterielle Hypertonie, Leber- und Nierenschaden.
- *Überwachungsprogramm:* alle 1 – 2 Wochen, nach 2 Monaten alle 4 Wochen Blutdruckmessung, Blutbild, AP, GPT, Kreatinin, Kalium, Urinstatus.

Zytokinantagonisten („Biologicals“)

Wesentliche neue Erkenntnisse zur Pathogenese der rheumatoiden Arthritis haben in den vergangenen Jahren zur Entwicklung von Antagonisten der pro-inflammatorischen Zytokine TNF-α und IL-1 geführt. Die Zulassung zur Behandlung der RA erhielten zwei monoklonale Antikörper gegen TNF-α, nämlich das **Infliximab** und der komplett humanisierte monoklonale Antikörper **Adalimumab**, das lösliche rekombinante TNF-Rezeptor-Fusionsprotein **Etanercept** sowie der In- ▶

terleukin-1-Rezeptorantagonist **Anakinra**. Zum Einsatz dieser „Biologicals" bei rheumatoider Arthritis hat die Deutsche Gesellschaft für Rheumatologie Empfehlungen publiziert, die unbedingt beachtet werden sollten.

Indikation: Voraussetzung für die Verordnung ist zunächst die gesicherte Diagnose einer RA und eine trotz entsprechender Behandlung aktive Erkrankung, d. h. Versagen zumindest zweier konventioneller Basistherapeutika, eines davon MTX; die Therapie hiermit sollte allein oder in Kombination in adäquater Dosis über einen ausreichend langen Zeitraum (in der Regel insgesamt 6 Monate) erfolgt sein. Eine weitere Voraussetzung ist die Mitbetreuung und Dokumentation unter Verwendung validierter Messinstrumente (z. B. Disease Activity Score DAS-28, HAQ oder FFbH, visuelle Analogskalen, serologische Aktivitätsparameter) durch einen internistischen Rheumatologen oder eine internistisch-rheumatologische Abteilung. Zu den Eingangsuntersuchungen gehören auch die Anfertigung eines Röntgenbildes des Thorax, insbesondere zum Ausschluss einer Tuberkulose, und ein Tuberkulin-Hauttest nach Mendel-Mantoux, 10 TE.

Dosierung: Infliximab wird nur in Kombination mit MTX verabreicht, und zwar in der Dosis von 3 mg/kg KG als Infusion in Woche 0, 2, 6, danach alle 8 Wochen. Etanercept wird s.c. in einer Dosis von 25 mg 2-mal pro Woche appliziert, Adalimumab 40 mg 1-mal alle 14 Tage (beide Präparate als Monotherapie zugelassen). Anakinra muss mit MTX kombiniert werden und wird täglich in Form von 1 Ampulle s.c. injiziert.

Nebenwirkungen: Das Risiko schwerwiegender Infektionen unter Therapie mit TNF-Blockern ist erhöht, es wurden in ca. 0,05 % der behandelten Patienten Tuberkulosen beobachtet. Es können antinukleäre Antiköper und anti-dsDNS-Antikörper unter TNF-Blockern induziert werden; beim Auftreten einer „Lupus-like-Disease" muss die Therapie abgebrochen werden. Zudem wurden Verschlechterungen einer vorbestehenden Herzinsuffizienz und sehr seltene Fälle von demyelinisierenden Erkrankungen berichtet. Ob die Tumorabwehr durch TNF-Blocker geschwächt wird, ist bislang nicht bekannt; besondere Vorsicht ist geboten bei Patienten mit lymphoproliferativen Erkrankungen oder anderen Tumoren in der Anamnese. Eine Behandlung mit Zytokinantagonisten ist wegen unzureichender Wirkung abzubrechen, wenn es nicht innerhalb von 8 – 12 Wochen zu einer signifikanten Besserung der klinischen und laborchemischen Parameter gekommen ist.

Verlauf

Der natürliche Verlauf der RA weist eine große Variabilität auf, ist aber definitionsgemäß chronisch mit einer mehr oder weniger ausgeprägten Neigung zur Gelenkdestruktion und funktionellen Behinderung. Es lassen sich im Wesentlichen drei Verlaufsformen unterscheiden (nach Hartmann und Zeidler, 1989):

- Intermittierende Verlaufsform (ca. 20 %) mit Perioden von objektiver und subjektiver Besserung und einer geringen Neigung zur Gelenkdestruktion.
- Progrediente Verlaufsform (häufigste Form, 60 – 70 %) mit schleichender, schubweiser oder fortschreitender Gelenkdestruktion.
- Maligne Verlaufsform (< 10 %) mit rasch progredienter Gelenkdestruktion, schweren extraartikulären Organmanifestationen, systemischer Vaskulitis und erhöhter Mortalitätsrate.

Prognose

Laborparameter, die bereits frühzeitig auf eine eher ungünstige Prognose hinweisen können, sind hohe Rheumafaktortiter, erhöhte anti-CCP-Antikörpertiter, eine ausgeprägte Hypergammaglobulinämie, hoch positive ANA-Titer und die genetische Assoziation mit HLA-DR4 (insbesondere mit den Subtypen DR B1*0401/0404).

In der **klinischen Verlaufsbeobachtung** entscheidet es sich meist innerhalb der ersten 3 – 5 Krankheitsjahre, ob sich der Verlauf eher günstig oder prognostisch ungünstig entwickelt. Als klinische Parameter gehen im Verlauf die Funktions- und Arbeitsfähigkeit, röntgenologische, muskuläre und biomechanische Parameter ein. Bei schweren extraartikulären Manifestationen oder als Folge der medikamentösen Langzeittherapie kann die Lebenserwartung von Patienten mit RA um 14 – 15 Jahre reduziert sein.

Komplikationen

An artikulären und periartikulären Komplikationen kommen Fingersehnenrupturen, rupturierte Bakerzysten, Folgen einer schweren atlanto-axialen Dislokation (Querschnittssymptomatik), Osteoporosen und bakterielle hämatogene bzw. durch Gelenkpunktion ausgelöste Gelenkinfektionen vor. Extraartikuläre Komplikationen sind Vaskulitiden, Ulzera,

Myokarditiden, Polyneuropathien und die AA-Amyloidose mit Nierenbefall.

8.3 Infektiöse Arthritiden

E. Märker-Hermann

Definition

Infektion eines Gelenks durch Mikroorganismen (Bakterien, Pilze) durch direkte Erregerinokulation von außen (Trauma, iatrogen durch Gelenkpunktion, Operation), auf hämatogenem Weg oder durch Übergreifen einer gelenknahen Osteomyelitis bzw. Weichteilinfektion.

Ätiologie/Pathogenese

Eine direkte bakterielle Besiedlung des Synoviums (Infektion) erfolgt in den meisten Fällen im Rahmen einer Septikämie, wobei prädisponierend häufig lokale Faktoren (vorbestehende Arthrose oder Arthritis, insbesondere rheumatoide Arthritis, Endoprothese) oder eine systemische Abwehrschwäche (Therapie mit Steroiden/Immunsuppressiva, Chemotherapie, Diabetes mellitus, hohes Alter, HIV, i.v.-Drogenabusus) vorliegen. Eine Keiminokulation von außen kann durch Gelenkpunktion, intraartikuläre Injektion oder operative Eingriffe erfolgen. Per continuitatem führen Osteomyelitiden oder benachbarte Weichteilinfektionen und Traumen zur Keimbesiedlung des Gelenks. Bei **HIV-Infizierten** muss daran gedacht werden, dass neben Staphylococcus aureus- oder Neisseria gonorrhoeae-induzierten bakteriellen Arthritiden auch Candida albicans oder seltene opportunistische Pathogene wie atypische Mykobakterien oder Histoplasma capsulatum die Ursache einer infektiösen Arthritis sein können.

Klinik

Typische klinische Zeichen sind lokal akute Entzündungszeichen (starker Ruhe- und Bewegungsschmerz, Überwärmung, Schwellung mit Ergussbildung, Rötung, Functio laesa) und Fieber mit allgemeinem Krankheitsgefühl. Eine septische Arthritis kann jedoch unter bestimmten Umständen (konsumierende Grunderkrankung, Dialysepatienten, immunsuppressive Therapie, vorbestehende rheumatoide Arthritis, hohes Lebensalter) klinisch **atypisch** verlaufen ohne wesentliche allgemeine Entzündungszeichen sowie ohne signifikante Neutrophilie des Gelenkpunktats.

Ein Sonderfall stellt auch die **Gonokokken-Arthritis** dar, deren Klinik mit migratorischer Polyarthritis, Tenosynovitis und Dermatitis differenzialdiagnostisch eher an eine reaktive Arthritis als eine bakteriell-infektiöse Arthritis denken lässt.

Diagnostik

Labor

BSG und Akute-Phase-Proteine erhöht, Leukozytose, Neutrophilie.

Cave: fehlende systemische Entzündung oder relative Leukopenie bei Immunsupprimierten!

In der Synoviaanalyse typischerweise deutliche Erhöhung der Leukozyten (10 000 – 100 000/μl), Lactat erhöht, Synovialkultur positiv. **Direkter Erregernachweis** aus der Synovialflüssigkeit oder Synovialis mittels Kultur (aerobe und anaerobe Kulturen, positiver Befund in nahezu 100 % der Nicht-Gonokokken-Arthritiden, in nur 25 – 50 % der Gonokokken-Arthritis) und/oder Visualisierung im Gram-Ausstrichpräparat. Parallel im Fieberanstieg Anlegen mehrerer Blutkulturen und Suche nach ei-

Tabelle 8.**4** Häufigkeit bakterieller Erreger der infektiösen Arthritis im Erwachsenenalter bei Patienten ohne bzw. mit vorbestehender Gelenkerkrankung (nach Kaandorp et al., Arthritis Rheum 40:887, 1997)

Erreger	Häufigkeit bei Patienten *ohne* vorbestehende Gelenkerkrankung (%)	Häufigkeit bei Patienten *mit* vorbestehender Gelenkerkrankung (%)
Staphylococcus aureus	56,4	33,6
andere Staphylokoken	2,7	14,2
Streptokoken	18,2	14,2
Gram-negative Enterobakterien	9,1	15,9
andere	13,6	22,1

nem infektiösen Herd der Erregeraussaat (Abszess, Urogenitalinfekt, Pneumonie, bei Gonokokken: Urethritis).

Bei Beteiligung bestimmter spezifischer Erreger wie Mykobakterien oder Pilze ist im Falle steriler Synovialproben die Kultur und histologische Untersuchung einer **Synovialisbiospie** (Parker-Pearson-Nadel, Arthroskopie oder offene Biopsie) häufig diagnostisch wegweisend.

Bildgebende Verfahren

- Arthrosonographie: Ergussnachweis, periartikuläre Weichteilveränderungen.
- Röntgen: mehrfach im Verlauf durchführen, Darstellung von Weichteilschwellungen, gelenknaher Osteomyelitis, fortschreitender knöcherner Destruktion.
- Skelettszintigraphie: in Frühstadien höhere Sensitivität als Röntgen, besonders geeignet zur Diagnostik von Spondylitiden und Coxitiden.
- CT und MRT: frühzeitig Weichteilveränderungen, Abszesse, Knorpelläsionen, Osteomyelitis (Knochenmarksödem), knöcherne Destruktion.

Differenzialdiagnosen

Akute Kristall-Arthritis (Gicht, Pseudogicht), reaktive Arthritis, virale Arthritis, Lyme-Arthritis, pseudoguttöse Form der Psoriasisarthritis, Schub einer rheumatoiden Arthritis.

Therapie

- **Wiederholte Ergusspunktionen,** evtl. mit anschließender NaCl-Spülung, Spül-Saugdrainage, arthroskopische Drainage, bei therapierefraktären Fällen Synovektomie.
- **Sofortige i.v. Antibiotikatherapie** (Staphylokokken-Wirksamkeit, Gewebe- und Knochengängigkeit beachten). Modifikation je nach identifiziertem Erreger und Antibiogramm: Bei Staphylokokken-Nachweis Flucloxacillin, Clindamycin, Rifampicin oder Vancomycin; bei Nachweis von Neisseria gonorrhoeae oder Streptokokken Penicillin G; bei gramnegativen Enterobakterien Cephalosporine der 3. Generation oder Gyrasehemmer; bei Candida-Arthritis Fluconazol, Amphothericin B (evtl. in Kombination mit 5-Fluorocytosin).
- Symptomatisch und zur Schmerzbehandlung **nichtsteroidale Antirheumatika**.
- In der Frühphase **Immobilisierung**, danach passive, später aktive **Mobilisation** zur Vermeidung von Muskelatrophien und Versteifungen.

Therapie

Komplikationen und Prognose

Bei sofortiger Diagnosestellung und Antibiotikatherapie Ausheilung ad integrum. Bei **verzögertem Behandlungsbeginn** Gefahr der Knorpel- und Knochendestruktion mit Entwicklung einer Sekundärarthrose. Weitere Komplikationen: Systemisch-septische Komplikationen, Endokarditis.

Eine Verzögerung der Diagnosestellung und damit der adäquaten antibiotischen Therapie bedeutet für Patienten mit reduzierter Immunabwehr eine erheblich verschlechterte Prognose quoad vitam mit einer Mortalität von 56%, insbesondere wenn ein polyartikulärer septischer Befall und eine RA als Grunderkrankung vorliegen.

8.4 Virale para- und postinfektiöse Arthritiden

E. Märker-Hermann

Definition

Im Prodromalstadium oder im Verlauf von verschiedenen Virusinfektionen kann es – in den meisten Fällen durch einen direkten Erregerbefall des Synoviums – zu flüchtigen oder subakuten Arthritiden kommen.

Ätiologie/Pathogenese

Die häufigsten Erreger viraler Arthritiden sind das Rötelnvirus (auch nach Röteln-Impfung mit attenuierten Viren!), Parvovirus B19, Hepatitis B-Virus (HBV), Hepatitis C-Virus (HCV), Varizellenvirus, HIV.

Direkter Erregerbefall oder Bildung von Kryoglobulinen/Immunkomplexen (HBV, HCV).

Klinik

Subakute Oligo- oder Polyarthritiden, oft wandernd, während der Prodromalphase (HBV) oder parainfektiös.

Begleitsymptome können eine Lymphadenitis (Röteln, Parvo B19), ein Exanthem (Röteln, Parvo B19, Varizellen), Fieber, eine aplastische Anämie (Parvo B19), Myalgien und Allgemeinsymptome (HBV), Vaskulitiszeichen (Kryoglobulinämie) sein.

Diagnostik

- Spezifischer Antikörpernachweis (IgM, im Verlauf IgG-Titer), Virusnachweis im Gelenk meist nicht möglich, Kryoglobuline, PCR (Virushepatitis, Parvo B19).
- Ergänzend Transaminasen, Blutbild (Lymphozytose).
- Röntgen: Weichteilschwellung, keine Destruktionen.

Therapie

Therapie

Lediglich symptomatische Behandlung mit physikalischer Therapie und NSAID (Ausnahme: Hepatitis C und Kryoglobuline, Indikation für Therapie mit IFN-α, ggf. in Kombination mit Ribavirin).

Prognose

Selbstlimitierender Verlauf, gelegentlich aber über Monate anhaltende Symptomatik (Röteln, Parvovirus B19), die differenzialdiagnostisch an eine rheumatoide Arthritis denken lassen kann.

HCV-assoziierte Kryoglobulinämien können unter dem Bild einer Vaskulitis mit Organkomplikationen (Glomerulonephritis) verlaufen.

8.5 Spondyloarthritiden

E. Märker-Hermann

8.5.1 Definition und Kriterien

Definition

Eine Gruppe entzündlich-rheumatischer Erkrankungen mit klinischen, radiologischen und immungenetischen Gemeinsamkeiten mit dem wichtigsten Vertreter dieser Gruppe, der Spondylitis ankylosans (Morbus Bechterew).

Zu den Spondyloarthritiden gehören die Spondylitis ankylosans, die Arthritis psoriatica, die reaktiven Arthritiden (einschließlich Morbus Reiter) nach **Yersinien**-, **Salmonellen**-, **Shigellen**-, **Campylobacter**- oder **Chlamydien**-Infektion, der Sacroiliitis-Typ der juvenilen chronischen Arthritis und die Arthritiden bei chronisch-entzündlichen Darmerkrankungen (bei Morbus Crohn, Colitis ulcerosa, Morbus Whipple, Sprue). Es besteht eine familiäre Häufung der Spondylarthritiden und eine enge genetische Disposition mit HLA-B27 und anderen Genen.

Einige dieser Krankheitsbilder können in Symptomatologie und Verlauf Überlappungen aufweisen, sodass eine exakte nosologische Zuordnung im Einzelfall nicht immer gelingt. Andererseits werden nicht selten monosymptomatisch bleibende Iliosakralarthritiden, Mono- oder Oligoarthritiden mit oder ohne familiäre/genetische Disposition beobachtet, für die der Begriff der „undifferenzierten Spondyloarthritiden" verwendet wird.

Kriterien und überlappende Symptome der seronegativen Spondyloarthritiden

- **Mono-, Oligo- oder Polyarthritis** (häufig asymmetrisch, bevorzugter Befall der unteren Extremitäten).
- **Sakroiliitis** mit und ohne Spondylitis.
- **Enthesiopathien** (entzündliche Veränderungen der Sehneninsertionen).
- **Seronegativität**, d. h. Fehlen von Rheumafaktoren.
- **Extraartikuläre Symptome**
  - Haut: Psoriasiforme Effloreszenzen oder Nagelveränderungen, -Erythema nodosum, Pyoderma gangraenosum, Thrombophlebitis.
  - Augen: Konjunktivitis, Iridozyklitis/Uveitis anterior.
  - Schleimhäute: Ulzerationen, Aphthen
  - Herz: AV-Block, Aorteninsuffizienz, Myokarditis.
  - Magen-Darm-Trakt: Enterokolitis, chronisch-entzündliche Läsionen.
  - Urogenitaltrakt: Urethritis, Zervizitis, Prostatitis, Balanitis.
- **Genetische Prädisposition:** Familiäre Häufung, Assoziation mit HLA-B27.

Tabelle 8.**5** Häufigkeit des Nachweises von HLA-B27 bei Spondyloarthritiden

Erkrankung	Häufigkeit des Nachweises von HLA-B27
Spondylitis ankylosans (Morbus Bechterew)	92–96%
Reaktive Arthritis	45–75%
Arthritis psoriatica ohne Stammskelettbefall	27%
Arthritis psoriatica mit Stammskelettbefall	59%
Spondyloarthritis bei chronisch-entzündlichen Darmerkrankungen	64%
Sacroiliitis-Typ der juvenilen chronischen Arthritis	45%

Tabelle 8.**6** ESSG- (European Spondyloarthropathy Study Group-) Kriterien zur Klassifikation der Spondyloarthritiden (Dougados et al. 1991)

Rückenschmerz vom entzündlichen Typ	oder	**Arthritis** • asymmetrisch • überwiegend an den unteren Extremitäten

plus eines oder mehrere der folgenden Kriterien:
- positive Familienanamnese (Spondylitis ankylosans, Arthritis psoriatica, Uveitis anterior)
- infektreaktive Arthritis
- Psoriasis
- entzündliche Darmerkrankung
- Urethritis, Zervizitis oder akute Diarrhö innerhalb des letzten Monats vor der Arthritis
- alternierender Gesäßschmerz
- Fersenschmerz
- Sakroiliitis (bilateral Grad 2–4 oder unilateral Grad 3–4)

8.5.2 Spondylitis ankylosans (Morbus Bechterew)

Definition und Epidemiologie

Häufigste HLA-B27-assoziierte Spondyloarthritis. Chronische entzündlich-rheumatische Erkrankung des Bewegungsapparates mit destruktiven und produktiv-ossifizierenden Veränderungen am Achsenskelett (besonders der Iliosakralgelenke) mit häufigen peripheren Arthritiden und extraartikulären Manifestationen.

Weltweites Vorkommen, Prävalenz ca. 0,5–1% je nach Population und Untersuchungsmethode (z. B. Erfassung symptomarmer Formen der Spondylitis ankylosans durch systematische Röntgenuntersuchungen).

Verhältnis erkrankter Männer zu Frauen ca. 3 : 1 (wegen einer häufig milden Krankheitsmanifestation wird die Spondylitis ankylosans bei Frauen häufig nicht oder spät diagnostiziert). Altersgipfel der Erstmanifestation im 3. Lebensjahrzehnt.

Ätiologie/Pathogenese

Die Ätiologie der Spondylitis ankylosans ist nicht bekannt. Man diskutiert über die Rolle von gramnegativen Darmbakterien (z. B. Klebsiella) bei der Manifestation der Erkrankung.

In der Pathogenese gilt die sehr hohe Assoziation der Erkrankung mit dem HLA-Klasse-I-Antigen **HLA-B27** (in 88–96% positiv im Vergleich zu ca. 7% der kaukasischen gesunden Normalbevölkerung) als Grundlage für eine genetisch determinierte Störung der Immunantwort. Bei positiver Familienanamnese für Morbus Bechterew steigt das Risiko eines HLA-B27-positiven Individuums, ebenfalls an Morbus Bechterew zu erkranken, um das 20fache. Weitere Gene, die mit der Spondylitis ankylosans in Verbindung gebracht werden, sind das HLA-B60 sowie Polymorphismen des TNF-α- und IL-1-RA-Gens.

Klinik

Das frühe klinische Symptom mit der größten Sensitivität und relativ hoher Spezifität ist der **chronisch-entzündliche Rückenschmerz**: tief sitzende Kreuzschmerzen in Ruhe bzw. in der Nacht, nächtlicher/frühmorgendlicher Aufwachschmerz, gelegentlich Ausstrahlung in beide Oberschenkel, Besserung durch Aufstehen und Bewegung, Morgensteifigkeit, Schmerzdauer > 3 Monate, schleichender Beginn der Beschwerden, Krankheitsbeginn vor dem 40. Lebensjahr. Zusätzlich Thoraxschmerzen beim tiefen Einatmen, Schmerzen im Bereich des Sternums, eingeschränkte Thoraxbeweglichkeit.

Klinische Untersuchung: Klopf-, Dehnungs- und Erschütterungsschmerz der Iliosakralfugen, später auch der Wirbelsäule, positives Menell-Zeichen (Abscherungsschmerz).

Objektivierung der **eingeschränkten Wirbelsäulenbeweglichkeit**: Schober-Test (LWS, normal ≥ 10/15 cm), Ott-Test (BWS, normal ≥ 30/32 cm), Messung der Atembreite (Atemexkursion in der Mamillarlinie, normal ≥ 6 cm), Finger-Boden-Abstand, Kinn-Jugulum-Abstand, Hinterhaupt-Wand-Abstand.

Periphere Arthritiden in ca. 20 – 30 % im Verlauf der Erkrankung vorkommend (stammnahe, oligoartikulär, Betonung untere Extremitäten). In 30 % treten sie als Erstsymptom vor Beginn der Kreuzschmerzen auf. Enthesiopathien (besonders Achillessehne und Os ischii).

Begleitende Symptome: Iridozyklitis, selten Aortenklappeninsuffizienz, AV-Block, zystische Oberlappenfibrose der Lunge, vereinzelt IgA-Nephritis.

Tabelle 8.**7** Gradeinteilung der Sakroiliitis entsprechend den modifizierten New York-Diagnosekriterien der Spondylitis ankylosans (van der Linden et al., 1984)

Grad	Veränderungen der Iliosakralgelenke im a.p.-Röntgenbild
0	keine pathol. Veränderungen
1	verwaschener Gelenkspalt, verdächtige Veränderungen
2	*minimale* definitive Veränderungen (umschriebene Areale mit Erosionen oder Sklerosierungen ohne Veränderungen der Gelenkspaltweite)
3	*ausgeprägte* Erosionen, Sklerosierungen, Gelenkspalterweiterung/Gelenkspaltverengung, partielle Ankylosierung
4	komplette Ankylose

Tabelle 8.**8** Modifizierte New York-Diagnosekriterien der Spondylitis ankylosans (van der Linden et al., 1984)

1. Klinische Kriterien
- tief sitzender Rückenschmerz und Steifigkeit für mehr als 3 Monate mit Besserung durch Bewegung, aber nicht durch Ruhe
- Bewegungseinschränkung der LWS in sagittaler und frontaler Ebene
- Einschränkung der Thoraxexkursion (alters- und geschlechtsabhängig)

2. Radiologisches Kriterium
- Sakroiliitis mindestens Grad 2 beidseits oder Grad 3 – 4 einseitig

Definitive Spondylitis ankylosans liegt vor wenn das radiologische Kriterium und mindestens ein klinisches Kriterium erfüllt sind.

Diagnostik

Labor

Allgemeine Entzündungszeichen erhöht, gelegentlich aber auch fehlend. HLA-B27 in ca. 95 % der Patienten positiv. Häufig in akuten Schüben Serum-IgA erhöht.

Bildgebung

In der Initialphase ist das **MRT** der Iliosakralfugen die sensitivste Methode zur Frühdiagnostik einer Iliosakralgelenksarthritis. Auch die **Szintigraphie** kann eine symmetrische Mehrbelegung der ISG anzeigen.

Röntgenbefunde: Die ersten typischen Röntgenveränderungen werden im Bereich der Iliosakralgelenke (symmetrische Sakroiliitis) und des thorakolumbalen Übergangs gefunden.

- ISG: „buntes Bild" = Nebeneinander von subchondraler Sklerosierung, knöcherner Ankylose und Destruktion. Unregelmäßige Gelenkspalterweiterung, Erosionen, „Perlschnurbild".
- Wirbelsäule: Syndesmophyten, Spondylarthritis (Arthritis der kleinen Wirbelgelenke), Tonnenwirbel, Kastenwirbel, Romanus-Läsion, Andersson-Läsion.
- Enthesiopathie (Veränderungen im Bereich knöcherner Sehneninsertionen): Fibroostitis (häufig Sitzbeinfibroostitis), entzündlicher Fersensporn.

Differenzialdiagnosen

Andere Spondyloarthritiden, infektiöse Spondylitis oder ISG-Arthritis, Spondylosis hyperostotica, degenerative Wirbelsäulenveränderungen, Morbus Scheuermann, Malignom (Plasmozytom, Knochenfiliae), Hyperparathyreoidismus, Dialyse-assoziierte Spondarthropathie, Sarkoidose, Morbus Paget, Chondrocalcinose, Ochronose.

Therapie

Therapie

1. Kontinuierliche **physikalische Therapie**: Mobilisierende Krankengymnastik der Wirbelsäule und des Brustkorbes/Atemgymnastik („Bechterew-Gymnastik") als Einzeltherapie und in der Gruppe, sportliche Betätigung (z. B. Schwimmen, Basketball, Volleyball); Wärme- oder Kältetherapie in Abhängigkeit von der Entzündungsaktivität.

2. **Medikamentöse Therapie:**

- **Nichtsteroidale Antirheumatika (NSAR)** in der Bedarfsdosierung, bevorzugt Präparate mit mittellanger Halbwertszeit als abendliche Gabe zur Therapie des nächtlichen Ruheschmerzes und der Morgensteifigkeit.
- In Schüben mit hoher systementzündlicher Aktivität, Iridozyklitis oder peripherer Gelenkbeteiligung können vorübergehend **Corticosteroide** notwendig werden. Intraartikuläre Steroidinjektionen.
- Bei **peripherem Gelenkbefall Sulfasalazin**, in Einzelfällen Versuche mit Methotrexat (Dosierungen siehe chronische Polyarthritis).
- Bei Nichtansprechen von NSAR bzw. bei peripherem Gelenkbefall von Sulfasalazin und Steroidinjektionen, im Falle von Kontraindiaktionen gegen NSAR/Sulfasalazin und bei fortbestehender aktiver Erkrankung Einsatz von **TNF-α-Antagonisten** (Infliximab 5 mg/kg KG Woche 0, 2, 4, 10, danach alle 6 – 8 Wochen als Infusion über 2 Stunden oder Etanercept 25 mg s.c. 2-mal pro Woche).

3. **Rheumachirurgie:** Bei oligoartikulärem peripherem Gelenkbefall Synovektomien mit gutem Erfolg. Bei schwersten Wirbelsäulenkyphosen Aufrichtungsosteotomien.

Komplikationen

Restriktive Lungenventilationsstörung, Frakturen der eingesteiften HWS, Cauda-equina-Syndrom (Rarität). Rezidivierende Iridozyklitis (Sekundärglaukom), viszeraler Befall: Aorteninsuffizienz, Aortitis, AV-Block (selten, 1 – 3 %), Lungenoberlappenfibrose (Rarität, neuerdings gehäuft gefunden durch Untersuchung mittels High-Resolution-CT), sekundäre AA-Amyloidose mit konsekutiver Niereninsuffizienz.

Prognose

- Nach ca. 10jährigem Verlauf können sich schwere Mobilitätseinbußen einstellen.
- Bei Frauen verläuft die Spondylitis ankylosans häufig günstiger, verharrt nicht selten im Stadium der ISG-Arthritis ohne Wirbelsäulenbefall.
- Ca. 10 – 20 % der Erkrankten droht eine frühzeitige Erwerbsunfähigkeit.
- Die Lebenserwartung ist grundsätzlich nicht eingeschränkt bis auf solche Patienten, die eine viszerale Beteiligung (Aorteninsuffizienz) oder eine progrediente sekundäre AA-Amyloidose aufweisen.

8.5.3 Reaktive Arthritis und Morbus Reiter

Definition

Unter einer **reaktiven Arthritis** versteht man eine akute oder subakute Arthritis, die als immunologische Folgekrankheit in enger zeitlicher Beziehung zu einer extraartikulären Infektion im Gastrointestinaltrakt (postenteritische bzw. enterogene reaktive Arthritis), im Urogenitaltrakt (postvenerische bzw. posturethritische reaktive Arthritis) oder nach Chlamydia pneumoniae-bedingter Pneumonie auftritt. Die reaktive Arthritis ist steril, d. h., vermehrungsfähige Erreger aus der Synovia oder Synovialmembran befallener Gelenke lassen sich nicht anzüchten.

Die klinischen Kriterien eines **Morbus Reiter (okulo-urethro-synoviales Syndrom)** werden dann erfüllt, wenn sich neben der Arthritis eine Konjunktivitis und Urethritis (Reiter-Triade) oder zusätzlich mukokutane Symptome (Reiter-Tetrade) manifestieren. Ca. 50 – 80 % der Patienten mit reaktiver Arthritis oder Morbus Reiter sind Merkmalsträger des HLA-B27-Antigens.

Ätiologie/Pathogenese

Yersinia enterocolitica O3 oder **O9** ist der häufigste Erreger einer postenteritischen reaktiven Arthritis (Auftreten einer reaktiven Arthritis bei 3 – 30 % der Yersinien-Enteritiden). Nach gastrointestinalen Infektionen mit **Y. pseudotuberculosis** (Serotypen

I–IV) wurden reaktive Arthritiden in 1–2% beschrieben.

0,3–7,3% der Salmonellosen (insbesondere **S. typhimurium** oder **S. enteritidis**) und 1–2% der **Campylobacter-jejuni-**Infektion ziehen eine reaktive Arthritis nach sich.

Shigellen-induzierte postenteritische reaktive Arthritiden manifestieren sich besonders häufig unter dem Vollbild des Reiter-Syndroms. Nach Enteritiden durch **Shigella flexneri** wurden reaktive Arthritiden in 1,5–4,2% beobachtet (insbesondere im Rahmen von Ruhr-Epidemien), seltener nach Infektionen mit **Shigella dysenteriae** oder **boydii**.

Bei 1–4% aller nichtgonorrhoischen Urethritiden ritt eine reaktive Arthritis als Folgekrankheit auf. In diesen Fällen kann in etwa 50% als ursächlicher Erreger der Urethritis **Chlamydia trachomatis** gesichert werden, die Rolle von **Ureaplasma urealyticum** und Mykoplasmen in der Ätiopathogenese der reaktiven Arthritis wird kontrovers diskutiert. Neuerdings wurden auch nach atypischen Pneumonien durch den Erreger **Chlamydia pneumoniae** Fälle von reaktiver Arthritis beobachtet.

Vermehrungsfähige Bakterien lassen sich bei reaktiver Arthritis aus den betroffenen Gelenken nicht isolieren. Es gelang jedoch in den vergangenen Jahren, in Zellen der Synovia oder Synovialmembran **avitale persistierende bakterielle Antigene** (z. B. Lipopolysaccharid) mittels Immunfluoreszenz oder Western-Blot-Technik nachzuweisen. Im Falle der Chlamydien-induzierten reaktiven Arthritis kann mit geeigneten PCR-Sonden Chlamydien-DNA bzw. -RNA im Gelenk nachgewiesen werden.

Pathogenetisch werden immunologische Interaktionen zwischen den genannten „arthritogenen" gram-negativen Bakterien, HLA-B27 und T-Lymphozyten diskutiert.

Klinik

Rheumatologische Symptomatik: Die Arthritiden treten wenige Tage bis 6 Wochen nach der auslösenden extraartikulären Infektion auf. In manchen Fällen bleibt die ursächliche intestinale oder urogenitale Infektionskrankheit auch unbemerkt. Die Arthritiden sind typischerweise oligoartikulär, seltener mono- oder polyartikulär, wechselnd, meist subakut mit asymmetrischer Betonung der unteren Extremitäten. Ein Stammskelettbefall (meist ISG-Arthritis) zeigt sich klinisch häufig als flüchtiger Kreuzschmerz ohne röntgenologische Veränderungen. Bei chronischem Morbus Reiter kann sich eine „atypische Spondylitis ankylosans" entwickeln. Symptome der entzündlichen Enthesiopathien (Insertionstendinitiden) kommen vor (Schmerzen/Schwellungen der Achillessehnen oder der Sitzbeinhöcker).

Extraartikuläre Symptome: Augensymptomatik (Konjunktivitis als Symptom des akuten Morbus Reiter, beim chronischen Morbus Reiter Iritis, selten Keratitis); Urogenital-Symptomatik (Urethritis, Dysurie oder schmerzloser Ausfluss, Prostatitis, Zystitis, bei Frauen meist asymptomatische Zervizitis); Haut- und Schleimhautveränderungen wie Erythema nodosum, Keratoderma blenorrhagicum, psoriasiforme Nagelveränderungen, Balanitis circinata, Stomatitis. Weitere seltene Symptome können EKG-Veränderungen (AV-Block) sein, Pleuritis oder bei chronischem Morbus Reiter eine sekundäre Amyloidose.

Diagnostik

Erregerisolierung an der Eintrittspforte zur Sicherung der Ätiologie einer reaktiven Arthritis:

- Stuhlkulturen sind zum Zeitpunkt des Auftretens einer reaktiven Arthritis in den meisten Fällen bereits negativ geworden (Salmonellen, Campylobacter, Shigellen, Yersinien).
- Urethral- bzw. Zervixabstrich (Chlamydien, Ureaplasma).
- Urin (Chlamydien-spezifische PCR).

Labor

- Erhöhung unspezifischer Entzündungsparameter (BSG, CRP).
- Serologie: Gruber-Widal (Yersinien, Salmonellen, Shigellen) in der akuten Erkrankung und im Titerverlauf aussagekräftig, allerdings insgesamt wenig sensitiv, insbesondere bei chronischen Verläufen.
- Spezifische ELISAs und Immunoblots (nur Verlauf von Titern sinnvoll, **cave** Durchseuchungstiter!); typisch sind in der akuten Infektionsphase positive IgM-Antikörper; das Auftreten reaktiver Arthritiden kann mit anhaltend hohen IgA-Antikörpertitern einhergehen.
- HLA-Typisierung: Das Merkmal HLA-B27 ist in ca. 50–80% der Patienten positiv (besonders beim Vorliegen eines kompletten Reiter-Syndroms).
- Eine **Synovia-Analyse** mit mikrobiologischer Kultur erfolgt zum Ausschluss einer septischen Arthritis. Die Zellzahl liegt zwischen 5000 und 20 000 Zellen pro µl. Im Falle einer Chlamydien-induzierten reaktiven Arthritis kann die PCR mit Chlamydien-spezifischen Primern positive Ergebnisse bringen.

Röntgenbefunde

An den peripheren Gelenken finden sich keine radiologischen Veränderungen. Die relativ seltenen Fälle chronisch-rezidivierender reaktiver Arthritiden oder eines chronischen Morbus Reiter können nach Jahren destruierende Veränderungen im Röntgenbild der peripheren Gelenke oder die Zeichen einer Sakroiliitis bzw. „atypischen" Spondylitis ankylosans zeigen.

Differenzialdiagnosen

Andere seronegative Spondyloarthritiden, bakteriell-infektiöse Arthritiden, virale Arthritiden, Lyme-Arthritis, Sarkoidose (Löfgren-Syndrom), Kristallarthritiden, atypisch beginnende rheumatoide Arthritis.

Therapie

1. **Physikalische Therapie:** im akuten Stadium Kälte, Lagerung. Im Verlauf Krankengymnastik, evtl. Wärme.
2. **Medikamentöse Therapie:**
- Nichtsteroidale Antirheumatika (NSAR).
- **Lokale Steroidinjektionen** bei Mono- oder Oligoarthritis. Eine systemische Corticosteroidtherapie kann kurzzeitig nötig werden, sollte aber vermieden werden.
- Eine **Antibiotikatherapie** der reaktiven Arthritis ist nicht sinnvoll. Bei einem positiven Chlamydien-Antigen-Nachweis an der urogenitalen Eintrittspforte sollte – wie bei unkomplizierter Chlamydien-Infektion – eine Antibiose mit Doxycyclin oder Gyrasehemmern über 14 Tage erfolgen. Eine bereits bestehende reaktive Arthritis wird weder in der akuten, noch in einer chronifizierten Phase durch eine Antibiotikatherapie günstig beeinflusst.
- Der Einsatz von Sulfasalazin ist bei chronifizierten Formen (Dauer der Arthritiden von mehr als 2 Monaten) ratsam (Dosierung siehe rheumatoide Arthritis).

Therapie

Komplikationen

Sehr selten Karditis mit AV-Block, konsekutiver Aorteninsuffizienz. Beim chronischen Morbus Reiter Uveitis, Sekundärglaukom, AA-Amyloidose.

Prognose

In den meisten Fällen selbst limitierend. Im Langzeitverlauf (> 20 Jahre) wurden insbesondere bei HLA-B27-positiven Patienten chronische Arthralgien und chronische Spondyloarthritiden beschrieben.

8.5.4 Arthritis psoriatica

Definition und Epidemiologie

Die Arthritis psoriatica (Psoriasisarthritis) ist eine vom Hautleiden, also von der Psoriasis vulgaris geprägte Form der Rheumafaktor-negativen Oligo- oder Polyarthritis. Es handelt sich um eine eigene nosologische Entität mit typischem Gelenkbefallsmuster (Endgelenk- und/oder Strahlbefall), möglichem Stammskelettbefall (daher Spondyloarthritis) und einem Nebeneinander von destruktiven und produktiven knöchernen Veränderungen.

3 – 7 % aller chronischen Arthritiden, 19 % aller seronegativen Arthritiden, bei ca. 18 % der Psoriasis-Patienten.

Ätiologie/Pathogenese

Für die Arthritis psoriatica wird – ähnlich wie für die alleinige Psoriasis vulgaris der Haut – eine polygene Ätiologie im Sinne eines Zusammenwirkens von genetischen (HLA-Assoziation und andere Gene) und exogenen (bakteriell-infektiösen?) Faktoren angenommen.

HLA-B27 wird im Falle der rein peripher-arthritischen Verlaufsformen in 14 %, bei Stammskelettbefall/ISG-Arthritis in 56 % der Patienten gefunden. Weitere HLA-Antigene, die mit der Arthritis psoriatica in Verbindung gebracht werden, sind HLA-B7, B17, B13, B38, Cw6 und DR7.

Klinik

Es existiert keine allgemein akzeptierte und validierte Klassifikation der Arthritis psoriatica; die am häufigsten verwendete Klassifikation ist diejenige nach Moll und Wright von 1973, die folgende Subtypen unterscheidet:

1. Arthritis mit vorherrschendem Befall der distalen Interphalangealgelenke.

2. Arthritis mutilans.
3. Symmetrische Polyarthritis („rheumatoide“ Verlaufsform).
4. Asymmetrische Oligoarthritis.
5. Vorherrschende Spondylitis: Spondyloarthritis mit oder ohne peripheren Gelenkbefall.

Zum Zeitpunkt der Erstmanifestation ist die asymmetrische Oligoarthritis die häufigste Form (63 %). Es gibt „launische“ Arthritiden mit längeren beschwerdefreien Intervallen. „Pseudoguttöse“ (gichtartige rezidivierende Anfälle) oder chronisch-progrediente Verlaufsformen der Arthritis sind möglich. Pathognomonisch sind ein Befall im Strahl und eine so genannte Daktylitis (Wurstzeh, Wurstfinger). Eine Arthritis mutilans mit Gelenkdestruktionen (Teleskop-Phänomen) und Ankylosen ist selten. Bei klassischem Befallsmuster und röntgenologischen Kriterien einer Arthritis psoriatica sowie einer positiven Familienanamnese für Psoriasis bei Familienmitgliedern ersten Grades kann die Diagnose einer „Arthritis psoriatica sine psoriase“ auch dann gestellt werden, wenn bei dem Patienten selbst (noch) keine Psoriasis vulgaris vorliegt.

Diagnostik

Labor: unspezifisch erhöhte Entzündungsparameter, die aber trotz klinischer Aktivität auch fehlen können. Häufig erhöhte Serum-IgA-Spiegel. HLA-Assoziationen s. o.

Röntgenmorphologie: Im Bereich der peripheren Gelenke ist ein Nebeneinander von produktiven ossären Veränderungen (Protuberanzen, ossifizierende Kapsulitis, meta-diaphysäre Periostverdikkungen, Ankylosen) und Erosionen/Destruktionen charakteristisch. Es kann zu osteolytischen Zuspitzungen der Endphalangen und zu schweren Mutilationen mit „Pencil in cup“-Veränderungen kommen; bei der mutilierenden Form sind Destruktionen und Ankylosen typisch. Ein Stammskelettbefall zeichnet sich röntgenmorphologisch durch ISG-Arthritiden (ein- oder doppelseitig) und durch im Vergleich zum typischen Morbus Bechterew eher grobe und asymmetrische Syndesmophyten und Parasyndesmophyten aus.

Differenzialdiagnosen

Andere seronegative Spondyloarthritiden, insbesondere chronischer Morbus Reiter, rheumatoide Arthritis, aktivierte Heberden-Polyarthrosen (Endgelenkbefall!), Lyme-Arthritis, Gicht.

Therapie

Therapie

1. Bei nur **akut-rezidivierende Episoden** einer Arthritis psoriatica sind symptomatisch **nichtsteroidale Antirheumatika** (NSAR) ausreichend. Corticosteroide sind als lokale intraartikuläre Injektionen oder systemisch in Phasen hoher Aktivität indiziert.

! Cave: Exazerbation der Arthritis und der Hautmanifestationen nach Absetzen der Steroide.

2. „Basistherapie“ (DMARD) bei chronischer Arthritis psoriatica:

- In neueren Studien hat sich wie auch bei den anderen Spondyloarthritiden der Einsatz von **Sulfasalazin** als günstig erwiesen.
- Bei progredienten und destruktiven Formen kommen niedrig dosiertes **Methotrexat** oder **Leflunomid** zum Einsatz (Dosierung und Überwachung siehe Therapie der rheumatoiden Arthritis).
- **Ciclosporin A** hat eine gute Wirkung auf die Psoriasis vulgaris, sollte aber therapierefraktären Fällen vorbehalten bleiben.
- **TNF-α-Antagonisten:** Zur Therapie der MTX-refraktären und aktiven Arthritis psoriatica sind Infliximab (5 mg/kg KG als Infusion in Kombination mit MTX) Adalimumab (40 mg s.c. alle 2 Wochen) und Etanercept (25 mg s.c. zweimal pro Woche) signifikant wirksam und zugelassen.

Prognose

Die rezidivierenden Formen verlaufen häufig blande mit langen beschwerdefreien Intervallen. Die chronisch-progrediente Form hingegen kann zu schweren Mutilationen und Ankylosen führen.

8.5.5 Enteropathische Spondyloarthritiden

Definition

Spondyloarthritiden, die in zeitlichem und pathogenetischem Zusammenhang mit einer chronisch-entzündlichen Darmerkrankung auftreten. Zu den enteropathischen Spondyloarthritiden zählen die entzündlichen Gelenk- und Wirbelsäulenerkrankungen bei Morbus Crohn, Colitis ulcerosa, Morbus Whipple, Zöliakie und nach intestinalen Bypass-Operationen.

Ätiologie/Pathogenese

Es wird vermutet, dass die entzündlichen Läsionen der Darmmukosa zu einer erhöhten Permeabilität und somit zur vermehrten systemischen Absorption von Nahrungsantigenen, insbesondere von Antigenen der Darmflora führen. In der Folge können Antigen-(IgA-)-Antikörper-Immunkomplexe oder von Monozyten phagozytierte Antigene über den Blut- oder Lymphstrom das Synovium erreichen. Eine weitere Möglichkeit besteht in der lokalen Aktivierung antigenspezifischer Lymphozyten im darmassoziierten lymphatischen System und in der Zirkulation/Homing dieser T-Zellen ins Synovium.

Klinik

Arthritis bei intestinalem Bypass: Nach einem jejuno-ilealen oder jejuno-kolischen Bypass (Indikation in der Vergangenheit: insbesondere krankhafte Fettsucht) kommt es durch bakterielle Übersiedlung der blinden Dünndarmschlinge nach 6 Monaten bis 3 Jahren bei 6–36% der operierten Patienten zu einem „Arthritis Dermatitis-Syndrom“: Polyarthritiden der Fingergrund- und Mittelgelenke, der Hand-, Knie- und Sprunggelenke begleitet von Immunkomplex-vermittelten leukozytoklastischen Hautexanthemen, seltener Erythema nodosum, Ekchymosis, Pannikulitis.

Spondyloarthritiden bei Morbus Crohn und Colitis ulcerosa: Häufigste extraintestinale Komplikationen des Morbus Crohn und der Colitis ulcerosa, die beim Morbus Crohn in etwa 20%, bei der Colitis ulcerosa in 9–12% der Fälle auftreten. Die arthritischen Schübe sind zeitlich eng an die entzündliche Aktivität der Darmerkrankung gebunden, dies gilt vor allem für die Colitis ulcerosa und für einen ausgeprägten Kolonbefall bei Morbus Crohn.

- Die Arthritis tritt oft als akut schmerzhafte, wandernde Mono- oder Oligoarthritis auf (bevorzugter Befall der Knie- und Sprunggelenke, es folgen die Ellenbogen-, Finger-, Schulter-, Hand- und Zehengrundgelenke, häufig auch entzündliche Enthesiopathien) und klingt in der Regel nach spätestens 1 Monat ab; chronische, erosive Verläufe sind selten.
- Eine Beteiligung des Achsenskeletts, vorwiegend als Iliosakralarthritis, aber auch als ankylosierende Spondylitis, wird mit unterschiedlicher Häufigkeit angegeben (zwischen 2 und 7% beim Morbus Crohn, zwischen 2% und 43% bei der Colitis ulcerosa). Davon können 5–15% der Patienten anamnestisch und klinisch von Seiten des Achsenskeletts völlig asymptomatisch sein (Diagnose nur röntgenologisch oder szintigraphisch). Schwere ankylosierende Spondylitiden, anamnestisch häufig mit Uveitiden assoziiert, sind ebenfalls möglich.
- Bei Morbus Crohn oder Colitis ulcerosa können in seltenen Fällen mit und ohne Gelenkbeschwerden Periostreaktionen vom Typ der hypertrophischen Osteoarthropathie Pierre-Marie-Bamberger auftreten.

Morbus Whipple: Extraintestinale, rheumatologische Symptome sind charakteristisch für das **Prodromalstadium** des Morbus Whipple: periphere Arthritiden in 60–90% der Patienten (akut, migratorisch, polyarthritisch; meist Knie, Sprung-, Handgelenke). Selten entwickeln sich chronische erosive Arthritiden. Achsenskelettbefall in 6–40% der Fälle. Rheumaknoten-artige subkutane Knoten, Myalgien, Baker-Zysten, Arteriitis, Trommelschlegelfinger, Reflexdystrophien und avaskuläre Nekrosen wurden beobachtet.

Spondyloarthritiden bei Zöliakie (Sprue): Rheumatologische Symptomatik wie bei den anderen Spondyloarthritiden, zusätzlich Symptome der Sprue.

Diagnostik

Diagnosesicherung der zugrunde liegenden entzündlichen **Darmerkrankung** (Ileokoloskopie mit Biopsien: Morbus Crohn, Colitis ulcerosa; tief duodenale Biopsien bei V.a. Morbus Whipple, Duodenalbiopsie bei V.a. Sprue), Magen-Darm-Passage.

Diagnostik der Gelenk- und Wirbelsäulenmanifestation: Gelenkszintigraphie und ISG-Zielaufnahmen können asymptomatische ISG-Arthritiden anzeigen. Arthrosonographie. Röntgenologisch sind destruierende Veränderungen der peripheren Gelenke sehr selten. Der Wirbelsäulenbefall der enteropathischen „atypischen“ Spondylitis ankylosans fällt charakteristischerweise durch asymmetrische und relativ grobe Syndesmophyten auf.

Labor: Allgemeine Entzündungsparameter erhöht, evtl. Zeichen der Malabsorption infolge der Dünndarmerkrankung. HLA-B27.

Differenzialdiagnosen

Andere Spondyloarthritiden, infektiöse Arthritiden, rheumatoide Arthritis.

Therapie

Therapie

1. **Behandlung der intestinalen Grundkrankheit** (z. B. mit Sulfasalazin oder Azathioprin, dadurch auch günstige Wirkung auf die Gelenkbeschwerden). Periphere Arthritiden bessern sich im Allgemeinen parallel zur Besserung der Darmerkrankung, während ein reiner Stammskelettbefall unabhängig von einer Remission der Grundkrankheit progredient sein kann.

2. NSAR sollten symptomatisch eingesetzt werden.

Cave: vermehrte intestinale Beschwerden durch NSAR.

3. Corticosteroidstöße oral kontrollieren die periphere Gelenksymptomatik meist ausreichend, intraartikuläre Steroide sind bei einer monoartikulärer Arthritis sinnvoll.

4. Bei einer **Sprue-assoziierten Arthritis** (bisher nur wenige Fälle publiziert) kommt es nach Gliadin-freier Diät auch zur Remission der Arthritis.

5. Ähnliches gilt für die adäquate antibiotische Therapie eines Morbus Whipple und die Rückbildung der Whipple-Arthritis.

8.6 Rheumatisches Fieber

E. Märker-Hermann

Definition und Epidemiologie

Immunologische Folgekrankheit nach einer Racheninfektion mit β-hämolysierenden Streptokokken der Gruppe A mit den Symptomen von Arthritis, Fieber, Karditis sowie (seltener) Chorea minor und Erythema marginatum. Histologisch sind Aschoff-Knötchen pathognomonisch.

In den westlichen Industrieländern extrem seltenes Krankheitsbild, vor allem in Bezug auf die rheumatischen Manifestationen; in den Entwicklungsländern hingegen häufiger vorkommend (ca. 100 Neuerkrankungen pro 100 000 Einwohner pro Jahr).

Altersgipfel zwischen dem 5. und 15. Lebensjahr, Rarität nach dem 20. Lebensjahr.

Ätiologie/Pathogenese

Racheninfektionen mit β-hämolysierenden Streptokokken der Gruppe A.

Es wird vermutet, dass das rheumatische Fieber infolge einer gestörten humoralen und zellulären Immunantwort des Wirtes bei Streptokokkeninfektionen auftritt (abhängig von der Virulenz des Erregers, der genetischen Disposition und vom sozioökonomischen Status).

Ein entscheidender pathogenetischer Schritt scheint in der Kreuzreaktivität zwischen Streptokokkenantigenen (M-Protein, Zellwand-Glykoproteine, Gruppe A-Membranproteine) und Antikörpern bzw. T-Zellen des Wirtes zu liegen.

Klinik

Rheumatologisch: in 75 % aller Fälle wandernde Polyarthritis (meistens Kniegelenke und mittelgroße Gelenke), hoch schmerzhaft mit Rötung und Überwärmung; heilt nach ca. 1 Monat ohne Erosionen oder Spätfolgen ab. Bei gehäuften und lang anhaltenden Episoden von rheumatischem Fieber kann es zum Bild der sog. **Jaccoud-Arthritis** kommen mit Subluxationen und Deformierungen der Finger ohne erosive Gelenkveränderungen.

Diagnostik

Bildgebung: Röntgenologisch keine knöchernen Erosionen.

Differenzialdiagnosen (rheumatologisch)

Septische Arthritis, virale Arthritis, reaktive Arthritis, akuter Beginn einer rheumatiden Arthritis, Kollagenosen, Vaskulitiden, juvenile chronische Arthritis, Still-Syndrom.

Therapie

1. Allgemein, kardiologisch und antibiotisch.
2. **Behandlung der Arthritiden mit NSAR** (Acetylsalicylsäure, Diclofenac oder Indometacin).

Therapie

Prognose

Die Arthritiden heilen in der Regel folgenlos ab (Ausnahme Jaccoud-Arthropathie).

8.7 Lyme-Arthritis (Borrelien-Arthritis)

E. Märker-Hermann

Definition

Eine durch die Spirochäte **Borrelia burgdorferi** ausgelöste Arthritis, die als eine der möglichen Spätmanifestationen (mehrere Monate bis 2 Jahre) nach einem Zeckenstich im Symptomspektrum der Lyme-Borreliose auftritt.

Epidemiologie, Ätiologie/Pathogenese

Als Überträger von **B. burgdorferi** spielt in Mitteleuropa die Zecke Ixodes ricinus die entscheidende Rolle. In Endemiegebieten sind bis zu 30% aller Zecken mit Borrelien infiziert. Dennoch liegt das Risiko, nach einem Zeckenstich an einem Stadium I einer Borreliose zu erkranken, bei nur ca. 5%. Von diesen Patienten kommt es wiederum bei ca. 15% zu Symptomen des Stadiums II und bei ca. 10% zu Symptomen des Stadiums III (Stadieneinteilung s. u.).

Die Borrelien, die über den Speichel der Zecke in die Haut und ins Blut des Wirts gelangen, lösen eine lokale Erkrankung (Erythema chronicum migrans, ECM) aus und breiten sich über Blut, Lymphbahnen und Liquor aus.

Das histopathologische Bild weist mononukleäre entzündliche Zellinfiltrate auf.

Der Erreger kann über Monate bis Jahre im Organismus persistieren und sich der Elimination durch das Immunsystem entziehen (chronisch-persistierende Infektion).

Bei der Pathogenese der Borrelien-Arthritis spielen eine antigen-induzierte Stimulation des Immunsystems (Antikörper, T-Zellen), eine Makrophagenaktivierung mit Zytokinfreisetzung (IL-1, IL-6, TNF-α, Prostaglandine) und eine genetische Prädisposition (HLA-DR2 und -DR4) eine Rolle. Offensichtlich bestimmen sowohl die Virulenz des Erregers als auch die Immunabwehr des Wirts das individuelle Symptomspektrum. Autoimmunprozesse und Kreuzreaktivitäten können bei den chronischen Formen eine Rolle spielen.

Klinik

Beschwerden im Bereich der Gelenke und Muskeln können in allen 3 Stadien der Borreliose auftreten.

- Arthralgien und Myalgien sind wie andere „grippale" Beschwerden im *Stadium I* (Stadium des Erythema chronicum migrans) typisch.
- Im *Stadium II* (wenige Wochen bis Monate nach Zeckenstich) können sich wandernde Mono- oder Oligoarthritiden zeigen.
- Die eigentliche **Lyme-Arthritis** ist eine Erkrankung des *Spätstadiums III*, beginnend mit akut intermittierenden Mono-, Oligo- oder selten auch Polyarthritiden (eher große und mittelgroße Gelenke, wobei fast immer das Knie betroffen ist), die im Mittel einen Verlauf von ca. 6 Monaten aufweisen. Selten (10% der Patienten mit Lyme-Arthritis) entwickeln sich chronisch-erosive Arthritiden, die wahrscheinlich eine Autoimmungenese haben.

Diagnostik

Die Lyme-Arthritis ist in erster Linie eine **klinische Diagnose**, die sich aus der typischen Anamnese eines Zeckenstiches und Erythema chronicum migrans (zeitlich mehrere Wochen bis Monate zurückliegend) und der akut intermittierenden Arthritis ableitet.

Beweisend ist der **Erregernachweis** in der Haut (direkt oder PCR) oder in der Synovialis (PCR).

Hilfreich in der Routinediagnostik ist der Nachweis **spezifischer IgG- (und IgM)-Antikörper** mittels indirekter Immunfluoreszenz, ELISA oder Western-Blot. Im Stadium III sind IgM-Antikörper praktisch nie mehr nachweisbar. Der hohe Durchseuchungstiter für Borrelien-spezifische IgG-Antikörper in Endemiegebieten ist zu beachten und hat in der Vergangenheit häufig zu falsch positiven Diagnosen geführt. Andererseits liegen Berichte über seronegative Lyme-Arthritiden vor, die sich nur mittels positiver synovialer PCR-Ergebnisse sichern ließen.

Differenzialdiagnosen

Reaktive Arthritiden, seronegative Spondyloarthritiden, virale Arthritiden, rheumatisches Fieber, rheumatoide Arthritis, akuter Gichtanfall, Kollagenosen, Vaskulitiden

Therapie

Therapie

1. **Im Stadium I,** Erythema chronicum migrans: Doxycyclin 200 mg p.o. 2 (–4) Wochen, bei Unverträglichkeit Amoxycillin (3 × 500 mg) oder Roxithromycin (2 × 150 mg).

2. **Im Stadium II und III einschließlich Lyme-Arthritis:** Ceftriaxon 2 g/d i.v. 2 (–4) Wochen oder Penicillin-G 4 × 5 Mio. E/d i.v. 2–3 Wochen oder Doxycyclin 200 mg p.o. 4 Wochen.

Bei **Lyme-Arthritis** zusätzlich NSAID; Steroide intraartikulär (evtl. Synovektomie). In einzelnen therapieresistenten und chronisch-erosiven Fällen kann ein Behandlungsversuch mit systemischen Steroiden oder gar Immunsuppressiva notwendig werden.

Komplikationen

Sehr selten chronisch-erosive Arthritis mit knöcherner Destruktion. Ansonsten können andere Spätmanifestationen (Herzrhythmusstörungen, neurologische Komplikationen) die Systemerkrankung der Borreliose komplizieren.

Prognose

Eine konsequente Antibiotikatherapie im Stadium I verhindert weitgehend die Spätstadien der Borreliose. Unbehandelt nimmt die Lyme-Arthritis einen rezidivierenden Verlauf mit Attacken von Arthralgien oder Gelenkschwellungen, aber nur selten chronisch-erosiven Verläufen. Auch im Stadium III ist die Lyme-Borreliose jedoch durch Antibiotika bis auf wenige Ausnahmen heilbar (Kontrolle mittels PCR der Synovialis).

8.8 Fibromyalgiesyndrom (generalisierte Tendomyopathie)

E. Märker-Hermann

Definition

Generalisierte, nichtentzündliche weichteilrheumatische, funktionell-myopathische Erkrankung, die durch **Tendomyosen** vor allem der Schulter-, Nacken- und Lumbalregion, multiple **Insertionstendinosen** und **Verspannungen** der zugeordneten Muskulatur gekennzeichnet ist.

Dys- und Parästhesien, ein Karpaltunnelsyndrom und extraskelettale Symptome (Migräne, funktionelle Herz-, Magen- und Darmsyndrome, Globusgefühl, Dysmenorrhoe, Dermographismus und respiratorische Arrhythmie) sind häufig assoziiert.

Ätiologie und Pathogenese

Als auslösende Faktoren gelten psychische Faktoren, hormonelle und metabolische Faktoren, internistische Erkrankungen (einschließlich entzündlich-rheumatische Erkrankungen), Infektionen, Traumen, Kälte- und Witterungseinflüsse, neurale Faktoren, Reflexmechanismen von Gelenken und Wirbelsäule.

Klinik und Diagnostik

Nach den **Klassifikationskriterien des American College of Rheumatology** (1990) ist das Fibromyalgiesyndrom charakterisiert durch einen großflächigen Schmerz am Bewegungsapparat, der länger als 3 Monate andauert mit erniedrigter Schmerzschwelle (4 kg durch Daumendruck oder Dolorimeter) sowie durch spontane Schmerzen und Druckschmerzen an 11 von 18 (9 auf jeder Körperhälfte) definierten „Tender Points“:
1. Linea nuchae
2. HWS-Querfortsätze C5 – C7
3. Oberrand des M. trapezius
4. Muskelansätze obere/mittlere Begrenzung der Skapula
5. Knochen-Knorpelgrenze der 2. Rippe
6. Epicondylus humeri radialis
7. Oberer äußerer Quadrant der Mm. glutaei
8. Trochanter major
9. Pes anserinus.

Bestimmte Kontrollpunkte müssen hingegen negativ, also nicht druckdolent sein: (a) Mitte des distalen Drittels des dorsalen Unterarms, (b) Mitte der Dorsalseite des Mittelfußes über Metatarsale III, (c) Daumennagel.

Vegetative und funktionelle Symptome (kühle Akren, Dermographismus, respiratorische Arrhythmie, funktionelle kardiale und gastrointestinale Beschwerden, Globusgefühl, Schlafstörungen) sind häufig anzutreffen.

Das Fibromyalgiesyndrom ist eine klinische Diagnose. Laboruntersuchungen und Röntgenuntersuchungen dienen zum Ausschluss entzündlich-rheumatischer Weichteilerkrankungen. Psychosomatische Zusatzuntersuchungen sind sinnvoll.

Differenzialdiagnosen

Polymyalgia rheumatica, Polymyositis, Kollagenosen, Endokrinopathien, bes. Myxödem, neurologische Erkrankungen, Periarthritis calcarea generalisata, Virusinfekte.

Therapie

1. Eine psychosomatisch orientierte Therapie sollte nach entsprechender Diagnostik frühzeitig in das Therapiekonzept einbezogen werden.

2. Antidepressiva vom Typ des Amitryptilins werden insbesondere bei Patienten mit Schlafstörungen in niedriger Dosis eingesetzt.

3. In ersten klinischen Studien hat sich der Einsatz von Topisetron (5 mg als i.v.-Injektion über 5 Tage) bewährt.

4. Als physikalische Therapie haben sich in der akuten Phase entspannende Krankengymnastik und milde Wärme, langfristig aber eher aktivierende (sportliche) Übungen bewährt.

! Analgetika und NSAR sind selten wirksam und in der Langzeitbehandlung zu vermeiden. Steroide sind unwirksam.

8.9 Systemischer Lupus erythematodes (SLE)

A. Schwarting

Definition und Epidemiologie

Der systemische Lupus erythematodes (SLE) ist eine schubweise verlaufende, chronisch-entzündliche Autoimmunerkrankung mit Befall nahezu jedes Organsystems. Aufgrund der bunten klinischen Symptomatik, die im Wesentlichen von der Art der Organbeteiligung bestimmt wird, könnte man eher von einem „klinischen SLE-Syndrom“ als von einer singulären Erkrankung sprechen. Neben der Multiorganbeteiligung ist insbesondere der Nachweis von zirkulierenden Autoantikörpern gegen Zellkernbestandteile charakteristisch für den SLE.

Frauen erkranken ca. 10-mal häufiger als Männer mit einem Prädilektionsalter zwischen dem 15. und 30. Lebensjahr. Neben ethnischen und genetischen Faktoren (Afro-Amerikaner erleiden einen sehr viel aggressiveren SLE als Kaukasier) spielen auch Hormone (Schwangerschaft, orale Kontrazeptiva) und Umweltfaktoren (Sonnenbad, „psychosozialer Stress“) eine große Rolle bei der Krankheitsauslösung und -ausprägung.

Der SLE tritt mit einer Inzidenz von 6 – 7 Neuerkrankungen pro 100 000 Einwohner/Jahr auf. Europaweit und in Nordamerika hat der SLE eine Prävalenz von 40/100 000 Einwohner.

Ätiologie/Pathogenese

Die exakte Ätiologie des SLE ist weiterhin unklar. Gesichert ist jedoch, dass **exogene und geneti-**

sche Faktoren eine bedeutende Rolle bei der Initiierung und Pathogenese der Autoimmunreaktionen des SLE spielen. Charakteristische **exogene Faktoren** sind UV-Licht Exposition, Infektionen (EBV, CMV, endogene Typ-C-Retroviren), Stressbelastung, hormonelle Umstellungsphasen (Schwangerschaft, postpartal) und Medikamente (u. a. Procainamid, Hydralazin, Methyldopa, Carbamazepin, Phenytoin, Isoniazid, Propylthiouracil). Einer der Pathomechanismen ist offenbar eine defekte Apoptose mit verstärkter Präsentation nukleärer Bestandteile, die eine Immunreaktion induzieren können (wie z. B. anti-ds-DNS-Antikörper). Die UV-Bestrahlung führt so über die gesteigerte Apoptose von Keratinozyten (oder fehlende Entfernung apoptotischen Materials) zu einer verstärkten Freisetzung und Oberflächenexpression von Kernantigenen. Bei Epstein-Barr-Virus-(EBV-)Infektionen, die häufig mit dem Auftreten eines SLE assoziiert sind, spielt offenbar das „molekulare Mimikri" eine pathogenetische Rolle: Antikörper gegen EBV-Antigene zeigen eine Kreuzreaktion mit körpereigenen Antigenen (Ro, SSA). Autoreaktive Antikörper führen daraufhin zur Organschädigung.

Genetische Faktoren spielen beim SLE eine wichtige Rolle. Neben einer familiären Häufung (monozygote Zwillinge haben in 25% einen SLE) sind eine Reihe SLE-assoziierter Gene bekannt: die Haplotypen B8/DR-3 und B7/DR-2, Komplementdefekte (C1-, C4-Defizienz), die mit schwerem Verlauf assoziiert sind, sowie Fc-γ-Rezeptor-III-, DNAse- oder Komplementrezeptor-3-Defizienzen, die zu einer gestörten Entfernung von Immunkomplexen bzw. apoptotischem Material führen.

Neben hochtitrigen **antinukleären Antikörpern** (gegen Doppelstrang-DNS, RNA, Histon, extrahierbare nukleäre Antigene, Sm), finden sich zahlreiche weitere Autoantikörper:

- Antikörper gegen Blutzellen (Lymphozyten, Erythrozyten, Thrombozyten, Granulozyten),
- Antikörper gegen Zytoplasmakomponenten (Mitochondrien, Ribosomen, SS-A, SS-B),
- Antikörper gegen Serumeiweiße, Gerinnungsfaktoren (Antiphospholipide, Immunglobuline, „Rheumafaktoren").

Diese Autoantikörper haben nicht nur eine diagnostische Relevanz, sondern auch eine wichtige immunpathogenetische Bedeutung, sei es durch ihre Beteiligung an der Bildung von Immunkomplexen oder durch einen direkten Effekt (z. B. autoimmunhämolytische Anämie, Thrombozytopenie, oder Hemmkörperhämophilie durch Antikörper gegen Faktor VIII).

Ablagerungen von **Immunkomplexen**, die als typische Befunde in der Immunhistologie bevorzugt an den Glomeruli, periglomerulären Nierenkapillaren, epidermalen Basalmembranen der Plexus choroidei sowie kleinen und mittleren Arterien der Haut, Lunge, Gelenke und ZNS gefunden werden, spielen eine zentrale Rolle in der Immunpathogenese des SLE. Im Rahmen einer Lupusnephritis findet man mesangiale, subendotheliale und subepitheliale Ablagerungen, die zur komplementabhängigen Gewebsschädigung führen können. Bei der membranösen Form der Lupusnephritis binden kationische Antigene, z. B. Histone, an die stark negativ geladene Lamina externa der Basalmembran. Die lokale Immunkomplexbildung erfolgt dann durch sekundäres Anlagern von Antikörpern.

Klinik

Klinik und Verlauf des SLE sind sehr variabel. Die bunte klinische Symptomatik spiegelt sich auch in den **Diagnosekriterien des American College of Rheumatology (ACR)** wider (Tab. 8.**9**). Gefordert ist der gleichzeitige oder *serielle* Nachweis von 4 oder mehr der 11 Kriterien während eines beliebigen Beobachtungszeitraumes.

Die Patienten stellen sich oftmals mit unspezifischen **Allgemeinsymptomen** wie chronischer Müdigkeit, Leistungsknick, Abgeschlagenheit („Energieverlust"), unklaren Fieberschüben und wechselnden Gelenksschmerzen (Arthralgien) vor. Diese prodromalen Symptome können über Jahre bestehen, ohne dass die Diagnose SLE gestellt werden kann.

Richtungsweisend sind jedoch die bei ca. 80% der Patienten auftretenden charakteristischen **Hautveränderungen**. Dazu zählen ein Gesichtserythem (klassisches Schmetterlingserythem über dem Nasenrücken und auf beiden Wangen), welches häufig unter Sonneneinwirkung auftritt, diskoide Hautläsionen und Photosensibilität. Oro-nasale Aphthen und Ulzerationen sowie ein zunehmender Haarausfall bis zur Alopezie (DD zur medikamenteninduzierten Alopezie!) sind weitere Merkmale der Hautveränderungen beim SLE. Ebenfalls können ein sekundäres Raynaud-Phänomen und eine kutane Vaskulitis, die sich häufig mit ektatischen Hautkapillaren im Gesicht, an der Thoraxapertur und periungual manifestiert, auftreten.

Vielfach tritt auch eine nichtdestruierende **Polyarthritis** mit wechselnder Gelenksbeteiligung auf. Die Jaccoud-Arthritis ist als nichterosive Arthritis mit deformierenden Gelenkkapselschrumpfungen im Fingerbereich typisch für den SLE.

Eine **Polyserositis** entsteht im Rahmen einer Vaskulitis der serösen Membranen mit klinisch atemabhängigen Schmerzen (Pleuritis), retrosternalen Sensationen/Dyspnoe (Perikarditis) oder selten Aszitesbildung.

Schwere Organbeteiligungen beziehen sich auf Niere, ZNS und Herz.

Je nach Studie zeigen 50–70% aller Lupus-Patienten klinische Hinweise auf eine **Lupusnephritis** (immunkomplexbedingte Veränderungen). Auch die Nierenbeteiligung beim SLE-Syndrom bietet eine breite Palette unterschiedlicher Verlausformen: von der asymptomatischen Mikrohämaturie über das nephrotische Syndrom (Proteinurie, Ödeme), nephritische Syndrom (Hypertonie, Ödeme, Hämaturie) bis zum rapid-progressiven Nierenversagen. Entsprechend finden sich in der Klassifizierung der histologischen Nierenveränderungen 6 verschiedene Formen der Lupusnephritis (mesangiale, fokal- oder diffus-proliferative, membranöse oder chronisch-sklerosierende Form). Zur Aktivitätsbeurteilung und Abschätzung der Prognose sollte daher jede Nierenbeteiligung bei SLE bioptisch gesichert werden. Die Nierenbeteiligung bestimmt wesentlich die Krankheitsprognose.

Bei 35 bis zu 75% der Patienten treten Manifestationen am zentralen und peripheren **Nervensystem** auf. Die Symptomatik reicht hierbei von migräneartigen Kopfschmerzen, kognitiven Störungen über depressive Verstimmungen bis hin zu Psychosen und Krampfanfällen. Hirninfarkte, insbesondere beim Antiphospholipidantikörpersyndrom (s. u.) können zur Hemiplegie führen. Im Bereich der Augenmuskulatur ist ein myasthenisches Syndrom beschrieben worden, ebenso Hirnnervenläsionen sowie eine Mononeuritis multiplex. Auch polyneuropathische Komplikationen mit Parästhesien im distalen Extremitätenbereich, bzw. einer Fußheberschwäche können im Vordergrund stehen.

Die **kardiopulmonalen** Manifestationen sind ebenfalls vielfältig: von der Pleuritis (s. o.) bis zu chronisch-fibrosierenden, interstitiellen Lungenveränderungen evtl. mit konsekutiver pulmonaler Hypertonie. Selten tritt eine akute Pneumonitis auf. Perikarditis, Myokarditis; selten entwickelt sich die verruköse Endokarditis Libman-Sacks.

Bei ca. 30% der Patienten sind Durchfälle und abdominelle Schmerzen während eines Aktivitätsschubes zu beobachten. Die vaskulitische Pankreatitis sowie vaskulitische Läsionen im **Gastrointestinaltrakt** mit Perforationsgefahr und Ischämien sind bekannte Komplikationen.

Hämatopoetische Auffälligkeiten (beispielsweise Anämie, Granulozytopenie, Thrombozytopenie) treten bei der Mehrzahl der SLE-Patienten auf. Antikörper gegen unterschiedliche Gerinnungsfaktoren werden gefunden. Besonders häufig ist die Umwandlung von Prothrombin zu Thrombin gestört mit nachfolgender Verlängerung der PTT und einer Verminderung der Faktor-VIII-Aktivität. Eine erhöhte Thromboseneigung kann auch durch den sog. Lupusantikoagulanzfaktor hervorgerufen werden. In diesem Fall reagiert ein Autoantikörper mit dem Phospholipid des Plättchenfaktors 3. Eine falsch-positive Luesreaktion erklärt sich durch eine Kreuzreaktion dieser Phospholipidautoantikörper mit Cardiolipin.

Als besondere Verlaufsform ist das sog. **Antiphospholipidantikörpersyndrom** hervorzuheben. Das Antiphospholipidantikörpersyndrom (APLS) ist durch die Trias aus rezidivierenden arteriellen oder venösen Thrombosen, Fehlgeburten und dem Nachweis von persistierenden Antiphospholipidantikörpern charakterisiert. Das APLS kann auch als eigenständige Erkrankung („primäres APLS") ohne Assoziation zu SLE oder anderen Autoimmunerkrankungen auftreten.

Häufig ist eine **chronisch-rezidivierende Verlaufsform** des SLE. Zwischen den wechselnden Krankheitsschüben kommt es zu mehr oder weniger lang andauernden Remissionen mit oftmals leicht zu identifizierenden auslösenden Momenten (z. B. Sonnenlichtexposition, hormonelle Veränderungen, psychische und physische Stresssituationen, Medikamente).

Der **medikamentös induzierte SLE** zeichnet sich durch ein eher mildes klinisches Bild aus (meist Histon, jedoch keine ds-DNS-Antikörper). Nach dem Absetzen des Medikamentes kommt es zu einer vollständigen Rückbildung.

Diagnostik

Die Diagnose des SLE beruht auf der bunten klinischen Symptomvielfalt (Tab. 8.**9**) und dem Nachweis von Autoantikörpern.

Zur Abklärung eines SLE gehört daher neben einer gründlichen körperlichen Untersuchung (Hautveränderungen? Arthritis? Raynaud? Splenomegalie? Pleuritis, Perikarditis?) auch eine entsprechende Organdiagnostik (u. a. Rö-Thorax, Sonographie, EKG, UKG, Urinsediment).

Laborchemisch sollte zunächst nach **antinukleären Antikörpern** (ANA) gefahndet werden, die mit der indirekten Immunfluoreszenztechnik auf HEp2-Zellen nachgewiesen werden. In diesem Screening-Assay wird ein Sammelsurium an verschiedenen Zellkernbestandteilen erfasst (DNS, RNS, Histone, sog. extrahierbare nukleäre Antigene wie Sm-Protein, Ribonukleoproteine, Ro/SS-A, La/SS-B u. a.). Das **Kernfluoreszenzmuster** kann hierbei schon Anhaltspunkte für bestimmte Zielantigene und besondere Verlaufsformen des SLE bieten (gesprenkeltes Fluoreszenzmuster bei extrahierbaren Kernantigenen z. B. assoziiert mit dem Sjögren-Syndrom). Die weitere Differenzierung erfolgt mittels ELISA-Systemen auf der Basis gereinigter Antigene.

Tabelle 8.9 ARC-Kriterien zur klinischen Diagnose des SLE

Kriterium	Definition
Schmetterlingsexanthem	flach oder erhaben
diskoides Exanthem	erythematöse, erhabene Flecken mit keratotischer Schuppung und Follikelbildung
Photosensitivität	Hautausschlag nach Sonnenexposition
Schleimhautulzerationen	orale oder nasopharyngeale Ulzerationen
Arthritis	nichterosive Arthritis an mehr als zwei peripheren Gelenken
Serositis	Pleuritis oder Perikarditis
Nierenbeteiligung	anhaltende Proteinurie über 0,5 g/d oder zelluläre Elemente im Sediment
neurologische Symptome	Krampfanfälle oder Psychosen bei Fehlen metabolischer oder medikamentöser Ursachen
hämatologische Befunde	immunhämolytische Anämie (Retikulozytose, Coombs-Test pos. oder Leukopenie unter $4000/mm^3$ oder Lymphopenie unter $15.000/m^3$ oder Thrombozytopenie unter $100.000/mm^3$
immunologische Symptome	positives LE-Zell-Phänomen oder ds-DNS-Antikörper-Nachweis oder Sm-Antikörper-Nachweis oder falsch-positive Luesreaktion
antinukleäre Antikörper	abnorm hoher ANA-Titer, nicht durch Medikamente verursacht

Antikörper gegen Doppelstrang-DNS (ds-DNS) sind beweisend für die Diagnose eines SLE. Eine **hohe Spezifität** besitzen **Anti-ds-DNS-Antikörper** (aber Sensitivität nur ca. 50%) oder **Anti-Sm-Antikörper** (Sensitivität nur ca. 25%).

Beim SLE findet man außerdem ein normales bis gering erhöhtes C-reaktives Protein, erniedrigte C3- und C4-Werte sowie einen erhöhten C3d-Wert als Korrelat des gesteigerten intravasalen C3-Umsatzes.

Die Komplementwerte, insbesondere eine C3d-Erhöhung, sind als serologische Verlaufsparameter zur **Abschätzung der Krankheitaktivität** besser geeignet als die Titerverläufe der antinukleären Antikörper.

Die **Aktivitätsbeurteilung der Erkrankung** richtet sich nach dem klinischen Befund, dem Titer der Anti-ds-DNS-Antikörper sowie der Komplementkonzentration.

In der **Haut** ist die Ablagerung von Serumimmunkomplexen an der Dermis-Epidermis-Grenze als sog. Lupusbandphänomen nachweisbar. Patienten mit diesem Befund leiden meist an einer durch Immunkomplexe induzierten Glomerulonephritis.

Eine **Indikation zur Nierenpunktion** besteht im Falle einer Nierenfunktionsverschlechterung unter immunsuppressiver Standardtherapie.

Zum Ausschluss eines **ZNS-Befalls** sollten frühzeitig bildgebende Verfahren wie MRT oder CT eingesetzt werden.

Differenzialdiagnosen

Bei Frühformen mit monosymptomatischem Verlauf ist eine breite differenzialdiagnostische Abklärung notwendig. Im weiteren Verlauf des SLE finden sich oft Überlappungssyndrome mit anderen Autoimmunerkrankungen und systemischen Vaskulitiden. Kombinationen mit anderen Autoimmunerkrankungen sind möglich (Overlap-Syndrome, z. B. Sharp-Syndrom). Assoziationen mit der Myasthenia gravis oder der autoimmunen Thyreoiditis sind ebenfalls bekannt.

Therapie

Eine kausale Therapie des SLE ist nicht möglich. Eine symptomatische Therapie wird der klinischen Ausprägung des bunten Krankheitsbildes angepaßt. Im Mittelpunkt steht jedoch die immunsuppressive Therapie, die oftmals eine Gratwanderung zwischen lebensgefährlichen Infekten bei zu intensiver Immunsuppression und Organschädigung durch SLE Aktivität bei zu milder Therapie andererseits darstellt.

Leichte und milde Verlaufsformen

Chloroquin oder **Hydroxychloroquin** können bei leichten Verlaufsformen (Haut- bzw. Gelenkbeteiligung) neben NSAR in einer Dosis von 2 × 250 mg/d per os eingesetzt werden. Bei guter Verträglichkeit der Antimalariapräparate findet man jedoch selten Veränderungen des Blutbildes sowie eine erhöhte Lebertoxizität.

! Aufgrund der möglichen Induktion von Ablagerungen in der Kornea und Retina sind regelmäßige augenärztliche Kontrolluntersuchungen (alle 4 Monate) dringend erforderlich.

Milde Verlaufsformen werden meistens mit einer vorübergehenden Corticosteroid-Therapie behandelt (0,5 – 1,0 mg/kg KG **Prednison**, je nach Aktivität absteigend unter die Cushing-Schwellendosis von 7,5 mg/d Prednison-Äquivalent). Ist eine Dosisreduktion nicht möglich, wird ein zusätzliches Immunsuppressivum wie **Azathioprin** (2 mg/kg KG) oder **Mycophenolatmofetil** (z. B. 2 × 500 mg) zur Cortisoneinsparung eingesetzt.

Schwere Verlaufsformen

Cyclophosphamid

Bei schweren Verlaufsformen (diffuse Lupusnephritis, ZNS-Lupus, Vaskulitis, Myokarditis etc.) sollte zur Remissionsinduktion **Cyclophosphamid** aus der Gruppe der Alkylanzien zum Einsatz kommen. Charakteristisch ist eine schnelle Hemmung der Antikörpersynthese. Als Dosis werden intravenös 500 bis 1000 mg/m^2 Körperoberfläche 1 × in 2 – 4 Wochen empfohlen. Für die aggressive Lupusnephritis konnte gezeigt werden, dass auch niedrigere Cyclophosphamiddosen (6 × 500 mg intravenös alle zwei Wochen) eine der Hochdosistherapie vergleichbare Wirkung erzielen. Hierdurch können Nebenwirkungen und die Kumulativdosis reduziert werden. Bei den oftmals jungen Patienten sollte die Fortführung der Cyclophosphamidtherapie (über 5 g) immer kritisch evaluiert werden (irreversible Ovulationsstörungen, Oligo-/Azoospermie, Lymphomentstehung etc.).

Beachtenswerte **Nebenwirkungen**, die regelmäßige Laborkontrollen erfordern, sind die Leukopenie, Thrombopenie, Anämie, eine interstitielle Pneumonitis und eine hämorrhagische Zystitis. Sie stellt eine Kontraindikation zur Fortführung einer Cyclophosphamid-Therapie dar.

Azathioprin und Mycophenolatmofetil

Zur Remissionserhaltung eignen sich besonders Azathioprin und Mycophenolatmofetil.

Azathioprin, ein Nitroimidazolderivat des 6-Mercaptopurins, ist ein häufig eingesetztes Immunsuppressivum. Als Dosis werden 2 – 4 mg/kg KG und Tag per os empfohlen. Die Dosis sollte auf 2 – 3 Tagesdosen verteilt werden.

Im Kombination mit Prednison ist eine Dosis von 3 × 50 mg/d in der SLE-Behandlung üblich.

Kontraindikationen bestehen bei Knochenmarks- oder Lebertoxizität, allergischen Reaktionen, geplanten oder bestehenden Schwangerschaften, fehlendem Steroid-einsparendem Effekt nach 3 Monaten Therapie oder einem neuen Krankheitsschub unter Azathioprin. Als Komplikation ist eine toxisch-allergische Hepatitis, die innerhalb der ersten 2 – 8 Behandlungswochen auftritt, bekannt. Sie kommt bei ungefähr 5 % der SLE-Patienten vor. In der Literatur wird eine erhöhte Inzidenz von Non-Hodgkin-Lymphomen unter Azathioprin berichtet.

Mycophenolatmofetil (CellCept), ein Proliferationshemmer, der die *de-novo*-Synthese von Guanosin hemmt, hat durch seine gute Wirksamkeit bei geringer Toxizität ständig an Bedeutung gewonnen. Insbesondere in der remissionserhaltenden Therapie der Lupusnephritis hat es nunmehr einen festen Platz (und zukünftig vielleicht auch in der Remissionsinduktion). Hauptnebenwirkung sind gastrointestinale Unverträglichkeit (Diarrhöen), Infektionen, Knochenmarkssuppression.

Alternative Therapiemöglichkeiten bei schweren Verläufen

Die Wirkung von **Ciclosporin A** basiert auf einer Blockade der T-zellulären Interleukin-2-Produktion. Dosiert werden sollte 3 – 5 mg/kg KG pro Tag auf 2 Einzeldosen per os. Zur Optimierung des Wirkspiegels (100 – 200 ng/ml) sind regelmäßige ▶

Blutspiegelbestimmungen unerlässlich. Bekannte Nebenwirkungen der Substanz sind Nephrotoxizität, Hepatotoxizität, Hirsutismus und Hypertonusentwicklung.

Die **Plasmapherese-Behandlung** eines schweren Lupusverlaufes erbringt keinen additiven Effekt.

Prognose

Nach amerikanischen Studien leben 10 Jahre nach den ersten Symptomen noch ca. 90% der Patienten. Eine schlechtere Prognose besteht bei Nieren- und ZNS-Beteiligung.

8.10 Sjögren-Syndrom

A. Schwarting

Definition

Das Sjögren-Syndrom ist eine chronisch-entzündliche Autoimmunerkrankung mit lymphozytärer Infiltration exokriner Drüsen, die klinisch in einem Sicca-Syndrom mündet (Xerostomie und Xerophthalmie). Das Sjögren-Syndrom kann als eigenständige Erkrankung auftreten (primäres Sjögren-Syndrom) oder mit anderen Autoimmunerkrankungen wie rheumatoider Arthritis (ca. 10–15%), SLE (ca. 1–3%), Sklerodermie oder Dermato- und Polymyositis assoziiert sein (sekundäres Sjögren-Syndrom).

Das primäre Sjögren-Syndrom ist zudem durch das Auftreten extraglandulärer systemischer Manifestationen gekennzeichnet (u. a. Arthritis, Vaskulitis, Autoantikörper SS-A, SS-B, Lymphomentstehung).

Epidemiologie

Genaue Zahlen zur Prävalenz liegen nicht vor. Die Häufigkeit soll vergleichbar mit der der rheumatoiden Arthritis sein. Das primäre Sjögren-Syndrom findet man bevorzugt bei Frauen zwischen dem 30. und 60. Lebensjahr (Frauen : Männer = 9 : 1).

Ätiologie/Pathogenese

Die genaue **Ätiologie** des Sjögren-Syndroms ist nicht geklärt. Diskutiert wird das Zusammenspiel verschiedener Faktoren wie genetischer Hintergrund, Virusinfektion, Zytokine und Autoantikörper:

- Es besteht eine Assoziation mit HLA-DR3, B8 sowie DQA1, DQB1. Ferner wurde ein IL-10 Promotor-Polymorphismus mit dem Auftreten des Sjögren-Syndroms in Verbindung gebracht.
- Es finden sich Hinweise auf assoziierte virale Infektionen mit Epstein-Barr, Coxsackie oder Retroviren.
- Charakteristisch für das Sjögren-Syndrom ist das Auftreten von Autoantikörpern gegen die nukleären Antigene Ro/SSA und La/SSB. Anti-Ro/SSA-Antikörper sind immerhin bei 70–90% der Sjögren-Syndrom-Patienten und 30–50% der SLE-Patienten nachzuweisen. Die mögliche pathogenetische Bedeutung der Autoantikörper wird bei Neugeborenen mit neonatalem Lupus evident: IgG-Antikörper gegen Ro und La passieren die Plazenta und lösen beim Feten einen totalen AV-Block aus (kongenitaler Herzblock).

Die **Pathohistologie** ist durch eine lymphozytäre Infiltration der Azini und Ausführungsgänge der Drüsen, überwiegend von CD4-T-Zellen und B-Lymphozyten, gekennzeichnet. Ein weiterer Befund sind myoepitheliale Inseln. Diese können die Ausführungsgänge obstruieren. Im fortgeschrittenen Stadium zeigt sich ein histologisches Bild wie lymphatisches Gewebe zum Teil mit Keimzentren, welche zu einem malignen Lymphom entarten können.

Die **Pathogenese** des Sjögren-Syndroms ist nur lückenhaft geklärt. Die Drüsenepithelzellen exprimieren HLA-DR und B7, kostimulatorische Moleküle und wirken somit offenbar als antigenpräsentierende Zellen (eines noch unbekannten Antigens) aktivierend auf die infiltrierenden CD4-T-Zellen mit hoher lokaler IFN-γ-Konzentration. Die lymphatische Infiltration der Drüsen ist zunächst polyklonal und antigengetrieben. Ca 10% der infiltrierenden Zellen sind B-Zellen und zahlreiche Plasmazellen, die zu einer lokal großen Menge von oligokonalen, diversen Antikörpern der verschiedenen Immunglobulinklassen führen. Ob die Antikörper Epiphänomene sind oder pathogenetisch wichtig, ist unklar. Sicher ist jedoch, dass die Hypergammaglobulinämie zur Bildung von zirkulierenden Immunkomplexen und zu systemischen Reaktionen, z. B. zu einer begleitenden Vaskulitis, führt.

Es ist pathophysiologisch noch unklar, wie die histologischen Veränderungen zu der klinischen Sicca-Symptomatik führen. Diskutiert werden: Obstruktion der Sekretion durch infiltrierende Zellen, lymphozytäre Substanzen, die die Drüsensekretion hemmen, bzw. Störungen der autonomen Nervenfunktion.

Extraglanduläre lymphatische Infiltrationen von Nieren, Lungen und Muskulatur werden seltener klinisch manifest. Morphologisch findet man in der Niere eine interstitielle Nephritis, selten eine Glomerulonephritis. Bei Dyspnoe zeigt sich oft eine diffuse interstitielle Pneumonitis und später eine Lungenfibrose.

! Patienten mit Sjögren-Syndrom entwickeln ca. 44-mal häufiger ein malignes Non-Hodgkin-Lymphom.

Klinik

Leitsymptome sind die **Keratoconjunctivitis sicca** und die **Xerostomia sicca** als Folge der chronischen Tränen- und Speicheldrüsenentzündung. Die Patienten beklagen ein Fremdkörpergefühl, Brennen der Bindehaut, ein leichtes Ermüden der Augen, ein Trockenheitsgefühl, eine Rötung der Konjunktiven, sowie eine Sehminderung bei ausgeprägter Photophobie. Die Xerostomia sicca kann isoliert oder mit einer Keratokonjunktivitis auftreten. Die subjektiven Beschwerden sind dabei oft gering. Meist ist nur eine Mundspeicheldrüse betroffen, Parotis oder Glandula submandibularis sind nicht vergrößert. Zum Teil finden sich intermittierende Speicheldrüsenschwellungen, nur selten ist ein bilateraler Parotistumor vorhanden. Die Sicca-Symptomatik kann auch die Haut (Hauttrockenheit), den gesamten oberen Respirationstrakt (trockener Husten, trockene Rhinitis mit Borkenbildung, Xerotracheitis) und Genitalbereich (trockene atrophische Vaginitis) betreffen.

Durch den Sicca-Komplex kommt es lokal und an anderen Stellen zu **sekundären Entzündungen**. Am Auge resultieren Hornhautulzerationen, Bulbusperforationen, Infektionen sowie eine Schrumpfung der Konjunktiven. Im Bereich des Mundes können sich Lippen- und Schleimhautulzerationen entwikkeln, Karies, eine Perlèche, Zungenbrennen sowie Superinfektionen von Mundschleimhaut und Speicheldrüsen mit Staphylokokken, Streptokokken und Candida.

Beteiligung anderer Organsysteme. Im Rahmen des Sjögren-Syndroms kann es zu einer begleitenden sekundären **Vaskulitis** kommen, die sich als palpable Purpura, Fingerulzeration oder Raynaud-Phänomen manifestiert. Die extraglanduläre Infiltration von **Lunge, Nieren, Muskulatur** kommt klinisch eher selten zur Ausprägung. Im Respirationstrakt kann es zu einer diffusen interstitiellen lymphoiden Pneumonie kommen. Im Rahmen einer Nierenbeteiligung findet sich eine interstitielle Nephritis, seltener ist eine membranöse Glomerulonephritis. Im Gastrointestinaltrakt manifestieren sich eine Dysphagie sowie eine atrophische Gastritis. Seltener ist die chronisch-lymphozytäre Pankreatitis. Es besteht eine Assoziation mit der primären biliären Zirrhose.

Die Beteiligung des **zentralen Nervensystems** manifestiert sich in einer peripheren sensomotorischen Polyneuropathie, es kommen isolierte und multiple Hirnnervenneuritiden vor, besonders eine Trigeminusneuralgie oder eine aseptische Meningitis. Ferner können auch **psychiatrische Auffälligkeiten** (von kognitiven Störungen bis hin zur Demenz) Ausdruck der zerebralen Manifestation sein.

Zu den häufigsten klinischen extraglandulären Manifestationen zählen **Arthralgien** und **Arthritiden**. Kontrovers wird die Neigung zu einer vermehrten Bildung von Schilddrüsenautoantikörpern und Entwicklung einer Autoimmunthyreoiditis diskutiert.

Als Komplikationen können die Infiltrate Pseudolymphomcharakter annehmen und über die exokrinen Drüsen hinaus infiltrieren.

Diagnostik

Die Diagnose beruht neben der klinischen Symptomatik auf zusätzlichen Untersuchungen wie Schirmer-Test (< 5 mm in 5 Minuten pathologisch), Speicheldrüsen-Szintigraphie, Nachweis der Autoantikörper anti-Ro/SSA und anti-La/SSB, Speicheldrüsenbiopsie mit lymphozytärer Infiltration.

Therapie

1. Die **„Sicca“-Symptomatik** der Augen und Mundschleimhaut wird durch „künstliche Tränen“ bzw. „künstlichen Speichel“, häufiges Trinken, hohe Luftfeuchtigkeit und Kauen zuckerfreier Kaugummis gelindert. Die Gabe von z. B.: Pilocarpin kann die Speicheldrüsensekretion stimulieren, ist jedoch wegen der cholinergen Nebenwirkungen limitiert. Auf Kariesprophylaxe und orale Candidiasis sollte regelmäßig geachtet werden. Die Anwendung einer topischen Ciclosporin-Emulsion konnte die Tränensekretion bei 15 % der Patienten bessern.

▶

2. **Nichtviszerale Manifestationen** (z. B. Arthralgien, Myalgien, Müdigkeit oder Hautmanifestationen) werden mit nichtsteroidalen Antirheumatika, Salizylaten oder auch Hydroxychloroquin (6–7 mg/kg KG/d) behandelt. NSAR können bei Schluckbeschwerden auch als Suppositorien verabreicht werden.

3. Im Falle **viszeraler Manifestationen** (Herz, Lunge, Niere, Nervensystem) kommen immunsuppressive Medikamente wie beim SLE zum Einsatz. Liegen z. B. Zeichen einer Pneumonitis, Vaskulitis oder Nephritis vor, sollten initial Dosen um 40–60 mg Prednison/d gegeben werden. Nach 1–2 Wochen kann, je nach Klinik, eine langsame Dosisreduktion versucht werden. Analog zum SLE werden zur Steroideinsparung auch Azathioprin, Mycphenolatmofetil oder Cyclophosphamid eingesetzt, letzteres besonders bei lebensbedrohlichen Komplikationen. Die Indikation sollte allerdings wegen des ohnehin erhöhten Lymphomrisikos beim Sjögren-Syndrom eng gestellt werden.

8.11 Sklerodermie

A. Schwarting

Definition

Die Sklerodermie umfasst eine heterogene Gruppe von Autoimmunerkrankungen, die durch eine Verdickung und Fibrose der Haut und bestimmte Formen der Beteiligung innerer Organe wie Herz, Nieren, Lunge und Gastrointestinaltrakt charakterisiert ist.

Man unterscheidet eine umschriebene von einer generalisierten Form.

In der Literatur sind derzeit unterschiedliche **Klassifikationen** bekannt. Eine mögliche Einteilung ist in Tab. 8.**10** wiedergegeben. In der US-amerikanischen Einteilung der systemischen Sklerodermie (*limitierte* und *diffuse* Form der systemischen Sklerose) entspricht die limitierte Form am ehesten der Akrosklerodermie und dem CREST-Syndrom und die diffuse Form dem Typ II und III der hier wiedergegebenen Klassifizierung.

Tabelle 8.**10** Mögliche Einteilung der Sklerodermie

Zirkumskripte Sklerodermie
• lineare (bandförmige) Sklerodermie („en coup de sabre“)
• herdförmige Sklerodermie (Morphaea, lokalisiert oder generalisiert)
Systemische Sklerodermie
Progressive systemische Sklerodermie (PSS)
• Typ I: Akrosklerodermie
• Typ II: proximal aszendierende Form (über die Akren hinausreichend)
• Typ III: Stammsklerodermie
CREST-Syndrom
Eosinophile Fasziitis
Eosinophilie-Myalgie-Syndrom
Chemisch induzierte sklerodermieartige Hautveränderungen
(z. B. Silikon, PVC, Bleomycin)
Overlap-Formen

Epidemiologie

Die Krankheit kommt weltweit vor. Die Inzidenz liegt etwa bei 20 Neuerkrankungen pro 1 Mio. Einwohner. Frauen sind 4-mal häufiger betroffen als Männer. Im 30.–50. Lebensjahr treten die ersten Symptome auf.

Ätiologie/Pathogenese

Die **Ätiologie** der Sklerodermie ist unbekannt. Als entzündliche Systemerkrankung des Bindegewebes scheinen Fibroblasten, Gefäße und das Immunsystem eine zentrale Rolle zu spielen.

Eine eindeutige genetische Prädisposition konnte bisher nicht festgestellt werden. Familiäre Häufungen der Sklerodermie sind eher selten. Assoziation wurden u. a. mit den Klasse-II-Antigenen HLA DR1, DR3, DR5 und DR6 gefunden.

Die Rolle exogener Faktoren wird an sklerodermieartigen Krankheitsbildern deutlich, die durch **verschiedene Substanzen** ausgelöst werden (chemische Substanzen wie z. B. Vinylchlorid, Lösungsmittel; Arzneimittel wie z. B. Pentazocin; Bleomycin und andere Substanzen wie z. B. verunreinigtes Speiseöl).

In frühen Stadien der Erkrankung zeigt sich histologisch eine Vermehrung von hyalinisierten Kollagenfasern in der tieferen Dermis und der oberen Subkutis. Zusätzlich liegen perivaskuläre interstitielle lymphozytäre und histiozytäre Infiltrate vor. Elektronenmikroskopisch lassen sich vermehrt feine Kollagenfibrillen mit einem Durchmesser von 10–20 nm nachweisen. Im Verlauf der Krankheit entwickelt sich eine Atrophie der Epidermis.

Neben Störungen des humoralen und zellulären Immunsystems allgemein, spielen der Kollagenstoffwechsel und das Gefäßendothel eine wichtige Rolle bei der **Pathogenese** der Sklerodermie. Eine Schädigung der Endothelzellen durch eine noch unbekannte Noxe löst deren Aktivierung mit Ödembildung und Permeabilitätssteigerung aus. Zusätzlich lässt sich auch eine verstärkte Adhäsion der Thrombozyten mit Zerfall und Thrombenbildung nachweisen.

Eine wichtige Funktion wird vasoaktiven Substanzen wie Endothelin und NO (Nitric oxide) zugeschrieben. Endothelin ist nicht nur der stärkste bekannte Vasokonstriktor, sondern stimuliert auch die Fibrogenese. NO dagegen ist ein potenter Vasodilator und Thrombozyteninhibitor. Ein gestörtes Gleichgewicht beider wird in der Initialphase der Pathogenese postuliert.

Fibroblastenkulturen von Sklerodermiepatienten zeigen eine im Vergleich zu Kontrollen deutlich **verstärkte Kollagensynthese**. Dabei scheint der Einfluss einer ganzen Reihe von Zytokinen bzw. Wachstumsfaktoren wichtig. Transforming growth factor beta, Platelet derived growth factor, Connective tissue growth factor, IL-1 und IL-6 sind einige der Faktoren, die an der Aktivierung der Fibroblasten zur Proliferation und Matrixsynthese beteiligt sind. Im Gefäßsystem resultieren daraus eine Intima- und Mediaverdickung mit einer Reduktion des Gefäßlumens kleiner und mittlerer Arterien.

Klinik

Im Rahmen der **zirkumskripten Sklerodermie** ist die sog. **Morphaea** die häufigste Manifestation. Dabei gehen blaurote Flecken in eine harte Hautplatte über, die von einem lilafarbenen Rand („lilac ring") umgeben ist. Die Sklerose bzw. Atrophie der Epidermis bleibt jedoch umschrieben.

Bei der sog. bandförmigen Sklerodermie kommt es zu einer linearen Atrophie des Fettgewebes und der Haut. Diese Veränderungen treten oft im Verlauf eines Nervs auf.

Im Verlauf der **progressiven systemischen Sklerodermie** steht die fortschreitende Gefäßalteration mit viszeraler Beteiligung im Vordergrund. Wichtige klinische Befunde sind: Ösophagusmotilitätsstörungen, Perikarditis, Myokardfibrose, Lungenfibrose, Funktionsstörungen des Dünn- und Dickdarms, eine arterielle Hypertonie, Nierenfunktionsstörungen, eine Anämie, eine Gelenkbeteiligung und das Raynaud-Syndrom.

- Das **Raynaud-Syndrom** ist eine typische Manifestation der progressiven systemischen Sklerose. Auffällig ist histologisch eine Intimahyperplasie, wobei vorwiegend Kollagen nachgewiesen werden kann. Auch eine Fibrose der Adventitia kommt vor. Diese Veränderungen bedingen eine Reduktion des Gefäßlumens. Eine zusätzliche Lumenreduktion durch die physiologische Änderung des Vasokonstriktortonus als Antwort auf Kältereize führt zu den typischen Symptomen: Abblassen der Haut mit Spannungsgefühl bzw. Taubheitsgefühl, später auch brennenden Schmerzen (Finger, Zehen, Nasenspitze), gefolgt von einer lividen Verfärbung (Hyperämiephase). Sog. „Rattenbissnekrosen" mit Ulzerationen an den Fingerspitzen treten bei zunehmender Minderdurchblutung auf.
- **Hautveränderungen** beginnen meist an den Händen mit einer schmerzlosen ödematösen Schwellung. Im Krankheitsverlauf entwickelt sich eine Verdickung und Schrumpfung der Haut mit eingeschränkter Beweglichkeit der Finger (Sklerodaktylie). Typisch sind spitz zulaufende Endglieder (Madonnenfinger) mit Akroosteolysen.
- **Gesicht:** Neben einer Armut der Mimik fällt eine Mikrostomie mit perioraler Fältelung auf (Tabaksbeutelmund). Charakteristischerweise ist das Zungenbändchen verkürzt.
- **Magen-Darm-Trakt:** Zu einer Dysphagie kann es als Folge einer Ösophagusmotilitätsstörung kommen (Störung der propulsiven Peristaltik mit herabgesetztem Tonus des unteren Ösophagussphinkters). Bei der seltenen Beteiligung des gesamten Magen-Darm-Traktes können neben einer Malabsorption Ileuszeichen auftreten.
- **Lunge:** Zunehmende Luftnot ist die Folge einer interstitiellen Lungenerkrankung. Das Röntgenbild zeigt basale lineare und noduläre Verschattungen. Eine Pleuritis sowie eine Lungenfibrose mit nachfolgender pulmonaler Hypertonie werden ebenfalls beobachtet.
- **Niere:** Die Entwicklung einer arteriellen Hypertonie deutet oftmals auf eine Nierenbeteiligung hin. Auf dem Boden der Gefäßveränderungen entstehen Niereninfarkte mit nachfolgender Niereninsuffizienz. Die gefürchtete „Sklerodermа-Nierenkrise" mit akzelerierter Hypertonie, rapid progredientem Nierenversagen und mikroangiopathischer Hämolyse tritt nach Einführung der ACE-Hemmertherapie jedoch nur noch selten auf.
- **Herz:** Die kardiale Beteiligung ist oft die Folge der gestörten Hämodynamik (Cor pulmonale, renaler Hypertonus). Allerdings kommt auch eine (oft asymptomatisch verlaufende) Perikarditis oder Myokardfibrose mit Beteiligung des Reizleitungssystems (Insuffizienz und Rhythmusstörungen) als direkte Krankheitsfolge vor.
- **Gelenke:** Arthralgien und Myalgien sind häufige Begleitsymptome der progressiven systemischen

Tabelle 8.11 Autoantikörper bei Sklerodermie

Anti-Zentromer-Ak	hohe Spezifität, CREST-Syndrom
Anti-Topoisomerase I Ak (Scl-70)	progressive systemische Sklerose (PSS), (Lunge)
Anti-RNA-Polymerase I, III	PSS (Herz, Niere)
Anti-U3-RNP (Fibrillarin)	PSS (pulm. Hypertonie)
Anti-PM-Scl Ak	Overlap-„Skleromyositis"
Anti-U1-RNP	Overlap-Mischkollagenose

Sklerodermie. Beugekontrakturen sind eine Folge des kutanen Befalls. Synovitiden sind selten, Erosionen fehlen.

Die sog. **CREST-Variante („limitiert-kutane" Form)** der progressiven systemischen Sklerodermie zeigt oft eine Erstmanifestation um das 50. Lebensjahr. Die Symptome sind eine Calcinosis cutis (Kalkablagerungen in der Haut), Raynaud-Symptomatik, Ösophagusmotilitätsstörungen, Sklerodaktylie und Teleangiektasien. Das CREST-Syndrom hat offenbar eine bessere Prognose als die klassische progressive Sklerodermie, da erst spät viszerale Probleme auftreten. Charakteristisch ist das Auftreten von anti-Zentromer-Antikörpern.

Diagnostik

Die Diagnose der Sklerodermie beruht auf drei Säulen:

- **Klinische Untersuchung** mit besonderem Augenmerk auf dermatologische Auffälligkeiten.
- Nachweis von antinukleären Antikörpern (Tab. 8.**11**)
  - Anti-Zentromer-Antikörper und Anti-Topoisomerase-I-(Scl-70-)Antikörper sind hoch spezifisch aber nur gering sensitiv.
- Technische Untersuchungen:
  - Kapillarmikroskopie (Megakapillaren und avaskuläre Felderungen),
  - Ösophagusbreischluck, Ösophagusmanometrie (Motilitätsstörungen),
  - Lungenfunktion, Röntgen-Thorax, evtl. HR-CT der Lunge (Fibrose),
  - EKG, Echokardiographie (pulmonale Hypertonie).

Differenzialdiagnosen

Sklerodermieähnliche Befunde findet man auch bei anderen Erkrankungen:

- **Sharp-Syndrom:** Das bei seltener ZNS- und Nierenbeteiligung eher gutartig verlaufende Krankheitsbild wird auch als „Mixed connective tissue disease" (MCTD) bezeichnet. Frauen sind bis zu 7-mal häufiger als Männer betroffen. Klinisch fallen viele Teilsymptome anderer Kollagenosen, wie SLE, Polymyositis und progressiver systemischer Sklerodermie auf: Ödeme der Hände und Finger, Raynaud-Syndrom (ausgeprägt; Hauptkriterium), Arthralgien, Myalgien, Myositiden, Motilitätsstörungen des Ösophagus. Serologisch sind anti-U1-snRNP-Antikörper typisch. Die Labordiagnostik zeigt außerdem eine Verminderung der frühen Komplementkomponenten, zirkulierende Immunkomplexe und in 50% der Fälle Rheumafaktoren.
- **Eosinophile Fasziitis (Shulman-Syndrom):** Auffällig ist eine Verhärtung der Haut an Stamm und Extremitäten (ohne Hände) mit Gelenkkontrakturen, jedoch ohne Beteiligung der inneren Organe. Histologisch fällt eine Fibrose der Faszie mit einem entzündlichen eosinophilen Substrat auf.
- **Eosinophilie-Myalgie-Syndrom:** Dieses Syndrom ähnelt sehr der eosinophilen Fasziitis und wird durch L-Tryptophan induziert.

Therapie

Therapie

Aufgrund des heterogenen Krankheitsbildes, der unklaren Ätiologie und der Komplexität der biologischen Prozesse im Verlauf der Sklerodermie (Entzündung, autoimmune Prozesse, Fibrose, nichtentzündliche Veränderungen an kleinen Gefäßen) gibt es keine kurative Therapie. Die unterschiedlichen Therapieansätze konzentrieren sich auf die jeweiligen Organmanifestationen, das ►

fibrotische Geschehen und die Modulation des Immunsystems.

1. D-Penicillamin soll die Kollagenreifung und die Kollagenbiosynthese hemmen. Der Effekt auf eine vorherrschende Hautmanifestation ist umstritten. Aufgrund der toxischen Nebenwirkungen (Dermatitis, Pruritus, Fieber, Stomatitis, Thrombozyten- und Leukozytenabfall) sollte eine Niedrigdosistherapie (125 mg jeden zweiten Tag) erfolgen. Die Therapie sollte wenigstens ein Jahr lang durchgeführt werden.

2. In der Behandlung des **Raynaud-Syndroms** gibt es neben den rein symptomatischen Maßnahmen (Kälte, Nicotin, Coffein, Beta-Blocker etc. vermeiden) auch medikamentöse Ansätze: Calciumantagonisten (Nifedipin 10 – 30 mg/d), Alpharezeptorenblocker (Prazosin 1 – 3 mg/d), Carboprostacyclin (0,5 – 2 ng/kg KG/min intravenös) und Bosentan (Endothelin-Rezeptorantagonist). Insbesondere durch **Iloprost** und **Bosentan** konnte eine nachhaltige Verbesserung des Raynaud-Syndroms mit Abheilung von Fingerulzerationen gezeigt werden.

3. **Ösophagusmotilitätsstörungen** können mit Metoclopramid (10 mg bis 3 × täglich) oder Erythromycin behandelt werden. Protonenpumpeninhibitoren sollten wegen des gastroösophagealen Refluxes verabreicht werden.

4. Im Falle einer **renovaskulären Hypertonie** sollen in erster Linie ACE-Hemmer eingesetzt werden.

5. **Immunsuppressiva:** Steroide scheinen den Verlauf der Sklerodermie nicht zu beeinflussen. Lediglich spezielle organbezogene Symptome (z. B. Myositis, Alveolitis bei Lungenbeteiligung) stellen eine Indikation für eine immunsuppressive Therapie (in Kombination mit Cyclophosphamid, Mycophenolatmofetil etc.) dar.

! Der Einsatz von Ciclosporin kann zwar die Hautsymptome bessern, hat aber kaum einen Effekt bei viszeraler Beteiligung. Insgesamt führt der Einsatz von Immunsuppressiva nicht zu einer Lebenszeitverlängerung.

6. Zur Behandlung der **pulmonalen Hypertonie** sollten Prostacyclinanaloga und der Endothelin-Rezeptorantagonist Bosentan Anwendung finden.

Prognose

Der Verlauf der Sklerodermie ist sehr variabel und hängt vom Ausmaß der Organbeteiligung ab. Eine viszerale Beteiligung, der Nachweis der anti-Topoisomerase I-Ak und eine Anämie sind ungünstige prognostische Faktoren.

8.12 Polymyositis – Dermatomyositis

A. Schwarting

Definition und Epidemiologie

Polymyositis und Dermatomyositis gehören zu einer Gruppe erworbener entzündlicher Muskelerkrankungen mit Muskelschwäche und entzündlichen Infiltraten als wichtigste Merkmale. Es gibt sog. Überlappungssyndrome mit anderen Kollagenosen.

Die Dermatomyositis kommt bei Kindern und Erwachsenen vor und betrifft Frauen häufiger als Männer. Die Inzidenz der Polymyositis und Dermatomyositis liegt bei 1 : 100.000.

Ätiologie/Pathogenese

Die **Ätiologie** der Polymyositis und Dermatomyositis ist noch nicht geklärt. Diskutiert werden lokale Virusinfektionen als Auslöser verschiedener Immunreaktionen bei genetischer Prädisposition.

Direkte Hinweise für eine Verbindung mit genetischen Markern fehlen. Die stärkste Assoziation besteht zu HLA-B8 und HLA-DR3 bei Kindern und Erwachsenen.

Histologisch findet man eine Fasernekrose und Regeneration mit einer endomysialen mononukleären Zellinfiltration. Im Rahmen der Dermatomyositis sind die Infiltrate perimysial gelegen. Charakteristisch ist eine Polymyositis vom perifaszikulären Typ mit Übergang in eine Atrophie.

Immunhistologisch lassen sich bei der Dermatomyositis CD4-positive Zellen, B-Lymphozyten und Makrophagen identifizieren. Im mikrovaskulären Bereich kann man eine C5b9-Deposition feststellen. Bei der Polymyositis lassen sich vorwiegend CD8-positive Lymphozyten und eine aberrante MHC-Klasse-I-Expression auf den Muskelfasern nachweisen.

Die pathologischen Veränderungen im Muskel geben Hinweise auf ein **immunologisches Geschehen**. Eine zentrale Rolle spielt bei der **Polymyosi-**

tis eine zellulär mediierte antigen-spezifische Zytotoxizität. In-vitro-Versuche wiesen zytotoxische Reaktionen gegen kultivierte Myozyten nach. Antigen-spezifische T-Zellen erkennen möglicherweise ein membranassoziiertes Antigen in Muskelfasern. Im Gegensatz zu $CD8^{+}$-Zellen scheinen B-Zellen hier eher eine untergeordnete Rolle zu spielen.

Im Rahmen der **Dermatomyositis** scheinen jedoch **humorale Immunmechanismen** entscheidender zu sein. Der terminale Komplementfaktorkomplex C5b-9 kann in Gefäßen noch vor der zellulären Infiltration bei Dermatomyositis (nicht bei Polymyositis) nachgewiesen werden. Zelluläre Infiltrate kommen vorwiegend perivaskulär vor, B-Zellen überwiegen die T-Zellen. Nach der Induktion von autoreaktiven B-Lymphozyten kommt es zur Synthese von Autoantikörpern. Myositis-assoziierte Autoantikörper sind gegen zytoplasmatische Antigene mit Beziehung zur Proteinsynthese gerichtet (z. B. t-RNA-Synthetase, Anti-Jo-1). Die Antikörper hemmen die Funktion des jeweiligen Antigens und haben eher eine diagnostische denn eine pathogenetische Funktion.

Klinik

Typisch ist eine zunehmende **Muskelschwäche**, die symmetrisch vorwiegend die proximale Extremitätenmuskulatur im Bereich des Beckens und/oder Schultergürtels betrifft. Die Muskeln des Pharynx und der Kopfbeuger sind häufig ebenfalls betroffen. Das Aufstehen aus sitzender Haltung und das Treppensteigen sind erschwert. Die Hälfte der Betroffenen klagt über eher milde, muskelkaterartige Schmerzen.

Eventuell können ein **Raynaud-Syndrom**, arthralgische und arthritische Beschwerden sowie schwere **Allgemeinreaktionen** mit Gewichtsverlust, Abgeschlagenheit und Fieber vorkommen. Im Verlauf der Erkrankung entwickeln sich auch **Muskelatrophien**.

Für die akute Dermatomyositis typisch sind ein lila-rötliches (heliotropes) **Erythem** („lilac-disease") und eine ödematöse Schwellung, z. B. im Gesicht. Weiterhin kommt es zu multifokalen Hyperpigmentierungen, zu einer Vitiligo und zu Ulzerationen. Diese **Ulzerationen** entstehen durch die transepidermale Elimination von Verkalkungen im Bereich der Subkutis und der Muskulatur. Pseudoekzematöse Alterationen sowie **Teleangiektasien** und Blutungen im Bereich des Nagelfalzes werden beobachtet. Über den Knöcheln finden sich sog. **Kollodiumflekken** („Gottron-Zeichen").

Der Befall des Pharynx und des unteren **Ösophagus** ist nicht selten, eine dilatative Kardiomyopathie kann vorkommen. Eine durch Anti-Jo-1-Antikörper markierte Subgruppe von Patienten leidet an einer fibrotisierenden Alveolitis.

Überlappungsformen bestehen mit der Sklerodermie („Skleromyositis" mit Nachweis von anti-PM-Scl-Ak), zum SLE und seltener zur rheumatoiden Arthritis sowie zum Sjögren-Syndrom.

Insbesondere für ältere Dermatomyositis-, aber auch Polymyositispatienten, besteht eine eindeutig erhöhte Inzidenz von **malignen Tumoren** (z. B. kleinzelliges Bronchialkarzinom, Mammakarzinom, Magenkarzinom, Ovarialkarzinom). Die Patienten sollten daher regelmäßig (bis 2–3 Jahre nach Auftreten der Myositis) auf das Vorliegen einer Neoplasie hin untersucht werden.

Diagnostik

Die diagnostischen Kriterien sind in Tab. 8.**12** zusammengefasst.

Serologisch können **Myositis-assoziierte Autoantikörper** nachgewiesen werden, die eine hohe diagnostische Spezifität besitzen und auf besondere Verlaufsformen hinweisen. So deuten **Anti-Synthetase-Antikörper** (z. B. Jo-1) auf das Vorliegen eines sog. **Anti-Synthetase-Ak-Syndroms (oder Jo-1-Syndrom)** hin: hierbei zeigen die Patienten neben der Myositis eine interstitielle Lungenerkrankung, Raynaud-Phänomen, Arthritis und pseudoekzematöse Hautveränderungen der Hände („Mechanikerhände"). Patienten mit **Anti-SRP-Syndrom** (Antikörper gegen intrazelluläre „signal recognition particles") haben eine akute schwere, schmerzhafte Myositis mit Herzbeteiligung. PM-Scl- und Ku-Autoantikörper finden sich beim „Overlap" von Sklerodermie und Dermatomyositis, während U1-nRNP-Autoantikörper auf eine Mischkollagenose hinweisen. In ca. 20 % der Fälle von Dermatomyositis bei Erwachsenen findet man sog. Mi-2-Autoantikörper.

! Wichtig ist die histologische Abklärung mittels **Muskelbiopsie**. Hierbei erleichtert die Magnetresonanztomographie das Auffinden des „Muskelödems".

Tabelle 8.**12** Diagnostische Kriterien der Polymyositis/Dermatomyositis

- Muskelschwäche (symmetrisch, proximal, Dysphagie, evtl. Atembeschwerden, Erythem)
- erhöhte Muskelenzyme im Serum
- pathologisches EMG
- charakteristische Muskelbiopsie
- Antikörpernachweis
- klinische/serologische Hinweise auf andere Kollagenosen

Das **Elektromyogramm** zeigt typischerweise eine Kombination von Myopathie und Denervierung.

Differenzialdiagnosen

Differenzialdiagnostisch ausgeschlossen werden sollten folgende Erkrankungen:

- genetisch-determinierte Muskeldystrophien und spinale Muskelatrophie,
- Endokrinopathien, z. B. Schilddrüsenfunktionsstörungen, Cushing-Syndrom,
- Alkoholmyopathie,
- medikamentös verursachte Muskelerkrankungen (z. B. durch D-Penicillamin oder Clofibrat),
- Amyloid-Myopathie,
- Einschlusskörper-Myositis (bioptisch zu differenzieren),
- infektiöse Ursachen, z. B. Parasitosen wie die Trichinose (Eosinophilie) oder die Zystizerkose mit einer Pseudohypertrophie der Muskulatur.

Therapie

Der Einsatz von Glucocorticoiden und Immunsuppressiva ist in der Therapie der Dermatomyositis und Polymyositis seit vielen Jahren eingeführt.

1. **Prednison** ist das Mittel der ersten Wahl. Bei akuten Manifestationen beginnt man mit einer hoch dosierten Prednisontherapie (1 mg/kg KG) für 3 – 4 Wochen. Die Wirksamkeit lässt sich an einer objektiven Zunahme der Muskelkraft messen. Eine niedrig dosierte Steroidtherapie sollte mindestens über 1 Jahr durchgeführt werden, manchmal ist sie bis zu 3 Jahren oder länger wegen der Rezidivgefahr notwendig.
2. **Immunsuppressiva**

- **Azathioprin** gilt als Mittel der 2. Wahl. Es sollte bei besonders schweren Verläufen initial eingesetzt werden, ansonsten in Kombination zur Steroideinsparung.
- Im Erwachsenenalter kann **Methotrexat** als Alternative zum Azathioprin verordnet werden.
- Das nebenwirkungsträchtigere **Cyclophosphamid** wird besonders bei begleitender interstitieller Lungenerkrankung („Anti-Synthetase-Syndrom") eingesetzt.
- In therapierefraktären Fällen wurden i.v.-Immunglobuline, Ciclosporin und Kombinationen eingesetzt.
- Osteoporose-Prophylaxe und physikalische Therapie als begleitende Therapie.

Therapie

Prognose

Nach 5 Jahren sind etwa 20 % der Patienten verstorben. Todesursachen stellen Myokardinfarkte, Komplikationen durch pharyngeale und respiratorische Lähmungen sowie Malignome dar. Nach 2jähriger Behandlung ist bei etwa 70 % der Betroffenen eine 100 %ige Arbeitsfähigkeit wieder vorhanden.

8.13 Primäre Vaskulitiden

W.-J. Mayet

Definition

Vaskulitiden sind eine heterogene Krankheitsgruppe. Im Krankheitsverlauf entwickeln sich charakteristische entzündliche Veränderungen in den Wänden unterschiedlicher Blutgefäßtypen. Das Ausmaß des Schadens ist von der Anzahl und des Kalibers der betroffenen Gefäße abhängig, eine Generalisierung zu einer Multisystemerkrankung möglich.

Bei den primären oder auch idiopathischen Vaskulitiden ist die Ursache unbekannt. Sekundäre Vaskulitiden treten im Rahmen anderer Erkrankungen (z. B. Kollagenosen) auf oder sie sind medikamenteninduziert.

Bisher wurden unterschiedliche **Klassifikationskriterien** empfohlen. Eine Möglichkeit ist die Einteilung nach der Größe des befallenen Gefäßtyps. Die aktuelle Krankheitsdefinition der Chapel Hill Consensus Conference 1992 gibt Tab. 8.**13** wieder.

In der letzten Zeit werden auch **immunpathologische Kriterien** herangezogen. Hiernach lassen sich unterscheiden:

- eine T-Zell-vermittelte granulomatöse Vaskulitis (mononukleäre Zellinfiltrate in der Gefäßwand, Riesenzellarteriitiden),
- eine Immunkomplexvaskulitis mit Komplementverbrauch (Ablagerungen von Antigen-Antikörper-Komplement-Komplexen),
- eine ANCA-assoziierte, pauci-immune Vaskulitis (keine Immunkomplexablagerungen in der Gefäßwand).

Tabelle 8.**13** Krankheitsdefinition gemäß der Chapel Hill Consensus Conference 1992

Vaskulitis großer Gefäße
- Riesenzell-(Temporal-)arteriitis
- Takayasu-Arteriitis

Vaskulitis mittelgroßer Gefäße
- Panarteriitis nodosa (klassische Panarteriitis nodosa)
- Kawasaki-Syndrom

Vaskulitis kleiner Gefäße
- Wegener-Granulomatose
- Churg-Strauss-Syndrom
- mikroskopische Panarteriitis
- Purpura Schoenlein-Henoch
- essenzielle kryoglobulinämische Vaskulitis
- kutane leukozytoklastische Angiitis

Ätiologie/Pathogenese

Die Ätiologie primärer Vaskulitiden ist definitionsgemäß nicht bekannt. Bekannt sind jedoch **medikamentöse Ursachen**, z. B. Hydralazin oder Propylthiouracil.

Schon früh wurde die Assoziation der Panarteriitis nodosa mit einer Hepatitis-B-Virusinfektion beschrieben. Die Hepatitis C ist mit einer essenziellen kryoglobulinämischen Vaskulitis assoziiert.

Im Rahmen einer **Immunkomplexvaskulitis** findet man Immunkomplexe aus Antigenen, Antikörpern und Komponenten des Komplementsystems. Nach dem sich zirkulierende Immunkomplexe am Gefäßendothel angelagert haben, werden sie von Granulozyten über Fc- und Komplementrezeptoren erkannt. Dies führt zu einer Aktivierung der Effektorzelle und damit zu einer gesteigerten Expression von Fc-Rezeptoren und sog. Adhäsionsmolekülen. Nach der Anheftung an das Endothel und der Freisetzung von Entzündungsmediatoren (beispielsweise toxischen O_2-Radikalen, Lysozym) kommt es zu einer Schädigung des Endothels. Ein Eindringen der Immunkomplexe in den Interzellulärraum wird durch Serotonin, Histamin, Zytokine (z. B. Interleukine) und Arachidonsäurederivate beeinflusst. Können die Immunkomplexe ausreichend abgebaut werden, kann es zu einer Besserung des Krankheitsbildes kommen. Im Rahmen von Autoimmunerkrankungen (z. B. Lupus erythematodes) findet jedoch eine persistierende Bildung von Immunkomplexen mit fortschreitender Gewebsschädigung statt.

Die Ätiopathogenese der sog. **pauci-immunen** oder auch **ANCA-assoziierten Vaskulitiden** (ANCA: antineutrophile zytoplasmatische Antikörper) könnte nach der sog. ANCA-Zytokinsequenz-Theorie ablaufen: Unter der Wirkung von Zytokinen (z. B. TNF-α, IL-1) kommt es zur Translokation eines intrazellulär gelegenen Zielantigens in die Zytoplasmamembran von Neutrophilen, Monozyten und Endothelzellen. Erhöhte Werte von TNF-α wurden in der aktiven Phase der Wegener-Granulomatose gemessen. Die Induktion der Expression von Adhäsionsmolekülen auf Granulozyten und Endothelzellen (z. B. ICAM-1 oder E-Selectin) bewirkt gesteigerte neutrophile Adhäsion an das Endothel. Die Bindung der zirkulierenden ANCA an das in die Zellmembran translozierte Antigen führt zur Degranulierung von Neutrophilen mit nachfolgender Freisetzung von lysosomalen Enzymen. Außerdem werden toxische Sauerstoffradikale gebildet. Letztlich kommt es zu einer lokalen Schädigung des Gefäßendothels.

In der Vergangenheit wurden viele Vaskulitiden erst als akut bedrohliches Krankheitsbild im Rahmen eines Notfalls erkannt. Mittlerweile weiß man jedoch, dass viele Vaskulitiden eine zum Teil über Jahre andauernde **Vorlaufphase** haben. Die Initialphase der Wegener-Granulomatose beispielsweise ist ein lokoregionär begrenzter granulomatöser Prozess. Nach der sog. ELK-Klassifikation (E = lokoregionärer Befall im Bereich des Kopfes, L = Lunge, K = Niere) wird diese Phase als E- oder EL-Stadium eingestuft. Im generalisierten Stadium fehlen die Symptome der Initialphase häufig gänzlich. Auch bei der klassischen Panarteriitis nodosa gibt es eine Prodromalphase, die jedoch schon durch indirekte Hinweise auf eine nekrotisierende Vaskulitis gekennzeichnet ist.

Nicht übersehen werden darf der **fluktuierende Verlauf** nekrotisierender Vaskulitiden.

Außerdem sind sog. **Abortivformen** zu beachten. In diesem Fall können Krankheitsverläufe in der Initialphase verharren oder auch teilweise Zeichen eines generalisierten Verlaufes zeigen.

Diagnostik

Derzeit sind keine für eine Vaskulitis beweisenden serologischen Marker verfügbar.

Allgemein unterscheidet man diagnoseassoziierte und aktivitätsassoziierte Laborparameter und/oder organbezogene Laborparameter (Tab. 8.**14**).

Bei der Diagnostik primärer Vaskulitiden ist eine **bioptische Sicherung** anzustreben. Dabei sollten die Proben nur aus pathologisch veränderten Arealen entnommen werden. Neben der konventionellen Histologie ist eine immunhistochemische Untersuchung sinnvoll.

Tabelle 8.**14** Diagnostik von Vaskulitiden

Diagnoseassoziierte Parameter	
c-ANCA (Anti-Proteinase-3-Antikörper)	Morbus Wegener
p-ANCA (Anti-Myeloperoxidase-Antikörper)	mikroskopische Polyangiitis
Eosinophilie	Churg-Strauss-Syndrom
Hepatitis-B-Antigen (HBV-RNA)	klassische Panarteriitis
Hepatitis-C-Antigen (HCV-RNA)	gemischte Kryoglobulinämie
Kryoglobuline	Kryoglobulinämie
Erniedrigung des Komplements	Komplementdefekt
Antiphospholipidantikörper	Phospholipidantikörper-Syndrom
Anti-Kollagen-Typ-2-Antikörper	rezidivierende Polychondritis, rheumatoide Arthritis
Anti-Endothelzell-Antikörper	SLE, Kawasaki-Syndrom, Vaskulitis rheumatica
Antikörper gegen Elastin	Morbus Winiwarter-Bürger
Aktivitätsassoziierte Parameter	
BSG, C-reaktives Protein	Vaskulitiden allgemein
Leukozytose, Thrombozytose	Vaskulitiden allgemein
ANCA-Titer	pauci-immune Vaskulitis
Komplementverbrauch	Vaskulitis im Rahmen eines Immunkomplexgeschehens
Organbezogene Parameter	
erhöhtes Kreatinin	Glomerulonephritis
Hämaturie	Glomerulonephritis
Proteinurie	Glomerulonephritis

Therapie

Therapiegrundsätze

Im Rahmen der **Induktionstherapie** werden, angepasst an Krankheitsstadium und Aktivität, konventionelle Therapieschemata eingesetzt. Im Rahmen der **Remissionserhaltungstherapie** wählt man Substanzen mit geringerer Toxizität, aber auch geringerer Effektivität.

In therapierefraktären Fällen (mikroskopische Panarteriitis nodosa, Wegener-Granulomatose) kann zusätzlich eine Hochdosis-Therapie mit intravenösem Immunglobulin versucht werden.

8.13.1 Riesenzellarteriitis (Morbus Horton, Arteriitis cranialis)

Definition und Epidemiologie

Im Rahmen dieser Vaskulitis sind große und mittelgroße Arterien mit hohem Anteil elastischer Fasern betroffen. Befallen sind vornehmlich nach kranial abgehende Gefäße, z. B. die Arteria temporalis oder Arteria ophthalmica.

Fast alle Patienten sind älter als 50 Jahre. Die jährlichen Inzidenzraten werden in der Literatur variierend von 0,49 bis 23,3 pro 100 000 Einwohner mit einem Alter von 50 Jahren oder älter angegeben.

Ätiologie/Pathogenese

Die Ätiologie ist noch unklar. Immunglobuline und Ablagerungen von Komplement konnten bei betroffenen Temporalarterien intrazellulär und an die Lamina elastica interna angrenzend nachgewiesen werden. Die Bedeutung dieser Phänomene ist jedoch noch unklar. Außerdem wurden erhöhte IL-6-Serumspiegel und vermehrte zirkulierende Immunkomplexe in aktiven Phasen nachgewiesen.

HLA-DR4 scheint mit der Riesenzellarteriitis assoziiert zu sein.

Histologisch findet man mehrkernige Riesenzellen und eine Destruktion sämtlicher Gefäßschichten.

Klinik

Das klinische Beschwerdebild ist im Prodromalstadium oft uncharakteristisch mit allgemeinem Krankheitsgefühl, Müdigkeit, Muskelschmerzen, Arthralgien, Abnahme des Körpergewichts, nächtlichem Schwitzen und subfebrilen Temperaturen.

Tabelle 8.**15** ACR-Kriterien zur Klassifizierung der Riesenzellarteriitis (1990)

- Patient bei Erstmanifestation über 50 Jahre
- neu auftretende Kopfschmerzen
- klinische Symptomatik der Temporalarterien (Druckschmerz, Pulslosigkeit)
- stark erhöhte BSG
- in der Biopsie typische Histologie

Gefordert werden mindestens 3 der 5 Kriterien

Außerdem leiden die Patienten unter Kopfschmerzen (Schläfen), beim Befall der Arteria facialis oder maxillaris können eine Claudicatio beim Kauen sowie ischämische Kopfhautnekrosen auftreten.

Die wichtigste Organmanifestation ist jedoch die Beteiligung der Augen mit einer ischämischen Optikusneuropathie beim Verschluss der kurzen hinteren Ziliararterien.

Diagnostik

Im Labor findet man häufig eine milde normochrome Anämie. Charakteristisch ist eine erhöhte Blutkörperchensenkungsrate.

Bei allen Patienten mit Riesenzellarteriitis sollte eine **diagnostische Biopsie der A. temporalis** erfolgen. Wegen des fokalen vaskulitischen Geschehens sollte die Länge des Biopsates mehrere Zentimeter betragen.

Eine gute und zeitsparende Alternative bieten heute sonographische Methoden der Gefäßdarstellung.

Ein augenärztliches Konsil ist ebenfalls erforderlich.

Therapie

Therapie

1. Initial wird eine Therapie mit 30 – 40 mg **Prednison** in mehreren Dosen empfohlen. Im Falle von Augensymptomen oder bei Beteiligung größerer Gefäße liegt die Dosis bei 60 – 80 mg. Ein akuter Sehverlust erfordert den Einsatz von Megadosen (1000 mg Prednison alle 12 h über 5 Tage). Die mittlere Therapiedauer mit einer Erhaltungsdosis von 5 – 7,5 mg Prednison liegt bei 2 Jahren.

2. Zur Steroideinsparung können andere **Immunsuppressiva** (Cyclophosphamid, Methotrexat, Azathioprin) eingesetzt werden.

Polymyalgia rheumatica

Häufig mit der Riesenzellarteriitis assoziiert ist die **Polymyalgia rheumatica**.

Klinik

Die Patienten leiden an starken, meist symmetrischen Muskelschmerzen im Schulter- und Beckengürtel. Die aktive Beweglichkeit ist eingeschränkt.

Auffällig sind weiterhin eine Temperaturempfindlichkeit der Muskulatur, Fieber, Appetitlosigkeit und eine Abnahme des Körpergewichtes.

Diagnostik

Bis auf die bioptischen Befunde ähneln die Laborbefunde bei der Polymyalgia rheumatica denen der Riesenzellarteriitis. Man findet eine deutlich beschleunigte BSG sowie ein erhöhtes C-reaktives Protein. Eine Erhöhung der Muskelenzyme im Serum (beispielsweise CK, GOT) fehlt.

Tabelle 8.**16** Diagnosekriterien der Polymyalgia rheumatica

- Schulterschmerzen und/oder beidseitige Steifigkeit (auch Oberschenkel, Gesäß, Nacken)
- Krankheitsbeginn innerhalb von zwei Wochen
- BSG-Beschleunigung über 40 mm in der ersten Stunde
- morgendliche Steifigkeit von mehr als einer Stunde
- Alter über 65 Jahre
- Depression und/oder Gewichtsverlust
- beidseitige Druckschmerzhaftigkeit in den Oberarmen

Die Diagnose kann als wahrscheinlich gelten, wenn 3 Kriterien oder eine Koexistenz von 1 Kriterium plus Temporalarteriitis vorliegen

Differenzialdiagnosen

- Fibromyalgie,
- rheumatoide Arthritis im Alter,
- Myalgien im Rahmen von Infektionen,
- bakterielle Endokarditiden,
- paraneoplastische Syndrome,
- Polymyositis,
- Kollagenosen (z. B. Lupus),
- systemische Vaskulitiden,
- Plasmozytom,
- Schilddrüsenerkrankungen.

Cave: Stets muss ein Tumorleiden ausgeschlossen werden!

Therapie

Therapeutisch sind **Corticosteroide** in einer Initialdosis von 0,5 bis 1,0 mg Prednison/kg KG/d das Mittel der Wahl. Je nach dem klinischen Bild kann bis zu einer Erhaltungsdosis von 2,5 – 10 mg/d reduziert werden. Die Dauer der Therapie beträgt mindestens 4 – 6 Monate, meist allerdings mehrere Jahre.

Therapie

Prognose

Unter der Therapie mit Steroiden kann nach einem Verlauf von 1 – 3 Jahren mit einer Ausheilung gerechnet werden. Rezidive sind jedoch jederzeit möglich. Dies gilt besonders bei einer zu frühen Reduktion der Steroide.

Im Falle vaskulitischer Manifestationen ist die Prognose eher schlecht.

8.13.2 Takayasu-Syndrom (Aortenbogen-Syndrom)

Definition und Epidemiologie

Die Takayasu-Arteriitis ist eine entzündliche Gefäßerkrankung großer elastischer Gefäße (Aorta und Abgänge, Pulmonalarterien).

Zu 70 bis 90 % tritt die Erkrankung bei Frauen im gebärfähigen Alter auf. Auch Kinder und Erwachsene jenseits des 40. Lebensjahres können betroffen sein.

Ätiologie/Pathogenese

Derzeit ist die Ätiologie der Vaskulitis nicht geklärt.

Histologisch findet man eine Riesenzellarteriitis mit einer Entzündung der gesamten Gefäßwand mit Intimaproliferation. Lymphozytäre Infiltrate, Makrophagen und mehrkernige Riesenzellen finden sich in der Media.

Tabelle 8.**17** ACR-Kriterien (1990) zur Klassifizierung der Takayasu-Arteriitis

- Alter unter 40 Jahren bei Auftreten der Krankheit
- Claudicatio der Extremitäten
- Blutdruckdifferenz > 10 mmHg zwischen beiden Armen
- Brachialarterienpuls vermindert
- Geräusch über der Aorta oder Arteria subclavia
- auffällige Angiographie

Gefordert werden mindestens 3 der 6 Kriterien

Der Ersatz elastischen Gewebes durch fibröses Gewebe führt zu einer progredienten Obliteration der Vasa vasorum und einer Intimaverdickung.

Ein typisches Symptom ist das Fehlen der Karotis- oder Arteria radialis-Pulse bei Tätigkeiten mit erhobenen Armen.

Klinik

Typisch sind Stenosen, aneurysmatische Veränderungen und Verschlüsse an größeren Gefäßen.

Der Verlauf ist stadienhaft. Treten zunächst Allgemeinsymptome (z. B. Fieber, Nachtschweiß, Gewichtsverlust, Myalgien und Arthralgien) oder Hautmanifestationen mit lupusähnlichem Erythem oder Erythema nodosum auf, finden sich im weiteren Verlauf eher fortschreitende Stenosen oder Aneurysmen mit resultierenden ischämischen Ausfällen.

Diagnostik

Laboruntersuchungen zeigen eine systemische Entzündungskonstellation.

Mit bildgebenden Verfahren (Sonographie, CT und insbesondere MRT) muss die Morphologie der Aorta und ihrer Seitenäste untersucht werden.

Mittels Duplex-Sonographie kann der Verlauf beurteilt werden.

Therapie

Therapie

1. Erstrebenswert ist eine möglichst zeitige Unterdrückung der fibrösen Intimahyperplasie, wobei sowohl ein **medikamentöser** als auch ein **chirurgischer Zugang** möglich ist.

2. Initial werden **Glucocorticoide** (z. B. Prednisolon) eingesetzt (40 – 60 mg/d). Im Verlauf beträgt die Erhaltungsdosis 5 – 7,5 mg/d.

3. Andere **Immunsuppressiva** wie Methotrexat oder Cyclophosphamid können zum einen bei schweren Verläufen oder zum anderen auch zur Einsparung von Glucocorticoiden eingesetzt werden.

8.13.3 Panarteriitis nodosa

Definition und Epidemiologie

Die Panarteriitis nodosa ist eine generalisierte Entzündung mit fibrinoiden Nekrosen, Leukozyteninfiltrationen und Destruktion der gesamten Gefäßwand kleiner und mittlerer Arterien.

Es handelt sich um eine seltene Erkrankung. Die jährliche Inzidenzrate wird mit 4,6 – 9,0/100 000 angegeben. Höher ist die Inzidenz beispielsweise bei Eskimos in Alaska (77/100 000). Dort ist die Hepatitis B hyperendemisch.

Die Erkrankung kommt sowohl bei Kindern als auch bei Erwachsenen vor (m : w = 2 : 1), das mittlere Manifestationsalter liegt zwischen dem 40. – 60. Lebensjahr.

Ätiologie/Pathogenese

Die genaue Ätiologie der Erkrankung ist noch unklar. Diskutiert werden Immunkomplexe mit dem Hepatitis-B-Antigen.

Histologisch findet man eine fibrinoide Nekrose und eine pleomorphe zelluläre Infiltration mit polymorphkernigen Leukozyten, Lymphozyten und Eosinophilen. Die Gefäßwand inklusive der Elastica ist zerstört. Neben Thrombosen sieht man aneurysmatische Aussackungen. Die Proliferation von Bindegewebe und Endothel führt oft zu einem Gefäßverschluss.

Die Panarteriitis nodosa geht mit fokalen, alle Wandschichten der Gefäße zerstörenden entzündlich-nekrotisierenden Läsionen einher. Betroffen sind kleine Gefäße und Arterien mittlerer Größe. Die Läsionen können überall im Organismus vorkommen.

Die **mikroskopische Form der Panarteriitis nodosa** ist charakterisiert durch eine segmentale nekrotisierende Glomerulonephritis ohne Beteiligung der Interlobär- und Intralobärarterien. Histopathologisch findet man bei dieser Form auch in anderen Organen eine Vaskulitis mittlerer und kleiner Gefäße.

Klinik

Rheumatische Symptome wie Arthralgien und asymmetrische, nichtdestruierende Polyarthritiden der größeren Gelenke sind oft die ersten Zeichen der Erkrankung.

Initial leiden die Patienten auch häufiger unter abdominellen Schmerzen (Viszeralarterienbefall). Allgemeinsymptome sind Gewichtsabnahme, Fieber und Nachtschweiß.

Weitere Symptome sind Ulzerationen im Verlauf des gesamten Magen-Darm-Kanals, eine renale Hypertonie, Mononeuritis multiplex, Polyneuropathie, Hirnnervenparesen und Subachnoidalblutungen. Der ZNS-Befall tritt meist im späteren Verlauf der Krankheit auf. Bei ca. 25% der Patienten findet man schmerzhafte Knoten im subkutanen Gewebe, ein Drittel der Patienten leidet an einer Koronarinsuffizienz infolge einer Beteiligung der Koronararterien. Aneurysmarupturen sowie Darmperforationen kommen vor.

Tabelle 8.**18** ACR-Kriterien zur Klassifikation der Panarteriitis nodosa

- Gewichtsverlust über 4 kg seit Krankheitsbeginn
- Livedo reticularis
- unerklärter Hodenschmerz oder Schwellung
- Myalgien, Schweregefühl in den Beinen
- Mononeuritis oder Polyneuropathie
- diastolische Blutdruckerhöhung über 90 mm Hg
- Serumkreatinin-Erhöhung über 1,5 mg/dl
- Hepatitis-B-Virus-Nachweis im Serum
- pathologisches Arteriogramm (Aneurysmata, Verschlüsse)
- typische Histologie

Gefordert werden mindestens 3 der 10 Kriterien

Diagnostik

Im Labor zeigen sich entsprechend der entzündlichen Natur der Erkrankung eher unspezifische Befunde wie eine deutliche BSG-Beschleunigung, Leukozytose, normochrome Anämie, evtl. Eosinophilie im Falle einer pulmonalen Manifestation (allergische Angiitis und Granulomatose). In aktiven Krankheitsstadien können die Komplement-Komponenten C3 und C4 vermindert sein.

Bei etwa 40% der Patienten findet man einen erhöhten Rheumafaktor, insbesondere in Kombination mit einer Hypokomplementämie. Weiter nachweisbar sind zirkulierende Immunkomplexe (60%) und Kryoglobuline (25%).

Das HBs-Antigen findet man bei 10 bis 50% der Patienten, vereinzelt auch ANCA.

Je nach dem Verlauf der Erkrankung können noch weitere organbezogene Laborbefunde dazukommen.

Differenzialdiagnosen

Differenzialdiagnostisch müssen alle anderen Vaskulitiden und Kollagenosen bzw. Systemerkrankungen berücksichtigt werden.

Therapie

Der Einsatz von Glucocorticoiden führte in früheren Studien zu einer 5-Jahresüberlebensrate von 50%. In Kombination mit zytotoxischen Substanzen stieg die 5-Jahresüberlebensrate auf 80%.

1. **Glucocorticoide** sind das Medikament der Wahl zur Therapie der akuten Panarteriitis nodosa. Die Anfangsdosis liegt bei 2 mg/kg KG/d (z. B. Prednison). Zunächst sollte die Dosis auf bis zu 4 Gaben pro Tag verteilt werden, nach 10 Tagen geht man auf eine morgendliche Dosis über. Je nach dem klinischen Bild kann die Dosis innerhalb von einem 1/4 Jahr auf 20 mg/d langsam reduziert werden.

2. Bei einer **Kombination mit z. B. Cyclophosphamid** kann man bereits nach 4 Wochen mit der Dosisreduktion beginnen.

Die Startdosis für Cyclophosphamid beträgt 1–2 mg/kg KG/d als orale Gabe. Im Verlauf sollte die Leukozytenzahl im peripheren Blut bei 3000/mm^3 liegen.

Azathioprin in einer Dosis von 2 mg/kg KG/d ist bezüglich der Induktion einer Remission wesentlich weniger effektiv.

Bei den **rein kutanen Formen** der Panarteriitis nodosa werden auch Salizylate, Dipyridamol und Sulfapyridin eingesetzt. Schwere kutane Manifestationen werden jedoch ebenfalls mit Prednison (1 mg/kg KG/d) behandelt.

Eine antivirale Behandlung (z. B. Vidarabin) kombiniert mit Plasmapherese wird bei Virus-assoziierter Panarteriitis nodosa diskutiert. Interferon-α wird bei der Assoziation mit Hepatitis B oder C eingesetzt.

Therapie

Prognose

Ohne Therapie liegt die Mortalität bei 90% innerhalb der ersten 5 Jahre. Die immunsuppressive Therapie (z. B. Glucocorticoide) hat die 5-Jahresüberlebensrate auf 50% gesteigert.

8.13.4 Kawasaki-Syndrom

Definition und Epidemiologie

Das Kawasaki-Syndrom wird auch „Mucocutanes Lymphknotensyndrom (MCLS)“ genannt.

Besonders Kinder und Jugendliche sind betroffen. Der Gipfel der Erkrankungshäufigkeit liegt im 1. Lebensjahr mit saisonaler Verteilung (häufiger im Sommer und Winter).

Ätiologie/Pathogenese

Eine infektiöse Ursache wird diskutiert, die Ätiologie ist jedoch nicht genau bekannt.

Die Vaskulitis betrifft besonders die Koronararterien, wobei sich charakteristische Aneurysmen ausbilden.

Histologisch ist die Media der betroffenen Gefäße segmental zerstört und die Intima fibrosiert. Zusätzliche akute thrombotische Gefäßverschlüsse sind nicht selten. Eine Verdickung der Gefäßwand mit relevanter Reduktion des Lumens verbleibt nach Abheilung der Läsionen.

Tabelle 8.**19** Diagnostische Kriterien des Kawasaki-Syndroms

- Fieber über fünf Tage oder länger
- Auffälligkeiten im Bereich der Lippen und der Mundhöhle
- Rötung der Lippen
- „Erdbeerzunge“
- diffuse Injektion der oralen und pharyngealen Mucosa
- bilaterale konjunktivale Injektion
- Auffälligkeiten an den peripheren Extremitäten
- Rötung der Handflächen und Fußsohlen
- induriertes Ödem und im Verlauf Desquamation der Fingerkuppen
- polymorphes Exanthem
- akute nichteitrige zervikale Lymphadenopathie

Klinik und Diagnostik

Die diagnostischen Kriterien des „Kawasaki Disease Research Committee“ zeigt die Tab. 8.**19**. Zur Diagnosestellung sollten mindestens fünf Kriterien erfüllt sein, bei Koronararterienbeteiligung sind bereits vier Kriterien ausreichend.

Im Labor fallen eine Leukozytose, BSG-Erhöhung und ein Verbrauch der Komplementkomponenten C3 und C4 auf. Die Beteiligung der Koronararterien kann angiographisch dargestellt werden.

Therapie

Therapie

1. Im Mittelpunkt steht die intravenöse Gabe von **Immunglobulinen**, wobei entweder in fünf täglichen Dosen von 400 mg/kg KG oder einer Einzeldosis von 2 g/kg KG/d vorgegangen wird.
2. Zusätzlich wird **Acetylsalicylsäure** (50 mg/kg KG/d) gegeben.
3. Im Falle eines Gefäßverschlusses kann eine **Prostaglandin-E-** beziehungsweise **Lyse-Therapie** durchgeführt werden.

8.13.5 Morbus Wegener

Definition

Die Wegener-Granulomatose ist eine durch Vaskulitis und Granulome charakterisierte Erkrankung mit besonderer Beteiligung der Atemwege und der Nieren.

Ätiologie/Pathogenese

Beim Morbus Wegener handelt es sich primär um eine Granulomatose, mit einem sekundären Übergang zu einer Vaskulitis. Die Immunpathogenese entspricht der pauci-immunen Vaskulitis, d. h. Immunkomplexe fehlen. Antineutrophile zytoplasmatische Antikörper (c-ANCA) könnten eine wichtige Rolle spielen.

Klinik

Bei ca. 1/3 der Fälle zeigt sich ein **biphasischer Verlauf**.

Meistens beginnt die Erkrankung als **lokoregionär begrenzte Erkrankung** ohne Hinweise auf eine Systembeteiligung (sog. E-Stadium).

In der **aktiven Generalisationsphase** treten dann die Symptome einer Vaskulitis mehr in den Vordergrund. Man findet multiple noduläre Lungeninfiltrationen, zum Teil mit Kavernenbildung (sog. L-Stadium), eine Nierenbeteiligung (Nephritis mit Proteinurie und Hämaturie) (sog. K-Stadium), evtl. Hypertonie, eine Rhinitis (evtl. hämorrhagisch), Sinusitis, Laryngitis, Tracheitis, Pharyngitis, Arthralgien oder eine Arthritis, eine Otitis, bei Augenbeteiligung eine Konjunktivitis, Skleritis, Episkleritis, als Hauteffloreszenzen werden Granulome, Ulzerationen, Nekrosen sowie die Ausbildung einer Sattelnase gesehen.

Diagnostik

Im Falle eines pulmonalen Befalles findet man charakteristische **Röntgenbefunde** (zum Teil multiple Rundherde mit Einschmelzungstendenz).

Granulomatöse Läsionen der Sinus oder zerebrale Manifestationen können mittels **Magnetresonanztomographie** (MRT) sichtbar gemacht werden.

Eine **Biopsieentnahme** im HNO- oder Bronchialbereich sollte in einem makroskopisch erkennbar befallenen Bezirk erfolgen. Klassischerweise wird eine granulomatöse Entzündung mit Gewebsnekrose und einer variablen Anzahl von mehrkernigen Riesenzellen gesehen.

Im **Labor** zeigen sich typischerweise antineutrophile zytoplasmatische Antikörper vom zytoplasmatischen Fluoreszenztyp (**c-ANCA**) und Spezifität für die **Proteinase 3**. Diese Antikörper treten zu über 95% in der aktiven Generalisationsphase auf. Die Assoziation des c-ANCA-Titers mit der Krankheitsaktivität ist bekannt. Bei einem Drittel der Patienten fehlen c-ANCA jedoch im Initialstadium. Bei etwa 50% der Patienten findet man Rheumafaktoren, typisch ist eine Erhöhung der BSG sowie des C-reaktiven Proteins.

Tabelle 8.**20** ACR-Kriterien zur Klassifikation des Morbus Wegener

- **Entzündung im Nasen-Rachen-Raum**
  - schmerzhafte oder schmerzlose orale Ulzera oder
  - eitrige oder blutige Nasensekretion
- **auffälliges Thorax-Röntgenbild**
  - kleine Knötchen
  - Infiltrate
- **Urinsediment**
  - Mikrohämaturie
- **granulomatöse Entzündung**
  - Gefäßwand von Arterien
  - perivaskulär
  - extravaskulär

Gefordert werden mindestens 2 der 4 Kriterien

Den **Goldstandard der Diagnostik** repräsentiert nach wie vor die Klinik sowie der histologische Nachweis (z. B. HNO-Bereich, Bronchialsystem). Andererseits sollte bei schwierigen Krankheitsverläufen die Therapie nicht durch zu langes Warten auf den histologischen Befund verzögert werden. Der Nachweis von c-ANCA bietet hier eine wichtige Entscheidungshilfe.

Therapie

1. In der **Initialphase** kann **Co-trimoxazol**, evtl. mit niedrig dosiertem Prednisolon kombiniert, eingesetzt werden.

2. In der **Generalisationsphase** wird nach dem **Fauci-Schema** bis zum Erreichen einer stabilen Teilremission (**Cyclophosphamid** 2 – 4 mg/kg KG/d) therapiert. Die Leukozytenzahl sollte bei $3-4 \times 10^3$-Zellen pro µl liegen. **Prednison** 1 – 2 mg/kg KG/d wird bis zur klinischen Besserung gegeben. Bei fulminanten Verläufen kann evtl. mit 1 g Prednison für 3 Tage begonnen werden.

3. Die Cyclophosphamid-Bolustherapie (**Austin-Schema**) ermöglicht als **Intervalltherapie** eine Reduktion der Cyclophosphamidgesamtdosis auf ca. 1 – 1,5 g. Sie ist zwar weniger toxisch, sollte aber nur bei geringerer Krankheitsausdehnung bzw. Aktivität durchgeführt werden. Bei schlechtem Ansprechen auf Cyclophosphamid wurden z. T. auch unter Studienbedingungen u. a. Ciclosporin A, Mycophenolatmofetil und intravenöse Gamma-Globuline eingesetzt.

4. Nach dem Erreichen einer **Remission** (meist nach 6 – 12 Monaten) kann eine **Rezidivprophylaxe** mit Low-dose Methotrexat (0,3 mg/kg KG/Woche; **cave:** Nierenfunktionseinschränkung) oder Azathioprin (2 – 3 mg/kg KG/d) versucht werden.

Prognose

Innerhalb eines Jahres nach der Krankheitsmanifestation liegt die Mortalität ohne Therapie bei über 80%. Der frühe Einsatz von Immunsuppressiva (Steroide, Cyclophosphamid) hat jedoch zu einer deutlichen Verlängerung der Überlebenszeit mit u. U. jahrelangen Vollremissionen geführt.

8.13.6 Churg-Strauss-Syndrom

Definition

Die bereits 1951 beschriebenen klassischen pathologischen Befunde sind eine nekrotisierende Vaskulitis kleiner und mittelgroßer Gefäße, eine Gewebsinfiltration mit Eosinophilen, sowie extravasal gelegene Granulome.

Bekannt ist die Assoziation mit einer Bluteosinophilie und Asthma.

Ätiologie/Pathogenese

Ätiologie und Pathogenese sind noch ungeklärt.

Meist fallen in einem phasenhaften Verlauf zunächst allergische Prodromi auf, die von einer Hypereosinophilie gefolgt sind. Die Endstufe ist dann eine systemische Vaskulitis.

Histologisch findet man extravaskuläre eosinophile Granulome sowie eine pulmonale und systemische eosinophile oder granulomatöse nekrotisierende Vaskulitis.

Die Ablagerung von IgE-haltigen zirkulierenden Immunkomplexen spielt eventuell eine wichtige Rolle.

Tabelle 8.**21** ACR-Kriterien (1990) zur Klassifikation des Churg-Strauss-Syndroms

- Asthma bronchiale
- Eosinophilie (mehr als 10% im Differenzialblutbild)
- Allergie
- Mono/Polyneuropathie
- Lungeninfiltration (zum Teil transitorisch)
- Auffälligkeiten im Bereich der paranasalen Sinus
- extravaskuläre Akkumulation von Eosinophilen

Klinik

Zunächst fallen Allgemeinsymptome wie Abgeschlagenheit, Gewichtsverlust und Fieber auf.

Kutane Manifestationen sind eine palpable Purpura, Ulzera und Petechien. Weitere klinische Symptome sind eine Dyspnoe, Thoraxschmerzen, abdominelle Schmerzen oder Diarrhö als Folge intestinaler Durchblutungsstörungen oder Infarzierungen. Eine Glomerulonephritis ist möglich.

Neurologisch werden die meisten Patienten mit einer peripheren motorischen Neuropathie im Sinne einer Mononeuritis multiplex auffällig.

Die nachfolgende Tab. 8.**21** zeigt die ACR-Kriterien (1990) zur Klassifikation des Churg-Strauss-Syndroms.

Diagnostik

Im Labor fällt die **Eosinophilie** mit Absolutwerten > 1500/mm² auf. Die Gesamt-IgE-Werte sind erhöht. ANCA (insbesondere vom perinukleären Fluoreszenztyp) treten selten auf.

Zur Diagnosesicherung wird der Nachweis von Granulomen nicht als unbedingt erforderlich angesehen.

Therapie

Therapie

Bei ansonsten gutem Ansprechen auf **Glucocorticoide** (1 mg/kg KG/d Prednisolon) muss im Falle vitaler Komplikationen kombiniert **Cyclophosphamid** eingesetzt werden.

8.13.7 Mikroskopische Polyangiitis

Definition und Epidemiologie

1923 beschrieb Wohwill eine systemische nekrotisierende Vaskulitis kleiner Gefäße, die nur mikroskopisch zu sehen war. Synonyma sind die „mikroskopische Periarteriitis" oder „mikroskopische Polyarteriitis nodosa".

Die Krankheit wird zu den so genannten ANCA-assoziierten Vaskulitiden gezählt.

In der Literatur wird eine jährliche Inzidenz von 3,6/Mill. angegeben.

Ätiologie/Pathogenese

Diskutiert wird eine Analogie zur Wegner-Granulomatose.

Histologisch findet man typischerweise eine rapid-progressive Glomerulonephritis (fokal-nekrotisierende Glomerulonephritis, in bis zu 90% mit Halbmondbildung) bzw. eine pulmonale Kapillaritis.

Nur minimale Ablagerungen von Immunkomplexen (z. B. C3 oder IgG) werden im Rahmen dieser so genannten „pauci-immunen" Vaskulitis gefunden.

Klinik

Nach einem z. T. monatelangen, relativ blanden **Prodomalstadium** (Tendomyosen, Arthralgien) kann die Erkrankung fulminant exazerbieren. Dabei tritt ein pulmorenales Syndrom, ähnlich dem der Wegner-Granulomatose auf. Auch eine Beteiligung der Nasopharynx oder eine intestinale Manifestation sind möglich.

Diagnostik

Im Labor fällt eine Erhöhung der BSG, Leukozytose und eine Anämie auf. Weiter findet sich eine Mikrohämaturie mit erhöhten Serumkreatininwerten.

Typisch sind auch ANCA vom perinukleären Fluoreszenztyp (Zielantigen Myeloperoxidase).

Therapie

Die Therapie erfolgt analog der der Wegner-Granulomatose (Kap. 8.13.5).

Therapie

8.13.8 Purpura Schoenlein-Henoch

Definition

Die Purpura Schoenlein-Henoch ist eine Sonderform einer Vaskulitis der kleinen Gefäße. Es handelt sich um eine gutartige leukozytoklastische Hypersensitivitätsangiitis mit Beteiligung von Haut und Organen. Sie ist hauptsächlich eine Erkrankung des Kindesalters, kann jedoch auch bei Erwachsenen vorkommen.

Ätiologie/Pathogenese

Das Krankheitsbild wird auch als anaphylaktoide Purpura oder allergische Purpura bezeichnet, wobei eine Hypersensitivität gegenüber Medikamenten, Bakterien, Viren und parasitären Antigenen als mögliche Ursache impliziert wird.

Immunhistologisch lassen sich Komplement und Immunglobuline in den Wänden kleiner subepidermaler Gefäße nachweisen. In der akuten Phase findet man eine Schwellung der Endothelzellen mit Okklusion des Gefäßlumens. Die Gefäßwand und perivaskuläre Bezirke sind mit polymorphnukleären Leukozyten infiltriert.

Immunkomplexen und zellulär-mediierten Reaktionen wird eine Rolle bei der Induktion vaskulärer Gefäßnekrosen zugeschrieben.

Klinik

- An der unteren Extremität ist die typische tastbare Purpura der Haut zu finden.
- Arthralgien und selten Arthritiden entwickeln sich bei etwa 70% der Patienten.
- Ebenso kann es in ca. 70% der Fälle zu einer Beteiligung des Gastrointestinaltraktes kommen (abdominelle Schmerzen, Übelkeit und Erbrechen, Hämatemesis und Meläna).
- Bei etwa 45% tritt zusätzlich eine Nierenbeteiligung auf (Proteinurie, Hämaturie, selten Nierenversagen, nephrotisches Syndrom in 10 bis 20%).

Diagnostik

Im Labor fällt neben einer Erhöhung der Akute-Phase-Proteine öfter eine isolierte Erhöhung von IgA auf, ein Komplementverbrauch ist jedoch nicht obligatorisch. Ein nephrotisches Syndrom ist möglich (20%).

Die Nierenhistologie zeigt ein breites Spektrum (diffuse mesangiale Zellproliferation bis schwere diffus-proliferierende Glomerulonephritis mit Halbmondformation). Der Befund einer fokalen und segmental-proliferierenden Glomerulonephritis ist häufig.

Tabelle 8.**22** ACR-Kriterien zur Klassifizierung der Purpura Schoenlein-Henoch

- palpable Purpura
- Patient beim Auftreten der Krankheit unter 20 Jahre alt
- Angina abdominalis
- bioptisch nachweisbare Gefäßwandgranulozyten

Gefordert werden mindestens 2 der 4 Kriterien

Therapie

Therapie

1. Aufgrund der guten Prognose der kindlichen Formen ist meist nur eine symptomatische Therapie nötig.

2. Wichtig ist das Meiden möglicherweise antigener Substanzen.

3. Bei **schweren Verläufen** können **Steroide** (1 mg/kg KG Prednisolonäquivalent) für kurze Zeit eingesetzt werden.

4. Nur bei den seltenen Fällen mit schwerer Nierenbeteiligung müssen Immunsuppressiva wie Azathioprin oder Cyclophosphamid verabreicht werden.

8.13.9 Essenzielle kryoglobulinämische Vaskulitis

Definiton

Die Vaskulitis ist definiert durch den **Nachweis von Kryoglobulinen** Typ II oder Typ III, einer Purpura, Hepatomegalie, Splenomegalie, Arthralgien, Arthritiden, einer Glomerulonephritis sowie neurologischen Defiziten.

Ätiologie/Pathogenese

Die Ablagerung von gemischten Kryoglobulinen an den Gefäßwänden induziert eine inflammatorische Reaktion nach Aktivierung von Komplement.

Histologisch sieht man eine perivaskuläre Entzündung mit den Zeichen einer Leukozytoklasie. Die Nierenbiopsie zeigt glomeruläre Läsionen mit fokalen oder diffusen proliferativen Veränderungen, wobei immunhistologisch Depositionen von IgG, IgM und C3 nachgewiesen werden können. Intraglomeruläre Thromben sind häufig.

Klinik

- Typische Symptome sind die Purpura, Splenomegalie, Hepatomegalie, Arthralgien bzw. Arthritiden, sowie eine Glomerulonephritis.
- Auch neurologische Störungen können vorkommen.
- Häufig ist die renale Beteiligung.
- Häufige Todesursachen sind zerebrale Blutungen sowie kardiovaskuläre Manifestationen.

Diagnostik

Im Labor fallen eine Leukozytose, eine erhöhte BSG, Hypergammaglobulinämie, Rheumafaktoren sowie in einigen Fällen eine Eosinophilie auf. Die Komplementkomponenten C1q und C4 sind erniedrigt.

Cave: Die Blutprobe muss zum Kryoglobulinnachweis bei 37 °C transportiert werden.

Therapie

Therapie

1. Zunächst ist ein Behandlungsversuch mit **Salicylaten bzw. nichtsteroidalen Antirheumatika** möglich.

2. Die systemische Beteiligung macht jedoch den Einsatz von **Glucocorticoiden oder Immunsuppressiva** notwendig.

3. Auch **Kombinationen** von Prednison (1 mg/kg KG/d) und Cyclophosphamid (1 – 2 mg/kg KG/d) sind möglich.

8.13.10 Kutane leukozytoplastische Vaskulitis/ Hypersensitivitätsangiitis

Definition und Epidemiologie

Die ACR-Kriterien zur Klassifizierung der Hypersensitivitätsvaskulitis (1990) sind in der Tab. 8.**23** wiedergegeben. Mindestens drei der fünf Kriterien sollen erfüllt sein.

Tabelle 8.**23** ACR-Kriterien zur Klassifizierung der Hypersensitivitätsvaskulitis (1990)

- Alter über 16 Jahre bei Auftreten der Krankheit
- bei Auftreten der ersten Symptome Medikamenteneinnahme
- palpable Purpura
- makulopapuläres Hautexanthem
- bioptisch nachweisbare Veränderungen an Arterien und Venulen

In der Literatur wird die jährliche Inzidenz mit 15,4/Mill. angegeben

Ätiologie/Pathogenese

Bei unbekannter Ätiologie der idiopathischen Form wird diskutiert, dass eine Immunantwort nach Exposition gegen ein Fremdprotein, Umwelttoxin, Tumorantigen, ein infektiöses Agens, Autoantigen oder Drogen eine zentrale Rolle spielt.

In Verbindung mit Erkrankungen wie Kollagenosen, der primär biliären Zirrhose, chronisch aktiver Hepatitis sowie chronisch-entzündlichen Darmerkrankungen treten auch sekundäre Formen auf.

Histologisch sind ein neutrophiles Infiltrat mit Karyorrhexis sowie eine Erythrozytenextravasation typisch. Auch Immunkomplexe werden in der Gefäßwand nachgewiesen.

Klinik

Charakteristisch sind die nicht wegdrückbaren urtikariellen Exantheme und Papeln. Die palpable Purpura tritt in der Regel an den unteren Extremitäten auf. Die abgeheilten Läsionen hinterlassen oft bräunlich gelbe Pigmentationen.

Im Rahmen einer viszeralen Beteiligung ist hauptsächlich die Niere betroffen.

Weitere Symptome sind Arthralgien sowie eine neurologische Beteiligung mit einer Polyneuropathie oder Mononeuritis.

Diagnostik

Im Labor sollte die für Kollagenosen übliche Immunserologie durchgeführt werden. Neben dem Nachweis von C3, C4 und C3d empfiehlt sich ein **Screening kältelabiler Serumeiweiße**.

Therapie

1. Die Identifikation bez. Elimination des auslösenden Medikamentes steht im Vordergrund.

2. Der Einsatz von topischen Glucocorticoiden und Antihistaminika ist möglich.

3. Bei **sekundären Formen** muss die Grunderkrankung therapiert werden.

9 Infektiologie

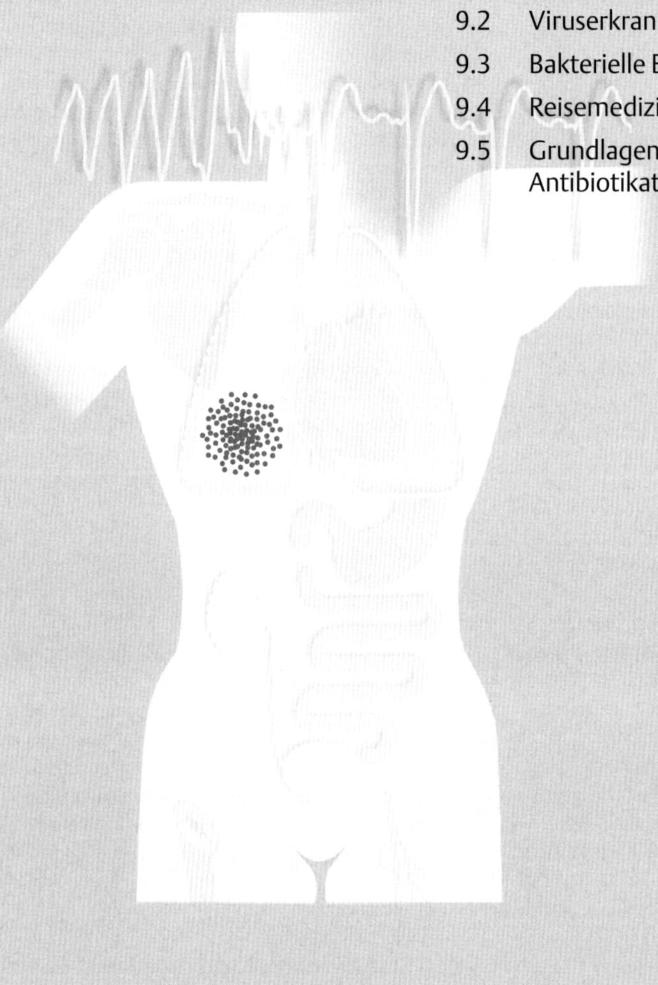

9 Infektiologie

P. Walger

9.1 Grundlagen

9.1.1 Grundbegriffe der Epidemiologie

Pandemie: weltweite Ausbreitung einer Infektion (z. B. Influenza A, HIV).

Epidemie: zeitlich begrenzte lokale Ausbreitung einer Infektion.

Endemie: regionale Ausbreitung einer Infektion ohne zeitliche Begrenzung, jahreszeitliche Schwankungen möglich.

Morbidität: Anzahl von Erkrankungen auf 100 000 Personen bezogen.

Letalität: auf die Anzahl der Erkrankten bezogener Anteil tödlich verlaufender Erkrankungen.

Mortalität: Anzahl der an einer bestimmten Infektionskrankheit Verstorbenen bezogen auf in der Regel 100 000 Personen.

Inzidenz: Anzahl neuer Erkrankungsfälle pro Jahr und Einwohnerzahl, in der Regel pro 1 Millionen oder 100 000 Personen.

Prävalenz: Häufigkeit alter und neuer Fälle einer Infektionskrankheit zu einem bestimmten Zeitpunkt pro bestimmter Einwohnerzahl, in der Regel pro 100 000 Personen.

Surveillance: Überwachung der Ausbreitung von Infektionskrankheiten durch Routine-Erhebungsinstrumente, Datensammlung, Analyse, Bewertung und Publikation infektionsepidemiologischer Daten. Surveillance-Netzwerke bestehen z. B. zu Influenza, HIV, nosokomialen Infektionen, Hepatitis, Polio, Masern etc. Eine Methode ist die repräsentative Stichprobe (Sentinel-Surveillance), eine weitere die gesetzliche oder freiwillige Meldepflicht. Die gesetzlichen Grundlagen regelt ab 01.01.2001 das Infektionsschutzgesetz, verantwortliche Bundesbehörde ist das Robert-Koch-Institut (RKI).

Sentinel: aktives Erfassen definierter Krankheitsbilder in einem repräsentativen Netz von Beobachtungspraxen; epidemiologische Erhebungen durch **Stichproben** z. B. Influenza, Masern, sexuell übertragbare Erkrankungen, HIV, serologische Daten aus Netzwerk von Laboratorien.

9.1.2 Meldepflicht

Mit dem ab 01.01.2001 gültigen Gesetz zur Verhütung und Bekämpfung von Infektionskrankheiten beim Menschen **(Infektionsschutzgesetz – IfSG)** werden die Erfassung, die Verhütung, die Früherkennung und potenzielle Eingrenzung von übertragbaren Erkrankungen auf eine neue zeitgemäße gesetzliche Grundlage gestellt. Das hierzu erforderliche Instrumentarium wird definiert, dem Robert-Koch-Institut (RKI) wird neben den Gesundheitsämtern eine zentrale Rolle im Infektionsschutz entsprechend dem Vorbild der amerikanischen Centers for Disease Control and Prevention (CDC) zugewiesen.

! Wichtige Neuerungen sind neben einer aktualisierten und erweiterten Meldepflicht für Infektionskrankheiten die Einbeziehung nosokomialer Infektionen und Multiresistenzen in die Erfassungspflicht sowie die gesetzliche Verankerung von Empfehlungen zur Prävention nosokomialer Infektionen.

Aktuelle Regelungen zur Meldepflicht

Die neuen Regelungen zur Meldepflicht umfassen folgende Auflagen:

(1) **Namentliche Meldung** von Krankheiten (§6, §70 IfSG) durch feststellende Ärzte, Leiter von Einrichtungen der pathologisch-anatomischen Diagnostik, Tierärzte (bei Tollwut), Angehörige anderer Heilberufe, verantwortliche Luftfahrzeugführer oder Schiffskapitäne, Leiter von Gesundheitseinrichtungen, Heilpraktiker und Standortärzte der Bundeswehr.

Zu melden sind

1. **Krankheitsverdacht, Erkrankung sowie Tod** an
   a) Botulismus,
   b) Cholera,
   c) CJK (Creutzfeld-Jakob-Krankheit/vCJK [variante CJK]),
   d) Denguefieber (bei hämorrhagischem Verlauf),
   e) Diphtherie,
   f) akuter Virushepatitis A, B, C, D, E, Non-A-E,
   g) enteropathischem hämolytisch-urämischen Syndrom (HUS),

Tabelle 9.1 Die sechzehn häufigsten meldepflichtigen Infektionskrankheiten in Deutschland 1994–2000 (Meldungen nach dem bis Ende 2000 gültigen Bundes-Seuchengesetz)

Infektion	1994	1995	1996	1997	1998	1999	2000*
Salmonellose	132 858	114 134	109 499	105 316	97 529	85 146	79 535
Enteritis infectiosa, übrige Formen	64 451	74 652	95 061	105 718	114 473	110 355	115 951
Shigellose	2 298	1 859	1 515	1 926	1 607	1 601	1 321
Tuberkulose,							
Atmungsorgane,	Keine	Keine	9 957	9 415	6 104	5 744	Keine
andere Organe	Daten	Daten	1 857	1 748	1 293	1 312	Daten
Virushepatitis A	5 488	6 552	4 890	4 529	3 858	3 113	2 780
Virushepatitis B	5 135	6 039	5 992	6 031	5 157	4 508	4 506
Virushepatitis, sonstige	3 246	4 202	5 244	6 192	6 152	5 947	6 409
Meningitis/Enzephalitis, Meningokokken	715	655	694	808	729	718	756
Meningitis/Enzephalitis, virale	1 300	728	787	1 448	891	841	1 665
Meningitis/Enzephalitis, andere bakterielle	1 072	926	1 070	1 178	1 216	1 236	1 195
Meningitis/Enzephalitis, übrige	1 525	531	495	1 026	621	786	908
Malaria	814	947	1 019	996	997	918	811
Typhus	174	162	145	77	76	108	77
Paratyphus	114	96	74	55	61	87	64
Ornithose	136	180	134	124	156	109	86
Gasbrand	138	134	103	122	114	91	66

Angaben des RKI, Jahresstatistiken 1994–2000, *2000'er Daten aus Epidemiologisches Bulletin 18. 5. 2001, Nr. 20/2001

h) Masern,
i) Meningokokken, invasive Form,
j) Milzbrand,
k) Paratyphus,
l) Pest,
m) Poliomyelitis (als Verdacht gilt jede schlaffe Lähmung außer traumatischer Genese),
n) Tollwut,
o) Tuberkulose (der Verdacht ist nicht meldepflichtig),
p) Typhus abdominalis,
q) viralem hämorrhagischen Fieber, sonstige.

2. Verdacht und Erkrankung an einer mikrobiell bedingten Lebensmittelvergiftung oder an einer akuten infektiösen Gastroenteritis bei Personen mit übertragungsrelevanten Tätigkeiten oder bei zwei oder mehr Erkrankungen und vermutetem epidemiologischen Zusammenhang.
3. Pathologische Impfreaktionen, die über das übliche Maß hinausgehen.
4. Verletzungen eines Menschen durch tollwutkrankes, -verdächtiges oder ansteckungsverdächtiges Tier einschließlich Berührung eines solchen Tieres bzw. Tierkörpers.
5. Andere hier nicht genannte bedrohliche Erkrankungen oder die Häufung von zwei oder mehr Erkrankungen, bei denen ein epidemiologischer Zusammenhang besteht bzw. vermutet wird, wenn eine schwerwiegende Gefahr für die Allgemeinheit möglich ist und eine Infektion vermutet wird.

Tabelle 9.**2** Die zwanzig häufigsten meldepflichtigen Infektionskrankheiten in Deutschland 2001 – 2004 (Meldungen nach dem ab 1. 1. 2001 gültigen Infektionsschutzgesetz (IfSG)

Infektion	2001	2002	**2003**	**2004**	**Vergleich zu den 2000'er Daten nach BSG***
Norovirus-Enteritis	9 273	51 603	41 716	64 893	unter Enteritis, übrige 115 951
Salmonellen-Enteritis	77 386	72 379	63 066	56 947	79 535
Campylobacter-Enteritis	54 616	56 372	47 906	55 745	Enteritis, übrige
Rotavirus-Enteritis	47 773	52 360	46 095	37 755	Enteritis, übrige
Hepatitis C	8 635	6 745	6 914	8 998	unter sonstige Hepatitiden
Tuberkulose	7 566	7 702	7 192	6 583	keine Angaben
Yersiniose	7 213	7 525	6 573	6 182	Enteritis, übrige
E. coli-Enteritis	5 092	5 356	5 475	5 586	Enteritis, übrige
Giardiasis	3 894	3 097	3 216	4 621	Enteritis, übrige
Influenza	2 486	2 574	8 483	3 484	nicht erfasst
Syphilis	1 554	2 422	2 934	3 345	nicht erfasst
Hepatitis A	2 274	1 479	1 368	1 932	2 780
HIV	1 462	1 676	1 979	1 928	nicht erfasst
Hepatitis B	2 427	1 425	1 307	1 260	4 506
Shigellen-Enteritis/Kolitis	1 624	1 183	793	1 149	1 321
Kryptosporidiose	1 481	816	885	935	Enteritis, übrige
EHEC-Enterokolitis	1 018	1 134	1 137	927	Enteritis, übrige
Malaria	1 044	859	820	707	811
Meningokokken, invasive Erkrankung	780	734	771	599	Meningokokken-Meningitis 756
Legionellose	329	413	395	475	nicht erfasst

Angaben des RKI, Jahresstatistiken 2001 – 2004 nach Infektionsepidemiologischen Jahrbüchern 2001, 2002, 2003, 2004, *2000'er Daten aus Epidemiologisches Bulletin 18. 5. 2001, Nr. 20/2001, Meldungen nach Bundesseuchengesetz (BSG)

(2) **Namentliche Meldung von Personen**, die sich einer Behandlung einer Tuberkulose verweigern oder diese abbrechen.

(3) **Nichtnamentliche Meldung** von gehäuftem Auftreten nosokomialer Infektionen mit vermutetem epidemischen Zusammenhang.

(4) **Namentliche und nichtnamentliche Meldung von Nachweisen von Krankheitserregern** (direkt oder indirekt), soweit eine akute Infektion vorliegt (§ 7) durch das Labor:

1. Adenovirus-Konjunktivitis,
2. Botulismus (Clostridium botulinum oder Toxinnachweis),
3. Brucellose (Brucella spp.),
4. Campylobacter-Enteritis,
5. Cholera (Vibrio cholerae),
6. CJK (Creutzfeld-Jakob-Krankheit/vCJK [variante CJK]), auch neuropathologisch nachgewiesene Fälle, die die klinischen Kriterien nicht erfüllen,
7. Denguefieber (Dengue-Virus),
8. Diphtherie (Corynebacterium diphtheriae, Toxin bildend),
9. E.-coli-Enteritis (pathogene E. coli, außer EHEC),
10. Echinokokkose (Echinococcus granulosus, E. multilocularis), nichtnamentlich,

11. EHEC-Erkrankung (außer HUS), (E. coli, enterohämorrhagisch),
12. Fleckfieber (Rickettsia prowazeki),
13. FSME (Frühsommer-Meningoenzephalitis-Virus, durch Zecken übertragen),
14. Giardiasis (Giardia lamblia),
15. Haemophilus influenzae, invasive Erkrankung (Erreger aus Liquor oder Blut),
16. Hantavirus-Erkrankung,
17. Hepatitis A,
18. Hepatitis B,
19. Hepatitis C, soweit chronische Infektion noch nicht bekannt,
20. Hepatitis D,
21. Hepatitis E,
22. Hepatitis Non-A – E,
23. HIV (nichtnamentlich),
24. HUS (hämolytisch-urämisches Syndrom), enteropathisch (EHEC),
25. Influenza (Influenzaviren A oder B, nur direkter Nachweis),
26. Kryptosporidiose (Cryptosporidium parvum),
27. Läuserückfallfieber (Borrelia recurrentis),
28. Legionellose (Legionella pneumophila oder L. spp.),
29. Lepra (Mycobacterium leprae),
30. Leptospirose (Leptospira interrogans),
31. Listeriose (Listeria monocytogenes, direkt aus Blut, Liquor und anderen normalerweise sterilen Substraten und Abstriche von Neugeborenen),
32. Malaria, nichtnamentlich,
33. Masern,
34. Meningokokken, invasive Erkrankung (Neisseria meningitidis [direkt] aus Liquor, Blut, hämorrhagischen Hautinfiltraten oder anderen normalerweise sterilen Substraten),
35. Milzbrand (Bacillus anthracis),
36. Norovirus-Gastroenteritis,
37. Ornithose (Chlamydophilia psittaci),
38. Paratyphus (Salmonella enterica, Serovare Paratyphi A, B oder C [direkt]),
39. Pest (Yersinia pestis),
40. Poliomyelitis (Poliovirus),
41. Q-Fieber (Coxiella burneti),
42. Rotavirus-Erkrankung,
43. Röteln, konnatale Infektion (Rubella-Virus), nichtnamentlich,
44. Salmonellose (nicht Typhus, nicht Paratyphus),
45. Shigellose (Shigella spp.),
46. Syphillis (Treponema pallidum), seit 2003 neu, nichtnamentlich,
47. Tollwut (Rabiesvirus),
48. Toxoplasmose, konnatale Infektion (Toxoplasma gondii), nichtnamentlich,
49. Trichinellose (Fadenwürmer der Spezies Trichinella),
50. Tuberkulose (Mycobacterium-tuberculosis-Komplex, direkter Erregernachweis, Ergebnis der Resistenztestung, vorab auch für säurefeste Stäbchen im Sputum),
51. Tularämie (Francisella tularensis),
52. Typhus abdominalis (Salmonella enterica, Serovar Typhi [direkt]),
53. virale hämorrhagische Fieber, sonstige außer Dengue-Fieber (Gelbfiebervirus, Ebolavirus, Marburgvirus, Lassavirus),
54. Yersiniose (Yersinia enterocolitica).

(5) Namentliche Meldung hier nicht genannter Erreger, soweit deren Auftreten auf eine schwerwiegende Gefahr für die Allgemeinheit hinweist.

(6) Nichtnamentliche Meldung des direkten oder indirekten Nachweises von Treponema pallidum, HIV, Echinococcus sp., Plasmodium sp., Rubellavirus bei konnatalen Infektionen und Toxoplasma gondii bei konnatalen Infektionen.

Weitere Aufgaben des RKI, Empfehlungen

In anonymisierter Form sind durch das Robert-Koch-Institut (RKI) folgende Erkrankungen an die **WHO und das Europäische Netzwerk** weiterzumelden: Cholera, Diphtherie, Fleckfieber, Gelbfieber, virusbedingtes hämorrhagisches Fieber, Pest, Poliomyelitis, Rückfallfieber, Influenzavirusnachweise.

Neben diesem Meldesystem stehen dem RKI als zusätzliche Instrumentarien der Erfassung übertragbarer Krankheiten Sentinel-Erhebungen zu Erkrankungen und Immunstatus der Bevölkerung sowie Erhebungen durch anonyme unverknüpfbare Testungen an Restblutproben zur Verfügung.

Die **Erfassung nosokomialer Infektionen** sowie von Erregern mit speziellen Resistenzen oder Multiresistenzen wird deutlich ausgeweitet und verbessert.

Die Leiter von Krankenhäusern und von Einrichtungen für ambulantes Operieren werden verpflichtet, Aufzeichnungen über nosokomiale Infektionen und resistente Erreger fortlaufend anzufertigen und 10 Jahre zu bewahren (§23). Eine **RKI-Kommission für Krankenhaushygiene und Infektionsprävention** erstellt Empfehlungen zur Vorbeugung nosokomialer Infektionen einschließlich betrieblich-organisatorischer und baulich-funktioneller Hygienemaßnahmen in Krankenhäusern und anderen medizinischen Einrichtungen.

Diese Empfehlungen haben rechtsverbindlichen Charakter für die Erstellung konkreter Standards der Krankenhaushygiene. Sie basieren auf einer abgestuften Kategorisierung nach den Standards wissenschaftlicher Evidenz durch eine Unterscheidung in 4 Kategorien:

- IA: nachdrückliche Empfehlung nach Studienlage; IB: nachdrückliche Empfehlung nach Expertenmeinung und Konsensusbeschluss der RKI-Kommission,
- II: eingeschränkte Empfehlung, die nicht in allen Krankenhäusern bzw. Situationen umgesetzt werden soll,
- III: keine Empfehlung bzw. ungelöste Frage bei fehlenden Hinweisen oder fehlendem Konsens,
- IV: rechtliche Vorgaben für Anforderungen, Maßnahmen oder Verfahrensweisen in Krankenhäusern und anderen medizinischen Einrichtungen, die aufgrund gesetzlicher Bestimmungen, durch autonomes Recht oder Verwaltungsvorschriften zu beachten sind.

Aktuell gültig sind u. a. Empfehlungen zur Prävention von katheterassoziierten Infektionen (1. 11. 2002), von Harnwegsinfektionen (1. 11. 1999), von Beatmungspneumonien (1. 4. 2000), Empfehlungen zur Händehygiene (1. 3. 2000), zur Flächendesinfektion (1. 1. 2004), zur hygienischen Aufbereitung von Medizinprodukten (1. 11. 2001), zum Betrieb von Endoskopieeinheiten (1. 4. 2002), zur Aufbereitung von Endoskopen (1. 4. 2002) und zur Erfassung und Bewertung nosokomialer Infektionen, unter anderem zum Umgang mit MRSA (Methicillin-resistenter Staph. aureus) vom 1. 12. 1999 mit aktuellem Kommentar vom 26. 11. 2004.

! Sämtliche Empfehlungen sind unter **www.rki.de** nachzulesen.

Zur Bekämpfung und Ausbreitungsverhütung übertragbarer Erkrankungen stehen folgende Instrumente zur Verfügung: staatliche epidemiologische Erhebungen (Surveillance, Sentinel, Meldepflicht) und Ermittlungen konkreter Epidemien bzw. Häufungen, Melde- und Unterrichtungspflichten der Behörden, Untersuchungs- und Kontrollverpflichtung betroffener Patienten, Erlass von Schutzmaßnahmen (unter Einschluss von Einschränkungen der Freiheit der Person, der Versammlungsfreiheit, der Unverletzlichkeit der Wohnung, Schließung von Badeanstalten und anderer Einrichtungen etc.), Anordnung von Beobachtungen, Anzeigepflicht von Änderungen der Lebensweise (Wohnaufenthalt, Tätigkeiten im Lebensmittelbereich, Wechsel einer Gemeinschaftseinrichtung etc.), Absonderung und Tätigkeitsverbot.

Absonderungsmaßnahmen und Tätigkeitseinschränkungen

Bei Vorliegen oder dem Verdacht einer **Lungenpest** oder eines von Mensch zu Mensch **übertragbaren hämorrhagischen Fiebers** muss eine **Quarantäne** angeordnet werden. Bei sonstigen Kranken, Krankheitsverdächtigen, Ansteckungsverdächtigen und Ausscheidern, die sich nicht an auferlegte Schutzmaßnahmen halten, kann eine Absonderung angeordnet werden. Die Schaffung der Voraussetzungen einer Absonderung (notwendige Räume, Einrichtungen, Transportmittel, erforderliches Personal) ist verpflichtend und in Zukunft Ländersache.

Für **Schulen** und sonstige **Gemeinschaftseinrichtungen** sind **Tätigkeitsverbote** für Personen zu erlassen, soweit sie an folgenden übertragbaren Infektionen erkrankt sind (§ 34): Cholera, Diphtherie, Enteritis durch enterohämorrhagische E. coli (EHEC), virusbedingtes hämorrhagisches Fieber, Haemophilus-influenzae-Typ-b-Meningitis, Impetigo contagiosa (ansteckende Borkenflechte), Keuchhusten, ansteckungsfähige Lungentuberkulose, Masern, Meningokokken-Infektion, Mumps, Paratyphus, Pest, Poliomyelitis, Skabies (Krätze), Scharlach oder sonstige Streptococcus-pyogenes-Infektionen, Shigellose, Typhus abdominalis, Virushepatitis A oder E und Windpocken.

Für **Ausscheider** von Vibrio cholerae O1 und O139, Corynebacterium diphtheriae, Toxin bildend, Salmonella typhi, Salmonella paratyphi, Shigella sp. und enterohämorrhagischen E. coli (EHEC) sind Einschränkungen der Bewegungsfreiheit in Gemeinschaftseinrichtungen möglich. Sie dürfen nur mit Zustimmung des Gesundheitsamtes und unter Beachtung der gegenüber dem Ausscheider und der Gemeinschaftseinrichtung verfügten Schutzmaßnahmen die dem Betrieb der Gemeinschaftseinrichtung dienenden Räume betreten, Einrichtungen der Gemeinschaftseinrichtung benutzen und an Veranstaltungen der Gemeinschaftseinrichtung teilnehmen. Solche Einschränkungen gelten auch für Personen, in deren Wohngemeinschaft nach ärztlichem Urteil eine Erkrankung an oder ein Verdacht auf Cholera, Diphtherie, Enteritis durch enterohämorrhagische E. coli (EHEC), virusbedingtes hämorrhagisches Fieber, Haemophilus-influenzae-Typ-b-Meningitis, ansteckungsfähige Lungentuberkulose, Masern, Meningokokken-Infektion, Mumps, Paratyphus, Pest, Poliomyelitis, Shigellose, Typhus abdominalis und Virushepatitis A oder E aufgetreten ist.

Besonderheiten bei meldepflichtigen Krankheiten im Jahr 2004

Das Robert-Koch-Institut fasst die ihm gemeldeten Daten in einem **„Infektionsepidemiologischen Jahrbuch meldepflichtiger Krankheiten"** zusammen. Die aktuelle Ausgabe für das Jahr 2004 bewertet den Datenstand bis zum 1. März 2005. Als herausragende infektionsepidemiologische Ereignisse des Jahres 2004 werden folgende Ausbrüche genannt:

- infektiöse Bindehautentzündung (Keratokonjunktivitis epidemica) an Bundeswehrstandorten mit sekundärer Ausbreitung im familiären und sozialen Umfeld der Soldaten,
- Hepatitis A durch Backwaren in Nordrhein-Westfalen und Rheinlandpfalz, durch Orangensaft bei Ägypten-Touristen,
- Shigellen-Enteritis bei homosexuellen Männern in Berlin,
- Paratyphus-Enteritis bei Kunden eines Dönerstandes in Süddeutschland,
- Typhus unbekannter Ursache in Leipzig,
- überregionale Ausbrüche von Salmonellen-Enteritiden durch Hackfleisch,
- Hantavirus-Erkrankungen in Bayern durch Ausweitung der bekannten Endemiegebiete.

Erstmals waren die Salmonellosen nicht mehr die häufigsten Infektionskrankheiten. Ihre Stelle nahmen die Norovirus-Gastroenteritiden ein. Auf Platz 3 und 4 folgten mit den Campylobacter-Enteritiden und den Rotavirus-Erkrankungen ebenfalls gastroenteritische Krankheitsbilder (Tab. 9.**2**).

Deutlich zurückgegangen ist die Zahl der gemeldeten Masernfälle. SARS, das durch ein 2003 neu entdecktes Coronavirus verursachte „schwere akute respiratorische Syndrom" trat 2004 und 2005 in Deutschland nicht auf.

Erstmals wurden Einzelfälle des West-Nil-Fiebers nach USA-Reisen berichtet.

Während in der Saison 2003/2004 und 2004/2005 die klassischen Influenzawellen im üblichen Rahmen verliefen, wurde die Ausbreitung der durch Influenzaviren des Subtyps A (H5N1) verursachten „Vogelgrippe" in Asien mit großer Sorge als potenzielle Gefahr einer neuen humanpathogenen Influenza-Variante angesehen.

9.2 Viruserkrankungen

Definition

Ein **Virus** ist ein Komplex von Nukleinsäuren und Proteinen sowie gegebenenfalls Lipiden, der eine definitive Struktur aufweist und außerhalb einer Zelle nicht vermehrungsfähig ist.

Viren benötigen den zellulären Stoffwechselapparat zur eigenen Replikation, sie verfügen über die Fähigkeit, in lebende Zellen einzudringen.

Virusmerkmale

- Filtrierbarkeit,
- einfacher Aufbau,
- Nukleinsäure entweder als DNA oder RNA,
- Kapsid als Nukleinsäure-Schutzmantel,
- gelegentlich zusätzliche Hülle,
- gelegentlich eigene Enzyme,
- obligater Zellparasitismus,
- Replikation durch virusspezifisches Syntheseprogramm und wirtszellspezifische Syntheseleistungen.

Einteilungskriterien

- Typ der Nukleinsäure (DNA-/RNA-Viren).
- Partikelsymmetrie (Nukleinsäure-Kapsid-Komplex).
- Vorhandensein oder Fehlen einer Hülle (envelope).
- Serologische Antigeneigenschaften von Kapsid oder Hülle.
- Enzymausstattung.
- Unkonventionelle Viren bzw. virusähnliche Partikel: Viroide (Erreger von Pflanzenkrankheiten), „proteinaceus infectious particles", Prione (Erreger spongiformer Enzephalopathien wie Kuru und Creutzfeldt Jacob Disease [Mensch], BSE [Rind], Scrapie [Ziegen, Schafe]).
- Arboviren (arthropod-borne-viruses) setzen sich aus Vertretern der Toga-, Flavi-, Reo- und Bunyaviridae zusammen (Kap. 9.2.5)

9.2.1 Coxsackie-Virus-Infektionen (Picornaviren)

Definition und Übertragung

Die Enteroviren vermehren sich vorzugsweise in Dünndarmzellen und werden mit dem Stuhl ausgeschieden. Der Mensch ist der natürliche Wirt. Ubiquitäre Verbreitung.

Die Übertragung erfolgt fäkal-oral oder durch Tröpfchen-Inhalation. Eintrittspforte der Coxsackie-Viren sind der Nasenrachenraum und der Dünndarm.

Nach lokaler Vermehrung erfolgt die virämische Generalisierung mit multiplem Organbefall. Das Muster des Organbefalls und der Virus-Typ A oder B bestimmen das klinische Bild.

Klinik

Die Mehrzahl der Coxsackie-Infektionen verläuft klinisch inapparent. Mögliche Krankheitsbilder sind:

- Herpangina,
- Schnupfen und Pharyngitis,
- Sommergrippe,
- Pleurodynie (Bornholm-Erkrankung),
- abakterielle Meningitis,

Tabelle 9.3 Systematik humanpathogener Viren

Virus-Familie (-viridae)	wichtige Arten	Nukleinsäure-Typ
Picorna	Polio-Viren, Gruppe-A-, Gruppe-B-Coxsackie-Viren, Echo-Viren, Entero-Viren (u. a. Hepatitis-A-Virus), Rhinoviren	RNA
Calici	Noro-Virus (Gastroenteritis), Hepatitis-E-Virus	RNA
Astro	Astro-Virus (Gastroenteritis)	RNA
Toga	Rubellavirus (Röteln) Alpha-Viren (arthropod vector borne) (Enzephalitis, Fieber, Arthritis, Exanthem)	RNA
Flavi	Flavi-Viren (arthropod vector borne) FSME, Gelbfieber, Dengue, Japan-B-Enzephalitis, West-Nil-Enzephalitis, St.-Louis-Enzephalitis, Hepatitis C, Hepatitis G Virus/GB Virus Typ C, Non A – E-Virus	RNA
Corona	Corona-Viren (Erkältung), Severe acute respiratory Syndrome (SARS) – assoziiertes Coronavirus	RNA
Rhabdo	Rabies-Virus (Tollwut)	RNA
Filo	Marburg-Virus, Ebola-Virus	RNA
Paramyxo	Parainfluenza 1 – 3, 4A, 4B, Mumps, Respiratory syncytial Virus, humanes Metapneumo-Virus (tiefe respiratorische Infekte), Masern	RNA
Orthomyxo	Influenza-Virus	RNA
Bunya	Hanta-Virus, Phlebo-Virus (Toskana-Fieber), California-Enzephalitis-Virus	RNA
Arena	lymphozytäres Choriomeningitis-Virus, Lassa-Virus, südamerikanische hämorrhagische-Fieber-Viren	RNA
Reo	Rotavirus (Gastroenteritis), Coltivirus (Colorado-Zecken-Fieber)	RNA
Retro	HIV 1, HIV 2 (AIDS), humanes T-Zell-lymphotropisches Virus Typ I und Typ II (HTLV I, HTLV II), diverse Malignome und Immunopathien	RNA
Hepadna	Hepatitis-B-Virus, Hepatitis-Delta-Virus, (chronische Hepatitis, Leberzirrhose, hepatozelluläres Karzinom)	DNA
Parvo	Humanes Parvo-Virus B 19 (Ringelröteln), (Aplasie, Arthropathie)	DNA
Polyoma	JC-Virus (progressive multifokale Leukoenzephalopathie, PML), BK-Virus (Nephropathie bei Nierentransplantierten)	
Papilloma	Papilloma-Viren (Warzen, Condylomata acuminata, Zervix-Ca)	DNA
Adeno	Adenoviren (Pharyngitis, Konjunktivitis, epidemische Keratokonjunktivitis, Zystitis, Enzephalitis)	DNA
Herpes	humanes Herpes-Virus 1 – 8 (Herpes simplex 1 und 2, Varizella zoster, Cytomegalie, Epstein-Barr, HHV-6, HHV-7, Kaposi-Sarkom-assoziiertes HHV-8), Herpes-B-Virus	DNA
Pox	Vaccinia-Virus, Variola-Virus, Molluscum-contagiosum-Virus	DNA

nach Mandell, Douglas, and Bennett's, Principles and Practice of Infectious Diseases, 6. Ausgabe, 2005

- Exantheme des Boston-Typs (Röteln-ähnlich),
- Hand-, Fuß- und Mund-Krankheit,
- hämorrhagische Konjunktivitis,
- Myokarditis:
  - Schätzungsweise 3–5% aller apparenten Coxsackie-Virus-Infektionen gehen mit einer Herzbeteiligung einher. Von den ca. 8000 in den alten Bundesländern jährlich neu diagnostizierten Kardiomyopathien sollen ca. 33% durch Coxsackie-Viren bedingt sein. Die überwiegenden Erreger sind die Coxsackie-Virustypen B2–5.
  - Das klinische Bild wird in 60–70% durch eine vorausgehende respiratorische Infektion eingeleitet, der die Myokarditis nach 1–2 Wochen folgt. Die wesentliche Symptomatik (60–90% aller Fälle) besteht aus Dyspnoe, Thoraxschmerz, Fieber und allgemeinem Unwohlsein. Herzvergrößerung im Röntgen-Thorax in ca. 50%, manifeste Herzinsuffizienz bei ca. 20%.
  - Es wird vermutet, dass die akute Myokarditis in eine chronische Verlaufsform bis hin zur terminalen dilatativen Kardiomyopathie übergehen kann. Bei 25% der Patienten mit Myokarditis und dilatativer Kardiomyopathie können in der Endomyokardbiopsie Hinweise auf persistierende Enteroviren gefunden werden.
  - Bei klinisch vermuteter Myokarditis und dilatativer Kardiomyopathie erwiesen sich von 3219 Patienten 46% als viruspositiv, von denen allerdings nur 62% pathologisch signifikante Entzündungsreaktionen zeigten. Am häufigsten wurde Parvovirus B19 (36,7%), gefolgt von Humanem Herpesvirus 6 (20,1%) und Enteroviren (7,9%) gefunden (Tübinger Myokarditiskollektiv, Kandolf 2004).

Differenzialdiagnosen bei einer Herzbeteiligung

- Akuter Myokardinfarkt,
- andere virale Perimyokarditiden,
- Pleurodynie (die Bornholm-Erkrankung gibt gelegentlich Anlass zum Ausschluss eines Myokardinfarktes).

Tabelle 9.**4** Virale Myokarditis-Erreger

- Coxsackieviren B1–B5
- Coxsackie-A-Viren (einige Serotypen)
- Echoviren (einige Serotypen)
- Polio-Virus
- Non-Polio-Enteroviren
- Adenoviren
- Mumps-Virus
- Rubeola-Virus (Röteln)
- Influenza-A- und -B-Virus
- Tollwutvirus (Rabies)
- Rubella-Virus
- Dengue-Virus, Chikungunya-Virus, Gelbfieber, div. hämorrhagische-Fieber-Viren, Lassa-Fieber-Virus
- Varicella-Zoster-Virus
- Zytomegalievirus
- Epstein-Barr-Virus
- Herpes-simplex-Virus
- Variola, Vaccinia
- Hepatitis B und C
- Respiratory Syncytial Virus
- Parvovirus B 19
- HIV

nach Mandell, Douglas, Bennett's, Principles and Practice of Infectious Diseases, 6. Ausgabe, 2005

Diagnostik

- Erregernachweis im Stuhl, Rachenspülwasser oder Liquor, in der Rekonvaleszenz nur im Stuhl möglich,
- Nachweis typenspezifischer Antikörper,
- molekularbiologischer Virusdirektnachweis in Biopsien.

! Kriterien für die Sicherung der Diagnose einer Virusmyokarditis
- Virusdirektnachweis im Myokard bei histopathologisch gesicherter Entzündungsreaktion
- klinisch gesicherte Myokarditis mit virologischem Befund im Rahmen einer systemischen Virusinfektion
- Myokarditis im Verlauf einer Virusepidemie

Therapie

- Klassische Herzinsuffizienztherapie.
- Positive Effekte einer Therapie mit Glucocorticoiden sind nicht gesichert.
- Weitere Therapieoptionen wie intravenöse Immunglobuline, Immunsuppression oder Immunadsorption sollten gegenwärtig nur im Rahmen kontrollierter Studien durchgeführt werden.

9.2.2 Influenza

Definition, Epidemiologie und Übertragung

Influenza (Grippe) ist eine akute respiratorische Erkrankung durch Infektion mit Influenza-Viren. Die Erreger gehören zu den humanpathogenen Orthomyxoviren. Influenza wird durch **Tröpfcheninfektion** übertragen, Infektionsquelle ist der infizierte Mensch, Eintrittspforte ist der Respirationstrakt. Die Erkrankung ist hoch kontagiös. Die Haupterkrankungszeit ist der Winter.

Influenza-Viren werden nach ihren Nukleoproteinen (Capsid-Antigen) in die **Typen A, B** und **C** unterteilt. Verantwortlich für die Pandemien ist Typ A, die Typen B und C kommen sporadisch oder epidemisch vor.

Ursächlich für die Voraussetzung zu pandemischer Ausbreitung von Influenza A ist die periodische Entstehung von Influenza-A-Subtypen durch Änderung von Antigeneigenschaften.

15 verschiedene Hämagglutinine (H 1 – 15) und 9 verschiedene Neuraminidasen (N1 – 9) definieren die Antigen-Eigenschaften der Hülle. Aus dem Typ, der Verteilung der beiden Subtypen-Komponenten H und N, dem ersten Fundort und dem Isolierungsjahr wird der Name eines Influenza-Virus gebildet. Seit 1900 sind die humanpathogenen Subtypen aus H1 – 3 und N1 oder 2 zusammengesetzt.

Durch „reassortment" d. h. Austausch von funktionell homologen RNA-Segmenten entsteht alle 10 – 20 Jahre ein Antigenwandel und damit ein Subtypen-Wechsel **(Antigenshift)**. „Reassortment" findet vorwiegend im chinesischen Hausschwein als intermediärem Wirt statt, da sich nur in dieser Spezies aviäre (vorwiegend in Wasservögeln verbreitete) und humane Influenza-Viren vermehren und genetisch austauschen können. Ein Antigenshift bedeutet den Verlust des protektiven Immunstatus des bislang infizierten Teils der Weltbevölkerung und ist damit Voraussetzung für eine neue Pandemie.

Der letzte Antigenshift erfolgte von A Hongkong H3N2 1968 nach A UDSSR H1N1 1976. Beide Influenza-Subtypen kommen seitdem gleichzeitig vor.

In den interpandemischen Zeiträumen kommt es infolge von Punktmutationen in der Aminosäurensequenz des Hämagglutinins unter selektivem Druck zu Subtypen-Varianten **(Antigendrift)**, sodass es ebenfalls bei bereits Infizierten zu erneuten Infektionen kommen kann.

Im Verlauf einer **Pandemie** werden ca. 70% der Weltbevölkerung infiziert. Ca. 50% der Infizierten erkranken manifest. Influenza führt bei alten Menschen und Personen mit Risiko, insbesondere mit kardiopulmonalen Vorerkrankungen zu einer Exzessmortalität.

Die frühzeitige Erkennung neuer potenziell pandemischer Subtypen (antigen shift) und epidemischer Subtypenvarianten (antigen drift) ist die zentrale Aufgabe eines WHO-Netzwerkes aus 110 nationalen Influenza-Laboratorien in 83 Ländern („WHO program on influenza surveillance and control") sowie 4 „WHO Collaborating Centres for Virus Reference and Research" in Australien, Japan, Großbritannien und USA.

Pathogenese

Influenza-Viren verursachen eine Epithelschädigung mit Transsudation, Nekrose und Desquamation. Das Ausmaß der Schädigung korreliert mit der Quantität der Viren im Respirationstrakt.

Der **Koinzidenz von Infektionen** mit Neisseria meningitidis (Meningokokken) oder Haemophilus influenzae Typ B mit Influenza-Virus scheint ein sich gegenseitig beeinflussender Pathomechanismus zugrunde zu liegen. Ähnliches wird für Influenza und Otitis media angenommen. So führt die Impfung gegen Influenza zu einer deutlichen Reduktion der Otitis-media-Häufigkeit, während eine Pneumokokken-Impfung keine vergleichbaren Resultate zeigt.

Der Grad der Virusreplikation scheint durch Interaktionen mit begleitenden bakteriellen Infektionen beeinflusst zu werden. Faktoren des Virus, des infizierten Wirtes und bakterielle Virulenzfaktoren (z. B. Proteasen) wirken zusammen.

Klinik

Inkubationszeit 1 – 3 Tage; in kurzer Zeit entwickelt sich eine schwere Erkrankung. Dauer des unkomplizierten Verlaufs ca. 1 Woche.

Symptome der Influenza:

- abrupter Beginn mit schwerem Krankheitsgefühl,
- Fieber, Kopfschmerzen, Myalgie, Arthralgie,
- Laryngo-Tracheitis, Bronchitis.

Diagnostik

In der Regel klinisch.

Virusisolation aus Sputum oder immunologischer Nachweis von Virusantigen aus respiratorischen Sekreten durch Schnelltests üblicherweise nur im Rahmen von epidemiologischen Untersuchungen z. B. Sentinel der Arbeitsgemeinschaft Influenza (AGI).

Komplikationen

- Selten primäre Influenza-Pneumonie (interstitiell).

- Häufiger sekundäre bakterielle Bronchopneumonie durch Pneumokokken, Staph. aureus, Haemophilus influenzae, erhöhtes Risiko für Patienten mit chronisch kardiopulmonalen Vorerkrankungen. Häufigkeit einer pulmonalen Beteiligung durchschnittlich 9,5%, deutlicher Anstieg in Abhängigkeit vom Alter bis > 70% bei Alter über 70 Jahre.
- Reye-Syndrom bei Kindern bis 16 Jahre (Enzephalopathie mit Hirnödem, Hepatopathie, Hypoglykämie).
- Myositis, Rhabdomyolyse, selten Toxic Shock Syndrome.
- Myokarditis, Perikarditis.
- ZNS-Beteiligung.

Häufig führt eine primär unkomplizierte Influenza zu einer Verschlechterung der Grunderkrankung bei Risikopatienten, sodass der kausale Zusammenhang zwischen Influenza und Mortalität nur indirekt manifest wird.

Therapie

1. **Symptomatisch** (ASS, Paracetamol, Codein).

2. Zur **antiviralen Therapie** stehen der M2-Inhibitor Amantadin gegen Influenza A und die Neuraminidase-Inhibitoren Zanamavir (Relexa, Glaxo Welcome) und Oseltamivir (Tamiflu, Hoffmann-La Roche) gegen Influenza A und B zur Verfügung.

Amantadin soll das Eindringen der Influenza-A-Viren in die Zelle verhindern. Es wird mit 200 mg/d spätestens 48 h nach Ausbruch der Infektion für 3–4 d oder bis zur Besserung der Grippesymptome p.o. verabreicht. Wegen einer relativ hohen Nebenwirkungsrate (ZNS-Symptome in 5–10%) und geringer Wirksamkeit hat sich Amantadin in Deutschland nicht durchgesetzt.

Der erste zugelassene Neuraminidase-Inhibitor Zanamavir muss innerhalb der ersten 24 h 2× tgl. oral inhaliert werden, um eine Verkürzung der Krankheitsdauer zu bewirken. Wegen der komplizierten inhalativen Anwendung hat sich Zanamivir nicht durchgesetzt. Oseltamivir ist der erste perorale NA-Inhibitor und ist zur Therapie bei Erwachsenen und Kindern ab dem 1. Lebensjahr sowie zur Prophylaxe bei Jugendlichen ab 12 Jahren und Erwachsenen zugelassen. Hohe Kosten, zweifelhafte Wirksamkeit bei Risikopatienten und fehlender Nachweis einer Letalitätssenkung weisen dem Präparat einen Stellenwert als Reservemittel in Ausnahmesituationen zu. Zur Prophylaxe bei Epidemien ist eine Bevorratung größerer Mengen geplant. Oseltamivir ist in vitro auch gegen Vogelgrippeviren wirksam.

Dosierung von Oseltamivir zur Therapie: 2 × 75 mg/d für 5 d. Die Behandlung sollte innerhalb von 24–36 h nach Eintritt der Symptomatik begonnen werden. Dosierung zur Prophylaxe: täglich 1 × 75 mg für 7 d.

3. **Antibiotika bei zusätzlicher bakterieller Pneumonie.** Für Risikopatienten kann bei schwerer Influenza eine prophylaktische Gabe erwogen werden. Ein Antibiotikum der Wahl sollte gegen Pneumokokken, Hämophilus und gegen Staphylokokken wirksam sein. Mittel der Wahl sind Aminopenizillin + BLI (Betalaktaminhibitor) oder Cephalosporine Gruppe 2. Doxycyclin, Co-trimoxazol, Makrolide, Cephalosporine Gruppe 3 oder Chinolone sind wegen häufigerer Resistenzen bzw. geringerer Wirksamkeit gegen Staphylokokken weniger geeignet.

Prophylaxe

Eine spezifische Prophylaxe ist durch eine **Impfung mit einem Totimpfstoff** möglich. Die Humoral-Immunität gegen Influenza wird durch das Hämagglutinin der Virushülle induziert. Die Anpassung der Impfstoffe an die Antigenvariationen durch antigenic-drift erfolgt jährlich. Die Entwicklung eines neuen Impfstoffes bei neuem pandemischen Subtyp bzw. neuen epidemischen Subtypenvarianten stellt eine Herausforderung dar, der sich die WHO mit ihrem internationalen Netzwerk an Referenzlaboratorien jährlich neu stellt.

- Die aktuellen Impfstoffe enthalten Hüllantigene der Influenza-A-Subtypen H1N1, H3N2 und von Influenza B in einer jährlich angepassten Variation.
- Die protektive Effektivität beträgt bei gesunden Personen ca. 80%, wenn Vakzine- und Wildtyp-Virus übereinstimmen. Bei älteren Menschen liegt die Schutzwirkung um ca. 20% niedriger. Pneumonierate, Hospitalisation und Letalität werden etwa um 50% reduziert.
- Den größten Nutzen haben ältere Patienten mit kardiopulmonalen Grunderkrankungen. Entsprechend gilt für sie die höchste Priorität für eine Influenza-Impfung. Bei den übrigen Geimpften verläuft die Erkrankung abgeschwächt.
- Die **Nebenwirkungsrate** ist gering und erstreckt sich üblicherweise auf milde lokale Reaktionen an der Injektionsstelle.

▶

- Für die Wintersaison 2006/2007 der nördlichen Hemisphäre gab die WHO im März 2006 folgende Empfehlung zur Zusammensetzung des Impfstoffes heraus:
  - Influenza-A (H3N2)-Komponente: ein dem Referenzstamm A/Wisconsin/67/2005 ähnlicher Stamm
  - Influenza-A (H1N1)-Komponente: ein dem Referenzstamm A/New Caledonia/20/99 ähnlicher Stamm
  - Influenza-B-Komponente: ein dem Referenzstamm B/Malaysia/2506/2004 ähnlicher Stamm
- Nach den Empfehlungen der Ständigen Impfkommission (STIKO) soll eine **jährliche Impfung gegen Influenza** bei allen Personen über 60 Jahre sowie bei Personen mit einer erhöhten gesundheitlichen Gefährdung infolge eines Grundleidens insbesondere bei chronisch kardiopulmonalen Erkrankungen durchgeführt werden.
- Als **Kontraindikation** gilt eine klinisch relevante Hühnereiweißallergie, nicht jedoch eine Schwangerschaft.
- Es werden einmalig 0,5 ml Impfstoff appliziert, bei Kleinkindern ab 7. Monat bis zu drei Jahren 2 × 0,25 ml im Abstand von 4 Wochen.

Als **Chemoprophylaxe** kann auch Amantadin (100 mg/d) gegeben werden. Einschränkungen sind eine erhöhte Rate zerebraler Nebenwirkungen sowie eine vorbestehende Nierenfunktionsstörung. Die Bedeutung der neuen Neuraminidase-Inhibitoren in der Prophylaxe bedarf weiterer Abklärung durch klinische Studien.

Aviäre Influenza, Vogelgrippe oder Hühnerpest

Durch Influenza-A-Subtypen verursachte Infektion bei Vögeln, insbesondere Hühnern und Wasservögeln (aktuell H5N1, frühere Ausbrüche durch H7N2, H9N2, H7N3 und H7N7).

Seit Mitte Dezember 2003 Ausbreitung einer hochpathogenen Form der aviären Influenza (Highly Pathogenic Avian Influenza, HPAI) des Subtyps H5N1 mit geringem Übertragungsrisiko auf andere Spezies einschließlich den Menschen. Ausbreitung von Südkorea aus im asiatischen Raum, aktuell durch Zugvögel nach Afrika und über Russland in die Türkei und zahlreiche Länder der Europäischen Union. Im Januar 2006 erstes Auftreten bei Wildvögeln in Deutschland (Rügen), im Februar erstes Eindringen in Nutzgeflügelbestand in Frankreich, in Deutschland erster H5N1-Nachweis in einer verendeten Katze auf Rügen. Mit weiterer Ausbreitung der Tierseuche muss gerechnet werden.

Geringe Zahl von Übertragungen auf Menschen durch Kontakt zu infiziertem Geflügel und deren Ausscheidungen: Bis Anfang März 2006 waren insgesamt 174 Fälle einer gesicherten humanen Vogelgrippe-Infektion (H5N1) erfasst, davon 94 mit letalem Ausgang: in Kambodscha 4, China 14, Indonesien 27, Irak 2, Thailand 22, Türkei 12 und Vietnam 93 Fälle (WHO, 1. März 2006).

In keinem Fall Nachweis einer gesicherten Mensch-zu-Mensch-Übertragung.

Insgesamt ist das aktuelle Risiko (März 2006) für eine Übertragung der aviären Influenza auf den Menschen extrem gering.

Die zentralen Fragen der aktuellen Vogelgrippe-Epidemie betreffen die Auswirkungen auf die Entstehung eines neuen humanen Influenza-Pandemie-Subtyps. Zwei Möglichkeiten sind theoretisch denkbar: 1. die Antigenvariation der aktuellen Influenza-Pandemie-Subtypen H3N2 bzw. H1N1 durch Reassortment (antigen-shift) oder 2. die Antigenvariation des aviären Subtyps H5N1 durch serielle Mutationen (antigen-drift) mit erhöhter Pathogenität und Infektiosität für den Menschen.

Die epidemische Situation der Vogelgrippe aktualisiert weltweit die Aktivitäten zur Vorbereitung auf eine potenzielle neue Influenza-Pandemie in Bezug auf Impfstoffentwicklung, Bevorratung von Chemoprophylaktika (Oseltamivir [Tamiflu], Zanamivir [Relenza]) und Krisenmanagement. Die WHO sieht in der gegenwärtigen Situation ein hohes Bedrohungspotenzial für die Weltbevölkerung. Nachdem 2005 der Nachweis eines ausschließlich aviären Ursprungs des H1N1-Subtyps der Spanischen Grippe von 1918 erfolgte, erscheint die Möglichkeit eines genetischen Wandels von H5N1 zu einem neuen humanen Pandemie-Virus durch Antigen-Drift grundsätzlich genauso wahrscheinlich wie die Entstehung des neuen Pandemie-Virus durch Reassortment i. S. eines Antigen-Shifts im üblichen Ort dieses Vorgangs, dem chinesischen Hausschwein. Analysen von H5N1-Viren bei in der Türkei erkrankten Menschen haben den Nachweis eines Antigenwandels im Vergleich zu den asiatischen H5N1-Viren nicht erbringen können.

Ohne einen weiteren genetischen Wandel geht jedoch vom aktuell kursierenden aviären Influenza-Subtyp H5N1 kein Pandemierisiko für die Menschheit aus. Ob sich bei weiterer Ausbreitung von H5N1 im Wild- und Nutzgeflügel die Wahrscheinlichkeit eines genetischen Wandels mit höherer Pathogenität und Infektiosität für den Menschen erhöht, ist gegenwärtig nicht vorhersehbar.

9.2.3 SARS

Definition, Epidemiologie und Übertragung

SARS (severe acute respiratory syndrome) ist eine virale respiratorische Erkrankung, die durch ein 2003 neu entdecktes humanpathogenes Coronavirus (SARS-associated coronavirus, SARS-CoV) verursacht wird.

Nach Daten der WHO (korrigierte Daten bis 31. 12. 2003 erfasst) hat es im Rahmen der ersten Epidemie 2002/2003 insgesamt 8096 Erkrankungen weltweit gegeben, von denen 774 letal verliefen. Der Schwerpunkt der Epidemie lag in Asien. Als reisemedizinische Importerkrankung breitete sich SARS in zahlreichen Ländern einschließlich USA, Kanada und Europa aus. Der letzte dokumentierte Fall wurde Ende Juli 2003 gemeldet. Sporadische SARS-Fälle hat es zuletzt im April 2004 in China gegeben. Aktuell (September 2005) gibt es weltweit keinen neuen SARS-Fall.

Übertragung primär inhalativ durch Tröpfchen (face-to-face) und in einigen Fällen durch Umgebungskontamination. Sehr geringes Risiko durch aerogene Ausbreitung wie im Hotel M und der Wohnanlage Amoy Garden in Hongkong. Übertragungen überwiegend in Haushalten und medizinischen Versorgungssituationen (person-to-person contact).

Höhepunkt des Übertragungsrisikos während Gipfel der respiratorischen Symptome in Woche 2, üblicherweise während des stationären Aufenthaltes.

Inkubationszeit 2 – 4 d, mittlere Anzahl neuer Fälle durch Ansteckung eines Erkrankten 2 – 4, geringe Zahl von hoch kontagiösen Personen (superspreaders).

Klinik

Akutes Fieber > 38 °C, Kopfschmerzen, allgemeines Krankheitsgefühl, initial milde oder gar keine respiratorischen Symptome, nach 2 – 7 d trockener Husten, bis zu 70 % Diarrhö in erster Woche, klinische Verschlechterung, Pneumonie, 20 % Intensivpflichtigkeit.

Geschätzte Letalitätsrate: im Mittel ca. 11 %, bei Personen > 60 Jahre ca. 50 %.

Diagnostik

Klinisches Bild einer akuten febrilen respiratorischen Infektion bei gleichzeitigem Reise- oder sonstigem Übertragungsrisiko. Im Labor Lymphopenie, seltener Thrombopenie, LDH-Erhöhung soll Prognose-relevant sein.

Falldefinition:

- **Klinischer SARS-Fall**: Fieber > 38 °C plus mindestens einem Symptom einer Atemwegserkrankung (Husten, Atembeschwerden, Dyspnoe) plus radiologische Zeichen von Lungeninfiltraten oder Atemnotsyndrom (ARDS) oder Autopsiebefund vereinbar mit Pneumonie oder ARDS, Fehlen einer alternativen Diagnose.
- **Klinisch-labordiagnostisch bestätigter Fall:** klinischer Fall oder Verdachtsfall mit SARS-Coronavirus-Nachweis mittels
  - RT-PCR aus Blut, Stuhl, nasalen Sekreten (mindestens zwei Materialien oder an zwei aufeinanderfolgenden Entnahmeterminen),
  - Serokonversion im ELISA oder IFA oder vierfacher Titeranstieg,
  - Virusisolierung plus PCR-Bestätigung.

Therapie

Therapie

Symptomatisch, supportiv. Eine spezifische antivirale Therapie existiert bislang nicht. Kasuistische Hinweise auf positive Effekte von Ribaverin und Cortison.

Prävention

Eine Vakzine mit inaktiviertem SARS-CoV ist in Entwicklung. Entscheidend in der Eindämmung epidemischer Ausbrüche werden bis zur Anwendung einer Vakzine die von der WHO empfohlenen und vom RKI konkretisierten Maßnahmen von Infektionsschutz (Barriereschutz), Reisebeschränkungen und Frühwarn- und Meldesystem auf der Basis der Falldefinition sein.

9.2.4 Herpes-Viren

Humanpathogene Viren der Herpes-Gruppe persistieren unabhängig von einer Antikörperpräsenz lebenslang im Organismus. Sie spielen eine große Rolle als sexuell übertragbare Erkrankungen, in der Transplantationsmedizin, bei der HIV-Infektion und anderen immunsuppressiven Bedingungen.

Das klinische Spektrum umfasst akute Primärinfektionen sowie Reaktivierungen der latenten Infektion.

Einige Herpes-Viren werden in Zusammenhang mit Tumorerkrankungen gebracht. Die Rolle als mögliche Kofaktoren bei der Progredienz der HIV-Infektion und beim Kaposi-Sarkom ist Gegenstand aktueller Diskussion.

Die wichtigen fünf Herpes-Viren können beim Menschen eine periinfektiöse Arthritis hervorrufen.

Herpes-simplex-Virus Typ 1 und Typ 2

- **HSV 1**
  - Primärinfektion erfolgt überwiegend oral, fast komplette Durchseuchung der Bevölkerung bis zum 6. – 10. Lebensjahr.
  - 90 % aller Primärinfektionen verlaufen inapparent.
  - Die Übertragung erfolgt von Mensch zu Mensch. 2 – 9 % aller Menschen über 6 Jahre sind Dauerausscheider über den Speichel.
  - Nach der Primärinfektion axonale Wanderung und lebenslange Persistenz in Neuronen der Spinalganglien, insbesondere Trigeminus-Ganglion, evtl. auch im ZNS. Latenz ohne Schädigung der Wirtszelle.
  - Reaktivierung durch endogene oder exogene Noxen, Mechanismus nicht bekannt.
- **HSV 2**
  - Primärinfektion erfolgt im sexuell aktiven Alter überwiegend genital oder anal.
  - Die Durchseuchung der Bevölkerung variiert je nach sexueller Exposition um 10 – 40 %. Genitale asymptomatische Ausscheider bis 6 % bei Männern und bis 13 % bei Frauen (Personen mit sexuell übertragbarer Krankheit, die eine Klinik aufsuchten).
  - Nach der Primärinfektion erfolgt der gleiche Wechsel zur Latenz wie bei HSV 1, die Viren persistieren in Neuronen der Lumbosakralganglien.

Bei bereits bestehender Latenz (z. B. einer HSV 1-Infektion) kann die Zweitinfektion mit HSV 2 als Pri-

Tabelle 9.**5** Humanpathogene Herpes-Viren

Virus		Zielzellen	Krankheiten
Herpes-simplex-Virus Typ 1	HSV 1 (HHV 1)	Haut und Schleimhaut, sensorische Ganglien (Trigeminus), ZNS, verschiedene Organe	extragenitale Primärmanifestationen, Herpes labialis, Enzephalitis, verschiedene Organmanifestationen, zahlreiche Überschneidungen mit HSV 2
Herpes-simplex-Virus Typ 2	HSV 2 (HHV 2)	Haut und Schleimhaut der Genitalregion, sensorische Ganglien (lumbosakral), Meningen	anogenitale Primärinfektionen, Herpes genitalis, Meningitis, generaliserter Herpes neonatorum
Varizella-Zoster-Virus	VZV (HHV 3)	Haut und Schleimhaut, sensorische Ganglien	Windpocken (Primärinfektion), Gürtelrose (Zoster) (Exazerbation)
Epstein-Barr-Virus	EBV (HHV 4)	Epithelzellen des Rachens, B-Lymphozyten	infektiöse Mononukleose, Burkitt-Lymphom, lympho-epitheliales Nasopharynx-Karzinom (Schmincke)
Zytomegalie-Virus	CMV (HHV 5)	hämatopoetische Zellen, Endothelien, epitheloide Organzellen (Nieren, Speicheldrüsen)	perinatale Infektionen, Transfusionsinfektionen, verschiedene Organmanifestationen bei Immunsuppression
Humanes Herpes-Virus 6	HHV 6	Lymphozyten	Exanthema subitum (Roseola infantum, Drei-Tage-Fieber), kindliches Fieber mit Krämpfen, Enzephalitis, infektiöse Mononukleose, Hepatitis
Humanes Herpes-Virus 7	HHV 7	Lymphozyten	ähnliches Spektrum wie HHV 6
Kaposi-Sarkom-Herpes-Virus	KSHV (HHV 8)	Kaposi-Sarkom-Zellen, nicht nur bei HIV-Infizierten	Kaposi-Sarkom, ätiologisches Agens(?), Kofaktor(?)
Simian Virus/ Herpes-B-Virus	Herpesvirus simiae	verschiedene Affenarten	Meningoenzephalitis durch Affenbiss, früher „pickup"-Virus bei Polioimpfung

Tabelle 9.6 Primärinfektionen mit Herpes simplex

Organ	Krankheitsbilder
Schleimhäute	Gingivostomatitis herpetica (HSV 1) Pharyngitis Vulvovaginitis herpetica (HSV 2) (Salpingitis, Endometritis, Herpes-Proktitis, -Urethritis, -Prostatitis)
Haut	Ekzema herpeticatum postinfektiös: Erythema multiforme
ZNS	Meningoenzephalitis (HSV 1) Meningitis (HSV 2) postinfektiös: Guillain-Barré-Syndrom
disseminiert	Herpes neonatorum (HSV 2)
Auge	Keratokonjunktivitis, Keratitis selten Retinitis, Uveitis
Finger	HSV-Paronychien
andere Organe	selten Lunge, Leber, Ösophagus, Sepsis

Die Angaben in Klammern beziehen sich auf den überwiegenden Erreger, grundsätzlich können beide Herpes simplex-Typen das gesamte Erkrankungsspektrum verursachen. Auch Doppelinfektionen kommen vor.

märinfektion verlaufen. Der klinische Verlauf ist dann abgeschwächt.

Schwere Primärinfektionen sieht man bei bestehender zellulärer Immunsuppression.

Einige Erkrankungen können mit gleicher Symptomatik sowohl als Primärinfektionen als auch als Rezidiv auftreten.

Die **Exazerbationen** werden durch endogene und exogene Noxen ausgelöst. Die eigentlichen Mechanismen sind nicht vollständig geklärt. Beeinträchtigungen der lokalen oder systemischen zellulären Immunitätslage dürften eine zentrale Rolle spielen.

Rezidive bzw. Exazerbationen von Herpes-simplex-Infektionen

- Herpes labialis (HSV 1),
- Herpes genitalis (HSV 2),
- Meningoenzephalitis (HSV 1),
- Meningitis (HSV 2),
- postinfektiöses Guillain-Barré-Syndrom,
- Keratitis.

Herpes-simplex-Infektionen bei Immunsupprimierten

Vor allem Schädigungen des zellulären Immunsystems führen zu schweren Verläufen von Herpes-simplex-Virus-Infektionen. Die üblichen Manifestationen sind orofaziale oder anogenitale Eruptionen mit ulzerierendem Verlauf im Haut- und Schleimhautbereich:

- ulzerierender Herpes labialis, Herpes genitalis,
- ulzerierende Stomatitis, Mukositis.

In der Regel handelt es sich um Exazerbationen latenter Infektionen.

Bei **AIDS-Patienten** werden schwerste Verläufe disseminierter HSV-1- und lokaler genitaler oder analer HSV-2-Infektionen mit ausgedehnten Ulzerationen beobachtet. Auch eine HSV-Ösophagitis bzw. -Proktitis wird gelegentlich diagnostiziert. Das Ausmaß der Ulzerationen ist abhängig vom Grad des zellulären Immundefektes. Es besteht keine Tendenz zur Spontanheilung.

! Hohe Rezidiv-Neigung nach Beendigung der Therapie.

Diagnostik

- Klinische Diagnose nach Aspekt der Effloreszenzen und ihrer Lokalisation.
- Die HSV-Enzephalitis geht in der Frühphase oft mit einem unauffälligen CCT oder NMR einher.
- Virusisolierung in Zellkulturen (Untersuchungsmaterial: Rachenspülwasser, Liquor, Bläschenflüssigkeit, Autopsiematerial, Abstrich.
- Antikörpernachweis (Relevanz nur bei Primärinfektionen oder als Hinweis auf bestehende Latenz).
- Bei immunsuppressiven Patienten oft Diagnose ex juvantibus bei erfolgreichem Ansprechen einer Therapie mit Aciclovir.

Therapie

Mittel der Wahl ist **Aciclovir** (Purin-Nukleosid-Analogon). Die DNA-Synthese-Hemmung führt zur Blockade der Virusreplikation. Nebenwirkungen: bei ausreichender Diurese und normaler Nierenfunktion geringe NW-Rate, selten neurotoxisch, Transaminasen-Anstieg.

Alternativ:

- Alternative zu oralem Aciclovir bei gleicher Indikation und gleicher Wirksamkeit: **Famciclovir** (Famvir) oder **Valaciclovir** (Valtrex). Wegen besserer Bioverfügbarkeit niedrigere Dosierung möglich. z. B. 3 × 1 Tbl. à 250 mg Famvir bzw. ▶

Tabelle 9.7 Therapierichtlinien bei HSV-Infektionen.

Mukokutane HSV-Infektionen	
• primärer Herpes genitalis	Aciclovir 5 × 200 mg p.o. 10 – 14 d
• rekurrierender Herpes genitalis	evtl. Suppressionsbehandlung für 6 Monate Aciclovir 2 × 400 mg, später 2 × 200 mg
• primärer Herpes labialis	Aciclovir 5 × 200 mg p.o. 10 – 14 d
• rekurrierender Herpes labialis	Aciclovir, topisch: ohne Effekt oral: minimaler Effekt
• HSV-Proktitis	5 × 400 mg p.o. 10 – 14 d
• HSV-Keratitis	topische Therapie (Aciclovir, Vidarabin, Idoxuridin u.a.)
HSV-Enzephalitis	Aciclovir 10 mg/kg KG 3 × tgl. i.v. 10 d (Alternative: Vidarabin)
HSV-Meningitis (aseptische Meningitis)	5 – 10 mg/kg KG 3 × tgl. i.v. 10 d
viszerale HSV-Infektionen	5 mg/kg KG 3 × tgl. i.v. 10 – 14 d
HSV-Infektionen bei Immunsupprimierten	orale Dosis auf 5 × 400 mg erhöhen oder i.v. Gabe von 5 mg/kg KG Dauer: 10 – 14 d, evtl. länger
Prophylaxe in Hochrisiko-Phasen (post transplantationem) **Rezidiv-Prophylaxe** (z.B. häufig rekurrierender Herpes gen. oder bei AIDS-Patienten)	2 – 5 × 200 – 400 mg p.o./d nach Absetzen erneute Reaktivierung möglich
Alternativen zu Aciclovir	• Famciclovir oder Valaciclovir, wegen besserer Bioverfügbarkeit niedrigere Dosis möglich • Brivudin, orale Alternative bei Immunsuppression und schwerer Infektion • Foscarnet, bei Therapieversagen, Unverträglichkeit oder sonstiger Kontraindikation

3 × 2 Tbl. à 500 mg Valtrex bei Herpes genitalis oder 1 × 250 mg bzw. 1 × 2 Tbl. à 500 mg bei rekurrierendem Herpes genitalis. Teilweise Kreuzresistenz.

- Orale Alternative zu Aciclovir i.v. bei immunsupprimierten Patienten mit schweren mukokutanen HSV-1-Infektionen (gegen HSV-2 nicht wirksam): **Brivudin** (Zostex), 4 × 125 mg p.o. für 5 – 7 d. Komplette Kreuzresistenz.
- Alternative bei Therapieversagen wegen Resistenz oder Unverträglichkeit und zwingender Behandlungsindikation bei Immunsupprimierten: **Foscarnet** 40 mg/kg KG i.v., ausreichende Hydrierung erforderlich, **cave:** Nephrotoxizität. Applikation über zentralen Venenzugang.

Varizellen-Zoster-Virusinfektion

Definition, Epidemiologie und Übertragung

Das Varizellen-Zoster-Virus ist der Erreger der Windpocken. Wie bei allen Herpesviren führt eine Primärinfektion zu einer lebenslangen Persistenz im Organismus. Das klinische Substrat einer Reaktivierung ist die Gürtelrose (Zoster).

Die Primärerkrankung ist hoch kontagiös (wie der Wind), die Übertragung erfolgt von Mensch zu Mensch ausgehend vom Akut-Erkrankten. Die Kontagiosität beginnt bereits 3 – 4 Tage vor der Präsenz der Effloreszenzen und endet mit dem Verkrusten aller Bläschen. Auch die Sekundärmanifestation Gürtelrose kann über den Bläscheninhalt anstekkend sein.

Windpocken gehören zu den klassischen Kinderkrankheiten, die Durchseuchung erfolgt zu etwa 90% bis zum 10. Lebensjahr. Die Infektion verläuft stets apparent, sehr milde afebrile Verläufe können aber übersehen werden. Wenn die Primärinfektion erst im Erwachsenenalter erfolgt, entwickelt sich in der Regel ein schwerer Verlauf mit Organbeteiligung.

In Deutschland erkranken jährlich ca. 750 000 Personen an Varizellen. Die Durchseuchungsrate der 10 – 11-Jährigen liegt bei 94%. Bei Jugendlichen und Erwachsenen bis 40 Jahre besteht eine Immunitätslücke von 3 – 4%.

Die Hospitalisierungsrate liegt in Deutschland bei 2,5 – 7, die Mortalitätsrate bei 0,03 pro 100 000 Einwohner pro Jahr, geschätzt werden ca. 25 – 40 jährliche Todesfälle. Die Letalitätsrate pro 100 000 Erkrankten beträgt 1,2 bei Säuglingen, 0,5 – 0,6 bei Kindern und 31 bei Erwachsenen (US-Daten).

Pro 100 000 Erkrankten kommt es bei 20 – 30 Kindern zur bakteriellen Sepsis, bei 20 – 30 Kindern zur akuten zerebellären Ataxie und bei 200 – 300 Erwachsenen zur Varizellen-Pneumonie.

Pathogenese und Verlauf

- Eintritt via Nasen-Rachen-Raum, Inkubationszeit 2 – 3 Wochen.
- Durch Virämie Verteilung in Haut und Schleimhäuten mit Entwicklung von Exanthem und Enanthem. Die typische Effloreszenz ist vesikulös, initial makulopapulös.
- Verteilung und Persistenz der Viren in den sensorischen Spinal- und Hirnnervenganglien.
- **Entwicklung der Bläschen in Schüben,** typisches Nebeneinander von Bläschen aller Stadien (**Sternenhimmel**). Gefahr der bakteriellen Superinfektion durch Kratzen, in Einzelfällen durch A-Streptokokken mit Toxic Shock Syndrome.
- In Abhängigkeit vom Ausmaß der Immunsuppression kann es zu schweren, generalisierten Manifestationen mit Organbeteiligung (z. B. Pneumonie) und Einblutungen in die Effloreszenzen kommen.
- Nach dem klinischen Verlauf werden folgende Konstellationen unterschieden: Windpocken bei Immunkompetenten (mit und ohne Komplikationen), bei angeborenem oder erworbenem T-Zell-defekt, bei Schwangeren, bei Neurodermitis, das konnatale Windpocken-Syndrom sowie kurz vor der Geburt erworbene Windpocken.
- Die Gürtelrose ist eine **exanthemische Neuroradikulitis**, sie verläuft in der Regel streng segmental im Bereich eines Innervationssegmentes eines Nerven. Je nach der Lokalisation werden Sonderformen unterschieden, z. B. Zoster oticus oder Zoster ophthalmicus.
- Systemische oder lokale Beeinträchtigungen der zellulären Immunität durch endogene oder exogene Noxen lösen eine Reaktivierung aus.

Klinik

Windpockeninfektion

- Selten Prodromi,
- disseminiertes Exanthem,
- gelegentlich Enanthem,
- Fieber.

Mögliche Komplikationen: bakterielle Superinfektion mit Streptococcus pyogenes oder Staphylococcus aureus, selten ZNS-Beteiligung und interstitielle Pneumonie (bei Erwachsenen in ca. 20%).

! Eine perinatale Varizelleninfektion führt zu einer hohen Mortalität.

Zoster

- Segmentale Varizellen-Effloreszenzen (sensibles Dermatom),
- akute Neuroradikulitis mit starkem Schmerz,
- postherpetische Neuralgie, über 50% bei älteren Patienten,
- häufig milde ZNS-Beteiligung,
- hohe Rezidivneigung bei fortbestehender Immuninsuffizienz,
- Disseminierung mit Organbeteiligung häufig bei Hodgkin- und Non-Hodgkin-Lymphom-Patienten und bei Knochenmarktransplantierten.

Diagnostik

- Typisches klinisches Bild, häufig geht der neuralgiforme Schmerz den Effloreszenzen voraus.
- Virusisolierung normalerweise nicht indiziert.
- Antikörpernachweis zur Diagnosebestätigung (ELISA).

! **Fehldiagnose:** Interkostalneuralgie, Herzinfarkt bzw. Angina pectoris

Differenzialdiagnosen

Windpocken: Ekzema herpeticatum (HSV), Coxsackie-Virus-Infektionen, atypische Masern, Rickettsiose, Arzneimittelexanthem.

Gürtelrose: Kann normalerweise nicht verwechselt werden, wenn Effloreszenzen vorhanden sind;

selten differenzialdiagnostische Abgrenzung gegenüber HSV- oder Coxsackie-Infektion erforderlich.

Therapie

Therapie

Indikationen für eine kausale antivirale Therapie:

- Primärinfektion im Erwachsenenalter,
- alle Manifestationen bei Immunsupprimierten, einschließlich HIV-Infektion,
- alle komplizierten Verläufe (Zoster oticus, -ophthalmicus, -haemorrhagicus, ausgedehnter mehrsegmentaler Befund),
- bei unkomplizierter Manifestation optional.

Mittel der Wahl: Aciclovir p.o. oder i.v. 5 × 800 mg p.o. 5 – 7 (– 10) d oder 3 × 10 mg/kg KG i.v. 5 – 7 (– 10) d. Intravenöse Therapie mit längerer Therapiedauer bei Immunsupprimierten.

- Alternative zu oralem Aciclovir bei gleicher Indikation und gleicher Wirksamkeit: **Famciclovir** oder **Valaciclovir**. Wegen besserer Bioverfügbarkeit niedrigere Dosierung möglich (siehe bei HSV). Teilweise Kreuzresistenz.
- Orale Alternative zu Aciclovir i.v. bei immunsupprimierten Patienten mit Zoster oder Varizellen: **Brivudin**. 4 × 125 mg p.o. für 5 – 7 d. Komplette Kreuzresistenz.
- Alternative bei Therapieversagen: **Foscarnet** (siehe bei HSV)

Evtl. zusätzliche Gabe eines Hyperimmunglobulins (Varizella-Zoster-Immunglobulin).

Symptomatische Therapie: analgetisch, neuroleptisch, adstringierend.

Prophylaxe

Passive Immunisierung mit Varizella-Zoster-Immunglobulin bei seronegativen Schwangeren ohne Varizellen-Anamnese, bei immundefizienten Patienten mit unbekannter oder fehlender Varizellen-Immunität und bei Neugeborenen, deren Mutter 5 Tage vor bis 2 Tage nach der Entbindung an Varizellen erkrankte. Beginn innerhalb von 96 h nach Exposition, d. h. nach face-to-face-Kontakt, Haushaltskontakt oder Anwesenheit mit infektiöser Person in einem Raum für länger als 1 h.

Indikationen für die aktive VZV-Impfung (aktuelle Impfempfehlung der Ständigen Impfkommission [STIKO] vom Juli 2005):

- alle Kinder im Alter 11 – 14 Monaten,
- alle ungeimpften Kinder und Jugendliche zwischen 9 und 17 Jahren ohne Varizellenanamnese,
- seronegative Frauen mit Kinderwunsch,
- seronegative Patienten vor geplanter immunsuppressiver Therapie oder Organtransplantation,
- seronegative Patienten unter immunsuppressiver Therapie (nicht in intensiver Anfangsphase),
- seronegative Patienten mit Leukämie in der Remission > 12 Monate,
- empfängliche Patienten (seronegativ, keine Impfung, keine Windpocken-Anamnese) mit schwerer Neurodermitis,
- empfängliche Personen mit engem Kontakt zu Risikopatienten (s. o.),
- seronegatives Personal im Gesundheitsdienst, insbesondere in Bereichen der Pädiatrie, Onkologie, Gynäkologie und Geburtshilfe, Intensivmedizin und im Bereich der Betreuung von Immundefizienten sowie bei Neueinstellungen in Gemeinschaftseinrichtungen für das Vorschulalter,
- eine postexpositionelle sog. Inkubationsimpfung ist innerhalb von 5 Tagen nach Exposition oder innerhalb von 3 Tagen nach Beginn des Exanthems beim Indexfall zu erwägen.

Dosierung: Kinder < 13 Jahre 1 Dosis, > 13 Jahre incl. Erwachsene 2 Dosen in 6-Wochen-Abstand.

Effektivität der Impfung: Ansprechrate (Serokonversion) bis zum 13. Lebensjahr 97 %. Bei 70 – 90 % der Geimpften wird eine Erkrankung verhindert. In den USA sind die Fallzahlen seit der Impfeinführung 1995 bis zum Jahr 2000 um 71 – 84 % zurückgegangen. Bislang sind keine Sicherheitsbedenken geäußert worden. Latenz des Impfvirus kann zu Zoster führen.

Aciclovir

- Bei HIV-Patienten Sekundär-Prophylaxe: 1 – 3 × 400 mg/d., evtl. lebenslang oder bis zur Immunrekonstitution.
- Bei Knochenmarktransplantierten: 2 × 400 mg/d.

Epstein-Barr-Virusinfektion

Definition, Epidemiologie und Übertragung

Das Epstein-Barr-Virus (EBV) ist ein B-lymphotropes Virus der Herpes-Gruppe mit ubiquitärem Vorkommen.

Wie bei den anderen Herpesvirus-Infektionen folgt auf eine Primärinfektion bei allen Betroffenen eine latente Infektion durch Virus-Persistenz. Der Ort der Persistenz für EBV sind Epithelzellen des Rachenrings, B-Lymphozyten, T-Lymphozyten und Myozyten. Reaktivierungen wie bei den anderen Herpesviren sind eher ungewöhnlich.

Eine Assoziation besteht zum Burkitt-Lymphom (endemisch in Malaria-Hochrisiko-Gebieten Afrikas) und zum lymphoepithelialen Nasopharynx-Karzinom (endemisch in Teilen Chinas), zu speziellen T-Zell-Lymphomen und zum Morbus Hodgkin. Die Onkogenität ist erwiesen. Bei Transplantatempfängern kann es zu aggressiven lymphoproliferativen Zuständen kommen.

Die **Übertragung** erfolgt durch Speichel (kissing disease) und durch Bluttransfusionen.

Eine Infektion in der frühen Kindheit verläuft gewöhnlich inapparent. 25 – 70 % der Primärinfektionen in der Jugend oder im frühen Erwachsenenalter verlaufen unter dem Bild der **infektiösen Mononukleose**. Der Altersgipfel liegt bei 14 – 16 Jahren für Mädchen und 16 – 18 Jahren für Jungen. Die Durchseuchung der Bevölkerung ist im Erwachsenenalter weitgehend komplett, 90 – 95 % der Erwachsenen sind EBV-seropositiv.

Eine oropharyngeale Virusausscheidung persistiert nach der Primärinfektion bis zu 18 Monaten. Bei latent Infizierten kommt es intermittierend zu Viruseliminationen, EBV kann bei 15 – 25 % der gesunden seropositiven Personen aus dem Oropharynx nachgewiesen werden. Die Eliminationsrate steigt unter immunsuppressiven Bedingungen.

Pathogenese

EBV-infizierte B-Lymphozyten sind Ziel einer zellulären zytolytischen Immunantwort durch mononukleäre T-Lymphozyten. Ihre Proliferation kennzeichnet das charakteristische Blutbild.

Die durch EBV stimulierte B-Lymphozyten-Proliferation wird durch die zelluläre Immunantwort kontrolliert. Beim Verlust der zellulären Immunkompetenz, z. B. bei der HIV-Infektion oder bei immunsuppressiver Medikation (z. B. Ciclosporin A), kommt es zu progressiven lymphoproliferativen Zuständen mit polyklonaler Immunglobulinproduktion bis hin zur malignen B-Lymphozyten-Transformation.

Bei der Onkogenese des **Burkitt-Lymphoms** und des **epithelialen Nasopharynx-Karzinoms** wirken EBV und andere Kofaktoren zusammen (Malaria beim endemischen Burkitt-Lymphom in Afrika, Ernährung beim endemischen Nasopharynx-Karzinom in China).

EBV-induzierte und -assoziierte Erkrankungen

- Primäre akute EBV-Infektionen bei Immunkompetenten:
  - infektiöse Mononukleose (Pfeiffer-Drüsenfieber),
  - verschiedene sonstige Manifestationen (Otitis media, Diarrhö, obere respiratorische Infekte etc., EBV kann grundsätzlich jedes Organ involvieren).
- EBV-Infektionen bei Immunsupprimierten:
  - Haarleukoplakie (HIV),
  - progressive polyklonal-lymphoproliferative Zustände.
- Chronisch aktive EBV-Infektion (?).
- EBV-assoziierte Malignome bzw. lymphoproliferative Erkrankungen:
  - Burkitt-Lymphom,
  - Nasopharynx-Karzinom (Schmincke-Tumor),
  - Non-Hodgkin-Lymphome bei HIV,
  - Weichteil-Tumore bei HIV-infizierten Kindern,
  - B-Zell-Lymphome bei Immunkompetenten sehr selten,
  - X-linked lymphoproliferatives Syndrom bei Männern (Duncan-Syndrom; T-Zell-assoziiert ohne vorbestehende Immundefizienz),
  - lymphomatoide Granulomatose bei Immundefizienz,
  - Posttransplantations-lymphoproliferatives Syndrom,
  - hämophagozytische Lymphohistiozytose (T-Zell-assoziiert),
  - B-lymphoproliferatives Syndrom bei Kindern.

Chronisches Müdigkeitssyndrom

Das serologische Profil persistierender EBV-Antikörper, ein unspezifische Korrelation mit einem initialen Virusinfekt und das typische Verhalten von EBV mit chronischer Persistenz, intermittierenden Phasen einer Virusreplikation und -ausscheidung ohne klinische Relevanz sprechen gegen einen kausalen ätiologischen Zusammenhang von EBV und dem sog. chronischen Müdigkeitssyndrom.

Klinik der infektiösen Mononukleose

- Inkubationszeit altersabhängig, bei Jugendlichen 10 – 14 d, bei Erwachsenen 4 – 8 Wochen.

- Unspezifische Prodromi von wenigen Tagen.
- Symptom-Trias: Fieber, Pharyngitis (Angina), Lymphknotenschwellung (besonders posterior cervical).
- Restitutio in 1–2 Wochen, häufig persistierende Müdigkeit über Monate.
- Im Blutbild: Lymphozytose mit ca. 10% atypischen „mononukleären" Zellen, Fehldiagnose: akute Leukämie.

Komplikationen der infektiösen Mononukleose

- Hepatitis mit Ikterus,
- Splenomegalie (Gefahr der Milzruptur),
- Meningitis, Enzephalitis, Polyneuritis, Mononeuritis multiplex,
- Myalgie, Guillain-Barré-Syndrom, Hirnnerven-Lähmungen,
- Myokarditis, Perikarditis,
- Atemwegsobstruktion, interstitielle Pneumonie,
- Thrombozytopenie, Leukozytopenie, autoimmunhämolytische Anämie, hämolytisch-urämisches Syndrom/thrombopenisch-thrombotische Purpura (HUS-TTP), disseminierte intravasale Gerinnungsstörung (DIC).

Am häufigsten werden milde Verläufe einer Leberbeteiligung, leichte Thrombozytopenien und eine Granulozytopenie gesehen.

Diagnostik

- Klinische Diagnose bei typischem Bild der infektiösen Mononukleose.
- Typisches mikroskopisches Differenzialblutbild.
- Nachweis heterophiler Antikörper, die Schafserythrozyten agglutinieren, im **Paul-Bunnel-Test** im Verlauf der ersten Krankheitswoche („Pseudo-IgM-Nachweis").
- Bei typischer Klinik, atypischer Lymphozytose im Blutbild und positivem Paul-Bunnell-Test erübrigt sich eine weitere Diagnostik.
- Bei zweifelhaften Befunden, atypischer Klinik und negativem Paul-Bunnell-Test kann die Diagnose durch den Nachweis EBV-spezifischer Antikörper bzw. Antigene gesichert werden.
- EBV-spezifische Antikörper treten in einer typischen Reihenfolge auf. Aus ihrer Konstellation lassen sich Rückschlüsse auf das Vorhandensein einer akuten oder durchgemachten Infektion sowie auf die Tumor-Assoziation ziehen.

EBV-spezifische Antikörper bei Patienten mit EBV-induzierten und -assoziierten Erkrankungen

- Anti-EBV-VCA- (Viruskapsidantigen-)Antikörper
  - IgM: nur bei Primärinfektion, 4–8 Wochen Persistenz, Induktion auch nicht-EBV-assoziiert z. B. durch CMV oder immunaktivierte Zustände.
  - IgG: bei durchgemachter oder aktueller Infektion, lebenslange Persistenz (Epidemiologie), Marker für Burkitt-Lymphom und Nasopharynx-Karzinom, kein Marker für chronische Infektion!
  - IgA: prognostischer Tumormarker nur für Nasopharynxkarzinom.
- Anti-EBV-EA- (early antigen-)Antikörper (IgG)
  - Anti-D: schwerer Verlauf der Primärinfektion, 3–6 Monate Persistenz, hoch positiv bei Reaktivierung, Tumormarker für Nasopharynx-Karzinom.
  - Anti-R: gelegentlich bei schweren oder chronischen Verläufen, Tumormarker für afrikanisches Burkitt-Lymphom.
- Anti-EBNA- (nukleäres Antigen-)Antikörper: lebenslange Persistenz, Erscheinen 6–12 Wochen nach Krankheitsbeginn, positiver Befund im frühen Stadium schließt akute EBV-Infektion aus. Diagnosemarker für kürzlich durchgemachte akute Infektionen nach initial negativem Befund und bei negativem Paul-Bunnell-Test.
- Anti-MA- (Membran Antigen-)Antikörper: positiv bei durchgemachter oder aktueller Infektion (Epidemiologie), Marker für Burkitt-Lymphom und Nasopharynxkarzinom.
- Lösliches Complement-fixing-Antigen (anti-S): Bedeutung wie Anti-EBNA.

Differenzialdiagnosen

Ca. 10% aller Fälle von infektiöser Mononukleose sind nicht EBV-assoziiert. Eine Paul-Bunnell-negative Mononukleose ist in zwei Drittel eine Zytomegalie-Infektion, sonstige Differenzialdiagnosen sind HIV, Toxoplasmose, Humanes Herpes-Virus-6, Hepatitis B, evtl. Humanes Herpes-Virus-7 und Nebenwirkungen diverser Medikamente u. a. Phenytoin, INH und Carbamazepin.

Bei bis zu 30% der Patienten mit infektiöser Mononukleose lassen sich A-Streptokokken im Rachenabstrich nachweisen. Eine A-Streptokokken-Angina schließt eine infektiöse Mononukleose nicht aus.

Therapie

Symptomatisch.

! Antibiotika sind bei der infektiösen Mononukleose nicht indiziert, hohe Rate allergischer Arzneimittel-Exantheme besonders bei Ampicillin, Ausnahme bei gleichzeitigem Nachweis von A-Streptokokken und klinisch relevanter Angina tonsillaris.

Bei extrem vergrößerten Tonsillen bzw. Lymphknoten mit Behinderung der Atmung (Stridor oder Obstruktion) sind Corticosteroide sinnvoll.

Die Haarleukoplakie bei HIV-Infizierten spricht gut auf Aciclovir an. Die Therapie-Modalitäten entsprechen denen bei Herpes-simplex-Infektion.

Anekdotische Berichte über Therapien mit Interleukin-2, Interferon-α und intravenösen Immunglobulinen ohne gesicherte Evidenz. Mögliche Effekte bei der lymphomatoiden Granulomatose und bei der lymphoproliferativen Erkrankung nach Transplantationen.

Zytomegalie-Virusinfektion

Definition, Epidemiologie und Übertragung

Das Zytomegalie-Virus (CMV) ist für eine große Zahl verschiedenster Krankheitsbilder und kongenitaler Missbildungen verantwortlich. Das klinische Spektrum reicht von asymptomatischen Infektionen bis zu schweren lebensbedrohlichen Manifestationen. Eine besondere klinische Relevanz haben CMV-Erkrankungen bei Immunsupprimierten, insbesondere bei HIV-infizierten Patienten und bei Knochenmarktransplantierten.

Wie bei den anderen Herpes-Viren folgt nach einer meist inapparenten Primärinfektion eine Latenz-Phase mit lebenslanger Persistenz und Neigung zu Reaktivierungen unter immunsuppressiven Bedingungen.

Die Durchseuchung der Bevölkerung mit CMV variiert nach Lebensstandard, sozialen Verhältnissen und nach der Häufigkeit unterschiedlicher Sexualkontakte. Die durchschnittliche Infektionsrate steigt mit zunehmendem Alter (die Steigerungsrate beträgt etwa 1 – 2 % pro Jahr) und beträgt bis zum 35. Lebensjahr ca. 60 – 80 %. Personen mit hoher Promiskuität sind zu 100 % infiziert. In Entwicklungsländern erfolgt die Durchseuchung überwiegend in der Kindheit.

Die **Übertragung** erfolgt intrauterin, perinatal, postnatal durch Stillen, durch enge Schleimhautkontakte (kissing disease), durch enge familiäre Kontakte und in Kindergärten, durch Speichel und Geschlechtsverkehr. Auch durch Bluttransfusionen und Organtransplantationen kann CMV übertragen werden.

Die postnatalen Infektionsquellen sind latent infizierte Personen, die Viren eliminieren. Die Ausscheidung des Virus über den Urin beträgt bei Neugeborenen 0,3 – 2,5 %, bei Kindern bis 5 Jahre 10 – 30 %, bis 15 Jahre 10 – 20 % und bei Erwachsenen 0 – 2,5 %. Die Viruselimination erfolgt auch über die anderen Körperflüssigkeiten. Bei Immunsupprimierten beträgt die Urinausscheidung 90 %.

Pathogenese

- Nach der primären Replikation in Epithelzellen des Oropharynx persistiert CMV in Speicheldrüsen-Epithelien, in den Tubuluszellen der Niere, in Neuronen und in Zellen der Hämatopoese.
- Die Ausbreitung im Organismus erfolgt z. T. in Leukozyten.
- Die Primärinfektion verläuft üblicherweise inapparent, nur ca. 1 % der CMV-Primärinfektionen im Kindes- und Jugendalter sind symptomatisch.
- Unter Bedingungen einer eingeschränkten zellulären Immunität kommt es zu Reaktivierungen. Je schwerer der Immundefekt je schwerer die CMV-Infektion.

Klinik

- Kongenitale Missbildungen: intrauterine Infektion bei 1 – 3 % aller Neugeborenen, Schädigungsrate 2 – 4 ‰.
- Perinatale Infektion (Muttermilch, Geburtswege), selten klinisch relevant.
- Spätere Primärinfektion bei Immunkompetenten: Mononukleose-Syndrom (Paul-Bunnell-negative Mononukleose mit Fieber, leichter Hepatitis, Lymphozytose). Grundsätzlich kann jedes Organ in eine akute CMV-Infektion involviert sein: Exantheme, ulzeröse Ösophagitis, Gastritis, Enteritis, Kolitis, Hepatitis, aseptische Meningitis, Enzephalitis, Guillain-Barré-Syndrom, Perikarditis, Myokarditis, hämatologische Manifestationen, okuläre und pulmonale Manifestationen sind selten.
- Transfusionsinfektion des Neugeborenen, hohe Letalität.

- Transfusionsinfektion (Mononukleose) der Erwachsenen durch eine CMV-positive Konserve bei seronegativem Patienten.
- CMV-Infektionen bei Immunsupprimierten (üblicherweise Reaktivierungen, seltener Primärinfektionen):
  - HIV-assoziiert,
  - nach Transplantationen (Leukozyten als Infektionsquelle),
  - nach Tumortherapie.

Klinik der CMV-Infektionen bei AIDS

CMV-Retinitis (ca. 25% der Patienten vor der HAART-Ära): Aktuell erkranken hauptsächlich unbehandelte HIV-infizierte Patienten mit fortgeschrittenem Immundefekt. Jede Sehstörung bei fortgeschrittener HIV-Infektion (CD4-Helferzellzahl < 50/µl) ist suspekt auf das Vorliegen einer CMV-Retinitis. Es kommt zu Sehunschärfe, ungewöhnlichen Sehwahrnehmungen und Gesichtsfeldausfällen ohne Schmerzen bis hin zum progredienten Visusverlust. Der ophthalmologische Befund zeigt charakteristische weißliche Exsudationen und Hämorrhagien. Unbehandelt führt die CMV-Retinitis zur Erblindung.

Nach Einleitung einer antiretroviralen Kombinationstherapie (HAART) werden in den ersten 6 Monaten akute CMV-Retinitiden bei höheren CD4-Zellzahlen beobachtet. Verantwortlich ist eine akute Entzündungsreaktion durch **Rekonstitution des Immunsystems** unter HAART bei vorbestehender subklinischer CMV-Infektion. Ein ähnliches Phänomen tritt bei atypischen Mykobakteriosen auf, die sich nach Initiierung von HAART als Lymphadenopathie-Syndrom manifestieren.

Nach Unterbrechung einer Ganciclovir-Erhaltungstherapie bei angestiegenen CD4-Zellzahlen werden nach ca. 3 Monaten inflammatorische Reaktionen in Form einer Uveitis/Vitritis, zystoider Makulaödeme u. a. intraokulärer Entzündungsphänomene beobachtet, die ebenfalls als Immunrekonstitutionsfolgen zu werten sind.

Andere Manifestationen wie **Enterokolitis, Ösophagitis, Pneumonie, Enzephalitis und Hepatitis** sind deutlich seltener. Differenzialdiagnostisch müssen andere häufigere Ursachen der jeweiligen Erkrankungen ausgeschlossen werden. Eine **CMV-Adrenalitis** wird meistens nur autoptisch gesichert. Selten gibt der Verdacht auf eine Nebennierenrindeninsuffizienz Anlass zu einer spezifischen Anti-CMV-Therapie.

Diagnostik

Methoden

- Virusisolierung mit Hilfe monoklonaler Antikörper (Urin, Liquor, Abstriche),
- CMV-early-Antigen-Direktnachweis in zellhaltigem Material (bronchoalveoläre Lavage, Punktate),
- CMV-pp65-Antigen in Leukozyten immunsupprimierter Patienten (Nachweis im peripheren Blut),
- Polymerase-Ketten-Reaktion (PCR),
- Serologie (ELISA): bei einer Primärinfektion Nachweis der Serokonversion, IgM-Titer, IgG-Titeranstieg (4fach).

Das klinische Bild ist in der Regel nicht geeignet, die definitive Diagnose einer CMV-Infektion zu stellen. Ausnahme: CMV-Retinitis bei AIDS-Patienten, hier reichen der klinische Verdacht und der Befund des Augenhintergrunds aus, eine spezifische antivirale Therapie zu beginnen. CD4-Zellzahlen über 100/µl schließen eine CMV-Retinitis nahezu aus.

In der Regel schließt ein negativer serologischer CMV-Antikörper-Befund eine CMV-Infektion (Reaktivierung) aus. Positive serologische Befunde und Nachweis von Virusantigen beweisen jedoch nicht das Vorliegen einer CMV-Infektion. Sehr hohe CMV-IgM-Titer sind verdächtig auf eine Primärinfektion.

Der CMV-Antigennachweis gelingt in der Immunfluoreszenz (monoklonale Ak), mit Hilfe der PCR sowie als Schnelltest mit Nachweis des CMV-Phosphoproteins pp65 in Leukozyten.

Beweisend sind nur der histologische Befund mit Nachweis sog. Eulenaugenzellen sowie der immunhistochemische Nachweis.

Die Diagnose kann aus der Kombination von klinischem Verdacht, CMV-Antigen- bzw. Virusdirektnachweis und Ausschluss anderer Ursachen gestellt werden.

Therapie

Therapie der CMV-Infektion bei immunkompetenten Patienten

Die meisten CMV-Infektionen bei immunkompetenten Patienten sind oligo- oder asymptomatisch und bedürfen keiner Therapie. Die meisten symptomatischen Verläufe, insbesondere die Mononukleose-Syndrome, sind selbstlimitierend mit kompletter Spontanremission in Tagen bis Wochen.

▶

Bei schweren Manifestationen erfolgt die Therapie entsprechend den Empfehlungen der Therapien bei immundefizienten insbesondere HIV-infizierten Patienten.

Therapie der CMV-Infektionen bei immundefizienten Patienten, insbesondere der der CMV-Retinitis und anderer CMV-Manifestationen bei HIV

- Akuttherapie bei AIDS: immer mindestens 3 Wochen.
- Mittel der Wahl: **Valganciclovir** (Valcyte) 2 × 2 Tabl. à 450 mg.
- Alternative: **Ganciclovir** (Cymeven) i.v., 5 mg/kg KG 2 × tgl. als 1stündige Infusion in Glukose-5%-Lösung,
  - Nebenwirkung: Myelotoxizität, deshalb regelmäßige Blutbildkontrollen,
  - die Leukopenie kann mit G-CSF (Granulozyten-Kolonie-stimulierender Faktor) behandelt werden: z. B. 30–48 Mill. E G-CSF s.c. (z. B. Neupogen) pro Tag bis Normalisierungstendenz oder Stabilisierung.

! Orales Ganciclovir ist wegen schlechter Bioverfügbarkeit obsolet.

- Bei fehlendem oder unzureichendem Ansprechen Umstellung auf **Foscarnet** (Foscavir), 2 × 90 mg/kg KG i. v., wegen hoher Nephrotoxizität auf ausreichende Hydrierung achten, Gabe über zentralen Venenzugang. Genitalhygiene wegen Neigung zu Penisulzerationen.
- Alternative: Kombinationstherapie aus Ganciclovir und Foscarnet in halber Dosierung.

! Frühere Alternativen bei der CMV-Retinitis wie intraokuläre Medikamenteninjektionen oder Implantation von Ganciclovir-Pellets sind heute weitgehend verlassen.

- Bei schweren Manifestationen **Kombinationstherapie von Ganciclovir und Foscarnet** in gleichen Dosierungen wie Monotherapie, oder Umstellung auf **Cidofovir** i.v. 5 mg/kg KG in 0,9%iger NaCl-Lösung 1 × im Abstand von 7 Tagen, dann 14täglich. 3 h vor der 1stündigen Cidofovir-Infusion 4 Tabl. Probenecid + 1 Liter 0,9%ige NaCl-Lösung, 2 h nach der Infusion 2 Tabl. Probenecid.

Prophylaxe

Eine medikamentöse Primärprophylaxe von CMV-Infektionen bei HIV ist nicht indiziert.

Nach Organtransplantationen kann Ganciclovir bei CMV-seropositiven Personen eine CMV-Erkrankung verhindern, Dosis: 5 mg/kg KG täglich oder 6 mg/kg KG an 5 Tagen der Woche für die Dauer der Immunsuppression. Alternativ orales Valganciclovir, 2 × 1 Tabl. à 450 mg. Die Empfehlungen sind wegen fehlender Effekte auf die Gesamtüberlebensrate nicht generell akzeptiert.

Ein Nutzen der **prophylaktischen CMV-Immunglobulin-Gabe** wurde bei Nierentransplantierten und bei Patienten nach Stammzelltransplantation beschrieben. Entsprechende Empfehlungen liegen wegen fehlenden Wirksamkeitsnachweises durch kontrollierte Studien nicht vor.

Grundsätzlich ist eine **Expositionsprophylaxe bei CMV-seronegativen Personen** vor Organtransplantationen, vor allogener Stammzelltransplantation, bei Schwangerschaft, bei Frühgeborenen < 1200 g KG, bei AIDS und anderen Zuständen einer Immunsuppression durch Gabe CMV-negativer Blutkonserven bzw. Transplantate indiziert. Alternativ können Leukozyten-gefilterte Blutprodukte gegeben werden.

Bei AIDS-Patienten ist eine Sekundärprophylaxe bzw. Erhaltungstherapie obligat, andernfalls besteht eine hohe Rezidivneigung:

- Erhaltungstherapie in halber Dosierung, Mittel der Wahl: Valganciclovir, 2 × 1 Tabl. à 450 mg, Alternative: **Foscarnet** 120 mg/kg KG i.v. an 5 Tagen der Woche oder **Cidofovir** 1 × 5 mg/kg KG i.v. alle 14 Tage bei ausreichender Hydrierung plus Probenecid.
- Unter den Bedingungen einer effektiven antiretroviralen Therapie (HAART) mit Anstieg der CD4-Zellzahl > 150/µl kann die Rezidiv- bzw. Erhaltungstherapie unter enger klinischer Kontrolle frühestens nach 6 Monaten ausgesetzt werden. Bei niedrigeren CD4-Zellzahlen > 75/µl, negativem HIV-viral-load und negativer CMV-PCR kann nach einer HAART/Erhaltungstherapie von > 18 Monaten ebenfalls sicher ausgesetzt werden.

Prognose

Die Ansprechraten sind am günstigsten bei der CMV-Retinitis (ca. 90%) am ungünstigsten bei der CMV-Pneumonie (< 30%).

Eine Lebensverlängerung durch die Therapie der CMV-Pneumonie nach einer Knochenmarktransplantation ist bislang nicht erwiesen. Die Ansprechrate kann durch zusätzliche Gabe von CMV-Hyperimmunglobulin von < 30% auf ca. 60–70% angehoben werden.

Bei AIDS-Patienten ist die Wirksamkeit von CMV-Hyperimmunglobulin nicht erwiesen.

9.2.5 Arbovirus-Infektionen und virale hämorrhagische Fieber

Definition, Epidemiologie und Übertragung

Verschiedene Viruserkrankungen, die durch schwere und potenziell letale Verläufe gekennzeichnet sind und überwiegend aus tropischen und subtropischen Ländern nach Europa eingeschleppt werden können. Die Erreger sind verschiedene Viren mit unterschiedlichem Übertragungsmodus. Eine Gruppe dieser Viren wird **Arboviren** genannt, weil sie durch Arthropoden (Stechmücken, Sandfliegen, Flöhe, Zecken, Läuse u. a.) als direkte oder indirekte Vektoren verbreitet werden.

Die bedeutendsten viralen hämorrhagischen Fieber sind Gelbfieber, Ebola- und Marburgvirus-Erkrankungen, Lassa und hämorrhagisches Dengue-Fieber. Zusätzlich gibt es eine Vielzahl geografisch definierter hämorrhagischer Fieber, die als Importkrankheit keine Rolle spielen. Insgesamt hat es von 2001–2003 in Deutschland keine Meldung über die o. g. hämorrhagischen Fieber gegeben. 2004 und 2005 wurden erstmals je ein Fall eines hämorrhagischen Dengue-Fiebers gemeldet. Alle sonstigen nach Deutschland importierten Dengue-Fieber-Erkrankungen waren nicht hämorrhagisch (2003: 137, 2004: 121). Die Mehrzahl der 2004 importierten Dengue-Fälle kamen aus Thailand (17%), aus Indien (10%), aus Sri Lanka (9%), aus Nicaragua (6%) und aus den Philippinen (6%).

Ansonsten sind die relevanten Arbovirosen in Deutschland einheimische Erkrankungen wie die Frühsommer-Meningoenzephalitis (FSME) und die Hantavirus-Infektion. In letzter Zeit hat das West-Nil-Fieber durch eine zunehmende Ausbreitung in den USA und einzelne importierte Fälle an Bedeutung gewonnen.

Der Begriff „Arboviren" (= arthropod born virus) ist kein taxonomischer Terminus. Aktuell werden Viren aus 4 Familien, der Togaviridae (Genus Alpha-Virus), der Flaviviridae (Genus Flavivirus), der Bunyaviridae und der Arenaviridae zur Gruppe der „Arboviren" zusammengefasst.

Erregerreservoir sind Arthropoden, Wirbeltiere oder der Mensch. Die Übertragung erfolgt gewöhnlich durch Insektenbisse oder -stiche oder indirekt durch Kontakt zu infizierten Wirtstieren (Nagetiere, Fledermäuse, Vieh, Affen), von Mensch zu Mensch oder durch Kontakt zu infektiösem Material. Einige Arboviren werden nur von Tier zu Tier durch Arthropoden übertragen, während die Infektion von Menschen durch kontaminierte Ausscheidungen erfolgt (z. B. Hanta-, Lassa-Viren) (Tab. 9.**8**).

Die Verbreitung ist abhängig vom jeweiligen Vorkommen der Reservoir-Tiere und der Überträgervektoren. Die Infektionen haben deshalb eine definierte geografische Verbreitung (in der Regel namengebend), nach Europa werden sie extrem selten importiert.

Die Inkubationszeiten liegen zwischen 3 und 15 Tagen, für Ebola- und Lassa-Fieber bis 21 Tage, für Hantavirus-Infektion bis 42 Tage.

Tabelle 9.**8** Übertragung und Vektoren der viralen hämorrhagischen Fieber (VHF)

Stechfliegen (Moskitos)	Chikungunya-VHF, Dengue-VHF, Japan-Enzephalitis, Rifttal-Fieber, Ross-River-Erkrankung, St.-Louis-Enzephalitis, Western-Equine-Enzephalitis, West-Nil-Fieber, Gelbfieber
Zecken	Crimean-Kongo-VHF, Omsk-VHF
Nagetiere, Fledermäuse, Vieh, Affen, Schimpansen (direkter oder indirekter Kontakt zu infizierten Tieren)	Crimean-Kongo-VHF, Ebola-VHF, Hantavirus-Infektion, Lassa-Fieber, Marburg-VHF, Omsk-VHF
direkter Kontakt zu infiziertem Blut, Geweben oder Sekreten	Crimean-Kongo-VHF, Ebola-VHF, Lassa-Fieber, Marburg-VHF, Rifttal-Fieber
direkte Person-zu-Person-Übertragung	Ebola-VHF, Lassa-Fieber, Marburg-VHF

Im Zusammenhang mit den 2000 in Uganda und 1994 in Zaire aufgetretenen Ebola-Virus-Epidemien und einzelner Fälle importierter gefährlicher Virusinfektionen (Lassa, Verdacht auf virales hämorrhagisches Fieber [VHF]) wird in jüngster Zeit vermehrt auf die potenzielle Gefährdung durch importierte virale und andere Infektionen aufmerksam gemacht.

Zu den potenziell gefährlichen importierbaren Infektionen zählt das RKI neben einigen Arbovirus-Infektionen auch bakterielle Erkrankungen (Tab. 9.**9**).

Die Schaffung einer effektiven infektiologischen Infrastruktur in Deutschland hat mit der Neuorganisation des Robert-Koch-Institutes (RKI), der Arbeit verschiedener Tropeninstitute, der Verabschiedung des Infektionsschutzgesetzes und der internationalen Aktivitäten verschiedener Netzwerke (EU, WHO) entscheidende Impulse erhalten: Zum Instrumentarium gehören Richtlinien zum Probenversand bei Verdacht auf gefährliche Tropenkrankheit, Definition nationaler Referenzlaboratorien für virale hämorrhagische Fieber und importierte Virusinfektionen, für Bunyavirus- oder Filovirus-Infektionen, für Lungenpest, Cholera und Lungenmilzbrand sowie RKI-Empfehlungen zum Umgang mit diesen Infektionen, die Melde- und Quarantänepflicht für hämorrhagisches Fieber und Lungenpest incl. Verdacht und die Schaffung geeigneter Patientenisolationseinheiten.

Klinik

Die Krankheitssymptome der potenziell importierbaren gefährlichen Virusinfektionen lassen sich zu verschiedenen Syndromen ordnen:

- Fieberhafte Allgemeinerkrankung ohne weitere Symptome,
- Fieber mit Gelenksaffektionen,
- Fieber mit Exanthem mit und ohne Hämorrhagie (Dengue-Syndrom),
- Fieber mit Hämorrhagien,
- Enzephalitiden.

Die klinische Symptomatik der viralen hämorrhagischen Fieber beginnt mit Fieber und unspezifischen Symptomen typischer viraler Infektionen.

- Kopfschmerzen, Übelkeit, Myalgien, Arthralgien, Konjunktivitis, Erythem, Pharyngitis, Bauchschmerzen, Exanthem.
- Nach wenigen Tagen treten Blutungen auf: Ekchymosen, Purpura, Nachblutungen aus Punktionsstellen, Epistaxis, Hämatemesis, Schleimhautblutungen, Melaena, Hämaturie, innere Blutungen, hämorrhagische Diarrhö.
- In schweren Fällen Übergang in Schock und Multiorganversagen.
- Exitus letalis innerhalb der ersten 14 Tage.

Therapie und Prophylaxe

In aller Regel symptomatische Therapie, einige virale hämorrhagische Fieber (Hantavirus-Infektion mit Hämorrhagien und renalen Symptomen, Lassa-Fieber, Krim-Kongo-Fieber) können versuchsweise mit Ribaverin behandelt werden. Nebenwirkung: gelegentliche reversible Anämie. Für Krim-Kongo-Fieber, japanische Enzephalitis, Rifttal-Fieber und für Gelbfieber stehen Impfstoffe zur Verfügung.

! Bei Verdacht auf ein virales hämorrhagisches Fieber, eine unklares exanthematisches Fieber oder eine Enzephalitis nach Rückkehr aus einem potenziellen Risikogebiet ist die unmittelbare Rücksprache mit den verantwortlichen Gesundheitsbehörden (zuständiges Gesundheitsamt, Robert-Koch-Institut) zwingend.

Therapie

Frühsommer-Meningoenzephalitis (FSME)

Die FSME hat unter den Arbovirus-Infektionen eine besondere Stellung, weil ihre Übertragung auch in Deutschland und im angrenzenden Österreich möglich ist. Über die Häufigkeit der FSME in Deutschland lagen vor der gesetzlichen Meldepflicht ab 2001 nur Umfrageergebnisse aus Krankenhäusern der Risikogebiete in Baden-Württemberg, Hessen und Bayern vor. Demnach wurden 1999 58 (ohne Bayern), 1998 121 und 1997 175 Infektionen erfasst. Die Meldedaten der folgenden Jahre betrugen 239 (2002), 276 (2003) und 274 (2004). Die Dunkelziffer der tatsächlichen Erkrankungen dürfte deutlich höher gelegen haben.

Als Erregerreservoir dienen wild lebende Nagetiere (Mäuse, Igel, Maulwürfe).

Die Übertragung erfolgt durch Zecken (Ixodes ricinus) (siehe unter Borreliose) und zwar sowohl durch Biss als auch indirekt über Milch infizierter virämischer Kühe oder Ziegen. In Endemiegebieten (waldreiche Naturherde) ist ca. jede 250. bis 2000. Zecke infiziert.

Nach einem Biss durch eine infizierte Zecke erkranken weniger als 30% der betroffenen Personen, von denen ca. 10% eine zerebrale Beteiligung auf-

Tabelle 9.9 Gefährliche importierbare Infektionskrankheiten mit dem Risiko für Weiterverbreitung (nach Knobloch 1999)

Infektion	Übertragung	Verbreitung	Leitsymptom
Affenpocken	Kontakt zu infizierten Tieren, (Rotschenkelhörnchen), Mensch zu Mensch, konnatal	Regenwaldgebiete Zentral- und Westafrika	Fieber, monomorphes vesikuläres Exanthem, Enanthem Letalität 10 %
südamerikanische hämorrhagische Fieber	diverse Nager, Inhalation kontaminierten Staubs	Argentinien (Juninvirus), Bolivien (Machupovirus), Brasilien (Sabiavirus), Venezuela (Guanaritovirus)	Fieber, Schock, Blutungen Letalität 10 – 20 %
hämorrhagisches Krim-Kongo-Fieber	Zecken, Schlachttiere, Mensch zu Mensch	Asien, Osteuropa, Afrika	Fieber, hämorrhagische Diathese, Schock, Multiorganversagen Letalität 15 – 70 %
Rifttal-Fieber	Hauswiederkäuer, Kontakt zu infizierten Tieren, Aerosole, Mensch zu Mensch	Kenia, Uganda, Tansania, Äthiopien, Sudan, Zentral- und Südafrika. Phlebovirus (Bunyaviridae)	Fieber, Schock, Blutungen, zentralnervöse oder okuläre Symptome
Cholera	Nahrung, Trinkwasser	Asien, Südamerika, Afrika, Osteuropa (Vibrio cholera O1, O139, Biotyp El Tor)	sekretorische Diarrhö, Dehydratation, Schock
Ebola-Virus	unbekannter Verbreitungsmodus, importierte Affen, Mensch zu Mensch	Zentral- und Westafrika (Zaire, Sudan, Gabun). Filovirus	hämorrhagisches Fieber, Schock, Multiorganversagen Letalität 70 %
Marburg-Virus	unbekannter Verbreitungsmodus, importierte Meerkatzen, Mensch zu Mensch	Marburg und Jugoslawien 1967; Reston, Virginia 1989. Filovirus	schwere Allgemeininfektion, Diarrhö, Erbrechen, makulopapulöses Exanthem, Blutungen, Schock
Lassa-Fieber	Nagerkontakt	Westafrika	hämorrhagisches Fieber, Diarrhöen, Erbrechen, Schmerzen, faziale Ödeme
Lungenmilzbrand	Kontakt mit infizierten Schlachttieren, Aerosol-Inhalation von Bacillus anthracis	ubiquitär, Import unwahrscheinlich, Bacillus anthracis hat Bedeutung als biologische Kriegswaffe	hämorrhagische Pneumonie
Lungenpest	Flöhe, Kontakt zu Erkrankten (Tröpfcheninfektion)	Zentral- und Südostasien, Zentral- und Südafrika, Südwesten der USA, Zentral- und Südamerika. Yersinia pestis, Import unwahrscheinlich (rascher Tod)	fulminante hämorrhagische Pneumonie
pulmonales Hanta-Virus-Syndrom	durch Arthropoden Übertragung von Tier zu Tier, Infektion des Menschen durch Kontakt zu Nagern (Urin)	USA, Kanada, Argentinien, Chile, Paraguay, Bolivien. Hantavirus	grippaler Beginn, Lungenversagen (ARDS) Letalität 40 – 50 %

weisen, d. h., ca. 90 % der apparenten Verläufe zeigen einen Krankheitsstillstand nach der Generalisationsphase.

Das klinische Bild der ersten Phase entspricht einem grippalen Infekt.

In der zweiten Phase erfolgt die Organmanifestation mit überwiegend neurologischen Verlaufsformen: ca. 50 % Meningitis, ca. 40 % Meningoenzephalitis (Letalität ca. 2 %), 5 – 10 % Meningomyelitis oder Enzephalomeningomyelitis (Letalität bis 20 %). Insgesamt liegt die Letalität bei ca. 1 % des westlichen und ca. 20 % des östlichen Erregersubtyps. Defektheilungen bestehen bei unter 10 % der neurologisch manifesten Verläufe.

Diagnostik

Bei typischer Konstellation mit vorausgegangenem Zeckenbiss (in weniger als 50 % erinnerlich) kann die Diagnose einer **FSME** weitgehend klinisch gestellt werden, andernfalls erfolgt der Nachweis serologisch. Der Nachweis spezifischer IgM-Antikörper oder eines Anstiegs spezifischer IgG-Antikörper ist beweisend. Mittels PCR kann ein direkter Virusnachweis in Blut oder Liquor erfolgen.

Therapie

Wie bei den meisten anderen Arbovirus-Infektionen sind die therapeutischen Möglichkeiten rein symptomatisch.

Prophylaxe

Für beruflich Gefährdete und Reisende in Hochrisikogebiete mit expositionsriskantem Verhalten existiert eine aktive Immunisierung mit inaktiviertem Virus. Schutzdauer ca. 3 Jahre, Kontraindikation Hühnereiweißallergie. Impfung generell nur bei Alter > 12 Jahre und strenger Indikationsstellung, d. h. Aufenthalt in Zeckenbiotop (hohes Gras, Gebüsch, Unterholz) in Hochrisikogebiet. Die Definition von Risiko- und Hochrisikogebieten (letzteres hat mindestens 25 FSME-Fälle in 5 zusammenhängenden Jahren) sind über das RKI jährlich aktualisiert erfahrbar. Die Mehrzahl der Risikogebiete liegt in Bayern (50 Kreise) und in Baden Württemberg (31 Kreise). Wegen erhöhter Reaktogenität insbesondere heftiger Fieberreaktionen wurde der FSME-Impfstoff TicoVac (Baxter) für Kinder < 12 Jahre am 16. 03. 2001 vom Markt genommen.

Postexpositionell ist bis 4 Tage nach Zeckenbiss ein passiver Immunschutz durch FSME-Hyperimmunglobulin möglich. Zulassung nur für Personen über 14 Jahre.

Eine wesentliche Prophylaxe stellt die Expositionsvermeidung dar. Zeckenbisse können durch geeignete Kleidung und Repellentien vermieden werden.

9.2.6 HIV-Infektion

Definition

Die HIV-Erkrankung ist eine chronische, in Stadien verlaufende, bislang nicht heilbare Infektion des Menschen, die durch humanpathogene Retroviren, „human immunodeficiency virus" 1 oder 2 (HIV 1, -2) verursacht wird und mit einer progredienten Destruktion vorwiegend des zellulären Immunsystems einhergeht. Das klinische Bild wird durch sekundäre, vom Ausmaß des Immundefektes abhängige Erkrankungen geprägt.

Der weltweit dominierende Erreger ist mit Ausnahme von Westafrika HIV 1.

Übertragungswege

- Die HIV-Infektion ist eine sexuell übertragbare Erkrankung. Der überwiegende Übertragungsmodus ist Geschlechtsverkehr mit einem infizierten Partner.
- Austausch von Injektionsbesteck intravenös Drogenabhängiger und die Übertragung von der infizierten Mutter auf das Kind intrauterin, peripartal und durch Stillen sind weitere epidemiologisch relevante Übertragungsarten.
- Durch Bluttransfusionen oder die Applikation von Blutprodukten kann ebenfalls HIV übertragen werden.
- Sehr selten ist es durch Organtransplantationen, künstliche Befruchtung, Gebrauch kontaminierter Spritzen bei der Versorgung von Patienten oder akzidentiell beim medizinischen oder pflegerischen Umgang mit Infizierten zu HIV-Übertragungen gekommen.

Übertragungsrisiko der verschiedenen Transmissionswege

Sexuelle Übertragung

Heterosexueller Geschlechtsverkehr ist weltweit der dominierende Übertragungsmodus. Die Wahrscheinlichkeit einer HIV-Übertragung durch einen einmaligen Geschlechtsverkehr wird auf 1 : 100 bis 1 : 1000 geschätzt.

Risikofaktoren sind das stadienabhängige Ausmaß der Virämie und Faktoren der Virusvirulenz beim infizierten Partner, gleichzeitig bestehende sexuell übertragbare Erkrankungen mit Schleimhaut- und Hautläsionen, Analverkehr, Alter über 45, gleichzeitige Menstruationsblutung und Defloration. Das Risiko ist für die Frau und den rezeptiven homosexuellen Partner größer als für heterosexuelle bzw. insertiv homosexuelle Männer. Die entscheidenden Parameter sind die Quantität der inokulierten Virusmenge und die Beschaffenheit der Schutzbarriere Schleimhaut.

Intravenöse Drogenabhängigkeit

Bei der Übertragung durch intravenösen Drogengebrauch wird infektiöses Blut in die Spritze aspiriert und beim Mehrfachgebrauch des Spritzbesteckes an andere Drogenabhängige weitergegeben. Die Übertragungswahrscheinlichkeit unterliegt den Faktoren Virusquantität und Injektionshäufigkeit, die Schutzbarriere Haut wird durch direkte intravenöse Inokulation überwunden.

Für Deutschland kann eine mittlere Prävalenz der HIV-Infektion unter i.v.-Drogenabhängigen von unter 10 % angenommen werden.

Bluttransfusionen, Blutprodukte

Nach Einführung einer generellen gesetzlichen Testpflicht aller Blutspender auf HIV-Antikörper im Oktober 1985 hat sich die Übertragungswahrscheinlichkeit auf die seltenen Situationen verringert, die durch **Blutspenden** nach einer Infektion vor der Serokonversion entstehen. Dieses „infektiöse Fenster" beträgt in der Regel weniger als 3 Monate. Das Risiko einer infektiösen Bluttransfusion wird für Deutschland auf etwa 1 : 1 000 000 geschätzt. Eigenblutspende vor elektiven Operationen und Nachtestung des Spenders vor der Freigabe der Konserve sind Wege einer weiteren Verringerung des ohnehin bereits sehr geringen Risikos.

Infizierte **Gerinnungsfaktoren-Konzentrate** sind bis 1984/85 für die Infektion eines erheblichen Teils der Hämophilen und zahlreicher Patienten mit akuten Blutungen oder Gerinnungsstörungen verantwortlich gewesen. Nach der Einführung von HIV-Inaktivierungsverfahren hat sich das Übertragungsrisiko bis auf wenige Sonderfälle vollständig zurückgebildet. Die verbliebenen Fälle von HIV-Übertragungen, z. B. durch eine infizierte Charge eines PPSB-Präparates 1990 bei 7 Hämophilen, belegen, dass eine 100%ige Sicherheit bei der industriellen Herstellung erst dann gewährleistet ist, wenn nur Blut nicht infizierter Spender in die Produktions-Pools gelangt.

Perinatale Übertragung

Die perinatalen Übertragungsraten liegen in Europa bei 15 – 20 %, in den USA bei 20 – 30 % und in Afrika bei 25 – 35 %. Im unmittelbaren zeitlichen Kontext mit der Geburt (peripartal) erfolgen 75 % der perinatal erworbenen kindlichen Infektionen, 10 % finden vor dem dritten Trimenon, ca. 10 – 15 % durch Stillen statt.

Die Übertragungswahrscheinlichkeit wird wesentlich vom Ausmaß der maternalen Virämie, des Weiteren von Faktoren der Virus-Virulenz, von einer niedrigen CD4-Zellzahl, von einer Erkrankung der Mutter, vom Geburtsmodus, von der Expositionszeit nach Blasensprung, vom Geburtszeitpunkt (< 37. SSW) und vom Stillen beeinflusst.

Eine antivirale Therapie der Mutter bei einer Viruslast > 10 000 Kopien/ml mit einer Kombinationstherapie unter Einschluss von Zidovudin 2 × 250 – 300 mg + zweitem NRTI + NNRTI oder PI ab der 32. SSW in Verbindung mit einer elektiven Kaiserschnittentbindung in der 37. SSW sowie der Verzicht auf das Stillen kann die Transmissionsraten auf < 2 % senken. Bei antiviraler Vorbehandlung sollte ab der 32. SSW Zidovudin ggf. durch Austausch Bestandteil der Therapie sein. Bei kompliziertem Verlauf oder bei Risikoschwangerschaft werden Modifikationen empfohlen. Beim Neugeborenen wird postpartal eine Zidovudin-Monoprophylaxe für 2 – 4 Wochen durchgeführt.

Akzidentielle Übertragung

Die akzidentielle Übertragung auf medizinisches Personal bei der ärztlichen oder pflegerischen Versorgung von HIV-Patienten ist ein seltenes Ereignis.

Die Auswertung bisheriger Erhebungsdaten ergibt in Abhängigkeit vom Übertragungsmodus folgende Infektionsraten bei kontaminiertem Blutkontakt: perkutane Exposition (Stich, Schnitt): 0,3 %, Schleimhautexposition 0,09 %, nicht-intakte Haut-Exposition: < 0,1 %.

Postexpositionelle Prophylaxe

In allen Fällen mit erhöhtem Infektionsrisiko **ist** eine postexpositionelle Prophylaxe (PEP) zu empfehlen. Als solche gelten die perkutane Stichverletzung mit Injektionsnadel oder anderer Hohlraumnadel und die Schnittverletzung unter Beteiligung von Körperflüssigkeiten mit potenziell hoher HIV-Konzentration (im Wesentlichen Blut). Bei Schleimhaut- oder Hautkontakt und bestehenden frischen Wunden oder Hautekzem **kann** eine PEP angeboten werden. Bei perkutanem Kontakt mit anderen Körperflüssigkeiten als Blut, bei Kontakt von intakter Haut mit Blut jedweder Viruslast oder bei Haut- oder Schleimhautkontakt mit anderen Körperflüssigkeiten als Blut ist eine PEP nicht zu empfehlen. Nicht beruflich bedingte Umstände wie Transfusionen HIV-haltiger Blutkonserven oder Blutprodukte, ungeschützter Geschlechtsverkehr mit HIV-infizierter Person oder Gebrauch HIV-kontaminierten Drogenbesteckes sind ebenfalls Indikationen für eine PEP-Empfehlung. Nicht empfohlen wird eine PEP bei anderen Sexualpraktiken ohne Sperma-/Blut-Schleimhautkontakte oder bei Verletzungen an gebrauchtem Spritzenbesteck. Bei oralem Geschlechtsverkehr mit Spermaaufnahme kann eine PEP angeboten werden. Der maximale Schutz ist zu erwarten, wenn die PEP innerhalb von zwei Stunden nach Exposition beginnt. Jenseits von 72 Stunden ist kein Effekt mehr zu erwarten. Wahrscheinlich sinkt die Wirksamkeit bereits nach 24 Stunden erheblich. Kontrollierte Studien zu dieser Frage liegen nicht vor. Insgesamt wird eine HIV-Infektion nach akzidenteller Exposition nicht 100%ig zu verhindern sein. Die Wirksamkeit dürfte jedoch nach den Resultaten einer amerikanisch-englisch-französischen Fallkontrollstudie 1988 – 1994 (ca. 80 % bei PEP mit Zidovudin allein) deutlich höher liegen.

Als **Standardprophylaxe** ist aktuell folgende Kombination zu empfohlen:

4wöchige Einnahme von zwei NRTI (AZT/3TC [Combivir] 2 × 300/150 mg) in Kombination mit einem PI (Indinavir [Crixivan] 3 × 800 mg oder Nelfinavir [Virazept] 2 × 1250 mg) oder Lopinavir/Ritonavir [Kaletra] 2 × 300/100 mg oder mit einem NNRTI (Efavirenz [Sustiva], 1 × 600 mg).

Epidemiologie

Die Anzahl der lebenden HIV-Infizierten weltweit wird im Jahr 2005 auf > 40 Millionen geschätzt. Bislang sind über 20 Millionen Menschen an HIV/AIDS gestorben, allein in 2004 3,1 Millionen. Mehr als 60 % der Infizierten stammen aus Sub-Sahara-Afrika. Allein 2004 haben sich 4,9 Millionen Personen neu infiziert, davon 3,1 Millionen im südlichen Afrika, 240 000 in Südamerika und 21 000 in Westeuropa. 640 000 der Neuinfizierten waren Kinder.

In **Deutschland** sind bis zum Dezember 2004 insgesamt 23 546 AIDS-Fälle gemeldet worden. Davon als verstorben gemeldet sind 13 159. Die kumulative Zahl der HIV-Infektionen seit Beginn der Epidemie wird auf ca. 67 500, die Zahl der jährlichen Neuinfektionen auf ca. 2000 geschätzt. Es treten pro Jahr ca. 700 Neuerkrankungen an AIDS auf. Ende 2004 lebten in Deutschland ca. 44 000 Menschen mit HIV/AIDS, davon ca. 5000 mit AIDS. 2003 sind ca. 700 Menschen mit HIV-Infektion verstorben.

Seit Etablierung der antiviralen Kombinationstherapie (HAART) sind die Morbiditäts- und Mortalitätsraten von AIDS dramatisch zurückgegangen. Bei Patienten mit akuten AIDS-definierenden Erkrankungen handelt es sich heutzutage in der Regel um Patienten mit nicht vorbekannter HIV-Infektion. Opportunistische Infektionen bei HIV-Infizierten sind unter einer konsequenten antiviralen Therapie (HAART) selten geworden.

Die prozentuale Verteilung der Übertragungswege in Deutschland zeigt Tab. 9.**10**.

Natürlicher Verlauf der HIV-Infektion

Die HIV-Infektion ist eine chronische Erkrankung, die in Stadien verläuft und zu einer progredienten irreversiblen Schädigung des zellulären Immunsystems führt. Parallel kommt es zu schweren Störungen des humoralen Immunsystems.

Zwischen der Infektion und dem letzten Stadium AIDS liegt eine individuell unterschiedlich lange Zeitdauer. Im Durchschnitt erkranken 50 % aller unbehandelten HIV-Infizierten nach 10 Jahren an AIDS, nach 14 Jahren sind es fast 70 %, nach 20 Jahren etwa 90 %. Unter den Bedingungen von HAART ist eine erheblich langsamere Progression zu beobachten. Die mittlere Überlebenszeit der HIV-Infektion mit Behandlung dürfte inzwischen bei über 20 Jahren liegen.

Langzeitüberlebende: Ob es Patienten geben wird, die die HIV-Infektion überleben werden, kann zurzeit nur vermutet werden. Aktuell lassen sich nach einer Infektionsdauer von 10 – 15 Jahren 8 % der unbehandelten Patienten mit stabil hohen CD4-Zellzahlen und Symptomfreiheit abgrenzen. Die Faktoren, die es diesen Patienten ermöglichen, die

Tabelle 9.**10** AIDS in der Bundesrepublik Deutschland. Prozentuale Verteilung des Infektionsrisikos der berichteten AIDS-Fälle (> 12 Jahre) in den aufgeführten Zeiträumen der Diagnose

Infektionsrisiko	Zeitraum der Diagnose		
	01.01.2003–31.12.2003 (männlich/weiblich)	01.01.2004–31.12.2004 (männlich/weiblich)	Gesamt (männlich/weiblich)
Homo-/Bisexuell	232/0 57,1%/0%	92/0 67,2%/0%	14 721/0 72,2%/0%
IVDA*	48/17 11,8%/16,0%	10/3 7,3%/8,1%	2359/1238 11,6%/40,6%
Hämophilie/ Transfusion	0/0 0%/0%	0/0 0%/0%	728/154 3,6%/5,1%
Heterosexuell	9/16 2,2%/15,1%	7/9 5,1%/24,3%	519/698 2,5%/22,9%
HPL**	24/29 6,2%/31,2%	11/16 6,6%/32,7%	279/237 1,7%/10,9%
keine Angabe	86/31 21,2%/29,2%	16/8 11,7%/21,6%	1595/423 7,8%/13,9%
Gesamt	406/106 100,0%/100%	137/37 100,0%/100%	20 379/3046 100,0%/100%

* IVDA = intravenöse Drogenabhängigkeit

** HPL = Patienten aus Hochprävalenzländern, in denen HIV endemisch ist (Prävalenz > 1%) und überwiegend heterosexuell übertragen wird z.B. Karibik, Subsahara-Afrika)

(Bericht des AIDS-Zentrums im Robert-Koch-Institut, Stand 31.12.2004)

HIV-Infektion entgegen der üblichen Progression zu überleben, sind Gegenstand intensiver Forschung. Wahrscheinlich sind es sowohl individuelle immunologische als auch virusspezifische Faktoren.

Kofaktoren mit negativem Einfluss auf die AIDS-Progressionsrate sind ein höheres Alter zum Zeitpunkt der Infektion, die Quantität der inokulierten Virusmenge, die Virulenz der inokulierten HI-Viren zum Zeitpunkt der Infektion und genetische Faktoren (HLA-System, HIV-spezifische Immunabwehr etc.). Dem sog. Set-point, d. h. der Viruslast am Ende der akuten HIV-Infektion, kommt eine zentrale Bedeutung in der Vorhersage der weiteren Progression bei. Je höher die Viruslast am Set-point je kürzer die Zeit bis zur AIDS-Manifestation.

Die **Überlebenszeit** von AIDS-Patienten variiert erheblich, in der Vor-HAART-Zeit betrug sie im Durchschnitt weniger als zwei Jahre. Sie ist in den letzten Jahren unter den Bedingungen von HAART deutlich angestiegen.

Stadien der HIV-Infektion

Akute HIV-Infektion

Sie tritt bei ca. 50 bis über 90% 2–8 Wochen nach der Infektion auf, das klinische Bild ähnelt einer infektiösen Mononukleose. **Leitsymptome** sind akutes Fieber und Nachtschweiß.

Das klinische Bild zeigt jedoch eine große Variation verschiedener Manifestationen mit generellen, gastrointestinalen, dermatologischen und neurologischen Symptomen. Typisch sind u. a. ein stammbetontes makulöses Exanthem, eine multilokuläre Lymphadenitis und eine Pharyngitis. Myalgien, Arthralgien, Diarrhö und das alleinige Bild einer akuten Meningoenzephalitis können vorkommen.

Die Erkrankung dürfte häufig als banale Grippe fehlinterpretiert werden, sie klingt nach wenigen Tagen bis einigen Wochen spontan ab.

Initial besteht eine ausgeprägte Virämie von ca. 2–3 Wochen, nachweisbar durch eine quantitative PCR (viral load). Der Patient ist hoch infektiös. Antikörper treten frühestens nach 2–3 Wochen auf (Nachweis im Western-Blot), der ELISA-Antikörpersuchtest wird nach ca. 4–8 Wochen (in Einzelfällen auch später) positiv. Mit dem Auftreten der Antikörper reduziert sich die erhöhte Viruslast auf ein Niveau, welches jahrelang stabil die sog. Latenzphase definiert, und als viraler Set-point bezeichnet wird. Die Höhe der Viruslast am Set-point korreliert mit der AIDS-Progressionsrate.

Chronische HIV-Infektion

CDC-Klassifikation: Die Klassifikation der „Centers for disease control" **CDC** teilt die HIV-Infektion in drei klinische Kategorien A, B und C und in drei CD4-Zellzahlbereiche 1, 2 und 3 ein. Die 9 Untergruppen A1–C3 werden zu drei Stadien I–III zusammengefasst.

- Alle AIDS-Patienten werden dem **Stadium III** zugeordnet.
- Alle Patienten mit mehr als 500 CD4-Zellen/µl sowie alle asymptomatischen Patienten mit mehr als 200 CD4-Zellen/µl werden dem **Stadium I** zugeordnet (Ausnahmen: Patienten mit den AIDS-definierenden Erkrankungen Kaposi-Sarkom, Tuberkulose und Non-Hodgkin-Lymphom [Stadium III] und mehr als 500 CD4-Zellen/µl).
- Alle anderen Patienten befinden sich im **Stadium II**.

Die Stadienzuordnung hat prognostische und therapeutische Relevanz, sie hat allgemeingültige Bedeutung in der aktuellen internationalen Kommunikation und bei der Durchführung von wissenschaftlichen Untersuchungen.

Klinische Kategorien der CDC-Klassifikation

- **Kategorie A**
  - asymptomatische HIV-Infektion,
  - persistierende generalisierte Lymphadenopathie,
  - akute, symptomatische (primäre) HIV-Infektion, (auch anamnestisch).
- **Kategorie B** (umfasst Krankheitssymptome oder Erkrankungen, die nicht in die AIDS-definierende Kategorie C fallen, dennoch der HIV-Infektion ursächlich zuzuordnen sind oder auf eine Störung der zellulären Immunität hinweisen):
  - bazilläre Angiomatose,
  - oropharyngeale Candida-Infektionen,
  - vulvovaginale Candida-Infektionen, chronisch (> 1 Monat) oder schwer therapierbar,
  - zervikale Dysplasien oder Carcinoma in situ,
  - konstitutionelle Symptome wie Fieber > 38,5 °C oder Diarrhö > 4 Wochen,
  - orale Haarleukoplakie (OHL),
  - Herpes zoster, Befall mehrerer Dermatome, oder Herpes zoster-Rezidiv,
  - immunthrombozytopenische Purpura (ITP),
  - Listeriose,
  - Entzündungen des kleinen Beckens, z. B. Komplikationen eines Tuben- oder Ovarialabszesses,
  - periphere Neuropathie.
- **Kategorie C** (AIDS-definierende Erkrankungen):
  - Pneumocystis-Pneumonie,
  - Toxoplasmose-Enzephalitis,
  - ösophageale Candida-Infektion oder Befall von Bronchien, Trachea oder Lunge,
  - chronische Herpes-simplex-Ulzera oder Herpes-Bronchitis, -Pneumonie oder -Ösophagitis,
  - Zytomegalie-Retinitis,
  - generalisierte Zytomegalie-Infektion (nicht Leber, Milz, Lymphknoten),
  - rezidivierende Salmonellen-Sepsis,
  - rezidivierende Pneumonien innerhalb eines Jahres (> 2),
  - extrapulmonale Kryptokokken-Infektionen,
  - chronische intestinale Kryptosporidien-Infektion (> 1 Monat),

Tabelle 9.**11** CDC-Klassifikation der HIV-Infektion (letzte revidierte Fassung 1993)

	Klinische Kategorien		
	A	**B**	**C**
CD4-Zellzahl Labor-Kategorien	asymptomatische und akute HIV-Infektion oder Lymphadenopathiesyndrom	symptomatische HIV-Infektion nicht A, nicht C	HIV-Infektion mit AIDS-definierender Erkrankung
1. ≥ 500/µl	A1	B1	C1
2. 200–499/µl	A2	B2	C2
3. < 200/µl (in den USA AIDS-definierend)	C1	C2	C3

1993 revidierte Klassifikation der CDC für Jugendliche und Erwachsene, MMWR Morb Mortal Wkly Rep. 1992:41:1–19

- chronische intestinale Isospora-belli-Infektion (> 1 Monat),
- disseminierte oder extrapulmonale Histoplasmose,
- Tuberkulose,
- Infektionen mit Mycobacterium-avium-Komplex oder Mycobacterium kansasii, oder andere oder nicht identifizierbare Mykobakterien, disseminiert oder extrapulmonal,
- Kaposi-Sarkom,
- maligne Lymphome (Burkitt-, immunoblastisches oder primär zerebrales Lymphom),
- invasives Zervix-Karzinom,
- HIV-Enzephalopathie,
- progressive multifokale Leukoenzephalopathie,
- Wasting syndrome.

! Im Gegensatz zu den USA, die 1993 die AIDS-Falldefinition auf alle Patienten mit weniger als 200 CD4-Zellen/µl unabhängig von der klinischen Symptomatik ausgeweitet haben, gilt in Europa die oben aufgelistete Definition der Kategorie C.

▸ **CD4-Zellzahlbereiche**

- Mit der Dauer der HIV-Infektion kommt es zu einem im Durchschnitt kontinuierlichen Abfall der CD4-Zellzahlen. Die CD4-Zellzahl reflektiert das Ausmaß des zellulären Immundefektes und ist in Verbindung mit dem viral load eine zentrale Größe zur Abschätzung der Prognose (vor allem im fortgeschrittenen Stadium), der Stadieneinteilung und wichtiger Entscheidungen über den Beginn einer antiviralen Therapie bzw. medikamentöser Prophylaxe-Re-

Tabelle 9.**12** Bedeutung der CD4-Zellzahl bei der HIV-Infektion

CD4-Zellzahl	**Bedeutung für Klassifikation und Richtwert für Therapie und Prophylaxen**	**Schwellenwerte, oberhalb derer spezielle AIDS-Erkrankungen unwahrscheinlich sind**
> 1000/µl	Normalbereich	Ohne Grenze: Kaposi-Sarkom, Lungentuberkulose, Varizellen-Infektion, Herpes Zoster, bakterielle Pneumonien, Lymphom
600 – 800/µl	Niveau nach primärem Abfall im Anschluss an akute HIV-Infektion, Höhe ohne Vorhersagewert für AIDS-Progression, zentraler Parameter ist heute der viral load (HIV-RNA-Kopien)	
500/µl	Labor-Kategorie 1 der CDC-Klassifikation: ≥ 500/µl. Grenzwert für den Beginn einer antiviralen Therapie in zahlreichen Studien (Frühtherapie), heute zunehmend durch viral load abgelöst	
200 – 499/µl	Labor-Kategorie 2 der CDC-Klassifikation. Üblicher Beginn einer antiviralen Therapie bei asymptomatischen Patienten, Modifikation nach viral load	> 250/µl: Pneumocystis jirovecii, Soor-Ösophagitis, progressive multifokale Leukoenzephalopathie (PML), Herpes-simplex-Infektion
< 200/µl	Labor-Kategorie 3 der CDC-Klassifikation. Beginn der Primärprophylaxe gegen Pneumocystis-jirovecii-Pneumonie (früher: carinii). Mehrzahl der Patienten im Stadium AIDS (klinische Kategorie C der CDC-Klassifikation), nur in den USA Einzelkriterium für die AIDS-Diagnose	
100/µl	Beginn der Primärprophylaxe gegen Toxoplasmose bei Tox.-AK-positiven Patienten falls nicht bereits Co-trimoxazol gegen PCP eingesetzt wird	< 100/µl: zerebrale Toxoplasmose, HIV-Enzephalopathie, Kryptokokkose, Miliartuberkulose < 50/µl: CMV-Retinitis, Kryptosporidiose, atypische Mykobakteriose

gimes zur Verhinderung spezieller opportunistischer Infektionen.
- Zur Verbesserung der prognostischen Aussagekraft niedriger CD4-Zellzahlen sind in der Vergangenheit andere Parameter (β_2-Mikroglobulin, IgA-Spiegel im Serum, Neopterin, Nachweis von p24-Antigen, hohe BSG bei fehlender sonstiger Genese) hinzugezogen worden: Die Bestimmung des **viral load** hat sich seit 1995 als der valideste Parameter etabliert.

▸ **viral load**
- Etwa sechs Monate nach der akuten Infektion stabilisiert sich der „viral load" auf einem individuell unterschiedlichen Niveau, dem sog. Setpoint. Die Höhe des viral load zu diesem Zeitpunkt korreliert signifikant mit der Prognose der HIV-Infektion. So beträgt die AIDS-Progressionsrate 5 Jahre nach dem Set-point bei Patienten mit weniger als 4350 HIV-RNA-Kopien 8%, bei Patienten mit mehr als 36 270 Kopien 62%.
- Die jeweiligen CD4-Helferzellzahlen lassen die Vorhersage der Progression nicht zu.

Diagnostik

Eine Screening-Diagnostik erfolgt mit **HIV-Antikörper-Suchtests** (Enzymimmunoassay- [EIA-]Tests der zweiten und dritten Generation) auf Anti-HIV-1- und HIV-2-Antikörper.

Ein positives Ergebnis (Spezifität) muss durch einen **Bestätigungstest** gesichert werden. Als Bestätigungstests eignen sich der Immunoblot (Westernblot) sowie der Immunfluoreszenztest (IFT).

Die Bedeutung der Suchtests liegt in einer hohen Sensitivität (Vermeidung falsch negativer Ergebnisse) unter Inkaufnahme einer gering verminderten Spezifität (falsch positive Resultate).

! Es ist **unzulässig**, ein positives Ergebnis im Suchtest dem untersuchten Patienten mitzuteilen.

Die **Diagnose AIDS** erfolgt primär nach dem Diagnosen-Katalog der Kategorie C der CDC-Klassifikation und ist somit für Europa unabhängig von der CD4-Zellzahl. Die Mehrzahl der AIDS-definierenden Diagnosen tritt jedoch bei niedrigen CD4-Zellzahlen auf. Ausnahmen sind das Kaposi-Sarkom, Lymphome und die Tuberkulose.

Die häufigste **AIDS-Erstdiagnose** ist die Pneumocystis-Pneumonie. Ihr Anteil lag vor der Einführung einer medikamentösen Primärprophylaxe bei ca. 60%, er hat sich seitdem ständig verringert. Es folgen Candidiasis, Toxoplasmose, Kaposi-Sarkom, atypische und typische Mykobakteriosen, Zytomegalie, Lymphome, ZNS-Erkrankungen, Wasting-Syndrom sowie Herpes-simplex-Infektionen. Alle anderen Erkrankungen sind vergleichsweise selten. Unter dem Einfluss von HAART haben sich Pneumocystis-Pneumonie und Zytomegalivirus-Infektionen um > 90%, atypische Mykobakteriosen um ca. 50% reduziert. Diese Wirksamkeit von HAART ist seit Jahren gleich bzw. hat sich unter dem Einfluss neuer Kombinationsmöglichkeiten (siehe unten) weiter verbessert.

Pathogenese

HIV-Replikationszyklus

Die Infektion durch HIV beginnt mit einer Interaktion eines viralen Hüll-Glykoproteins GP120 mit dem CD4-Rezeptor humaner Wirtszellen und mindestens zwei weiterer Korezeptoren, dem β-Chemokinrezeptor CCR5 und dem α-Chemokinrezeptor CXCR4.

Zu den CD4-Rezeptor-tragenden Zellen gehören überwiegend die sog. T-Helfer-Zellen, eine Subpopulation der T-Lymphozyten, aber auch zerebrale Glia-Zellen, Monozyten/Makrophagen, Langerhans-Zellen der Haut und chromaffine Zellen des Intestinums. GP120 ist durch ein transmembranes Glykoprotein GP41 in der Virusmembran verankert und ragt als Bindungsstelle für CD4-Rezeptoren aus der Virusmembran nach außen.

Für ca. 90% der sexuellen HIV-Übertragungen ist der monozytotrope (M-trope) HIV-Typ (nicht Syncytien-bildend, NSI) verantwortlich, der fast ausschließlich an CCR5 bindet. Ein genetisch determiniertes Fehlen von CCR5 scheint vor einer HIV-Infektion zu schützen. CXCR4 ist als Korezeptor T-zelltroper (T-troper) HIV-Isolate identifiziert.

Nach dem Andocken des Virus erfolgt unter Verlust der Hülle (uncoating) das Eindringen in die Wirtszelle. Die Fusion der Virus- mit der Wirtszellmembran hat sich als Zielvorgang für eine therapeutische Intervention etablieren können. Als erste Substanz ist der Fusionsinhibitor T-20 entwickelt worden.

Mittels eines Virus-eigenen Enzyms, der **reversen Transskriptase**, wird die Virus-RNA als Vorlage zur Produktion einer proviralen DNA benutzt und mit Hilfe eines weiteren Enzyms, einer viralen Integrase, in die chromosomale Wirtszell-DNA integriert.

Von hier aus erfolgt durch Transskription die Produktion neuer viraler RNA-Kopien, die als genetisches Material der neuen Viren fungieren, als mRNA mittels Translation Ausgangspunkt für die Synthese der Strukturproteine sind und als Regulationsproteine die virale Replikation kontrollieren.

Eine virale Protease ist für den Zusammenbau der Proteine zu neuen Viruspartikeln verantwortlich, die in einem spezifischen Vorgang (budding) aus der Wirtszelle ausgeschleust werden.

Der gesamte Replikationszyklus wird durch 9 Gene kontrolliert, von denen 3 allen Retroviren gemeinsam sind: **gag** kodiert für die Kern-Proteine, **pol** für die viralen Enzyme und **env** für die Hüllproteine. Die verschiedenen Replikationsschritte sind Ziele therapeutischer Strategien.

Pathogenetische Effekte des HIV

Nach einer akuten Infektion mit HIV kommt es kurzfristig zu einem dramatischen Abfall der CD4-Zellzahl. Im Plasma und in den mononukleären Zellen des peripheren Blutes (PBMC) lassen sich hohe Virusmengen nachweisen. Nach einigen Wochen bildet sich die Virämie im Plasma zurück und die CD4-Zellzahl steigt in einen subnormalen Bereich.

In der Initialphase der Infektion hat sich ein Teil der Viren mit Hilfe der follikulären dendritischen Zellen in den Keimzentren der Lymphknoten sequestriert. Weitere CD4-Lymphozyten werden infiziert, sobald sie das lymphatische Gewebe passieren.

Der gesamte weitere Verlauf ist durch hohe Konzentrationen von Viren (viral burden) im ortsständigen lymphatischen Gewebe **(tissue viral load)** bei weitgehend fehlendem Nachweis freier Viren im Plasma **(plasma viral load)** charakterisiert. HIV wird im lymphatischen Gewebe gepoolt, unabhängig von der klinischen Latenz und der Rückbildung der plasmatischen Virämie setzt sich hier kontinuierlich der Replikationszyklus bei gleichzeitiger Dezimierung der CD4-Lymphozyten fort. Dieser Vorgang findet während des gesamtem natürlichen Verlaufes der Infektion statt.

Die Virusquantität im lymphatischen Gewebe korreliert mit dem Stadium der Erkrankung.

Mit dem „Überlaufen" des lymphatischen Pools kündigt sich die Endphase der Erkrankung an, in ihr lassen sich hohe plasmatische Virusmengen ebenso wie hohe Virusmengen in nichtlymphatischen Organen nachweisen.

Die Mechanismen des HIV-assoziierten CD4-Zellverlustes und der immunologischen Dysregulation sind nicht geklärt. Direkte Zytotoxizität von HIV, Autoimmunphänomene, Synzytienbildung mit Verlust der CD4-Rezeptorfunktion und Induktion von Apoptose (programmierter Zelltod) dürften eine Rolle spielen.

Zellulärer Immundefekt und humorale Dysregulation

Zwischen dem zellulären und dem humoralen Immunsystem besteht eine enge Zytokin-vermittelte Vernetzung. Ein zentrales morphologisches Substrat dieser Verbindung sind zwei Untergruppen der CD4-Lymphozyten TH1 und TH2. TH1-Lymphozyten regulieren die zellvermittelte Immunantwort, während TH2-Lymphozyten die humorale Immunantwort steuern. TH1-Lymphozyten verlieren im Verlauf der HIV-Infektion die Fähigkeit der Zytokin-Produktion und damit ihre zentrale Regulationsfunktion.

Durch einen Zytokin-abhängigen Rückkopplungsmechanismus entstehen Störungen beider Systeme, die sich gegenseitig verstärken. Entsprechend lassen sich im Verlauf der HIV-Infektion neben den primären Störungen des zellulären Immunsystems auch klinische und laborchemische Zeichen einer Dysregulation des humoralen Immunsystems finden.

Virale Variation

Weitere Faktoren in der Pathogenese der HIV-Infektion sind eine Selektion biologischer Phänotypen mit höherer Pathogenität (Fähigkeit zur Syncytien-Bildung) und ein Wechsel des Zelltropismus vom initial monozytotropen zum lymphozytotropen im Verlauf der Erkrankung. Patienten mit rapid progressivem Verlauf scheinen eher T-trope HIV-Isolate zu haben.

Die Fähigkeit zur raschen Resistenzentwicklung unter dem Einfluss von antiviralen Substanzen limitiert die Effektivität kausaler Therapien zum gegenwärtigen Zeitpunkt weiterhin erheblich.

Insgesamt scheinen biologische Eigenschaften von HIV und des infizierten Wirtes gemeinsam wichtige Faktoren der Krankheitsprogression zu sein.

Therapie

Antivirale Therapie der HIV-Infektion

Antivirale Substanzen greifen an verschiedenen Schritten des Replikationszyklus ein. Neben 25 zugelassenen Substanzen (Stand 01.07.2005), darunter einige fixe Kombinationen mit bekannten Substanzen) sind zahlreiche weitere Substanzen Gegenstand klinischer Forschung.

In zahlreichen kontrollierten Studien hat sich ein lebensverlängernder Effekt einer antiviralen Therapie für Patienten in späten und frühen Stadien der HIV-Infektion nachweisen lassen. Aktuell gibt es keinen definitiven goldenen Standard für eine konkrete antivirale Therapie. Auch der genaue Zeitpunkt des Therapiebeginns ist umstritten.

▶

Tabelle 9.**13** HIV-Replikation und Therapieansätze

Replikationsschritte von HIV	Therapieansätze durch Inhibitoren
Eintritt von HIV in die CD-4-Zelle	Entry-Inhibitoren. Drei Blockade-Optionen: • Attachment-Inhibitoren (Bindung von HIV an den CD4-Rezeptor) • Korezeptor-Antagonisten (Bindung von HIV an Korezeptoren) • Fusionsinhibitoren (Fusion von HIV und Zelle, erste Zulassung eines Fusionsinhibitors im Mai 2003)
reverse Transskription	Inhibitoren der reversen Transkriptase durch Nukleosid-Analoga (nukleosidische reverse Transkriptase-Inhibitoren, NRTI und durch Nicht-Nukleosid-Analoga (nicht nukleosidische reverse Transkriptase Inhibitoren, NNRTI), Mehrzahl der zugelassenen Substanzen
Integration der viralen DNA in zelleigene DNA	Inhibitoren der Integrase Aktuell keine Zulassung zu erwarten, Substanzen in Phase-I-Studien
Transskription und Translation	Interferone, Antisense Oligodeoxynucleotide, Inhibitoren der Regulator-Gene (tat-Antagonisten), Ribozyme
proteolytische Spaltung der Virusvorstufen	Inhibitoren der Proteasen (Proteaseinhibitoren; PI) Neben NRTI und NNRTI wichtigste Gruppe der Therapeutika
Viruszusammenbau	Inhibitoren der Glykosylierung (bislang keine Relevanz)
Ausschleusung aus der Zelle (budding)	Interferon (bislang keine Relevanz)
DNA-Synthese	DNA-Synthese-Hemmung durch Hydroxyurea
indirekte Beeinflussung der HIV-Replikation durch Immunmodulation	Interleukin-2, Interferon, therapeutische Impfung, G-CSF (granulocyte colony-stimulating factor), GM-CSF (granulocyte-macrophage colony-stimulating factor), Ciclosporin A, Mycophenol (Cellcept), Cannabinoide, Corticosteroide, Interleukin-12. Insgesamt erlangte keine Substanz eine relevante Evidenz für die Therapie

Generell wird eine Orientierung am viral load, an der absoluten CD4-Zellzahl und am Nachweis einer klinischen Progression vorgenommen. Eine schematische Festlegung eines viral load oder einer bestimmten CD4-Zellzahl als Marker für einen Therapiebeginn ist zwar aus praktischen Gründen sinnvoll, aus dem Verständnis der Pathogenese der HIV-Infektion mit einer offensichtlich lebenslangen Replikation der Viren heraus jedoch willkürlich. Ideal wäre eine lebenslange antivirale Therapie vom Zeitpunkt der Infektion an.

Ziel der Therapie ist die Senkung des viral load unter die derzeitige Quantifikationsgrenze von 20 – 50 HIV-RNA-Kopien/ml.

Die momentan zur Verfügung stehenden Substanzen lassen eine möglicherweise Jahrzehnte dauernde Therapie nicht zu. Toxizität und Resistenzentwicklung führen zu einem Wirkungs-

►

verlust, der je nach Substanz bereits nach mehreren Wochen oder nach 12 – 18 Monaten eintritt.

Die Therapie der Wahl besteht deshalb zurzeit aus der Kombination von zwei verschiedenen NRTI mit einem NNRTI oder einem PI oder aus drei NRTI (Tab. 9.**14**). Sie wird bis zum klinischen Resistenznachweis oder zur nicht tolerablen Unverträglichkeit durchgeführt. Ein Expertengremium aus den wissenschaftlichen Gesellschaften Deutschlands und Österreichs hat eine Übersicht der Therapeutika und Prinzipien ihres Einsatzes erarbeitet.

Deutsch-Österreichische Richtlinien zur antiretroviralen Therapie der HIV-Infektion

(letzte Überarbeitung Mai 2004, Stand 01.09.2005)

Zeitpunkt des Therapiebeginns

- Jede HIV-assoziierte symptomatische Erkrankung (CDC: B, C) unabhängig von CD4-Zellzahl und viral load (Empfehlungs-Kategorie AI).
- Asymptomatische HIV-Infektion (CDC: A) mit CD4-Zellzahl < 200/μl unabhängig vom viral load (AI).
- Asymptomatische HIV-Infektion (CDC: A) mit CD4-Zellzahl 350 – 500/μl
  - + viral load > 50 000 – 100 000 Genomkopien (CII)
  - + viral load < 50 000 Genomkopien (CIII).
- Asymptomatische HIV-Infektion (CDC: A) mit CD4-Zellzahl > 500/μl (CII).
- Akutes retrovirales Syndrom unabhängig von CD4-Zellzahl und viral load (CII, bevorzugt in Studien).

Empfohlene Präparate-Kombinationen für die Initialtherapie

- 2 NRTI + PI
  Zidovudin + Lamivudin (AI) + Lopinavir/Ritonavir (AII) oder + Saquinavir/Ritonavir (AII) oder + Nelfinavir (BII) oder + FosAmprenavir/Ritonavir (AII) oder Indinavir/Ritonavir (AII).
  Andere primäre NRTI-Kombinationen sind möglich, erfüllen aber nicht Empfehlungsgrad A.
- 2 NRTI + NNRTI
  Zidovudin + Lamivudin (AI) + Efavirenz (AII).
- 3 NRTI
  Zidovudin + Lamivudin (AI) + Abacavir (CII).
  Kombination nur bei Nicht-Durchführbarkeit der o. g. effektiveren Kombinationen 2 NRTI + PI oder + NNRTI.

Im Allgemeinen bzw. eindeutig abzulehnen sind

- 2 NRTI ohne weiteren Kombinationspartner (EI/II),
- 3 NRTI ohne Thymidinanalogon (EI/II),
- Zidovudin + Zalcitabin (DI) + sonstige Partner,
- Stavudin + Didanosin (DII) + sonstige Partner,
- 2 PI ohne weiteren Kombinationspartner bzw. ohne Boosterung (EII),
- jede Monotherapie,
- Didanosin + Zalcitabin + jeder Kombinationspartner (EIII),
- Zidovudin + Stavudin + jeder Kombinationspartner (EII),
- Zalcitabin + Stavudin + jeder Kombinationspartner (EIII),
- Lamivudin + Emtricitabin (EIII).

Die Empfehlungen spiegeln immer den aktuellen Fortgang der Studien wider. Nach längeren Beobachtungszeiten können Kombinationen u. U. gesicherter empfohlen oder abgelehnt werden.

Therapiewechsel

Indikationen für einen Therapiewechsel:

- **Bei primärem Therapieversagen** d. h. fehlendem Rückgang des viral load in den nicht messbaren Bereich.
- **Bei sekundärem Therapieversagen** d. h. Wiederanstieg des viral load nach Erreichen eines Nadirs in der Regel begleitet von klinischer Progression und häufig auch von einem Abfall der CD4-Zellzahlen. Häufigste Ursache ist die Ausbildung einer Resistenz von HIV gegenüber den verabreichten Medikamenten, bedingt durch einzelne oder mehrfache Punktmutationen.
- Bei schweren **Nebenwirkungen.**

Der Wechsel bei Therapieversagen sollte alle Substanzen betreffen, sinnvoll ist die Hinzunahme einer neuen Substanzklasse. Bei Wechsel wegen Nebenwirkungen kann auch nur die eine verantwortliche Substanz ausgetauscht werden.

Nach dem gegenwärtigen Kenntnisstand können Therapieunterbrechungen oder Pausen außerhalb kontrollierter Studien nicht empfohlen werden.

Die Wahl der Alternativsubstanzen kann durch vorherige Resistenztestungen in Einzelfällen validiert werden.

Indikationen für eine Resistenztestung sind die akute bzw. kürzlich erfolgte Infektion (AII), bei unbehandelten Patienten die chronische Infekti- ▶

Tabelle 9.**14** Zur antiviralen Therapie der HIV-Infektion zugelassene Präparate (Stand Juni 2005)

Substanzklasse	Präparat, Hersteller	mittlere Tagesdosis	Dosierung	Nebenwirkungen	Hinweise zur Einnahme
NRTI	**Retrovir** AZT/Zidovudin (Glaxo-Wellcome)	500 mg	1 – 0 – 1 Kps. à 250 mg	Myelotoxizität (Anämie, Leukopenie, Thrombopenie), Myositis	zu den Mahlzeiten
NRTI	**Hivid** DDC/Zalcitabin (Hoffmann-La Roche)	2,25 mg	1 – 1 – 1 Tbl. à 0,75 mg	periphere Neuropathie ulzeröse Stomatitis Exanthem, selten Pankreatitis (< 1 %)	mit Mahlzeit oder nüchtern
NRTI	**Videx** DDI/Didanosin (Bristol-Myers-Squibb)	400 mg	1 – 0 – 1 Tbl. à 200 mg, 1 – 0 – 0 Tbl. à 400 mg	periphere Neuropathie Pankreatitis gastroint. Symptome Myelotoxizität selten	nüchtern (1 h vor oder 2 h nach einer Mahlzeit) Tbl. in Wasser auflösen oder zerkauen
		< 60 kg 250 mg	1 – 0 – 1 Tbl. à 125 mg		
NRTI	**Epivir** 3TC/Lamivudin (Glaxo-Wellcome)	300 mg	1 – 0 – 1 Tbl. à 150 mg oder 1 – 0 – 0 Tbl. à 300 mg	wenig NW, Kopfschmerz, Diarrhö, selten Pankreatitis	mit Mahlzeit oder nüchtern
NRTI	**Zerit** D4T/Stavudin (Bristol-Myers-Squibb)	60 – 80 mg je nach KG	1 – 0 – 1 Kps. à 30 mg (< 60 kg) oder à 40 mg (> 60kg)	periphere Neuropathie Pankreatitis gastroint. Symptome selten Laktatazidose, Lipoatrophie	mit Mahlzeit oder nüchtern
NRTI	**Ziagen** ABC/Abacavir (GlaxoSmithKline)	600 mg	1 – 0 – 1 Tabl. à 300 mg oder 1 – 0 – 0 Tbl. à 600 mg	Hypersensitivitätssyndrom bei 6 – 8 %, Diarrhö, Übelkeit, Müdigkeit	zu den Mahlzeiten oder nüchtern
NRTI	**Combivir** AZT + 3TC/Zidovudin + Lamivudin (GlaxoSmithKline)	600 mg AZT + 300 mg 3TC	1 – 0 – 1 Tbl. à 300/150 mg	siehe Einzelsubstanzen	siehe Einzelsubstanzen

Tabelle 9.**14** Fortsetzung

Substanzklasse	Präparat, Hersteller	mittlere Tagesdosis	Dosierung	Nebenwirkungen	Hinweise zur Einnahme
NRTI	**Emtriva** FTC/Emtricitabin (Gilead)	200 mg 10 mg/ml Lösg.	Once-daily-regime 1 – 0 – 0 à 200 mg oder 24 ml Lösg. = 240 mg	selten Kopfschmerzen, Übelkeit, Diarrhö, Hautausschlag, Hyperpigmentation	zu den Mahlzeiten oder nüchtern
NRTI/NtRTI	**Truvada** FTC + TDF/Tenofovir (Gilead)	300 mg TDF + 200 mg FTC	Once-daily-regime 1 – 0 – 0 à 300/200	siehe Einzelsubstanzen	siehe Einzelsubstanzen
NtRTI	**Viread** TDF/Tenofovir (Gilead)	300 mg TDF	Once-daily-regime 1 – 0 – 0 à 300	selten Fanconi-Syndrom, **cave** bei Nierenvorerkrankung	zu einer Mahlzeit
NRTI	**Trizivir** AZT + 3TC + ABC (GlaxoSmithKline)	300 mg ABC + 150 mg 3TC + 300 mg AZT	1 – 0 – 1 Tbl. à 300/150/300 mg	siehe Einzelsubstanzen **cave** Hypersensitivität	zu den Mahlzeiten oder nüchtern
NRTI	**Kivexa** 3TC + ABC (GlaxoSmithKline)	600 mg ABC + 300 mg 3TC	1 – 0 – 0 à 600/300 mg	siehe Einzelsubstanzen **cave** Hypersensitivität	zu den Mahlzeiten oder nüchtern
PI	**Invirase** SQV-INV/Saquinavir HGC (Hartgel) (Hoffmann-La Roche)	2000 mg + 200 mg RTV	5 – 0 – 5 Kps. à 200 mg, nur in Kombination mit 2 Tbl. RTV à 100 mg 500 mg Tbl. vor Zulassung in 2005	gastroint. Symptome durch Rifampicin und Rifabutin Wirkverlust*	zu den Mahlzeiten, mit Grapefruitsaft verbesserte Aufnahme
PI	**Fortovase** SQV-FTV, Saquinavir SGC (Softgel) (Hoffmann-La Roche)	2000 mg + 200 mg RTV	5 – 0 – 5 Kps. à 200 mg + 2 Tbl. RTV a 100 mg	siehe unter Invirase	mit fettreicher Mahlzeit

Tabelle 9.**14** Fortsetzung

Substanzklasse	Präparat, Hersteller	mittlere Tagesdosis	Dosierung	Nebenwirkungen	Hinweise zur Einnahme
PI	**Crixivan** IDV/Indinavir (MSD)	2400 mg	2 – 2 – 2 Kps. à 400 mg	Nephrolithiasis (4 %) Bilirubinerhöhung nicht mit Rifampicin kombinieren	nüchtern 1 h vor o. 2 h nach den Mahlzeiten, viel trinken (>1,5 l)
PI	**Norvir** RTV/Ritonavir (Abbott)	1200 mg oder 15 ml als Boosterung 200 mg	6 – 0 – 6 Kps. à 100 mg oder 2 × 7,5 ml in der Regel nur noch als Boosterung mit 200 mg eingesetzt	sehr häufig Übelkeit, Diarrhö, periorale Parästhesien, Schwäche, Leukopenie zahlreiche Interaktionen	zu den Mahlzeiten
PI	**Viracept** NFV/Nelfinavir (Hoffmann-La Roche)	2250 mg, Boosterung nicht sinnvoll	3 – 3 – 3 Kps. à 250 mg 625-mg-Kapsel international erhältl.	Diarrhö, Übelkeit, Lipodystrophie	mit Mahlzeit
PI	**Agenerase** APV/Amprenavir (GlaxoSmithKline)	2400 mg 1200 mg geboostert (+ 200 mg RTV) Substanz durch Fosamprenavir ersetzbar	8 – 0 – 8 Kps. à 150 mg oder 4 – 0-4 Kps. + 1 – 0 – 1 Kps. RTV	Übelkeit, Kopfschmerzen	mit Mahlzeit oder nüchtern
PI	**Kaletra** LPV + RTV (Abbott)	800 mg + 200 mg RTV	3 – 0 – 3 Kps. à 133,3 mg LPV + 33,3 mg RTV oder 2 × 5 ml Lösg. à 80/20 mg/ml Lösg.	Diarrhö, Übelkeit, Dyslipidämien, zahlreiche Interaktionen	mit Mahlzeit oder nüchtern
PI	**Telzir** FPV/Fosamprenavir (GlaxoSmithKline)	2800 mg ohne RTV 1400 mg mit 200 mg RTV	2 – 0 – 2 Tbl. à 700 mg oder 1 – 0 – 1 Tbl. + 2 Tbl. RTV	Diarrhö, Übelkeit, Erbrechen, Kopfschmerzen, Hautausschlag bis 20 %, selten Stevens-Johnson-Syndrom, zahlreiche Interaktionen	mit Mahlzeit oder nüchtern

Tabelle 9.**14** Fortsetzung

Substanz-klasse	Präparat, Hersteller	mittlere Tagesdosis	Dosierung	Nebenwirkungen	Hinweise zur Einnahme
PI	**Reyataz** ATV/Atazanavir (Bristol-Myers-Squibb)	300 mg + 100 mg RTV	2–0–0 à 150 mg + 1–0–0 à 100 mg RTV	Hepatotoxizität, Hyperbilirubinämie (bis 50 %), Diarrhö, multiple intestinale NW, keine Dyslipidämie	zu einer Mahlzeit
NNRTI	**Viramune** NVP/Nevirapin (Boehringer Ingelheim)	400 mg	1–0–1 Tbl. à 200 mg	allergische Hautreaktionen, Wirkungsabschwächung der PI	mit Mahlzeit oder nüchtern
NNRTI	**Sustiva** EFV/Efavirenz (DuPont Pharma)	600 mg	0–0–1 Kps. à 600 mg	Benommenheit, Schwindel, Dysphorie	mit Mahlzeit oder nüchtern
NNRTI	**Rescriptor** DLV/Delavirdin (Pharmacia-Upjohn)	1200 mg	4–4–4 Tbl. à 100 mg	Exanthem, Kopfschmerzen	in > 75 ml Wasser, Cola oder Orangensaft auflösen
FI	**Fuzeon** T-20/Enfuvirtide (Hoffmann-La Roche)	180 mg	2 × 90 mg subkutan injizieren	Hautreaktion an der Injektionsstelle, Pneumonierisiko, selten Hypersensitivitätsreaktion, Hautausschlag, Fieber, Übelkeit, Hepatopathie, Schüttelfrost	Injektionsorte wechseln

Abkürzungen: NRTI = Nukleosidale Reverse-Transkriptase-Inhibitoren; PI = Proteaseninhibitoren; NNRTI = Nicht-Nukleosidale Reverse-Transkriptase-Inhibitoren; NtRTI = Nukleotidale Reverse-Transkriptase-Inhibitoren; FI = Fusionsinhibitoren.

* unter Proteaseninhibitoren werden metabolische Störungen wie Lipodystrophie, Insulinresistenz und Diabetes mellitus häufiger beobachtet.

on vor Beginn der Therapie (BIII), bei behandelten Patienten nach erstem Therapieversagen (AII) und mit umfangreicher antiviraler Vorbehandlung vor geplantem Wechsel (AII). Ein Resistenz-Monitoring von Therapiepausen sollte nur im Rahmen wissenschaftlicher Studien erfolgen (DIII).

Zukünftige therapeutische Strategien

Zukünftig kann erwartet werden, dass standardisierte Therapiestrategien entwickelt werden, die den optimalen Therapie-Beginn, die optimale Kombination zu klinisch oder virologisch definierten Zeitpunkten und rationale Kriterien für einen Wechsel der Kombinationspartner vereinen.

Die etablierten Effekte in Bezug auf Lebenszeitverlängerung und Lebensqualitätsverbesserung rechtfertigen, dass keinem HIV-infizierten Patienten eine antivirale Therapie vorenthalten werden darf.

Immunrekonstitutionssyndrom (IRS)

In ca. 5 – 10 % der antiviral behandelten Patienten kommt es unter dem Einfluss der medikamentös induzierten immunologischen Verbesserungen zu Variationen verschiedener opportunistischer Erkrankungen, die durch eine ausgeprägte inflammatorische Komponente geprägt sind. Die suffizientere immunologische Abwehr führt zu einem neuen klinischen Bild mit z. T. atypischen klinischen und radiologischen Befunden und Manifestationen.

Zum sog. Immunrekonstitutionssyndrom gehören atypische Verläufe nahezu sämtlicher HIV-assoziierter Infektionen und Erkrankungen, insbesondere von:

- Tuberkulose und anderen Mykobakteriosen mit fistelnden Lymphadenitiden, Abszessen, Osteomyelitiden u. a.,
- CMV mit inflammatorischer CMV-Retinitis mit Vitritis, Papillitis und Makulaödem,
- progressiver multifokaler Leukoenzephalopathie (PML) mit fulminanter Klinik, atypischer Bildgebung (KM-Enhancement) und häufig günstigerer Prognose.

Therapeutisch wird in vielen Fällen von günstigen Effekten einer begleitenden Steroidmedikation berichtet.

Pneumocystis-Pneumonie (PCP)

Definition, Epidemiologie und Übertragung

Pneumocystis jiroveci (früher carinii, die Abkürzung bleibt PCP) ist ein ubiquitärer Keim, dessen taxonomische Zuordnung zu den Pilzen inzwischen geklärt ist. Es handelt sich um einen klassischen opportunistischen, fakultativ pathogenen Keim. Eine asymptomatische Trägerschaft weiter Teile der Bevölkerung wird angenommen. Die Durchseuchung erfolgt bereits in der Kindheit, der Erreger besiedelt die Lungen.

Klinisch bedeutsam wird die Besiedlung unter immunsuppressiven Bedingungen insbesondere bei T-Zell-Defizienz. Pneumocystis jiroveci verursacht bei immunsupprimierten Patienten eine interstitielle Pneumonie, selten andere Organmanifestationen.

Die PCP ist die häufigste AIDS-definierende opportunistische Infektion. Vor der Einführung einer Primärprophylaxe waren insgesamt über 80 % aller AIDS-Patienten im Verlauf ihrer Erkrankung von einer oder mehreren PCP-Episoden betroffen. In ca. 60 % war die PCP die AIDS-Erstdiagnose. Unbehandelt verläuft eine PCP letal. Aktuell erkranken hauptsächlich antiviral nicht vorbehandelte HIV-Infizierte oder anderweitig immunsupprimierte Patienten.

Tabelle 9.**15** Graduierung von Therapieempfehlungen

A	= eindeutige Empfehlung
B	= im Allgemeinen ratsam
C	= vertretbar
D	= im Allgemeinen abzulehnen
E	= eindeutige Ablehnung
I	= auf der Basis mindestens einer randomisierten Studie mit klinischen Endpunkten (die geänderten Zulassungsbedingungen von FDA und EMEA sehen klinische Endpunktstudien für neue Substanzen nicht mehr vor)
II	= auf der Basis von Surrogatmarkern
III	= nach Expertenmeinung

Pathogenese

Unter immunsuppressiven Bedingungen kommt es zu einer unbehinderten Vermehrung von Pneumozysten im Alveolarraum mit einer Interaktion zwischen Erreger und Typ-1-Pneumozyten, die mit der Destruktion der Alveolarepithelien endet. Die Verlegung des gesamten Alveolarraumes mit Erregern und Exsudat führt zu einer schweren Beeinträchtigung des Gasaustausches. Bei AIDS-Patienten ist die sekundäre zellulär-entzündliche Reaktion im Interstitium gering.

Ohne Therapie entspricht der weitere Verlauf einem progredienten Lungenversagen vergleichbar einem ARDS („acute respiratory distress syndrome").

Klinik

Leitsymptome der PCP sind trockener Husten, Fieber und Belastungsdyspnoe. Weitere Symptome sind Gewichtsverlust, Leistungsminderung und allgemeine Abgeschlagenheit. Der übliche Beginn der Symptomatik ist schleichend.

Diagnose

Der Untersuchungsbefund ist meistens unauffällig. Tachypnoe, Zyanose und pathologische Auskultationsbefunde sind Befunde einer fortgeschrittenen Pneumonie. Mit foudroyanten Verläufen muss gerechnet werden. Als Komplikation kann ein Pneumothorax auftreten. Selten kommt es zu extrapulmonalen Manifestationen

Die Kombination von niedriger CD4-Zellzahl < 200/μl und pulmonaler Symptome bei HIV-Infektion ist bis zum sicheren Ausschluss eine PCP.

Im Verdachtsfall ist unabhängig von einer weiteren Diagnostik eine Therapie zu beginnen.

Weitere diagnostische Schritte sind: Röntgen-Thorax-Aufnahme. Sie kann alle Varianten einer interstitiellen Pneumonie zeigen. Typisch sind beidseitige Infiltrate mit Betonung der Mittel- und Unterfelder. Häufig sind die Befunde überraschend diskret. Die Blutgasanalyse zeigt eine respiratorische Partialinsuffizienz, bei initial noch unauffälligem Befund in Ruhe kann in der Lungenfunktionsdiagnostik eine Einschränkung der Diffusionskapazität nachgewiesen werden. Eine erhöhte LDH ist unspezifisch, eignet sich aber als Verlaufsparameter.

Erregernachweis im provozierten Sputum (ca. 80%) oder in der bronchoalveolären Lavage (Treffsicherheit 90 – 100%), transbronchiale Biopsie nicht primär indiziert, CT-Thorax falls kein Erregernachweis,

Die Serologie hat diagnostisch keine Bedeutung.

Therapie

Therapie

Bei leichtem Verlauf kann die Therapie ambulant erfolgen.

Mittel der Wahl: Co-trimoxazol p.o. oder i.v. pro 4 kg KG 480 mg (= 1 Tablette p.o. oder 1 Ampulle i.v.), in 4 ED verteilt, Therapiedauer: mindestens 3 Wochen.

Begleittherapie mit Corticosteroid (z. B. Prednison 2 × 40 mg über 5 d, dann 2 × 20 mg über 5 d) bei mittelschweren oder schweren Verläufen indiziert.

Nebenwirkungen von Co-trimoxazol: Exanthem (ab 7. Tag), medikamenteninduziertes Fieber, Leukopenie, Thrombozytopenie, Hepatopathie. Bei moderaten Allergien ist eine Desensibilisierung mit der Co-trimoxazol-Suspension in langsam aufsteigender Dosierung von 12,5 – 100% der Dosis einer 480-mg-Tablette in 6 d möglich und effektiv.

Alternative: Pentamidin i.v., 4 mg/kg KG über 4 h 1 × tgl. Reduktion ab 5. Therapietag falls wirksam. Bei leichten – mittelschweren Verläufen kann Pentamidin primär inhalativ gegeben werden: 2 × 300 mg/d für 3 Wochen.

Nebenwirkungen von Pentamidin i.v. in ca. 50%: Nieren- und Leberfunktionsstörungen, Hypotonie, Hypertonie, Hyper- und Hypoglykämie, Hypokalzämie. Inhalatives Pentamidin führt selten zu systemischen NW, es kann zu Hustenreiz und Bronchoobstruktion kommen.

Sonstige Alternativen

- Atovaquone 2 × 1 Messlöffel à 5 ml (bei leichten Verläufen).
  Wegen geringerer Wirksamkeit und unzuverlässiger Resorption ist die Therapie mit Atovaquone nur selten indiziert.
- Dapson 100 mg/d + Trimethoprim 15 – 20 mg/kg KG p.o. für 21 d.
  Bei leichten Verläufen vergleichbare Wirksamkeit, hohe Nebenwirkungsrate.
- Clindamycin 4 × 600 mg/d i.v. + Primaquin 15 – 30 mg/d p.o. für 21 d.
  Bei leichten Verläufen vergleichbare Wirksamkeit.

Verlauf: Heilungsraten unter Co-trimoxazol ca. 90%. Oft kommt es initial zu einer kurzzeitigen Verschlechterung. Ansprechen der Therapie muss nach 5 – 7 d ersichtlich sein. Verlaufsparameter sind Fieber, Atemfrequenz, Blutgase (PaO_2) und Röntgenbild der Lunge.

▶

Rezidivprophylaxe

Nach einer PC-Pneumonie ist eine Sekundärprophylaxe indiziert.

Mittel der Wahl: Co-trimoxazol 480 mg 1 × tgl.

Unter dieser Medikation besteht gleichzeitig ein weitgehender Schutz gegen eine Reaktivierung von Toxoplasma gondii bei Toxoplasma-Antikörper-positiven Patienten mit CD4-Zellzahl < 100/μl.

Bei einem anhaltenden Anstieg der CD4-Zellzahl auf > 200/μl unter einer antiretroviralen Therapie (HAART) kann die Rezidivprophylaxe beendet werden.

Alternativen: Bei Co-trimoxazol-Unverträglichkeit Pentamidin 300 mg per inhalationem 1 × monatlich oder Dapson 50 mg oral 1 × tgl.

Primärprophylaxe

Für die Primärprophylaxe gelten die gleichen Optionen wie für die Rezidiv-Prophylaxe.

Indikation

- Alle HIV-infizierten Patienten mit CD4-Zellzahl < 200/μl oder rezidivierendem Soor oder klinischen Zeichen eines Progresses unabhängig von der CD4-Zellzahl. Nach einem anhaltenden Anstieg der CD4-Zellzahl auf > 200/μl unter der antiretroviralen Therapie (HAART) können die Primär- und Sekundärprophylaxe beendet werden.
- Abwägung zwischen effektiverer Co-trimoxazol-Prophylaxe und höherer Nebenwirkungsrate und weniger effektiver aber verträglicher Pentamidin-Inhalationsprophylaxe im Einzelfall. Bei Nachweis von Toxoplasma-Antikörpern sollte wegen gleichzeitig bestehendem Schutz gegen Toxoplasmose-Enzephalitis primär Co-trimoxazol gegeben werden.

Toxoplasmose-Enzephalitis bei AIDS

Definition, Epidemiologie und Übertragung

Toxoplasmose-Enzephalitis war in Deutschland die zweithäufigste AIDS-Erstdiagnose, sie trat in der Vor-HAART-Ära bei ca. 40 % aller AIDS-Patienten im Verlauf ihrer Erkrankung auf. Initialsymptome sind fokale neurologische Ausfälle, hirnorganische Psychosyndrome und häufig Fieber.

Das morphologische Substrat der Erkrankung sind einzelne oder multiple nekrotisch-entzündliche Läsionen (Toxoplasmose-Granulome) im Gehirn. Die klinische Symptomatik ist abhängig von der Lokalisation der Läsionen. Selten kommt es zu extrazerebralen Manifestationen.

Tabelle 9.**16** Übertragungswege der Toxoplasmose

oral	Genuss infizierten Fleisches, häufigster Weg
transplazentar	akute Infektion der Mutter während der Schwangerschaft (kongenitale Toxoplasmose)
parenteral	Blut, Blutprodukte, Transplantate
akzidentell	selten

Bei der HIV-assoziierten Toxoplasmose handelt es sich fast ausnahmslos um Reaktivierungen latenter Infektionen

Bei Immunkompetenten verläuft die akute Toxoplasmose-Infektion überwiegend inapparent. Sie führt zu einer lebenslangen Erregerpersistenz ohne klinische Relevanz. Unter den Bedingungen einer zellulären Immunsuppression kommt es zu einer Reaktivierung der latenten Infektion. Bei HIV-Infizierten handelt es sich in ca. 95 % um eine Reaktivierung.

Der Nachweis von Anti-Toxoplasmose-Antikörper (IgG) diskriminiert zwischen Risiko und Nicht-Risiko und dient als Entscheidungskriterium für eine Prophylaxe. Die Höhe des Risikos hängt von dem Ausmaß des zellulären Immundefektes ab.

Der Erreger **Toxoplasma gondii** ist ein obligat intrazellulärer Keim, dessen ubiquitäre Verbreitung zu einer hohen Durchseuchung der Bevölkerung führt. Der Grad der Durchseuchung ist wesentlich abhängig von den Ernährungsgewohnheiten. Der Verzehr von Fleisch infizierter Tiere ist ein wesentlicher Risikofaktor. Die Durchseuchung ist in Deutschland und Frankreich im Vergleich zu den USA hoch, sie beträgt durchschnittlich 50 % und zeigt mit zunehmendem Lebensalter eine steigende Tendenz bis > 90 %.

Die Häufigkeit einer Toxoplasmose-Enzephalitis hängt von der Prävalenz latenter Infektionen bei HIV-Infizierten und vom Grad des zellulären Immundefektes ab. Die Wahrscheinlichkeit steigt mit fallender CD4-T-Helferzellzahl.

Pathogenese

Kontrolle der primären Infektion durch das humorale und zelluläre Immunsystem, Latenzstadium mit lebenslang persistierenden Erregern.

Reaktivierung bei Immuninsuffizienz, insbesondere bei T-Zell-Defiziten. Die Replikation der Erreger (Trophozoiten) verursacht fokale Nekrosen mit perifokaler inflammatorischer Reaktion.

Klinik

- 80–90% der Primärinfektionen sind inapparent. Eine Infektion während der Schwangerschaft kann zur kongenitalen Toxoplasmose führen
- Die akute Infektion verläuft als symptomatische Lymphadenopathie, selten sind andere Organmanifestationen, am häufigsten Chorioretinitis.
- Immunsuppression und T-Zell-Defekt stellen Risiken für eine schwere akute Infektion oder eine Reaktivierung dar, die Reaktivierung ist weitgehend auf das ZNS begrenzt.

Symptomatik der Toxoplasmose-Enzephalitis bei AIDS-Patienten

- Fokale neurologische Symptome (70%).
- Temperatur > 38 °C (50%).
- Bewusstseinsstörung (40%).
- Psychomotorische Verlangsamung (35%).
- Meningismus (< 10%).
- Verhaltensstörungen (< 5%).
- Sehr häufig entwickelt sich eine diskrete Symptomatik, selten ein dramatischer Beginn. Im weiteren Verlauf treten Kopfschmerzen, Sehstörungen, Ataxien, Störungen der Feinkoordination, Sprachstörungen bis zur Aphasie und Krampfanfälle auf.
- Außer einer Chorioretinitis sind extrazerebrale Manifestationen selten.
- Atypische Verläufe unter den Bedingungen der Immunrekonstitution.

Diagnostik

Primärinfektion: serologischer Antikörpernachweis bei differenzialdiagnostischer Abklärung einer symptomatischen Lymphadenopathie.

Reaktivierung bei AIDS

Die Kombination aus drei Faktoren:

- bekannte latente Infektion (Antikörpernachweis).
- CD4-Zellzahl < 100/µl, selten darüber.
- suspekte klinische Symptomatik

ergibt die klinische Verdachtsdiagnose.

Bestätigung durch CCT oder MRT mit Nachweis von Granulomen. Weitgehende Sicherung durch das Ansprechen auf die Therapie.

CCT-Befunde bei AIDS-Patienten mit zerebraler Toxoplasmose:

- Kontrastmittel-positive Läsion(en) (ca. 95%),
- perifokales Ödem (ca. 80%),
- Ödem mit Raumforderung (ca. 60%).

Bei primärer Hirnstammsymptomatik oder bei nicht eindeutigem Befund im CCT ist eine MRT-Untersuchung indiziert.

Radiologische Differenzialdiagnosen

- Malignes Lymphom (Einzel-Läsion),
- progressive multifokale Leukoenzephalopathie (fehlende KM-Anreicherung),
- Abszesse,
- Hirntumoren oder zerebrale Metastasen (eine Hirnbiopsie ist in der Regel nicht indiziert).

Therapie

Therapie

! Bereits beim klinischen Verdacht ist ein Therapiebeginn indiziert.

Mittel der Wahl:

- Pyrimethamin 100 mg 1 × tgl. p.o. (für drei Tage, dann Dosis halbieren) plus Sulfonamid, entweder Sulfadiazin 4 × 1 g tgl. p.o. oder Sulfalen (Langzeitsulfonamid) 1 × 2 g Tag 1, dann 1 × 1 g jeden 3. Tag,
- plus 15 mg Folinsäure 1 × tgl. an drei Tagen/Woche.

Steroide nur in Ausnahmefällen bei sehr großem perifokalen Ödem mit raumforderndem Charakter.

Nebenwirkungen

- Exanthem > 40%,
- Übelkeit 10–15%,
- Erbrechen 10–15%,
- Leukopenie 15–20%,
- Fieber 5%,
- Thrombopenie < 5%.

Therapiedauer: 4–6 Wochen, dann Übergang zur Rezidivprophylaxe.

▶

Ansprechrate: > 80 %; Neurologische Residuen: > 50 %.

Therapie-Alternative bei Sulfonamid-Unverträglichkeit:

- Pyrimethamin 100 mg 1 × tgl. p.o. (an drei Tagen, dann Dosis halbieren) + Clindamycin 4 × 600 mg p.o. + Folinsäure 15 mg 1 × tgl. an drei Tagen/Woche.

Oder bei erforderlicher intravenöser Gabe:

- Clindamycin 4 × 600 mg i.v. + Co-trimoxazol 4 × 480 mg (1 Amp.) i.v.

Weitere Therapieoptionen

- Pyrimethamin 100/50 mg p.o. + Clarithromycin 2 × 500 mg p. o. oder Pyrimethamin 100/50 mg p.o. + Doxycyclin 1 × 200 mg p.o.
- Atovaquon-Susp. 2 × 1500 mg (2 × 10 ml) p.o. in Kombination mit Pyrimethamin (s. o.).

Rezidivprophylaxe bzw. Erhaltungstherapie

Nach einer erfolgreichen Therapie ist eine **lebenslange Sekundär-Prophylaxe** zur Rezidiv-Vermeidung angezeigt.

Mittel der Wahl: Pyrimethamin 1 × 50 mg p.o. + Sulfadiazin 2 × 1 g p.o. + Folinsäure 1 × 5 mg p.o. (oder 2 × 15 mg p.o. pro Woche).

Alternative: Pyrimethamin 1 × 50 mg p.o. + Clindamycin 4 × 300 mg p.o. evtl. 4 × 600 mg p.o. + Folinsäure 1 × 5 mg p.o. (oder 2 × 15 mg p.o. pro Woche) oder Pyrimethamin 1 × 50 mg p.o. + Folinsäure 1 × 5 mg p.o. (oder 2 × 15 mg p.o. pro Woche).

Therapie des Rezidivs: wie Primärtherapie, ggf. zusätzlich Clindamycin.

Primärprophylaxe

Indikation: positive Toxoplasmose-Serologie, CD4-Zellzahl < 200/μl.

Mittel der Wahl: Co-trimoxazol, die Dosierung ist nicht standardisiert, tgl. 1 × 1 Tbl. zu 480 mg ist wahrscheinlich ähnlich effektiv wie 3 × 960 mg/Woche.

Alternative: Dapson, 1 × 2 Tbl. à 50 mg oder Dapson plus Pyrimethamin 1 × 2 Tbl. à 25 mg/Woche plus Folinsäure 1 × 2 Tbl. à 15 mg/Woche.

Vorteil dieser Medikation ist der gleichzeitige Schutz gegen Pneumocystis jiroveci.

Nach einem anhaltenden Anstieg der CD4-Zellzahl auf > 200/μl unter der antiretroviralen Therapie (HAART) können die Primär- und Sekundärprophylaxe nach > 3 Monaten und bei fehlender KM-Anreicherung in der Bildgebung beendet werden.

Expositionsprophylaxe

Vermeidung des Verzehrs von rohem oder ungenügend gegartem Fleisch.

Vermeidung von Schleimhautkontakt nach Hände-Kontamination mit rohem Fleisch.

Candida-Infektionen bei AIDS

Candida albicans ist ein Hefepilz, der in kleinen Mengen zur normalen Körperflora gehört.

Bei Patienten mit HIV-Infektion kommt es in Abhängigkeit vom Ausmaß des Immundefektes zunächst zu einer Infektion der Mundhöhle (Soor) und im weiteren Verlauf zur Ösophagitis. Fungämien mit disseminiertem Organbefall sind bei AIDS-Patienten eine Seltenheit.

Eine Expositionsprophylaxe ist nicht möglich, weil es sich üblicherweise um endogene Infektionen handelt.

Gelegentlich kommt es zu perianalen oder genitalen Candida-Mykosen.

Candida-Infektionen sind die häufigsten opportunistischen Erkrankungen bei HIV-infizierten Patienten.

Die **Soor-Stomatitis** hat den Charakter einer **HIV-Indikator-Erkrankung**. Bei fehlenden Hinweisen auf immunsuppressive Bedingungen muss bei jedem Patienten mit einer Soor-Stomatitis eine HIV-Infektion ausgeschlossen werden.

Klinik

Das klinische Bild des Soor ist bei Vorhandensein von weißlichen abstreifbaren Belägen im Bereich der Mundschleimhaut und der Zunge typisch. Es kann jedoch auch zu einer atrophischen Stomatitis mit stark geröteten Schleimhäuten kommen. Als Beschwerden werden Brennen, Schmerzen, ein pelziges Gefühl und Geschmacksstörungen genannt.

Eine Ausdehnung der Schmerzen nach retrosternal signalisiert den ösophagitischen Befall. Es kommt zu Schluckbeschwerden mit Intensivierung des Schmerzes bei der retrosternalen Nahrungspassage.

Diagnostik

Typisches klinisches Bild.

Bei fehlenden Belägen Pilznachweis im Mundspülwasser oder im Abstrich. Neben Candida albicans werden seltener C. tropicalis, C. krusei oder Torulopsis glabrata nachgewiesen.

Bei fehlendem Mund-Soor kann die Diagnose der **Soor-Ösophagitis** durch Ösophagus-Breischluck oder endoskopisch gestellt werden.

Üblicherweise liegt die CD4-Helferzellzahl bei einer Candida-Ösophagitis unter 100/µl, eine Soor-Stomatitis kann bereits wesentlich früher auftreten.

! Die Soor-Ösophagitis ist eine AIDS-definierende Diagnose.

Differenzialdiagnose

Bei fehlendem Ansprechen einer Ösophagitis auf eine antimykotische Therapie müssen eine Herpes- oder Zytomegalie-Ösophagitis ausgeschlossen werden.

Ein Befall des Ösophagus durch ein Non-Hodgkin-Lymphom ist selten.

Therapie

Therapie

- **Applikationsform**
  - Soor-Stomatitis: topische antimykotische Therapie.
  - CD4-Zellzahl < 100/µl: eher systemische Therapie indiziert.
  - Soor-Ösophagitis: systemische Therapie.
- **Mittel der Wahl**
  - Topisch: Nystatin-Präparate
    Amphotericin-B-Lutschtabletten oder -Suspension
    Miconazol-Gel.
  - Systemisch: Fluconazol initial 200 mg an Tag 1, dann 100 mg 1 × tgl. p.o. oder i.v. für 5 – 10 d.
- **Alternative bei V. a. Fluconazol-Resistenz,** z. B. nach längerer Prophylaxe:
  Itraconazol initial 400 mg an Tag 1, dann 200 mg tgl. für 5 – 10 d.
- **Alternative bei Nichtansprechen** oder bei Candida non-albicans und Nicht-Ansprechen trotz hoher Fluconazol-Dosis: Voriconazol intravenös, initial 2 × 6 mg/kg KG an Tag 1, dann auf 2 × 4 mg/kg KG reduzieren oder oral, 2 × 400 mg an Tag 1, dann 2 × 200 mg, auf Interaktionen mit HAART-Medikation achten, auch gegen Aspergillen wirksam.
- **Weitere Alternativen:** Caspofungin nur intravenös, initial 70 mg Einzeldosis an Tag 1, dann 50 mg täglich, Dosiserhöhung unter dem Einfluss einzelner HAART-Medikamente nötig oder Amphotericin B i.v., 1 mg Testdosis, dann initial 0,1 – 0,25 mg/kg KG 1 × tgl. per infusionem über 3 – 4 h, tägliche Steigerung um 0,1 – 0,25 mg/kg KG bis max. 0,6 – 1,0 mg/kg KG.

Prophylaxe

Eine regelhafte Prophylaxe ist nicht indiziert.

Da Candida-Infektionen eine hohe Rezidiv-Neigung haben, kann es zu häufigen Therapieepisoden kommen.

Neben einer regelmäßigen topischen antimykotischen Medikation kann alternativ eine systemische Applikation von Fluconazol 1 – 2 × wöchentlich 100 mg oder täglich 50 mg p.o. indiziert sein. Unter HAART geht die Rezidivneigung deutlich zurück.

Atypische Mykobakteriosen bei AIDS

Definition, Epidemiologie und Übertragung

Der häufigste Erreger ist **Mycobacterium avium**, seltener werden M. intracellulare, M. kansasii, M. genaevense oder M. xenopi nachgewiesen.

M. avium und M. intrazellulare werden zum sog. Mycobacterium-avium-Komplex (MAC) zusammengefasst.

Es gibt keinen Anhalt für eine Übertragung von Mensch zu Mensch. Der wahrscheinliche Übertragungsmodus ist inhalativ oder per ingestionem.

Die fakultativ pathogenen Erreger sind ubiquitär. Erst seit der AIDS-Ausbreitung kommt es zu klinisch bedeutsamen disseminierten Infektionen.

Nach der Diagnosestellung AIDS erfolgt ein kontinuierlicher Anstieg von MAC-Bakteriämien, nach zweieinhalbjährigem Verlauf bei fast 50 % aller AIDS-Patienten.

Die verlängerte Überlebenszeit von AIDS-Patienten nach der Einführung der PCP-Prophylaxe und unter den anfänglichen Bedingungen einer antiviralen Therapie hat zunächst zu einem Anstieg klinisch relevanter MAC-Infektionen geführt. Unter den Bedingungen von HAART und der damit verbundenen

Rekonstitution des Immunsystems sind MAC-Infektionen erheblich seltener geworden.

Weiterhin ist das Verhältnis von Bakteriämie und unspezifischer Symptomatik nicht eindeutig. Die Prognose von AIDS-Patienten mit MAC-Bakteriämie ist jedoch unabhängig vom klinischen Bild schlechter.

Pathogenese

Die Replikation von M. avium erfolgt intrazellulär und wird offensichtlich durch die gleichzeitige Infektion der Zellen (z. B. Monozyten) mit HIV begünstigt.

Die HIV-assoziierte Replikation von M. avium führt zu einer disseminierten massenhaften Erregerpräsenz in verschiedenen Organen, dem zirkulierenden Blut, im Stuhl und im Knochenmark. Der Gastrointestinaltrakt ist häufig, die Lunge außergewöhnlich selten involviert.

Klinik

Atypische Mykobakterien verursachen bei AIDS-Patienten im fortgeschrittenen Verlauf disseminierte Infektionen mit einer unspezifischen Symptomatik (Tab. 9.**17**). Im Vordergrund der Beschwerden stehen Fieber, Gewichtsverlust, abdominelle Schmerzen und Diarrhöen.

Häufiger lassen sich Bakteriämien nachweisen, ohne dass dafür ein eindeutiges klinisches Korrelat zu finden ist.

Der klassische Verlauf der disseminierten atypischen Mykobakteriose ist in den letzten Jahren selten geworden. Das klinische Bild ist unter den Bedingungen der Immunrekonstitution deutlich modifiziert. Es kommt zu lokalisierten Formen mit Lymphknotenabszessen, Fistelbildung, schlechter Heilungstendenz, Osteomyelitiden und Arthritiden.

Tabelle 9.**17** Symptomatik und Befunde bei disseminierter MAC-Infektion bei AIDS-Patienten

Fieber	93 % (56 – 100 %)
Nachtschweiß	87 % (86 – 87 %)
Anorexie	74 % (66 – 81 %)
Gewichtsverlust	60 % (50 – 69 %)
Hepatomegalie	42 % (14 – 69 %)
Diarrhö	40 % (0 – 63 %)
Splenomegalie	32 % (11 – 53 %)
abdominelle Schmerzen	28 % (5 – 41 %)

Diagnostik

Bei sehr niedrigen CD4-Zellzahlen < 50/μl ist die Wahrscheinlichkeit einer disseminierten MAC-Infektion groß.

Der Erregernachweis erfolgt kulturell aus Blutkulturen bzw. normalerweise sterilen Körperflüssigkeiten oder aus Gewebe. Mit einer klinisch unbedeutenden Kolonisierung ist zu rechnen. Bei lokalisierten Befunden erfolgt die Diagnose aus Aspiraten bzw. Punktaten. Mit neuen radiometrischen Verfahren (BACTEC, Becton-Dickinson) gelingt der Nachweis in 2 – 3 Wochen.

Bei massenhaftem Erreger-Nachweis in Verbindung mit passenden klinischen Symptomen bzw. bei lokalen Befunden besteht eine **Therapie-Indikation.**

Erregertypisierung mittels molekulargenetischer Amplifikationsmethoden (PCR).

Für die Empfindlichkeitsprüfungen von atypischen Mykobakterien steht im Gegensatz zu den Tuberkulosebakterien noch keine allgemein anerkannte Methode zur Verfügung.

Eine Resistenztestung beim Nachweis von MAC ist nicht indiziert.

Therapie

Die aktuellen therapeutischen Optionen sind unbefriedigend. M. avium ist gegen die meisten Tuberkulostatika resistent. Eine In-vitro-Empfindlichkeit besteht gegenüber Ethambutol, Rifampicin, Rifabutin, Amikacin, Ciprofloxacin und Clarithromycin.

Ein standardisiertes Therapie-Konzept existiert nicht.

Eine **mögliche** und **oft praktizierte Therapie** besteht in der initialen Kombination von Clarithromycin 2 × 500 mg und Ethambutol 1 × 3 Tabl. à 400 mg (20 mg/kg KG) ergänzt durch Rifabutin 1 × 2 Tbl. à 150 mg p.o.

Alternative zu Clarithromycin ist Azithromycin, 1 × 1 Tbl. à 600 mg. Alternativ können auch ergänzend 3 × 750 mg Ciprofloxacin p.o. und/oder 2 × 7,5 mg/kg KG Amikacin i.v. gegeben werden. Infek- ▶

tionen mit anderen atypischen Mykobakterien als MAC erfordern in jedem Fall die Kombination mit diesen Präparaten.

Schwierig ist die Therapie von M. genaevense. Eine Kombination von Rifampicin, Ethambutol, Clofazimin und Isoniazid war in Einzelfällen effektiv.

Für die lokalisierten MAC-Infektionen ist mit Monate langen Therapiezeiten zu rechnen. Oft sind chirurgische Interventionen erforderlich. Gelegentlich sind zusätzlich Steroide erfolgreich.

Die Therapiedauer sollte mindestens 6 Monate unter HAART bzw. bis zu einem Anstieg der CD4-Zellzahl > 100/μl betragen. Wegen multipler Interaktionen sollte Rifabutin jedoch nach wenigen Wochen abgesetzt werden und die Therapie i. S. einer Erhaltungstherapie als Zweierkombination fortgesetzt werden.

Prophylaxe

Aufgrund der Häufung klinisch relevanter MAC-Bakteriämien war in der Vor-HAART-Ära eine **Primärprophylaxe** im fortgeschrittenen Stadium von AIDS sinnvoll. In den USA ist hierfür Rifabutin 1 × 300 mg tgl. bei Patienten mit HIV-Infektion und weniger als 50 CD4-Zellen/μl zugelassen. Im Vergleich zu einer Plazebogabe konnte Rifabutin die Häufigkeit einer MAC-Bakteriämie bei 566 behandelten Patienten von 17 % auf 8,5 % senken.

Ein generell akzeptiertes Konzept für Westeuropa existiert noch nicht. Wegen zahlreicher Interaktionen von Rifabutin mit den Proteaseninhibitoren wird auf diese Substanz verzichtet. Bei anhaltender Erniedrigung der CD4-Zellzahl < 50/μl können Clarithromycin 2 × 500 mg p.o. oder Azithromycin 1 × 600 mg wöchentlich p.o. eingesetzt werden. Bei effektiver antiretroviraler Therapie tritt die Bedeutung einer MAC-Prophylaxe deutlich in den Hintergrund.

Für die Rezidivprophylaxe gibt es ebenfalls keine verbindlichen Standards. Die Regeln der Erhaltungstherapie s. o.

Kryptosporidiose

Definition, Epidemiologie und Übertragung

Kryptosporidien sind intrazelluläre Protozoen mit weltweiter Verbreitung, die vorwiegend gastrointestinale Infektionen verursachen. Bei AIDS-Patienten sind sie eine häufige Ursache für Diarrhöen.

Die Häufigkeit von Kryptosporidiosen bei AIDS-Patienten variiert in Nordamerika und Europa zwischen 11 % und 21 %. Höhere Infektionsraten werden aus Entwicklungsländern berichtet.

Die **Übertragung** erfolgt fäkal-oral durch Oozysten, sie kann von Mensch zu Mensch, von Tier zu Mensch und durch kontaminiertes Wasser erfolgen. Kleine Epidemien in Heimen, Kindertagesstätten oder innerhalb einer Familie sind beschrieben. Gelegentlich kommt es zu einer nosokomialen Übertragung bei der Versorgung infizierter Patienten. Steigende Bedeutung hat die Infektion bei der Reisediarrhö.

Pathogenese

Der genaue Pathomechanismus der Diarrhöen ist nicht bekannt. Es treten sowohl Diarrhöen vom sekretorischen Typ als auch Malabsorptionsdiarrhöen auf.

Klinik

Am häufigsten kommt es zu Diarrhöen mit schweren Wasser- und Elektrolytverlusten. Begleitend treten Tenesmen, subfebrile Temperaturen, Übelkeit, Erbrechen, Appetitlosigkeit, Müdigkeit und erhebliche Leistungsminderung auf. Es kommt zu Gewichtsverlust und Exsikkose.

Bei ca. 10 % entsteht zusätzlich eine Cholezystitis.

Eine symptomatische Infektion kann alle Personengruppen erfassen, bei Immunkompetenten verläuft die Erkrankung selbstlimitierend und eher mild.

Schwere Verläufe treten im Zusammenhang mit einem zellulären Immundefekt auf, in der Regel bei CD4-Zellzahlen < 50/μl auf.

! Die chronische Kryptosporidiose ist AIDS-definierend.

Es gibt asymptomatische Ausscheider.

Differenzialdiagnose HIV-assoziierter Diarrhöen

- **Bakterien:** Salmonellen, Shigellen, Yersinien, enteropathogene E. coli, Campylobacter pylori, Clostridium difficile, Staphylococcus aureus, Mycobacterium avium.

- **Protozoen:** Gardia lamblia, Entamoeba histolytica, Isospora belli, Mikrosporidien.
- **Viren:** Zytomegalie-Virus, HIV (konstitutionell).
- **Nicht-infektiöse Ursachen:** Kaposi-Sarkom, malignes Lymphom.

Diagnostik

Sicherung der Diagnose durch mikroskopischen Nachweis von Kryptosporidien-Oozysten im Stuhl oder durch Histologie aus intestinalem Biopsie-Material. Das Labor sollte explizit auf den Kryptosporidienverdacht hingewiesen werden.

Oozysten können auch gelegentlich im normalen Stuhl gefunden werden.

Therapie

Therapie

Eine kausale Therapie ist nicht bekannt.

Flüssigkeitsausgleich, parenterale Kalorienzufuhr und Elektrolytsubstitution sind entscheidend.

Symptomatisch werden Antidiarrhoika (z. B. Loperamid) eingesetzt. Gelegentlich hilft Opiumtinktur.

Bei einigen Patienten führt die Gabe von synthetischem Somatostatin (Octreotid) durch Hemmung der sekretorischen Darmaktivität zu einem Rückgang der Diarrhöen.

Versuchsweise kann das Antihelminthikum Nitazoxanid (Cryptaz oder Alina) im off-lable-use eingesetzt werden. Kasuistische Berichte gibt es auch über positive Effekte einer Kombination von Paromomycin (Humatin Pulvis) plus Azithromycin.

Eine chirurgische Intervention bei Gallengangsobstruktion oder bei Cholezystitis kann selten indiziert sein.

Prophylaxe

Eine Primär- oder Sekundärprophylaxe existiert mangels effektivem Medikament nicht.

Eine Expositionsprophylaxe durch Vermeidung einer fäkal-oralen Kontamination ist sinnvoll. Trinken von Leitungswasser sowie Baden in offenen Gewässern muss strikt vermieden werden.

! Kryptosporidien-Ausscheider müssen isoliert werden, falls Kontakt zu Immunsupprimierten möglich ist.

Kryptokokkose

Definition, Epidemiologie und Übertragung

Der Erreger der Kryptokokkose ist Cryptococcus neoformans, ein ubiquitärer Hefepilz, der vorwiegend in Vogelexkrementen verbreitet wird.

Am häufigsten kommt es über den pulmonal-inhalativen Eintritt zu einer hämatogenen Meningoenzephalitis. Prolongiert verlaufende Infektionen mit multiplen Organmanifestationen vorwiegend pulmonal (atypische Pneumonie) oder mit verschiedenen Hautmanifestationen können unterschieden werden.

Neben Patienten mit AIDS oder Sarkoidose sind Personen unter einer Steroid-Medikation oder einer zytostatischen Therapie bei lymphoproliferativen Erkrankungen besonders betroffen.

Als ubiquitär vorkommender Erreger in Vogelexkrementen ist die Inhalation kontaminierten Staubes der wesentliche Übertragungsweg. Da die Exposition jedoch allgegenwärtig ist, müssen wirtsspezifische Faktoren hinzukommen, bevor eine klinisch relevante Infektion entsteht. Das wesentliche Risiko sind Bedingungen oder Erkrankungen mit zellulärem Immundefekt.

80–90% aller Kryptokokkosen treten bei AIDS-Patienten auf. Diese haben gewöhnlich weniger als 100 CD4-Zellen/µl.

Am zweithäufigsten betroffen sind Patienten nach Transplantationen unter immunsuppressiver Therapie.

Klinik

Akuter Beginn einer fieberhaften Erkrankung mit Kopfschmerz, Übelkeit, Erbrechen und meningitischen Zeichen. Enzephalitische Symptome mit quantitativen und qualitativen Bewusstseinsstörungen sowie Krampfanfällen können zusätzlich auftreten.

Bei den subakut bis chronischen Verläufen stehen zunächst unspezifische Allgemeinsymptome, im Verlauf auch hirnorganische Symptome im Vordergrund. Eine spezifische Verdachtsdiagnose wird meistens erst mit dem Auftreten von Kopfschmerzen oder eindeutiger meningitischer Befunde erhoben.

Bei primär extrazerebraler Manifestation (pulmonal oder kutan) muss der ZNS-Befall durch Liquorpunktion ausgeschlossen werden.

Diagnostik

- Nachweis von Kryptokokkus-Antigen im Liquor oder im Serum. Positiver Befund im Serum bei Kryptokokken-Meningitis in über 90%.
- Direkter mikroskopischer Erregernachweis im Liquor-Tuschepräparat.
- Kultureller Nachweis auf Spezialnährböden.
- CCT oder MRT zur differenzialdiagnostischen Abgrenzung anderer Erkrankungen mit ZNS-Beteiligung. Oft Hirndruckerhöhung.

Differenzialdiagnose: ZNS-Manifestationen bei AIDS

- HIV-Enzephalopathie,
- Toxoplasmose-Enzephalitis,
- Herpes-Viren-Enzephalitiden (CMV, HSV, VZV),
- Papova-Virus-Infektion (progressive multifokale Leukoenzephalopathie),
- M.-tuberculosis-Meningitis,
- Listeria-monocytogenes-Meningitis,
- Neurolues,
- Aspergillose,
- malignes Lymphom.

Therapie

Therapie

Dreier-Kombination mit Amphothericin B + Flucytosin + Fluconazol. Dosierung:

- Amphothericin B: 1 mg Testdosis, dann 0,5–0,75 mg/kg KG per inf. 1 × tgl. oder AmBisone 1 × 3 mg/kg KG.
- Flucytosin: 4 × 1 Fl. Ancotil à 250 ml (2,5 g) i.v.
- Fluconazol: 2 × 200–400 mg Diflucan tgl. i.v., später p.o.

Dauer: mindestens 6 Wochen.

Nebenwirkungen: Nephrotoxizität (Ampho B), Myelotoxizität, Hepatotoxizität (Flucytosin), gastrointestinale Beschwerden (Fluconazol).

Prophylaxe

Im Anschluss an eine Therapie obligate Rezidivprophylaxe bzw. Erhaltungstherapie.

Mittel der Wahl: Fluconazol 200 mg p.o. 1–2 × tgl.

Alternative: Itraconazol (Sempera) 2 × 2 Kps. à 100 mg p.o.

Dauer der Erhaltungstherapie: mindestens 6 Monate, Absetzen bei CD4-Zellzahl > 100/µl und Viruslast 3 Monate unter Nachweisgrenze möglich.

Seltene opportunistische Infektionen und Tumore bei AIDS

Siehe Tab. 9.**18**.

Kaposi-Sarkom bei AIDS

Definition

Das Kaposi-Sarkom ist das häufigste AIDS-assoziierte Malignom. Besonders betroffen sind Homosexuelle, deutlich weniger die anderen Risikogruppen.

Die Prävalenz nimmt seit Beginn der AIDS-Epidemie kontinuierlich ab. Unter den Bedingungen von HAART sind ein weiterer deutlicher Rückgang sowie eine Abmilderung der klinischen Verläufe zu verzeichnen.

Ätiologie/Pathogenese

Ursache des Kaposi-Sarkoms ist eine Infektion mit dem Humanen Herpes-Virus 8 (HHV 8), welches wie HIV sexuell und durch Blut übertragen wird.

Die Pathogenese des Kaposi-Sarkoms wird durch die Beeinträchtigung des Funktionszustandes des zellulären Immunsystems, eine systemische viral bedingte Beeinträchtigung des Gefäßendothels (HHV 8) und durch die Produktion angiogener Wachstumsfaktoren aus T-Lymphozyten bestimmt.

Das Zusammenwirken dieser Faktoren führt zu einer Endothelproliferation, die unter den Bedingungen weiterer möglicher Kofaktoren in ein autonomes Tumorwachstum übergeht.

Tabelle 9.**18** Seltene opportunistische Infektionen und Tumore bei AIDS

Infektion	Hauptsymptome	Diagnose	Therapie
Bazilläre Angiomatose (Erreger: Rickettsien; Bartonella henselae oder Bartonella quintana) (nicht AIDS-definierend)	vaskuläre Knötchen bzw. Tumore, ähnlich Kaposi-Läsionen oder Hämangiomen oder Psoriasis-Effloreszenzen Hauptwirt der Erreger: Katzen, Vektor: Katzenfloh	Biopsie, Warthin-Starry-Färbung, PCR	4 × 500 mg Erythromycin mindestens 4 Wochen Katzenkontakt meiden
Mikrosporidiose (nicht AIDS-definierend)	chronische Diarrhoe selten Sinusitis, Bronchitis, Pneumonie, Cholangitis, Nephritis, diss. Infektion	Lichtmikroskopie des Stuhls, Elektronenmikroskopie zur Erregertypisierung	symptomatisch (Loperamid, Tinctura opii, Octreotid, Thalidomid) Versuch mit Albendazol p.o., 2 × 1 – 2 Tbl. à 400 mg, 4 Wochen
Kokzidioidomykose (disseminierte Infektion AIDS-definierend)	80 % fokaler oder diffuser Lungenbefall, Hautbeteiligung, chronische Meningoenzephalitis, disseminierte Infektion, Auftreten nur endemisch (Südwesten USA)	Kultur, Histologie (transbronchiale Biopsie), Serologie **Cave** Infektionsgefahr für Laborpersonal	initial Amphotericin B, Erhaltungstherapie mit Fluconazol oder Itraconazol
Isosporiasis (chronische Form > 4 Wochen AIDS-definierend)	sekretorische Diarrhö Klinik ähnelt Kryptosporidiose	Stuhl-Mikroskopie Blut-Eosinophilie	Co-trimoxazol 960 mg/d für 1 Woche, zweite Wahl: Ciprofloxacin
Histoplasmose (disseminierte oder extrapulmonale Histoplasmose ist AIDS-definierend)	Fieber, 20 % Sepsis Gewichtsverlust Husten, Dyspnoe, Hepatosplenomegalie, Lymphadenopathie, ZNS Auftreten nur endemisch (Mittelwesten USA, Zentral-, Südamerika, Afrika, Karibik, Südostasien)	Kultur aus Blut, Knochenmark u. a., Histologie, Serologie schwierig, Antigennachweis im Urin, Serum, Liquor, BAL	Amphotericin B Itraconazol bei leichten Formen (2 – 3 × 200 mg/d) und zur Rezidivprophylaxe
Aspergillose (nicht AIDS definierend)	Lungenbefall, bei invasiven Verläufen extrapulmonale Manifestationen: ZNS, Herz, Abszesse	Histologie, Dünnschicht-CT der Lunge	Amphotericin B, Alternative: neuere Substanzen Caspofungin oder Voriconazol, Rezidivprophylaxe bzw. Suppressionstherapie mit Itraconazol unter Spiegelbestimmung
Penicillium marneffei (nicht AIDS-definierend), in Südostasien AIDS-assoziiert	Systemerkrankung mit hohem Fieber, Husten, Hämoptysen, Hepatosplenomegalie, kutane und mukokutane Läsionen Endemisch in Südostasien	kulturell aus Biopsaten, Blutkultur	Amphotericin B oder Itraconazol Rezidivprophylaxe mit Itraconazol
Nocardiose Erreger: Nocardien (aerobe Bakterien bzw. Aktinomyzeten) (nicht AIDS-definierend)	pulmonale Manifestationen am häufigsten (TBC-ähnlich), diverse extrapulmonale Erkrankungen	Spezialdiagnostik in Absprache mit RKI-Referenzlabor Universität Bonn	Sulfonamide

Tabelle 9.**18** Fortsetzung

Infektion	Hauptsymptome	Diagnose	Therapie
Rhodokokken-Infektion (nicht AIDS-definierend) Erreger: Rhodococcus equi	granulomatöse und abszedierende Pneumonie, häufig Kavernenbildung	kulturell aus Sputum oder Blut	Erythromycin, Ciprofloxacin, Rifampicin oder Vancomycin, evtl, Kombinationen, evtl. chirurgisch
viszerale Leishmaniose (nicht AIDS-definierend) Erreger: Leishmania donovani (Protozoon), Übertragung durch Sandfliegen	Panzytopenie, Fieber, Hepato-splenomegalie, mukokutane Läsionen Endemisch u. a. in Südeuropa	mikroskopisch im Knochenmarks-aspirat	Miltefosine 100 mg/d (über internationale Apotheke)
progressive multifokale Leukoenzephalopathie	ZNS-Entmarkung der weißen Hirnsubstanz mit Demenz und neurologischen Defiziten (visuell, motorisch, kognitiv)	CCT, NMR, Liquor-diagnostik (Nachweis von JC-Virus in Liquor-PCR), Hirnbiopsie	keine Option, unter HAART evtl. Stabilisierung, atypischer Verlauf, bessere Prognose
Non-Hodgkin-Lymphome (85 % hoch maligne) AIDS definierend, steigender relativer Anteil an den AIDS-definierenden Erkrankungen	heterogene Manifestationen, häufig aggressives Wachstum, extranodal, schlechtes Ansprechen auf Therapie	Histologie, Staging	klassische Prinzipien wie bei nicht-HIV-Patienten, insgesamt schlechte Prognose ≤ 6 Monate, Chemotherapieschemata wegen bestehender Immundefizienz limitiert
invasives Zervix-Karzinom (AIDS-definierend)	Lokalbefund, hohe Malignität, schlechte Prognose	engmaschige Vor-sorge (6-monatlich) zytologisch, histologisch	stadiengerechte Therapie Konisation, Operation, Strahlentherapie
anorektale Karzinome (nicht AIDS-definierend)	Lokalbefund	klinisch, histologisch	evtl. Operation
Morbus Hodgkin (nicht AIDS-definierend)	häufig Fieber unklarer Genese, fortgeschrittene Stadien, B-Symptomatik, schlechte Prognose	Histologie, Staging	klassische Prinzipien wie bei nicht-HIV-Patienten, insgesamt schlechte Prognose, Chemotherapie-schemata

Klinik

Die Kaposi-Läsionen manifestieren sich in einer großen klinischen Breite von erythematösen Flecken, flachen Papeln oder Knoten unterschiedlicher Konsistenz oder Pigmentierung. Die Einbeziehung der Hände und Fußsohlen, des Gesichtes, des Genitales und der Schleimhäute ist ebenso typisch wie die Beteiligung von Lymphknoten und innerer Organe. Häufig sind auch der Gastrointestinaltrakt und die Lunge betroffen.

Die klinische Symptomatik umfasst ein Spektrum von asymptomatischen Verläufen bis hin zu schweren Komplikationen mit intestinalen oder pulmonalen Blutungen, lymphatischen Abflussstörungen oder respiratorischer Insuffizienz.

Obwohl das Kaposi-Sarkom bei AIDS-Patienten häufig einen fulminanten Verlauf nimmt, sterben die meisten Patienten eher an den Folgen der begleitenden opportunistischen Infektionen.

Das klinische Bild unterstützt das pathogenetische Modell eines infektiologisch getriggerten proliferierenden endothelialen Gefäß-Prozesses, das in Abhängigkeit vom Ausmaß der Immunschwäche an Ausdehnung zu- oder abnimmt. Unter den Bedingungen von HAART kann eine Rückbildung bis hin zu völliger Remission der Sarkom-Läsionen beobachtet werden.

Diagnostik

In den meisten Fällen ist der klinische Aspekt hinweisend.

Die Histologie einer Läsion nach Exzision ist beweisend.

Bei Gaumenbefall ist eine weitere Endoskopie indiziert, wenn gastrointestinale Symptome vorhanden sind.

Beim V.a. pulmonalen Befall und Zweifeln an der Verdachtsdiagnose ist eine bronchoskopische Abklärung erforderlich.

Eine Stadieneinteilung des Kaposi-Sarkoms (AIDS Clinical Trial Group/ACTG) von 1997 hat unter den zu beobachtenden Vollremissionen durch HAART erheblich an Bedeutung verloren.

Gelegentlich können Kaposi-Läsionen mit Manifestationen der bazillären Angiomatose (Erreger: Bartonella henselae, Haupterreger der Katzenkratzkrankheit, antibiotische Therapie mit Makrolid oder Doxycyclin) verwechselt werden.

Therapie

Therapie

Bei unbehandelten Patienten sofortiger Beginn einer HAART unter Beteiligung eines Proteaseninhibitors (PI) zur Erzielung der Immunrekonstitution.

Therapieziele: Verbesserung der Lebensqualität und Beseitigung kosmetischer oder funktioneller Beeinträchtigungen durch Lokaltherapie, eine systemische Chemotherapie ist heute nur noch ausnahmsweise erforderlich.

- Bei kosmetisch oder funktionell bedeutenden Einzelläsionen: Exzision, Bestrahlung (Röntgenweichstrahlen), Kryotherapie oder intraläsionale Injektionen (Vincristin oder Bleomycin oder Interferon), photodynamische Therapie mit Lichtsensibilisierung.
- Bei flächiger Ausbreitung mit Lymphödem: Bestrahlung (schnelle Elektronen).
- Bei Läsionen der Mundschleimhaut: Kobalt-Bestrahlung.
- Bei rasch progredientem disseminierten KS und CD4-Zellzahlen > 200/μl: rekombinantes Interferon-α 2a oder pegyliertes IFN-α 2b im off-label-use.
- Bei progredientem Kaposi-Sarkom, viszeraler Beteiligung und Lymphödem: Inzwischen Etablierung der Monotherapie mit liposomalem Doxorubicin oder liposomalem Daunorubicin. Alternativ Poly-Chemotherapie mit Doxorubicin, Bleomycin, Vinblastin (ABVb) oder Doxorubicin, Bleomycin, Vincristin (AVB) oder Zweierkombinationen mit Bleomycin, Vincristin oder Vinblastin, Vincristin. Bei Myelosuppression als Nebenwirkung ist die Gabe von hämatopoetischen Wachstumsfaktoren sinnvoll.

Grundsätzlich sollte eine Therapieindikation sehr zurückhaltend gestellt werden, da unter den Bedingungen einer **hoch aktiven antiretroviralen Therapie** (HAART) mit deutlichen Remissionen einschließlich Vollremissionen zu rechnen ist.

9.3 Bakterielle Erkrankungen

Definition und Aufbau der Bakterien

Bakterien sind einzellige Mikroorganismen mit charakteristischem Zellaufbau. Die Zellorganellen höherer Organismen wie Nukleolus, endoplasmatisches Retikulum, Golgi-Apparat, Mitochondrien, Lysosomen, Mikrotubuli, Chloroplasten und Kernmembran fehlen.

Das genetische Material liegt als DNA-Strang direkt vom Zytoplasma umgeben vor (Kernäquivalent, Nukleoid). Einige Bakterien enthalten zusätzliche DNA-Strukturen im Zytoplasma in Form sog. **Plasmide**. Diese können Erbinformationen, z. B. über Resistenzen gegenüber Antibiotika, übertragen.

Das Zytoplasma ist von einer Membran umgeben. Diese ist u. a. wichtiger Träger von Transportproteinen, der oxidativen Phosphorylierung und von Wandsynthese-Proteinen. Einige davon werden wegen ihrer Affinität zu β-Laktam-Antibiotika auch **Penicillin-bindende-Proteine** genannt.

Das Bakterium wird zusätzlich zur Zellmembran von einer Hülle umgeben. Der Zellhüllen-Aufbau der Bakterien ist charakteristisch, färbetechnisch kann zwischen gramnegativen und grampositiven Bakterien unterschieden werden. Mykoplasmen haben keine Zellhülle.

Einige Bakterien besitzen zusätzlich zur Zellwand eine Kapsel, die bei Pneumokokken, Meningokokken und Milzbrandbazillen wichtige Virulenzfaktoren darstellen (Schutz vor Phagozytose).

Tabelle 9.**19** Aufbau der bakteriellen Zellhülle

gramnegativ	grampositiv
• Zytoplasma-Membran • periplasmatischer Spalt • Murein-Schicht (Peptidoglykan) • äußere Membran – innen: Phospholipide – außen: Lipopolysaccharide – (Region I – III: O-Antigen, Kernpolysaccharid, **Lipid A**)	• Zytoplasma-Membran • periplasmatischer Spalt • Murein-Schicht (dreischichtiges Peptidoglykan)

Neben den Strukturen der Motilität (Geißeln) tragen einige Bakterien sog. Pili (Fimbrien), die eine wichtige Funktion als Adhäsine haben.

Zellwandbestandteile, Kapseln und Geißeln sind wichtige Träger der Antigen-Funktion und damit der immunologischen Erkennung.

Wichtige Überlebensformen von Bakterien stellen die Sporen dar. Die wichtigsten Sporenbildner gehören zur Gattung der Bazillen und der Clostridien.

Das **Lipid A** der Lipopolysaccharide ist bei den meisten gramnegativen Bakterien identisch und stellt somit eine stabile konservative Region dar. Die Lipopolysaccharide der äußeren Zellwand werden auch als **Endotoxine** bezeichnet. Lipid A ist für die meisten pathophysiologischen Wirkungen von Endotoxin verantwortlich.

Die Induktion einer **Sepsis**, die bei gramnegativen Bakterien durch das Endotoxin verursacht wird, erfolgt bei grampositiven Bakterien wahrscheinlich durch eine Interaktion von Peptidoglykan mit Makrophagen und T-Lymphozyten oder durch Exotoxine.

Da einige **Exotoxine** (z. B. von Staphylokokken und Streptokokken) eine Zytokinfreisetzung aus T-Lymphozyten unabhängig von den konventionellen Wegen der Antigenerkennung und -präsentation induzieren können, werden sie auch als **Superantigene** bezeichnet. Die Superantigen-induzierte Zytokinkaskade führt zu vergleichbaren Effekten wie die Endotoxin-vermittelte Entzündungsantwort bei der gramnegativen Sepsis, nur dass sie in kürzerer Zeit um ein Vielfaches stärker sein kann. Beispiele sind das „Toxic Shock Syndrome" der A-Streptokokken bzw. von Staphylococcus aureus.

9.3.1 Streptokokkeninfektionen

Streptokokken verursachen eitrige Infektionen bei Mensch und Tier. Darüber hinaus erzeugen sie toxinbedingte und nichteitrige, immunpathologisch bedingte Erkrankungen.

Epidemiologie

Streptokokken sind weltweit verbreitet. Zu ihnen gehören die häufigsten Erreger bakterieller Meningitiden, ambulant erworbener Pneumonien sowie der Otitis media.

Schwerer Scharlach, akutes rheumatisches Fieber und septische Verläufe bei den A-Streptokokken sind in der zweiten Hälfte des vorigen Jahrhunderts in den Industrienationen beständig seltener geworden. In den Entwicklungsländern sind Morbidität und Mortalität der Streptokokkeninfektionen einschließlich Folgekrankheiten dagegen hoch. Neben sozioökonomischen Gründen werden auch Unterschiede in der Ausstattung mit Virulenzfaktoren, insbesondere dem M-Protein, für das unterschiedliche epidemische Auftreten verantwortlich gemacht. Die Gründe sind letztendlich unklar.

Seit Mitte der 80er Jahre des vorigen Jahrhunderts ist ein Wiederanstieg schwerer invasiver A-Streptokokken-Infektionen besonders in der nördlichen Hemisphäre zu beobachten, in den USA auf ca. 10 – 20.000 Fälle pro Jahr. Es handelt sich um Streptokokken-Bakteriämien, von denen 40 % als „Toxic Shock Syndrome" verlaufen.

Sorgen bereitet auch die weltweite Ausbreitung Penicillin-resistenter Pneumokokken, besonders in den USA, Südafrika und Südeuropa.

Einteilung

1. β-hämolysierende Streptokokken

- **Lancefield-Gruppe A** (Streptococcus pyogenes)
  Pharyngitis, Tonsillitis (Angina), Pyodermie (Impetigo), Erysipel, Phlegmone (Zellulitis), invasive Infektionen einschl. Sepsis, Puerperalsepsis, Toxic Shock like Syndrome mit oder ohne nekrotisierende Fasziitis, Scharlach, akutes rheumatisches Fieber, akute Glomerulonephritis.
- **Gruppe B** (S. agalactiae)
  Neonatale und peripartale Infektionen, Bakteriämien bei Erwachsenen, z. B. mit Diabetes mellitus, Sepsis.
- **Gruppe C** (S. equisimilis u. a.)

Tabelle 9.**20** Systematik der wichtigsten humanpathogenen Bakterien

Bakteriengattung	wichtige Arten	Krankheitsbilder	Virulenzfaktoren
Staphylokokken (grampositive Kokken)	Staph. aureus	eitrige Infektionen, Toxin-vermittelte Erkrankungen, Sepsis, Endokarditis	Zytotoxine (Hämolysine), Superantigene (Enterotoxine A–D, Exfoliatin A, B, Toxic Shock Toxin-1)
	Koagulase-negative Staphylokokken	Endoplastitis, Sepsis, Harnwegsinfektionen	Adhäsions-Faktoren (Biofilm)
Streptokokken (grampositive Kokken)	S. pyogenes (Gruppe A)	eitrige Infektionen, Toxin-vermittelte Erkrankungen, nichteitrige Folgekrankheiten (akute GN, akutes rheum. Fieber)	Streptolysin O, S, DNAsen A–D, Hyaluronidasen, Streptokinasen, Exotoxine (Streptococcal pyrogenic Exotoxin B, Streptococcal Superantigen u. a.)
	B-, C-, G-Streptokokken	Neonatal-Sepsis, Sepsis, Meningitis	Adhäsions- und Invasionsmechanismen
	Pneumokokken	Pneumonie, Meningitis, Otitis media, Sinusitis	Adhäsine, kapsuläre und non-kapsuläre Anti-Phagozytose-Mechanismen, Autolysin
	Viridanz-Streptokokken	Endokarditis, Karies	Adhärenz-Mechanismen, geringe Virulenz
	Enterokokken	Harnwegsinfektion, Sepsis, Endokarditis	Adhäsions-Mechanismen, geringe Virulenz, keine Exotoxine
Neisserien (gramnegative Kokken)	Gonokokken	Gonorrhö (STD), Urethritis, Proktitis, Salpingitis, Endometritis, disseminierte Gonorrhö	Adhäsions-Mechanismen
	Meningokokken	Meningitis, Sepsis (Waterhouse-Friderichsen-Syndrom)	Adhäsions-Mechanismen, kapsuläre Polysaccharide
Acinetobacter (gramnegative Kokken)	Acinetobacter spp.	nosokomiale Infektionen, Sepsis, eitrige Infektionen, respiratorische Infekte	Kapsel, Phagozytose-Inhibition
Moraxella (gramnegative Kokken)	Moraxella catarrhalis	Konjunktivitis, Bronchitis, Otitis media	?
Enterobakterien (gramnegative Stäbchen)	E. coli (fakultativ und obligat pathogen)	sekretorische und invasive Enteritis, hämorrhagische Kolitis, hämolytisch-urämisches Syndrom	Adhäsine, Toxine (Hämolysine u. a.)
	Klebsiellen, Enterobacter, Serratia, Proteus, Providencia, Morganella, Citrobacter	nosokomiale Infektionen, lokale Eiterungen, Harnwegsinfektionen, Sepsis, Meningitis, intraabdominelle Infektionen, nosokomiale Infektionen, Pneumonie, Sepsis, Harnwegsinfektionen	

Tabelle 9.**20** Fortsetzung

Bakteriengattung	wichtige Arten	Krankheitsbilder	Virulenzfaktoren
obligat pathogene Enterobakterien (gramnegative Stäbchen)	Salmonellen	Enteritiden, typhoides Fieber, extraintestinale Manifestationen	Adhärenzmechanismen, Bacteria-mediated Endocytosis, div. Toxine, Shiga-Toxin
	Shigellen	invasive Enterokolitis	
	Yersinien (Y. enterocolica, Y. pseudotuberculosis, Y. pestis)	Enterokolitis, Kolitis, Pseudoappendizitis, Pseudotuberkulose, Pest	
Vibrionen (gramnegative Stäbchen)	Cholera-Vibrionen	Cholera (sekretorische Enteritis)	Cholera-Toxin (Enterotoxin)
Campylobacter (gramnegative Stäbchen)	Campylobacter jejuni	Enteritis, Kolitis, Pseudoappendizitis	Enterotoxine
Helicobacter (gramnegative Stäbchen)	Helicobacter pylori	chronische Gastritis, Magen-, Duodenalulzera, fraglich Magen-Karzinom, Magen-Lymphom	Gastrin-Modulation?
Pseudomonas (gramnegative Stäbchen)	Pseudomonas aeruginosa (fakultativ pathogen)	nosokomiale Infektionen, Pneumonien, Harnwegsinfektionen, Verbrennungsinfektionen, Sepsis, Ekthyma gangraenosum	multiple Virulenzfaktoren: Proteasen-Sekretion, Toxine, Eisen-Akquisition, Zytotoxine
Stenotrophomonas (gramnegative Stäbchen)	Stenotr. maltophilia Burkholderia cepacia	nosokomiale Pathogene: Pneumonie, Sepsis, Katheter-assoziierte Infektionen	Fremdkörper-Adhäsion Resistenzmechanismen
Burkholderia (gramnegativ)	Burkholderia pseudomallei	Melioidose (Pneumonie, Sepsis, Haut- und Weichteilabszesse, urogenitale Infektionen, Osteomyelitis)	Polysaccharid-Kapsel
	B. mallei	Glanders (primäre Pferdekrankheit), Übertragung auf den Menschen	
Hämophilus (gramnegative Stäbchen)	H. influenza Typ B (bekapselt)	Meningitis, Sepsis, Epiglottitis	div. Adhäsine
	H. influenza (unbekapselt)	Otitis, Sinusitis, Bronchitis	
	H. ducreyi	weicher Schanker (STD)	
Gardnerella (gramlabil)	G. vaginalis	unspezifische Vaginitis, Harnwegsinfekte	

Tabelle 9.**20** Fortsetzung

Bakteriengattung	wichtige Arten	Krankheitsbilder	Virulenzfaktoren
Bordetella (gramnegative Stäbchen)	B. pertussis B. parapertussis	Keuchhusten	Adenylatzyklase-Toxin, Pertussis-Toxin, Tracheal-Zytotoxin, Adhäsionsmechanismen
Legionellen (gramnegative Stäbchen)	L. pneumophila	Legionärs-Pneumonie, Pontiac-Fieber	Pili, Adhäsions- und Invasionsmechanismen, Protein-Produktion, Toxine?
Bartonella (gramnegative Stäbchen)	Bartonella henselae, B. bacilliformis, B. quintana	Katzen-Kratz-Krankheit, bazilläre Angiomatose, Peliose, Oroya-Fieber	Neoangiogenese Adhäsionsmechanismen Erythrozyteninvasion
Brucellen (gramnegative Kokken)	B. abortus, B. melitensis	Morbus Bang, Malta-Fieber (undulierendes Fieber)	Inhibition der Phagosom-Lysosom-Fusion
Francisellen (gramnegative Stäbchen)	F. tularensis	lokale oder generalisierte Tularämie (Hasenpest)	Inhibition der Phagosom-Lysosom-Fusion
Pasteurella (gramnegative Kokken)	P. multocida	Weichteilinfektion nach Tierbiss, chronische Lungeninfektion, Bakteriämie, Endokarditis	Fimbrien-Adhärenz, Toxinproduktion, Polysaccharid-Kapsel
Korynebakterien (grampositive Stäbchen)	C. diphtheriae	Diphtherie (Laryngitis, Tracheobronchitis), Myokarditis, Lähmungen	Protein-Synthese-Inhibition durch Exotoxin
Listerien (grampositive Stäbchen)	L. monocytogenes	prä- und perinatale Listeriose, lokale und systemische Infektion, Schwangeren-Listeriose, Sepsis,	Phagozytose-Induktion, Listeriolysin O (Schutz vor intrazellulärem Killing)
Erysipelothrix (grampositive Stäbchen)	E. rhusiopathiae	Schweinerotlauf, beim Menschen Erysipeloid, Sepsis, Endokarditis	Kapsel, Neuraminidase, Hyaluronidase, Surface Proteins
Bacillus (grampositive Stäbchen)	B. anthracis	Milzbrand (kutaner, gastrointestinaler, inhalativer, hämorrhagisch-meningoenzephalitischer Anthrax)	Anthrax-Toxine: Ödem-Faktor (EF), Letal-Faktor (LF), Protective Antigen (PA)
Nokardien (grampositiv, gramlabil, verzweigend)	Nocardia spp., aerobe nocardiforme Actinomyceten; u. a. Tropheryma whippeli	Bronchopneumonien und Hirnabszesse bei Immunsupprimierten; Morbus Whipple	Adhäsine, hoher Gewebetropismus, Phagozytose und Lysosom-Inhibition

Tabelle 9.**20** Fortsetzung

Bakteriengattung	wichtige Arten	Krankheitsbilder	Virulenzfaktoren
diverse **Anaerobier** (nicht Sporen bildend)	physiologische Standortflora diverser Regionen, einige pathogene Keime z.B. gramnegativ: Bacteroides spp., Fusobacterium spp.; grampositiv: Peptostreptococcus spp., Actinomyces spp.	Erreger bei Mischinfektionen, gynäkologische Infektionen, Aspirationspneumonien, Lungenabszesse nach Aspiration, Hirnabszesse, Endokarditis, Weichteilinfektionen, Peritonitis, Aktinomykose	heterogen: kapsuläre Polysaccharide, Pili, Fimbrien, div. Enzyme, Endotoxin
Clostridien (grampositive Stäbchen, obligat anaerob, Sporen bildend)	C. perfringens	Wundinfektionen, Gasbrand, Toxin-Enteritis	Alpha-Toxin, Enterotoxin, Beta-Toxin
	C. tetani	Tetanus	Tetanospasmin
	C. botulinum	Botulismus, Toxin-Enteritis	Botulinus-Toxine A – G
	C. difficile	Toxin-Enteritis, pseudomembranöse Kolitis	Toxin A
Mykobakterien (säurefeste Stäbchen)	tuberkulöse Mykobakterien: M. tuberculosis, M. leprae	Tuberkulose, Lepra	geringe Virulenz ohne Immunsuppression
	nichttuberkulöse Mykobakterien (atypische Mykobakterien): M.-avium-Komplex, M. marinum, M. kansasii u. a.)	chronisch bronchopulmonale Infektionen, Lymphadenitiden, Haut- und Weichteilinfektionen, disseminierte Infektionen	
Treponemen (Schraubenbakterien, schlecht färbbar)	T. pallidum	Lues (STD)	hoher Antigen-Load, intensiver Immun-Response
Borrelien (gramnegative Schraubenbakterien)	B. recurrentis	Rückfallfieber	zyklische Antigen-Variation Immun Response
	B. burgdorferi	Zecken-Borreliose	
Leptospiren (Schraubenbakterien, schlecht färbbar)	L. interroganz	Leptospirose Iktero-Hämorrhagie (Morbus Weil)	Adhäsine, Toxinproduktion, Immunmechanismen, Surface-Proteine

Tabelle 9.**20** Fortsetzung

Bakteriengattung	wichtige Arten	Krankheitsbilder	Virulenzfaktoren
Rickettsien (gramnegativ)	Rickettsia spp.	Fleckfieber	zelluläre Invasionsmechanismen
	Coxiella burnetii	Q-Fieber	
	Ehrlichia spp.	humane monozytotrope Ehrlichiose	
Mykoplasmen, Ureaplasmen (Giemsa-Färbung)	M. pneumoniae	atypische Pneumonie	komplexe Immunstimulation, Zytotoxizität
	U. urealyticum	Harnwegsinfektionen (STD)	
Chlamydien (Giemsa-Färbung)	C. trachomatis	Trachom, Lymphogranuloma venerum, okulogenitale Infektionen, reaktive Arthritis	Granulom-Formation Zytokin-Induktion
	C. psittaci	Ornithose (interstitielle Pneumonie)	
	C. pneumoniae	Akute respiratorische Infekte, Assoziation mit Atherosklerose	
Streptobacillen (gramnegative Stäbchen, Schraubenbakterien)	Str. moniliformis, Spirillium minus	Rattenbissfieber S. monilif.: USA, Europa S. minus: Asien	?

Eitrige Infektionen, Pharyngitis, andere obere respiratorische Infekte, Sepsis.
- **Gruppe G** (S. intestinalis, S. canis)
Obere respiratorische Infektionen, tiefe Weichteilinfektionen, Sepsis.

2. α-hämolysierende Streptokokken
- Streptococcus pneumoniae (Pneumokokken)
Pneumonie, Otitis media, Meningitis, Sepsis.
- Viridans-Streptokokken (vergrünend)
Endokarditis, Karies, Zahninfektionen.

3. Nicht hämolysierende Streptokokken
- Anaerobe und mikroaerophile Streptokokken
Hirn-, Leberabszesse.
- **Gruppe D**
  - Früher Enterokokken (E. faecalis, E. faecium), inzwischen eigene Gattung.
  - Nicht-Enterokokken (S. bovis, S. equinus). Endokarditis.

Besonderheiten

- Streptokokken zeigen mikroskopisch eine typische Ketten- oder Paarbildung.
- β-hämolysierende Streptokokken sind überwiegend obligat pathogen, α-hämolysierende Streptokokken gehören zur natürlichen Standortflora und sind fakultativ pathogen.
- Die Klassifikation dieser sehr heterogenen Bakteriengruppe ist insgesamt unbefriedigend. Aspekte der Hämolyse auf Agar-Platten, Antigeneigenschaften sowie biochemische und wachstumsspezifische Charakteristika spielen bei der Einteilung eine Rolle.

Streptococcus pyogenes (A-Streptokokken)

A-Streptokokken siedeln vorwiegend auf der Schleimhaut des Oropharynx, sie werden durch Tröpfcheninfektion übertragen und verursachen in unseren Breiten überwiegend Racheninfektionen. 5–10% der Kinder und Jugendlichen sind gesunde Träger.

Zurzeit nehmen weltweit schwere, invasive und häufig letal verlaufende Infektionen zu.

Pathogenese

Die Virulenz von A-Streptokokken beruht auf den Wirkungen verschiedener **Virulenzfaktoren**:
- Hyaluronsäure-Kapsel,
- M-Protein, (über 80 antigenetisch verschiedene M-Protein-Moleküle),
- Opacity Factor (OF),
- Lipoteichon-Säure (zusammen mit M-Protein Bestandteil der Fimbrien),
- Protein F,
- Streptococcal pyrogenic Exotoxins (SPE) A, B und C,
- Streptolysin O und S,
- DN-asen A-D (Streptodornasen), Hyaluronidase, Streptokinase u. a.

Adhärenz, Ausbreitung im Gewebe, Phagozytosehemmung, Hämolyse, Gewebsinvasivität und Zytotoxizität für Phagozyten werden hierdurch vermittelt. Auch für die Induktion der immunologischen Folgekrankheiten werden spezielle Virulenzfaktoren verantwortlich gemacht.

Von besonderer Bedeutung sind das **erythrogene Toxin A** (Streptococcal pyrogenic Exotoxin A, SPE-A) und das M-Protein. Als **Superantigene** sind sie für eine unspezifische, unabhängig von der klassischen Antigenerkennung und -präsentation verlaufende Stimulation der T-Zell-Proliferation und damit für eine massive Überproduktion und Dysregulation der Zytokinbildung (Interferon-γ, Interleukin 1–6 und Tumor-Nekrose-Faktor) verantwortlich. Ihrer Funktion als Superantigene scheint eine zentrale Rolle in der Pathogenese des toxischen Schocks zuzukommen.

Zwischen dem Pyrogenic Exotoxin A (SPE-A) der A-Streptokokken und den Enterotoxinen B und C der Staphylokokken bestehen eine Aminosäuren-Homologie von 50% und eine immunologische Kreuzreaktivität. Entsprechend der strukturellen und funktionellen Ähnlichkeiten der Toxine ähneln sich die

Tabelle 9.**21** A-Streptokokken-Erkrankungen beim Menschen

Eiterungen	**nichtinvasive Infektionen:** Tonsillitis, Pharyngitis, Otitis media, Sinusitis, Pyodermie (Impetigo), Erysipel **invasive Infektionen:** Phlegmone, Puerperalsepsis, Sepsis, Pneumonie, Meningitis, Peritonitis, Arthritis, Osteomyelitis, nekrotisierende Fasziitis, Myositis
Toxin-vermittelte Erkrankungen	Scharlach streptococcal toxic shock syndrome (STSS)
nichteitrige immunpathologische Folgeerkrankungen	akutes rheumatisches Fieber akute Glomerulonephritis

Krankheitsbilder des „Staphylococcal-" und „Streptococcal toxic Shock Syndrome".

Toxic-Shock-Syndrome-assoziiert dominieren in Europa SPE-A und M-Protein-1.

Klinisches Spektrum der A-Streptokokken-Infektionen

Tonsillitis, Pharyngitis

Klassische Halsentzündung, in der Regel mit Eiterstippchen, Fieber, Schluckbeschwerden, Halsschmerzen und anteriore zervikale Lymphadenopathie. Bei älteren Kindern und jungen Erwachsenen häufig Kopf- und Bauchschmerzen.

Insgesamt unspezifische Klinik, Abgrenzung zu anderen Pharyngitiden nur durch Erregernachweis oder GAS-Antigen-Schnelltest.

Komplikationen bei Nicht-Behandlung: regionale Ausbreitung mit Lymphadenitis, Otitis, Sinusitis, Mastoiditis, Peritonsillar- oder Retropharyngealabszess, Sepsis, metastatische Infektion, STSS oder eine der immunpathologischen Folgererkrankungen: akutes rheumatisches Fieber bzw. akute Glomerulonephritis.

Erysipel

Schmerzhafte, nichteitrige, ödematöse Entzündung der Haut mit Rötung, Fieber, allgemeinem Krankheitsgefühl. Ausbreitung über die kutanen Lymphspalten. Scharfe Begrenzung der Rötung mit Ausläufern. Häufige Manifestation an Gesicht oder Extremitäten.

Pyodermie (syn. Impetigo contagiosa)

Mit Blasenbildung einhergehende, rasch verkrustende Entzündung der Epidermis (Pustelflechte). Selten durch Staph. aureus hervorgerufen.

Phlegmone

Diffuse Eiterung der Haut, einschließlich des Subkutangewebes. Diskrete unscharfe Begrenzung zur gesunden Haut im Unterschied zum Erysipel. Klassische Entzündungszeichen mit Schmerzen, Schwellung, Fieber und Rötung.

Ursachen sind in der Regel eine Infektion von Wunden, Verbrennungen, chirurgische Inzisionen oder andere Traumata.

Im Rahmen einer hämatogenen Streuung (Bakteriämie) können verschiedene Organerkrankungen entstehen, u. a. Pneumonien. Diese können zu einer Sepsis eskalieren.

Scharlach (Toxin-vermittelte Erkrankung)

Sonderform der GAS- (Gruppe-A-Streptokokken-) Pharyngitis durch einen Stamm, der Pyrogenic Exotoxin (erythrogenes Toxin) produziert.

Beginn mit Pharyngitis (Halsschmerzen), seltener auch mit anderen A-Streptokokken-Infektionen, dann typisches Exanthem mit Enanthem und Himbeerzunge.

„Streptococcal toxic Shock Syndrome" (invasive Infektion)

Ausgangserkrankungen können eine Pharyngitis oder Weichteilinfektionen sein. Bei primär gesunden Patienten bestehen initial oft Bagatellverletzungen der Haut, bei ca. 50% findet man keinen Hinweis auf eine Eintrittspforte. Ein Zusammenhang mit der vorherigen Applikation von nichtsteroidalen Antirheumatika (NSAR) wird diskutiert, ist aber nicht bewiesen.

Nach Initialsymptomen mit Fieber, Übelkeit, Diarrhö und lokalisierten Weichteilschmerzen entwikkelt sich ein fulminantes schweres Krankheitsbild mit persistierendem hohen Fieber, Schock, Multiorganversagen und einer nekrotisierenden Fasziitis mit oder ohne Myositis.

Bei Entwicklung einer **nekrotisierenden Fasziitis** kommt es initial oft zusätzlich zu schweren Schmerzen mit Blasenbildungen im Bereich der betroffenen Region. Die Schmerzen erweisen sich oft als therapierefraktär.

Perfusionsstörungen und Verbrauchskoagulopathie forcieren die Entwicklung von Nekrosen und Gangrän.

Definition des „Streptococcal toxic Shock syndrome"

I. **Isolierung** von Streptococcus pyogenes
   A. aus normalerweise sterilen Entnahmeorten (Blut, Liquor, Pleura u. a.),
   B. aus unsterilen Entnahmeorten (Rachen, Sputum, Vagina, Haut u. a.).

II. Klinisches Bild
   A. Hypotension (systol. < 90 mmHg) und
   B. zwei oder mehr der folgenden Befunde:
      - Nierenversagen,
      - Thrombozythopenie oder disseminierte intravaskuläre Koagulopathie (DIC),
      - Hepatopathie (SGOT, SGPT oder Ges.-Bilirubin mehr als das Doppelte der Norm),
      - Acute respiratory distress Syndrome (ARDS),
      - Exanthem und/oder Desquamation,
      - Bindegewebsnekrose (nekrotisierende Fasziitis, Myositis, Gangrän).

Sind die Kriterien IA und II erfüllt, ist die Diagnose sicher, sind die Kriterien IB und II erfüllt, ist die Diagnose wahrscheinlich.

Das STSS hat eine hohe Letalität (20 – 40 – 60 – 80 % je nach Lit.-Angabe).

Das STSS ist die schwerste Form **invasiver Streptokokkeninfektionen**. Zu ihnen gehören lokale Infektionen mit Bakteriämie mit oder ohne Organbeteiligung, mit oder ohne Sepsis, die nekrotisierende Fasziitis/Myositis mit oder ohne „Toxic Shock Syndrome" und das primäre „Toxic Shock Syndrome" ohne nekrotisierende Fasziitis/Myositis.

Immunpathologische Folgeerkrankungen

Akutes rheumatisches Fieber (ARF)

Symptomenkomplex mit Fieber, Arthritis oder Arthralgien, Myokarditis, Endokarditis, Perikarditis, Pleuritis, subkutanen Knötchen, Erythema marginatum und Sydenham-Chorea.

Folgeschaden: Aorten – und Mitralklappenfehler.

Bei ca. 50 – 66 % der Patienten 10 Tage – 5 Wochen zuvor symptomatische, antibiotisch nicht behandelte obere respiratorische Infektion mit A-Streptokokken, in ca. 20 % noch positiver Erregernachweis im Rachenabstrich. Langer Verlauf (> 6 Monate) und rezidivierende Schübe bestimmen das Ausmaß der Klappenschädigung.

Deutliche Senkung der Häufigkeit in den USA (ca. 0,5 pro 100 000 Schulkinder pro Jahr 1977 – 1981) und in Westeuropa in diesem Jahrhundert, wahrscheinlich vorwiegend wegen effektiver frühzeitiger antibiotischer Therapie der A-Streptokokken-Pharyngitis. Nach wie vor hohe Prävalenz in den Entwicklungsländern, z. B. 1986 – 1990 (WHO-Angaben) 12,6 pro 1000 Kinder in Zambia, 10,2 im Sudan, 7,9 in Bolivien.

Seit Mitte der 1980er Jahre Wiederauftreten einiger epidemischer Häufungen von akutem rheumatischen Fieber in den USA.

Akute Glomerulonephritis (GN)

Durch spezielle „nephritogene" Stämme verursachte Immunkomplexnephritis mit Hämaturie, Proteinurie und Ödemen, gelegentlich Bluthochdruck 3 – 5 Wochen nach A-Streptokokken-Infektion, nicht nur der Tonsillen und des Pharynx, sondern auch nach Hautinfektionen.

Häufig milde Verläufe, gute Langzeitprognose, geringe Rezidivneigung, daher keine medikamentöse Prophylaxe.

Immunität

Nach A-Streptokokken-Infektionen besteht eine typenspezifische Immunität.

Tabelle 9.**22** Merkmale der GAS-Folgeerkrankungen

Merkmal	akute GN	akutes rheumatisches Fieber
vorherige Infektion	Pharyngitis oder Haut	nur Pharyngitis
Vorkommen	ubiquitär, besonders Tropen	mehr in entwickelten Ländern
Alter	jedes Alter	selten < 4 und > 30 J
Geschlecht	mehr Männer	keine Präferenz
nach unbehandelter A-Streptokokken-Infektion	variabel (bis 28 %)	konstant < 3 %, nur pharyngeale Erreger
Latenz nach Infektion und 1. Manifestation	pharyngeal: 10 Tage	18 Tage
Latenz nach Infektion und Rezidiven	< 10 Tage	18 Tage
Korrelation der Inzidenz mit Höhe des ASL-Titer	keine	proportional ansteigend
Serum-Komplement und C3-Spiegel	vermindert	erhöht
M-Protein-Typ der A-Streptokokken	pharyngeal: 1, 2, 3, 4, 12, 15, Haut: 49, 52, 55, 59, 60, 61	pharyngeal: alle, besonders 1, 3, 5, 6, 18

St. T. Shulman 1997

Da es mehr als 80 Serotypen gibt, sind rezidivierende Infektionen mit verschiedenen Typen möglich. Es gibt drei Varianten mit erythrogenem Toxin (Scharlach).

Die Infektion wird durch das Auftreten opsonierender (d. h. Phagozytose-ermöglichender) Antikörper limitiert.

Diagnostik

- Meistens klinisch typischer Aspekt,
- Rachenabstrich, lokalisationsabhängige Untersuchungsmaterialien,
- Nachweis von Antikörpern bei Folgeerkrankungen oder zur Differenzialdiagnose:
  - Anti-Streptolysin O (ASL) (normal bis 200 IE/ml),
  - Latex-Schnelltest (ASL) (Agglutination bei ASL-Titer über 200 IE),
  - Anti-Streptokokken-Desoxyribonuklease (Streptodornase B) (normal bis 200 [250] IE/ml),
  - Anti-Streptokokken-Hyaluronidase (Ahy) (normal bis 300 IE/ml),
  - Anti-Streptokokken-NADase (ANADase) (normal bis 50 [75] IE/ml).

Die Diagnose einer Streptokokkeninfektion ist häufig nur durch die Kombination mehrerer Antikörpertests möglich. Sensitivität von ASL 50 – 80 %. ASL-Titer bei Hautinfektionen häufig (60 %) negativ, dann besser ADNase und Ahy (positiv in 75 – 85 %).

Die **Diagnose des STSS** erfolgt gemäß der Definition. Verdacht bei massiven Weichteilinfektionen bei primär Gesunden und Schock, Frühmanifestation gelegentlich Blasenbildung über betroffenem Weichteilareal.

Beim **akuten rheumatischen Fieber** gelten die **Jones-Kriterien** (Kap. 3).

Therapie

Mittel der Wahl ist **Penicillin**:

- bei **leichten Infektionen** Oralpenicillin (Penicillin V), 3 × 0,5 Mio E,
- bei **schweren Infektionen** Penicillin G intravenös, 3 × 0,5 – 1,0 Mio E.

Alternative bei Unverträglichkeit: Makrolid (Erythromycin oder Clarithromycin). A-Streptokokken sind ausnahmslos Penicillin-sensibel, nicht jedoch immer Makrolid-sensibel.

Eine frühe antibiotische Therapie verhütet das rheumatische Fieber vollständig, die Glomerulonephritis nicht immer.

! Penicillin beim **STSS** ist nur in den ersten (drei) Tagen effektiv, erforderlich ist eine frühzeitige chirurgische Intervention mit Fasziotomie und Nekrosenentfernung evtl. sogar eine Amputation (Wirkverlust des Penicillins bei hoher Keimzahl in infizierten Weichteilen).

Alternative: Clindamycin, führt zur sofortigen Beendigung der Toxin-Produktion und wirkt gleichzeitig gegen Staphylokokken, die initial klinisch nicht sicher abzugrenzen sind.

Bei der **nekrotisierenden Fasziitis** sind je nach der Lokalisation Mischinfektionen möglich. Daher im Zweifel Breitspektrum-Antibiose in Kombination mit Clindamycin.

Therapie des **akuten rheumatischen Fiebers** siehe Kap. 3.

Therapie der **akuten Glomerulonephritis** siehe Kap. 5.

Therapie

Pneumokokken (Streptococcus pneumoniae)

Pneumokokken sind klassische extrazelluläre Krankheitserreger, die durch eine humorale Immunantwort (opsonierende Antikörper und Komplementaktivierung) zusammen mit zellulärer Abwehr (Phagozytose) beherrscht werden können.

Zunehmende Resistenzen gegen Penicillin bereiten weltweit, regional unterschiedlich, erhebliche therapeutische Probleme.

Pneumokokken sind α-hämolysierende Streptokokken, die mikroskopisch im Tuschepräparat durch ihre Lage als Diplokokken auffallen.

Epidemiologie

Häufigster Erreger der bakteriellen Meningitis des Erwachsenen, bei Kindern nach Haemophilus influenzae und Neisseria meningitidis an dritter Stelle. Bei Otitis media im Kindesalter Nachweis von Pneumokokken in 40 – 60 %. Pneumokokken-Pneumonie ist die häufigste „Community acquired Pneumonia".

Betroffen sind vor allem Kinder und Patienten über 60 Jahre in Entwicklungsländern. Die meisten Todesfälle an Pneumonie im Kindesalter werden durch Pneumokokken verursacht.

In den USA beträgt die jährliche Inzidenz der Pneumokokken-Pneumonie zwischen 68 und 260 Fälle pro 100 000 Einwohner, die geschätzte Inzidenz der Pneumokokken-Meningitis beträgt 1,2 – 2,8 pro 100 000 Einwohner.

Pneumokokken kolonisieren die Rachenschleimhaut bei fast allen Kleinkindern in den ersten beiden Lebensjahren, später bei 20 – 40% gesunder Kinder sowie bei ca. 5 – 10% gesunder Erwachsener. Wahrscheinlich handelt es sich bei der Mehrzahl der sporadischen Erkrankungen um endogene Infektionen und nicht um die Folge einer Übertragung von Mensch zu Mensch. Bei hoher Keimexposition in Massenunterkünften oder Kinderheimen ist jedoch auch eine Übertragung zwischen Menschen möglich, sodass es zu epidemischen Ausbreitungen kommen kann.

Die Mehrzahl der Infektionen hat einen jahreszeitlichen Gipfel zwischen November und April. Die Infektionshäufigkeit ist stark altersabhängig, am stärksten betroffen sind Kinder, gefolgt von Personen über 70 Jahre.

Prädispositionsfaktoren für Pneumokokkeninfektionen

- Defiziente primäre oder sekundäre Antikörperbildung:
  - primär bei kongenitalen A- oder Hypogammaglobulinämien,
  - sekundär bei Lymphomen, CLL, Plasmozytom, HIV-Infektion etc.
- Defekte Pneumokokken-Clearance bei Bakteriämie:
  - kongenitale A- oder Hyposplenie, Splenektomie, Sichelzellanämie,
  - Alkoholismus,
  - chronisch obstruktive Lungenerkrankungen,
  - Tumorerkrankungen,
  - chronische konsumierende Erkrankungen,
  - hohes und niedriges Alter.
- Hohe Keimexposition:
  - Militär, Heime, Gefängnisse etc.

Pathogenetische Mechanismen

- Bakterielle Adhärenz durch Interaktion von bakteriellen Oberflächen-Adhäsionen mit epithelialen Zell-Rezeptoren,
- Kolonisation,
- Verbreitung in Gewebe oder Strukturen (Sinus, Mittelohr, Lunge),
- Begünstigung der Infektion bei gestörter Abwehr (Clearance) durch Rauchen, chronische Bronchitis, akute virale Infekte etc.,
- bei gestörter Clearance hohe Replikation und Induktion einer lokalen (Pneumonie, Sinusitis, Otitis) oder systemischen (Sepsis) Entzündungsreaktion,
- effektive Umgehung der Phagozytose durch Kapsel,
- Komplement-Aktivierung,
- Induktion opsonierender Anti-Kapsel-Antikörper 5 – 8 d nach Infektionsbeginn.

Klinik

- Otitis media.
- Sinusitis.
- Meningitis.
- Selten Peritonitis, Adnexitis oder andere Infektionen.
- Sehr schwer verlaufende Pneumokokkeninfektionen nach Splenektomie werden auch „Overwhelming post-splenectomy Infection (**OPSI**)" bezeichnet.
- Pneumonie:
  - Nach einer Inkubationszeit von 1 – 3 d plötzlich einsetzendes schweres Krankheitsbild mit Schüttelfrost, Fieber, Husten und Dyspnoe. Bei Begleitpleuritis Thoraxschmerzen.
  - Bei Patienten mit pulmonalen Vorerkrankungen sieht man **röntgenologisch** selten das Vollbild mit lobären oder segmentalen Infiltrationen. Die klassische Lobärpneumonie kommt häufiger bei ansonsten gesunden jungen Erwachsenen vor. Häufig begleitende Pleuraergüsse, in ca. 2% Empyem.
  - Selten begleitender Herpes simplex labialis.

Diagnostik

Erregernachweis im Sputum (mikroskopische Beurteilung nach Gram-Färbung), bei unzureichender Sputumproduktion Provokation oder Materialgewinnung durch nasotracheales Absaugen oder Bronchoskopie.

Leukozytose > 12.000/µl üblich, in 5 – 10% < 4000/µl.

Typischerweise schweres Krankheitsbild.

Therapie

Therapie

Standard ist **Penicillin G**, 4 – 6 × 0,5 – 2 Mio E, Therapiedauer: 5 – 10 d

Alternative:

- bei Penicillin-Allergie Erythromycin (4 × 0,25 – 1 g i.v.) oder Clarithromycin (2 × 500 mg p.o.),
- bei intermediärer Resistenz hoch dosiert Penicillin G (3 × 10 Mio E) oder Cephalosporin 3 (z. B. Ceftriaxon 1 – 2 × 2 g i.v.),
- bei hoher Resistenz Vancomycin (2 × 1 g i.v.) plus Rifampicin (1 × 600 mg i.v.),
- bei Meningitis und intermediärer Resistenz wie hoch resistente Pneumokokken behandeln.

Resistenz gegenüber Penicillin und anderen Antibiotika

MHK-Werte (Pneumokokken)

- < 0,1 mg/l empfindlich
- > 0,1 – 1 mg/l intermediäre Empfindlichkeit
- > 2 mg/l hoch resistent

Die klinische Bedeutung der MHK-Werte variiert je nach Sitz der Infektion.

In den 1960er Jahren erstmals in Australien diagnostiziert, haben sich **penicillinresistente Pneumokokken** weltweit verbreitet. Steigende Tendenz in Frankreich, Ungarn, Südafrika, USA, Italien und Spanien. Inzwischen sind in Spanien und Ungarn mehr als zwei Drittel der Isolate intermediär oder hoch resistent. In den USA sind Resistenzen von 25 – 60 % bei hoher regionaler Variabilität beschrieben, die Mehrzahl intermediär. Hoch resistente Stämme sind mehrheitlich multiresistent gegen zahlreiche andere Antibiotika. In den USA sind 50 % der penicillinresistenten Isolate auch gegen Makrolide resistent, 98 % gegenüber Cefuroxim und 85 % gegenüber Cefotaxim.

Der Resistenzmechanismus besteht in einer Affinitäts-Änderung der Penicillin-bindenden Proteine für β-Laktam-Antibiotika.

In Deutschland ist die Verbreitung intermediär empfindlicher Pneumokokken noch gering, sie betrug 1972 – 1997 im Mittel 2,7 %. Nur ein Stamm war hoch resistent (MHK = 2 mg/l). Die PEG-Resistenzstudie 2004 zeigt weiterhin günstige Daten mit nur gering steigender Tendenz. Der Anteil der Pneumokokken mit verminderter Penicillinempfindlichkeit lag 2001 bei 6,9 % intermediär und 1,4 % resistent, 2004 bei 3,1 % intermediär und 1,2 % resistent. Die Resistenzraten von Erythromycin lagen 1997 bei 11,3 %, 2001 bei 15,3 % und 2004 bei 11,3 %. Bei internationalen Vergleichen müssen Unterschiede in der Bewertung deutscher Daten nach DIN und amerikanischer Daten nach NCCLS (National Committee for Clinical Laboratory Standards) berücksichtigt werden. Eine MHK von 1 mg/l ist nach DIN sensibel, nach NCCLS resistent.

Therapie

Prävention

Zur Prävention von invasiven Pneumokokken-Infektionen steht eine **Vakzine für Risikopatienten** mit den 23 häufigsten Kapsel-Polysacchariden als Antigen zur Verfügung. Bei 90 – 95 % der Geimpften werden Antikörper gegen drei Viertel der Antigene induziert, die für etwa 5 Jahre persistieren. Nur bei jungen Patienten < 55 Jahre lässt sich ein annähernd gleicher Impfschutz über 5 Jahre hinaus nachweisen. Im hohen Alter kommt es zu einem zunehmenden Verlust an Antikörpern. Nach 5 – 7 Jahren, bei älteren Patienten > 75 Jahren nach 3 – 4 Jahren, ist eine Re-Vakzination indiziert.

Bei **Immunsupprimierten** mit Einschränkung der Antikörperbildung besteht primär eine unzureichende Impfantwort.

Die Schutzraten liegen nach verschiedenen Schätzungen zwischen 56 und 84 %, bei immungeschwächten Patienten bei 21 %.

Indikationen

- Alle Personen > 60 Jahre,
- alle Personen mit prädisponierenden Faktoren (Alkoholismus, chronische Herz- und Lungenerkrankungen, Diabetes mellitus, Leberzirrhose, Liquorfisteln),
- immungeschwächte Personen mit erhöhtem Risiko (Dysfunktion der Milz, Asplenie, Splenektomie, Morbus Hodgkin, chron. Niereninsuffizienz, Plasmozytom, immunsuppressive Therapie, HIV-Infektion),
- Kinder ab 2 Jahren mit chronischen Erkrankungen und erhöhtem Risiko.

Mit Prevenar steht seit Anfang 2001 ein neuer 7-valenter Konjugatimpfstoff gegen Pneumokokken zur Verfügung, mit dem Kinder ab 2 Monate bis 2 Jahre geimpft werden können. Die Impfung zeigt ►

einen signifikanten Rückgang invasiver Pneumokokken-Infektionen von 68% bei Kindern < 2 Jahren, von 29% bei Erwachsenen > 20 – 40 Jahre und von 17% bei Älteren > 65 Jahre (CDC 2002, Vergleich zu US-Daten 1999/2000). Mit zunehmender Verbreitung der Impfung geht eine Verdrängung der Vakzine-Isolate zugunsten anderer Keime einschließlich Nicht-Vakzine-Pneumokken einher, deren Bedeutung für die Ätiologie der Otitis media und anderer Pneumokokken-Erkrankungen aktuell noch nicht abschließend beurteilt werden kann.

Vergrünende Streptokokken

Viele vergrünende Streptokokkenspezies sind Bestandteil der physiologischen Bakterienflora auf Haut und Schleimhäuten mit besonderer Prävalenz in der Mundhöhle. Kennzeichnend ist eine geringe Virulenz.

Die wichtigsten Krankheitsbilder sind:

- Endocarditis lenta (Kap. 3),
- Bakteriämie, selten Sepsis bei Neutropenie, selten Meningitis,
- Karies.

Penicillin-Resistenz

Parallel zur Ausweitung Penicillin-resistenter Pneumokokken werden gehäuft Penicillin-resistente Viridans-Streptokokken nachgewiesen. 38% der Isolate in Südafrika 1988 – 1991, 32 – 46% in Spanien, 20% in einer europäischen Studie aus Frankreich, England und Deutschland waren intermediär bis hoch resistent gegen Penizillin. In Europa besteht ein deutliches Nord-Süd-Gefälle. Besorgnis erregend sind steigende Inzidenzen von hochresistenten Stämmen bei Bakteriämien neutropenischer Patienten.

Der Selektionsdruck bei einer Vortherapie mit β-Laktam-Antibiotika wird als wesentliche Ursache der steigenden Resistenzen angenommen. Der Mechanismus besteht in einer Änderung der Affinität der Penicillin-Bindungs-Proteine gegenüber β-Laktam-Antibiotika.

Enterokokken

(Inzwischen eigene Gattung, früher Einordnung in die Spezies der Streptokokken der Lancefield-Gruppe D).

Die medizinisch wichtigsten Vertreter sind Streptococcus faecalis (80 – 90% der Isolate) und S. faecium (5 – 10%). Sie rufen eitrige Infektionen hervor.

Durch Adhärens an Herzklappen und am Nierenepithel werden Endokarditiden und Harnwegsinfekte verursacht.

Eine Mehrfachresistenz gegen zahlreiche Antibiotika begünstigt Infektionen unter Bedingungen einer Breitspektrumantibiose, Selektion besonders unter Cephalosporinen (Enterokokkenlücke).

Gewöhnlich besteht eine geringe Virulenz, die Pathomechanismen der Enterokokkeninfektionen sind noch weitgehend unbekannt.

Klinik

- Am häufigsten sind **nosokomiale Infektionen der Harnwege** nach Katheterisierung oder Eingriffen,
- Weichteilinfektionen, intraabdominelle und intrapelvine Infektionen (hier häufig Teil einer Mischinfektion zusammen mit Anaerobiern und gramnegativen Erregern),
- Bakteriämien, Sepsis, Endokarditis (5 – 15% aller Endokarditiden),
- sehr selten Meningitiden oder Infektionen des Respirationstraktes.

Enterokokken gehören zur physiologischen Darmflora. Schwere Infektionen treten bei Abwehrschwäche und bestimmten Prädispositionen (z. B. i.v.-Drogenabusus) auf. Sie entstehen in der Regel exogen, bei intestinalen Läsionen auch endogen. Die meisten Infektionen betreffen hospitalisierte Patienten, Übertragungen durch medizinisches Personal oder über kontaminierte Ausrüstung sind relevant.

Risikofaktoren für eine nosokomiale Enterokokkeninfektion sind eine schwere Grunderkrankung, die Länge des Krankenhausaufenthaltes, ein vorheriger chirurgischer Eingriff, Niereninsuffizienz, Harnblasen- oder Gefäßkatheter, Aufenthalt auf einer Intensivstation und intestinale Mukosaschäden unter einer zytostatischen Therapie. Ein bedeutsamer Risikofaktor ist auch eine vorausgegangene Therapie mit Antibiotika, insbesondere mit Cephalosporinen oder Aminoglykosiden.

Therapie

Mittel der Wahl:

- **Ampicillin** 1,5–2 g p.o. (wegen schlechter oraler Bioverfügbarkeit besser durch Amoxicillin ersetzen) oder 2–4 g i.v. in 3 ED.
- Bei **Endokarditis** hoch dosiert Ampicillin (10–20 g i.v.) in Kombination mit Aminoglykosid, z. B. Gentamicin 240 mg/d in 1 ED oder Streptomycin 15 mg/kg KG/d.

Alternative:

- Bei Endokarditis Vancomycin 2 × 1 g oder Teicoplanin 1 × 400 mg/d i.v.,
- bei Penicillin-Allergie Therapie mit Imipenem möglich.

Es besteht eine vollständige (intrinsische) Resistenz gegenüber Cephalosporinen (Enterokokkenlücke) sowie mäßiggradig gegen Aminoglykoside, in letzter Zeit wachsende erworbene Resistenz gegenüber Glykopeptiden (Vancomycin, Teicoplanin), hochgradig gegen Aminoglykoside sowie gegenüber zahlreichen weiteren Substanzen (Multiresistenz).

Multiresistente Enterokokken

Multiresistente Enterokokken stellen ein zunehmendes Problem nosokomialer Infektionen in zahlreichen Ländern dar. Eine erhebliche Zunahme nosokomialer multiresistenter Enterokokken-Infektionen ist im Gegensatz zu Europa in US-amerikanischen Krankenhäusern zu verzeichnen. Seit 1989 hat sich die Rate mehr als verzwanzigfacht (von 0,3% [1989] auf 7,9% [1993]). In 1997 waren bereits > 50% der E.-faecium-Stämme Vancomycin-resistent, dagegen nur 1,9% von E. faecalis. Der steigende Trend hat sich fortgesetzt. Aktuell wird die Rate von VRE auf US-Intensivstationen auf ca. 30% aller Enterokokken geschätzt.

Eine wesentliche Ursache wird in der Selektion durch breiten Einsatz von **β-Laktam-Antibiotika** insbesondere Cephalosporinen und von Aminoglykosiden bei gleichzeitig großzügiger Verwendung von Vancomycin, z. B. in der Therapie von MRSA-Infektionen oder von Antibiotika-assoziierten Diarrhöen und Nachweis von Clostridium-difficile-Toxin gesehen.

Risikofaktoren für eine VRE-Kolonisation-Infektion sind die Schwere der Erkrankung, die Gabe von intravenösem Vancomycin, die Art der Grundkrankheit (Onkologie), Intensivaufenthalt und Anteil der Tage unter Antibiotika. Gebrauch von Cephalosporinen, Vancomycineinsatz und vorbestehende VRE-Rate im Nichtintensivbereich sind signifikante Prädiktoren für VRE auf Intensivstationen.

Andere Risiken ergeben sich aus dem **Glykopeptid-Einsatz in der Tiermast**. Die Übertragung auf den Menschen erfolgt über die Nahrungskette, es besteht eine Kreuzresistenz zwischen Avoparcin und Vancomycin/Teicoplanin. Die klinisch-humanmedizinische Relevanz ist nicht geklärt. Seit April 1997 ist der weitere Einsatz des Glykopeptidantibiotikums Avoparcin in der Tiermast durch Beschluss der EU-Kommission untersagt.

Die Resistenzsituation in Deutschland ist weiterhin günstig, bislang sind nur wenige Fälle von VRE aufgetreten. Die Rate für den dominierenden E. faecalis liegt bei 0,8%, für E. faecium bei 13,5% (PEG-Studie, 2004). Über 90% der VRE-faecium-Stämme gehören zum sog. vanA-Genotyp, d. h., es besteht eine gleichzeitige Resistenz gegenüber Vancomycin und Teicoplanin.

Die Glykopeptid-Resistenz ist durch plasmidischen Transfer (konjugative Plasmide) in vitro auf Staphylococcus aureus und auf Listeria monocytogenes übertragbar. Inzwischen konnte eine Resistenzübertragung auch in vivo nachgewiesen werden. Bei einer amerikanischen Dialysepatientin, die gleichzeitig mit MRSA und VRE besiedelt war, führte der Gentransfer der Glykopeptidresistenz auf den MRSA zur Entstehung eines Vancomycin-resistenten Staph. aureus (VRSA). Bislang (Stand August 2005) sind insgesamt 3 weitere VRSA-Fälle beschrieben. Staph.-aureus-Isolate mit einer intermediären Glykopeptid-Resistenz (GISA) waren zuvor bereits in den USA, in Japan und auch in Frankreich nachgewiesen worden, Die generelle Ausweitung einer Glykopeptid-Resistenz auf Staph. aureus käme wegen der erheblich größeren klinischen Relevanz einer Katastrophe gleich.

Therapie

Therapieoptionen bei Vancomycin- bzw. Glykopeptid-resistenten Enterokokken

Gegen Vancomycin resistenten (VR) Enterococcus faecalis:

Hochdosis-Ampicillin z. B. 20 g/d i.v. in Kombination mit Aminoglykosid bei Endokarditis.

Alternative: 2 × 600 mg Linezolid i.v., diese Substanz gehört zu einer neuen Klasse von Antibiotika, den sog. Oxazolidinonen. Wegen fehlender Bakterizidie kein Mittel der Monotherapie bei schweren Infektionen oder bei Endokarditis. Kombination mit Hochdosis-Ampicillin oder Aminoglykosid erforderlich. Bei guter oraler Bioverfügbarkeit auch ambulant oral einsetzbar. Indikation: Alternative bei Unverträglichkeit oder bei Unwirksamkeit.

Gegen Vancomycin resistenten (VR) Enterococcus faecium:

Quinopristin-Dalfopristin (Synercid), 3 × 7,5 mg/kg KG ggf. in Kombination mit Ampicillin. Synercid gehört zur Substanzklasse der Streptogramine, einer 2000 zugelassenen Substanz, die als Alternative bei Glykopeptid-Resistenz von Enterococcus faecium (nicht bei VR E. faecalis wirksam!), bei Vancomycin-resistenten Koagulase-negativen Staphylokokken (VRKNS, klinisch selten relevant) und bei Vancomycin intermediär resistentem Staphylococcus aureus (GISA, in Deutschland noch nicht relevant), bei Allergie oder Intoleranz gegenüber Glykopeptid-Antibiotika (Vancomycin/Teicoplanin) oder nach Therapieversagen mit dieser Substanzklasse eingesetzt werden kann. Die Streptogramine gehören zusammen mit den Makroliden und den Lincosamiden zur sog. MLS-Gruppe. Sie binden an der 50S-Untereinheit der Ribosomen und hemmen so die Proteinsynthese.

Weitere Alternativen 2 × 600 mg Linezolid, i.v. oder p.o., in Ausnahmefällen 4 × 750 – 1000 mg/d Chloramphenicol.

9.3.2 Staphylokokken

Epidemiologie

Staphylococcus aureus ist einer der häufigsten Erreger von Eiterungen und der häufigste Sepsis-Keim. Er verursacht etwa 20% aller bakteriellen nosokomialen und „Community acquired" Infektionen. Der Anteil ist in den letzten beiden Jahrzehnten ständig gestiegen.

Auch **Koagulase-negative Staphylokokken** sind ein zunehmendes Problem. In den USA ist ihr Anteil an nosokomialen Bakteriämien von 9% in 1980 auf 27% in 1989 angestiegen.

Das „**Staphylococcal toxic Shock Syndrome**" trat Ende der 1970er Jahre gehäuft in Verbindung mit dem Gebrauch spezieller Tampons bei menstruierenden Frauen auf. Es ist heute eine seltene Komplikation.

Staphylokokken-Enterotoxin-bedingte Enteritiden im Rahmen von Lebensmittelkontaminationen stellen dagegen ein erhebliches Problem besonders des Reisetourismus dar, sie sind eine der häufigsten Ursachen akuter Brechdurchfälle wenige Stunden nach der Speisenaufnahme.

Ätiologie/Pathogenese

Während durch den Nachweis von Staphylococcus aureus die ätiologische Zuordnung der jeweiligen Infektion meistens eindeutig ist, ist der Nachweis Koagulase-negativer Staphylokokken, in der Regel Staphylococcus epidermidis, häufig schwierig zu interpretieren, da sie zur Standortflora von Haut und Schleimhäuten des Menschen gehören. In Verbindung mit Immunsuppression, i.v.-Drogenabusus und assoziiert mit Fremdkörpern muss mit einer signifikanten Pathogenität und einer ätiologischen Relevanz gerechnet werden.

Bei der Pathogenese der Staph.-aureus-Infektionen spielen Adhäsionsmechanismen mit konsekutiver Leukozyten-Aktivierung und Exotoxin-Freisetzung eine zentrale Rolle.

Das **Exotoxin des „Toxic Shock Syndrome"** fungiert als Superantigen mit dem Effekt einer exzessiven Zytokin-Freisetzung durch eine unspezifische T-Zell-Aktivierung. Dieser Mechanismus erklärt die Ähnlichkeit klinischer Krankheitsbilder unterschiedlicher Ätiologie, z. B. grampositive Sepsis, Toxic Shock Syndrome durch A-Streptokokken (siehe dort) u. a.

Spezifische Adhäsionsmechanismen und andere Virulenzfaktoren scheinen auch für die Pathogenität Koagulase-negativer Staphylokokken verantwortlich zu sein und die hohe Affinität dieser Erreger zu implantierten Fremdkörpern zu erklären.

Klinik der Staphylococcus-aureus-Infektionen

Eitrige Infektionen

- Pyodermien (Follikulitis, Furunkel, Impetigo contagiosa, Hydradenitis).
- Wundinfektionen: häufig Fremdkörper-assoziiert, Nahtabszesse, postoperative Komplikationen, bei Verbrennungen.
- Sepsis: jede lokale Infektion kann Ausgang einer Bakteriämie sein; die systemische entzündliche Antwort des Organismus eskaliert mit kaskadenartiger Zytokinfreisetzung und mündet in eine Sepsis.
- Endokarditis: 16 – 25 % aller Nativ-Klappen-, 14 % aller Prothesenklappen-Endokarditiden, typisch sind schwere Klappendestruktionen, Klappenringabszesse, septische Embolien, Sepsis, Mortalität 40 – 60 %, Trikuspidalendokarditis besonders bei i.v.-Drogenabhängigen.

Organinfektionen

Mastitis, Perikarditis, Pneumonien, Pleuraempyem, Osteomyelitis, Abszesse.

- Ein Teil der Erkrankungen ist die Folge einer hämatogenen Streuung von Lokalinfektionen (metastatisch-embolisch)-
- Pneumonien sind häufig mit Influenza, mit Aspiration und mit vorbestehenden Lungenerkrankungen assoziiert-
- Eine Abszessbildung geht häufig mit septischem Verlauf und schlechter Prognose einher-
- Hämatogene Osteomyelitiden werden in 48 – 60 % durch Staph. aureus verursacht, betroffen sind vor allem Kinder.

Toxin-bedingte Erkrankungen

Mit Hautabschälung einhergehende Syndrome

- Vorwiegend bei Säuglingen (Staphylococcal scalded Skin Syndrome, SSSS), selten bei Erwachsenen.
- Exfoliative, bullöse Dermatitiden entsprechend lokalisierten Formen des SSSS (bullöser Impetigo).

Nahrungsmittelvergiftung

- Typisch für eine staphylogene Lebensmittelvergiftung ist der rasche Beginn des Brechdurchfalls ca. 4 – 6 h nach der Nahrungsaufnahme und der kurze Verlauf von ca. 24 h.
- Ursache sind Enterotoxin-bildende Staphylokokken.

Toxic Shock Syndrome

- Fieber,
- diffuses makuläres Exanthem,
- Hypotonie (< 100 mmHg syst.),
- Hautschuppung nach 1 – 2 Wochen, besonders an Händen und Füßen,
- darüber hinaus müssen drei oder mehr der folgenden Organsysteme beteiligt sein:
  - Gastrointestinaltrakt (Erbrechen, Übelkeit, Diarrhö),
  - Muskulatur (Myalgien mit pathologischen Muskelenzymen),
  - Schleimhäute (Hyperämie),
  - Nieren (Retention, Pyurie ohne Nachweis einer Harnwegsinfektion),
  - Leber (pathologische Enzyme),
  - ZNS (quantitative und qualitative Bewusstseinsstörungen).

Staphylogener Scharlach

Selten, anfänglich nicht vom A-Streptokokkenscharlach zu unterscheiden; später staphylokokkentypische Hautablösung.

Diagnostik

- Bakteriologische Untersuchungen aller infrage kommenden Materialien, auch entnommener Katheter und Endoprothesen,
- Blutkulturen,
- mikroskopischer Nachweis von grampositiven Haufenkokken,
- Staphylokokkennachweis in suspekten Lebensmitteln,
- Toxinnachweis, in wenigen Laboren Toxin-Antikörper-Nachweis.

Therapie

Therapie

1. Chirurgische Sanierung des Infektionsherdes

- Eiterdrainage wo immer möglich, chirurgische Spüldrainagen,
- Katheter-, Prothesenentfernung,
- frühzeitiger, evtl. notfallmäßiger Klappenersatz bei Endokarditis.

2. Antibiotische Therapie

- *Bei leichten bis mittelschweren Infektionen*
  - Penicillinasefeste Penizilline (z. B. **Flucloxacillin**)
    bei leichten Infektionen: 2–3–4 g/d p.o. in 4 ED
    bei schwereren Infektionen 5–10 g/d parenteral in 4 ED
  - oder Clindamycin 1,8–2,4 g/d in 3–4 ED p.o.
  - oder Basis-Cephalosporin: Cefazolin 6 g in 3 ED, oder Intermediär-Cephalosporin: Cefuroxim 4,5 g in 3 ED.
  - Bei Penicillinallergie: Vancomycin i.v. 2 × 1 g, oder Teicoplanin i.v. 200–400 mg 1 × tgl. oder Clindamycin 4 × 300–600 mg i.v.
- *Bei schweren Infektionen*
  - Substanzen wie oben in Kombination mit Aminoglykosid: 1 × 240 mg Refobacin (bei normaler Nierenfunktion)
  - oder mit Rifampicin 1 × 600 mg tgl.
  - oder mit Fusidinsäure 3 × 0,5 g i.v. (besonders bei Fremdkörper-assoziierten Infektionen).
- *Bei MRSA-Infektionen*
  - Vancomycin i.v. 2 × 1 g, oder Teicoplanin i.v. 1 × 200–400 mg,
  - je nach Schwere oder Ansprechen in Kombination mit Rifampicin oder Fusidinsäure oder Clindamycin.
- Auch das **Toxic Shock Syndrome** wird wie eine schwere Infektion antibiotisch behandelt

! In der Regel keine antibiotische Therapie der staphylogenen **Nahrungsmittelvergiftung**.

Methicillin-resistenter Staphylococcus aureus (MRSA)

Staphylokokken entwickeln unter antibiotischem Selektionsdruck schnell Resistenzen. Als Referenzsubstanz für Multiresistenz gilt Oxacillin (historisch Methicillin). Die Verbreitung multiresistenter Staph.-aureus-Stämme ist wesentlich ein Krankenhausproblem mit konsekutiver Ausweitung auf Pflegeeinrichtungen. Der Resistenzmechanismus besteht in einer Änderung der Affinität des Penicillinbindungsproteins PBP 2a für β-Laktam-Antibiotika. Es besteht entsprechend Kreuzresistenz gegen alle β-Laktam-Antibiotika (Penicilline, Cephalosporine, Carbapeneme).

Neben der staphylokokkentypischen hohen Widerstandsfähigkeit gegenüber physikalischen Einflüssen besitzen einige MRSA-Stämme eine ausgeprägte „epidemische Virulenz". Ihre hohe Ausbreitungsfähigkeit führt zur raschen asymptomatischen Kolonisation von Kontaktpersonen und damit zur potenziellen Infektion von Risikopatienten. Dies unterscheidet sie von Koagulase-negativen Staphylokokken (KNS).

Prädilektionsstellen für MRSA-Besiedlung sind Nasenvorhof, Rachen, Achselhöhlen, Perineum und Stirn-Haar-Grenze. Intestinale Besiedlung ist oft Ausgang für Rezidiv-Kolonisation.

Eine vorrangige Übertragung erfolgt durch die Hände des medizinischen Personals, es kann lang anhaltende nasale Besiedlungen sowie Persistenz in der unbelebten Umgebung geben.

In Deutschland beträgt der Anteil von MRSA an allen Staph.-aureus-Isolaten 20,7 % (PEG-Studie 2001) bzw. 22,6 % (PEG-Studie 2004). Der Trend ist ansteigend. In Skandinavien und den Niederlanden liegt er bei < 1 %, in Großbritannien, Italien, USA, Osteuropa, Südostasien bei > 30–50 %.

Erste Fälle von Vancomycin-resistenten Staph.-aureus-Isolaten (VRSA) sind aus den USA und aus Japan beschrieben.

Faktoren der MRSA-Ausbreitung

- Selektion durch Antibiotika. Eine hohe Bedeutung haben eine vorausgegangene Therapie mit Fluorchinolonen, besonders Levofloxacin, mit Vancomycin und Cephalosporinen der Gruppe 3.
- Fehlendes oder unzureichendes Hygieneregime.
- Prädisponierte Patienten.
- Invasive Diagnostik und Therapie, Implantation von synthetischem Material.
- Unzureichende Kommunikation bei Verlegungen.

Präventiv- und Bekämpfungsmaßnahmen gegen MRSA

- Frühzeitiges Erkennen von MRSA (Monitoring),
- Patienten-Screening bei vorhandenem oder vermutetem Risiko (Herkunft, Endemie),
- Personal-Screening bei MRSA-Ausbruch,
- konsequente Isolierung MRSA-kolonisierter/-infizierter Patienten,
- Schulung und Information des Personals,
- konsequente Einhaltung von Hygienemaßnahmen (Händedesinfektion),
- Sanierung nasaler MRSA-Besiedlung (Mupirocin-Salbe)
- antiseptische Haut- und Haarwäsche, tägl. Bettwäschenwechsel,
- strenge Indikation für Patiententransporte,
- antibiotische Therapie nur bei Infektion, nicht bei Kolonisation.

Ambulant erworbener MRSA (community acquired, cMRSA)

Weltweit nehmen Infektionen oder Besiedlungen mit MRSA-Isolaten zu, bei denen kein Zusammenhang mit vorherigem nosokomialen Risiko gefunden wird. Der Anteil an allen MRSA-Isolaten beträgt ca. 20% in Finnland und in Australien, bis 50% in der asiatischen Region. In den USA und in Deutschland sind einzelne Cluster beschrieben.

Es handelt sich um keine „ex Hospital"-Isolate, es sind „Nicht-Multiresistente" MRSA. Oftmals besteht eine hohe Rate einer gleichzeitigen Erythromycin- und Clindamycinresistenz. Eine klonale Ausbreitung wird vermutet.

Bei virulenten Isolaten ist als Virulenzfaktor das sog. Panton-Valentine-Leucocidin (PVL) nachweisbar. PVL-positive Isolate sind mit schweren Pneumonien bei Kindern sowie schweren Weichteilinfektionen bei Erwachsenen korreliert.

Koagulase-negative Staphylokokken

Koagulase-negative Staphylokokken gehören zur normalen Standortflora von Haut und Schleimhäuten. Sie werden daher häufig in mikrobiologischem Untersuchungsmaterial gefunden. Ihre Charakterisierung als nichtpathogene Keime hat sich in den letzten Jahren gewandelt. Sie sind heute bedeutende **Problemkeime** nosokomial erworbener Infektionen.

Es werden zwei Gruppen Koagulase-negativer Staphylokokken unterschieden, abhängig von der Resistenz oder Empfindlichkeit gegenüber Novobiocin:

- Zur **Novobiocin-resistenten Gruppe** gehört Staph. saprophyticus, ein Erreger urogenitaler Infekte. Prädispositionen sind nicht bekannt, es erfolgt wahrscheinlich eine sexuelle Übertragung.
- Wichtiger ist die zweite Gruppe der **Novobiocin-sensiblen Koagulase-negativen Staphylokokken**. Zu ihr gehört als bedeutendster Erreger Staphylococcus epidermidis. Inzwischen sind zahlreiche Virulenzfaktoren bekannt, die die Affinität dieses Keims zu bestimmten Prädispositionsfaktoren, insbesondere Fremdkörperimplantaten, erklären. Zu ihnen gehören u. a. Adhäsine, extrazelluläre Schleimproduktion und Zellwandstrukturen (z. B. Peptidoglykan), die Zytokinfreisetzung aus Monozyten induzieren können.

Prädisponierende Faktoren

- i.v. Heroin-Abusus,
- Immunsuppression,
- Neutropenie,
- Frühgeburt,
- polymere Fremdkörper.

Fremdkörper-assoziierte Staph.-epidermidis-Infektionen

- Bakteriämie, Sepsis, Endokarditis:
  - arterielle oder venöse Verweilkatheter,
  - Port-Systeme,
  - Gefäßprothesen,
  - Herzschrittmacher,
  - ventrikuloatriale Liquor-Shunts.
- Peritonitis:
  - ventrikulo-peritoneale Liquor-Shunts,
  - Peritoneal-Dialyse-Katheter.
- Ventrikulitis: externe und interne Ventrikel-Shunt-Systeme.
- Chronische Fremdkörper-assoziierte Syndrome mit Verdacht auf Staphylokokken-Beteiligung:
  - aseptische Hüftgelenksprothesen-Lockerung,
  - Fibrosierungskomplikationen bei Silikon-Prothesen,
  - Endophthalmitis nach Augenlinsen-Ersatz und Katarakt-Operation.

Therapie

Therapie

Etwa 70% aller Krankenhaus-Isolate Koagulase-negativer Staphylokokken sind Methicillin-resistent, bei einem hohen Prozentsatz besteht darüber hinaus Resistenz gegen Erythromycin, Gentamycin und Clindamycin sowie in steigendem Maße gegen Chinolone.

Außerhalb des Krankenhauses erworbene Koagulase-negative Staphylokokken haben ein breiteres Spektrum antimikrobieller Empfindlichkeit ebenso wie Staph. saprophyticus.

Mittel der Wahl ist **Vancomycin**, bei Bedarf in Kombination mit Rifampicin.

Die antimikrobielle Austestung ist wichtig.

Oft hilft nur die gleichzeitige frühe Entfernung des Fremdkörpers.

Glykopeptidresistenz

Seit 1981 existieren Berichte über ein sporadisches Auftreten von Resistenzen gegen Glykopeptide, z. B. nach Langzeittherapie mit Vancomycin und Teicoplanin, aber auch ohne Vorbehandlung. Häufiger wurde über Resistenzen gegen Teicoplanin bei erhaltener Empfindlichkeit gegen Vancomycin berichtet. Probleme bereiten diese Beobachtungen gegenwärtig nicht.

9.3.3 Nosokomiale Infektionen

Definition

Infektionen, die im Krankenhaus erworben wurden und deren Genese sicher nicht vor der Krankenhausaufnahme begann, werden **nosokomial** genannt. 2 – 3 Tage Abstand zum Aufnahmetermin sind bei unbekannter Inkubationszeit die Voraussetzung für eine Zuordnung. Quantitativ weniger bedeutsam sind nosokomiale Infektionen, die bei ambulanten medizinischen Maßnahmen entstehen.

Nach dem neuen Infektionsschutzgesetz (IfSG) handelt es sich bei einer nosokomialen Infektion um eine Erkrankung „mit lokalen oder systemischen Infektionszeichen als Reaktion auf das Vorhandensein von Erregern oder ihrer Toxine, die im zeitlichen Zusammenhang mit einer stationären oder einer ambulanten medizinischen Maßnahme steht, soweit die Infektion nicht bereits vorher bestand“.

Ambulant und unabhängig von medizinischen Maßnahmen erworbene Infektionen werden im Gegensatz zu den „Hospital acquired Infections“ auch „Community acquired Infections“ genannt.

Die besondere Bedeutung nosokomialer (Hospital acquired) Infektionen besteht in dem problematischen Erregerspektrum (Selektion, Multiresistenz) und einer damit verbundenen höheren Morbidität und Mortalität (Attributable Mortality). Hinzu kommen längere Verweilzeiten und höhere Kosten.

Epidemiologie und Ätiologie

Schätzungsweise 5 – 10% aller Krankenhauspatienten erwerben im Verlauf ihres stationären Aufenthaltes eine nosokomiale Infektion. Besonders betroffen sind Patienten von Intensivtherapiestationen sowie von onkologisch-hämatologischen Abteilungen. Generell nimmt die Zahl nosokomialer Infektionen zu. Die höchsten Prävalenzraten betreffen Patienten von Intensivstationen. In einer großen europäischen Stichprobe (EPIC-Studie, Stichtag 29. April 1994) an 10 038 Patienten von 1417 Intensivstationen betrug die Rate nosokomialer Infektionen 30,3%, davon auf Intensivstationen erworben 20,6%, auf Normalstation erworben 9,7% (Prävalenz bezogen auf die Zahl der Patienten am Stichtag). In Deutschland betrug die Prävalenz 25,4%, d. h., jeder 4. Patient einer Intensivstation hatte an einem Stichtag eine nosokomiale Infektion.

Die wesentlichen Risiken bestehen in der Beeinträchtigung der Abwehrmechanismen (Immunkompetenz) der Patienten durch hohes oder geringes Alter, Grundkrankheit, immunsuppressive Therapien, invasive Eingriffe, Implantation von Fremdmaterialien, Operationen, maschinelle Beatmung oder andere invasiv-apparative Therapieverfahren.

Das wesentliche Erregerreservoir ist die körpereigene Flora von Haut und Schleimhäuten. Es kommt zu Fehlbesiedlung des Oropharynx und des oberen Gastrointestinaltraktes mit intestinaler Flora, Verdrängung der patienteneigenen Flora durch Hospitalkeime, Störung des physiologischen Barriereschutzes durch invasive Maßnahmen und zu Einwirkungen von Erkrankung, Diagnostik und Therapie auf die Abwehrlage.

Die **Mechanismen** sind

- Translokation der mukokutanen Flora (endogener Infektionsweg, verantwortlich für ca. 80% der nosokomialen Infektionen) durch Verletzungen des physiologischen Barriereschutzes. Harnwegskatheter, intravasale Katheter, Endotrachealtuben zur maschinellen Beatmung, intrakavitäre Katheter und chirurgische oder traumatische Wunden stellen die wesentlichen Eintrittspforten dar.

- Transfer aus einem Krankenhaus-Reservoir (andere Patienten, Personal, Umgebung) auf den Patienten (exogener Infektionsweg). Hier sind am häufigsten Kreuz-Infektionen oder Kreuzkolonisationen aus dem Reservoir der mikrobiellen Flora anderer Patienten (ca. 10–20%). Die Übertragung erfolgt im Wesentlichen durch direkten Kontakt hauptsächlich durch die Hände des Personals, darüber hinaus durch Tröpfchenverbreitung, Geräte, Endoskope (device-related), durch Medikamentenkontamination (Infusionen, Desinfektionslösungen), durch Transfusionen, Kanülenstiche/Verletzungen, Transplantationen, aerogen (Duschen, Staub, Schmutz) und Lebensmittel. Selten kann auch infiziertes oder kolonisiertes Personal Ursache für nosokomiale Infektionen sein (Haut- oder Schleimhaut-Carrier von S. aureus, S. epidermidis, Strep. pyogenes).

Die wichtigsten device-assoziierten nosokomialen Infektionen auf Intensivstationen sind in abnehmender Häufigkeit: Beatmungsassoziierte Pneumonien bzw. tiefe respiratorische Infektionen (Bronchitiden), katheterassoziierte Harnwegsinfektionen und katheterassoziierte Sepsis/Bakteriämien. Hinzu kommen postoperative Wundinfektionen vorwiegend bei chirurgischen Patienten.

Die Prävalenzraten nosokomialer Infektionen werden bezogen auf die Device-Anwendungsraten (Anzahl der Device-Tage pro 100 Patiententage) device-assoziiert erfasst und mit nationalen bzw. internationalen Referenzdaten verglichen. Die Bezugsgrössen sind die Anzahl der device-assoziierten Infektionsraten pro 1000 Device-Tage. Die relevanten „devices" sind Trachealtuben (differenziert werden noch Tracheostomata und seit 2005 nichtinvasive Beatmungsmodi), Harnwegskatheter und Gefäßkatheter. Anwendungs- und Infektionsraten differieren je nach Art der Intensivstation. Die Rate der nosokomialen Infektionen muss nach §4 des IfSG erfasst und bewertet werden.

Zwischen 1980 und 1990 zeigte das Keimspektrum in den USA 66% gramnegative und 24% grampositive Erreger, 10% waren gemischt grampositiv/-negativ (CDC). Der aktuelle Trend zeigt eine Zunahme grampositiver Erreger insbesondere bei den Blutstrom- und den katheterassoziierten Infektionen. Bei den Beatmungspneumonien dominieren weiterhin gramnegative Erreger. Im Zeitraum 1997–2001 betrug das Verhältnis gramnegativer zu grampositiver Keime bei den 10 häufigsten Erregern klinisch relevanter Infektionen stationärer Patienten in den USA (SENTRY-Daten) bei allen Intensivstations-Isolaten 48/38 (gramnegativ [%]/grampositiv [%]), bei Pneumonien 70/30, bei Harnwegsinfektionen 70/10 (hier nur TOP 5), bei Bakteriämien (Bloodstream Infections) 35/60 und bei Weichteilinfektionen 32/60.

! Die insgesamt häufigsten Keime sind S. aureus und E. coli.

Nosokomiale Pneumonien

Definition

Bei der „Hospital acquired Pneumonia" (HAP) wird eine „early onset"-Pneumonie innerhalb der ersten 4 Tage ab dem 2. Tag nach Aufnahme sowie eine „late onset"-Pneumonie ab dem 5. Tag des Krankenhausaufenthaltes unterschieden, analog kann bei der „Ventilator associated Pneumonia" (VAP oder Beatmungspneumonie) eine „early onset"-VAP bis 4. Tag nach Intubation sowie eine „late onset"-VAP ab dem 5. Tag nach Intubation abgegrenzt werden.

Epidemiologie

Die nosokomiale Pneumonie tritt pro 1000 Aufnahmen in 5–10 Fällen auf, bei maschineller Beatmung erhöht sich die Häufigkeit um das 6–20fache. 50% aller VAP treten in den ersten 4 Tagen auf (early onset), die Häufigkeit fällt bis ca. 1% pro Tag ab Tag 10 der Beatmung. Insgesamt kommt es bei ca. 20–25% der beatmeten Patienten zu einer VAP.

Ca. 25% aller nosokomialen Infektionen sind Pneumonien, die Letalität beträgt 20–60%, sie ist damit die führende nosokomiale Todesursache. Es wird eine „Crude Mortality" (Gesamtmortalität aus Grundkrankheit und zusätzlicher nosokomialer Infektion) von der „Attributable Mortality" (zusätzliche Mortalität durch die nosokomiale Infektion allein) unterschieden. Die „Attributable Mortality" der VAP beträgt durchschnittlich ca. 25%, bei Verursachung durch multiresistente Erreger (z. B. MR Pseudomonas aer. oder MR Acinetobacter spp.), bei Bakteriämie, bei inadäquater Antibiose und auf medizinischen Intensivstationen liegt sie deutlich höher.

Diagnose

Diagnosekriterien nach Guidelines der American Thoracic Society 2005 bzw. Paul Ehrlich Gesellschaft (PEG) 2003

Neues und persistierendes Infiltrat im Röntgen-Thorax plus 2 von 3 Kriterien

- Leukozytose > 12.000/ml oder Leukopenie < 4.000/ml,
- Fieber > 38,3 °C oder Hypothermie < 36 °C,
- purulentes Bronchialsekret.

Bei einer Sensitivität von ca. 70% und einer Spezifität von ca. 75% muss bei diesen Diagnosekriterien in > 20% mit falsch positiven Diagnosen gerechnet werden.

Das tiefe Tracheobronchialsekret sollte mikrobiologisch und quantitativ untersucht werden. Eine bronchoskopisch geleitete Therapie (BAL, geschützte Bürste) ergibt keine besseren Resultate. Die Verzögerung der Antibiose durch z. B. diagnostische Prozeduren erhöht die Mortalität. Diagnose und Therapieeffekte sollen nach 72 h reevaluiert werden.

Risikofaktoren nach PEG 2003 mit Punktescore

- Alter > 65 Jahre (1 Punkt),
- Antibiotika-Vorbehandlung (2 Punkte),
- chronische Lungenerkrankung (2 Punkte),
- Länge der Liegedauer (late onset) (3 Punkte),
- schwere respiratorische Insuffizienz mit oder ohne Beatmung (3 Punkte),
- Organversagen (Sepsis) (4 Punkte).

Zuordnung in 3 Gruppen: Niedriges Risiko (bis 2 Punkte), mittleres Risiko (3 – 5 Punkte), hohes Risiko (6 Punkte und mehr).

Erregerspektrum

Das Erregerspektrum differiert je nach Zeitpunkt der Entstehung der Pneumonie. Die „early onset"-VAP innerhalb von 4 Tagen nach Intubation weist im Wesentlichen das Keimspektrum der physiologischen Oropharynx-Flora auf. Die „late onset"-VAP ab dem fünften Tag nach Intubation wird von der intestinalen Flora nach oropharyngealer Besiedlung dominiert. Je später die Pneumonie auftritt, desto mehr wechselt das Keimspektrum zu den multiresistenten (MR) Problemkeimen der Langzeitbeatmung (MR Pseudomonas aer., MR Acinetobacter spp. etc.). Die führenden Erreger sind Pseudomonas aeruginosa, Staphylococcus aureus und Vertreter der Enterobacteriaceae, am häufigsten Klebsiella spp. und E. coli, sowie Hämophilus influenzae. Die Reihenfolge der Häufigkeit variiert nach Region, Abteilung und Zusammensetzung der Stichprobe. Bei den „early onset"-Pneumonien sind Pneumokokken die häufigsten Erreger.

Therapie

Therapie

Grundlage der Therapie ist die ätiologische Zuordnung zu „early" oder „late onset" sowie eine Risikostratifizierung nach o. g. PEG-Kriterien.

Bei niedrigem Risiko kann die Therapie mit Aminopenicillin plus Betalaktamaseinhibitor oder einem Cephalosporin 2 oder 3a oder mit einem Fluorchinolon 3 oder 4 erfolgen (siehe Grundlagen einer antibiotischen Therapie, Kap. 9.5).

Bei mittlerem Risiko kann zwischen einem Acylaminopenicillin/Betalaktamaseinhibitor, einem Cephalosporin 3b, einem Fluorchinolon 2 oder 3 und einem Carbapenem gewählt werden.

Bei hohem Risiko wird eine Kombinationstherapie aus Acylaminopenicillin/Betalaktamaseinhibitor oder einem Cephalosporin 3b oder einem Carbapenem mit einem Fluorchinolon 2 oder 3 oder einem Aminoglykosid empfohlen.

Bei konsequenter Einhaltung verschiedener prophylaktischer Prinzipien wie Oberkörperschräglage, Aspirationsvermeidung, Vermeidung von Reintubationen, enterale Ernährung, Schulung des Personals und insbesondere regelmäßige alkoholische Händedesinfektion kann die Häufigkeit der „Ventilator associated Pneumonia" reduziert werden.

Bakteriämien (katheterassoziierte Infektionen)

Erregerspektrum katheterassoziierter Infektionen

Es dominieren Koagulase-negative Staphylokokken insbesondere Staph. epidermidis und S. aureus. Weniger häufig sind Enterokokken, Serratia marcescens, Candida albicans, Candida non-albicans insbesondere C. tropicalis, Pseudomonas aeruginosa, Klebsiella spp., Enterobacter spp., Citrobacter freundii, Corynebacterium spp. und Burkholderia cepacia complex.

Diagnose

- Oftmals Ausschlussdiagnose bei fehlenden Hinweisen für sonstige Ätiologie des Fiebers. Bestätigung durch Rückbildung der Entzündungszeichen nach Katheterentfernung bzw. -wechsel.

Tabelle 9.23 Risikofaktoren für katheterassoziierte Infektionen

Patienten-bezogene Faktoren	Device- (Katheter-)assoziierte und nosokomiale Faktoren (> bedeutet höheres Risiko als)
• Granulozytopenie • Immunsuppressive Chemotherapie • Verletzung der Hautintegrität (Verbrennung, Ekzem) • Schwere der Grundkrankheit • Gleichzeitige Infektion an anderem Ort • Veränderungen der kutanen Standortflora	• Defizite in der Händedesinfektion des Personals • Kontaminierte Hautpflegemittel • Kathetertyp (Plastik > Stahl) • Kathetereigenschaften (Thrombogenität, mikrobielle Adhärenz, Biofilmentstehung) • Art der Verwendung (höheres Risiko: parenterale Ernährung, Lipidlösungen, Plasmaprodukte) • Lokalisation (zentral > peripher, jugulär > femoral > subklavikulär) • Größe des Katheters (mehrlumig > einlumig) • Platzierungsart (v. sectio > perkutan) • Verweildauer (länger 72 h > kürzer 72 h) • Zeitpunkt der Anlage (Notfall > elektiv) • Punktionserfahrung • Pflegepersonalschlüssel

- Entzündungszeichen an der Katheterinsertionsstelle (Druckschmerz!, lokale Phlebitis).
- Hinweise für Thromboembolie distal der Katheterinsertion bei arteriellem Zugang.
- Mikrobiologischer Befund an der Katheterspitze (> 15 Kolonie bildende Einheiten [CFU] in der semiquantitativen Untersuchung).
- Typischer Keimnachweis (Staphylokokken).

Therapie

Prävention

Zur Vermeidung katheterassoziierter Infektionen ist es unerlässlich, dass verbindliche Standards vorhanden sind und umgesetzt werden. Die vom RKI formulierten Empfehlungen dienen als Grundlage klinikeigener Richtlinien. Essenziell sind:

- Händedesinfektion bei jedem Umgang mit Kathetern, Kathetersystemen und Zubehör.
- Sterile Implantationstechnik.
- Keine Routinewechsel, tägliche Kontrolle auf potenzielle Infektion.
- Regelmäßiger Wechsel der Zufuhrsysteme, Dreiwegehähne und Verbindungsstücke je nach applizierter Lösung. 24stündiger Wechsel bei Lipiden, Blut, Blut- und Plasmaprodukten, bei reiner Lipidzufuhr 12stündlich, ansonsten 72stündlicher Wechsel.
- Wechsel des Katheters bei Bedarf, bei sicherer Infektion durch Neupunktion, ansonsten nach Seldinger-Technik.
- Sofortige Entfernung des Katheters bzw. Reduktion der Lumina durch Katheterwechsel bei Änderung des Bedarfs oder Fehlen einer weiteren Indikation.

Bei erhöhtem Infektionsrisiko bzw. hoher Rezidivneigung können spezielle antibiotikabeschichtete bzw. silberimprägnierte Kathetersysteme eingesetzt werden.

! Aktuelle Empfehlungen der Kommission für Krankenhaushygiene und Infektionsprävention des RKI zur Prävention katheterassoziierter Infektionen vom 1. 11. 2002 unter **www.rki.de**

Harnwegsinfektionen

Nosokomiale Harnwegsinfektion sind in ca. 80 % die Folge einer Harnblasen-Katheterisierung. Es folgen diagnostische und therapeutische Prozeduren als Ursache. Die Kurzzeit-assoziierten Bakteriurien/Candidurien sind in der Regel asymptomatisch. In < 5 % kommt es zur gleichzeitigen Bakteriämie. Ca. 15 % der nosokomialen Bakteriämien sind Harnwegskatheter-assoziiert, > 80 % sind Gefäßkatheter-assoziiert.

Risikofaktoren

- Dauer der Katheterisierung, Fehlen eines geschlossenen Harnableitungssystems,
- bakterielle Besiedlung des Ableitungssystems,
- Diabetes mellitus,
- Abwesenheit einer antibiotischen Therapie,
- weibliches Geschlecht,
- invasive urogenitale Eingriffe, andere Indikationen für Katheterisierung (Urinmessung etc.),
- erhöhtes S-Kreatinin,
- unzureichende Katheterpflege,
- periurethrale Kolonisation mit uropathogenem Keim.

Erreger (nach Häufigkeit)

Kurzzeit-Katheter (< 2–4 d): 10–30% entwickeln eine Bakteriurie/Candidurie. Haupterreger: E. coli. Weniger häufig: Klebsiella pneumoniae, Proteus mirabilis, Pseudomonas aeruginosa, Staph. epidermidis, Enterokokken, Candida spp.

Langzeit-Katheter (> 30 d): je nach Liegedauer entwickeln nahezu alle Patienten eine Bakteriurie/Candidurie, oftmals mit mehreren Erregern gleichzeitig. Neben den Keimen der Kurzzeit-Katheterisierung zusätzlich: Providencia stuarti (ca. 25%), Morganella morgagni, Nicht-albicans Candida spp. E. coli und P. stuarti neigen zur Persistenz.

Therapie

Prävention

Katheterisierung:
- strenge Indikationsstellung,
- intermittierend häufig risikoärmer als kontinuierlich,
- suprapubisch besser als urethral,
- Urinare bei inkontinenten Patienten nicht sicher besser.

Bakteriurie:
- geschlossene Auffangsysteme,
- kurze Verweildauer,
- sonstige antibiotische Therapie.

! Aktuelle Empfehlungen der Kommission für Krankenhaushygiene und Infektionsprävention des RKI zur Prävention katheterassoziierter Harnwegsinfektionen vom 1. 10. 1999 unter **www.rki.de**

Sepsis

Definition

Aus jeder nosokomialen Infektion kann sich eine Sepsis entwickeln. Die Verdachtsdiagnose einer Sepsis kann frühestens zu dem Zeitpunkt gestellt werden, an dem im Verlauf einer lokalen Infektion Hinweise auf eine systemische Entzündungsreaktion durch gestörte Organperfusion gefunden werden.

Die Ähnlichkeit klinischer Krankheitsbilder im Verlauf von infektiösen und nicht infektiösen Erkrankungen (z. B. Pankreatitis, Polytrauma) hat zu einer neuen Einordnung des Sepsisbegriffes in ein übergeordnetes Krankheitssyndrom, das sog. **„Systemic Inflammatory Response Syndrome“** (SIRS) geführt.

Ein SIRS liegt dann vor, wenn unterschiedliche Auslöser zu einer systemisch entzündlichen Reaktion führen und mindestens zwei der folgenden Manifestationen bedingen:

1. Temperatur > 38 °C oder < 36 °C.
2. Herzfrequenz > 90 Schläge/min.
3. Atemfrequenz > 20 Züge/min oder CO_2-Partialdruck < 32 mmHg.
4. Leukozytenzahl > 12.000/µl oder < 4000/µl oder Linksverschiebung im Differenzialblutbild mit > 10% unreife Formen.

Im Verlauf des „SIRS“ kann es zum Versagen einzelner Organe wie akutes Lungenversagen (ARDS), akutes Nierenversagen (ANV), volumenabhängiger oder katecholaminpflichtiger Schock oder Versagen des Gerinnungssystems im Sinne einer disseminierten intravasalen Gerinnung (DIC) bis hin zum Multiorgan-Dysfunktions-Syndrom (MODS) kommen.

Im Falle einer Infektion als Ursache für „SIRS“ ist **„Sepsis“** der weiterhin geeignete Krankheitsbegriff. Diese Definition knüpft somit an das klassische Verständnis von Sepsis als eines von einer lokalen Infektion ausgehenden systemischen Krankheitsprozesses mit kontinuierlicher oder intermittierender Bakteriämie an. Sie stellt jedoch die systemisch entzündliche Antwort des Organismus in den Vordergrund. Die mikrobiellen Erreger oder deren Exo- bzw. Endotoxine sind die Auslöser, der konkrete Krankheitsprozess selbst ist aber mehr Folge einer komplexen Wirkung körpereigener Mediatoren oder Mediatorsystemen, die vergleichbar mit dem Gerinnungssystem kaskadenartig aktiviert oder freigesetzt werden und für die systemischen Entzündungssymptome verantwortlich sind.

Pathophysiologie

Im Mittelpunkt der pathophysiologischen Prozesse einer Sepsis stehen **Störungen der Mikrozirkulation und der Gefäßpermeabilität**. Für deren Entstehung werden zahlreiche **Mediatoren** verantwortlich gemacht. Metabolite der Arachidonsäure, Zytokine sowie weitere Produkte zirkulierender und ortsständiger Entzündungszellen sind wichtige Träger der Mediatorkaskaden.

Eine generalisierte Aktivierung der klassischen humoralen Systeme wie des Komplementsystems, des Kallikrein-Kinin-Systems, des Gerinnungs- und des Fibrinolyse-Systems geht diesen zellulär vermittelten Entzündungsreaktionen voraus.

Die Initiierung dieser Aktivierung wird wesentlich durch **bakterielle Toxine** verursacht. So kann das Endotoxin gramnegativer Bakterien Makrophagen zur Freisetzung von Interleukinen, des Tumornekrose-Faktors Alpha (TNF), des Gamma-Interferons (INF-γ) und von Prostaglandin E 2 anregen und damit zahlreiche Symptome des septischen Schocks in der Akut-Phase induzieren. Endotoxin kann das Komplement-System aktivieren und bewirkt dadurch indirekt eine gesteigerte Leukozytenaggregation und -adhäsion am Gefäßendothel. Durch gleichzeitige Stimulation von Mastzellen mit konsekutiver Freisetzung von Histamin kommt es zur pathologischen Steigerung der Gefäßpermeabilität mit Zellinvasion, dem klassischen morphologischen Substrat von Entzündung.

Andere Toxine bzw. Virulenzfaktoren wie das Staphylokokken-Alpha-Toxin, das E.-coli-Hämolysin, das Pseudomonas-aeruginosa-Zytotoxin oder das Streptolysin-O β-hämolysierender Streptokokken können die Plasmamembran verschiedener Zielzellen durch die Bildung transmembranöser Poren direkt schädigen.

Insgesamt sind es verschiedene Pathomechanismen, die über eine direkte oder indirekte Schädigung der Gefäßpermeabilität ein **interstitielles Ödem** und damit eines der charakteristischen Merkmale der Sepsis erzeugen.

Je nach der lokalen Akzentuierung manifestiert sich dieses „nicht kardiale Ödem" als akutes Lungenversagen („Acute respiratory distress Syndrome", ARDS), als akutes Nierenversagen (ANV), als generalisiertes kapilläres Leck oder als Dysfunktion anderer vitaler Organe.

Schweregrade

Obwohl es sich bei einer Sepsis um ein Kontinuum eines klinischen und pathophysiologischen Prozesses, ausgelöst durch eine Infektion, handelt, ist es sinnvoll, zur Abschätzung prognostischer und therapeutischer Aspekte einzelne Schweregrade zu definieren.

„Schwere Sepsis": Unter einer „schweren Sepsis" wird eine Sepsis mit Organdysfunktion verstanden. Als Folgeerscheinung einer Hypoperfusion manifestieren sich Organdysfunktionen in Form einer Laktatazidose, einer Oligurie, eines septisch-neurologischen Defizits oder einer Sepsis-induzierten Hypotension.

„Sepsis-induzierte Hypotension": Bei der „Sepsis-induzierten Hypotension" besteht eine Erniedrigung des systolischen Blutdrucks auf unter 90 mmHg oder ein systolischer Blutdruckabfall von mehr als 40 mmHg unter den Ausgangswert ohne sonstige zugrunde liegende Ursache. Die Hypotension kann durch Volumengabe normalisiert werden.

„Septischer Schock": Fehlende Blutdrucknormalisierung trotz Volumenzufuhr und konsekutive Katecholaminpflichtigkeit im Verlauf einer „schweren Sepsis" definieren den „septischen Schock". Typisch ist das Fortbestehen von Organ-Dysfunktion bzw. Organ-Hypoperfusion trotz Blutdrucknormalisierung unter Katecholaminen. Er tritt bei etwa 40% der Sepsis-Patienten auf. Die unterschiedlichen Schweregrade der Sepsis korrelieren mit einer unterschiedlichen Prognose. So belegen zahlreiche Untersuchungen die deutlich erhöhte Letalität des „septischen Schocks" bzw. der „schweren Sepsis mit Organversagen".

„**Multiorgan-Dysfunktions-Syndrom**" („**Multiple Organ Dysfunction Syndrome**" **MODS**): Das Auftreten von pathologischen Funktionsstörungen mehrerer Organe bei einem akut kranken Patienten kennzeichnet das „Multiorgan-Dysfunktions-Syndrom".

- Ein **primäres** „MODS" liegt vor, wenn die auslösende Ursache unmittelbar für die Organschädigungen (z. B. bei einem Polytrauma mit Verletzung mehrerer Organe oder bei einer septischen Endokarditis mit metastatischen Absiedlungen in verschiedenen Organen) verantwortlich ist.
- Ein **sekundäres** „MODS" besteht dann, wenn die Organschädigungen indirekt im Verlauf der septisch-entzündlichen Reaktion auf die auslösende Ursache hin entstanden sind. Der bisherige Begriff des Multiorganversagens (Multiple Organ Failure) sollte nicht weiter verwendet werden, weil er frühe funktionelle Störungen vor einem definitiven Organversagen nicht erfasst, diese aber bereits prognostisch relevant sind.

Quantifizierung des Schweregrads einer Sepsis durch Scores

Als Konsequenz aus der Komplexität derartiger Syndrome wie „SIRS" und „MODS" ist es naheliegend, im diagnostischen Prozess Methoden der Schweregrad-Quantifizierung anzuwenden, wie sie in Form verschiedener Score-Systeme z. B. dem APACHE II-Score, existieren (APACHE = Acute Physiology and Chronic Health Evaluation).

Der Begriff „**Infektion**" kann als ein mikrobielles Phänomen definiert werden, das durch eine Entzündungsreaktion auf die Anwesenheit von Mikroorganismen oder durch eine Invasion normalerweise steriler Gewebe durch Mikroorganismen charakterisiert ist.

Die Anwesenheit vitaler Bakterien im Blut wird mit dem Begriff „**Bakteriämie**" beschrieben. Analoge Begriffe sind „Virämie", „Parasitämie" oder „Fungiämie".

Die weitere Verwendung der Begriffe „Septikämie" und „Sepsis-Syndrom" ist wegen uneinheitlicher Bedeutung in Literatur und klinischem Alltag nicht sinnvoll.

Diagnose einer Sepsis

Grundlage für den Verdacht auf eine Sepsis ist die Kombination von Hinweisen auf eine Infektion mit Symptomen einer systemisch entzündlichen Reaktion.

Klinische Kriterien der Sepsis

(Konsensus-Vorschlag der Arbeitsgruppe der European Society of Intensive Care Medicine)

I. Infektiöse Ätiologie der Inflammation

- mikrobiologisch gesichert oder
- klinisch wahrscheinlich oder
- nach invasiven Eingriffen.

II. Schwere inflammatorische Wirtsreaktion (mindestens zwei Kriterien):

- Fieber ≥ 38,5 °C oder Hypothermie < 35 °C,
- Tachykardie ≥ 100/min,
- Tachypnoe ≥ 20 Atemzüge/min,
- oder Hyperventilation ($PaCO_2$ < 33mmHg),
- Leukozytose ≥ 12.000/µl oder Leukopenie ≤ 4000/µl,
- oder Linksverschiebung im Differenzialblutbild.

III. Zeichen der unkontrollierten Inflammation mit Organdysfunktion bzw. -versagen

- entweder Schock, kein Ansprechen auf Volumengabe,
- Katecholaminpflichtigkeit,

oder zwei der folgenden Kriterien:

- Bewusstseinsveränderungen,
- Hypotonie,
- Thrombozytopenie < 100.000/µl oder Abfall um 30 % in 24 h,
- arterielle Hypoxämie mit PaO_2 < 75 mmHg bei FiO_2 von 0,21,
- renale Dysfunktion,
- metabolische Azidose.

Die Diagnose-Kriterien müssen innerhalb eines Zeitraums von 8 h aufgetreten sein.

Hinzu kommt die Bewertung von prädisponierenden Faktoren, in deren Zusammenhang es erfahrungsgemäß häufiger zu einer Sepsis kommt.

Klinik

Während der abrupte Beginn einer hoch-fieberhaften Erkrankung mit Schüttelfrost, Tachykardie, Tachypnoe, Hypotonie und alterierter Bewusstseinslage leicht zur klinischen Verdachtsdiagnose einer Sepsis führt, sind **atypische Verläufe** mit Hypothermie oder Normothermie, mit einer Symptomatik auf dem Hintergrund verschiedener Begleit- oder Grundkrankheiten, bei extremem Alter oder bei antibiotischer Vorbehandlung schwerer zu diagnostizieren.

Im Zusammenhang mit einer **fieberhaften lokalen Infektion** müssen Zeichen einer nicht anderweitig erklärbaren Hyperventilation mit respiratorischer Alkalose sowie Veränderungen der Bewusstseinslage als **frühe Warnsymptome** einer drohenden Sepsis bewertet werden. Nicht selten gehen diese Symptome sogar dem Fieber oder anderen Zeichen voraus.

Selten können **kutane Manifestationen** auftreten und den Verdacht auf eine Sepsis lenken, z. B. in Form der Osler-Knötchen bei septischer Endokarditis, des Ecthyma gangraenosum bei Pseudomonas-aeruginosa-Sepsis oder unspezifischer pustulöser oder vesikulopustulöser Effloreszenzen, aus denen gelegentlich der direkte Erregernachweis gelingt.

Häufig treten **gastrointestinale Symptome** wie Übelkeit, Erbrechen, Diarrhö oder Obstipation auf und lenken den Verdacht auf eine akute Gastroenteritis. Gelegentlich fällt bei der körperlichen Untersuchung eine Splenomegalie auf.

Sepsis-Erreger

Aus dem Infektionsort kann häufig auf den möglichen Erreger bzw. das Erregerspektrum geschlossen werden (Tab. 9.**24**).

E. coli und Staphylococcus aureus sind mit Abstand die häufigsten Sepsis-Erreger, in den letzten Jahren hat sich der Schwerpunkt zunehmend zu den grampositiven Keimen verlagert. Je nach Ätiologie der nosokomialen Infektion ergibt sich eine unterschiedliche Dominanz gramnegativer oder grampositiver Erreger. Bei den nosokomialen

Pneumonien und Harnwegsinfektionen überwiegen gramnegative, bei Bakteriämien und Weichteilinfektionen grampositive Erreger.

Tabelle 9.**24** Ort der Infektion und wahrscheinliches Erregerspektrum bei Sepsis

Ausgangsort der Infektion	Häufigste Erreger
Harnwege (spontan)	E. coli, andere Enterobakterien Pseudomonas aeruginosa
(nach Eingriff)	Pseudomonas aeruginosa, Proteus, andere Enterobakterien
Gallenwege	E. coli, andere Enterobakterien incl. Enteritis-Salmonellen, Anaerobier
Herzklappen	St. viridans, Enterokokken, St. aureus, St. epidermidis, Enterobakterien, Pseudomonas aeruginosa
Intestinaltrakt	Enterobakterien incl. Enteritis-Salmonellen, Campylobacter, Anaerobier, Enterokokken, Candida
Fremdkörper	St. aureus, St. epidermidis, Enterobakterien, Pseudomonas spp.
Tonsillen	A-Streptokokken, St. aureus, Anaerobier (Bacteroides spp.)
Mittelohr	St. aureus, A-Streptokokken, Pneumokokken, H. influenzae, Proteus spp., andere Enterobakterien, Pseudomonas spp.
Wunden	St. aureus, A-Streptokokken
postoperativer Zustand (Darm, Gynäkologie)	Enterobakterien, Anaerobier, Pseudomonas spp.
Haut, Gelenke, Knochen	St. aureus, A-Streptokokken
Verbrennung	Staphylokokken, Pseudomonas spp.

Antimikrobielle Therapiestrategien bei nosokomialen Infektionen

Siehe „Grundlagen einer rationalen Antibiotikatherapie“, Kap. 9.5.

Therapie

Tabelle 9.**25** Mikrobiologische Befunde in Blutkulturen bei Sepsis-Patienten aus Sepsis-Studien der jüngsten Zeit (nach Häufigkeit)

gramnegativ	grampositiv
• E.coli	• Staphylococcus aureus
• Klebsiellen	• Staphylococcus epidermidis
• Pseudomonas aeruginosa	• Enterokokken

9.3.4 Infektiöse Durchfallerkrankungen

Durchfall ist eine der zentralen Gesundheitsstörungen von Menschen in der Dritten Welt. Besonders betroffen sind Kinder, für die Diarrhöen in einigen Regionen die Haupttodesursache darstellen. Viele Touristen erleiden Diarrhöen während ihrer Reise. In den hoch entwickelten Ländern USA und Westeuropa spielen Nahrungsmittel-assoziierte Enteritiden (Food borne Diseases) sowie epidemische Ausbrüche viraler Enteritiden eine zunehmende Rolle.

Die Erreger gelangen mit der Nahrung in den Darm und verursachen entweder eine lokale Schädigung der Schleimhaut (Enteritis oder Kolitis) oder nach Invasion und Penetration der Darmwand eine systemische Infektion. Einige Erreger lösen durch Toxinbildung oder andere Pathogenitätsmechanismen (Virulenzfaktoren) eine Diarrhö aus.

Ätiologie

Ätiologisch handelt es sich bei den Verursachern infektiöser Diarrhöen überwiegend um obligat pathogene Enterobakterien sowie einige Nicht-Enterobakterien-Arten (Tab. 9.**26**).

Es gibt deutliche regionale Unterschiede. Während in der Dritten Welt mit Abstand obligat pathogene E.-coli-Arten die dominierenden Verursacher sind, werden in Westeuropa enteritische Salmonellen, Campylobacter jejuni und enteropathogene Yersinien gefunden. Cholera- und Nicht-Cholera-Vibrionen sind als importierte Erreger extrem selten.

Ein beträchtlicher Teil von Durchfallerkrankungen wird durch Viren verursacht, am häufigsten werden Noroviren und Rotaviren gefunden. 2004 wurden erstmals mehr Norovirus-Enteritiden als Salmonellosen gemeldet (Tab. 9.**2**). Parasiten und Pilze spielen in Westeuropa nur eine geringe Rolle. In 50% erfolgt kein Erregernachweis.

Tabelle 9.**26** Die wichtigsten bakteriellen Erreger von Durchfall-Erkrankungen

obligat pathogene Enterobakterien	andere Erreger (Nicht-Enterobakterien)
• obligat pathogene Escherichia coli • Salmonellen – Enteritis-Salmonellen – Typhus und Paratyphus A, B, C • Shigellen • Yersinien	• Campylobacter jejuni • Vibrio cholerae • Vibrio parahaemolyticus • Bacillus cereus • enterotoxische Staph. aureus • Clostridium perfringens • Clostridium botulinum

Pathogenese

Die wichtigste Infektionsquelle in unseren Breiten sind kontaminierte Nahrungsmittel, der Infektionsweg ist fäkal-oral. Die Erreger gelangen direkt oder über die Nahrungskette indirekt in den menschlichen Gastrointestinaltrakt.

Diarrhö-Erreger verfügen über verschiedene **Pathogenitätsmechanismen**:

- Adhärenz, Toxinbildung, Resorptionsblockade, Sekretionssteigerung
  (**Sekretionstyp**: Vibrio cholerae, enterotoxigene, -pathogene, -aggregative E. coli, Rotaviren),
- Invasion, direkte Zellschädigung
  (**Invasionstyp**: Salmonellen, Shigellen, enteroinvasive, -hämorrhagische E. coli, Campylobacter, Entamoeba histolytica),
- Penetration
  (**Penetrationstyp**: Salmonella typhi, S. paratyphi, Yersinien).
  Einige Erreger verfügen über Kombinationen verschiedener Mechanismen. Das klinische Bild ist abhängig vom Virulenzstatus des Erregers und vom Abwehrstatus des Patienten. Die Pathomechanismen der Diarrhö bzw. des Erbrechens bei Norovirus-Infektionen sind gegenwärtig noch unklar.
  Bei der Mehrzahl der Enterokolitiden stehen Flüssigkeits- und Elektrolytverluste im Vordergrund der Symptomatik.

Je nach Symptomatik und Inkubationszeit können **Rückschlüsse auf die Ätiologie** gezogen werden (nach Nothdurft 2005):

- Nausea, Erbrechen, wässrige Diarrhö, kein Fieber, kurze Inkubationszeit (IZ) < 18 h sprechen für enterotoxigene E. coli (ETEC) oder andere Toxinbildner (Staph. aureus, Bacillus cereus, Clostr. perfringens).
- Profuse wässrige Diarrhö, atonisches Erbrechen, kein Fieber, IZ < 3 d sprechen für ETEC oder Vibrio cholerae.
- Nausea, Erbrechen, Diarrhö + Cephalgien/Myalgien mit Fieber, IZ 12 h – 3 d sprechen für eine virale Genese (Rotaviren, Noroviren, Adenoviren).
- Diarrhö, z. T. hämorrhagisch + abdominelle Krämpfe, mit Fieber, IZ 1 – 3 d, Leukozyten/Blut im Stuhl sprechen für invasive Erreger (Shigella spp., Campylobacter, Salmonella spp., E. histolytica).
- Gastrointestinale Blutungen, mit oder ohne Fieber, IZ 1 – 2 Wochen sprechen für enterohämorrhagische E. coli (EHEC) oder Zytomegalievirus.
- Malabsorptive Diarrhö, Meteorismus, Völlegefühl, kein Fieber, IZ 1 – 2 Wochen sprechen für Giardia lamblia, Cryptosporidium parvum, Cyclosporidiose, Mikrosporidiose.

Diagnostik bei Verdacht auf infektiöse Darmerkrankung

(Qualitätsstandard der Deutschen Gesellschaft für Hygiene und Mikrobiologie für Darminfektionen, 4/2000)

Bei unauffälligem Stuhl und fehlenden Angaben zum klinischen Bild gehören zum Basisprogramm Untersuchungen auf Salmonellen, Shigellen und Yersinien, nach Auslandsaufenthalt zusätzlich auf Parasiten (Protozoen, Helminthen). Bei wässrigen Diarrhöen zusätzlich Campylobacter, bei Kindern < 3 Jahren EPEC und EHEC, nach Auslandsaufenthalt zusätzlich Aeromonas, Vibrio, Protozoen. Nach vorausgegangener oder unter laufender Antibiose muss auf Clostridium difficile und Pilze untersucht werden.

Bei akuten hämorrhagischen Diarrhöen, bei schweren Allgemeinsymptomen (Apathie, Exsikkose, Fieber), bei schwerer Begleiterkrankung (Immunsuppression), bei Diarrhöen im Kleinkindes- und Säuglingsalter, bei kollektiven Diarrhöen, bei Diarrhöen von Mitarbeitern der Lebensmittel verarbeitenden Industrie und bei Persistenz jeder Diarrhö über 5 Tage erfolgt eine umfassende Stuhl-Diagnostik auf Leukozyten, Parasiten und Würmer. Bei positivem Leukozytenbefund mikrobiologisch-kulturelle Diagnostik auf Salmonellen, Shigellen, Campylobacter, EIEC, EHEC, Yersinien, Mykobakterien, Clostridium difficile plus Toxin.

Bei fehlenden Leukozyten mikrobiologisch-kulturelle Diagnostik auf Vibrio, EPEC, ETEC, Elektronenmikroskopie des Stuhls auf Viren (Rota-, Noro-, Adenoviren etc.) und Stuhlmikroskopie plus Spezialfärbungen auf Giardia lamblia, Mikrosporidien, Kryptosporidien, Cyclospora, Isospora und Entamoeba histolytica.

Therapie

Allgemeine Therapieprinzipien

Ausgleich von Flüssigkeits- und Elektrolytverlusten: Essenzieller Bestandteil aller Therapien, in leichten Fällen oral (siehe orale WHO-Rehydratationslösung, Tab. 9.**29**), ansonsten parenteral.

Symptomatische Maßnahmen: Motilitätshemmer wie Loperamid nur bei nichtinvasiver sekretorischer Diarrhö d. h. nicht bei hohem Fieber, Darmatonie, Schleim- und Blutbeimengungen zum Stuhl, nicht bei Kleinkindern. Alternative zum Loperamid: Wismutsubsalicylat. Keine Evidenz für sonstige Substanzen (Adsorbenzien, Probiotika)

Antimikrobielle Therapie: bei komplizierter infektiöser Diarrhö, bei Risikopatienten (Immunsuppression, hohes Alter, kritischen Begleitkrankheiten). Mittel der Wahl bei Erwachsenen: Fluorchinolone, Azithromycin; Alternative: Rifaximin (Normix, nicht resorbierbares Rifamycinderivat, in Deutschland noch nicht zugelassen). Reservemittel: Co-trimoxazol, Doxycyclin (**cave:** hohe Resistenzraten besonders bei importierten Erregern.

Meldepflicht nach IfSG (Tab. 9.**1** und 9.**2**).

Enteritische Salmonellosen

Definition, Epidemiologie und Übertragung

Salmonellen-Enteritiden sind Zoonosen. Das natürliche Reservoir der Enteritis-Salmonellen liegt bei verschiedenen Wirbeltieren, der Mensch ist ein Zufallswirt.

Jedes Nahrungsmittel, das mit tierischen Ausscheidungsprodukten kontaminiert ist, kann eine Infektionsquelle sein. Herausragende Bedeutung bei der Verbreitung haben Fleisch, Geflügel und Eier. Bei ca. 5 % aller Erkrankungen kommt es zu extraintestinalen Manifestationen.

Die Zahl der jährlich in Deutschland gemeldeten Salmonellen-Enteritiden lag 2004 bei 56 947 (69 Erkrankungen pro 100 000 Einwohner). Der seit 1992 rückläufige Trend hat sich gegenüber 2002 und 2003 fortgesetzt (2001 – 2003: 87,8 Erkr./100 000 Einw.). Es werden nur ca. 10 % aller Fälle gemeldet. Die Letalität ist gering, 2003 wurde laut Todesursachenstatistik des Statistischen Bundesamtes in 54 Fällen eine „sonstige Salmonellose“, in 620 Fällen eine infektiöse Darmerkrankung als Todesursache angegeben. Dem RKI wurden 2004 52 Todesfälle gemeldet.

Die Ausbreitung wird durch industrialisierte Tierhaltung und -verwertung sowie durch Gemeinschaftsverpflegung begünstigt.

Da die für eine Infektion erforderliche Keimzahl sehr hoch ist, muss in der Regel ein Anreicherungsprozess in der Nahrungskette erfolgen. Ideale Nährmedien sind Eier- und Milchspeisen sowie Fleisch. Bei Säuglingen, sehr alten Menschen und bei Immunsupprimierten sind auch direkte Übertragungen durch Schmierinfektion möglich.

In den letzten Jahren wurde vor einem Wandel des dominierenden Epidemietyps von Salmonella enterica PT4 des Serovars Enteritidis (tierisches Reservoir vornehmlich Huhn) zu Salmonella enterica DT104 des Serovars Typhimurium gewarnt. Der europaweit beobachtete neue Typ zeichnet sich durch höhere Toxinbildung, eine Antibiotika-Multiresistenz und ein anderes tierisches Hauptreservoir aus (Rind, Schwein). Bislang ist dieser Wechsel nicht erfolgt. 1999 gehörten 58,1% der nachgewiesenen Salmonellen zum Serovar Enteritidis, davon 75% zum klonalen Typ PT4, und 27,7% zum Serovar Typhimurium, davon 32% zum klonalen Typ DT104. 2004 handelte es sich in 67% um S. enteritidis, in 21% um S. typhimurium. Eine zunehmende Bedeutung bei der Übertragung spielten Schweinefleischprodukte. Im Gegensatz zu diesen humanmedizinischen Daten zeigen veterinärmedizinische Untersuchungen eine Dominanz dieses potenziell gefährlicheren Typs (1999: 49% Serovar Typhimurium, davon 47,7% Lysotyp DT104, Daten des Bundesinstituts für gesundheitlichen Verbraucherschutz und Veterinärmedizin, BgVV).

Pathogenese

Enteritis-Salmonellen verhalten sich invasiv, die Vermehrung erfolgt nach der Invasion in Makrophagen der Lamina propria des distalen Dünndarms.

Eine lokale Entzündung führt zu Störungen des Flüssigkeits- und Elektrolyttransports. Eine hämatogene Ausbreitung (Bakteriämie) führt zu extraintestinalen Manifestationen oder zur Sepsis.

Klinik

Beginn der Symptomatik 8–72 h nach der Aufnahme der kontaminierten Speise mit Übelkeit, Erbrechen, Kopfschmerzen und Durchfall.

Große Variabilität der Schwere des Krankheitsbildes. Mäßig erhöhte Temperaturen sind häufig, Fieber bis 39 °C findet man bei ca. 50% der Patienten. Sehr schwere Verläufe mit profusen wässrigen Diarrhöen und erheblichen Flüssigkeits- und Elektrolytverlusten sind selten. Dysenterische Verläufe mit schmerzhaften Entleerungen, Tenesmen und Blut- und Schleimbeimengungen kommen vor.

! Bei sehr jungen und sehr alten Patienten sowie bei Risikopatienten besteht die **Gefahr der Salmonellen-Sepsis** mit letalem Ausgang. Besonders gefährdet sind Patienten mit zellulärem Immundefekt, z. B. im Rahmen einer HIV-Infektion.

Bei 5% der Patienten kommt es zu klinisch relevanten Bakteriämien mit **extraintestinalen Komplikationen**. Dazu gehören: Lungen-, Nieren-, Leberabszesse, Gelenkempyem, Osteomyelitis, Meningitis purulenta salmonellosa, Endocarditis ulcerosa, Harnwegsinfekte.

Durch fäkale Kontamination können Wundinfektionen entstehen.

Diagnostik

Erregernachweis durch Stuhluntersuchung, mehrere Proben sind sinnvoll.

Serologische Verfahren und molekulare Diagnostik (Finger-Printing) sind klinisch irrelevant, haben jedoch eine epidemiologische und forensische Bedeutung (Infektionsquelle).

Therapie

Therapie

1. Enteritis

- Substitution der Flüssigkeitsverluste.
- Ausgleich der Elektrolytstörungen (Hypokaliämie).
- Antibiotische Therapie nur bei schweren enteroinvasiven Verläufen und bei Risikopatienten:
  - Säuglinge und Kleinkinder: Ampicillin i.v. oder Amoxycillin i.v. 50–100 mg/kg KG in 2–3 ED/d.
  - Ältere Patienten (> 65 Jahre), Immunsupprimierte, Neutropenie, AIDS: Ciprofloxacin initial 2 × 200–400 mg i.v., rascher Wechsel auf 2 × 500 mg p.o., falls möglich primär oral.
  - Alternative: Cephalosporin 3, z. B. Ceftriaxon 2 g 1 × tgl.
- Therapiedauer in der Regel 7 d, bei Immunsupprimierten 10–14 d oder länger.
- Bei unkomplizierten Fällen sind Antibiotika wegen Verlängerung der Ausscheidungszeit nicht indiziert.
- Immunsupprimierte: rascher Wechsel auf Ciprofloxacin 2 × 500 mg p.o.
- Neutropenie, AIDS: falls möglich primär oral.

2. Organmanifestationen

! Obligate antibiotische Therapie!

- Je nach Diagnose 2–4–6 Wochen Therapiedauer.
- Mittel der Wahl: Ciprofloxacin initial 2 × 200–400 mg i.v., rascher Wechsel auf 2 × 500 mg

▶

p.o. Alternative: Cephalosporin 3, z. B. Ceftriaxon 2 g 1 × tgl.
- Evtl. in Kombination mit chirurgischer Therapie (Abszesse, Osteomyelitis, Empyem, infizierte Aneurysmen, Herzklappen usw.).
- **Bei Salmonellen-Meningitis:** Cephalosporin 3, z. B. Ceftriaxon 2 g 1 × tgl. Alternative: Chloramphenicol 1,5 – 2 – 3 g in 3 – 4 ED p.o./i.v. pro Tag (maximale Gesamtdosis bei Erwachsenen 25 – 30 g).

3. Dauerausscheider

Im Gegensatz zum typhoiden Fieber (Typhus) gibt es bei den Enteritis-Salmonellosen keine permanenten „Dauerausscheider". In Ausnahmefällen kann die Spontansanierung 1 – 2 Jahre dauern. Eine antibiotische Sanierung ist nicht indiziert, da eine Verzögerung der Spontansanierung zu erwarten ist.

Prävention

- Individuelle Prävention:
  - Sorgfältige Hygiene in der eigenen Küche,
  - kurze Aufbewahrungszeiten kritischer Lebensmittel,
  - Verzicht auf den Verzehr von rohem oder nicht garem Fleisch und rohen Eiern,
  - Vorsicht bei rohen Muscheln, Krebstieren, Umgang mit Geflügel, Frikadellen, Hackfleisch.
- Gesetzliche Prävention nach Infektionsschutzgesetz (Kap. 9.**1**):
  - Namentliche Meldung aller Erregernachweise bei akuter Infektion,
  - namentliche Meldepflicht von Verdacht und Erkrankung an einer mikrobiell bedingten Lebensmittelvergiftung oder einer akuten infektiösen Gastroenteritis bei Personen mit Tätigkeit im Lebensmittelbereich oder bei Hinweisen für epidemisches Auftreten,
  - Tätigkeits- und Beschäftigungsverbote beim Umgang mit Lebensmitteln.
- Tätigkeiten von RKI, Gesundheitsämtern, Landesbehörden, Nationalem Referenzzentrum Salmonellen, Bundesinstitut für gesundheitlichen Verbraucherschutz und Veterinärmedizin. (BgVV) u. a.: Zentrale Erfassung von Ausbrüchen lebensmittelbedingter Infektionen und Intoxikationen (ZEVALI), Serovar-Typisierung, Lebensmittelhygiene, Tierbestandskontrollen, Bevölkerungsinformation etc.

Typhoides Fieber (Typhus abdominalis)

Definition, Epidemiologie und Übertragung

Das typhoide Fieber (im deutschen Sprachraum Typhus abdominalis) ist eine schwere zyklisch verlaufende Allgemeininfektion durch **Salmonella typhi** und **Salmonella paratyphi A, B und C.** Im Gegensatz zu den Enteritis-Salmonellen sind die typhoiden Salmonellenerkrankungen keine Zoonosen, sondern ausschließliche Anthroponosen. Das einzige Erregerreservoir ist der Mensch.

Das typhoide Fieber ist der **Prototyp einer zyklischen Infektionskrankheit** mit den Stadien der Inkubation, Generalisation, Organmanifestation und Immunität.

Die **Übertragung** erfolgt fäkal-oral, eine zwischengeschaltete Anreicherung in Nahrungsmitteln wie bei den Enteritis-Salmonellen ist nicht erforderlich.

Ausgangspunkt einer Übertragung sind infizierte kranke Personen und asymptomatische Dauerausscheider. Eine geringe Erregerzahl von mehr als 1000 reicht zur Auslösung einer Infektion, allerdings steigt mit zunehmender Keimzahl das Risiko der Manifestation. Die potenziell kritische geringe Keimzahl macht Übertragungen durch Trinkwasser möglich.

Eine große Bedeutung bei der epidemischen Ausbreitung haben schlechte soziale Lebensverhältnisse mit unzureichenden Hygienebedingungen, insbesondere die fäkale Kontamination des Trinkwassers. Entwicklungsländer sind prädisponiert für ein epidemisches Auftreten von typhoiden Salmonellosen. Aufgrund verschiedener sozioökonomischer Faktoren sind Länder Asiens, Lateinamerikas und des Vorderen Orients stärker betroffen als Afrika.

In Europa und USA sind typhoide Salmonellosen selten. In Deutschland werden jährlich weniger als 200, in den USA weniger als 500 Fälle gemeldet. Die Zahl der gemeldeten Typhus-Fälle betrug 2004 82 (2003: 66), der Paratyphus-Fälle 106 (2003: 74). 86,0% der Typhus- und 64% der Paratyphus-Infektionen wurden importiert. Allein aus der Türkei wurden 1999 40 Paratyphus-Erkrankungen importiert, betroffen waren Touristen, die sich in Alanya und Umgebung aufgehalten hatten (insgesamt wurden 295 Fälle in 9 europäische Länder importiert). Die neueren Fälle betreffen überwiegend Reiseimporte aus Indien, Pakistan und Bangladesch sowie

Infektionen bei Immigranten und Ansteckungen durch hier lebende gesunde Dauerausscheider.

Klinik und Pathogenese

In der **Inkubationszeit** nach der oralen Aufnahme dringen die typhoiden Salmonellen in die Darmwand, die Peyer-Plaques und in die regionalen Lymphknoten ein. Es folgt eine teils regionale und nach einer ersten „primären" Bakteriämie teils disseminierte Phagozytose in Organen des mononukleär-phagozytären Systems. Die intrazelluläre Vermehrung in den Makrophagen dauert ca. 10–14 Tage und ist asymptomatisch.

Nach dem Überschreiten einer kritischen Menge erfolgt im Verlauf einer „sekundären" Bakteriämie die generalisierte Verteilung der Keime in mononukleäre Phagozyten verschiedenster Organe u. a. in Leber, Milz, Knochenmark, Herz- und quer gestreifte Muskulatur, ZNS, Haut und Darmwand (Peyer-Plaques). Diese **Generalisationsphase** dauert etwa 1 Woche, hier treten erstmals Symptome auf. Es entwickelt sich ein stufenförmig ansteigendes Fieber über mehrere Tage gefolgt von einer Kontinua von 7–14 Tagen. Geklagt werden starke Kopfschmerzen, Myalgien, allgemeines Krankheitsgefühl, Inappetenz und Schlafstörungen. Zunehmend entwickelt sich ein „typhöser" Zustand mit Bewusstseinstrübung, Apathie und Teilnahmslosigkeit. Obstipation tritt auf, ebenso eine inadäquat niedrige Herzfrequenz (relative Bradykardie), Splenomegalie und Leukopenie.

Nach einer Dauer von 1–3 Wochen ändert sich die Symptomatik, es treten sog. Typhusroseolen (erythematöse makulopapulöse Läsionen) am Stamm, „erbsbreiartige" Stühle und ein druckschmerzhaftes Abdomen (Ileozäkal-Region) auf. In dieser Phase der **Organmanifestationen** können sich granulomatöse Entzündungsherde **(Typhome)** in zahlreichen Organen entwickeln (Hepatitis, Myokarditis, Nephritis, Pneumonie, Bronchitis, Meningitis u. a.).

Die Lokalisation und Nekroseneigung der Typhome erklärt die **Komplikationen**, die typischerweise am Ende der 2–5wöchigen Phase der Organmanifestationen auftreten. Am häufigsten kommt es zu einer Peritonitis nach Perforation (< 1%) und zu Darmblutungen (< 5%).

Die Phase der **Immunität** beginnt bereits in der Zeit der drohenden Komplikationen mit Fieberabfall, Aufklaren des Patienten, Lymphozytose, Eosinophilie und Besserung des Allgemeinbefindens. Gelegentlich kommt es zu einem generellen Haarausfall, der reversibel ist.

Unbehandelt besteht eine frühe **Rezidivneigung** in bis zu 20% der Fälle. Eine antibiotische Therapie kann den Zeitraum möglicher Rezidive verlängern, die Rezidivneigung wird nicht wesentlich beeinflusst, bei einer Therapie mit Chloramphenicol jedoch erhöht.

Dauerausscheider: In 1–3% bei S. typhi und in 3–6% bei S. paratyphi A und B (nur selten bei C) persistiert eine Keimausscheidung länger als 10 Wochen. Die Gallenblase ist der häufigste Ort der Besiedlung. In der Regel besteht eine Cholezystolithiasis. Prädisponiert sind Frauen über 40 mit Affektionen des biliären Systems. Auch ohne Vorschäden am Verdauungstrakt sind Dauerausscheidungen über das hepatobiliäre System möglich, sog. Leberausscheider machen 5–8% aller Dauerausscheider aus. Auch andere Lokalisationen sind möglich.

Diagnose

- Leitsymptome sind
  - Fieber,
  - Benommenheit,
  - relative Bradykardie,
  - Kopfschmerz, Myalgien,
  - Splenomegalie,
  - Leukopenie,
  - Meteorismus,
  - Obstipation oder Diarrhö,
  - Roseolen,
  - Druckschmerz im rechten Unterbauch.

! Die **Erstsymptome** sind nicht „abdominell"!

- Ein klinischer Verdacht muss bei Fieber und einer Reiseanamnese, oder bei hohem Fieber, relativer Bradykardie und Leukopenie, erhoben werden.
- Nachweis des Erregers im Blut oder Knochenmark während der Generalisation, in der Blutkultur während der Kontinua.
- Bei negativem Ergebnis und weiterhin bestehendem Verdacht: PCR.
- Nachweis des Erregers im Stuhl und im Urin während der Organmanifestation.
- Die Serologie ist unbedeutend, das Routinelabor ist unspezifisch.
- Das klassische Bild des typhoiden Fiebers ist heute selten.
- Häufig sieht man oligosymptomatische, blande Verläufe oder Zufallsbefunde bei asymptomatischen Patienten mit Dauerausscheidertum.

Therapie

1. Antibiotische Therapie

- **Klassisches Mittel** der Wahl war bislang Chloramphenicol:
  - 1,5–2–3 g/d in 3–4 ED, einschleichend über 4 d,
  - Therapiedauer: 6–10 (–14) d.
- **Alternativen:** Ampicillin, Co-trimoxazol, Chinolone (z. B. Ciprofloxacin, Ofloxacin), Ceftriaxon.
- Gegen Chloramphenicol, Ampicillin und Co-trimoxazol werden zunehmend **Resistenzen** beobachtet (multi drug resistant typhoid fever).
- Aktuelle Therapie der Wahl bei **Kindern:** Ceftriaxon.
- Aktuelle Therapie der Wahl bei **Erwachsenen:** Ciprofloxacin.
- Bei **schwerem Verlauf** ist die additive Therapie mit Glucocorticoiden indiziert, z. B. Prednisolon/Prednison 15–20 mg/d max. 1 mg/kg KG.

2. Sanierung von Dauerausscheidern

- Kombiniert operativ-antibiotische Therapie,
- 24 h vor bis 14 d nach einer **Cholezystektomie** Ciprofloxacin,
- mit persistierender Dauerausscheidung muss gerechnet werden.

Prävention

- Amtsärztliche **Kontrolle der Dauerausscheider**
  - Hygienisch wirksame Auflagen bzgl. Wechsel von Wohnung und Arbeitsstelle, Verhalten bei medizinischer Betreuung, Tätigkeitsverbote in Lebensmittelverarbeitung, Küchen, Restaurants etc., Auflagen für persönliche Hygiene.
  - Konkrete Regelungen nach dem Infektionsschutzgesetz und den Ausführungsbestimmungen der Länder.
- **Expositionsprophylaxe** in Endemiegebieten, Gefährdung durch niedrigen Hygienestandard und Ernährungsgewohnheiten der Einheimischen.
- **Impfung** (nur gegen Typhus, nicht gegen Paratyphus wirksam)
  - Aktive Impfung mit oralem Lebendimpfstoff (Schluckimpfung):
    Typhoral L = Suspension attenuierter Salmonella-typhi-Bakterien des Stammes Ty 21 a,
    Tag 1, 3 und 5 jeweils 1 Kapsel, 1 h vor einer Mahlzeit.
  - Alternative: parenteraler Totimpfstoff (Injektionsimpfung)
    Typhim Vi = Vi-Kapselpolysaccharid von S. typhi Typ Ty 2,
    1 × i.m. oder s.c. in den Oberarm (M. deltoideus).
  - Effektivität: 70 %, Schutz für ein Jahr bei Schluckimpfung, 3 Jahre bei Injektionsimpfung, bei anhaltender Exposition 3–7 Jahre, Wirkungseintritt 14 d nach Injektion bzw. letzter Kapseleinnahme.
  - Wiederholung (Boosterung) nach gleichem Regime.
  - **Aktuelle Indikation:** Reisende mit Risiko schlechter Hygienebedingungen > 4 Wochen, Rucksacktouristen, Helfer in Flüchtlingslagern, Katastrophenhelfer.
  - **Kontraindikation:** akute intestinale Erkrankung, gleichzeitige Antibiotika- oder Mefloquin-Einnahme.

Obligat pathogene Escherichia coli

Definition, Epidemiologie und Übertragung

Nach Virulenzfaktoren und Pathogenitätsmechanismen werden folgende E.-coli-Typen (E.-coli-Pathovare) unterschieden:

- enteropathogene E. coli (EPEC),
- enterotoxigene E. coli (ETEC),
- enteroaggregative E. coli (EAEC),
- enteroinvasive E. coli (EIEC),
- enterohämorrhagische E. coli (EHEC),
- diffus adhärente E. coli (DAEC).

Epidemiologische Daten zu darmpathogenen E. coli außer EHEC werden seit 2001 kumulativ erfasst. EHEC muss extra gemeldet werden. 2004 wurden 5586 darmpathogene E.-coli-Infektionen gemeldet (2003: 5475). Betroffen waren überwiegend Kinder < 10 Jahren. In 83 % lagen Angaben zum Pathovar vor (EPEC 76,9 %, ETEC 3 %, EIEC 0,9 %, EAEC 0,3 %).

Obligat pathogene E. coli verursachen Enteritiden oder Enterokolitiden, selten systemische Infektionen. Sie sind die bedeutendsten Diarrhö-Erreger in Entwicklungsländern und die häufigsten Verursacher von Reisediarrhöen (ETEC, EIEC). Die Mehrzahl der E.-coli-Typen verursacht Diarrhöen im Kindesalter.

Enterohämorrhagischer E. coli (EHEC)

Eine besondere Bedeutung kommt EHEC als Verursacher des hämolytisch-urämischen Syndroms (HUS) und der thrombotisch-thrombozytopenischen Purpura (TTP) zu.

Enterohämorrhagische E. coli (EHEC) zeigen eine zunehmende Verbreitung in den westlichen Industrieländern sowie in Regionen mit gemäßigtem Klima. In der Vergangenheit ist es zu regionalen Epidemien durch kontaminierte Lebensmittel bzw. Trinkwasser gekommen, so Anfang 1993 im Nordwesten der USA bei über 500 Personen durch unzureichend gebratene Hamburger oder in Südafrika bei mehreren tausend Personen durch eine Trinkwasserkontamination.

Bei Ausbrüchen mit EHEC muss in ca. 5% der Fälle mit einem HUS/TTP gerechnet werden.

Gemäß altem Bundesseuchengesetz wurden 1999 in Deutschland 982 EHEC-Nachweise gemeldet. Davon verliefen 79% als Erkrankung und 21% waren Ausscheider. Von den 775 EHEC-Erkrankungen waren 68 (9%) ein HUS und 1 eine TTP. 2004 wurden 927 EHEC-Erkrankungen gemeldet (2003: 1137). In 48% lagen Angaben zur Serovar vor. O157 war mit 90 Fällen die häufigste Serovare, gefolgt von O26, O103, O91 und O145. Zusammen hatten diese 5 Serovare zusammen einen Anteil von 56,8%. Gemäß neuer Falldefinition werden HUS-Fälle extra erfasst.

Pathogenese

Verschiedene Virulenzfaktoren definieren das unterschiedliche epidemiologische und klinisch-pathologische Verhalten der sechs aktuell bekannten E.-coli-Typen.

Die E.-coli-Toxine haben funktionelle Ähnlichkeiten mit anderen bakteriellen Exotoxinen, z. B. mit dem Choleratoxin oder mit dem Neurotoxin der Shigellen, dem sog. Shiga-Toxin.

Tabelle 9.**27** Hämolytisch-urämisches Syndrom (HUS), enteropathisch

Falldefinition nach IfSG (§ 4), Fassung 2004*

Klinisches Bild eines akuten enteropathischen HUS, definiert als mindestens zwei der drei folgenden Befunde:

- hämolytische Anämie
- Thrombozytopenie <= 150.000 Zellen/mm3
- Nierenfunktionsstörung

* Keine Unterscheidung von komplettem, inkomplettem HUS und thrombotisch-thrombozytopenischer Purpura (TTP).
Typischerweise gehen dem enteropathischen HUS intestinale Beschwerden, häufig blutige Diarrhöen, voraus. Zerebrale Symptome wie Krampfanfälle können zusätzlich auftreten.

Diese Übermittlungskategorie ist aus der Kategorie „EHEC" ausgegliedert. HUS erfasst alle Fälle unabhängig vom Erreger oder seinem Nachweis.

Tabelle 9.**28** E. coli, enterohämorrhagisch (EHEC-Erkrankung)

Falldefinition nach IfSG (§ 4), neue Fassung 2004

- EHEC-Erkrankung ohne HUS/TTP
- Klinisches Bild mit mindestens einem der drei Symptome: Diarrhö, krampfartige Bauchschmerzen, Erbrechen
- Labordiagnostischer Nachweis (mindestens ein positiver Befund)
  - Shigatoxin-Nachweis im E.-coli-Isolat nach Erregerisolierung aus Stuhl
  - Shigatoxin-Gen-Nachweis aus Stuhl
- Epidemiologische Bestätigung durch einen von vier Nachweisen eines Zusammenhanges mit einer labordiagnostisch nachgewiesenen Infektion:
  - Mensch zu Mensch-Übertragung oder
  - gemeinsame Expositionsquelle oder Baden in einem kontaminierten Gewässer oder
  - Kontakt mit einem infizierten Tier oder seinen Ausscheidungen oder Verzehr seiner Produkte oder
  - Verzehr eines Lebensmittels mit Nachweis von Shiga-Toxin bildenden E. coli
- Die Übertragung der obligat pathogenen E. coli erfolgt fäkal-oral oder durch fäkal kontaminierte Lebensmittel oder Trinkwasser. Hauptreservoir sind Rinder, Kälber und Schweine.
- Prädisponierend sind Bedingungen mit niedrigem Hygienestatus, Säuglingsalter und Tropenreisen. Epidemien mit EHEC haben in der Regel eine Lebensmittelkontamination oder Wasserverunreinigung als Ursache. In den USA wird die EHEC-Infektion „hamburger disease" genannt.

Klinik

Das Spektrum der Symptome reicht von Diarrhöen vom sekretorischen Typ mit schwerer Dehydratation bis zu dysenterischen Enterokolitiden und hämorrhagischen Kolitiden mit oder ohne HUS/TTP.

Die Mehrzahl der als Reisediarrhö erworbenen Infektionen mit enterotoxigenen E. coli verlaufen als harmlose sekretorische Enteritis von kurzer Dauer.

Diagnostik

- Erregernachweis im Stuhl oder im Dünndarminhalt, der mit Sonde aspiriert werden muss.
- Bestimmung der O-Serogruppen nur aus epidemiologischen Gründen.
- Bei invasiven Erregern Stuhlmikroskopie mit Granulozytennachweis.
- Bei V.a. enterohämorrhagische E. coli Screening mit Zytotoxizitätstest oder mittels PCR.
- Erregerbestätigung durch Anzüchtung und Nachweis der Toxingene mittels Gensondentechnik oder serologisch mit Antigenen der wichtigsten O-Serogruppen.

Therapie

- Flüssigkeits- und Elektrolytersatz.
- Symptomatische Therapie, bei nichtinvasiver Enteritis Motilitätshemmer.
- Antibiotika nur in Ausnahmefällen (siehe unter Salmonellosen), Mittel der Wahl Fluorchinolone z. B. Ciprofloxacin 2 × 500 mg p.o. oder 1 × 200–400 mg i.v.

! Bei EHEC wird von Antibiotika abgeraten, da eine vermehrte Toxinfreisetzung und verlängerte Erregerausscheidung vermutet werden.

Prävention

Allgemeine Hygiene und Meldepflicht für mikrobiell bedingte Lebensmittelvergiftungen und im Besonderen für Infektionen mit obligat pathogenen E. coli, EHEC und HUS siehe oben. Dieses Instrumentarium einer weitgehend vollständigen Erfassung trägt der Tatsache des hohen Gefährdungspotenzials von EHEC Rechnung.

Shigellen

Definition, Epidemiologie und Übertragung

Shigellen sind obligat pathogene Enterobakterien. Sie sind die Erreger der bakteriellen Ruhr bzw. der bakteriellen Dysenterie.

Serologisch lassen sich vier Shigellen-Arten unterscheiden:

- Shigella dysenteriae (O-Serogruppe A),
- Shigella flexneri (O-Serogruppe B),
- Shigella boydii (O-Serogruppe C),
- Shigella sonnei (O-Serogruppe D).

Die Virulenz der Shigellen ist je nach Art unterschiedlich, sie ist am höchsten bei Sh. dysenteriae Typ 1, dem Erreger der klassischen bakteriellen Ruhr.

Shigelleninfektionen in Europa und den USA durch Sh. sonnei verlaufen oft nur als banale Enteritis. Alle Shigellen-Arten sind **Endotoxinbildner**, nur Sh. dysenteriae produziert zusätzlich ein **Exotoxin**, das sog. Neurotoxin oder Shiga-Toxin.

Shigellen sind weltweit verbreitet, Sh. dysenteriae kommt ausschließlich in den Tropen und Subtropen vor. Prädisponierend sind schlechte sozioökonomische Bedingungen und Alter unter 6 Jahren.

Shigellosen sind Erkrankungen warmer Jahreszeiten, in tropischen und subtropischen Ländern können sie große Epidemien mit hoher Mortalität auslösen. Eine Sh.-dysenteriae-Epidemie in Mittelamerika 1971 hatte z. B. eine Letalität von 8–15 %.

Der Mensch ist das einzige Erregerreservoir. Die **Übertragung** erfolgt fäkal-oral durch Schmierinfektion, seltener indirekt über kontaminierte Nahrungsmittel (vier F: finger, flys, food, feces). Für die Übertragung reicht eine geringe Keimzahl von wenigen 100 Erregern. Die sekundäre Übertragungsrate innerhalb eines Haushaltes mit einem Erkrankten ist deshalb sehr hoch.

2004 wurden 1149 Shigelleninfektionen gemeldet (2003: 793). Es handelte sich in 72 % um S. sonnei, in 20 % um S. flexneri, in 5 % um S. boydii, in 2 % um S. dysenteriae. 70 % der Infektionen wurden importiert, am häufigsten aus Ägypten (25 %), Indien (7 %) und Türkei (6 %). In Deutschland fanden ein Ausbruch unter homosexuellen Männern in Berlin und in einer Kindertagesstätte in Berlin besondere Beachtung.

Pathogenese

Shigellen erzeugen nach einer initialen toxinvermittelten sekretorischen Enteritis eine invasive Entzündung des Kolons. Die Erreger dringen in die Epithelzellen ein und vermehren sich in Mukosa und Submukosa. Wesentliche Pathomechanismen sind Adhäsion, Invasivität, Störung der Wasserreabsorption im Kolon und Gefäßschädigung. Typisch ist die Entstehung von blutenden Epithel-Ulzerationen.

Das Shiga-Toxin hat zytotoxische (Protein-Synthese-Hemmung) und neurotoxische Eigenschaften, es aktiviert die lokale Prostaglandinsynthese mit Auswirkungen auf lokale Entzündungsreaktionen und Hemmung der Thrombozytenaggregation.

Bei Resorption können Lähmungen und Krämpfe auftreten.

Klinik

- **Leitsymptome** sind Fieber, Diarrhö und blutig-schleimiger Stuhl. Akuter Beginn mit Fieber, Bauchkrämpfen und wässrigen Diarrhöen.
- Die Inkubationszeit beträgt Stunden bis 5 Tage.
- Wechsel der Symptomatik innerhalb der ersten 24 h zu Unterbauchschmerzen, häufigen Darmentleerungen mit Blut-, Eiter- und Schleimbeimengungen zum Stuhl (Dysenterie). Starke Defäkationsschmerzen, Tenesmen. Gelegentlich Rektalprolaps.
- Ein **schwerer dysenterischer Verlauf** tritt am häufigsten bei Sh. dysenteriae und bei Sh. flexneri auf. Bei Sh. dysenteriae werden bis zu 100 niedrig-volumige Darmentleerungen pro Tag beobachtet. Gefahr eines toxischen Megakolons.
- Bei Erwachsenen verlaufen Sh.-flexneri-Infektionen in 25 % dysenterisch, in 25 % wie eine sekretorische Enteritis und in 50 % ohne Darmsymptome, zur Hälfte nur mit passagerem Fieber, zur anderen Hälfte symptomfrei. Sh.-sonnei-Infektionen verlaufen insgesamt eher leicht.
- Die Dauer der Erkrankung ist variabel, in der Regel liegt sie unter 10 Tagen, Rezidive und prolongierte Verläufe sind möglich.
- Erhöhte Letalität bei Kleinkindern und alten Menschen.
- Extraintestinale Symptome:
  - Neurologische Symptome mit Verwirrtheit und Lethargie. Starke Kopfschmerzen und Krämpfe kommen vor.
  - Darmulzera können die Eintrittspforte für Sekundärinfektionen sein, Gefahr der Bakteriämie und Sepsis mit fakultativ pathogenen Enterobakterien wie E. coli und Klebsiellen. Darmperforationen sind eher selten.
  - Hämolytisch-urämisches Syndrom (HUS) gelegentlich bei Sh. dysenteriae, in den westlichen Industrieländern eher in Verbindung mit enterohämorrhagischen E. coli.
  - Gelegentliche Manifestation einer reaktiven Arthritis. Komplettes Reiter-Syndrom mit Konjunktivitis, Urethritis und Polyarthritis bei Nachweis von HLA B27.
- Prolongierte Ausscheider sind selten.

Eine Shigellose hinterlässt **keine dauerhafte Immunität**. Träger der Immunität sind IgA-Antikörper im Darm (Anti-Adhäsionswirkung)

Diagnostik

- Beschaffenheit des Stuhls (Inspektion): initial wässrig, nach 24 h blutig-schleimig (Diagnose: Dysenterie, Verdachtsdiagnose: Shigellose).
- Mikrobiologie des Stuhls, Anal- oder Rektumschleimhaut-Abstriche (lange Transportzeiten vermeiden), Erregernachweis auf Spezial-Nährböden (in 90 % diagnosesichernd).
- Blutbild: Leukozytose mit Linksverschiebung.
- Mikroskopie des Stuhls (Schleimflocken), reichlich Granulozyten.
- Serologie nur epidemiologisch interessant.

Differenzialdiagnosen

Amöbenruhr: schleichender Beginn, subakuter Verlauf, geringeres Fieber, keine Granulozyten im Stuhl.

Balantidienruhr: selten, nur durch Erregernachweis (bewegliche Protozoen) abzugrenzen.

Infektiöse Durchfälle durch Salmonellen, Campylobacter, Yersinien, pathogene E. coli, Staphylokokken, Cholera, Viren: stärkere enteritische Komponente bzw. ausschließliche Enteritis, im Vordergrund stehen wässrige Durchfälle, weniger oder gar keine Schmerzen bei der Defäkation. Bei schweren invasiven Verläufen Abgrenzung nur durch Erregernachweis.

Nichtinfektiologische Ursachen einer Kolitis: Colitis ulcerosa, Morbus Crohn, Divertikulitis, pseudomembranöse Kolitis nach Antibiotika, Kolonkarzinom.

Therapie

1. **Symptomatisch** bei blanden Verläufen (Flüssigkeits- und Elektrolytersatz).

2. **Antibiotisch** bei Risikopatienten und bei schweren Verläufen

- Mittel der Wahl: Fluorchinolone (z. B. Ciprofloxacin 2 × 500 mg p.o.).
- Alternative: Trimethoprim/Sulfamethoxazol, Ampicillin (bei Kindern), in Entwicklungsländern: Nalidixinsäure.
- Dauer: 5 Tage.
- Keine Therapie asymptomatischer Ausscheider.
- Gegen Sulfonamide, Tetracyclin, Trimethoprim/Sulfamethoxazol und Ampicillin werden zunehmend Resistenzen festgestellt.

! Motilitätshemmer sind kontraindiziert.

Prävention

- Verhalten wie bei der Salmonellen-Enteritis.
- Strenge Isolation und Umgebungshygiene im Krankenhaus bzw. in der Familie.
- Meldepflicht wie andere mikrobiell bedingte Lebensmittelvergiftungen (siehe Salmonellose S. 912) und bei nachgewiesener Shigellose. Einschränkungen für Personen mit Tätigkeiten im Lebensmittelbereich.
- Vorsichtsmaßnahmen bei Reisen in Risiko-Länder.
- Fliegenbekämpfung.
- Keine Immunisierung verfügbar.

Campylobacter-Arten

Epidemiologie und Übertragung

Der wichtigste Vertreter dieser Bakteriengattung ist Campylobacter jejuni. Die Infektion verursacht beim Menschen Enterokolitiden und Sepsis. Andere humanpathogene Campylobacter-Arten sind sehr selten.

Weltweites Vorkommen, Zoonose, Reservoir sind zahlreiche Tiere insbesondere Vögel.

Campylobacter jejuni ist einer der häufigsten Enteritis-Erreger, die Prävalenz ist in den Entwicklungsländern höher als in Europa und Nordamerika.

Die **Übertragung** erfolgt mit geringer Infektionsdosis oral durch kontaminierte Nahrungsmittel vor allem Milch, Fleisch und Wasser und durch direkten Kontakt zu Tieren (berufsbedingt bei Bauern, Metzgern u. a.). Keine Vermehrung in Speisen wie bei den Enteritis-Salmonellen.

2004 wurden in Deutschland 55 745 Fälle gemeldet (2003: 47.906).

Pathogenese

Invasive, z. T. ulzerierende Infektion mit primärer Manifestation im Dünndarm und Tendenz zur Ausbreitung ins Kolon. Bildung von Kryptenabszessen, häufig Bakteriämien.

Bildung eines Enterotoxins mit Antigenverwandschaft zum Choleratoxin sowie eines Zytotoxins mit Ähnlichkeit zum Shiga-Toxin.

Klinik

- Nach einer Inkubationszeit von durchschnittlich 3 Tagen beginnt die Erkrankung mit Diarrhö und Abdominalschmerzen, zuvor treten oft Fieber und grippale Allgemeinsymptome auf.
- Die Diarrhöen sind zunächst wässrig, später blutig.
- Rezidivierende Verläufe können eine Colitis ulcerosa imitieren.
- Gelegentlich Verwechslung mit Appendizitis oder bei Kleinkindern mit Invagination. Im Normalfall selbstlimitierender Verlauf.
- Sepsis bei immunsupprimierten Patienten.
- Reaktive Arthritiden werden in ca. 1 % der Fälle nach 1 – 2 Wochen beobachtet, eine andere seltene Komplikationen ist das Guillain-Barré-Syndrom.

Diagnostik

- Mikrobiologischer Erregernachweis in Stuhl und Blut.
- Mikroskopisch Granulozyten im Stuhl, bewegliche gekrummte Erreger in Stuhl oder Blutkultur.
- Die Serologie (ELISA oder Komplementfixation) ist für die Akut-Diagnose unzureichend, retrospektiv und bei reaktiven Arthritiden jedoch sinnvoll.

Therapie

Symptomatisch, Kriterien wie bei Enteritis-Salmonellen.

Antibiotische Therapie nur in Ausnahmefällen, gute Wirksamkeit: Erythromycin, bei schwerem Verlauf Gentamycin oder Ciprofloxacin, keine β-Laktam-Antibiotika.

Prävention

Wie bei Enteritis-Salmonellen, Meldepflicht.

Vibrionen (Cholera)

Definition, Epidemiologie und Übertragung

Die bedeutendsten Vertreter der Gattung Vibrionen sind die Erreger der Cholera **Vibrio cholerae** und **Vibrio El Tor**, eine Variante (Biotyp) von Vibrio cholerae. Andere Vertreter sind gelegentliche Verursacher von Gastroenteritiden, sie spielen in unseren Breiten keine Rolle. 2004 gab es in Deutschland 3 importierte Fälle aus Thailand und 2 × Indien.

Cholera ist eine Enteritis vom sekretorischen Typ mit schwersten „reiswasserartigen" Durchfällen. Der Mensch ist der einzige Säugetier-Wirt und das einzige Krankheitsopfer.

Zurzeit laufen **zwei simultane Cholera-Pandemien** in Latein-Amerika und weiten Teilen Asiens ab, die seit 1960 sich ausbreitende 7. Pandemie durch Vibrio EL Tor (Vibrio cholerae 01 El Tor Biotyp) und die seit 1992 in Madras (Indien) begonnene 8. Pandemie durch ein neu entdecktes Vibrio cholerae 0139 Bengal. Ausgangsregion aller Pandemien ist das **primäre Endemiegebiet Ganges-Delta**. Die Cholera ist zurzeit in Brasilien endemisch, die Ausbreitung muss als Einbruch eines Arms der 7. Pandemie in die westliche Hemisphäre gewertet werden. Die 8. Pandemie breitet sich aktuell in Thailand, Nepal, Pakistan, China, Burma und Malaysia aus. Mit dem neuen Erreger 0139 Bengal, einer hoch toxigenen Mutante des El Tor Biotyps, trifft diese neue Pandemie auf eine immunologisch ungeschützte Bevölkerung.

Choleravibrionen gelangen durch fäkal kontaminiertes Wasser in den menschlichen Gastrointestinaltrakt. Bei erhaltener Magen-Säure-Barriere muss die aufgenommene Erregermenge sehr hoch sein. Bei Hypoazidität reichen bereits weniger als 10 000 Keime.

Nahrungsmittelkontaminationen gewinnen im Verlauf der Ausbreitung eine zunehmende Bedeutung, bei der Cholera-Epidemie in Neapel 1973 und an der Golfküste der Vereinigten Staaten 1978 waren es Meeresfrüchte.

Pathogenese

In der Pathogenese der Cholera spielen zahlreiche Virulenzfaktoren in Verbindung mit dem Choleratoxin eine entscheidende Rolle: Kolonisierung im basischen Dünndarmmilieu, Störung des Flüssigkeitstransportes durch Adhärenz am Darmepithel und Toxinproduktion.

Das **Enterotoxin** bindet am Glykolipid-Rezeptor des Enterozyten und aktiviert irreversibel die Adenylatzyklase mit der Folge ständig erhöhter cAMP-Spiegel.

Sekretion von Chlorid, Bikarbonat und Kalium in das Darmlumen sowie Hemmung der Natrium-Rückresorption führen konsekutiv zu den massiven Flüssigkeitsverlusten.

Klinik

Die Erkrankung beginnt mit abrupten reiswasserartigen Diarrhöen und schwerem Erbrechen. Die Progredienz der klinischen Symptomatik richtet sich nach dem Ausmaß der Flüssigkeitsverluste. Die ausgeschiedenen isotonen Flüssigkeitsmengen können 25 l/d erreichen.

Das klinische Bild entspricht einer schweren hyperosmolaren Dehydratation mit metabolischer Azidose, Bikarbonatverlust und erhöhter Plasmaproteinkonzentration.

Symptomatik der Cholera

Wässrige Diarrhö, wässriges Erbrechen, Muskelkrämpfe, Kollaps, Hypotonie, Tachykardie, Tachypnoe, hypovolämer Schock, Hypothermie, Apathie, Somnolenz, Koma, Exitus letalis durch dekompensierte metabolische Azidose, akutes Nierenversagen oder hypovolämen Schock.

- Eine unzureichend oder nicht behandelte Cholera verläuft in über 50% letal. Ausreichend nach den Kriterien der WHO-Rehydratationsprogramme behandelt kann die Letalität unter 2% gesenkt werden.

- Die Krankheitsdauer kann 12 h bis 7 d betragen, leichte oder asymptomatische Verläufe sind häufig.

Das Verhältnis von infizierten zu erkrankten Personen beträgt bei der klassischen Cholera etwa 2 : 1, bei der El Tor Cholera 4 : 1 bis 50 : 1. In Endemiegebieten sind vorwiegend Kinder betroffen. In der Anfangsphase einer neuen Epidemie werden wieder vermehrt schwere Verläufe bei Erwachsenen beobachtet.

Diagnostik

Der Verdacht auf Cholera verlangt eine umgehende Diagnostik nach telefonischer Vorab-Benachrichtigung des Labors. Sie ist seuchenhygienisch und epidemiologisch relevant, Voraussetzung für die Therapie ist jedoch allein die Klinik.

- Dunkelfeld-Mikroskopie des Stuhls: massenhaft kommaförmige bewegliche Stäbchen, Fischschwarm-artig.
- Immobilisierungstest mit 0 : 1 spezifischem Antiserum sichert die Diagnose, Anzucht auf Selektiv-Nährböden.

Differenzialdiagnosen

Diarrhöen vom sekretorischen Typ, besonders enterotoxigene E. coli, Vipom.

Therapie

Therapie

Rechtzeitige Substitution der gastrointestinalen Flüssigkeits- und Elektrolytverluste.

Die **orale Rehydrierungsbehandlung mit einer glucosehaltigen Standardlösung** (Orale Rehydrationslösung der WHO) ist dabei annähernd so wirksam wie eine intravenöse Therapie. Die Entdeckung der Prinzipien und der Effektivität der oralen Rehydratation gilt als eine der herausragenden Errungenschaften der Medizin des letzten Jahrhunderts. Oral applizierte Glucose fördert die Natriumabsorption unabhängig von Toxineffekten.

Modifikationen der Glucose-Elektrolyt-Rehydratationslösung mit Glutaminzusatz oder Reiswasser statt Glucose. Z. B. Reis abkochen, das sämige Wasser abgießen und bewahren, pro 1 Liter Reiswasser 1 gestrichener Teelöffel Salz.

Die **Bilanzierung** erfolgt nach Stuhlvolumen und Verlustmenge durch Erbrechen. Je nach Grad der Dehydratation werden initial 50 – 100 ml pro kg KG in den ersten vier Stunden oral oder intravenös appliziert. Die Erhaltungsmenge richtet sich nach dem Ausmaß der weiteren Verluste. Das Stuhlvolumen sollte 1 : 1 ersetzt werden. Im Extremfall ist eine Substitution von 1000 ml/h in den ersten 24 h erforderlich.

Eine **zusätzliche Antibiotika-Therapie** verkürzt die Dauer der Diarrhöen und mindert die Flüssigkeitsverluste. Die WHO empfiehlt als Mittel der Wahl: Tetracyclin 500 mg alle 6 h für 3 d. Alternativen sind Ciprofloxacin, Erythromycin oder Co-trimoxazol.

Sonstige medikamentöse Strategien wie Motilitätshemmer oder antisekretorische Substanzen sind nicht zu empfehlen.

Prävention

- Trinkwasser-Hygiene.
- Bei Zuständen mit Verlust der Säurebarriere des Magens (Magenresektion) ist eine antibiotische Prophylaxe mit z. B. Tetracyclin oder Doxycyclin gerechtfertigt.
- Eine **Vakzine** aus inaktivierten Choleravibrionen verleiht einen zeitlich begrenzten, ca. 60%igen Schutz von 3 – 6 Monaten. Wegen fehlender Effekte auf die Choleraverbreitung hat die WHO die Impfempfehlung generell aufgehoben.
- Die Cholera unterliegt der Meldepflicht. Eine Isolierung des Betroffenen kann angeordnet werden. Einschränkungen der Tätigkeit im Lebensmittelbereich wie bei Salmonellosen.

Yersinien

Definition, Epidemiologie und Übertragung

Yersinien sind obligat pathogene Enterobakterien, die zyklisch verlaufende Infektionskrankheiten hervorrufen.

Es werden drei Arten unterschieden:
- **Yersinia enterocolitica** (50 Serotypen, O:3, O:9, O:5,27 relevant)
- **Yersinia pseudotuberculosis** (sechs Serogruppen O:I – O:VI, in Europa O:I am häufigsten)
- **Yersinia pestis.**

Tabelle 9.**29** Orale Rehydratationslösung der WHO

Anteile pro 1 Liter Trinkwasser	
Kochsalz (NaCl)	3,5 g
Trinatriumcitratdihydrat	2,9 g
oder 2,5 g Natriumbikarbonat	
Kaliumchlorid	1,5 g
Glucose	20 g
oder 40 g Rohrzucker	
entsprechend	90 mmol/l Na^+ 20 mmol/l K^+ 80 mmol/l Cl^- 30 mmol/l HCO_3^- 111 mmol/l Glucose
Osmolarität zusammen	330 mosmol/l

Tabelle 9.**30** Klinisches Spektrum der Yersinien-Infektion

primäre akute Infektionen	sekundäre immunologische Komplikationen
• Pseudoappendizitis • akute mesenteriale Lymphadenitis • akute terminale Ileitis • Enteritis • Sepsis • fernöstliches skarlatiniformes Fieber • epidemische Pseudotuberkulose • lokalisierte Infektionen	• Erythema nodosum • Arthritis • Thyreoiditis • Uveitis • Guillain-Barré-Syndrom • Glomerulonephritis

Zielorgan aller Yersinien-Infektionen ist das mononukleär-phagozytäre System (MPS). In Westeuropa spielt Yersinia pestis, der Erreger der Pest, keine Rolle. Die beiden anderen Erreger verursachen abhängig vom Lebensalter der betroffenen Personen unterschiedliche klinische Erscheinungsformen. Typisch sind HLA-B27-assoziierte Nachkrankheiten.

Hauptreservoir sind Nagetiere und Vögel. Infektionsquellen sind fäkal kontaminierte Nahrungsmittel und Trinkwasser sowie infizierte Personen. Die direkte Übertragung von Mensch zu Mensch ist selten. Die Inkubationszeit beträgt 5 – 10 Tage.

2004 wurden in Deutschland 6182 Fälle gemeldet (2003: 6573). In 89 % Serotyp O:3. Die höchsten Prävalenzraten betreffen Kleinkinder.

Pathogenese

Adhärenz an Zielzellen, Zytotoxizität, Phagozytose-Resistenz und Protektion gegen die Serum-Bakterizidie durch einen Plasmid-kodierten Virulenzfaktor (Episom), ein chromosomal kodiertes hitzestabiles Enterotoxin, sowie verschiedene Eisenaufnahmefaktoren, die die bakterielle Eisenversorgung regulieren, spielen eine Rolle in der Pathogenität der Yersinien.

Yersinien können in der Submukosa der Darmwand und im lymphatischen Gewebe persistieren.

Klinik

Yersinien verursachen Primärmanifestationen als Folge der akuten Infektion und sekundäre immunologische Komplikationen (Tab. 9.**30**).

Pseudoappendizitis ist die häufigste Manifestation einer Infektion mit Y. pseudotuberculosis, die Enteritis die häufigste Symptomatik einer Infektion mit Y. enterocolitica. Die Manifestationen sind altersabhängig (Tab. 9.**31**).

Bei Immunsupprimierten können beide Erreger eine Sepsis verursachen.

Im Anschluss an die Akutphase der Primärinfektion treten nach ca. 4 – 14 d bei zahlreichen Patienten ein Erythema nodosum sowie bei ca. 10 – 30 % reak-

Tabelle 9.**31** Altersabhängigkeit der Yersinien-Manifestationen

	Y. enterocolitica	Y. pseudotuberculosis
Enteritis	< 10 Jahre	> 18 Jahre
Enterokolitis	> 30 Jahre	
mesenteriale Lymphadenitis, terminale Ileitis, Pseudoappendizitis	10 – 30 Jahre	< 18 Jahre
Erythema nodosum	Frauen > 20 Jahre HLA B 27 neg.	Kinder, Männer < 18 Jahre
Arthritis	10-30 % der Erwachsenen 90 % HLA B 27 pos.	selten

tive Arthritiden auf. Typisch sind variable Befunde von Arthralgien bis hin zu einer Polyarthritis über 1–4 Monate, selten länger.

Diagnostik

- Mikrobiologischer Erregernachweis aus Stuhl (Y. enterocolitica), Darmbiopsien, mesenterialen Lymphknoten, Appendix, Blutkulturen (Y. pseudotuberculosis).
- Im Anschluss an die Erregerisolierung: Serotypisierung, Biotypisierung, Nachweis der Pathogenitätsfaktoren, Abgrenzung von apathogenen Yersinien.
- Antikörpernachweis im Serum, rascher Abfall in der Heilungsphase, Widal-Agglutination, Immunoblot, (PCR ist noch nicht Routine).
- Kreuzreaktionen beachten zwischen Y. enterocolitica O:9, Brucellen, E. coli O157, Salmonellen und Vibrio cholerae und zwischen Y. pseudotuberculosis O:II und Salmonellen.
- Bei immunologischen Komplikationen lang anhaltend hohe Antikörper-Titer, Stuhlproben nur noch in weniger als 20 % positiv.

Therapie

Die meisten Yersinien-Infektionen heilen spontan.

Antibiotische Therapie nur bei schweren Verläufen, bei Immunsupprimierten und bei Sepsis. Mittel der Wahl: Tetracycline, Co-trimoxazol, Chinolone (z. B. Ofloxacin oder Ciprofloxacin)

! β-Laktam-Antibiotika sind wegen β-Laktamasen-Bildung der Yersinien ungeeignet.

Eine antibiotische Therapie der Sekundärerkrankungen Arthritis oder Erythema nodosum ist vorbehaltlich weiterer Studien nicht indiziert.

Prävention

Für Y. enterocolitica gelten die Maßstäbe der Enteritis-Salmonellen-Infektionen mit Meldepflicht. Die immunologischen Folgeerkrankungen sowie Infektionen durch Y. pseudotuberculosis sind nicht meldepflichtig.

9.3.5 Anaerobier-Infektionen

Die meisten Anaerobier-Infektionen haben ihren Ursprung in der physiologischen Standortflora von Haut und Schleimhäuten.

Clostridieninfektionen können sowohl exogenen als auch endogenen Ursprungs sein. Das ubiquitäre Vorkommen in der Natur einschließlich im menschlichen Gastrointestinaltrakt prädisponiert zu Infektionen bei Wundverunreinigungen durch exogene (Staub, Schmutz, Erde) und endogene (Standortflora) Inokulationen unter anaeroben Bedingungen. Eine wesentliche Rolle bei diesen Infektionen spielen Exotoxine.

Die Mehrzahl der Gas bildenden Clostridien-Infektionen (C. perfringens) sind endogenen Ursprungs.

Epidemiologie

Infektionen mit Sporen bildenden Anaerobiern (Clostridien) sind selten. Die Zahl der in Deutschland gemeldeten Gasbrand-Infektionen (C. perfringens) lag bis 2000 bei < 150, die von Tetanus und Botulismus jeweils bei < 15. Nach dem IfSG ist nur noch Botulismus meldepflichtig (2004: 6 Fälle). Der Anteil der durch C. perfringens Typ A verursachten Gastroenteritiden liegt dagegen höher, Schätzungen belaufen sich auf ca. 5–10 % aller bakteriell lebensmittelbedingten Erkrankungen bzw. 2–5 % aller Ausbrüche. Geringe systemische Toxizität, in der Regel selbstlimitierende Infektion.

Ein Ausbruch schwerer Erkrankungsfälle mit einer Letalität von ca. 50 % unter i.v.-Drogenabhängigen in Schottland, England und Irland von April–Juni 2000 konnte auf Clostridium novyi, den „Bazillus des malignen Ödems", zurückgeführt werden. Der Erreger gehört zur Gruppe der Gasbrand verursachenden Clostridien mit hoher Toxinbildung.

Die häufigsten Erreger anaerober Infektionen sind mit ca. 90 % Bacteroides-Arten, es folgen anaerobe Streptokokken (Peptostreptokokken) und selten Fusobakterien, Veillonellen, Propionibakterien und Aktinomyzeten, alles nicht Sporen bildende Anaerobier.

Bei verschiedenen Infektionen sind nicht Sporen bildende Anaerobier in unterschiedlichem Maße beteiligt. Ihre Präsenz ist wesentlich von der topographischen Nähe von Infektionsort und physiologischem Standort der Anaerobier-Flora abhängig.

Pathogenese

Verletzung der Integrität von Haut- und Schleimhautbarriere und Verschleppung der Anaerobier aus ihrem physiologischen Sitz in Verbindung mit beeinträchtigter Sauerstoffversorgung begünstigen Anaerobier-Infektionen.

Toxinbildung bzw. -freisetzung bei primärer Keimvermehrung in Nahrungsmitteln unter anaeroben Bedingungen (C. botulinum, C. perfringens) oder Selektion unter antibiotischem Einfluss (C. difficile) ist für einen weiteren Teil der Erkrankungen verantwortlich. Bei exogener Toxinproduktion und enteraler Aufnahme durch den Patienten handelt es sich eher um eine Intoxikation und nicht um eine Infektion.

Pathogenitätsfaktoren sind traumabedingte Barriere-Verletzungen, eine gestörte Abwehr, anaerobes Milieu (Erniedrigung des Oxidations-Reduktions-Potenzials), die Quantität der inokulierten Bakterienmenge, Synergismuseffekte und verschiedene Virulenzfaktoren, insbesondere die Toxinproduktion (Tab. 9.**32**).

Tabelle 9.**32** Prädispositionen für Anaerobier-Infektionen

generell	reduziertes Redox-Potenzial
• Diabetes mellitus • Corticosteroide • Neutropenie • Hypogammaglobulinämie • Malignome • zytotoxische Substanzen • Kollagenose • Splenektomie • Immunsuppression	• Obstruktion und Stase • Gewebs-Destruktion • Gewebs-Anoxie • aerobe Infektion • Fremdkörper • Calcium-Salze • Verbrennungen • Durchblutungsstörungen

Spezielle Infektionen durch Clostridien

Ein wesentlicher Faktor der Pathogenität der Clostridien stellen die Toxine dar, von denen das Tetanus- und das Botulinum-Toxin die schwerwiegendsten Effekte bewirken (Tab. 9.**33**, 9.**34**).

Klinik und Diagnostik

Klinische Verdachtsmomente für eine Beteiligung von Anaerobiern bei Infektionen:

- schleimhautnahe Infektlokalisation,
- fötider Geruch der Läsion bzw. des Eiters, steriler Eiter,
- typische Klinik (Gas-Gangrän, Aktinomykose, Lungenabszess, Fournier-Gangrän, Bisswunden etc.),
- Knistern (Gas-Bildung),
- Tumor-assoziierte Infektionen (Kolon, Uterus, Lunge),
- Aspiration, Durchblutungsstörungen,
- Nekrosen, Gangrän, Abszessformation,
- schwarze Verfärbung der Exsudate.

Der **Nachweis der Erreger** setzt eine geeignete Materialentnahme voraus. Wichtig sind Materialien aus ansonsten sterilen Geweben oder Körperhöhlen (Aspirate, perkutane Punktionsaspirate, Biopsien, bronchoalveoläre Lavage) und ein rascher Transport in geeigneten Medien.

Tabelle 9.**33** Clostridien-Toxine

Erreger	Toxin	Wirkung
C. tetani	Tetanospasmin (Tetanus-Toxin) Tetanolysin	präsynaptische Hemmung der inhibitorischen Synapsen der spinalen Motoneurone (spastische Paralyse) unklare Bedeutung (?)
C. botulinum	Toxine A, B, E, F C2-Toxin	präsynaptische Hemmung der Acetylcholinfreisetzung (schlaffe Paralyse) Hemmung der Actin-Polymerisation
C. perfringens Typ A–E	12 Toxine (4 letale): Alpha, Beta, Epsilon, Iota) weitere Virulenzfaktoren	Zytolyse, Nekrose, Hämolyse, sekretorische Diarrhoe
C. difficile	Toxin A (Enterotoxin) Toxin B (Zytotoxin)	sekretorische Diarrhö Zytolyse, Nekrose, Hämorrhagie, Inflammation

Tabelle 9.**34** Clostridieninfektionen

Erreger	Infektion	**Diagnose**	**Therapie**
C. perfringens	Myositis/Myonekrose Gasbrand	Gasbildung im Gewebe, Knistern, stinkendes Sekret, Toxin-Schock	chirurgisch, Penicillin oder Metronidazol, Imipenem
C. perfringens Typ A	Diarrhö, Krämpfe geringe systemische Toxizität	Stuhlkultur	selbstlimitierend
C. perfringens Typ C	Enteritis necroticans	Serologie, Immunfluoreszenz	Penicillin + Chirurgie
C. tetani	spastische Lähmung bei Wundinfektion, Trismus, Risus sardonicus, Krämpfe	Klinik, Toxin-Nachweis im Serum	Antitoxin, Herdsanierung, symptomatisch
C. botulinum	Hirnnerven-Lähmungen 12–36 h nach der enteralen Aufnahme toxinhaltiger Nahrung (Konserven, Eingemachtes)	Toxinnachweis in Patientenmaterialien oder im kontaminierten Nahrungsmittel	Antitoxin, symptomatisch
C. difficile	pseudomembranöse Kolitis nach vorausgegangener Antibiotikatherapie	Erregerisolierung im Stuhl, Toxinnachweis	Metronidazol p.o. oder i.v., bei Non-Response Vancomycin p.o.

Therapie

Eine gute Wirksamkeit gegen Anaerobier haben Metronidazol, Clindamycin, Imipenem und Kombinationen von Breitspektrum-Penicillinen mit β-Laktam-Inhibitoren z. B. fix als Amoxycillin/Sulbactam oder als Amoxycillin/Clavulansäure oder Piperacillin/Tazobactam.

Bei Anaerobier-Infektionen der Mundhöhle ist Penicillin geeignet, bei Mischinfektionen mit wahrscheinlicher Staphylokokken-Beteiligung Clindamycin.

Bei den meisten **schweren Infektionen** sollte ein Breitspektrum-Antibiotikum mit Metronidazol oder Clindamycin kombiniert werden. Alternativ können Imipenem (Mono) oder Piperacillin/Tazobactam angewandt werden.

! Wegen schwieriger und häufig lang dauernder Nachweise im Labor muss eine effektive **Therapie bereits bei klinischem Verdacht** eingeleitet werden.

Prävention

- Sorgfältige Wundrevision bei Patienten mit stark verschmutzten Wunden, Gasbrandprophylaxe mit Penicillin, Dosis abhängig vom Grad der Verschmutzung, 10–20 Mill. E/d bei hoher Verschmutzung.
- Impfprophylaxe gegen Tetanus.
- Hygienevorschriften bei der Nahrungsmittelproduktion.
- Allgemeine perioperative Prophylaxe gegen nicht Sporen bildende Anaerobier.
- Strenge Indikationsstellung für jede Antibiotikatherapie sowie allgemeine strenge Krankenhaushygiene insbesondere Händedesinfektion zur Vermeidung von C.-difficile-assoziierter pseudomembranöser Kolitis.

Tabelle 9.**35** Häufigkeit einer Beteiligung von nicht Sporen bildenden Anaerobiern bei verschiedenen Infektionen

Sepsis	5 – 10 %
Hirnabszess	90 %
dentogene Infektionen	> 90 %
Aspirationspneumonie	> 90 %
otolaryngeale Infektion	30 – 50 %
Lungenabszess, Pleuraempyem	50 – 90 %
Leberabszess	50 – 90 %
Appendizitis	50 – 80 %
Peritonitis (nicht spontane)	> 80 %
abdominelle Wundinfektionen nach Op	30 – 60 %
Adnexitis	25 – 50 %
Endometritis, sept. Abort	60 %
Vaginose	> 50 %
Bisswunden	30 – 40 % (Hund) ca. 55 % (Mensch)

9.3.6 Seltenere bakterielle Infektionen

Meningokokken-Infektion

Definition, Epidemiologie und Übertragung

Schwerste Verlaufsform: Sepsis (Waterhouse-Friderichsen-Syndrom).

Erreger: Neisseria meningitidis, gramnegative Kokken (Diplokokken).

Es gibt 12 **Serogruppen**, unterschieden nach Antigenstruktur der Polysaccharidkapsel, am wichtigsten sind die Gruppen A, B, C, W-135 und Y.

- A epidemischer Typ (8 – 12-Jahres Zyklen).
- B endemischer Typ, verantwortlich für Mehrzahl der Community acquired Infections.
- C endemischer Typ (in Deutschland fast nur B- und C-Typ).
- W-135 invasiver Typ, häufig Bakteriämien.
- Y pulmonaler Typ.
- Weitere 7 OMP-Serotypen (Outer Membrane Protein) und 13 LOS-Serosubtypen (Lipooligosaccharide) der Serogruppe Typ B und C sind epidemiologisch und für die Vakzine-Produktion von Bedeutung.

2004 gab es in Deutschland 599 Erkrankungsfälle (2003: 771), davon 66,6 % der Serogruppe B (Serotyp ohne Impfmöglichkeit) und 27,3 % der Gruppe C (impfpräventabel). Keine Penicillinresistenz, nur ganz vereinzelte Rifampicinresistenz.

Letalität 2004 ca. 8 %, 1998 8,5 % (dem RKI gemeldete Daten), die mittlere „Case Fatality Rate" in Europa 1997/98 6 %. Hohe Fehlermöglichkeit aufgrund der Erhebungsmodalitäten.

Von den 165 Fällen mit invasiver Meningokokkenerkrankung durch impfpräventable Serogruppen A, C, W-135 und Y war kein Fall als geimpft gemeldet.

In Afrika (Meningitisgürtel) ist die Serogruppe A vorherrschend.

Übertragung durch Tröpfcheninfektion von gesunden Meningokokkenträgern (5 – 15 % der gesunden Kinder und Erwachsenen), betroffen sind vorwiegend Kinder und junge Erwachsene. Ort der Kolonisation ist der obere Respirationstrakt (Nasopharynx). Eine steigende Carrier-Rate (> 20 %) begünstigt Epidemien.

Mögliches Zusammenwirken mit viralen Infekten, insbesondere Influenza. Saisonale Häufung im Winter parallel zu Influenzaausbrüchen.

1. Altersgipfel bei Kindern unter 5 Jahren, 2. kleinerer Gipfel bei 15 – 19-Jährigen.

Pathogenese

Die Ursachen für den Wechsel vom Carrier zum Erkrankten sind unklar. Bedeutender Virulenzfaktor ist die Polysaccharidkapsel mit Inhibition von Opsonierung, Phagozytose und Komplementaktivierung. Die Induktion von sekretorischem IgA durch Typ-C-Meningokokken blockiert die bakteriolytischen Effekte von IgM, IgG und Komplement.

Induktion einer typenspezifischen Immunität bei Carrier-Status, subklinischer und manifester Infektion. Ausnahme Typ-B-Meningokokken: immunologische Toleranz gegenüber B-Meningokokken wegen außerordentlicher Ähnlichkeit der Typ-B-Polysaccharide mit humanen Neurostrukturen.

Hohes Risiko bei kongenitalen Defekten des Komplementsystems, bei Verlust des maternalen Immunschutzes im Alter zwischen 6 Monaten und 2 Jahren und bei Fehlen protektiver Antikörper.

Klinisches Spektrum

64 % Meningitis, 33 % Sepsis einschl. Waterhouse-Friderichsen-Syndrom, 8 % beides. Die in 2004 beobachteten invasiven Meningokokkeninfektionen verliefen zu 64 % als Meningitis, zu 33 % als Sepsis. In 8 % Meningitis mit Sepsis.

Das **Vollbild der Meningokokkensepsis** mit Purpura, Schock, Verbrauchskoagulopathie und Nebenniereneinblutungen wird als **Waterhouse-Friderichsen-Syndrom** bezeichnet.

Ansonsten variiert das klinische Bild erheblich. Verdachtsmomente sind Fieber, meningitische Symptome und in ca. 75% Exantheme, häufig diskrete petechiale Läsionen oder makulopapulöse Effloreszenzen, die an virale Exantheme denken lassen.

Beteiligungen von Respirationstrakt, Gelenken, Augen, Perikard, Endokard, Sinus, Urethra, Rektum und Zervix sind möglich.

Ätiologie und Häufigkeit der übrigen Meningitiden

Neben den Meningokokken sind bei Kindern > 2 Monate und bei Erwachsenen ohne Grundkrankheiten Pneumokokken die häufigsten Meningitis-Erreger. Bei älteren Erwachsenen dominieren Hämophilus influenzae (fehlender Impfschutz). Bei Neugeborenen werden B-Streptokokken, Enterokokken, Listerien und gramnegative Bakterien nachgewiesen. Bei schweren Grundkrankheiten und bei älteren Erwachsenen ist das mögliche Keimspektrum breiter, es werden Enterobakterien, Pseudomonas aeruginosa, Salmonellen, Staphylokokken, Pneumokokken und Listerien häufiger als Meningokokken gefunden.

Bei fehlendem bakteriellen Erregernachweis im Liquor und serösem Liquor sind neben Viren (z. B. HIV) auch seltenere Erreger möglich: Borrelien, Tbc, Listerien, Treponema pallidum, Campylobacter, Leptospiren oder Pilze wie Cryptococcus.

Für 1999 (Erfassung nach dem alten Bundesseuchengesetz) wurden als „andere bakterielle Meningitiden" folgende Erregeranteile aus Berlin und den neuen Bundesländern gemeldet (die Stichprobe gilt als repräsentativ für Deutschland): 37,2% Pneumokokken, 10,2% Listerien, 1,8% Hämophilus, 9,3% Borrelia burgdorferi, 8% sonst. Streptokokken, 3,5% E. coli, 7,1% Staphylokokken, 4,4% sonstige Erreger, 18,6% ohne Nachweis.

Unter den viralen Meningitis-Erregern dominierten 1999 zu 45% Viren der Herpes-Gruppe (HSV, VZV, CMV) und zu 33% Enteroviren (Coxsackie, ECHO, andere Enteroviren). Für FSME lagen nur Einzelmeldungen aus den Hochrisikogebieten vor.

Diagnostik

- Sofortmikroskopie des Liquors,
- Antigennachweis im Liquor per Agglutination,
- Blutkulturen,
- PCR.

Therapie

Therapie

Einleitung einer antibiotischen Therapie **bei Verdacht:** wie bakterielle Meningitis (Cephalosporin 3, am ehesten Ceftriaxon) oder wie Sepsis (Breitspektrumpenicillin oder Cephalosporin 3 mit Aminoglykosid).

Mittel der Wahl bei gezielter Therapie (nach Erregernachweis): Penicillin G.

Bei fehlendem Erregernachweis im Liquor sind differenzialdiagnostisch Listerien mit in die Therapie einzubeziehen. Therapieergänzung mit Ampicillin sinnvoll.

Prophylaxe

Chemoprophylaxe

- In der Umgebung sporadischer Erkrankungsfälle oder kleinerer Epidemien bei Personen mit face-to-face-Kontakt (alle Haushaltskontaktmitglieder, Personen mit Kontakt zu oropharyngealen Sekreten eines Patienten, Kontaktpersonen in Kindereinrichtungen mit Kindern < 6 Jahren, Kontaktpersonen in Gemeinschaftseinrichtungen mit haushaltsähnlichen Strukturen). Bis 10 d nach letztem Kontakt.
- Mittel der Wahl: Jugendliche und Erwachsene ab 30 kg: Rifampicin 2 × 600 mg/d für 2 d, Kinder bis 30 kg 20 mg/kg KG verteilt auf 2 Dosen pro Tag für 2 d, Neugeborene: analog 10 mg/kg KG.
- Alternative: Ceftriaxon i.m. 125 mg bis 12 Jahre, 250 mg ab 12 Jahre, 1 Einzeldosis oder Ciprofloxacin ab 18 Jahre, 500 mg p.o., 1 ED. Eradikationsraten: 72–90% für Rifa, 97% für Ceftriaxon, 90–95% für Cipro.

Impfprophylaxe

- In Epidemien mit den Serogruppen A, C, W-135 und Y (gegen B-Meningokokken gibt es keine Vakzine).
- Bei Reisen in Endemiegebiete nach aktuellen Empfehlungen der WHO (tropisches Afrika, Südamerika besonders Brasilien).
- Bei gesundheitlich gefährdeten Personen mit angeborenen oder erworbenen Immundefekten mit T- und/oder B-zellulärer Restfunktion, Komplement-/Properdindefekte, Hypogammaglobulinämie, Asplenie.
- Bei gefährdetem Laborpersonal.

▶

- 4-valente Polysaccharid-Vaccine, zeitlich begrenzte (max. 3 Jahre) Immunität mit hoher (> 90%) Effektivität nach 5 – 7 d. Applikation: 1 × subkutan 0,5 ml. Bei Kindern < 2 Jahren konjugierter MenC-Impfstoff, ab dem 2. Lebensjahr zusätzlich 4-valenter PS-Impfstoff.

Brucellosen

Definition, Epidemiologie und Übertragung

Brucellen sind obligat pathogene gramnegative Stäbchen-Bakterien, die beim Menschen Allgemeininfektionen mit dem Leitsymptom des undulierenden Fiebers verursachen. Die Diagnose Brucellose wird häufig im Verlauf einer Abklärung von **Fieber unklarer Genese** (FUO, Fever of unknown Origin) gestellt.

Brucellen siedeln natürlicherweise im Urogenitaltrakt von Rindern, Schweinen, Ziegen und Schafen. Die **Übertragung** auf den Menschen erfolgt durch Schmierinfektion beim beruflichen Umgang mit infizierten Tieren oder durch Genuss kontaminierter Milchprodukte.

In Deutschland kommt es selten zu Brucellosen durch importierte Produkte aus nicht pasteurisierter Milch. Eintrittspforte sind Hautverletzungen, die Konjunktiven und der Gastrointestinaltrakt.

Die Inkubationszeit beträgt Wochen bis Monate. Keine Mensch-zu-Mensch-Übertragung.

2004 wurden in Deutschland 32, 2003 27 Fälle gemeldet.

Nach der Infektion kommt es zu einer lang anhaltenden Immunität.

Pathogenese

Aufnahme der Erreger durch Monozyten/Makrophagen, lymphogen-hämatogene Aussaat in verschiedene Organe. Granulombildung mit Neigung zu Verkäsung.

Wahrscheinlich Endotoxin-vermittelte Zytokin-Freisetzung aus T-Lymphozyten.

Klinik

90% aller Brucellosen verlaufen uncharakteristisch oder inapparent.

Entweder schleichender Beginn bei B. abortus oder abrupter Beginn bei B. melitensis mit Fieber, Übelkeit, Abgeschlagenheit, Kopfschmerzen und Nachtschweiß.

Wellenförmiger Fieberverlauf von 7 – 21 d Dauer mit 2 – 5 d fieberfreiem Intervall (undulierender Fiebertyp).

Sonstige Symptome sind abhängig vom Organbefall: Endokarditis, Myokarditis, Thrombophlebitis, Orchitis, Spondylitis, Hepatitis, Osteomyelitis, Splenomegalie in ca. 50%, Hepatomegalie in ca. 25%, Lymphadenopathie.

Chronische Brucellosen (in ca. 5%) werden gelegentlich als Psychopathie verkannt. Hohe Rezidivrate. Infektfoci: Knochen, Gelenke, Meningitis, Endokarditis, Knochenmark, Leber.

Diagnostik

- Erregeranzüchtung aus Blutkultur, Liquor, Knochenmark, Gewebeproben oder Urin.
- Histologischer Nachweis von epitheloidzelligen Granulomen aus Biopsaten.

Tabelle 9.**36** Erregerspektrum der Brucellosen

Erregerspezies	Erkrankung beim Menschen	Reservoir
Brucella abortus	Morbus Bang	Rinder, Kamele
Brucella melitensis	Malta-Fieber	Ziegen, Schafe
Brucella suis 1 – 3	Morbus Bang	Schweine
Brucella suis 4		Rentiere, Caribou
Brucella canis	selten humanpathogen	Hunde
Brucella ovis		Schafe, Hasen
Brucella neotomae		Ratten

- Agglutinationsreaktion mit Patientenserum (Widal-Reaktion), IgG und IgM-ELISA, KBR als Bestätigungstest.
- PCR.

Therapie

- Mittel der Wahl: Kombination von Doxycyclin 200 mg tgl. und Rifampicin 600 mg tgl. für 6 Wochen oder länger. Evtl. zusätzlich Gentamicin.
- Alternativen: Ciprofloxacin oder Co-trimoxazol.
- Bei chronischem Verlauf evtl. Langzeittherapie mit Doxycyclin.

Therapie

Tularämie

Definition, Epidemiologie und Übertragung

Infektion mit gramnegativen Stäbchenbakterien der Gattung Francisella. Die Tularämie (Hasenpest oder Lemmingfieber) ist durch hohes Fieber mit schwerem Krankheitsgefühl gekennzeichnet, das unbehandelt monatelang andauern kann.

Erreger: Francisella tularensis und Francisella novicida.

Weltweite Infektion vorwiegend der nördlichen Hemisphäre. **Übertragung** durch den Stich eines infizierten Insektes oder durch Kontakt mit infizierten Säugetieren (Nagetiere), selten durch Tierbisse oder kontaminiertes Fleisch oder Trinkwasser.

In Deutschland ist die Erkrankung sehr selten, 2004 und 2003 wurden je 3 Fälle gemeldet, 2005 erkrankten 10 Teilnehmer einer Treibjagd im hessischen Landkreis Darmstadt-Dieburg.

Pathogenese

Eintrittspforte sind kleine Hautläsionen, Konjunktiven, Mund und Atemwege. Eine Invasion durch intakte Haut ist möglich.

Lymphogene, hämatogene oder bronchogene Ausbreitung mit Generalisation und Organbefall.

Klinik

Symptomatik je nach Eintrittsweg der Erreger: ulzeroglandulär, glandulär, typhoidal, okuloglandulär, oropharyngeal.

- **Kutan** (75–85 %): Nach 3 - 5tägiger Inkubationszeit Primärmanifestation an der Eintrittsstelle in Form einer Papel, später Ulkusbildung (Primäraffekt). Zusätzlich hohes Fieber sowie regionäre Lymphadenitis, Tendenz zur Einschmelzung.
- **Inhalativ**: Bild wie akute Pneumonie mit oder ohne radiologische Zeichen.
- **Enteral**: Pharyngitis mit unspezifischer fieberhafter Erkrankung.

Diagnostik

- Serologischer Antikörpernachweis im Patientenserum durch indirekte Hämagglutination, ELISA, Western-Blot. Kreuzreaktion mit Brucellen möglich.
- Anzucht aus Sputum oder Ulzerationsmaterial nur in Speziallabors wegen Infektionsgefährdung.
- PCR.
- Antigennachweis (IF, ELISA).

Therapie

Streptomycin 1 - 2 g/d i.m. in Kombination mit Doxycyclin 200 mg/d p.o. für 10 - 14 d bzw. 5 d nach Entfieberung.

Therapie

Leptospirosen

Definition, Epidemiologie und Übertragung

Eine humanpathogene Rolle spielt nur das schlecht anfärbbare aerobe Bakterium Leptospira interrogans als Verursacher einer Infektion mit Fieber und Muskelschmerzen und im weiteren Verlauf mit Exanthem, Vaskulitis, Ikterus und Meningitis. Die schwerste Form verläuft als hepato-renales Syndrom und wird Iktero-Hämorrhagie oder Weil-Krankheit genannt.

Die Leptospirose ist eine Anthropozoonose. Sie ist weltweit verbreitet.

Erreger: Leptospira interrogans, > 200 Serovare in 23 Serogruppen, z. B. L. interrogans icterohaemorrhagiae, Erreger des Morbus Weil.

Natürliches Reservoir sind landwirtschaftliche Nutztiere, Hunde und Ratten. Asymptomatische Persistenz in den Nierentubuli der Tiere.

Die Infektionsquelle für den Menschen ist mit infektiösem Urin kontaminiertes Wasser. Die Ansteckung erfolgt beim Umgang mit infizierten Tieren oder beim Baden. Eintrittspforte sind Bagatellverletzungen der Haut, die Konjunktiven oder die intestinale Schleimhaut.

Gefährdet sind Personen mit beruflichem Umgang mit Tieren oder mit Kontaminationsmöglichkeit mit Rattenurin (Kanalarbeiter, Bergleute, Arbeiter im Reisanbau oder auf sonstigen künstlich bewässerten Flächen).

In Deutschland kommt die Leptospirose sehr selten vor, gemeldet wurden 2004 58, 2003 37 Fälle. Aufgrund eines hohen Anteils unspezifischer grippeähnlicher Verläufe ist mit hoher Dunkelziffer zu rechnen. In 10 von 18 typisierten Erregern 2004 wurde der Serovar Icterohämorrhagiae angegeben. Eine klinische Differenzierung nach Anteil Morbus Weil liegt nicht vor.

Pathogenese

Vermehrung in den regionären Lymphknoten, sekundäre lymphogen-hämatogene Aussaat mit Bakteriämie und Organbefall.

Klinik

Nach einer Inkubationszeit von 7 – 13 d beginnt die Erkrankung mit Fieber und Muskelschmerzen. Zweigipfliger Fieberverlauf.

In der zweiten Phase (Generalisation) kommt es zu Organmanifestationen mit Meningitis, Muskelschmerzen, Vaskulitis, Exanthem, hepato-renalem Syndrom. Passageres akutes Nierenversagen.

Mindestens 3wöchiger oder längerer Verlauf. Letalität bis 10 %.

Die schwerste Verlaufsform ist durch Ikterus, petechiale Blutungen, subkonjunktivale Einblutungen und renale Symptome bis hin zum akuten Nierenversagen gekennzeichnet.

Diagnostik

Anzüchtung des Erregers aus Blut und Liquor in der ersten Woche, aus dem Urin ab 2. Woche.

Serologischer Antikörpernachweis durch Agglutination des Patientenserums (Mikroagglutinations-Reaktion, MAR; Agglutinations-Lysis-Reaktion, LAR) oder KBR oder ELISA. Objektträgeragglutinations-Schnelltest.

Therapie

Therapie

Doxycyclin 200 mg/d i.v., bei Besserung p.o.

Gute Alternative: Penicillin i.v. 10 – 20 Mio. E/d für 7 d.

! Kein Ansprechen der Therapie bei spätem Beginn in der Organphase der Infektion.

Lyme-Borreliose

Definition, Epidemiologie und Übertragung

Die Lyme-Borreliose ist eine Zoonose, die von Zecken übertragen und von Spirochäten der Art Borrelia burgdorferi verursacht wird.

Die Erkrankung spielt sich vornehmlich an der Haut, dem Nervensystem, dem Herzen und an Gelenken ab. Ein Krankheitsbild mit Arthritis und Karditis nach Zeckenbiss und Erythema migrans wurde erstmals 1975 in der Gegend um Lyme (Connecticut, USA) beschrieben. Die Entdeckung des ätiologischen Agens gelang W. Burgdorfer 1981.

Die Lyme-Borreliose ist eine Infektion der nördlichen Hemisphäre, sie ist die häufigste durch Zecken übertragene Infektionskrankheit. Erkrankungsfälle werden in Nordamerika, fast allen europäischen Staaten besonders in Deutschland, Österreich, der Schweiz und Schweden und in Asien registriert.

Die Zahl der Neuerkrankungen in Deutschland wird auf ca. 60 000 pro Jahr geschätzt. Eine Meldepflicht existiert nur in den sechs östlichen Bundesländern durch eine Sonderverordnung der Länder nach IfSG.

Das **Erreger-Reservoir** sind verschiedene Klein-Säuger u. a. Igel und Mäuse.

Überträger sind verschiedene Zeckenarten, in Europa vorwiegend die Schildzecke Ixodes ricinus (Gemeiner Holzbock). Die Inokulation der Erreger erfolgt ca. 24 – 48 h nach einem Zeckenbiss durch Absonderung infizierten Speichels, in den die Erreger aus dem Zeckendarm zu Beginn des Saugaktes eingewandert sind. Die Dauer des Saugaktes korreliert mit der Übertragungsrate.

Die Entfernung der Zecke innerhalb der ersten 24 h kann eine Übertragung verhindern. Die Zeckenentfernung soll nach Empfehlungen des Robert-Koch-Institutes (RKI) nur mechanisch erfolgen.

Da der Biss einer Zecke schmerzlos ist, erinnern sich nur ca. 50 % der Betroffenen an die Exposition.

Der Anteil Erkrankter nach einem Zeckenbiss liegt bei unter 1 %. Inapparente Infektionen mit Serokonversion kommen vor, sie liegen in den USA bei ca. 5 – 10 %, in Europa höher. Bei ähnlicher Klinik durch andere Erkrankungen werden diese asymptomatischen Serokonverter fälschlich als Borreliose-erkrankt diagnostiziert.

Selten können auch andere Blut saugende Insekten Borrelia burgdorferi übertragen.

Der Durchseuchungsgrad der Zecken ist lokal extrem variabel, er beträgt 0 – 85 % in Europa und 1 – 100 % in den USA, er hängt wesentlich vom Entwicklungsstadium der Zecken ab.

Borrelien gehören zur Familie der Spirochäten, es besteht eine morphologische Verwandtschaft mit Treponemen und Leptospiren. Man unterscheidet drei genomische Borreliengruppen, von denen die erste Gruppe B. burgdorferi, die zweite B. garinii und die dritte B. afzelii benannt wurde.

Pathogenese

Eine Erregerisolation gelingt bei infizierten Patienten aus Blut, Haut, Liquor, Auge, Gelenken und Myokard. Es finden sich lymphozytäre inflammatorische Infiltrate.

Endothel- und Fibroblastenadhäsion, frühe Überwindung der Blut-Liquor-Schranke, Antigen-Variationen und Zytokinstimulation sind einige der Symptom-verursachenden Mechanismen.

Spätmanifestationen scheinen durch intrazellulär persistierende, den Immunreaktionen des Wirtsorganismus und den antibiotischen Wirkmechanismen entzogene Erreger verursacht zu werden.

Auch Autoimmunmechanismen werden für die Pathogenese der chronischen Verläufe, insbesondere der Neuroborreliose verantwortlich gemacht.

Klinik

Die Lyme-Borreliose ist eine Multisystemerkrankung (Tab. 9.**37**), sie verläuft wie andere Spirochäteninfektionen typischerweise in **Stadien**, sie ist somit der Spirochätose Syphilis vergleichbar.

- **Stadium I:**
  - Erythema (chronicum) migrans mit/ohne unspezifische (grippale) Begleitsymptome,
  - akute (frühe) Neuroborreliose,
  - akute Arthritis oder Karditis.
- **Stadium II:**
  - Meningopolyneuritis Garin-Bujadoux-Bannwarth,
  - Borrelien Lymphozytom (Lymphadenosis cutis benigna Bäfverstedt).
- **Stadium III:**
  - Acrodermatitis chronica atrophicans Herxheimer,
  - sämtliche Organmanifestationen des frühen Stadiums, die länger als 12 Monate persistieren,
  - chronische Enzephalomyelitis mit Para- und Tetraparesen.

Diagnostik

Erregernachweis

- Die Anzucht des Erregers auf Spezialnährböden ist möglich aber aufwendig,
- günstig in Hautbiopsat (50 – 70 %) bei Erythema chronicum migrans (ECM),
- Antigennachweis durch Immunfluoreszenz, ELISA oder Immunoblot unzureichend,
- Polymerasekettenreaktion (PCR) viel versprechend, noch nicht Routine,

Serologische Testverfahren

- Verfügbar sind ELISA (Screening), indirekte Immunfluoreszenz (IF) (Screening), Antibody-capture-Immunoassay (Blut-Liquor-Ratio) und Immunoblot (Bestätigung).
- Im Screening Kreuzreaktionen zu anderen Spirochäten, EBV u. a.
- Signifikant erhöhte Antikörpertiter bei Erythema migrans in Akutphase 30 – 40 %, in Rekonvaleszenzphase 2 – 4 Wochen später 60 – 70 %, bei früher Neuroborreliose in 70 – 90 %, bei Spätmanifestationen in 90 – 100 %.

Tabelle 9.**37** Klinisches Spektrum der Borreliose

Organmanifestation	Frühform	Spätform
Haut	**Erythema chronicum migrans** Primärmanifestation nach infiziertem Zeckenbiss in 60-80 %, Beginn in Tagen bis 3 Wochen, zirkuläres Erythem, später Ringform, Spontanremission in Wochen, manchmal Allgemeinsymptome **Borrelien-Lymphozytom** tumorähnliche Hautinfiltrate, bevorzugt an Ohrläppchen, Mamillen und Skrotum mit dunkelroter schmerzloser Schwellung, spontanes Abklingen	**Acrodermatitis chronica atrophicans** Manifestation nach Jahren, großflächige trophische Störung der Haut
Gelenke	Arthralgien, Myalgien, Mono-, Oligoarthritis (in den USA bei 60 %, in Europa in 4-8 %), große Gelenke betroffen, Beginn bis 2 Jahre nach Zeckenbiss, häufig Spontanremission	in 10-20 % chronisch rezidivierender Verlauf, dann V.a. Autoimmungenese (HLA-DR4)
Herz	Herzbeteiligung in 4-8 %, wechselnde AV-Blockierungen, Arrhythmien, Myo-, Perikarditis, Herzinsuffizienz	Kardiomyopathie
ZNS	Radikulitis, lymphozytäre Meningitis, oft mit Hirnnervenausfällen (N. facialis, N. abducens), Meningopolyneuritis Bannwarth, selten Enzephalitis	progressive Enzephalomyelitis, Meningopolyneuritis, Demenz- und MS-ähnliche Krankheitsbilder
andere Organe	Auge, Leber, Lymphknoten	Dermatomyositis-ähnlich, Myositis

- Bei V.a. Neuroborreliose ist die gleichzeitige Bestimmung von Blut- und Liquorantikörpertiter sinnvoll.
- Schwierige Interpretation mancher Befundkonstellationen, z. B. isolierte IgG-Befunde mit uncharakteristischem Krankheitsbild oder isolierte IgM-Befunde bei V.a. Spätmanifestationen.
- Verlaufskontrollen und Abstimmung mit untersuchendem Labor sind wichtig, positive serologische Befunde nur in Verbindung mit der klinischen Symptomatik interpretieren.
- Eine negative Serologie schließt eine Frühform nicht aus, eine Spätform ist dagegen eher unwahrscheinlich.
- Insgesamt problematische Diagnostik wegen der Möglichkeit falsch positiver (Spezifität) und falsch negativer (Sensitivität) Befunde. Spätformen werden wahrscheinlich erheblich überdiagnostiziert.

Differenzialdiagnose der chronischen Borreliose

„Chronisches Müdigkeits-Syndrom", Fibromyalgie, somatoforme Depression.

Therapie

Therapie

Wirksame Antibiotika sind Amoxycillin, Oxacillin, Cefotaxim, Ceftriaxon, Erythromycin, Tetracyclin, Penicillin.

Die Therapie der Frühformen stellt keine vollständige Prävention der Spätmanifestationen dar. IgM- und IgG-Titer normalisieren sich in der Regel, können aber auch persistieren. Nach der Therapie der Spätkomplikationen sind persistierende Titer üblich.

Die Effektivität einer Therapie zeigt sich im Wesentlichen klinisch und nicht serologisch oder durch Erregerisolierung. Grundsätzlich sind Besse- ▶

rungen der Symptome in allen Stadien der Erkrankung durch eine antibiotische Therapie zu erzielen (Tab. 9.**38**). Je fortgeschrittener die Erkrankung, desto mehr Therapieversager gibt es.

Rezidive verlaufen nach Therapie in der Regel mit einer abgemilderten Symptomatik. Wiederholung der Therapie-Regime oder längere Therapiezyklen können angezeigt sein. Mit Jarisch-Herxheimer-Reaktionen ist zu rechnen.

Prävention

- Vermeidung einer Zecken-Exposition.
- Zeckenbefall von April bis September besonders häufig!
- Zeckenbiotope (Büsche und Sträucher, dichtes Unterholz, Waldränder, Wiesen, hohes Gras) vermeiden oder nur mit ausreichender Bekleidung betreten.
- Nach einem Aufenthalt Absuchen der Kleidung und des Körpers.
- Repellentien (z. B. Diäthyl-m-Toluamid [DEET] = Autan).
- Nach einem Biss nur mechanische Zeckenentfernung, Quetschung vermeiden.
- Eine Impfprophylaxe (OspA-Vakzine) ist in klinischer Entwicklung.

Tabelle 9.**38** Stadienabhängige Therapie der Borreliose

Stadium	Therapie
Erythema chronicum migrans Frühmanifestationen geringer Schwere (AV-Block 1°, Mononeuritis, Arthritis)	**1. Wahl:** Doxycyclin 2 × 100 mg p.o./d Alternativen: Amoxycillin 3 × 500 mg p.o./d Cefuroxim Axetil 2 × 500 mg p.o./d Ceftriaxon 1 × 1 g i.m./d Dauer: 2(–4) Wochen bei Kindern Amoxycillin **2. Wahl:** Penizillin V p.o. oder Erythromycin p.o.
Neuroborreliose, persistierende Arthritis, Karditis, Arrythmie, okuläre Manifestationen	**1. Wahl:** Ceftriaxon i.v. 2 g/d 2 (–4) Wochen, evtl. ambulant **2. Wahl:** Cefotaxim i.v. oder Penizillin G i.v. hoch dosiert Doxycyclin bei β-Laktam-Unverträglichkeit
Spätformen, kutane, neurologische und artikuläre Manifestationen	Beginn mit oraler Antibiose s.o. Bei Nicht-Ansprechen i.v.-Therapie s.o. Dauer 4 Wochen oder länger

Pasteurellose

Durch Katzen- oder Hundebisse übertragene abszedierende oder phlegmonöse Entzündung der Weichteile mit Neigung zur Generalisation. Nach Tierkontakt ist auch eine primär pulmonale Verlaufsform möglich.

Klinik und Diagnostik

Die Infektion erfolgt nach dem Tierbiss akut innerhalb weniger Stunden.

Regionale Lymphadenitis, gelegentlich lokale Komplikationen mit Osteomyelitis, Arthritis und Periostitis.

Systemische Infektionen bei prädisponierten Patienten mit chronischer Lungenerkrankung oder Leberzirrhose.

Kultureller Nachweis des gramnegativen Stäbchens aus Wundmaterial.

Therapie

Therapie

Mittel der Wahl ist Penicillin G, Alternative: Doxycyclin, evtl. in Kombination mit chirurgischen Maßnahmen.

Diphtherie

Definition, Epidemiologie und Übertragung

Durch grampositive Erreger der Gattung **Corynebacterium** übertragene Erkrankung des Rachenraumes mit Pseudomembranen und Toxin-vermittelter Herz-, Nieren- und Nervenschädigung.

Der **Erreger** der Diphtherie ist Corynebacterium diphtheriae.

Seit Einführung der Schutzimpfung ist weltweit ein beständiger Rückgang der Diphtherie zu verzeichnen. Immer wieder kommt es jedoch zu lokalen Diphtherie-Epidemien.

In den Staaten der ehemaligen Sowjetunion hat sich die Zahl jährlich neu aufgetretener Diphtherie-Erkrankungen seit 1990 verfünzigfacht, sie betrug 1994 47 802. In Russland gab es 1994 26,6 Fälle pro 100 000 Einwohner mit einer Letalität von 2,8 %. Durch große von der WHO unterstützte Impfkampagnen konnten die Erkrankungszahlen seit 1995 gesenkt werden.

Da der Impfschutz sich nur auf die Bildung von Antitoxin-Antikörpern und nicht auf die Verhinderung einer bakteriellen Besiedelung bezieht, können immunisierte Personen Träger Toxin bildender Diphtherie-Erreger sein und Nicht-Geimpfte anstekken. Kontagionsindex 10 – 20 %, die Übertragung erfolgt aerogen von Mensch zu Mensch.

In den 1990er Jahren wurde bei fehlendem Impfschutz eine neue Gefährdung durch Einwanderer aus Epidemiegebieten der ehemaligen UdSSR und einigen Ländern Osteuropas befürchtet. Die Sorgen waren weitgehend unberechtigt. In Deutschland wurde die letzte manifeste Erkrankung 1999 gemeldet. Bis Mitte 2005 keine neuen Fälle.

Pathogenese

Die wesentliche Virulenz von C. diphtheriae beruht auf der Produktion eines **Exotoxins**, das die Protein-Synthese von Säugetierzellen, nicht jedoch von Bakterien hemmt. Der Toxin-Effekt zeigt Präferenzen für Herzmuskel-, Nierentubulus- und Nervenzellen.

Die proteolytische Schädigung der Schleimhaut im Bereich des Nasopharyngealraumes sowie des oberen Respirationstraktes führt zu einer nekrotischen Entzündung mit Ausbildung fibrinreicher Pseudomembranen.

Klinik

Die Erkrankung beginnt nach einer Inkubationszeit von 2 – 4 Tagen mit plötzlichem Fieber, Halsschmerzen und Entwicklung der typischen Pseudomembranen.

Laryngeale und tracheale Ausbreitung mit Ausbildung eines schweren inspiratorischen Stridors kündigen die drohende Erstickung an. Der Hals ist äußerlich sichtbar ödematös geschwollen (Cäsarenhals, Schweinehals). Ohne notfallmäßige Wiederherstellung freier Atemwege durch Intubation oder Tracheotomie, falls die Membranen nicht entfernt werden können, führt die Obstruktion zum Erstickungstod des Patienten.

Werden die primären respiratorischen Komplikationen überstanden, treten in zeitlich unterschiedlichem Abstand die Toxin-vermittelten Wirkungen an Herz, Nerven und Nieren auf. Zwischen Schwere der lokalen Infektion, Toxinmenge und Grad der Organschädigung besteht eine positive Korrelation.

Myokarditis: Ca. 1 – 2 Wochen nach Krankheitsbeginn entwickeln sich bei 2/3 aller Patienten diskrete Hinweise, bei 10 – 25 % eine kardiale Dysfunktion. Alle Schweregrade von Reizleitungsstörungen bis zum akuten Linksherzversagen sind möglich.

Neuropathie: Frühsymptom ist eine Lähmung der Schluckmuskulatur und des weichen Gaumens mit Gefahr der Aspiration. Man kann ein unteres und oberes Hirnnervensyndrom und ein Tetraplegiesyndrom unterscheiden. Die Symptome heilen folgenlos nach dem Überstehen der Infektion aus.

Akutes Nierenversagen: Auftreten bis 8 Wochen nach Krankheitsbeginn.

Die Letalität beträgt zwischen 3,5 und 12 % und hat sich in den letzten 50 Jahren kaum geändert. Der Tod erfolgt in den ersten 3 – 4 Tagen an Ersticken oder Herzversagen.

Diagnostik

Diphtherieverdachtsfall: Laryngitis oder Nasopharyngitis oder Tonsillitis mit fest haftendem membranösen Belag. Ein Belag muss nicht vorhanden sein. Die Verdachtsdiagnose muss klinisch gestellt werden.

Wahrscheinlicher Diphtheriefall:
Kriterien des Verdachtsfalls plus
- vorausgegangener Kontakt (< 2 Wochen) zu Diphtherie-Patient,
- Diphtherieepidemie in der Umgebung (Reiseanamnese),
- Stridor, Halsschwellung, Ödem,
- submuköse oder petechiale Hämorrhagien,
- toxisch bedingter Schock,
- Myokarditis, periphere Nervenlähmung,
- akutes Nierenversagen,
- letaler Verlauf.

Bestätigter Diphtheriefall: Diagnosesicherung durch Erregernachweis einschließlich Toxinbildung. Der Toxinnachweis erfolgt in der Gewebekultur und durch Immundiffusionsmethode.

Typische Befunde für Diphtherie

- Membranen mit Beteiligung der Uvula und des weichen Gaumens,
- Blutungen nach Versuch des Abstreifens der Membranen,
- Lymphadenopathie und Halsschwellung,
- Zeichen systemischer Toxizität.

Differenzialdiagnosen

- Angina bei Mononukleose,
- Streptokokken- oder Virus-Pharyngitis und -Tonsillitis,
- Angina Plaut-Vincenti,
- akute Epiglottitis bei Haemophilus influenzae-Infektion.

Therapie

Therapie

Der Verdacht impliziert eine sofortige Therapie mit Diphtherie-Antitoxin.
- Bei laryngealer oder pharyngealer Manifestation < 48 h: 20 000 – 40 000 E.
- Bei nasopharyngealer Manifestation < 48 h: 40 000 – 60 000 E.
- Bei ausgedehntem Befall von mehr als 3 Tagen Dauer und bei jeder Manifestation mit geschwollenem Hals: 80 000 – 100 000 E.
- Die Applikation sollte intravenös (einstündige Infusion) oder kombiniert intravenös-intramuskulär erfolgen.

Wegen der Gefahr einer **Pferdeserum-Allergie** muss nach Hinweisen gefragt werden. Im Zweifel Durchführung eines Konjunktivaltests mit 1 : 10 Verdünnung oder intrakutane Vorprobe mit 1 : 100-Verdünnung in 0,9%iger Kochsalzlösung.

Bei positiver Reaktion fraktionierte Therapie im Sinne einer Desensibilisierung.

Zusätzlich **Penicillin G** 300 000 – 600 000 E i.m. 2 × tgl. bis eine orale Applikation möglich ist. Fortsetzung mit oralem Penicillin für insgesamt 14 d, bei Allergie Makrolid, z. B. Clarithromycin bis 1 g täglich für 10 d.

Die Antitoxin-Therapie ist nur in den ersten Tagen effektiv, der Wirkungsverlust korreliert mit der Dauer der Symptomatik.

Prävention

- Eine Absonderung während der Erkrankung ist erforderlich, bis drei Abstriche aus Nase und Rachen im Abstand von je 2 Tagen erregerfrei sind.
- Umgebungsmaßnahmen nach Absprache mit dem zuständigen Gesundheitsamt.
- Einschränkung von Schulbesuch und Aufenthalt in Gemeinschaftseinrichtungen.
- Indikation zur **präventiven antimikrobiellen Therapie** bei allen Kontaktpersonen mit „face-to-face"- oder Körperkontakt mit einmalig Depot-Penicillin i.m. 1,2 Mio. E bei KG über 30 kg oder Makrolid für 7 – 10 d, z. B. Clarithromycin oder Erythromycin 1 g täglich.
- Sanierung von Bakterienträgern mit Penicillin oder Clarithromycin für 2 Wochen.
- Impfprophylaxe:
  - Für alle Kinder bis zum 7. Lebensjahr vordringlich.
  - Toxoid-Vakzine in Kombination mit Tetanus und Keuchhusten.

▶

- Auffrischung alle 10 Jahre.
- Vervollständigung bei fehlender Grundimmunisierung.
- Bei Epidemien, bei engem „face-to-face"-Kontakt zu Erkranktem.
- Nicht geimpfte Personen: 2 Impfungen mit Td-Vaccine im Abstand von 4–8 Wochen, 3. Impfung nach 6–12 Monaten.

Listerien

Definition, Epidemiologie und Übertragung

Der wichtigste humanpathogene Vertreter der Listerien ist **Listeria monocytogenes,** ein fakultativ pathogenes grampositives Stäbchen. Es kann lokale und systemische Infektionen hervorrufen. Charakteristisch ist die Granulombildung in den betroffenen Organen. Virulente Stämme bilden ein Hämolysin.

Listeriosen gehören zu den häufigsten **prä- und perinatalen Infektionen des Neugeborenen**. Bei Erwachsenen sind Immunsupprimierte und Schwangere besonders gefährdet. Da es sich um eine Zoonose handelt, von der neben dem Menschen auch zahlreiche Tiere betroffen sind, haben beruflich exponierte Personen ebenfalls ein gewisses Risiko.

Sporadisches Auftreten, selten kleinere Epidemien durch kontaminierte Milchprodukte oder andere Nahrungsmittel.

2004 sind in Deutschland 295 Listeriose-Fälle erfasst worden (2003: 256), davon 19 Fälle bei Neugeborenen. Gemäß der RKI-Falldefinition werden bei positivem Erregernachweis bei einem Neugeborenen die Mütter unabhängig von Klinik und Labor als positive Fälle mit erfasst. 84% aller Fälle betrafen Personen über 40 Jahren.

Die **Übertragung** erfolgt häufig durch Kontakt zu infizierten Tieren oder deren Produkte insbesondere nicht pasteurisierte Milch und deren Produkte (Rohmilchkäse). Die Erreger werden oral, kutan durch Bagatellverletzungen oder konjunktival aufgenommen. Eine infizierte Schwangere überträgt die Listerien diaplazentar auf den Fötus.

Pathogenese und Klinik

Aufnahme und Vermehrung in Monozyten/Makrophagen mit Ausbreitungstendenz in bevorzugt Leber und Milz. Je nach zellulärem Immunstatus lokale oder systemische Infektion.

Bei Tierkontakt kommt es häufig zu einer lokalen eitrigen Entzündung mit regionärer Lymphadenitis, bei einem zellulären Immundefekt zu systemischen Infektionen mit eitrigen Herden in verschiedenen Organen nach hämatogener Streuung aus dem Primärbefund der Eintrittspforte.

Lokale Infektionen: glanduläre Form, okuläre Form, Haut-Listeriose.

Systemische Infektionen:

- Schwangeren-Listeriose,
- Sepsis,
- Granulomatosis infantiseptica,
- Meningoenzephalitis,
- Organinfektionen.

Sepsis, Meningitis, andere Organmanifestationen und die Schwangerenlisteriose zeigen eine uncharakteristische Klinik.

Diagnostik

Die Diagnose wird selten wegen eines gezielten Verdachtes, häufiger im Rahmen differenzialdiagnostischer Abklärungen durch den Erregernachweis gestellt.

Als Untersuchungsmaterialien eignen sich Liquor, Blutkulturen und je nach Krankheitsmanifestation andere Flüssigkeiten oder Gewebsproben. Im Liquor findet man häufig nur eine geringe monozytäre Pleozytose.

Die Serologie spielt keine bedeutsame Rolle.

Therapie

Therapie

- Mittel der Wahl: **Breitspektrum-Penicilline,** z. B. Ampicillin 200–400 mg/kg KG i.v. in 4 ED bei Kindern, 6–12 g i.v. bei Erwachsenen oder Piperacillin 12 g i.v. in 3 ED.
- Bei schweren Verläufen (Sepsis, Meningitis) in Kombination mit Aminoglykosid.
- Therapiedauer mindestens 3 Wochen, bei Meningitis länger.

▶

- **Alternative** bei Penicillinallergie oder -unverträglichkeit: Doxycyclin oder Minocyclin (wegen guter Liquorgängigkeit).

Prävention

Schwangere sollten den Kontakt zu potenziell infizierten Tieren sowie den Verzehr von Rohmilch-Produkten meiden.

Infizierte müssen wegen der Gefahr nosokomialer Übertragungen isoliert werden.

Infektion und Tod des Neugeborenen sowie Totgeburten sind bei diaplazentarer Übertragung, die Infektion ist bei klinischen Manifestation mit Fieber oder mit ZNS-Beteiligung oder mit lokalisierten Infektionen (Abszesse, Endokarditis, Arthritis) meldepflichtig.

Erysipelothrix rhusiopathiae

Beim Menschen führt eine Infektion mit dem Erreger des Schweinerotlaufs zum **Erysipeloid**, einer Berufskrankheit bei Personen, die Umgang mit Materialien tierischen Ursprungs haben, z. B. Landwirte, Veterinäre, Vieh- und Fischhändler sowie Metzger.

Beim Umgang mit infiziertem Fleisch, Fischen, Wild und Geflügel dringt der Erreger durch kleine Hautläsionen ein und verursacht eine bläulich-livide entzündliche Hautveränderung mit langsamer Ausbreitungstendenz.

Die Diagnose erfolgt klinisch, der Erreger kann aus einem Aspirat nach intrakutaner Injektion von physiologischer Kochsalzlösung mikroskopisch nachgewiesen und kulturell angezüchtet werden.

Seltene Fälle von Sepsis und Endokarditis werden durch Blutkulturen diagnostiziert.

Therapie

Die Therapie erfolgt mit Ampicillin, bei Meningitis in Kombination mit Aminoglykosid. Bei Penicillin-Allergie Trimethoprim-Sulfamethoxazol. Alternativen sind Makrolide oder Vancomycin. Therapiedauer mindestens 3 Wochen, bei Endokarditis 4 – 6 Wochen.

Bacillus anthracis

Definition, Epidemiologie und Übertragung

Erreger des Milzbrands, ubiquitäre Verbreitung, langlebige resistente Sporen im Erdboden. Obligat pathogenes grampositives, Sporen bildendes Stäbchen, das vorwiegend Tiere infiziert.

Die **Übertragung** auf den Menschen erfolgt durch den Kontakt mit infizierten Tieren bzw. mit Tierprodukten, die mit Sporen kontaminiert sind. Keine Übertragung von Mensch zu Mensch.

Die Erkrankung kann Haut, Lunge oder Darm befallen, typisch sind schwere hämorrhagische Entzündungen. Inkubationszeit 1 – 7 d, bei Sporeninhalation bis 60 d.

Die Erreger-Virulenz ist von der Produktion eines **Exotoxins** abhängig, bestehend aus den Faktoren Ödem-Faktor, Letal-Faktor und protektivem Antigen. Diese Exotoxin-Faktoren verursachen die typische Endothel-Schädigung mit Hämorrhagien und extravasaler Ödembildung.

Die Infektion ist in Deutschland sehr selten, keine Meldungen seit 1994, in Europa erkranken ca. 700 Menschen pro Jahr, in den Tropen und Subtropen erheblich mehr, dort besteht die Gefahr einer Infektion durch Kontakt mit tierischen Produkten, z. B. Teppichen, Fellen, Wolle und Garnen.

Bacillus anthracis hat eine große Bedeutung als potenzielle biologische Waffe.

Klinik

Hautmilzbrand: wenige Tage nach der Infektion entwickelt sich eine schmerzlose Pustel (Pustula maligna) mit Tendenz zu nekrotischem Zerfall und peripherer Blasenbildung. Gefahr der Toxinämie und Bakteriämie mit letalem Verlauf.

Lungenmilzbrand: nach grippeähnlichem Beginn rasch tödlich verlaufende Pneumonie mit starker Ödem-Bildung im Thorax-Bereich, primär hämorrhagische Lymphadenitis.

Darmmilzbrand: schwere hämorrhagische Enteritis, nekrotische Milz.

Sepsis: alle Verlaufsformen können sich zur Sepsis mit hoher Letalität (> 50 %) entwickeln.

Diagnostik

- Erregernachweis mikroskopisch aus Eiter, Exsudat, Liquor, Fäzes oder Erbrochenem. Typischer Aspekt, da die Bazillen zu den größten Bakterien gehören.
- Kulturelle Bestätigung evtl. mit Inokulation in Labortiere. Diagnostik in Laboren der Sicherheitsstufe 3 (BSL 3).
- Serologisch Nachweis von Anti-Toxin-Antikörper und Kapselantigen-AK (keine Akutdiagnostik).
- PCR.

Differenzialdiagnosen

- Kutane Diphtherie,
- pustulöse Staphylokokken-Dermatitis,
- Ecthyma contagiosum,
- Pestbeulen (in Endemiegebieten),
- sonstige schwere Pneumonien, Enteritiden oder Sepsis.

Therapie

Therapie

Mittel der Wahl ist Ciprofloxacin 2 × 500 mg p.o., bei schweren Fällen 2 × 400 mg i.v. Alternative (nach Resistogramm) Penicillin G, bei schweren Verläufen alle 4 h 4 Mio IE i.v. oder Doxycyclin 2 × 100 – 200 mg/d, ansonsten orales Penicillin V, 4 × 0,5 Mio IE oder 2 × 100 mg Doxycyclin. Dauer 7 d bei Hautmilzbrand, ansonsten 60 d.

Prävention

- Arbeitshygiene in Schlachthöfen, bei Verarbeitung von Fleisch und Tierprodukten. Konsequente Schutzmaßnahmen bei Expositionsverdacht.
- In Deutschland ist kein Impfstoff zugelassen. Grundsätzlich steht ein Impfstoff aus nichtvirulenten Bakterien zur Verfügung.
- Postexpositionsprophylaxe: Ciprofloxacin 2 × 500 mg p.o. oder Doxycyclin 2 × 100 mg oder Amoxicillin 3 × 1000 mg/d für 60 d bei gesicherter Exposition oder bis zum Ausschluss.

Rickettsiosen

Die meisten Rickettsiosen gehören zu den Zoonosen, nur Coxiella burnetti, der Erreger des Q-Fiebers, wird indirekt, überwiegend aerogen durch tierische Produkte übertragen.

Allen Rickettsiosen mit Ausnahme des Q-Fiebers ist die Kombination von **Fieber** und **Exanthem** gemeinsam. Rickettsien sind **obligat intrazelluläre Keime** mit einer sehr langen infektiösen Persistenz in den Fäzes von Flöhen, Läusen und Milben (Tab. 9.**39**).

Fleckfieber (epidemischer Flecktyphus)

Die historisch häufigste Infektion ist das durch **Körperläuse** übertragene Fleckfieber (klassischer epidemischer Typhus oder Flecktyphus). Erreger ist Rickettsia prowazeki.

Das Fleckfieber ist eine klassische Infektion in Hunger- und Kriegszeiten. Heute sehr selten importiert. 2004 und 2002 keine gemeldeten Fälle, 2003 1 Fall nach Äthiopienreise.

Die Infektion beginnt mit Schüttelfrost, kontinuierlichem Fieber bis 41 °C. Kopfschmerzen und Konjunktivitis, es folgen Verwirrung und Bewusstseinstrübung und ab dem 4.–5. Tag ein makulo-petechiales Exanthem. Das Fieber hält unbehandelt ca. 10 – 15 d an.

Sehr lange Rekonvaleszenz. Letalität vor der Antibiotika-Ära ca. 20 %.

Pathogenetisch liegt der Infektion eine Gefäßwandschädigung durch die intrazellulär parasitierenden Rickettsien zugrunde.

Q-Fieber (Balkan-Grippe)

Indirekte Zoonose, die Übertragung erfolgt aerogen durch kontaminierten Staub erregerbelasteter Ausscheidungen infizierter Tiere, besonders Geburtsprodukte, und Schafswolle.

Abrupter Beginn mit Schüttelfrost und grippeähnlichen Symptomen. Das Fieber kann bis 3 Monate andauern. Kein Exanthem. Häufig mit begleitender atypischer Pneumonie. Eine kardiale Beteiligung ist möglich.

Berufsmäßiger Umgang mit Vieh ist in Mitteleuropa der wichtigste Risikofaktor. Pro Jahr werden in Deutschland weniger als 300 Fälle gemeldet. In 2003 waren es mit 386 Fällen, bedingt durch einen Ausbruch, ungewöhnlich viele Meldungen, 2004 114 Fälle. Eine zentrale Rolle bei Ausbrüchen spielen

Tabelle 9.**39** Die häufigsten Rickettsiosen einschließlich Ehrlichiose und Q-Fieber*

Erreger	Krankheit	Vorkommen	Vektor	Therapie
R. prowazekii	epidemisches Fleckfieber Brill-Krankheit (Fleckfieber-Rezidiv)	Afrika, Südamerika, Asien	Läuse	Doxycyclin 2 × 100 mg, Chloramphenicol
Coxiella burnetti	Q-Fieber (kein Exanthem)	weltweit	aerogen, Zecken	Doxycyclin 2 × 100 mg, Chloramphenicol
Rochalimanea quintana	Wolhyni-Fieber	endemische Herde in Osteuropa, Mexiko, Bolivien, Nordafrika, Burundi, Äthiopien	Läuse	Doxycyclin 2 × 100 mg, Chloramphenicol
Rickettsia rickettsi	Rocky Mountain spotted fever	USA, Nordasien, Sibirien, Südamerika	Zecken	Doxycyclin 2 × 100 mg, Chloramphenicol
R. tsutsuga-mushi	japanisches Flussfieber	Asien, S.-Pazifik	Milben	Doxycyclin 2 × 100 mg, Chloramphenicol
R. akari	Rickettsienpocken	Afrika, Korea, ehem. UdSSR	Milben	Doxycyclin 2 × 100 mg, Chloramphenicol
Ehrlichia spp.	humane monozytotrope Ehrlichiose, humane granulozytotrope Anaplasmose	USA, Ostasien	Zecken	Doxycyclin 2 × 100 mg, Fluorchinolon und Chloramphenicol-Resistenz

* Erreger gehören zur Familie der Rickettsiaceae, zu denen taxonomisch u. a. Rickettsien, Coxiella burnetii, Francisella, Brucella melitensis, Bartonellen, Legionellen und Mykoplasmen gehören (nach Mandell, Douglas, and Bennett's, Principles and Practice of Infectious Diseases, 6. Ausgabe, 2005)

infizierte Schafe und ihre getrockneten Ausscheidungen bzw. Geburtsprodukte (Plazenta). Die Übertragung auf den Menschen erfolgt überwiegend aerogen bei trockener Witterung.

Bei bakteriologisch negativer Endokarditis und bei granulomatöser Hepatitis muss ein Q-Fieber ausgeschlossen werden.

Bis 50 % der Infektionen asymptomatisch, 30 – 50 % der symptomatischen Patienten entwickeln eine atypische Pneumonie, selten Hepatitis, Meningoenzephalitis oder Karditis. Bei chronischem Verlauf Q-Fieber-Endokarditis oder granulomatöse Hepatitis 6 – 10 Monate nach Infektion. Letalität 1 – 2 %.

Diagnostik

Die Diagnose aller Rickettsiosen kann mikroskopisch durch den Nachweis der intrazellulären gramnegativen Erreger erfolgen.

Die kulturelle Anzüchtung ist mit hohen Gefahren für Laborinfektionen verbunden.

Mit der „Weil-Felix-Reaktion“ (Agglutination von Patientenserum und Proteus-Antigenen z. B. OX19 bei Fleckfieber) kann eine serologische Diagnose gestellt werden.

Das Fleckfieber zeigt histologisch das Bild einer Periarteriitis nodosa.

9.4 Reisemedizin

Es gibt eine kontinuierlich steigende Zahl importierter Krankheiten. Prävention, Diagnose und Therapie von Reisekrankheiten haben mit der Ausweitung des Massentourismus an Bedeutung gewonnen. Dabei spielen Risiken lokaler oder regionaler epidemischer Ausbrüche wie z. B. SARS in Südostasien in den Medien eine oftmals größere Rolle, als die quantitativ viel bedeutsameren Risiken, die durch Akquisition der „normalen“ endemischen Infektionskrankheiten wie Malaria oder Durchfallerkrankungen bestehen.

Die wichtigsten in 2004 nach Deutschland importierten meldepflichtigen Infektionskrankheiten waren Malaria, Shigellosen (Bakterienruhr), Typhus abdominalis, Paratyphus, Dengue-Fieber sowie Einzelfälle von Cholera, Lepra und Läuserückfallfieber. Es gab 2004 keinen Fall eines virusbedingten hämorrhagischen Fiebers sowie eines Fleckfiebers. Von den nicht meldepflichtigen reiseassoziierten Infektionen sind 45 Fälle von Schistosomiasis sowie

22 Fälle einer Leishmaniose registriert worden. Insgesamt dürften nicht klassifizierte Reisediarrhöen den größten Anteil importierter oder im Reiseland akquirierter Infektionen ausmachen. Bei sämtlichen Erkrankungen ist von einer unterschiedlich hohen Zahl nicht erfasster Fälle auszugehen.

Informationen über gesundheitliche Risiken, Beratung über notwendige oder empfehlenswerte Impfungen, die Zusammenstellung einer „Reiseapotheke", Empfehlungen zur Malaria-Prophylaxe und die Betreuung nach der Rückkehr sind Aufgaben, denen sich immer mehr klinisch und praktisch tätige Ärzte konfrontiert sehen.

Am Anfang steht jedoch der symptomatische Patient mit dem Bedürfnis nach Diagnostik und Therapie einer akuten Erkrankung nach Rückkehr von einer Reise, oft aber auch ohne den Hinweis auf eine **Reiseanamnese**. Diese muss oft erst konkret erfragt werden. Elementare Kenntnisse über die wichtigsten importierten Krankheiten und ihre differenzialdiagnostische Abgrenzung sind dann unerlässliche Voraussetzung dafür, in weiteren Schritten zielgerichtet zur Diagnose zu gelangen.

Schwerpunkte der Reisemedizin

- Malaria,
- Diarrhö,
- Fieber,
- Hauterscheinungen,
- sexuell übertragbare Erkrankungen, einschließlich HIV-Risiko,
- Wurminfektionen,
- Reiseapotheke,
- Impfungen.

9.4.1 Fieber

Nach der Rückkehr aus den Tropen/Subtropen ist Fieber neben Diarrhö die häufigste gesundheitliche Störung.

Gehört das Reiseland zu einem Malaria-Endemie-Gebiet, ist die wichtigste diagnostische Aufgabe der **Ausschluss bzw. der Nachweis einer Malaria**. Bei wiederholt negativen Blutausstrichen sind andere Erkrankungen in Erwägung zu ziehen.

Der Fieberverlauf kann nur selten differenzialdiagnostische Hinweise auf die Ätiologie der Erkrankung geben, die diagnostische Spezifität ist mit wenigen Ausnahmen sehr gering.

Fieber unklarer Genese (Fever of unknown Origin, FUO)

Die häufigsten Ursachen eines Fiebers unklarer Genese nach Tropenaufenthalt sind Infektionen: Malaria, Leishmaniose, Rückfallfieber, Virusenzephalitis, Rickettsiosen, Brucellosen, Hepatitis, Typhus (typhoides Fieber), Mononukleose, Neurolues, Tuberkulose, nichtpurulente Meningitiden, HIV-Infektion, Schlafkrankheit.

Die differenzialdiagnostische Abklärung erfordert oftmals die Unterstützung tropenmedizinischer Institutionen oder spezieller Labore.

Auch an nichtinfektiöse Erkrankungen muss differenzialdiagnostisch gedacht werden: Morbus Hodgkin, Non-Hodgkin-Lymphome, Leukämien, solide Tumoren und andere Erkrankungen wie Kollagenosen und sonstige Autoimmunerkrankungen.

Die wichtigste und potenziell bedrohlichste Ursache für Fieber nach Tropenaufenthalt ist die Malaria-Infektion.

9.4.2 Malaria

Definition, Epidemiologie und Übertragung

Die Malaria ist eine durch Plasmodien verursachte **Protozoeninfektion**. Weibliche Stechmücken der Gattung Anopheles übertragen die Plasmodien von Mensch zu Mensch. Der Entwicklungszyklus findet in den einzigen Erregerreservoirs Mensch oder Anopheles statt.

Die Malaria ist eine Erkrankung tropischer und subtropischer Gebiete, sie ist die **bedeutendste parasitäre Erkrankung der Menschen** und eine der häufigsten Infektionskrankheiten mit geschätzten 300–500 Millionen jährlichen Erkrankungsfällen, 90% davon in Afrika, und 1,5–2,7 Millionen Toten pro Jahr, über 50% davon Kinder unter 5 Jahren.

Frühere Ziele einer generellen Ausrottung durch die WHO haben sich als unrealistisch erwiesen. Die aktuelle Anti-Malaria-Strategie zielt auf eine globale Kontrolle durch Reduktion der Morbidität und Prävention der Mortalität.

Tabelle 9.**40** Häufigkeit von Infektionen mit Fieber als Leitsymptom nach Tropen-/Subtropen-Reise

relativ häufig	Hepatitis (meist A), Malaria, Shigellosen, typhoides Fieber (Typhus, Paratyphus), Amöbenleberabszess
selten	viszerale Leishmaniose, Brucellosen, afrikanisches Zeckenbissfieber, Katayama-Syndrom, tropische Virusinfektionen (z. B. Dengue-Fieber, in letzter Zeit häufiger), Poliomyelitis
sehr selten	Schlafkrankheit, Chagas-Krankheit

Das geographische Vorkommen der **Anopheles-Stechmücke** definiert weitgehend die Verbreitung der Malaria. Die **Übertragung** erfolgt durch den Stich einer weiblichen Anopheles-Mücke, der ausschließlich nachts oder in der Dämmerung stattfindet. Ausnahmen sind direkte Übertragungen durch parasitenhaltiges Blut (Transfusionsmalaria), durch Organtransplantationen oder akzidentielle Inokulationen (Nadelmalaria bei Drogenabhängigen).

Malaria-Infektionen außerhalb der Anopheles-Verbreitungsgebiete sind in aller Regel importiert, die Ansteckung erfolgt in einem Malaria-Risiko-Gebiet, die Manifestation der Erkrankung dagegen erst im primär Malaria-freien Heimatland.

In einigen Fällen wurden infektiöse Moskitos mit Flugzeugen oder im Reisegepäck importiert und verursachten Malariaerkrankungen (airport-Malaria, baggage-Malaria).

In Deutschland werden ca. 800 importierte Malaria-Fälle pro Jahr gemeldet (2004: 707, 2003: 820, 2002: 859, 2001: 1045, 2000: 836, 1999: 931, 1998: 1008), es wird die doppelte Zahl an Infektionen angenommen. Es handelte sich 2004 in 77% um Malaria tropica und in 12% um Malaria tertiana. 87% der Infektionen wurden in Afrika erworben (in der Reihenfolge der Häufigkeit Ghana, Nigeria, Kamerun, Kenia, Uganda), 7% in Asien und 4% in Süd- bzw. Mittelamerika. Der Anteil ausländischer Patienten (VFRs, „Visiting Friends and Relatives") stieg von 32% 1993 auf 50% 2003.

Die Letalität betrug 1989–1995 im Mittel 3,6%, in den Folgejahren ca. 1%, 2004 0,3%. Wesentliche Ursache waren Versäumnisse und Mängel bei der Diagnostik (bei 25% der Erkrankten Verzögerung der Therapie um > 6 Tage.

Informationen von malariainfizierten Touristen zeigen erhebliche Defizite bei der Chemo- und Expositionsprophylaxe. So benutzten nur 17% Repellentien bzw. ein Moskitonetz, 61% nahmen keinerlei Chemoprophylaxe ein, von 32% mit einer richtigen Chemoprophylaxe erfolgte nur in 14% eine reguläre Einnahme.

Das tropische Afrika ist die Region mit der höchsten Malaria-Morbidität und Mortalität. Es ist das Hauptverbreitungsgebiet von Plasmodium falciparum, dem Erreger der gefährlichsten und einzigen potenziell tödlichen Malariaform, der Malaria tropica.

Das Übertragungsrisiko in den Malaria-Endemie-Gebieten variiert erheblich je nach Region, Klima und ökologischen Rahmenbedingungen der Anopheles-Stechmücke. In Höhen oberhalb von 2500 m nahe des Äquators bzw. 1500 m in den übrigen Regionen kommt Anopheles nicht vor.

Die **Infektionsanfälligkeit** wird durch angeborene Erythrozytenanomalitäten beeinflusst. So haben Menschen mit einer Sichelzellanämie einen Überlebensvorteil in Malaria-tropica-Endemiegebieten, weil die Vermehrung von Pl. falciparum in Erythrozyten mit Hämoglobin S aufgrund hypoxischer Wachstumsbedingungen gehemmt wird.

Wiederholte Malaria-Infektionen führen zu einer **Immunität**, die selten einen vollständigen Schutz bedeutet. Klinisch kann es zu deutlich abgemilderten Krankheitsverläufen kommen, Symptome treten erst bei höherer Parasitendichte im Blut auf. Die erworbene Immunität ist nur von begrenzter Dauer, sie bildet sich in wenigen Monaten nach Verlassen der Endemie-Gebiete zurück.

Entwicklungsphasen

- **Schizogonie:** Von der weiblichen Mücke injizierte Sporozoiten vermehren sich in Leberparenchymzellen des Menschen ungeschlechtlich. Die so entstandenen Schizonten zerfallen zu Merozoiten, die wiederum Leberzellen befallen **(präerythrozytäre Schizogonie)**, periodische Freisetzung der Merozoiten in das periphere Blut, Befall der Erythrozyten und erneute Vermehrung. In der letzten

Tabelle 9.**41** Erreger der Malaria-Infektion und ihre infektiologischen Charakteristika

Erreger	Krankheit	Präpatenzzeit*	Inkubationszeit**	Dauer des erythrozytären Zyklus
Plasmodium falciparum	Malaria tropica	8–25 Tage	ca. 12 Tage – Monate	48 h
Plasmodium vivax	Malaria tertiana	8–27 Tage	ca. 12-18 Tage – Monate	48 h
Plasmodium ovale	Malaria ovale (wie tertiana)	9–17 Tage	wie M. tertiana	48 h
Plasmodium malariae	malaria quartana	15–30 Tage	18–40 Tage – Monate	72 h

* Präpatenzzeit = Zeitraum vom infizierenden Mückenstich bis zum Auftreten von Parasiten im Blut

** Inkubationszeit = Zeitraum vom infizierenden Mückenstich bis zum Beginn klinischer Symptome

Stufe entstehen reife Schizonten mit zahlreichen neuen Merozoiten **(erythrozytäre Schizogonie)**.

- **Gamogonie:** Ein kleiner Teil der im Blut vorhandenen Merozoiten differenziert zu männlichen (**Mikrogametozyten**) und weiblichen (**Makrogametozyten**) Geschlechtsstadien.
- **Sporogonie:** Bei einem erneuten Stich werden reife Geschlechtsstadien von der Mücke aufgenommen. Nach Vermehrungszyklen in der Mücke entstehen Sporozoiten, die in die Speicheldrüsen gelangen und den Ausgangspunkt einer erneuten Infektion bilden.
- Bei Pl. vivax und Pl. ovale verbleibt ein Teil der hepatischen Schizonten in einer **Ruhephase (Hypnozoiten)**. Diese können über Jahre stumm bleiben und sind Ausgangspunkt für Spätrezidive.

Pathophysiologie

Die Vorstellungen über die pathophysiologischen Mechanismen, die zur klinischen Symptomatik der Malaria-Infektion führen, sind weitgehend hypothetisch. Es handelt sich im Wesentlichen um Erkenntnisse bei Infektionen mit Plasmodium falciparum, die anderen Erreger induzieren keine vergleichbar schweren Effekte.

Eine wesentliche Rolle spielen:

- **Sequestration** ausgereifter Plasmodien in postkapillären Venen,
- Induktion einer **Zytokinfreisetzung** aus zirkulierenden Monozyten (Tumor-Nekrose-Faktor, Interleukin-1),
- Zusammenballung (**sludging**) parasitierter Erythrozyten,
- **Rosettenbildung** mit nicht infizierten Erythrozyten,
- **Adhäsion** parasitierter Erythrozyten am Kapillar-Endothel mit konsekutiven **Mikrozirkulationsstörungen** und daraus resultierenden Funktionsstörungen einzelner Organe insbesondere des Gehirns.

! Das Vollbild der Malaria tropica ähnelt einer Sepsis mit Multiorganversagen.

Klinik

Malaria tropica

Die Schwere der pathophysiologischen Organveränderungen mit den konsekutiven klinischen Symptomen korreliert mit der Parasitendichte während der asexuellen erythrozytären Vermehrungszyklen.

Es gibt keine definitive, eine Malaria-Infektion beweisende klinische Symptomatik. Keines der klinischen Bilder der Malaria ist diagnostisch.

Nach **uncharakteristischen Prodromalsymptomen**, die an einen grippalen Infekt erinnern und einige Tage andauern können, kann es zu einem **ersten Anfall** mit plötzlich einsetzendem Frösteln, gefolgt von einem starken Schüttelfrost, hohem Fieber, Hitzeausbrüchen mit bohrenden Kopfschmerzen, Palpitationen, Tachypnoe und ausgeprägtem allgemeinen Krankheitsgefühl kommen. Übelkeit und Erbrechen, orthostatische Kreislaufstörungen, Rückenschmerzen, Myalgien und Diarrhö sind weitere häufige Symptome. Der Fieberabfall ist typischerweise mit starken Schweißausbrüchen verbunden.

Die gesamte Symptomatik ist in 8 – 12 h vorüber, der Patient fühlt sich anschließend wieder relativ wohl.

Periodizität findet man bei der Malaria tropica selten, die ersten Fieberschübe können noch abgemildert verlaufen, der Rhythmus kann verkürzt sein und weniger als 48 h betragen.

Besonders die Initialphase kann mit anderen fieberhaften Erkrankungen, insbesondere gastrointestinalen Infekten oder banalen grippalen Erkrankungen verwechselt werden. Auch kontinuierliches Fieber kommt vor und kann zur Fehldiagnose Typhus abdominalis führen.

Die Erkrankung eskaliert mit der Zunahme der Vermehrungszyklen der Parasiten. Jeder weitere Fieberschub kann ein dramatisches Sepsis-ähnliches Krankheitsbild einleiten.

Verlauf

Es hat sich als sinnvoll erwiesen, eine leichte **(unkomplizierte)** von einer schweren **(komplizierten)** Malaria tropica zu unterscheiden. Die Übergänge sind fließend, beim Ausbruch der Erkrankung ist der Verlauf nicht vorhersehbar.

WHO-Kriterien einer komplizierten Malaria tropica:

- Zerebrale Malaria (Koma),
- schwere normozytäre Anämie,
- Niereninsuffizienz,
- Lungenödem,
- Hypoglykämie,
- Kreislaufschock,
- Spontanblutungen,
- wiederholte generalisierte Krämpfe,
- Azidose,
- Hämoglobinurie.

Als weitere Hinweise gelten:

- Bewusstseinsstörungen ohne Koma,
- extreme Schwäche
- Hyperparasitämie (> 5 % der Erythrozyten),

- Ikterus,
- Hyperpyrexie.

Zerebrale Malaria

Die **zerebrale Malaria** ist die schwerste Manifestation der Malaria tropica, sie ist für ca. 80 % der Letalität verantwortlich. Insgesamt liegt die globale Letalität der Malaria tropica bei 1 % oder etwa 2 Millionen Todesfällen pro Jahr.

Die zerebrale Malaria kann ohne Prodromi auftreten, sie ist dann differenzialdiagnostisch nur durch den Parasitennachweis von anderen Komaformen abzugrenzen. In der Regel kommt es zu mehr oder weniger rasch sich entwickelnden quantitativen Bewusstseinsstörungen (Sopor, Somnolenz, Koma). Hinzu können neurologische Symptome wie Lähmungen oder Krämpfe treten. Liquorbefunde sind uncharakteristisch.

Verkomplizierend kann es zu Hypoglykämien kommen, die allein zerebrale Symptome verursachen können.

! Die Diagnose einer Malaria tropica ist eine Indikation zur stationären Überwachung und Therapie des Patienten.

Malaria tertiana

Unter dem Einfluss einer Chemoprophylaxe, aber auch spontan, kann es zu sehr langen Inkubationszeiten von mehreren Monaten bis länger als einem Jahr kommen. Ca. 33 % der importierten Malaria-tertiana-Fälle treten innerhalb des ersten Monats nach der Rückkehr aus dem Malaria-Gebiet auf. 5 – 10 % der Patienten erkranken erst nach mehr als einem Jahr.

Der Beginn der Symptomatik ist von einer Malaria tropica klinisch nicht zu unterscheiden. Es stellt sich nach einer Prodromalphase und unregelmäßigem Fieberbeginn jedoch bald ein **gleichmäßiger Fieberzyklus** mit dem charakteristischen **Tertiana-Intervall von 48 – 50 h** zwischen den Fieberzacken ein. Der typische Tertiana-Anfall dauert in der Regel 8 h. Das Krankheitsgefühl des Patienten kann erheblich sein, die Letalität ist jedoch sehr niedrig.

Die schweren Organmanifestationen der komplizierten Malaria tropica fehlen. Es kann sich eine Hepatosplenomegalie mit geringem Ikterus ausbilden. Anämie und Thrombozytopenie werden beobachtet. Selten kann es zu einer Milzruptur bei massiver akuter Splenomegalie kommen.

Weil sich bei der Malaria tertiana ein dauerhafter intrahepatischer „Hypnozoiten“-Pool bildet, kommt es häufig, nach Aktivierung dieser persistierenden Leberstadien, zu Rezidiven. Diese können noch nach Jahrzehnten auftreten.

Malaria ovale

Das klinische Bild der Malaria ovale ist weitgehend mit dem der Malaria tertiana identisch.

Es werden seltener Spätrezidive beobachtet. Unbehandelt kommt es wie bei der Malaria tertiana aufgrund eines persistierenden intrahepatischen Vermehrungszyklus 5 – 8 Jahre lang alle 2 – 3 Monate zu einem Rezidiv.

Malaria quartana

Die akute Symptomatik ähnelt den beiden anderen „benignen“ Malariainfektionen. Das **Quartana-Intervall** der Fieberzacken beträgt **72 h**, d. h. zwischen zwei Fieberschüben liegt ein fieberfreies Intervall von 2 Tagen.

Mit Ausnahme von Nierenkomplikationen werden keine weiteren Organdysfunktionen beobachtet.

Die Malaria-quartana-Nephrose ist eine Immunkomplexnephritis mit nephrotischem Syndrom und eine eher seltene Komplikation vorwiegend bei Kindern im tropischen Afrika.

Plasmodium malariae rezidiviert nicht, weil ein persistierender hepatischer Zyklus fehlt. Es kommt jedoch gelegentlich noch nach Jahrzehnten zu Spätmanifestationen der Infektion aufgrund einer nicht diagnostizierbaren persistierenden Parasitämie.

Die Persistenz erythrozytärer Formen stellt die wesentliche Ursache der Transfusionsmalaria dar, die überwiegend durch Plasmodium malariae verursacht wird.

Chronische immunologische Komplikationen der Malaria

- Malaria-quartana-Nephrose (Immunkomplexnephritis),
- tropisches Splenomegaliesyndrom (hyperreaktive Malariasplenomegalie),
- endemisches Burkitt-Lymphom (Malaria-induzierte Proliferation Epstein-Barr-Virus-infizierter und maligne transformierter B-Lymphozyten).

Diagnostik

! **Der entscheidende diagnostische Hinweis** ist die **Reiseanamnese** des Patienten! An eine Malaria zu denken, ist der entscheidende Schritt zur definitiven Diagnose.

Malaria-Verdacht: Reiseanamnese plus klinische Symptomatik (Fieber).

Blutuntersuchung auf Parasiten (Malaria-Nachweis)

- **Dicker Tropfen:** Ein Tropfen natives Blut wird auf einen Objektträger ausgestrichen (5 – 10 µl auf 10-mm-Kreis verteilen), trocknen, Giemsa-Färbung, Ölimmersionsmikroskopie (1000fache Vergrößerung).
- **Blutausstrich:** Klassische Färbung eines Ausstrichpräparates nach Pappenheim oder Schnellfärbung mit Eosin- und Thiazinlösung (Diff-Quik).

Auswertung (typische Befunde)

- **Malaria tropica**
  - Tropikaring: deutlich kleiner als Erythrozyt, Aspekt wie Siegelring, zwei bis drei Siegelringe möglich, Erythrozyt nicht verändert.
  - Andere Formen sehr selten (Gametozyten, Schizonten).
  - Mindestens 200 Gesichtsfelder müssen durchgemustert werden. Negativer Befund, wenn auch im Dicken Tropfen kein Parasit nachweisbar.
  - Wiederholung nach neuer Blutentnahme 4 h später.
  - Die Bestimmung der Parasitendichte ist entscheidend für die Prognose. Über 5 % infizierte Erythrozyten sind alarmierend. Kontrolle des Therapieeffektes durch regelmäßige Bestimmung der Parasitendichte.
- **Malaria tertiana**
  - Trophozoit: amöboide Form, nimmt den ganzen Erythrozyten ein, der Erythrozyt ist vergrößert, Schüffner-Tüpfelung, Ringformen und Schizonten können vorkommen.
  - Parasitendichte nicht über 1 %.
  - Die Diagnose erfordert Geduld, evtl. mehrere hundert Gesichtsfelder mustern.
- **Malaria ovale:** ovale Form der befallenen vergrößerten Erythrozyten, dunkles Pigment, große regelmäßige Schüffner-Tüpfelung.
- **Malaria quartana:** Erythrozytengröße und -form unverändert, Trophozoiten als Bandformen, weniger als 1 % der Erythrozyten befallen.

Serologische Diagnostik

Malariaschnelltests: Der Nachweis von Malaria-Antigenen durch Schnelltests soll die Malariadiagnostik vom Befund parasitologischer Blutausstriche unabhängig machen. Das Prinzip der Schnelltests ist der Nachweis plasmodienspezifischer Antigene (Histidine-rich-Protein II [HRP II]) oder einer plasmodienspezifischen Laktatdehydrogenase (pLDH). Sensitivität und Spezifität liegen bei 90 – 100 %. Falsch negative Tests sind möglich, sinkende Tendenz der Sensitivität bei fallender Parasitenzahl. Bedenklich sind falsch negative Befunde bei hohen Parasitenzahlen. Aktuell können die Schnelltests zu einer raschen Sicherung einer Verdachtsdiagnose beitragen oder zur Speziesdifferenzierung führen (HRP-II-Tests können nur Plasmodium falciparum erkennen). Die Blutausstrichdiagnostik kann nicht ersetzt werden.

Der **serologische Antikörpernachweis** hat für die Individualdiagnose einer akuten Infektion keine Bedeutung. Grundsätzlich gelingt der Nachweis von IgG-, -M- und -A-Antikörpern bereits nach wenigen Tagen mit einem Gipfel in der 2. und 3. Woche, einem Abfall bis zum 6. Monat und einer anschließenden Persistenz über Jahre.

Die gebräuchlichsten Methoden sind: Indirekter Immunfluoreszenz-Antikörpertest (IFAT), indirekter Hämagglutinationstest (IHA), Enzymimmunoassay (ELISA)

Indikationen der Immundiagnostik:

- Epidemiologische Studien,
- Aufdeckung latenter Infektionen bei Blut- und Organspendern,
- Verdacht eines Malaria-Rezidivs und negativer Parasitenbefund.

Die **akute Malaria-Infektion** kann anfänglich ohne nachweisbare Parasitämie verlaufen, sie ist zu **Beginn seronegativ**.

Differenzialdiagnosen

- Grippale Infekte, Influenza, andere Infektionen mit Fieber und Schüttelfrost,
- Virus-Hepatitis, Fieber mit Ikterus (Leptospirose, Gelbfieber, Hepatitis, Rückfallfieber),
- fieberhafte Enteritiden, Typhus, Sepsis,
- Meningitis, Meningoenzephalitis, Enzephalitis, Koma sonstiger Ursache,
- Überdosierung von Antimalariamitteln,
- hämolytische Anämie, Favismus, Transfusionsreaktion.

Grundregeln

- Der **wichtigste differenzialdiagnostische Schritt** besteht darin, eine Malaria tropica sicher und zuverlässig auszuschließen.
- Bei jedem fieberhaften Krankheitsbild nach einem Aufenthalt in einem Malaria-Endemie-Gebiet muss an eine Malaria tropica gedacht werden.

- Am häufigsten wird eine Malaria-Infektion mit einem grippalen Infekt oder einer Gastroenteritis verwechselt.
- Bei einem dringenden klinischen und anamnestischen Verdacht auf eine Malaria-Infektion kann eine Therapie auch ohne definitiven Erregernachweis begonnen werden.

Therapie

Die Therapie der Malaria tropica steht vor dem Problem **zunehmender Resistenzen gegen Antimalariamittel**:

- Weltweite Chloroquinresistenz von Pl. falciparum,
- steigende Chloroquinresistenz von Pl. vivax in Indonesien, Papua Neuguinea, Indien, Guyana, Guatemala,
- steigende Mefloquinresistenz von Pl. falciparum (> 20 % in Mali, Malawi),
- Halofantrinresistenz noch nicht verbreitet (Rücknahme des Einsatzes als Prophylaktikum),
- Chininresistenz bislang nicht bedeutsam,

Entscheidend für eine erfolgreiche Therapie sind die **frühzeitige Diagnose** einer Malaria-Infektion, die Zuordnung als Malaria tropica und die rasche Erkennung der komplizierten (schweren) Verlaufsform. Substanzen und ihre Nebenwirkungen siehe Tab. 9.**42** und Tab. 9.**43**.

Therapie der Malaria tropica

! Grundsätzlich stationäre Therapie!

Antimalariamittel

Unkomplizierte Malaria tropica

- **Chloroquinsensibler Stamm** (Information nach aktuellen WHO-Daten über das Reiseland): Chloroquin (Resochin) oral
  - 1. Tag: 600 mg Base = 4 Tabl.,
  - nach 6 h 300 mg Base = 2 Tabl.,
  - 2. und 3. Tag: je 300 mg Base = je 2 Tabl.,
  - Gesamtdosis: 1500 mg Base = 10 Tabl. Resochin à 250 mg,
  - bei Bedarf intravenöse Therapie mit 3 × 300 mg Base als Infusion (je 2 Ampullen Resochin in 500 ml 0,9% NaCl-Lösung über 1 – 2 h).
- **Multiresistenter Stamm** (weitgehende Mehrzahl der Fälle):
  - Mefloquin (Lariam) oral, 3 Tabl. à 250 mg, nach 6 h 2 Tabl. à 250 mg.
  - Bei Körpergewicht über 60 kg nach weiteren 6 h 1 Tabl. à 250 mg.
  - **Alternative:** Halofantrin (Halfan) oral, 3 × 2 Tabl. à 250 mg im Abstand von 6 h, bei nicht immunen Patienten (Erstinfektion) zweiter Behandlungszyklus in gleicher Dosierung nach 1 Woche (**cave** Long-QT-Syndrom).
  - Oder Atovaquone/Proguanil (Malarone), je 4 Tabl. an 3 aufeinander folgenden Tagen, nicht mit Doxycyclin kombinieren, nicht bei Diarrhö.

Komplizierte (schwere) Malaria tropica

- Chinin (Chininhydrochlorid in 500 ml 0,9 % NaCl) intravenös:
  - initiale Sättigungsdosis: 7 mg/kg KG per infusionem in 30 min,
  - direkt anschließend: 10 mg/kg KG per infusionem in 4 h,
  - dann alle 8 Stunden: 8 mg/kg KG per infusionem in 4 h.
- Therapiedauer mindestens 7 d oder bis keine Parasitämie mehr nachweisbar ist.
- Umstellung auf orale Medikation so bald wie möglich: 3 × 500 mg Chinin, empfehlenswert ist eine Kombination mit Doxycyclin: 100 mg p.o. 1 × tgl.

Zusatztherapie

Sie orientiert sich am Ausmaß der Organbeteiligungen:

- Strikte Flüssigkeits- und Elektrolytbilanzierung,
- Nierenersatztherapie nach intensivmedizinischem Standard,
- Bluttransfusionen,
- bei zerebraler Malaria mit hoher Parasitendichte Austauschtransfusion.

! Corticosteroide und Heparin sind bei **zerebraler Malaria kontraindiziert**

Therapie der Malaria tertiana, Malaria quartana, Malaria ovale

- Therapie wie unkomplizierte chloroquinsensible Malaria tropica.
- Mittel der Wahl: **Chloroquin** (Resochin) in gleicher Dosierung.

▶

Tabelle 9.**42** Antimalariamittel

Substanz	Indikationen
Chinin	1. komplizierte Malaria tropica 2. einzige parenterale Therapie chloroquinresistenter Pl. falciparum-Stämme
Chinidin	kurzfristiger Ersatz für Chinin, da häufig schneller verfügbar
Chloroquin	Mittel der Wahl für alle Vivax-, Ovale- und Malariae-Infektionen sowie für Malaria tropica in Gegenden ohne Resistenz
Mefloquin	chloroquinresistente unkomplizierte Malaria tropica fallender Anteil an den Verordnungen, bis 2003 ca. 40 %
Sulfadoxin-Pyrimethamin	chloroquinresistente unkomplizierte Malaria tropica, wegen zunehmender Resistenz Ablösung durch Mefloquin oder Halofantrin, zunehmend durch Atovaquon/Proguanil, nur noch eingeschränkter Einsatz. In Deutschland nicht mehr zugelassen
Halofantrin	chloroquinresistente unkomplizierte Malaria tropica, kein Einsatz in der Prophylaxe wegen Gefahr von Long-QT (plötzlicher Herztod)
Doxycyclin	Prophylaxe in Multiresistenzgebieten (Laos, Thailand, Burma, Kambodscha)
Proguanil	Prophylaktikum
Primaquin	Nachbehandlung der Malaria tertiana zur Rezidiv-Prophylaxe
Artemisinin	Alternative zu Chinin bei komplizierter Malaria tropica, zunehmender Einsatz in tropischen Ländern. In Deutschland nicht zugelassen.
Artemether/Lumefantrin	Therapie der unkomplizierten Malaria tropica, zunehmender Einsatz, 2003 noch < 10 % der Verordnungen
Atovaquon/Proguanil	unkomplizierte Malaria tropica, zur Prophylaxe nicht zugelassen, steigender Anteil, 2003 ca. 30 % der Verordnungen

- Bei Malaria tertiana und Malaria ovale **Nachbehandlung** zur Elimination der exoerythrozytären intrahepatischen Plasmodien mit **Primaquin**: 1 Tabl. Primaquin à 15 mg täglich über 15 d.

Prophylaxe

Expositionsprophylaxe

- Zwischen Abend- und Morgendämmerung Aufenthalt im Freien vermeiden.
- Passende Kleidung im Freien: hell, weit, Arme und Beine bedeckend, Strümpfe und feste Schuhe, mit Insektizid besprühen.
- Repellentien auf unbedeckte Haut (Diäthyl-m-Toluamid [DEET] z. B. Nobite Haut oder Bayrepel z. B. Autan).
- Mit Insektizid (Permethrin) imprägnierte Moskitonetze während Schlaf.
- Mückenfreie Wohnräume durch Fenster- und Türgitter, Insektizid-Einsatz, Steckdosen-Verdampfer, Klimaanlage, abends Fenster und Türen schließen.

Chemoprophylaxe

Grundlage der Empfehlungen zur Chemoprophylaxe der Malaria ist die WHO-Einteilung der Malaria-Endemie-Gebiete in drei Risikozonen A, B und C (Tab. 9.**44**).

Die DTG (Deutsche Gesellschaft für Tropenmedizin und Internationale Gesundheit) differenziert diese Risikogebiete in Regionen mit hohem Übertragungspotenzial, in denen auf jeden Fall eine Chemoprophylaxe zu empfehlen ist und solche ▶

Tabelle 9.**43** Nebenwirkungen der Antimalariamittel

Substanz	Nebenwirkungen
Chinin	• Hypoglykämie • bei Überdosierung: Schwindel, Tinnitus, Tremor, Sehschwäche, Dysphorie, selten Hämolyse, Thrombozytopenie, granulomatöse Hepatitis • bei zu schneller Infusion: Herzrhythmusstörungen • Schwangerschaft ist keine Kontraindikation
Chinidin	stärker kardiotoxisch als Chinin, Hypoglykämie
Chloroquin	• Übelkeit, Kopfschmerzen, Schwindel, Diplopie, Akkommodationsstörungen, Dysphagie • Retinopathie bei kumulativer Gesamtdosis > 100 g (prophylaktische Dauermedikation > 5 Jahre)
Mefloquin	• Benommenheit, Schwindel, Gleichgewichtsstörungen, Alpträume, Übelkeit, Erbrechen, selten neuro-psychiatrische Symptome, Krämpfe, Psychose • **cave:** Eliminationshalbwertszeit bis 33 Tage
Sulfadoxin-Pyrimethamin	• schwere Nebenwirkungen nur bei längerer Prophylaxe • allergische Hautreaktionen wie Stevens-Johnson-Syndrom, Lyell-Syndrom, durch Folsäuremangel bedingte Störungen der Hämatopoese • allergische Agranulozytose • in Deutschland nicht mehr zugelassen
Halofantrin	geringe Toxizität, Übelkeit, Schwindel, Kopfschmerzen, Diarrhö, Hautreaktionen mit Pruritus und Exanthem, Dosis-abhängige QT-Zeit-Verlängerung im EKG, Arrhythmien, besonders nach fettreichen Mahlzeiten
Doxycyclin	Magen-Darm-Störungen, Photosensibilisierung, geringe Toxizität bei oraler Gabe, nicht für Schwangere und Kinder
Proguanil	Magenunverträglichkeit, selten Hautreaktion, Haarausfall
Primaquin	Hämolyse bei kongenitalen erythrozytären Enzymdefekten, z. B. Glucose-6-Phosphatdehydrogenase-Mangel
Artemisinin	gut verträglich
Artemether/Lumefantrin	gut verträglich
Atovaquon/Proguanil	gastrointestinale Beschwerden, Kopfschmerzen, reversible Hepatopathie

Gebiete mit geringerem oder mittlerem Risiko, in denen die therapeutische Dosis eines Antimalariamittels als sog. „stand-by"-Medikament mitgenommen werden soll (Tab. 9.**45**).

Die Chemoprophylaxe bietet **keinen vollständigen Schutz**. Deshalb ist trotz Prophylaxe bei jeder fieberhaften Erkrankung immer auch an eine Malaria zu denken.

Die Zuordnung des Reiseziels zu einer WHO-Risiko-Zone sollte immer so aktuell wie möglich erfolgen.

Informationen über das Reiseziel und über **aktuelle Prophylaxe- und Therapieempfehlungen** sind über die Periodika der WHO, die Deutsche Gesellschaft für Tropenmedizin und Internationale Gesundheit (DTG, www.dtg.mwn.de) oder über regionale Informationsstellen (Hygieneinstitute der Universitäten, Tropeninstitute, Gesundheitsämter u. ä.) zu erhalten.

Dauer und Durchführung der Chemoprophylaxe

- Beginn 1 Woche vor der Abreise bis 4 Wochen nach der Rückkehr (Zeitraum einer möglichen

▶

Tabelle 9.**44** Definition der Malaria-Risiko-Zonen nach WHO, Differenzierung nach DTG 2004, und Prophylaxe (Stand 2005)

Risikoeinschätzung nach WHO		
Zone A	geringes oder nur saisonales Risiko, kein Risiko in vielen Regionen z. B. in Großstädten, kein Pl. falciparum oder nur Chloroquin-sensible Pl. falciparum	Chloroquin oder keine Prophylaxe in Regionen mit sehr geringem Risiko
Zone B	geringes Risiko in den meisten Regionen, Chloroquin schützt gegen Pl. vivax, Chloroquin + Proguanil schützt gegen Pl. falciparum oder mildert den Krankheitsverlauf bei Prophylaxeversagen	1. Wahl: Chloroquin + Proguanil 2. Wahl: Mefloquin oder keine Prophylaxe in Regionen mit sehr geringem Risiko
Zone C	• hohes Risiko in den meisten Regionen dieser Zone in Afrika • geringeres Risiko in den C-Zonen Asiens oder Amerikas mit Ausnahme des Amazonas-Becken • hohe Sulfadoxin/Pyrimethamin-Resistenz in der C-Zone Asiens, variable Resistenz in Afrika und Amerika	1. Wahl: Mefloquin im Grenzgebiet Kambodscha/Burma/Thailand: Doxycyclin 2. Wahl: Doxycyclin 3. Wahl: : Chloroquin + Proguanil oder keine Prophylaxe in Regionen mit sehr geringem Risiko
DTG-Differenzierung der Regionen nach Risiko und Resistenzen mit Empfehlung zur Prophylaxe (P) oder Notfallbehandlung (T)		
P (Prophylaxe)	Hochrisikogebiete mit Mefloquin-sensiblen P. falciparum: Afrika südlich der Sahara, Papua Neu Guinea, Salomonen, Indonesien östlich von Bali, Indien nördlich Linie Madras-Goa, Südprovinzen von Nepal, Bangladesh, Brasilien (nur Rondonia, Roraima, Amapa)	Mefloquin, alternativ Atovaquon/Proguanil oder Doxycyclin
APP/DP	Hochrisikogebiete mit Mefloquin-resistenten P. falciparum: Thailand, Trat, Tak, Grenzgebiete zu Myanmar, Laos, Kambodscha Generell Last-minute-Reisen	Atovaquon/Proguanil (APP) oder Doxycyclin (DP)
CT (Standby-Therapie)	Gebiete ohne Chloroquin-resistente P. falciparum: Zentralamerika außer Panama	Chloroquin (CT)
T	mittleres oder geringes Risiko in Gebieten mit Mefloquin-sensiblen P. falciparum und Mefloquin oder Atovaquon/Proguanil nicht bereits als Prophylaxe genommen wurde	Mefloquin oder Atovaquon/Proguanil oder Artemether/Lumefantrin
APT/ALT	mittleres oder geringes Risiko in Gebieten mit Mefloquin-resistenten P. falciparum: Myanmar, Thailand, Laos, Kambodscha, Vietnam	Atovaquon/Proguanil (APT) oder Artemether/Lumefantrin (ALT)

Tabelle 9.**45** Malariaprophylaxe und notfallmäßige Selbstbehandlung („stand-by-Medikation")

Medikament	**Prophylaxe**	**notfallmäßige Selbstbehandlung**
Artemether/Lumefantrin (Riamet)	nicht geeignet	80 mg/480 mg (=4 Tbl.) initial, nach 8 h weitere 4 Tbl., dann 2 × tgl. je 4 Tbl. an Tag 2 und 3 (gesamt 24 Tbl.)
Atovaquon/Proguanil (Malarone)	250 mg/100 mg (= 1 Tbl.) pro d, 1 – 2 d vor bis 7 d nach Aufenthalt im Malariagebiet (Erwachsene mit KG > 40 kg, Aufenthaltsdauer max. 28 Tage)	100 mg/400 mg (= 4 Tabl.) als ED an 3 d (bei KG > 40 kg)
Atovaquon/Proguanil (Malarone junior)	62,5 mg/25 mg (=1 Tbl.) Kinder ab 11 – 20 kg: 1 Tbl./d, 21 – 30 kg: 2 Tbl./d, 31 – 40 kg: 3 Tbl./d (Aufenthaltsdauer max. 28 Tage)	nicht geeignet
Chloroquin (Resochin oder Weimerquin oder Chloroquin)	300 mg Chloroquin-Base (= 2 Tbl.) pro Woche; bei > 75 kg KG: 450 mg (= 3 Tbl.), 1 Woche vor bis 4 Wochen nach Aufenthalt	600 mg Base (= 4 Tbl.), Kinder 10 mg/kg KG, 6, 24 und 48 h nach Initialdosis je 300 mg (Kinder je 5 mg/kg KG)
Doxycyclin (diverse Präparate)	100 mg/d (Kinder ab 8 Jahren: 1,5 mg Salz/kg KG/d), 1 – 2 d vor bis 4 Wochen nach Aufenthalt)	nicht geeignet
Mefloquin (Lariam)	250 mg (= 1 Tbl.) pro Woche (Kinder ab 3. Lebensmonat über 5 kg KG: 5 mg/kg KG pro Woche), 1 – 3 Wochen vor bis 4 Wochen nach Aufenthalt	initial 750 mg (= 3 Tabl.) nach 6 -8 h weiter 500 mg (= 2 Tabl.), falls KG > 60 kg: nach weiteren 6 – 8 h 1 Tabl. = 250 mg
Proguanil (Paludrine)	200 mg/d (Kinder: 3 mg/kg KG/d)	nicht geeignet

Freisetzung der hepatischen Schizonten ins Blut und Infizierung der Erythrozyten),

- Tabletteneinnahme nach dem Essen,
- bei Fieber mit oder ohne Prophylaxe Arztkontakt innerhalb von 12 h, andernfalls Notfallmedikation (Selbsttherapie).

Aktive Immunisierung

Bislang existiert keine effektive Vakzine gegen eine Malaria-Infektion. Nicht einmal die parasitären Zielantigene mit sicherer Induktion protektiver Antikörper sind bekannt.

Ergebnisse einer Impfstudie in Kolumbien mit einer synthetischen Vakzine aus drei Merozoiten- und einem Sporozoiten-Antigen haben gezeigt, dass etwa ein Drittel an Malaria-tropica-Infektionen verhindert werden konnte. Der protektive Effekt war am deutlichsten bei Kindern unter 5 und bei Erwachsenen über 45 Jahre.

9.4.3 Reisediarrhö

Nach Fieber ist Diarrhö das häufigste Symptom nach einem Aufenthalt in den Subtropen oder Tropen. Klinisch-anamnestische Unterscheidungen nach Vorhandensein von Fieber, Blut im Stuhl und Dauer der Diarrhö (akut < 4 Wochen/chronisch > 4 Wochen) können Hinweise auf infrage kommende Erreger geben.

Eine **Sicherung der Diagnose** erbringt nur die Untersuchung des Stuhls auf pathogene Keime. Ein heterogenes Keimspektrum, Mehrfachinfektionen, erhebliche regionale und saisonale Prävalenzunterschiede und eine teilweise multifaktorielle oder un-

Tabelle 9.**46** Ätiologie der Reisediarrhö nach Häufigkeit und Region (nach Kollaritsch 1999)

Isolat	Asien Zahl der Isolate	M/S-Amerika	Afrika
ETEC*	6–37	17–70	8–42
EIEC**	2–3	2–7	0–2
andere E. coli	1	5–15	2–7
Salmonella spp.	1–33	1–16	4–25
Shigella spp.	2–26	2–30	0–9
Campylobacter spp.	1–57	1–5	1–28
Aeromonas hydr.	1–57	1–5	0–9
Nicht-Cholera-Vibrionen	1–7	0–2	0–4
G. intestinalis	1–12	1–2	0–1
E. histolytica	5–11	–9	2–9
Rotaviren	1–8	0–6	0–36
andere	–10	–5	–8
mehrfach	9–22	k. A.	k. A.
kein Erreger	10–56	24–62	15–53

* = enterotoxigene E. coli ** = enteroinvasive E. coli

Tabelle 9.**47** Diarrhö-Häufigkeit (WHO-Risikostufen)

Grad des Risikos	Inzidenz pro 14 Tage pro 100 Reisende (%)	Region
gering	< 8	Nordamerika, Nord- und Zentraleuropa, Australien, Neuseeland
mittelhoch	8–20	Südeuropa, pazifische Inseln, Israel, Japan, Südafrika
hoch	> 20–56	Entwicklungsländer

klare Pathogenese kennzeichnen die Ätiologie der akuten Reisediarrhö ebenso wie ein hoher Anteil ohne Erregernachweis (Tab. 9.**46**).

Bei chronischer Reisediarrhö wird das differenzialdiagnostische Spektrum breiter, hier gilt es besonders, diverse Parasitosen wie

- Amöbiasis, Balantidiasis, Kryptosporidiose,
- Schistosomiasis, Strongyloidose,
- Trichuris- und Capillariainfektionen sowie
- nichtinfektiöse internistische Erkrankungen auszuschließen.

Insgesamt sind obligat pathogene E. coli für mehr als die Hälfte aller Reisediarrhöen verantwortlich. Erreger mit invasiver Pathogenität summieren sich zu ca. 15 % (Salmonellen, Shigellen, Campylobacter, invasive E. coli). In ca. 10–62 % ist kein Erreger nachweisbar.

Epidemiologie

Es werden drei Risikostufen nach der Häufigkeit einer Diarrhö innerhalb von 14 Tagen Aufenthalt unterschieden (WHO) (Tab. 9.**47**).

Diagnostik

- Stuhluntersuchung auf Leukozyten, Blut,
- Erregernachweis im Stuhl (siehe Tab. 9.**48**).

Indikationen zur Erregersuche:

- Schwerer Verlauf (Dysenterie, schwere Diarrhö vom sekretorischen Typ, Blutungen, Status febrilis oder bei Komplikationen),
- Risikopatienten (HIV, andere Immundefekte, Neutropenie, Säuglinge und Kleinkinder),
- epidemiologische Relevanz (kollektive Diarrhö, Berufshygiene).

Klinik

Häufigster Beginn am 3. Reisetag, Übelkeit und Erbrechen in 30–45 %, Fieber in 12–25 %, Bauchkrämpfe (Tenesmen) in 65–70 %, Stuhlfrequenz 3–6/d, bei 25 % mehr als 6 Entleerungen, bei 85 % wässrig, in 15 % blutig-schleimig (Dysenterie, invasive Enteritis).

Dauer der Begleitsymptome 2 Tage.

Tabelle 9.**48** Bedeutung verschiedener Nachweisverfahren bei gastrointestinalen Infektonen

Verfahren	Erreger	klinische Relevanz
klassische Kultur	klassische Durchfallerreger	+++
Stuhluntersuchung	Protozoen	+++
Histologie, Elektronenmikroskopie	Helicobacter pylori, Viren, Mikrosporidien	+++
Toxinnachweis	Clostridium difficile, E. coli	+++
metabolische Aktivität	Helicobacter pylori	++
Serologie	Amöben, Salmonellen, Yersinien, Viren	+
molekulargenetische Verfahren (PCR, In-situ-Hybridisierung) incl. Pathogenitätsgene	Mycobacterium-avium-Komplex, tropheryma whippeli, E. coli	?

Ohne Behandlung mehrheitlich harmloser, selbstlimitierender Verlauf von ca. 4 Tagen Dauer. In ca. 15% dysenterischer Verlauf mit Fieber und Blut-/Schleimbeimengungen, In Einzelfällen kommt es zu schweren Verläufen und zum Übergang in chronische Diarrhö.

Therapie

- **Selbsttherapie mit Motilitätshemmer** (Loperamid) bei jeder Diarrhö ohne Fieber und ohne Blutbeimengungen im Stuhl.
- Flüssigkeits- und Elektrolytersatz (Salzgebäck).
- Zusatz eines **Antibiotikums** bei schwerem Verlauf mit einer Stuhlfrequenz > 6/d bzw. nach 48 h anhaltender Diarrhöen trotz Motilitätshemmer.
- Bei Dysenterie (Fieber, Stuhl mit Blut- und Schleimbeimengungen) Monotherapie mit Antibiotikum, keine Motilitätshemmer.
  - Mittel der Wahl: Fluorochinolon (Ciprofloxacin), Einmalgabe (single shot) ist möglich.
  - Alternative: Trimethoprim/Sulfamethoxazol oder Ampicillin (Tendenz steigender Resistenzen, besonders in Asien).

Prophylaxe

Expositionsprophylaxe: „Boil it, cook it, peel it, or forget it."

Medikamentöse Prophylaxe

In **Ausnahmefällen** ist eine **medikamentöse Prophylaxe** indiziert. Diese sollte nicht länger als 14 Tage erfolgen.

Mittel der Wahl: Trimethoprim/Sulfamethoxazol oder Fluorochinolon (Ciprofloxacin, Vorsicht bei alten und zerebral vorgeschädigten Patienten wegen Neurotoxizität). Alternative: Rifaximin (Normix, nicht resorbierbares Rifamycinderivat, in Deutschland noch nicht zugelassen).

Indikationen

- Gefährdung durch Flüssigkeits- und Elektrolytverlust bei Digitalis, Diuretika, zerebrovaskulärer Insuffizienz, chronischer Enterokolitis,
- reduzierte Immunabwehr bei erworbener (HIV) oder angeborener Immundefizienz, fehlender Magensäurebarriere,
- anamnestisch schwere Reisediarrhö,
- Personen mit besonderen Aufgaben und Kurzaufenthalt, z. B. Sportler, Politiker, Geschäftsleute etc.

Vakzine gegen Reisediarrhö

Prinzip: Toxinneutralisation und/oder Adhärenzhemmung.

Seit 2005 Zulassung einer neuen Cholera-Vakzine (OWC-B-Vakzine, Dukoral). Es handelt sich um einen Kombinationsimpfstoff aus abgetöteten Vibrio-cholera-O1-Bakterien plus rekombinanter B-Untereinheit des Choleratoxins. Aufgrund von Strukturhomologien des Choleratoxins zu anderen Enterotoxinen wird auch ein Schutz gegen andere Erreger insbesondere gegen die quantitativ bedeutendsten Enterotoxigenen E. coli (ETEC) erzielt. Die Schutzraten gegenüber Cholera liegen bei ca. 90%,

▶

ETEC-assoziierte Reisedurchfälle sollen bis zu 60% reduziert werden. Dosierung: zwei Dosen per os im Abstand von 1 – 6 Wochen, Schutz ab 1 Woche, Auffrischung nach 2 Jahren. In klinischer Erprobung befindet sich noch eine weitere Reisedurchfall-Vakzine mit Adhärenzfaktoren-exprimierenden ETEC plus rekombinanter B-Untereinheit des Choleratoxins (rCTB-ETEC).

9.4.4 Hautveränderungen nach einem Tropenaufenthalt

Auffällige Hauterscheinungen nach Aufenthalt in den Tropen oder Subtropen bedürfen einer gezielten differenzialdiagnostischen Abklärung. Neben oberflächlichen Mykosen, Insektenstichen oder Hautparasiten können auch zahlreiche systemische bakterielle und virale Infektionen oder allergische Erscheinungen bei Wurmbefall zu Hautveränderungen führen.

Exotische Erreger sind beim üblichen Reisetourismus sehr selten. Eine zunehmende Rolle spielen sexuell übertragbare Erkrankungen infolge des internationalen Sex-Tourismus.

Es ist sinnvoll, in die differenzialdiagnostischen Überlegungen die Länge des Tropenaufenthaltes einzubeziehen (Tab. 9.**49**).

In einer tropenmedizinischen Ambulanz in Paris wurden bei 269 Tropenrückkehrern am häufigsten Larva migrans (ca. 25%), Pyodermien (ca. 18%), Insektenstich-Dermatitis (ca. 10%), Myiasis (ca. 9%), Urtikaria (ca. 6%), Fieber mit Exanthem (ca. 4%), Hautleishmaniose (3%) sowie Skabies, Gifttierverletzungen, Hautmykosen, sexuell übertragbare Erkrankungen und vorbestehende Dermatosen zu jeweils 2% diagnostiziert.

9.4.5 Mykosen

Erreger: Dermatophyten, Hefen, Schimmelpilze, sonstige Pilze.

Manifestationen an Haut, Haaren, Nägel (Ektomykosen) oder Atmungsorganen, Gastrointestinaltrakt, lymphatischem System, ZNS oder generalisiert (Endomykosen).

Pilzinfektionen bei Tropenrückkehrern können unterteilt werden in:

- Dermatomykosen,
- subkutane Mykosen,
- Systemmykosen,
- opportunistische Mykosen bei Immunsupprimierten.

Klinik

Oberflächliche Mykosen sind weltweit verbreitet, das tropische Klima mit der hohen Luftfeuchtigkeit begünstigt Manifestationen während eines Tropenaufenthalts. Es handelt sich um Infektionen mit Fa-

Tabelle 9.**49** Aus den Tropen importierte Hauterkrankungen (nach Pönnighaus 1999)

bei Urlaubern	nach längerem Tropenaufenthalt	bei einheimischen Patienten aus den Tropen
	zusätzlich	zusätzlich
• Larva migrans • Skabies • Myiasis • Tungiasis • Leishmaniosen • diphtherisches Ulkus • infizierte Insektenstiche • Insektenstichreaktionen • toxische Expositionen (Korallen, Quallen etc.) • sexuell übertragbare Erkrankungen • Virusexantheme • Lichtdermatosen • Dermatomykosen	• Larva currens • Onchozerkose • Lepra • Schistosomiasis • Urtikaria bei intestinalem Wurmbefall • Gnathosthomiasis • Loiasis • Granuloma multiforme • Trypanosomiasis	• Haut-Tbc • Tropenulkus • Buruli-Ulkus • subkutane Mykosen • Dracunculose • endemisches Kaposi-Sarkom

denpilzen, mit Candida- oder mit Pityrosporon-Spezies. Die Besiedlung betrifft die obere Hautschicht, hautnahe Schleimhaut, Haare sowie Nägel. Die Diagnose wird klinisch gestellt und ggf. mikroskopisch oder kulturell gesichert. Die Serologie spielt keine Rolle.

Subkutane Mykosen entstehen in der Folge von Verletzungen der Haut durch Inokulation von Erregern, die im Erdboden vorkommen oder an Pflanzen anhaften. Das klinische Substrat sind granulomatöse Hautmanifestationen.

Die Infektionen betreffen die Dermis, Subkutis, regionale Lymphbahnen und -knoten.

- **Myzetom (Madurafuß):** tumorartige Schwellung im Bereich von Fuß oder Unterschenkel mit Fistelbildung (Erregernachweis), neben echten Pilzen können sie auch durch Aktinomyzeten hervorgerufen werden (Therapie je nach Erreger antimykotisch oder antibakteriell).
- Chromomykose (Dermatitis verrucosa), Sporotrichose, Lobomykose (**Blastomykose**-Typ), Rhinosporidiose und Phykomykosen sind sehr seltene Formen subkutaner Mykosen.

Therapie

Therapie

Therapeutisch sind die gängigen **Antimykotika** wirksam. Gegen oberflächliche Mykosen helfen oft Lokaltherapeutika aus antiseptisch wirkenden Farbstofflösungen oder lokal wirksame Antimykotika (Miconazol, Clotrimazol, Econazol u. a.). In schweren Fällen systemische Therapie mit Terbinafin 250 mg/d oder Itraconazol 100 mg/d über 2–4 Wochen, bei Onychomykose 6–12 Wochen. Bei Trichomykosen hilft Itraconazol gut.

Gelegentlich sind chirurgische Maßnahmen angezeigt.

Gegen die **Sporotrichose** hilft Kaliumjodid per os. Alternative: Itraconazol.

Systemische Mykosen und Mykosen bei Immunsupprimierten

In der Regel handelt es sich um opportunistische Infektionen. Voraussetzung ist das Bestehen eines zellulären Immundefektes. Die Pilzerreger werden in der Regel inhaliert und führen nach einem initialen pulmonalen Stadium zu systemischen Krankheitsmanifestationen.

Im Zusammenhang mit **AIDS** sind einige systemische Mykosen bei positiver Reiseanamnese von differenzialdiagnostischem Interesse.

Die wichtigsten Infektionen sind:

- Histoplasmose (amerikanische und afrikanische Form),
- Kokzidioidomykose (Nord-, Mittel- und Südamerika),
- Blastomykose (Nordamerika),
- Parakokzidioidomykose (südamerikanische Blastomykose),
- Kryptokokkose (ubiquitär),
- Aspergillose (ubiquitär),
- Candidiasis (ubiquitär).

Es können kutane Manifestationen in Form von Papeln, Nekrosen, Maculae und hämorrhagischen Läsionen auftreten.

Therapie

Therapie

Amphotericin B ist in allen Fällen therapeutisch wirksam. Itraconazol hilft in vielen Fällen von nicht lebensbedrohlichen Verläufen, es ist auch gegen Aspergillen, Histoplasmose, Sporotrichose und weitere seltene Mykosen wirksam. Ältere Azol-Derivate wie Fluconazol sind mit Ausnahme von Aspergillose eine mögliche Alternative. Neue Antimykotika vom Azol-Typ wie Voriconazol sind gegen Aspergillen und Candida wirksam, gegen seltene Mykoseerreger liegen nicht ausreichend Erfahrungen vor.

9.4.6 Virusexantheme

Die häufigsten viralen Exantheme nach Tropenaufenthalt werden durch Dengue-Viren verursacht. Andere Infektionen aus der Gruppe der hämorrhagischen Fieber sind dagegen extrem selten. 2004 und 2005 wurden je ein Fall von hämorrhagischem Dengue-Fieber gemeldet.

An klassische exanthematische Virusinfektionen wie Masern, Röteln, Varizellen, sowie an akute HIV-Infektionen, die auch im Verlauf einer Tropenreise akquiriert werden können, ist zu denken.

9.4.7 Exantheme bei bakteriellen Erkrankungen

Die am häufigsten auftretenden Hautaffektionen bei Reiserückkehrern sind Pyodermien, deren Hauptverursacher Staphylokokken oder Streptokokken sind. Antiseptische Wundversorgung, ggf. Ruhigstellung und gelegentlich eine systemische antibiotische Therapie mit Staphylokokken-wirksamen Antibiotika sind die Mittel der Wahl.

Das seltene „tropische Ulkus" als deskriptive Entität mit verschiedensten Ursachen kann auch bakteriell verursacht oder superinfiziert sein (Diphtherie, Mykobakteriose, Staphylokokken, A-Streptokokken u. a.). Die Therapie besteht aus lokaler Wundbehandlung und antimikrobieller Therapie nach Erregeridentifikation und Resistogramm (Kap. 9.4.9).

Seltene bakterielle Infektion mit Exanthem sind das Zeckenbissfieber (Erreger: Rickettsia spp.), das Läuserückfallfieber (Erreger: Borrelia recurrentis), Fleckfieber (Erreger: Rickettsia prowazekii)und Typhus (Erreger: Salmonella typhi und S. paratyphi).

Bei **hämorrhagischen Hautmanifestationen**, diversen Organmanifestationen und insbesondere septischem Krankheitsbild sind differenzialdiagnostisch eine Meningokokkensepsis bzw. -meningitis, eine Leptospirose, Purpura bei hämolytisch-urämischem Syndrom (HUS) oder thrombotisch-thrombopenische Purpura (TTP), eine Sepsis mit DIC sowie eine schwere Malaria tropica auszuschließen.

9.4.8 Sexuell übertragbare Erkrankungen

(sexually transmitted diseases, STD)

Akute HIV-Infektion (Kap. 9.2.6)

1 – 3 Wochen nach der Infektion akute HIV-Krankheit mit Fieber, Exanthem und Lymphknotenvergrößerungen, hohe Virämie.

Zunahme der HIV-Infektionen bei Sex-Touristen aus Südostasien.

Gonorrhö

Weltweit häufigste Geschlechtskrankheit. Erreger: Neisseria gonorrhoeae. Manifestationen im Bereich der Urogenitalschleimhäute, bei Analverkehr auch an der Rektalschleimhaut; zusätzlich zur eigentlichen Urethritis kann es zu gonorrhoischen Entzündungen sämtlicher Geschlechtsorgane kommen (Prostatitis, Vesikulitis, Funikulitis, Proktitis, Adnexitis, Endometritis, Salpingitis, Vulvovaginitis).

Möglichkeit gonorrhoischer Fernkomplikationen (Monarthritis, Endokarditis, Sepsis).

Syphilis

Stadienabhängig multiple mukokutane und kutane Manifestationen, am häufigsten makulöses Exanthem im Stadium II. Erreger: Treponema pallidum.

Ulcus molle

Schmerzhafte genitale Ulzera mit abszedierender regionärer Lymphadenitis. Erreger: Hämophilus ducreyi.

Lymphogranuloma venereum

Inguinale Ulzera und Lymphadenopathie. Erreger: Chlamydia trachomatis.

Granuloma inguinale

Genitale Ulzera und inguinale Granulome. Erreger: Calymmatobacterium granulomatosis.

Therapie

- HIV-Infektion: antivirale Dreifachkombination (Kap. 9.2.6).
- Gonorrhö: Cephalosporin 3 z. B. 1 × 0,5 g Ceftriaxon i.m. oder i.v. oder Ciprofloxacin 1 × 0,5 g p.o. Jeweils immer in Kombination mit 200 mg Doxycyclin p.o. 14 Tage.
- Lues: Depot-Penizillin 1,2 Mio. E i.m. 15 Tage.
- Ulcus molle: Cephalosporin 3 z. B. 1 × 0,5 g Ceftriaxon i.m. oder i.v. oder Ciprofloxacin 1 × 1 g, einmalig.
- L. venereum: Doxycyclin 2 × 100 mg (Co-trimoxazol, Erythromycin), 3 Wochen.
- Gr. inguinale: Doxycyclin 2 × 100 mg 3 Wochen.

9.4.9 Tropische Ulzera

Sammelbegriff für ulzerierende Dermatosen in den Tropen mit unterschiedlicher Ätiologie und Pathogenese.

- Häufig initiale Läsion nach einer Verletzung mit bakterieller Besiedelung durch β-hämolysierende Streptokokken, Bacterium fusiforme oder Borrelia vincenti (Therapie je nach Erreger).
- **Hautdiphtherie** durch Corynebacterium diphtheriae (Diphtherie-Antitoxin + Penizillin oder Erythromycin).
- **Schwimmbadgranulom** durch Mycobacterium marinum (INH + Rifampicin).
- **Mukokutane Leishmaniose** durch L. tropica oder L. brasiliensis (meist Spontanheilung, bei ausgedehntem Befund lokale Kryotherapie oder läsional Antimon-Applikation).
- **Myzetome** durch subkutane Pilze oder Actinomyzeten (Azol-Derivate bei Pilzinfektion, Streptomycin oder Co-trimoxazol bei Actinomyzeten z. B. Nokardien).
- **Onchozerkose** durch Mikrofilarien (Ivermectin 1 × 100 – 200 µg/kg KG pro Jahr).
- **Drakunkulose** durch Mikrofilarien (Metronidazol 400 mg tgl. 10 – 20 Tage).
- **Subkutane Granulome** durch Dirofilarien (evtl. Operation?).
- **Buruli-Ulkus** durch Mykobakterium ulcerans (evtl. Operation?).

9.4.10 Hauterscheinungen durch Würmer

Das tropische und subtropische Klima begünstigt in Verbindung mit mangelhafter Hygiene und spezifischen Ernährungsgewohnheiten Wurminfektionen (Tab. 9.**50**). Häufig führen **Hauterscheinungen** zur Verdachtsdiagnose eines Wurmbefalls.

Es werden intestinale, blut- und gewebeinvasive Wurminfektionen unterschieden.

Die klinische Symptomatik ist häufig von der Befallstärke abhängig. Sie kann von uncharakteristischen Allgemeinsymptomen bis zu schweren Malnutritionssyndromen reichen.

Diagnostisch beweisend ist der Parasitennachweis im Stuhl, Blut oder im Gewebe. Bei gewebeinvasiven Würmern besteht oft eine deutliche Blut-Eosinophilie.

Insgesamt spielen die Wurmerkrankungen in der Reisemedizin eine untergeordnete Rolle. Die meisten Infektionen verlaufen asymptomatisch oder nur mit geringen intestinalen Symptomen. Schwere Krankheitsbilder treten selten bei Schistosomiasis, Strongyloidose, Taenia solium, Fasciola hepaticum, Paragonimus, Echinokokken und Trichinellose auf.

Häufig wird als erstes Symptom eine Eosinophilie im Differenzialblutbild gefunden.

Gelegentlich werden die ersten Symptome durch eine kutane Penetration von Wurmlarven verursacht oder es kommt zu toxisch-allergischen Hauterscheinungen bei intestinalem Wurmbefall. Die definitive Diagnose erfolgt in der Regel direkt durch Nachweis der Parasiten bzw. indirekt der Geschlechtsprodukte Eier oder Larven in Blut, Stuhl, Urin, Sputum oder bioptisch im Gewebe.

Die wichtigsten Wurminfektionen mit Hautveränderungen sind Filariosen und das kutane Larva-migrans-Syndrom.

Tabelle 9.**50** Wichtige Wurmarten (Helminthen)

Nematoden (Rundwürmer)	Verbreitung weltweit	Symptomatik	Therapie
Enterobius vermicularis	Madenwurm, Oxyuris (ubiquitär)	Pruritus ani	Mebendazol Albendazol
Ascaris lumbricoides	Spulwurm (ubiquitär)	Obstruktion von Darm, Galle Malnutrition, Löffler Syndrom (pulm. Larvenpassage)	Mebendazol Albendazol
Trichuris trichiura	Peitschenwurm (ubiquitär)	selten Eisenmangelanämie, hämorrhagische Diarrhö, Malnutrition	Mebendazol Albendazol
Ancylostoma duodenale **Necator americanus**	Hakenwurm (Tropen, Subtropen, Südosten USA)	kutan (Larva migrans), pulmonal, Löffler-Syndrom, Eisenmangel-Anämie, Malnutrition	Mebendazol Albendazol
Strongyloides stercoralis	Zwergfadenwurm (Tropen)	kutane Larvenpassage wie Larva migrans, Löffler-Syndrom, gastrointestinales Syndrom, Larveninvasion mit sepsisartigem Bild	Albendazol Tiabendazol Alternative: Ivermectin
andere larvale Nematoden	siehe unter Larva migrans		

Tabelle 9.**50** Fortsetzung

Cestoden (Bandwürmer) Verbreitung weltweit			
Hymenolepis nana	Zwergbandwurm (Asien, Mittel-Südamerika, Afrika, Süd/Osteuropa)	uncharakteristisch, abdominelle Symptome	Praziquantel
Diphyllobothrium latum	Fischbandwurm (Sibirien, Nord/Osteuropa, Nordamerika, Japan, Chile)	megaloblastäre Anämie (Vitamin-B_{12}-Mangel, Folsäuremangel)	Praziquantel
Taenia saginata	Rinderbandwurm Zentral/Ost-Afrika, Asien, Naher Osten)	perianaler Pruritus, selten symptomatisch	Praziquantel Niclosamid
Taenia solium	Schweinebandwurm (Mittelamerika, Südamerika, Afrika, Südostasien, Indien, Südeuropa)	perianaler Pruritus, selten Zystizerkose	Praziquantel Niclosamid
Echinococcus granulosus	kleiner Hundebandwurm (ubiquitär)	Leber-, Lungentumor, andere Organe	Albendazol Mebendazol chirurgisch
Echinococcus multilocularis	kleiner Fuchsbandwurm (Nordeuropa, -asien, -amerika, Arktis)	Lebertumor	Albendazol Mebendazol chirurgisch
Trematoden (Saugwürmer, Egel) Verbreitung weltweit			
Schistosoma spp.	Pärchenegel, Bilharzia (Tropen, Subtropen)	Bilharziose: Katayama-Fieber, urogenitale, intestinale, chronisch hepatolienale Form	Praziquantel
Fasciola hepatica	großer Leberegel (weltweit)	Hepatomegalie, Ikterus, Aszites sklerosierende Cholangitis	Triclabendazol
Clonorchis sinensis	chinesischer Leberegel (Ostasien)	Cholangitis, Leberabszess, Pankreatitis, Cholangiokarzinom	Praziquantel
Opisthorchis felineus	Katzenleberegel (Sibirien, ehem. UdSSR)	Cholangitis, Leberabszess, Pankreatitis, Cholangiokarzinom	Praziquantel
Heterophyes heterophyes **Echinostoma spp**	Zwergdarmegel (Asien, Nildelta) Darmegel (Asien)	Diarrhö, Bauchschmerzen	Praziquantel
Fasciolopsis buski	großer Darmegel (Asien)	selten Diarrhö, Bauchschmerzen, Malabsorption	Praziquantel
Paragonimus spp.	Lungenegel (Westafrika, Südostasien, Indien)	Husten, Fieber, Hämoptysen, chron. Bronchitis, Pleuropneumonie, Lungenabszess	Praziquantel

Filariosen (Fadenwurminfektionen)

Die wichtigsten Filariosen des Menschen sind Onchozerkose, lymphatische Filariosen und Loiasis. Verbreitung in den meisten tropischen Ländern.

Klinik

Je nach Aufenthaltsort der adulten Würmer bzw. Migrationswegen der Larven (Mikrofilarien).

- **Onchozerkose:** Kutis, Subkutis, Augen und Lymphknoten.
  Symptomatik: Pruritus, Flecken, Papeln, Urtikaria, Visusverlust, Blindheit, Lymphadenopathie, Lymphangitis, Lymphödem.
- **Lymphatische Filariosen** durch Wucheria bancrofti (Tropen), Brugia malayi und Brugia timori (Südostasien): Lymphsystem.
  Symptomatik: Lymphadenopathie, Lymphangitis, Lymphödem (Elephantiasis), Filarienfieber, tropische pulmonale Eosinophilie.
- **Loa loa**: Kutis, Subkutis.
  Symptomatik: Pruritus, Calabarschwellung, chronische Organschäden.

Calabar- oder Kamerunschwellung: gelenknahe flache, schmerzarme Schwellungen bis 20 cm, Hyperämie, Pruritus. Manifestation bis einige Wochen, dann nach Intervall neue Schwellungen an anderen Lokalisationen.

Diagnostik

Mikroskopischer Nachweis aus Blut (wegen Zirkadianrhythmus nächtliche Blutentnahme bei lymphat. Filariosen, mittags bei Loa loa), Hautbiopsie, medikamentöse Provokation mit Diethylcarbamazin-Lotio (Hetrazan) als Hauttest, obligate ophthalmologische Untersuchung.

Therapie

Therapie

- **Onchozerkose:** Ivermectin (Mectizan) 6–12 mg/kg KG Einmaldosis, Kombination mit Albendazol (Eskazole, 200–400 mg einmalig). Wiederholung in 6 Monaten, zusätzlich Doxycyclin 200 mg 1 × tgl.
- **Lymphatische Filariosen:** Diethylcarbamazin (Hetrazan) 3 × 2 mg/kg KG/d für 12 d bei Wucheria bancrofti, 6 d bei Brugia spp. Wegen hyperérger Reaktionen nur bei früher Krankheitsphase, evtl. vorher Filarienreduktion durch Ivermectin (Mectizan), immer einschleichend und stationär beginnen.
- **Loa loa:** Diethylcarbamazin (Hetrazan) 3 × 2 mg/kg KG/d für 3 Wochen, immer einschleichend und stationär beginnen.

Kutanes Larva-migrans-Syndrom

Kutane Infektion durch wandernde Larven verschiedener Helminthen, am häufigsten durch Hundehakenwurm (Ancylostoma brasiliense), seltener durch humane Hakenwürmer wie Strongyloides stercoralis (Zwergfadenwurm) oder Gnathostoma spinigerum.

Vorkommen: tropische und subtropische Regionen.

Übertragung

- Ancylostoma brasiliense: Kontamination durch Hunde- und Katzenfäkalien, Barfußlaufen.
- Gnathostoma spinigerum: Verzehr von rohem Fisch.

Klinik

Invasion der Larven durch die intakte Haut oder primär intestinal, Stunden später juckende Effloreszenzen mit gewundenen erythematösen Gängen, typischer Aspekt. Gelegentlich Bluteosinophilie.

Bei Gn. spinigerum starke Eosinophilie, tiefe subkutane Larvenmigration, zusätzlich viszerales Larva-migrans-Syndrom.

Therapie

Therapie

Tiabendazol topisch oder oral (2 × 25 mg/kg KG für 5 d) oder Ivermectin (Mectizan) 6–12 mg/kg KG Einmaldosis. Bei Gn. spinigerum Albendazol 200–400 mg p.o. 2 × tgl. für 3 Wochen.

9.4.11 Impfungen

Erforderliche Impfungen bei Auslandsreisen ergänzen einen üblicherweise bestehenden Impfschutz **(Grundimmunisierung)** entsprechend der allgemeinen Impfempfehlungen der Ständigen Impfkommission (STIKO) beim Robert-Koch-Institut (RKI) in Berlin (Stand Juli 2004).

Ein vollständiger Impfschutz nach vollständiger Grundimmunisierung besteht hiernach für: Diphtherie, Pertussis, Tetanus, Hämophilus influenzae Typ b, Hepatitis B, Poliomyelitis, Masern, Mumps und Röteln sowie in Zukunft gegen Varizellen, bei Erwachsenen > 60 Jahren gegen Pneumokokken und Influenza.

Bei besonderen Gefährdungen im Zusammenhang mit Reisen oder speziellen epidemiologischen Situationen können andere Impfungen indiziert sein. Diese **„Indikationsimpfungen"** werden unterteilt in Impfungen mit breiter Anwendung und erheblichem Wert für die Bevölkerung (z. B. Influenza), in Indikationsimpfungen für spezielle Risikogruppen mit erhöhter Gefährdung (z. B. FSME für Forstleute), in Reiseimpfungen nach den Empfehlungen der WHO (z. B. Diphtherie bei Ostreisen) und in Reiseimpfungen in Sonderfällen (z. B. Meningokokkeninfektionen in Epidemiegebieten).

Darüber hinaus bestehen immer wieder Indikationen für **Auffrischimpfungen**.

Indikationsimpfungen

Die **Cholera-Impfung** kann die Ausbreitung der Infektion bzw. die Einschleppung in ein spezielles Land nicht verhindern. Die WHO hat daher eine Empfehlung zur Cholera-Impfung für alle Reisende generell aufgehoben. In Ausnahmefällen individuelle Indikation bei besonderem Risiko. Der neue Choleraimpfstoff Dukoral schützt aufgrund einer immunologischen Kreuzreakion zwischen Choleratoxin und dem hitzelabilen Toxin von enterotoxigenen E. coli in ca. 60% auch gegen ETEC-assoziierte und weitere toxigene Reisediarrhöen.

Die **Pocken** sind weltweit ausgerottet. Eine Impfung ist nicht mehr indiziert.

Diphtherie-Impfung: Indiziert alle 10 Jahre als Auffrischung, für medizinisches Personal mit Kontaktrisiko, für Beschäftigte mit umfangreichem Publikumsverkehr, für Aussiedler, Flüchtlinge und Asylbewerber in Gemeinschaftsunterkünften und dessen Personal, für Reisen in Länder mit Risiko und bei regionalen Epidemien.

FSME: Indiziert für gefährdete Personen mit potenzieller Zeckenexposition (Saison April – November) in Risikogebieten. Diese Gebiete sind in Deutschland zurzeit

- **Bayern:** Südlicher Bayerischer Wald, Niederbayern entlang der Donau ab Regensburg, besonders Passau, sowie entlang der Flüsse Paar, Isar ab Landshut, Rott, Inn, Vils, Altmühl.
- **Baden-Württemberg:** Gesamter Schwarzwald (Gebiet zwischen Pforzheim, Offenburg, Freiburg, Villingen, Tübingen, Sindelfingen) sowie entlang der Flüsse Enz, Nagold, Neckar, Ober-/Hochrhein oberhalb Kehls bis westlicher Bodensee (Konstanz, Singen, Stockach).
- **Hessen:** Odenwald.

Die aktuellen FSME-Risiko- und Hochrisikogebiete werden jährlich aktualisiert und sind im Internet über www.rki.de abrufbar. FSME-Risikogebiete in Europa sind insbesondere Österreich, Schweiz und Südosteuropa.

Die FSME-Impfung schützt auch gegen die in Russland vorkommende RSSE (Russische Frühsommer-Meningoenzephalitis).

Gelbfieber:

- Obligatorisch für Reisen **in** Endemiegebiete Afrikas oder Südamerikas.
- Obligatorisch bei Einreise **aus** Endemiegebiet für zahlreiche Länder.

Konkrete aktuelle Informationen sind erforderlich. Die Impfung ist nur gültig, wenn sie nach WHO-Standard in zugelassenem Impfzentrum erfolgt und im offiziellen Impfausweis zertifiziert ist (siehe unter www.who.int).

Hepatitis A: Häufigste reisebedingte Infektion, gegen die eine Impfung existiert. Die Indikation sollte großzügig gestellt werden. Das höchste Risiko haben Reisende in Afrika und Indien.

Hepatitis B: Chance zur Grundimmunisierung bei noch nicht im Rahmen der generellen WHO-Impfempfehlungen von 1992 (übernommen von der STIKO 1995) geimpften Personen anlässlich einer Reise. Großzügige Indikation. Hohes Ansteckungsrisiko wegen hoher Durchseuchung der Bevölkerung im tropischen Afrika, tropischen Südamerika und in Südostasien (HBsAg-Trägerraten > 20%).

Japanische Enzephalitis: Indiziert bei Langzeitaufenthalten in ländlichen Risikogebieten Asiens, vor allem Reisanbaugebiete in SO-Asien und China (Impfstoff JE-Vax in Deutschland nicht zugelassen).

Influenza: Indiziert für alle Personen über 60 Jahre, alle Personen unabhängig vom Alter mit besonderer gesundheitlicher Gefährdung infolge eines Grundleidens, alle Personen mit erhöhter Ansteckungsgefährdung und im Zusammenhang mit Epidemien.

Die Zusammensetzung des Impfstoffes für die Wintersaison der nördlichen Hemisphäre wird jährlich neu im Februar/März von der WHO veröffentlicht. Die Industrie hat dann Zeit, den Impfstoff bis zur Herbst-/Wintersaison zu produzieren. Bislang hat es ausnahmslos Übereinstimmungen zwischen Impfstoffkomponenten und saisonalem Influenza-Epidemietyp gegeben.

Meningokokken (Gruppen A, C, W-135, Y): Gefährdete Personen z. B. Entwicklungshelfer vor Aufenthalten im Meningitisgürtel Afrikas oder in anderen Gebieten mit Risiko gemäß WHO-Empfehlungen. Obligat für Mekkapilgerer bei Einreise. Schüler und Studenten vor Langzeitaufenthalten in Ländern mit empfohlener allgemeiner Impfung für Jugendliche oder selektive Impfung für Schüler und Studenten z. B. bei Ausbrüchen in Großbritannien.

Masern: Alle ungeimpften Personen bei geplanter Reise in die Tropen sowie in Regionen mit besonderem epidemischen Risiko bei Ausbrüchen z. B. bei Ausbrüchen in Mittel- und Süditalien.

Pneumokokken: Bei Risikopatienten mit chronischen Erkrankungen, insbesondere bei Asplenie oder Immunsuppression, sowie alle Personen über 60 Jahre.

Poliomyelitis: Impfung grundsätzlich nur noch mit Totimpfstoff (Injektionsimpfung mit inaktivierten Polioviren, IPV), Die Schluckimpfung mit abgeschwächten vermehrungsfähigen Impfpolioviren (Lebendimpfung, OVP) findet nur noch als Riegelungsimpfung bei Polioausbrüchen auf Behördenanordnung statt.

Indikationen für IPV: Alle Personen bei fehlender oder unvollständiger Grundimmunisierung, Reisende in Regionen mit Infektionsrisiko nach WHO-Empfehlungen (hohes Risiko in Afrika, Teile Asiens), medizinisches Personal mit engem Kontakt zu Erkrankten, Personal in Laboratorien, Aussiedler, Flüchtlinge und Asylbewerber aus Gebieten mit Polio-Risiko und Aufenthalt in Gemeinschaftseinrichtungen sowie das Personal dieser Einrichtungen.

Tetanus: Auffrischung für alle Personen alle 10 Jahre und anlässlich einer Verletzung. Impfung in der Regel in Kombination mit der Diphtherie-Impfung.

Tollwut: Personen mit beruflichem Risiko (Umgang mit Wildtieren, Labor), bei Reisen in Gefährdungsgebiete und postexpositionell.

Postexpositionelles Risiko:

- Grad I (Berühren, Füttern, Belecken der intakten Haut durch tollwutverdächtiges Tier): keine Impfung.
- Grad II (Knabbern an unbedeckter Haut, oberflächliche Kratzer, Belecken der nicht intakten Haut): Impfung.
- Grad III (jegliche Bissverletzung oder Kratzwunden, Schleimhautkontamination): Impfung plus einmal simultane passive Immunisierung mit Tollwut-Immunglobulin (20 IE/kg KG).
- Graduierung I–III auch bei Kontakt zu Impfködern.

Tuberkulose: Die Impfung mit dem derzeit verfügbaren BCG-Impfstoff wird nicht empfohlen.

Typhus: Bei Reisen in Endemiegebiete.

Varizellen: Mittlerweile indiziert bei allen 9–17-jährigen Jugendlichen ohne Varizellenamnese, keine spezifische Reiseindikation (siehe unter Herpesviren).

Tabelle 9.**51** Impfungen bei HIV-infizierten Personen

Impfstoff	HIV-Infektion asymptomatisch	HIV-Infektion symptomatisch
inaktivierte Impfstoffe/Toxoide	empfohlen	empfohlen
(BCG)	kontraindiziert	kontraindiziert
Polio-Lebendimpfstoff (OVP)	nicht empfohlen	nicht empfohlen
Polio-Impfstoff (inaktiviert, IVP)	empfohlen	empfohlen
Masern-Impfstoff	empfohlen	nicht empfohlen
Mumps-, Röteln- und andere Lebendimpfstoffe	empfohlen	nicht empfohlen
Varizellen	möglich bei normaler CD4-Zellzahl und > 25 % Anteil an Gesamtlymphozytenzahl	kontraindiziert

Empfehlungen der STIKO beim Robert Koch Institut, Berlin, Juli 2004

Tabelle 9.**52** Impfungen bei Personen mit immunsuppressiven Bedingungen (IB) (schwere Immunsuppression, Kontaktpersonen, HIV, Schwangerschaft, Stillzeit)

	schwere IB	Kontaktpersonen	HIV asymptomatisch	HIV symptomatisch	Schwangerschaft	Stillzeit
Attenuierte Lebendimpfstoffe						
BCG	in Deutschland generell nicht empfohlen					
Cholera	-	+	+	-	-	-
Gelbfieber	-	+	+	-	-	-
Masern Mumps, Röteln (MMR), MR, M, R	-	+	+	Risikoabwägung	-	(-)
OPV (Polio oral)	-	-	(-)	(-)	ab 5. Monat +	(-)
Typhus oral	-	+	+	-	-	-
Varizellen	-	+	möglich	-	-	-
Tot- oder inaktivierte Impfstoffe						
Diphtherie, Tetanus, Pertussis (DTP), DT, Td	+	+	+	+	+	+
FSME	+	+	+	+	+	+
Hepatitis A	+	+	+	+	+	+
Hepatitis B	+	+	+	+	+	+
Hib (Kinder)	+	+	+	+		
Influenza	+	+	+	+	+	+
IPV (Polio Injekt.)	+	+	+	+	+	+
Jap. Enzephalitis	+	+	+	+	+	+
Meningokokken A,C	+	+	+	+	+	+
Pneumokokken	+	+	+	+	+	+
Rabies	+	+	+	+	+	+

Impfung: + = erlaubt; - = nicht erlaubt; (-) = nur bedingt erlaubt mangels Daten

Zum Thema Impfempfehlungen für Patienten mit Immundefizienz hat die Ständige Impfkommission eine Stellungnahme angekündigt, die im Verlauf von 2005/2006 veröffentlicht wird. Siehe hierzu www.rki.de.

Tabelle 9.**53** Wirksamkeit der Impfungen

Impfung	Wirksamkeit	Effektivität	Wirkdauer/ Auffrischung
Gelbfieber	>99 %	nach 7 Tagen	offiziell 10 Jahre effektiv lebenslang
Cholera	85 – 90 % gegen ETEC-Reise-diarrhö ca. 60 %	7 Tage nach 2. Dosis (Totimpfstoff, oral)	2 Jahre
Poliomyelitis (IPV)	>95 %	nach 2. Impfung (8 Wochen)	lebenslang? Auffrischung alle 10 Jahre
Tetanus	>99 %	ca. 14 Tage nach 2. Dosis	10 Jahre
Diphtherie	95 %	14 Tage nach 2. Dosis Wochen	alle 10 Jahre
Hepatitis A	>99 %	2 Wochen nach 1. Dosis	alle 10 Jahre
Immunglobuline (5 ml)	90 %	1 Tag	3 – 5 Monate
Hepatitis B	ca. 95 %	nach 30 – 60 Tagen	nicht routinemäßig, Antikörper-Kontrollen bei persistierendem Risiko
Typhim Vi	50 – 70 %	nach 7 – 14 Tagen	3 Jahre
Tollwut	>99 %	präexpositionell bis Tag 28, postexpositionell bis Tag 14, in ca. 100 % bis Tag 28	Auffrischung nach 1 Jahr, dann alle 5 Jahre
Meningokokken-Meningitis (Typ ACWY)	> 90 %	10 Tage nach 1. Impfung	1 – 3 Jahre
FSME	99 %	14 Tage nach 2. Impfung	alle 3 Jahre
Jap. Enzephalitis	>99 % nach 3. Dosis	10 Tage nach 2. Dosis	nach 1 Jahr, dann alle 3 Jahre
Influenza	50 – 90 % je nach Alter und Immunstatus	nach 1 Woche	< 1 Jahr, jährliche Wiederholungen

Tabelle 9.**54** Geschätzte monatliche Inzidenz von Infektionen pro 100 000 Reisende in Entwicklungsländer (WHO 2000)

Reisediarrhö	30 – 80 %
enterotoxigene-E.-coli-Diarrhö	10 %
Malaria, keine Chemoprophylaxe (Westafrika)	2,5 %
akute febrile respir. Infektion	1,3 %
Hepatitis A	0,3 %
Gonorrhö	0,2 %
Tollwutrisiko nach Tierbiss	0,13 %
Hepatitis B	< 0,1 %
Typhus (Indien, Nordwest-Afrika, Peru)	0,03 %
HIV-Infektion	0,01 %
Typhus (andere Regionen)	0,003 %
Legionellen-Infektion	< 0,0005 %
Cholera	< 0,0003 %
Meningokokken-Erkrankung	< 0,00005 %

9.4.12 Hausapotheke für Tropenreisen

Tabelle 9.55

Indikation	Medikament	Anmerkungen
Fieber, Schmerzen	Acetylsalicylsäure Paracetamol, Diclofenac	ASS nicht für Kinder
Husten	Codein + Expektorans Promethacin-Tropfen	nicht für Kinder für Kinder
Schnupfen	Ephedrin-Nasentropfen	nur kurzfristig
Diarrhö	Loperamid-Tropfen Salz-/Zucker-Pulver	nicht bei Fieber oder Blut im Stuhl orale Rehydratation
konjunktivale Reizung	indifferente Augentropfen	
Sonnenschutz	Lichtschutzfaktor 10 (oder mehr) Creme	
Hautallergie **Insektenstiche** **Sonnenbrand**	Antihistaminikum-Gel und Tabletten, ggf. Cortison-Suppositorien	
oberflächliche Mykose	Antimykotikum	
Hautpflege	Pflegecreme	
Wunden	Lokaldesinfizienz	
Mückenabwehr	Repellent, Moskitonetz (imprägniert)	Vorsicht bei Kindern
Koliken **Sodbrennen**	Spasmolytikum Antazidum	Risiko bei Dauereinnahme, fehlender Säureschutz
Antibiotikum	Fluorchinolon (Ciprobay) Ampicillin, Erythromycin Doxycyclin Malaria-Prophylaxe ggf. „stand-by"-Medikation	für Kinder nicht geeignet für Kinder geeignet
Mittel gegen Reisekrankheit	Antihistaminikum (travel gum)	
Verbandzeug **Fieberthermometer** **Einmalspritzen und Kanülen** **Einmalhandschuhe** **Pinzette** **Ersatz- und Sonnenbrille**		Pinzette, Schere, Spritzen nicht im Handgepäck, ggf. ärztliche Bescheinigung über spezielle Indikationen bei Mitnahme von Injektionsbesteck

frei nach Höfler/Lang

9.5 Grundlagen einer rationalen Antibiotikatherapie

Antibiotika hemmen das Wachstum von Bakterien auf verschiedene Weise und an verschiedenen Orten. Sie können entweder die Keimvermehrung hemmen (bakteriostatische Wirkung) oder den Erreger irreversibel schädigen (bakterizide Wirkung). Antibiotika der gleichen Gruppe haben einen ähnlichen Wirkungsmechanismus und ein ähnliches Wirkungsspektrum. Für einige Antibiotika werden zusätzlich Effekte auf bakterielle Stoffwechselprozesse z. B. Inhibition der Toxinproduktion angenommen.

Tabelle 9.**56** Einteilung der Antibiotika nach Wirkungsort und Wirkungsmechanismus

Wirkungsort	Antibiotikum	Wirkungsmechanismus
Zellwand	β-Lactam-Antibiotika	• Muraminsäuresynthese
	Vancomycin	• mehrere Mechanismen
	Teicoplanin	• mehrere Mechanismen
	Fosfomycin	• Pyruvyl-Transferase
	Bacitracin	• Phospholipidsynthese
	Echinocandine	• Glucansynthese
	Daptomycin	• frühes Stadium der Zellwandsynthese
Ribosomen	Chloramphenicol	• Peptidyl-Transferase
	Tetracycline	• Ribosom A
	Makrolide	• Translokation
	Clindamycin	• Peptidyl-Transferase
	Fusidinsäure	• Elongationsfaktor G
	Aminoglykoside	• abbauende Enzyme
	Oxazolidinone	• Proteinsynthese
	Streptogramine	• Proteinsynthese
Nukleinsäure	Gyrase-Hemmer	• DNS-Gyrase
	Rifampicin	• RNS-Polymerase
	Nitroimidazole	• DNS-Stränge
Zellmembran	Polymyxine	• Phospholipide
	Amphotericin B	• Ergosterolsynthese
	Azole	• Ergosterolsynthese
Folatsynthese	Sulfonamide	• Pteroatsynthetase
	Trimethoprim	• Dihydrofolat-Reduktase

nach Stille, Brodt et al. 11. Aufl. 2005

Tabelle 9.**57** Einteilung der Antibiotika nach Wirkungstyp

bakteriostatisch	• Sulfonamide • Tetracycline • Makrolide • Nitrofurane • Fusidinsäure • Trimethoprim • Chloramphenicol • Lincosamide • Linezolid
bakterizid	• Penicilline* • Cephalosporine* • Aminoglykoside • Chinolone • Polymyxine • Nitroimidazole • Fosfomycin* • Bacitracin • Carbapeneme • Streptogramine

*Wirkung nur auf proliferierende Erreger

Erregerempfindlichkeit

Die Empfindlichkeit eines Erregers gegenüber einem Antibiotikum wird in drei Stufen angegeben:

- **Empfindlich:** die niedrigste Konzentration, die die Vermehrung oder Abtötung eines Erregers hemmt (MHK = minimale Hemmkonzentration), ist niedriger als die tatsächliche Konzentration des Mittels am Ort der Infektion bei **üblicher** Dosierung.
- **Mäßig empfindlich:** die niedrigste Konzentration, die die Vermehrung eines Erregers hemmt (MHK = minimale Hemmkonzentration), ist niedriger als die tatsächliche Konzentration des Mittels am Ort der Infektion bei **hoher** Dosierung.
- **Resistent:** Beim Patienten kann keine Wirkstoffkonzentration erreicht werden, die den Erreger hemmt oder abtötet.

Resistenz

Wenn sich Erreger bei therapeutisch möglichen Wirkstoffkonzentrationen am Ort der Infektion noch vermehren, besteht eine Resistenz. Es werden folgende **Resistenzarten** unterschieden:

- **Natürliche Resistenz:** genetisch determinierte Eigenschaft einer Bakterienart.
- **Chromosomale Resistenz:**
  primär: Selektion resistenter Varianten des Erregers unter einer Therapie, wobei die Varianten bereits vorher existierten,
  sekundär: die Resistenz entsteht erst unter dem Einfluss der Therapie, man unterscheidet:
  - schnelle Resistenzentwicklung: **Streptomycin-Typ** (one-step-mutation)
  - langsame Resistenzentwicklung: **Penicillin-Typ** (multiple-step-mutation).
- **Übertragbare Resistenz (Plasmid-vermittelt):** Resistenz-Plasmide können eine Resistenz von einem auf einen anderen Erreger übertragen (Transformation, Transduktion, Konjugation). Besonders gramnegative Darmbakterien und Staphylokokken sind hierzu in der Lage. Betroffen sind folgende Antibiotika: Tetracycline, Streptomycin, Aminoglykoside, Makrolide, Sulfonamide, Trimethoprim, Penicillinase-empfindliche β-Laktam-Antibiotika und Chloramphenicol. Auch Mehrfachresistenzen werden übertragen.
- **Kreuzresistenz:** Resistenz eines Erregers gegen Antibiotika mit ähnlicher Struktur oder ähnlichem Wirkungsmechanismus.

Resistenzmechanismen

Von allen Resistenzarten ist die Plasmid-vermittelte Resistenz die klinisch bedeutsamste, von den Resistenzmechanismen die Produktion von β-Laktamasen, die Veränderung von Zielmolekülen und Störungen der Permeabilität insbesondere Effluxsteigerung.

Epidemiologie und Bedeutung der Resistenzen

Antibiotika-resistente Erreger nehmen weltweit zu. Im stationären Bereich sind sie für > 50 % aller nosokomialen Infektionen verantwortlich. Die Verteilung zeigt eine große nationale, regionale und kommunale Heterogenität bis herunter auf die Ebene des einzelnen Krankenhauses bzw. einzelner Abteilungen. Kumulative Prävalenzdaten müssen durch Analysen der Erreger- und Resistenzstatistiken der einzelnen Klinik bzw. Abteilungen konkretisiert werden. Die höchsten Resistenzraten werden auf Intensivstationen nachgewiesen.

Die **klinisch wichtigsten resistenten Erreger** sind:

- Methicillin-resistente Staph. aureus (MRSA) bzw. Glykopeptid-intermediär-resistente Staph. aureus (GISA)

Tabelle 9.**58** Wichtige Mechanismen der Antibiotika-Resistenz

Antibiotikaklasse	Resistenzmechanismus
β-Laktam-Antibiotika	• verändertes Penicillin-Bindeprotein • verminderte Permeabilität • β-Laktamasebildung
Aminoglykoside	• verminderte Ribosomenbindung • verminderte Permeabilität • inaktivierende Enzyme
Chloramphenicol	• verminderte Ribosomenbindung • verminderte Permeabilität • Chloramphenicol-Acetyltransferase
Tetracycline	• Ribosom-Resistenz • aktiver Efflux
Chinolone	• DNS-Gyrase-Resistenz • aktiver Efflux
Rifampicin	• verminderte DNS-Polymerasebindung
Sulfonamide, Trimethoprim	• Dihydropteroat-Synthetase-Resistenz bzw. Dihydrofolat-Reduktase-Resistenz • verminderte Permeabilität

nach Stille, Brodt et al. 11. Aufl. 2005

Tabelle 9.**59** Übliche Einteilung der Antibiotika und antimikrobiellen Chemotherapeutika nach Gruppen

β-Laktam-Antibiotika	
• **Penicilline**	Benzyl- (Penicillin G), Phenoxy- (Penicillin V, Oralpenicilline), Amino- (Ampicillin, Amoxicillin), Acylamino- (Piperacillin, Mezlocillin), Carboxy- (Ticarcillin, veraltet), Isoxazolyl-Penicilline (Oxacillin, Flocloxacillin, Staphylokokkenpenicilline)
• **Cephalosporine**	Gruppe 1: Cefazolin Gruppe 2: Cefuroxim Gruppe 3a: Cefotaxim, Ceftriaxon Gruppe 3b: Ceftazidim Gruppe 4: Cefepim Gruppe 5: Cefoxitin klassische Oralcephalosporine: Cefalexin breite Oralcephalosporine: Cefixim
• **Carbapeneme**	Gruppe 1: Imipenem, Meropenem, Gruppe 2: Ertapenem
• **Monobactame**	Aztreonam
• **β-Laktamase-Hemmer**	Clavulansäure, Sulbactam, Tazobactam
Fluorchinolone	erste Fluorchinolone: Norfloxacin (Gruppe 1), Enoxacin Standardchinolone: Ofloxacin, Ciprofloxacin (Gruppe 2), Levofloxacin (Gruppe 3) neue Chinolone mit erweitertem Spektrum: Moxifloxacin, Gemifloxacin (Gruppe 4)
Tetracycline	Tetracyclin, Minocyclin, Doxycyclin
Glycylcycline	Tigecyclin (Zulassung in USA 2005, in Europa für Anfang 2006 erwartet), neues Antibiotikum mit extrem breitem Spektrum einschließlich multiresistenter gramnegativer und grampositiver sowie atypischer Erreger, Pseudomonaslücke
Chloramphenicol	Chloramphenicol
ältere Aminoglykoside	Streptomycin: nur noch Tuberkulostatikum Neomycin, Kanamycin: topische Anwendung
neuere Aminoglykoside	Gentamicin, Tobramycin, Netilmicin, Amikacin
Makrolide	Erythromycin, Azithromycin, Clarithromycin, Roxithromycin
Ketolide	Telithromycin
Lincosamide	Clindamycin
Fusidinsäure	Fusidinsäure: überwiegend topische Anwendung
Glykopeptide	Vancomycin, Teicoplanin
Streptogramine	Quinopristin/Dalfopristin
Oxazolidinone	Linezolid
Lipopeptide	Daptomycin, in USA zugelassen, wirksam gegen multiresistente grampositive Erreger
Fosfomycine	Fosfomycin
Atovaquon	Atovaquon: neues Antimalariamittel in Kombination mit Proguanil = Malarone Monotherapeutikum gegen Pneumocystis
Polymyxine	Polymyxin B, Colistin

Tabelle 9.59 Fortsetzung

Sulfonamide	Kurzzeit: Sulfamethizol Mittelzeit: Sulfadiazin, Sulfamethoxazol Ultralangzeit: Sulfalen
Sulfonamid-Diaminopyrimidin-Kombinationen (Trimethoprim, Pyrimethamin)	Co-trimoxazol, Co-trimazin, Co-trimetrol, Co-tetroxazin, Fansidar
Nitrofurane	Nitrofurantoin, Nitrofurazon (veraltet, toxisch)
Nitroimidazole	Metronidazol, Tinidazol, Nimorazol
Ansamycine	Rifampicin, Rifabutin

nach Stille, Brodt et al. 11. Aufl. 2005, PEG 2004, aktuelle Ergänzungen

bzw. Vancomycin-resistente Staph. aureus (VRSA),
- Vancomycin-resistente Enterokokken (VRE) bzw. Glykopeptid-resistente Enterokokken (GRE),
- Extended Spectrum β-Lactamases (ESBL) produzierende gramnegative Bakterien, besonders Enterobaceriaceae, wichtigste Vertreter: E. coli, Klebsiella pneumoniae, seltener: Enterobacter cloacae, Proteus spp., Serratia spp.,
- multiresistenter (MR-) Pseudomonas aeruginosa,
- multiresistenter (MR-) Acinetobacter baumannii,
- multiresistenter (MR-) Stenotrophomonas maltophilia.

In Deutschland zeigen die Resistenzen von E. coli (14,5 %) und Pseudomonas aeruginosa (15,3 %) gegenüber Fluorchinolonen (Ciprofloxacin) sowie die Resistenz von Staph. aureus gegen Methicillin (MRSA) (> 25 % in 2005) die höchsten Steigerungsraten. Günstige Raten im Vergleich zu internationalen Entwicklungen bestehen bei Enterokokken (VRE) und bei Pneumokokken (PRP). Die ESBL-positiven Enterobakterien zeigen Raten von ca. 10 %.

Nosokomiale Infektionen sind generell und besonders, wenn sie durch resistente Erreger verursacht sind, mit erhöhter Morbidität und Mortalität sowie mit einer höheren Wahrscheinlichkeit einer inadäquaten antibiotischen Therapie assoziiert. Sie verursachen längere Krankenhausverweilzeiten und höhere Kosten. Die Mortalität (Attributable Mortality) der häufigsten nosokomialen Infektion, der Beatmungspneumonie, beträgt ca. 25 % zusätzlich zur Mortalität der Grundkrankheit; sie liegt im Falle einer Verursachung durch multiresistente Problemkeime (Pseudomonas aer. oder Acinetobacter baum.) noch höher. Ein Wechsel zu einer adäquaten Therapie nach Diagnose des Erregers ändert die Prognose nicht.

Grundsätzlich ist jede antibiotische Therapie durch Selektion oder Induktion mit Resistenzentstehung assoziiert. Eine unzureichende krankenhaushygienische Praxis (Infection Control) und eine unzureichende antibiotische Therapie (Antibiotic Control) sind die wesentlichen Ursachen für die rasante Entwicklung und Ausbreitung resistenter Erreger. Während geeignete „Infection Control"-Maßnahmen die Ausbreitung resistenter Erreger verhindern sollen (Händedesinfektion, Isolation), greift eine adäquate und rationale „Antibiotic Control" bei der Entstehung der Resistenzen an (Selektion, Induktion).

Die wichtigsten **Ursachen der Resistenzentstehung während einer antibiotischen Therapie** sind:
- Antibiotikaklassen-spezifische Einflüsse (Klassen spezifische Induktion bzw. Selektion),
- pharmakodynamische und pharmakokinetische Parameter, z. B. Unterdosierung, Fehldosierung, Therapiedauer etc.

Die verschiedenen Antibiotikaklassen haben unterschiedliche Einflüsse auf Selektion und Induktion von Resistenzen:
- Cephalosporine 3/4 begünstigen: MRSA, VRE, ESBL+ Enterobacteriaceae, MR-Pseudomonas aeruginosa, Acinetobacter baumannii.
- Flurochinolone 2 oder 3 begünstigen: MRSA, VRE, MR-Enterobacteriaceae, MR-Pseudomonas aeruginosa.
- Carbapeneme begünstigen: VRE, MR-Pseudomonas aeruginosa, MR-Acinetobacter baumannii.
- Glykopeptide begünstigen: MRSA, VRE.

- Acylaminopenicilline/BLI haben das geringste Selektions- bzw. Induktionspotenzial, keine Einflüsse auf MRSA, VRE, ESBL+ Enterobacteriaceae, Pseudomonas aeruginosa, bei Langzeitpatienten werden am ehesten resistente Pseudomonas aeruginosa selektiert.

! In der Zukunft ist mit einer weiteren Ausbreitung resistenter Bakterien zu rechnen. Restriktiver Einsatz von Antibiotika (Antibiotic Control) und strenge Handhabung krankenhaushygienischer Richtlinien und Empfehlungen (Infection Control) sind die entscheidenden Strategien, der globalisierten Resistenzentwicklung zu begegnen.

Mit neuen Antibiotika ist in absehbarer Zeit nur noch erheblich eingeschränkt zu rechnen. Für 2006 kann die Zulassung von Tigecyclin, einer Substanz aus einer neuen, von den Tetracyclinen abgeleiteten Antibiotikaklasse, den Glycylcyclinen, erwartet werden. Die Substanz ist seit 2005 in den USA für die Therapie schwerer Haut-Weichteil- und intraabdomineller Infektionen zugelassen. Ein wichtiger Fortschritt wird die Wirksamkeit gegen multiresistente grampositive (VRE, MRSA) und gramnegative Keime (z. B. ESBL-positive Klebsiellen oder MR-Acinetobacter-baumannii) sein.

9.5.1 Praxis der Antibiotika-Therapie

Beim Vorliegen einer Infektionskrankheit erfolgt die Entscheidung zur Therapie nach verschiedenen Gesichtspunkten:

Idealprinzip ist die möglichst gezielte antibiotische Behandlung

Voraussetzung:
- Kenntnis des Erregers,
- Wahl des wirksamsten und optimalen Antibiotikums,
- Applikation der optimalen Dosierung.

Erkrankungen, die vor einem Erregernachweis eine gezielte antibiotische Therapie möglich machen, sind nicht häufig. Zu ihnen gehören unter Umständen:

- Infektionen mit klassischem klinischen Bild:
  - Meningokokken-Meningitis bzw. -Sepsis,
  - Streptokokken-Infektionen z. B. Erysipel,
  - sexuell übertragbare Erkrankungen wie Lues, Gonorrhö,
  - Erythema chronicum migrans (Borreliose).
- Chronische oder rezidivierende Infektionen mit vorbekanntem Erreger:
  - reaktivierte Tuberkulose,
  - Pneumonie bei Mukoviszidose.

Tabelle 9.**60** Untersuchungsmaterialien bei verschiedenen Infektionen

Pneumonie	Sputum, provoziertes Sputum, Lavage-Flüssigkeit (BAL), Trachealsekret (beatmeter Patient), Blutkultur
Sepsis	Blutkultur (im Fieberanstieg), Material des evtl. Sepsis-Herdes (Punktion)
Harnwegsinfekt	suprapubisches Harnblasen-Punktat, Mittelstrahl-Urin, Katheter-Urin
Enteritis/Enterokolitis	Stuhl, evtl. Blutkultur
Empyem/Abszess	Punktat (Pleura-, Perikardial-, Peritoneal-, Synovialflüssigkeit)
Osteomyelitis	Punktat, Blutkultur
chronische Bronchitis	Sputum
Endokarditis	Blutkultur (wiederholt, Fieber-unabhängig)
Endoplastitis, Katheter-assoziierte Infektion	Fremdmaterial, Katheterspitze
infizierte Wunden	Abstrich
Tonsillitis/Stomatitis	Abstrich
Cholezystitis, -angitis	Duodenalsaft, ohne und mit Stimulierung (Galle)
Meningitis/Enzephalitis	Liquor, Blutkultur

▸ Infektionen im Rahmen von Epidemien.

In der Regel können infrage kommende Erreger aus dem klinischen Bild heraus nur vermutet werden, sodass Infektionen auf der Grundlage einer **klinischen Verdachtsdiagnose** behandelt werden. Aufgrund der speziellen Rahmenbedingungen und nach erfolgter Materialgewinnung zur Erregerdiagnostik wird eine **kalkulierte antibiotische Therapie** begonnen.

Determinanten für eine kalkulierte antibiotische Therapie

- Ort oder Organ der Infektion,
- klinische Symptomatik,
- Bedingungen der Übertragung:
  - Krankenhaus oder zu Hause (nosokomial/Community acquired),
  - nach Eingriff oder Operation,
  - im Rahmen einer Vorerkrankung,
  - im Rahmen einer Epidemie oder Ansteckung,
- aktuelle Erregersituation auf der Station/im Krankenhaus (Epidemiologie),
- Lebensbedrohlichkeit der Situation bzw. Schwere der Infektion,
- Abwehrlage des Patienten (Immunstatus, Neutropenie, immunsuppressive Therapie).

Aus den verschiedenen Determinanten kann auf das **wahrscheinliche Erregerspektrum** sowie auf die erforderliche Intensität der Behandlung geschlossen werden.

Modifikationen einer antibiotischen Therapie

Pharmakokinetische Daten des Antibiotikums und Aspekte des Patienten können die gewählte Therapie modifizieren.

Seitens des Patienten wichtig sind Alter, Leber- und Nierenfunktion, Grunderkrankungen, Ernährungszustand, Begleitmedikation und anamnestische Angaben über therapeutische Vorerfahrungen bzw. Kontraindikationen gegen einzelne Substanzen.

Seitens des Antibiotikums sind Resorption, Blutspiegel, Eiweißbindung, Gewebediffusion, Verteilung im Organismus, Metabolisierung, Eliminationsmechanismen und Nebenwirkungsspektrum zu berücksichtigen.

Wahlmöglichkeiten:

- orale oder parenterale Applikation,
- Dosierung und Dosierungsintervall,
- Mono- oder Kombinationstherapie,
- Breitspektrum- oder Schmalspektrum-Therapie,
- primäres Omnipotenzspektrum oder Stufenkonzept,
- Dauer der Therapie,
- Rezidivprophylaxe.

9.5.2 Wahrscheinliches Erregerspektrum bei speziellen Krankheitsbildern und antibiotische Therapie

Siehe Tab. 9.**61** und Tab. 9.**62**.

9.5.3 Fieber unklarer Genese

Fever of unknown Origin (FUO)

Definition des FUO nach Typen

- **Klassisch**
  - Temperaturerhöhung > 38 °C, mehrmals gemessen, > 3 Wochen bestehend,
  - trotz Abklärung durch > 2 ambulante Vorstellungen oder > 3 Tage stationärer Diagnostik keine Klärung.
- **Nosokomial**
  - Temperaturerhöhung > 38 °C ab 3. Tag der stationären Aufnahme,
  - klassische nosokomiale Risiken: postoperativer Zustand, Devices (Trachealtubus, intravasale Katheter, Harnblasenkatheter), diagnostische Prozeduren, Immobilität, Schluckstörung, Medikamente), spezifische Erkrankungen wie Thrombophlebitis, Sinusitis bei Intubation, Lungenembolien, Clostridium-difficile-Enterokolitis, Drug Fever.
- **Immundefizienz**
  - Temperaturerhöhung > 38 °C, > 3 Tage bestehend, negative Blutkulturen nach 48 h. Patienten mit zellulärer Immundefizienz zeigen häufig atypische, nichtbakterielle, opportunistische Infektionen, hoher diagnostischer Aufwand.
  - Patienten mit Neutropenie haben hohes Risiko, prompter Beginn einer kalkulierten Breitspektrum-Antibiose. Bei Non-Response auf die initiale Antibiose: 40% Pilzinfektion mit guter Empfindlichkeit gegenüber antimykotischer Standardtherapie, 5% Pilzinfektion mit Resistenz gegenüber Standardtherapie, 10% bakterielle Infektionen mit seltenem Fokus oder Resistenz, 5% opportunistische Infektionen oder seltene Erreger, 5% Virusinfektionen (überwiegend Herpesgruppe), 10% Graft-versus-Host-Disease nach Stammzelltransplantation, 25% undefinierbar (nach Corey L et al. 2002).
- **HIV-assoziiert**
  - Temperaturerhöhung > 38 °C, > 3 Wochen ambulant oder > 3 Tagen stationär bestehend,

Tabelle 9.**61** Pneumonien (siehe auch Kap. 6.5)

Infektion	häufigste Erreger	Mittel der Wahl	Alternative bzw. Ergänzungen
ambulant erworbene Pneumonie leicht – mittelschwer < 65 Jahre keine Begleiterkrankungen ambulant behandelbar	Pneumokokken Hämophilus influenza Mykoplasmen Chlamydia pneumoniae	• Cephalosporin 2 + Makrolid oder • Aminopenicillin + BLI + Makrolid oder Fluorchinolon 3/4	
ambulant erworbene Pneumonie leicht – mittelschwer > 65 Jahre keine Begleiterkrankungen	Pneumokokken Hämophilus influenza Staph. aureus Enterobacteriaceae	• Cephalosporin Gruppe 2 • Cephalosporin Gruppe 3a • Aminopenicillin/BLI • Fluorchinolon 3/4 • Carbapenem Gruppe 2	Sonderformen und Komplikationen s. u.
ambulant erworbene Pneumonie mittelschwer – schwer > 65 Jahre mit Begleitkrankheiten, aus Alters- oder Pflegeheim, mit Sepsis unabhängig vom Alter ohne Pseudomonas-Mitbeteiligung	Pneumokokken Haemophilus influenzae Staph. aureus Enterobacteriaceae Legionellen Anaerobier	• Acylaminopenicillin/BLI + Makrolid • Cephalosporine 3a + Makrolid, • Carbapenem Gruppe 2 + Makrolid • Fluorchinolon 3/4	• Sonderformen: Aspiration, Retention • Komplikationen: Empyem, Abszess, Metastasierung • erweiterte Therapieoptionen (chirurgisch, bronchoskopisch)
ambulant erworbene Pneumonie schwer, Sepsis unabhängig vom Alter, Pseudomonas-Risiko	Pneumokokken Haemophilus influenzae Staph. aureus Enterobacteriaceae Legionellen Anaerobier Pseudomonas aer.	• Acylaminopenicillin/BLI + Makrolid • Cephalosporine 3b oder 4 + Makrolid + Clindamycin • Carbapenem Gruppe 1 + Makrolid • Fluorchinolon 2/3 + Clindamycin	s. o.

Tabelle 9.**61** Fortsetzung

Infektion	häufigste Erreger	Mittel der Wahl	Alternative bzw. Ergänzungen
nosokomiale Pneumonie Risikostratifizierung nach PEG-Punkte-score: Alter > 65 Jahre 1 P strukturelle Lungenerkrankung 2 P antibiotische Vorbehandlung 2 P late onset (ab 5. stationärem Tag) 3 P schwere resp. Insuffizienz 3 P extrapulmonales Organversagen 4 P	Pneumokokken Staph. aureus (Oxacillin-sensibel) Hämophilus influenzae Enterobacteriaceae (E. coli, Klebsiella spp., Enterobacter spp., Serratia spp., Proteus spp.), MRSA, Pseudomonas aer., Acinetobacter spp., Stenotrophomonas spp.	Risikoscore PEG 2004: • **bis 2 Punkte:** Aminopenicillin/BLI Cephalosporin 2 Cephalosporin 3 Fluorchinolon 3/4 Carbapenem 2 • **3 – 5 Punkte:** Acylaminopenicillin/BLI Cephalosporin 3b oder 4 Carbapenem 1 Fluorchinolon 2 oder 3 • **ab 6 Punkte:** Acylaminopenicillin/BLI Cephalosporin 3b oder 4 Carbapenem 1 jeweils in Kombination mit Fluorchinolon 2 oder 3 oder Aminoglykosid	• bei MRSA Vancomycin oder Teicoplanin oder Linezolid oder Streptogramin • bei Lungenabszess in jedem Fall Schließen einer Anaerobier-Lücke: Clindamycin bei Therapien mit Cephalosporin 3a oder bei Fluorchinolonen 2/3
nosokomiale Pneumonie mit Beatmung, „early onset“ (< 48 h)	Pneumokokken Hämophilus influenza Moraxella catarrhalis Staph. aureus (MSSA) Enterobacteriaceae	• Aminopenicillin/BLI • Cephalosporin 2 Bei schwerer Pneumonie: • Cephalosporin 3 oder • Fluorchinolon 3 oder 4 • Carbapenem 2	
nosokomiale Pneumonie mit Beatmung, „late onset“ (> 48 h)	Enterobacteriaceae Pseudomonas aer. Staph. aureus (MRSA) multiresistente Erreger	• Acylaminopenicillin/BLI oder • Cephalosporin 3b oder • Carbapenem 1 jeweils in Kombination mit Fluorchinolon 2/3 oder mit Aminoglykosid	Bei MRSA Glykopeptide oder Linezolid oder Streptogramin

Tabelle 9.**61** Fortsetzung

Infektion	häufigste Erreger	Mittel der Wahl	Alternative bzw. Ergänzungen
Sonderform: **Interstitielle Pneumonie**	üblich: Mykoplasmen, Legionellen, Chlamydia pneumoniae, Q-Fieber, bei Immunsuppression Pneumocystis jerovecii (PCP), an Viren denken: Herpes-Viren (CMV, HSV, VZV), Influenza	• Gancyclovir oder Valganciclovir bei CMV • Aciclovir oder Famciclovir oder Valaciclovir bei Varizellen, Herpes simplex, • Neuraminidaseinhibitoren (Oseltamivir [Tamiflu]) bei Influenza • bei PCP Co-trimoxazol	siehe Kap. 9.2
Pilzpneumonie bei Neutropenie, Immunsuppression, HIV	Candida spp.	Fluconazol	Alternative: neuere Antimykotika wie Voriconazol, Caspofungin
nosokomiales Risiko z. B. bei Krankenhausumbauten	Aspergillen	Voriconazol, liposomales Amphotericin B, Caspofungin, intravenöses Itraconazol	

Tabelle 9.**62** Gallenwege, Urogenitaltrakt, Sepsis, Endokarditis, Meningitis, Haut, Weichteile

Infektion	häufigste Erreger	Mittel der Wahl	Alternative
Gallenwegsinfektionen	**E. coli,** **Enterokokken,** Bacteroides nach Eingriffen weitere Enterobacteriaceae, Pseudomonas aer.	Aminopenicillin/BLI, Acylaminopenicillin/BLI, oder Cephalosporin 3 oder 4 mit Metronidazol, Carbapenem 1 oder 2, Fluorchinolon 2 oder 3	bei Pseudomonas-Verdacht Kombination mit Aminoglykosid chirurgische Sanierung!
Harnwegsinfekt, akute unkomplizierte Pyelonephritis	**E. coli,** Proteus, Klebsiellen, Enterokokken, Staphylokokken	Cephalosporin 2 oder 3a, Fluorchinolon 2 oder 3, Aminopenicillin/BLI	Trimethoprim/Sulfamethoxazol nur bei gesicherter Empfindlichkeit und normaler Nierenfunktion
komplizierter Harnwegsinfekt, nach Eingriffen, nosokomial, Katheter-assoziiert	**E. coli,** **Klebsiella spp., Proteus spp.,** Enterobacter spp., Pseudomonas aer., Enterokokken, Staphylokokken, resistente Erreger	Cephalosporin 3a, Fluorchinolon 2, 3, Aminopenicillin/BLI, Carbapenem 2	bei Versagen oder Vortherapie mit Antibiotika oder nosokomialen Risiken für resistente Erreger: Cephalosporine 3b oder 4, Acylaminopenicillin/BLI oder Carbapenem 1
Sepsis	**Staph. aureus,** **E. coli,** Staph. epidermidis, Klebsiellen, Enterokokken, Pseudomonas aer. Pneumokokken, Candida	Acylaminopeniocillin/BLI ± Fluorchinolon 2/3 oder Aminoglykosid Cephalosporin 4 ± Fluorchinolon 2/3 oder Aminoglykosid Carbapenem 1 ± Fluorchinolon 2/3 oder Aminoglykosid	verschiedene Kombinationen je nach Risikoprofil und potentiellem Erreger* z. B. bei V. a. Pseudomonas aer. Cephalosporin 3b/4 + Amikacin oder Meropenem ± Amikacin bei V. a. MRSA oder hoher Rate von MRSA auf der Station (> 20 %) Kombination mit Glykopeptid oder Alternative
akute Endokarditis (Nativklappe)	**Streptokokken,** **Staphylokokken,** Enterokokken, Enterobakterien, HACEK-Gruppe	Glykopeptid + Cephalosporin 3a (4 – 6 Wochen) + Aminoglykosid (2 Wochen)	bei subakuter Endokarditis (Erreger: Viridans-Streptokokken oder S. bovis) Benzylpenicillin 20 Mio E/d (2 – 4 Wochen) + Aminoglykosid (2 Wochen) oder Cephalosporin 3a + Aminoglykosid

Tabelle 9.**62** Fortsetzung

Infektion	häufigste Erreger	Mittel der Wahl	Alternative
akute Endokarditis (Kunstklappe)	Früh-Endokarditis (postoperativ): Koagulase-negative Staphylokokken, Staph. aureus (MRSA) Spät-Endokarditis: Erreger ähnlich Nativklappen-Endokarditis	Glykopeptid (> 6 Wochen) + Aminoglykosid (2 Wochen) + Rifampicin (> 6 Wochen)	Bei Enterokokken: Aminopenicillin 12 – 15 g/d (4 – 6 Wochen) + Aminoglykosid (4 – 6 Wochen) Bei Penicillin-Unverträglichkeit: Glykopeptid + Aminoglykosid Bei Staph. aureus oder Staph. epidermidis nach Resistogramm (MRSA?, MRSE?)
Meningitis	**Haemophilus infl., Pneumokokken, Meningokokken,** Listerien, gramnegative Stäbchen	positive Mikroskopie: Penicillin G ansonsten: Cephalosporin 3a + Aminopenicillin (Listerienlücke) Dauer mindestens 10 d, bei Meningokokken 7 d adjuvante Dexamethasontherapie: 10 mg alle 6 h für 4 d	posttraumatisch, postoperativ, nosokomial zusätzlich Staphylokokken wirksame Komponente z. B. Staphylokokkenpenicillin, Rifampicin oder Glykopeptid, bei Hirnabszess Anaerobier-wirksame Therapie z. B. zusätzlich Metronidazol oder Fosfomycin
Enteritis, Enterokolitis (Dysenterie), schwere Reisediarrhö	**Salmonellen,** E. coli (invasive), Campylobacter jejuni, Yersinien, Shigellen	Fluorchinolon 2 oder 3	siehe Kap. 9.3.4
oberflächliche (leichte) Weichteilinfektionen: Erysipel, Impetigo contagiosa, Abszess, Furunkel, infizierte Dermatosen (Ulcus cruris)	**A-Streptokokken, Staphylokokken**	Erysipel: Penicillin oder Cephalosporin 1 oder 2 bei Rezidiv + Clindamycin ansonsten: Aminopenicillin/BLI, Cephalosporin 1 oder 2, Clindamycin	bei ulzerierenden Dermatosen Differenzierung von Infektion und Kolonisation oft schwierig, häufig MRSA-Besiedlung

Tabelle 9.**62** Fortsetzung

Infektion	häufigste Erreger	Mittel der Wahl	Alternative
diabetisches Fußsyndrom	**häufig Mischinfektionen durch Staphylokokken, Streptokokken, Enterobacteriaceae, Pseudomonaden und Anaerobier**	Aminopenicillin/BLI oder Fluorchinolon 2/3 jeweils + Clindamycin oder Fluorchinolon 4 bei schweren Verläufen: chirurgische Therapie plus Acylaminopenicillin/BLI, Carbapenem 1 oder 2 Cephalosporin 3a oder 4 oder Fluorchinolon 2/3 jeweils in Kombination mit Clindamycin oder Fosfomycin	häufig MRSA-Besiedlung strenge Kriterien für die Differenzierung Infektion versus Kontamination bzw. Kolonisation MRSA-Therapie: Glykopeptid in Kombination mit Rifampicin oder Fosfomycin. Alternative: Linezolid
Weichteilinfektionen mit dringlicher chirurgischer Versorgung: Abszess, Panaritium, Phlegmone, eitrige Bursitis	**A-Streptokokken, Staphylokokken (St. aureus)**	**zusätzlich zur chirurgischen Therapie:** Aminopenicillin/BLI Cephalosporin 1 oder 2 Isoxazolylpenicillin (Staphylokokkenpenicillin) oder Clindamycin Fluorchinolon 3 oder 4	
posttraumatische, postoperative Wundinfektionen	**Staphylokokken, gramneg. Bakterien Bacteroides-Gruppe A-Streptokokken**	Cephalosporin 1, 2 ± Clindamycin oder bei Resistenz-Verdacht Glykopeptid	
Bissverletzungen	**Tiere: Pasteurella multocida, Capnocytophaga, Streptokokken, Anaerobier, Staphylokokken**	Aminopenicillin/BLI Cephalosporine 1 oder 2 Acylaminopenicillin/BLI oder Carbapenem 1 + Clindamycin oder Fosfomycin bei schwerer Verletzung	
	Menschen: aerobe und anaerobe Mundflora	Cephalosporin 2 oder 3a, Aminopenicillin/BLI, Carbapenem 1	

Tabelle 9.**62** Fortsetzung

Infektion	häufigste Erreger	Mittel der Wahl	Alternative
schwere, lebensbedrohliche Weichteilinfektionen: Myositis, Fasziitis, Gasbrand, nekrotisierende Fasziitis, Streptokokken-Toxic-Shock-Syndrom	**Aerobe und anaerobe Mischinfektion (Typ 1) oder A-Streptokokken** ± **Staphylokokken (Typ 2)**	Acylaminopenicillin/BLI + Clindamycin Carbapenem 1 + Clindamycin	radikales chirurgisches Debridement essenziell
Fieber und myeloische Insuffizienz (Neutropenie < 500/µl) ohne Hinweis auf Infektionsfokus (Fieber unklarer Ätiologie)*	häufige Erreger in Blutkulturen: • gramnegativ (ca. 33 %): E. coli, Klebsiella spp., Pseudomonas aeruginosa • grampositiv (67 %): koagulase neg. Staphylokokken (KNS), Staph. aureus, Streptokokken, Enterokokken	• hohes Risiko: initial Ceftazidim oder Cefepim oder Piperacillin/Tazobactam oder Carbapenem 1 ggf. jeweils in Kombination mit Aminoglykosid • bei Non-Response (72 – 96 h): zusätzlich Carbapenem + Fluconazol oder sonstiges Antimykotikum bei initial Carbapenem: zusätzlich Fluorchinolon + Glykopeptid + Antimykotikum • bei Non-Response (72 – 96 h): falls Fluconazol-Resistenz alternatives Antimykotikum Dauer: mind. 7 d, bei anhaltender Neutropenie bis 7 d fieberfrei, ansonsten bis 2 d fieberfrei	initiale Therapie wird durch Risikostratifizierung des Patienten geleitet: • niedriges Risiko: Neutropenie < 5 d, keine weiteren Risikofaktoren • intermediäres Risiko: Neutropenie 6 – 9 d • hohes Risiko: Neutropenie > 9 Tage klinischer **Risikoscore** (Punktzahl): • keine Symptome (5) • keine Hypotension (5) • keine COPD (4) • solider Tumor oder keine vorausgegangene Pilzinfektion (4) • keine Dehydratation (3) • moderate Symptome (3) • Alter < 60 (2) 21 oder mehr Punkte = niedriges Risiko

* nach Empfehlungen der Deutschen Gesellschaft für Hämatologie und Onkologie 2003

Tabelle 9.**63** Die vier ätiologischen Kategorien des Fiebers unklarer Ätiologie (Fever of unknown Origin, FUO) nach Regionen (in %)

Region	Infektionen	Neoplasien	Kollagenosen	Verschiedenes	unbekannt
USA	33	25	13	20	8
Europa	27	13	17	21	23
Indien	50	22	9	15	5
gesamt	34	20	13	20	13

nach Mandell, Douglas, Bennett's, Principles and Practice of Infectious Diseases, 6. Ausgabe, 2005

- in frühem Stadium eher primär HIV assoziiert, in späteren Stadien großes Spektrum opportunistischer Infektionen, Neoplasien oder Medikamenten-assoziiert.

Ursachen für Fieber länger als 1 Jahr

(347 Patienten, Studie der National Institutes of Health, USA, 1961 – 1977)

- kein Fieber 27 %,
- FUO 19 %,
- verschiedene Diagnosen 13 %,
- Simulation 9 %,
- granulomatöse Hepatitis 8 %,
- Tumore 7 %,
- Still-Erkrankung 6 %,
- Infektionen 6 %,
- Kollagenosen 4 %,
- familiäres Mittelmeer-Fieber 3 %.

9.5.4 Omnispektrum-Therapie

Eine Omnispektrum-Therapie soll die Ansprüche einer breiten und effizienten Behandlung aller infrage kommender Erreger einer **potenziell lebensbedrohlichen Infektion** erfüllen. Mit den vorhandenen Antibiotika sind verschiedene Kombinationen denkbar, die diesem Anspruch nahe kommen.

Geeignete Kombinationen einer Omnispektrum-Therapie:

- Acylaminopenizillin/BLI (Piperacillin/Tazobactam) ± Aminoglykosid oder ± Fluorchinolon,
- Cephalosporin 3 ± Aminoglykosid oder ± Fluorchinolon,
- Imipenem oder Meropenem ± Aminoglykosid,
- Ciprofloxacin ± Aminoglykosid.

Als Alternative zu den Omnispektrum-Kombinationen in der Initialtherapie sind weitere Kombinationen denkbar, die je nach vermutetem Erregerspektrum der Infektion und Wirkungslücke des primär eingesetzten Breitspektrum-Antibiotikums eingesetzt werden können z. B. Kombinationen mit Metronidazol (Anaerobier), Flucloxacillin (Staphylokokken), Vancomycin (methicillinresistente Staphylokokken, MRSA), Rifampicin oder Clindamycin (Fremdkörperinfektionen), Erythromycin (Legionellen), Ampicillin (Enterokokken, Listerien).

Lebensbedrohliche Infektionen mit unbekanntem Erreger werden üblicherweise initial mit einer Omnispektrum-Antibiose im Rahmen einer kalkulierten **Interventionstherapie** behandelt. Zur Potenzierung der antibakteriellen Wirkung von β-Laktam-Antibiotika ist die Kombination mit einem zweiten Antibiotikum z. B. einem Fluorchinolon oder einem Aminoglykosid in Form einer täglichen hoch dosierten Einmalgabe geeignet. Nach 3 – 5 Tagen kann auf eine Monotherapie durch Weglassen des Aminoglykosids umgestellt werden. Aufgrund einer geringeren Toxizität und der fehlenden Notwendigkeit des Drug Monitoring ist in den letzten Jahren ein zunehmender Trend zu Kombinationen mit Fluorchinolonen statt mit Aminoglykosiden zu verzeichnen. (Empfehlungen zur kalkulierten parenteralen Initialtherapie bakterieller Erkrankungen bei Erwachsenen, Expertenkommission der Paul-Ehrlich-Gesellschaft für Chemotherapie e. V., April 2004).

Indikationen für eine Interventionstherapie

- Fieber unklarer Genese bei Neutropenie, bei HIV oder sonstiger Immunschwäche,
- nosokomiale Infektionen,
- schwere Infektionen bei Risikopatienten,
- Sepsis.

Prinzipien einer Interventionstherapie (Stufenkonzept)

1. Verdachtsdiagnose und Eingrenzung des Erregerspektrums.
2. Materialgewinnung zur Erregerdiagnostik.
3. Unverzüglicher Beginn einer Omnispektrum-Therapie (**1. Stufe**).
4. Verlaufsbeurteilung Responder/Non-Responder nach 2 – 4 Tagen:

Tabelle 9.**64** Typen des Fiebers unklarer Genese mit den wichtigsten diagnostischen Merkmalen

Typen des FUO	klassisch	nosokomial	bei Immundefizienz	HIV-assoziiert
Definition	> 38 °C, > 3 Wochen, > 2 ambulante Vorstellungen oder > 3 Tage stationäre Abklärung	> 38 °C, ab 3. Tag, nicht ambulant erworben	> 38 °C, > 3 Tage, negative Kulturen nach 48 h	> 38 °C, > 3 Wochen ambulant, > 3 Tage stationär, gesicherte HIV-Infektion
Hauptursachen	Neoplasie, Infektionen, inflammatorische Bedingungen, ohne Diagnose, habituelle Hyperthermie	nosokomiale Infektionen, postoperative Komplikationen, Drug Fever	überwiegend Infektionen, Diagnose aber nur in 40 – 60 % gesichert	primäre HIV-Infektion, typische und atypische Mykobakteriosen, CMV, Lymphome, Toxoplasmose, Kryptokokkose
wichtige Untersuchungsorte	Augenfundus, Oropharynx, Temporalarterien, Abdomen, Lymphknoten, Milz, Knochen, Haut, Nägel, Genitalien, Rektum, Prostata, tiefes Venensystem	Wunden, Drainagen, Zugänge (devices), Sinus, Urin	Haut, intravasale Katheter, Lunge, Perianalregion	Mund, Sinus, Haut, Lymphknoten, Augen, Lunge, Perianalregion
zeitlicher Verlauf der Erkrankung	Monate	Wochen	Tage	Wochen – Monate
Dringlichkeit der Diagnostik	Wochen	Tage	Stunden	Tage – Wochen
Management	Beobachtung, ambulante Temperaturaufzeichnungen, div. Untersuchungen, keine empirische Therapie	je nach Situation: Device-Wechsel, Nachoperation, empirische Therapie	empirische antimikrobielle Therapie	spezielle antivirale und antibiotische Therapien, Überprüfung der Therapieregimes

nach Mandell, Douglas, Bennett's, Principles and Practice of Infectious Diseases, 6. Ausgabe, 2005

- **Responder:** Fortsetzung der Therapie für 2 – 4 (– ?) Tage,
- **Non-Responder:** Therapiemodifikation nach vermuteter Wirkungslücke (Multiresistenz, Staphylokokken, Anaerobier, Pilze, Viren, Protozoen) **(2. Stufe)**.

5. Therapiemodifikation bei positivem Erregernachweis:

- erneute Verlaufsbeurteilung Responder/Non-Responder nach 2 – 4 Tagen,
- ggf. erneute Therapiemodifikation **(3. Stufe)**,
- Validierung der Verdachtsdiagnose (klinischer Verlauf, Erregersuche).

Vorgehen bei nicht lebensbedrohlichen Erkrankungen

Die Prinzipien der Interventionstherapie können auch auf primär nicht lebensbedrohliche Erkrankungen im Sinne des **Stufenkonzeptes** angewandt werden.

Entscheidend ist nach Beginn einer ersten Stufe der antibiotischen Therapie die **Beurteilung des klinischen Ansprechens** in einem definierten zeitlichen Abstand. In der Regel soll der Patient nach 2 – 4 Tagen entfiebern.

Die **erste Stufe** einer antibiotischen Therapie kann je nach Kalkulation als Mono- oder Kombinationstherapie begonnen werden.

Bei Nicht-Ansprechen sollten weitere Substanzen ergänzt werden.

Im Sinne einer **Sequenzialtherapie** kann eine initiale parenterale Therapie bei Ansprechen nach 1 – 3 Tagen auf eine enterale Folgetherapie umgestellt werden.

Nicht indiziert ist eine Sequenzialtherapie bei Meningitis, Endokarditis, schweren nosokomialen Infektionen, Infektionen bei neutropenischen oder immunsupprimierten Patienten und bei vermuteten oder nachgewiesenen multiresistenten Keimen.

Antibiotika-Kombinationen sind außer bei lebensbedrohenden Infektionen bei Endokarditis, Mischinfektionen (Aspiration) und Fremdkörper-assoziierten Infektionen indiziert.

9.5.5 Prophylaxen

Man unterscheidet eine Infektionsprophylaxe (Tab. 9.**65**) nach möglicher oder sicherer Ansteckung, eine Rezidivprophylaxe (Tab. 9.**66**) bei Infektionen mit Rezidivneigung sowie eine Komplikationsprophylaxe (Tab. 9.**67**) zur Verhinderung von Infektionen.

Grundsätzlich werden Penicilline beim Vorliegen einer Penicillin-Allergie durch Makrolide, Clindamycin oder Cephalosporine ersetzt.

- Die Antibiotika-Prophylaxe erfolgt bei Anästhesieeinleitung ca. 1/2 – 1 h präoperativ als Kurzinfusion.
- Bei Routineeingriffen ist eine Einmalgabe ausreichend.
- Bei Hochrisikopatienten und bei komplizierten Eingriffen zusätzliche 2 – 3-malige postoperative Gabe bis maximal 24 h.
- Postoperative Prophylaxe länger als 24 h nicht sinnvoll, eher Resistenzen fördernd durch erhöhten Selektionsdruck.

Tabelle 9.**65** Infektionsprophylaxe nach einer möglichen oder sicheren Ansteckung

Infektion	Personenkreis	Medikation
Keuchhusten	ungeimpfte Kleinkinder, Säuglinge, Risikokinder und Erwachsene, insbesondere mit Herzfehler, Mukoviszidose oder ähnlichem Risiko	Clarithromycin 12 mg/kg KG mindestens 14 d
Tuberkulose	nach Exposition eines Kindes oder eines Erwachsenen, ohne Symptome, Tuberkulin-Negativität	Kinder: INH 10 mg/kg KG, max. 300 mg, Erwachsene: 300 mg, 3 Monate, wenn Tuberkulintest negativ bleibt
	Kinder und Erwachsene nach Tuberkulin-Konversion, auch unter bereits laufender Prophylaxe	INH 10 mg/kg KG, max. 300 mg, Erw. 300 mg, 6 Monate
	bei pathologischem Röntgen-Befund	klassische Kombinationstherapie
	bei positiver Tuberkulin-Reaktivität und potenzieller Reaktivierung (Immunsuppression, Steroid-Therapie, Chemotherapie)	präventive Therapie mit 300 mg INH (Mono)
Lues	postnatal bei manifester oder noch nicht ausreichend behandelter Lues der Mutter, oder wenn Mutter wegen Penicillin-Allergie mit Makrolid behandelt wurde. Behandlung wie Lues connata, sofortiger Beginn nach der Geburt	Penicillin G 150.000 – 200.000 E/kg KG auf 2 ED (1. Lebenswoche) oder 3 ED pro Tag verteilt für 14 d, + Prednison 2 mg/kg KG 1. Tag (wg. Herxheimer-Reaktion)
Scharlach	exponierte Geschwister oder Spielgefährten	Penicillin V p.o. 3 × tgl. 300.000 E 10 Tage, > 6 Jahre 3 × 500.000 E
Meningokokken-Meningitis	exponierte Familienangehörige und Kindergarten-Kinder, „face-to-face-Kontakt“	Rifampicin für 2 d Ki.:10 mg/kg KG 2 × tgl. Erw.: 0,6 g p.o. Alternative bei Erw.: Ciprofloxacin 750 mg 1 × oral
Hämophilus-influenzae-Meningitis	nicht geimpfte exponierte Kinder	Rifampicin für 4 d 10 mg/kg KG 2 × tgl.

nach Stille, Brodt et al. 11. Aufl. 2005

Tabelle 9.**66** Rezidizprophylaxe nach Erkrankungen mit Rezidivneigung

Infektion	Medikation*
rheumatisches Fieber (die Poststreptokokken-Glomerulonephritis erfordert wegen geringer Rezidivneigung keine Prophylaxe)	Benzathin-Penicillin G 1 × monatl. i.m. 1,2 Mio E (Kinder 0,8) oder Penicillin V p.o. 2 × 200.000 E für 5 Jahre, bei Vitium lebenslang, bei Kindern bis 25. Lebensjahr, alternativ Sulfalen oder Oralcephalosporin oder Therapie jedes A-Streptokokken-Infektes
Endokarditis	siehe Kap. 3.4.1
rezidivierende Harnwegsinfektionen der Frau (Reaszensionsprophylaxe)	Co-trimoxazol (lang dauernde Einnahme) 0,24 – 0,48 g/d oder Oralcephalosporin z. B. Cefaclor 250 mg oder 200 mg Trimethoprim pro Tag, Alternative: on-demand-Therapie z. B. 250 mg Ciprofloxacin
rezidivierendes Erysipel	Benzathin-Penizillin G 1 × monatl. i.m. 1,2 Mio E (Kinder 0,8) oder Penizillin V p.o. 2 × 250.000 E oder Oralcephalosporin, Dauer mehrere Monate
Tuberkulose (Gefahr der Reaktivierung bei Immunsuppression z.B. AIDS, immunsuppressive Therapie)	INH 300 mg/d für die Dauer der Gefährdung
opportunistische Infektionen bei AIDS oder anderen Zuständen mit Immunsuppression	siehe Kap. 9.2.6
Neutropenie < 500 Granulozyten/µl oder < 1000 Leukozyten/µl (nach Empfehlungen der DGHO 2004)	bis zur Normalisierung der Leukozyten- bzw. Granulozytenzahlen unter Gabe hämatopoetischer Wachstumsfaktoren (G-CSF oder GM-CSF) oder bis Beginn einer therapeutischen Antibiose/Antimykose: Fluorchinolon 1000 – 1500 mg Ciprofloxacin oder 500 mg Levofloxacin pro Tag oder Co-trimoxazol 3 × 160/800 mg p.o. + Colistin 3 2 Mio E jeweils + antimykotische Prophylaxe: Amphotericin-B-Susp. 4 × tägl. oder Fluconazol 2 × 200 mg tägl.

nach Stille, Brodt et al. 11. Aufl. 2005

* Grundsätzlich werden Penicilline beim Vorliegen einer Penicillin-Allergie durch Makrolide, Clindamycin oder Cephalosporine ersetzt.

Tabelle 9.**67** Komplikationsprophylaxe zur Verhinderung von Infektionen

Indikationen	Antibiotika
kontaminierte Wunden nach Verletzungen Prophylaxe von Tetanus, Gasbrand, Streptokokken-, Staphylokokken-Infektionen, Anaerobier der Bacteroides-Gruppe	• Penicillin G oder Penicillin V, bei stark verschmutzten Wunden hoch dosiert 10 – 20 Mio E/d Alternative: Clindamycin, Metronidazol, Imipenem **In der Regel handelt es sich um eine Frühtherapie** • bei offenen Frakturen oder Gelenken: Carbapenem ± Aminoglykosid • bei Schuss-, Stichverletzungen des Brust- und Bauchraumes: „Omnispektrumstrategie“ • Tierbisse je nach Schwere: Penicillin G oder V, Carbapenem, Aminopenicillin/BLI
• Kolon-, Ösophagus-, Magen-, Rektum- Mundhöhlen-Chirurgie • Gallenblasen-Op. (endoskopisch)	• Aminopenicillin/BLI (Amoxicillin/Clavulansäure, Ampicillin/Sulbactam) • Acylaminopenicillin (Mezlocillin, Piperacillin), Cephalosporin II (Cefuroxim) **In der Regel Einmalgabe**
perioperative Prophylaxe bei Operationen mit erhöhter Infektionsgefahr • Implantation von Metallen oder Kunststoffen, traumatologische Operationen, Herzoperationen, Thorax-Operationen, Transplantationen	• Cephalosporin 1 (Cefazolin) oder 2 (Cefuroxim) oder Aminopenicillin/BLI (Amoxicillin/Clavulansäure, Ampicillin/Sulbactam) **In der Regel Einmalgabe**
• neurochirurgische Op.	• Cephalosporin 3a (Ceftriaxon), Cephalosporin 2 (Cefuroxim)
Aspiration von Erbrochenem, Ertrinken	• Acylaminopenicillin/BLI (Piperacillin/Tazobactam), Aminopenicillin/BLI (Amoxicillin/Clavulansäure, Ampicillin/Sulbactam) • Carbapenem, Cephalosporin 3a (Ceftriaxon oder Cefotaxim) + Clindamycin oder Metronidazol **In der Regel handelt es sich um eine Frühtherapie**

nach Stille, Brodt et al. 11. Aufl. 2005

10 Intensivmedizin

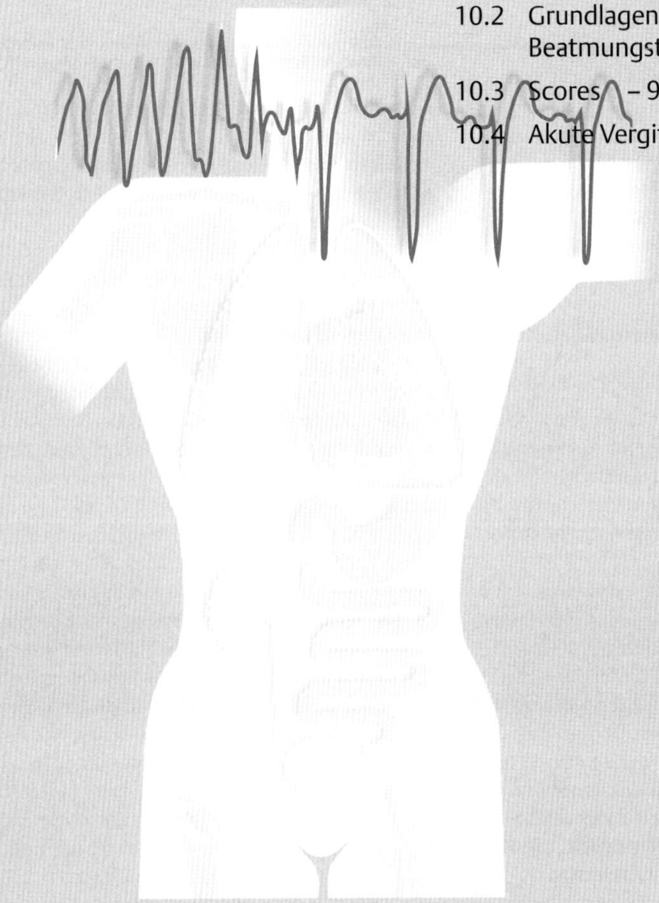

10 Intensivmedizin

10.1 Monitoring des Intensivpatienten

S. Reith, K. Werdan
(Frühere Bearbeitung: T. Welte, H. Klein)

Adäquates intensivmedizinisches Monitoring dient dazu

- eine **kontinuierliche Patientenüberwachung** zu gewährleisten,
- frühzeitig **korrekturbedürftige Normabweichungen von Patientenvariablen** zu erkennen und somit einen entscheidenden Einfluss auf die Morbidität und Mortalität dieses Patientengutes zu nehmen,
- die **Wirksamkeit von Therapiemaßnahmen** zu überprüfen.

Ein Monitorverfahren sollte nur dann Anwendung finden, wenn mit einer hinreichend hohen Wahrscheinlichkeit eine unmittelbare klinisch relevante Abweichung eines Parameters von der Norm oder eine entsprechende therapeutische Konsequenz daraus resultiert.

Bei den verschiedenen Monitorverfahren muss zwischen so genannten obligaten und optionalen Monitoringverfahren unterschieden werden.

Zum Basismonitoring gehören die in der Regel risikoarmen Verfahren mit deren Hilfe routinemäßig jeder Patient, unabhängig von der Erkrankung und deren Schweregrad im Rahmen der intenisivmedizinischen Behandlung überwacht werden sollte. Dazu zählen die **Atemfrequenz**, die **Herzfrequenz**, der **Herzrhythmus**, der **arterielle Blutdruck**, die **Körpertemperatur** und die **Urinausscheidung**.

Der **Blutdruck** wird primär nichtinvasiv und diskontinuierlich nach RIVA-ROCCI erfasst. Der für hämodynamische Berechnungen und für die Durchblutung der Organe entscheidende arterielle Mitteldruck wird nach der Näherungsformel MAP = DAP + 1/3 × (SAP - DAP) berechnet (MAP = mittlerer arterieller Blutdruck, DAP = diastolischer arterieller Blutdruck, SAP = systolischer arterieller Blutdruck).

Die **Pulsoxymetrie** mit Erfassung der SaO_2 ist ein optionales Monitorverfahren, dessen Indikation großzügig gestellt werden sollte. Die Erfassung der Pulskurve kann die mechanische Herzaktion auszählen und somit Pulsdefizite (z. B. Schrittmacherstimulation mit EKG-Signal ohne mechanische Herzaktion oder eine elektromechanische Entkopplung) sicher erkennen.

Erweitertes hämodynamisches Monitoring

Neben diesem standardmäßigen Basismonitoring ist in Abhängigkeit von der Anamnese und vom Krankheitsschweregrad des Intensivpatienten gegebenenfalls ein erweitertes invasives hämodynamisches Monitoring erforderlich.

Invasives Monitoring bezeichnet die Methoden, bei denen die Anlage eines vasalen Katheters (zentralvenös, pulmonalarteriell, arteriell) zur Druckmessung erforderlich ist.

Die Hauptaufgabe des hämodynamischen Monitorings besteht in der Erfassung der kardiovaskulären Funktion und eines adäquaten Sauerstofftransportes zu den Organen. Das hämodynamische Monitoring erlaubt die Bestimmung physiologischer Parameter, wobei für eine regelrechte Interpretation sowohl die Kenntnis der normalen kardiovaskulären Pathophysiologie, als auch ihrer Veränderungen beim kritisch Kranken unabdingbar ist.

Das **Herzzeitvolumen** wird primär durch die drei Determinanten Vorlast, Nachlast und Kontraktilität bestimmt. Die bettseitige Erfassung der Herzleistung und der Vorlast zählt zu den maßgeblichen Aufgaben des intensivmedizinischen Monitorings, da daraus unmittelbare therapeutische Konsequenzen resultieren können. Der pulmonalarterielle Okklusionsdruck (PAOP) korreliert mit dem linksatrialen Druck (LAP) und somit mit dem linksventrikulären enddiastolischen Druck (LVEDP) und gilt daher als allgemein akzeptierter Parameter der linksventrikulären Füllung zur Einschätzung der Vorlast. Bei der Betrachtung des PAOP ist aber stets zu berücksichtigen, dass unter bestimmten klinischen Bedingungen, wie Beatmung mit hohem PEEP oder bei zugrunde liegendem Mitralvitium die gemessenen PAOP-Werte verfälscht sein können. Aus den im Rahmen des erweiterten hämodynamischen Monitorings erhaltenen Parametern lassen sich dann weitere hämodynamische Messgrößen ableiten (Tab. 10.**1**).

Tabelle 10.1 Ableitbare Messgrößen des erweiterten hämodynamischen Monitorings

Parameter	Einheit	Normalwert	Berechnung
mittlerer arterieller Blutdruck (MAP)	mmHg	70–105	DAD + (SAD – DAD) × 1/3
PAM	mmHg	10–20	MPAD + (SPAD – DPAD) × 1/3
Schlagvolumen (SV)	ml/Schlag	60–100	CO/HF × 100
Schlagvolumenindex	ml/Schlag/m²	35–60	SV/BSA
Herzindex	l/min/m²	2,8–4,2	CO/BSA
linksventrikulärer Schlagarbeitsindex (LVWSI)	g × m/m²	44–64	SI × (MAD – PAOP) × 13,6
rechtsventr. Schlagarbeitsindex (RVWSI)	g × m/m²	7–12	SI × (MPAD – ZVD) × 13,6
systemischer Gefäßwiderstand	dynes × sec × cm⁻⁵	800–1200	(MAD – ZVD)/CO × 80
systemischer Gefäßwiderstandsindex	dynes × sec × cm⁻⁵/m²	1600–2400	SVR/BSA
pulmonaler Gefäßwiderstand	dynes × sec × cm⁻⁵	100–250	(MPAD – PAOP)/CO × 80
pulmonaler Gefäßwiderstandsindex	dynes × sec × cm⁻⁵/m²	250–430	PVR/BSA

(DAD = diastolischer arterieller Druck; SAD = systolischer arterieller Druck, DPAD = diastolischer pulmonalarterieller Druck; CO = Herzzeitvolumen; BSA = Body Surface Area; PAM = pulmonalarterieller Mitteldruck; PAOP = pulmonalarterieller Okklusionsdruck; ZVD = zentralvenöser Druck)

Herzfrequenz und Blutdruck

Herzfrequenz und -rhythmus sollten kontinuierlich über den EKG-Monitor überwacht werden. Dies erfolgt in der Regel über eine standardisierte 3-Kanal-Ableitung und dient in erster Linie der Erfassung von Herzrhythmusstörungen verschiedenster Art. Die meisten Intensivstationen verfügen heutzutage über Monitoringsysteme mit Rhythmusanalyse. Da sowohl die Herzfrequenz als auch der Rhythmus wesentlich durch das autonome Nervensystem beeinflusst werden, stellt die Erfassung der Herzfrequenzvariabilität ein weiteres wichtiges Monitoringprinzip des Intensivpatienten dar. Gerade bei septischen Patienten korreliert eine verminderte Herzfrequenzvariabilität mit dem Krankheitsschweregrad und der ungünstigen Prognose. Durch die Speicherfunktion der heutigen Monitorgenerationen ist eine retrospektive Analyse von Herzrhythmusstörungen möglich und für die Therapieentscheidung oftmals essenziell. Durch Verwendung einer ST-Streckenanalyse können klinisch stumme myokardiale Ischämien oftmals frühzeitig erkannt werden. Dennoch ist für die exakte Beurteilung von EKG-Veränderungen außerhalb der Herzrhythmusanalyse das 3-Kanal-EKG nicht ausreichend. Hier ist bedarfsweise die Anfertigung eines 12-Kanal-EKG erforderlich, dies sollte bei allen kardiologischen, kardiologisch vorerkrankten und bei Patienten mit Sepsis und Multiorgandysfunktionssyndrom (MODS) einmal täglich erfolgen.

Die **kontinuierliche invasive arterielle Blutdruckmessung** über die Arteria femoralis oder Arteria radialis ist indiziert bei:

- allen hämodynamisch instabilem Patienten im Schock,
- Patienten mit instabilem Blutdruck, die einer medikamentösen Therapie mit rasch vasoaktiv wirksamen Medikamenten bedürfen (Vasodilatoren, Vasopressoren, positiv inotrope Substanzen), sodass hypo- oder hypertensive Blutdruckschwankungen frühzeitig erkannt werden können,
- respiratorischer Insuffizienz mit der Notwendigkeit regelmäßiger arterieller Blutgasanalysen, um den Zeitpunkt zum Beginn einer Beatmungstherapie zu erfassen,
- beatmeten Patienten; bei diesen gilt diese Indikation als obligat.

Der **zentrale Venendruck (ZVD)** ist aufgrund der einfachen methodischen Erfassbarkeit und seiner Verfügbarkeit das Verfahren der Wahl zur Steuerung einer Flüssigkeitstherapie. Valide und reproduzierbare ZVD-Messungen können durch alle Arten von zentral liegenden Venenkathetern (V. subclavia, V. jugularis, V. basilica) erzielt werden. Der ZVD dient der Abschätzung der Vorlast des rechten Ventrikels und damit unter bestimmten Vorraussetzungen der Abschätzung des Volumenstatus des Organismus. Der Normbereich des ZVD liegt zwischen +2 und +6 mmHg. Verfälschte falsch hohe Werte können bei beatmeten Patienten mit hohen intrathorakalen Drücken (PEEP > 10 mmHg), nach intraabdominellen Eingriffen (hohe intraabdominelle Drücke) oder bei kardiovaskulären Grunderkrankungen (Trikuspidalinsuffizienz) entstehen.

Der **Pulmonalarterieneinschwemmkatheter (PAK)** hat seit dem Beginn der 1970er Jahre einen breiten routinemäßigen Einsatz in den verschiedenen Fachdisziplinen der Kardiologie, der Anästhesie, der Kardiochirurgie und der Intensivmedizin gefunden. Der Hauptgrund dafür besteht in der Tatsache, dass neben der Messung von ZVD, PAP und PAOP auch die Bestimmung des Herzzeitvolumens und damit in Kombination mit dem MAP auch weitere ableitbare Zielgrößen bestimmt werden können. Der Einsatz des PAK ermöglicht somit das Monitoring der zentralen Hämodynamik. Versuche der letzten Jahren, den Nutzen des PAK im Sinne einer evidenzbasierten Medizin zu unterstreichen und zu belegen, haben zu äußerst kontroversen Diskussionen geführt. Nach derzeitigem Stand wird von den Fachgesellschaften der Einsatz des PAK bei folgenden Indikationen empfohlen:

- Akuter Myokardinfarkt mit progressiver Hypotension, kardiogenem Schock oder mechanischen Infarktkomplikationen,
- Rechtsherzinfarkt mit Hypotension,
- schwere oder progressive kongestive Herzinsuffizienz,
- pulmonale Hypertonie zur Diagnostik und Steuerung der Vasodilatatorentherapie,
- im Rahmen eines Schock bei ausbleibender Besserung auf die Gabe von Volumen oder Vasopressoren,
- bei kardiochirurgischen und gefäßchirurgischen – speziell aortenchirurgischen – Eingriffen bei Hochrisikopatienten, insbesondere bei klinisch relevanter linksventrikulärer Dysfunktion,
- septischer Schock, ohne Ansprechen auf Volumengabe und niedrig dosierte Applikation inotroper/vasopressorischer Pharmaka.

Daneben stehen heutzutage auch noch **Pulmonaliskatheter mit Sonderfunktionen** zur Verfügung:

- „Paceport"-Katheter. PAK mit einem zusätzlichem Lumen. Über dieses Lumen kann eine Schrittmachersonde gelegt werden, die über den liegenden PAK in den rechten Ventrikel platziert wird und dann eine ventrikuläre Stimulation erlaubt.
- REF-Katheter. Hiermit werden die nach Kältebolusinjektion induzierten Temperaturveränderungen in der Pulmonalarterie von Schlag zu Schlag gemessen. Daraus können dann die rechtsventrikuläre Auswurffraktion (RVEF) und – als abgeleitete Parameter – der rechtsventrikuläre enddiastolische (RVEDVI) und endsystolische Volumenindex (RVESVI) bestimmt werden.
- Oximetrie-Katheter. Über eine fiberoptische Lichtleitung im Katheter kann die gemischtvenöse Sauerstoffsättigung kontinuierlich gemessen werden.
- CCO-Katheter. Mit Hilfe eines an der Spitze des PAK liegenden Thermistors und der damit verbundenen kontinuierlichen Temperaturmessung ist eine kontinuierliche Erfassung des Herzzeitvolumens möglich.

Als weniger invasive Verfahren im Vergleich zum pulmonalarteriellen Katheter stehen dem Intensivmediziner mit dem PiCCO-System und dem COLD-System zwei Alternativen zur Verfügung. Das **PiCCO-System** kombiniert dabei die Pulskonturanalyse mit einer kardiopulmonalen Thermodilutionsmessung.

Durch Injektion eines Kältebolus in einen zentralvenösen Katheter mit anschließender Passage der Lungenstrombahn und des Herzen wird über eine in der Regel in der Iliakalarterie platzierte Thermistorsonde der Temperaturverlauf gemessen. Durch die größere Entfernung der Thermistorsonde vom Injektionsort und einer damit verbundenen längeren Durchmischungszeit ist diese transpulmonale Thermodilutionsmethode zur Erfassung des HZV unabhängig vom Atmungszyklus und vom Kälteinjektionszeitpunkt.

Die Methode der Pulskonturanalyse ermöglicht beim PiCCO-System eine kontinuierliche Messung des HZV. Dabei wird die arterielle Druckkurve in Korrelation zum Schlagvolumen des Herzen gesetzt. Voraussetzung ist vor Beginn der Messung eine HZV-Eichung mittels Kälteinjektion.

Das **COLD-Monitoring** verwendet eine kombinierte Fiberoptik/Thermistorsonde und gibt über eine transpulmonale Indikatorverdünnung zusätzliche Informationen über den Volumenstatus des Patienten. Es erlaubt dabei über verschiedene Rechenwege sowohl die Bestimmung des extravasalen Lungenwassers und des intrathorakalen Blutvolumen als auch die Messung des globalen enddiastolischen Volumens aller Herzkammern. Dies wird als Maß für die Vorlast des Herzens und damit für die Volumensituation des Organismus benutzt. Als Indikatorsubstanz wird das Indocyaningrün verwendet und zentralvenös appliziert. Nur mit dem PAK-, nicht aber mit dem PiCCO- oder COLD-Monitoring erhält man zusätzliche Informationen über die Druckverhältnisse im kleinen Kreislauf, welche vor allem bei internistischen Patienten mit kardiopulmonalen Erkrankungen hilfreich sein können.

Alternativ zu den invasiv-intravasalen Verfahren (PAK/PiCCO/COLD) kann die Bestimmung des HZV auch mittels eines **transösophagealen Dopplers** erfolgen. Über einen im Ösophagus platzierten Transducer wird, ggf. auch kontinuierlich, die Blutflussgeschwindigkeit in der Aorta descendens erfasst und daraus sowohl das Schlagvolumen als auch das HZV errechnet. Wesentliche Limitation dieser Methode ist die bislang fehlende Validierung im intensivmedizinischen Bereich.

Körperkerntemperatur

Als Körperkerntemperatur bezeichnet man die orale, rektale und vesikale Temperatur. Die Messung der Körpertemperatur sollte oral, rektal oder mit Hilfe von im Urinkatheter platzierten Temperaturmesssonden erfolgen. Die axilläre Temperaturmessung ist aufgrund der Fehlermöglichkeiten und der Ungenauigkeit der Messung in der Intensivmedizin nicht ausreichend.

Nierenfunktion

Im intensivmedizinischen Bereich wird die Urinausscheidung in der Regel bei liegendem Dauerkatheter gemessen. Üblicherweise wird die Ausscheidung pro Stunde mit entsprechenden Messsystemen bestimmt (Oligurie: Urinproduktion < 500 ml/24 h oder < 20 ml/h; Anurie: Urinproduktion < 100 ml/24 h). Seit der Einführung der geschlossenen Urinableitungssysteme hat sich erfreulicherweise die Infektionsrate dieser Systeme deutlich reduziert. Dennoch sollte darauf geachtet werden, dass bei Langzeit-Katheterisierungen vom urethralen Dauerkatheter auf eine Urinableitung über einen suprapubischen Blasenkatheter gewechselt wird.

Monitoring der respiratorischen Funktion und der maschinellen Beatmung

Die Überwachung der arteriellen Sauerstoffsättigung mittels transkutaner **Pulsoximetrie** ist ein in der heutigen Intensivmedizin obligates und unverzichtbares Monitoringinstrument, sowohl beim beatmeten als auch beim überwachungspflichtigen nicht beatmeten Patienten. Daneben spielt die **intermittierend gewonnene arterielle Blutgasanalyse** zur Überwachung der respiratorischen Funktion eine wichtige Rolle. Sie dient gleichzeitig der Erfassung des metabolischen Status insbesondere bei Patienten im Schock.

Neuerdings besteht über den intraarteriellen in-vivo Blutgassensor **Paratrend** und das Trendcare-System auch technisch die Möglichkeit der kontinuierlichen Messung von pH, pCO_2 und pO_2, sodass die Effekte von Änderungen des Beatmungsmodus und der Beatmungsparameter auf die respiratorische und hämodynamische Situation ohne zeitliche Latenz erkannt und bewertet werden können.

Die **Kapnographie** ist als nicht invasive Methode zur Messung der endexspiratorischen CO_2-Konzentration bei beatmeten Patienten eine sinnvolle Ergänzung zur Pulsoximetrie. Es erfolgt eine Kontrolle der CO_2-Abatmung und auf diese Weise eine indirekte Kontrolle der respiratorischen Azidose. Dies kann gerade während der Entwöhnungsphase vom Respirator, bei respiratorisch kritischen Patienten und beim Transport beatmeter Patienten sehr hilfreich sein.

Echokardiographie

Oftmals ist die Aussagekraft der bettseitig einsetzbaren **transthorakalen Echokardiographie** aufgrund der häufig limitierten Schallbedingungen beim intensivpflichtigen Patienten stark eingeschränkt. Die **transösophageale Echokardiographie** hingegen vermag in diesen Fällen wesentliche anatomische, funktionelle und hämodynamische Zusatzinformationen mit oftmals weitreichenden therapeutischen Konsequenzen liefern. Unter Zuhilfenahme der farbkodierten und der Dopplerechokardiographie gilt die Echokardiographie inzwischen als unverzichtbarer Bestandteil, sowohl in der Diagnostik als auch bei der Überwachung intensivpflichtiger Patienten.

Als **wesentliche Funktionen der Echokardiographie in der Intensivmedizin** gelten:

- Die Bestimmung der linksventrikulären Pumpfuntion durch Bestimmung und Berechnung der Ejektionsfraktion (EF) und des HZV,
- die Erfassung von regionalen Wandbewegungsstörungen im Rahmen eines Myokardinfarktes oder einer koronaren Ischämie,
- die Diagnostik eines Rechtsherzinfarktes anhand rechtsventrikulärer Dilatation und Hypokinesie,
- das Erkennen mechanischer Infarktkomplikationen (akute Mitralinsuffizienz aufgrund eines Papillarmuskelabrisses, Ventrikelseptumdefekt, gedeckte Perforation des linken Ventrikels),
- die Diagnose eines Perikardergusses/einer Perikardtamponade,
- der Nachweis endokarditischer Klappenvegetationen,
- die Diagnostik valvulärer Dysfunktionen,
- der Nachweis intrakardialer Strukturen (Vorhof- und Ventrikelthrombus, Myxome),

- die Diagnostik einer akuten Lungenembolie und Quantifizierung der entsprechenden Rechtsherzbelastung,
- der Nachweis eines dissezierenden thorakalen Aortenaneurysmas.

Laborchemisches Monitoring

Laboruntersuchungen und deren Kontrollen sind nur bedingt schematisch festlegbar, weil sie sich an der individuellen Krankheit und deren Verlauf orientieren müssen.

Zu unterscheiden sind:

- **Schnelltests,**
- ein **Laborbasisprogramm**, das bei allen Notaufnahmepatienten und täglich bei allen Intensivpatienten zu bestimmen ist,
- **erweiterte Laborprogramme**, die diskriminiert angeordnet werden.

Schnelltests

Diese erleichtern oftmals die Differenzialdiagnose bzw. helfen relevante Krankheitsentitäten bereits im Vorfeld auszuschließen:

- **Kombinierte Teststreifen** zur Bestimmung von Glucose, Ketonkörper, Eiweiß, Blut und pH im Urin,
- **Blutzuckerteststreifen** zur Erfassung hypo- und hyperglykämischer Stoffwechselentgleisungen,
- Schnelltests für **Troponin T und I** zur Differenzierung und Verifizierung der Verdachtsdiagnose akutes Koronarsyndrom,
  - instabile Angina pectoris: nicht erhöht,
  - Nicht-ST-Streckenelevationsinfarkt (NSTEMI): erhöhtes Troponin,
  - ST-Streckenelevationsinfarkt (STEMI): erhöhtes Troponin,
- **BNP** (brain natriuretic peptide) – Schnelltest zur Differenzierung zwischen kardial und nichtkardial bedingter Luftnot. Eine entsprechende Plasmaspiegelerhöhung findet sich ausschließlich bei der kardial bedingten Dyspnoe, wobei das Ausmaß der Plasmaspiegelerhöhung bei der systolischen Dysfunktion die Werte bei diastolischer Funktionsstörung übersteigt,
- im Rahmen der Blutgasanalyse die *Laktatbestimmung*. Ein erhöhter Laktatwert ist ein ausgezeichneter Parameter zur Verlaufsbeurteilung des Krankheitsschweregrades und zur Prognoseabschätzung kritisch Kranker, insbesondere bei Patienten mit schwerer Sepsis, MODS und Schocksymptomatik.

Laborbasisprogramm

Im Gegensatz zu den Schnelltests sind sowohl die Notfalllaboranalysen als auch die weiterführenden Laborprogramme zwingend an ein Labor gebunden, sollten aber dennoch jederzeit verfügbar sein.

Klassische Komponenten eines **Notfalllabors** beinhalten die Bestimmung

- von Blutbild und Differenzialblutbild,
- der Retentionswerte Kreatinin und Harnstoff sowie der Elektrolyte,
- der Gerinnungswerte Thrombinzeit (Quick) und INR, partielle Thromboplastinzeit,
- von CK, CKMB, GOT, Serumeiweiß, Lipase, Blutzucker.

Weiterführende Laborprogramme

Weiterführende Laborprogramme beinhalten dann zusätzlich die Bestimmung von

- Fibrinogen, Antithrombin (AT) III und Fibrinspaltprodukten (D-Dimere) als relevante Parameter im Rahmen der disseminierten intravasalen Gerinnung (DIC), des MODS, bei der Sepsis, bei der akuten Phlebothrombose und der Lungenembolie (ein nicht erhöhter D-Dimer-Wert schließt eine relevante Phlebothrombose und Lungenembolie weitgehend aus).
- Bei der Sepsis scheinen das Procalcitonin (> 0,5 ng/ml) und das Interleukin 6 (> 100 pg/ml) sehr zuverlässige Marker zu sein.
- Quantitative Bestimmung des Troponin T und I, einerseits zur Verifizierung eines positiven oder negativen Schnelltests, andererseits zur Risikostratifizierung bei kardialen Erkrankungen und bei Lungenembolie (Cut-Off-Wert für Troponin T > 0,1 ng/ml, für Troponin I abhängig vom Testverfahren).

10.2 Grundlagen der Beatmungstherapie

S. Reith, K. Werdan
(Frühere Bearbeitung: T. Welte, H. Klein)

Die Indikation zur Beatmungstherapie ist in Abhängigkeit von der zugrunde liegenden Pathogenese und dem Schweregrad der respiratorischen Insuffizienz zu stellen. Primäres therapeutisches Ziel der Beatmung ist neben der Verbesserung des Gasaustausches eine Verbesserung der alveolären Ventilation bei gleichzeitiger Entlastung der muskulären Atempumpe mit Herabsetzung des Sauerstoff- und Energieverbrauches. Eine respiratorische Insuffizienz basiert in der Regel auf vier möglichen Mechanismen:

- **bronchiale Obstruktion** bei Asthma bronchiale oder bei akuter Exazerbation eines chronisch obstruktiven Syndromes,
- **pulmonale Insuffizienz** bei Linksherzinsuffizienz, Schock, Pneumonie, Sepsis, Aspiration oder ARDS,
- **Störung des mechanischen Atemantriebes** bei zentralnervösen und neuromuskulären Erkrankungen,
- **Störung der Atemmuskulatur** bei Neuropathie und Myopathie des kritisch Kranken.

Neben der **invasiven Beatmung** über einen Endotrachealtubus oder ein Tracheostoma hat in den vergangenen Jahren im intensivmedizinischen Bereich mit der **nichtinvasiven Ventilation (NIV)** über Nasen und Gesichtsmasken ein Verfahren mit einem stetig zunehmenden Indikationsspektrum wesentlich an Bedeutung gewonnen.

Die **NIV** galt ursprünglich als Beatmungsalternative bei Patienten mit einer **akuten hyperkapnischen respiratorischen Insuffizienz** sowie bei Patienten mit **akuter Exazerbation einer chronisch obstruktiven Lungenerkrankung.** Im Vergleich zur mechanischen Ventilation konnte innerhalb dieses Patientenkollektives eine signifikante Reduktion der Intubationsrate, der Beatmungstage und der Krankenhausliegedauer erreicht werden. Inzwischen wurden ähnliche Effekte der NIV auch beim **schweren hypoxämischen respiratorischen Versagen** und beim **akuten kardialen Lungenödem** beobachtet.

Die vorteilhaften Effekte der NIV bei der Behandlung der akuten hypoxämischen respiratorischen Insuffizienz resultieren primär aus der Vermeidung der potenziell infektiologischen Komplikationen der Intubation und der invasiven Beatmung, insbesondere da die maschinelle Beatmung mit endotrachealer Intubation wichtigster Risikofaktor einer nosokomialen Pneumonie ist. Das kumulative Risiko, an einer Pneumonie zu erkranken, steigt unter einer Beatmungstherapie proportional mit der Beatmungsdauer an.

Grundvoraussetzung einer Maskenbeatmung unter der NIV ist allerdings ein wacher und kooperativer Patient. Gerade beim Einsatz in der Akuttherapie bedürfen die Patienten bei den Maskenbeatmungsverfahren eines **engmaschigen Monitorings** sowohl der Klinik, der Paraklinik als auch der Vigilanz. Dies erfordert unweigerlich in diesem Zeitraum auch einen erhöhten personellen, sowohl pflegerischen als auch ärztlichen, Aufwand.

Zusätzliche Bedeutung hat die NIV schließlich auch im Rahmen von **Weaningmaßnahmen** auf der Intensivstation gewonnen. Hier stellt die NIV ein relevantes Verfahren dar, mithilfe dessen frühzeitiger und möglichst unmittelbar nach Extubation angeschlossener Anwendung die Rate an Reintubationen und Tracheotomien reduziert und im Verlauf die infektiologische Komplikationsrate gesenkt werden kann.

Kommt es trotz der Anwendung der NIV nicht zeitnah zu einer Besserung der klinischen und respiratorischen Situation so muss unmittelbar und bei Verschlechterung jederzeit die Indikation zur **invasiven mechanischen Ventilation** überprüft werden.

Der traditionelle Zugang für die mechanische Ventilation ist der **endotracheale Zugang**.

Dabei besteht prinzipiell die Möglichkeit einer **orotrachealen** und einer **nasotrachealen** Intubation, wobei letztere aufgrund der Entlüftungsstörungen der Nasennebenhöhlen und der nachfolgenden häufigeren Sinusitiden im klinischen Alltag zunehmend verlassen wird. Bei einer absehbar längerfristigen, in der Regel mehr als 10 Tage dauernden, Beatmung stellt die **Tracheotomie** den Standardzugang dar. Neben der voraussichtlichen Beatmungsdauer entscheiden die Grunderkrankung und vorhersehbare Entwöhnungsschwierigkeiten (z. B. bei COPD) über die Notwendigkeit einer **sekundären Tracheotomie**. Das Tracheostoma hat neben den verbesserten hygienischen und erleichterten pflegerischen Bedingungen vor allem positive Effekte im Rahmen der Beatmungsentwöhnung. Hier imponiert es im Vergleich zur endotrachealen Intubation durch eine verminderte Totraumventilation und einer folglich reduzierten Atemarbeit. Neben der klassischen **chirurgischen Tracheotomie** hat sich in den letzten Jahren aufgrund der einfachen Handhabbarkeit zunehmend die **perkutane dilatative Punktionstracheotomie (PDT)** etablieren können. Die primäre Tracheotomie ist in der Inneren Medizin extrem selten indiziert. Generell gilt, dass sowohl der Endotrachealtubus als auch die Trachealkanüle möglichst großlumig sein sollten, um Systemwiderstände niedrig zu halten.

Als **obligate Indikation einer invasiven mechanischen Ventilation** gelten die nachfolgend aufgeführten Indikationen:

- progrediente Hypoxie (paO_2 < 50 – 60 mmHg [< 6,65 – 8,0 kPa]) und Hyperkapnie ($paCO_2$ > 50 mmHg [> 6,65 kPa]) trotz NIV,
- anhaltend niedrige Sauerstoffsättigung (< 80 %) oder progredienter Abfall der Sauerstoffsättigung/des Oxygenierungsindex (paO_2/FiO_2 = Horovitz-Index) unter vorbestehender NIV,
- zunehmende respiratorische Erschöpfung mit Zeichen der gesteigerten Atemarbeit mit erhöhter Atemfrequenz, Einsatz der Atemhilfsmuskulatur und/oder paradoxer Atmung sowie zunehmender Zyanose und Kaltschweißigkeit,

- zunehmende psychomotorische Unruhe/Somnolenz als Zeichen einer zerebralen Minderversorgung,
- hämodynamisch relevante Herzrhythmusstörungen (ventrikulär/supraventrikulär),
- Atem- und Kreislaufstillstand,
- Verlust der Schutzreflexe mit Aspirationsgefahr,
- progrediente metabolische/respiratorische Azidose mit Lactatanstieg als Ausdruck einer peripheren Minderperfusion.

Maschinelle Beatmung

Die verfügbaren modernen Beatmungsgeräte ermöglichen eine Vielzahl wählbarer Beatmungs- und Atemmuster mit der Möglichkeit einer individuellen pathophysiologisch orientierten Anpassung des Respirators an den einzelnen Patienten.

Das Spektrum zur Steuerung und Kontrolle der Beatmung ist dabei vielfältig:

- **Kontrollierte Beatmung:** Beatmungsfrequenz und Beatmungszyklus werden bei völligem Fehlen der Spontanatmung vollständig vom Respirator vorgegeben. Die muskuläre Atempumpe wird vollständig entlastet.
- **Assistierte Beatmung:** Der Patient löst die Inspiration aus und bestimmt die Atemfrequenz (Triggerung), das Gerät übernimmt den weiteren Beatmungszyklus.
- **Kombinierte assisierte/kontrollierte Beatmung:** Der Respirator liefert eine vorgegebene Anzahl an Beatmungszyklen (Sicherheitsfrequenz), der Patient hat aber die Möglichkeit zusätzliche Beatmungszyklen zu triggern.
- **Augmentierende Beatmungsformen:** Atmung mit unterstützten oder „augmentierten" Spontanatemzügen.

Beatmungsparameter

Am Respirator müssen neben dem Beatmungsmodus entsprechende Basiseinstellungen vorgenommen werden. Die Wahl des Beatmungsmodus orientiert sich an der Grunderkrankung und der Eigenatmung des Patienten. Hierbei müssen die Vorteile einer erhaltenen Spontanatmung im Sinne eines erhaltenen physiologischen Atemvorgangs gegenüber ihren Nachteilen mit erhöhter Atemarbeit und damit verbundenem erhöhtem Energiebedarf vor allem in der Entwöhnungsphase gegenüber den Aspekten der assisierten oder kontrollierten Beatmung abgewogen werden. Den Vorteilen der assistierten/kontrollierten Beatmung mit reduzierter Atemarbeit und vermindertem Energiebedarf stehen als Nachteil der unphysiologische Atemvorgang mit zunehmender Schwäche der Atemmuskulatur und deren Koordinationsfähigkeit gegenüber.

Zur Grundeinstellung des Beatmungsgerätes zählen:

1.) Atemfrequenz

Standardmäßig sollte bei einer kontrollierten Beatmung zunächst eine Atemfrequenz von 10 – 14 Atemzügen/min gewählt werden. Bei höheren Atemfrequenzen kommt es zu einer Zunahme der relativen Totraumventilation. Somit gilt, dass für die Erhöhung des Atemminutenvolumens die Erhöhung des Atemhubvolumens von größerer Bedeutung ist als eine Anhebung der Atemfrequenz. Durch die im Rahmen der druckkontrolllierten Beatmung bestehende obere Druckbegrenzung des Ventilators resultiert aber oftmals eine Limitierung des Atemhubvolumens, sodass dann die Atemfrequenz die einzige Option zur Steigerung des Atemminutenvolumens darstellt. Bei allen Beatmungsmodi, die mit einer Spontanatemaktivität des Patienten einhergehen, bestimmt dieser selbst seine Atemfrequenz, sodass insbesondere während des Weaningprozesses und resultierender respiratorischer Erschöpfung eine Tachypnoe mit Atemfrequenzen über 30/min resultieren kann.

2.) Atemzugvolumen/Tidalvolumen

Das Atemzugvolumen ist von Geschlecht, Körpergröße, Gewicht und Lungenvolumen des Patienten abhängig. Als Richtwert hat sich ein Zugvolumen von 10 – 12 ml/kg Körpergewicht bewährt. Bei Patienten mit Parenchymversagen, die üblicherweise eine stark verminderte Lungencompliance mit vermindertem FRC haben, können jedoch solche Volumina schon zu einem erheblichen Anstieg des Beatmungsdruckes führen. In speziellen Situationen, wie beim ARDS, werden zur Vermeidung von Scherkräften mit konsekutiven druck- und volumenbedingten Schäden niedrige Tidalvolumina von maximal 6 – 7 ml/kg KG empfohlen. Diese Scherkräfte bei größeren Tidalvolumina können durch die inspiratorische Eröffnung und den exspiratorischen Wiederverschluss einen so genannten Atelektaseschaden und ein durch die Beatmung selbst bedingtes Zytokin- und Mediatorentrauma induzieren. Neben den durch Druck und in stärkerem Maße durch zu hohe Zugvolumina erzeugten mechanischen Schäden an Epithel und Endothel führt die Aktivierung inflammatorischer Vorgänge zu einer Zerstörung von Lungenparenchym, das nachfolgend bindegewebig ersetzt wird und eine pulmonale Langzeitschädigung zur Folge hat.

Aufgrund dieser Komplikationen hat sich zunehmend – vor allem bei der Beatmung von Patienten mit Lungenparenchymversagen (ARDS) – eine lungenprotektive Beatmungsstrategie mit ausreichend hohem PEEP, Begrenzung des inspiratorischen Spitzendruckes und niedrigen Tidalvulumina von maximal 6 – 7 ml/kg KG fettfreie Körpermasse durchgesetzt, bei der man hohe pCO_2-Werte tolerieren kann (sog. permissive Hyperkapnie), wenn eine ausreichende Sauerstoffsättigung um 90% erreichbar ist und keine intrazerebrale Druckerhöhung oder zerebrale Perfusionsstörung vorliegt, die durch eine Hyperkapnie verschlechtert wird.

3.) Druckbegrenzung

Bei den heute üblicherweise benutzten druckgesteuerten Beatmungsgeräten kann mit einer oberen Atemwegsdruckbegrenzung von 30 cm bis maximal 35 cm H_2O die Gefahr eines Barotraumas vermindert werden. Es muss allerdings berücksichtigt werden, dass darunter das Atemzugvolumen auf Werte unter 10 ml/kg Körpergewicht sinken und damit das pCO_2 ansteigen kann.

Bei älteren volumenkontrollierten Beatmungsgeräten muss man durch sehr engmaschige Kontrollen darauf achten, dass Zugvolumen und Fluss so gewählt werden, dass keine hohen Beatmungsdrücke entstehen.

4.) Atemminutenvolumen

Das Atemminutenvolumen sollte auf ca. 80 ml/kg KG/min eingestellt werden.

5.) Positiver endexspiratorischer Druck (PEEP)

Der positive endexspiratorische Druck erhöht das FRC und den Atemwegsmitteldruck und bewirkt somit ein Offenhalten von Alveolen. Haupteffekt ist eine Verbesserung des Ventilations-/Perfusionsverhältnisses. Im klinisch-praktischen Alltag ist ein PEEP zwischen 6 und 12 mmHg die Regel, allerdings müssen die komplexen hämodynamischen Herz-Lungen-Interaktionen insbesondere bei kardial vorgeschädigten Patienten mitberücksichtigt werden.

Generell bewirkt die PEEP-Applikation bei eingeschränkter linksventrikulärer Pumpfunktion durch die Erhöhung des intrathorakalen Druckes eine Reduktion von Vor- und Nachlast. Grundbedingung ist ein ausreichender Volumenstatus, andernfalls kann ein hoher PEEP zu einer weiteren Verschlechterung der linksventrikulären Pumpfunktion führen.

Bei Patienten mit obstruktiven Ventilationsstörungen ist die Ventilation in der Exspirationsphase durch den Kollaps der kleinen Bronchien besonders behindert. Dadurch kommt es exspiratorisch zu einer Erhöhung der FRC. Dieser positive Druck wird als Auto-PEEP oder Intrinsic-PEEP bezeichnet. Ist dieser höher als der maschinell eingestellte PEEP, bestimmt er den Grad der Überblähung. Je näher der maschinelle PEEP dem Auto-PEEP ist, umso geringer ist die Atemarbeit des Patienten.

6.) FiO_2

Die inspiratorische Sauerstoffkonzentration (FiO_2) orientiert sich am Ausmaß der Hypoxämie. In der Regel genügt eine FiO_2 von 0,5, in der Akutphase bei schwerer respiratorischer Insuffizienz ist aber auch passager eine FiO_2 von 1,0 notwendig. Die toxische Wirkung von hohen Sauerstoffkonzentrationen ist früher sicher überschätzt worden. Wenn der Patient einen hohen Sauerstoffbedarf hat, ist in der Regel die Diffusion ins Gewebe deutlich gestört, sodass die Gewebssauerstoffspannung nicht im toxischen Bereich liegen wird und sich keine reaktiven Sauerstoffverbindungen mit nachfolgender Lungenfibrose bilden werden. Trotzdem sollte darauf geachtet werden, dass nur soviel Sauerstoff wie nötig, jedoch so wenig Sauerstoff wie möglich, zum Einsatz kommt.

7.) Inspiratorischer Fluss

Die normale inspiratorische Flussrate bei der mechanischen Beatmung sollte zwischen 30 und 60 l/min eingestellt werden. Hohe Flowraten (> 60 l/min) führen neben einer kurzen Inspiration und hohen inspiratorischen Spitzendrücken auch zu einer turbulenten Strömung und damit zur inhomogenen Gasverteilung im Bronchoalveolarsystem. Die Folge ist eine Überblähung der gesunden, normoventilierten Alveolen mit nachfolgendem Volutrauma dieser Alveolarbezirke. Die betroffenen Alveolen werden hypoventiliert, es kommt zum Alveolenkollaps. Es ist deshalb wichtig, einen Flow zu wählen, der eine möglichst laminare Strömung und damit eine homogene Gasverteilung in der Lunge ermöglicht.

Charakteristischerweise kommt es bei einer laminaren Strömung durch Steigerung des inspiratorischen Flows nicht zu einer Veränderung des inspiratorischen Atemspitzendrucks. Bei der turbulenten Strömung hingegen entsteht ein früher inadäquater Druckanstieg, der erst nach dem Ausgleich der Inhomogenität auf das der Compliance und dem Volumen entsprechenden Niveau absinkt (Umverteilung). Diesen Zusammenhang kann man sich bei der Beatmungs-Einstellung zunutze machen, indem man zunächst einen niedrigen inspiratorischen Fluss (ca. 30 ml/min) einstellt und diesen dann auf den maximalen Wert, bei dem der Atemwegspitzendruck konstant bleibt, hochreguliert.

8.) Inspirations-/Exspirationsverhältnis

Wenn man dieses Prinzip anwendet, ist gerade bei Patienten mit ausgeprägtem Parenchymproblem ein physiologisches Zeitverhältnis zwischen Inspiration und Exspiration (in der Regel 1 : 2) nicht möglich, weil bei einem niedrigen inspiratorischen Flow und kurzer Inspirationszeit kein ausreichendes Atemhubvolumen von der Maschine geliefert werden kann. An den meisten modernen Respiratoren lässt sich das Inspirations-Exspirations-Verhältnis vorwählen, es kann in diesem Fall auf ein langes Inspirationsverhältnis (1–2 : 1) umgestellt werden (siehe unten, IRV).

Beatmungsformen

Unter **kontrollierter Beatmung** kommt es zu unphysiologischen Bewegungen der Interkostal-Muskulatur und des Zwerchfells. Während bei der Spontanatmung überwiegend die hinteren lateralen Zwerchfellabschnitte bewegt werden, werden unter einer kontrollierten Überdruck-Beatmung ventral-mediale Abschnitte überproportional ventiliert. Dadurch kommt es zu einem vermehrten Alveolar-Kollaps im dorsal-lateralen Bereich. Aus diesem Grunde sind **augmentierende Beatmungsformen**, die eine gleichmäßigere Zwerchfellbeweglichkeit ermöglichen, zum Standard der Beatmungstherapie geworden.

Spontaneous intermittant mandatory Ventilation (SIMV)

Bei dieser Beatmungsform ist eine feste Anzahl maschineller Beatmungszyklen am Respirator eingestellt. Daneben kann der Patient spontan Atemzüge zwischen diese vorgegebenen Beatmungszyklen einschalten. Diese Beatmungsform hat den Vorteil eines fließenden Übergangs von der assistierten zur spontanen Beatmung im Rahmen des Weaning, der ständige Wechsel zwischen Maschinen- und Eigenrhythmus geht jedoch mit einer deutlichen Steigerung der Atemarbeit einher und wird vom Patienten oftmals nur schlecht toleriert. Dieses Verfahren wird daher zunehmend zugunsten anderer Augmentationsformen verlassen.

Biphasische positive Atemwegsdruckbeatmung (BiPAP)

Diese Beatmungsform ist die Modifikation einer druckkontrollierten Beatmungsform mit alternierender Atmung auf einem normalen und einem hohen PEEP-Niveau. In einem frei zu wählenden Zeitverhältnis wechseln dabei hohe (inspiratorische) Drücke mit niedrigen (exspiratorischen) Drücken. Auf beiden Niveaus ist sowohl die Spontanatmung als auch die unterstützte und zeitgesteuerte, druckbegrenzte kontrollierte Beatmung möglich. Der BIPAP-Modus bietet somit ebenfalls einen kontinuierlichen Übergang von der vollständig druckkontrollierten zur spontanen Atmung, wobei BIPAP für den Patienten weitaus angenehmer ist, da die spontane Atmung nicht mit dem Respirator kollidiert, und der Patient somit nicht gegen den Respirator atmen muss.

Assisted spontaneous Breathing (ASB) oder Pressure support Ventilation (PSV)

Hierbei handelt es sich um eine druckassistierte, flowgesteuerte Beatmungsform, bei der das Beatmungsgerät einen eingestellten positiven Druck erzeugt, wohingegen der Patient seine individuelle Inspirationsflussrate, die Inspirationszeit und die Atemfrequenz selber bestimmt.

Grundvoraussetzung für diese Beatmungsform ist eine ausreichende Spontanatmung des Patienten.

Kontinuierlicher, positiver Atemwegsdruck (CPAP)

CPAP ist eine Spontanatmungsform mit kontinuierlich positiven Drücken in den Atemwegen. Dies bewirkt eine Erhöhung der funktionellen Residualkapazität (FRC) und damit eine Verbesserung der Diffusions- und Ventilations-Perfusions-Verhältnisse und der Lungen-Compliance. Einer Erschöpfung der Atemmuskulatur kann damit vorgebeugt werden.

IRV (Inverse Ratio Ventilation)

Beatmung mit umgekehrtem Atemzeitverhältnis: Inspiration zu Exspiration 1 : 1 bis 3 : 1. Durch die Verlängerung der Inspiration steht mehr Zeit zur Verfügung, um einen gleichmäßigen endinspiratorischen Druck in sämtlichen Lungenabschnitten zu erzielen. Die Verlängerung der Inspirations-Zeit führt außerdem zu einer Erhöhung des Atemwegsmitteldruckes und damit zu einer deutlich verbesserten Oxygenierung aufgrund einer Verbesserung des Sauerstoffdruckgradienten.

Die Indikation zur IRV ist gegeben bei Patienten mit schwerer respiratorischer Insuffizienz und refraktärer Hypoxämie trotz Überdruckbeatmung mit einem ausreichend hohen PEEP. Eine suffiziente Analgosedierung ist unbedingt erforderlich.

Die Gefahr langer Inspirationszeiten liegt in einer zunehmenden Überblähung der Lunge, dies erkennt man daran, dass mit zunehmender Beatmungsdauer immer weniger exspiratorisches Atemhubvolumen zu messen ist. Das Phänomen der zunehmenden Überblähung wird als „Intrinsic-PEEP" bezeichnet, an neueren Beatmungsgeräten ist es möglich, diese Größe zu messen und regelmäßig zu überwachen.

Umgekehrt kann man das Atemzeitverhältnis auch dahingehend verändern, dass die Exspirationszeit verlängert wird, um eine bessere CO_2-Abatmung zu ermöglichen. Dies kann vor allem bei Patienten mit obstruktiven Lungenerkrankungen eine Rolle spielen. Allerdings muss man hierbei darauf achten, dass in der Endphase der Exspiration noch ein ausreichender exspiratorischer Fluss vorhanden ist, weil bei kleinen exspiratorischen Flusswerten kaum noch eine CO_2-Elimination möglich ist.

Automatic Tube Compensation (ATC)

Der Tubusinnendurchmesser hat einen wesentlichen Einfluss darauf, welcher Anteil des Atemhilfsdrucks notwendig ist, um restriktive und elastische Widerstände von Beatmungssystem, Tubus und Tracheobronchialbaum zu überwinden. Dieser verändert sich gerade bei länger dauernder Beatmung durch Sekretablagerungen ständig. Die ATC ist in der Lage diesen veränderten Tubusdurchmesser über Flussanalysen zu berechnen und über eine erhöhte Hilfsdruckapplikation auszugleichen. Damit steht dem Patienten der an der Maschine eingestellte Atemhilfsdruck vollständig zur Verfügung.

Proportional Assist Ventilation (PAV)

Unter druckunterstützer Beatmung liefert das Beatmungsgerät dem Patienten stets denselben voreingestellten Druck, unabhängig davon, welche Atemanstrengung den Atemzug ausgelöst hat. Dies widerspricht dem eigentlichen physiologischen Atemmuster, eine große Atemanstrengung ermöglicht uns natürlicherweise ein großes, eine kleine nur ein geringes Atemzugvolumen. PAV liefert in Abhängigkeit vom durch den Patienten erzeugten Fluss und Druck unterschiedliche Volumina und gleicht sich damit dem normalen Atemmuster an. Nach evidenzbasierter Datenlage erscheint PAV allerdings nicht zu einer rascheren Entwöhnungsphase beizutragen, möglicherweise kann durch PAV im Bereich der Heimbeatmung die Toleranz verbessert werden.

Grundbedingung für die Anwendung von PAV ist eine normale Atemregulation, andernfalls besteht die prinzipielle Gefahr der Überblähung, bzw. einer passageren Hypoventilation.

Unter dem gewählten Beatmungsmodus und durch entsprechende Einstellung der Beatmungsparameter sollte primär eine Kompensation der akuten respiratorischen Verschlechterung, also eine Verbesserung der arteriellen Hypoxämie, und eine Korrektur der Azidose angestrebt werden. Weitere Zielparameter unter dem jeweiligen Beatmungsregime sind:

- ein PaO_2 entsprechend der Altersnorm, prinzipiell > 60 mmHg [> 8,0 kPa] und SaO_2 > 90 %,
- maximaler endinspiratorischer Druck < 30–35 mmHg,
- FiO_2 < 0,6,
- $paCO_2$ > 30 mmHg [> 4,0 kPa] und < 48 mmHg [< 6,4 kPa].

Sedierung bei der Beatmung

Beatmete Patienten müssen ausreichend analgosediert werden, allerdings nur so weit, wie unbedingt erforderlich ist. Vor allem nach der Stabilisierung der ersten Beatmungstage sollten die Patienten zumindest stets erweckbar und ansprechbar sein. Als Orientierungshilfe dient dabei der RAMSAY-Score zur Quantifizierung der Sedierungstiefe. Die Analgosedierung kann durch intermittierende intravenöse Bolusgaben oder durch kontinuierliche Medikamentenapplikationen erreicht werden. Die Sedierung kann dabei nach dem SESAM-Schema (sequenzielles Sedierungs und Analgesie Management) erfolgen. Als Sedativa stehen Benzodiazepine (z. B. Midazolam) oder Propofol zur Verfügung. Diese können dann mit analgetisch wirksamen Substanzen (Fentanyl, Alfentanil, Sufentanil) kombiniert werden. Bei Patienten mit akuten Exazerbationen einer COPD kann die Verwendung von Ketamin, dann in Kombination mit einem Benzodiazepin, notwendig sein.

Die kontinuierliche vegetative Abschirmung mit Clonidin kann als Basis einer Analgosedierung dienen und gleichfalls zu einer deutlichen Bedarfsreduktion sowohl der Analgetika als auch der Sedativa beitragen.

Die Anwendung von Muskelrelaxanzien ist nur ausnahmsweise erforderlich, wenn auf andere Weise eine Kontrolle der Beatmung nicht zu erreichen ist. Dies gilt in der Inneren Medizin vor allem für Patienten mit schweren abdominellen Erkrankungen, hochgestelltem Zwerchfell und reduzierter Thoraxgesamtcompliance. Dabei ist nicht immer eine kontinuierliche Musekelrelaxation erforderlich. Es genügt vielmehr oftmals eine intermittierende Relaxation über 12 – 24 h, um anschließend die Beatmung auch ohne Relaxation befriedigend fortzuführen.

Entwöhnung von der Beatmung

Als Entwöhnung oder **Weaning** von der Beatmung bezeichnet man die schrittweise Reduktion und schließlich Beendigung der respiratorischen Unterstützung durch einen Respirator. Für ein erfolgreiches Weaning müssen folgende Voraussetzungen erfüllt sein:

- Auslösende Ursache für die Beatmung muss gebessert oder beseitigt sein,
- Horovitz-Index paO_2/FiO_2 > 200 bei PEEP < 5 mmHg,
- wacher neurologisch adäquater Patient,
- stabile hämodynamische Konstellation ohne höher dosierte Katecholaminmedikation,
- keine systemische oder lokalpulmonale Infektion,
- Atemfrequenz (min^{-1})/Tidalvolumen (L) < 105 („Rapid shallow breathing Index").

Sind diese Zielkriterien der Beatmungsentwöhnung erreicht so stehen verschiedene **Weaningtechniken** zur Verfügung:

- Spontanatmungsversuch mittels des so genannten **T-Stück-Versuches**: Bei diesem traditionellen Weaningverfahren wird der Patient intermittierend von der maschinellen Beatmung diskonnektiert und muss dann über ein „T-Stück" oder eine so genannte „feuchte Nase" spontan atmen. Toleriert der Patient diesen T-Stückversuch über mindestens 30 Minuten ohne Zeichen der respiratorischen Erschöpfung, so kann die Extubation durchgeführt werden.
- Weaning mit Hilfe einer **inspiratorischen Druckunterstützung**. Es erfolgt eine graduelle Reduktion der inspiratorischen Druckunterstützung bis zu 7 mmHg. Ist bei zufrieden stellendem Atemmuster das Druckniveau erreicht, mit dem lediglich die zusätzliche Atemarbeit über den Endotrachealtubus kompensiert wird, so kann der Patient in der Regel erfolgreich extubiert werden.

Die Häufigkeit einer **schwierigen Entwöhnung** von der Beatmung, liegt nach aktueller Datenlage bei ca. 20 % aller beatmeten Patienten vor allem nach länger dauernder Beatmungstherapie und bei bis zu 50 % aller beatmeten Patienten mit einer chronisch obstruktiven Lungenerkrankung. Indizien einer **nicht erfolgreichen Weaningprozedur** sind klinische Zeichen der Erschöpfung (Schwitzen, Nasenflügeln, Zyanose, Tachypnoe, Tachykardie, paradoxe abdominelle Atmung, interkostale Einziehungen) sowie ein Nichteinhalten der o. g. Zielkriterien. In diesen Fällen müssen die Spontanatemversuche unterbrochen werden und der Patient sollte intermittierend druckunterstützt beatmet werden. Es sollte dann täglich neu evaluiert werden, ob die Extubationskriterien erfüllt sind.

Komplikationen der Beatmungstherapie

Jede invasive Beatmung stellt eine unphysiologische Maßnahme dar. Sie erfolgt nahezu ausnahmslos durch einen positiven Atemwegsdruck, der intermittierend oder kontinuierlich erzeugt wird. Diese unphysiologischen Druckschwankungen können neben einer Veränderung der Lungenmechanik auch die respiratorische Funktion und andere Organfunktionen nachhaltig beeinträchtigen.

1.) Verminderung des Herzzeitvolumens

Die Überdruckbeatmung, besonders bei Verwendung von hohen PEEP-Werten, führt zu einer Erhöhung des intrathorakalen Druckes und vermindert den venösen Rückstrom und senkt damit die Vorlast. Gleichzeitig können hohe PEEP-Werte zu einem Anstieg des Lungengefäßwiderstandes und somit auch der rechtsventrikulären Nachlast führen. Beide Effekte tragen, insbesondere bei Volumenmangel, wesentlich zur Verminderung des HZV bei.

2.) Barotrauma

Als Barotrauma bezeichnet man jegliche Manifestation eines Übertrittes von Alveolarluft in das umliegende Gewebe. Hauptursache hierfür scheint eher die alveoläre Überdehnung als der hohe Atemwegsdruck zu sein. Prädisponierende Faktoren für ein Barotrauma seitens des Patienten sind eine vorbestehende chronische Lungenerkrankung, eine Lungenschädigung im Rahmen eines Thoraxtraumas sowie vorausgegangene Punktionsversuche der Vena subclavia. Seitens des Beatmungsregimes gehen vor allem Spitzendrücke über 35 cmH_2O und endexspiratorische Druckwerte über 15 mmHg mit der Gefahr eines Barotraumas einher.

3.) Bronchopleurale Fistel

Ursache einer persistierenden bronchopleuralen Fistel unter einer maschinellen Beatmung ist entweder eine spontane Alveolarruptur oder eine direkte Läsion der viszeralen Pleura, die unter der fortgesetzten Einwirkung hoher Beatmungsdrücke größer wird.

4.) Pneumonie

Pneumonien gehören bei beatmeten Patienten zu den häufigsten Infektionen. Beim intubierten und maschinell beatmeten Patienten korreliert das kumulative Risiko einer Pneumonie mit der Beatmungsdauer. Einerseits durch Keime aus dem Oropharynxbereich, in der Regel gramnegative Bakterien, andererseits durch die Aspiration kleiner Mengen an hypopharyngealem Sekret kommt es zu einer Infektion der tieferen Atemwege. In Abhängigkeit von der Immunabwehr des Patienten und der Menge und Virulenz der aspirierten Keime führt diese rezidivierende Aspiration entlang des Tubuscuffs zu einer klinisch manifesten Pneumonie. Eine weitere wichtige Infektionsquelle stellt die exogene Infektion durch medizinisches Personal beim Absaugen, durch kontaminierte Beatmungsgeräte, Befeuchter und Schlauchsysteme dar.

10.3 Scores

S. Reith, K. Werdan
(Frühere Bearbeitung: T. Welte, H. Klein)

Die Intensivmedizin hat in den vergangenen Jahrzehnten durch den klinischen und technischen Fortschritt einen immensen Bedeutungsgewinn in der Behandlung schwerer Krankheitsbilder erlangt. Dies hat unweigerlich auch zu einer Zunahme der Kosten innerhalb dieses Fachgebietes geführt, sodass mittlerweile bereits 30–35% aller Kosten eines Krankenhauses für den Intensivbereich aufgewendet werden müssen. Insofern hat die Bedeutung einer medizinisch-ökonomischen Kosten-Nutzen-Analyse der intensivmedizinischen Behandlung zugenommen. Eine möglichst objektive auf valide Kriterien gestützte Erfassung der Krankheitsschwere, des Krankheitsverlaufes und der Prognose ist somit erforderlich, um begrenzte medizinische Ressourcen sinnvoll und effektiv nutzen zu können.

Traditionell wurde die Prognose intensivmedizinischer Erkrankungen durch die Hospitalmortalität als primärem Endpunkt festgelegt.

Score-Systeme sind so genannte Schweregradklassifikationssysteme, die etabliert worden sind, um eine quantitative Aussage über den Schweregrad einer Erkrankung, ihrer Prognose und deren Verlauf treffen zu können. Dies erfolgt anhand der Gewichtung anatomischer, physiologischer, laborchemischer oder anamnestischer Daten auf der Basis objektiver Kriterien.

Als wesentliche **Anwendungsgebiete von Score-Systemen** gelten:

- Die Berechnung des Letalitätsrisikos,
- der Vergleich verschiedener Patientengruppen,
- die Einschätzung der Erkrankungsschwere von Intensivpatienten,
- die Identifikation besonders gefährdeter Patienten,
- die Bewertung des Erfolges von Therapiemaßnahmen,
- die Erstellung von Effektivitäts- und Qualitätskontrollen,
- die Erstellung von Kosten-/Nutzen-Analysen,
- im Rahmen wissenschaftlicher Untersuchungen, beispielsweise bei Multicenterstudien.

Die Qualität eines Prognose-Scores ergibt sich aus der Korrelation zwischen dem Score-Wert und der Letalität, somit aus dem Zusammenhang zwischen geschätzter und tatsächlich eingetretener Letalität. Die Sensitivität und Spezifität einzelner Scores wird mittels eines statistischen Verfahrens, der Receiver-operating characteristics analysis (ROC) ermittelt. Die ROC-Analysen gelten als der Goldstandard der Beschreibung und Bewertung von Score-Systemen.

Der Nachteil eines jeden Klassifizierungssystemes besteht darin, dass die Vorhersehbarkeit der Morbidität und der Mortalität prinzipiell nur für eine Gruppe von Patienten möglich ist, wohingegen die Übertragbarkeit der Mortalitätswahrscheinlichkeit auf den individuellen Patienten wenig aussagekräftig ist. Im Zeitalter zunehmend eingeschränkter Ressourcen wird in Zukunft nicht jede mögliche intensivmedizinische Therapie machbar bleiben. Insofern ist die Weiterentwicklung und Verbesserung von möglichst objektiven und validen Vorhersagesystemen als Hilfsmittel in der Intensivmedizin sinnvoll und notwendig. Unabhängig davon muss aber auch in Zukunft der Raum für die individuelle ethische und klinische Entscheidung für den Intensivmediziner bleiben.

APACHE-II-Score

Als klassisches krankheitsübergreifendes weltweit verwendetes Klassifikationssytem gilt der **APACHE-II-Score** (Acute Physiology and Chronic Health Evaluation). Dieser Score ermöglicht eine objektive Erfassung der Krankheitsschwere von Intensivpatienten und wird häufig im Rahmen klinischer Studien zur Beurteilung des Krankheitsschweregrades angewendet. Nach mehrmaliger Überarbeitung erreicht der APACHE-II-Score in seiner letzten 1991 publizierten Version einen Voraussagewert für die Mortalität von Intensivpatienten von 90%.

Der APACHE-II-Score setzt sich aus drei wesentlichen Komponenten zusammen:

- Erfassung der akut physiologischen Parameter: In diese Komponente gehen 12 klinische Parameter ein, die in einem Zeitraum von 24 h nach intensivmedizinischer Aufnahme ermittelt werden. Relevant ist dabei jeweils der innerhalb dieses Zeitfensters am weitesten von der Norm abweichende Wert.

- Erfassung des Alters: Ausgehend von der unteren Altersgrenze von 44 Jahren erfolgt aufwärts eine Altersstaffelung mit unterschiedlicher Wichtung.
- Erfassung chronischer Erkrankungen: Diese Komponenete des APACHE-II-Scores berücksichtigt schwere chronische Organerkrankungen von Herz, Lunge, Niere, Leber und Immunsystem.

Wesentliche Limitationen des APACHE-II-Scores sind die Nichtberücksichtigung des individuellen therapeutisch interventionellen Aufwandes, die überproportionale Gewichtung des höheren Lebensalters und die Nichtberücksichtigung von Mangelernährung und Kachexie bei der Erfassung chronischer Erkrankungen.

SAPS-II-Score

Der **SAPS II** (Simplified Acute Physiology Score) ist ein neuer primär statistisch erstellter Score. Der SAPS II beinhaltet 17 Variablen:

- 12 physiologische Parameter, die ähnlich wie beim APACHE-II-Score innerhalb der ersten 24 h nach Krankenhausaufnahme ermittelt werden,
- das Patientenalter,
- den Aufnahmemodus (elektiv chirurgisch, nichtelektiv chirurgisch und internistisch),
- 3 Variablen zur Grunderkrankung.

Der SAPS II besitzt sowohl für kardiologische als auch für nichtkardiologische Intensivpatienten eine vergleichbar gute Aussagekraft.

SOFA-Score (Sepsis-Related Organ Failure Assessment Score)

Dieser Score erfasst die wichtigsten Organdysfunktionen mit jeweils einem einzelnen Parameter und teilt den Schweregrad der Organdysfunktion entsprechend der Abweichung dieses Parameters von der Norm ein. Im Falle der Herz-Kreislaufdysfunktion wird die Bewertung anhand der zur Blutdruckstabilisierung notwendigen Katecholamindosierung vorgenommen. Dieser einfach zu handhabende Score soll zur standardisierten Schweregradbeschreibung des sepsisbedingten Multiorganversagens in quantifizierbarer Form beitragen.

Sepsis-Score nach Elebute und Stoner

Dieser Score wurde initial an chirurgischen und im weiteren auch an internistischen Patienten etabliert und teilt die Reaktionen auf Sepsis in 4 Klassen ein: lokale Infektzeichen, Pyrexie, Organversagen und Laborparameter.

Je höher der Scorewert umso ausgeprägter ist der Schweregrad der Erkrankung und umso höher die Letalität.

TISS 28 (Therapeutic Intervention Scoring System)

Dieser Score erfasst über therapeutische, diagnostische und pflegerische Maßnahmen den Zustand des Patienten. Der TISS 28 umfasst 28 Maßnahmen, von denen 5 Maßnahmen in ihrer Intensität zusätzlich abgestuft sind (z. B. Verbandswechsel: keine/Routine/häufig). Jede Maßnahme wird mit einem Punktewert versehen, und die Summe aller Punkte ergibt den TISS-28-Wert. Der TISS-Wert berücksichtigt im Gegensatz zu den anderen beschriebenen Scores explizit den therapeutischen und pflegerischen Aufwand am jeweiligen Patienten.

Multiple Organ Dysfunction Score

Der Multiple Organ Dysfunction Score beschreibt die direkte Beziehung zwischen der Zahl der erkrankten Organsysteme und der korrespondierenden Mortalität von Intensivpatienten.

10.4 Akute Vergiftungen

L.S. Weilemann

10.4.1 Grundlagen

Bei 5 – 10 % der Gesamtaufnahmen medizinischer Kliniken liegen akute exogene Intoxikationen vor. Dies entspricht der Größenordnung des Herzinfarktes. Notarztwageneinsätze betreffen zu 15 – 20 % Vergiftungsfälle.

Vergiftungen sind die häufigste Ursache des nichttraumatischen Komas im Erwachsenenalter.

Zu 80 – 90 % handelt es sich bei Intoxikationen im Erwachsenenalter um eine Gifteinnahme in **suizidaler Absicht**, 10 – 15 % betreffen akzidentelle, etwa 5 % gewerbliche Vergiftungen.

Mit 70 – 80 % aller Vergiftungsfälle dominieren die **Arzneimittelintoxikationen**, wobei hier an erster Stelle Hypnotika und Psychopharmaka stehen.

Die Zuordnung der Vergiftungsarten kann schwierig sein, da in mindestens der Hälfte der Fälle **Kombinationsvergiftungen** mit mehreren Noxen vorliegen. Häufig ist die Kombination von Arzneimitteln mit Alkohol in toxischen Dosen, während die schwere reine Alkoholvergiftung vergleichsweise seltener auftritt.

Vom **Altersprofil** her sind vorwiegend die 20- bis 40jährigen betroffen, wobei Frauen einen etwas höheren Anteil einnehmen.

Jede Intoxikation ist das Produkt aus Menge und Zeit. Insofern ist für die Beurteilung der Schwere einer Intoxikation nicht die absolut eingenommene Menge entscheidend, sondern der **klinische Zustand des Patienten**.

Es empfiehlt sich in jedem Fall, insbesondere bei Unklarheiten oder Unsicherheiten, eine der **Giftinformationszentralen mit 24-Stunden-Dienst** zu kontaktieren. Aufgrund umfangreicher Datenbanken sowie einer modernen Datenbankstruktur können diese jederzeit fachgerechte Auskünfte und Ratschläge geben.

10.4.2 Diagnostik

Außerhalb der Klinik

Anhaltspunkte für die Ursache von Vergiftungen ergeben sich häufig durch eine **Inspektion der Umgebung des Patienten**. Dabei sollte man besonders auf leere Arzneimittelpackungen, Flaschen oder Gläser mit suspektem Inhalt achten.

Sinnvoll ist außerdem die Befragung des Patienten oder der Umgebungsperson(en) nach dem Schema:

- Was?
- Wann?
- Wieviel?
- Warum?
- Womit?

Häufige Symptome bei Vergiftungen sind:

- zentralnervöse Störungen,
- gastrointestinale Symptome,
- Hautläsionen.

Bei den Hautläsionen stehen Erytheme mit nachfolgender Blasenbildung durch Hypnotika und Psychopharmaka im Vordergrund, insbesondere bei längerer Liegedauer (über 6 – 8 h). Prädilektionsstellen sind die Knöchel-, Knie-, Hüft- und Schulterregion. Weitere mögliche Hautläsionen sind Ätzspuren nach der peroralen Aufnahme ätzender Substanzen sowie Hautveränderungen beim Kontakt mit Lösungsmitteln anderer Chemikalien.

Nach der Klinikaufnahme

Ist die Klinik entsprechend eingerichtet, so sollten toxikologische Schnelltests, die es für Barbiturate, Phenothiazine, Psychopharmaka und Paraquat gibt, im Sinne des **Screenings** vorgenommen werden. Die Tests sind eine Hilfe, jedoch nicht beweisend.

Darüber hinaus besteht die Möglichkeit der toxikologischen Analytik mittels Gaschromatographie, Atomabsorptionsspektrometrie oder Hochdruckflüssigkeitschromatographie.

Zur Identifikation gasförmiger oder dampfförmiger Substanzen können Gasspürgeräte herangezogen werden, allerdings nur, wenn entsprechende richtungsweisende Angaben vorliegen.

Eine auffällige Steigerung der Kreatinkinase-Aktivität im Serum von bewusstlosen Patienten ohne Hinweis auf ein Trauma oder eine intrakranielle Blutung kann als Anzeichen für das Vorliegen einer Vergiftung verwertet werden.

10.4.3 Lebensrettende Sofortmaßnahmen

Bei Vergiftungserscheinungen gelten grundsätzlich die allgemeinen Sofortmaßnahmen, die auch bei jedem anderen Notfall zu ergreifen sind:

1. Seitenlagerung.
2. Freimachen und Freihalten der Atemwege, Beatmung bei Ateminsuffizienz und Atemstillstand.
3. Kardiopulmonale Reanimation bei Kreislaufstillstand.
4. Infusion und Volumensubstitution bei Schock.

Häufige Vitalfunktionsstörungen bei Vergiftungen sind:

- Bewusstlosigkeit,
- Störungen der Atemfunktion,
- Störung der Kreislauffunktion.

10.4.4 Spezifische Maßnahmen zur Detoxifikation

Inhalationsintoxikationen

Bei Vergiftungen durch Inhalation toxischer Gase oder Dämpfe steht die Rettung des Vergifteten aus der kontaminierten Atmosphäre an erster Stelle.

Perkutane Intoxikationen

Bei Intoxikationen, die die Haut betreffen, steht die Entfernung kontaminierter Kleidungsstücke und ausgiebige Hautreinigung im Vordergrund.

Perorale Intoxikationen

Induzierte Emesis

Ein Erbrechen sollte allenfalls innerhalb der ersten Stunden nach Ingestion einer Substanz ausgelöst werden. Salzwasseremesis und Apomorphin-Emesis sind auch im Erwachsenenalter nicht mehr Mittel der Wahl. Einzig Ipecacuanha-Sirup kann unter Beachtung der Kontraindikationen ausschließlich bei wachen und bewusstseinsklaren Patienten eingesetzt werden.

Verboten ist der Einsatz bei:

- Schaumbildnern,
- Lösemitteln,
- Säuren/Laugen,
- Substanzen, die aufgrund ihrer raschen Resorption zentralnervöse Störungen hervorrufen können, z. B. trizyklische Antidepressiva.

Magenspülung

Eine Magenspülung ist nach den derzeitigen Erkenntnissen nur sinnvoll bei Einnahme toxisch relevanter Mengen einer Noxe sowie innerhalb der ersten 1 – 2 h nach Ingestion, und wenn eine Emesis kontraindiziert ist. Der darüber hinaus gehende Einsatz der Magenspülung bleibt kontrovers und mag im Individualfall gerechtfertigt sein.

Eine Magenspülung sollte in jedem Fall unter Schutz des Atemtraktes erfolgen, wobei die Indikation zur Intubation großzügig gestellt werden muss, wenn die Patienten nicht aufgrund der Schwere ihrer Erkrankung ohnehin intubationspflichtig sind. Die Kontraindikationen sind vergleichbar denen der Emesis. Die häufigsten Komplikationen bei der Magenspülung sind:

- Aspiration,
- mechanische Verletzung des oberen Gastrointestinaltraktes,
- Flüssigkeits- und Elektrolytimbalancen.

Forcierte Diarrhö

Eine Beschleunigung der Magen-Darm-Passage mit einer an Carbo medicinalis (siehe dort) adsorbierten Substanz ist nur erforderlich, wenn die Passage nicht ausreichend schnell innerhalb der physiologischen Zeiten erfolgt. Als Abführmittel kommen Sorbit und Glaubersalz infrage.

Carbo medicinalis

Carbo medicinalis ist Mittel erster Wahl der primären Giftelimination. Sowohl In-vitro-Untersuchungen, wie tierexperimentelle klinische Studien belegen den Benefit und die adsorptive Wirksamkeit von Carbo medicinalis, allerdings nur bei quantitativ ausreichender Menge. Die Dosierungsrichtlinien von Carbo medicinalis: Erwachsene 25 – 100 Gramm.

Eine wiederholte Gabe von Carbo medicinalis ist nach der derzeitigen Studienlage sinnvoll bei nachfolgenden Substanzen:

- Carbamazepin,
- Phenobarbital,
- Chinin,
- Theophyllin,
- Chinidin,
- Chloroquin.

Merke: Induzierte Emesis und Magenspülung sind nur unter Beachten der Kontraindikationen und innerhalb des Zeitfensters von 1 – 2 h Mittel der Wahl. Bei der primären Giftelimination steht Carbo medicinalis im Vordergrund.

Antidote

Antidote im engeren Sinne sind Substanzen, die die Toxizität resorbierter Giftstoffe über einen der folgenden Wirkmechanismen vermindern oder aufheben:

- Bildung chemischer Komplexe mit verminderter oder fehlender Toxizität, z. B. Komplexbildner,
- Umwandlung zu Derivaten mit verminderter oder fehlender Toxizität, z. B. N-Acetylcystein bei Paracetamol-Vergiftungen,
- Verdrängung am Rezeptor, z. B. Flumazenil bei Benzodiazepin-Vergiftungen,
- Wirkungsantagonismus, z. B. Naaloxon bei Opiatvergiftungen,
- Antikörper, z. B. Digitalis-Antikörper.

Als Sofortmaßnahme auch außerklinisch anzuwenden und sinnvoll sind **Antidote**, die deshalb auch im Notfalleinsatz bzw. auf Notarztwagen mitgeführt werden. Wichtige Vergiftungen und ihre Antidote:

- **Alkylphosphat-Intoxikationen:** Atropin 4 – 8 mg als Initialdosis i.v., dann 0,5 – 2 mg in Abhängigkeit von Bronchialsekretion und Hypersalivation (Pupillengröße unwichtig).
- **Blausäure-Vergiftungen:**
  - 4-DMAP (4-Dimethyl-p-Aminophenol) 3 mg/kg KG langsam i.v. (bewirkt Ferrihämoglobinbildung, die quantitativ stärker ist und weniger Nebenwirkungen hat als die durch Nitrite)
  - Natriumthiosulfat (S-hydril) nach der Gabe von DMAP 50 – 100 mg/kg KG langsam i.v.
  - Sofern Dimethylaminophenol nicht verfügbar ist: Amylnitrit 1 Amp. inhalieren lassen.
  - Neu: Hydroxycobalamin 2 × 2,5 g.
- **Methanolvergiftung:** Ethanol peroral (ca. 100 ml 50%igen Schnaps), Ethanol per infusionem, Alkoholblutspiegel bei 1 ‰.
- **Morphiatvergiftung:** Bei drohender oder eingetretener Ateminsuffizienz ohne Möglichkeit zur Intubation Naloxon 0,01 mg/kg KG i.v. bis zu 8-mal (1 Amp. = 0,4 mg).
- **Anticholinerges Syndrom** (vorwiegend bei Psychopharmaka): Nur bei Herzrhythmusstörun-

gen und/oder Krämpfen Physostigminsalicylat 1 – 2 mg langsam i.v., ggf. wiederholen; bei Kindern 0,02 – 0,06 mg pro kg KG.
- **Reizgasinhalation:** Steroidhaltige Aerosole als Dosier-Aerosol inhalieren lassen. Dexamethason Dosier-Aerosol initial 2 – 4 Hübe, dann alle 10 min 2 Hübe bis zum Verbrauch des gesamten Dosieraerosols.

Sekundäre Giftelimination

Unter dem Begriff der sekundären Giftelimination versteht man die Entfernung von Giftsubstanzen aus dem Blut mittels forcierter Diurese oder apparativer Verfahren.

Der Einsatz einer Sekundärmaßnahme setzt immer die suffiziente primäre Giftelimination voraus und ersetzt diese nicht.

Die zur Verfügung stehenden Möglichkeiten einer sekundären Giftelimination sind:
- Forcierte Diurese,
- Hämodialyse,
- Hämoperfusion,
- Membranplasmaseparation,
- Plasmaperfusion,
- Hyperventilation.

Die **Indikation** für den sinnvollen Einsatz einer sekundären Detoxifikationsmaßnahme setzt Kenntnisse von Resorptionskinetik, Metabolismus, Verteilungsvolumen und Elimination der zu entfernenden Substanz voraus.

Der Einsatz sollte individuell entschieden werden, idealerweise in Zusammenarbeit mit einer Giftinformationszentrale.

Abkürzungsverzeichnis

Abkürzungsverzeichnis

5-HIES	5-Hydroxyindolessigsäure
AA	aplastische Anämie
ACE	Angiotensin converting Enzyme
ACS	akutes Koronarsyndrom
ACTH	adrenokortikotropes Hormon
ADH	antidiuretisches Hormon, Vasopressin
ADPKD	autosomal-dominante polyzystische Nierenerkrankung
AGBM	Antikörper gegen glomeruläre Basalmembran
AGE	Advanced glycated Endproducts
AIN	akute nichtbakterielle interstitielle Nephritis
AIP	akute intermittierende Porphyrie
ALA	δ-Aminolävulinsäure
ALAS	δ-Aminolävulinsäure-Synthase
ALG	Antilymphozytenglobulin
ALL	akute lymphatische Leukämie
ALT	Alaninaminotransferase
AML	akute myeloische Leukämie
ANA	antinukleäre(r) Antikörper
ANCA	Anti-neutrophil cytoplasmic Antibodies, Granulozyten-Zytoplasma-Antikörper, Antikörper gegen Neutrophilen-Zytoplasma-Antigene
ANV	akutes Nierenversagen
AP	alkalische Phosphatase
APC	aktiviertes Protein C
APLS	Antiphospholipidantikörpersyndrom
APS	autoimmunes polyglanduläres Syndrom
APSAC	acylierter Plasminogen-Streptokinase-Aktivator-Komplex
ARDS	Acute respiratory distress Syndrome
ASB	Assisted spontaneous Breathing
ASD	Vorhofseptumdefekt
ASL	Anti-Streptolysin
ASS	Acetylsalicylsäure
AST	Aspartataminotransferase
ATC	Automatic Tube Compensation
AVK, pAVK	periphere arterielle Verschlusskrankheit
BAA	Bauchaortenaneeurysma
BiPAP	biphasische positive Atemwegsdruckbeatmung
BKS, BSG	Blutkörperchensenkungsgeschwindigkeit
BNP	Brain natriuretic Peptide
BSR	Blut(körperchen)senkungsreaktion, Bizepssehnenreflex
c-ANCA	Antikörper gegen Neutrophilen-Zytoplasma-Antigene mit zytoplasmatischem Bindungsmuster
CAVHF	kontinuierliche arteriovenöse Hämofiltration
CDT	C-dependent Transferrin
CEA	karzinoembryonales Antigen
CED	chronisch-entzündliche Darmerkrankungen
CgA	Chromogranin A
CHOP-Schema	**C**yclophosphamid, **H**ydroxydaunomycin (Adriamycin), **O**ncovin, **P**rednisolon
CIN	chronische nichtbakterielle interstitielle Nephritis
CK	Creatinkinase, Kreatinkinase
CML	chronische myeloische Leukämie
CMML	chronische myelomonozytäre Leukämie
CMV	Cytomegalie-Virus
CNI	chronische Niereninsuffizienz
COPD	Chronic obstructive pulmonary Disease
COX	Cyclooxygenase
CPAP	Continuous positive airway Pressure; kontinuierlicher, positiver Atemwegsdruck
CR	komplette Remission
CREST-Syndrom	Calcinosis cutis, Raynaud-Phänomen, Motilitätsstörungen des Ö(E)sophagus, Sklerodaktylie und Teleangiektasien
CRF	Corticotropin-releasing-Faktor
CRP	C-reaktives Protein
CSWS	Cerebral Salt wasting Syndrom
CT	Computertomographie
CVI	chronische venöse Insuffizienz
CVID	Common variable Immunodeficiency
CVVHD	kontinuierliche veno-venöse Hämodialyse
CVVHF	kontinuierliche veno-venöse Hämofiltration

CW-Dopplersonographie	Continuous-wave-Doppler
D	Dalton
DALM	Dysplasie-associated Lesion or Mass
DCMP	dilatative Kardiomyopathie
DDAVP	1-desamino-D-arginino-vasopressin
DES	diffuses endokrines System
DGVS	Deutsche Gesellschaft für Verdauungs- und Stoffwechselkrankheiten
DHEA	Dehydroepiandrosteron
DHEAS	Dehydroepiandrosteronsulfat
DIC	disseminierte intravasale Gerinnung
DMARD	Disease modifying antirheumatic Drugs
DN	Diabetische Nephropathie
DNA	Deoxyribonucleic Acid, Desoxyribonucleinsäure
DNCG	Dinatriumcromoglicinsäure
DPPG	digitale Photoplethysmographie
DSA	digitale Subtraktionsangiographie
DTG	Deutsche Gesellschaft für Tropenmedizin und Internationale Gesundheit
EAA	exogen-allergische Alveolitis
EAEC	enteroaggregative E. coli
EBV	Epstein-Barr-Virus
ECL-Zellen	enterochromaffin-like-Zellen
EGF	Epidermal Growth Factor
EHEC	enterohämorrhagische Escherichia coli
EIEC	enteroinvasive E. coli
EKG	Elektrokardiogramm
ELISA	Enzyme-linked immunosorbent Assay
ENA	Extractable nuclear Antigens
EPEC	enteropathogene E. coli
Epo	Erythropoetin
EPT	endoskopische Papillotomie
ERC	endoskopisch-retrograde Cholangiographie
ERCP	endoskopisch-retrograde Cholangio-Pankreatographie
ERV	exspiratorisches Reservevolumen
ESWL	extrakorporale Stoßwellenlithotripsie
ETEC	enterotoxigene E. coli
EUS	Endoskopischer Ultraschall
EZV	extrazelluläres Volumen
FAP	familiäre adenomatöse Polypose
FDG-PET	18-Fluor-Deoxyglukose-Positronenemissionstomografie
FEV_1	forciertes exspiratorisches Volumen in 1 Sekunde; absolute Einsekundenkapazität
FF	Filtrationsfraktion
FFP	Fresh frozen Plasma
FI	Fusionsinhibitoren
FJP	familiäre juvenile Polypase
FRC	funktionelle Residualkapazität
FSGN	fokal-segmental sklerosierende GN
FSH	Follikelstimulierendes Hormon
FUO	Fever of unknown Origin
G6PD	Glucose-6-Phosphat-Dehydrogenase
GAS	Gruppe-A-Streptokokken
G-CSF	Granulozyten-Kolonie-stimulierender Faktor
GEP-NET	gastroenteropankreatische neuroendokrine Tumoren
GEP-System	gastroenteropankreatisches System
GFR	glomeruläre Filtrationsrate
GGT	Gamma-Glutamyltransferase
GH	Growth Hormone, Wachstumshormon
GHRH	Wachstumshormon-releasing-Hormon
GIP	Gastric inhibitory Polypeptide
GISA	Glykopeptid-intermediär-resistente Staph. aureus
GIST	gastrointestinale Stromatumore
GI-Trakt	Gastrointestinaltrakt
GLDH	Glutamatdehydrogenase
GM-CSF	Granulozyten-Makrophagen-Kolonie-stimulierender Faktor
GN	Glomerulonephritis
GnRH	Gonadotropin-releasing-Hormon
GOT	Glutamat-Oxalacetat-Transaminase
GPT	Glutamat-Pyruvat-Transaminase
GRE	Glykopeptid-resistente Enterokokken
GRH	Wachstumshormon-freisetzendes Hormon (Growth-hormone releasing Hormone)
HBIG	Hepatitis-B-Immunglobulin
hCG	humanes Choriongonadotropin
HCMP	hypertrophe Kardiomyopathie
HD	Hämodialyse
HDL	High-density Lipoproteins
HELLP-Syndrom	mikroangiopathische **H**ämolyse, erhöhte Leberenzyme (**E**levated **L**iver enzymes) und Thrombopenie (**L**ow **P**latelets)
HF	Hämofiltration
HLA	Human-Leucocyte-Antigen
HMV	Herzminutenvolumen
HNPCC	hereditäres nichtpolypöses Kolonkarzinom
HP	Hämoperfusion
HPT	Hyperparathyreoidismus
HRE	Hormon-responsive Elemente
HRS	Hepatorenales Syndrom
HSV	Herpes-simplex-Virus
HUS	hämolytisch-urämisches Syndrom
HVL	Hypophysenvorderlappeninsuffizienz
i. S.	im Serum

ICD	Implantabel Cardioverter Defibrillator
ICR	Interkostalraum
IDDM	Insulin dependent Diabetes mellitus
IDL	Intermediate-density Lipoproteins
IFN	Interferon
IFN-α	Interferon-alpha
IfSG	Infektionsschutzgesetz
IGF-I	Insulin-like Growth Factor I
IL	Interleukin
INR	International Normalized Ratio
IPI	internationaler prognostischer Index
IRMA	immunoradiometrischer Assay
IRV	Inverse Ratio Ventilation, inspiratives Reservevolumen
ISG	Iliosakralgelenke
ISV	interstitielles Volumen
ITP	immunthrombozytopenische Purpura
IVC	inspiratorische Vitalkapazität
IVV	intravasales Volumen
IZV	intrazelluläres Volumen
J	Joule
K_{ATP}	ATP-abhängige Kaliumkanäle
KBR	Komplementbindungsreaktion
KG	Körpergewicht
KHK	koronare Herzkrankheit
KMT	Knochenmarktransplantation
LAP	linksatrialer Druck
LDCV	Large dense-core Vesicle
LDH	Laktatdehydrogenase
LDL	Low-density Lipoproteins
LH	Luteinisierungshormon
LKM	liver-kidney microsomal antibodies
Lp (a)	Lipoprotein (a)
LRR	Lichtreflexrheographie
LT	Leukotriene
LTRA	Leukotrienrezeptorantagonist(en)
LVEDP	linksventrikulärer enddiastolischer Druck
LVOT	Left ventricular Outflow Tract, linksventrikulärer Ausflusstrakt
MAC	Mycobacterium-avium-Komplex
MALT	Mucosa associated lymphoid Tissue
MAO	Monoaminooxidase(n)
MAS	Malassimilationssyndrom
MCGN	Minimal-change-GN
MCH	mittleres korpuskuläres Hämoglobin
MCHC	mittlere korpuskuläre Hämoglobinkonzentration
MCLS	mukokutanes Lymphknotensyndrom
MCTD	Mixed connective tissue Disease
MCV	mittleres korpuskuläres Volumen
MDS	myelodysplastische Syndrome
MEN	multiple endokrine Neoplasie
MEN-1	multiple endokrine Neoplasie Typ 1
MGUS	monoklonale Gammopathie unklarer Signifikanz
MHC	Major Histocompatibility Complex
MHK	minimale Hemmkonzentration
MIBG	^{131}Jod-Methyliodobenzylguanidin-Szintigraphie
MIDCAB	Minimal invasive direct coronary artery Bypass
MODS	Multiorgan-Dysfunktions-Syndrom, Multiple Organ Dysfunction Syndrome
MPGN	membranoproliferative GN
MPS	Membranplasmaseparation
MRCP	Magnetresonanz-Cholangiopankreatographie
MRSA	Methicillin-resistenter Staphylococcus aureus
MRT	Magnetresonanztomographie
MTX	Methotrexat
NAFLE	nichtalkoholische Fettlebererkrankung
NCAM	Neural Cell Adhesion Molecule
NEC/NEK	neuroendokrine Karzinome
NET	neuroendokrine Tumore
NHL	Non-Hodgkin-Lymphome
NIDDM	Non-insulin dependent Diabetes mellitus
NK-Zellen	natürliche Killer-Zellen, Natural Killer Cells
NNR	Nebennierenrinde
NNRTI	nicht-nukleosidale Reverse-Transkriptase-Inhibitoren
NRTI	nukleosidale Reverse-Transkriptase-Inhibitoren
NSAR	nichtsteroidale Antirheumatika
NSCLC	Non Small Cell Lung Cancer
NSE	Neuronen-spezifische Enolase
NtRTI	nukleotidale Reverse-Transkriptase-Inhibitoren
NW	Nebenwirkung(en)
oGTT	oraler Glucosetoleranztest
OMS	Osteomyelosklerose
OPSI	Overwhelming post-splenectomy Infection
PAH	Paraaminohippursäure
PAI	Plasminogenaktivator-Inhibitor
PAV	Proportional Assist Ventilation
p-ANCA	Antikörper gegen Neutrophilen-Zytoplasma-Antigene mit perinukleärem Bindungsmuster
PAOP	pulmonalarterieller Okklusionsdruck
PBC	primär biliäre Zirrhose
PCI	perkutane koronare Interventionen
PCP	Pneumocystis-Pneumonie
PCR	Polymerase Chain Reaction, Polymerasekettenreaktion

PCT	Porphyria cutanea tarda
PCWP	Pulmonary Capillary Wedge Pressure, pulmonal-kapillärer Verschlussdruck
PD	Peritonealdialyse
PDA	persistierender Ductus arteriosus Botalli
PDGF	Platelet derived Growth Factor
PEEP	Positive end-exspiratory Pressure, positiv-endexspiratorische Druckbeatmung
PET	Positronen-Emissions-Tomographie
PI	Proteaseninhibitoren
PKD	polyzystische Nierenerkrankung
p.m.	Punctum maximum
PNH	paroxysmale nächtliche Hämoglobinurie
PP	pankreatisches Polypeptid
PPI	Protonenpumpen-Inhibitoren
PPSB	Prothrombinkomplex aus Prothrombin, Proconvertin, Stuart-Faktor und antihämophilem Faktor B
PRIND	prolongiertes reversibles ischämisches neurologisches Defizit
PSC	primär sklerosierende Cholangitis
PSV	Pressure support Ventilation
PT	Prothrombinzeit
PTA	perkutane transluminale Angioplastie
PTCA	perkutane transluminale Koronarangioplastie
PTCD	perkutane transhepatische Cholangiographie und Drainage
PTH	Parathormon
PTS	postthrombotisches Syndrom
PTT	partielle Thromboplastinzeit
PTU	Propylthiouracil
P-III-P	Prokollagen-III-Peptid
RA	rheumatoide Arthritis; refraktäre Anämie
RAAS	Renin-Angiotensin-Aldosteron-System
RAEB	refraktäre Anämie mit Blastenexzess
RARS	refraktäre Anämie mit Ringsideroblasten
RBF	renaler Blutfluss
RCMP	restriktive Kardiomyopathie
RET	Retinoblastom
RIA	Radioimmunoassay
RKI	Robert-Koch-Institut
RNA	Ribonucleic Acid, Ribonucleinsäure
RPGN	rasch progrediente Glomerulonephritis
rtPA	Recombinant Tissue Plasminogen Activator, Plasminogenaktivator
RV	Residualvolumen
SARS	Severe acute respiratory Syndrome
SCID	Severe combined Immundeficiency
SCLC	Small Cell Lung Cancer
SDH	Succinatdehydrogenase
SDS-PAGE	reduzierende Polyacrylamidgel-Elektrophorese
SGOT	Serum-Glutamat-Oxalacetat-Transaminase, Aspartataminotransferase (AST)
SGPT	Serum-Glutamat-Pyruvat-Transaminase, Alaninaminotransferase (ALT)
SHT	Schädel-Hirn-Trauma
SIADH	Syndrom der inadäquaten ADH-Sekretion
SIMV	Spontaneous intermittant mandatory Ventilation
SIRS	Systemic Inflammatory Response Syndrome
SKAT	Schwellkörperautoinjektionstherapie
SLE	systemischer Lupus erythematodes
SMA	Smooth muscle Antibodies
SPC	Sickle form Particles containing Cells
SPECT	Single-Photon-Emissions-Computertomographie
SSRI	Selective Serotonin Reuptake Inhibitors
SSSS	Staphylococcal scalded Skin Syndrome
SSV	Small synaptic Vesicle
SSW	Schwangerschaftswoche
STD	Sexually transmitted Diseases
STSS	Streptococcal toxic Shock Syndrome
SVES	supraventrikuläre Extrasystole
TA	Transaminasen
TAO	Thrombangitis obliterans
TBG	thyroxinbindendes Globulin
TEA	Thrombendarteriektomie
TENS	Transcutaneous electrical Nerve Stimulation; transkutane elektrische Nervenstimulation
TFPI	Tissue Factor pathway Inhibitor
TGF	Transforming Growth Factor
tgl.	täglich
TIA	transiente ischämische Attacke
TLC	totale Lungenkapazität
TNF	Tumornekrosefaktor
t-PA	Gewebsplasminogen-Aktivator
TPE	total parenterale Ernährung
TPO	Thyreozytenperoxidase
TPW	totaler peripherer Widerstand
TRAK	TSH-Rezeptor-Antikörper
VC	Vitalkapazität
VES	ventrikuläre Extrasystole
VRE	Vancomycin-resistente Enterokokken
TRH	Thyreotropin-releasing-Hormon
VRSA	Vancomycin-resistente Staph. aureus
VSD	Ventrikelseptumdefekt
TSH	Thyreoidea-stimulierendes Hormon

TTP	thrombotisch-thrombozytopenische Purpura
TVT	tiefe Venenthrombose
UAW	unerwünschte Arzneimittelwirkungen
UF	Ultrafiltration
UKG	Ultraschall-Kardiographie
VAP	Ventilator associated Pneumonia
VEGF	Vascular endothelial Growth Factor
VHL	von-Hippel-Lindau-Syndrom
VIP	vasoaktives intestinales Peptid
VLDL	Very-low-density Lipoproteins
VRE	Vancomycin-resistente Enterokokken
vs.	versus
VVP	Venenverschlussplethysmographie
vWE	von-Willebrand-Erkrankung
vWF	von-Willebrand-Faktor
WPW-Syndrom	Wolff-Parkinson-White-Syndrom
ZVD	zentralvenöser Druck, zentraler Venendruck

Sachverzeichnis

Sachverzeichnis

A

B

C

E

F

G

H

I

J

K

L

N

O

P

Q

R

S

T

U

V

W